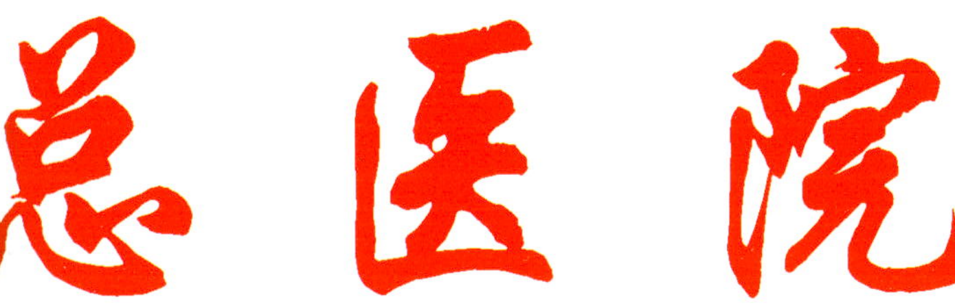

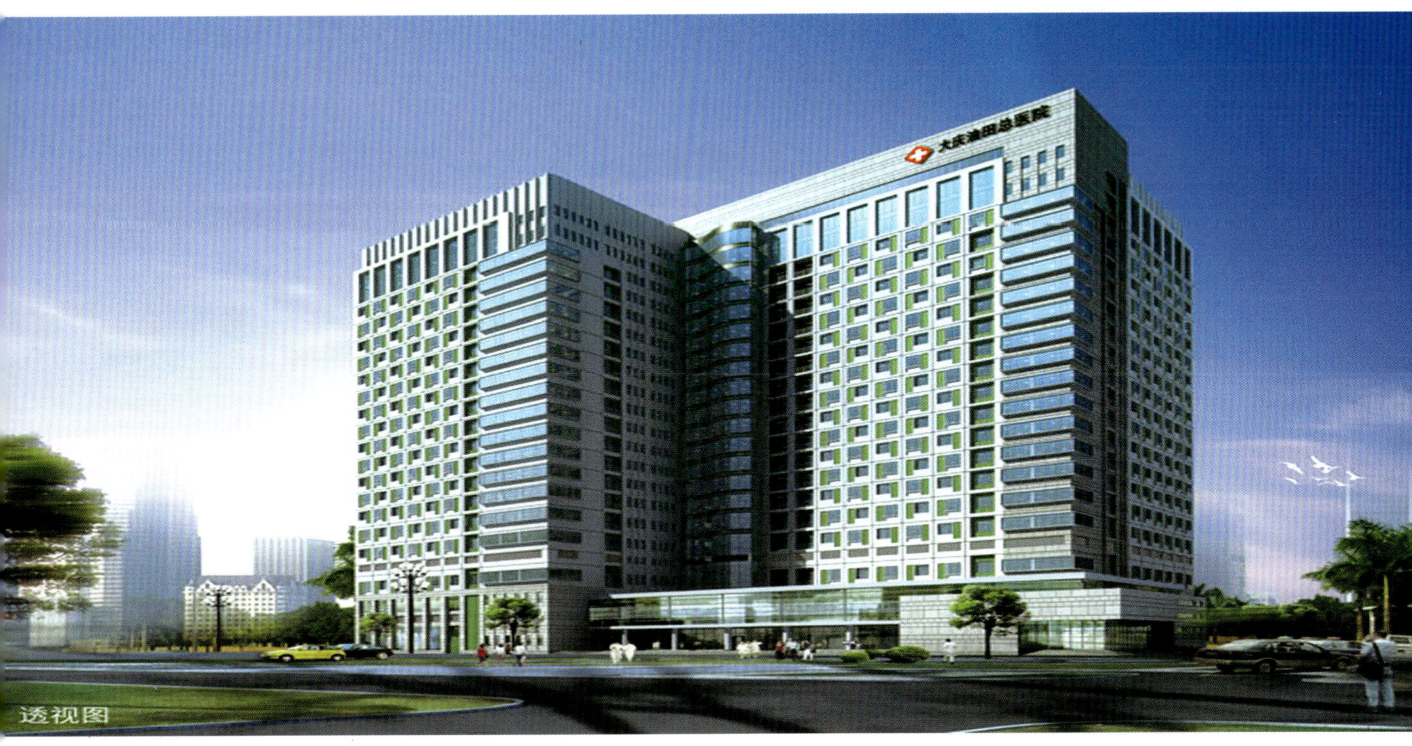

透视图

国家三甲医院。医院占地面积21万平方米，开放床位1066张，拥有PET-CT、64排螺旋CT等近三亿元的医疗设备2000余台/套。年、硕士研究生278名，自美国、加拿大等国家留学归国的医疗与护理专家40人。医院成功开展的原位心脏移植、原位肝移植、肾瘤切除术、个体化微创技术治疗脑动脉瘤脑动脉瘤和多脏器疾病的介入治疗技术等均达到了省内乃至国内领先水平，微创治疗颈难的服务理念，持续改进服务流程，确保老百姓的医疗质量，人性化的医疗服务模式得到了百姓的赞誉，“阳光院务”的经验国医院文化建设先进单位、 全国医患和谐文明单位 、全国综合医院中医药工作示范单位和卫生部全国医院管理年先进单位等

医院作风，以优秀的文化努力为黑龙江省西部地区人民提供优质、高效、放心、满意的医疗服务。

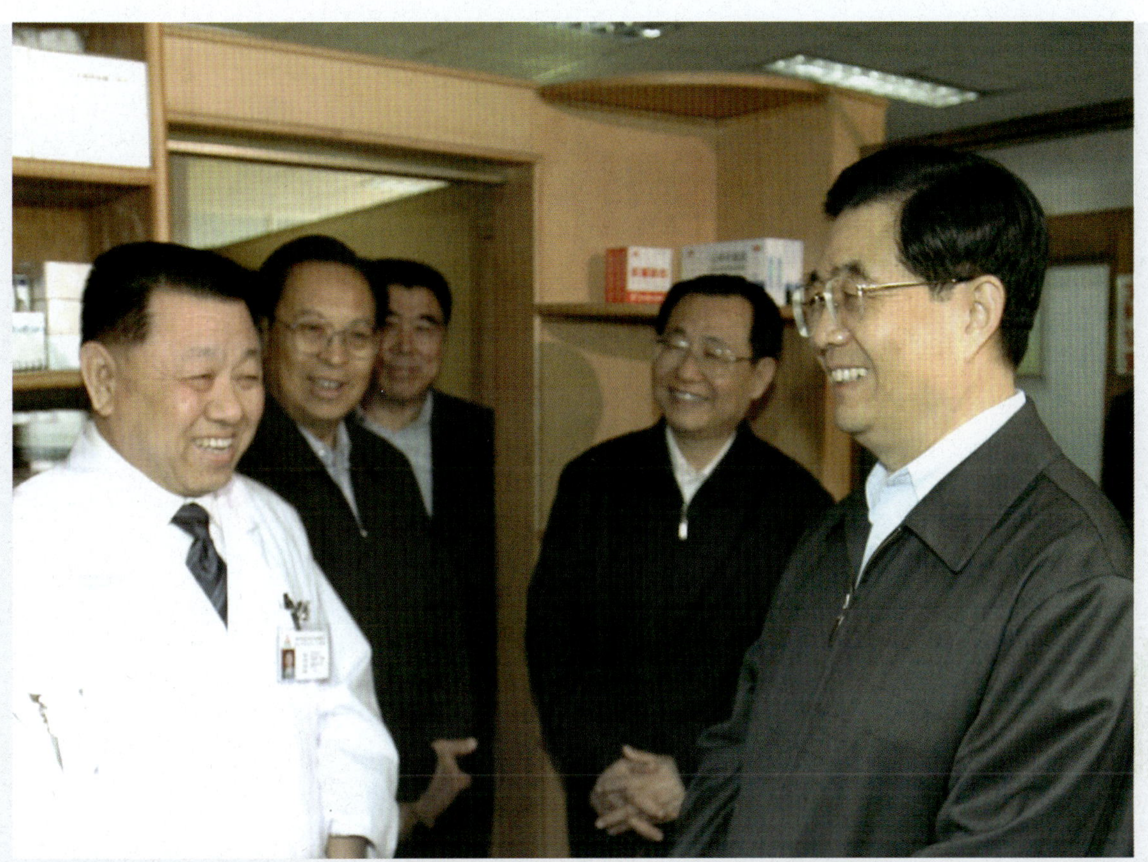

2007年5月1日，国家主席胡锦涛视察河南省郑州市金水区社区卫生服务站。

（妇社司　供稿）

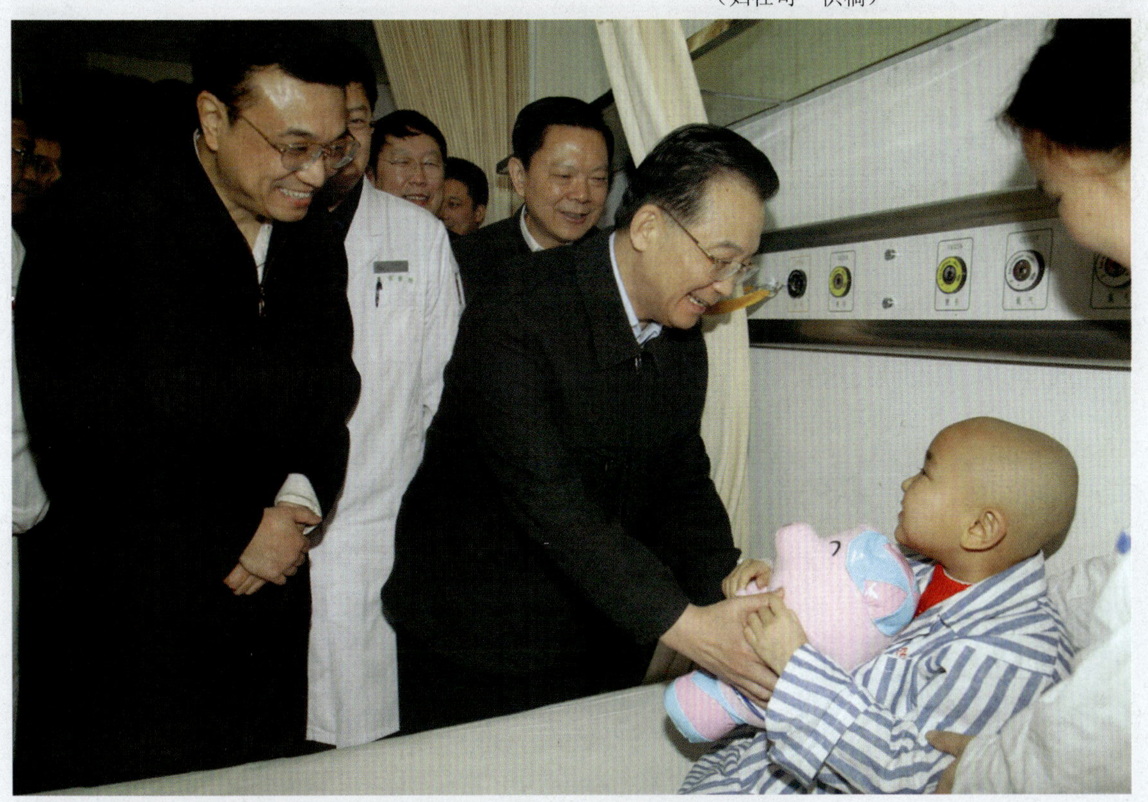

2007年春节，国务院总理温家宝向小患儿赠送玩具并祝他早日康复。

（辽宁省卫生厅　供稿）

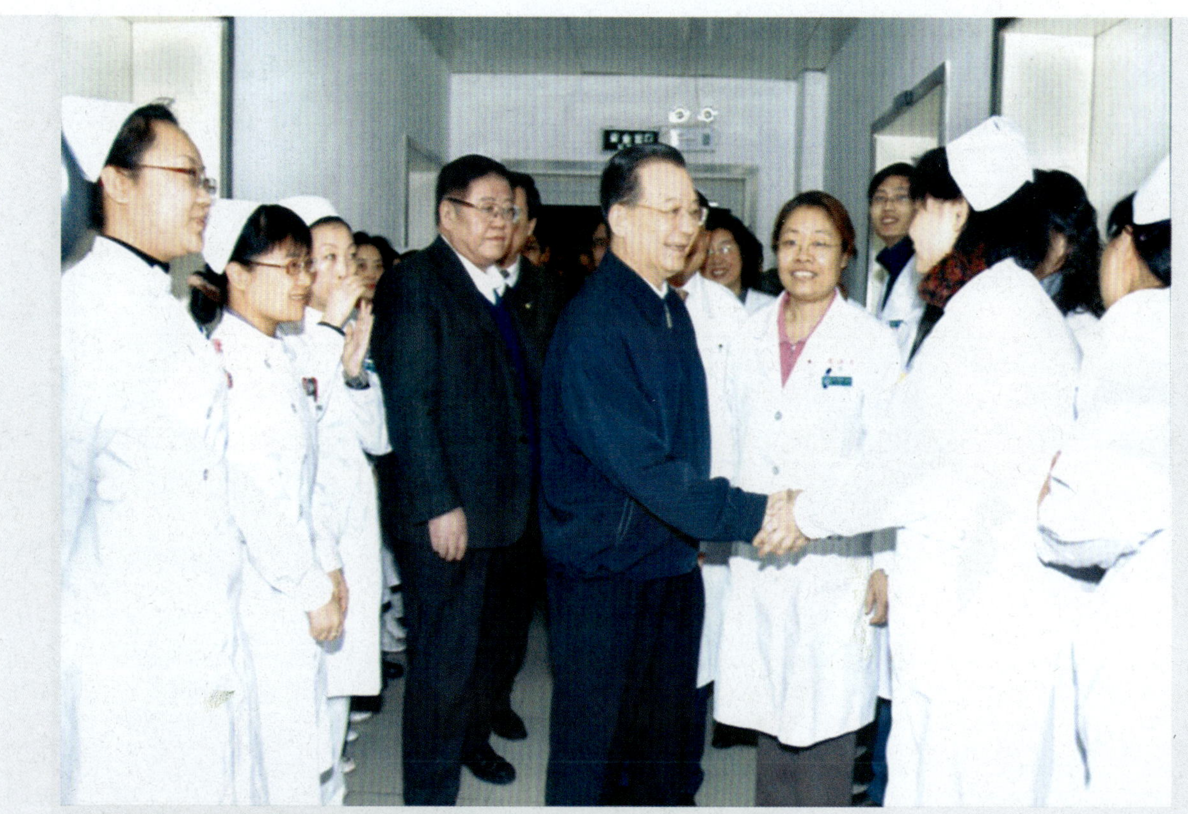

2007年2月4日,国务院总理温家宝视察吉林省人民医院。

（吉林省卫生厅　供稿）

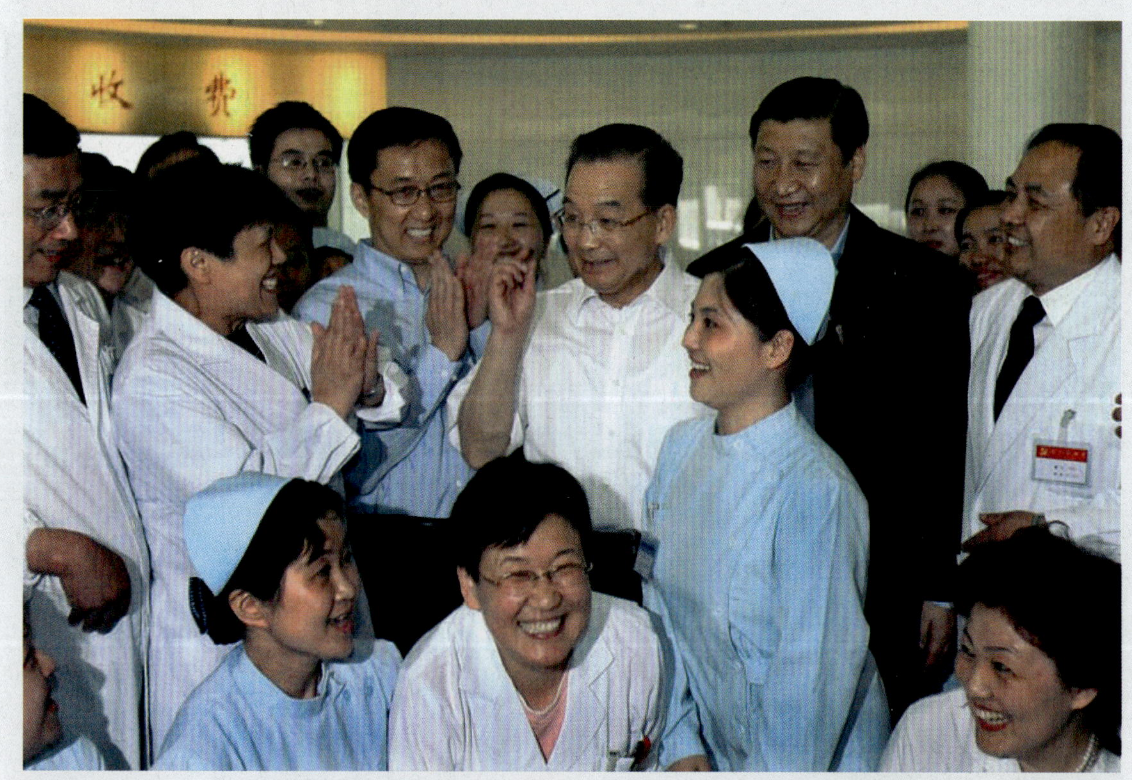

2007年5月14日，国务院总理温家宝视察上海市长宁区新泾社区卫生服务中心。

（妇社司　供稿）

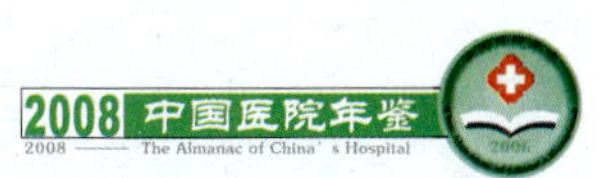

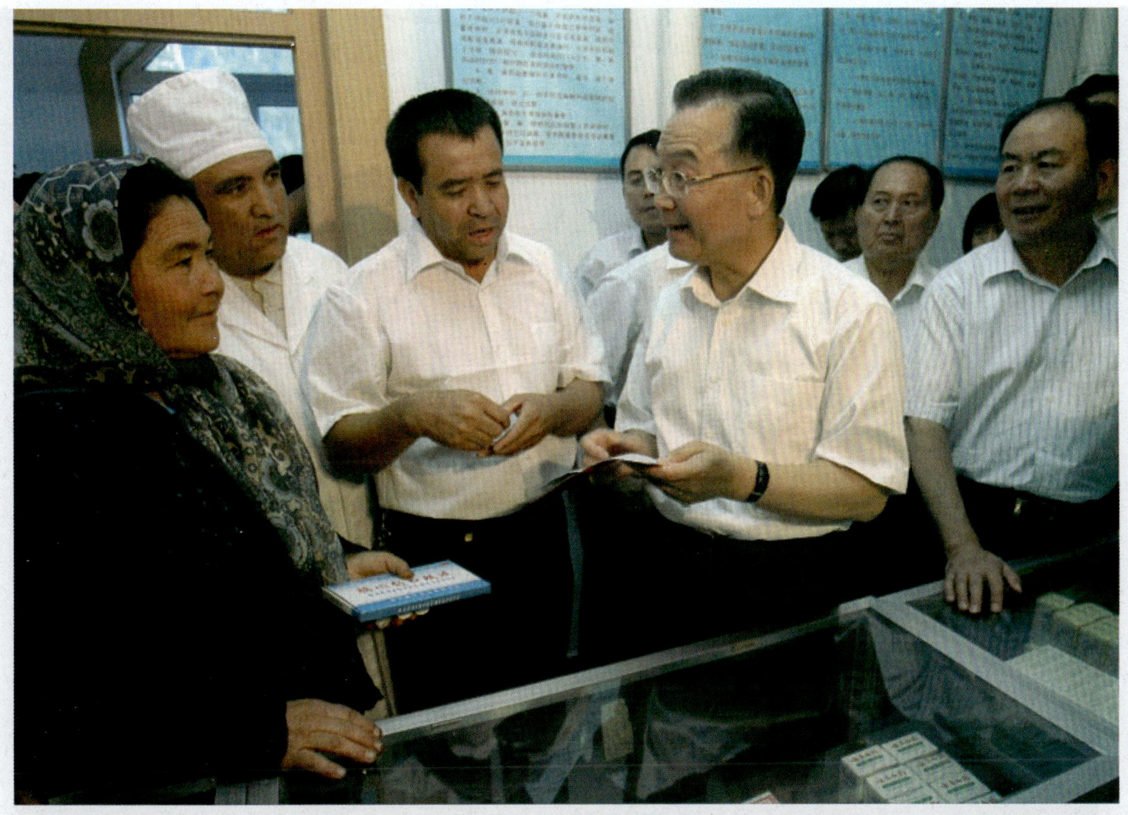

2007年8月16日，国务院总理温家宝在新疆喀什塔孜洪乡卫生院向在这里就医的少数民族群众详细了解参加新型农村合作医疗情况。

（农卫司　供稿）

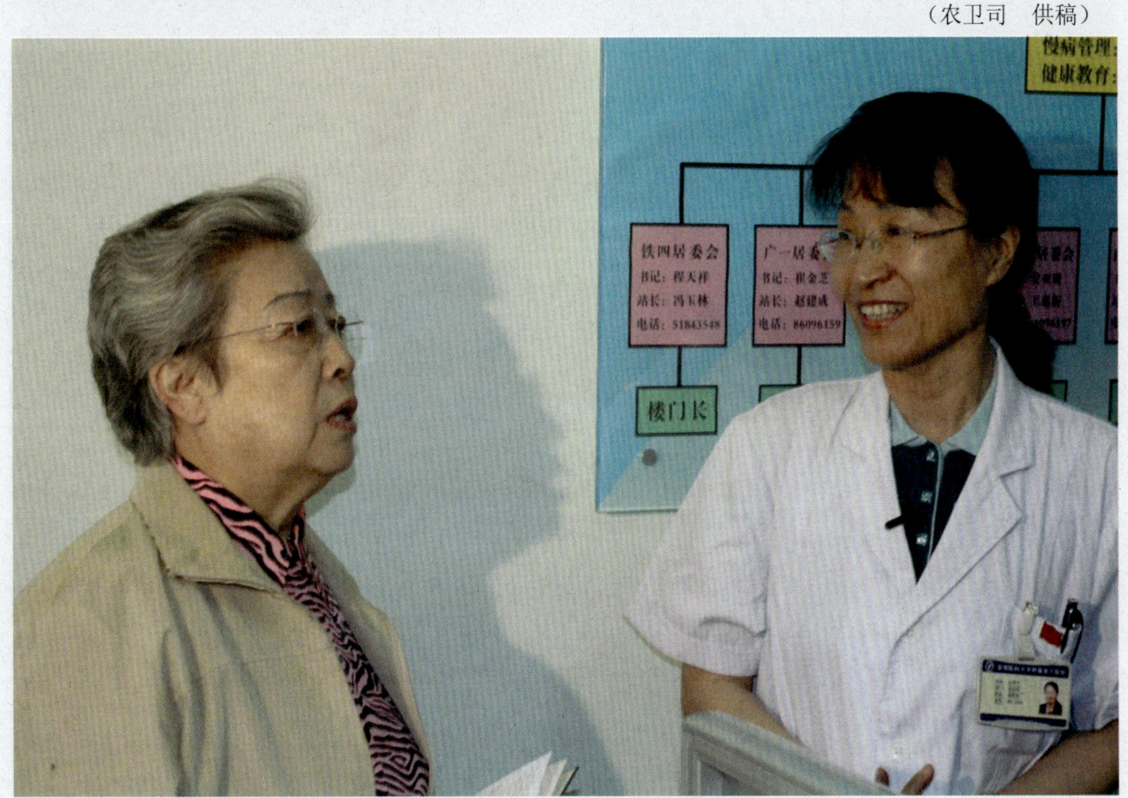

2007年4月30日，国务院副总理吴仪视察北京市西城区月坛社区卫生服务中心。

（妇社司　供稿）

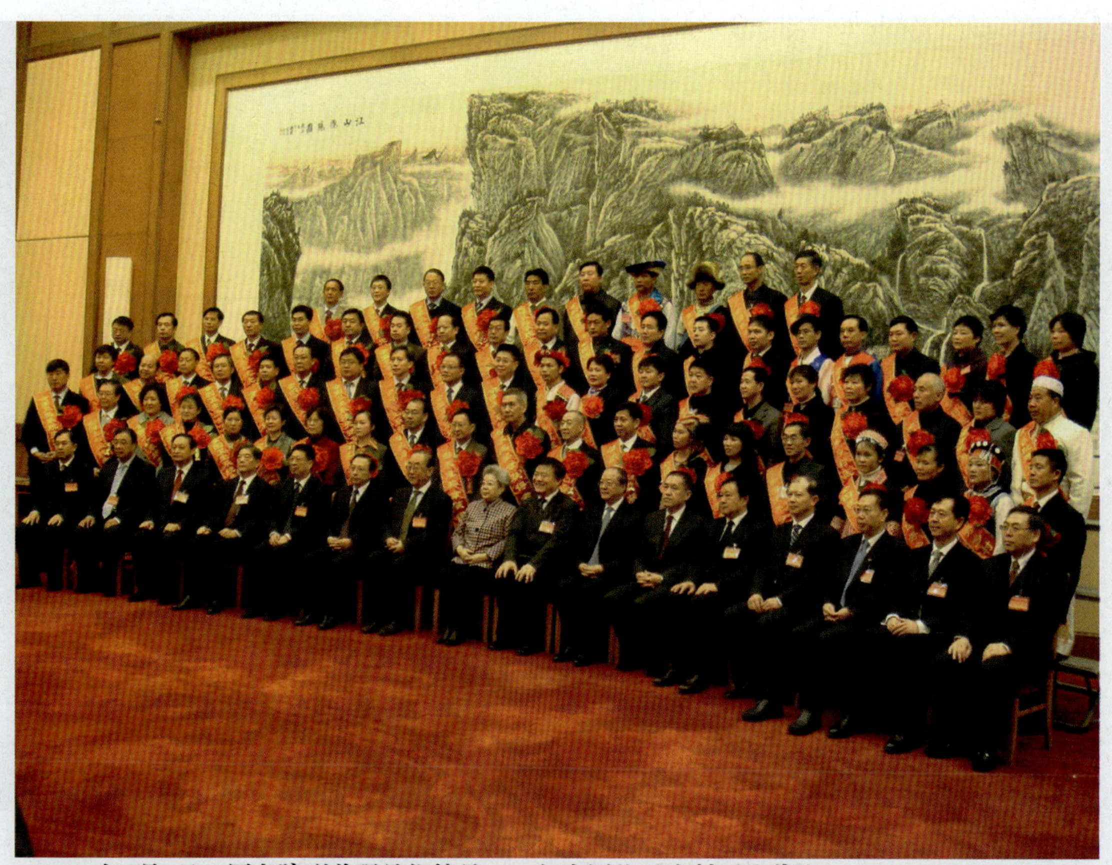

2007年1月9日，国务院副总理吴仪接见2007年全国优秀乡村医生代表。

（农卫司　供稿）

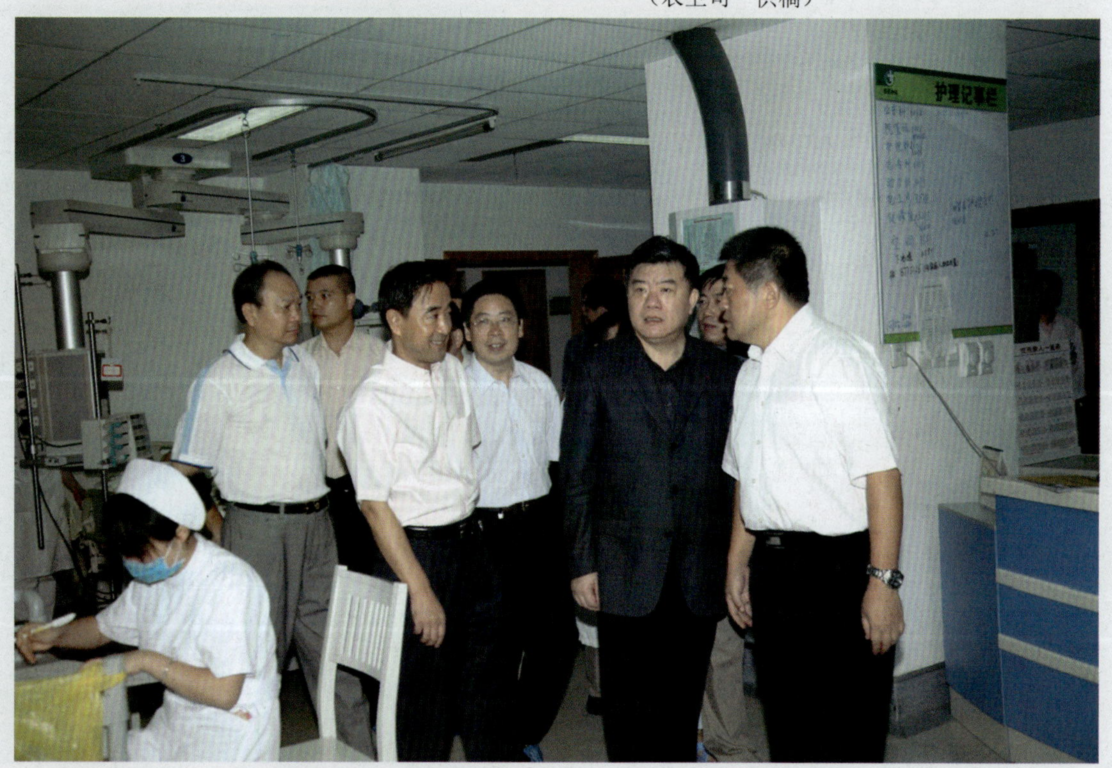

2007年8月，卫生部部长陈竺在贵州督导2007年全国医院管理年活动和卫生系统护士技能竞赛考核。

（医政司　供稿）

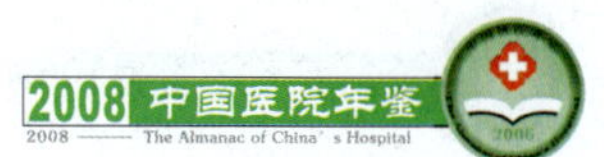

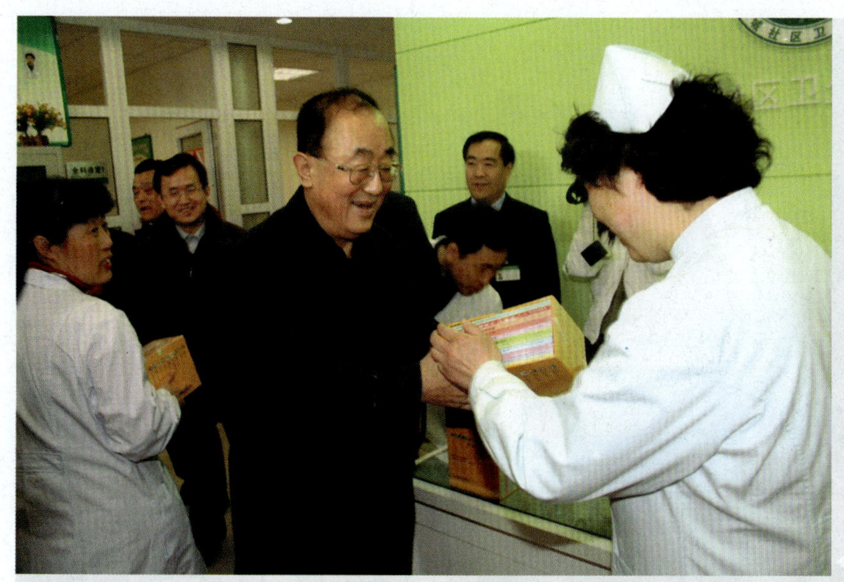

2007年春节，卫生部部长高强慰问北京市社区卫生医务人员。

（妇社司　供稿）

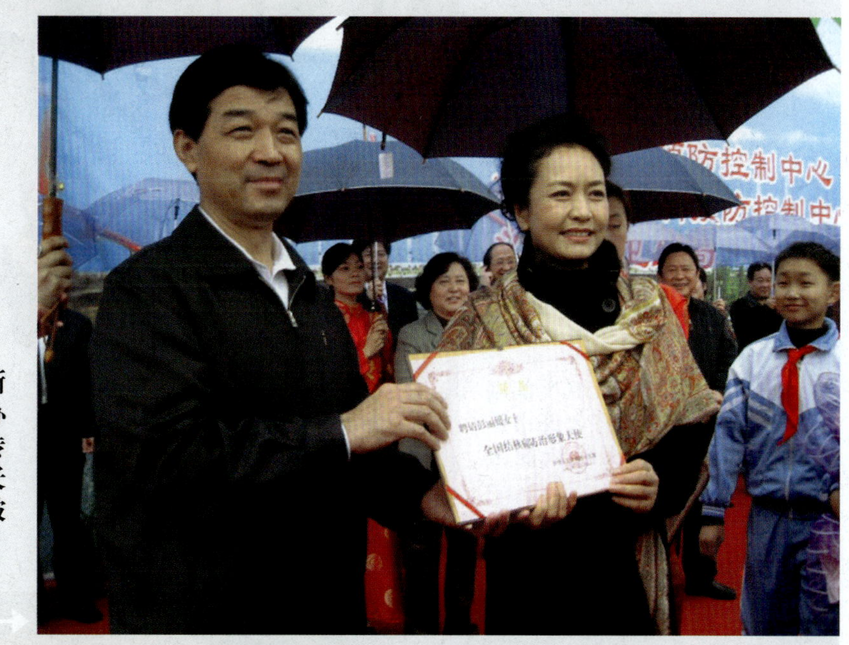

2007年3月24日，由卫生部、浙江省卫生厅、义乌市人民政府主办的“世界防治结核病日”大型宣传活动在义乌市举行，卫生部副部长王陇德出席，著名歌唱家彭丽媛被授予结核病防治形象大使。

（浙江省卫生厅　供稿）

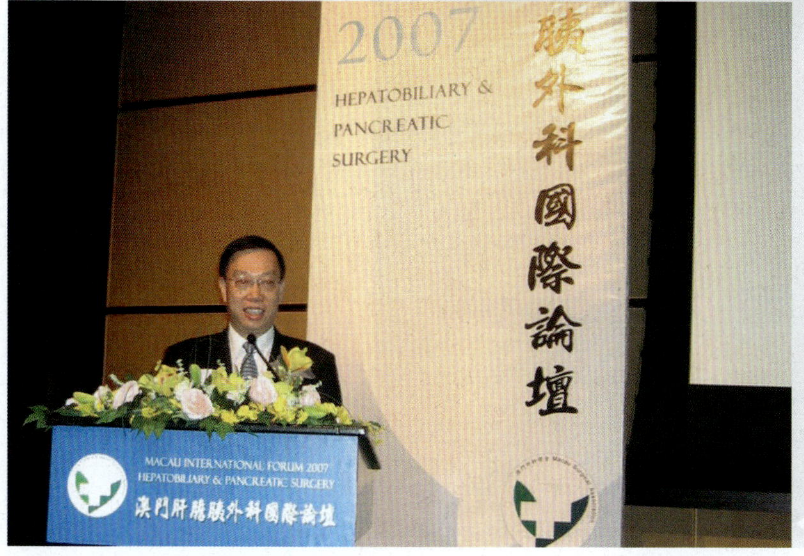

2007年4月13—15日，“2007年澳门肝胆胰外科国际论坛”在澳门举行。应澳门外科学会邀请，卫生部副部长黄洁夫出席了本次论坛，在开幕式上致辞，并主持了有关中国肝移植注册的专题研讨。

（办公厅　供稿）

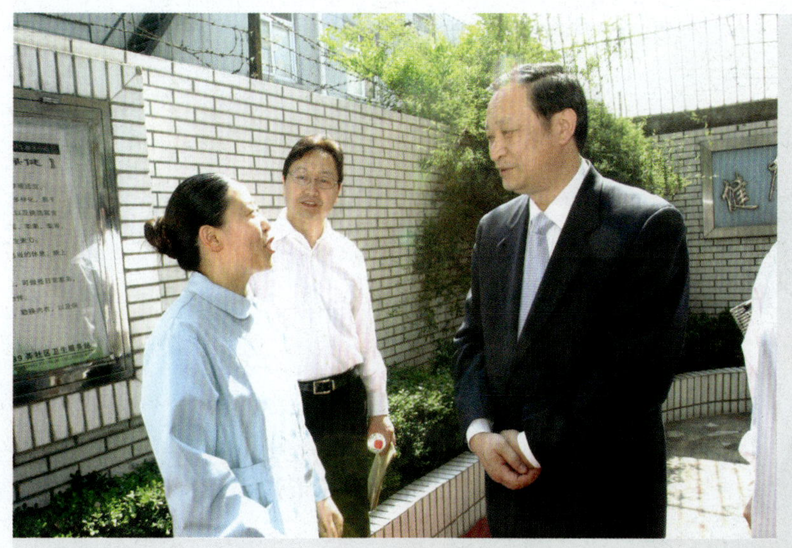

2007年5月8—11日，卫生部副部长、国家中医药管理局局长王国强一行在上海调研中医药工作期间视察闸北区彭浦新村街道社区卫生服务中心，并与医务人员亲切交谈。

（上海市卫生局　供稿）

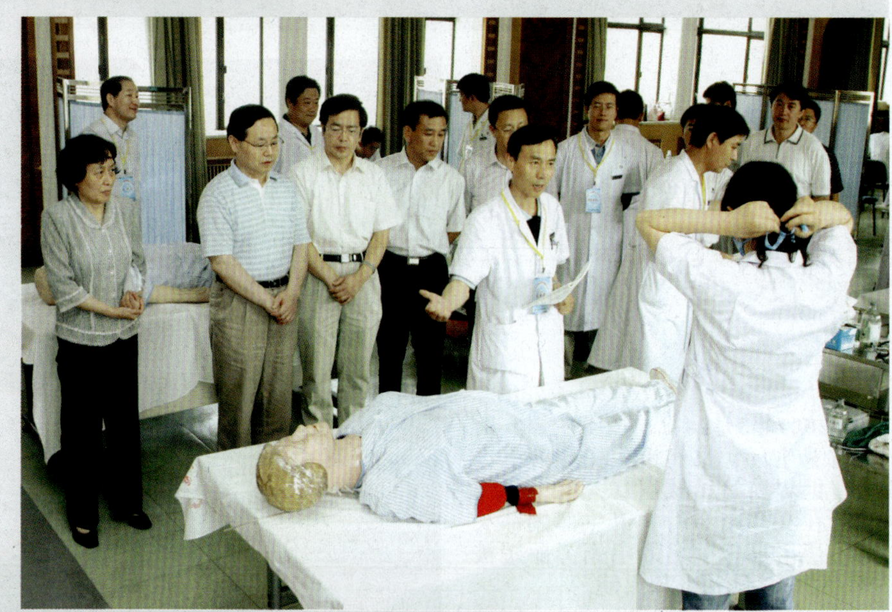

2007年7月8日，卫生部副部长蒋作君在辽宁省大连市巡考全国医师资格实践技能考试。

（办公厅　供稿）

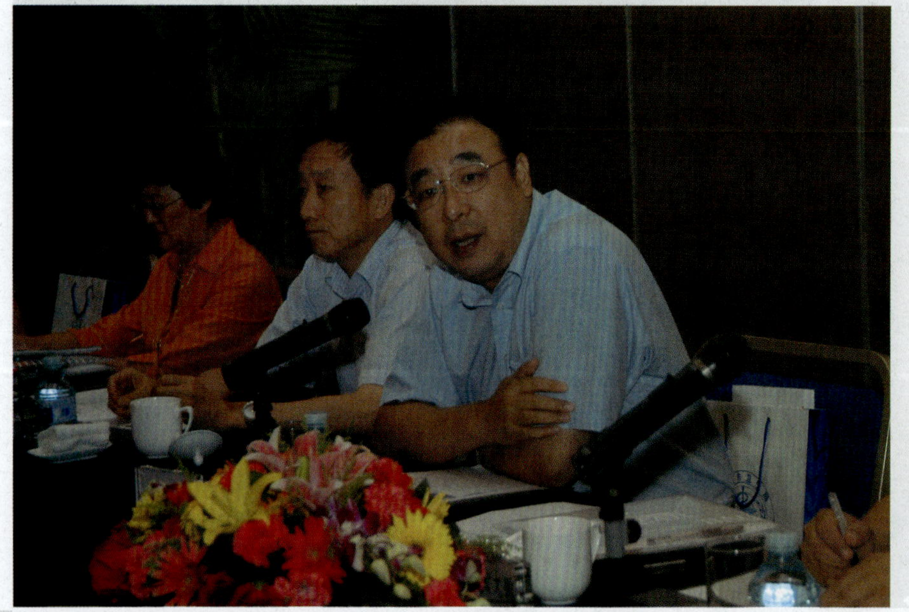

2007年8—9月，卫生部副部长马晓伟带队进行医院管理年活动督导，并与北京市卫生部门进行座谈。

（医政司 供稿）

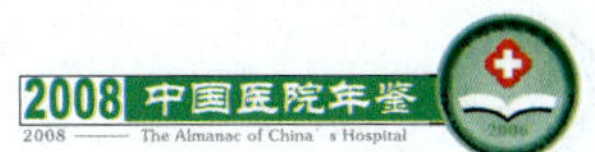

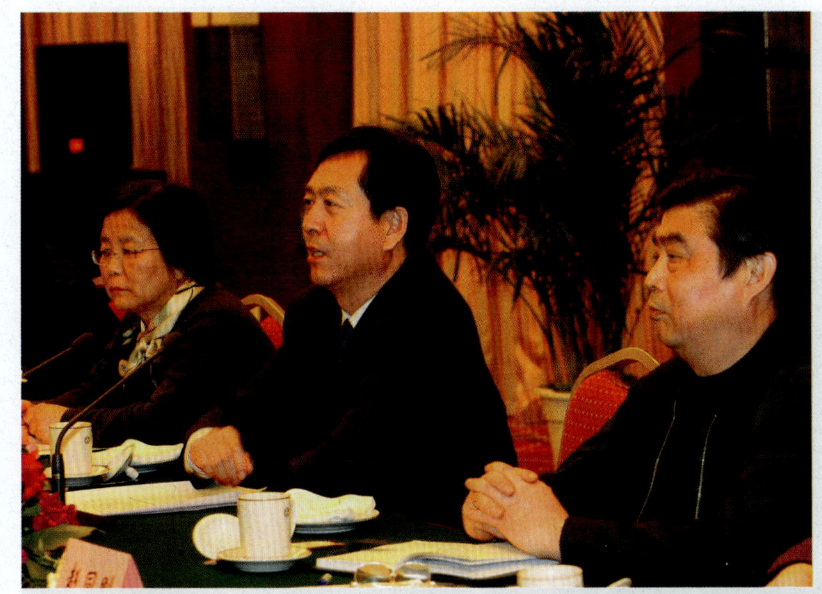

2007年1月，卫生部副部长陈啸宏在山西督查打击非法行医专项行动工作。

（监督局　供稿）

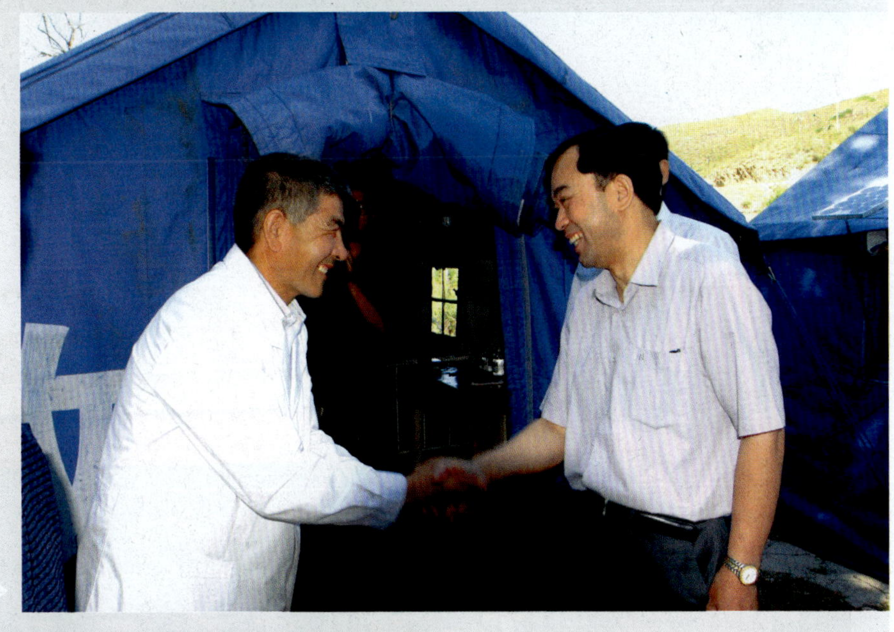

2007年7月14日，中纪委驻卫生部纪检监察组组长李熙在新疆塔城地区裕民县牧业医院塔斯特医疗点看望全国优秀乡村医生、新疆维吾尔自治区优秀共产党员吾哈斯•苏来曼。

（驻部监察局　供稿）

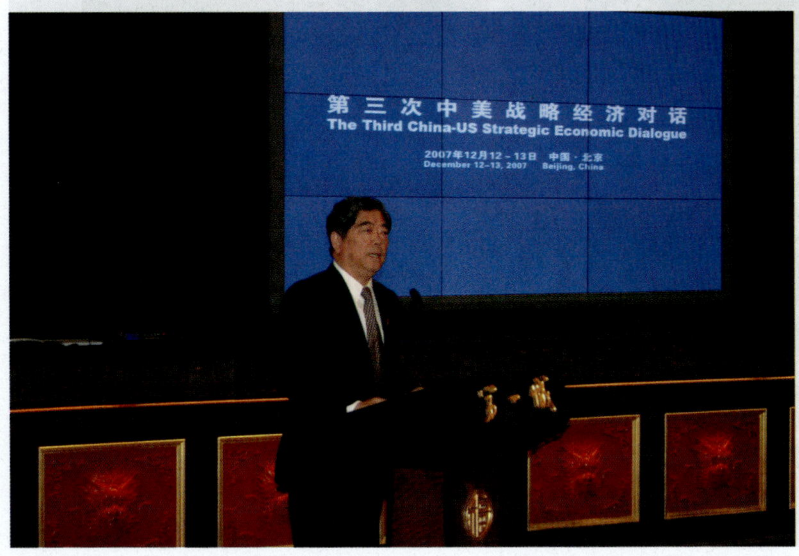

2007年12月12日，国家食品药品监督管理局党组书记、局长邵明立在中美第三次战略经济对话论坛上演讲。

（国家食品药品监督管理局　供稿）

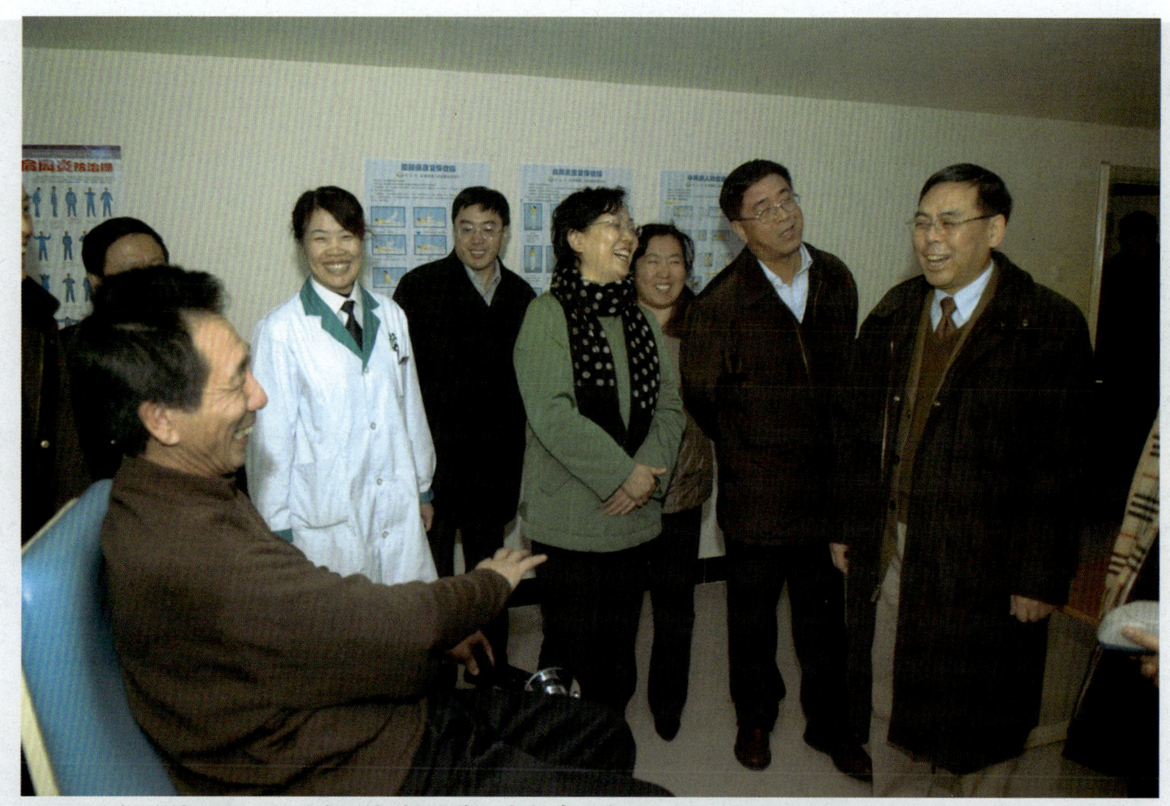

2007年12月19日，卫生部副部长刘谦视察长春市朝阳区南站社区卫生服务中心。

（妇社司　供稿）

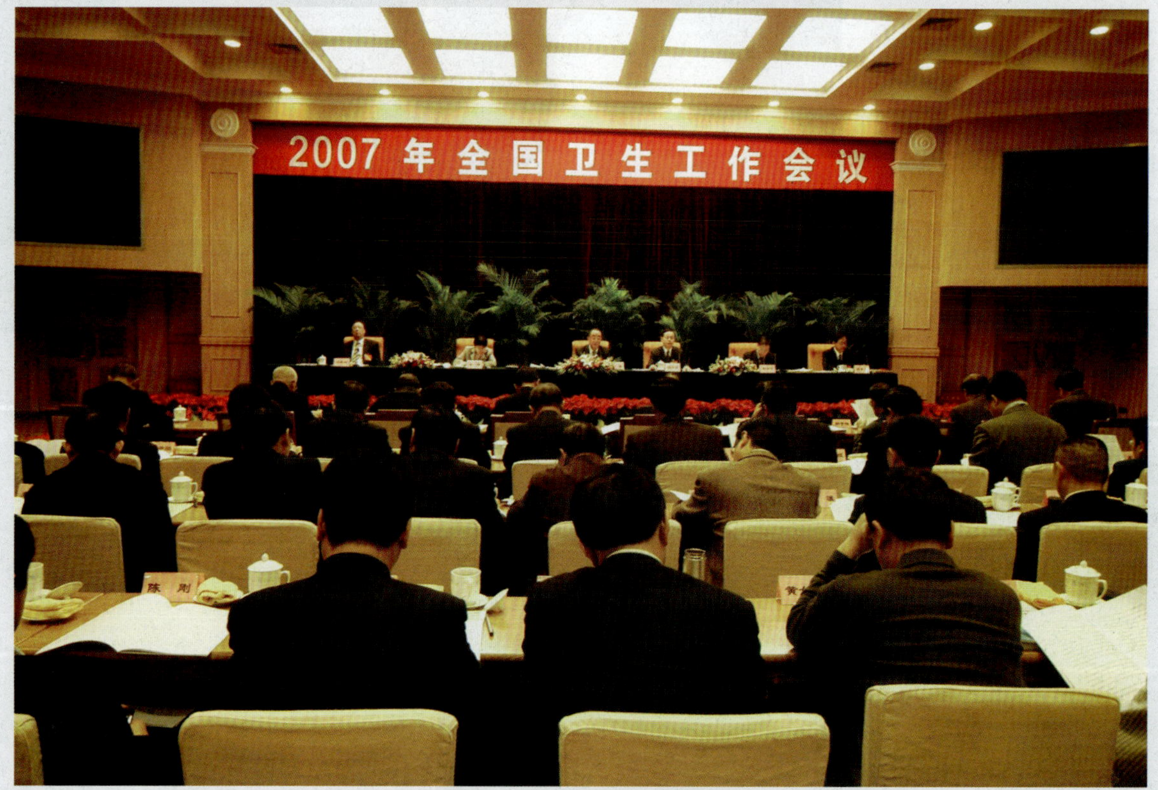

2007年1月8日，卫生部在北京召开2007年全国卫生工作会议。

（办公厅　供稿）

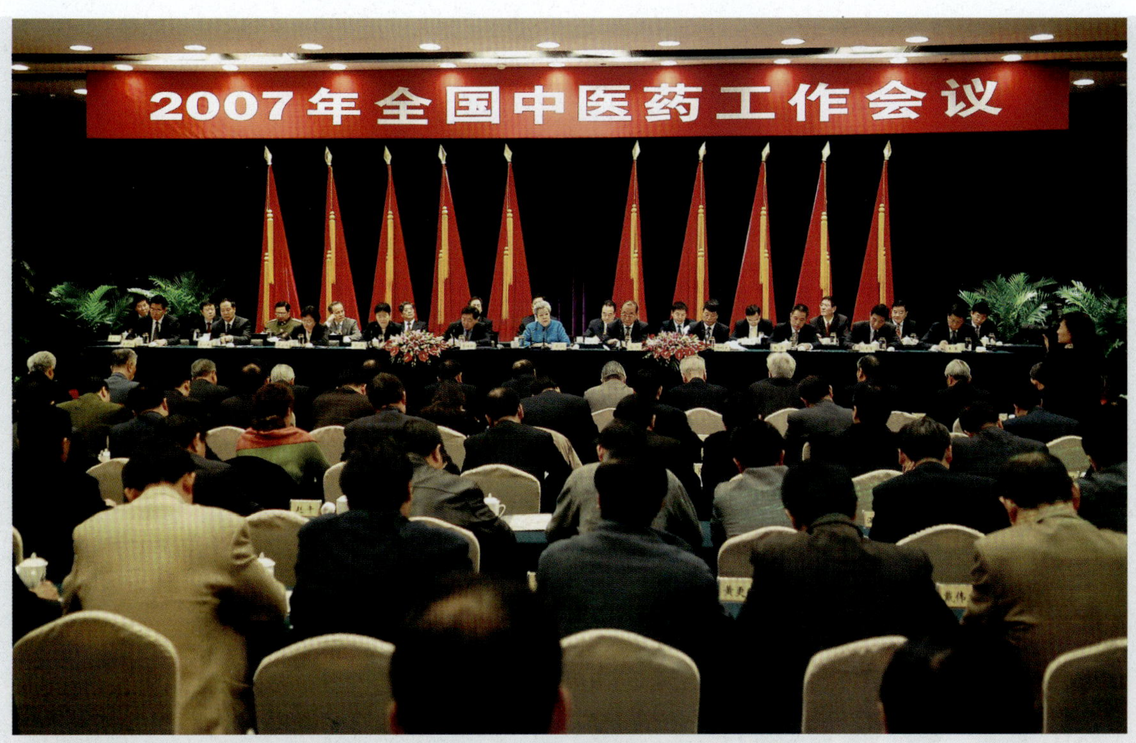

2007年1月11—12日，2007年全国中医药工作会议在北京举行。

（国家中医药管理局　供稿）

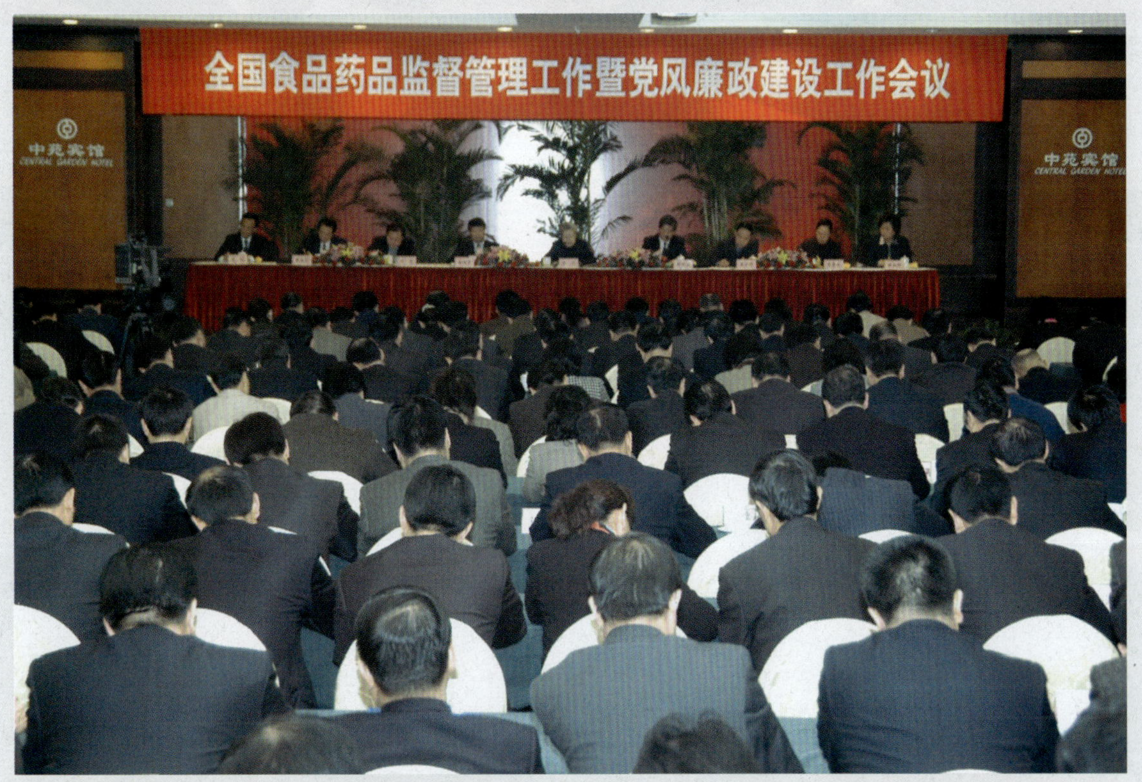

2007年1月17—18日，全国食品药品监督管理工作暨党风廉政建设工作会议在北京召开。

（国家食品药品监督管理局　供稿）

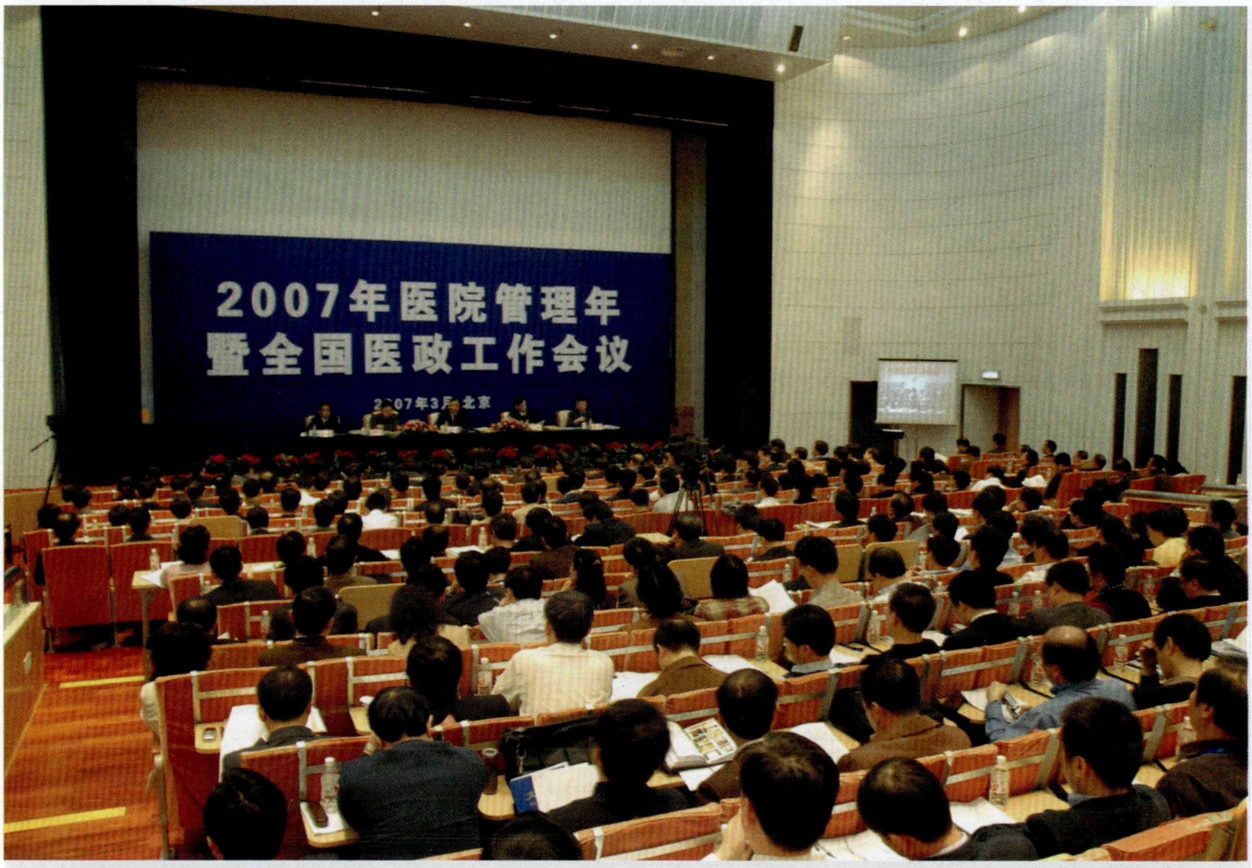

2007年3月29日，2007年医院管理年暨全国医政工作电视电话会议在北京召开。

（办公厅　供稿）

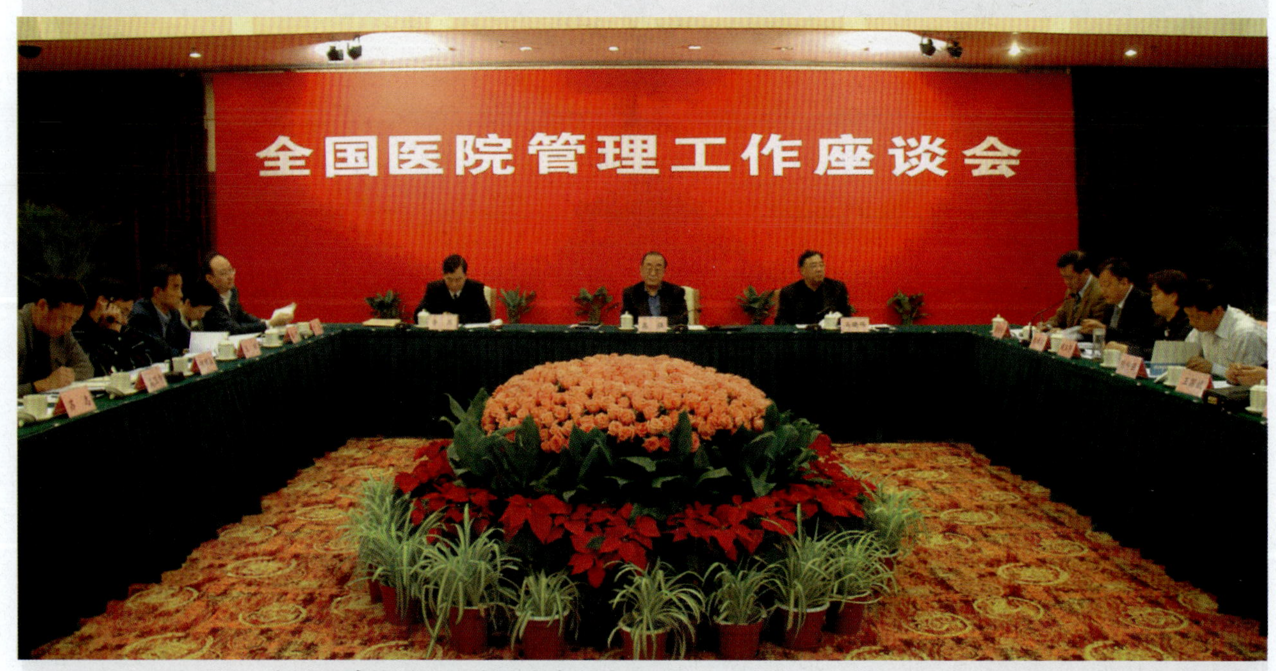

2007年3月29日，全国医院管理工作座谈会在北京召开。

（办公厅　供稿）

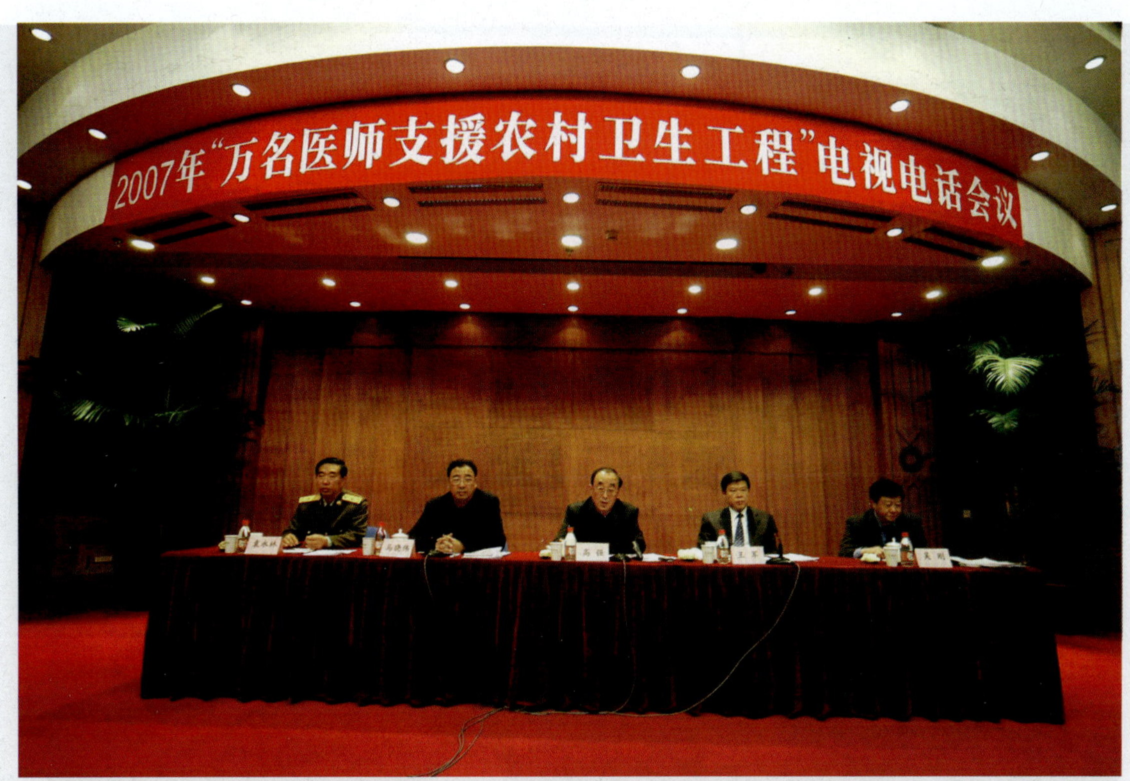

2007年4月3日，卫生部、财政部、国家中医药管理局、解放军总后勤部卫生部在北京联合召开2007年“万名医师支援农村卫生工程”电视电话会议。

（办公厅　供稿）

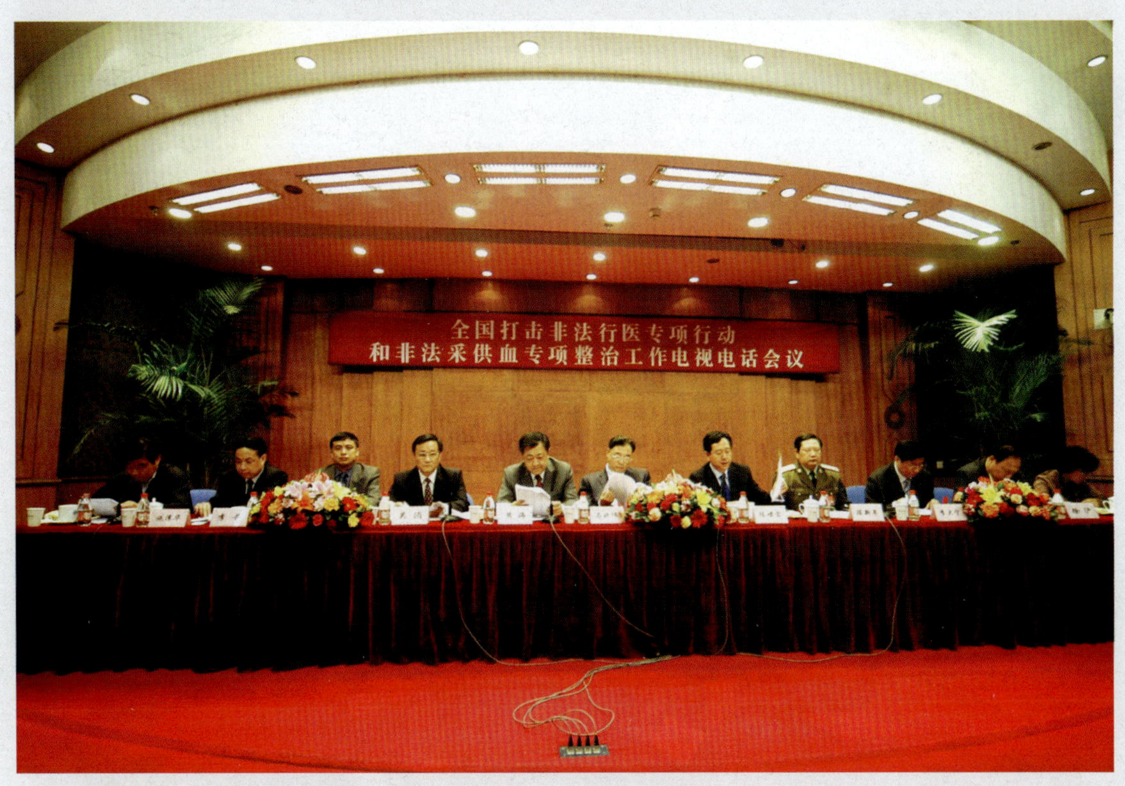

2007年4月27日，卫生部召开全国打击非法行医专项行动和非法采供血专项整治工作电视电话会议。

（卫生监督局　供稿）

全国护士岗位技能竞赛活动新疆考场

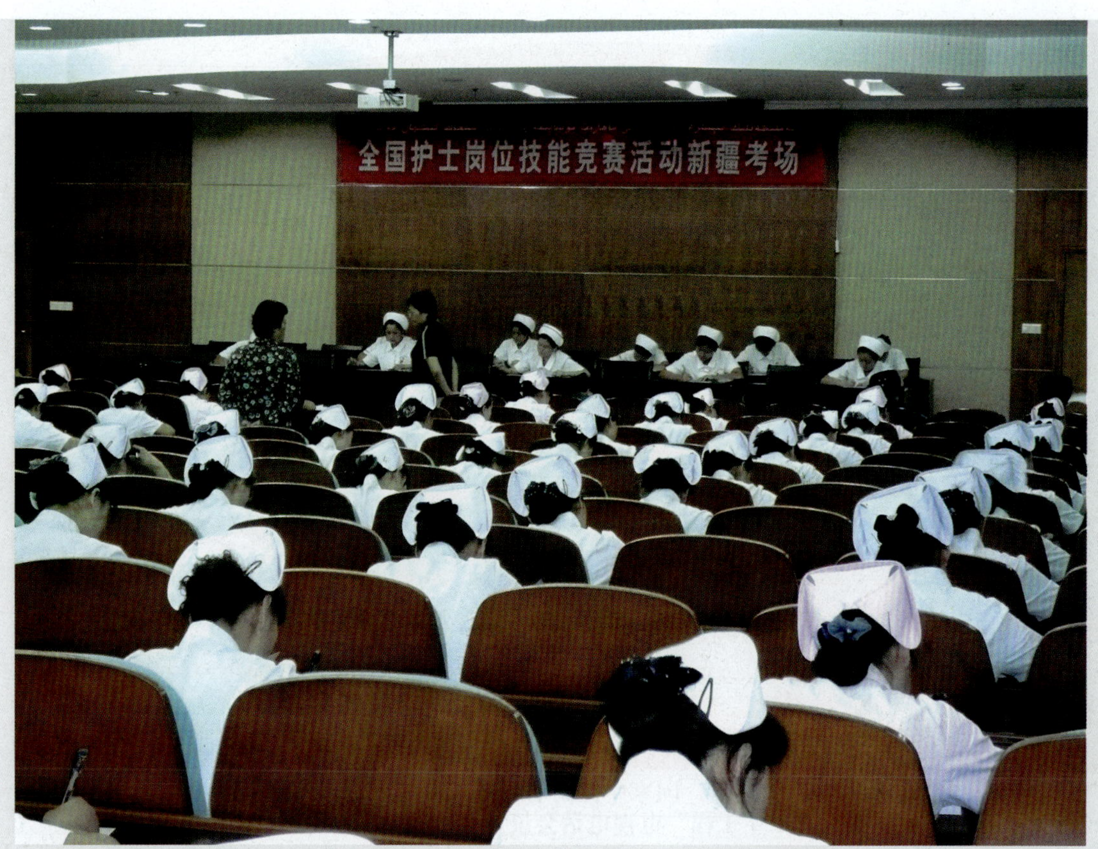

2007年6—9月，“全国卫生系统护士岗位技能竞赛”在全国范围内展开，图为新疆维吾尔自治区理论考试考场。

（医政司　供稿）

热烈欢迎
马晓伟副部长一行
检查指导工作

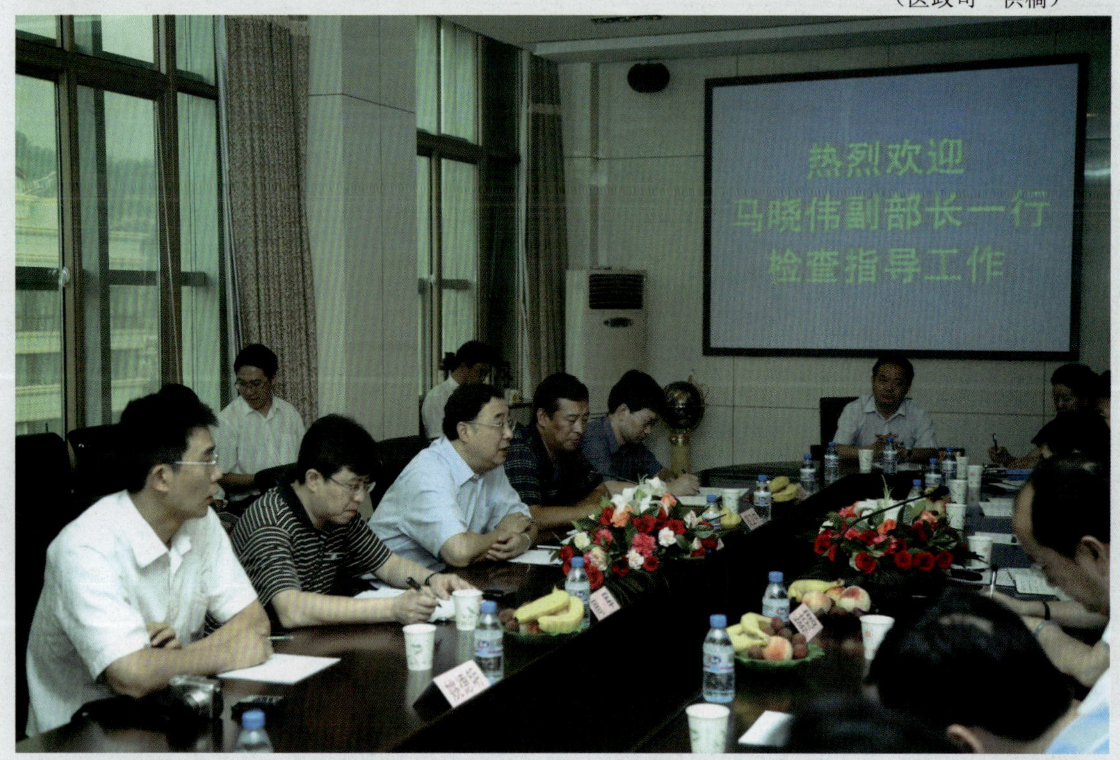

2007年7月6—12日，卫生部副部长马晓伟率队在甘肃省调研医院管理年活动和万名医师支援农村卫生工程。

（医政司　供稿）

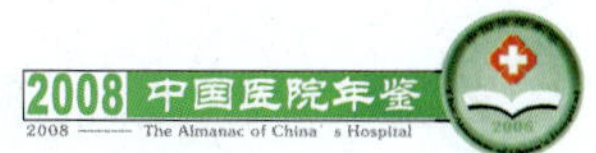

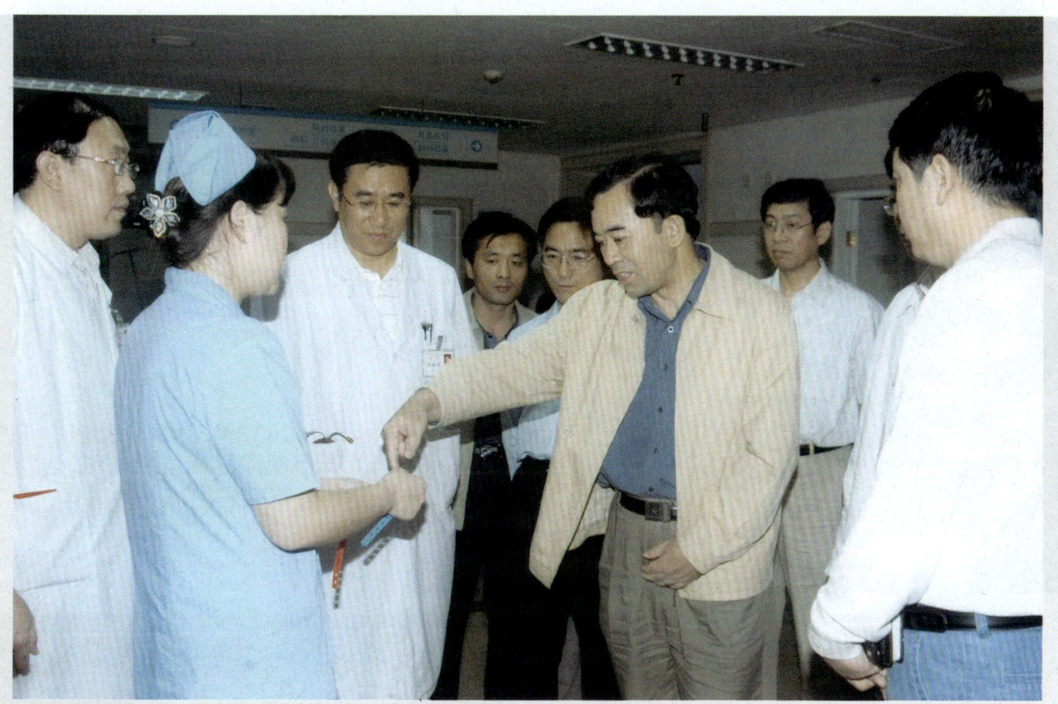

2007年8月，中纪委驻卫生部纪检组组长李熙带队到山西省检查医院管理年活动开展情况。

（医政司　供稿）

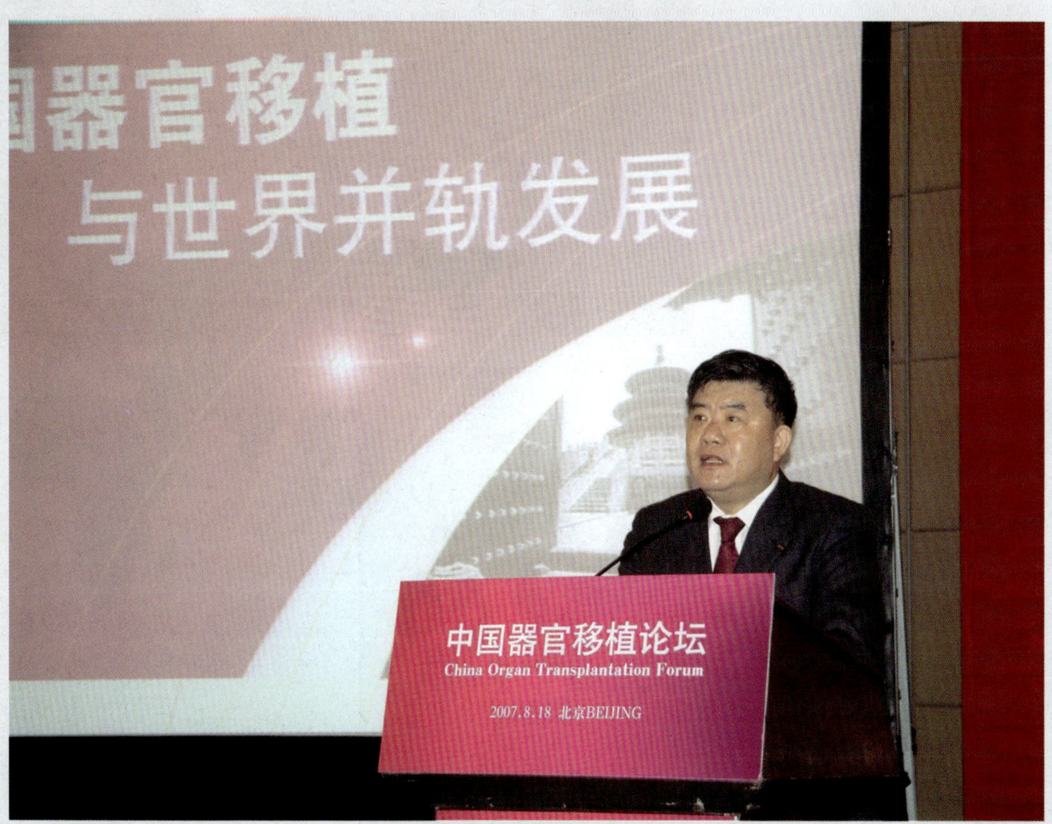

2007年8月18日，卫生部在北京举办"中国器官移植论坛"，卫生部部长陈竺出席论坛开幕式并致辞。

（办公厅　供稿）

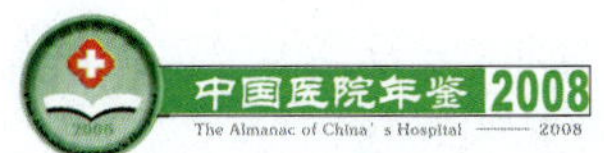

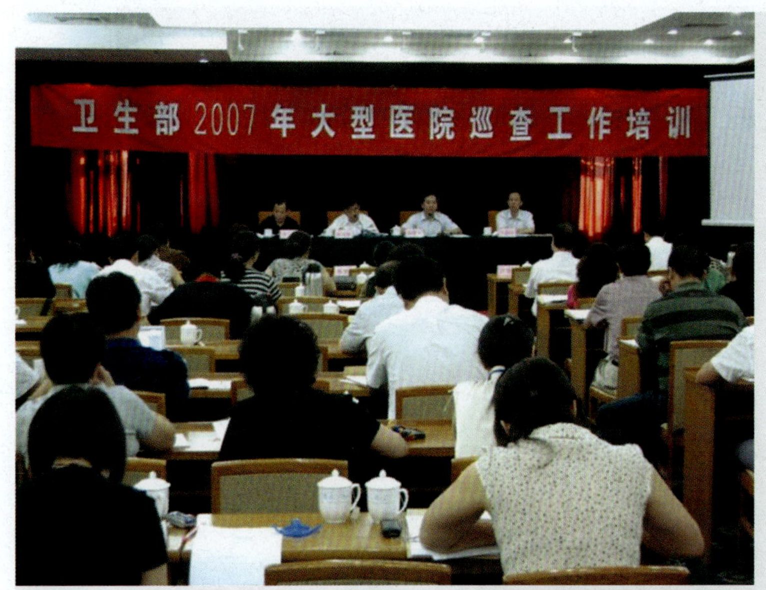

2007年8月29—31日，卫生部举办大型医院巡查工作培训会，卫生部副部长陈啸宏出席并讲话。

（卫生监督局　供稿）

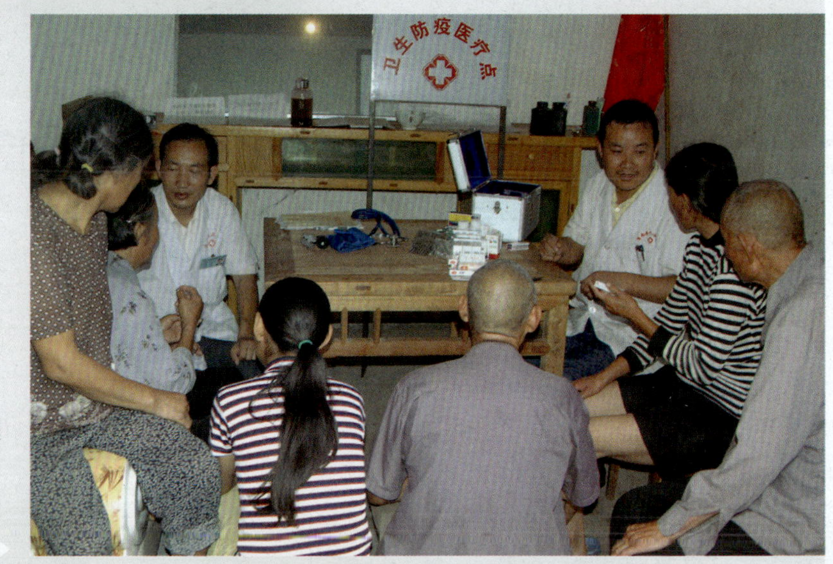

2007年夏，四川省洪涝灾害后医疗人员送医送药。

（应急办　供稿）

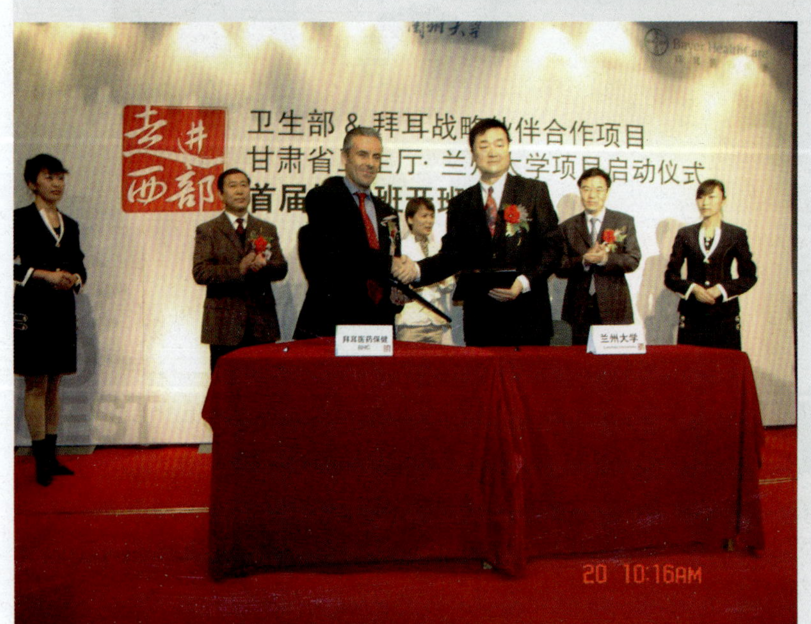

2007年10月20日，卫生部与拜耳医药保健有限公司合作的“万名县级医院医师培训项目”试点工作在甘肃省启动。

（医政司　供稿）

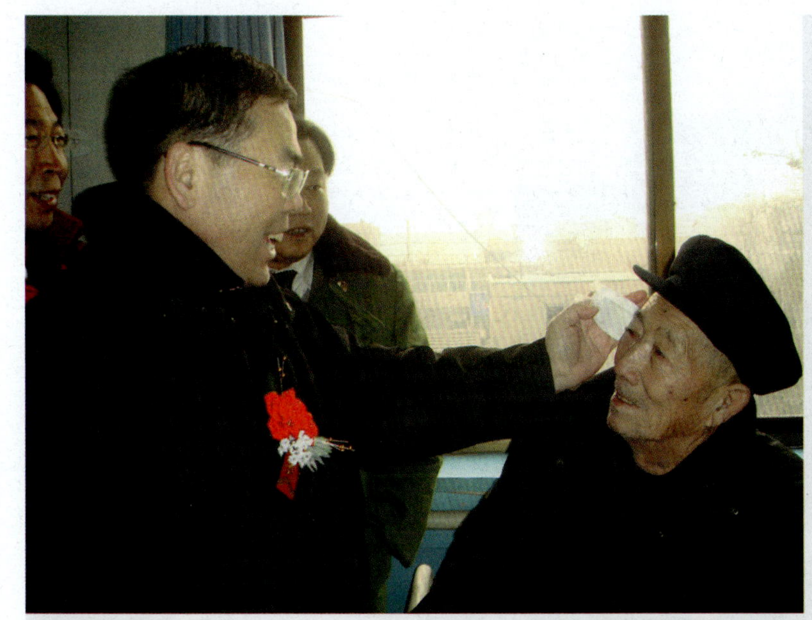

2007年12月26日，卫生部副部长刘谦出席“三下乡”活动启动仪式，慰问接受免费白内障手术患者。

（医政司　供稿）

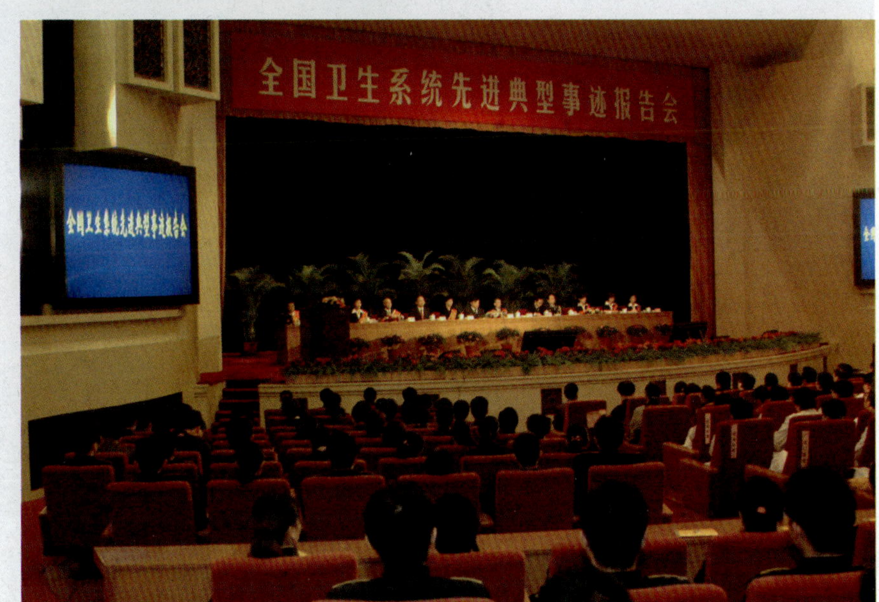

2007年12月19日，全国卫生系统先进典型事迹报告会在北京人民大会堂举行。

（办公厅　供稿）

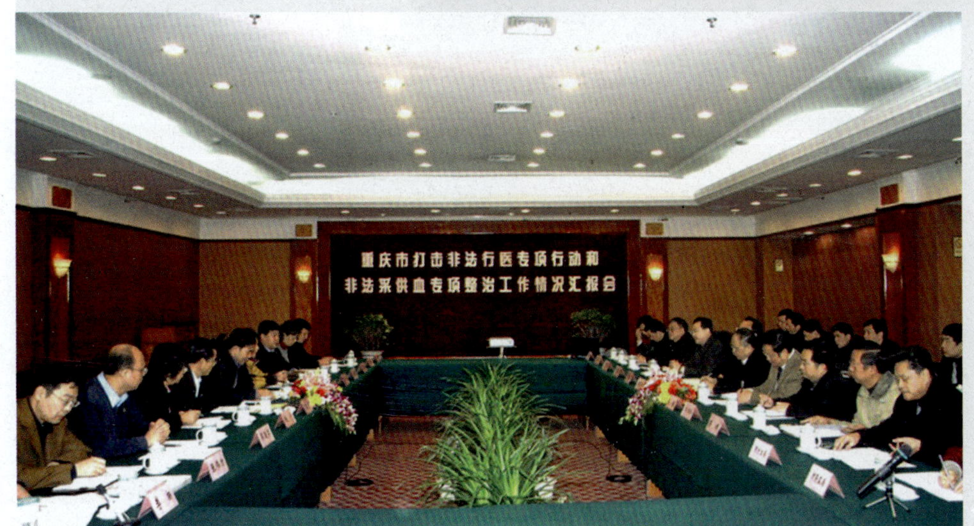

2007年12月20日，中央纪委驻卫生部纪检组组长李熙带队在重庆督查打击非法行医和非法采供血专项整治工作。

（卫生监督局 供稿）

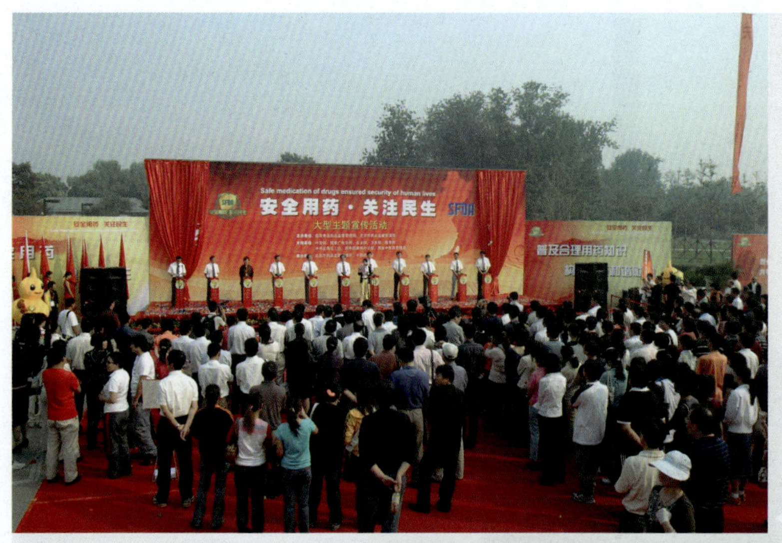

2007年9月22日，全国“安全用药，关注民生”大型主题宣传月活动启动仪式在北京中华世纪坛举行。

（国家食品药品监督管理局　供稿）

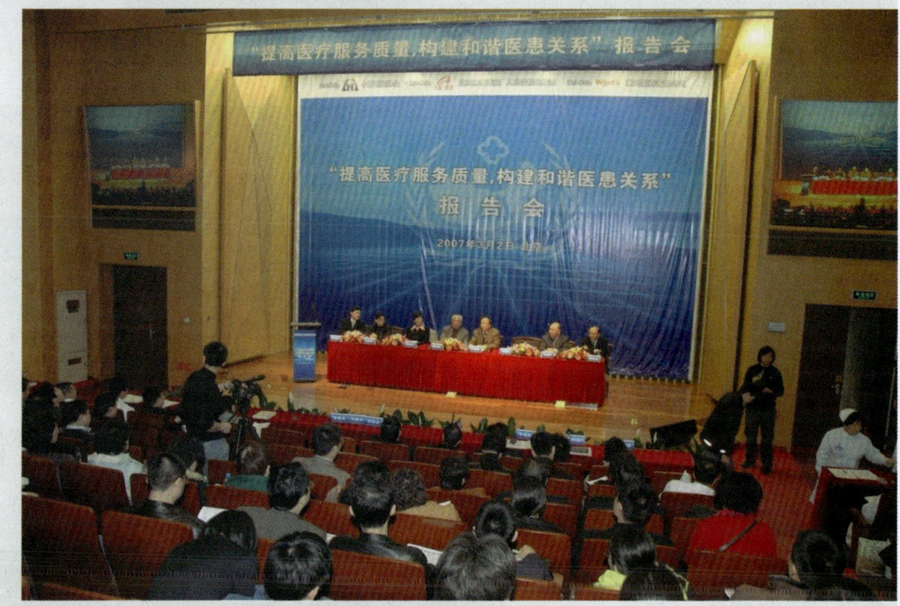

2007年3月2日，“提高医疗服务质量，构建和谐医患关系”报告会在北京举行。

（中国医院协会　供稿）

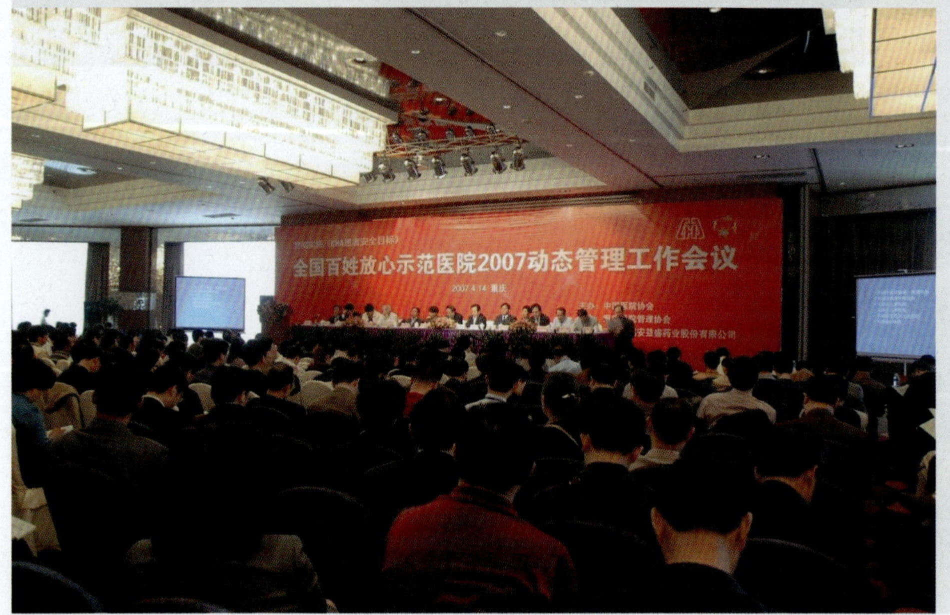

2007年4月14日，全国百姓放心示范医院2007动态管理工作会议在重庆举行。

（中国医院协会　供稿）

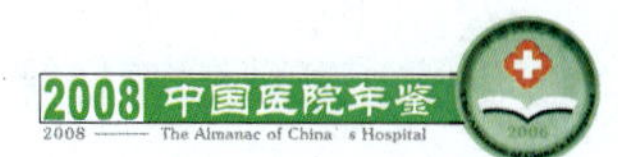

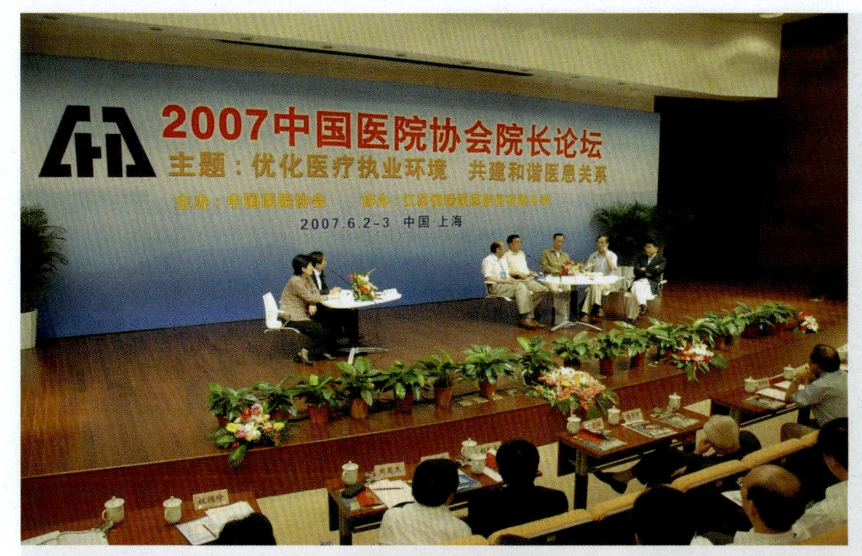

2007年6月2—3日，2007中国医院协会院长论坛在上海举行。

（中国医院协会 供稿）

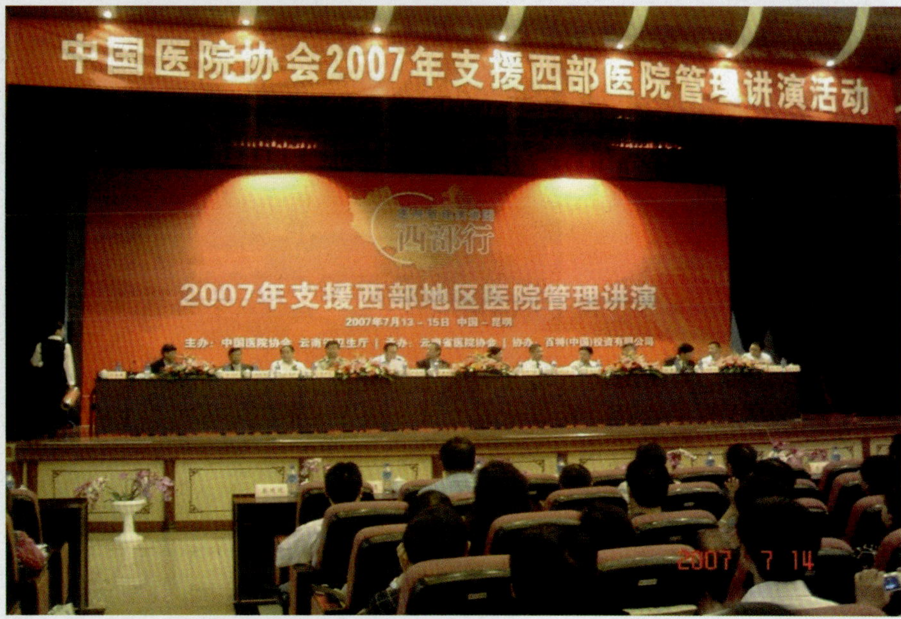

2007年7月13—15日，中国医院协会2007年支援西部地区医院管理讲演活动在云南昆明举行。

（中国医院协会 供稿）

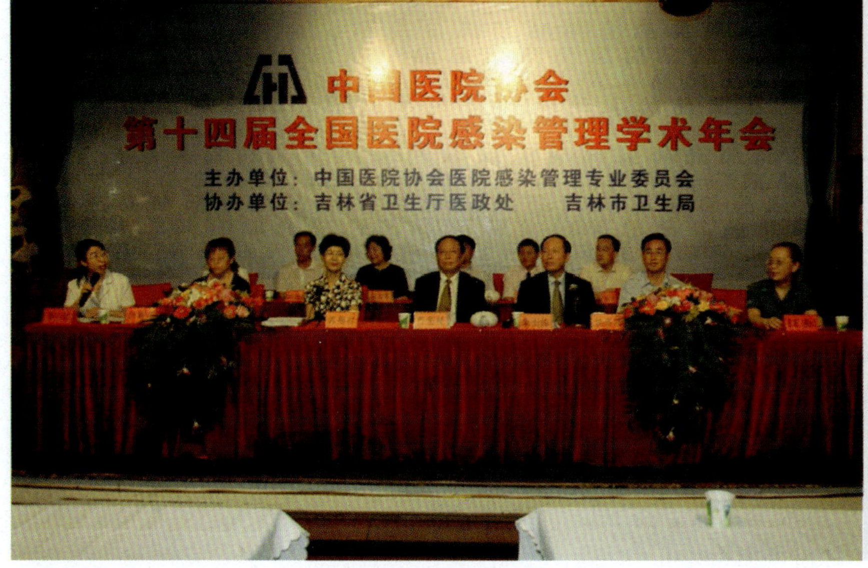

2007年8月4—9日，中国医院协会第十四届全国医院感染管理学术年会在吉林召开。

（中国医院协会 供稿）

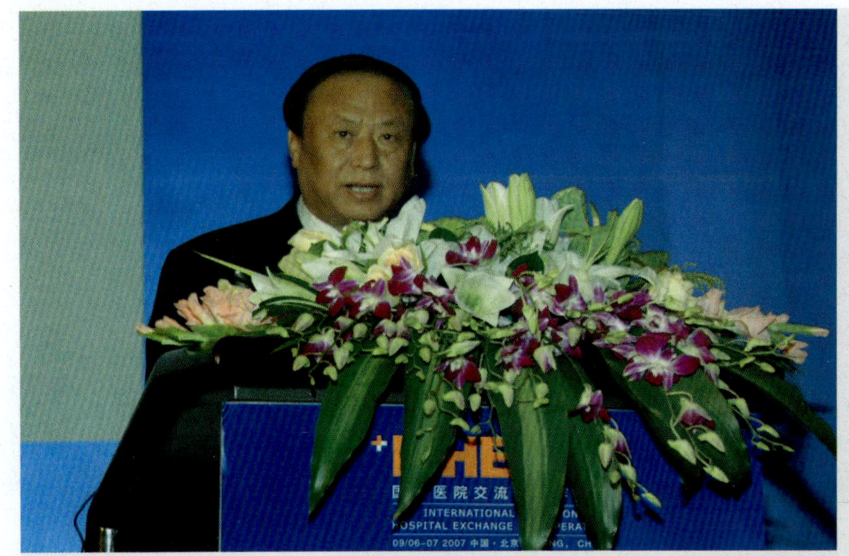

2007年9月6—9日，2007年国际医院交流与合作论坛在北京举行，中国医院协会会长曹荣桂作主题报告。

（中国医院协会　供稿）

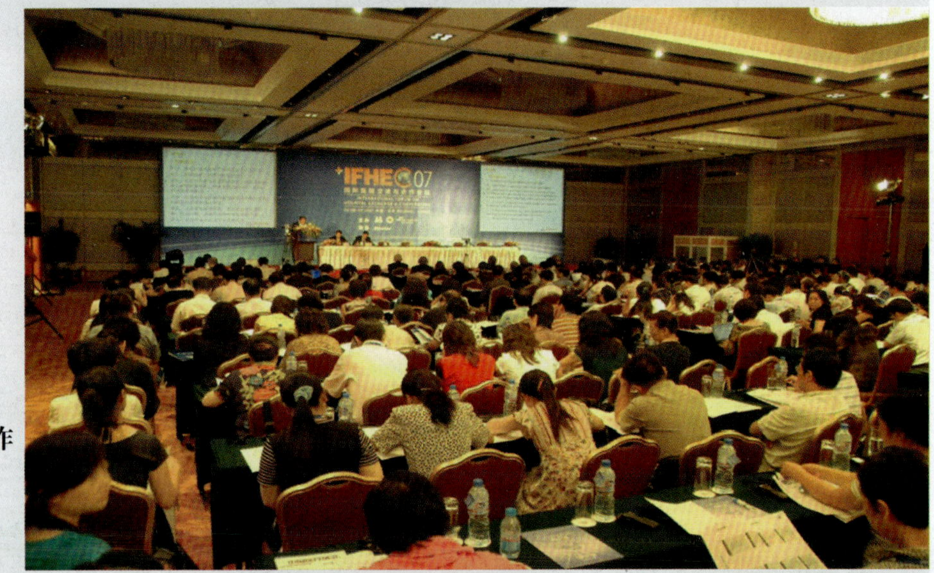

2007年9月6—9日，2007年国际医院交流与合作论坛在北京举行。

（中国医院协会　供稿）

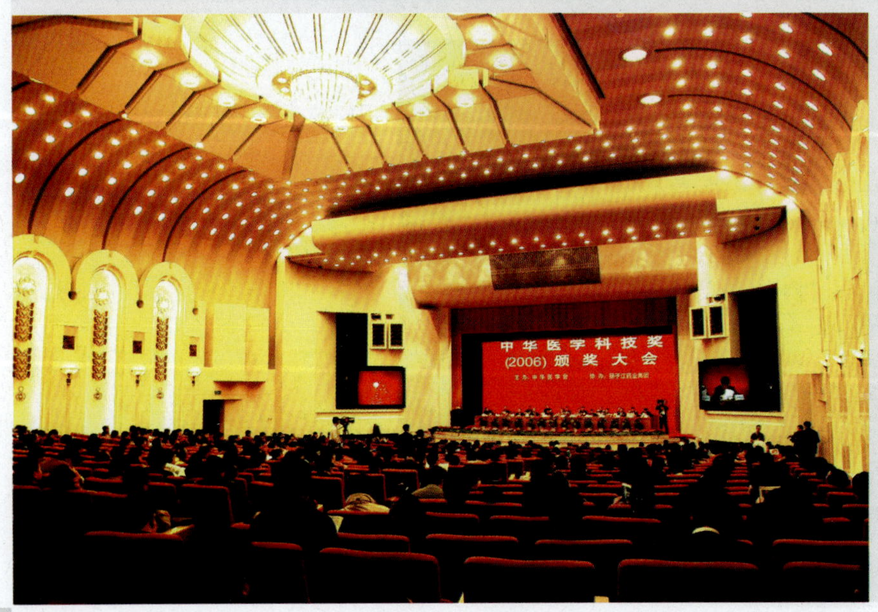

2007年1月25日，中华医学科技奖颁奖大会在北京人民大会堂召开。

（中华医学会　供稿）

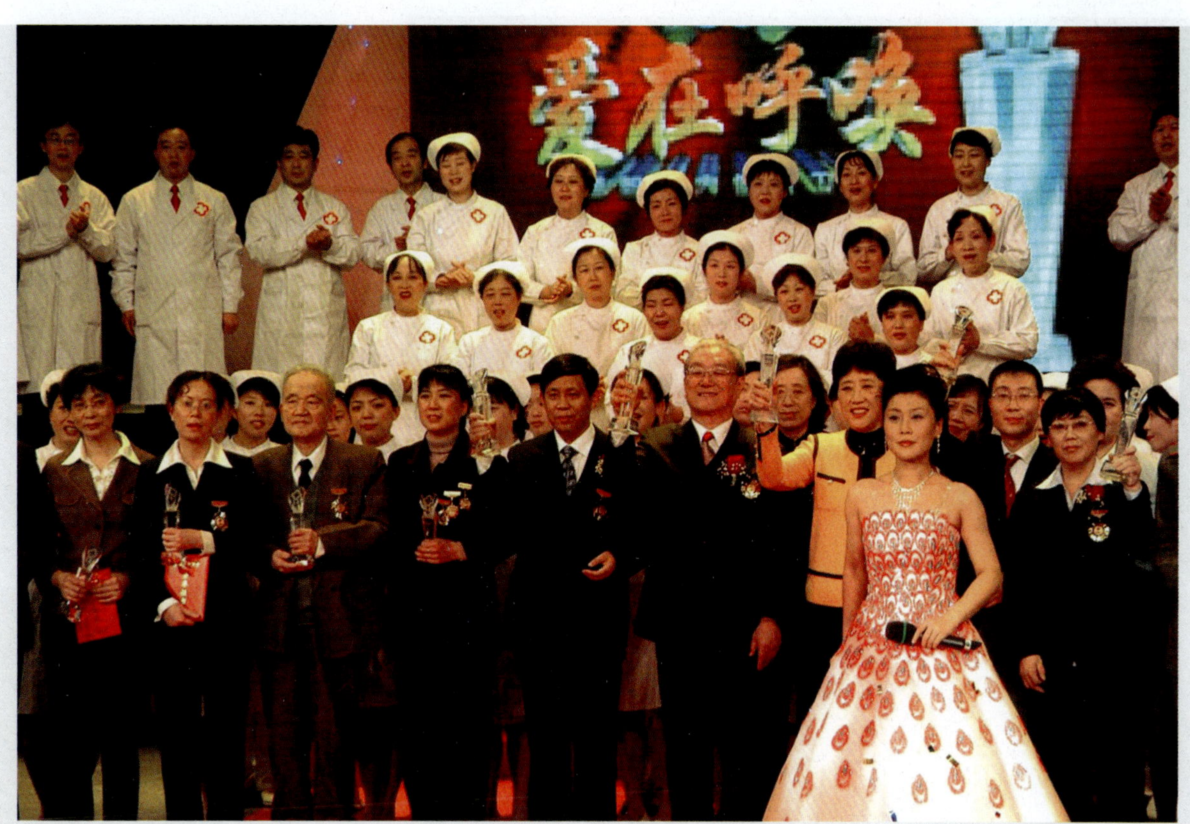

2007年4月3日，首都十大健康卫士颁奖典礼在北京举行。

（北京市卫生局　供稿）

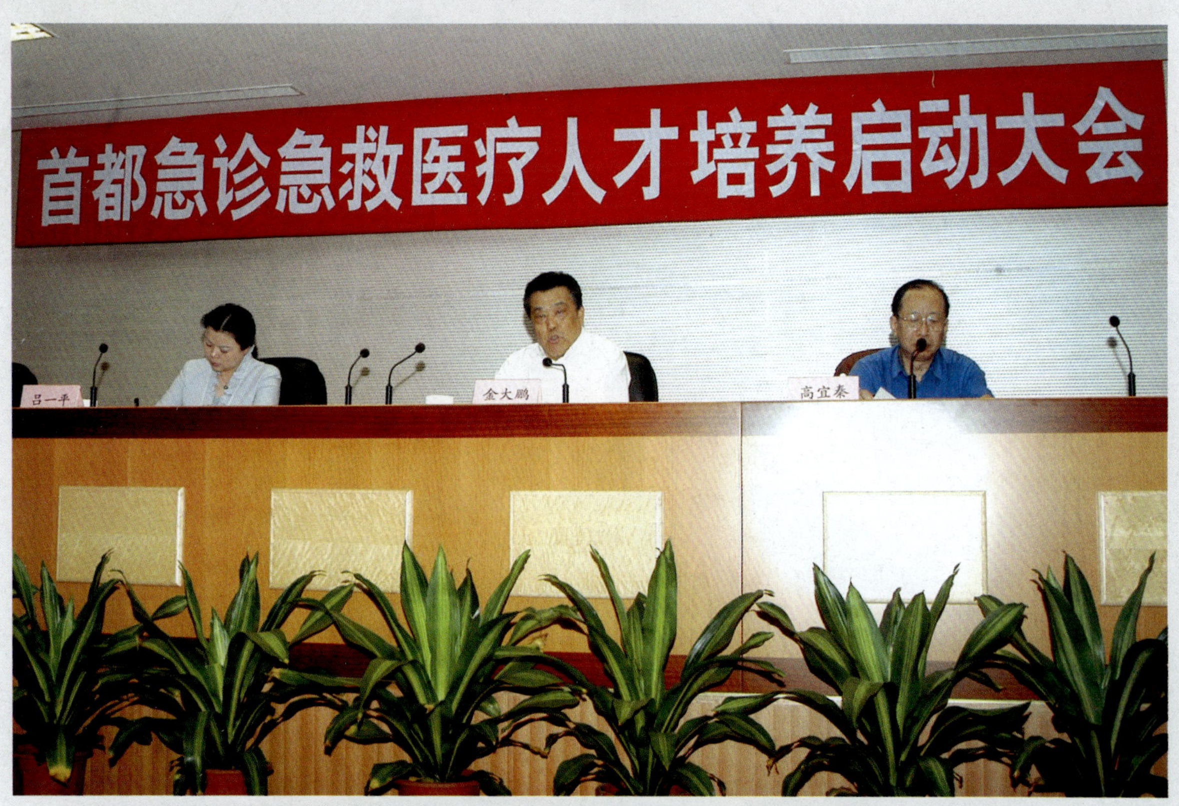

2007年4月29日，北京市卫生局召开首都急诊急救医疗人才培养启动大会。

（北京市卫生局　供稿）

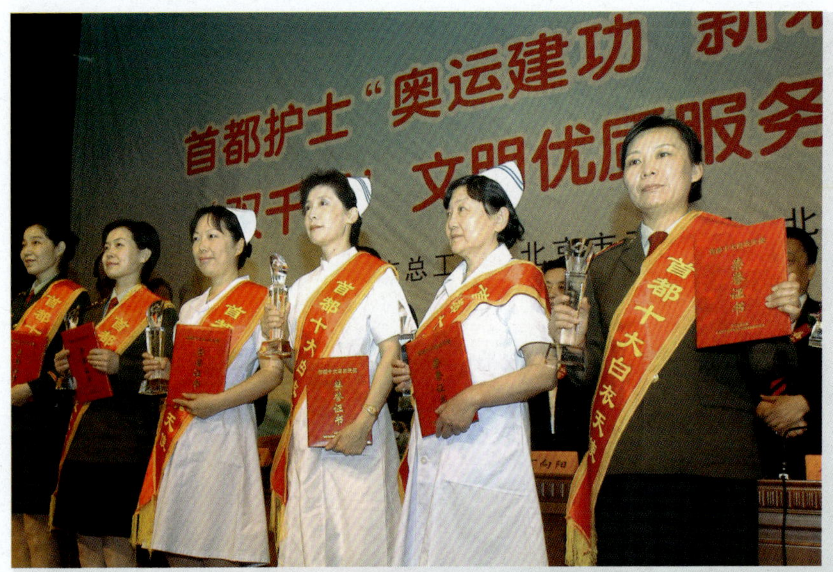

2007年5月12日，首都十大白衣天使颁奖大会在北京举行。

（北京市卫生局　供稿）

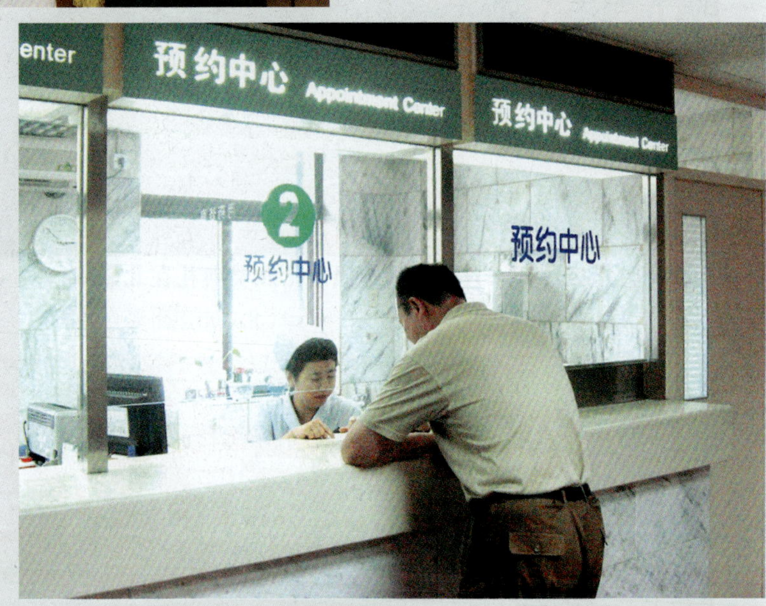

北京市各三级医院均落实预约挂号，方便群众就医。

（北京市卫生局　供稿）

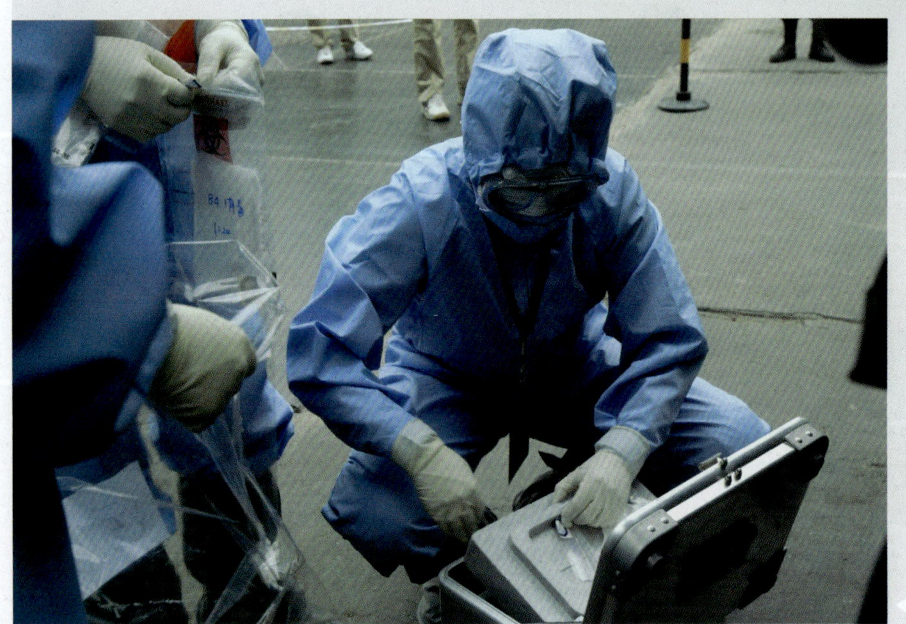

2007年5月，北京地坛医院医务人员进行鼠疫防控的演练，为平安奥运做好医疗技术保障。

（北京地坛医院　供稿）

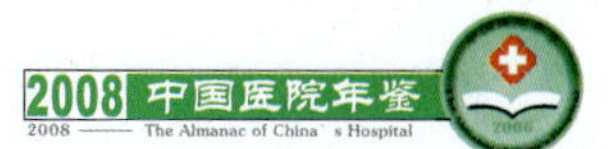

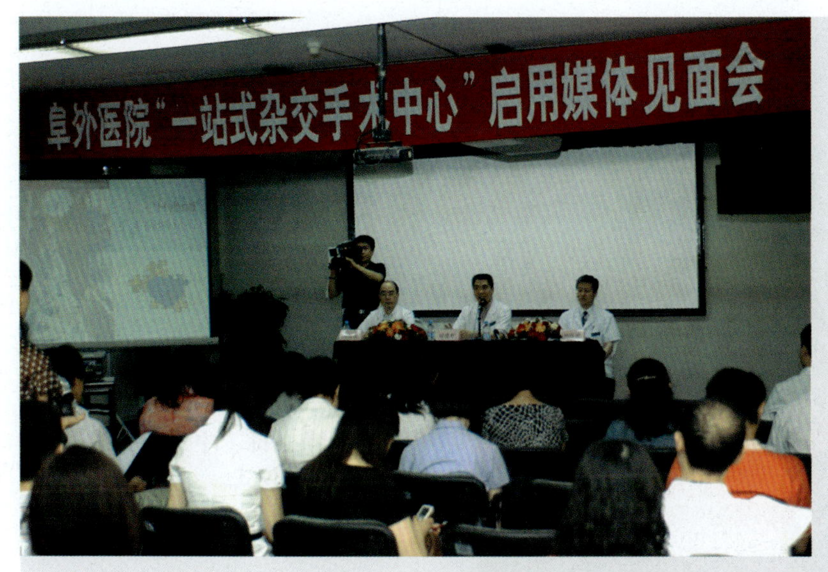

2007年6月20日，北京协和医学院阜外心血管病医院"一站式杂交手术中心"启用媒体见面会在医院举行。来自北京各大报社、网站、广播电台、电视台等20余家新闻媒体的记者到会。

（北京协和医学院阜外心血管病医院　供稿）

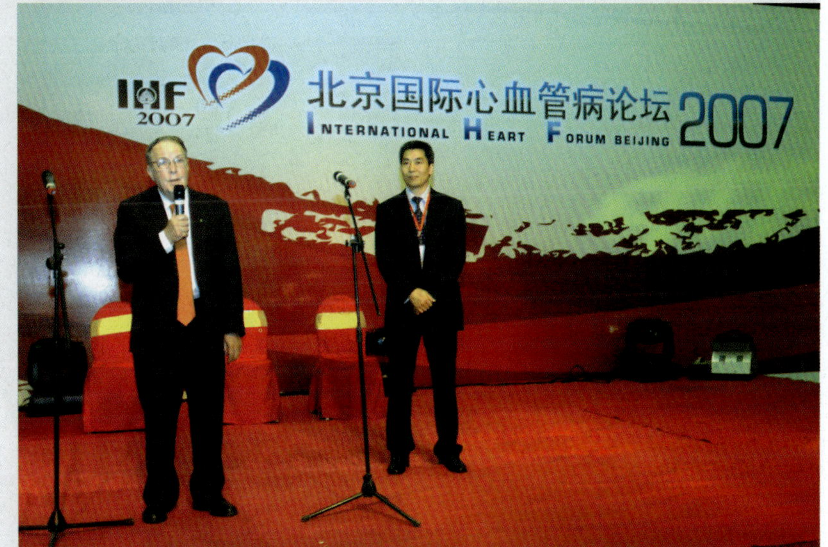

2007年9月22—24日，2007年北京国际心血管病论坛举行。

（北京协和医学院阜外心血管病医院　供稿）

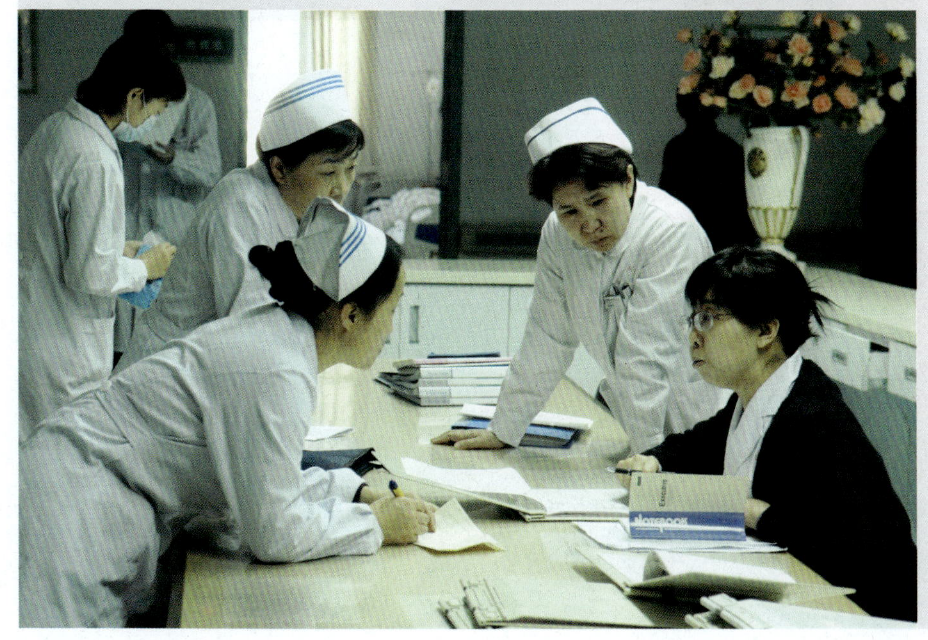

2007年10月，承德医学院附属医院顺利通过国家本科教学水平评估。

（承德医学院附属医院供稿）

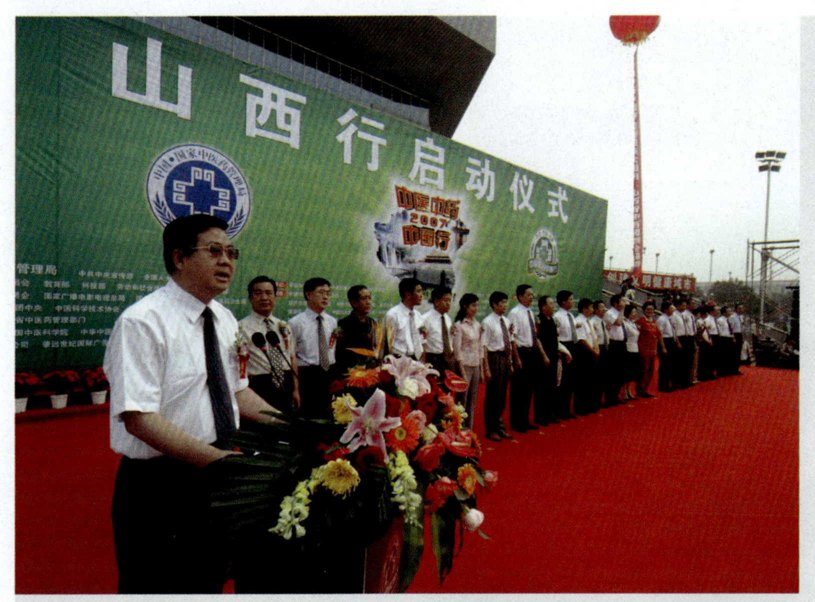

2007年9月2日，山西省卫生厅厅长李俊峰主持“中医中药中国行山西行”启动仪式。

（山西省卫生厅　供稿）

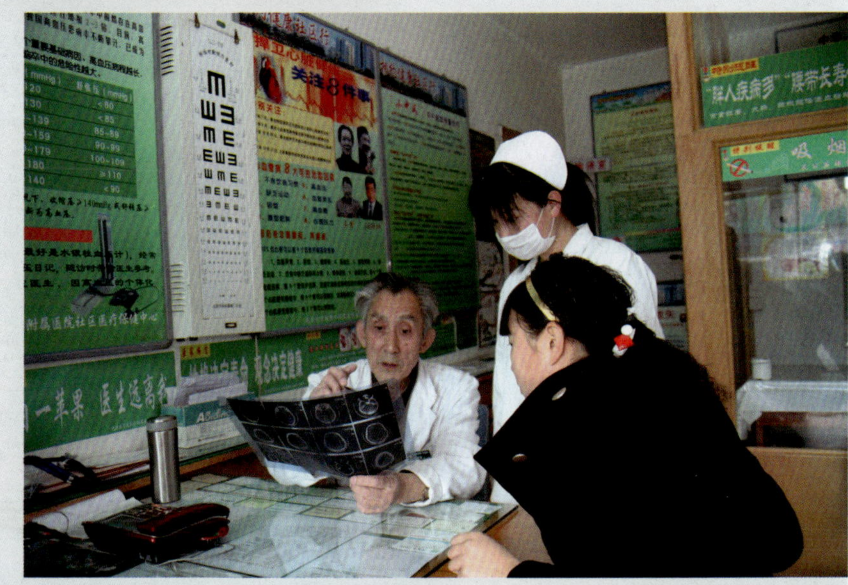

2007年8月1日，包头医疗专家下社区坐诊。

（内蒙古自治区卫生厅　供稿）

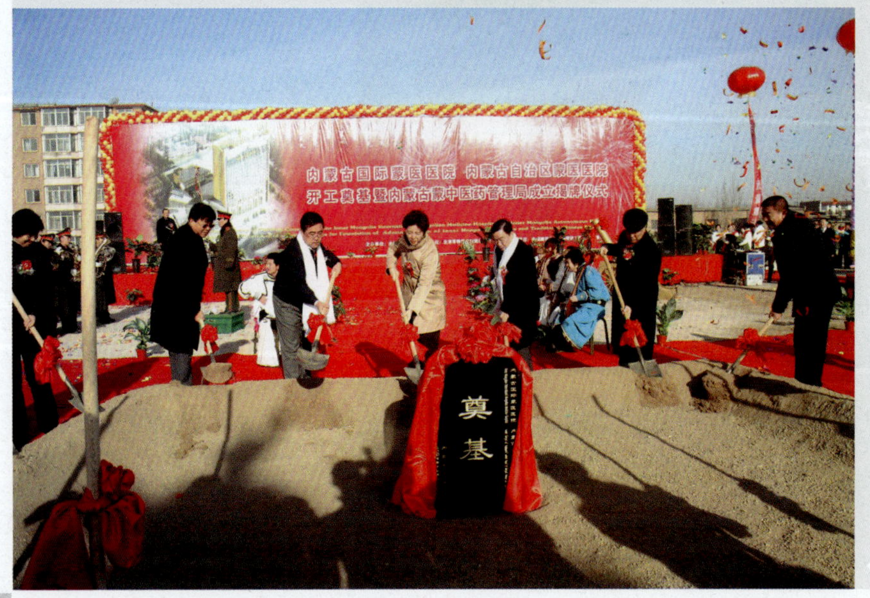

2007年12月23日，内蒙古国际蒙医医院、内蒙古自治区蒙医医院开工奠基暨内蒙古蒙中医药管理局成立揭牌仪式举行。

（内蒙古自治区卫生厅　供稿）

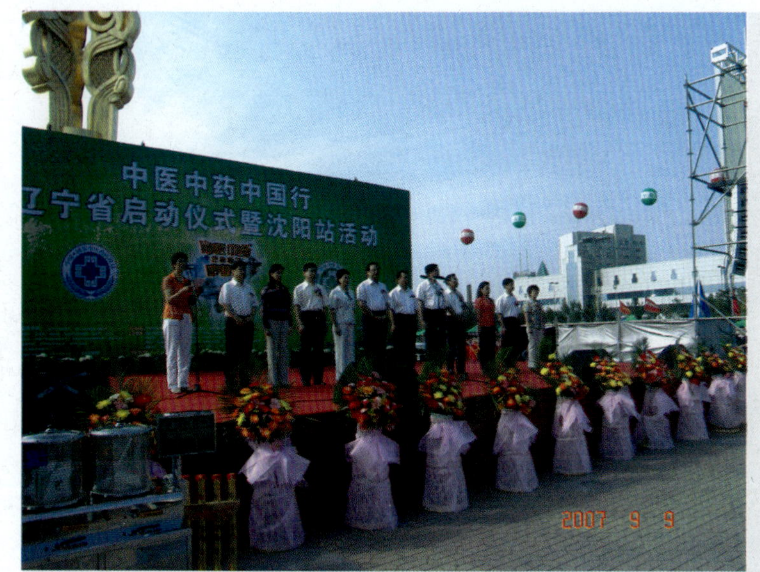

2007年9月9日，“中医中药中国行”辽宁省启动仪式暨沈阳站活动举行。

（辽宁省卫生厅　供稿）

2007年10月31日，辽宁省基层卫生人员培训工作会议暨远程医学教育培训网启动仪式在大连举行。

（辽宁省卫生厅　供稿）

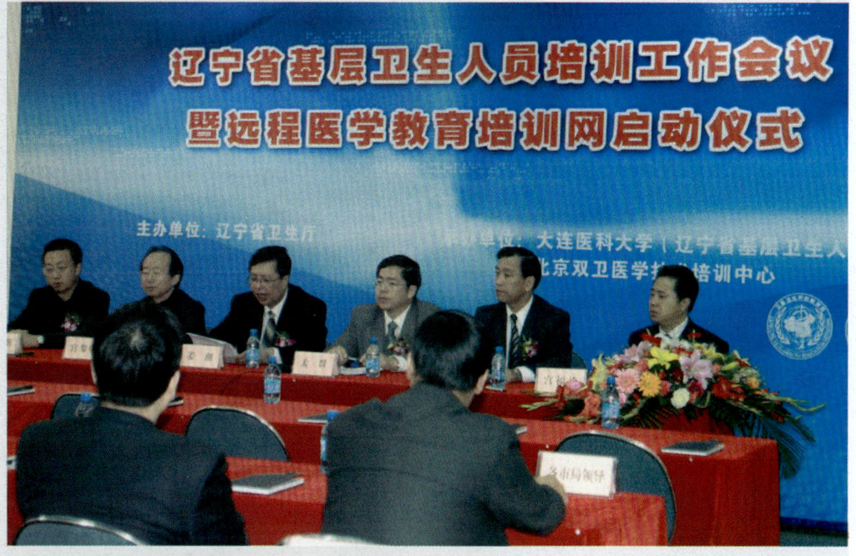

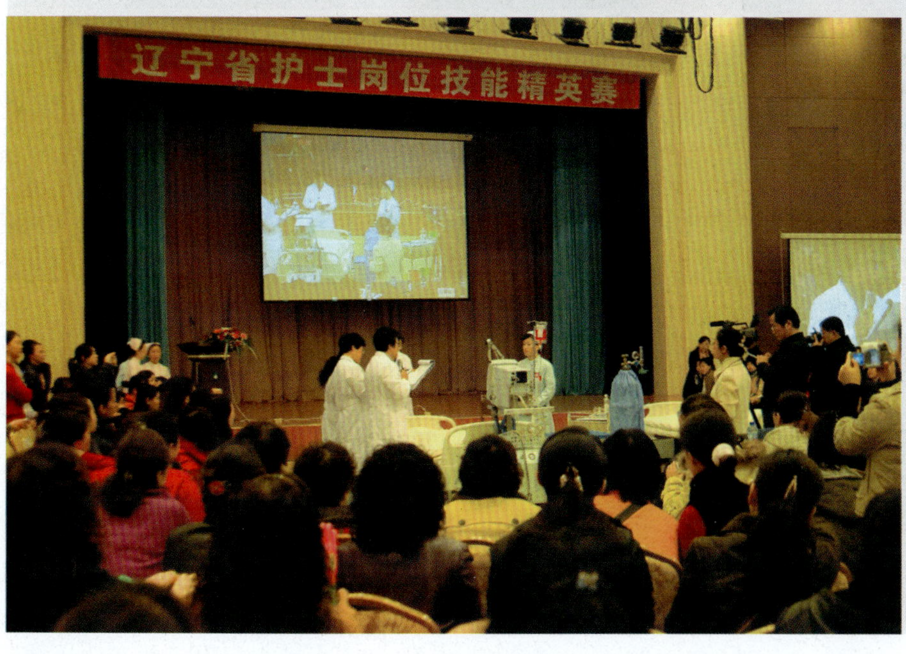

2007年11月1日，辽宁省举行护士岗位技能精英赛。

（辽宁省卫生厅　供稿）

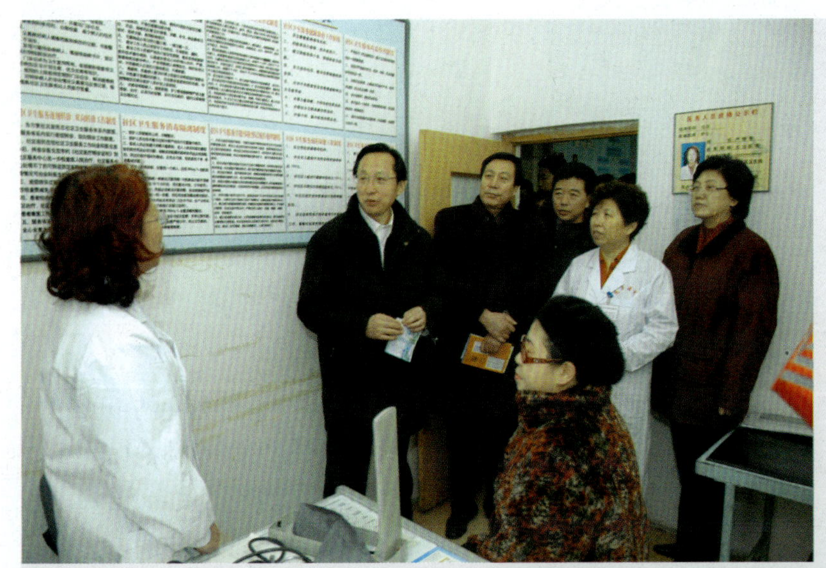

2007年1月2日，吉林省省长韩长赋在社区诊室与全科医师亲切交谈。

（吉林省卫生厅　供稿）

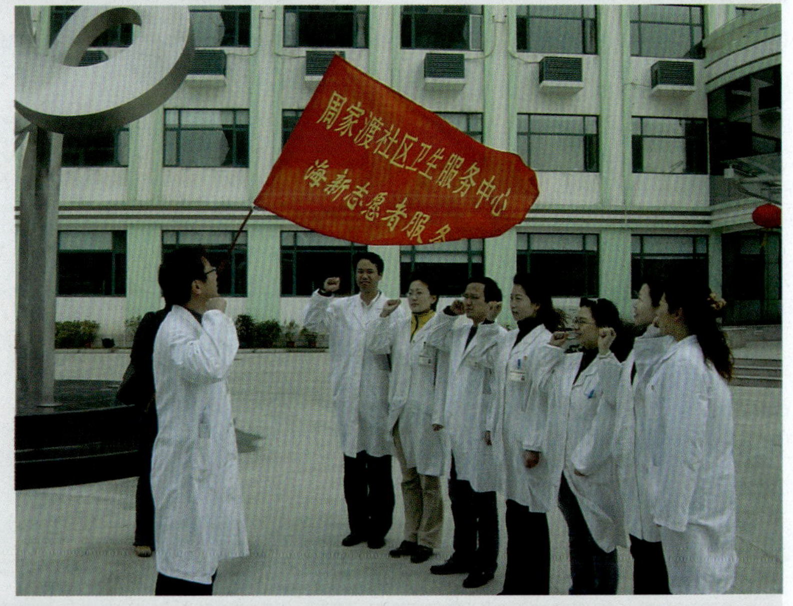

2007年3月5日，陈海新医生生前所在的上海市浦东新区周家渡社区卫生服务中心成立“海新青年志愿者服务队”。

（上海市卫生局　供稿）

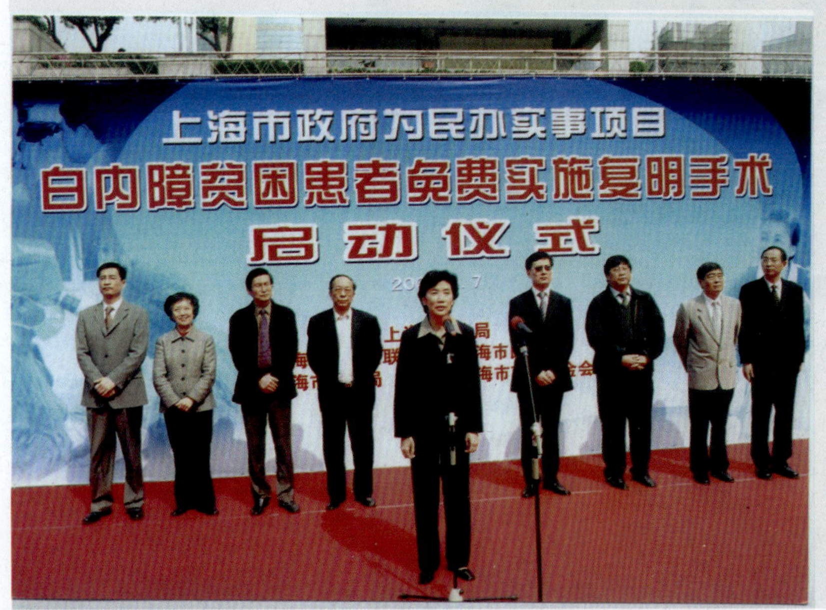

2007年4月7日，上海市政府为民办实事项目“为白内障贫困患者免费实施复明手术”项目启动仪式举行。

（上海市卫生局　供稿）

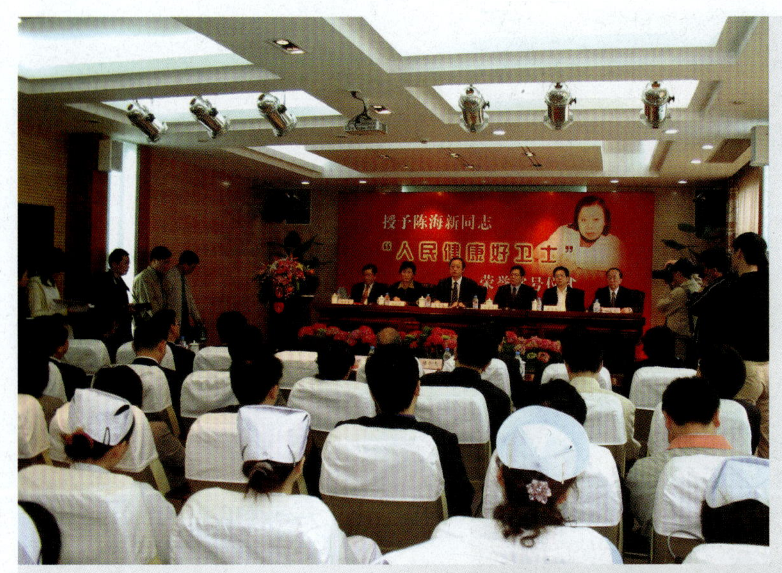

2007年4月29日，卫生部、国家中医药管理局追授被誉为"轮椅上的白衣天使"的陈海新医生"人民健康好卫士"荣誉称号。

（上海市卫生局　供稿）

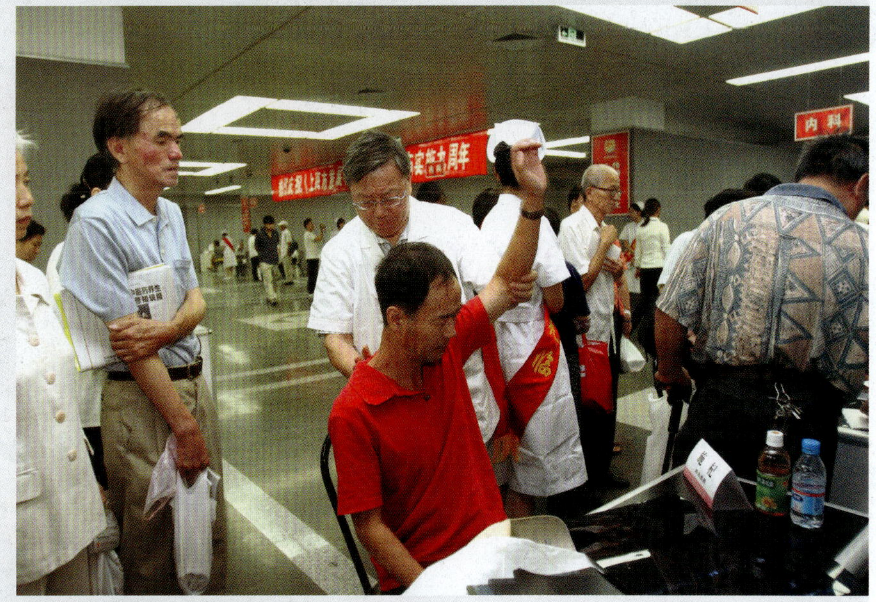

2007年9月30日，为庆祝《中华人民共和国中医药条例》颁布实施四周年和《上海市发展中医条例》颁布实施九周年，上海举行百名名中医大型义诊活动。

（上海市卫生局　供稿）

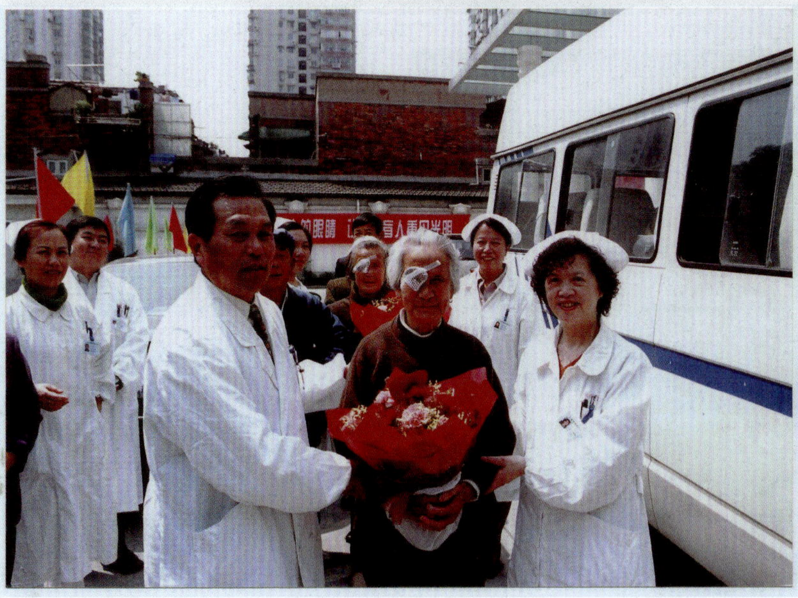

上海享受免费实施复明手术的首批白内障贫困患者康复出院。

（上海市卫生局　供稿）

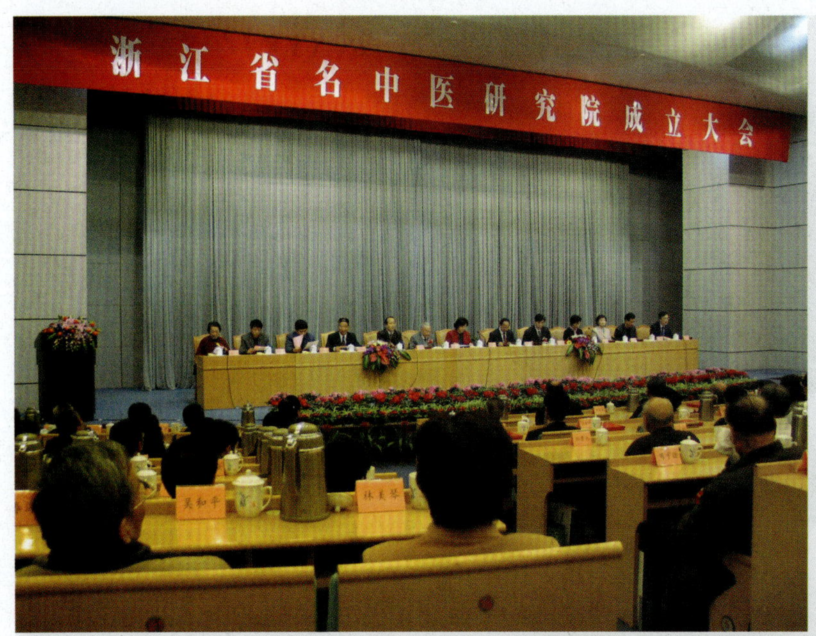

2007年2月13日，浙江省名中医研究院成立大会召开。

（浙江省卫生厅　供稿）

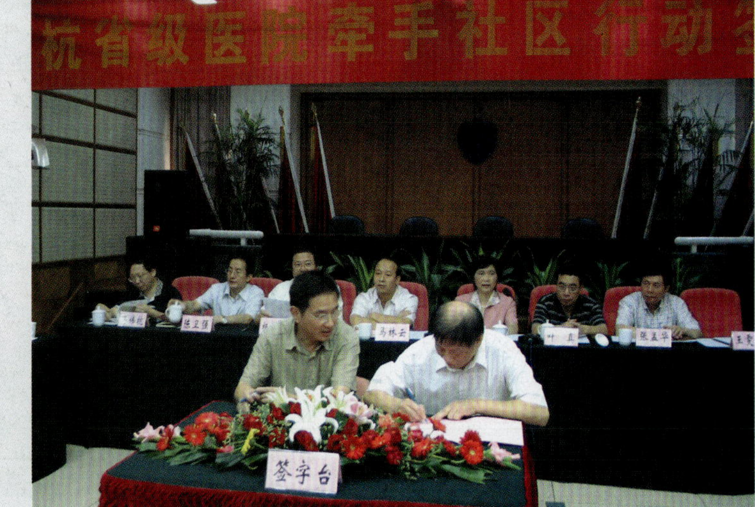

2007年9月11日，浙江省卫生厅举行省级医院牵手社区行动签字仪式，浙江省公立医院支援社区卫生服务工作正式启动。

（浙江省卫生厅　供稿）

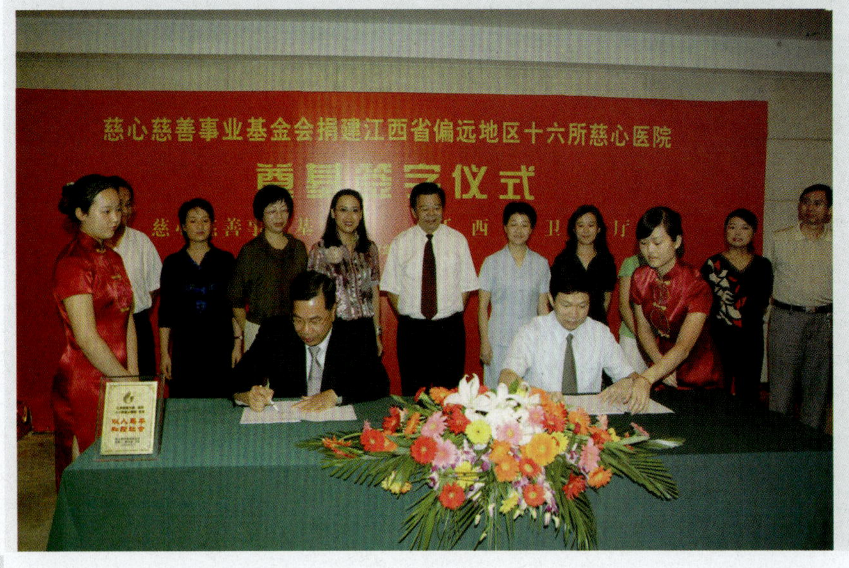

2007年9月，慈心慈善事业基金会捐建江西省偏远地区16所慈心医院。

（江西省卫生厅　供稿）

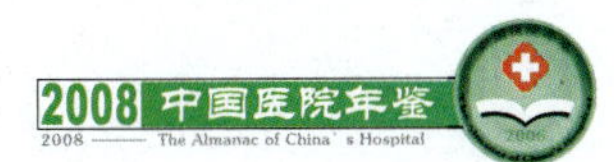

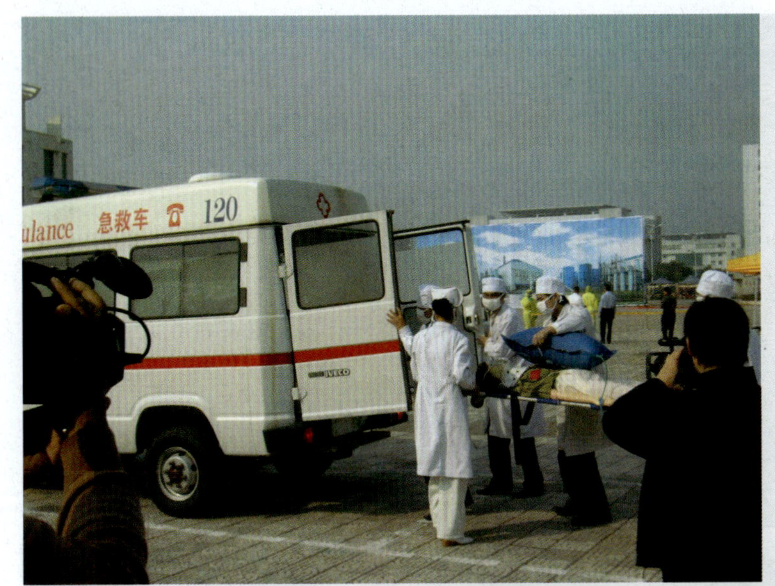

2007年10月18日，由江西省卫生厅主办，赣州市卫生局承办的急性化学中毒应急救援演练在赣州举行。

（江西省卫生厅　供稿）

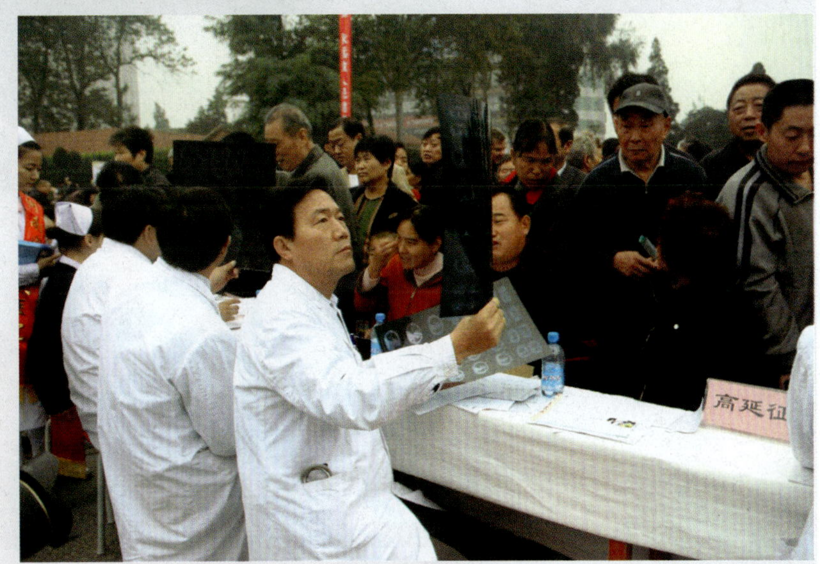

2007年5月18—25日，河南省卫生厅组织大型义诊活动。

（河南省卫生厅　供稿）

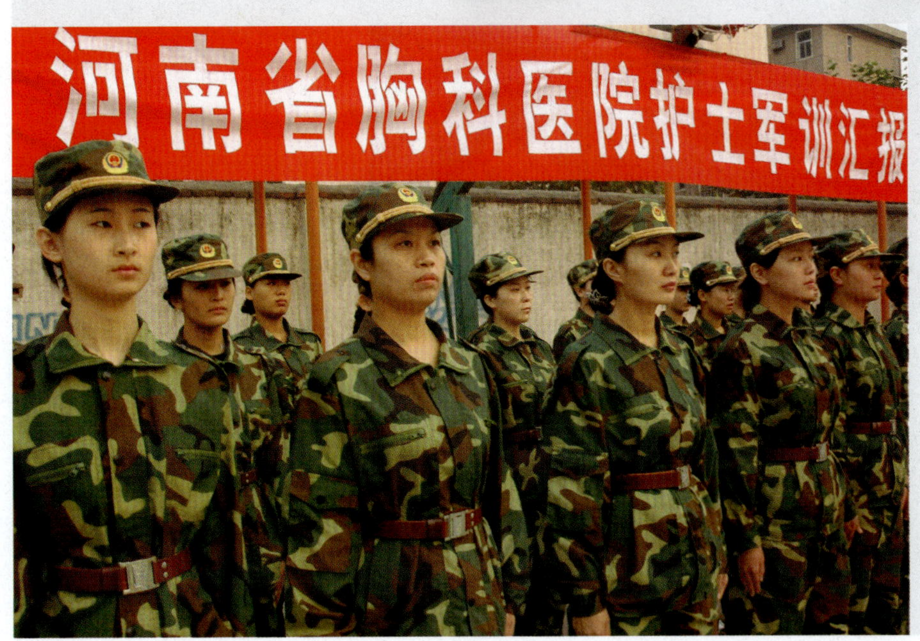

2007年11月，河南省胸科医院开展护士军训活动。

（河南省胸科医院　供稿）

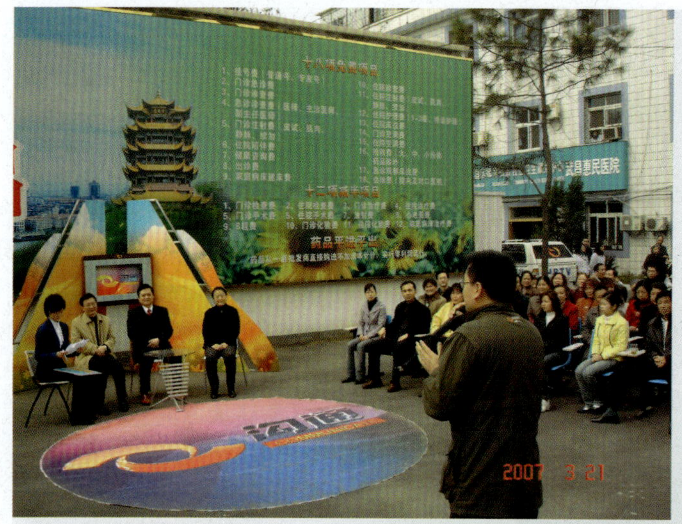

2007年3月21日，湖北电视台在武汉市武昌区惠民医院举办以“创建惠民医院，惠及贫困人群”为主题的活动。

（湖北省卫生厅　供稿）

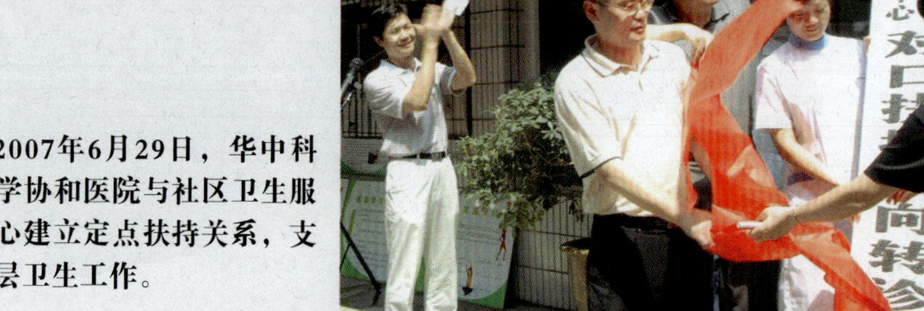

2007年6月29日，华中科技大学协和医院与社区卫生服务中心建立定点扶持关系，支援基层卫生工作。

（华中科技大学协和医院供稿）

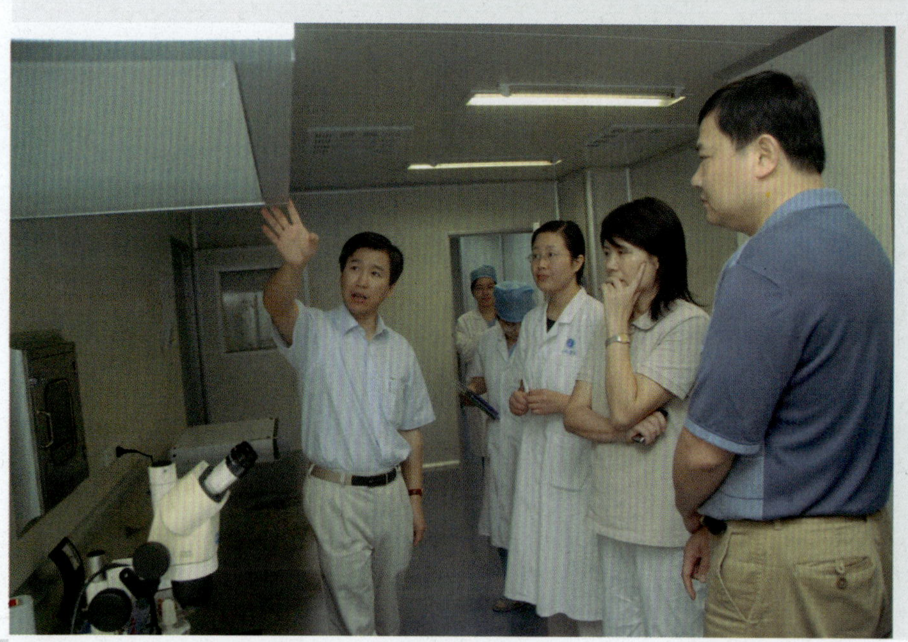

2007年9月11日，华中科技大学协和医院人类辅助生殖技术通过卫生部评审。

（华中科技大学协和医院供稿）

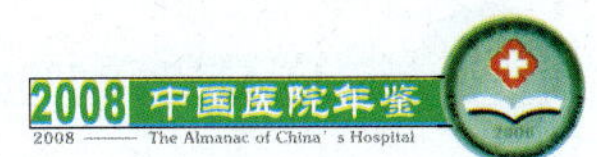

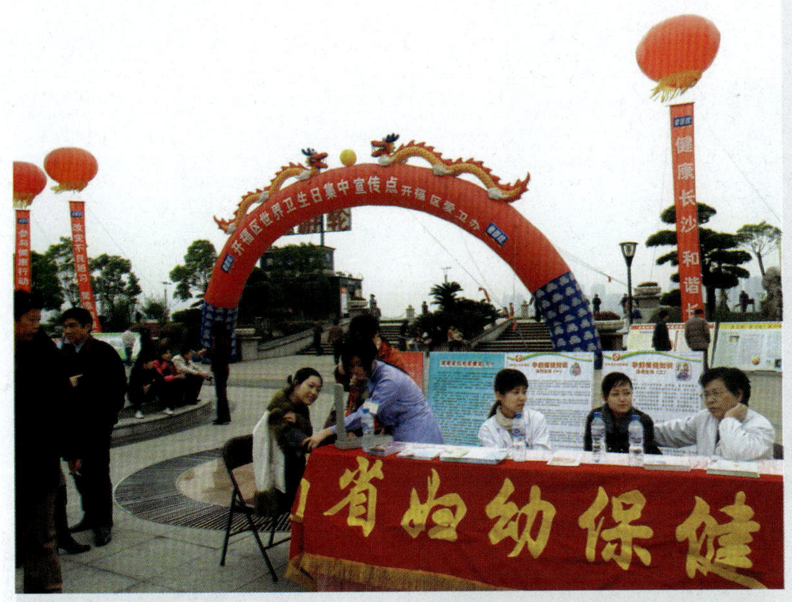

2007年5月17日，世界卫生日，湖南省妇幼保健院在街头开展义诊。

（湖南省卫生厅　供稿）

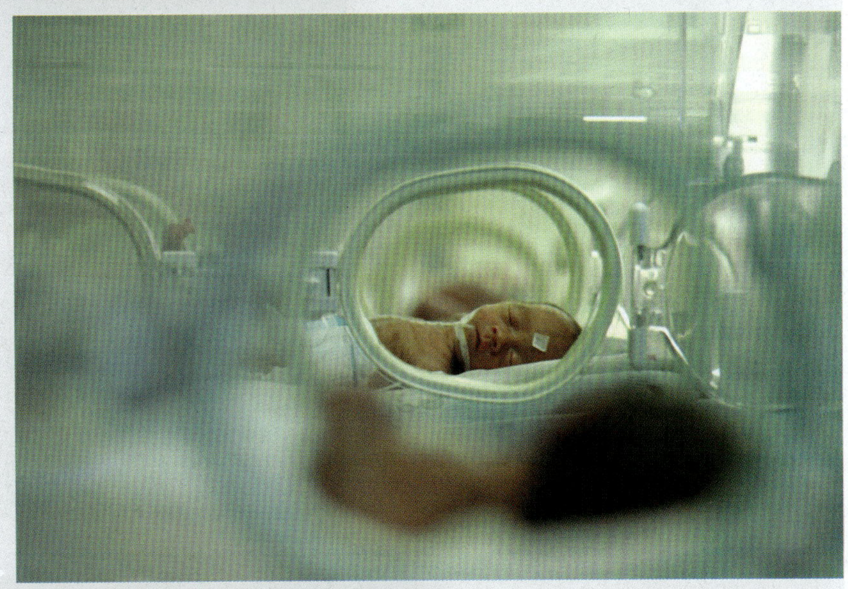

2007年3月16日，湖南省儿童医院多胞胎早产救治中心成立。

（湖南省儿童医院　供稿）

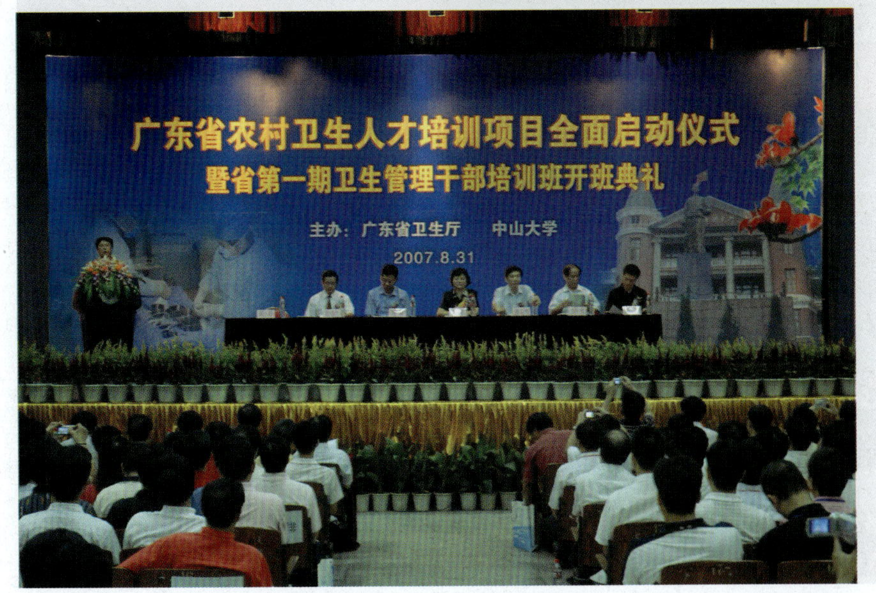

2007年8月31日，广东省农村卫生人才培训项目启动仪式暨省第一期卫生管理干部培训班开班典礼举行。

（广东省卫生厅 供稿）

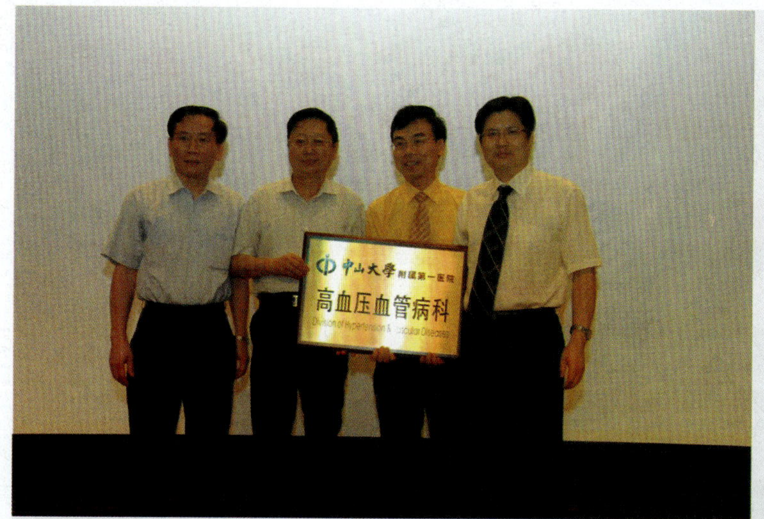

2007年6月27日，中山大学附属第一医院国内首家高血压血管病科成立授牌仪式举行。

（中山大学附属第一医院　供稿）

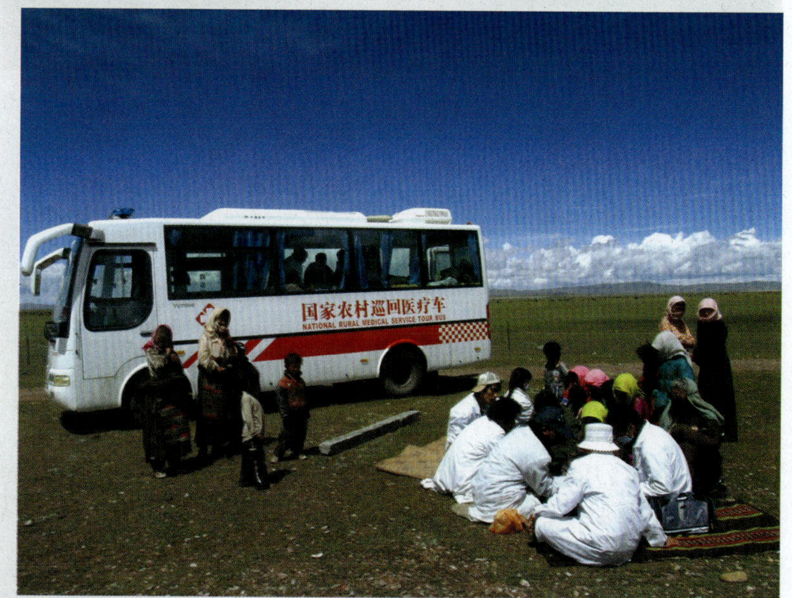

2007年8月，西藏农牧区巡回医疗车在拉萨当雄县纳木错乡为农牧民群众巡诊。

（西藏自治区卫生厅　供稿）

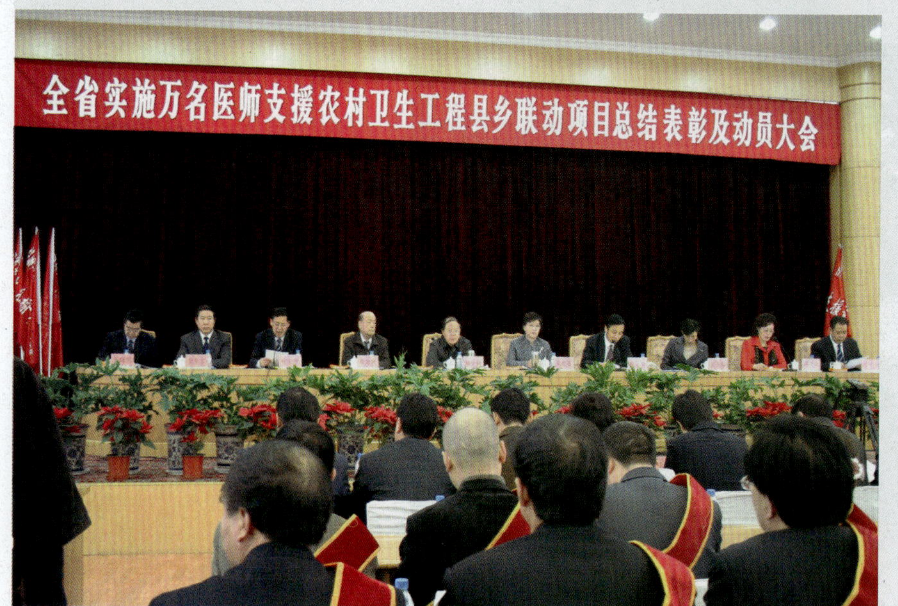

2007年3月22日，甘肃省实施万名医师支援农村卫生工程县乡联动项目总结表彰及动员大会在兰州召开。

（甘肃省卫生厅　供稿）

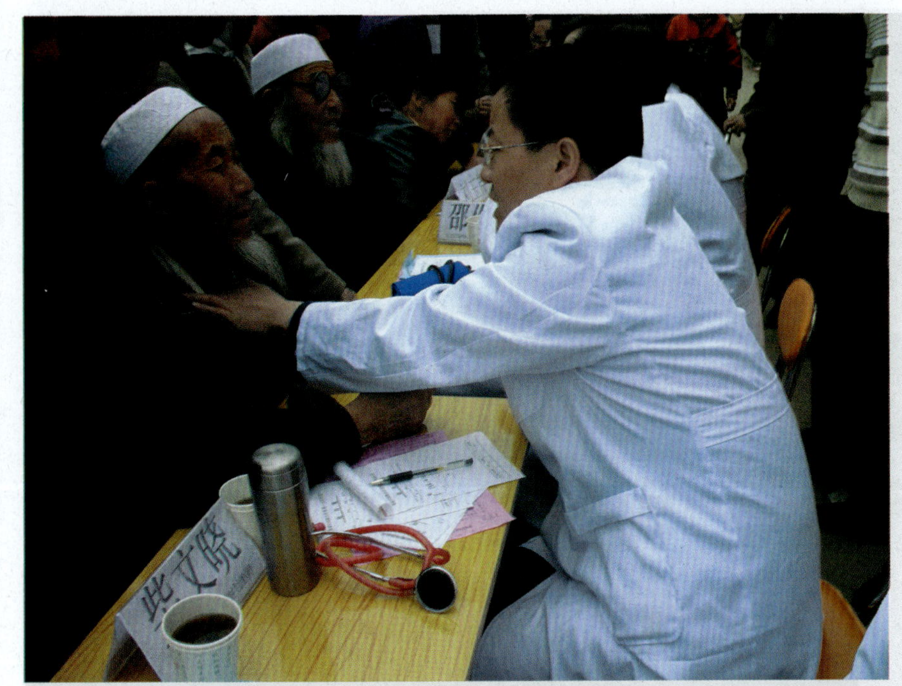

2007年4月12日，甘肃省支援张家川县医疗队为回族群众诊病。

（甘肃省卫生厅 供稿）

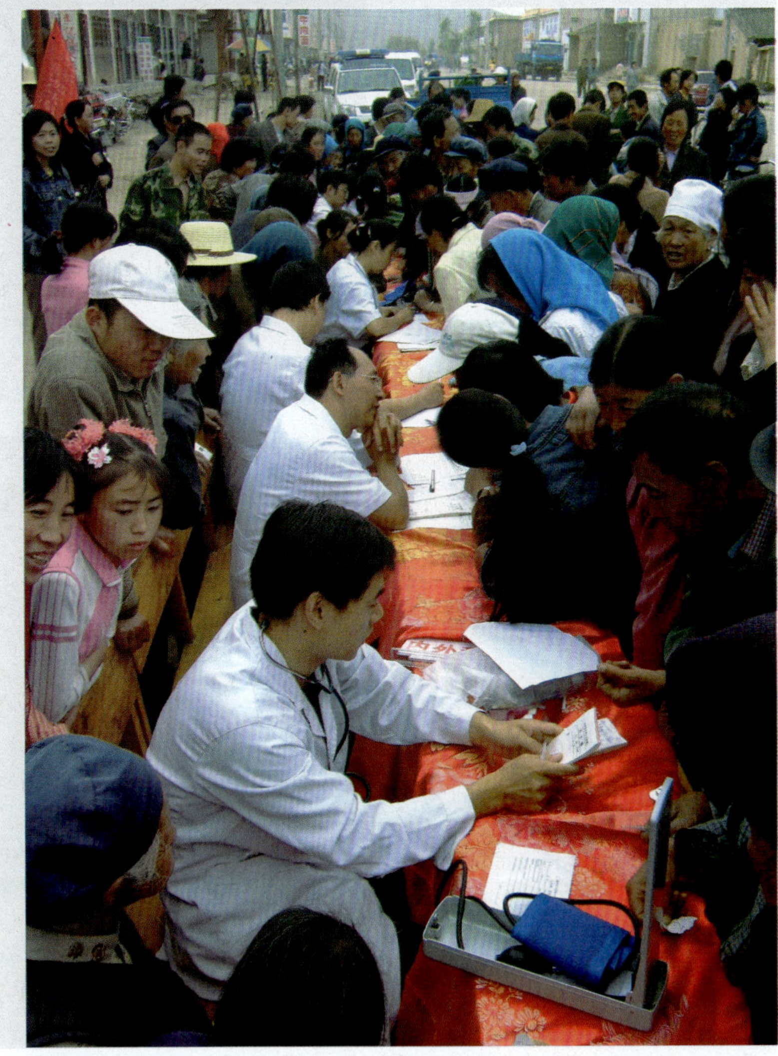

2007年7月17日，兰州大学第二附属医院支援通渭县医疗队开展义诊活动。

（甘肃省卫生厅 供稿）

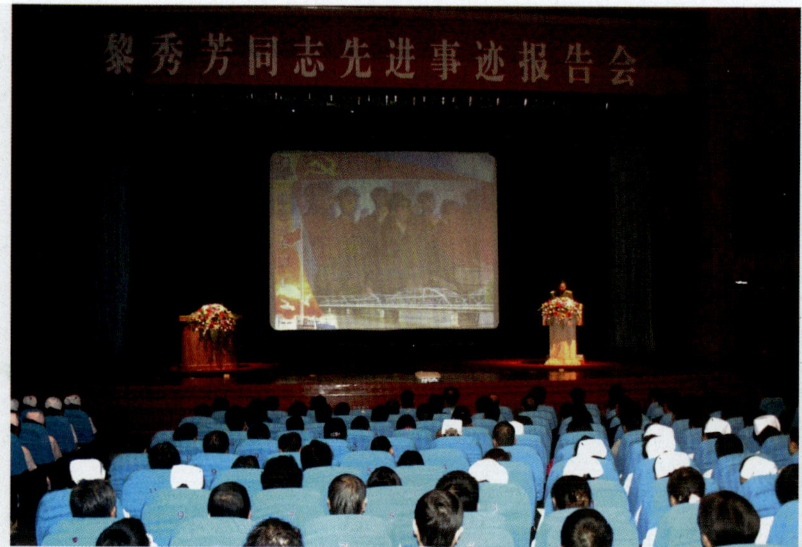

2007年11月23日，由甘肃省委宣传部、甘肃省卫生厅联合组织的黎秀芳同志先进事迹报告会在甘肃省政府礼堂举行。

（甘肃省卫生厅 供稿）

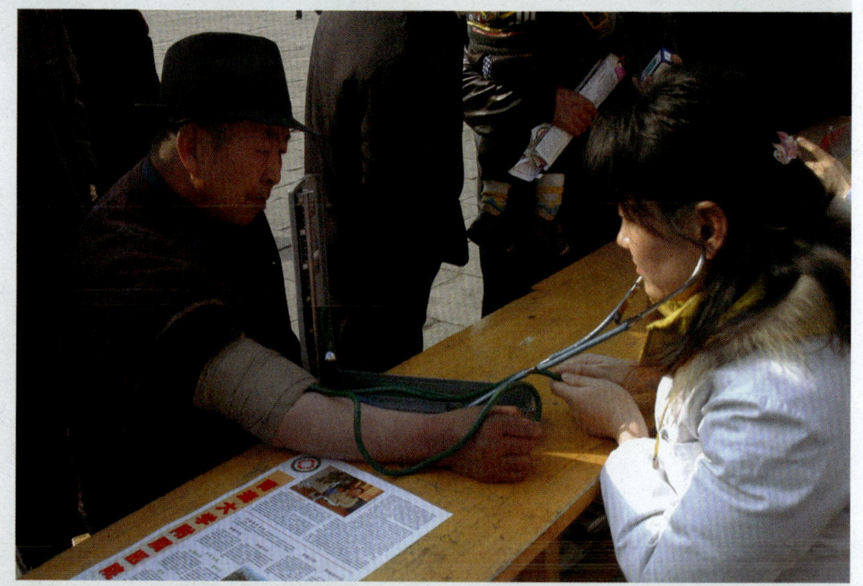

2007年2月20日，青海省支农医务队在湟中县多巴镇开展义诊活动。

（青海省卫生厅　　供稿）

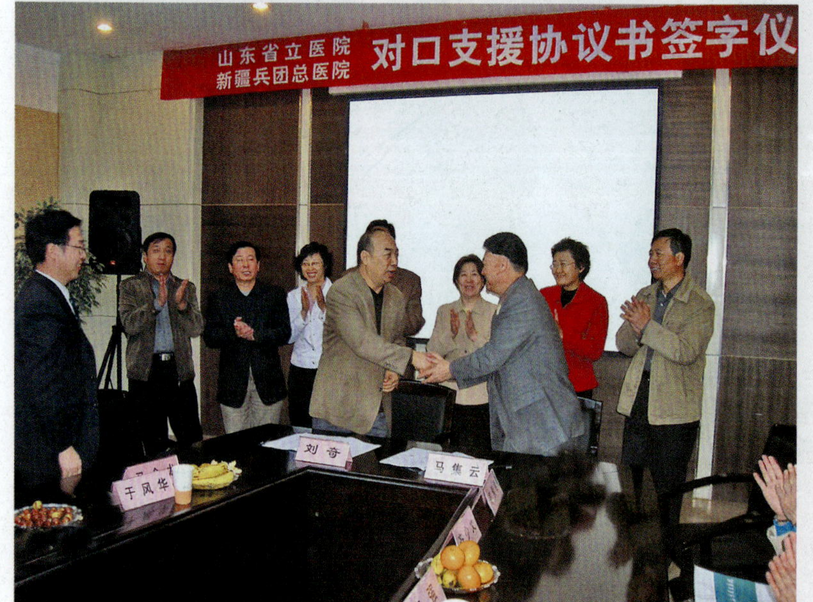

2007年1月，新疆生产建设兵团医院与山东省立医院签订协作协议。

（新疆生产建设兵团医院　供稿）

中国医院年鉴
（2008）

《中国医院年鉴》编辑委员会　编

中国协和医科大学出版社

图书在版编目（CIP）数据

中国医院年鉴．2008/《中国医院年鉴》编辑委员会编．—北京：中国协和医科大学出版社，2008.1

ISBN 978－7－81136－152－0

Ⅰ.中… Ⅱ.中… Ⅲ.医院－中国－2008－年鉴
Ⅳ.R199.2－54

中国版本图书馆 CIP 数据核字（2009）第 023216 号

中国医院年鉴（2008） www.zgyynj.com

编　　著：《中国医院年鉴》编辑委员会
责任编辑：傅雪华　谢　阳

出版发行：**中国协和医科大学出版社**
（北京东单三条九号　邮编 100730　电话 65260378）
网　　址：www.pumcp.com
经　　销：新华书店总店北京发行所
印　　刷：北京丽源印刷厂

开　　本：889×1194 毫米　1/16 开
印　　张：39.75
彩　　图：92
字　　数：1900 千字
版　　次：2009 年 1 月第一版　　2009 年 1 月第一次印刷
印　　数：1—1 500
定　　价：230.00 元

ISBN 978－7－81136－152－0/R·152

《中国医院年鉴》(2008)编辑委员会

(以姓氏笔画为序)

王泽军　王洪专　冯　勇　田常俊　石　岩　石　琦
乔夕瑶　任　钢　任忠秀　伍新民　关　岭　刘　刚
刘　岳　刘　霞　刘一瑶　刘长志　刘艳平　向邦国
孙怡呈　曲美霞　朱发进　毕玉华　江建明　许　平
阮小明　阮中健　何　红　何　翔　余　胜　吴希林
吴敬祝　宋文舸　张　强　张文丽　张成玉　张晓炬
李　宏　李　琦　李少冬　李文斌　李旭亮　李和平
李莉莎　杜春明　杨　凯　杨　钢　杨建立　陈　伟
陈　纭　陈卫红　陈学文　陈昕煜　陈宪宝　陈振酉
陈琳琅　林凡玉　林建明　林崇健　罗　章　苗文彬
姜　波　柯　征　胡志民　胡建平　费勤福　赵　阳
赵飞虎　赵树理　原晋林　唐蓉群　徐　锋　徐文灿
郭　进　郭齐祥　郭秀荣　郭京萍　高玉华　高学成
崔　霞　戚　畅　曹　霞　曹晓源　梁　志　梁　远
章志勇　鄂啓顺　傅雪华　曾传美　曾晟堂　董问天
管若青　裴向前　谭相东　颜世洁　薛爱和　魏式平

编辑说明

《中国医院年鉴》由卫生部、国家中医药管理局、解放军总后勤部卫生部、中国医院协会共同参与，组成编委会，由《中国卫生年鉴》办公室和中国医院协会共同组稿编写。《中国医院年鉴》2008卷收编内容的时间范围主要为2007年1月至2007年底，特载内容为中国医院改革30年的发展变化，综合反映我国医院各方面工作进展和主要成就。

本卷收编的内容分为13部分：1. 特载·中国医院改革30年；2. 重要会议报告；3. 政策法规；4. 工作进展；5. 军队医政管理工作；6. 省、自治区、直辖市医政管理工作；7. 医院工作；8. 社会团体；9. 医疗卫生人物；10. 医院工作纪事；11. 医院统计信息工作；12. 附录；13. 医疗卫生行业风采录。

工作进展部分下设15个专栏：1. 疾病预防控制；2. 卫生监督执法；3. 医学教育；4. 医学科学技术；5. 规划财务管理；6. 医政管理；7. 医疗保险管理；8. 中医医政管理；9. 医药价格管理；10. 药品监督管理；11. 妇幼与社区；12. 院务公开；13. 医院管理年；14. 万名医师支援农村卫生工程；15. 治理医药购销领域商业贿赂专项行动。

全书引用的数字均由国家主管机关颁布（不包括香港、澳门特别行政区及台湾省数字）。

《中国医院年鉴》办公室

2008年8月

目　　录

特载·中国医院改革30年

重要会议报告

政策法规

工 作 进 展

医院工作

社 会 团 体

医 疗 卫 生 人 物

医院工作纪事

医院统计信息

附　录

医疗卫生行业风采录

昆明医学院第一附属医院
第三军医大学大坪医院野战外科研究所
重庆市黔江中心医院
河北北方医学院附属第一医院
华中科技大学同济医学院附属梨园医院
中国医科大学附属盛京医院
海南省人民医院
广西壮族自治区人民医院
瑞昌市人民医院
昆山市第一人民医院
清丰县人民医院
通辽市蒙医整骨医院
奉节县人民医院
淮北市人民医院
大庆眼科医院（大庆眼病研究所）
黑龙江省鸡西市人民医院
广东省惠州市惠阳区人民医院
三河市妇幼保健院
唐山市丰润区中医院
唐山市人民医院
晋中市第二人民医院
山西省妇幼保健院、儿童医院
平遥县人民医院
太原市第四人民医院
安丘市人民医院
莒县人民医院　青岛大学医疗集团莒县医院
平度市第三人民医院
山东省沾化县人民医院
商都县医院
乌兰察布市中心医院兴和分院
察右后旗医院
内蒙古化德县医院
山东中医药大学附属医院
河北省儿童医院

特载·中国医院改革 30年

中国医院改革30年

——历史进程、主要成就与面临的挑战

中国医院协会会长　曹荣桂

1978年底，党的十一届三中全会做出了改革开放的伟大决策，中国医院改革之船也破冰启航，时值今日，已经走过了30个年头。回顾30年探索实践的历程，充分肯定和认真总结医院改革的成功经验，进一步明确医院改革的方向和思路，对于进一步深化医院改革，指导医院现代化建设具有十分重要的意义。

一、中国医院改革的历史进程

中国医院改革30年的进程，大致可以分为三个阶段：

1.拨乱反正，提高服务效能（1979—1996年）

党和政府一贯重视国民的身心健康和医疗保障。新中国成立以后，采取一系列政策和措施，努力建立保障广大人民群众健康的医疗服务体系。但是，由于社会经济发展水平所限，以及“文革”十年动乱的影响，医疗卫生事业发展缓慢，普遍存在“独家办，大锅饭，一刀切，不核算”的弊端，医院越办越穷，医院环境和秩序脏、乱、差，看病难、住院难、手术难的问题突出。在这种情况下，1979年初，时任卫生部部长的钱信忠同志提出，卫生部门也要按照经济规律办事。同年3月，卫生部推广了黑龙江省延寿县医院药品管理改革、吉林省德惠县医院科室经济核算的经验。1979年4月28日，卫生部、财政部、国家劳动总局联合发出《关于加强医院经济管理试点工作的意见的通知》，提出“国家对医院的经费补助准备实行‘全额管理、定额补助、节余留用’的制度。病人欠费基金、大型设备购置、房屋大修专款不包括在定额补助之内，每年根据财力可能专项安排。”由此医院开始了以经济管理为重点的整顿和改革。这一阶段，卫生行政部门、卫生经济和卫生管理等理论界以及广大卫生工作者，围绕我国医疗卫生事业的福利性和生产性问题开展了一场大讨论，指出片面强调公立医院单纯福利性的弊端，分析公立医院越办越穷的原因。理论界认为，医疗劳务具有生产性，应该重视医疗服务的经济性；医疗服务必须实现其价值补偿，以维持简单再生产和扩大再生产；公立医院应该兼顾社会效益和经济效益，并以社会效益为主。在实践上，首先改革了医院药品“以存定销”的做法，实行“金额管理，数量统计，实耗实销”的管理制度，基本上解决了药品管理的混乱现象；整顿健全了医院收费制度，制止了普遍存在的“跑票漏收”和送人情、少收费、不收费现象；建立了定额管理制度，提高了工作效率和设备使用率；实行了以“五定一奖”（定任务、定床位、定编制、定业务指标、定经济补助和完成任务定额予以奖励）为主要内容的技术经济责任制和岗位责任制。在这方面比较突出的是北京首钢职工医院和哈尔滨医科大学附属第一医院。前者把提高医疗质量、改善服务态度和加强医院管理，作为实行岗位经济责任制的指导思想，把包保指标层层分解，下达到科室、班组和个人。后者实行“定额管理，质量控制，逐级包干，计分算奖，超（额）节（约）提成”的技术经济责任制。

1981年2月27日，国务院批转了卫生部《关于解决医院赔本问题的报告的通知》，提出了对享受公费医疗和劳保医疗的职工和城镇居民、农民执行两种收费标准的政策，其初衷是为了解决医院越办越穷的问题。

1981年3月18日，卫生部发布了《医院经济管理暂行办法（修改稿）》，强调“我国医院是社会主义医疗事业单位。必须坚持以医疗为中心，促进医疗质量提高；必须坚持不加重病人不合理负担等原则。”

1983年2月，北京协和医院与其上级主管单位——中国医学科学院签订了“定额补助，增收提成”责权利相结合的合同书，在管理体制、人事制度、经济管理、行政管理等方面进行了全方位的改革。

1985年国务院批转了卫生部《关于卫生工作改革若干政策问题的报告》，其中提出“放宽政策，简政放权，多方集资，开阔发展卫生事业的路子。”1983—1987年，全国各级各类医院由点到面、由浅到深、由单项到综合的改革。这一阶段，医院改革主要体现在：实行承包经营责任制；改革医院领导体制，实行院长负责制；实行以定员定编、干部职工聘任合同制、严格考勤并与工资奖金挂钩、建立一定范围内的人才流动制度等为主要内容的劳动人事制度改革；采取家庭病床、专家挂牌门诊、业余医疗服务等措施，调动医务人员积极性，拓宽医疗服务范围，为群众提供更多的医疗保健服务；发展横向联合，建立医疗协作联合体；实行分配制度改革，打破个人等级工资制度，实行浮动工资，使责权利紧密挂钩，根据考核和核算结果分配奖金，实行超额劳动提成；注重成本核算，强化财务管理，建立医院内部银行；医院后勤部门实行服务社会化；调整医疗服务价格，对不同条件的病房和病床分等级收费，对新开展的服务项目和新仪器、设备按成本或基本按成本收费；对外开放，广泛进行国际技术合作和交流；开展创建文明医院活动。这一阶段在理论上，重点进行了医院两权适当分离、以强化和完善院长负责制为重点的医院领导体制、目标管理责任制、医院自我发展和自我约束双重机制、医疗服务成本核算、医疗技术劳务价值及其实现等研究。

1989年1月《国务院批转国家教委等部门关于深化改革鼓励教育科研卫生单位增加社会服务意见的通知》，转发了卫生部、财政部、人事部等五部委发布了《关于扩大医疗卫生服务有关问题的意见》，提出国家对医疗卫生事业单位的经费补助实行定额包干，收支结余部分，除提留一定比例的事业发展基金外，由单位自主分配。允许有条件的单位和医疗卫生人员从事有偿业余服务和有偿超额劳动。医疗卫生服务的收费，要根据不同的设施条件、医疗技术水平拉开档次，以满足不同层次的医疗保健服务的需要。利用新技术、新设备开展的医疗卫生服务项目，要实行按成本（不含工资）收费。医疗卫生事业单位实行“以副补主”，内部实行独立核算、自负盈亏。卫生部在试点基础上于1989年11月29日颁布了《医院分级管理办法（试行草案）》对医院分级管理的依据、原则医院分级与分等医疗评审委员会评审程序评审费和评审周期评审结果的公布医院分级与医疗收费作出了明确规定。医院分级管理和医院评审在全国开展。

1992年9月国务院下发了《关于深化卫生改革的几点意见》，文件要求：改革卫生管理体制，拓宽卫生筹资渠道，完善补偿机制；遵循价值规律，改革医疗卫生服务价格体系，调整收费结构，放开特殊医疗预防保健服务价格；转换运行机制，推进劳动人事及工资制度改革；进一步扩大医疗卫生单位的自主权，使单位真正拥有劳动人事安排权、业务建设决策权、经营开发管理权和工资奖金分配权；提倡有组织地开展业余服务和兼职服务；医疗卫生单位应积极兴办医疗卫生延伸服务的工副业或其他产业，以工助医，“以副补主”；允许试行“一院两制”或“一院多制”的经营模式和分配方式；允许试办股份制医疗卫生机构；为满足社会不同层次的医疗保健需求，在确保提供基本服务的前提下开展特殊服务，收费可随需求浮动。

1994年2月16日国务院颁布了《医疗机构管理条例》，同年8月卫生部发布了《医疗机构管理条例实施细则》。《条例》总结继承了我国医疗机构管理的经验，汲取和参照了国际上医疗管理的思想和惯例，对医疗机构的规划和布局、设置审批、登记注册、执业活动、监督管理等都作出了明确规定。同时，还规定了各级政府卫生行政部门的管理权限，统一制订了管理标准。1994年4月国家体改委、卫生部、劳动部、财政部联合印发了《关于职工医疗制度改革的试点意见》，经国务院批准开始“两江（镇江、九江）医疗保险模式试点”。实行社会统筹与个人医疗账户相结合的医疗保险模式，同时加强对医疗服务单位的管理和制约。1996年4月8日，国务院办公厅在镇江召开了全国职工医疗保险制度改革扩大试点工作会议，充分肯定建立社会统筹和个人医疗账户相结合的职工医疗保障制度的方向。

1996年5月5日国务院办公厅转发了《国家体改委等四部委关于职工医疗保障制度改革扩大试点意见的通知》，决定在29个省、市、自治区、直辖市扩大试点。这一段时间，理论界对于医疗服务应该市场化还是坚持规划导向的争论更加激烈和深入；医院所有制改革（如股份制医院、“一院两制”、院内银行等）成为医院改革的热点话题；关于医疗保险制度的研究、医疗机构的规范管理、区域医疗规划、医院分级管理与医院评审等课题也是理论研究的主要内容。在改革实践上，一是在继续贯彻医院改革的政策规定的同时，开始注重加强管理，完善约束机制，将改革开放与科学管理密切结合起来。卫生部出台了七项规章制度，作为《医院工作制度》的补充，对专家门诊、业余服务、兼职服务、医疗联合体、城市医院支援农村加强了管理。进一步推行或实行院长负责制，强化了院长的管理权，同时，切实发挥党委、职代会的保证监督功能，实行目标管理责任制，将政府对医院建设发展的拨款、对院长的奖惩，同医院完成责任目标的情况挂钩。有的医院将医院分级管理各项目标分解，层层落实责任，进行目标考评与奖罚。在多种形式办医过程中，加强了行医资格的审查，整顿社会办医和个体开业等，强化了医疗质量控制。二是改革医院运行机制，扩大医院自主权，特别是人事权和分配权。有的地区允许医院在工资总额内选择适合本单位的具体分配方式，根据职工的技术水平、劳动质量和实际贡献，自主决定工资、奖金的分配档次，甚至有权对本单位的职工晋级增薪或降级减薪等。部分医疗单位，实行“一院两制”或“一院多制”，有的医院进行了院内集资的尝试，有的利用外资，引进先进的技术，对先进的设备搞合资、合作，以补充医院建设资金的不足。股份制医院、民营医院开始出现。三是深化职工医疗保险制度改革，深圳市于1992年8月实行一体化的职工医疗保险制度；1994年镇江市和九江市实行社会统筹与个人医疗账户相结合的医疗保险模式试点。随着试点范围的扩大，使医院的改革与管理面临新的外部环境。四是上海市实施医药费用“总量控制，结构调整”的改革，其主要目标是控制医疗费用过快的增长，调整医疗收费结构，促使医院走上良性循环轨道。这一改革举措受到广泛重视。五是中国医科大学第一附属医院坚持以病人为中心，以缩短平均住院日为突破口，以提高质量、效率和服务水平为目标，带动了医院内部运行机制转换的改革经验得以推广。六是扩大服务，增强医院活力。改革医疗服务收费，上调一般项目的收费价格，下调高精尖设备的诊断收费价格。一些地区将收费标准与医院分级管理工作挂钩，有的地区放开特需服务的收费价格，下放部分医疗收费价格的定价权。部分医院利用自身优势，发展“第三产业”。在开展特需服务的同时，加强了特需服务的管理。七是推行分级管理，有些地区出台的医疗服务收费改革方案中规定了医院按级分等收费的标准，将行政手段和经济杠杆有机结合起来，以促进医院全面发展。八是进行改革试点，明确改革目的。1992年10月，卫生部发文确定了上海医科大学华山医院、北京协和医院、北京医科大学第一附属医院、四平市和佛山市为医疗改革的试点单位和试点市。明确改革的目的是将医院人、财、物诸要素组织到最佳运行状态，向社会提供优质的医疗、预防、保健、康复服务。

2. 创新机制，完善配套措施（1996—2005 年）

1996 年 12 月 9 日，中共中央、国务院召开全国卫生工作会议。1997 年 1 月 15 日，发布了《中共中央国务院关于卫生发展与改革的决定》明确了卫生工作的奋斗目标和指导思想，指出“我国卫生事业是政府实行一定福利职能的公益事业”，提出了积极推进卫生改革的一系列方针政策。《决定》是我国医疗卫生事业改革进程中具有里程碑意义的重要文献。

1998 年《国务院关于建立城镇职工基本医疗保险制度的决定》颁布，这标志着全国城镇职工医保改革的开始，也是我国建立适应社会主义市场经济的社会医疗保障体系建设的开始。

1999 年 3 月国家计委、财政部、卫生部印发了《关于开展区域卫生规划工作的指导意见》，同年 7 月卫生部、国家计委等十部门联合印发了《关于发展城市社区卫生服务的若干意见》。

2000 年 2 月国务院办公厅转发了国家体改委等八部门《关于城镇医药卫生体制改革的指导意见》，随后有关部门先后制定下发了一系列配套文件，包括：卫生部、国家中医药管理局、财政部和国家计委等部门制定的《关于城镇医疗机构分类管理的实施意见》；财政部、国家计委和卫生部联合制定的《关于卫生事业补助政策的意见》；卫生部、财政部印发的《医院药品收支两条线管理暂行办法》；财政部、国家税务总局印发的《关于医疗卫生机构有关税收政策的通知》；国家计委印发的《关于改革药品价格管理的意见》；国家计委、卫生部印发的《关于改革医疗服务价格管理的意见》；卫生部、国家计委、国家经贸委、国家药监局、国家中医药局印发的《医疗机构药品集中招标采购试点工作若干规定》；国家药监局、卫生部印发的《药品招标代理机构资格认定及监督管理办法》；卫生部、国家中医药局印发的《关于实行病人选择医生促进医疗机构内部改革的意见》等。

2000 年 3 月，中组部、人事部、卫生部印发了《关于深化卫生事业单位人事制度改革的实施意见》，进一步明确了深化卫生事业单位人事制度改革的指导思想、目标和原则，对卫生管理体制和卫生人力资源配置、用人制度、工资分配机制、人才流动机制和未聘人员安置等作出了明确规定。

2001 年 10 月，财政部、国家计委、卫生部、国家中医药局印发了《关于完善城镇医疗机构补偿机制落实补偿政策的若干意见》，提出坚持和完善医院药品收支两条线管理办法，逐步降低药品收入占业务收入的比重，积极稳妥推进医院门诊药房改为药品零售企业的试点工作等一系列弱化药品收益对医院的补偿作用的措施；要求各地依据医疗服务的社会平均成本，结合市场供求状况及政府考虑考虑的其他因素合理调整医疗服务指导价格。逐步提高技术劳务性服务价格，降低大型医疗设备检查服务价格。按照有利于医疗机构竞争的原则，确定医疗服务指导价格的基准价和上下浮动幅度。努力增加对卫生事业的投入，认真落实对政府举办的非营利性医疗机构的财政补助政策。进一步规范医疗服务价格行为，增加收费透明度，切实纠正乱收费行为。对医疗机构、从业人员、医疗技术应用、大型医疗设备等医疗服务要素实行严格的准入制度，要加快医疗机构内部运行机制改革步伐。改革人事分配制度，实行减员增效；积极推进医院后勤服务社会化，努力降低医疗成本，控制医药费用的不合理增长，减轻政府和群众的经济负担。制订医疗服务的诊断治疗指南和技术操作规范，规范医疗服务行为，同时，大力发展社区卫生服务，努力提高医疗技术水平和服务质量，为群众提供优质、价廉、方便的医疗服务。

2002 年 12 月，卫生部根据中共中央《深化干部人事制度改革纲要》和中组部、人事部、卫生部《关于深化卫生事业单位人事制度改革的实施意见》的精神，结合卫生行业的实际情况，制定了《关于卫生事业单位内部分配制度改革的指导意见》、《医疗事业单位年薪制暂行办法》、《卫生事业单位工作人员考核暂行办法》、《关于卫生事业单位领导干部选拔任用制度改革的指导意见》、《关于医疗卫生机构后勤服务社会化改革的指导意见》等 5 个配套文件。

2003 年 1 月，国务院办公厅转发了卫生部、财政部、农业部《关于建立新型农村合作医疗制度的意见》。1997—2003 年，随着我国改革开放和经济体制改革的推进，卫生改革也从微观到宏观、从局部到整体逐渐深化。城镇医疗卫生体制改革取得阶段性进展，医院改革的外部环境发生了变化。紧紧围绕“用比较低廉的费用提供比较优质的医疗服务，努力满足群众基本医疗服务需要，促进医药卫生事业健康发展”的改革目标，采取一系列措施，努力提高服务质量、改善服务态度和控制医疗费用。社区卫生服务在改革中起步，探索中发展，实践中完善。一些大、中城市开始建立社区卫生服务网络，提出了“小病在社区、大病去医院”的医疗卫生服务格局。一些地区对功能接近的卫生机构实施合并、兼并，组建医疗集团，对部分医疗机构实现功能转化，向慢性病防治、老年护理、康复、临终关怀等领域发展。引入竞争激励机制，促进医疗卫生服务质量和效率的提高。积极推进办医形式多样化。个体、私营、中外合资合作、股份制等营利性医疗机构发展较快。树立“以病人为中心”的服务理念，在全国范围内推行“病人选医生”、“病人选医院”，推动医院之间和院内各环节、各岗位公平有序的竞争，促进服务质量、服务态度的改善和医疗技术的提高。深化人事制度改革，特别是在领导干部选拔任用、人员聘用制、改革分配制度、分流安置未聘人员等方面进行了探索。一些地区和医院开始了医院后勤服务社会化的探索。这一段时间，我国先后出台了《执业医师法》、《医疗事故处理条例》、《中外合资、合作医疗机构管理暂行办法》、《医疗美容服务管理办法》等法律、法规和规章，加快了医疗行业管理法制化进程，为规范医疗行为，遏止医疗事故，减少医疗纠纷奠定了法律基础。建立和完善以行业准入、质量管理、信息公示等为主要内容的医疗行业监管制度。转变服务理念，增进医患沟通。广东省中医院、重庆医科大学儿童医院、杭州三院等加强医患沟通，改进医疗服务流程，树立良好医德医风的经验在全国推广。各地实行药品价格公示制度和查询制度，实行住院费用清单制，提高医疗收费的透明度，避免不合理收费。实施药品集中招标采购。

2003年春夏之交，我国遭受了突如其来的SARS疫情，在抗击SARS的同时，也引发了理论界对于医疗服务公平性的反思和讨论。有的学者认为，政府医疗卫生投入的不足，给医疗机构带来了巨大压力，通过降低政府投入，以市场为导向的医疗改革把曾经依靠国家财政补助的公立医疗机构转变为利润追逐者。一些研究者指出，为了获得自身利益的最大化，医院通常都会让病人做过多的价格不菲的医疗诊断，并且开过量的药品。相反，基本医疗服务（通常是没有利润的）的开展却非常有限。这种供方诱导需求的现象浪费了大量宝贵的医疗资源，因此促使成本快速增长。久而久之，成本越来越高的医疗服务使许多人无法承担。因此，医疗服务的双重价格体制不但没有改善服务的可及性，反而抬高了就医的门槛，破坏了卫生保健体系的公平性。与此同时，作为经济领域热点的产权制度改革，开始延伸到医疗卫生领域。医院产权制度改革成了这一时期的热门话题，一些地区和机构，进行了医院产权制度改革的尝试。甚至有人提出医院要走产权改革的道路，国资将逐步退出公立医院。直至2004年底，有人明确提出“市场化不是医改的重点”。

2005年5月，“产权制度改革不是医疗制度改革的主要途径”，已经成为卫生界的共识。2005年，医院管办分离的模式开始在我国出现。同年9月，上海申康医院发展中心和江苏无锡市医院管理中心先后挂牌成立。上海申康医院发展中心是在上海申康投资管理有限公司基础上，从一个单纯的医疗投融资机构，逐渐转变成医院管理中心的。其作为国有非营利性事业法人，是上海市级公立医疗机构国有资产投资、管理、运营的责任主体，同时承担其他公立、民营、外资等医院的管理。无锡市医院管理中心是市政府领导下与市卫生局平行的行政建制，作为政府办医的责任主体和所属国有卫生资本管理的责任主体。除此之外，山东潍坊、北京海淀区也进行了“管办分离”试点。

2005年12月19日，北京首家平价医院——海淀区上地医院试运行。在2006年1月7日召开的2006年全国卫生工作会议上，国家卫生部部长高强提出，各地市都应选择部分公立综合医院，作为转换运行机制的试点，建立平价医院或平价病房。对“平价医院”实行预算式全额管理，收入上缴，支出由政府核拨。

3. 明确方向，深化体制改革（2006—2008年）

2006年，在我国改革开放的历史上是继往开来的一年。这一年，多年医改积累的矛盾相继以各种形式表现出来，对医疗体制改革道路的争论也达到了高潮。随着城乡医药卫生体制改革方向的进一步明确，新的医改方案已经开始孕育。

2006年初，国务院颁布《关于发展城市社区卫生服务的指导意见》，胡锦涛总书记和温家宝总理分别做了批示。《指导意见》提出要坚持社区卫生服务的公益性质，注重卫生服务的公平、效率和可及性，坚持政府主导，鼓励社会参与。《指导意见》对于推进社区卫生服务体系建设、完善发展社区卫生服务的政策措施以及加大对社区卫生服务的经费投入都做出了具体规定。2006年3月16日，《中华人民共和国国民经济和社会发展第十一个五年规划纲要》，系统地阐述了发展卫生事业的规划目标，强调政府主导、社会参与，强化政府在提供公共卫生和基本医疗服务中的责任，建立各级政府间规范的责任分担与资金投入机制。

2006年6月，中央正式批复成立多部委医改协调小组；同年9月，该小组由国家发改委、卫生部、劳动和社会保障部以及财政部等11个部委联合成立，国家发改委主任马凯和卫生部部长高强任双组长。2006年7月23日，国务院召开专门会议，部署城镇居民基本医疗保险试点工作，79个城市作为试点城市启动城镇居民基本医疗保险工作，并于2010年将在全国推开。这项制度启动后，包括老人、儿童和下岗职工在内没有任何医疗保障的城市居民，都将被纳入医保覆盖范围。

2006年10月11日，党的十六届六中全会通过《中共中央关于构建社会主义和谐社会若干重大问题的决定》，提出了要“坚持公共医疗卫生的公益性质，建设覆盖城乡居民的基本卫生保健制度，为群众提供安全、有效、方便和价廉的公共卫生和基本医疗服务。建立国家基本药物制度，整顿药品生产和流通秩序，保证群众基本用药。”

2006年10月23日，中共中央政治局进行了第35次集体学习，胡锦涛总书记就发展医疗卫生事业发表了重要讲话，强调要着眼于实现人人享有基本卫生保健服务的目标，“强化政府责任”，着力解决群众“看病难、看病贵”问题。同一天，国家卫生部有关医改新方案制定的9个研究课题面向全国进行招标。

2006年11月23日，卫生部部长高强撰文指出：发展医疗卫生事业，保证人民群众公平享有基本卫生保健，是构建社会主义和谐社会的重要基础和重要组成部分，是检验社会主义和谐社会程度的重要标准。必须坚持体制、机制改革和制度创新；坚持政府主导与引入市场机制相结合。2006年12月8日，中央经济工作会议指出，坚持公共医疗卫生的公益性质，加快建立覆盖城乡居民的基本卫生保健制度，完善公共卫生和医疗服务体系，抓紧研究医药卫生体制改革方案。2006年，新型农村合作医疗继续推进，政策的执行和操作已经比较成熟和稳定。

2008年7月10日，卫生部召开新闻发布会公布，截至2008年6月底，已实现全国31个省、自治区、市新型农村合作医疗全覆盖的目标。

2006年，是医改问题争论白热化的一年。2006年的争论，是继2005年“医改基本不成功”的继续，但争论的问题更具有实质性。争论的几个焦点话题主要包括苏宿迁医改评价之争、医改的模式之争以及全民医保是否可行之争。

2006年12月25日，中国社会科学院公布，在该院进行的“社会和谐稳定问题全国抽样调查”中，“看病难、看病贵”问题被排在第1位，这是历次调查中的首次。继2005年的11月哈尔滨“天价医疗费”事件之后，2006年12月，深圳又出现“天价医疗费”事件。2006年10月12日，一位6岁的上海患儿急需“复方磺胺甲口恶唑”，但是，在全上海也找不到这种2元多1支的救命针剂，由于价格低廉，大多数厂家已经停止生产，而类似事件发生得越来越频繁。当年出现的“齐二药”假药事件和“欣弗”假药事件，也凸现了药品流通和管理领域的漏洞。

2007年初，卫生部提出推行以政府为主导、以省为单位的网上药品集中采购办法，并且对高值医用耗材及其他医用器材要逐步纳入到集中采购的范围中来。2007年5月1日，国家颁布施行《处方管理办法》，进一步规范和完善药品的招标采购制度，以确保患者的用药安全。

2008年4月，温家宝总理两次召开座谈会，征求医务工作者和社会各界对改革方案的意见，提出要进一步修改完善方案，确保改革方向和目标正确，确立的基本原则和主要措施切实可行，真正让老百姓得到实惠、让医务人员受鼓舞、让监管人员易于掌握。随后，李克强副总理连续两次主持会议讨论研究方案的修改完善工作，进一步明确了近期工作目标、重点工作和关键环节。提出要把稳步推进医药卫生体制改革作为今后一段时间卫生工作的头等大事，统一思想，凝聚力量，以改革创新和求真务实的精神狠抓落实。

二、医院改革30年取得的主要成就

1. 医院办院方针、原则、目标和指导思想日益明确

1997年1月，中共中央、国务院颁布的《关于卫生改革与发展的决定》明确指出新时期卫生工作方针、卫生改革发展的六项基本原则，同时明确规定了新时期卫生工作的目标和指导思想。2007年10月，胡锦涛总书记在党的十七大报告对中国特色社会主义卫生发展道路做出了明确表述，进一步明确了我国卫生事业发展的方向、本质、方针、体制、保障、重点和目标。卫生部党组书记、副部长高强同志在2008年卫生工作会议的总结讲话中，对中国特色社会主义卫生发展道路作了具体的解释，即坚持卫生事业为人民健康服务，为人的全面发展服务，为经济社会发展服务；坚持公共医疗卫生的公益性质；坚持预防为主、以农村为重点、中西医并重的方针；实行政事分开、管办分开、医药分开和营利性与非营利性分开；强化政府责任和投入，完善国民健康政策；建立基本医疗卫生制度，建设覆盖城乡居民的公共卫生服务体系、医疗服务体系、医疗保障体系、药品供应保障体系；为群众提供安全、有效、方便、价廉的医疗卫生服务，实现人人享有基本医疗卫生服务。这也为医院的改革与发展指明了方向。

2. 对医院公益性质认识日益深刻

建国以来，我们对医院性质的认识，经历了福利性、生产型、公益性的过程。改革开放初期，医院从单纯强调社会效益，不重视经济效益，转变为在强调社会效益的同时，重视经济效益；通过推行多种形式技术经济责任制，重视经营效益分析和成本核算，使医院经济效益明显提高。但是，由于医院改革落后于企业改革，诸多企业改革的措施被引入医院管理领域，忽视了医院自身的特殊性；公立医院的资源配置、经营管理、资产使用和积累分配等权力行使不清晰，功能定位不明确，费用筹措存在严重问题，使医院具有创收的压力和冲动，公益性淡化。甚至有人提出医院应该作为产业。

1997年《中共中央国务院关于卫生发展与改革的决定》明确了“我国卫生事业是政府实行一定福利政策的社会公益事业。”医院作为卫生事业的重要组成部分，其公益性得到了进一步明确。随着改革的逐步深入，尤其是近几年来，公立医院的公益性质日益受到重视，医院基本建立了强调社会效益，注重社会责任，同时也不忽视经济效益的经营思想。经过30年的改革，医院管理的视角不再局限于医疗机构内部，已从单纯考虑医院自身的发展转变为更加关注人民群众的整体利益。在医院服务功能上，从不太重视预防保健的单纯医疗救治，转变为重视预防保健，重视医院感染管理，重视支援农村和基层，重视扶贫、支农、救灾，医院越来越注重履行其社会责任。

3. 医院整体素质和服务水平显著提升

经过30年的改革，我国医院医务人员素质、医疗技术水平、医院管理水平、硬件设施条件以及服务能力均有显著提升。经济发达地区的城市大型医院医疗科技水平和设施条件已经接近或达到发达国家水平，中西部地区和基层医院的医疗条件也有了明显改善。绝大多数三级医院、大多数二级医院已经拥有较为完备的信息系统。经过医院分级管理、医院管理年活动，我国医院医疗服务质量持续改善，患者安全得到广大医院管理人员和医务工作者的充分重视。在医院服务形式方面，从过去单一的医疗服务，发展为提供医疗服务、康复服务、家庭服务、社区服务、社会服务、心理服务等多种形式的服务，在保证基本医疗服务的前提下，提供特需服务，以满足不同层次的医疗服务需求。在学科建设方面，从过去单纯的医疗工作转变为重视科研、教育，实施“科教兴院”的医院战略，重视知识，重视人才建设，重视医院无形资产的管理。在服务质量方面，对质量涵义的理解更加全面，医院日益重视医疗质量、患者安全和医疗费用的控制，重视贯彻“以病人为中心”的指导思想，重视对患者的人性化服务，重视医患沟通和医患关系的改善。各级各类医院都建立了医疗质量保证体系，有的医院开展了临床路径、优化了患者诊疗流程，患者候诊时间和平均住院日数明显缩短。

目前，我国县及县以上医院数已从1978年的8841所，发展到2007年的19852所；医院床位数已从1978年的109.29万张，发展到2007年的267.51万张；医院诊

疗人次数已从 1978 年的 10.06 亿，发展到 2007 年的 16.38 亿；入院患者数已从 1978 年的 1907 万人，发展到 2007 年的 6487 万人；出院者平均住院日数已从 1978 年的 14.7 天，缩短到 2007 年的 10.8 天。另据统计，我国人均期望寿命从 1981 年的 67.8 岁提升到 2005 年的 73.0 岁；婴儿死亡率从 1981 年的 37.6‰下降到 2007 年的 15.3‰；孕产妇死亡率从 1991 年 80.0/10 万下降到 2007 年的 36.6/10 万。中国人民健康水平已经达到了发展中国家的较高水平，医院改革功不可没。

4. 医院管理体制和激励机制日益完善

医院从过去单一的全民或集体所有制，拓展为中外合资合作、股份制、股份合作制、个体私有制等多种所有制形式。医院由卫生行政部门的附属机构转变为自主运营的独立法人，医院领导管理体制从过去医院党政不分的领导体制，转变为院长负责制，即院长作为医院法人全面负责医院行政管理的组织管理体制，使院长基本上能做到在经营管理上有职有责有权，有的医院已经开始尝试规范的医院法人治理。医院的运营效率大幅提升，更适合我国社会主义初级阶段的实际国情。医院的人事制度，已从“铁饭碗”、“铁交椅”转变为多种形式的聘任制和聘用制，医院和员工之间，实现了一定程度的双向选择。多数医院实行了绩效考核，实行岗位管理，引进竞争机制，能者上、庸者下已经成为常规。医院的分配制度已从干多干少、干好干坏一个样，不重视责、权、利的平均主义“大锅饭”状况，转变为实行多种形式责任制和激励措施，医院员工的工作积极性、主动性普遍提升。

5. 医院经营意识日益增强

医院的经营管理，从不认识市场，不重视经营，不顾及成本，等、靠、要的计划经济管理体制模式，转变为注重市场，注重经营，注重成本的市场经济管理体制模式。在重视医院的服务、技术和质量的同时，充分重视医院的经营、核算和效益，认识到医院必须遵循市场发展规律和经济规律，加强经营管理的重要性；重视医疗市场的调查和开发，采取有效措施，适应市场需求，提升医院服务效能，使医院逐步适应市场经济的变化和发展，为医院在社会主义市场经济体制下健康发展打下了良好的基础。

6. 医院经营环境持续改善

随着我国政府对关注民生意识的日益增强，对医疗卫生事业发展的日益重视，随着医疗保障制度的进一步完善，医疗卫生法制逐步健全，医院筹资渠道的拓展，为医院改革与发展提供了良好的环境。医院融资渠道更宽，服务范围更广，经营方式更灵活，医院日益重视内涵建设，医院活力、可持续发展能力日益提升。

三、医院改革面临的问题与挑战

我国医院经过 30 年改革，取得了显著成就，积累了一定的经验。但是，以“以人为本”和科学发展观重新审视我国的医疗卫生事业，认真进行反思，就会发现，医疗卫生事业发展仍然滞后于经济和其他社会事业发展，医疗服务体系与人民日益增长的健康需求不适应的矛盾还相当突出，我国医院改革面临一系列问题和挑战。限于篇幅，本文仅就以下四个方面加以论述。

1. 公平与效率问题

我国是一个拥有 13 亿人口的大国，用世界大约 3% 的卫生资源，解决了世界 22% 人口的医疗卫生健康问题。根据我国的经济发展水平及承受能力，我国的医疗卫生服务应该走低水平、广覆盖的路子，医疗卫生资源配置应该是金字塔形，为广大人民群众提供基本医疗卫生服务应是国家发展的重点，并使之成为医疗服务的主体和基础。基本医疗服务体系应比较健全，条件应比较完善，收费应比较低廉，能够适应群众基本医疗服务的需求。在此基础上，再发展一些高水平的大型综合性医院和专科医院，以适应不同人群、不同患者的实际需要。但是，目前的实际情况是：我们已经拥有世界上最先进的医疗技术和设备，并且在大量应用。高新技术、优秀卫生人才基本上都集中在城市的大医院。群众患病要到城市大医院，不仅加重了大医院工作压力，也增加了患者的经济负担。大医院的功能应是收治危重病人和疑难病人，目前却收治了大量常见病、多发病患者，既造成看病难、看病贵，又浪费了大量的宝贵资源。扭转这一局面，使危重病人和疑难病人到大医院，轻微病人、常见病人在社区或基层医疗机构解决，既要制订相应的医疗卫生政策，提高基层医疗机构医疗技术水平，健全相应的制度机制，又要更新群众就医观念，正确引导就医行为，形成合理的患者流向。总之，应通过政府主导与市场机制相结合，满足需求与规范供给相结合，重点发展与广泛覆盖相结合，建立覆盖城乡的医疗保障体系，保证医疗服务公平与效率的统一。

2. 责任与利益问题

近年来，由于政府对公立医院投入水平过低，医院主要靠创收来实现自我发展，公立医院运行机制不合理，公益性质淡化。这是目前公立医院运行机制的最大弊端。医院追求经济利益的倾向，不仅加重了群众看病就医问题，也严重影响了医务人员和卫生行业的社会形象。改革开放以前，在计划经济体制下，医院只有国家和集体两种所有制形式存在，包括卫生医疗在内的所有社会经济发展在统一的计划下进行，完全靠政府管理和投入。而在市场经济条件下，利益主体多元化，政府从大包大揽的管理方式中退出，同时由于一定程度忽视医院发展和医疗服务的特殊规律，忽视医疗服务准公共产品的性质，以至于政府责任缺位，在政府投入和干预不足的条件下，形成了畸形发展的局面。因此，建立与完善与市场经济体制和社会需求相适应的医疗服务体系及其运行机制，健全相应的投入补偿机制、法律体系和社会环境，既要促使其承担起应有的社会责任，又要确保其应有的利益，以保障其健康良性发展，是卫生医疗体制改革必须解决的难点问题。

3. 监管与支撑问题

随着医院改革的逐步深入，一些深层次、结构性、机制性的问题逐渐凸现出来。如医院人均门诊和住院费用增长幅度大大高于居民人均收入增长幅度；卫生部门对医疗机构监管不够有力；公立医院隶属关系复杂，条块分割增加了行业监管的难度等等。解决这些问题也必须从机制入手，按照政事分开、管办分开和全行业属地化管理的原则，发挥行业协会的作用，形成职能明确、定位清晰、综合协调、责权统一的管理体制。在建立规范的医院运行机制，建立和完善法人治理结构，明确政府和医院管理者的责任和权利，实现决策、执行、监督相互制衡的同时，进一步完善政府和社会对医院的投入机制、医疗服务价格形成机制、政府为主体社会多方面参与的医疗服务行为和质量监管体制，同时加强科技与人才、信息系统和法律制度建设，为上述体制、机制的科学、高效、规范运转提供强有力的支撑。

4. 结构与均衡问题

我国医疗服务体系中存在诸多结构性问题。就宏观来说，主要存在城市大医院与农村基层医院发展不均衡和公立医院与非公有医院发展不均衡问题。目前，我国80%以上的卫生资源集中在城市，城市80%的优势医疗资源又集中在大型医院，而城市三级医院的规模仍在不断扩大。边远地区、农村缺医少药的局面仍未得到有效改善。医疗机构功能重叠或低水平重复建设，导致了医疗服务体系整体效益低下和无序竞争，基层医院条件差、设备少、技术不配套，人员素质低，服务功能不到位，城市大医院拥挤不堪，农村基层和中小医院门庭冷落。这种情况又促使医疗资源配置和医疗机构畸形发展的恶性循环。

当前，医疗资源总量中公立医疗机构占据绝大多数，非公有医院基本上没有与公立医院在同一平台竞争的实力。医疗领域内要素市场没有建立，医疗服务人员的劳动力市场尚未形成，人员难以流动，医院职业管理人员和队伍也没有形成。因此，促进非公有医院发展，也是医院改革的重要挑战。目前非公有医院发展尚存在诸多阻碍因素：一是分类管理制度不严格，非营利性公立医院享受政府补贴和免税政策；非公有医院多定为营利性，照章征税又无政策性补贴，非公有医院难以与公立医院开展公平竞争。二是大中型公立医院的股份制改造存在诸多政策瓶颈。三是一些社会资金进入医疗领域的目的在于追求利润，有悖于医疗机构特有的经营理念和经营规律，有悖于职业医院管理者和医务人员的职业追求，有悖于社会群众对医疗机构的期望和要求。四是一些非公有医疗机构管理不善，运作有失规范，又缺乏优秀人才，群众不信任。

另外，还存在发达地区和欠发达地区地域间医院发展的不均衡、综合医院与专科医院的差异发展的不均衡等问题。这些问题绝非一两个部门能够解决，需要政府多部门协作，采取切实有效的配套措施，促进有序竞争与分工协作结合，尖端科技与适宜技术结合，综合发展和专科建设结合，建设结构合理、分工明确、技术适宜、运转有序的医疗服务体系。回顾30年医院改革的历程，使我们心潮澎湃，充满信心，同时又深感责任重大，任务艰巨。党的十七大已经为我国医院改革指明了目标和方向，深化医院卫生体制改革的总体思路已经明确。我们有充分的理由相信，在党的十七大精神指引下，广大医院管理工作者和医务人员一定能够坚持科学发展观，立足我国国情，结合本地、本院实际，锐意进取，开拓创新，不断深化医院改革，探索出符合中国实际的医院发展道路，为实现人人享有基本医疗卫生服务的目标和全面建设小康社会而努力奋斗。

北京协和医学院阜外心血管病医院（中国医学科学院心血管病研究所）

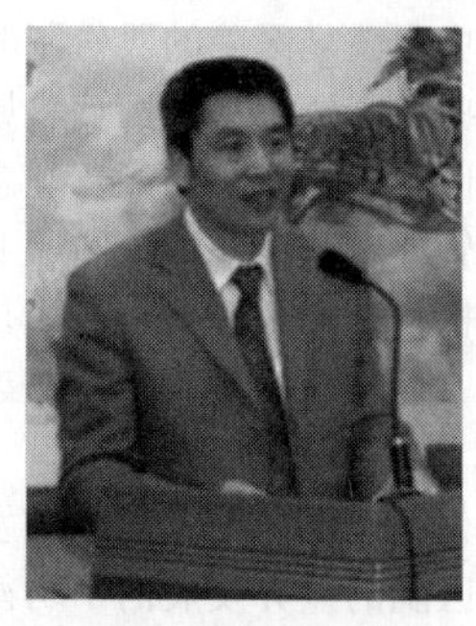

院所长：胡盛寿

副院所长：惠汝太、杨跃进、王希振

胡盛寿 1957年出生，主任医师、教授、博士生导师。2002年任北京协和医学院阜外心血管病医院院长、中国医学科学院心血管病研究所所长。

1978年党的十一届三中全会胜利召开，开启了中国特色社会主义建设的新篇章。30年来，阜外心血管病医院在邓小平理论、“三个代表”重要思想和科学发展观的正确指引下，以雄厚的技术实力和人才优势，创造了在我国乃至世界心血管病防治领域的诸多第一，在完成全国心血管病医疗、科研、教学和预防以及中央保健等任务中作出了重要贡献，促进了我国心血管病防治事业的发展，逐步形成了“阜外”品牌的盛誉，实现了“阜外”可持续发展。

一、改革开放30年来医院发展的重大成就

（一）医院整体素质和技术服务水平显著提升，逐步成为名副其实的世界最大心脏病诊断治疗中心之一

心血管病技术人员队伍建设不断加强，素质得到进一步提高。2007年，院所职工总数2168人（在编1564人，聘用604人），是1978年的2.9倍，卫生技术人员由1978年504人增加到2007年1649人。并且，卫生技术人员占总人数的比例由1978年68.2%上升到76.1%，截至2007年底，院所有中国工程院院士3人，国家级、省部级有突出贡献专家8人，享受政府特殊津贴59人，博士生导师49名，硕士生导师87名，正高职称90人，副高职称117人，中级职称523人，初级师391人，初级士528人，形成了一支规模最大、实力最强的心血管病技术队伍。

院所硬件设施条件发生巨大变化，提供医疗服务能力显著提升。1956年建院时，医院的建筑面积21072平方米，全院有8个临床、医技科室，8个病区，320张床位。1978年开设病床增加到331张。到2007年，医院的建筑面积扩展到78932平方米（包括二部），设有心血管病内科、外科10个疾病诊疗中心，影像、手术、介入3个治疗技术平台，3个重点实验室，3个实验技术平台，18个病房，7个重症监护病房，共有床位681张。院所配备了可与世界接轨的医疗、科研设备，10万元以上设备82台，百万元以上设备6台。以诊治各种复杂、疑难和重症心血管病见长，为人民健康提供了可靠的保障。

医疗服务总量及治疗效果达到国际先进水平，成为名副其实的世界最大心脏病诊断治疗中心之一。年门急诊人次由1976年的13.04万人次增长到2007年的37.55万人次，出院人次由1996人次增长到23531人次，平均住院日由49.1天减少到10.8天。全年外科手术量7288例，介入造影达到1.5万例，心脏移植达到100例，进入国际特大中心行列。医院心脏手术疗效指标也达到世界先进水平，治愈好转率为97.7%，围心脏手术的死亡率为0.9%，心脏移植一年生存率为91%，实现了院所收治病人数、手术数、病床周转等医疗数量列全国心血管疾病治疗专科第一，成为世界最大心脏病诊治中心之一。

（二）心血管病专业人才培养力度不断加强，已成为培养国家各类心血管人才的摇篮

院所加强国家重点学科的建设，打造国家级心血管病人才建设基地。2007年，医院已经设有内科学（心血管病）、外科学（胸心外科）、影像医学与核医学、遗传学、病理学与病理生理学、麻醉学等6个教育部高等学校重点学科点；流行病与卫生统计学为北京市高等学校重点学科点。自1978年恢复研究生招生考试以来，“阜外”共培养397名博士和445名硕士；自1956年起，共培训来自全国29个省市、自治区的进修生9721名；在过去20年里，与全国26个省市103所医院形成协作网络，培养各类专业人才2000余名，有力促进了我国心血管病专业人才的培养、心血管病诊疗技术水平的提高以及心血管事业的发展。

从2003年开始，医院开始实施七年制住院医师培养方案，并贯彻“在‘阜外’做科研型医生”的理念，从住院医生、研究生抓起，不断巩固全国心血管病专业人才培养基地的优势地位。

（三）科研型医院的建设框架逐步清晰，保持了阜外心血管病医院在全国心血管病研究领域的领先地位

科研经费变化显著。改革开放以来，院所科研工作

发展迅速，先后完成了国家“七五”、“八五”、“九五”、“十五”及“九七三”、“八六三”等重点科研和攻关任务，科研经费快速增长。“十五”期间科研经费是1.75亿元，“十一五”期间达到13.8亿元，是“十五”期间的7.9倍。特别是2007年，全院在研项目152个，获得的各类科研经费总数突破7700万元，突破历史最高记录，比2006年增长66.73%，“十一五”重大课题经费达到1.3亿元，创历史最好水平。

科研论文和论著量大幅度增加。1998—2007年，编写专著131部，SCI收录论文396篇，全院发表在影响因子大于5的期刊（新英格兰医学杂志、柳叶刀、美国内科年鉴杂志等）论文32篇。其中，2003—2007年的五年时间，SCI收录论文288篇，占总数的72.7%，并且在2001年中国科学院信息研究中心发布“科技论文统计结果”，院所在全国医疗机构中SCI收录论文排名第三，阜外心血管病医院科研型医院的作用日益凸现。

科研成果喜人。30年来，院所共荣获科研成果138项，其中国家科学进步奖（含全国科技大会奖）39项，部委级成果奖85项，获国家专利13项，为打造科研型医院迈出坚实的一步。

（四）发挥心血管疾病防治国家队的作用，保障了人群健康水平

30年来，阜外心血管病医院在全国心血管病防治领域一直发挥示范带动作用，使广大患者受益。

通过心血管疾病的监控、筛查、流行病学调研，对中国心血管疾病的现状进行了跟踪，及时地为中国政府决策提供资讯。建院以来牵头组织多项大规模的心血管病流行病学及人群防治研究课题及遗传流行病学研究，先后于1959年、1979－1980年、1991年三次组织开展全国性的高血压抽样调查；“八五”“九五”期间，牵头组织在北京房山区10万农民中开展以健康教育和高血压防治为主的心血管病综合防治研究，1991－2000年完成了中美合作研究队列人群冠心病脑卒中发病及死亡影响因素的前瞻性研究，为我国心血管病流行病学的发展作出重要贡献。

立足社区，开展心血管疾病的危险因素的控制，造福社会。近年来，积极推广实施“全国高血压社区规范化管理”。全国共有22个省、市、区的29家单位有意参加，其中16家已经开展了此项工作，培训基层医师4000人，已在线网络信息化管理8万人；建立“四季青”、“黄村”建立医疗合作中心，采取双向转诊与健康管理、专科培训与技术输出两种合作方式，形成了“前筛基地”、“后疗基地”、“健教基地”的科学定位，探索了社区防治与转诊模式；制订了国家心血管病防治中长期规划，提出了以社区防治为平台，以高血压和血脂异常控制为切入点，开展社区人群心血管疾病预防健康管理和疾病控制的国家心血管病防治策略；先后发行出版了《中国高血压防治指南》、《中国心血管病报告2005》、《中国心血管病年度报告2005》英文版和《中国成人血脂异常防治指南》；为阐明我国心血管病及其危险因素的流行趋势、防治策略及措施研究作出了显著贡献。

（五）医院科学化管理意识日益增强，促进医院可持续发展

30年来，院所的管理逐步由经验型向科学型转变，强调按照规矩和程序办事，在长效机制建设上下功夫，切实改善医院管理，推进行风建设，使医院管理逐步实现规范化、信息化、现代化，促使院所社会和经济效益双丰收。

院所可持续性发展势头良好。1979年医院全年业务收入仅127.9万元，而2007年，医药总收入10.76亿元，创造历史最好水平，为院所发展作出了实实在在的贡献。固定资产总值8.8亿元，比2002年增长86%，事业发展基金2.9亿元，是2002年的2.95倍，均实现逐年递增，为扩增院所规模、壮大经济奠定了坚实的基础。人均创收50.95万元，较2006年增长9.98%，创收能力达到历年最快；职工工资收入从2002年来，每年保持10%的增长速度，2007年的奖金增长了14%，超过了医药总收入的增长速度，让职工真正得到了实惠。

患者得到真正的实惠。院所30年以来认真解决看病就医问题，加强物流物价管理，特别是2006年医院高值耗材平均加价率由8.7%下调至5.2%，2007年医院利润减少2000万元。并且门急诊、住院人均医疗费用每年保持下降，一定程度上减轻了患者的看病经济负担，患者满意度连续五年持续提升，2007年全年患者总体满意度保持在98%以上。

医院文化取得突破进展，取得了良好的社会声誉。培养出白求恩奖章获得者、全国敬业奉献道德模范提名奖获得者、全国卫生系统先进工作者、北京市医德标兵、医德楷模、十佳医生等一大批“阜外”精英，创立了建院以来最高的个人荣誉称号。并且在2007年继院所信息中心荣获全国青年文明号称号后，小儿外科PICU护理团队再次获此。

二、改革开放30年来医院发展的主要历程

30年来，“阜外”历届院领导班子审时度势，高瞻远瞩，制定每个历史时期医院的发展目标，带领一代又一代的“阜外”人，在打造世界一流的心脏病诊疗中心、创建人民满意的科研型医院，引领我国心血管病防治事业的道路中不断解放思想，求实创新，促进了阜外心血管病医院科学健康发展。

（一）改革开放、奋起直追阶段（1978—2000年）

1978年，我国改革开放拉开序幕，全党工作的中心以经济建设为中心，卫生事业也迎来了新的发展时期。由于十年动乱严重冲击了院所的医疗卫生服务秩序，医院建设和学科发展、科研工作方面遇到了巨大阻力，“阜外”发展受到极大限制。因此，阜外心血管病医院依靠技术创新和规模服务打造“阜外”品牌，依靠人才培养和领先科研技术推动“阜外”可持续发展，改革创新，奋起直追，逐步实现阜外心血管病医院在心血管事业的国家队地位。

第一，改革院所临床科室建设体制和科研工作机

制，增强各临床科室活力和效率。

首先是对院所各科室研究专业组进行细分，在研究专业组的基础上，先后成立了内科、外科、影像、基础科研、预防等22个专业研究室，实行既充分发挥各专业优势，又抢占各专业的临床与学术制高点的发展思路，促进临床治疗及心血管相关基础及临床研究进展，实现各科室医、教、研工作的长足进步和快速发展。

第二，依靠技术创新和规模服务，提供一流的技术，打造“阜外”品牌。

外科不断进行术式创新，一批以Mustard手术、Switch手术为代表的复杂先心病矫治技术；小切口换瓣、小切口先心病矫治、非体外循环下的冠状动脉搭桥、胸腔镜辅助下的冠状动脉搭桥等微创心脏外科技术；Bentall手术、象鼻手术、David手术等大血管外科技术先后在临床广泛开展，并且还研制出了我国第一代用于临床的人工生物心脏瓣膜、新一代牛心包瓣膜和北京机械瓣，先心病外科、瓣膜外科、冠心病外科手术增长手术数量逐年迅速增长，心脏外科手术由1980年的1200余例增长到2000年的3600余例，规模服务效益凸现。

内科以冠心病介入为龙头，开展冠心病和急性心肌梗死介入治疗、周围大血管的介入治疗、肺血管病介入、三维标测技术射频消融治疗心房颤动、埋藏式心律转复除颤器介入治疗等新技术的引进和应用，推动内科心血管疾病的诊治飞速发展，内科门急诊病人由1980年的68071人次增长到2000年的120479人次，出院人次由1000余人增长到6000余人次。

这一时期，医院病人数量迅速增加，规模效益的目标基本形成，阜外心血管病医院以其精湛的医疗技术，在国内外享有盛誉。

第三，开展心血管病防治工作，逐步引领国家心血管病防治事业。

1980年成立世界卫生组织心血管病研究和培训合作中心，确定心血管病流行病为首选合作项目。1987年，卫生部在“阜外”设立全国心血管病防治研究办公室，担负全国性心血管病防治研究工作的政策咨询、指导、协调和管理工作。院所于1979-1980年、1991年先后三次组织开展全国性的高血压抽样调查，并且牵头组织多项大规模的心血管病流行病学及人群防治研究课题及遗传流行病学研究，承担国家“六五”至“十五”期间有关重大疾病防治项目数十项，还于2000年成立群体遗传学及防治研究室，在我国心血管病人群防治基础上开拓了新的遗传流行病学的发展领域。与此同时，80年代成立中国心血管技术协作培训中心，在全国范围内推广心血管领域的相关专业技术，为国家培养了大批各类心血管专业人才。阜外心血管病医院为全国心血管病防治事业的发展作出了重要贡献。

经过这一阶段的发展，阜外心血管病医院各项事业都进入了快速发展时期，医疗科研向高水平迈进，培训出来的精英人才遍布全国，逐步实现阜外心血管病医院在心血管事业的国家队地位，为增进人民健康及促进经济建设作出应有的贡献。

（二）整合优势、开拓进取——“阜外”的新纪元（2000—2008年）

随着社会主义市场经济体制建设的不断深入，医疗服务市场竞争日益增强，阜外心血管病医院的发展虽然取得了快速进步，但仍面临着诸多挑战：一是，如何在现有的医疗工作量接近饱和的基础上，继续实现规范医疗行为；二是，院所面临的疑难重症更多、技术含量高等高医疗风险、长期积累的人力资源的困惑、空间受限以及硬件陈旧等困难和矛盾；三是，与国际一流的心脏中心相比，还存在差距，并且国内兄弟医院在心血管领域发展很快，院所如何通过提升手术含金量实现保持引领地位。

面对这些挑战，2002年院所新一届领导班子确定了基本指导思想，就是以发展为主题，以改革为动力，正确处理改革、发展、稳定之间的相互关系，依靠科学决策和“阜外”精神，凝聚“班子”和全院职工的共识，依靠规模经营和技术创新确立“阜外”品牌优势，靠管理和机制转变出效益、上台阶，靠人才培养和领先科研技术为“阜外”的可持续发展积累后劲，努力创建“规模一流，技术一流，管理一流，员工素质一流”的国家心血管病诊治中心，实现院所“国内第一，亚洲领先，国际先进”总体定位。

第一，以病人为中心，提升医疗服务质量，打造世界一流的心脏病治疗中心。

2003年，院所根据疾病结构和医院的工作任务，在学科和管理机制上整合优势资源，依据各专业的特点，分别成立了外科管委会、内科管委会、门诊影像管委会共包括10个诊疗中心、3个治疗技术平台，实现了整合资源，集中专业优势的目的，为临床工作的快速发展奠定了坚实的基础。

院所通过采取优化就医流程、建立应急机制、扩展规模等措施，有效地缓解了患者看病就医难的问题。并且继续以病历质量管理为核心，建立医疗准入和手术分级管理制度、医患谈话告知等制度，推行电子处方和电子医嘱以及病历检查、指导和公示制度，还开展了全员培训的护理新流程，实施以护理单元为主体、全员参与的质量管理体系，创建分层次护理工作新模式，从而完善了医疗、护理质量控制体系，确保了医疗安全。

院所一直以来抓技术创新，拓展诊疗新技术，提倡创新意识，不断进行医疗技术创新，开展技术创新项目评选，复杂先心病的治疗、心脏移植以及人工机械手臂等新技术填补院所国内外空白，特别是2007年建立了亚洲首个一站式杂交手术中心，从而使阜外心血管病医院跻身世界前列。

第二，以科学发展打造研究性医院，保持阜外心血管病医院在心血管病研究领域的领先地位。

院所始终坚定坚持走研究型医院这条道路，2004年首先对科研资源进行优化配置，打破和改造了过去医院研究所小而全的格局，投入1500万进行平台建设，分别建立了中心实验室、病理生理实验室、动物实验中心三个技术平台，构筑了心血管疾病预防、诊断、治疗的创新研究体系，为科研成果提供了孵化基地。

院所以人为本，培育科研氛围，加强人才培养。2004年投入了500万设立青年项目资助基金和医院重大项目基金，连续四年评选科研技术创新项目，并且量化“中心”及各级人员的考核标准，实行年终科研综合评比，鼓励原创性研究，培养或者唤醒了全院职工的科研意识，为创建科研型医院打下人才基础。

同时，院所加强打造重点领域，创立重点实验室。以重点实验室为龙头，专门引进人才，在心血管病流行病学、遗传病学、分子生物学、再生医学等方面重点扶持和打造品牌，为创建科研型医院构筑起创新的基地。

除此之外，院所还从巩固学术地位入手，扩大院所学术影响力。在2004年先后成立卫生部心血管病防治中心、阜外－牛津心血管疾病研究中心、阜外－爱德华心脏瓣膜外科培训基地、中华医学会心电生理和起搏专科医师培训中心、心血管病影像诊断与介入治疗研讨会及全球心脏中心，使阜外心血管病医院真正成为集医疗、科研、教学、预防为一体的心脏中心。还连续4年成功举办了北京国际心血管病论坛，提升了我国心血管病诊疗的国际影响力。

第三，提升我国心血管疾病防治的整体水平，发挥国家队的作用。

2004年，院所成立了卫生部心血管病防治研究中心，成为卫生部下设机构，主要职能是在卫生部领导下，组织、协调和推进全国的心血管防治和研究工作。作为国家心血管病防治领域的领头羊，院所站在国家政府的层面，站在国家队的高度，着眼重大疾病控制的大局，瞄准心血管病的预防，提升我国人民健康水平，努力在心血管病的防控方面发挥医院应有的作用。实施了以社区为基地的心血管疾病的危险因素的控制，探索社区心血管疾病危险因素和心血管病的干预治疗、二级预防的模式，并在浙江、甘肃探索出社区防治管理模式，提高高血压治疗率和控制率；立足社区，探索出社区防治与转诊模式；通过心血管疾病的监控、筛查、流行病学调研，对中国心血管疾病的现状进行了跟踪，及时地为中国政府决策提供资讯；打造心血管疾病资讯平台，编制了《中国高血压防治指南》、《中国成人血脂异常防治指南》、《中国心血管病报告2005》等资料，为社会和政府相关的决策部门提供科学的、权威的资讯。

第四，完善物流管理和物价管理长效机制，让患者得到实惠。

院所强调整章建制，做到“治贿”有章可循。采取完善物流管理科职能，建立网络在线管理、两级库房实数管理和高值耗材条形码管理等科学管理体系，坚持监察审计部门和物价部门全程监督、专家投票遴选和物流中心统一配送等采购和公示制度，健全了物流管理体系，大大减少院所的运行成本。并且还健全了物价管理体系，成立了主管物价的院级领导、物价办公室、相关部门和各临床配备物价兼职录入员四个层次的管理组织，建立和健全了物价管理规章制度26项，率先在病房设立专门的录入员，兼职物价员工作，完善了物价公示制度，及时根据物价规定调整价格，加强药品审核，让利于患者。2002—2007年，患者满意度连续保持在95%以上。

第五，狠抓内涵建设，提升医院的管理服务水平。

近几年，院所借医院管理年和创建人民满意医院及保持共产党员先进性教育等活动的东风，狠抓内涵建设，通过对职能部门整合，改革中层管理体制，完善考核机制；注重人力资源建设，完善竞聘上岗制度；实行医院民主管理和民主监督，提高医院工作透明度；强化经济管理工作，降低运营成本，提高运营效率，开源节流增效；加强医院文化建设和信息化建设等举措，使医院管理逐步实现科学化、规范化、信息化、现代化，实现了科学管理出效益的目标，“阜外”的事业发展基金由2001年的0.27亿元增至2007年的2.86亿元，促进了院所的可持续发展。

总体来看，从2000年到2007年，阜外心血管病医院改革与发展取得了重大成就，“以人为本”和“以质量为核心”的服务理念深入人心，医疗规模、经济效益突飞猛进，人民满意的科研型医院的建设框架逐步清晰，医院管理和医院文化建设上了新的台阶，将医院的发展带入了一个新的历史阶段，实现了“阜外”可持续发展，是“阜外”发展的新纪元。

三、改革开放30年来医院发展的主要经验

阜外心血管病医院走过了50多年的发展历程，改革开放这30年是院所医、教、科、防、管各项事业突飞猛进的30年，也是院所不畏艰难，求实创新，努力创建人民满意科研型医院，推动“阜外”可持续发展的30年。医院改革与发展积累了重要的历史经验，需要在今后工作中牢牢把握，并不断发扬。

（一）坚持贯彻党和政府的卫生政策法规，保证医院的公益性质

卫生事业是政府实行一定福利政策的公益性社会事业。这就要求我们必须坚持公立医疗机构的公益性质，始终弘扬救死扶伤的人道主义精神，培养义务人员崇高的职业操守，统筹兼顾医院自身发展与肩负的社会责任两者间的关系，着力解决群众看病就医问题，为群众提供安全、有效、方便和廉价的医疗卫生服务。

（二）把坚持以人为本作为院所的改革与发展的根本原则

院所的改革与发展，既要以病人为中心作为改进医疗质量的突破口，形成医院发展由速度效益型向质量效益型发展模式的转变，全心全意为病人提供高质量医疗服务，确保病人满意和安全；同时又要以院所职工为中心，培育科研氛围，加强人才培养，妥善处理和化解各类矛盾，团结合作，友爱互助，充分调动职工的工作积极性和主动性，实现和谐平安医院。

（三）坚持解放思想，用改革促进发展的办法来解决新矛盾、新问题

院所改革与发展的过程就是不断迎接挑战、克服困

难、取得成效的过程。科学分析和解决面对的机遇和挑战，就必须坚持解放思想，应用改革促进发展的办法。解放思想，就必须站在院所可持续发展的层面上来思考矛盾和问题，顾全大局，反对片面追求科室及个人利益，坚持集体利益大于个人利益，长远利益大于眼前利益，推动院所科学发展；同时还要统一思想，坚持用改革促进发展的方法，注重制度建设与技术创新，勇于探索，敢于创新，坚定不移地走医疗服务安全和科研创新的发展道路。

（四）坚持立足现实，实事求是

作为国家最大的心血管病专科医院，在院所改革发展过程中，要结合医院自身实际情况，按照医院发展的客观规律办事，不能仅仅局限于病人的治疗，更重要的是着眼重大疾病控制大局，瞄准心血管病的预防，致力于把科学研究成果尽快转化为临床应用，从而提升全国人民健康水平。

四、坚持科研型医院办院方向不动摇，创建国家心脏病中心

30年来，阜外心血管病医院虽然取得重大成就，但是必须认清形势，保持清醒的头脑。当今，党和国家对卫生事业的关注是空前的，全民医疗保障体系日益完善。特别是2008年全国卫生工作会议提出了今后卫生工作重点和“健康中国2020”战略的出台，重大、慢性疾病防控投入大幅度增加，卫生工作将进入一个新的发展时期。

2007年5月24日，国家心脏病中心组建工作成功启动。8月20日，中央机构编制委员会办公室副司长周洪都、卫生部人事司司长秦晓明一行五人就卫生部心血管病防治中心申请的“国家心血管病中心”编制一事来医院调研，调研后做出决定：将“国家心血管病中心”和“国家癌症中心”共同上报，以加强国家对心血管、肿瘤的预防。这既是国家卫生决策部门对阜外心血管病医院国家级地位的认可，也是“阜外”未来发展的机遇和挑战。目前院所新大楼开工建设在望，银河小学土地购买事宜稳步进行，院所硬件环境建设2—3年将有一个很大的改善。

因此，院所发展正面临着良好的宏观环境和微观环境。面对未来，院所发展思路就是要“立足现实，解放思想，统筹兼顾，科学发展，走坚持科研型医院办院方向、创建国家心脏病中心的发展道路”。

全面落实2008年全国卫生工作会议提出的继续深入开展医院管理年活动十项任务，以医院电子病历为平台，以“做实病房”为基础，以缺陷管理和准入制度建设与落实工作为手段；强化医院医疗质量及安全行医的意识；加大医疗、护理缺陷管理监督力度；加强护理队伍建设，以病人为中心，全面提高医护质量和服务水平。

统一思想，明确科研方向，坚定不移地走科研型医院的办院方向。站在国家心脏病中心的高度，立足国情，面对病人，着眼于重大、慢性疾病控制的大局，坚持“有所为有所不为”的原则，在临床研究和临床相关技术研究开展原创性工作，主要从重大心血管疾病发病机制、疾病转变、危重诊等难点疾病的攻克以及心血管病预防工作等方面下真功夫，有所建树；致力于把科学研究成果尽快转化为临床应用，从而提升院所的服务诊疗水平，解决老百姓看病就医问题，创建名副其实的国家心脏病中心。

坚持公立性医院的办院原则，进一步强化院所内涵建设和和谐医院文化建设，推行医院院务公开工作，提高医院工作透明度；加强和完善内部管理，实施科学的成本控制，提高运营效率；堵漏节能，反对平均主义和浪费，摸索行之有效、可行的经营模式，实现增效节能；加大监督讲评力度，改变理念，用办法和机制改变行为方式，争取在较短时间达到一定效果，体现医院管理的高水平。

建立学习型的科研文化体系。一是要按照国际化要求和标准，建设和完善科研制度，建立科学、公正的科研评比、评价、考核制度，形成良好的真才实学、自觉学习的科研氛围。二是要发扬“阜外”优秀的传统。首先要有科研拼搏精神，必须有创造科研目标的冲动，必须具有平衡自身现实临床工作和科研工作的能力，必须有组织、协调、公关的能力。其次，要有学习的精神。不断的学习、学习再学习，才会有好的科研思路，才能不断进行科研创新。再次，要有科学严谨的精神，坚决制止胡夸浮躁的作风和严格惩治弄虚作假的现象，养成严谨扎实的学术风气。三是，要有团队合作的精神。要建立资源整合和学科合作的机制，形成群策群力搞科研的良好氛围。

建立科学的科研人才队伍。一是建立培养人才辈出的机制。必须加强医术精湛、医德高尚的临床人才和具有创新意识的科研人才两支队伍的建设，通过内部培养和外部引进与流动机制培育临床人才和科研人才的复合型人才，并要不断激活这种机制，真正实现人才辈出的目标。二是必须营造科研人才健康成长的良好环境，造就一批国内外领先的学科带头人，一批训练有素的医护队伍，一批优秀的管理团队，确保“阜外”作为我国心血管病防治研究排头兵的地位，实现院所的可持续发展。

（胡盛寿　胡　洋）

北京大学人民医院

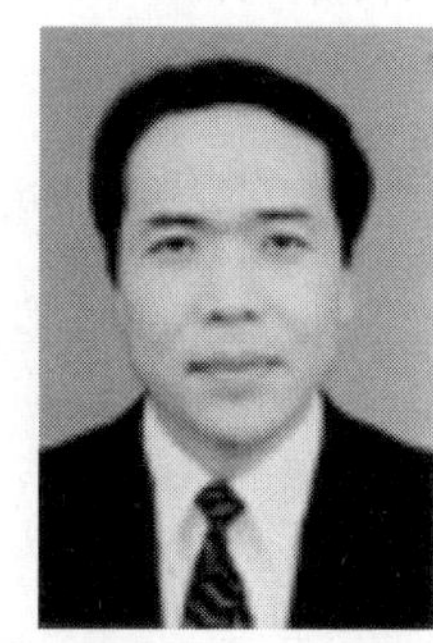

院　长：王　杉
副院长：陈　红、黎晓新、刘玉兰、毛　汛、魏　来

王　杉　1960年出生，主任医师、医学博士、外科教授。2006年任北京大学人民医院院长。

1978年和2008年数据对比

	1978年	2008年
建筑面积	9283.65平方米 （医疗用房）	103819.48平方米 （医疗用房）
开放床位	430张	1448张
门急诊量	488545人次/年 （门诊422676人次/年，急诊65869人次/年）	（截至2008年10月31日）1388969人次 （门诊1279222人次，急诊109747人次） 2007年全年为1540211人次
住院病人	6365人次/年	（截至2008年10月31日）33449人次，2007年全年为35873人次/年
员工人数	903人 其中本科以上学历71人	2410人（编制内） 其中研究生学历484人（博士298人，硕士186人），本科学历554人。
科　室	临床科室11个 内科、外科、妇产科、儿科、眼科、耳鼻喉科、皮科、口腔科、麻醉科、保健科、中医科	临床科室38个 内科分为心脏中心、消化内科、呼吸内科、风湿免疫内科、肾内科、内分泌科、老年科、神经内科。 外科分为普外一科、普外二科、普外三科、普外四科、泌尿外科、胸外科、神经外科。 增设骨关节科、创伤骨科、骨肿瘤科、脊柱外科、外科监护、康复医学科、医疗美容科。
	医技科室4个 放射科、同位素科、检验科、病理科	医技科室13个 增设放疗科、超声科、输血科、病案统计室、中心实验室、动物实验室、电镜室

	1978 年	2008 年
重点学科发展	无 (1978 年市教工部批准医院建立血液病研究所、肝病研究室、外科肿瘤研究室，为重点学科发展奠定了基础)	国家级重点学科 10 个 血液内科、心血管内科、骨科、妇产科、眼科、泌尿外科、儿科、皮肤科、风湿免疫科、肾内科 北京大学校级研究所 4 个 血液病研究所、肝病研究所、骨关节病研究所、应用碎石研究所
医疗人员	主任医师 16 人 主治医师 73 人 住院医师 86 人 护士 249 人	中国工程院院士 1 名 主任医师 90 人 副主任医师 216 人 主治医师 225 人 住院医师 94 人 护士 1217 人
教学情况	教授 6 人 副教授 3 人 讲师 15 人 助教 7 人	教授 49 人 副教授 21 人 讲师 2 人
	博士生导师 0 人（无博士点） 硕士生导师 4 人	博士生导师 40 人 硕士生导师 88 人
	二年制医士班学生 41 人 在读实验硕士生 7 人	目前在读临床医学生 243 人 在读研究生 269 人
科研基金	无	2007 年度医院负责、参加科研项目 62 项，获科研基金 1.1 亿元。 30 年来医院获国家科技进步一等奖 2 项、国家科技进步二等奖 4 项、国家和省部级科研成果奖 94 项。
固定资产	（由于财务规定保留近 15 年数据，1978 年数据未能找到，财务处留存记载 1987 年固定资产 3216 万元）	13 亿 3 千万元
医院收入	（由于财务规定保留近 15 年数据，1978 年数据未能找到，财务处留存记载 1987 年医院年收入 1263 万元）	13 亿 8 千万元（该数据为根据 11 月收入估算出全年收入）

从 1978 年到 2008 年，中国的改革开放事业已走过了 30 年光辉历程。30 年岁月流转，在这一波澜壮阔的历史进程中，千万个医院经历着命运的浮沉嬗变。作为身处北京首善之区的大型公立医院，拥有 90 年悠久历史的北京大学人民医院，在改革开放 30 年中迎来了飞跃式的发展，为中国医疗卫生事业、医院和医疗体制改革作出了巨大贡献。

北京大学人民医院创建于 1918 年 1 月 27 日，当时定名为北京中央医院，是第一家由中国人自己筹资、建设、管理的现代化综合性医院，中国现代医学先驱伍连德博士为首任院长。北京大学人民医院 90 年历史积淀，是中国 90 年医学进步历程的见证，“本仁恕博爱之怀，导聪明精微之智，敦廉洁醇良之行”，建院伊始的院训精神一脉相承至今。

经过 30 年的发展，北京大学人民医院已发生了翻天覆地的变化，如今的北京大学人民医院已经成为我国集医疗、疾病控制、科研教学、妇幼保健、职业病防治等一体，具有技术、人才、设备、环境等较强竞争实力的综合型公立医院。

回顾 30 年探索实践的历程，充分肯定和认真总结医院改革与发展的成功经验，进一步明确医院持续发展的方向和思路，把改革开放 30 年的重要经验变成继续解放思想、继续推动改革开放的强大动力，具有十分重要的意义。

一、改革开放 30 年来医院发展的历史进程

30 年来北京大学人民医院历经两次重要的更名，改革 30 年的进程，大致可以分为三个阶段：

（一）打破旧的医院秩序，努力提高医院服务效能（1978—1984 年　北京医学院附属人民医院时期）

1978 年，医院为北京医学院附属人民医院。受当时我国社会经济发展水平限制，以及“文革”十年动乱的影响，医疗卫生事业发展缓慢，普遍存在“独家办，大锅饭，一刀切，不核算”的弊端，医院越办越穷。医院环境和秩序脏、乱、差，看病难、住院难、手术难的问题突出。文化大革命造成医院的大量人才和骨干力量流失，医疗教学科研发展缓慢。十年动乱遗留下旧的医院管理体制、劳动人事制度、分配制度和思想观念的影响，阻碍了医院的发展。此阶段医院工作以调整混乱的医疗秩序，努力提高医院服务效能为主。尤其 1983 年开始进行医院领导体制，实行院长负责制后，医院强调“医院工作以医疗为中心”，在管理体制、劳动人事制度、分配制度开始进行改革。

1. 全力恢复医疗、教学、科研工作。

1980 年医院恢复医务部、护理部和门诊部，加强对于医疗质量、护理质量的管理。1983 年医院健全完善了包括冠心病、支气管炎、溃疡病、甲亢、肾病等专业。组建急诊科、神经内科、电子显微镜实验室等专业及相应门诊，为以后的学科发展铺垫了基础。

同时医院开始扶持具有一定基础的重点学科优势，于 1981 年成立血液病研究所，陆道培任所长，王树桐任副所长，王德炳任支部书记。血液病研究所在 1964 年亚洲第一例骨髓移植基础上努力钻研，1981 年 8 月 23 日，国内首例异基因骨髓移植成功。同年成立肝病研究室，由陶其敏教授主持乙型肝炎疫苗的研究。

1984 年成立妇科肿瘤研究室和妇科肿瘤中心、神经外科、北京医学院肝病研究所。这些都为医院日后的学科发展奠定了初步的基础。在这短短几年间，医院共获得省部级以上奖项 15 项。

文化大革命期间，教学工作中断 6 年之久，1978 年医院恢复招收“文革”后第一批硕士研究生。1979 年恢复承担首批恢复高考后五年制本科医学生进行临床实习。1981 年冯传汉教授、谷铤之教授、黄萃庭教授、马万森教授获批成为医院第一批博士研究生导师。1983 年医院承担北京医学院六年制临床教学，招收第一批博士研究生。1984 年医院开始招收第一批临床医学应用型硕士研究生。

2. 筹建新医院，改善医疗环境。

北京大学人民医院始建于 1918 年，在当时是一所建筑规划、设备设施都非常先进的“模范”医院。岁月更迭，医院建筑老化，尤其是随着医院规模的不断扩大，有限的空间早已不能满足使用需求。先进的检验、检查设备无法添置，诊室床位无法扩充，高水平的研究室、实验室无法建立……等等，空间限制甚至成为阻碍医院发展的瓶颈问题。解决这个难题，只有靠进行医院的扩建。

医院扩建是几经周折，经过漫长的岁月和曲折的道路而得以实现的。医院早在 1976 年就提出扩建申请，1980 年 4 月，北京市规划局拨地 28836 平方米，于西二环路西直门南便线以南，即北礼士路一、二、三条胡同筹建新院。在筹建期间，1982 年 4 月 11 日，医院主楼失火，火灾烧毁四层楼房屋 36 间，过火面积 600 余平方米，造成损失 12 万余元，医院停诊半年。当时在院的 391 位住院病人安全转移。此后西四羊肉胡同的原学生宿舍改为临时门诊，病房楼拆除顶层重新整修后，医院重新开放。

医院在经历火灾重创后，加速了新院的建设步伐。终于于 1984 年 6 月，位于西直门的新医院奠基。9 月，新医院破土动工。

（二）促进学科发展，完善医院管理体制改革（1985—1999 年　北京医科大学人民医院时期）

1985 年随北京医学院更名为北京医科大学，医院更名为北京医科大学人民医院。这一阶段，医院以完善医院管理体制改革，促进学科发展为主。广泛进行国际技术合作和交流，强化和完善医院领导体制、目标管理责任制、医院自我发展和自我约束双重机制。

1. 医院管理体制改革。

医院实力的快速发展还在于改革创新。1989 年以来，医院推出了一台又一台影响深远的改革方案。首先全院上下明确：医疗工作是医院的主体，奖金分配档次逐步拉开，“精益求精，勇争一流”的拼搏精神在院中蔚然成风。为了所有的人都能参与公平的竞争，又实行了综合目标管理责任制及奖金总额与百分考核挂钩的奖励机制。同时，为增强各科室自我管理的主观能动性，增强对改革措施的有效执行力，医院提出实行科主任负责制，并每月给科主任及护士长发放津贴。医院注重培养职工主人翁的意识，设立了医疗水平、教学水平、科技成果及医院管理一流奖，每年评审一次，奖励在以上四个方面中取得优异成绩，作出突出贡献的科室和个人，提高了科室凝聚力和竞争意识。为保证以上种种措施的顺利执行，从院收入中提取 10% 的资金，划拨后勤，并对其实行单独核算、超支不补、节支提成的分配方法，不仅调动了后勤人员的积极性，改善了后勤服务，还杜绝了经济往来中营私舞弊行为，增强了后勤管理部门的廉政意识。

医院推行的各种改革措施不久就显示了巨大的作用，取得了明显的经济效益和社会效益，医院的年收入由 1983 年的 400 余万元增至 1998 年的 6 亿元，医院门诊量稳中有升，每日平均达 4000 余人次，病人平均住院

天数由 31.4 天逐年下降至 20.4 天，医院已步入首都综合医院第一方阵。与此同时，职工的生活福利也得到很大的改善，从而稳定了职工队伍。

医院清醒的认识到：随着我国医疗卫生事业的迅速发展，医学科学的不断进步，医学模式的转变和群众医疗观念的逐步改变，使医院管理的难度更大，对管理的要求更高。而当今计算机信息和网络通信技术的深入发展为提高医院管理水平创造了良好的条件。因此医院率先于 1988 年成立医学信息科，开始现代化医院的信息管理系统的建设进程。1995 与中美合资众邦智慧计算机公司正式达成协议，全面建设我国第一个大型医院信息管理系统，以提高医院综合管理水平，使医院的管理真正实现现代化、规范化和科学化，提高医院医疗护理质量，为病人提供优质服务奠定了基础。

2. 学科发展和科研实力的增强。

医院明确要定位于预防、治疗相结合的医疗中心，着手于治疗型向预防、治疗相结合型诊疗中心过渡；医院应该是临床医学与基础医学相结合的医学中心，着手临床基础学科如临床解剖、临床生理、临床生化、临床病理等学科的建设。在临床学科中，内、外科要以提高临床急救水平为重点，并支持建立急救医学学科。内科学、外科学以及相应的诊断技术、治疗手段和研究基地的建设是提高临床基本学科的必要途径，医院促进他们在临床工作、基础研究各方面的互相渗透，并向其他学科扩散。与此同时为提高多个专业水平而建设一批临床基础研究室，研究的课题必须紧密联系临床实践，来源于临床，服务于临床。

在医院的学科建设中，办好临床基本学科是办好教学医院的基础，与发扬重点学科优势相结合。1986 年医院由原来大内科、大外科分为若干个相对独立的亚科，包括心血管内科、呼吸内科、消化内科、内分泌科、肾脏内科、心脏外科、神经外科、肾结石碎石科、计划生育科、感染免疫科等，让各个专业科室发挥自身优势和主观能动性，给其提供了自我发展的机遇。医院于 1985 年成立老年医学科，1988 年成立放射治疗科，1990 年成立骨关节科，1991 年成立中心实验室、超声影像科，1996 年成立骨肿瘤科和针灸理疗科，1998 年普通外科按照专业特点分为肝胆外科、胃肠外科、乳腺疾病防治中心、外科监护、微创外科等科室，1999 年创伤骨科正式成立等。这一举措完善了医院的专业和学科设置，填补了多学科领域的空白，使原各专业组充实完善并逐渐壮大，使医院真正成为一所实力强大的综合医院。

医院努力创造条件，为肝炎疫苗制备和肝炎检测技术、骨髓移植、体外碎石技术等处于国内领先地位、国际有一定影响的学科继续扩大发展优势，还努力发展一些条件较好的骨干学科，1984 年成立北京医学院肝病研究所（现北京大学肝病研究所）、妇科肿瘤研究室和妇科肿瘤中心、骨肿瘤骨病研究室，1985 年成立临床碎石技术研究所，1990 年成立北京医科大学附属人民医院关节病诊疗研究中心，1992 年成立乳腺疾病防治中心。

同时医院为各个学科提供学术平台、提供人力物力支持，积极培养学科带头人及人才梯队，大大促进了这些学科的形成与发展，同时也促进医院进入多学科普遍提高的良性循环，并取得了辉煌的成就。在这 14 年间，医院共获得省部级以上成果奖 42 项，其中 1985 年陶其敏教授主持的“血清直接点样斑点分子杂交法对于 HBV 的检测”项目获国家科技进步二等奖。同年，陆道培教授主持的“异基因骨髓移植在白血病治疗中的应用”项目获国家科技进步二等奖。医院 1985 年研制成第一台国产冲击波碎石仪，并成立临床碎石技术研究所。1987 年何申戌主持的“液电冲击波体外破碎肾结石技术”项目获国家科技进步一等奖。1988 年医院研制成功我国首例血源性乙肝疫苗，使乙肝预防成为可能。同时陶其敏教授主持的“乙型肝炎血源疫苗的研究及中间试制”项目获得国家科学进步一等奖。1993 年陶其敏教授主持的“丙型肝炎分子生物学，血清学诊断方法的研究和临床应用”获得国家科技进步二等奖。1996 年医院陆道培教授当选为中国工程院医药卫生学部院士。

3. 积极发展医院规模。

在医院的多方努力下，人民医院新院建设 1985 年列为全国重点工程项目，有力的保证了建筑材料与工程进度。1987 年 4 月，新院门诊楼动工。12 月，新医院病房楼竣工。1989 年新医院门诊楼建成。1991 年 4 月，建筑面积 6 万余平方米、设施先进的新人民医院在西直门新址上拔地而起，并全面投入使用，使医疗条件获得极大的改善，为医院日后的腾飞铺平了道路。1993 年 7 月 6 日，新院通过国家级工程验收。8 月 30 日，新院综合楼、制剂楼投入使用。1997 年 5 月，医院科教楼和卫生部办公大楼奠基，为医院在教学科研方面的发展创造基础条件。1998 年近 2 万平方米的科教楼竣工启用，图书馆、中心实验室、教育处、科研处、中心动物室等单位迁入科教楼。

新人民医院病房楼、门诊楼正式投入使用，但医院的医疗设备与现代化医院的需求差距较大，国家财政也不可能在这方面投入更多的资金。凭借医院的实力及水平，依靠医院在国内外享有的崇高声誉，国家各专业银行的 1500 万元人民币及 50 万元美金的货款及时到位，同时争取到了国际友人无偿赠送的价值 200 多万元人民币的医疗设备。

4. 大力发展医学临床教学。

1986 年医院招收第一批临床医学应用型博士研究生。1991 年医院承担北京医科大学七年制临床教学。1993 年医院招收第一位博士后科研人员。医学临床教学的经验和力量逐步增强。

医院注重培养年轻医师的教学能力，加强教学的后备力量，提高医院的整体教学水平。自 1992 年开始，医院每年举办一次“优秀青年教师讲课比赛”，并对优秀者给予奖励。这些活动极大地调动了年轻医师的教学热情，使医院的教学实力始终处于不断完善，不断充实之中。

在教学管理的安排上，精心挑选教学骨干，将教学经验最丰富、管理能力最强、全院学历最高、最受学生喜爱的内科杨宗于教授和外科王杉教授委以重任，负责医院的全部教学管理，使医院的教学工作成绩显著，连续多年获得卫生部、北京市等各级政府和北京医科大学（现北京大学医学部）的嘉奖和鼓励，并培养和造就了一批为教学工作勇于奉献的教育工作者。1997年祝学光教授主持的“加强实践与逻辑思维，提高临床教学质量”课题荣获我国高等教育国家级教学成果二等奖。

为使医院的教学更快、更好地发展，医院投入巨资，为北京医科大学（现北京大学医学部）及医院建造国内一流的教学环境。如今，这座为教学和科研服务的现代化建筑已拔地而起并投入使用，它拥有世界先进的教学设备，拥有相当规模的图书馆，拥有畅通的网络设施，这些设备为教师、为学生提供了优质的教学服务，为医院的临床医学教育工作的发展、为建立开放式多层次的教学中心、为多层次教学方式的改革以及有关经验与资料的积累做好准备。

（三）明确战略定位，深化体制改革（2000—2008年　北京大学人民医院时期）

2000年4月30日，北京大学与北京医科大学正式合并，医院更名为北京大学人民医院。医院4所校级研究所随之更名为北京大学关节病研究所、北京大学血液病研究所、北京大学肝病研究所、北京大学应用碎石研究所。在这段时期里北京大学人民医院明确战略定位，深化体制改革，在更广阔的平台上开始了新的腾飞。

1．“以病人为中心”服务理念的深入。

中共中央、国务院于1997年指出“我国卫生事业是政府实行一定福利职能的公益事业”为我国卫生工作的奋斗目标和指导思想。随着社会的发展和医疗水平的提高，医院逐渐转换角色、转变观念，“以病人为中心”服务理念的逐步深入。医院不断在医疗技术上精益求精，开展新技术、新疗法，提高诊治水平，开展了肝、肾移植，广泛使用微创技术、敢于突破医学禁区，完成了很多国内领先的高难度手术。

医院不断更新服务理念，开设绿色通道、建立特需门诊、开展症状门诊、扩大专业门诊、增加专家门诊，大大方便了患者就医。为顺应医学模式的转变，许多科室成立病友会，如心桥病友会、高血压协会、呼吸哮喘协会、糖尿病教育中心等，以进一步加强医患沟通，广泛开展健康教育，提高患者的健康水平。2000年7月，针对急性冠脉综合征紧急救治的“绿色通道”开通，挽救了大量急性冠脉综合征患者的生命与健康。同年医院获批成为首批基本医疗保险定点医院，纳入了社会医疗保障体系建设。为了减少猝死率，2008年1月，医院在门诊大厅安置了AED设备，成为全国首家启用公共场所自动体外除颤器的医院。

2．履行社会责任，树立公益形象。

中共中央、国务院在1997年发布了《中共中央国务院关于卫生发展与改革的决定》，明确了卫生工作的奋斗目标和指导思想，指出“我国卫生事业是政府实行一定福利职能的公益事业”。此后医院把履行社会责任、树立公益形象作为大型公立医院责无旁贷的使命。

1999年开始，医院眼科每年都参加“健康列车”行动，医务人员奔赴边远地区，为贫困地区白内障患者免费进行复明手术。

2003年，一场突如其来的“非典”疫情牵动着全国人民的心。2003年4月7日，医院第一例SARS病人确诊。此后的短短十几天，医院就有90余名医务人员感染“非典”。4月24日0时，西城区人民政府对医院实施封闭隔离。5月13日凌晨4时15分，急诊科副主任、党支部书记丁秀兰不幸殉职。5月16日，医院整体解除隔离。5月27日下午15时30分，急诊科护师、共产党员王晶以身殉职。6月9日，医院复诊，北京市市委书记刘淇、代市长王岐山发来贺信。在这场与死神的搏斗中，北京大学人民医院为了国家的利益，为了人民的健康，全院医护人员众志成城，义无反顾地冲在抗击“非典”的最前沿，为北京市取得抗击“非典”斗争阶段性重大胜利争取了时间，作出了贡献。以丁秀兰、王晶烈士为代表的医务工作者，用生命维护着自己的职业尊严。

自2004年以来，医院积极落实卫生部关于部署（管）医院支援西部地区农村卫生项目的通知精神，每年派出医疗队，先后支援内蒙古林河地区、内蒙古呼伦贝尔盟、四川省凉山彝族自治州和内蒙古兴安盟等西部偏远少数民族地区医疗卫生工作。同时医院响应教育部派遣援疆干部的号召，先后两次选派学术骨干到新疆支援少数民族边远地区的医疗卫生工作。不仅如此，每次支援西部医疗队的队员都从医疗、学术、宣教、义诊和管理等多方面，切实提供全方位支援，扶持并促进了少数民族地区医疗卫生事业的发展。

2006年12月，医院教职员工奉献爱心，募捐援助因病辍学的彝族孤残少年马秀才，把他接到北京进行脊柱侧弯矫形手术，手术获得了极大的成功。马秀才完全康复，重返家乡。

2007年2月，由北京市2008年奥运建设指挥部办公室和市建委、北京大学人民医院联合主办“迎奥运，送健康，献爱心，人民医院为人民——北京大学人民医院为奥运工程春节在岗农民工义务查体的大型活动”。2007年3月，同时启动“北京大学人民医院胡大一爱心工程”，免费诊治先天性心脏病患儿。

2008年5月12日，四川省阿坝自治州汶川县发生8.0级特大地震灾害。5月13日，医院紧急组成医疗应急小分队，与北京其他8家医院组成北京市第一批抗震救灾医疗队，共同奔赴四川地震灾区开展医疗救援工作。随着灾情的持续和救援工作的进行，医院共组织了7批医疗队赶赴救灾现场，抽调医疗护理骨干以及司机共计22名。同时医院紧急调配支援灾区医疗救助的急救药物、医疗设备器械和生活物资总价值累计100余万元。医院职工通过红十字会向灾区捐款570245.44元，上缴特殊党费346133.00元。7月中旬医疗队结束全部灾区救援任务返京。

3．继续完善学科发展，构建全国疑难急重症诊疗中心。

医院为适应广大患者需求，不断作出新的探索，发展了一批新的学科，增强了医院的综合实力。2001 年 7 月 15 日，医院首例三胞胎试管婴儿诞生。同年成立北京大学器官移植中心、脊柱外科。2002 年 2 月 3 日，医院心内科成功为一名患者植入国内首例长时程心律失常捕捉仪——植入性心电图记录器。同年 7 月，成立生殖医学中心。2002 年 9 月，我国首家脐带血造血干细胞库成立，陆道培院士任主任。2003 年 11 月，成立血管外科。2004 年 8 月 10 日，北京大学器官移植中心于医院成功实施的首例心脏移植手术。2005 年 6 月，北京大学人民医院儿童眼病中心成立。2007 年 3 月，成立心脏中心，由原心脏内科、心脏外科、血管外科、高血压病房组成，是医院在以器官疾病组合学科，建立新的门诊就医模式方面的积极探索。2008 年 4 月，成立医疗美容科。医院的专业设置和学科发展得到进一步的提升。

北京大学人民医院临床药理基地于 2000 年正式成立，同年动物实验中心竣工通过验收，标志着医院在医学研究领域的实力大大提升。2007 年北京大学血液病研究所获得了教育部创新团队的称号。在短短 8 年中，医院共获得国家及省部级成果奖 33 项，其中 2008 年，吕厚山教授主持的“人工膝关节置换术的临床应用及相关基础研究”项目荣获国家科学技术进步二等奖。

4. 建设国家级临床医学教育创新示范基地。

医院从 1942 年开始承担临床医学教学任务，涌现出一大批德高望重的教授，医院拥有国家级教学名师 1 名、桃李奖获得者 8 名，北京市级教学名师 1 名，为我国医疗事业培养和输送了大量高质量的医学人才，其临床医学教育水平已跻身国内第一方阵。

2003 年 9 月，普外科祝学光教授荣获全国高等院校国家级教学名师奖。2004 年 9 月，医院开始承担北京大学医学部八年制临床教学。2005 年 9 月，王杉教授主持“《基于网络环境的教学质量实时监控系统》在高等教育教学管理中的研究与实践”课题获我国高等教育国家级教学成果一等奖。

2006 年 10 月，由祝学光教授牵头并主持《外科学》荣获 2006 年国家级教学精品课程，实现了北京大学人民医院、北京大学医学部在这个奖项上“零”的突破。2007 年 9 月，医院获批准成为国家级“人才培养模式创新试验区”和“‘十一五’期间‘第二类特色专业’建设点”。外科教学团队获得国家级教学团队。医院《麻醉学》继《外科学》之后被批准成为国家级教学精品课程。2008 年 9 月，由黎晓新教授牵头并主持《眼科学》荣获 2008 年国家级教学精品课程，医院拥有 3 门国家级精品课程，是北京大学拥有国家级精品课程最多的临床教学医院。

5. 打造基于临床应用的国家级科研基地。

五年来，医院人才梯队日趋完善，年轻专家逐渐挑起重任，医院顺利完成新老交替。硕、博导师数逐年增加，课题立项不断增多，科研基金连年上升。医院涌现出一大批优秀的青年医学科技人才，成为医学科学领域的排头兵。原北京大学人民医院肝病研究所所长、现任国家 CDC 主任王宇教授，风湿免疫科主任栗占国教授，北京大学医学部副主任、创伤骨科主任姜保国教授和北京大学血液病研究所所长黄晓军教授分别成为国家自然科学基金杰出青年基金获得者。2007 年北京大学血液病研究所获得教育部创新团队称号。

医院重视学科建设，打造优势品牌学科，为全面提升科研总体水平搭建资源共享平台，从资金、人才、设施、设备多方面拓展资源、优化重组，成立临床分子生物学研究所、临床免疫治疗研究所、临床循证医学研究室等。并且注重人才培养及梯队建设，产研结合、力促转化。

医院为了推动医院医、教、研及管理水平的提高，引进企业资金 2200 万元人民币，设立了北京大学人民医院研究与发展基金，2007 年已投放近 600 万元用于基础、临床、教学、管理及护理研究。

仅 2007 年度由医院负责、参加科研项目 62 项，获科研基金 11037.225 万元，获得国家科技进步二等奖一项，高校科技发明一等奖一项，高校科技奖自然科学二等奖一项，中华医学科技二等奖二项。

6. 继续改善就医环境。

医院不断改善医疗环境，努力打造新型的医患关系。2002 年医院对门诊大厅、急诊留观室、门诊注射室进行了改造，增加了透明度，完善了计算机系统，大大改善了就医环境。2004 年 6 月，新病房楼奠基。2005 年 11 月，新改造的中心手术室全面正式启用，改建后的中心手术室从原来的 10 个手术间增加到现在的 22 个手术间。2008 年 1 月，新病房楼启用暨“医院 - 医生 - 社区联手控烟行动”正式启动。建筑面积近 4 万平方米，容智能化、现代化为一体的新建病房楼落成并投入使用，使医院的编制床位数达 1448 张，实现了医院规模一次里程碑式的飞跃。卫生部部长陈竺表示了热情关注，并写来亲笔贺信。

2007 年 5 月，与北京市公安局西城分局共建的北京市第一家警务工作站在医院正式启用，为患者创造安全的就医环境作出了贡献。

7. 积极参与探索医院、医疗卫生体制改革的新模式。

党中央、国务院 2006 年明确提出要坚持公共医疗卫生的公益性质，建设覆盖城乡居民的基本卫生保健制度，完善公共卫生和医疗服务体系，加快医药卫生体制的步伐。

医院落实科学发展观，提高自身管理水平，积极参与新时期医院及医疗卫生体制改革模式的探索。2007 年 7 月，全面启动“文明服务缺陷管理”活动，把“以病人为中心”的服务理念落实到医疗服务的各个环节和医院工作的各个方面。医院以缺陷管理作为切入点，依托现代信息技术，全面透视医院在医德医风、师德师风、医疗服务质量等在内的医院各项服务工作中表现出来的问题，进行实时管理、优化流程，最终实现医院服务质量管理的持续性改进。作为一种“现代医院文明服务缺陷管理体系”的探索和研究，医院主持设计的本项目获得了“北京市首发基金”重点项目并获资助20万元。该项课题的研究为现代医院的文明服务管理提供基本的行为标准、高效的管理工具、科学的管理模式以及规范的管理流程，最终实现全面质量管理，为建设首都“首善之区”作出贡献！

2007年9月，由医院主持设计的“北京市西城区医疗服务共同体”正式启动，旨在明确各级区域医疗卫生服务机构在疾病诊断、治疗，以及慢病和健康管理、康复、保健、妇幼计划生育和疾病预防中承担的功能任务和提供的服务范围，建立各医疗机构间功能互补关系的整合型医疗卫生服务体系，实现全人群、全生命周期、全方位的健康服务。医院通过医疗卫生服务共同体的探索，致力于医疗卫生机构职能的转变、提高医疗卫生的工作效率和服务质量、建立方便、快捷、安全、有效、低价的基本医疗服务，缓解人民群众看病难、住院难、手术难的现实问题。

2007年11月，北京市卫生局下发《关于印发北京大学人民医院实行院务公开工作经验材料的通知》，全文印发了医院以“公开是原则，不公开是例外”为题的院务公开工作报告，向全市卫生系统推广医院院务公开经验。

2008年，医院院长王杉应邀作为卫生界代表参加国务院总理温家宝在中南海主持召开的征求政府工作报告意见座谈会。

2008年6月，医院正式启动“构建大型公立医院资源计划（HRP）系统”项目，探索国内大型综合医院财务、业务一体化运营管理之路。

2008年7月，由北京市科学技术委员会、北京市卫生局共同主持的“首都急救医学救援科技工程建设研究”重大科技项目阶段性成果“紧急医学救援无线移动信息平台”奥运应用正式在医院启动，标志着医院的应急急救体系实现了全程信息化的新模式，也将成为未来首都和医院应对各种突发公共事件紧急处置系统的重要组成部分。

二、医院目前的工作现状和水平

30年改革开放，为医院发展提供了良好的机遇。经过30年的辛勤耕耘，医院逐渐发展成为集医疗、教学、科研为一体的现代化综合性大学医院，是我国重要的医疗诊治、医学教育、医学研究中心。

目前，医院有正式职工2396人，其中中国工程院院士1名、高级职称专家442名。医院设有38个临床科室、13个医技科室，其中血液内科、心血管内科、骨科、妇产科、眼科、泌尿外科、儿科、皮肤科、风湿免疫科、肾内科等10个学科为国家级重点学科。医院还附设血液病研究所、肝病研究所、关节病研究所、应用碎石研究所等4个北京大学校级研究所。

医院承担着繁重的医疗任务，医疗水平处于全国先进行列。近10年门诊量由每年80余万人次增长为140余万人次，急诊量由每年10万人次增至13.4万人次，出院人数由每年1.9万人次增至近3.6万人次。在造血干细胞移植、肝移植、肾移植、关节置换、白血病、胃肠道肿瘤、恶性骨肿瘤保肢化疗、妇科恶性肿瘤、脊柱功能重建、骨与关节损伤、胸部微创手术、视网膜玻璃体手术、血液透析、快速心律失常、心血管疾病、自身免疫性疾病、内分泌系统疾病、糖尿病眼底病、突聋等方面的诊断治疗均有独到之处。

医院重视学科建设，在“医院主导、优化组合、拓展资源”的原则指导下，获各项科研基金资助项目数及资助金额逐年上升，2007年度医院负责、参加科研项目62项，获科研基金1.1亿元。30年来医院获国家科技进步一等奖2项、国家科技进步二等奖4项、国家和省部级科研成果奖94项。

医院落实科学发展观，提高自身管理水平，积极参与新时期医院及医疗卫生体制改革模式的探索，创新性地提出并实践“整合型医疗卫生服务共同体”模式，建立起各医疗机构间资源整合、功能互补的医疗卫生服务体系；通过启动医疗质量持续改进工程、推行“文明服务缺陷管理”，把“以病人为中心”的服务理念落实到医疗服务的各个环节和医院工作的各个方面；医院在国内率先启动“构建大型公立医院资源规划（HRP）系统”项目，开创了国内大型综合医院财务、业务一体化运营管理的先河；同时在后勤管理社会化、医院建设信息化等方面进行了多项有益的探索，充分保障了医院的高速发展。

这里走出了一大批出类拔萃、驰名中外的临床医学家、医学教育家和医学科学家，培养了难以胜数的知名学者和高级医学人才，为祖国的医疗卫生事业的发展作出了重要的贡献。

三、医院改革30年取得的主要成就

（一）医院办院发展战略、发展目标和指导思想日益明确

2008年，北京大学人民医院迎来90年华诞。建院伊始的“本仁恕博爱之怀，导聪明精微之智，敦廉洁醇良之行”的院训精神一脉相承至今，全院医护员工将一如既往地为广大人民群众提供优质的医疗健康服务，全力实现建设医、教、研、运营管理与国际接轨的大学医院的战略目标，力争成为面向全国的疑难急重症诊疗中心、临床医学教育创新示范基地、临床医学科学研发基地、医院和医疗卫生体制改革模式的探索实验及示范基地。

（二）对医院公益性质认识日益深刻

中共中央、国务院在1997年发布了《中共中央国务院关于卫生发展与改革的决定》明确了卫生工作的奋斗目标和指导思想，指出“我国卫生事业是政府实行一定福利职能的公益事业”。随着改革的逐步深入，尤其是近几年来，公立医院的公益性质日益受到重视，医院基本建立了强调社会效益，注重社会责任，同时也不忽视经济效益的经营思想。经过30年的改革，医院管理的视角不再局限于医疗机构内部，已从单纯考虑医院自身的发展转变为更加关注人民群众的整体利益。在医院

服务功能上，重视预防保健，重视医院感染管理，重视支援农村和基层，重视扶贫、支农、救灾，医院越来越注重履行其社会责任。

（三）医院整体素质和服务水平显著提升

经过30年的改革，医院医务人员素质、医疗技术水平、医院管理水平、硬件设施条件以及服务能力均有显著提升。在服务质量方面，对质量涵义的理解更加全面，医院日益重视医疗质量、患者安全和医疗费用的控制，重视贯彻“以病人为中心”的指导思想，重视对患者的人性化服务，重视医患沟通和医患关系的改善。实行医疗服务质量持续改善，从过去单一的医疗服务，发展为满足不同层次的医疗服务需求。在学科建设方面，从过去单纯的医疗工作转变为重视科研、教育，实施“科教兴院”的医院战略，重视知识，重视人才建设，重视医院无形资产的管理。拥有较为完备的信息系统，优化了患者诊疗流程，患者候诊时间和平均住院日数明显缩短。

（四）医院管理体制日益完善

医院由卫生行政部门的附属机构转变为自主运营的独立法人，医院领导管理体制从过去医院党政不分的领导体制，转变为院长负责制，医院的运营效率大幅提升。医院的人事制度，已实现了医院和员工之间一定程度的双向选择。医院实行绩效考核，实行岗位管理，引进竞争机制，实行多种形式责任制和激励措施，医院员工的工作积极性、主动性普遍提升。

（五）医院学科逐渐完善，优势学科高速发展

医院定位于面向全国的疑难急重症诊疗中心、临床医学教育创新示范基地、临床医学科学研发基地。因此在学科建设中，完善临床基本学科的学科建设，填补了多学科领域的空白，使原各学科充实完善并逐渐壮大。同时与发扬重点学科优势相结合。医院为各个学科提供学术平台、提供人力物力支持，积极培养学科带头人及人才梯队，大大促进了这些学科的形成与发展，同时也促进医院进入多学科普遍提高的良性循环。

（六）医院环境持续改善

医院新址的落成启用为医院的快速发展注入了新的活力。随着时代的发展，医院对门诊和病房楼进行了装修改造。装修后的医院门诊大楼，具有齐全的门诊、急诊和医技功能，并按照人性化要求进行了全新设计，众多新设备被引进投入使用，大大改善了市民就医环境。医院旧病房楼仍在装修之中。2008年医院新建并投入使用的新病房楼更是现代化、智能化的全新建筑，使病人的住院环境得到了极大的改善，同时针对不同层次的患者需求增设了特需病房。

（七）医院应急流程与应对突发事件体系逐渐建立

2003年春夏之交，医院遭受了突如其来的SARS疫情，在抗击SARS的同时，也引发了医院关于应急流程与应对突发事件体系建设的思考。经过数年的建设，医院应急流程与应对突发事件体系逐渐建立起来。在2008年“5.12”汶川特大地震发生后，医院领导立即组织临床科室、行政各部门负责人做了紧急部署和安排，并第一时间启动北京大学人民医院突发事件应急预案，连夜组织精兵强将，组成医疗应急小分队，同时积极筹备救灾物资，与北京其他8家医院组成北京市抗震救灾医疗队，共同奔赴四川地震灾区开展医疗救援工作。同时针对“首都急救医学救援科技工程建设研究”重大科技项目阶段性成果“紧急医学救援无线移动信息平台”奥运应用正式在医院启动，标志着医院的应急急救体系实现了全程信息化的新模式，也将成为未来首都和医院应对各种突发公共事件紧急处置系统的重要组成部分。

（汪铁铮　钟艳宇）

首都医科大学附属北京友谊医院

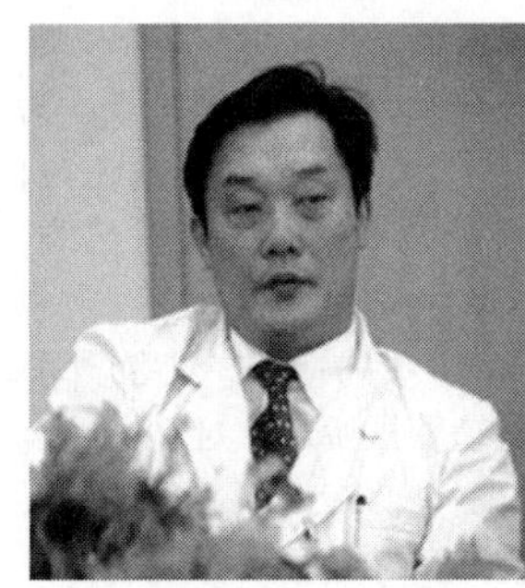

院　长：刘　建

副院长：魏　玫、张澍田、严松彪、张　健、谢苗荣、李　昂

刘　建　1954年10月6日出生，硕士学位、主任医师、教授。2003年12月任首都医科大学附属北京友谊医院院长。

首都医科大学附属北京友谊医院的前身是北京苏联红十字医院。在党中央和卫生部的直接关怀下，由前苏联政府及苏联红十字会援助于1952年6月成立。1957年3月，前苏联政府将医院移交我国，为了纪念苏联人民对中国人民的友谊，改名为北京中苏友谊医院。文化大革命中曾一度改名北京反修医院。1970年在周恩来总理的亲切关怀下，为扩大同世界人民的友好，改名为北京友谊医院。1991年，经北京市政府批准为首都医学院附属北京友谊医院。1994年更名为首都医科大学附属北京友谊医院。

改革开放30年，医院有了很大发展，已成为学科齐全，各具专业特色的综合性医院。医院占地面积94000余平方米，建筑总面积120000余平方米。承担着近200个合同单位12万余名职工、3000余名司局级以上干部及外宾的医疗保健任务，负担着房山地区医院和宣武区地区医院的会诊、转诊任务。年门急诊量130余万人次，年出院病人25000人次左右。

一、党的十一届三中全会后，拨乱反正，医院重申了全心全意为病人服务的指导思想，建立健全各级行政、业务工作机构，使医、教、研、防工作开始走上正轨。（1979—1983年）党的各项政策，对“文革”中及历史上遗留的冤假错案进行复查，对过去被错划为“右派”职工全部予以改正。

调整充实了组织机构。1979年，成立了护理部、门诊部。1983年，成立设备科，脑外科从外科分出来成为独立科室。全院党支部由17个调整为22个。

1979年5月，医院热带病研究室正式更名为北京热带医学研究所。叶剑英元帅亲自书写了所名。钟惠澜教授任所长，王正仪教授任副所长。1980年，该所被卫生部确定为世界卫生组织合作中心。承担世界卫生组织有关肺吸虫病、利什曼病、肝吸虫病、麻风病的流行病学研究、临床治疗和科研实验任务。

加强对医疗质量的管理。医院组织成立并恢复了学术委员会、医疗质量鉴定委员会、病案管理委员会、药物管理委员会，发挥各级医疗技术人员在管理工作中的作用。实行了住院医师24小时负责制；建立了医院行政总值班制；恢复主任、主治医查房制度。

1981年，病床数由原640张增加到710张。1983年，医院承担部分国家驻华使馆人员的医疗保健任务。

为提高医疗技术水平，各科积极开展了新技术。内科开展动态心电图、遥测心电图、体外反搏、超声断层、经皮经肝胆道造影、十二指肠逆行造影。外科系统恢复心血管外科手术，建立了导管室。首次使用人工血管作主动脉至肺动脉搭桥分流术。开展了选择性腹腔动脉造影，甲状腺淋巴造影。骨科开展人工关节置换术，包括全髋关节置换。妇产科应用超声波诊断早孕，染色体检查鉴定胎儿性别。眼科开展显微手术和眼底萤光造影。检验科增加了18项新检验项目，对12项生化项目，按世界卫生组织的标准，进行了质控，质控标准80%达到优良。细菌室获得满分，为北京市第一名。1982年，检验科发现4例异常血红蛋白，经医学科学院鉴定，送世界卫生组织，确认为国际上尚未见报道的特异型，定名为“Hb—北京”。

为提高临床诊断水平，添置了西德西门子公司生产的1250毫安X光机，价值70余万美元。对钴60治疗机大修更换放射源，并添置更新常用医疗仪器。1982年更新医疗设备，投资40余万元。

组织医院医士班毕业生脱产学习一年，经考试达到医师水平，全部评定为医师职称。

1980年经批准，医院开始招收硕士研究生，1983年首批4名研究生通过答辩毕业获得硕士学位。

为基层举办各种专修班，培训医技人员近500人次。派出内科，神经科、妇产科主任和中医科医师赴延安地区举办4期培训班。1981年与房山县医院签订了业务指导合同。同时，加强了对丰台区、宣武区几所职工医院的业务指导。

每年接受基层医疗单位和各省市进修生一百余名，举办全国性学习班四期，即：全国放射科呼吸系统病理诊断医师进修班；全国神经科医师进修班；全国内科心血管医师进修班；北京市内科医师学习班。

在国家实行对外开放方针指引下，于 1979 年开始向国外派出进修医师。1980 年，聘请了日本爱国华侨，新泻市山东医院院长惠京仔医学博士为院特约研究员。她赠送 6 台人工肾及全套水处理设备，价值 7000 万日元，帮助泌尿科建立起具有先进水平的血液透析室，使血液透析技术由比较落后的平板式透析，开始过渡到先进的滤过式透析。她还接受医院选派的 5 名医务人员赴日本系统学习日本先进的血液透析技术，为开展肾移植科研提供了必要条件。

二、在党中央对外开放，对内改革的方针指引下，医院把深化改革作为首要任务来抓。从领导体制、组织机构、班子配备、劳酬分配等方面进行了全方位的改革。(1984—1988 年)

1984 年 5 月，北京市卫生局明确友谊医院为改革试点单位，正式同意市卫生局与医院共同起草的技术经济责任制协议书内容，使医院改革进一步深化发展。

明确了临床医学研究所为院所合一机构，属院办所。市卫生局明确热带医学研究所为市属研究所，是院党委统一领导下的院所平行的科研单位。

医院进行了组织机构的调整。临床业务科室由原 20 个调整为 24 个。行政职能处室由原来的 14 个调整为 12 个，即五办（党办、院办、科办、教办、基建办）、五处（医务处、人事处、财务处、总务处、保卫处）、二部（门诊部、护理部）。科室主任一级中层班子，根据干部队伍要年轻化，懂专业技术的要求，作了相应的调整，科主任平均年龄由原 56.6 岁下降为 51.9 岁，全院护士长由原 82 名减少为 56 名，平均年龄由原 45.9 岁下降为 40.6 岁。

进一步强化了医院管理，行政职能处室各级人员实行岗位责任制，临床、医技科室在明确各级人员岗位责任的基础上，制订了医疗任务考核指标和质量指标，对业务技术科室实行技术经济责任制；在后勤部门凡是能以量和质考核的班组，如司机组、洗衣房、食堂等，实行承包责任制。

在劳酬分配方面，根据多劳多得，奖勤罚懒的原则，实行定额承包、超额提成的办法。奖金分配方面，全院实行院级、科室、班组三级职务奖励；制定一套管理和考核办法，对在医疗和管理工作中做出成绩的集体和个人实行单项奖励。

在医疗和管理工作中，注重社会效益和经济效益，努力扩大社会服务，增加服务项目。从 1984 年起逐步实行开放门诊，不限合同单位，全天挂号，同时，开设简易咨询门诊，问病开药，受到病人欢迎。实行专家挂牌门诊和专病门诊，逐步解决了群众看病难和找好大夫难的问题。

在此期间，医疗任务日益繁重，每天门急诊人数一般在 4000 人次左右，1985 年门诊人数达到 110 多万人次。儿科门诊一度突破每日 1000 人次。为提高对重症疾病的抢救治疗效果，内二病房建立了重症监护室。在医护人员中加强基础医疗和急救技术的训练。1987 年 3 月，北京市禽蛋公司鸭场 44 名职工因食物中毒，突发急性肠道感染，医院统一组织力量进行抢救，44 名病人痊愈出院，受到上级好评。1988 年，上海流行甲肝，北京地区受到影响，医院及时设立肝炎门诊，共检查诊治病人 3000 多人次。1988 年 8 月，北京地区红眼病流行，医院组织成立红眼病隔离区，有效地防止了交叉感染，控制病情蔓延，共诊治病人 13000 人次左右。

医院积极开展新技术、新疗法的应用，心胸外科 1984 年成功地进行了首例冠状动脉搭桥术，对马方综合症、主动脉瘤合并主动脉关闭不全的病人，进行带瓣人工血管移植和冠状动脉移植获得良好效果。开展了体外循环直视下心脏手术。应用牛心包修补巨大切口疝。骨科开展了显微外科手术，进行了 2 例断指再植获得成功。内科在中西医结合治疗危重、疑难病症的科研和临床治疗方面，取得显著成果。中西医结合治疗感染中毒性休克病死率下降为 12.5%（国内最好水平为 15%—17%）。儿科中西医结合治疗小儿病毒性肺炎病死率为 2.7%（全国平均病死率为 7%—11%）。儿科、内科、妇产科合作对乙型肝炎传播应用乙肝疫苗阻断方法成功率达到 91%。

为进一步提高临床诊治效果，1985 年添置了价值 100 万美元的电子计算机断层仪（CT）一台，购置了第一台计算机，更新了能放大 10 万倍的电子显微镜一台。

护理工作于 1984 年初开始，在部分病房试行护理责任制，采取多种措施加强基础护理，降低了陪住率。神经内科、儿科等实现了无陪住病房。

1984 年，北京第二医学院改名为首都医学院，医疗专业设五个系，医院被命名为首都医学院医疗二系。

1985 年，为加强医院信息管理和现代化管理，成立了计算机室，充实了专业技术力量，与有关单位合作设计编制了"医院管理系统"和"医院财务计算机管理系统"软件。

为适应医、教、研、防任务发展的需要，1987 年 10 月，正式开工兴建新医疗大楼共 14 层，建筑面积为 39650 平方米，总投资为 4000 万元。为改善急诊治疗条件，1987 扩建了急诊室，设留观病床 22 张。

1987 年 6 月 19 日，举行了医院建院 35 周年庆祝大会，党中央和北京市领导同志为医院题词。在发动群众的基础上，总结出十六个字的友谊精神，即"救死扶伤，精益求精，团结协作，勤奋向上"以增强职工爱院意识，增加凝聚力。

对外交流由一般接待逐步走向有目的派出人员进修学习，有重点的邀请有真才实学的学者来院进行学术交流。仅 1989 年一年就接待外宾 49 批，来自 12 个国家共 381 人次。交流的方式有同台手术、科研合作、技术讲座、举办学习班等，收到比较好的效果。先后与美国丹波瑞医院，密西根大学达拉斯医学中心，日本驹入病院等单位建立了联系。1987 年，聘请了日本神户大学外科斋藤洋一教授为医院技术顾问。

1988年与原苏联莫斯科显微眼外科研究所建立联系，引进了该所所长费尔德洛夫教授首创的放射状角膜切开术治疗近视眼的方法。1988年9月，医院与美国哥伦比亚大学联合在北京举办了急救医学学习班，来自全国17个省市47名学员参加听课。骨科与法国专家合作，引进了骨折后闭合髓内外固定术。

三、医院继续贯彻治理整顿、深化改革的方针，以争创"三级甲"，迎接亚运会为动力，加强教育，严格管理，抓质量，上水平，实施"八五"计划，推动了医院各项工作稳步发展。(1989—1991年)

1989年，将外科按专科分为三个独立科，即普外科、心胸外科、骨科。内科划分为心血管、消化、中西医结合、呼吸、内分泌、血液、肾病、风湿病八个亚科。成立了实验中心，对贵重精密仪器实行专管共用。1988年，成立改革办公室，继续分配制度改革。在奖励分配中采取综合目标，多元考核评价，奖金复合的办法，体现多劳多得。

医院把推行综合目标责任制，实行科学化管理，提高医疗质量，改善服务态度，做为医院建设的重点，将各项工作、业务建设全面实行目标管理，确定医、教、研、防、政治学习、医德医风、后勤管理等各个主要方面应达到的要求和水平，制订了目标管理实施方案。先后建立健全各项规章制度，统一格式，装订成册，每科室一份，做到人人皆知，其中有医疗工作、护理工作、门诊工作、党务工作、廉政建设、宣传工作、信息工作、科教、人事、总务保卫等195项。1990年初，全院开展"学习白求恩，争创三级甲，迎接亚运会"活动，向北京地区评审委员会申报三级甲等医院，于1991年12月，医院正式被评为三级甲等医院。

为加强医院民主管理，先后建立和调整了23个委员会，有医疗质量管理委员会、病案管理委员会、医疗质量鉴定委员会、学术委员会、学位委员会、公共关系委员会、药物管理委员会、病案委员会、医院感染管理委员会、医疗设备管理委员会、计量管理委员会、物价管理委员会、继续教育委员会、健康教育委员会、计划生育委员会、社会监督委员会、保密委员会、交通安全委员会、防火安全委员会、治安保卫委员会、福利委员会、食堂管理委员会、实验动物管理委员会。

在医疗方面，为落实市卫生局颁发的48项临床、护理、医技质量控制和检查指标，保证医疗质量稳步提高，狠抓基本理论、基础操作、基本技能的"三基"训练和考核。抽调4名有临床经验的副主任医师，对病历质量进行检查。

内科在心胸外科、放射科、麻醉科、中心手术室的协作下，邀请国内外专家来院合作，进行冠状动脉扩张成形术和溶栓术，填补了医院技术空白。在常见病治疗方面，内科肝硬化出血死亡率始终保持在10%－15%之间，中西医结合治疗感染中毒性休克，多脏器功能衰竭抢救成功率达国际水平。心肌梗死抢救成功率居国内先进水平。在总胆道取石、梗阻性黄疸的胆道内置管引流，经皮经肝穿刺与十二指肠镜相结合的内置管引流，在国内外都具有较高的水平。自1976年首次在国内开展第一例肾脏移植手术到1991年底已作近900例，成活率达到国际先进水平。普外科采取限制性门腔侧侧分流术治疗门脉高压症，曾获部级科研成果。1988年，眼科在国内率先开展了放射状角膜切开术治疗近视眼。根据我国病人的情况，不断总结经验，到1991年底共作4000余只眼，术后效果良好。

发挥大医院技术优势，支援农村，支援基层，开展共建三级医疗网建设。1990年医院与房山区卫生局签订了技术合作协议，在技术业务人才培养和设备上给予协助。经过共同努力1991年，房山区第一医院被评为二级甲等医院，房山区南尚乐卫生院被评为一级甲等医院。

在人才培养方面，对住院医师实行学分制，坚持实行14小时岗位责任制。对毕业五年以上的住院医师，进行内部主治医师资格认可评审，到1991年底已有60余名医师取得主治医师资格。医院还拨出专款在部分临床科室设立无学位研究生，为优秀人才脱颖而出创造条件。积极开展对外交流，先后与美国、苏联、澳大利亚、日本签订了人员交流意向书，逐步做到有计划地派出人员进修学习。

1990年，第十一届亚运会在北京召开，医院承担亚运村（部分）、北京饭店贵宾楼、先农坛体育场三个点的医疗任务，派出27名医护人员。期间，成功地抢救了患急性广泛性前壁心梗的亚洲网联主席，对一名外国运动员准确地进行了性别鉴定，及时诊断了一名宫外孕病人。受到亚运会组委及上级的高度评价。

1991年，我国南方几个省遭到了百年不遇的洪水灾害，医院除积极号召广大职工积极捐款捐物外，还选派十名同志组成医疗队，奔赴安徽重灾区为当地灾民进行治病、防病，带去了首都人民的情谊，受到当地政府和群众的高度赞扬。

四、医院以邓小平同志建设有中国特色社会主义理论为指导，坚持党的基本路线和卫生工作方针，坚持病人第一，质量第一的办院宗旨，医疗质量和服务水平稳步提高，取得了明显的社会效益和经济效益。(1992—1995年)

1994年9月，根据北京市编制委员会指示，医院更名为首都医科大学附属北京友谊医院。

医院对科室体制进行了调整。在过去基础上，于1992年成立了超声科、高压氧科、声相宣传科。1993年，将原内科分设为消化内科、心血管内科、感染内科、内分泌内科、肾病内科、呼吸内科、血液内科、风湿内科8个独立科室。原核医学科分设为核医学科和肿瘤放疗科。计算机室设置为独立医技科室。成立了急诊科。

1995年，北京市实行大病统筹医疗管理办法，医院的医疗合同单位达到820个24万职工和近5000名局级以上干部及外宾的医疗保健任务。医院有病床854张，病房由28个增加到34个。

重点抓了科主任查房质量、病历书写和对危重、疑难、重点三类病人的医疗工作。从提高质量出发，加强岗位责任制入手，进一步完善了医院规章制度，编印了《北京友谊医院诊疗手册》等，规范各项医疗工作。院长与各科主任签订了目标管理责任书，成立了质量监控小组，实行二级质量监督。在北京市13家大医院医疗统计秩和比分析中，1992年、1993年医院排列第四位，1994年位居第三位，1995年仅次于协和医院，位居第二位，体现了医院医疗总体水平和综合实力在不断上升。

医院积极开展新技术，加强临床医学研究与实践，充分发挥医院的综合优势，体现出医院的特色。1994年5月，对62名军训学生暴发性痢疾的抢救中，全院各科室密切协作，精心救治，创造了医院历史上抢救病人最多、病情最重、抢救效果最好、出院最早的优异成绩。从死亡线上夺回了中毒性休克合并脑衰的年轻学生马丽的生命，创造了奇迹。同年9月20日，胸外科医护人员在11个科室的大力协作下，连续奋战14个昼夜，救治伊朗枪伤的儿童康复回国。到1993年11月3日，肾移植手术突破1000例，异体肾移植一年人肾成活率达90%以上。心胸血管外科首次开展了搭双桥同时换双瓣的高难度手术，并率先在我国采用超声手术刀切除肺部多发性转移癌获得成功。首创乳腺Ω形局部切除成形术，同时在国内首次采用国际先进的双吻合钉技术行低直肠癌保肛手术获得成功。

1995年通过了卫生部专家的评估验收，被评为爱婴医院。

支农支边医疗工作。除担负房山地区医院等下级医院的会诊、转诊任务外，还对内蒙古赤峰市、广东高州市、山东宁阳县、河北一州医院等给予对口医疗支援。1995年5月，医院派出了赴西藏那曲医疗队，6名队员历时8个月，克服重重困难，圆满完成任务。

1994年，病房全部迁入14层新病房大楼。检验、放射、超声等科室搬入医技楼。主楼经过整理装修，作为门诊楼向病人开放。儿科病房和门诊迁入东院4层白楼。经过这次调整，改变了医院20年门诊简陋、狭窄的状况，扩大门诊面积2000多平方米，门诊病人的就诊条件、医务人员工作条件和住院病人的修养环境都有了较大改善。

1994年科研工作上了新的台阶，有37项成果获奖，其中市级成果达33项，获奖数目和金额居北京市卫生局系统第一位。胸心血管外科主任王天佑教授，首次在临床开展动力性心肌成形术（包心术）获得成功，填补了骨骼肌心脏辅助临床研究和应用的空白。该项研究获得卫生部级二等奖、北京市级一等奖和发明金奖。1995年又成功地完成了第2、3例“包心术”，在医院医疗史上创下新记录。

加强对外交流合作。先后邀请美国、新加坡等外宾来院进行冠状动脉导管扩张成形术和搭桥术。医院接受日本生驹病院生驹一正院长、日本新泻市山东医院院长惠京仔医学博士再次赠送先进的人工肾及全套附件。妇产科与法国里昂医科大学合作，开展了腹腔镜下输卵管成形术及卵巢囊肿切除术，被市科委确定为第六届中法科技混合委员会合作项目。

在深化教学改革中，不断增强带教人员教学意识，努力提高教学质量。开展了英语教学查房，完成了系列教学录相，有6套教材获首医大优秀教材奖。医院护校1995年被北京市高教局确认为办学条件合格学校，成为北京市唯一的院办护校。

医院重视职工在职教育，设立了院内研究生每年10名。贾继东被评为全国首届中青年医学科技之星，被市科委列入“科技新星计划”，为跨世纪培养人才。

在保障基本医疗服务的前提下，开展了多种形式的特殊服务，如高价病房、点名手术，为患者提供了优质、高效、多样的医疗服务，也为医院创造了经济效益。医院与丰台区华山医院合作，开办了友谊医院第一分院。1994年，医院与滨河医院合作，开办了第二透析中心。1992年8月，成立了北京友谊医院科学技术开发中心，为医院的产业开发探索路子。

物价管理接受群众监督。从1994年起“双信”管理工作，受到市、局两级的检查和肯定，被连续授予宣武区“物价计量信得过”单位称号。

1994年，医院依靠自身力量，完成了计算机联网工作。各病房护士站设立计算机工作站，对病历首页、医嘱、医疗费用等方面实行计算机管理。医院会计账务处理，住院处病人住院费用结算、医疗工作统计、各职能处室管理系统均进入计算机网络。在北京市属医院中首家实现计算机联网。

截至1995年底，医院设备达3650台件，总金额达8034万元。大型仪器有心血管数字减影显示系统、PK2000CT机、直线加速器等，提高了诊疗效果。

开展征集院训活动，经过全院职工一年多反复讨论、提炼，于1995年9月，总结出凝集全院职工心声的“仁爱博精”四个字，既体现了医院传统精神，又突出了医院特色和奋斗目标。

五、医院继续坚持以邓小平理论为指导，认真贯彻和落实党的十五大和全国及北京市卫生工作会议的精神，坚持物质文明建设与精神文明建设两手抓两手都要硬，广泛开展“质量年”活动，以病人为中心，深化改革，加强管理，改善服务，提高质量，职工素质得到进一步提高，创造了较好的社会效益和经济效益。(1996—1998年)

医院对病房床位布局进行了调整，扩大了急诊科，使留观病床达到65张。全院病床947张，设有临床科室

25个，医技科室18个，职能处室13个，全院职工2184人。新建血液透析中心，有床位40张，规模在全市领先。建立了友谊医院第二住院部，为本部拾遗补缺，满足了病人住院需求。成立著名专家会诊中心。为适应2000年人人享有卫生保健，满足群众对卫生服务的需求，面向社会开办了人人健康学校，何鲁丽任该校名誉校长。该校每周举办一次免费宣教讲座，深受欢迎。开设了儿童健康中心，成为全市首家为儿童健康提供咨询保健的机构。1997年由文化部、卫生部、民政部批准，医院创办的“中国艺术医学协会”成为国内首家艺术医学的专业性学术团体。经过严格考评，卫生部正式批准医院为临床药理研究基地，接受临床观察药物和药品临床验证。此项工作的开展，把医院临床药理研究水平提高到新的高度。

在此期间，医院开展新技术新疗法共113项。抢救危重病人3387人次，抢救成功率77.4%。成功抢救了经济日报社集体食物中毒的40名工作人员。10多个科室近60名医护人员团结协作，历时20小时，40位中毒病人均好转出院。呼吸内科成功地抢救了一氧化碳中毒23名中学生中唯一幸存者王洪亮，从死亡线上夺回了年轻的生命。消化内科用连续或密集结扎法治疗食道静脉曲张，提高了疗效，并在国际消化内镜学会上报告及操作表演，受到好评。

医院坚持以病人为中心，狠抓以缩短平均住院日为重点的质量效益型管理。市卫生局及市公费医疗办统计表明，被调查的32种单病种住院费用，其中急性心梗和脑梗死等12种疾病，我院收费最低。其他各项指标均获第一。门急诊工作从方便病人入手，编写《住院指南》、《就诊指南》，实行导医服务，为病人当好向导，推出新举措为病人办实事24项。实行每周六上午开放门诊；集中挂号与分散挂号相结合。护理工作开展“以病人为中心”的系统化整体护理，要求责任到人，护理到位。在全院34个病区编写81本健康指导宣传手册，把有关疾病的治疗、用药、注意事项介绍给病人，出院时又向病人说明康复中的注意事项，收到良好效果。

1998年，接受并通过北京地区临床教学基地评审。在29项设有A级指标的项目中，有21项达到A级标准，居北医、首医26家医院的临床教学基地中第二位。

为培养跨世纪的科技人才，培养学科带头人，1996年设立院内科技新星，实施Ⅱ－五工程，计划五年内培养25名高水平科技人员，并从时间、课题及经费上给予保障。1998年首批5位科技新星经专家评审，全部毕业。三年期间毕业的博士研究生7人，硕士研究生27人。

三年获得上级资助课题71项，其中国家级1项，部级9项，市级20余项等，热研所中标课题12项。获得科研成果57项，其中国家级三等奖1项、市级二等3项、市级三等13项、局级40项。在各类杂志发表论文885篇，其中国际级27篇，全国级256篇，省市其他591篇。专著38篇，译著3部，著书6部。

加强重点学科建设。成立了北京市卫生局泌尿外科研究所，并与美中技术交流学会、美国莱姆德公司联合成立Terasaki配型技术培训中心。在医院建立的北京市肝病、急救医学中西医结合科研基地通过了北京市中医管理局的评审，成为北京首家中医药科研基地。王宝恩教授的阻断与逆转肝纤维化的实验与临床研究取得了突破性进展，达到国际先进水平。造血干细胞移植基础临床研究已列为北京市重点扶植课题，移植3例均获成功。首医大肿瘤学研究与应用中心设在医院实验中心。

贯彻“技、工、贸一条龙”的精神，努力使科研成果转化为产品进入应用，如制剂中心生产了“861合剂”和“912液”，用于肝纤维化和重症多脏衰的治疗。用于治疗软组织损伤的“愈合带”；用于活组织检查，病理科开发的“负压穿刺器”以及“自动气囊、止血器”、“驱血带”等均在临床广泛应用。

作为北京市“总量控制，结构调整”改革方案的第二批试点单位，自1997年7月正式开始实施。通过认真大量的前期准备、调研测算、分解各项指标，制定实施细则和监控措施。加强效果分析，及时反馈情况并调整控制等办法，使当年下半年医疗药品总收入比前一年同期增长15.19%，药费增长未突破总控规定指标，保证了总控指标的顺利完成。

1998年的抗洪救灾中，医院派出11名医护人员组成医疗队奔赴内蒙古进行抗洪救灾。被卫生部授予抗洪抢险救灾防病先进集体称号。王宗仁圆满完成两年赴几内亚医疗队的援外任务。

在此期间共接待47批来自15个国家和地区的医学专家、学者，进行讲座、访问及交流230人次，办理公派出国，参加学术会议、访问考察224批，303人次。妇产科完成了中法混委会科技合作项目，独立开展了腹腔镜手术，并在国内处于领先水平。骨科主办了全国人工髋关节高级研修班，6个国家和地区22位骨科专家学者和国内各大医院150多名学员参会，收到良好社会效益、学术效益和经济效益。

1998年，市委宣传部、市卫生局党组在全国政协礼堂举办了李桓英事迹报告会，何鲁丽副委员长向李桓英颁发了中国医学基金会首届医德医风“圣洁杯”奖。在文化宫举办了李桓英事迹摄影展。在此期间，还涌现出青年先进分子，如被团市委授予“五四”奖章及局级十佳青年的贾继东博士、北京市优秀青年知识分子苏建荣、北京市青年岗位能手田野。连续第15年被评为首都文明单位。

六、1999—2001年是世纪交替之时，医疗体制改革在北京市全面启动，医院也确定了今后的发展方向和工作重点，即：坚持科教兴院方针，继续发展综合优势，加大重点学科和重点扶持学科的支持力度，突出中西医结合特色，加快中层干部队伍革命化、年轻化、知识化、专业化进程，下大力改善医院硬件，为病人提供优良环境和优质服务，为21世纪竞争发展创造良好条件。(1999—2001年)

完成了机构调整，缩减编制10%，人事制度改革

1999年6月通过了市卫生局、市人事局、市财政局的验收。改革办公室更名为经济管理办公室；成立了审计处；声像宣传室与预防保健科的健康教育组合并为宣传教育科；肿瘤放疗科和核医学科合并为核医学科。撤销了幼儿园，停办了护校，合理分流了人员。完善干部聘任程序，聘任前对各科领导班子进行全面的民主测评和张榜公示，对护理部主任的职位实行了公开竞聘。选拔优秀的中青年知识分子充实到领导岗位。目前中层干部中40岁以下的硕博士研究生已达17名，中层干部平均年龄已降至48岁。后勤社会化改革在分步实施，对洗衣房、食堂、电梯先后进行了承包。分配上打破大锅饭，按苦累脏险差、科研、急救等十二项评比内容，出台了新的奖金分配方案，更加体现了按劳分配的原则，调动了职工的积极性。

2001年北京市医疗保障制度改革全面铺开，医院作为首批医改试点单位，1月1日，率先在全市开通了医保网络，顺利实行了市民卡就诊，得到市领导的充分肯定，受到市劳社局的奖励。在大范围医改定点医院选择中，43万参保人员选择友谊医院，仅次于协和医院，位居第二。

继续实施“总量控制，结构调整”的改革方案，坚持动态管理。2000年、2001年医院收入以11.07%、10.23%的速度逐年增长，药品收入占总收入比例则呈下降趋势，增长率分别下降3%、5.86%，到2001年药品收入占总收入的56.07%，住院病人药费支出同比降低10.44%，实现了降低药品收入比例的预期目标。

1999年先后与驻区四家社区医院签定了双向转诊协议，在北京率先建立了“大病进医院，小病到社区”的连续性医疗服务新模式。2000年成立了北京友谊医院集团。集团共包括一、二、三级医院9家，涉及宣武区、丰台区、房山区和博爱医院、北京大学校医院。在区域卫生规划指导下，以技术合作，优势互补，资源共享，共同发展为原则，向居民提供全方位、多层次的医疗服务。

为满足干部、外宾及其他高层次医疗服务的需要，医院成立了医疗保健中心。自1999年6月28日运营，接待门急诊患者上万人次，与国外18家保险机构签定了医疗合同。2000年与澳大利亚合作，创办了北京友谊医院——环球医生远程医疗网站。

发挥综合医院优势，积极开展新技术新疗法，满足病人需要。呼吸睡眠诊治中心、神经系统分子疾病诊治中心、宫颈疾病诊疗中心、北京市皮肤科疑难病会诊中心先后挂牌成立，建立了心理疾病及疲劳门诊。

2000年6月15日，心血管疾病诊治研究中心揭牌成立，为心血管疾病，特别是多发及常见的冠心病的诊治提供了快捷、有效的手段。中心组建一年半，工作量成倍增加。开展冠脉搭桥手术超过二百例，PTCA471例，冠脉造影1445例，心脏介入手术2458例。胸骨正中小切口不停跳冠状动脉搭桥术、非体外循环冠脉搭桥术、经桡动脉冠脉造影及PTCA等五项新技术处于国内领先水平。

2000年医院作为首医大医疗二系正式更名为首都医科大学第二临床医学院，发展成为多层次的临床教学基地，承担着首医大临床医学专业七年制。五年制医疗、影像及检验三个专业方向的临床教学任务。医院不断加大教学硬件的投入，教学用房面积增加达1600平方米，建成三个多媒体教室，实现了教学设备现代化。1999年被指定为北京市首批全科医学培训基地，组织完成了三届全科医生骨干班及规范班的培训。急诊科、放射科、骨科、神经内科、消化内科、感染内科、耳鼻喉科、心脏中心、热研所、临研所举办了国家级学习班。1999年消化内科主办了全国消化内镜与消化疾病进展学习班的国家级继续教育项目，来自全国20个省市的80多名消化内科专家参加，并通过金卫网向全国直播。2000年新世纪心血管战略研讨会成功举办，来自全国18个省、市153家医院的200余人踊跃参加。2001年热研所主办全国第四届弓形虫学术研讨会和全国囊虫病学术研讨会，得到全国同行的广泛认同。

人才是医院持续发展的原动力。为促进学科建设，1999年向社会公开招聘学科带头人及技术骨干。2000年，批准制定了每年划拨60万元资助中青年医务人员短期出国进修的计划，2001年加大投入至100万元，两年已资助11人出国学习进修，大大激发了医务人员和研究人员的学习积极性和上进心。

积极争取重大课题立项，推动重点科室建设。2001年，医院批准设立科研启动基金，第一年投入50万元，用于申报课题的前期研究，激发各级医务人员的科研积极性。消化内科（含肝病中心）被评为首都地区卫生重点学科，泌尿科、感染急救医学、病理科通过了市卫生重点学科评审，影像诊断、临床麻醉、普外科、血液科、儿科被评为重点扶植学科，感染急救科作为组长单位申报2002年北京市重大研究课题获得批准，资助总金额1500万元以上，确立了医院感染内科在重症感染多脏衰的诊断治疗方面的国内领先地位。医院已拥有市卫生重点学科4个，市卫生重点扶植学科5个，学科建设取得长足发展。

李桓英教授与中国医学科学院皮研所合作的全国控制和基本消灭麻风病的策略、防治技术和措施研究获得国家科学技术进步一等奖。王宝恩教授的阻断与逆转肝纤维化的实验与临床研究获国家科技进步三等奖，张淑文教授的急性感染并发MODS中西医结合诊断和治疗的研究获市科技进步一等奖，王质刚教授的血液透析充分性的临床研究和翁小满研究员的早期麻风病实验诊断的研究获市科技进步三等奖。

1999年《友谊医刊》更名《友谊医学》，2001年获得国家科技部和国家新闻出版署的批准，以《临床和实验医学杂志》为名，向国内外公开发行，这对于提高医院的学术水平和扩大医院影响将起到十分重要的作用。

加强国际交流，派出去引进来，促进医疗技术水平与国际接轨。骨科主办了三届全国人工髋关节高级研修班，邀请来自国内外骨科专家讲学并演示。泌尿科与美国加州大学器官移植中心合作建立了器官移植组织配型中心。2000 年 9 月 21—24 日，医院心血管疾病诊治研究中心与朝阳医院、阜外医院联合举办第 11 届国际长城心脏病学术会议，来自 15 个国家 100 多位心脏专家代表参会，心脏中心主任贾三庆博士在会上作了学术报告。日本爱国华侨、日本新泻山东医院院长、医院特约研究员惠京仔博士 1999 年获得北京市荣誉市民光荣称号。

加快环境建设，增添改造硬件设施，为病人创造良好的就医条件称为世纪之交的重头戏。完成了门诊大楼全部外装修及门窗更新，拆除临建 1100 平方米。先后在病房楼、门诊楼、医技楼、妇泌楼使用先进的环保节能科技手段水源热泵建成中央空调系统。拆除了旧锅炉房和大烟囱，新建燃气锅炉房，为改善北京市环境污染状况作出贡献。在北京率先安装了物流系统，大大方便了医疗工作。装修改建了中心手术室、心脏中心导管室、泌尿科手术室、口腔科门诊、二门诊等，为病人提供了一流的就医环境。仅 2001 年就完成了大小 19 项工程，投入资金近 7000 万元。在市委、市政府、市卫生局的关怀和大力支持下，现代化的门急诊大楼建设工程于 2001 年 11 月 12 日正式开工，被列入 2002 年北京市奥运重点工程。

在精神文明建设方面，以病人为中心，全面开展规范化服务达标工作。从提高认识入手，从不方便患者就医的工作程序上改进，从不适应患者需要的制度上改革。实行了病人选医生，实现了病人出院当天即可得到住院费用明细账单。2000 年开设双休日双半日门诊，对特困户建立爱心门诊和经济病房。门诊设值班主任，病房设咨询部，在解决病人困难方面起到了服务、协调、宣教、沟通作用。在市卫生局每年进行的达标复验中，医院病人综合满意度均在 95% 以上，综合得分 96 分以上。2000 年，更是取得了双满分的优异成绩。

2001 年急诊科率先开展了“一站式”服务，提出了尽可能为患者创造舒适的就诊环境，尽可能地解决急诊患者的检查和治疗，尽可能为患者提供快捷的急救服务的“一站式”服务目标。投入 300 万元改善急诊室基础设施，建立了有 65 张病床的急诊科病房和监护室，进一步完善了急诊科的人员结构。做到急诊患者化验和检查基本不出科、各专业急诊患者诊断和急救处理不出科、严重复合外伤的抢救基本不出科，提高了抢救成功率，得到市委龙新民副书记的充分肯定，市卫生局召开工作现场会推广“一站式”服务经验。急诊科被团中央、卫生部命名为青年文明号。

李桓英被授予全国先进工作者称号，贾继东被授予北京市先进工作者称号。消化内科俞力、内分泌科副主任洪旭先后参加赴疆医疗队，两位同志的出色工作受到当地人民好评。2000 年，以严松彪为队长的赴几内亚医疗队圆满完成援外任务回国，由于表现突出，为祖国为首都医务工作者争得了荣誉，受到卫生部、外交部、市卫生局的表彰和奖励。

2001 年，世界大学生运动会在北京举行，医院被指定为大运会医疗中心的组建牵头单位，为大运会医疗中心整体保驾护航。23 名医务人员在大运会医疗中心主任高东宸院长带领下，出色地完成了大运会医疗中心及指定医院任务，展现了友谊人良好的精神风貌。在大运会组委会举行的总结表彰大会上，医院作为先进集体、院长作为优秀共产党员受到表彰。

七、本阶段以开展医院管理年和创建人民满意医院活动为目标，以提高医疗质量和保证医疗安全为核心，以优化医疗工作流程，方便病人就医为重点，坚持科教兴院，人才强院，提升核心竞争力，加强管理，完善服务，医院的政治文明、物质文明和精神文明建设取得了新的进步。(2002—2007 年)

2004 年新门、急诊大楼的启用，是友谊医院发展史上的里程碑，标志着医院进入了新的发展阶段。新楼实现了办公自动化、信息管理自动化、消防报警自动化和医院管理智能化，设施、设备的设计充分体现人性化要求，为患者提供了更加方便、舒适的现代化服务流程和就医环境。在新楼启用之时，引入物业管理，逐步使医院专注于医疗工作。2006 年又完成了面积达 24000 平方米的旧门诊楼装修改造，作为第二住院部投入使用。大大改善了患者的住院环境。

2004 年，将医务处和门诊部合并为医务部，统一管理医疗工作。成立了客户服务中心，专门接待病人，疏通医患沟通渠道。2005 年，基建处和总务处合并，成立后勤管理中心，精简后勤机构，转变职能。

几年来，医院有目标的引进和培养人才，促进重点科室的建设和发展，各学科的人才梯队基本形成，结构得到改善。努力探索人事工作的改革与创新。2003 年首次推荐和自荐的方式产生出新的护士长，采取了跨科室的配备任用。招收了第一批 5 名合同制护士。2004 年，试行了专业技术职务评聘分开的工作。

2003 年作为全国首家医院接受并通过了卫生部组织的医院评审专家的考评。评审的经验和体会，通过论文发表，并在中华医院管理年会上进行大会发言，作为经验推广。

2002 年，成立了全市三级医院皮科专家汇集的北京市皮肤病专家会诊中心，全市第一家跨学科、跨专业的北京友谊医院疑难病会诊中心以及腹膜透析中心。

2003 年 9 月，北京市消化疾病中心正式在院挂牌成立，最大限度地满足病人特别是外地来京患者诊治消化疑难重症的需求，提供“一站式”先进、系统、人性化的服务，成为京城首家多学科联合的消化疾病诊疗中心。同年筹建了北京市血管外科中心。开创性地开展了两例异基因骨髓移植，其中一例成为建院以来第一例无关供者异基因骨髓移植。

急危重症的救治能力不断提高。急诊科迁入新楼时，配备了各种先进的监护、抢救设备及标准的手术室，成为北京市规模最大的急诊科。同年成立了中心 ICU，组建了一支精明强干的危重症救护队伍。开展“一站式”服务，做到为病人服务“四不出科”，危重患者立即就地抢救、急会诊等待时间不超过10分钟、绿色通道24小时畅通、护工陪送一条龙等。急诊科作为卫生系统唯一代表，被授予首批北京市青年文明号十佳集体“新世纪号”荣誉称号。

2007年在医院管理年和创建人民满意医院活动中，新制定规章制度111项，修订244项。经过对诊疗科目准入项目的清理，北京市器官移植配型中心、临床化学检验专业、临床细胞分子遗传学专业检验和增加器官移植（肾）诊疗科目得到市卫生局批复。申报技术准入项目非血缘造血干细胞采集、移植技术，产前筛查医院资格，肾移植技术，冠脉介入技术，心律失常介入技术和起搏器置入技术及冠心病介入培训基地均通过专家评审。

提高基础护理质量一直是护理工作重点，重新修改和制定了全院护理规章制度和标准，并在实践中不断完善。组织成立了8个全院性护理质控组，实行护理质量动态。经常性进行护理技术培训和演练，近年加强了对外交流工作，走出去，请进来，以适应现代医学发展的需要。规范ICU护士执业行为，2003年心脏中心CCU、ICU以总分第八的成绩通过“北京市重症监护专科护士临床实习基地资格的认证”。2006年北京市护理质量控制与改进中心落户医院，确立了在北京市的护理地位。2007年完成北京市护理质量控制与改进中心审核并获得通过，护理部主任郑一宁获得首都十大白衣天使称号。

在与突如其来的“非典”疫情斗争中，医院反应迅速，措施得力，圆满完成各项任务，实现了院内零感染。

2003年3月28日，医院急诊科接收了第一例SARS患者，医院迅速开辟临时诊室和隔离病房，应对突发疫情。其后几经改造和扩充，成立正式的拥有16张床的隔离病房。SARS期间共收治患者132人，医学观察237例。接获转运宣武医院住院病人任务后，在精心组织和全员通力配合下，仅用38小时即安全、高效地完成了任务，接收转运病人134人。先后派出支援佑安、地坛和整建制支援胸科医院的三批医疗队共189名战士。首批医疗队在深夜接到指令后半小时内出发，第一时间到达胸科医院，克服重重困难，迅速建章立制，成为全市第一支有章可循的医疗队，做了大量开创性的工作。负责胸科医院50张床位，共收治病人61人次，其中重症患者31人。

医院还成立名誉院长王宝恩教授领衔的专家组，对前线的医疗诊治工作给予了重要的技术支持。参与科技部、国家中医局，承担市卫生局、市中医局等5项“防治SARS科研课题”，通力攻关。获得SARS课题经费近300万元，位居全市综合医院第一。

党委被评为北京市和卫生局抗击“非典”先进基层党组织；医院获全国“三八”红旗集体、首都抗击“非典”先进集体称号；北京市总工会授予医院第一批抗击“非典”医疗队首都劳动奖状和首都抗击“非典”先进集体。

2005新年伊始，在36小时之内紧急组建了7人国际救援医疗队，奔赴斯里兰卡希卡杜瓦镇，出色完成东南亚地区海啸医疗救助工作，获得全国总工会颁发的“人性关怀　爱心救助”先进集体称号，获北京市总工会授予的首都劳动奖状。

在2006年广州管圆线虫病事件上，充分发挥了医院在应对突发公共卫生事件方面的能力和热带医学专业优势，受到卫生局通报表彰。

2007年制定《北京友谊医院医师下乡支农管理规定》，将支援农村卫生工作与开展医院管理年活动相结合，与继续教育、培养人才相结合，与医师晋升、聘任、考核相结合。4月1日，正式启动并落实与社区医院的双向转诊机制。

加大科研管理力度，完善落实ABC科研等级管理工作，明确临床科室发展目标和主攻方向，制定、补充和修改一系列科研工作制度，对获得各级课题经费支持的项目给予相等的经费匹配，调动了全院医务人员的积极性。2007年成立学科建设委员会。遴选重点学科，逐步完善学科建设体系，以实现“综合优势明显，专科特色突出，国内一流，国际知名的大学医院”的目标。举办首次专题科研教学工作会，旨在以医疗为基础，以学科建设带动医院的发展，提升医院的核心竞争力。

科研课题申报数量和质量、中标等级逐步提高。2002年由医院领衔的7所三级医院承担的北京市科技计划重大项目课题《重症感染创伤并发多脏器功能衰竭诊治规范化，降低病死率的研究》，通过市科委组织的专家论证，正式启动。这是医院第一次作为依托单位承担市科委大样本、多中心的科研项目。肝病中心以抗病毒抗纤维化治疗改善慢性乙型肝炎预后的研究课题，作为佑安医院承担的市科委重大科研项目的分课题，获得资助金额118万元。这两个项目的立项，标志着我院感染内科、肝病中心在北京地区相关专业中处于领先水平。实验中心通过国家中医药管理局三级实验室评审。对科室年度发表科技论文实行量化管理，完成指标与科室科研目标和科主任管理责任制挂钩。论文的数量和质量稳步提高。2004—2006年，论文发表的数量连续三年以每年十位的速度在前一百家医院中提升。2007年更在中国科技论文产出信息前一百家医院中又提升了20位，在首医大系统中列第2位。

2002年热带医学研究所李桓英研究员作为全国控制和基本消灭麻风病的策略、防治技术和措施研究项目第一完成人获国家科技进步一等奖。中组部、中宣部、人事部、科技部四部委授予李桓英研究员全国杰出专业技术人才荣誉称号。

2005年成功申报和成立北京市李桓英医学基金会，加强中青年科技人才培养。2006年以王宝恩教授名字命名的肝纤维化研究基金正式成立，它将为我国肝炎防治工作起到推动作用。

科技成果推广工作开创新局面。2004年7月成立了“复方丹芪和肝颗粒”开发小组，就有关“逆转肝纤维化、肝硬化的中药复方及制备方法”发明专利实施许可与印度尼西亚BIO－LIFE公司达成了协议，首次完成了科研成果的转让。

发挥综合性医院的教学优势，打造大学型医院。2005 年成为首都医科大学消化病学系和首都医科大学麻醉学系的主任单位和挂靠单位。2007 年在原有消化、影像、麻醉 3 个学系基础上，新增骨科、中西医结合 2 个学系。

作为北京市首批住院医师培训改革试点单位，2002 年第一届基层医院住院医 13 人，分别进入内科、外科、妇产科进行为期三年的培训。同年临床技能培训考试中心在院建成，提供了更规范的教学条件。2007 年建立内科总住院医师制度。制定了一套总住院医师培训方案，从入选、考核、培训、动态管理、监督、评价等各个环节严格把关，确保总住院医师的素质和工作质量。

与多个国家在多个专业开展高层次的合作与交流。2005 年开始执行卫生部中法急救项目，选派急诊医生赴法培训；与丹麦临床和基础研究中心合作进行医学研究，开展学术交流和人才培养工作；2006 年组团出访俄罗斯费奥多罗夫眼显微外科中心、皮洛格夫国家医疗外科中心两家医疗机构，建立在高级医疗技术领域的科学临床合作，列入中俄国家年合作项目，续写中俄医疗合作的历史新篇章。

（王志奇）

大连医科大学附属第一医院

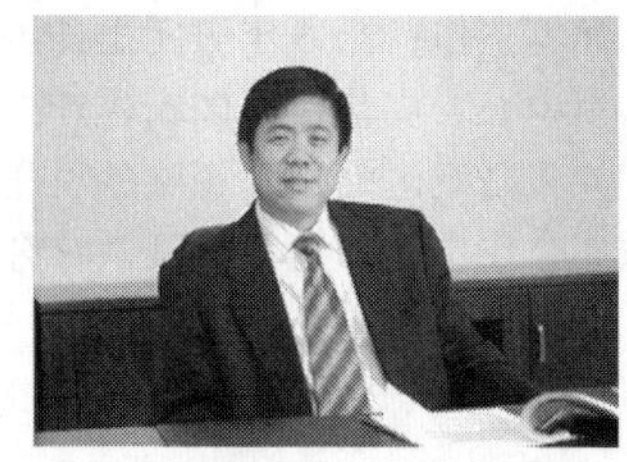

院　长：吕德成

副院长：胡广荣、赵　钢、孙克信、徐英辉、杨延宗

吕德成　1955年出生，主任医师、骨外科教授、博士生导师。2000年任大连医科大学附属第一医院院长。

大连医科大学附属第一医院其前身为大连赤十字社病院，始建于1930年，现隶属于辽宁省卫生厅，由一部、二部、三部和泉涌部组成，是集医疗、教学、科研为一体的大型综合性医院。

改革开放30年来，医院在国家卫生改革政策指引下，始终坚持正确的办院方向和宗旨，以科学发展为主题，以改革创新为动力，以为病人提供优质、价廉、便捷、安全的医疗服务为出发点；坚持“服务、创意、做什么都要好”的理念；抓科技促发展，抓质量上水平，抓管理增效益，各项事业发生了巨大的变化，医院整体规模和综合实力实现了跨越式发展。2007年以来，医院分别以优异成绩通过卫生部医院管理年检查和教育部本科教学水平评估检查。

截至2007年底，医院实际开放床位2000余张；年门急诊量150万人次，年住院病人近5万人次，年手术量近4万例，床位利用率98%；承担着8个层次、18个专业的临床教学任务；职工总数为2785人，正高职480余人，医生中博士占24.5%，硕士以上学历占74.96%；博士生导师17人，硕士生导师117人，享受政府特殊津贴35人，其中国务院政府特殊津贴人数22人。

医院占地面积由1986年的1.37万平方米增至2007年的5.71万平方米，增加了317%；建筑面积由2.04万平方米增至18.38万平方米，增加了801%；医疗设备原值由769万元增至4.19亿元，增加了53.5倍；现有医疗设备5666台，其中有核磁共振（MRI）2台、多层螺旋CT6台、血管造影机（DSA）4台、数字化胃肠机、同位素ECT、直线加速器等大型医疗设备达到国内先进水平；固定资产总值由1365万元增至11.18亿元，增加了81倍。

医院现有中西医结合一级学科博士点1个，为国家级重点学科，内科学、外科学二级学科博士点2个，临床医学一级硕士点1个（涵盖18个二级学科），31个临床科室，8个医技科室，28个行管部门，24个教研室，6个研究所（心血管研究所、医学影像研究所、中西医结合临床研究所、骨外科研究所、消化道肿瘤研究所、皮肤病研究所），4个中心，1个省级重点实验室，1个中心实验室，5个临床教学实验室。

“十五”至今共承担国家“973”、“863”、国家“十五”、“十一五”攻关、国家自然科学基金等各级各类科研课题340项；获得国家和省部级等各级科研成果奖65项。有200多项新技术应用于临床，其中多层螺旋CT冠状动脉成像技术达到国际领先水平；心房颤动的导管射频消融治疗技术达国内领先水平。小肝癌和小肺癌的早期诊断、中西医结合治疗急腹症、钬激光和关节镜治疗关节疾病、肺栓塞的介入治疗、微创外科、颅内动脉瘤手术、膀胱癌的综合治疗、波前相差引导下准分子激光个体化角膜切削术、异基因造血干细胞移植术等均达到了国内先进水平。

医院有卫生部专科医师培训首批试点基地、国家药物临床试验机构、中华医学会心脏病介入治疗培训基地、中华医学会介入治疗推广培训基地、全国骨科内镜诊疗技术培训基地、全国准分子激光手术培训基地等一批国家级培训基地或机构。随着学术地位的不断提高，医院每年均多次主办和承办国际性、全国性学术会议，并与美国、日本、瑞典、荷兰、德国、英国等十几个国家和地区的大学与医院建立了友好合作关系。

一、改革开放三十年医院发展的重大成就

（一）博士点建设

1996年9月，国务院学位委员会批准中西医结合博士学位授权二级学科，实现了医院临床博士点零的突破。2005年10月，中西医结合一级学科、临床医学内科学和外科学二级学科全部通过了国务院学位委员会专家终审。2007年末，中西医结合临床被授予国家级重点学科。博士点建设取得历史性突破，不仅填补了大连地区临床医学博士点的历史空白，而且为大连乃至全国培养高层次医学人才提供了平台。

（二）科研工作

改革开放30年来、特别是“十五”期间，医院以人才为依托，以科技为牵引，坚持“科技兴院”战略，促进了科技快速发展。

1988—2007年，科研立项589项，其中国家级53项，省部级315项，市级111项，其他31项。

1986—2007年，获各级科技奖励183项，其中国家级科技进步二等奖1项，省部级科技进步奖132项，市

政府科技进步 47 项，其他奖励 6 项。出版专著 95 部；发表论文 5740 篇，获发明专利 7 项。

据不完全统计，1986—2007 年，医院有 8 人担任国际性学科学会委员和理事以上职务；3 人为国务院学位委员会学科评议组成员，12 人为国家自然科学基金评审专家，89 人次担任全国性学术团体委员、理事以上职务，107 人次担任省级学术团体常务委员、常务理事以上职务，179 人次担任全国性学术杂志编委以上职务。

（三）医疗技术

改革开放以来，特别是“十五”期间，医院创新和发展了一大批先进技术，新的诊疗手段逐渐代替传统的方法，尤其是介入技术、微创外科不断成熟、普及、应用于临床，使临床诊疗方法发生了根本性变化。其中多层螺旋 CT 冠脉成像技术、房颤的射频消融治疗技术达国际领先水平，肺栓塞诊断治疗技术和中西医结合治疗急腹症达到国内领先水平；冠心病的介入治疗、骨科的关节镜技术、微创外科、小肝癌小肺癌的早期诊断、颅内动脉瘤手术、异基因造血干细胞移植术、膀胱癌的综合治疗等技术达到国内先进水平。

1986—2007 年，开展新技术数百项，其中 1997—2007 年，大连市卫生局批准新技术立项 480 项，获新技术应用奖 280 项，（一等奖 48 项、二等奖 106 项、三等奖 126 项），其中 2 项技术达国际领先水平，5 项新技术达国内领先水平，2 项技术进入辽宁省医学创新工程项目，多项技术达国内先进水平，是医院历史上医疗技术发展最快、最好的时期。

有 20 余个医疗科室得到快速发展，专科实力不断增强。拥有 1 个国家级重点学科、4 个省级重点学科，14 个市级重点专科。心内科成为中华医学会心血管介入治疗培训基地、亚洲地区心血管治疗培训中心，介入科成为中华医学会介入治疗推广培训中心，眼科成为辽宁省防盲治盲培训基地，血液科成为辽宁省造血干细胞移植医院，耳鼻喉科成为大连市听力障碍诊治中心，口腔科成为先天性唇腭裂治疗中心，是“国际微笑列车”在中国的定点医院。

（四）学术交流

据不完全统计，1986—2007 年，医院进行国内外学术交流 637 次，其中国际学术交流 97 次、举办国际及全国学术会议 133 次。具有较大影响的有：

1997 年 6 月，首次发起主办了心房颤动新进展国际研讨会。

1999 年 10 月，承办第四届国际介入性心脏病研讨会暨手术演示会和斯坦福－亚洲心脏病学进展研讨会。

2001 年 3 月，承办了第一届国际多层螺旋 CT 学术研讨会。

2004 年 3 月，举办了东北地区腹腔镜下手术国际研讨会。

2004 年 7 月，承办了全国百姓放心示范医院表彰大会。

2005 年 8 月，承办了全国护理工作会议。

（五）医院改革

2000 年以来，医院先后进行了护理管理体制改革、护理内部分配制度改革和试行合同制护士用人新机制等护理改革试点。经过几年实践和完善，建立了与医疗队伍相对独立的护理部－科护士长－护士长垂直管理体系。2005 年 8 月，在由医院承办的全国护理工作会议上作了经验介绍。

2001 年，医院进行了机构精简、干部竞聘上岗，首次打破了干部终身制。机关后勤科室由 34 个缩减至 20 个，行管干部由 36 人减至 27 人，平均年龄由 45.3 岁降为 41.8 岁。科主任平均年龄由 45.4 岁降至 41.5 岁。护理管理干部平均年龄由 42.9 岁降至 38.56 岁。

2002 年，出台了新的分配体制改革试点方案，打破了传统的“铁饭碗、大锅饭”，极大的调动了全院职工的积极性，使有限的医疗资源得到充分利用。医院采取积极、稳妥、分步走的方式，逐步建立组织、制度和指标体系，最终形成综合绩效管理体系。

2004 年 7 月，在校党委的统一部署和组织下，医院第一次采用竞聘上岗方式，更换了新一届院领导班子。

（六）医院管理

创建三级甲等医院。1991 年 5 月，医院开始贯彻卫生部《医院分级管理办法》，开展三甲医院达标活动。通过活动，使医院管理工作实现了一次飞跃，形成了《规章制度》、《岗位职责》、《护理工作手册》三套系统文本。1992 年 4 月，以总分 968.5 分（全省第一）的好成绩被批准为省内首批三级甲等医院，2008 年 2 月，通过省部三级甲等医院验收。

建立医院计算机管理网络系统。1994 年开始，医院开始实施计算机网络化管理，从门诊、中西药局、收款微机联网，门诊财务管理、检验信息管理系统（LIS）、医疗保险计算机系统，到 1999 年医院管理信息系统基本形成，门诊、病房、后勤、机关全部进入网络，医嘱、处方、药局和检验的信息实现共享。2002 年开始，医院有计划地对计算机系统进行升级改造。2003 年，医院计算机管理信息系统全面铺开。2006 年 3 月，医院影像存储传输系统（PSCS）、电子叫号系统正式投入运行。

创建全国百佳医院。1997 年，医院以创全国百佳医院为契机，开展全员性转变服务观念、落实服务承诺活动，在国内率先提出“把时间还给护士，把护士还给病人”的口号，改善病人就诊环境，优化病人就诊流程。在此期间，卫生部领导三次到院视察并推荐国内 21 个省市的 473 所医院管理者参观学习。1999 年 9 月，获卫生部等颁发的全国百佳医院荣誉称号。

引进国际质量管理标准。2001 年 12 月，医院引进和推行 ISO9001：2000 质量管理标准工作正式启动，次年 12 月，获认证证书。此后，按照“持续改进”原则，以医院管理年和三甲复核标准为参照，完善医院质量管理千分制绩效考核标准和方法，定期进行质量管理内部审核，不断整改存在的管理问题。2006 年 2 月，卫生部专家进行医院管理年工作督查和三甲复核，对医院的管理工作予以了较高的评价。

创建全国百姓放心示范医院。2001 年 5 月开始，医院参加了由中国医院协会举办的创建“百姓放心医院”活动，按照创建活动的整体要求，认真制定和落实具体实施方案，自觉接受社会各界的监督，不断整改存在的问题，连续三年获得了不同主题（明明白白看病、医疗优质高效和绿色医疗环境）百姓放心医院荣誉称号。2007年，获得全国首批《2004－2006年度百姓放心示范医院合格证书》，成为国内社会认可、百姓放心、名副其实、享有盛誉的品牌医院。

二、改革开放三十年医院发展的主要历程

（一）恢复办院时期

1978—1987年，是大连医科大学及医院复办时期，百业待兴。文革期间，医院随学校南迁遵义。1978年11月，国家计委、教育部批准恢复大连医学院，决定将旅大市第二人民医院（即原大连医学院附属第一医院）作为大连医学院的教学基地划归省卫生厅领导，定名为大连医学院附属医院，病床500张，工作人员1061人。此期主要工作是将下放和散在外地的医务人员陆续抽调回院，南迁遵义的部分人员回迁，充实师资和医师队伍；健全机构，革新建制；智力投资，增添设备；翻修旧建筑，新建住院部大楼等。

1986年4月，大连医学院附属医院更名为大连医学院附属第一医院，新住院部大楼开始破土动工。

（二）蓬勃兴起时期

1988—1999年，医院通过改革和贯彻“科技兴院”战略，提高了医院的专业技术和服务水平，为患者提供了新的服务项目，促进了医院的科技进步和整体建设蓬勃发展。

1990年10月，建筑面积23000平方米的新住院部大楼建成试运行，床位由550张增加到880张，医院实现了第一次飞跃式发展。1994年3月，更名为大连医科大学附属第一医院；1996年2月，增名大连医科大学第一临床学院；1998年5月，大连医科大学附属第四医院并入附属第一医院。

在此期间提出并实施了“四个一”工程，即出台一批政策，为科技兴院注入活力；造就一批人才，加强重点专科建设；购置一批设备，为科技兴院创造条件；发展一批新技术，不断提高医院整体水平。共获得各级科技进步奖61项，其中国家教委科技进步奖2项，辽宁省政府科技进步一等奖2项；在研项目141项，其中国家级项目3项；开展新技术315项。有6个专业达到国内先进水平，15个专业达到三甲医院重点专科标准。

（三）跨越式发展时期

2000—2007年，医院在进一步深化改革的基础上，以科学发展观为指导，坚持科技兴院、人才强院战略，以强化医院管理和提高医疗质量为契机，以学科建设为龙头，促进医院各项事业和整体建设实现了跨越式发展。

2000年以来、尤其是“十五”期间，医院坚持培养为主、引进为辅的原则，建成了一支由学科带头人和学术骨干构成的学科队伍，通过中层干部竞聘上岗，一大批高学历高职称的中青年走上科主任领导岗位，新老干部平稳过渡。提前实现了“百名博士计划”，形成了一支以博士生和硕士生为主体的、跨世纪科技队伍。本着“全面规划、统筹安排、分层建设、重点突破”的原则，逐步建立了结构合理、相互支撑、特色鲜明的学科体系，即以国家、省、市重点学科为骨干学科、其他学科为支撑学科的三级学科体系。通过重点学科建设，形成学科优势和特色，带动骨干学科和支撑学科建设，发现和增值新的学科增长点。

2002年6月28日，总建筑面积73000平方米的二部住院大楼建成投入使用，实际开放床位猛增到1500张，医院实现了第二次跨跃式发展。新大楼环境优雅、设施一流，配有中央空调、楼宇自控、智能化信息系统、地下泊车位，被誉为长江以北的标志性医院。

2007年3月5日，三部新大楼在大连开发区建成投入使用，总面积38000平方米，设床500张，为英特尔公司在大连的定点医院。至此，医院布局基本到位，医教研功能完善，一、二、三部统一垂直管理，总开放床位达到2000张，实现了医院第三次跨跃式发展。

在此期间，实现了博士点建设历史性突破，获各级科技进步奖72项，其中国家科技进步奖1项，部省级科技进步奖57项（省科技进步一等奖1项）；科研立项332项，其中国家级62项，部省级149项；新技术立项321项，获奖188项。

三、改革开放30年医院发展的标志性事件

（一）新技术

改革开放的前10年，医院恢复中断了十余年的体外循环心脏手术，开展先天性心脏病、法鲁氏四联症根治手术；开展同种异体肾移植术，其中一女青年术后结婚、生女，成为我国肾移植术后患者正常分娩的首报病例。

1990—1999年，成功实施脑海绵窦动脉瘤夹闭术，该手术当时在国内仅有一例报道；为印刷厂工人接活了十个完全离断的手指，十指离断术后完全成活当时世界共有4例报道；在国内首次将导管内取栓与溶栓方法结合起来治疗患有严重血液动力学改变的急性血栓性肺栓塞病人；首家采用钬激光成功切除左肾管单滑肌瘤和膀胱癌。同时进行肾移植、急诊断臂再植、急诊体外循环搭桥等高难度手术。在东北地区率先为股骨头缺血坏死的病人进行人工髋关节置换术；率先采用自体外周造血干细胞移植术治疗晚期乳腺癌获得成功；在东北三省率先开展阵发性房颤导管射频消融治疗技术。

2000年以来，在国内最早开展冠心病无创诊断新技术——多层螺旋CT冠状动脉造影，截至2006年8月，多层螺旋CT冠脉成像达1万例；成功地为主动脉夹层动脉瘤破裂、心包填塞及休克患者实施主动脉置换术，当时在国内未见报道；国内第二例巨大型颅内动脉瘤摘除获得成功；为双肾中晚期恶性肿瘤患者切除肿瘤同时

保全两肾，在国内外尚未见报道；成功实施脱套皮肤原位再植手术，在国内罕有报道。在东北地区首次利用微创技术成功切除喉癌，首家采用人工血管覆膜支架介入新技术行主动脉夹层动脉瘤封堵术，首例自体造血干细胞移植治疗重叠综合征（系统性红斑狼疮+类风湿性关节炎）获得成功，率先开展腹腔镜下结肠癌、直肠癌切除手术。为胸椎骨爆裂性粉碎性骨折患者成功实施胸腔镜椎管减压植骨钢板内固定术。在省内首先采用癌组织间三维立体定向放射治疗系统——癌组织内放射粒子植入术（体内伽马刀）成功实施经典非转流原位肝移植手术，且术中病人无输血。接生首例体外受精胚胎移植（试管婴儿）双胞胎女婴。

（二）科技和学科建设

1978—1986年，开展密闭式腹水直接回输治疗顽固性肝硬化腹水的研究、应用显微外科技术进行经蝶窦入路垂体腺瘤切术手术成功、血清肌红蛋白放射免疫测定冠心病早期诊断的研究、喉切除发音重建术的研究等，被评为辽宁省科研成果；中西医结合“总攻”排石疗法治疗肝胆管结石获卫生部重大科技成果甲级奖，1987年获国家科技进步三等奖。

1989年，《脊柱侧凸的手术治疗》获辽宁省政府科技进步一等奖。

1996年，国务院学位委员会〔1996〕33号文件，批准大连医科大学中西医结合临床（外科）为博士学位授予权学科，是大连医科大学、也是医院临床博士点零的突破。

1997年，《多发性胃癌发生机制的研究》获辽宁省政府科技进步一等奖。

2005年，《心房颤动的基础与临床研究》获国家科技进步二等奖；同年，中西医结合一级学科博士点、临床医学内科学和外科学二个二级学科博士点通过了国务院学位办学位委员会专家终审；《中西医结合“以通为用”对急性胰腺炎高病死率攻关的系列研究》获首届中国中西医结合学会科技一等奖。

2006年，《促进周围神经损伤后修复基础与临床研究》获辽宁省政府科技进步一等奖。

（三）基本建设

1986年6月，建筑面积22900平方米的住院部大楼奠基；1990年8月竣工。2003年4月，住院楼维修改造工程开工；2004年10月竣工，扩建建筑面积3343平方米。

1992年8月，扩建近400平方米的急诊ICU病房投入使用，内设40张ICU、CCU和综合病床和40个临时输液位置。2005年3—10月，进行门急诊楼改造。改造后的急诊新增建筑面积3288平方米，布局合理、流程流畅、配制了物流传送系统和PACS网终端系统。

1996年4月—1997年4月，对门诊楼进行加固、改造和扩建。新增建筑面积7003平方米，增设18个候诊厅、500多把候诊椅、中央空调、闭路电视等，改善了就诊条件，调整了诊疗流程和布局。

1998年5月，辽宁省机构编制委员会下发辽编办发〔1998〕25号批复文件，同意医院与大连医科大学附属第四医院（以下简称大医四院）合并，合并后撤销大连医科大学附属第四医院牌子。1999年8月，占地面积28000平方米、建筑面积73687平方米的医院二部（即大医四院原址）工程奠基。2002年6月，工程竣工。2003年，该项工程获中国建筑工程鲁班奖。

2004年4月，改扩建后建筑面积1000平方米、布局合理、设备先进、东北规模最大的血液净化中心正式开业。

2005年2月，辽宁省卫生厅下发辽卫函字〔2005〕44号批复文件，同意将大连医科大学附属三院（以下简称大医三院）并入医院，撤销大连医科大学附属三院的名称。同年7月，占地面积14590平方米、建筑面积38709.64平方米的三部（即大医三院原址）改扩建工程奠基。2007年3月，工程竣工。

（四）医院管理

医院获1993—1996年度全国卫生外事工作先进集体称号；1994年和2003年两次获全国卫生系统先进集体称号。1995年8月，经过部、省、市三级评审，成为省内综合医院中首家爱婴医院。2002—2006年，先后被评为全国创建文明行业工作先进单位、全国城市医院抗“非典”先进集体、全国城市医院文化建设先进集体。医院曾连续三年获省直单位目标管理第一名、省卫生系统规范服务窗口竞赛优胜单位、全省卫生系统最佳形象单位；多次获省、市先进集体等荣誉称号。

2000年6月，院长吕德成随卫生部代表团赴韩国出席国际医院管理研讨会，经卫生部推荐，代表全国各大医院作大会发言，这是医院首次在国际会议上介绍医院管理经验。

（五）国际交流

1984年10月，与日本东京医科大学霞ケ浦病院结为友好医院。到2007年为止，已先后20次签署派出研修生和学术交流协议书，共派出119人次到该院研修和友好访问，接待来院进行学术交流29批、117人次。

1993年，与香港国际发展有限公司合作引进价值186万美元的1.5T核磁共振仪，成立了大连医学影像技术开发有限公司。

1995年，与台湾黑将军公司合作，建立了大连医科大学钬激光临床研究中心，引进了具有90年代国际先进水平的钬激光技术，应用于临床取得良好效益；与英国皇家医学院合作，建立了大连华英医学放免研究所，开展了小分子多肽类放免检测技术，使该项技术达到国内先进水平。

1996年，与美国富豪公司合作，成立了激光近视眼矫治中心，引进国际最先进的、美国开创公司生产的117型准分子激光仪，使该项技术跨入国内先进行列。

2001年3月，由香港知名人士、长江实业集团主席李嘉诚投资、并在中国内地重点医院开设的、为晚期贫困癌症患者提供的善终服务机构——宁养院在医院举行开诊仪式。

2003年10月，与美国杜克大学医学院签署了友好合作意向书。

2006年5月，丹麦皇家医学院 J.KASTRUP 教授一行2人应邀到医院访问，开展干细胞移植及冠心病治疗等学术活动，同时签署两院科研合作项目。8月，与日本北九州市小仓记念病院院长延吉正清签署两院友好和学术交流协议。

（六）成立技术中心和基地

1998年6月，被辽宁省卫生厅确定为省内第一家临床住院医师培训基地。

2000年11月，东北地区唯一的中华医学会实用介入技术推广培训中心（大连）在医院成立。

2001年8月，亚太地区多层螺旋CT心脏成像临床应用培训中心在医院心血管中心成立。

2002年8月，大连医科大学心脏中心在医院举行成立仪式，东北第一家中华医学会心血管介入治疗培训基地、美国通用公司亚洲地区心血管治疗培训中心同时在此挂牌。

2003年12月，省卫生厅确定医院为辽宁省 ISU 师资培训基地。

2004年8月，辽宁省造血干细胞移植医院在医院挂牌。

2005年3月，大连医科大学中西医结合研究院成立，医院院长吕德成任研究院院长。同年10月，市首家符合世界卫生组织（WHO）标准的过敏性疾病免疫治疗中心在医院挂牌成立。

2006年3月，经中国医师协会内镜医师分会专家初步评审，确定医院为辽宁省唯一的全国首批骨科内镜诊疗技术培训基地。

（七）获国际奖项

2007年7月，护理部主任丁淑贞在中国红十字会代表红十字国际委员会在北京人民大会堂举行的“第41届南丁格尔奖章颁奖大会”上，接受中共中央总书记、国家主席、中央军委主席、中国红十字会名誉会长胡锦涛颁发的奖章，这是大连市护理界首次获国际最高荣誉奖。

（吕德成　姚满玉）

江西省儿童医院

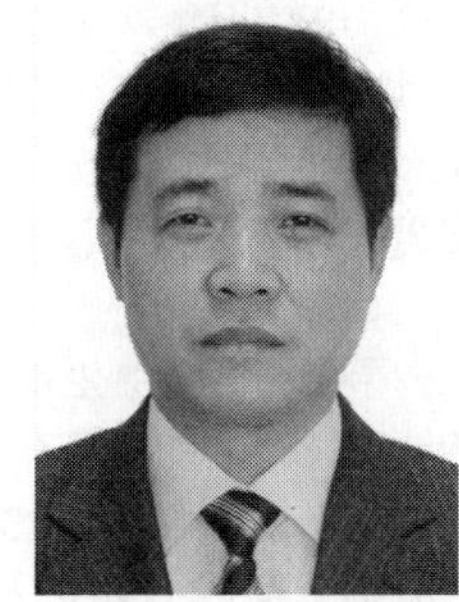

院　长：罗佑吾

副院长：谢建祥、陶　强、陈　强、明　腾、涂重仁、杨　玉

罗佑吾　1960年11月出生，主任中医师、学士学位。2008年1月任江西省儿童医院院长。

风雨兼程，一路高歌，改革开放30年来，江西省儿童医院沐浴着改革开放的春风，把发展医疗卫生事业、提高儿童健康水平放在更加重要的位置，克难制胜、锐意进取，在解放思想中统一思想，从低谷中强势崛起，演绎着儿童专科医院跨越腾飞的华彩乐章，走出了一条艰辛创业、创新创造、科学发展、努力满足人民群众日益增长的医疗卫生服务需求的希望之路。

回眸30年前，医院从1955年建院初期的120张病床、156名职工、8572平方米医疗用房、一台100mA德国产X光机、7架显微镜等极其简陋的医疗设备起家。艰苦创业，到具有划时代转折意义的1978年，虽然医院有所发展，但毕竟历经坎坷，风吹霜打，发展的速度依然缓慢。除计划编制床位数、职工人数、医疗业务量、医疗设备有所增加外，医疗用房与建院初期几乎没什么变化，医疗服务能力也处于一般水平。

30年沧桑巨变。党的十一届三中全会开启了改革开放的历史新时期。改革开放以来，特别是上世纪90年代以后，医院插上了腾飞的翅膀，逐步驶入高速发展的快车道，进入了前所未有的迅猛发展期。医院已经发展成为医疗用房面积达89800平方米、生活用房面积达34666平方米、计划编制床位数达700张、职工人数达1500多人、拥有包括CT等在内的一大批现代化医疗设备的三级甲等儿童专科综合性医院，成为全国卫生系统先进单位、全国职工职业道德建设先进单位、全国厂务公开民主管理先进单位、全国首批百姓放心示范医院、全国医院感染管理先进单位、全国医院文化管理先进单位、全国医院感染管理抗击“非典”先进集体、全国教科文卫体系统先进工会组织。

一、深化改革打破发展桎梏

由于受社会经济发展水平所限，加之“文革”十年动乱的影响，大锅饭、不核算、医院穷、包袱重的弊端和看病难、住院难、手术难的问题在医院十分突出，严重制约了医院的发展。

观念决定思路，思路决定出路。20世纪80年代初期，医院从分配方面入手，尝试进行劳动人事分配制度改革。最初是对后勤锅炉房实行全面经济责任承包。接着又在内四科试行单项护理承包责任制。此后，医院借鉴武汉市儿童医院分配制度改革及经济核算管理的经验，试行科室核算。通过对临床科室、门诊、部分医技科室实行院科二级目标责任制，后勤部分班组实行承包或计件等核算方式，搞活了内部分配机制，调动了广大职工的工作热情和劳动积极性，促进了医院两个效益的提高。

1992年，江西省卫生厅确定医院为全省城市医院改革试点单位。医院相继推出了专家门诊，优质病房，点名专家手术，点名专家会诊等改革举措，较好地满足了群众享受专家医疗的需求。在用人制度上，打破了旧的观念，培养了一批年富力强的同志并充实到科室领导岗位。对到了退休年龄但身体健康的学科带头人或业务技术骨干办理返聘手续，稳定了专业技术队伍。

2000年，医院进一步加大了劳动人事分配制度改革的力度。全院职工实行聘任制，中层干部竞聘上岗。实施岗位工资制，按岗发薪、按责任取酬。同时以效率评价为手段，鼓励核算科室在“质量优先”的前提下，多劳多得、优劳优得。坚持分配向医务人员和临床一线倾斜，拉大分配差距。一系列改革措施的实施，打碎了制约医院发展的瓶颈，扫除了医院前进的障碍，解开了束缚在广大干部职工和医务人员头上的“紧箍咒”，为医院又好又快发展打下了坚实的思想基础。

二、多元俱兴创新医疗服务

加强医疗服务能力建设，是打造医院核心竞争力的根本所在。

1. 以患儿为中心，实施医疗舒适工程。1999年，医院在全省首家推出日间门诊手术，实行患儿家长免费选择副高职称以上的外科医生主刀。2000年，医院投入上百万元资金对门诊点滴室、观察室、急诊室及专家门诊进行改造，安装区域性中央空调和分体式空调，为患者和医院工作人员创造了舒适的就诊和工作环境。2005年，建筑面积达26000平方米、投资近8000万元并被列为省重点工程的住院部综合大楼建成并投入使用。目前，投资3000多万元的门诊改扩建工程正在紧张的施工。医院先后推出了无午休、无节假日门诊制度和夜间专家门诊制度，全程、全方位地为人民群众提供便捷的医疗服务。

2. 狠抓解决群众看病难、看病贵措施的落实。在全省率先制定了《单病种质量控制标准》，合理设定临床用药“红线”；完善《门诊常见病诊疗常规》，对儿童常见、多发病的诊断、治疗和医疗费实行标准化管理，进一步规范医疗行为。

执行高额诊疗项目告知、辅助检查互认制度；加强对药品集中招标采购和一次性输液器、注射器等医用耗材招标采购工作执行过程和执行情况的监管，努力降低群众医疗费用。

通过各种载体向社会公示常用药品、医疗收费项目和标准。及时为患儿家长提供药品和住院费用清单。

3. 加强学科建设，满足群众就医需求。经过30年的发展，医院打破了临床仅有内科、外科的格局，学科建设有了长足的发展，拥有22个临床科室、8个医技科室。为了满足江西省小儿先心患儿在本省就医的需求，2002年10月，医院将心内科和心胸外科整合在一起，成立了小儿心脏病治疗中心。迄今为止，小儿心脏病治疗中心实施先心手术1500余台，开展了大动脉转位Switch术等20余项高精尖手术方式，手术成功率达97%。无数折桅的帆船在这里重扬生命的风帆。

4. 加强突发性工作的领导，提高应急卫生工作能力。30年风雨，锤炼了广大干部职工和医务人员快速应急卫生工作能力。1998年在抗击百年不遇的特大洪灾的斗争中，医院派出10批医疗队奔赴抗洪救灾第一线，积极参加灾区防病治病工作。2003年春天，SARS突降人间。全院干部职工和医务人员果敢承担了防治“非典”定点医院的光荣使命，率先全省编印了《传染性非典型肺炎消毒隔离工作规范》，规范和指导了全省防治“非典”消毒隔离工作。多名医学专家不顾个人安危接诊SARS疑似患儿，进入收治SARS病人的病房，为夺取抗击“非典”斗争的胜利作出了突出贡献。在应对2008年冰冻灾害的工作中，医院紧急应变，迅速行动，倾力做好医疗保障工作。抗冰冻灾害期间，医院收治的门诊患儿较2007年同期增长了10.3%；出院人数较2007年同期增长了8.94%；病床使用率了较2007年同期增长了28.12%。在支援汶川大地震的工作中，医院先后派出三批医疗队奔赴灾区。在医疗环境艰苦的条件下，医疗队员们冒着余震的危险，克服困难，全身心的投人救治伤病员的工作中去。全院干部职工坚持一手抓支援抗震救灾，一手抓日常医疗工作，以优质的医疗服务，支援灾区人民抗震救灾。2008年9月中旬，医院展开了对因食用含三聚氰胺婴幼儿奶粉而罹患泌尿系统结石的婴幼儿的救治工作。医院开辟了4个病区收治结石患儿，筛查门诊部实行预约、接诊、尿检、B超、入院一条龙服务，开展免费筛查和治疗。医务人员早上7点钟开始接诊和筛查婴幼儿，中午吃了盒饭接着干。B超室的同志单日超声检查量达千人以上。检验科最高日检量达到1500人次，满足了群众筛查需求，确保患儿及时有效的得到了诊治。

5. 医疗工作量持续增加，服务质量稳步提高。30年来，医院医疗业务和服务质量大幅度增长和提高。1978—2007年，医院年均门急诊人次达386596人次（其中，2007年达568600人次），1955—1977年年均门急诊人次为204707人次，年均增幅为88.85%；1978—2007年，医院年均出院人数为21788人次（其中，2007年达42000人次），1955—1977年年均出院人数为6440人次，年均增幅为238.32%。

截至2007年，各项医疗服务质量均达到卫生部部颁标准。据统计，1978—2007年，年均治愈好转率为93.14%，1955—1977年年均治愈好转率为87.86%；1978—2007年，年均病死率为2.87%（其中2001年后下降至1%以下，近三年在0.2%左右），1955—1977年年均病死率为8.11%。其余各项指标均好于并超过30年前。

2006年2月19日，一对出生83天的连体女婴在医院成功分离，这在江西尚属首例。连体婴儿成功分离，标志着医院医疗综合能力达到了一个新的水平，实现了历史新跨越。

三、科教兴院助推发展动力

科教工作和人才建设是推动医院事业发展、保障人民健康的重要支撑。改革开放的春风，迎来了科教兴院艳阳天。医院大力实施科教兴院、人才强院发展战略，逐年加大科研经费的投入，大兴科研之风，科教兴院成绩斐然。小儿普外科、PICU病房、小儿神经内科、小儿骨科先后跨入江西省医学领先专业的先进行列。呼吸科、检验科（遗传专业）、肾病科被列为江西省医学领先专业建设项目。广大干部职工和医务人员潜心科研，科技成果捷报频传。1987年，罗坚真同志主持的《江西省婴儿死亡回顾》科研课题获江西省科学技术进步奖二等奖，改写了医院建院以来无科技奖的历史。紧接着，医学专家徐本源、洪国荣分别主持的2项科研课题又于1991年获得2项江西省科学技术进步奖二等奖。截至2007年，医院有30项科技成果分别获得省、厅科技成果奖；立为厅及厅以上项目的科研课题达268项，其中39项科研成果分别达到国际先进、国内领先或先进水平。

跨入新世纪，医院制定了选拔、培养优秀人才的暂行规定。2008年，《江西省儿童医院学科建设、人才培养三年规划》进一步勾画了学科建设和人才培养发展蓝图。目前，医院高级技术工128名，医学硕士研究生导师17名，医学博士4名，硕士研究生达56名。8名中、青年科技骨干分别列为省厅级学科带头人培养对象、省新世纪百千万工程人选和江西省优秀青年科技工作者。日益壮大的人才队伍，为医院的快速崛起和更大跨越提供了坚强的人才保证和智力支持。

四、文化建设铸就发展之魂

历经50余载风雨，医院文化底蕴十分深厚。近几年，医院按照以文化力激活生产力、提升竞争力的总体思路，以塑造职工共同价值观为目标，大力实施文化强院战略。一是开展群众性的院徽、院歌、院训征集和学唱院歌、践行院歌活动。二是编印院史、画册，设立医院荣誉室，开展院史教育。三是公布了医院管理、质量、服务、安全理念，构建了职工行为规范。四是在2001年5月出刊发行医院内部刊物《儿院通讯》，迄今已出刊92期；开设了医院网站。五是编辑医院制度集和年鉴（每年一册），丰富了医院制度文化建设。六是建立了医德医风教育及考核制度、行风投诉、信访工作、院长接待日、行风问卷调查等工作制度，开展民主评议政风行风工作和治理医药购销领域商业贿赂专项工作，积极开展廉政文化建设。七是加大在国家级、省级、厅（市）级等社会媒体对医院的宣传，大力塑造医院良好形象。八是开展创建党员先锋岗、评选优秀医生、星级护士等评先创优活动，积极营造创先争优、昂扬向上的良好氛围。九是坚持党政工团齐抓共管，坚持以重大活动为载体，积极开展融思想性、知识性、趣味性为一体的文化活动，不断掀起精神文明建设的高潮。十是坚持开展青年志愿者活动和创建青年文明号活动，激励团员、青年在参与中思想境界得到升华。十一是积极开展社区文化活动，建设社区文化广场，组织离退休职工和居民开展有益身心健康的文体活动。十二是经常组织职工参加扶贫济困、抗洪救灾、抗震救灾、抗冰灾、社会义诊、无偿献血等公益性活动，把医院精神文明创建活动延伸拓展到社会。丰富的医院文化活动，打造了医院管理文化品牌，完善了医院精神文明建设的内涵和外延，提升了医院发展的软实力，促进了医院又好又快发展。

（罗佑吾　曾年昌）

济宁医学院附属医院

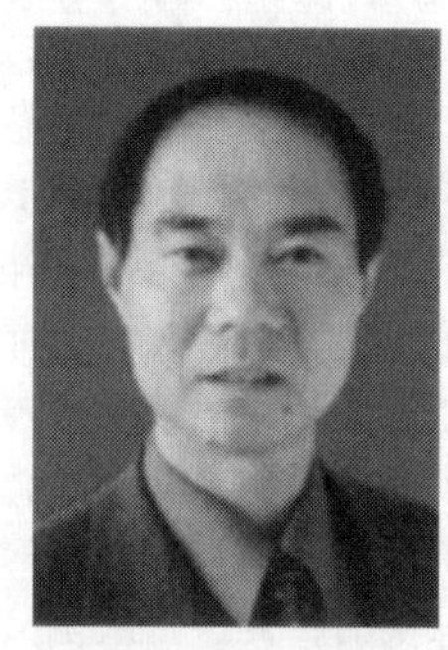

院　长：武广华

副院长：高东升、于曼玲、于世鹏、董学文、程　刚、班　博、胡文杰、徐向明、李清贤、许庆文

武广华　1952年5月出生，硕士生导师、教授。1993年任济宁医学院附属医院院长。

济宁医学院附属医院（以后简称济医附院）始建于1951年，其前身为济宁市红十字会医院、济宁市立医院，1987年经原国家教委和山东省人民政府批准改为现称。20年前的济医附院，大门“藏”在一个幽深的小巷里。小巷子路面坑坑洼洼，雨天一街泥，晴天一街土，分到附院工作的大学生，在小巷里来来回回几个往返都找不到报到单位。更让人感到窘迫的是人力资源极度贫乏，高水平的医疗专家寥若晨星，医疗技术水平和力量与一般的县级医院差不多。

1993年，从事心胸外科、立志于为民服务的武广华教授走上院长的领导岗位后，为了改变医院的落后面貌，为人民大众提供全方位高质量的医疗服务，带领医院职工迈出了医院快速发展坚实而执着的一步又一步。

一、重视基础制度建设和改革创新，为医院快速发展夯实基础

最基本的工作是最重要的工作。为提高医疗质量，自1993年6月1日到1994年9月12日一年多的时间中，医院先后制定各项规章制度、处罚条例等近800条、60余万字，全院员工职业行为“十要”、“十不准”和医疗工作六项原则已成为医院工作人员的基本要求和行为准则；为吸引各类人才，医院制定了各种优惠政策，从2000年开始对部分学科带头人实行年薪制，对有突出贡献的科技人员本着不唯学历，多劳多得，优劳优酬的原则实行重奖，极大地调动了全院业务技术人员的工作积极性，为创建学习型医院奠定了基础。

1997年，为改善就医条件，武广华院长带领附院一班人以开创一番大事业的胆略，历尽艰难，一举完成了900余户居民及沿街一个工厂、一所小学、一座教堂和一条商业街的拆迁，将医院发展的触角伸到了繁华的古槐路，为医院开拓了良好的发展空间。2003年，他们又邀请国际著名的澳大利亚MSJ建筑师事务所设计了6.5万平方米的门诊病房医技综合楼，配有中央空调、中心供氧、楼宇监控、影像传输等智能化自动控制系统，功能齐全、布局合理、人性化设计，是国内体现“以病人为中心”理念的医院建筑的标式典范。附院已发展为占地面积65758平方米，建筑面积126000平方米，固定资产总值9.27亿元，开放床位1751张，有70多个临床医技科室，6个省、市级重点学科，其中心血管疾病研究诊疗中心、神经内科为省级重点学科，心脏外科和心脏内科全年手术量连续三年均名列全省第一，设有一级监护病床139张，拥有西门子双源CT、GE64排CT，14台高端彩超等世界领先水平的医疗设备1199台件，医院设备总值达2.57亿元。

为了尽可能地给病人提供一切便利，医院的改革创新之举在附院从没间断过。当年护士间的门是紧紧地关着的，使病人与护士之间拉开了距离。为了缩短这个距离，附院决定拆除这道关着的门，让护士直面病人。门拆了，反对声应声而起，而且以没有门护士多人被冻病作为反对理由。这时，原医院党委书记朱玉久挺身而出，一方面借开会之机去外地实地查看先进医院的护士站，一边查对护士间的温度，并查出了护士感冒是流行感冒所致。

多年来，附院高度重视人才培养和人才引进，制定实施了一系列优惠政策，不拘一格选拔人才，比如高薪引进全国全省知名的专家（年薪均在20万元以上）、重奖有突出贡献的人才，几年来共重奖科技人才30余人次，派出优秀青年出国深造或到大专院校进修，与天津医科大学、武汉同济医科大学建立联合培养研究生点，附院形成了以待遇、感情、事业留人，鼓励人才干事业、支持人才干成事业、帮助人才干好事业的浓厚氛围，形成了有利于优秀人才脱颖而出的创业机制，最大限度地激发了技术人员的创新激情和活力，为各类人才施展才干提供了更多的机会和更大的舞台。

济宁医学院临床学院副院长、心内科主任李清贤教授就是其中一位优秀的代表。1999年初，医院选派心内科李清贤医生到首都医科大学心血管疾病研究所进修学习心脏介入技术，同年11月，他又到国外较早开展心脏病介入治疗的印度MANIPAL心血管医院进修8个月，尔后，又去法国学习了3个月。在近两年的进修学习中，他参加各类介入治疗手术达1000余例，技术掌握日臻熟练。学成归来后，带领心内科迅速将心脏病介入

治疗开展起来。他带领的心内科连续三年手术量和技术水平达到全国先进水平，位居全省首位，成为省内综合医院中规模最大、实力最强的心内科。

“待遇留人，感情留心，事业留魂”是济医附院人才战略的一大法宝。武广华院长对此颇多感慨：“在吸引人才的诸多因素中，我们强烈感觉到，是干事创业的环境吸引来了如此众多的高层次人才。和谐的关系、深厚的感情固然重要，但是如果缺乏宽松的环境和干事创业的氛围，无论医院给予学科带头人多么丰厚的薪酬，他们的抱负终究无法施展，他们和医院的关系也难以维系。”徐向明教授原来在广东李嘉诚医院工作，2003年，附院决定聘请徐向明教授为医院心外科的学科带头人。为此，武广华院长求贤若渴，数次亲临广东邀请徐向明教授，可谓是“三顾茅庐”。最终，徐向明教授被武院长的诚心和事业心所感动，毅然放弃南方优越的条件受聘于附院。如今，他带领的心脏外科这支团队已经跻身于全国各大心脏病外科医院的前列，从鲁西南走出山东，走向全国。2006年，心外科被授予山东省大医精诚先进集体称号，他也荣获“五一”劳动奖章、山东省十大新闻人物荣誉称号等。

眼科主任许庆文教授1999年赴美国哈佛大学做博士后研究取得丰硕成果，他婉言谢绝导师的热情挽留，毅然按照约定时间返回医院。他将准分子激光治疗仪治疗屈光不正用于临床实践，截至2007年底已为11000余名患者解除了病苦，技术达国内领先水平。销售准分子激光治疗仪公司美国老板的太太及公司的工程师专程来济宁请许庆文教授为其做近视眼手术。他开展准分子激光治疗老视眼（花眼）临床研究初步获得成功，使我国成为世界上第三个开展该手术的国家。

医院还致力于科技人才的梯队建设，一批年龄在40岁以下的青年专家正在成为医院发展中一支重要的新生力量。骨关节科主任张元民开展的骨关节镜微创新技术，患者伤口创伤小，恢复效果好；心脏外科介入病区主任单继平率先在全市开展了儿童心脏介入治疗技术，现已成功开展200余例；心内科青年医师刘立新在非洲塞舌尔援助工作期间，因其良好的医德和医术受到当地民众的欢迎，党中央总书记、国家主席胡锦涛访问塞舍尔时，他被选为胡总书记的随行保健医生。

医院在大力引进和自主培养各类技术人才的基础上，还先后聘请北京协和医院、阜外医院、北京大学第一医院、解放军301医院、南京第一医院等10余家医院的著名专家为附院的客座教授或技术顾问，有效提高了医院对各类疑难杂症的治疗能力，促进了新技术、新项目的开展。通过几年来人才引进和培养，医院人才学历层次发生了根本变化，从1993年医院仅有一名硕士研究生，发展到今天的近百名博士、硕士研究生，高级技术职称人员达到217人，医院已经形成了一支以中青年专家为主、结构合理、医德高尚、技术精湛的人才队伍。

二、强化学科建设，推进技术进步，提高医疗质量

医院现有70多个临床医技科室，心血管疾病研究诊疗中心、神经内科等6个专业科室为省、市级医药卫生重点学科。医疗技术力量雄厚，瞄准国际医疗新技术，不断开展技术攻关和创新，卓有成效地开展了一批在国内和省内具有领先水平的疑难病症诊疗项目，1999年5月27日成功开展了山东省首例同位异体心脏移植手术，2002年12月13日开展了鲁西南首例肝脏移植手术。

医院在心血管、脑血管、脊柱、关节、泌尿外、胸外、肝胆、胃肠、糖尿病、眼科、妇产科、儿科、烧伤整形、手足外科、口腔、耳鼻喉、生殖医学、肿瘤、急危重症病人抢救监护、人工肾等专业疾病的诊疗及影像病理诊断方面具有较高水平，卓有成效地开展了冠状动脉搭桥术、复杂先心病矫治术、心脏瓣膜置换术、急诊PTCA+支架植入术、冠脉内支架植入术、器官移植术（心脏、肝脏、肾脏和角膜）、前列腺电切术、三维适形高精度放疗、大面积烧伤治疗及整形、颈椎前路钢板内固定术、全关节置换术、脑血管造影和脑动脉内支架置入术、腹腔镜治疗腹腔及妇科疾病、脑室镜微创手术、布加氏综合征的介入治疗、鼻窦镜手术治疗各种鼻窦疾病、外耳再造术、准分子激光治疗近视眼、断指（肢）再植等高难度手术。鲁西南地区规模最大、设备最先进的生殖医学中心的辅助生殖技术达到国内先进水平。尤其是重症监护室（ICU）作为医院收治急危重病人的基地，学科发展方面已明显地形成与兄弟学科互相促进、共同发展、相得益彰的局面，体现出医院坚强的组织领导，为医院赢得了良好的社会声誉，在医院施行山东省首例心脏移植手术、鲁西南地区首例肝脏移植手术以及省内外重大突发事故中发挥了尤为重要的作用，使许多濒临死亡的患者得以重生，创造了无数的生命奇迹。ICU成立于1994年，当时仅设置4张床位，随着医院的发展，为了进一步满足医院临床抢救急危重病人的需要，ICU的规模和实力不断扩大和提高，医院综合重症监护室分为一区和二区，此外医院还分设儿科重症监护、神经内科重症监护、急诊科重症监护等，医院总设有一级监护病床139张，医院在急危重症病人的抢救、监护和重大突发事件的应急处理工作方面在国内享有盛誉。

医院心脏疾病诊疗中心也是医院发展中的优势和特色。心脏外科2006年完成手术1629例，手术数量为全省首位，位居全国前列，手术种类、复杂程度及成功率达到国内先进水平；心脏内科2006年完成各种心脏病介入手术1679例次，手术量和技术水平已处于全国先进水平。2007年完成心脏外科手术1140例，心内介入手术1975例，手术数量、技术水平继续保持全国前列、省内领先。

几年来，医院陆续对门诊量大、病种多、住院病人多的科室进行了分科。呼吸内科分为呼吸内一科、呼吸

内二科；妇科分为妇一科、妇二科；普外科分为乳腺甲状腺外科、胃肠外科、肝胆外科；骨科分为创伤外科、脊柱外科。这首先使得科室管理更加细化，减轻了科主任的负担，提高了医疗质量，确保医疗安全；其次，分科调动了中青年医师的积极性和责任心，工作经验和能力迅速提高，有利于中青年医生的成长；再次，分科更加专业化，临床医生有更多的精力对本科的疾病进行全面的研究，深化了对疾病的认识，提高了诊治水平，特别是手术科室，不但可以减少失误，提高手术成功率，而且研究学习改进手术方式，推陈出新，促进新技术进步。

为缓解群众看病贵、看病难问题，自2003年底以来，济宁医学院附属医院积极探索并实践病种付费方式的改革，推行单病种限价，先后推出128个病种的限价治疗，在社会上引起强烈反响，受到卫生部、省卫生厅领导的高度重视和社会各界的广泛赞誉。五年来，济宁医学院附属医院单病种限价工作的实践表明，病种付费通过规范医务人员和医院管理行为，成功遏制了医疗行业不正之风，节约了医疗资源，减轻了老百姓的就医负担，促进了医院发展，真正实现了“共赢”。

单病种付费是指通过统一的疾病诊断分类，科学地制定出每一种疾病的定额偿付标准（这个标准接近合情、合理、合法的医疗成本消耗），社保机构按照该标准与住院人次向定点医疗机构支付住院费用，使得医疗资源利用标准化，即医疗机构资源消耗与所治疗的住院病人的数量、疾病复杂程度和服务强度成正比。简而言之，就是明确规定某一种疾病该花多少钱，从而既避免了医疗单位滥用医疗服务项目、重复项目和分解项目，防止医院小病大治，又保证了医疗服务质量，而且操作十分简便。

济医附院开展病种付费和设计临床路径的工作时间比较短，只能对部分病种的单纯性病例设计临床路径，开展单病种付费方式，在与病人及其家属协商同意的前提下，按照协商同意的临床路径开展诊疗活动，按照开展诊疗活动前预先确定的支付额度支付医疗费用，简称“单病种付费”。

济医附院实施单病种付费项目是在科学合理的设计和论证各病种单纯性病例的临床路径的基础上，实现医疗质量和医疗成本的科学管理，既控制医疗质量，又控制医疗成本，从而达到在确保实现一定医疗质量的前提下使病人医疗费用负担最低；达到在病人支付一定医疗费用的条件下使病人的医疗质量和效果最好；最终为在病种付费的运行机制驱动下为大幅度提高医院的循证医学水平创造条件。现代循证医学是现代医学的顶峰，也是现代医院科学管理的顶峰，病种支付方式以临床路径为前提；临床路径的发展以循证医学为科学基础。

卫生部多次来院调研单病种限价工作，随后在8个省市开展单病种付费的试点；医院作为全国单病种限价改革的试点单位，省卫生厅、省物价局组织4家三级医院来院学习病种付费成本测算方法，并逐渐把该测算方法推广到全省，对于全国医院管理模式、付费方式改革起到了巨大推动作用；全国各地有2200余家卫生局、医院来院学习，其中河南省卫生厅已经开展了实质意义上的病种付费工作，在全省三级医院推出30个病种的病种付费工作，成效显著。上到卫生部，下至大学和卫生厅，全国开展病种付费研究的单位达到十余家；如果病种限价的经验推而广之，按照2005年全国各类医院（仅包括综合医院、中医院、专科医院、妇幼保健院）收入3697亿元平均降幅15%计算，全国将节省医疗费用388亿元，节省费用占2005年GDP的2.8‰，这将为在全国范围内提高医疗质量，节约医疗资源，建设节约型社会起到巨大的作用。

三、弘扬大爱无疆精神，关注社会民生，救助弱势群体

通过实行单病种限价，大幅度减轻了患者负担，但医院发现仍有许多特困病人看不起病，尤其是有心脏病患者的特困家庭，一万元对他们来说也是望尘莫及。先天性心脏病是严重威胁我国少年儿童身体健康的常见病、多发病，已成为危害儿童健康的头号杀手。先天性心脏病患病率占出生婴儿的7.14‰，每年有12—15万先心病患儿出生。全国有先心病患者约400万，每年得到救治的患儿仅有5—7万。如果治疗不及时，不但使这些患者的成长和精神承受巨大的痛苦，还将严重影响他们的生命和健康，死亡会随时随地威胁着他们，更有些患者如果在18岁之前得不到及时治疗则会夭折，而如果及时手术就可恢复为完全健康的正常人。

早发现、早诊断、早治疗是降低先天性心脏病自然死亡率及手术死亡率、提高手术治疗效果的关键。在我国，先天性心脏病的发病呈现地区聚集的趋势，落后地区的发病率高于发达地区，农村地区高于城市地区，这使得先天性心脏病发展成为一个社会问题。

面对这些特别贫困的患者，医院决定压缩行政开支，出重拳实行自我加压，医院领导班子成员，带头到全院最陈旧的房舍办公，千方百计节约行政开支，挤出100万元设立慈善救助基金，实施“爱心医疗救助工程”，面向全国免费手术治疗100名特困家庭3－15周岁的四种先天性心脏病患者。

“关爱贫困儿童、提高先心治疗水平、共创健康和谐社会”。爱心工程不仅是一个慈善活动，同时也是一个科研项目，它促使济医附院不断提高医疗技术水平和监护水平。2007年，医院全年完成心脏外科手术1140例，手术成功率居全国先进水平，手术数量连续三年为全省第一，位居全国前列，手术种类、复杂程度及成功率达到国内先进水平。其中完成小婴儿先天性心脏病手术74例，全部成功，开展了低年龄、低体重婴儿先天性心脏病手术治疗和瓣膜置换加冠状动脉搭桥术。2007年济医附院手术的小婴儿最低年龄已突破3个月，最低体重3.5公斤，技术难度和风险极大，省内仅有少数几家医院能够完成该项手术。

开展婴儿先天性心脏病手术需要专业队伍整体技术过硬，有扎实的专业知识技能及医护人员之间的密切合

作。麻醉师能准确的桡动脉穿刺建立测压系统，气管插管准确、迅速、轻柔，呼吸机参数的设定及管理要精确到毫发；体外循环灌注预充要计算精确、精心转流；手术者要求娴熟精细的操作技能和整体一致的密切配合；术后监护精心细致，出入量平衡精确到毫升，婴儿的呼吸道管理更是难中之难。心脏外科诊疗中心的医护人员不畏重重困难，反复研究、探索，克服重重难关，花费大半年的时间精心准备与模拟操作，终于独立成功开展了小婴儿先天性心脏病的手术治疗，这是医院医疗技术的一大进步。

济医附院还积极投身社会公益事业和慈善救助活动，组织医院对社会弱势群体和各种突发事件、自然灾害进行救助。自 1994 年以来共接诊无姓名、无陪人、无医疗费的“三无”病人 2000 多人次，挽救了许多危重病人的生命，受到社会各界的高度赞扬。医院坚持开展“送医下乡”和“社区义诊”活动，坚持向偏僻乡村送医送药，深入“敬老院”、“托儿所”为老人和幼儿义务查体。每年春节都拿出一定数量的资金救助所在社区的特困家庭，帮助他们渡过难关。从 2002 年以来，医院“爱心复明工程”已使 800 余名白内障患者恢复光明。2005 年医院又被中华慈善总会命名为国际“微笑列车”定点医院，为唇腭裂患者免费实施手术近 550 例。全院职工在 2005 年“慈心一日捐”、农村医疗救助基金、支援印度洋海啸灾区等活动中踊跃捐款 10 万多元。近年来，医院累计用于“三无”病人和慈善事业的资金达 2000 余万元。2007 年 9 月 9 日，医院发起的“爱心 100，情系教师”活动正式启动，开展为百名乡村教师免费实施白内障手术、为百所学校举办健康讲座、为百名患肾衰的教师减免血液透析费用等系列活动。

医院以尊重人为第一理念，确立了“一切为了病人”的医院宗旨，全体医务人员树立了患者至上的服务意识，他们要求医务人员着装整洁、态度温和、文明用语，让患者感受温馨、感受亲切、感受安心。每个科室都设有健康教育宣传橱窗和宣传画，定期更换内容。社区培训服务中心坚持开展送医下乡和进社区、厂矿、学校，开展健康讲座活动，受到广大群众欢迎。积极开展医保新农合工作，继续完善服务功能，确保全市参合农民都可来医院就诊，并为参合农民到医院就医、结算补偿提供方便。内分泌科常年坚持向社会患者和住院患者开展专题健康咨询，免费答疑，免费赠送健康小册子，指导疾病用药，指导家庭护理。近十年药品收入占全院业务收入比重一直控制在 35%左右，最低时药占比下降到 32%，为全国最低水平，与同级医院大约 50%的药占比相比，为患者节约了大量费用。

截至 2007 年底，医院资产总额达到 9.27 亿元，是 1993 年的 29 倍；2007 年门诊量 70 万人次，是 1993 年的 2.7 倍；出院病人为 4.4 万人次，是 1993 年的 6 倍；手术量为 2.1 万人次，是 1993 年的 13 倍；开放床位达到 1751 张，是 1993 年的 3.4 倍。鉴于医院取得的成绩，济宁医学院党委、中共济宁市委、市政府、山东省卫生厅先后发出了向济宁医学院附属医院学习的决定；医院连续 12 年被评为省、市文明单位，被确定为全省、全市服务示范点；被中华医院管理学会推荐为全国首批百姓放心示范医院；2006 年中央组织部授予医院党委全国先进基层党组织荣誉称号；2007 年医院被评为全国大医精诚先进集体，被评为全国卫生先进集体，医院“大爱无疆”服务品牌被评为山东省服务名牌。院长武广华被评为全国医院优秀院长，2005 年入选感动中国人物候选人，2006 年获得全国消费者维权特别贡献奖，2007 年获得山东省道德模范荣誉称号，被评为首届“感动山东”十佳人物，被《中国医院院长》杂志评为 2006—2007 年度中国医院院长领导力卓越贡献奖。

（武广华）

华中科技大学同济医学院附属协和医院

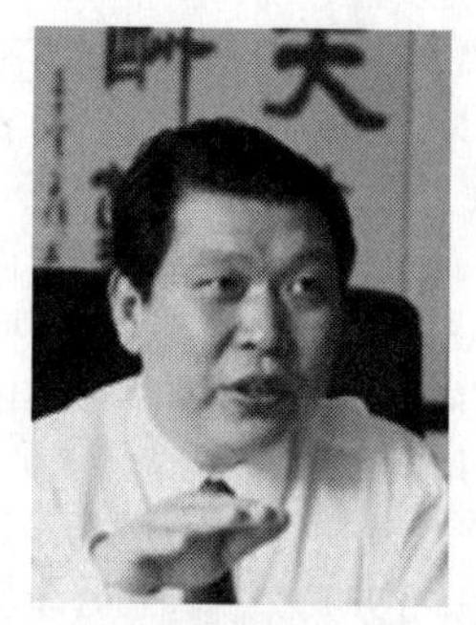

院　长：王国斌

副院长：冯敢生、姚尚龙、安　锐、孔维佳、胡　豫、刘忠德、张　玉

王国斌　1954年出生，医学博士、教授、博士生导师。1998年任华中科技大学同济医学院附属协和医院院长。

1866年建院之初，华中科技大学同济医学院附属协和医院只有1名兼职医生、2间病房和15张病床。新中国的诞生为医院的发展开辟了无限广阔的前景，特别是在党的十一届三中全会后，医院乘着改革开放的强劲东风，发扬"救死扶伤，实行革命的人道主义精神"和"以病人为中心"的服务宗旨，坚持以发展为主题，以医疗为主体，以改革为动力，以患者需求为导向。由此，古老文明的协和医院发生了翻天覆地的历史巨变，焕发了勃勃生机，开始了跨越式的发展。目前，医院已发展成为集医疗、教学、科研、培干为一体的，名医荟萃、技术精湛、设备先进的卫生部部属大型综合性教学医院，在全国享有盛誉。

一、30年来的主要历程

医院最初是一所由英国人创立的教会医院，几经更迭，1978年改革开放发轫之初，医院正式名称为武汉医学院第一附属医院。1985年5月，变更为武汉医学院附属协和医院；1985年7月，改为同济医科大学附属协和医院；2000年5月，与同济医科大学一道，与华中理工大学、武汉城市建设学院合并，共同组建华中科技大学，正式成为华中科技大学同济医学院附属协和医院至今。

二、30年来的重大成就

改革开放以来，在邓小平理论和"三个代表"重要思想指导下，在上级部门的正确领导下，医院各级党组织和广大干部群众，坚持科学发展观，认真贯彻党的路线、方针、政策，解放思想，扎实工作，开拓进取，奋力拼搏，取得了协和医院各项事业的大发展，谱写了协和医院发展史上光辉灿烂的新篇章。

（一）医院规模稳步扩大。

医院开放床位数由1978年626张增长到1988年950张，由1998年的1300张再到2008年的2392张，实现了3级跳。1978年医院职工人数1336人，到1988年达1846人，到1998年达2179人，截至2008年，医院职工总数达到3541人，其中医师756人，护理人员1452人，行管人员180人。医院规模稳居全国医院前列。

（二）医疗工作快速发展。

门、急诊量由1978年的68.6万人次增加到1988的91.9万人次，1998年达131.7万人次，2007年达到197万人次，增幅达651.8%；住院量由1978年的1.2万人次增加到1988年的2.0万人次，1998年达2.6万人次，2007年达到6.5万人次，增长了5.4倍；手术量由1998年的1.3万台次增加到2007年的4.0万台次，增长了3倍多。

（三）医疗技术突飞猛进。

30年来，医院积极鼓励技术创新，共有取得重大医疗成果800余项。1992年医院发现骨髓共同干细胞，在国际上产生影响。1993年，湖北省首例同种异体骨髓移植在医院获得成功，填补了中南地区空白。1996年，运用介入方法完成国内首例颌骨中心性血管瘤栓塞术。1997年，采用Dames术完成我国首例成人完全性大动脉转位手术。2001年，开展脐血移植手术获得成功。2002年，心脏移植手术成功，病人术后刷新中南地区心脏移植存活纪录。2003年，成功实施了全国第四例，湖北省第一例心肺联合移植手术，病人术后存活事件刷新全国纪录。2004年，在中南地区首用细胞疗法治疗急性白血病，2005年，成功实施了湖北首例、全国第七例连体婴儿分离手术。30年来，一大批高起点、高水平的新技术取得了突破性进展，极大地促进了医疗质量、医疗水平的提高。以童萼塘、王新房、陈道达、孙宗全等为代表的一大批老的知名专家教授长期坚持在临床一线，为病人排忧解难，崇高医德深受老百姓赞誉，为医院的发展作出了积极的贡献。

（四）教学工作成效显著。

1978年以后，医院教学工作也有了突飞猛进的发展。特别是1998—2007年底，医院增加了8个系、6个教研室，累计完成五年制、七年制18701名学生的教学任务，培养硕士生2044名，博士生1091名，接收进修生6296名，留学生137名。硕士生导师由1998年的243名增加到2006年的426名，博士生导师由1998年的47名增加到2006年的124名。新增1个硕士学位授予点和

2个博士学位授予点。投入840万元建成了现代化的临床技能训练中心。国家级精品课程达到3门。先后承担国家级继续教育项目96项，建成国家级专科医师培训基地27个。本科教学工作高分通过教育部组织的专项评估，获得了专家组的高度赞扬和肯定。

（五）科研工作成绩斐然。

30年来，医院共有重大科研成果400余项。1983年，童尊塘教授等研究的《低血钾软病的研究》获卫生部科技进步一等奖；1985年获国家科技进步二等奖。1984年，沈迪教授的《一组新型血小板聚集功能缺陷》的研究获省科技成果三等奖；1988年获国家教委一等奖。1985年，王新房、王加恩教授研究的《双氧水心脏声学造影的研究》获国家科技进步三等奖；1994年获国家教委科技进步二等奖。1998年以后，科研成果再次进入一个大喷发时期。据统计，这十年，医院共中标国家自然科学基金项目185项，年中标数由1998年的3项增加到2007年的40项，“973”、“863”等重大科研项目均实现突破。获得科研总经费1.1亿元，年获资助经费由1998年的160余万元增加到2007年的3000万元。共获各级各类科技进步奖156项，其中肖传国教授研究的《人工建立体神经——内脏神经反射弧恢复截瘫后膀胱功能》和王新房教授主持的《三维超声成像的方法学和临床应用研究》获得国家科技进步二等奖。2007年医院共发表论文1600余篇，其中SCI收录60余篇。最新论文排名保持良好成就，论文总数蝉联全国第4位，SCI收录论文数连续两年居全国前10，MEDLINE收录论文数跃居全国第3位。目前，医院有7个国家级重点学科。

（六）人才培养初显成效。

改革开放以来，医院一直重视人才的培养，特别是近十年来，医院加大了人才培养的力度。全院高级职称人员由1998年的248人，增加到现在的405人，一批具有国内一流水平的专家教授脱颖而出。其中，正高职称人员130名，副高职称人员275名，在岗博士生导师75名，硕士生导师287名，973首席科学家1名，长江学者客座教授1名、国家百千万人才2名、卫生部突出贡献中青年专家2名、国家杰出青年基金获得者3名、教育部优秀人才支持计划获得者4名、华中科技大学特聘教授7名。

（七）基础建设大步发展。

1978年，医院基础建设进入快车道，多栋大楼动工修建。特别是1991年以来，医院先后建成了多栋住宅楼、综合楼、门诊大楼、教学住宅综合楼、国内一流的肿瘤中心、诊疗一体化的干部病房大楼、华中地区首家PET中心和亚洲规模最大单体外科病房大楼，总建筑面积增加了20.5万平方米，其中医疗面积增加了13.9万平方米。未来2—3年内，医院还将新建新的门诊医技大楼建设项目。完成肿瘤中心改扩建项目，建设华中科技大学动物实验中心。新的门诊医技大楼建成后，医院门诊、住院环境将得到根本改善，并形成以门诊医技楼为中心，外科楼、内科楼、高干病房楼紧密环绕的合理布局。肿瘤中心改扩建项目完成后，肿瘤中心床位数将扩大到600张，相当于一所三级医院规模，成为湖北省肿瘤诊疗中心。华中科技大学动物实验中心，设普通级、SPF级、GLP级动物实验室和SPF级动物模型室和协和医院外科实验中心，中心建成后将为医院的科研提供一流的实验平台。

（八）经济效益大幅提升。

改革开放以来，医院收入逐年增长，从上世纪90年代初到2007年底，全院固定资产增长了27倍。医院收入、职工人均年收入大幅增长。职工住房条件得到进一步改善。

（九）党的建设不断加强。

改革开放以来，医院坚持党委领导下的院长负责制，医院党委认真履行职责，在学习、贯彻和落实毛泽东思想、邓小平理论和“三个代表”重要思想，树立科学的发展观、扎实开展“三讲”、“保持共产党员先进性”、“八荣八耻”、“构建社会主义和谐社会”、“治理医药购销领域商业贿赂”等专项活动中，狠抓党员队伍的思想建设，并在取缔“法轮功”邪教、推行党风廉政建设责任制等重大事件中始终和党中央保持高度一致，使医院党组织和党员的先进性得到进一步体现，有力地推动了医院的改革和发展。医院还不断加强基层党组织建设，根据《中国共产党普通高等学校基层组织工作条例》有关规定，进一步完善了医院的党组织建制，加强了基层党组织在医院建设中的政治核心作用、组织推动作用和保障监督作用。医院党员队伍也不断壮大。1978年，医院仅有党员275人，到2007年底已达1670名。

经过30年的建设发展，在取得了各项事业的辉煌成就，为祖国卫生事业作出巨大贡献的同时，医院也受到了上级部门和社会的肯定，多次获得全国性的表彰和奖励。1994年被卫生部授予三级甲等医院和爱婴医院，并连续多次被卫生部授予全国卫生先进集体、全国卫生系统文化建设先进集体、全国百佳医院等荣誉称号，被湖北省授予湖北省最佳文明单位称号，此外，还分别被湖北省卫生厅、人事厅连续多次授予湖北省卫生系统先进集体、湖北省文明医院称号；1998年获卫生部抗洪抢险救灾防病先进单位称号；2001年评为湖北省卫生思想政治工作先进集体称号；2002年被授予武汉市文明单位称号；2003年被授予湖北省卫生系统示范单位、武汉市文明品牌医院、全国城市医院思想政治工作先进集体、湖北省和武汉市抗击“非典”先进单位称号；2005年被评为省级创建文明行业先进单位等称号；2006年被授予万名医师支持农村卫生工程先进单位等称号；2008年，医院又喜获2005—2007年度全国医院管理年活动先进单位、抗震救灾，重建家园工人先锋号、湖北省抗震救灾先进单位、全国教育系统抗震救灾先进集体、全国“五一”劳动奖状等荣誉称号。

改革开放以来，协和医院在党和政府的关怀下，通过全院职工的共同努力，走过了不平凡的30年。这30年是协和医院综合实力大幅度跃升、职工得到实惠最多的30年，是协和医院保持安定团结、政通人和的30年，是协和医院影响显著扩大、凝聚力极大增强的30年。30年，协和人付出的艰辛努力和取得的显著成就，必将载入协和的光辉史册。

三、30年来的基本经验和主要做法

改革开放30年来的探索和实践，不仅创造了丰硕的物质财富，也积累了宝贵的经验。总结协和医院30年来的工作，主要经验是：

第一，坚持科学发展观，走可持续发展道路。

“科学发展观，第一要义是发展，核心是以人为本，基本要求是全面协调可持续，根本方法是统筹兼顾。”唯有发展，才能创造物质财富；唯有发展，才能解决前进中的问题；唯有发展，才能使医院振兴，职工受益。30年来，全院职工紧密团结在各级党组织周围，认真落实国家卫生工作方针政策，着力把握发展规律、创新发展理念、破解发展难题，始终坚持以病人为中心，以改革和管理为动力，以质量和效益为核心，以科技和创新为先导，以学科建设和人才培养为重点，以基础建设和环境改善为依托，以精神文明建设和医院文化建设为载体，实现了医、教、研等各项工作的全面、协调、可持续发展，朝着建设“国内一流、国际知名”的大型综合性医院的宏伟目标又迈出了坚实的一步。

第二，坚持改革和竞争，保持医院发展的生机和活力。

优胜劣汰，适者生存。从1978年起，医院就更新观念，坚持改革和竞争，实施多项改革措施。特别是1998年之后，医院积极实施人事制度、分配制度和后勤管理制度“三项改革”，激发了职工的积极性和创造性，使医院的发展充满生机和活力。人事制度改革方面：全面实行竞争上岗，护理管理干部、机关中层干部竞聘上岗，副高及以下职称医技人员实行两年一次业务考核，科室主任进行年终述评；试行肿瘤中心的全员聘任制，逐步完善、规范了合同制用工体系；推进青年医师博士化工程，探索出了“3+2”临床博士选留之路；开展教育部职员制试点工作，全面完成了行管人员职员聘任工作。分配体制改革方面：坚持效率优先、兼顾公平的原则，注重成本控制，鼓励分配向重要岗位倾斜，合理拉开收入差距。十多年来，医院实施并不断完善了以“科室成本核算”和“科主任负责制”为核心内容的科室综合目标管理责任制，逐步形成了一套“质”、“量”并重的，医、护、教、研等兼顾的，涵盖临床、医技、行管部门的，有激励、有竞争、有活力的考核、分配机制。后勤管理体制改革方面：推行了“成熟一块，改革一块”的方针，逐步开展后勤社会化改革。全院卫生清洁工作全部移交专业公司；以责任制形式经营职工食堂和营养食堂；幼儿园实现全面社会化；干部大楼、外科大楼和内科大楼先后实行物业化管理。现已形成“一部分工作社会化，一部分工作物业化，一部分工作承包服务化”的新局面。

第三，坚持管理创新，不断完善管理体制和运行机制。

创新是一个民族兴旺发达的不竭动力。现代医院建设和发展同样需要创新，特别是管理创新。改革开放以来，医院就坚持在实践中不断创新，特别是近十年来，医院一是形成了“五年一规划，一年一主题”的目标管理模式，得人心，聚人气，并形成了巨大的凝聚力和创造力。《“十五”计划和2010年远景目标》提出了建设“国内一流、国际知名的现代化大型综合性医院”的奋斗目标；《“十一五”发展规划纲要》勾勒了医院未来五年建设发展的宏伟蓝图。学科建设年、战略发展年、质量管理年、文化建设年、医院创新年，每年一个主题，思路清晰，重点突出，成效显著。二是引入了战略管理新思路。制订和实施了“学科、人才、品牌、国际化”四大发展战略。三是探索出“专科医院化”与“医院专科化”结合的发展新路，实现了肿瘤专科的医院化和普外等大学科的专科化，以综合强化专科，以专科带动综合，得到了同行的认同和仿效。四是导入了细节管理理念。适应医学模式转变的需要，实施“人性化”服务，制订和落实“礼仪服务流程”，提供免费医疗支助服务，在省内率先推出“一次投诉待岗”，落实医患沟通制。五是实施全面质量管理（TQM）新方法。以开展卫生部医院管理年活动为契机，实施了以三级质控为主要内容的全面质量管理，出版了160多万字的《诊疗常规》丛书和60多万字的《职责·制度》，推进了医院的科学化、规范化管理进程，促进了医疗质量的稳步提高，医院管理年检查经卫生部考核为湖北省第一。

第四，坚持“人才强院”战略，着力打造高素质的人才队伍。

医疗市场的竞争归根到底是人才的竞争。人才是医院可持续发展的核心竞争力。30年来，医院一直重视对人才的培养。1998年以来，医院逐步完善并实施了“一稳定、二培养、三引进”的人才战略，注重“待遇留人、环境留人、事业留人、感情留人”，建立了科学的人才培养、管理和流动机制。对优秀的留学人员实施超常规政策，鼓励其海外事业与院内工作两不误；对拔尖人才实行特殊政策，如奖励住房、提供科研启动基金、搭建科研平台等；对临床一线的核心人力资源实施年度医疗工作考核和奖励；对有潜力的青年技术骨干，设立优秀人才培养基金，鼓励其出国深造、交流。上世纪90年代以来，先后引进了肖传国、黄士昂、王建军、伍钢等知名学者，培养了以国家百千万人才、卫生部有突出贡献中青年专家、全国优秀教师等为代表的一批知名专家，聘请了10余名客座教授，招收了数十名博士后。一大批优秀青年技术骨干脱颖而出，一批具有敏锐的学科发展眼光、广泛的学术影响、具有推动新兴学科和前沿学科发展能力的学科带头人茁壮成长，一支业务素质高、结构合理的人才梯队逐步形成。

第五，坚持重视学科建设，增强医院核心竞争力。

临床学科是现代医院建设和发展的生命线，是医院特色和综合实力的集中体现。近十多年来，医院确定了“区分层次、分步发展、突出重点、整体推进”的学科建设方针，并围绕建设一个“面向21世纪、结构合理、重点突出、特色鲜明、充满活力的优势学科群”的目标，充分发挥人才优势，加大学科建设投入，合理规划学科建设体系，搭建科研平台，鼓励科研创新，注重学科交叉、融合，在学科建设上取得了丰硕的成果。在新一轮国家重点学科评审中，医院取得历史性突破，心内科、血液科、泌外科、麻醉科、普外科、妇产科、呼吸科等 7 个学科被评为国家重点学科，综合实力名列国内前茅。与学科水平密切相关的科研能力也得到迅速提升。学科实力的增强，提高了医疗水平，提升了社会影响力，为医院的可持续发展奠定了坚实的基础。

第六，坚持文化兴院方针，增强医院的凝聚力和向心力。

文化是一个组织的灵魂，优秀的医院文化是一所医院健康、稳定发展的动力源泉。作为一所历史悠久的名院，秉承协和医院的优良传统，并结合新世纪医院建设的历史使命，凝练出了“协同仁爱、和衷共济”的医院精神，树立了“病人至上、质量优先、服务第一”的价值观念和“一切为了您的健康”的服务宗旨，展现出了“敢为人先、勇攀高峰”的精神风貌，形成了“协和是我家，建设靠大家”的文化氛围。全院职工始终同心同德，视协和的荣誉为自己的荣誉，形成了独具特色的协和文化，增强了医院发展的凝聚力、向心力。这正是医院不断发展，勇往直前的根本原因所在。

第七、坚持党的正确领导，充分发挥党组织的核心作用。

医院各级党组织是医院建设发展的领导核心和战斗堡垒，广大党员干部是医院建设发展的中流砥柱和中坚力量。30 年来，医院党委领导班子几经调整，但作为一个领导集体，始终以大局为重，以医院的发展为前提，以职工的利益为出发点，充分发挥基层党组织的核心作用，解放思想、实事求是，科学、民主决策，形成了坚强的领导核心。在三甲医院的创建活动中，在百佳医院的评比活动中，在抗洪救灾、防治“非典”、抗震救灾等公共突发事件面前，协和医院党委始终引领广大党员和干部职工，为祖国医疗卫生事业的发展，为保障人民群众的健康，勇担社会责任，披荆斩棘、奋勇向前。

（王国斌　龙洪波）

中山大学附属第一医院

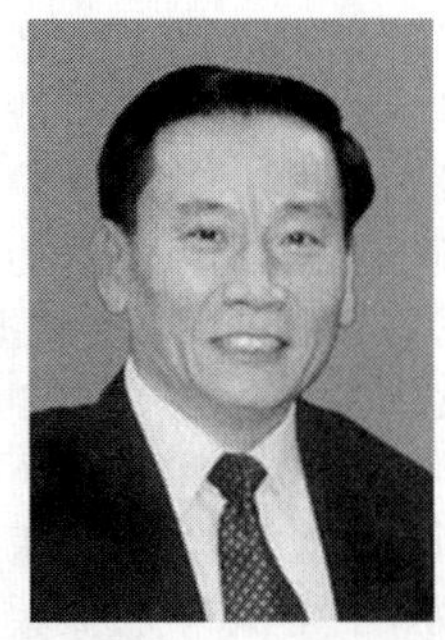

院　长：王深明
党委书记：颜楚荣
副院长：刘小林、余学清、谢灿茂、肖海鹏
党委副书记：刘洪宁

王深明　1953年12月出生，博士学历、主任医师、教授、博士生导师。2004年12月任中山大学附属第一医院院长。

中山大学附属第一医院（简称中山一院）是国家重点大学——中山大学附属医院中规模最大、综合实力最强的附属医院，现为国家三级甲等医院，由院本部、黄埔院区和东山院区三个院区及6个社区卫生服务中心组成，是华南地区医疗、教学、科研、预防保健和康复的重要基地，素以“技精德高”在我国和东南亚一带久负盛名。

医院现有在编职工4761人，其中卫生技术人员有3520人，正高职称164人，副高职称433人，中级职称966人。截至2007年，开放病床近2500张，年门、急诊量达423.5万人次，年出院人次超过6.6万，住院手术人数超过4.4万人次，病床使用率在96%以上。长期以来，医院充分发挥技术力量雄厚的优势，不断采用各种新技术成功诊断、治疗和抢救了许多危重、疑难和罕见病例，取得了许多令人瞩目的辉煌成就，为我国乃至亚洲医疗界填补了许多空白。

一、改革开放30年来医院发展的重大成就

30年来，随着我国医疗卫生体制改革的不断深化，中山大学附属第一医院（以下简称中山一院）不断深化和全面贯彻“以病人为中心”的服务理念，坚持科技兴院和文化建院，以缩短平均住院日为突破口，以技术创新和学科建设为重点，不断深化医院改革，全面提高医院管理和医疗质量水平，促进医院各项工作全面、协调和可持续发展，在医疗、教学、科研和管理等各方面取得了巨大成就，医院的总体实力和规模逐渐跨进了国内医院前列。

（一）医院规模不断发展壮大，综合实力显著增强

改革开放以来，中山一院先后兴建了检验楼、邱德根楼（综合病区和特诊中心）、曾宪梓大楼、何善衡楼和门急诊大楼，医院的基础设施建设和就医环境、工作环境发生了巨大的变化。通过全面接收广州市黄埔区人民医院、东山区人民医院及原东山区辖下6个社区卫生服务中心，整合区域医疗卫生资源，使医疗技术资源和优势得到了充分发挥和优化整合。1978年至今，医院的规模不断发展壮大，开放床位数从30年前的707张发展到2007年的2500张，增长了257.1%；年门急诊量从73万多人次发展到423万多人次，增长了479.5%；年出院人数从10735人次到66700人次，增长了524.3%；年住院手术人次从4878人次到44700人次，增长了816.4%；医疗仪器设备从280多万元到40600多万元，增长了144倍。

（二）技术水平大大提高，医疗成就卓著

据不完全统计，1978年以来，中山一院共填补了115项省级以上医疗技术空白，其中国内首例、首创的技术项目89项，亚洲乃至国际首例、首创的技术项目16项。

代表性医疗成就有：1978年，国内首创带血管甲状旁腺移植术成功；1979年，国内首先应用不卧床持续性腹膜透析（CAPD）治疗肾衰；80年代期间，显微外科首创用淋巴管静脉管吻合治疗下肢淋巴静脉性所致水肿；泌尿外科首创使用乙酰异羟肟酸（AHA）液冲洗、溶解感染型结石；骨科研制成人工膝关节（带一段骨骼）应用于临床；心外科应用人工机械瓣膜施行瓣膜置换术等；国内首例连体婴分离术的成功；100%面积烧伤（其中96%为Ⅲ度烧伤）的特重烧伤病人的抢救成功；1997年，抢救出生体重只有0.57公斤和0.6公斤的新生儿；1998年，三足婴矫正手术；婴儿先天性腹裂修补术；巨型血管瘤的切除；肾移植、肝移植、肝肾联合移植的成功开展；肝移植和肾移植的例数和存活率均处于国内领先水平；1996年和2000年，国内首例第二、三代试管婴儿分别成功诞生；2001年，国内首例连头婴分离手术的成功施行（被评为我国2001年卫生界十件大事之一）；2004年，亚洲首例多器官移植腹部脏器（切九换三）成功等。

（三）科研工作迅速发展，学科建设稳步推进

改革开放以来，医院积极创造条件，鼓励医务人员开展科学研究，科研工作逐渐打开新的局面。1978年下半年，内科成立了人工心脏研究室，开展了人工心脏研究，进行了初步的动物实验，鼓励各专业组开展相关课题研究；外科新开展显微外科应用，神经科开展中西医

结合治疗脑血病的研究；检验科研究并在广州及国内第一次总结与报告了"复数菌败血症"的专题；放射科开始定期举行病例总结讨论会等。从此，学科建设和科研工作开始走上了发展之路。如1988年，医院全年获各级科研项目19项，发表论文309篇；到1998年，医院全年获各级科研基金项目114项，发表论文558篇；而到2007年，全年获科研基金192项，发表论文998篇。近几年来，发表论文总数和SCI收录论文数在国内医院中均排名前十名左右。

据不完全统计，1978年以来，中山一院共获得全国科学大会奖、全国医药卫生科学大会奖、国家科学技术奖励大会奖等国家级和省部级科研成果奖共285项，其中近十年来获得省部级和国家级奖项83项：国家科技进步二等奖3项、三等奖1项，省部级科技进步一等奖17项、二等奖28项、三等奖33项。同时，主办和承办《中华肾脏病杂志》、《中华显微外科杂志》、《中华胃肠外科杂志》、《中华普通外科学文献（电子版）》、《中国神经精神疾病杂志》、《影像医学与介入放射学杂志》和《现代临床护理》7份国内有影响的医学专业杂志。还与澳大利亚、美国、加拿大、日本、荷兰、瑞典等20多个国家的医院建立了学术交流与协作关系，加强与国内外同行的学术交流，构建了广阔的学术交流平台，大大提高了医院的学术影响力。

2007年是医院学科建设取得历史性突破的一年：(1) 新增加了内分泌学和耳鼻咽喉科学2个国家重点学科，至此医院国家重点学科增至5个。(2) 全年共获得各级科研基金项目207项，经费总额达3612.63万元。重大项目比例大幅增加，100万元以上项目8项，经费约1800万元，占总经费50%以上；其中"863"重大项目1项、"863"专题1项、联合基金重点项目2项。科研基金经费总量和项目总数均创历史新高。(3) 据2007年底科技部公布的科研论文发表通报中，2006年医院论文发表总数998篇，位列全国医疗机构第10位，发表论文总数是1978年的30倍。(4) 全年获省部级成果奖6项，其中教育部科技进步二等奖1项，广东省科技进步一等奖1项、二等奖1项、三等奖2项，中华医学三等奖1项；获广东护理科技进步奖一、二、三等奖各1项。

（四）人才培育桃李满园，教学业绩喜获丰收

作为中山（医科）大学最大的临床教学医院，中山一院承担学校医学本科60%以上的临床教学任务。改革开放以来，中山一院培养了大批医学人才，促进了医学教育的进步，推动了社会卫生事业的发展。以2007年为例，理论课教学的本科生人数7267人，学时数4730学时，见习学生1882人次；实习学生753人次，预见习学生169人次。参与教学的教师的职称比例合理，副高以上教师授课率超过70%。医院通过强化教学查房、教学病例讨论、体检示范和出科考试的教学环节质量，探索互动教学新方式，临床教学工作成绩斐然。在每年的实习生毕业综合考试中，医院总成绩及内、外、妇、儿科技能考核成绩均列全校附属医院前列。

研究生招生规模和学科专业不断扩大。1978年开始招收硕士研究生，当年招生人数为5名，1988年为59名，1998年为62名，2007年达167名；招生专业也从起初单一的外科学发展到30个硕士学位授权点，涵盖了整个临床学科。其中，物理医学与康复医学教研室是卫生部最早建立的康复医学教育培训基地和最先开设的康复医学硕士研究生培训点。1986年开始招收博士研究生6名，以后逐年增加，2003年招收80名，2007年招收103名；招生专业从原来的普外科学、肾内科学、神经病学3个专业发展为19个博士学位授权点。2007年在院研究生758人，全年共有222名研究生毕业，其中139人获硕士学位，64人获博士学位，当年就业率为97.65%。

继续医学教育取得较好成效。卫生部从1996年开始设立了国家级继续医学教育项目，医院的肝脏移植学习班、生殖医学讲习班获国家首批国家级继续医学教育项目。1996—2007年，医院共获国家级继续教育项目115项、省级继续医学教育项目78项。2001年肾内科被评为国家级继续医学教育基地，另外有13个卫生部进修基地；每年举办国家级继续医学教育项目25项，承担中、高级卫生技术人员进修培训，每年接受国内外进修、培训医务人员近1000人。

注重发挥高校附属医院的优势，不断开展教学改革和教学研究。近年来年均发表教改论文18篇；1995年学校开始设立校级教学改革研究基金，到2007年共获得教学研究课题（含CAI课件、电视电子教材课题）150项，其中省部级以上30项；1997年，学校开始设立教学改革研究优秀成果奖，至2007年共获教学研究成果奖35项，其中省部级以上10项。

临床医学本科课程建设不断进步。近年来医院主编或参编教材11部。1983年，邝贺龄教授主编的《内科疾病鉴别诊断学》被评为全国优秀科技图书二等奖；1988年，陈国桢教授主编的《内科学》获得全国高等学校优秀教材奖；2002年，叶任高教授主编的《内科学》（第五版）获全国高等医药院校优秀教材一等奖，梁力建教授主编的《外科学》获该奖项二等奖；2007年，孟俊非教授主编的高教版本科教材《医学影像学》被教育部评为优秀教材，成守珍主任护师主编的《内科护理学》入选卫生部"十一五"规划教材并正式出版。胡品津、汪建平、曾进胜教授分别担任了《内科学》《外科学》和《神经病学》全国七年制教材的副主编或编委。医院有国家级精品课程1门：放射诊断学；省级重点课程2门：外科学、病理学；校级精品课程6门：内科学、康复医学、麻醉医学、诊断学、神经病学、妇产科学。至此，全院拥有精品课程8门，居全校附属医院之首。据不完全统计，改革开放以来，医院共有15人获得省级以上教学先进个人；2个教研室（外科教研室、神经科教研室）获省级优秀教学先进集体。

（五）医院管理成效显著，树立良好社会形象

改革开放以来，中山一院在抓好医教研工作的同时，逐步转变观念，不断适应社会发展，特别是适应社

会主义市场经济的发展，更加突出了以人为本、以病人为中心的管理和服务理念，深化医院改革，创新医院管理，加强医院文化建设，使医院的管理水平得到极大提高，医院管理取得显著成效，促进医疗、教学、科研等各项工作全面发展，扩大医院的社会影响，树立了良好的社会形象，受到各级组织的充分肯定和表彰。据不完全统计，医院共获得省、市级以上各种荣誉 61 项。先后获得全国科教文卫体工会系统抗击“非典”先进集体，中国健康年度总评榜最受欢迎三甲医院，全国十佳亲民医院，全国医院文化建设先进单位，全国模范职工小家，全国卫生系统思想政治工作先进单位，广东省文明医院，广东省百家文明医院，广东省百佳医院，广东省医疗机构行风评议满意单位，广东省职工职业道德建设先进集体，广东省、广州市抗击“非典”模范集体，香港人最信赖的中国内地医疗机构，广东省委教育工委先进基层党组织，广东省先进基层党组织，广东省抗震救灾先进集体等荣誉称号。近年来，还多次被评为广州市定点医疗机构服务先进单位；2000—2008 年连续 8 年被评为广州市无偿献血先进单位。

二、改革开放 30 年来医院发展的主要历程

30 年来，中山一院人在前辈打下根基、创造辉煌的基础上，充分利用身处广东这一改革开放前沿的地缘和政策优势，不断深化医院的管理体制改革，适应医疗服务市场的需求和竞争，充分发挥高校附属医院学科技术和人才优势，发挥实力专科、特色专科和多学科联合攻关的技术力量和优势，不断进行技术创新和管理创新，成功诊断和救治了许多危重、疑难和罕见病例，从深度和广度上拓展医疗服务和学科发展，走出了一条有中山一院特色的、以学科建设和学科发展为依托的医院发展建设之路，大大提升了医院的综合实力和管理水平，使医院发展成为国内规模最大、综合实力最强的医院之一。

（一）坚持规模适度发展与医疗需求保持良性互动的发展战略

长期以来，由于中山一院的品牌效应和医疗技术优势，得到了广大患者和社会广泛认可，医院的医疗服务长期处在供不应求的状况。改革开放后，为了适应医疗市场的发展，满足广大患者的需求，解决广大患者在大医院看病难、住院难的问题，中山一院采取了规模适度发展和医疗需求保持良性互动的发展策略，以市场（病人的需求）促进医院规模的适度发展，以医院规模的适度发展满足市场（病人的需求）的发展需要，从而解决群众看病难、住院难问题。通过挖掘内部潜力，改、扩建病房等方法增加床位，门诊延长开诊时间，增加中午诊、夜诊，节假日门诊等，为病人提供更多的就诊机会，使医院的发展始终保持一种医院规模和医疗工作指标持续良性互动增长的发展态势。

医院先后兴建了检验楼、邱德根楼（综合病区和特诊中心）、曾宪梓大楼、何善衡楼和门急诊大楼，特别是 2002 年新门急诊大楼启用后，医院的基础设施建设和就医环境、工作环境发生了巨大的变化，医院的规模得到空前的扩展，目前手术科大楼也在兴建中，医院的影响力在不断扩大，患者的数量逐年攀升，业务量大大增加。

此外，为适应医疗服务市场的需要，拓展医疗服务市场和医院的发展空间，同时缓解群众看病难、看病贵问题，中山一院通过机制和体制创新，深化用人制度和分配制度改革，对区域医疗卫生资源进行整合，使医院的医疗技术资源和优势得到了更好的发挥和更加合理的优化整合。1999 年在全国高校附属医院中率先采取所有权与经营权分离的模式托管经营地方基层医院——广州市黄埔区人民医院，继而在 2002 年 4 月全面融并接受了广州市黄埔区人民医院的产权，使医院成为中山一院的一部分——黄埔院区。2006 年 7 月，中山一院又与越秀区政府签订关于医疗卫生服务机构移交协议书，越秀区政府正式将原东山区人民医院和 6 个社区卫生服务中心的人、财、物整体移交给中山一院。至此，中山一院拥有三个院区（院本部、黄埔院区和东山院区）和六个社区卫生服务中心，成为全国少有的同时拥有三级医疗卫生服务网络的综合性三级甲等医院，在规模和总体实力上进入了空前的鼎盛发展时期。

（二）加强学科建设，提高医院的核心竞争力

改革开放以来，为提高医院的核心竞争力，中山一院采取多种措施，大力加强学科建设。如在原有学科的基础上，通过优化整合学科资源和人才技术优势，逐步组建了心血管医学部、骨科－显微外科医学部、医学影像学部、检验医学部等一批实力雄厚的学科群；从学科建制上组建普通外科，为申报并获准国家重点学科创造了条件；集中分散在各科室的超声波设备，成立了超声波科，为超声波科发展成为硕士点和博士点创造条件；成立了生殖医学中心、器官移植科、中心实验室、新生儿专科、脑血管病专科、胎儿医学中心和临床分子生物学中心等一批具有强竞争力的特色亮点专科，增设肿瘤中心、心理咨询专科，并率先在国内成立高血压血管病科，为建设国内外知名学科提供新亮点；针对广大患者对高水平的耳鼻咽喉科医疗服务的迫切需要，充分利用中山大学的平台，整合全校附属医院耳鼻咽喉科的人才资源，成立了中山大学耳鼻咽喉医院，打造出中山一院的新的品牌学科；实行打擂台竞争的形式，公开选拔和评估院级重点学科，鼓励和支持有条件的科室争创省级和国家级重点学科。

1999 年，医院开始把学科建设纳入科主任的工作目标，实行学科建设科主任负责制，出台了《关于促进学科建设的奖励规定》，进一步调动了科技人员开展科学研究，争创优秀成果的积极性。2000 年，在保持和发展原有肾内科国家级重点学科的同时，新增加神经内科和普通外科 2 个国家级重点学科和妇产科、儿科、内分泌科、生殖医学中心、泌尿外科等 8 个省级重点学科以及脑外科、消化内科等一批院级重点学科，肾脏内科实验室还成为教育部和广东省重点实验室。在争创“五个一

科教兴医工程”中获得省级重点专科 7 个，重点科研项目 7 项，学术带头人 9 人。2007 年，在保持原有 3 个国家重点学科的基础上，又新创内分泌学科、耳鼻咽喉学科为国家重点学科。至此医院共有 5 个国家重点学科，形成了更加合理的院—省—国家三级梯队学科建设格局，使医院的学科建设结构更加优化，学科梯队和学科优势更加凸显，大大提高了医院的核心竞争力。

（三）加强教学管理，改善教学条件，促进临床教学质量稳步提高

作为中山大学（原中山医科大学）最大的附属医院，中山一院一直承担 60% 的临床教学任务，把培养医学专业人才作为医院工作的重点之一。1985 年之前，医院的教学管理工作由医院的医疗行政部门负责，1985 年，医院成立教务科，负责临床教学管理工作。1988 年，学校成立中山医科大学第一临床学院，在组织架构上与中山一院成为一体，中山一院院长（副院长）同时兼任第一临床学院院长（副院长），大大加强了临床教学的领导和人力、物力的投入，是加强临床教学管理的重要举措。

第一临床学院挂牌后，医院也相应成立了内科学、外科学、妇产科学、儿科学、神经科学、中医学、皮肤学、耳鼻咽喉学、诊断学、物理与康复医学、临床护理学、医学影像学等 12 个教研室。并逐步设立了市内外临床实习基地 11 个，主要是广东省内的市级以上医院。

1978 年国家恢复研究生教育，中山一院当年首次招收 5 名硕士研究生，1986 年开始招收 6 名博士研究生，之后每年招收硕士和博士研究生的人数和学科专业都在逐年增加。1995 年开始招收硕士留学生，1998 年开始招收博士留学生，2001 年开始招收港澳硕、博生。学校（原中山医科大学）于 1995 年设立临床医学博士后工作站，同年中山一院开始招收博士后至今。30 年来为国家培养了一批又一批尖端医学专业人才。

医院的继续教育工作最初是由医疗行政管理部门负责，1985 年教务科成立之后，该项工作归教务科负责；1996 年成立了专门的继续教育管理机构——继续教育科。随着医学科学技术的发展而不断发展并逐渐走向成熟，医院已从以往单一的进修教育培养人才发展到现在的形式多样、机制灵活、内容丰富的继续教育来培养高素质的医学人才，如进修教育、举办各类学习班、职工教育、住院医师培训等。在实施继续教育时，组织编写了教材和讲义，并运用多媒体辅助教学手段进行教学，确保教学质量。同时，不断进行规范化管理，制定了《进修管理条例》、《进修手册》、《进修生培训方案》及进修生岗前培训制度等；1997 年开始应用信息化管理，对进修生的资料档案以及学习过程运用电脑流程化和网络化管理，使管理手段迈上了新台阶。

医院的教学条件也逐步得到改善。20 世纪 90 年代初开始使用胶片投影教学代替板书、挂图和幻灯为主的辅助教学手段。2000 年以后，多媒体在教学中得到普遍的应用，自新门诊大楼投入使用后，教学场地得到很大的改观；教学科购置了一批多媒体教学设备，课室实现语音、图像同步。2002 年 11 月，为方便医院教学及医疗会诊，分别在手术接待室、麻醉科示教室、外科示教室共安装 3 套教室与手术室联网直视手术室手术现场的系统设备，有 3 台彩色摄像机、3 台安装在手术台灯上的摄像头、3 台监视器、1 台室外内全方位云台、2 台半球型云台、3 台云台控制器、2 台云台镜头控制器及电视、音响一批。与此同时，各个教研室也不断更新教学设备，促进教学质量的不断提高。2007 年，医院有 24 间课室和示教室，教学用地面积约 2000 立方米；多媒体投影仪、幻灯机、、电脑、手术显示器、电视机若干，以及一大批教学模具和用品，完全满足教学的需要，大大促进教学质量的提高。

（四）深化改革，规范管理，不断提高管理水平

面对医疗机构和医疗卫生体制改革的挑战，中山一院主动调整战略战术，进一步提高医疗管理水平、技术水平和服务质量，既增加管理效益，也吸引了更多患者，形成管理效益的良性循环。

1. 加强人事制度改革，充分调动各级人员的积极性。30 年来，中山一院的人事管理就是人事制度不断深化改革的过程。从定岗、定员、定编，到两度承担学校关于职称晋升制度改革的试点，公开招聘科主任、学科带头人，实行中层干部述职和竞争上岗、行政后勤干部轮岗以及年度考核与任期考核及其与职业道德考核相挂钩；从建立主任导师制度，完善延聘和返聘制度到实行学科首席专家制，充分发挥老专家在学科建设和医疗工作中的传帮带作用；从实行科主任目标管理责任制和签订任期责任状，到人事代理和合同用工制度改革，等等，充分调动和发挥了各级人员的积极性，提高医院的工作效率，进一步促进医疗效率和质量的明显提高。

2. 加强医疗管理改革，规范化建设不断向纵深发展。如手术台使用规定、急诊病人收入院办法的出台，制定并不断完善医院感染管理质量评分标准，确立医院感染的三级监控网络；功能制护理转向以病人为中心的整体护理的护理改革和品质管理活动的开展；医疗管理例会制度的实施；实行业务（医疗）、行政和护理干部三线联合值班制；建立行政后勤各科室及各实验室的质控指标，建立病区—大科—医院三级质控网络。

3. 创新体制改革，努力提高医院的两个效益。按照所有权与经营权分离，管理职能部门与经营实体分开的原则，对后勤车管科、洗衣部、服务公司、治安维护、职工饭堂等有关部门实行经营承包和社会化改革，探索从减轻医院后勤负担转向后勤为医院创收的后勤管理体制改革。

4. 坚持“以病人为中心”，创新和落实便民措施。如缩短检查预约时间、即时填发报告、计价收费一条龙服务、专家教授出诊不限号及电话挂号；加强信息化建设，不断优化服务流程。

5. 加强各种成本监控，特别是内部经济管理的审计。通过编制收支预算，实施医院大项目开支计划，节约开支，发挥资金效益。出台《中山一院中层干部离任审计制度》，健全了有效的经济控制程序和管理机制。

同时加强对工程和物品采购招标的审计。

（五）加强规划，以愿景聚人心、促发展

医院先后两次制定了中山一院的中长期发展规划，重视医院的战略发展和科学定位，强调医院医疗、教学、科研和管理的全面、协调和可持续发展。2005年7月，中山一院第一次党代会又进一步提出了医院今后一段时期的发展战略和总体规划，设想用15年左右的时间分三个阶段实现“把中山一院建设成为行内公认的居于国内一流医院前列、国际知名的现代化综合性医院”的奋斗目标。

三、改革开放30年来医院发展的主要经验

（一）加强学科建设和技术创新是提高医院综合实力的核心工作和重要手段。加强学科建设，特别是通过学科资源的优化整合，促进学科的临床发展和技术创新，既能提升学科竞争力，又能增强临床技术水平。同时还可以发挥多学科技术合作的优势，大胆创新和探索开展一系列高难度、其他很多医院无法也不敢开展的新技术和新项目。这是促进医疗、教学、科研工作协调发展，有效提升医院综合竞争力的核心工作和重要手段。

（二）优化整合资源，提高医疗效率，是医院管理的重中之重。中山一院患者排队候床现象一直非常严重，主要的原因是检验科、放射科、超声科、手术室等科室是医院的瓶颈，比如一位患者欲做MR检查，需等候7—10天，平均住院日达21天多，全院的效率非常低。1996年，为了解决此问题，医院从各方面筹集资金，更新和置换了许多影像设备，缩短了患者的检查时间，使患者的住院平均日减至14天。医院的医疗效率提升了30%，同时也使其他医疗资源得到科学的利用。

（三）深化人事制度改革，充分调动人员积极性，是医院改革发展的关键。30年的人事管理就是人事制度不断深化改革的过程。实践证明，中山一院通过不断整合医院的人力资源，充分调动和发挥人力资源的积极性，对医院近年来的快速、持续、健康发展具有十分重要的作用。

（四）创新体制是医院改革发展取得成效的动力。为适应广东经济发展快，人们对健康需求和健康服务要求越来越高的形势需要，中山一院开展了医疗特需服务。通过实行“一院两制”设立特诊医疗中心，为解决部属高校附属医院政府投入补偿机制不足问题探索了一条医院自我发展的补偿机制新路子。后来还引进了企业化管理模式，探索一条适合医院实际的“一院两制”的医疗管理运行机制。总的讲，在不影响普通医疗服务的情况下，利用不到5%的医疗卫生资源，满足了高端的医疗需求，既符合了改革开放的政策，也为医院的发展创造了较好的社会效益和经济效益。

（五）加强党的领导，坚持党建工作与业务工作相结合，是医院改革发展顺利进行的有力保证。医院的发展建设需要党委提供坚强的思想、政治和组织保证。只有不断加强和改进党的工作，才能更好地为医院的全面快速健康发展提供坚强的可靠保障。党建工作只有很好地与业务工作相结合，紧紧围绕并支持服务于医院的中心工作，才能真正有所作为。主要是要做到“三个结合”和“一个确保”，即要更好地结合医疗卫生改革形势、结合医院的工作实际、结合医疗教学科研和管理业务工作，确保医院各项工作的圆满完成和医院全面协调可持续发展。只有把这“三个结合”和“一个确保”作为思考党建问题和开展党建工作的着眼点和落脚点，大胆创新工作，才能切实加强医院党的建设，以党建工作的新成果来促进医院的新发展。这是医院改革发展顺利进行的有力保证。

（刘淑冰　陈起坤）

海南省人民医院

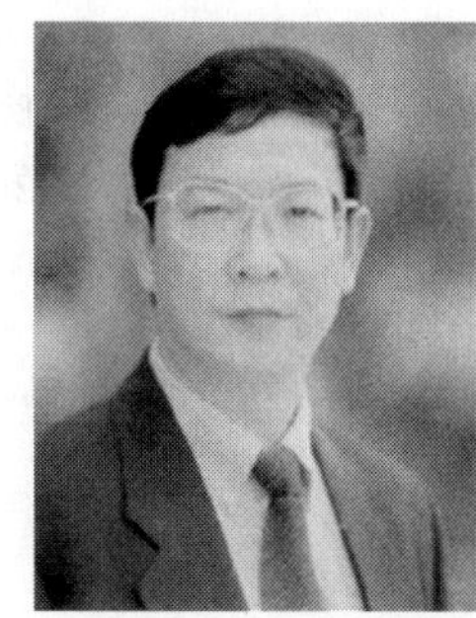

院　长：王宇田　1956 年 3 月年出生，神经外科教授、主任医师、硕士生导师。2004 年 9 月任海南省人民医院院长。

海南省人民医院改革开放 30 年来，充分利用开放政策，加快自身发展。尤其是 1988 年海南建省办经济特区后，医院利用特区政策，加快了深化改革开放的进程。

海南省人民医院的前身是由创办于 1885 年的海口福音医院和 1927 年由海南侨胞及港澳同胞募捐集资创办的海南医院，在 1951 年 7 月合并成立的广东省海南行政区人民医院。1988 年 4 月，海南建省办经济特区后，医院更名为海南省人民医院。

作为全省医疗改革的先驱者，海南省人民医院提出创建“群众满意的一流省级医院”的发展战略，注重科学发展，追求病人满意。积极主动夯实医疗服务设施的基础，加大医疗技术人才培养和引进的力度，走出优质、高效、低耗的改革与发展之路。

海南建省 20 年来，医院通过努力建设发展，实现了两次质的飞跃：第一次是以 1994 年被评为海南省首家三级甲等医院为标志，实现了从地区级医院向省级医院的飞跃；第二次是以 1999 年获得全国百佳医院称号为标志，实现了跨进全国省级医院先进行列的飞跃。医院以更新的医疗设备、更精的医疗技术、更好的医疗服务，填补了省内一项又一项医疗技术服务的空白，取得了省内一个又一个医疗事业发展的新成就，赢得了“大病不出岛”的声誉。医院两度荣获全国卫生系统先进集体称号，三次荣获全国文明单位称号和省部级以上荣誉称号三十多项。

建省 20 年来医院注重人才队伍建设，在国内公开招聘和引进学科带头人 50 多人，采用多种形式直接把医疗骨干人才选送到国外深造，共派出国外留学进修人员 150 余人次，国外短期学习交流和参观考察人员 200 余人次（其中分批组织临床中层管理干部赴新加坡短期培训达 50 余人次）。并派往国内各大医院进修人员 300 余人次，参加国内学术交流活动 5000 余人次。

医院已走进省级大医院行列，更加注重学科建设，1999 年有 17 个临床科室和实验室被海南省卫生厅审定为全省首批优势专科，医院对这些科室着重在强化内部管理、人才梯队配备、技术引进交流、设备增添更新、服务模式改变等方面给予极大支持，使这批重点科室得到快速发展。2007 年医院又有心血管病学、重症医学、儿科学、医学遗传实验室、神经外科、神经内科、血液内科、普通外科等 8 个学科（实验室）入围海南省医学重点学科（实验室），形成医院品牌优势。

医院先后承担国家级科研项目 15 项、省部级科研项目 83 项，厅级科研项目 178 项，共获得科研成果 131 项，其中海南省科技进步奖 100 项（一等奖 9 项、二等奖 28 项、三等奖 38 项、四等奖 25 项）、海南省卫生厅科技进步奖 8 项（特等奖 1 项、二等奖 1 项、三等奖 6 项）。全院医疗服务和管理工作基本实行了电脑化管理，开通了卫星传送的远程医疗会诊网络，有效地提高了医疗技术水平和医疗服务质量，不少诊疗项目已达到国内、国际先进水平。

自建省后医院先后投入大量资金不断添置和更新医疗设备，仅近 5 年就花费 2.4 亿多元更新医疗设备，现有医疗设备总价值近 2 亿元。有核磁共振成像仪、螺旋 CT、伽玛刀、体部 X 刀、心血管影像诊断仪、直线加速器等一批先进的医疗设备。

在医疗服务工作中，海南省人民医院坚持以“有满意的员工，才有满意的病人”作为创一流医疗服务的座右铭，突出“以人为本”的管理理念，从管理措施、劳动分配、医院文化等方面大力推进医疗服务创新，率先在省内推行临床科室主任竞争上岗、病人选择医生（医疗小组）、药品、治疗方案制度，建立健全各种医疗管理规章制度，突出构建全院医疗服务质量监督保证体系，逐步建立起有责任、有激励、有约束、有竞争、有活力、有目标的运行机制，做到诊疗操作规范化、质量监控制度化。以群众满不满意、赞不赞成、高不高兴为标准，不断完善门诊就诊、检查、治疗环境和住院诊疗设施，率先在省内实施医药分开核算分别管理制度、药品公开招标采购制度、医疗费用“一日清单”制度，建立健全“以病人为中心”的优质医疗服务体系，实行开放式电脑划价、收费、取药一条龙服务，建立从门诊到病房到出院的一系列便民服务体系，建立起最方便病人的医疗服务流程。坚持开展一查思想、二查质量、三查服务、四查纪律、五查作风等“五查”活动，并通过降低常用药品价格、缩短平均住院日、增设扶贫病房、开展整体护理、建立社区医疗服务站等方式，努力提供优质、高效、经济、文明、便捷的医疗服务。

如今，海南省人民医院占地面积417亩，建筑面积22万平方米，开放病床1164张，在职职工2440人，其中高级职称人员496人，中级职称人员678人；研究生人员177人，其中博士27人；在岗优秀专家36人，其中国家有突出贡献中青年专家1人，享受政府特殊津贴专家10人。全院现设门诊部4个、临床医技科室57个、医学中心6个、研究室（所）25个和实验室4个，已成为全省规模最大、学科最多、技术优良、设备先进、服务较好、环境优美的集医疗、急救、保健、康复和科研、教学于一体的大型三级甲等医院。

改革开放走过了30年的历程，海南省人民医院也在建省20年中积极打造成为国内先进医院。目前正以争创“一流技术、一流设备、一流管理、一流服务、一流环境”的姿态，努力实现创建“群众满意的一流医院”的目标，为推动海南省医疗卫生事业又好又快的发展作出更大的贡献。

（王宇田　徐长江）

贵州省人民医院

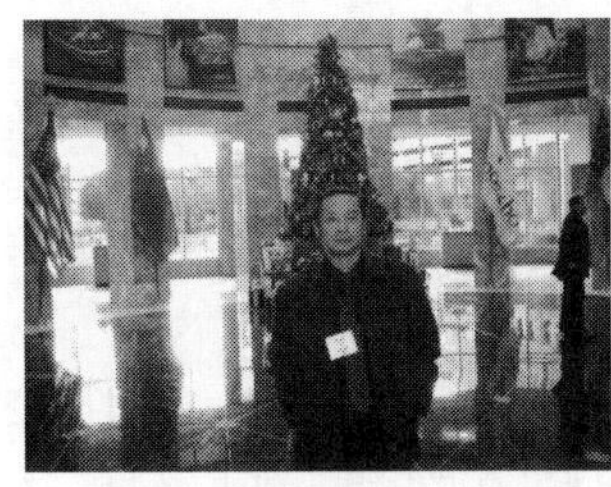

院　长：孙兆林

副院长：赵　莉、石承先、周　辉、冯　倩、田晓滨、王建怡

孙兆林　1956年11月出生，研究生学历、主任医师。2002年任贵州省人民医院院长。

贵州省人民医院自1947年建院，在改革开放30年中，迎来了飞跃式的发展，保障贵州人民的健康作出了巨大的贡献。

一、改革开放初期

1978年，全国科学大会的召开，迎来了科学的春天，给医院的医疗、教学、科研工作带来了勃勃生机。医院开办了各种业余学习班，制定了《病历书写要求》、《病历评定标准》、《手术切口愈合标准》、《中西医结合病历书写格式》等；组织了全院的病历交叉检查，组织了35项技术竞赛，提出了准确、迅速、熟练、安全的操作考核标准。体外循环于1978年10月17日正式用于临床，新开展了首例断掌再植、脑血管搭桥、后脑凹三叉神经分支切断、鼓室成形等手术，均获得满意的效果。还开展了心音图检查、血红蛋白家庭调查。放射免疫检测项目在省内处于领先地位。1978年6月，贵州省召开科学大会，医院获得省科学大会奖的科研项目有“自制90锶敷贴器”、“输尿管狭窄多导管扩张疗法”、“苗族布依族农民冠心病的调查研究”等。8月，恢复了护理部和干部医疗保健科。

党的十一届三中全会的召开给医院的整顿和建设进一步指明了方向。1979年，贯彻了《医院工作三十条》和《医院制度和工作人员职责》，以全省医院工作会议精神为中心，围绕着建立健全岗位责任制，充实和完善了规章制度和技术操作规程200多个，恢复了总住院医师制及医嘱本，恢复了护士长总值班制，实行全日门诊，重建门诊病历。新开展了自体肾移植、血液透析等手术。特别是血液透析为省内最先开展，影响很大。科主任完成了外语提高学习。

对越自卫还击战开始，医院派出15人的医疗小分队到后方44医院工作，沈季鑫、王瑜分别荣立个人三等功。医院又向前线供血50000余毫升。

赴威宁县协助计划生育工作及奔赴威宁抗震救灾。还派出5人到台江县医院开展工作。

1979年8月，选举产生了第二届院团委，11月，省革委文教办重新任命钱允中为医院院长。9月，开始评定专业技术职称，晋升139人，其中正、副主任医药师21人，主治（管）医药技师31人，医、护、技师87人。10月，贵州省心血管病研究所正式成立，副院长李中藩兼任所长，与医院一个党委，两块牌子。原心内科同时为心血管病研究所的临床科室。并举办了首届全省心血管病防治进修班，学制2年，学员28人。为医院培养了一批中青年优秀人才。

1980年，省高教办任命乐光志兼任医院党委书记，曾光远为副书记。撤销了医院革委办公室、政治处、医务处，设立党委办公室、院办公室、人事科、医务科、预保科。继续贯彻整顿提高的方针，以加强基本功训练、开拓新项目、提高服务质量为主要工作内容；继续对部分住院医师及32名年轻护士实行到各临床科室轮转。

全年充实修订规章制度30多个，检查病历1200余份，考核技术操作20多项。在门诊增设了佝偻病、儿保、遗传病、妇科内分泌、内科内分泌、小儿外科等专科门诊。组织健康普查，“布依族2059例血红蛋白病普查”获贵州省科技进步四等奖。

开展了100多个新项目，有很多填补了医院或省内空白，有的达国内先进水平。妇产科开展的内分泌检查填补了省内空白，还开展了B超诊断、支纤镜检查、胶体血液图检查、食道调搏术测定房结恢复时间等检查及放免测定，开展了骨髓腔滴注疗法、直肠代膀胱术、腹膜外剖腹产等手术，缩小了与国内先进水平的差距。

医院成立了医院经济管理小组，制定了《贵州省人民医院经济管理试行办法》，以行政科室为经济核算单位。肿瘤科新楼竣工并投入使用，购进了国产60钴治疗机1台，床位增至65张。

1981年开展“五讲四美”活动，提出了“关心患者、勇于负责、严守岗位、坚持原则、团结和气、发扬医德”的24字院风和“清洁、整齐、安静、绿化”8个字的院容要求。

新建了传染病房，医院床位由486张增至545张，并被明确为遵义医学院的教学医院。4月，为了加强科研工作，正式成立科研办公室。开展了肾血流图检查、活动平板运动试验及踏车试验，心外科开展二尖瓣置换术成功，内科首先开展了责任制护理。

1982年，开展了“全民文明礼貌月”活动。全面推行和提高“管理工作制度化、技术操作常规化、基本设施规格化”的“三化”效能和质量。组成了设备清理小组，制定了《贵州省人民医院医疗设备及精密贵重仪器的管理办法》，制定了关于医疗器械的购买、使用、请领、报废管理办法，对全院的大型医疗设备进行清理登记建卡，制定规章制度及职责240多个。编辑成《贵州省人民医院各科室工作人员职责汇编》在内部出版。至此，医院的管理工作基本实现了制度化。

成立病理科。购进的法国CGR公司1250mAX光机安装完毕并投入使用。开展了超声波颅内探查术、多种心功能无创性检测技术、60钴照射等。“人工肾的应用”及“经食道调搏测定窦房结恢复时间”两项科研成果获贵州省科技进步四等奖。

经心血管病研究所两年的调查，确认省内有克山病存在，并作了报道。8月，贵州省地方病办公室主持在威宁召开了关于克山病的防治工作会议。

1983年，充实和完善“五定一奖”（定人员、定任务、定质量、定管理、定消耗、奖优罚劣）岗位经济责任制管理办法。4月在全院开展“三优”（优质服务、优良秩序、优美环境）及“四好”（完成任务好、医疗质量好、服务态度好、增产节约好）的创文明病房、班组流动红旗竞赛。6月，建立了以临床科主任为主的呼衰、心衰、肾衰及休克研究抢救小组，藉以提高对重危病人抢救的成功率。开展了肌电图检查、人工股骨头置换术等。全年有10个项目获省科技进步奖，其中四等奖7个、荣誉奖3个。

1984年，调整了院领导班子。6月，对科室中层干部进行了调整，对各级护士长试行聘任制。增设了神经内科、传染科、麻醉科、计划生育科和医疗设备科，将放化室从检验科分出。省委机关医务室改为贵州省人民医院南明堂诊所。正式成立贵州省临床检验中心（县级单位），为卫生厅直属事业单位，由医院代管。

在改革浪潮的推动下，医疗业务得到较快的发展，床位增至589张，先后开展了超声多普勒、电视野等新的检测技术，开展了人工髋关节置换术、先心病二尖瓣裂成形术、放化室开展了癌胚抗原放免测定等11项新技术，其中5项填补了省内空白。检验科在省内首先建立了空肠弯曲菌实验室，妇产科开展了人工授精术，并已妊娠分娩。全院共获省科技进步奖7项，其中二等奖1项、三等奖1项、四等奖5项，另有12个项目获厅级奖。

1985年创建文明医院，先后制定了《精神文明建设基本要求》等制度，成立了全院质量管理检查小组，在原来的“五定一奖”经济管理办法的基础上制定了《岗位技术经济责任制奖励办法》，病房全面推行责任制护理。并为省内各医院举办了责任制护理学习班3期。

先后开展了24小时动态心电图测定。心内科开展的经滤波双极食道心电图的方法学研究及其在心律失常诊断中的应用在国内处于领先地位。外科开展的鲁登巴赫综合征纠治术则填补了省内空白。10月，贵州省聋哑病防治研究室正式成立。从1986年1月1日起，南明堂诊所正式移交省人民医院管理。全年获省科技进步奖5项，其中二等奖1项、四等奖4项。

1986年2月，医院领导班子进行了调整。杨大来任院长，孟昭伟任党委书记。创文明医院进入高潮，重新审议修订了创文明医院工作计划和要求，先后举办了“怎样做一个好医生”和“我为护理事业献青春”演讲会及各种活动。获得了省卫生厅颁发的文明医院称号。新设立了普外科、新生儿科、急诊科。多次组织病历质量检查，严格门诊首诊负责制。7月，赴几内亚比绍卡松果中心医院工作2年的援外医疗队圆满完成任务返院。

9月25日，急诊科报告首例甲醇中毒者，通过防疫部门追踪，发现了甲醇中毒患者326例，死亡7例，失明1例，复视6例，从而揭开了轰动一时的贵阳市假酒中毒案件。全年开展的新技术有脊柱侧弯矫正术，双手断离再植及手术治疗心内膜肌纤维化心肌病等，均获成功。其中手术治疗心内膜肌纤维化心肌病属国内首例。其成果获1987年省科技进步四等奖。

1987年，先后组织全院职工学习了《现代医德讲座》、《医疗差错事故预防和处理办法》及有关防范差错事故的文件、文章，制定了防范差错事故的措施，实现了一年内无大差错及医疗事故。先后开展了电子耳蜗植入术等、中晚期原发性肝癌切除术。到此时，医院内窥镜的使用已发展到胃镜、胆道镜等，可顺体腔插入任何有通道的部位，进行直视检查或切取活体组织作病理检查、并进行息肉电凝切除、异物取出等。

正式命名为贵州省红十字医院。派出医务人员分别到日本、美国、新西兰考察进修，到芬兰、香港进行学术交流。全年获省科技进步三等奖2项，四等奖2项。完成了职称晋升工作，聘任了高级职称51人，中级职称162人，初级职称182人。

1988年，耗资1056万元、施工达6年之久的16190平方米的外科综合大楼竣工。9月，手术科室搬进新大楼；开放干部病房一个。住院部共设30个专科，26个病房。贵州省聋哑防治研究室改名为贵州省听力康复研究中心。自体睾丸移植治疗小儿隐睾症成果获省科技进步四等奖。

自十一届三中全会以来，医院发展迅速，技术提高很快。截至1988年底，全院共有正规床位722张，设有36个专科门诊，技术骨干成倍增长。医院有1250mA X光机、超声多普勒等大型设备140多台，能较好地解决疑难病例的诊疗问题。突出了心内科、小儿外科、放射免疫诊断的优势和专科特色，缩小了与先进地区的技术差距。

二、改革开放深化时期（1989—2001年）

医院组织学习了《医德规范及实施办法》等，组织了医德评价调查及临床病理讨论会等，连续三年无医疗事故发生。

新建外科综合大楼完全投入使用。促进了大外科9个专业学科的业务发展。全年平均开放病床847张，另开放康复病床200张。获省科技进步三等奖1项、四等奖3项。

继续健全了各项医疗制度，印发了《临床医疗工作制度》，组织了全院性的医疗质量检查，长期缺乏的口腔颌面外科已开展手术75例，其中全下唇缺损的一期功能性整复手术为省内首例。心内电生理检查、经皮选择性冠状动脉造影、肝动脉内药物灌注并栓塞治疗中晚期肝癌等成功开展。全年获省科技进步四等奖3项，厅科技进步二等奖2项。

1991年继续贯彻治理、整顿、深化改革的方针，开展负责全院纠风工作。积极参加卫生厅组织的优质服务年竞赛活动，在医院掀起优质服务竞赛热潮。院内学术气氛活跃，举办心血管病进修班，请省外专家来院讲课，新购进的大型医疗仪器脑电彩色地形图、体外震波碎石机、肿瘤后装治疗机等相继投入使用，率先在省内开展了经纤支镜肺泡灌洗及经皮肺活检术；妇产科引进开展了卵巢癌根治尿路重建术，填补了省内空白；心外科为预激综合征病人实行外科手术治疗初步达到国内先进水平，部分专科办出了特色，在省内具有较强的竞争力和较高的知名度。

1991年省卫生厅宣布了医院新一届院、所领导班子：刘崇远任院长，心研所由况竹生任所长。全年获省科技进步奖3项、厅科技进步奖5项。

1992年是国家深化改革的关键性一年。医院对中层干部进行了换届，创建三级甲等医院，建立了各种管理组织，完善了各级各类人员职责、制度、诊疗常规，全年共制定各种规章制度近40项。对全院主治医师以下医护人员进行了全面的学分制考核，抓医德医风建设。建立了院内感染科，通过卫生部抽查，院内感染率为8.3%，符合全国同级医院的控制水平。

坚持三级医师负责制为重点的各项医疗制度，开展各种学术活动。高压氧舱、进口多功能麻醉机投入使用。新开展了肌电图、二维彩色脑多普勒、放射免疫测定甲肝抗体等检查。在省内首次开展了二尖瓣球囊扩张术等。还开展了首例同种异体肾移植手术、断肢、断指再植术和白内障人工晶体植入术。4月，成立了贵州省第二白内障复明康复中心，常年派出医疗队深入基层、农村，开展白内障复明手术。全年获省科技进步三等奖2项、四等奖2项。

1993年，新开设了老年病门诊、婴幼儿咨询门诊、乳腺病门诊、男科门诊，并增设“约诊”、“聘诊”等特殊服务。开展了多项新技术、新项目，在省内首先开展了经支纤镜选择性支气管造影、主动脉瓣球囊成形术和射频消融术治疗阵发性室上性心动过速等；新装Co60投入使用。全年获省科技进步四等奖2项，厅科技进步奖5项。

1994年，孙兆林升任副院长。医院把创建三级甲等医院作为深化卫生改革的中心工作。狠抓制度管理和医护质量管理，初步进入了标准化、规范化管理轨道。

建立医德医风档案，设立了拒收“红包”奖和医德医风奖，开展了“人民医院为人民、病人满意在省医”系列活动。坚持执行医院制定的《关于加强廉政建设、纠正行业不正之风》等文件。设立了举报箱、举报电话，开展了病人满意度调查等。

医院召开第二次党代会，选举产生了新一届院党委。

购置心电监护设备等90多台。开展了射频消融术、右心房下腔静脉转流术治疗布加氏征等新技术、新手术共48项。全院获省科技进步奖2项、厅科技进步奖5项。

1995年，医院继续把创建三级甲等医院作为深化卫生改革的中心工作，以“敬业、奋进、精诚、为民”的院训为行为准则，完善了各级各类人员职责和技术档案，建立健全了各类管理制度，狠抓“三基”训练和病历等工作。

1995年购进进口麻醉机、呼吸机、心脏刺激仪等33台。开展新技术16项，举办学术活动41次。心内科建立了省内较好的CCU病房。全院获省科技进步奖2项、厅科技进步奖2项。医院被授予全国卫生系统先进集体、贵州省1992—1994年度文明单位称号。开展创建爱婴医院活动，被授予全国爱婴医院称号。

坚决查处违纪违章行为，特别把治理“红包”的问题列为纠风的重点工作来抓。

抓了心内科、心胸外科、神经内科、整形显微外科等重点科室的建设。新购进彩色多普勒超声仪、干片式全自动血液生化分析仪等设备61台，价值600万元。开展了大动脉转位术、静脉套接法修复神经术、下腔静脉右心房人造血管转流术治疗布加氏综合征、先心病动脉导管未闭堵闭术等新手术，又开展了白血病患者小巨核免疫酶标临床意义的研究、老年冠心病患者经皮冠状动脉腔内成形术结果评价等的研究。诊断出贵州省首例住院艾滋病人。获贵州省第二届青年医学科技优秀论文三等奖2篇，厅科技进步奖6项。

经过全院职工5年多的奋力拼搏，医院以910.80分的成绩获得了卫生部授予的三级甲等医院称号，这是医院发展史上的重要里程碑。

1997年，医院实行了院长负责制，确立了“以病人为中心”的宗旨，开展了创建百佳医院的工作。

医院在全省卫生系统率先推行了人事制度改革。加强学科建设，加速人才培养。在省内率先推行整体护理。6月，急诊科获全国青年文明号称号，跻身全国90家青年文明号行列。11月，职工餐厅获全国餐饮卫生现场经验交流会典型单位称号。

1997年，筹集1500万元资金重点改造了放射科等科室的设备，购进双螺旋CT、C臂X光机及其他常规医疗设备。开展了左室双出口畸形的诊断与外科手术治疗等新技术。全年获省科技进步奖1项、厅级5项。骨科与中国医科大学脊髓损伤研究所协作在医院创办的贵州脊柱脊髓中心挂牌。新建成的1035平方米新制剂室投入使用，建成了西南地区处于领先地位的大输液生产线。

至1997年冬，医院渡过了艰辛而又辉煌的50周年。12月26日，医院举办了建院50周年庆祝活动。省委、省人大、省政府主要领导亲自到会祝贺。50年来，医院医疗建筑面积达46441平方米，开放病床829张（定编750张）。职工达1381人，其中卫技人员1115人，高级职称135人。全院设26个临床科室、8个医技科室、14个行政科室和6个后勤科室。心内科、心外科、神经内科和烧伤整形外科为重点科室。拥有万元以上设备267台，大型精密设备有螺旋CT、MRI、血管数字减影X光机、高压氧舱、彩色多普勒、全自动生化分析仪等。图书馆藏书46942册。医院已发展成为一所管理配套，科室齐全，具有一定专科特色、集医疗、科研、教学和干部医疗保健为一体的综合性大型医院，是贵州省红十字医院，又是遵义医学院教学医院。内设有省心血管病研究所、省听力康复研究中心、省白内障复明第二康复中心、南明堂诊所、护士学校，并代管省临床检验中心。

贵州省心血管病研究所从1979年在医院心内科的基础上创建以来，全面开展了心血管病的防治、科研、教学、医疗等工作，建树颇丰：共获科技进步奖48项。其中食道滤波心电图诊断心律失常、经食道心房起搏评价窦房结功能、窦房传导时间测定等分别达国内先进或国际水平。90年代以来在省内率先开展了心内电生理检查、冠状动脉造影、心内膜心肌活检等先进技术。

贵州省临床检验中心于1984年在医院检验科的基础上创建以来，率先达到省级中心质控要求，受到卫生部临床检验中心肯定。

贵州省听力康复研究中心自1985年成立以来，围绕临床、科研、康复开展工作，被评为全国扶盲助聋先进集体。聋哑与遗传问题调查研究的科研成果，在国内处于领先地位。

50年来，医院主办全国性学术会议8次，获省科技进步奖68项，厅级77项。在国内外医学期刊公开发表论文1703篇，其中在国外发表5篇，中华级杂志179篇，省级以上杂志1519篇，公开出版专著20部。

医院固定资产由1986年的1122万元增至1996年的6421万元，业务收入由1986年的546万元增至1997年的突破亿元大关。

1998年，院领导班子进行了部分调整，继续深入开展创百佳医院的活动，增设专科专病门诊，新开设心脏介入医学、斜视弱视、颈腰椎病、白癜风、骨密度检测及性咨询等专病门诊达32个。

对中、初级人员严格执行继续教育学分考核办法。择优选送专业技术人员外出进修、参加学术活动，引进高学历、高职称人才及省外重点医学院校优秀毕业生。逐步造就了一支又红又专的医学科技队伍。

多方筹资，增加硬件投入，新购置骨关节镜，病理图文分析仪等。运用C臂、螺旋CT诊断新技术，共开展新技术新项目50余项，其中冠状动脉搭桥术和冠状动脉球囊扩张内置支架术均为省内首次开展，填补了省内空白。获省科技进步四等奖2项，厅科技进步奖4项。医院再次荣获省级文明单位称号。

1999年，医院被授予百佳医院称号，并被卫生部紧急救援中心正式接纳为首批国际紧急救援中心网络医院。医院增加了特色医疗服务，扩大服务范围，实行假日门诊、急救呼叫延伸服务等。

购进了心脏监护仪、小儿呼吸机等数十台（件）。独立开展冠状动脉球囊扩张、内置支架等高难度介入手术，关节镜的应用则填补了省内空白。全年获省科技进步四等奖2项，厅科技进步一等奖3项。

2000年，医院开展了行风建设，并引入职业道德建设目标管理责任制，规范收费标准，实行双处方制，杜绝搭车开药；降低部分常用药品价格，狠刹药品流通环节中的不正之风，使医院在全省卫生系统行风民主评议工作中取得了优异成绩。

12月5日，贵州省心血管病研究所经批准，改革转制为贵州省心脑血管病诊疗中心，隶属于省医，并同时保留贵州省心血管病研究所名称。

获省科技进步二等奖1项，厅科技进步一等奖3项，二等奖1项。院纪委获全国卫生系统纪检监察工作先进集体称号。

2001年，在院所领导班子成员中开展了“讲学习、讲政治、讲正气”为主要内容的“三讲”教育，使领导班子增强了凝聚力和战斗力。

医院是全省事业单位人事制度改革工作六个试点单位之一。进一步完善了《贵州省人民医院人事制度改革工作实施办法》等，采用重点引进与自行培养相结合的原则，逐步建立起自己的人才梯队。医院进行医疗服务改革，逐步推行了“病人选择医生”的工作。

全年购进全自动免疫分析仪、麻醉工作站，开展了一批标志着先进水平的新技术、新手术，如心血管病的介入、冠脉搭桥等。全年派出专家下基层会诊和做手术。全年获省科技进步三等奖1项，厅科技进步一等奖4项、三等奖2项。

1989年，医院新建外科综合病房大楼16190平方米投入使用。1999年，又投资新建干部综合楼10760多平方米，病床由1988年的722张升至2001年的851张，缓解了病人住院难的问题。其间又自筹资金购置大型医疗设备，有全身CT扫描、心脏彩超、肿瘤后装腔内治疗机等。开展了一批具有全国先进水平的新手术、新技术，如心外科为预激综合征病人实行外科手术、心内科的食道滤波心电图诊断心律失常、经食道低能量心脏电击复律、经食道心房起搏治疗房扑、心内膜心肌纤维手术治疗、左室双出口根治术等。

12年来，医院业务收入由1988年的980.08万元升至2001年的2.05亿元，获科技进步奖省级奖27项、厅级奖53项。先后获得省文明单位、爱婴医院、三级甲等医院和百佳医院等称号。

三、升格副厅级建制时期（2002—2007年）

2002年医院由县处级升格为副厅级。设党办、院办、医务处、财务处、组织人事处、护理部、科教处、设备处等8个处；编制床位1000张；人员编制1700名；领导职数：院长、党委书记各1名，为副厅级；副院长

5 名，党委副书记 1 名，纪委书记 1 名等。省委省政府对医院领导班子进行了充实和加强，在全省范围内公开招考医院院长，并从省教育厅调来赵莉、从遵义医学院第二附属医院调来石承先担任院级领导。2002 年 4 月 4 日，医院提升建制后的新一届领导班子组建完毕：孙兆林任院长兼党委副书记，赵莉任党委书记兼副院长，石承先、周辉任副院长。9 月，冯倩从中医研究所附属医院调进任纪委书记，顺利完成新老班子交替。党委书记赵莉当选为贵州省第九次党代会代表。

在新一届院领导班子的领导下，通过竞争选拔中层干部，选拔了副处级干部 8 名，临床科主任、片区护士长和科级干部 118 名，病房护士长 46 名。9 月又完成了 17 个基层党支部的换届。11 月，经省编委下文批准，贵州省心脑血管病诊疗中心更名为贵州省心血管病医院，为省医所属县级事业单位。

新一届院领导班子解放思想，开拓进取，大刀阔斧地推进医院各项改革。首先从抓医疗质量入手，加强和完善制度建设，重新制定了《全面加强医疗、护理质量管理规定》，完善了病案管理、手术审批、病情报告、病情告知制度等 49 项规定，加强法律法规学习，提高依法行医意识，并在全院开展了医疗、护理质量月活动。成立了院医疗护理质量管理委员会，新设了医疗质量管理科，定期和不定期地进行医护质量检查。抓了学科建设和人才培养，制定了《贵州省人民医院重点学科建设规划》和《贵州省人民医院选拔中青年学科带头人实施办法》，提高了院科研基金，由原来的 50 万元增至 500 万元。又对科研成果获得者实行重奖，开启了医院重奖科研成果的先河。

坚持“以病人为中心”理念，医院在省内率先实行了 365 天，天天开诊，全天候记账、结账和病房宾馆式星级服务，开展“放心药房”活动，并实行“就医清单”制度。实施“依法治院、以德治院、科技兴院”的战略，开展了“医院文化活动月”活动，进一步提高了全院职工的素质，塑造了新时期蓬勃向上的医院精神，促进了医院的改革和发展。

干部综合楼 10760 平方米竣工，呼吸内科、神经内科、心内科、干医科等科室搬入，医院有了一栋现代化病房大楼。购置了西门子 1.5T 磁共振，依柯达直线加速器、全景数字口腔 X 光机等先进医疗设备 135 台件。全年平均开放病床 1151 张，出院病人 15155 人次，门诊病人 333664 人次，业务总收入 2.27 亿元，获省科技进步奖三等奖 2 项。

2003 年是医院跨越式发展的一年，医院一手抓抗击“非典”，一手抓医院建设与发展，为贵州抗击“非典”作出了贡献。医院感染科党支部被评为全国卫生系统防治“非典”先进基层党组织，孙兆林等数人获全国、全省各级抗击“非典”先进个人称号。

2003 年是医疗质量年。医院率先在全省进行“三甲”复评的自查评审，针对薄弱环节，制定了《贵州省人民医院病案管理处罚条例》、《手术审批制度》、等一系列制度；举办住院医师、主治医师培训班及护士长管理培训班；还举办医院服务理念、市场营销知识等讲座 6 次。

全年投资 770 多万元重新装修了门诊部、感染科等科室，医院又购进西门子 16 层螺旋 CT、彩超等。还与北京安贞医院强强联合，在医院成立了心血管病诊疗中心，打造了贵州省心血管病诊治航母。代表心脏治疗水平的心脏介入术，全年完成 798 台，体外循环手术由 2002 年的 170 多例增加到 2003 年的 290 例，冠状动脉搭桥手术 11 例。同时还开展了介入治疗静脉血栓、重症胰腺炎等技术。

积极推进人事制度改革，顺利平稳地实施了医院全员聘用（任）制，实现了全院职工由固定制向合同制的转变。完成了处、科级干部、临床科主任、片区护士长及病房护士长试用期考核，无一落聘。开展了第二届医院文化月活动。

评选出心内科、骨科为医院第一批重点科室，启动重点学科建设项目资金，每个学科 20 万元。全年获贵州省科技进步三等奖 2 项、贵州省医药卫生科技进步奖 10 项。苏雅香获第 39 届国际南丁格尔奖。

开展了行风建设，认真组织自查自纠，杜绝“大处方”、“不合理用药”，规范医疗服务收费等。全院综合满意度平均达 92.40%。把三级医师查房、疑难病例讨论、术前讨论等各种医疗制度的重要指标纳入医疗质量目标考核内容，定期进行检查。在省内率先实行了 13 种疾病的单病种质量和费用管理。

加强了人才培养，加大了“三基”培训力度，分两批组织科主任、支书、片区护士长 64 人到新加坡学习国外医院管理经验。评出了医院第二批重点科室心外科、呼吸内科和首批中青年学科带头人。

加大了设备投入，完成了医用直线加速器、通用型悬吊式大平板 C 臂数字血管减影机 dTA、心脏平板 C 臂数字血管造影机 aFC、分子筛制氧系统等重要设备安装调试和投入临床使用。

成功开展了晚期肝癌病人同种异体肝移植术、神经外科“禁区”的脑干手术和急性心肌梗塞扩张支架术，还采用人工肝治疗肝炎获得成功。获得省科技进步奖 4 项，其中二等奖 1 项，三等奖 3 项，获厅科技进步奖 6 项。医院被评为全国卫生系统先进集体、全国纪检监察工作先进集体、省红十字系统先进集体、省母亲健康快车项目先进集体、省厂务公开先进单位等。蔡运昌获全国卫生先进工作者称号，孙兆林获全国优秀院长称号。

2003 年召开了职代会，选举产生了第三届院工会委员会，召开团员大会，选举产生了第四届院团委。成立了贵州省呼吸疾病研究所，为医院内正县级单位。总后第八职工医院更名为贵州省骨科医院，为正县级单位，移交省人民医院管理。

2005 年，医院开展了以实践“三个代表”重要思想为主要内容的保持共产党员先进性教育活动，开展了“做时代先锋、让群众满意”大型主题实践活动。

根据省卫生厅《关于开展医疗质量管理年的通知》，从 2 月起，医院启动了医疗质量年活动，紧扣“安全、效能、诚信、病人放心年”这一主题，加强管理，提高医疗质量。

省医护校与省卫干校联合办学升格为处级单位。医院按照卫生部的要求，开展了医院管理年活动，成立了组织机构，下发了活动通知，结合医院已开展的医疗质量年活动，把“提高医院管理水平、持续改进医疗质量和保障医疗安全”作为医院管理年的核心内容。

开展了“万名医师支援农村卫生工程”活动，先后派出6支医疗队32名中高级职称医务人员到赫章、黄平、丹寨、三穗、雷山、正安等县医院技术扶贫。又派专家78人次到基层医院指导工作，派出医疗队到长顺、赫章、织金、黎平、荔波、息烽、兴义等县送健康活动。

从7月开始，医院开展了创建医德医风示范医院活动。完善了职业道德行为准则、考核办法、奖惩条例。通过一系列创建医德医风示范医院活动，于2006年3月荣获全省卫生系统医德医风示范医院称号。

2005年，进一步完善了医院设施，切实改善了就医条件，完成了数字胃肠机、西南首台“会飞的DR”、大型氧舱、神经外科定向系统、省内第一台大型全自动生化分析仪和眼科准分子激光治疗系统（鹰视酷眼）的安装投入使用。还完成了万元以上设备的引进299台(件)。

2005年，医院（含骨科医院）全年平均开放床位1488张，出院病人28740人次，门诊病人579666人次，业务总收入达4.726亿元。临床科室开展了一系列的新技术，心内科全年完成各类介入手术1345例，居全国中上水平，心外科开展了马凡氏综合征带瓣管道根治术并二尖瓣置换术等多种手术，均属省内首例，填补了省内空白；全年获省科技进步二等奖1项，厅科技进步奖5项，院级成果奖43项，院级新技术奖86项。

普外科、麻醉科被评为医院第三批重点科室。石承先被天津医科大学遴选为博士研究生导师，实现了医院博士研究生导师零的突破。全年又有两批共13人被遵义医学院和贵阳医学院遴选为硕士研究生导师，使医院硕士研究生导师达51名。

2006年，是“十一五”规划开局之年，医院认真开展社会主义荣辱观教育、医院管理年活动和“和谐、安全、质量、发展”主题年活动，创建医德医风示范医院及治理商业贿赂专项工作，努力构建和谐医患关系，为实施“省内领先、西南一流、全国有一定影响的大型综合性医院”的目标，加快了医院的发展步伐。

在开展医院管理年活动中，加强制度建设，完善质量管理，把制度落实、病历质量、单病种及前五位住院病种的质量管理、医院感染、职业道德作为阶段性质量检查和监督的重要内容，每月抽查出院和运行病历，着重检查14项医疗核心制度落实和医疗安全防范情况等。

医院于3月启动了治理商业贿赂专项工作。建立和完善了《贵州省人民医院关于处级领导干部廉洁自律规定》等12个“两风”配套制度。加强了对权、钱、物、人等重点部门的监管，坚持工程招标、设备、物资、药品采购工作时纪检、监察、审计全程参与监督制度，坚持病人满意度调查制度。加大查办违纪违法问题的力度，全年查处违纪违规人员17人。

6月开始，还开展了整脏治乱专项行动，重新装修了行政办公楼、单身宿舍，开展了爱国卫生运动，全省卫生系统在医院召开整脏治乱现场会议。

开通“双卫网”远程教学，新设立了输血科、重症监护科、肝胆胰外科和神经电生理中心。

2006年，顺利完成了瑞士哈美顿全自动酶免分析系统和美国可分选式流式细胞仪的安装、调试、投入使用，完成了核磁共振升级（由8个通道升级为全身矩阵32个通道）和CT的升级（由16排升级为64排）。

2006年，新开展了一批充分显示医院综合救治能力和水平的手术，普外科腹腔镜TME直肠癌根治术获得成功，心外科独立完成心脏不停跳三支冠状动脉搭桥术，肝胆胰外科独立完成了同种异体肝移植手术。全年平均开放床位1488张，出院病人30691人次，门诊679226人次，业务收入4.9160亿元。获贵州省科技进步奖4项、贵州省医药卫生科技进步奖9项、院级成果奖46项、院级新技术奖87项。

2006年，医院荣获全省卫生系统医德医风示范医院、全国医院文化建设先进单位、全省干部人事档案工作先进集体称号，院党委荣获全国省级综合性医院先进党组织称号。

2007年，医院以“和谐、创新、管理、高效、病人满意”为主题，继续深入开展医院管理年活动，构建和谐医院，构建新型医院文化；加强党风廉政建设，治理商业贿赂，治理医药购销领域专项工作，构建良好的行业作风。制发了贵州省人民医院关于创建“医保信用等级一等医院”活动实施方案。

院党委制发了《关于实施党组织先进性建设工程工作方案》和《关于按照“五好”要求进一步加强支部目标管理的意见》等制度，掀起了创建“五好”党支部的热潮。

举办全省医院管理干部高级研修班，专门邀请了获得美国加州海岸大学管理学博士的新加坡管理培训中心王陈教授到会讲授了现代医院优质服务与流程改进，全省各地、州、市医院的院长和职能科室负责人及医院副科长以上干部参加了学习。

2007年，院长孙兆林、党委书记赵莉当选为省第十次党代会代表，出席了省十次党代会。

医院开展了临床、医技、行政、后勤科室科级干部任期考察和竞争选拔工作，正式聘任了科主任（科长）、副主任（副科长）和片区护士长共155人，任期三年。医院还新设立了公共管理科、人力资源科、职业道德管理科、临床教学管理科、病案统计科、消化内科、内分泌血液科、康复医学科、皮肤科、高压氧科、细菌免疫中心实验室、膳食科等12个科室。

2007年，开展了一系列的新技术、新项目。生殖中心的夫精人工授精技术已通过省卫生厅评审，体外受精–胚胎移植和卵胞浆内单精子受精术也已通过卫生部预准入评审。完成了首例卵胞浆内单精子注射术（ICSI)。临检中心艾滋病确证实验室已通过了专家评审、验收。这是全国临检中心首家建立的艾滋病确证实验室，也是医疗机构系统内继北京、天津、吉林之后的第四家艾滋病确证实验室。

开展腹腔镜为肝癌患者作肝左外切除术获得成功，在腹腔镜下行超声刀胆囊切除并部分肝切除术，采用两镜联合、三镜联合胆总管切开探查取石术，均为省内首次开展。还开展了在B超引导下经皮穿刺肝癌病灶射频消融术，利用“ERBE电外科工作站”切除患者巨大脾脏。独立成功地完成同种异体肝移植、活体肝移植术，标志着医院在器官移植手术上达到了国内先进水平。采用大功率钬激光治疗仪碎石，大大缩短碎石时间。完成首例立体定向脑深部电极刺激器（DBS）置入术，填补了省内空白。

卫生部、国家中医药管理局表彰医院为“万名医师支援农村卫生工程”先进集体，省总工会表彰医院为省“五一”劳动奖（先进集体)、贵州省职工职业道德建设十佳单位和贵州省职工职业道德建设先进单位，授予呼吸内科省“五一”劳动奖（先进班组）和“五一”巾帼奖称号。

2008年，医院认真贯彻落实科学发展观和党的十七大精神，深化医院管理年活动，同时在各种突发公共卫生事件中挺身而出，圆满完成各种救治任务。1月起在抗凝冻保健康的行动中快速反应，积极部署，切实实施，确保住院、门诊病人就医安全，在雪凝中先后派出2支医疗队到灾情最重的麻江、万山等地救治伤病员，到铜仁抢救雪凝中车祸伤员；“5.12”四川汶川地震后医院积极部署抗震救灾工作，先后派2支医疗队到灾区救治伤员并接治76名伤员到医院住院治疗，专门腾出刚落成待启用的新外科大楼，装修出两个病房、ICU等救治四川伤员，圆满完成了伤员救治任务；9月起医院积极救治及排查食用问题奶粉婴幼儿泌尿系结石、肾功能损害4000余人。

积极开展第二周期医院管理年活动，总结表彰三年医院管理年活动的同时，修订实施方案，将各种标准、项目、指标细化落实，坚持依法行医，规范执业准入，加强管理知识及“三基三严”培训等。

继续开展党的基础组织建设年活动，加强职业道德建设和党风廉政建设，制定实施医德考评办法，继续选派医务人员到赫章、丹寨等地技术扶贫；新聘9名正处和8名副处级干部。

4.5万平方米外科大楼于6月12日正式投入使用，门急诊综合大楼开工建设；购置国内外最先进的双源多层CT等投入使用。

医院获卫生部授予的2005—2007年度全国医院管理年活动先进单位、全国模范职工之家、省直机关抗凝冻保民生先进基层党组织、省卫生系统抗震救灾先进集体等荣誉；孙兆林、李波获国家卫生部授予的抗震救灾医疗卫生先进个人荣誉。

2002—2008年是医院升格为副厅级单位的7年，是医院突飞猛进跨越式发展的7年。全院共获国家发明专利4项；厅级以上科技进步奖60余项；承担厅级以上课题219项，其中国家自然科学基金项目2项，省级项目129项，共获资助经费1206.7万元；发表学术论文3300余篇，其中核心600篇。科研成果重奖1738万元。打造了9个重点学科（心内科、心外科、呼吸内科、麻醉科、普外科、肝胆外科、泌尿外科、小儿内科、妇科)，这些学科层次分明、优势突出、特色鲜明。全院共有正高126人，副高264人；省管专家8人，国务院政府特殊津贴获得者21人；博士、硕士研究生导师83人；博士后3人，博士45人，硕士145人。年门诊病人由原来的34.23万人次增至90万人次，年出院病人由原来的14.6万人次增至35万人次，医院业务收入由原来的2.05亿元增至突破6亿元。

（孙兆林　孙纯蓉）

陕西省人民医院

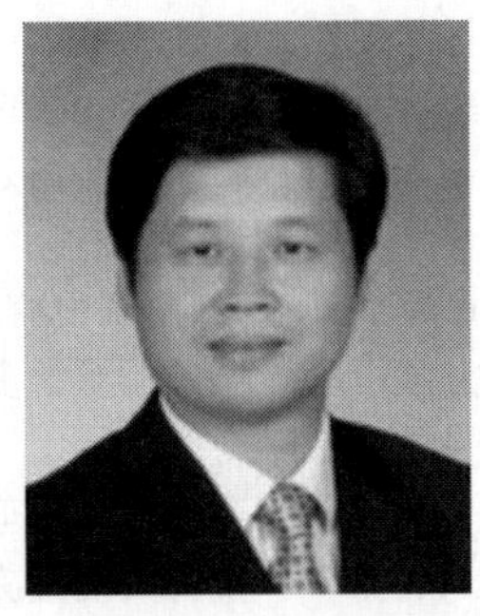

院　长：刘勤社
党委书记：吴新安
副院长：徐永刚、杨斌英、王岐山、高敬龙

刘勤社　1963年4月出生，主任医师、医学硕士学位、硕士研究生导师。2005年任陕西省人民医院院长。

陕西省人民医院由著名爱国将领杨虎城将军于1931年创建，是陕西省政府举办的综合性三级甲等医院、西安交通大学医学院第三附属医院、陕西省临床医学研究院及国家药物临床试验定点机构，承担着全省的医疗、教学、科研、预防、保健、急救等任务。

改革开放30年，在历史的长河中只能是一瞬，而对于陕西省人民医院来说，可以说是发生翻天覆地的30年。30年来，历任院领导奋发图强，带领广大职工坚持改革开放，不断解放思想，锐意进取，把一个基础条件差、学科建设少、医疗水平薄弱的省医院建设成为集医疗、教学、科研、预防、保健、急救于一体的大型综合型现代化医院。特别是近年来，随着改革开放的逐步深入，院领导班子认真落实以人为本的科学发展观，医院加快发展的势头很好，医疗市场份额逐步扩大，医疗技术水平不断提高，服务态度进一步改善，人才队伍更趋合理，学科建设不断加强，规模效益日益显现，呈现出社会效益和经济效益同步提高的可喜局面。

一、医院30年来发展的重大成就

（一）医院综合实力不断增强

1978年以前，医院病床数仅有410张，医务人员440人，有9个临床科室，100元以上的设备只有400毫安的X光机，年收入100多万元，国家补助63万元，医院建筑面积15084平方米，其中医疗用房面积8858平方米。30年后的今天，医院拥有病床数1100张，有职工1596人，其中高级技术人员400余名，博士、硕士140余名，国家和省级突出贡献专家、享受政府特殊津贴专家40余名。设61个临床医技科室，7个研究所，11个硕士点，1个博士点。医院的心脏内科、老年病科、骨科为省级重点学科；肝胆外科、检验科、血液科等7个科室为省级优势专科。年收入数亿元，拥有万元以上大型设备1185（台）件。医院建筑面积达到18.9万平方米，医疗用房面积达到10.2万平方米。医院科研工作不断上层次，有六十余项科研成果获省部级以上奖励，有多项科研项目获国家自然科学基金、十一五支撑计划及省级重大科技专项资助，2008年获科研基金近600万元。

（二）公益性质不断强化

与众多的医院一样，陕西省人民医院在改革开放初期以至1997年以前，曾经面临发展困惑，公益性淡化。1997年以后特别是近几年，作为陕西省政府举办的唯一一家大型公立医院，医院公益性质不断强化，院领导班子建立了强调社会效益，注重社会责任，同时也不忽视经济效益的经营思想。在医院服务功能上，除了重视医疗服务质量外，重视控制医疗费用特别是药品费用耗材费用过高，率先在陕西省建立“惠民病房”，减免费用，有效地缓解当地群众“看病难、看病贵”问题；重视支援农村和基层，重视扶贫、救灾，陕西省境内的大型矿难救治、抗洪救灾、煤气燃爆、车祸以及2008年发生的汶川特大地震灾害等，每当人民群众的生命安全遭受危险时，陕西省人民医院总是一马当先，越来越注重履行社会责任。

（三）服务水平明显提升

经过30年的改革，陕西省人民医院医务人员素质、医疗技术水平、医院管理水平、硬件设施条件以及服务能力均有显著提升，突出表现在随着服务人群范围的增大，各项医疗指标呈现出较好的“性价比”。医院建有HIS、LIS等较为完备的信息系统。经过医院分级管理、医院管理年、等级复审等活动，医疗服务质量持续改善，患者安全得到广大医院管理人员和医务工作者的充分重视。在医院服务形式方面，从过去单一的医疗服务，发展为提供医疗服务、康复服务、社会服务、心理服务等多种形式的服务，在保证基本医疗服务的前提下，提供特需服务，开设有普通病房、干部病房、查体中心等，以满足不同层次的医疗服务需求。在学科建设方面，从30年前单纯的医疗工作转变为重视科研、教育，重视知识和人才建设，引进了国内著名心脏外科专家蔡振杰教授为首的团队以及皮肤、新生儿、肾移植等专家，并与西安交大联合，将陕西省人民医院作为西安交大第三附属医院，提升医院的科研教学水平，促进医院可持续发展。在服务质量方面，对质量涵义的理解更加全面，医院日益重视医疗质量、患者安全和医疗费用的控制，重视贯彻“以病人为中心”的指导思想，重视对患者的人性化服务，重视医患沟通和医患关系的改善。医院建立了医疗质量控制体系，部分科室开展了临床路径、优化了患者诊疗流程，患者候诊时间和平均住院日数明显缩短。

（四）体制、机制日益完善

随着医药卫生体制改革的深化，医院由卫生行政部门的附属机构转变为自主运营的独立法人，医院院长成为法人代表。医院的运营效率大幅提升。显著的标志是，医院于2003年开始人事制度改革，将“铁饭碗”转变为多种形式的聘任制和聘用制，医院和职工之间，实现了一定程度的双向选择。医院同时实行院科两级管理，实行岗位竞聘机制，能者上，庸者下。医院的分配制度从干多干少、干好干坏一个样，不重视责、权、利的平均主义“大锅饭”状况，转变为实行绩效考核和激励措施，医院员工的工作积极性、主动性普遍提升。

（五）文化建设大大增强

医院贯彻落实科学发展观，坚持以人为本，遵循“倡导人文精神，建设医院文化，提升管理水平，服务人民健康”的宗旨，通过全院范围内医院文化知识培训、征集院徽、院训，使职工树立正确的价值观和道德观。“允德允能，弘医弘道”院训从众多的参选者中脱颖而出。医院通过举办市民学校、老年大学，开展文艺汇演、长跑、拔河、举办职工书画展览等丰富多彩的文娱活动，活跃了职工的业余文化生活。职工的事业发展、价值回报空间成了院领导关心职工的最直接的体现。初步形成职工关心患者、领导关心职工的良性互动局面，为构建和谐的医患关系、干群关系奠定了坚实的基础。

二、改革开放30年来医院发展的主要历程

陕西省人民医院改革30年的主要历程，大致可以分为三个阶段：

（一）拨乱反正，完善机构，建章立制，提高服务效能（1979—1996年）

1979年初，时任卫生部部长的钱信忠同志提出，卫生部门也要按照经济规律办事。陕西省人民医院领导班子，一方面组织落实政策小组，对历史上的冤假错案进行调查和平反，另一方面，提出医院改革“以医疗为中心，加强政治思想工作，实行经济管理，提高业务技术水平，为四个现代化服务”的建院方针，成立经济管理委员会，制定了经济管理考核办法。临床医技科室，实行任务承包，责任到人。任务指标根据各科室三年统计的平均数制定，考核按任务指标、质量指标、经营管理指标、节约指标等每月继续进行，完成好给予奖励，但以精神奖励为主。总务后勤转为劳动服务公司管理，实行定额承包、计件工资的办法，分别组建了营业部、服务队、修缮队等。

医院根据发展需求，适时提出“医院建设要依靠科技进步，科技进步要面向医疗”、“人才奠基、科技兴院”的建院方略，极大地促进了医院的进步。

1979年初直至1996年，医院相继成立耳鼻咽喉科研究室、理疗研究室，急诊科、血液病研究室，将大内科和大外科分别分为六个专科；成立了老年病研究中心、中西医结合研究所、陕西省临床检验中心、心脏外科研究所、消化病研究所、卫生管理研究所、介入放射科、放免检测中心等，增添了全身CT，彩色多普勒等大型设备。院党委做出决定，大力开展新业务、新技术竞赛，每年召开一次奖励大会，激发了各科室努力钻研新技术、提高医疗质量的热情。陆续开展了脑血管搭桥术、首例体外循环心内直视手术、骨移植、肺动脉狭窄手术、肝切除术、拇指再造术、脑移植手术、内镜下十二指肠乳头括约肌取石术等。在完善科室建制、开展医疗业务的同时，医院还实行专家挂牌门诊，建立家庭病床，提高服务职能。

为充分调动广大职工的积极性，医院成立了职称晋升领导小组，改革办公室，改变医护不分的局面，医生、护士按各自的序列开始职称晋升。1988年，率先在CT室实行经济技术承包及维修承包，调动人员的积极性。医院还实行分配制度改革，实行浮动工资，实行超额劳动提成；医院后勤部门实行服务社会化；调整医疗服务价格，对不同条件的病房和病床分等级收费，对新开展的服务项目和新仪器、设备按成本或基本按成本收费；医院实行对外开放，广泛进行国际技术合作和交流，与日本、美国、澳大利亚等国建立了友好合作关系。

医院建立了一系列规章制度，并编印成册，下发各科执行。药品方面，实行“以存定销”的做法，实行“金额管理，数量统计，实耗实销”的管理制度，基本上解决了药品管理的混乱现象；整顿健全了医院收费制度，制止了普遍存在的“跑票漏收”和送人情、少收费、不收费现象；建立了定额管理制度，提高了工作效率和设备使用率。

（二）软硬件改善，医院步入规范化发展轨道（1996—2005年）

这一时期，国务院出台了一系列配套政策，进一步明确了“我国卫生事业是政府实行一定福利职能的公益事业”。医院药品实行收支两条线管理，率先在全省实行药品招标采购，实行病人可以选择医生制度。在发展过程中，院领导意识到，医务人员的在职教育不容忽视，科研支撑是医院可持续发展的保障。医院与西安医科大学联合，成立陕西临床医学院，与中国医学科学院西安分院合作，成立了陕西临床研究所。医院还承担了全国唯一的农科城——杨凌示范区医院的技术协作、管理工作。医院实行无假日门诊，365天门诊正常运行。

值得一提的是，鉴于当时的门诊楼、住院楼破旧，不能满足广大群众对就医环境的要求，在时任院领导的努力下，陕西省政府为陕西省人民医院投资兴建了建筑面积44649平方米的门急诊医技大楼，日本无偿援助陕西省人民医院医疗器材装备计划项目签字，折合价值约1亿元人民币的设备陆续安装到新大楼内，干部病房楼

也相继封顶，原有的病房经过装修改造，医院的硬件得到彻底改善。

医院更加重视学科的完善，聘任了心血管外科专家蔡振杰团队，成立了陕西省心血管病医院，成立了肾移植科、肾病内科等。

医院的医教研也步入了规范化轨道。1998 年 7 月，卫生部批准陕西省人民医院神经科、肝胆外科、消化科、血液科、耳鼻咽喉科专业为卫生部临床药理基地。医院的老年病学科、心脏内科被确定为省级重点学科，血液科、急诊科、心血管内科、肝胆外科、检验科被确定为省级优势学科。肝脏移植项目通过卫生厅验收，医院实行首例肝移植手术，并成功实施西北首例肺移植并肺减容术，经随访，患者的各项指标正常，恢复了自理能力。卫生部还对医院肾移植科进行了技术准入认定。

这一段时间，我国先后出台了《执业医师法》、《医疗事故处理条例》、《中外合资、合作医疗机构管理暂行办法》、《医疗美容服务管理办法》等法律、法规和规章，加快了医疗行业管理法制化进程，为规范医疗行为，遏止医疗事故，减少医疗纠纷奠定了法律基础。医院进一步转变服务理念，增进医患沟通。实行药品价格公示制度和查询制度，实行住院费用一日清单制，提高医疗收费的透明度，避免不合理收费。

按照中组部、人事部、卫生部印发的《关于深化卫生事业单位人事制度改革的实施意见》，医院进行了人事制度改革。改革后，行政、后勤管理机构由原来的 26 个科室精简为党委办公室、院长办公室、人事处、医教科研处、财务经营初、总务保卫处、护理部、监审处、干部保健办公室等 9 个处室，组建了后勤产业集团。医院按照《干部选拔任用条例》，公开选拔处级干部、临床科主任；根据工作责任、质量、贡献，实行岗位工资，新的分配制度充分向优秀人才、关键岗位、管理骨干倾斜。通过改革，职称结构和年龄梯队不合理、人浮于事、效率低下的问题迎刃而解。时任国家人事部副部长王晓初、省人事厅厅长随后调任人事部副部长陈存根等专程来到医院调查研究，对医院的做法充分肯定。

医院民主化进程加快，召开了首届职工代表大会，会议审议了《院长工作报告》、《职代会工作条例》、《工会工作条例》，选举产生新的工会委员会。

医院不断加大医院文化建设力度，教育职工树立医院道德观和价值观。在征集院训过程中，“允德允能，弘医弘道”脱颖而出，成为省人民医院全体职工的座右铭，体现了省人民医院全体职工的价值取向，这就是：只有具备优良的“德”和“能”，才能在任何条件和环境下来弘扬“医”和“道”，这成了省医院的行医之道，立院之本。医院还利用讲座等形式，不断强化职工的思想道德建设，职工的价值取向、导向行为得到进一步提升，团队意识进一步增强。涌现出了全国巾帼文明岗——老年心血管内科、省级先进个人杜立学等一大批先进集体和个人。通过还建立了职工活动室，开办了市民学校、老年大学，定期开展文艺汇演、长跑、拔河、举办职工书画展览，丰富多彩的文娱活动，活跃了职工的业余文化生活。为困难职工进行补助，上门询问他们的困难，慰问有病职工成了医院的惯例。在院内形成职工关心患者、领导关心职工的良性互动局面。

2003 年春夏之交，我国遭受了突如其来的 SARS 疫情，医院内部在加强筛查、严格隔离消毒的同时，派出了呼吸科副主任医师、主治医师、消毒供应科主管护师奔赴西安市八院，即西安市 SARS 患者集中收住地，与其他医院的医护人员一起，为夺取抗击 SARS 的胜利作出了突出的贡献。

（三）明确方向，业务量明显增长（2006—2008 年）

这两年，在我国改革开放的历史上称得上是继往开来的时期。医院通过参加卫生部开展的管理年活动，办院方向更加明确，更加重视社会责任和社会效益。随着国家各项保险制度特别是农村新合疗制度的逐步推广和覆盖以及医院综合实力的进一步增强，医院的业务量呈现明显增长趋势。

医院更加坚持公益性，注重社会效益。突出表现在：一是将医院管理年活动要求与院训“允德允能　弘医弘道”紧密结合起来，教育职工树立正确的服务理念。二是出色完成陕西省境内抢险救灾、干部保健等政府指令性任务；三是采取多种措施，做好新合疗工作。作为陕西省首批新合疗省级定点医疗机构，医院成立了办公室，投资建设了专门的服务大厅，制定了严格管理办法，为参合危重患者提供了优质、方便、价廉的服务。四是响应各级政府号召，认真做好卫生支农工作。率先派出业务人员支援国家级贫困县蒲城县，帮助蒲城县在短短几年内成为能独立开展多项业务的县级医院；扎点在周至县终南镇卫生院，对该院以及周边卫生院人员进行集中学术讲座和手术示范；五是通过“复明行动”，行程数万里，深入到陕南、陕北等边远贫困地区，为老百姓免费解除眼疾。

医院还多管齐下，缓解群众看病贵。一是出台了许多措施，坚持“合理检查、合理治疗、合理用药、合理收费”。二是 100% 使用中标药品，同种规格药品不超过两个厂家；对高于市面价格的药品实行二次议价。三是建立药品用量动态监测及超常预警制度，完善临床药师查房制度，随时发现和纠正不合理用药现象。四是药品、耗材收入不纳入科室收入，超出限额比例进行处罚，严格控制大处方。五是加强单病种费用管理，超额费用按一定比例从科室核算收入中扣除。六是制定下发《医疗器材购置和使用管理办法》，进设备、耗材时严格执行规定程序，做到论证充分，监督到位，公开透明；买设备时严格规范招标并反复议价，使设备、耗材价格大幅下降，降幅达 5%—30%。七是实行一日清单制度和价格收费公示制度，患者随时随地可以查询收费情况。八是设立惠民病房 83 张，优惠检查治疗费 28%，为心脏病手术患者减免费用。三年通过各种渠道为患者减免费用达 2100 余万元。九是开办宁养院，对贫困晚期癌症患者上门提供免费止痛临终关怀服务。累计服务人数 320 余人，年投入资金 120 万余元。

医院还不断改善服务，提高患者满意度。率先在陕西省境内实行门诊“一站式”服务，实行电子叫号；优化就医流程，改善就诊环境。从 2007 年 4 月起，对门诊科室实行按疾病系统分区，各科室相互协作，缩短了病人诊治时间，提高了医疗技术服务质量，确保了患者安全。实行药品集中管理，开展单剂量调剂集中配送工作。加强监管。医院监审部门坚持每月对所有住院病人和部分门诊病人进行满意度调查，及时反馈解决患者提出的问题，患者满意度逐年显著提高。坚持每周院长行政、业务查房，及时发现和解决患者就医过程中服务、质量、安全、费用等等方面存在的问题。

总的来讲，医院坚持正确的办院方向，深入开展和不断巩固“以病人为中心，不断提高医疗服务质量为主题”的医院管理年活动，积极落实目标责任考核，不断强化内涵建设，健全了业务、经济运行评价体系、综合绩效考核体系和三级质量管理体系；树立了以学科建设、人才培养和项目建设为重点的科技发展思路；实施了以专家为主体的民主管理及院务公开，使医院各项事业得到全面、快速的发展。2007 年医院门诊量 50 余万人次，出院 2.4 万余人次，分别较 2005 年增加 41.7%和 41.5%；平均病床使用率 117.75%，增加 20.85%，药占比下降到 38.73%，居全国同级综合医院较低水平。患者对医院的医疗、护理、管理等十项指标平均满意度 90%以上。经济效益与社会效益同步同步协调增长，收入结构更趋合理。2008 年上半年医院各项业务量及收入均保持了 20%—30%的快速增长，质量、效益明显提高，学科建设及科研工作也迈上了新的台阶。

2007 年度医院先后荣获年度目标责任考核优秀单位，省管医院行风建设先进单位、省机关工委先进基层党组织、省引进国外智力先进单位、“万名医师支援农村卫生工程”先进集体、中国教科文卫体模范职工之家等荣誉称号。2008 年医院抗震救灾医疗队荣获全国“三八”红旗手、全国抗震救灾先进个人、全国工人先锋号等荣誉称号，医院获得全国“五一”劳动奖状等。

三、改革开放 30 年来医院发展的主要经验

医院 30 年来改革发展的实践表明，加快业务发展是医院工作的第一要务，走内涵建设发展之路是医院生存之本，不断解放思想是医院发展的法宝，尊重知识、尊重人才是医院发展的关键。另外，除了国家政策、上级领导的支持之外，一个团结有力、开拓创新、求真务实的领导班子必不可少，职工队伍的建设非常重要，能否抓住机遇、加快发展是医院做大做强、实现又好又快发展的决定因素。

(一) 科学发展是医院的第一要务，内涵建设是医院生存之本

医院要发展，一定要树立科学发展观，坚持以人为本，以病人为中心，做到质量、服务、管理、效益等统筹发展，聚精会神搞建设，一心一意谋发展。特别要不断加强内涵建设，不断强化医务人员的质量意识，认真落实好“三基三严”“三查七对”等一系列与质量有关的规章制度，不断加强基础医疗质量，努力控制好环节医疗质量，进一步提高终末医疗质量；要建立科学的质量控制体系，加强监督检查，防止和减少医疗事故与重大医疗差错，确保医疗质量的稳步提高。要下决心建设好重点学科，以重点学科为龙头，带动医院整体水平的提高。

(二) 解放思想是医院发展的法宝，加强管理是医院发展的动力

改革开放 30 年，可以说是医院不断解放思想的 30 年。十一届三中全会上，邓小平同志报告的主题就是“解放思想，实事求是，团结一致向前看”，在十一届三中全会精神指引下，医院先后开展了多次解放思想大讨论，包括冲破个人崇拜、计划经济与市场经济以及所有制、营利性非营利性等，通过不断争论，不断解放思想，使大家逐步明白了什么是社会主义，如何建设中国特色的社会主义，医院如何发展等问题。随着思想不断解放，大家统一了认识，医疗水平逐步提高，医院步入又好又快的发展轨道。

思想决定行动，思路决定出路。在 30 年的发展历程中，医院可以说是机遇和挑战同在。在医院举办的纪念改革开放 30 周年座谈会上，大家的共识是：面对发展中的许多从未遇到过的问题，没有任何现成的经验可供借鉴，必须继续解放思想，加强管理，改革创新；必须更多地总结我们自身实践经验进行探索，并更为广泛地借鉴其他领域的探索。在发展的过程中，有的矛盾不仅不易突破，而且具有敏感性和尖锐性，关系到医院发展的全局，关系到某些根本利益的调整。如，如何保持医院可持续发展，如何真正建立起和谐的医患关系问题，如何更好地调动职工的积极性问题，关系到医院的发展和存亡，需要高瞻远瞩和伟大气魄。必须继续解放思想、加强管理，推进改革。另外，必须解决不少积压式、交叉式矛盾，以及大而不强等矛盾，如学科之间交叉的矛盾、学科参差不齐的矛盾等等，需要高度智慧和大局观念。这就必须继续解放思想，加强管理，综合改革。在解放思想、加强管理过程中，还要努力做到更新观念，把思想观念从不适应、不利于科学发展的状态中解放出来。通过一次又一次的解放思想，加强管理，明晰医院的发展方向，明确医院发展中存在的问题，着力解决发展中突出的问题，促进医院又好又快、可持续发展。

(三) 人才是医院发展的财富，营造人才成长的环境是医院发展的关键

30 年的发展历程表明，什么时候拥有了人才，什么时候医院的环境利于人才发展，医院什么时候就会发展得很快。改革开放后十余年，医院重视人才队伍的建设，每年召开一次科学大会，奖励在医疗、科研、管理工作中做出贡献的集体和个人，积极调动广大医务人员开展科学研究的积极性，取得了显著的成绩，造就了许多专家，如血液科李梅生、耳鼻咽喉科高荫藻、口腔科郭秉森等等。近十余年特别是近几年来，在医院某些学科相对薄弱、某些学科缺无而病人需要的情况下，医院

大胆引进了心脏外科团队。不到四年的时间内，该科的手术量逐年递增，位居全国前列，手术种类涵盖体外循环、介入治疗等方方面面。引进的其他学科带头人也在各自的领域内创下了不俗的业绩，不仅填补了医院的空白，而且满足了老百姓就医的需求。除了引进人才外，医院还下工夫培养优秀中青年人才，许多年轻的医师通过在职读研、读博，提高了理论水平和技术能力，成为医院可持续发展的重要的新生力量；医院还大胆将一批出类拔萃的优秀中青年学科带头人，放到重要岗位上去锻炼。在培养人才时，医院遵循“允德允能，弘医弘道”的院训，既注重专业技术水平，更关心他们的政治思想和医德医风。医院还加大人事制度改革，充分调动广大职工的积极性。

（刘勤社　杨红玲）

青海省人民医院

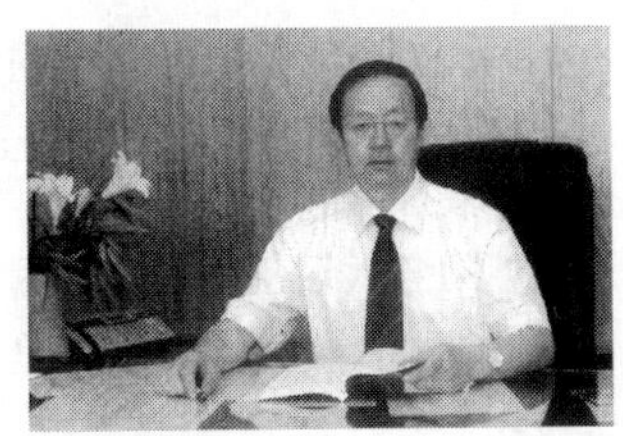

院　长：褚以德

副院长：公保才旦、吴新民、吴世政、冯建明、唐桂波、王保疆、赵生秀

褚以德　1952年2月出生，硕士生导师、主任医师。2006年任青海省人民医院院长。

青海省人民医院这所有着80余年建院历史的省级医院，从1927年一所仅有7名工作人员的小小平民医院，发展成现在拥有1600余人，病床1200张的大型综合性三甲医院。这期间，走过了血雨腥风马氏家族统治的黑暗，走过了慷慨激昂的自力更生、艰苦奋斗的白手起家，走过了给医院的医疗技术和人才建设造成了巨大损失的“文革”十年。

1978年，十一届三中全会的春雷震响了整个中华大地，祖国医学迎来了发展的春天，科学与人才重新得到重视。在青海省委、省政府的关怀下，从狠抓基础设施建设和医院管理，从医院各项规章制度、岗位责任制、经济管理、领导体制、班子建设、后勤管理等方面入手进行整顿和建设，院容院貌大为改观，医院干部职工的整体素质大大提高。

一、沐浴春风，展翅起飞

1978—1988年这十年间，是医院破旧立新，实现从无到有，奠定三级甲等医院基础的关键十年。

1978—1985年短短几年中新购万元（当时币值）以上的大、中型仪器设备近百台（件），占当时全院大、中型医疗设备的90%。1979年起，开始高原医学研究和临床观察，陆续建立了14个研究室，完成了大量科研项目。1980年，新建成3572平米的干部住院楼，1984年，建成6060平米的新门诊大楼。1985年从美国购进青海省第一台全身CT（即电子计算机X线断层扫描机）。

截至1985年底，医院正式病床增加至717张，另外每天有80-100张加床，年门诊量达35万人次，年住院1.3万-1.4万人次；设54个科室，其中临床科室30个，医技科室10个，党务、行政职能、后勤等科室14个。全院职工达到1096人，其中主任医师7人，主任技师1人，主任护师1人，副主任医（药、护、技）师43人，主治医（药、护、技）师220人，医（药、护、技）师248人，医（药护技）士308人，初级卫生人员22人，行政管理人员36人，工勤人员200人。医院附设有青海省临床医学研究所，下设14个研究室，还附设有职工中等专业卫生学校等。1986年创建院以来最高门诊量——431282人次；反映临床医疗质量水平的八项指标，均达到或超过了卫生部颁布的标准。当时主要大型设备有：美国产电子计算机X线断层扫描仪（全身CT）、荷兰产飞利浦1000毫安X线诊断机、美国产心脏二维超声诊断仪、前联邦德国产肺功能诊断系列机、日本产超声诊断仪、瑞典产人工肾、日本产光电脑电图机、日本产光电心电监护仪、瑞士恩克森呼吸机、美国产纽邦呼吸机等。

1978—1988年间由于仪器设备的更新和大量引进，医疗业务用房的扩建，基础设施的改善及专业技术人员的不断补充。新的成果不断涌现，各专科水平迅速提高。

此期间，心血管科建立了心脏监护室，开展24小时心脏监护工作并开展了心向量图、M超声心动图、微导管检查、心脏超声学造影，心阻抗图、心机动图、食道调搏、超声漂浮导管、多普勒超声心动图、二维超声心动图、热稀释测量等；呼吸内科开展了血气检查、肺体积描记法、肺弥散功能和运动状态心肺功能等测定检查；血液科开展了血液流变学、甲皱微循环、因子Ⅷ相关抗原及血小板功能、凝血机能检查、干细胞培养等；心胸外科开展了，全省首例体外循环心脏直视手术；显微外科开展了股动脉损伤大隐静脉移植术、游离神经移植修复桡神经缺损、左小腿断肢再植、游离足背复合皮瓣移植、游离第二足趾移植再造拇指、断臂移位再植、急症一期手再植等；普外科开展了小儿脾肾静脉分流术、门奇静脉断流术、脾腔静脉分流术治疗门脉高压症、经皮肝穿置管引流术、脾脏修补术等；泌尿外科建立了人工肾室开展多层平板透析等八项新业务，并开展了自体睾丸移植术、阑尾移植修复尿道术、自体肾及异体肾移植术；脑外科开展了脑血管搭桥术、颅内外血管搭桥术、颅脑后凹肿瘤和丘脑肿瘤及听神经瘤切除术、带蒂大网膜脑移植术；胸外科开展了右侧支气管断裂吻合术、食道癌全食道切除术、大网膜移植治疗脓胸；口腔科开展了颈外动脉瘤切除术；眼科开展了用半导体冷冻摘除白内障、色素膜囊（睫状体囊肿）切除术、垂直肌手术矫正垂直性斜视，球内非磁性异物摘除术；妇产科开展了绒毛细胞染色体直接制备法、羊水镜检查等；五官科开展了扁桃体恶性肿瘤摘除术、脑干测听；电生理科开展了B超静态动态诊断；放射科首次在青海开展了CT的临床应用新技术。

至1988年，医院主要专科水平处于省内领先，其发展的主要业务项目：

心血管科，拥有先进设备，具有较强的科研能力，能进行各类心导管检查，血液动力学检测，心功能检查，希氏束电图测定，导管电极临时心脏起搏器及永久型心脏起搏器的埋置。

呼吸内科，具有较完善而先进的肺功能测定设备，能进行高低氧气体吸入时肺功能的测定等，对缺氧性肺动脉压进行了探索并总结出一些规律。

神经内科，能进行泪隐停治疗震颤性麻痹，PSS治疗缺血型脑血管疾病，生物反馈治疗及肌电图临床应用。

血液内科，能开展血红蛋白电泳、血液流变学、甲皱微循环、因子Ⅷ相关抗原、血小板功能、凝血机能、脱落细胞检查、干细胞培养，并对高原环境对血液系统的影响进行了大量调查研究，积累了较丰富资料。

消化内科，能进行消化道各种纤维内窥镜检查，胰胆及选择性肝功能造影、胃癌病人胃液免疫学研究，观察了不同海拔高度正常人胃粘膜组织学电镜的改变。

内分泌专业，能开展垂体、肾上腺、甲状腺、胰岛、心房肽、性腺内分泌功能的测定、探索了高原氧环境对人体内分泌生理机制的影响。

普外科，能进行各种门静脉高压的分流、断流术，胰岛细胞瘤，小肝瘤，胰、十二指肠及全胰腺切除术，脾脏切除和修补术，经腹全胃切除空肠代胃术，甲状腺瘤和腹部各种肿瘤的切除术及胆道镜的临床应用等。

肿瘤外科，能进行胃癌选择扩大根治术，切除腹部、甲状腺等常见多发肿瘤并开展化疗。

骨科，开展了臂外侧皮瓣游离移植术，腰椎椎管次全环状扩大术治疗腰椎椎管狭窄症，巨大骨肿瘤刮除后骨水泥填塞术及膝关节镜的临床应用等。

显微外科，能进行各种断肢、断指（趾）再植或移植手术，游离神经移植修复桡神经缺损，股动脉损伤大隐静脉移植术等。

泌尿外科，能进行自体肾和异体肾移植术、自体睾丸移植术及人工肾透析等。

脑外科，能进行听神经瘤，桥脑小脑角脑膜瘤、颅咽管肿瘤、颅内肿瘤切除术，脑血管及颅内外血管搭桥术及各种后颅凹脑室手术等。

胸外科，能开展支气管断裂吻合术、食道癌全食道切除术等。

口腔科，能进行耳鼻再造术、面神经垂直颅切除治疗腮腺癌和外耳成形术、颈动脉体瘤切除术、腭骨复合组织瓣腭裂修复术、神经束间吻合移植治疗面瘫等。

眼科，能开展半导体冷冻摘除白内障，TOPCON立体倒相镜检查、色素膜囊切除术、垂体肌手术矫正垂体性斜视。巩膜外硅胶块垫压治疗视网膜脱落术、球内非磁性异物摘除术等。

妇产科，能开展大剂量化疗加次广泛子宫全切除术治疗恶性滋养细胞肿瘤、复杂尿瘘修补和阴道成形术、围产期监护及胎盘功能测定、用遗传手段对胎儿畸形进行预测等。

耳鼻喉科，能进行鼻部整形术、扁桃体恶性肿瘤摘除术、液氮低温冷冻治疗鼻出血、采用甘油实验确诊美尼尔氏病及脑干测听等。

干部保健科，运用TFB－Ⅲ体外反搏仪治疗脑缺血性疾病等。

传染科，能开展大剂量鞘内注射液素治疗结核性脑膜炎CT观察等。

皮肤科，能开展冷冻治疗皮肤肿瘤等。

急诊科，拥有各种心肺复苏的急救设备和急诊手术室及危重病人监护室，能使多数外伤急诊患者及危重急诊患者在急诊第一时间及时得到治疗。

CT室，具有当时最先进的（PICKER120SX型第四代)，也是青海省第一台电子计算机X线断层扫描仪(全身CT)，能进行全身扫描诊断。

电生理科、检验科、病理科、同位素室、中医科、理疗科、药剂科等科室也添置了不少设备，相继开展了许多新技术、新业务、新项目，其检查、诊断、治疗水平比以前大大提高。

改革开放后，由于引进和开展了大量的新业务、新技术、新手术和科研工作，医教研水平大幅提高。1978年起国家科学委员会等科技和行政机构实行了科研成果评奖制度。1978—1989年间医院获得各种科技奖励252项。其中，青海省科技进步奖20项，青海省医药卫生科技成果奖182项，全国医药卫生科技大会优秀奖2项，青海省科学大会优秀奖7项，青海省科协奖7项，青海省医药卫生科技优秀论文奖16项，青海省重要科技成果奖2项，青海省优秀科技图书奖1项，青海省医药卫生新技术引进推广奖11项，青海省医药卫生管理奖4项。

为了提高医院的学术水平，医院成立了学术委员会，定期举办学术讲座，派人参加省内外学术会议和国际学术会议，并进行国内互访，出国考察，请国外专家来院交流讲课扩大学术交流范围。学术交流活动逐年增加，1980－1989年国内医学专家和代表团来访近20批次40人次；国外医学专家和代表团来访21批次近百人次；本院出国访问和学术交流19人次；参加省内外学术会议共1299人次，并有多人走出国门进修深造，在学术交流的同时，开始向非洲派遣医疗队两批。向青南地区派遣扶贫医疗队3批。

二、乘舟破浪，开拓进取

20世纪80年代末，医院已具相当规模。进入20世纪90年代特别是1996年以后的十年是医院突飞猛进，面貌巨变，医教研全面发展，职工生活水平大幅提高的十年。在此期间，医院面对国际、国内医学发展现状，瞄准前沿，不断补充技术力量和引进技术设备，加速基础设施建设，加强医院科学管理，不断深化各项改革，使医院得到了全面快速发展。病床由1989年的717张增至目前的1300张，在编职工（不包括临时工）也由1989年的1087人增加至目前的1547人，其中医疗卫生专业技术人员1234余人；在专业技术人员中有高级技术职务者180人、中级技术职务者445余名、初级技术职务者609余名。年门诊量由1989年38.23万人次增加至目前的近61万余人次；年住院总人次由1989年的1.5万人次增加至目前的26400余人次。年业务总收入由1989年的2163.8万元，增加至目前的2.12亿元；医院固定资产总值由1989年的3300万元，增加至目前的4.26亿元。其中医疗设备固定资产达到1.16亿元。医疗基础设施建设在1989年的基础上增加了50498平米。

1991—1992年间，先后扩建了成人急救中心和原干部病房共1400平米；1996年相继建成集手术、外科病房、急诊抢救和重症监护等功能于一体的外科手术大楼和磁共振室共8715平米，引进了具有90年代水平的德国西门子公司生产的磁共振扫描仪，使医院的整体医疗水平处全省领先地位；1996－1998年先后对住院部大楼、门诊大楼、原干部病房等旧医疗基础设施进行了彻底的改造维修；2001年新建干部保健中心大楼共8300平米；1990年至目前新建和扩建医疗辅助设施共14处，合计8469平米；2003年收购原先进旅社4010.3平米，成为住院部南楼；2002年新建成3571平米的行政楼，大大改善了行政办公条件；2005年12月4980平米的新建急救中心正式投入使用；2003年开工建设的高19层，总建筑面积24208平米的内科住院楼于2006年4月正式建成并投入使用。以上项目的建成使医疗工作和住院条件得到更大的改善。1990－2003年新建职工住宅楼10幢，共计建筑面积38690.61平米；2005年1000平米的燃气锅炉建成投入使用。1996年后维修改造美化医疗区和职工住宅区环境设施和生活设施共计8处35000平米。1990－2006年也是职工工资和其他生活待遇水平提高幅度较大的时期，1994年依照国家规定进行了又一次工资制度改革，全院参加工改的人数1379人，其中离退休人员227人，全院工资率比改革前增长了69.1%，年工资总额达到990.44万元，职工个人工资最高者达到1403.10元，最低者253.98元。1995年开始按政策规定本院职工开始享受两年正常晋升一级工资待遇，并对在职职工和离退休人员的边远地区津贴进行了调整提高，离退休人员的离退休费或生活补贴也得到了增加。是年全院工资比上年增加了24.57%。2006年按国家规定再一次进行了大幅度的工资制度改革，职工工资和离退休费比改革前有了大幅度提高，人均增资率达35%以上。职工福利条件进一步得到改善，生活水平更加提高，职工队伍更加稳定。

至目前，全院总占地面积121270平米；总建筑面积145583.04平米，其中医疗区总建筑面积86437.31平米，职工住宅区总建筑面积50552.9平米。

1996年以来，医院先后引进购进各种医疗设备3868台（件），总价值达1.49亿元，其中价值十万元以上的设备203台（件）价值9300余万元。50万元以上大型设备39套，价值4500万元。其中1996—2003年间购进了全身扫描螺旋CT、肺功能仪，中心监护系统、全自动酶联免疫仪系统、数字减影仪、化学发光免疫分析仪、胶囊胃镜、彩色超声诊断仪等大型医疗设备。2004年至2007年又相继购进了医学影像传输系统，柯尼卡CR、日本岛津数字肠胃X线机，美国史富克关节镜、C型臂X线机、荧光定量PCR系统、人工肝（血浆交换机）、超声电子胃镜、一拖十中央监护仪、远程频设备、医用制氧系统、64排CT等大型医疗设备。大量新型，先进医疗设备的购进和装备科室，有力的保障了临床诊断治疗和科研水平更上一个新的台阶，促进医疗质量不断提高。现在，医院运转的大中型医疗设备共260台（件）。

至2006年底，全院设科室60个，其中临床科室32个，医技科室10个，党团行政职能科室14个，后勤服务科室4个；另设研究室12个；开设门诊专科77个，专家门诊31个，从诊专家122名；附设有青海省紧急医疗救援中心（青海省120指挥中心）、青海省干部保健中心、青海省临床培训中心、青海省临床检验中心、青海省放射免疫检测中心、青海省肝胆胰研究治疗中心、青海省脑病研究治疗中心、青海省生殖医学中心、爱德基金会青海省眼科培训中心、青海省白内障康复中心、青海省视力残疾康复中心、青海省临床医学研究所、青海省老年病研究所、青海高原中藏药开发研究所等。并于2001年3月建立了与北京地区几家知名医院合作的远程会诊教育中心。

20世纪90年代初，由于市场经济大潮的冲击，医院人才流失现象比较严重，一部分中青年医疗骨干流向发达地区，对医院的整体发展曾一度产生了一定的影响，院领导班子面对社会大环境和激烈竞争的现实，制定应对措施，在抓硬件基础建设的同时，狠抓软件业务建设，安定人心，挽留、吸引和培养人才，花巨资用于在职人员的继续教育和深造。尤其是1996年以后的10年，随着国家西部大开发政策的推进，许多内地人才和高学历人才先后进入医院，医护人员队伍基本稳定，整体素质提高，学历层次大大提升，目前全院工作人员中有大专学历者566名，占45.9%，本科学历者526名，占42.1%，硕士学位者18名，博士学位者1名。特别是护理人员中大专与本科学历者已达437名，这在过去是无法想象的。由于医疗队伍不断壮大和加强，促使医疗技术水平稳步快速提高，各学科建设出现了新的局面，实现了又一次新的飞跃，新业务，新技术，新手术和科研成果累累，档次不断提升。1990年至今，属省内首次开展或填补空白或处领先地位的高、精、尖三新项目达1280余项；在全国性、地方性杂志发表学术论文2800余篇，其中核心杂志750余篇，地方杂志2050余篇，各种学术会议交流论文1000余篇；出版学术专著10余种；完成科研课题100余项；共获国家、省级科技成果进步奖40余项，获科研成果技术专利2项。省级科技优秀论文奖80余项。

1991年在原干部保健科基础上成立了青海省干部保健中心，建筑面积3200平米，设病床97张；2001年10月新修建的干部保健中心大楼竣工落成，建筑面积8300米，设病房60间，其中省级干部病房20间，厅级干部病房40间，新建大楼内部功能达到国内一流水平。中心先后配备有多种先进的监护、监测仪器和呼吸机除颤仪、动态血压计、电脑控制增强型体外反搏装置、血液循环功能测试仪、食道心房调搏器、膈肌起搏呼吸仪、微机诊断冠心病专家系统、激光血管内照射治疗仪、滤膜红细胞变形能力测定仪，血液血气分析仪、多功能极谱仪、多功能离心机等设备，保健中心集省内干部保健，老年病临床医疗和高原医学研究为一体，同时又是老年病研究和动物实验基地，现已成为青海省临床医学重点学科部门。干部保健科自建立以来，在完成本省在职领导干部和离休人员的医疗保健和抢救治疗外，还随时抽调技术骨干承担对每年来青视察和考察的中央和国家领导及重要代表团成员的随行保健工作，出色完成了上级交给的各次任务。

1992年12月，原急诊科扩建竣工后，成立了青海省成人急救中心，建筑面积1696平米，设病床75张。先后配备有除颤监护仪、美国产鸟牌高频呼吸机、纽邦呼吸机、丹麦产血液动力学监测仪、美国产体外起搏监护仪、日本产遥控四人心电监护仪、输液泵及微量输液泵等先进急救设备。承担着省内重大灾害、突发事故的急救、抢救任务和大量的成人急救抢救及院前急救、抢救任务：1996年青海省成人急救中心改名为青海省急救中心。2002年7月，120指挥调度室成立，9月，120急救呼叫系统正式开通，成为全省120急救调度指挥中心，120指挥调度实现了计算机程序化。2003年10月完成西宁地区的120院前急救网络建设，分别在青海省人民医院，青大附院、青海省中医院、青海省妇女儿童医院、解放军第四陆军医院、水电四局西宁中心医院、青海省红十字医院、青海省交通医院、西宁市第一、第二、第三医院、青海省武警医院、青海省心血管专科医院等13家医院设立急救分站。协调指挥全省急救任务的120指挥平台安装了覆盖西宁及全省区域的电子地图和救护车车载GPS系统，28部120急救车24小时值班，随时出动。概略统计1996年至今急救中心共接诊门诊急诊病人35.6万多人次，收治住院观察8.7万余人次，急救抢救危重病人1.2万千余人次，平均抢救成功率91.8%，在第一时间挽救了许多生命垂危，濒临死亡的患者，为西宁及周边地区乃至全省范围内的成人急救抢救工作，做出了重大贡献。2005年12月，青海省紧急医疗救援中心成立。

2001年3月，与北京地区天坛医院、协和医院、肿瘤医院、阜外医院、解放军总医院等医院合作的远程会诊教育网络开通，通过网络信息，大大方便了与以上知名医院的专科业务交流，远距离实时接受教育和诊断解决了许多疑难病症的诊疗、了解了大量医学知识，提高了医疗诊断水平。

随着国家经济的进一步发展，进入20世纪90年代以来，医院各专业学科建设驶入了前进的快车道，也得到了更快发展，各专业科室开展了大量的高、精、尖新项目，形成了各自的专业特长，其中许多项目填补了当时的省内空白或处于省内、国内先进水平。

在完成大量医疗任务的同时，医院投入一定的人力、物力、财力，积极创造条件，承担和完成了许多临床教学任务。除每年承担青海医学院和青海卫生学校部分实习学生的临床教学任务外，还承担了大量培训和带教进修生任务。1990年至今共接受实习生约6800名；接受来自省内外兄弟医院和基层医院的进修人员4100余名；附设的临床培训中心、爱德基金会（眼科培训中心）与有关专业科室协同配合举办各种培训班、学习班25期，培训各类专业人员近1000多人次，为医学人才培养和临床教学工作做出了贡献。

随着世界和国内医学科研迅猛发展，对科研工作提出了更高的要求。医院把赶超国内、国际先进当做科研工作的最终目标加以重视，始终瞄准医学发展的前进方向。医院投入大量的人力物力，开展多学科的研究，并取得了较好的成果。医院附设的青海省临床医学研究所的主要科研方向和任务是立足青藏高原，突出高原医学研究，以研究高原环境因素对人体生理病理过程的影响。

1992年1月，在原老年病研究室的基础上成立了青海省老年医学研究所，重点开展高原老年人早衰原因和抗衰老对策研究及高原老年人相关的临床问题的大量研究并取得了成果。

医院根据所处地理地域特点注重高原病、地方病、老年病与本学科相结合的研究，同时突出重点学科和特色专科的研究。1990年以来完成上级下达的科研项目70余项，其中许多项目获得国家或省部级科技奖及省医药卫生奖奖励。1990年至今医院在科研方面获得奖励的主要项目有：青海高原特高海拔低氧、低压环境对人体系统生理功能影响及高山病的研究、电视腹腔镜下行胆囊切除术、青海地区口腔溃疡苜蓿枣焙药膜治疗分析、体腔内窥镜超声临床诊断应用的研究、高海拔低氧环境下肺心病时氧传输和组织氧利用、高原地区健康人超氧化物歧化酶（SOD）和过氧化脂质（LPO）的研究、休克—器官功能衰竭的综合研究、应用联合促排卵药物治疗临床观察、微导管肺动脉压测定应用、青少年牙周炎牙龈组织碱性磷酸酶活性变化的观察、红景天对健康人记忆功能的影响、《复方天棘胶囊》的研制、高原人群肾功能尿蛋白排泄变化的研究、《益欣康泰胶囊》的研制、高原人群红细胞生物物理特性变化及其对肾功能和尿蛋白影响的研究、超声乳化白内障摘除联合人工晶体植入术在高原地区的临床应用、《利舒康胶囊》的研究、西宁地区妊娠高血压综合征有关因素的研究、高原地区50例胃切除下体胃黏膜细胞内酶化学光镜观察；青海地区高血压病遗传度研究；多功能刮吸器切肝术的临床应用；西宁地区危重病人胃黏膜变化与组织灌注的临床研究；高原地区胃癌及胃癌前期疾病的遗传学分析；高原地区进展期胃癌患者免疫状态与手术治疗的临床研究；超急性基因脑梗塞全脑CT灌注和CT血管造影研究；不同海拔高度藏汉族人群牙龈组织碱性磷酸酶（ALP）、牙龈组织及龈沟液中白介素（IL－8）含量检测的对比研究；西宁地区骨矿物含量研究；高原地区辅助生育技术的临床研究等。

在此期间医院与国内、国际间的学术交流活动更加频繁，人员互访猛增，有力的促进了医疗学术水平的提高，进一步缩小了与国际、国内间的差距，尤其在高原医学方面取得了不少成绩，成为该领域一支重要力量，受到国际、国内同行的关注。同时每两年一次继续向非洲（布隆迪）派遣医疗人员或医疗队，得到受援国的高度赞扬。同时，按照省政府的安排每年向青南地区和其他贫困基层单位派遣医疗队或医务人员进行对口支援。

三、意气风发，再创佳绩

1996 年以后，医院建设规模不断扩大，医疗科研业务进一步扩展，病床持续增加，病人住院和医护人员工作条件进一步得到改善。至目前医院医疗行政基础设施主体建筑分布为内科住院楼、外科大楼、综合大楼、干部保健楼、急救中心大楼（青海省紧急医疗救援中心）、妇产楼、门诊大楼、行政楼、药械楼等。布局更加合理，环境条件进一步改善。为适应发展和管理的需要，医院对部分科室结构布局和名称进行了调整和扩充，并增设了部分科室，更换了部分科室名称。1996 年外科手术大楼建成，当年，普外科、神经外科、泌尿外科、肿瘤外科、胸腔外科和麻醉科、重症监护病房，手术室等科室从原住院部大楼迁入外科大楼，同时普外科拓展为两个病区；同年建立核磁共振室后，放射科、核磁共振、CT 室合并成为医学影像科。1999 年，成立综合科和综合档案室。2000 年药械楼建成，药械科、器械科及其药械库房迁入新建的楼房；同年建立信访办公室（2005 年改名患者投诉办公室）。2001 年血液科增设风湿科专业；消化科成为独立病区，同年 9 月总务科、生活科合并为后勤服务中心。2002 年器械科建立信息中心，同年经省卫生厅批准在我院成立青海省生殖医学中心，设在原干保科东楼；后勤管理服务中心分为后勤服务中心、后勤管理科和基建办。2004 年建立医院体检中心和监察审计室，审计科改名为医院经济管理办公室。2005 年建立制氧中心。2006 年内科系列各专业科室迁入新建的内科住院大楼，其中神经内科、消化科拓展为两个病区；同年电生理科改名为超声科，器械科改名为医用设备管理处，后勤管理科改名为后勤管理处，医务科改名为医务处，财务科改名为财价处，计算机中心改名为信息管理处，人事科改名为人事处，基建科改名为基建处，宣传科改名为宣传处，保卫科改名为保卫处，并新设科研教学处。骨科由原来的一个病区两个专业组，逐步发展为如今的四个病区 100 张病床的最大专科。

20 世纪 90 年代，医院处于经济体制的激烈转换过程，原计划经济体制下制定的医疗保障制度在运行过程中与新体制发生了激烈碰撞，“记账单式”的原公费和劳保医疗结算方式已使医院无法得到应有的经济补偿，公费医疗欠费，劳保医疗欠费大幅上升。为此，1994 年青海省公费医疗管理委员会和青海省财政厅联合下发了关于公费医疗改变记账和结算方式的有关文件，此后逐步取消了原结算方式。1997 年随着医疗保健制度的改革，从省级单位开始实行新的医疗保险制度。作为财政差额预算拨款单位，在市场经济体制下，政府对医院的财政支持严重不足，差额比例拉大。改革开放后，经费自给率一直维持在百分之九十五以上，大量资金靠医院自筹，经济管理成为衡量医院管理水平的一项重要标准，院主要领导不得不将大量精力用在经济管理和筹集资金方面。迫使一段时间曾给各业务科室规定了经济指标。为解决卫生经费不足的问题，1990 年以后逐步采取多渠道、多层次、多形式筹集资金办医院的经济运行模式。经费来源除国家财政补贴外，主要靠自身业务收入，同时采取了职工集资和向银行贷款及向上级申请专项补助资金等多种途径争取资金，加速基础建设，促进医院快速发展。1990 年以来，医院在基础设施建设和引进购置大中型医疗设备方面投入资金达 2 亿多元，实现了硬件建设方面的突破。

2007 年迎来了医院建院 80 周年，医院新的领导班子和全院职工更加满怀信心和决心，认真总结改革和发展的经验，在党和政府正确领导下，以更加饱满的热情和扎实的工作向新的更高的目标迈进。今天，全院干部职工紧密团结在院党委、院领导的周围，以科学发展观为指导，以求实、创新、关爱、奉献的精神继续保持医院持续发展的良性态势，为青海高原各族人民的卫生健康事业作出更大的贡献！

（褚以德　王嘉凌）

宁夏医学院附属医院

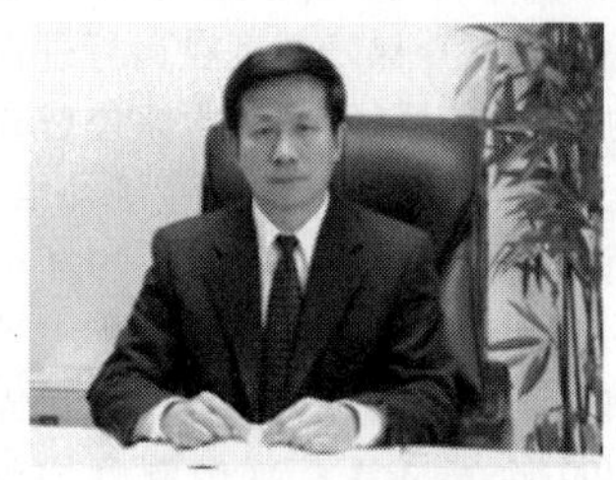

院　长：杨银学

副院长：徐克宁、贾绍斌、金群华、邹嘉宾、魏　军

杨银学　1960 年出生，外科学教授、主任医师、硕士研究生导师。2004 年 7 月任宁夏医学院附属医院兼宁夏医科大学临床学院院长。

宁夏医学院附属医院的前身是南京国民政府时期建立的宁夏省立医院，始建于 1935 年秋。历经 70 多年风雨沧桑，从无到有、从小到大、从规模简单的小型医院到已具规模的省级综合性医院。历经沧桑，却处事不惊，勇敢面对时代的各种严峻挑战，果断承担起救死扶伤的社会责任，为宁夏医疗卫生事业从一穷二白中艰难起步到初展辉煌书写了浓墨重彩的一笔。

党的十一届三中全会以来，医院坚持正确的办院方向，大胆开放，锐意改革，励精图治，矢志创新，坚持走“以病人为中心，高科技，优质服务”的内涵发展道路。30 年改革开放，医院从病人的利益出发，不断改善就医环境和服务条件，简化医疗流程，提高医疗质量，把服务的主体落实到病人上，把医院改革的落脚点放在：让病人花最少的钱，用最短的时间，受最小的痛苦，得到最好的服务。

一、医院建设呈持续健康发展态势，医院管理开创新局面

在 30 年的改革历程，医院历任党政领导不论处于困境当中，还是在顺利之时，总在不断探索医院的改革和发展的理念，摸索符合国家政策及宁夏实际的改革思路，以全新的现代管理理念积极探索干部人事制度、分配制度和运行机制改革。在管理中，引进竞争激励机制：职务能上能下，待遇能高能低，人员能进能出；在干部管理上打破常规，不论资排辈，通过公开竞聘选拔业务精、会管理的中青年医护人员走上医院和科室的管理岗位；对专业技术人员实行评聘分离，择优竞聘；对新录用职工实行招聘和人事代理，择优聘用；在分配制度中按风险、责任、工作量向临床一线倾斜，实行绩效评估，成本核算，打破平均主义，科室人员的积极性明显提高，社会效益和经济效益显著增高。

（一）在自治区党委和政府的大力支持下，医院 2006 年初正式提升为副厅级事业单位，从机构建制、干部配备、人员设置、规模水平等方面为医院可持续发展提供了新的机遇和广阔的空间。

（二）医院党委不断加强中基层干部的管理与教育，进一步完善附院与临床学院干部选拔聘用制度和量化考评指标，坚持“公开、公平、公正”原则，5 年来在全院范围内公开竞聘中基层干部 62 人，聘任、续聘干部 400 多人次；进一步完善和规范了干部考核制度与程序。先后有 6 名博士、32 名硕士、13 名享受政府特贴人员和“313”人才走上了管理岗位。

（三）完善分配和激励机制。于 2004 年建立了医院《绩效评估系统》，对医疗护理质量、工作量指标、医院感染、传染病管理、医德医风、卫生及劳动纪律等实行细化与量化管理；对医务人员主要依据“工作质量控制检查标准”进行考核，使医院管理与科室核心小组管理在原有基础上得到了明显的加强。使每位职工投入劳动的数量和质量在分配中得到真正体现，最大限度地激发医护人员的积极性和创造性。

（四）强化财务管理和院务公开力度，使经济工作“阳光化”。于 2005 年 3 月成立了招标办公室，建立了采购评委库，对建设项目和医药设备实行招标，开展各项决算审计及总务、器械、耗材、办公用品等招投标活动，为医院节约资金 1000 多万元；在建筑、装修工程决算中引入了中介机构，节省建设资金。

（五）物价管理严格按照国家医疗收费标准进行，公开医疗收费价格，增设住院费用查询设备，开展多种形式的自查工作，规范各科室的医疗收费行为。

（六）加快信息系统建设，促进医院管理现代化信息化。近几年更新了病案数字化软件，引进了门诊病员流程管理系统、会议指纹签到系统、企业信息机等。重新建立医院对外宣传网站及骨科“中国脊柱结核网”网站；完成了 10 层主楼、氧疗中心楼的综合布线和改造工程及部分新设科室的信息点布设工作，为下一步实现医院信息化做好了硬件准备。

（七）加大投资，加快建设，医院环境呈现新面貌。2004 年 9 月银川市城市绿化和城市规划审批通过了医院总体建设规划调整方案。经过三年的建设，新建的传染楼、外科楼、科技楼、高压氧舱相继竣工并投入使用；旧病房全部进行了装修改造；医院面貌已经有了一个较大的改观。三年来，共计新增建筑面积 115560 平方米，新增绿化面积 2250 平方米，新建、维修院区道路 8761 平方米，拆除旧房屋 15198 平方米。

（八）积极探索人事制度改革

1. 多种方式引进人员。2004 年至今，通过接收应届

毕业大学生、住院医师规范化基地培训、聘用等多种灵活的补充人员方式，在一定程度上缓解了医院人员短缺的状况。在新职工公开招聘工作中，进一步改革选人用人机制，实行专业知识笔试和综合素质面试，逐步实现了由重人才智力向重综合素质的转变。

2. 把好人员入口关。改进新职工岗前教育培训方法，2006年新增了以“增强团队意识，挖掘个人潜能”为主题的团队合作、潜能开发训练活动等内容，最大限度挖掘个人潜能和创造力，增强了新职工重新认识自我、发现自我并挑战自我的信心和能力。

3. 人事管理制度改革更加深入。2004年出台了《科室人员编制和岗位设置原则》、《岗位聘任实施办法》和《转岗交流人员管理条例》，率先在全区创新性地实行聘任待遇与实际岗位聘任相分离，由医院根据各科自己操作的聘任结果兑现岗位工资和院内相应待遇，缓解了医院人才相对聚集、聘任职数较少的问题；后又相继出台了《人事制度改革方案》、《聘用合同制暂行办法》、《岗位聘任制暂行办法》和《人事争议调解暂行办法》等系列文件；进一步改革选人用人机制，注重人才的综合素质，为全面推行以人员聘用制度、岗位管理制度和内部分配制度为重点的人事管理制度奠定了坚实的基础。

二、提升质量，强化服务，医疗工作再上新台阶，两个效益取得突出成就

（一）30年来各项医疗指标完成情况对比：1978年至2007年底，医院年总诊疗病人从164468人次增长到745851人次，年诊疗病人同比增长了4.5倍；病床使用率从81.8%提高到128.6%，提高了46.8个百分点；住院患者从5594人次增加到38801人次，增长近7倍；手术例数从2666例增长到18482例，增长近7倍；治愈好转率从86.9%提高到91.8%，提高了近5个百分点；死亡率从3.8%下降到1.2%，下降了2.6个百分点；医疗技术水平的显著提高，多种填补区内空白的新技术新业务的引进和广泛开展。最根本的是，广大群众得到了看得见、摸得着和亲身体验到的实惠——看病不再难了。

（二）健全医疗规章制度，狠抓医疗质量的贯彻落实

1. 成立专家医疗质量监督小组。2004年，医院成立了由老专家组成的医疗质量咨询监督小组，聘请陈树兰、孔繁元等一批医院资深老专家，对各科室医疗质量进行检查督促，为提高和改进医疗质量献计献策。专家小组在全院进行医疗质量尤其是病历质量抽查，查找和总结存在的问题和差距，并通过现场点评、讨论会等方式反馈给相关科室和个人，督促其改正缺点和不足。老专家凭着多年的经验，以严谨、敬业、一丝不苟的工作作风，付出了艰辛的努力，对医疗的质量提高起到了重要的促进作用。

2. 加强会诊管理和疑难病历讨论。2005年以来，修订完善了院内会诊、医师外出会诊以及外请专家来院会诊等制度，进一步规范了院内外会诊程序，明确规定会诊医师资历和到达时间，从而提高会诊质量。此外，强化了疑难病例会诊制度。

3. 提高病历书写质量。通过制订和落实《病案管理规定》、《病案质检奖惩暂行办法》等制度，采取统一病历格式、进行病历展览、设立各科病历质检员、病历检查、现场点评、进行相应奖惩等办法，提高病历书写质量。2006年，在区内首次举办了病历规范书写与病案质量提高和质检员培训班，2007年又由医院牵头成立了宁夏病案管理专业委员会，得到了同行的广泛认可。

4. 在对大处方标准进行界定的基础上，制定了处方和申请单范本，并加大检查力度，对开具不规范处方和申请单的当事人通报批评和罚款，规范了处方和申请单的书写。

5. 加强院长质量管理查房。2005年以来，完善并落实了院长行政总查房制度，坚持每2个月进行一次院长质量管理总查房，每月进行一次医疗副院长查房，了解科室医疗指标完成情况和各个方面发展状况，及时发现存在的问题和困难，提出解决措施和改进意见。2006年又建立健全了院长质量管理总查房督办制度，由院办督促落实院长在质量查房现场提出的处理意见，保证事事有回音，件件有落实。

6. 规范和鼓励开展新业务新技术。医院每年组织申报院内新技术、新业务，并进行评奖。完善新技术新业务准入、评审制度和评奖细则，规范新技术新业务的申报和开展，从而提高新技术、新业务的质量。对于获奖的项目，医院给予优厚的物质奖励，激发专业人员开展新技术新业务的积极性。

7. 提高医师业务素质。通过住院医师规范化培训、全科医师培训、组织全院病例讨论、强化值班医师交接班制度等，使各级医师掌握本学科、跨学科疑难病例分析的方法，培养正确的临床鉴别诊断思维，促进医疗质量的提高。

8. 提升护理服务水平。2005年重新修订住院病人护理会诊和护患纠纷投诉登记等制度。通过强化基础护理，加强三级护理质量控制，确保基础护理和分级护理工作的落实，严格实行每日三班交接到床头制度，规范护理文件书写等提高护理工作质量；通过开展技能操作比赛、护理人员业务培训等活动，调动护理人员提高工作质量和水平的积极性和主动性。

9. 防范和处理医疗纠纷。建立健全了医患纠纷接待与处理程序、医患纠纷防范和处置预案、应急处理预案、医疗事故和纠纷责任科室及个人处理规定，明确规定了处罚标准，规范了医疗纠纷的处理。组织临床科主任到纠纷办观摩纠纷的接待和处理，学会在医疗行为中避免发生纠纷。引入保险公司医疗责任险和麻醉意外险，在一定程度上规避了风险。

（三）探索、开拓高端医疗技术领域。近年来医院已成功开展肝脏移植术、自体外周血干细胞移植术、角膜移植及异体肾移植术、冠状动脉搭桥术、全髋人工关节置换术、显微镜颅脑手术、双膝人工关节置换术、脑干肿瘤摘除术、低位直肠癌保肛术、大面积重度烧伤救治、准分子激光治疗近视眼、冷超声乳化白内障吸除术

等数百项高难手术和新技术、新业务。

（四）医院长期承担着全区公共突发事件、重大疫情、突发灾情及群伤群病等的救治任务和扶贫、帮困、支教等社会责任，在全区“群伤群病”的救治和防疫工作中发挥了主力作用。如：青铜峡树脂厂电石炉喷事故41人灼伤、中卫客车倾覆黄河特大交通事故、同心特大交通事故等的救治以及贺兰、平罗等3家中小企业因重大事故致烧（灼）伤几十名伤员等，均能在第一时间、第一现场紧急有效、成功救治，在党和政府与全社会中产生积极而广泛的影响；尤其在2003年抗击“非典”重大任务中，医院作为宁夏抗击与防治非典的重要阵地和主战场，在全国创造了奇迹，同时体现出了医院在处理重大突发事件时的科学严谨态度与务实高效作风，受到了中央领导、自治区党政领导及全社会的高度评价与肯定。

（五）完善细节和服务环境。在注重改善大环境的同时，注重从细节上优化就医环境，体现人文化。引入物业公司负责院内保洁等工作，院内卫生状况明显改观。引入专业的园林绿化公司，负责全院的绿化工作。为解除病人夏季受蚊虫叮咬，为病房每张床位配备了蚊帐。投资100多万元引进了节电设备，从而节约能源，建设节约型医院。

三、积极探索解决群众就医的热点难点问题

在缓解群众看病难看病贵的问题上，医院率先在全国进行了有益探索：界定大处方、对高值医用耗材招标、降低常用药价格，遏制医药费用的增长；设立内蒙患者接待站、设立社区卫生服务站，支援农村卫生工作等等，以最大的诚意服务于患者，以最低的价格让利于患者，把最好的产品提供给患者。

（一）界定大处方与规范合理用药。什么是大处方？医院抱着对患者负责的态度，从患者的实际病情出发判定大处方。为此，医院组织专家界定出大处方的六个特征即六条标准，从而使医务人员有一个操作标准。对应六条标准，处罚治理措施也相当严厉。比如：查出1张大处方，就从当事人当月工资中扣除相应比例的罚金，一个医生如连续被查出3张大处方，将被延迟职称晋升。这六个特征及其惩治措施，在全国他同行业引起了广泛关注。健康报记者专门深入医院进行采访，并在头版予以刊登，称这一举措为一项“研究成果”。

此外，医院还设立了药房总药师制和临床药师制，严把处方书写和临床用药关，为临床规范和合理用药起到积极促进作用。

（二）对药械“挤”水分。药品及医用器械价格虚高是造成群众看病贵的主要因素之一，“挤”出药械价格水分就是最大地让利于患者。医院倡导的无成本招标，目的就是要打掉厂商在招标报价中的“水分”；招标中采用利益人回避办法，就是要通过让厂商之间背靠背的报价方式，压缩药械价格的水分。

对高值耗材进行招标。对没有被政府列入招标采购范围的医用高值耗材首次尝试公开招标，这在全国属首举。招标后，用量最大的冠脉类材料价格比原来平均下降了33.2%，个别进口材料下降幅度达52.5%；骨科类材料的平均降幅也达到了40%左右，个别材料下降幅度甚至达到62.25%。据统计，自2006年1月对医疗器械及医用材料招标以来，到医院接受治疗的患者人均费用比原来降低了近万元。据此测算，2006年医院可为患者节省1300多万元。

对部分药品自主降价。2006年，通过与药品供货公司协商，医院主动对未参加招标的127个品种口服西药制剂的零售价下调了10%，仅此一项每年就可为患者节省费用200万元。

（三）严厉打击商业贿赂。2005年底，医院医疗质量监督检查组发现一科室患者术后预防性抗生素一用就是五六天。医院知道后，立即组织调查，发现有几名医生违反了抗生素的使用原则，延长了抗生素使用时间，因此给予这几名医生职称晋级推迟一到两年、高职低聘一年等处分。并在全院明确提出，凡参与医院药品购销的经销代表和医务人员不得以各种名义或形式给予和收受回扣、提成；不得在院内进行不正当促销行为；对违规的经销商，医院当即取消其一切供货资格，终止购销合同。这对收受回扣的双方，都是一个不小的打击。

（四）成立内蒙古患者接待处。2005年5月18日，内蒙古患者接待处正式成立，主要是为内蒙古地区患者提供高效、便捷的就医服务，受到了内蒙古地区人民群众的赞誉。

（五）成立长庆油田第三采油厂患者接待处。2007年4月3日，医院长庆油田三采油厂患者接待处，主要是建立该厂患者就医绿色通道，方便其就医，保障他们在突发危机事件中得到及时救治。

（六）建立社区卫生服务站。成立了景墨家园、胜利南街天盛社区两个卫生服务站，承担医疗、预防、保健、康复、健康教育、计划生育指导等服务工作，使医疗服务走进社区，方便患者就医。

（七）开通院内免费“公交车”。随着医院建设的逐步扩展，院区范围也不断增大。2005年，医院购置了2辆电瓶车，使到医院看病的患者可免费乘坐“环保公交车”，从而节省就诊时间。

（八）支援乡村医疗卫生工作。2003年以来，先后与西吉县人民医院、西吉县兴隆镇中心卫生院结成对口支援医院，正式启动了医院对口支援西吉县人民医院、西吉县兴隆镇中心卫生院的医疗帮扶援助项目。开展了完善各类行政规章制度、提高管理水平，健全诊疗规范，建立两院间的双向转诊和联系制度，畅通业务学习和交流通道，捐助医疗设备购置款，捐赠医疗器械，建立县乡医院人才培养的长效机制等支援活动。

2008年，对泾源县医院建设进行扶持，在泾源县医院新建中，无偿捐赠了螺旋CT、数字胃肠、病床等价值800多万元的基础设备，并建立宁夏医学院附属医院泾源培训中心，将不定期选送业务技术骨干对该县医院进行技术指导。

四、科研工作取得新进展

（一）积极鼓励开展科研，及时为专业技术人员提供科研申报信息，正确引导，加强管理。完善图书馆、电子阅览室服务等方式，医院科研之风日趋浓厚，科技成果不断涌现。5 年来共获得省部级科研成果 32 项、厅局级 12 项；获国家自然科学基金 3 项，部委级 2 项；获得自治区级科研资助 64 项，资助金额达 84.2 万元；教育厅、卫生厅、人事厅等厅级科研立项 85 项。累计科研经费约 300 万元；主编学术著作 6 部，参编 10 部。

（二）注重同国际国内医学和教育界的友好往来与学术交流。先后与日本山形大学医学部、新加坡中央医院等建立了友好院（校）际关系；与北京、上海、天津、南京、西安等省市的国内知名院校建立了较为密切的合作关系和业务往来；外聘国内外知名专家 53 人为医院客座教授。举办国家级继续医学教育项目 3 项；举办自治区级学术讲座、学术会议 95 次；骨科先后邀请了法国、韩国、加拿大等国家的著名专家前来讲学，肿瘤内科诊疗学习班邀请到了科学院院士参加，极大地促进了医院与发达国家和全国先进地区同行之间的学术交流，提升了医院在全国的知名度，提高了医院的学术水平。

（三）扩大对外合作，推动优势特色学科和专业做大做强。为了继续推动和扩大骨科专业的发展，发挥医院对脊柱结核病在基础研究及临床应用等方面的优势，国务院发展研究中心提出申请成立“中国骨关节结核病防治和研究中心”。经过多方努力和专家研讨论证，目前该项目已获国务院发展研究中心中国发展观察课题组立项。重庆医科大学和医院联合主持申报了《中枢神经系统新发病毒感染脑脊液分子生物学诊断建立和分子流行病学研究》的国家“863”项目，其中医院先期获资助 25 万元。此次与重庆医科大学联合申报国家“863”项目的成功在宁夏卫生领域属于首次，标志着医院在高技术研究领域迈出了新的一步。

（四）选派业务骨干外出培训或出国留学、研修。近年来，外出参加国际学术会议 320 人次、参加全国性会议 1100 人次、自治区内外各级各类学术交流活动 548 人次；SCI 收录学术论文 7 篇，发表于国内核心期刊 625 篇、一般期刊 1385 篇。

五、医疗科技事业蓬勃发展，精神文明建设成果显著

医院于 1995 年被卫生部评定为自治区首家三级甲等医院，跨入全国大型医疗机构行列。先后获得全国先进基层党组织、全国“三八”红旗集体、全国卫生系统先进集体、全国医院（卫生）文化建设先进集体、全国百姓放心示范医院、全国百佳医院、全国卫生系统青年文明号、自治区文明单位、全区卫生系统行业作风建设先进集体等荣誉称号，涌现出全国边远地区优秀科技工作者、全国优秀教师、全国“五一”劳动奖章、全国“三八”红旗手、全国卫生系统先进工作者、全国百名优秀医生、南丁格尔奖章、全国巾帼建功立业先进个人等省部级先进个人。

（杨银学）

重要会议报告

国务院副总理吴仪在中国红十字会第41届南丁格尔奖颁奖大会上的讲话（摘要）

（2007年7月17日）

同志们：

今天，我们在这里举行隆重的颁奖大会，为获得第41届南丁格尔奖章的5位优秀护理工作者颁奖。我代表党中央、国务院向获奖者表示热烈的祝贺，并致以崇高的敬意！向全国所有的护理工作者、红十字工作者和广大志愿者表示亲切的问候！

南丁格尔是护理工作的奠基者和创始者，以她的名字命名的南丁格尔奖章是护理界国际最高荣誉，是对“人道、博爱、奉献”精神的宣扬和倡导。目前，包括今天5位获奖者在内，我们国家已有48位护理工作者获得这一奖章。这既是获奖者个人的荣誉，也说明我们广大护理工作者多年来秉承南丁格尔精神，履行救死扶伤、服务人民的神圣责任，恪尽职守，无私奉献，表现出的良好职业道德和高尚思想品质，得到了国际社会的充分肯定。

俗话说，“三分治疗，七分护理”。护理工作是医疗卫生事业的重要组成部分，党和政府对此十分重视。胡锦涛主席已连续三次为我们南丁格尔奖章获得者颁奖，这既是对获奖者的鼓励，更是对护理工作和红十字事业的关怀和支持。2005年，我们颁布实施了《中国护理事业发展规划纲要（2005—2010年）》，明确提出了“十一五”时期护理工作发展的目标和任务，各地也都制定了《规划纲要》的实施方案，加大了贯彻落实的力度，取得了显著成绩。两年来，我国护士数量增长了12万人，相当于1996至2004年增长的总和，现在已经达到近143万人，占卫生技术人员的30.8%；护士队伍中大专以上学历的比例快速增长，整体素质逐步提高；护理服务领域不断拓展，护理工作更加贴近病人，贴近临床，贴近社会，随着新型农村合作医疗、社区卫生服务的发展，护理服务正在不断向家庭延伸，向社区延伸。

在肯定成绩的同时，我们也要看到，护理工作与当前人民群众的实际需要还有一定差距。希望全国广大护理工作者以获奖者为学习榜样，发扬光大南丁格尔精神，再接再厉，不断提高护理服务水平，努力为人民健康和社会主义现代化建设服务！各级党委、政府和有关部门要继续重视和支持护理工作的发展，采取积极有效措施，促进护理工作与社会经济和医学技术的协调发展，要在全社会营造关心、爱护护理工作者的良好氛围。

全面贯彻落实六中全会精神　探索中国特色卫生发展道路

——卫生部部长高强在2007年全国卫生工作会议上的讲话

（2007年1月8日）

同志们：

这次全国卫生工作会议是在卫生改革发展处于关键时刻召开的一次重要会议。会议的主要任务是：以邓小平理论和“三个代表”重要思想为指导，以科学发展观统领卫生工作全局，全面贯彻落实党的十六届六中全会精神、中央经济工作会议精神和胡锦涛总书记重要讲话精神，统一思想，明确目标，团结一致，共同努力，做好2007年卫生工作。吴仪副总理对这次会议非常重视，专门作出了重要批示，我们要认真学习贯彻落实。

下面，我讲三个问题，供大家讨论。

一、关于2006年的卫生工作

刚刚过去的2006年，是我国卫生工作历史上具有重要意义的一年。我们紧紧围绕党的十六届五中、六中全会提出的目标、任务和要求，认真实施“十一五”卫生发展规划，全面落实《国务院2006年工作要点》，针对卫生改革发展面临的突出矛盾，切实加强公共卫生、农村卫生和城市社区卫生建设，严格医疗卫生服务管理，积极探索中国特色的卫生发展道路，取得了重大进展。

（一）卫生改革发展的目标和方向更加明确。

这一年，党中央召开了十六届六中全会，作出了《中共中央关于构建社会主义和谐社会若干重大问题的决定》（以下简称《决定》），明确提出了构建社会主义和谐社会的指导思想、基本原则和主要目标，并提出了建设覆盖城乡居民的基本卫生保健制度的重大历史任务。在中央政治局第三十五次集体学习会上，胡锦涛总书记发表了重要讲话（以下简称《讲话》），深刻阐述了医疗卫生事业在构建社会主义和谐社会中的重要地位和作用，进一步明确了医药卫生体制改革的方向、目标和工作任务，极大地鼓舞了全国医疗卫生工作者。国务院成立深化医药卫生体制改革部际协调工作小组，共同研究医药卫生体制改革的重大问题。胡锦涛总书记和温家宝总理对城市社区卫生工作作出了重要批示，国务院成立了城市社区卫生工作领导小组，吴仪副总理担任组长，并制定了指导城市社区卫生发展的一系列文件。在中央经济工作会议上，胡锦涛总书记指出："要坚持公共医疗卫生的公益性质，加快建立覆盖城乡居民的基本卫生保健制度，完善公共卫生和医疗服务体系。"温家宝总理指出："着眼于建设覆盖城乡居民的基本卫生保健制度，强化政府责任，为人民群众提供安全、有效、方便、价廉的公共卫生和基本医疗服务。"各级党委和政府从维护人民群众健康利益的高度，大力支持卫生发展，采取了一系列政策措施，为推进卫生事业改革与发展创造了良好的环境。

（二）城乡卫生服务体系建设逐步加强。

《农村卫生服务体系建设与发展规划》正式实施，规划投资216.8亿元，这是新中国成立以来覆盖范围最广、投资力度最大的一项农村卫生建设规划，也是"十一五"期间社会主义新农村建设的一项重点工程。再加上东部沿海地区政府的安排，"十一五"期间农村卫生建设总投资将超过300亿元。全国疾病预防控制体系和医疗救治体系建设已完成投资269亿元，城乡公共卫生服务条件明显改善，服务水平明显提高。城市社区卫生服务体系建设蓬勃发展，政府保障力度逐步增强，以社区卫生服务为基础、社区卫生与医院服务合理分工、密切协作、双向转诊的新型城市卫生服务体系正在逐步建立。加强公共卫生和城乡基层卫生人员培训，提高业务技术能力和思想道德素质。大力组织开展城市卫生支援农村活动，积极实施"万名医师支援农村卫生工程"，增强了农村卫生服务能力。

（三）新型农村合作医疗制度建设步伐加快。

各级政府把新型农村合作医疗制度建设作为建设社会主义新农村和构建和谐社会的一项重要任务，精心组织，周密安排，积极推进，稳步实施，取得了明显成效。截至2006年9月底，全国已有1433个县（市、区）开展了新型农村合作医疗，占全国县（市、区）总数的50.1%，实现了年初确定的工作目标。有4.06亿农民参加了新型农村合作医疗，占全国农业人口的45.8%，参合率达80.5%。2006年1至9月，全国有1.4亿农民从新型农村合作医疗中受益，共得到医疗费用补偿95.8亿元。从总体上看，全国新型农村合作医疗运行平稳，逐步规范，卫生服务水平提高，农民医疗负担有所减轻，因病致贫、因病返贫的问题有所缓解。

（四）重大疾病防治、突发事件处置和卫生监督等取得明显成效。

艾滋病、结核病、血吸虫病、乙型肝炎等重大疾病防治体系逐步完善，"艾滋病和病毒性肝炎等重大传染病防治"列入"十一五"国家重大科技专项。突发公共卫生事件应急机制不断完善，处置能力得到提高，人感染高致病性禽流感和鼠疫防治工作得到加强。全国传染病疫情和突发公共卫生事件信息网络进一步完善，93.5%的县以上医疗卫生机构和70.3%的乡镇卫生院实现了疫情和突发公共卫生事件网络直报，传染病预防控制和应急反应能力明显提高。加强青藏铁路沿线的鼠疫防控工作，有效保护了铁路沿线居民和旅客的健康安全。2006年，发生了"齐二药"、"欣弗"等几起不良药物事件，影响全国，我们反应及时，处置得当，救治有效，维护了社会稳定。加强高血压、心脑血管病、糖尿病、恶性肿瘤等重大慢性疾病防治工作，探索社区防治干预经验。妇幼保健工作不断深入，"降消"项目成绩突出。大力组织无偿献血活动，全国无偿献血占临床用血比例达到98%，强化了血液安全质量管理。加强卫生法制建设，积极推进依法行政。国务院颁布实施了《艾滋病防治条例》和《血吸虫病防治条例》。卫生部发布了《放射诊疗管理规定》、《器官移植技术临床应用管理暂行规定》和《卫生标准管理办法》等规范性文件，健全了7个卫生标准委员会。积极推进《初级卫生保健法》、《中医药法》和《精神卫生法》的立法工作，部署开展"五五"普法活动。连续开展打击非法行医和非法采供血活动，整顿和规范医疗服务市场秩序，取得阶段性成果。深入开展食品卫生专项整治，认真履行食品卫生监督职能，及时查处了一批严重危害群众健康的重大案件。

（五）严格医疗机构管理，加强医德医风建设。

继续深入开展医院管理年活动，医院服务质量和管理水平不断改善。加强医疗服务管理，提高医疗质量，规范医疗流程，优化就医环境，实行院务公开，改善医患关系。严格高新技术准入管理，保护患者健康安全。推进同类医疗机构医学检验、医学影像检查结果互认和单病种最高限价办法，减轻群众负担。各地积极开办惠民、济困医院或病房，为经济困难人群提供优惠医疗服务。卫生部与国家工商行政管理总局、国家中医药管理局联合修订了《医疗广告管理办法》，规范医疗广告市场。加强财务会计内部控制和审计，规范医院财务管理。结合开展社会主义荣辱观教育，加强医德医风建设，深入宣传优秀医务人员的先进事迹，广泛开展向华益慰、吴孟超、乔淑萍等优秀医生学习活动。贯彻落实党中央、国务院的部署，扎实开展对医药购销中商业贿赂的专项治理，积极探索建立长效工作机制。

（六）大力加强中医药工作。

充分认识中医药在我国的重要历史地位和作用，坚持中西医并重的方针，继承发扬中医药的特色和优势，在城市社区和农村卫生服务中大力推广采用中医药适宜技术，发挥中医药在医治艾滋病等传染病、慢性病和疑难病症等方面的独特作用。完善中医药继续教育制度，提高中医药人才队伍素质。加强中医药科学研究，建设国家中医科学院，成立中医药防治重大疾病组织协调小组，探索推进中医药现代化的有效途径。将中医药临床研究基地建设列入国家"十一五"发展规划，增强中医药继承和创新能力。积极研究扶持中医药和民族医药发展的政策和措施。促进中医药对外交流与合作，扩大中医药在世界上的影响。

2006年，卫生援外医疗工作成效显著，受到中央领导同志的高度评价和受援国政府的高度赞扬。推举陈冯富珍女士当选世界卫生组织总干事，是我国外交工作的一项重大胜利。国际卫生合作广泛深入开展，新争取国际合作项目12个，承诺资金9亿元。加强医药卫生科研和实验室生物安全管理，加强医学继续教育和人才队伍建设。卫生保健工作成绩突出。

2006年我国卫生工作取得的显著成绩，是党中央、国务院高度重视、正确领导的结果，是各级党委、政府和中央各部门大力支持的结果，是社会各界和人民群众关心帮助的结果，也是全国医疗卫生工作者团结一致、奋发努力的结果。在此，我代表卫生部向关心、支持卫生事业发展的各级党委、政府、有关部门、社会各界和人民群众表示衷心的感谢！向勤奋敬业，甘于奉献，努力为人民健康服务的全国广大医疗卫生工作者，致以崇高的敬礼！

总结2006年的卫生工作，我们有几条基本经验应该牢牢记取：

第一，抓住机遇，锲而不舍。党中央提出以人为本的科学发展观，强调立党为公、执政为民，加强社会主义新农村建设和社会主义和谐社会建设，坚持发展成果由人民共享，高度重视人民健康和卫生工作，强调人人享有基本卫生保健是推进社会主义现代化建设的重要目标。所有这一切，都为卫生改革与发展创造了前所未有的良好机遇。尽管在卫生改革发展的道路上会遇到一些困难和挫折，我们也必须坚定信心，锲而不舍，恪尽职守，埋头苦干，按照中央指出的方向和目标，努力为维护人民健康作出自己的贡献。

第二，转变观念，服务人民。卫生事业发展的根本目标是为人民群众健康服务。离开这个目标，卫生事业发展就失去了方向。我们转变观念，就是要把卫生工作思路从单纯注重行业发展转移到全面维护人民健康利益上来。不仅要加快卫生事业发展，还要注重保障制度建设，加强医疗卫生管理，提高医疗服务质量，控制医药费用，努力实现发展成果由人民共享。

第三，立足全局，统筹协调。医疗卫生涉及政府多个部门的工作，单纯依靠卫生部门的努力，难以从根本上解决群众关注的突出问题。卫生部门必须站在经济社会全局和卫生工作全局，综合分析医疗卫生服务存在的矛盾和问题，加强部门协调配合，依靠多方面力量，共同研究解决的途径和办法。必须坚持从我国国情出发，把医疗卫生发展的重点放在农村和城市社区，优先保障城乡居民公平享有公共卫生和基本医疗服务，逐步缩小城乡、地区和不同人群之间的卫生服务差距。

第四，积极探索，开拓创新。坚持从改革医疗卫生体制机制入手，牢牢抓住体制改革和制度创新这一关键环节，积极探索建立中国特色的卫生保健制度，努力维护医疗卫生服务的公平与和谐。

第五，求真务实，讲求实效。对中央部署的工作，我们必须目标一致，狠抓落实；对基层试验成功的经验，我们必须认真总结，积极推广；对人民群众的突出困难，我们必须认真对待，着力解决。切实转变作风，勇于实践探索，坚持求真务实，反对形式主义。

在肯定成绩的同时，我们也必须清醒地看到存在的不足和差距。中央确定的政策措施还没有完全落实，一些体制性、机制性、结构性矛盾还没有从根本上解决，卫生监督管理还不够有力，损害群众利益的行为还没有完全纠正。我们肩负的担子很重。在新的一年里，我们一定要认真贯彻落实党的十六届六中全会精神和胡锦涛总书记重要讲话精神，发愤图强，团结奋斗，争取取得更大的成绩。

二、全面贯彻党的十六届六中全会精神，坚持体制改革和制度创新，探索中国特色的卫生发展道路

党的十六届六中全会，是在我国社会主义现代化建设的关键时刻召开的一次极为重要的会议，具有划时代的意义。全会通过的《中共中央关于构建社会主义和谐社会若干重大问题的决定》，对社会主义和谐社会建设做出了一系列部署。《决定》突出强调保障社会公平正义和坚持制度创新，高度重视卫生事业在构建和谐社会中的重要地位和作用，明确提出了卫生事业改革发展的基本原则、重大举措和目标任务，是指导我国卫生改革发展的纲领性文件。2006年10月23日，中央政治局进行第三十五次集体学习，胡锦涛总书记就医疗卫生事业改革发展问题发表了重要讲话。认真学习贯彻十六届六中全会和胡锦涛总书记重要讲话精神，把思想和行动统一到中央的决策上来，把智慧和力量凝聚到实现中央提出的各项任务和要求上来，不断提高人民健康水平，积极促进和谐社会建设，是各级卫生行政部门、医疗卫生机构和广大医疗卫生工作者最重要的任务。

（一）正确认识卫生事业在和谐社会建设中的重要作用。

胡锦涛总书记强调指出：医疗卫生事业是造福人民的事业，关系广大人民群众的切身利益，关系千家万户的幸福安康，也关系经济社会协调发展，关系国家和民族的未来。人人享有基本卫生保健服务，人民健康水平不断提高，是人民生活质量改善的重要标志，是全面建设小康社会，推进社会主义现代化建设的重要目标。在经济发展的基础上，保证人民群众公平享有公共卫生和基本医疗服务，是实现人民共享改革发展成果的重要体现。胡锦涛总书记的以上论述，言简意赅，深刻阐明了卫生事业在构建社会主义和谐社会中的重要地位和作用，阐明了社会主义现代化建设的重要目标，强调在经济发展的基础上，必须高度重视卫生事业发展，使广大人民群众公平享有公共卫生和基本医疗服务。我们都要认真学习，深刻领会总书记这段讲话的深刻内涵，明确职责和肩负的任务，把发展卫生事业，提高人民群众健康水平，作为社会文明、进步、和谐的重要体现和国家富强民主的重要标志，竭尽全力，积极推进。

（二）正确认识卫生事业发展面临的矛盾和问题。

胡锦涛总书记在讲话中充分肯定了医疗卫生事业发展取得的显著成就，也明确指出了存在的突出矛盾和问题，要求我们实事求是地分析问题产生的原因，以对国家、对人民高度负责的精神，研究采取有力措施，抓紧研究解决。

改革开放以来，我国卫生事业发展取得了显著成就，建立了遍及城乡的医疗卫生服务体系，服务规模不断扩大，技术水平不断提高，服务能力不断增强，从业人员素质持续改善，医疗保障制度逐步建立，一些严重危害人民健康的传染病得到有效控制，居民平均期望寿命、婴儿死亡率、孕产妇死亡率等主要健康指标达到了发展中国家的先进水平。

同时，我们也清醒地看到卫生事业发展中存在的问题。第一，重大疾病流行仍比较严重，疾病预防控制任务相当繁重。第二，城乡之间和地区之间医疗卫生发展不平衡，居民健康状况差距扩大。第三，医疗费用上升过快，群众负担加重。第四，医患关系紧张，医疗纠纷增加，暴力冲突等恶性事件时有发生。

分析产生这些问题的根本原因：一是我们对社会主义市场经济条件下卫生事业的公益性质和社会保障作用认识不足，政府投入不足，监管不力，一些公共医疗卫生机构的公益性质淡化。二是忽视基本卫生保健制度建设，群众的公共卫生服务和基本医疗服务需求缺乏制度保障。三是卫生事业发展不协调，农村和城市社区卫生发展严重滞后。四是公立医疗机构运行机制不合理。人员经费、运行经费和发展资金基本上依靠服务收费，加重患者负担。五是医药价格严重虚高，安全、有效、廉价的药品得不到有效保障。这些问题影响了卫生事业的健康发展，损害了人民群众利益，不利于和谐社会建设。必须高度重视，认真研究解决。

（三）坚持体制改革和制度创新，提高人民群众健康保障水平。

十六届六中全会《决定》指出，必须加紧建设对保障社会公平正义具有重大作用的制度，保障人民在政治、经济、文化、社会等方面的权利和利益。我们要从维护人民利益出发，按照我国国情，借鉴国外有益经验，着眼于实现人人享有基本卫生保健服务，着力于缩小医疗卫生服务差距，着力于建设群众及时就医、安全用药、合理负担的医疗服务体系，探索中国特色的卫生发展道路。

按照《决定》要求，在医疗卫生服务和医疗卫生保障方面，要着力建设四项基本制度。

第一，建设覆盖城乡居民的基本卫生保健制度。这是中央从我国基本国情出发，为构建社会主义和谐社会而作出的一项重大决策，对于保障广大人民群众的基本卫生保健权益，解决目前存在的突出问题，具有重要的现实意义和历史意义。

我国人口多、人均经济水平和财政收入水平低。这种基本国情决定了我国的健康保障制度必须从最基本的卫生保健入手。《决定》提出的基本卫生保健制度，就是一种由政府组织，向全体居民提供安全、有效、方便、价廉的公共卫生和基本医疗服务的保障制度。这项制度的实质是加强公共卫生体系、农村卫生体系和城市社区卫生体系建设，并健全财政经费保障机制，完善公共卫生机构和城乡基层卫生机构的公共服务职能。这项制度以人人享有基本卫生保健为目标，以公共卫生机构、农村卫生机构和城市社区卫生机构为服务主体，采用适宜医疗技术和基本药物，由政府承担人员经费和业务经费。这项制度坚持预防为主，防治结合，注重公平和效率，有利于缩小群众的基本卫生保健服务差距。

目前，我国已经具备了着手建立基本卫生保健制度的条件：一是党中央强调以人为本，切实维护人民利益，注重发展成果由人民共享，这是政治基础；二是我国经济快速发展，财政收入稳定增长，这是经济基础；三是人民群众要求基本卫生公平，期盼社会和谐，这是社会基础；四是我国已经初步建立了遍及城乡的医疗卫生服务网络，取得了初级卫生保健服务的工作经验，这是工作基础。我们一定要按照六中全会《决定》的要求，扎实工作，积极推进。

第二，建设多层次的医疗保障体系。基本卫生保健制度的建立，可以为城乡居民提供基本卫生保健服务，但不能满足群众所有的医疗服务需求，居民患重病到医院治疗，还需要建立社会医疗保险制度，帮助群众抵御经济风险。由于我国城市化水平低、居民收入差距大、农业人口和非正规就业人口多，在相当长的时间内，全国难以建立起统一的、城乡一体化的社会医疗保险制度。只能根据城乡实际情况和不同人群的收入情况，建立不同形式的混合型医疗保险制度。六中全会《决定》中提出：完善城镇职工基本医疗保险，建立以大病统筹为主的城镇居民医疗保险，发展社会医疗救助，加快推进新型农村合作医疗。这些制度汇合在一起，将构成我国比较完善的社会医疗保险体系和医疗救助体系。多层次的医疗保险制度与基本卫生保健制度相衔接，构成了覆盖城乡居民、比较完整、具有中国特色的健康保障体系。

第三，建立国家基本药物制度。药品是维护人民健康的特殊产品和重要手段。药品的特殊属性决定了药品的生产、流通具有一定的社会公益性质，不能完全靠市场调节。政府应该加强对药品生产、采购、配送、使用等环节的监管。六中全会《决定》提出建立国家基本药物制度，整顿药品生产和流通秩序，保证群众基本用药。这是治理我国医药秩序混乱，价格虚高，不公平交易，商业贿赂严重等问题的一项根本制度；也是保证医疗质量、促进合理用药、减轻患者负担的重要措施。根据世界上 90 多个国家的经验，国家基本药物制度应作为国家药品政策的核心。其主要内容是：国家按照安全、有效、必需、价廉的原则，制定基本药物目录；政府招标组织国家基本药物的生产、采购和配送，并逐步规范同种药品的名称和价格，保证基本用药，严格使用管理，降低药品费用。同时，要整顿药品生产流通秩序，积极促进药品生产流通的规模化和现代化，改变目前企业规模小、数量多、监管难的状况。严格企业和药品准入，加强质量监管，确保药品安全、有效。

第四，建立科学、规范的公立医院管理制度。六中全会《决定》和胡锦涛总书记《讲话》中，都强调要遵循政府主导、社会参与、转换机制、加强监管的原则，按照政事分开、管办分开、医药分开、营利性与非营利性分开的要求，深化医疗机构管理体制、运行机制、财政经费保障机制改革，推进医疗机构属地化和全行业管理，理顺医药卫生行政管理体制，强化公立医院的公共服务职能，纠正片面追求经济收益的倾向。实行“政事分开”和“管办分开”的根本目的，在于强化政府对医疗机构的监管责任，主要措施是实行属地化全行业管理。对医疗机构不分投资渠道和隶属关系，由属地政府明确有关部门监管职责，实行各负其责、密切配合、形成合力，共同监管的机制。“医药分开”的实质是改革医院“以药补医”机制，逐步取消药品加成政策，政府财政对医院给予相应经费补贴，并实行药品收支两条线管理，切断药品收入与医院的经济联系。营利性与非营利性分开的关键，是科学确定划分两类医疗机构的标准，实行不同的经济政策，维护非营利性医疗机构的公益性质。对公立医院要规范收支管理，控制盲目创收倾向，发挥其公共服务职能。

（四）强化政府责任，统筹卫生事业发展。

胡锦涛总书记在《讲话》中指出，发展医疗卫生事业、不断提高人民群众健康水平，是坚持立党为公、执政为民的必然要求，是促进社会和谐的重要举措，是党和政府义不容辞的责任。各级党委和政府都要把医疗卫生工作作为关心群众、促进和谐的大事，摆上重要议程，不断加强和改善领导。要求各级政府把医疗卫生事业发展列入经济社会发展规划，确定发展目标和重点，并采取切实有效措施保障规划的落实。要求各级政府强化对发展医疗卫生事业的保障责任，随着经济发展逐步加大投入，建立稳定的经费保障机制。要求政府加强对医疗卫生改革发展的统筹协调，确定各有关部门的职能，建立责任制，密切配合，形成合力，共同做好医疗卫生工作。要求卫生部门加强医疗卫生法制建设，切实履行卫生监督执法职能，加强对医疗卫生服务行为和服务质量的监管，加强食品、药品、餐饮卫生监管，加强技术准入和规范管理，依法严厉打击各种危害人民健康和生命安全的违法行为。

（五）构建健康和谐的医患关系。

胡锦涛总书记在《讲话》中充分肯定了广大医疗卫生工作者牢记神圣职责、救死扶伤，为提高人民群众健康水平做出的突出贡献。要求各级党委和政府关心和爱护广大医疗卫生工作者，在全社会形成尊重医学科学、尊重医疗卫生工作者的良好风气。医学是一门应用科学，医学的发展离不开与疾病作斗争的实践。在探索战胜疾病的过程中，有成功，也会有失败，医学就是在认真总结成功经验和失败教训的基础上，逐步形成科学有效的治疗方法。那种认为凡是治疗失败都属医疗事故的看法是不对的。医患之间必须相互信任，相互支持，相互尊重，密切配合。只有在宽松的环境下，医生才敢于冒险去抢救病人，医学才能进步，人民健康才能保障。如果执业环境不好，医生怕担风险，不敢探索创新，最终受影响的还是群众健康。当前，一些地方医疗纠纷增多，执业环境紧张，应引起我们的高度注意。必须充分发挥基层党组织和群众组织作用，引导医务人员牢固树立正确的人生观和价值观，发扬奉献精神，增强服务观念，钻研医疗技术，改善服务质量，维护群众利益。医务人员要尊重患者，理解患者，为患者着想，视病人为亲人；广大患者也要相信医务人员，尊重医生的辛勤劳动，积极配合治疗，共同战胜疾病，在全社会形成尊重医学、尊重医务人员的良好社会风气。

卫生部部长高强在2007年医院管理年暨全国医政工作座谈会上的讲话（摘要）

（2007年3月30日）

2007年医院管理年暨全国医政工作会议是卫生部党组决定召开的一次重要会议。这次会议的中心主题是继续全面、深入地推进医院管理年活动，切实加强医院管理，有效提高医疗服务质量和水平，确保人民群众医疗安全。

一、医政工作责任重于泰山

卫生工作涉及到人的生老病死，关系到千家万户的幸福安康，党和政府高度重视，社会民众高度关注。卫生工作主要由两部分组成，一是公共卫生，二是医疗服务，两者相辅相成，缺一不可。我国的卫生工作方针是坚持预防为主，如果公共卫生体系薄弱，疾病四处流行，国家、社会和个人都难以承受沉重的疾病负担；同时，如果医疗服务体系不健全，不能提供安全、有效、良好的医疗服务，也不可能有效保障人民群众的健康。医疗服务涉及的工作很多，核心是医政管理，确保医疗质量和医疗安全。医疗安全，是帮助病人恢复健康，把病人的疾患治好，不能把小病治成大病，更不能出现责任事故。而医疗质量的内涵更为宽泛，不仅包括医疗安全，还包括因病施治，有效医疗，既不能小病大治，过度医疗，也不能大病小治，服务不足，这都是医疗质量不高的表现。我们强调加强医政管理、提高医政管理水平，关键在于确保群众的医疗安全，提高医疗服务质量和水平。

最近几年，因医疗纠纷而导致的群体事件数量不断上升，虽然原因复杂，情况各异，但都有一个共同的导火线，就是病人和家属对医疗质量不满意，由医疗安全问题引发了群体事件。医疗安全问题并不都是医疗责任事故，而医疗事故必然影响医疗安全。2002 年，全国发生因医疗纠纷导致的群体事件 5000 多起，2004 年增加到 8000 多起，2006 年超过了一万起，这说明我们所处的执业环境发生了变化，群众对医疗安全更加关注，也说明我们在医疗服务质量和医疗安全方面确实存在一些问题。普天之下，以民为大，医疗安全，重于泰山。我们必须坚持把医疗质量和医疗安全放在第一位，这是医政管理者和广大医疗卫生工作者责无旁贷的责任。

对医政工作来讲，最核心、最重要的就是确保医疗质量和医疗安全。目前，医院管理面临的问题很多，有执业环境问题，有体制机制问题，有群众反映的看病难、看病贵问题等等。通过提高医疗质量、保证医疗安全虽然不能全部解决这些问题，但可以在很大程度上得到缓解。各级卫生部门主管医政工作的领导和同志们，各类医院的领导和广大医务人员，一定要把医疗质量和医疗安全放在第一位，通过良好的医疗服务保障人民的健康和生命安全。这是我们义不容辞的责任，也是改善医疗执业环境最重要的保障。

群众到医院看病，都希望得到最好的服务，达到最满意的效果，也希望负担最少的费用。这对提高医疗质量提出了很高的要求。实现群众的愿望，关键是坚持因病施治，合理医疗，尽职尽责地保障医疗安全，这是医务人员最高的人生价值，是医院必须承担的责任，是任何其他人都不能替代的。

做好医政工作靠什么？主要靠三条：

一是立法，定规矩，定规则，定程序。我们正在建设社会主义法制社会，大家做任何工作，都要服从于一定的规则。政府制订这些规则要依靠各位专家、各个医院提供技术支持，提出合理建议。大家工作在第一线，最了解保证医疗服务质量关键环节。大家要站在维护人民群众健康权益的立场上，从医疗服务的实际出发，不断分析医疗服务中存在的问题，制定新制度，完善新规定，出台新办法，落实新措施，不断改善医疗服务质量，提高医疗服务水平。

二是准入。严格技术准入、人员执业资格准入和医疗机构准入，是医政部门最重要的职责。现在医疗质量上出现的很多问题，都与准入不严格有很大关系。有些医疗机构呈报审批的材料不真实，没有客观反映真实情况，而医政部门也没有严格进行现场审核，使一些不具备条件、没有相应水平的医疗机构和医务人员从事高风险的医疗服务，带来很大的隐患。有的在审核医师执业资格时，往往只注重学历，忽视实际操作技能。医疗工作具有理论性、实践性、操作性都很强的特点，不仅要有扎实的理论基础，还必须经过长时间的临床磨炼，才能掌握真实的本领和技术。审核一名医师能否从事高风险、高技术的医疗服务，不能只看学历，更要有多少实践经验和实际技术水平。有的同志对我说，现在发生的一些医疗事故，大部分不是医师个人缺乏责任心造成的，而是缺乏基本技能、技术与学历不相符造成的，这很有道理。昨天晓伟同志特别强调了要加强“三基”训练，即基础知识、基本理论、基本技能学习和训练，这一点非常重要。

三是监管。有些同志在工作中，往往注重审批，轻视监管，或者只审批，不监管，这是很危险的。有些机构申报的材料很好，现场考核也不错，但是审批以后能否保证质量，还是靠日常监管。我们现在倡导实行卫生监督综合执法，医政部门对医疗质量的监管要有一个明确、合理的分工，落实责任。一般来说，对各类医院的质量监管，医政部门应负主要责任；对打击非法行医的专项治理，卫生监督部门应承担更多的任务。做好医疗质量监管工作，是政府卫生部门的一项重要职责，同时也要注意发挥医院和专家的作用，加强医院内部监督，靠医院自身的管理和规范，提高医疗质量。卫生部门监督大多是事后监督，如果医院缺乏责任，内部没有严格规范的管理，出了事故和纠纷最终受损害的是医患双方。医院必须进一步提高保证医疗质量和安全的自觉性。在医政管理问题上，政府、医院和医务人员，必须三位一体，大家都要有一个明确目标，朝着一个方向去努力工作。如果大家目标不统一，方向不一致，就不可能做好医政工作。

卫生部门从事医政管理的同志应当经常深入医院调查研究，深入到医务人员中去了解真实情况，有针对性地制定医疗政策和措施。通过严格的医政管理，有效保证群众的医疗安全和质量。刚才有的同志说，“看病难，看病贵”可以找出七、八条的原因来，而医疗质量和医疗安全出了问题，就完全是我们的责任，完全是医院和医务人员的责任。

最近，媒体报道了“茶水发炎”的事件。记者拿了茶水倒在尿杯里，然后到医院去化验，十个样本有六个化验出红细胞、白细胞。我不赞成媒体这种人为制造矛盾的做法，但是反映出来的问题应引起我们的深思。请浙江的同志们回去认真查一查，到底是怎么回事，尽快把问题查清楚，要给社会做出一个科学合理的解释。

二、当前医政工作需要重点加强的几个问题

医政工作涉及范围广，政策性强，可以说，每一项医疗技术服务，医疗服务的每一个技术环节，都与医政工作密切相关。但我们的工作不能事无巨细，必须要善于突出重点。医政工作的重点在哪里？我认为就在最容易出现矛盾的地方，就在社会最关注的领域，就在群众反映最强烈、都认为应该下力量解决的方面。在不同时期、不同地区、不同情况下，医政工作的重点有所不同，各地都要根据自己的实际情况，合理确定当前医政工作的重点。就全局来说，当前有以下几个方面必须抓紧抓好。

第一，切实做好血液安全管理。血液安全直接关系到群众生命安全，是我们必须始终高度关注的重点。现在，从采血到输血，几个环节都存在一些隐患，也存在一些技术上没有攻克的难题，例如窗口期问题。这种情况下，如何确保血液安全？大家必须认真研究。单采血浆站的管理一直存在漏洞，抓一下好一些，稍微一放松又死灰复燃。前几年，因为单采血浆站管理不善，造成艾滋病传播的教训我们应该永记不忘。国家已经对单采血浆站的准入，设备、人员以及采供血浆对象条件和采血时间等都作出了非常明确的规定，但有些地方管理得不够严格，不能坚持经常性地检查，对违规问题的处理不够严肃，甚至还有一些医疗卫生机构参与其中，这是必须要下决心解决好的一个重点问题。

无偿献血的工作在基层很不平衡。大多数省的无偿献血工作开展得很好，无偿献血率达到95%以上，但我们不能满足已有的成绩，问题往往出现在那5%的有偿献血上。也有一些地方无偿献血开展得不够好，满足不了临床需要，只好听从有偿献血。在大力开展无偿献血工作的同时加强血液安全管理也是必须抓好的一个环节。无偿献血并不能完全保障血液安全，如果献血人群中有病毒携带者，我们监测检查不到位，有病毒没有检查出来，就可能将带病毒的血液直接输到病人身上，这是一个非常重大的问题。

最后，希望加强血液安全的科学研究。有的同志讲，目前全世界的血液安全都存在窗口期问题，而中国的窗口期比国外要长。为什么？建议把血液安全管理特别是窗口期问题，作为“十一五”重大疾病防治科研专项的一项内容。我们不能听任血液安全隐患的长期存在，要坚持安全第一的原则，从血液的采集、检测、保管、运输、输血等各个环节加强管理，尽最大可能保障人民群众的用血安全。

第二，严格高风险医疗技术准入。近几年，各类医疗机构从事高技术、高风险的医疗项目越来越多，这是我国医疗技术发展的显著标志，也挽救了越来越多病人的生命，同时，也带来了越来越多的风险。如何保障医疗高新技术在严格准入、保证安全的基础上适度发展，是我们面临的重大课题。我们既不能一味限制，又不能不顾条件，盲目发展；既不能强调发展而忽视监管，也不能注重加强监管而限制发展，前提是确保质量和安全。

最近，国务院审议通过了《人体器官移植管理条例》。在《条例》制定过程中征求了很多专家的意见，集中了我国广大高技术专家学者的智慧，也参考了国外有益的经验。《条例》对器官的摘取、使用，医疗资格的准入、监管以及法律责任等方面，都作出了明确规定，是一部有效管理人体器官移植的行政法规。各省、自治区、直辖市卫生行政部门、各医疗机构和医务人员，都要认真贯彻执行。目前，我们正在对从事这项工作的医疗机构进行清理，严格准入，凡不符合条件的应坚决取消执业资格。这是今年医政工作的一个重点。通过贯彻落实《人体器官移植管理条例》，净化执业环境，保证执业安全，改善执业形象，提高执业声誉，并有力回击国外敌对势力的诬蔑和攻击。这既是对人民群众生命健康和安全负责，也是对医务人员的保护。希望大家从政治的高度，从维护人民利益出发，认真贯彻《条例》，切实抓好这项工作。

第三，加强医院用药管理。药品是保障人民健康的有力武器，保障群众用药安全，是医院不可推卸的责任。药品最终都要通过医院和医务人员用到病人身上，特别是静脉输液的药品，一旦药品有问题就会迅速出现不良反应，病人直接找的就是医院。如果处置不当，就会影响甚至扰乱医疗执业环境，还可能引发群体事件。我们的医政部门和医疗卫生机构应该把加强用药管理作为一项重要职责，加强药品质量的监测，减少药品不良事件的发生。

在这里，我想讲讲医药分开问题。最近我们研究深化医药卫生体制改革，其中一项重要内容就是医药分开。但在如何分开的方式上存在不同意见。有的同志主张把门诊药房从医院分离出去，成为社会的零售药店，切断了药品销售与医疗服务的联系；也有的同志主张通过改革以药补医机制，取消药品收入加成政策，代之以财政补贴，有效切断药品与医疗收入的联系。坦诚地说，我不赞成第一种方式。其中一个很重要的考虑，就是如何保障用药安全。医生在医院开处方，病人到药店去买药，出现药品不良反应，谁监测，谁负责？谁来保障病人的用药安全？另外，药房改制后成为社会零售药店，谁能保证社会零售药店能向群众低价销售药品？我们赞成取消药品加成的政策，医院零利润零售药品，政府给予相应补贴，因此，从严格意义上讲，医药分开应该是收入分开，而从医疗服务安全来讲，医和药不能分开。在任何情况下，加强用药安全管理，都是医院和医务人员的责任。医院药师的职责不是卖药、收钱，而是监督临床医师的处方是否科学合理，促进因病施治，规范用药。这是医院管理应该特别加强的一个方面。

第四，落实好《处方管理办法》和《医师定期考核管理办法》。这是今年卫生部发布的两个重要的医疗管理规章，对于纠正当前医院处方管理中存在的问题，将发挥非常重要的作用。要加强宣传、培训和指导，让大家都能够掌握。今年年底的医疗管理督查活动，应把《处方管理办法》的落实情况作为重要内容进行检查。

另外，对于《医师定期考核管理办法》，各地要根据实际情况，制定行之有效、可操作的具体实施办法。按照卫生部的规定和标准、条件定期考核医师。发现严重违规的人和事，要坚决处理，该停止执业就要停止执业，该吊销证书就要吊销证书。我们要保护广大医务人员的合法利益，同时，对少数确实不合格的人员，也要严肃处理，这既是对人民群众健康安全负责，也是对这部分医生负责。否则，就可能影响大多数医务人员的积极性，就会破坏统一的规章和制度。在这个问题上，大家一要认真，二要负责，三要严格。无论是医政部门，还是医疗卫生机构，都要落实好这两个办法。大家要认真研究，执行中可能出现什么问题，还需要进一步完善什么内容，都要抓紧研究。

第五，严肃查处非法违规行医。最近，审计部门反映在对一个省进行审计时，发现很多医院存在出租科室、承包科室的问题。这是卫生部早已明令禁止的，为什么还普遍存在？这说明我们一些医疗卫生机构有令不行，有禁不止，说明我们的卫生监督机构的职责还没有到位。我们的医院一定要特别珍惜荣誉，要像爱护自己的眼睛一样爱护医院这块金字招牌，不要叫一粒沙子损害了我们的眼睛。在市场经济条件下，经济利益是重要的，但相比起医院和医生的声誉来说，还是次要的。特别是部属部管医院不能为了这点蝇头小利而违规出租、承包科室，败坏了自己的名声。如果存在这方面的问题，要立即检查纠正。去年安徽宿州眼球事件的教训难道还不够深刻吗？

三、改善医政管理需要加强的几项工作

第一，要切实加强医政工作的领导。各级卫生行政部门要高度重视医政管理，切实加强领导。不仅分管领导要抓，主要负责同志也要亲自抓。要深入研究和发现医政管理中存在的问题，广泛听取医院、专家学者和广大群众的意见，及时制定行之有效的管理办法，这是各级卫生行政部门的基本职责。

第二，要认真落实责任。现在有很多工作布置的多，检查的少，更缺乏责任追究机制。很多工作不是没有抓，而是抓得不紧，甚至流于形式。有些问题是媒体披露以后才知道，反映出我们的工作责任不落实。加强医政管理，提高医疗质量，在政府部门、医疗机构和医务人员之间各有各的责任，应明确地划分清楚，并落实到各个岗位。在立法和监管方面有漏洞，导致秩序混乱，影响医疗服务质量，那是政府部门的责任；医院缺乏科学管理制度，对医务人员要求不严，监管不力，那是医院院长的责任；医务人员不认真执行各项管理制度来履行自己的职责，那是医务人员的责任。各个环节的责任要划分得很清晰，要落实到人。在《医师定期考核管理办法》中，医师的责任规定得很明确。作为医院的院长，必须把保证医疗质量和医疗安全放在最突出的位置，下大力气加强管理。

第三，要加强业务培训。卫生部要加强对各级医政干部、医院医务干部的培训，提高他们严格医政管理的技能和水平，有效行使权利，认真履行职责。在第一线从事医政工作的是医务处、护理部、门诊部的同志，要铁面无私，敢抓敢管。抓好监督管理是对人民高度负责的表现，也是维护医院利益的应尽之责。院长要给予大力支持。

第四，要加强医疗人才培养。卫生部和教育部建立了医疗人才培养的合作机制，还要筹备召开医学教育工作会议，针对当前医学教育上存在的突出问题，研究提出解决的措施和办法。比如，医学教育如何适应不同层次医疗服务的需要，为农村和城市社区多培养合格人才；如何加强职业教育和继续教育、终身教育等，不断提高医疗人员学术水平；卫生部门如何加强人员培训，不断增强服务能力等等，都是我们应该深入研究的新课题。

建立城乡医院对口支援制度　为农村居民提供优质医疗服务

——卫生部部长高强在“万名医师支援农村卫生工程”电视电话会议上的讲话

（2007 年 4 月 3 日）

2005 年开始实施的“万名医师支援农村卫生工程”，是贯彻落实党中央关于以农村为重点的卫生工作方针，促进城乡卫生协调发展，提高农村卫生服务水平，维护亿万农民健康的一项重要举措。这项工作开展以来，取得了很大成绩，深受广大农民群众和基层医务人员的欢迎。今天，卫生部、财政部和国家中医药管理局联合召开电视电话会议，全面总结“万名医师支援农村卫生工程”实施情况，表彰先进单位和先进个人，部署和推动城乡医院对口支援工作的深入开展。

温家宝总理、吴仪副总理等中央领导同志对“万名医师支援农村卫生工程”十分关心。去年三月，温家宝总理作出重要批示，指出这项工作很有意义，各方面都要支持。吴仪副总理经常了解工作开展情况，充分肯定了我们的工作，并为这次会议专门写了贺信，对今后的工作提出了明确要求。我们要认真学习、准确把握中央领导同志的指示精神，认真贯彻落实到实际工作中去。

下面，我就进一步开展城乡医院对口支援工作，讲三点意见。

一、“万名医师支援农村卫生工程”是一项爱民、为民工程

卫生部、财政部和国家中医药管理局联合实施的“万名医师支援农村卫生工程”，得到了各级政府的高度重视和支持。三个部门紧密配合，对口医院双方密切合作，全国已经组织中西部地区 518 所城市大中型医院的万名医务人员奔赴 592 个国家扶贫开发工作重点县和西藏、新疆生产建设兵团的部分县级医院、中医院和 1300 所基层卫生院工作。东部地区也根据自己的实际情况，开展了多种形式的城乡医院对口支援活动。广大城市医师充分发挥专长，努力工作，服务群众，培养人才，取得了明显成效。

（一）切实加强领导，落实目标责任。卫生部连续

几年都把这项工作作为一项重点工作来抓。卫生部与国家中医药管理局联合成立了项目办公室，抽调专人承担具体工作，并与中西部各省（自治区、直辖市）人民政府及新疆生产建设兵团签订了项目责任书。各级政府和卫生行政部门切实加强领导，甘肃省成立了以省政府领导负责，发改委、财政、卫生等多部门参加的联席会议制度；河北、江西、湖北、云南、浙江等省政府的负责同志经常过问工作进展情况。各省（自治区、直辖市）卫生部门普遍成立了工作领导小组，北京、河北、山西、湖南、陕西等地卫生厅局主要负责人担任领导小组的组长。黑龙江省政府连续几年把这项工作列入 10 项利民行动任务目标和省长年度责任目标。福建省政府列入为民办实事项目，定期听取汇报。

（二）落实保障措施，推动顺利实施。在财政部的大力支持下，国家财政三年累计为这个项目投入了 5 亿多元的资金。中西部省（自治区、直辖市）都安排了必要的配套经费，四川按照与中央投入 1：1 的比例安排资金，并提供一定工作经费。江苏、浙江、北京等东部地区也安排了专项资金，支持这项工作的开展。各地根据卫生部和国家中医药管理局制定的实施方案，对组织实施、考核管理、经费使用等提出明确要求。湖北、广西、重庆、陕西、河南、贵州等地通过签订协议书、举行出发仪式、为医疗队授旗等形式，增强支农医务人员的荣誉感和责任感。甘肃省委宣传部和卫生厅专门就加强宣传工作印发文件，举办了卫生支农工作的大型文艺晚会。

承担派出任务的支援医院统筹安排，选派优秀医师参加支农工作，并保证他们工资福利待遇不变。受援医院根据工作条件和业务需要，选准学科，提出要求，与援助方建立密切协作关系。参加支农工作的医务人员不辱使命，积极工作，热情服务群众，培训当地人员，认真履行职责。卫生行政部门深入实际，调研指导，总结推广经验，表彰先进典型，推动了工作的开展。黑龙江省卫生厅对表现突出的医务人员优先晋升职称，落实激励政策。

（三）突出重点工作，注重实际效果。各地牢牢抓住为农村培养高水平医疗人才这个重点，紧紧围绕提高医疗质量、保证医疗安全这个主题，两年来共为农村群众提供诊疗服务 200 多万人次；培训当地医务人员 56 万人次，免费接收基层卫生人员到医院进修培训 3000 多人次，提高了当地医疗技术水平；帮助开展适宜技术服务项目 4400 多项，填补了多项当地的技术空白；协助县医院提高管理能力，完善规章制度，规范服务行为，改进工作方法；支持当地中医药发展，帮助建立一批中医药特色突出、优势明显的科室；向受援医院捐赠了一批适合农村医疗服务需要的设备和物品，改善了服务条件。

（四）加强管理监督，逐步完善制度。四川、辽宁、湖北等地将这项工作与开展医院管理年活动、加强县医院能力建设和实施艾滋病、结核病防治及“降消”项目等工作结合起来，统筹安排。湖南、陕西、山西、吉林、海南等地加强工作指导，组织督导检查。甘肃省对违规医务人员进行通报批评，做到令行禁止。江西、安徽、青海等地对目标任务、选派条件、资金划拨、监督检查、绩效评估等方面建立了严格的管理制度，并根据实施中发现的问题不断补充完善，保证了工作的顺利进行。

（五）开局良好，成效显著。在有关部门的大力支持下，通过广大医务人员的不懈努力，“万名医师支援农村卫生工程”取得了明显成效。

一是提高了基层医疗机构的服务能力。吸引了更多的农民群众在当地看病就医。江西省帮助受援医院填补技术空白 272 项，使受援医院病房手术病例增长 14.0%，转院人数下降 13.3%，多数县医院的病床使用率达到了 80%以上，比以前上升了 30 多个百分点。二是减轻了农民群众的就医负担。城市医师的支援，使一些疑难病症在当地就可以得到有效诊治，大大减轻了诊疗费用、交通费用和陪护费用。甘肃省调查分析，在县内医院治疗的费用比到市、省级医院平均节约 500 – 3000 元，每例手术平均费用节省近千元。有些地方调查，群众对县内医疗服务的满意度大幅增加，由以前的不足 60%上升到支援后的近 90%。三是增进了城乡卫生交流。通过实施“万名医师支援农村卫生工程”，农村医疗机构的服务水平显著提高，管理能力不断加强，群众的信任度有所改善。支援医院也看到了不足，拓宽了业务范围，加强适宜技术和学科建设，增加了发展后劲，城乡医院实现了双赢。国家的医疗卫生体系是一个整体，政府举办的公立医疗机构更应该在城乡之间组织相互支援。城市的医院和医师也具有为农民服务的职能，不能把城市医师支援农村当作额外负担，而应该作为必须履行的责任。四是医务人员得到了锻炼。参加支农工作的医师深化了对国情民情的认识，亲身感触到农民的就医困难和对高质量医疗服务的渴求，“下乡一年，终生受益”。广大城市医师对群众感情更深，责任心更强，服务意识更高，钻研精神更足。去年我到甘肃召开一个座谈会，专门请参加支农工作的城市医师谈下乡以后的感受。大家的情绪都很高，对到农村服务满怀热情，感到经过一年的支农工作，思想、品德、理念都得到了升华。

在这项工作中，各地涌现出了一大批先进模范人物。有的同志为抢救遇险群众，三天三夜吃住在野外；有的同志面临与亲人生离死别，仍然坚守工作岗位；有的同志主动为贫困患者捐钱捐物，帮他们解决燃眉之急。这次表彰的 10 个先进集体和 17 名先进个人，就是他们当中的杰出代表。全国的医疗卫生工作者都要以他们为榜样，把全心全意为患者服务的思想和品德发扬光大，世代传承。

“万名医师支援农村卫生工程”取得了可喜的成绩，但也存在一些需要不断完善的问题，应该引起高度重视。有些地方和单位对这项工作的重要意义认识不深，重视不够，方法不多，管理薄弱；有些地方对这些工作要求不严，落实不力，存在畏难情绪，工作不够积极主动；也有些地方工作安排不细，部分城市医师专业不对口，难以发挥应有的作用；还有些地方医师下乡不够一年，轮换期限过短，考核管理流于形式，监督检查不够严格。这些问题都要在今后工作中认真研究解决。

二、从促进城乡协调发展的角度出发，进一步做好城乡医院对口支援工作

农村是我国卫生工作的重点，也是整个卫生服务体系中最薄弱的环节。党中央、国务院高度重视农民健康和农村卫生事业，采取了一系列重大改革措施加强农村卫生发展，使农村卫生发展出现了前所未有的良好机遇。党的十六届六中全会通过的《中共中央关于构建社会主义和谐社会若干重大问题的决定》指出，要建设覆盖城乡居民的基本卫生保健制度，为群众提供安全、有效、方便、价廉的公共卫生和基本医疗服务。在这方面，农村的医疗卫生机构承担着重要的责任。胡锦涛总书记指出，要强化政府责任，努力缩小城乡之间、地区之间、不同收入群众之间医疗卫生服务差距，加快完善有利于人民群众及时就医、安全用药、合理负担的医疗卫生制度体系，不断提高医疗卫生服务的水平和质量。在中央领导同志的大力支持和推动下，农村卫生发展的春天已经到来。作为国家主管卫生工作的部门，我们一定要立足全局，明确方向，承担责任，真抓实干，努力把农村卫生建设好，不辜负中央和广大农民的期望。

“十五”以来，国家对农村卫生的支持力度不断加大，国家财政坚持把新增卫生经费和固定资产投资增量主要用于农村。农村的重大疾病防治取得了重大进展。以大病统筹为主的新型农村合作医疗制度建设进展顺利，今年将覆盖到全国80%以上的县（市、区），约有6亿人参加，国家财政将为此补助农民200多亿元。去年开始实施《农村卫生服务体系建设与发展规划》，中央和中西部地区共同投资216.8亿元，加强农村的卫生服务网络建设。

但是，由于我国农村人口多，经济发展水平低，城乡居民收入差距大，医疗卫生服务方面的差距也非常突出。农村卫生基础薄弱，卫生专业人才匮乏，素质不高。从我国国情出发，必须整合医疗卫生资源，建立城乡医院对口支援制度。“万名医师支援农村卫生工程”符合当前城乡卫生工作实际，体现了政府和公立医院的公共服务职责，投入不多、见效很快，必须长期坚持下去。

目前，卫生部正在抓紧制定《城乡医院对口支援管理办法》，探索建立城乡医院对口支援工作的基本制度。这个制度的主要内容是：

第一，建立医务人员定期到基层工作制度。公立医院的医务人员属于国家公职人员，应该承担一定的公共服务职能。各级卫生部门应该按照卫生部的制度和规定，根据实际情况，组织城市公立医院与农村医疗机构结成帮扶对子，选派适合农村医疗服务需要的城市医师定期到农村进行对口支援。对口支援工作要以支援县级医疗机构为主，适当延伸到乡镇卫生院。下派医务人员要坚持以临床一线医师为主，兼顾妇幼保健和疾病预防控制等。这里我要特别强调的是，我们计划三年组织万名城市医师到农村工作，不是这项工作只开展三年。城市医院支援农村要作为一项制度长期坚持下去，在一个相当长的时期内，都要组织城市医务人员到农村的医疗卫生机构工作，每一个专业适合的城市医师都要到农村支援工作一年，到期才能轮换。

第二，推广医疗卫生适宜技术。根据县医院和乡镇卫生院的功能定位、服务内容，积极推广医疗卫生适宜技术，切忌盲目引进城市高新技术和大型设备。县级医院要以常见病、多发病诊疗为主，根据实际能力和水平，也可以开展一些疑难重症诊治服务，但必须保证医疗质量和医疗安全。城市医师到县里可以开展一些新的疑难重症服务项目，但必须考虑可持续发展。应该立足于当地的条件、水平，把基础工作做好，把农村医疗卫生人员的基本功搞扎实，逐渐发展一些疑难重症的诊疗项目。切忌把城市大医院的一些服务模式带到农村，这一点我希望大家要特别地注意。经过一段时间的努力，县医院应该建设成为农村医疗中心和技术指导中心。县医院开展新技术服务，必须严格审批，医务人员有相应的执业资格，护理、康复等条件都要配套，确保医疗质量和安全。如果不具备条件，就不能盲目开展新的诊疗项目。

第三，建立农村卫生人才培养制度。各地要有计划地在现有基层医务人员中选拔素质高、医风好、有培养前途的年轻技术骨干，到城市医院进行为期半年以上的进修，并举办基层医务人员业务培训班，聘请城市医师讲课，加强农村医疗技术人才培养，形成人才梯队，为农村培养一支留得住、用得上、懂技术、会看病的医疗队伍。要通过多种渠道，提高农村的医疗服务水平，使农村医务人员能够承担起维护农民健康的责任。从今年开始，卫生部实施西部卫生人才培养项目，为西部地区县级医疗卫生机构培养业务技术骨干，并通过他们为农村培养更多适用的卫生人才。医疗卫生人才结构是梯形的，三级医院到县里去帮助二级医院，二级医院到乡里去帮助乡镇卫生院，乡镇卫生院还要到村里去帮助村卫生室开展医疗服务。这么一级帮助一级，帮扶的对象条件比较相近，才能够达到互相支援，互利共赢的目的。卫生部、财政部和国家中医药管理局组织三级以上的医院支援县医院工作，各地应该根据自己的情况，组织二级医院支援乡镇卫生院的工作，乡镇卫生院也要定期到村里开展巡回医疗服务。

第四，开展各种形式的农村巡回医疗服务。城市三级医院要定期选派高年资主治医师以上人员到县医院开展技术帮扶工作。县医院要组织医务人员定期到乡镇开展巡回医疗，并为农村群众提供疾病防治咨询、健康检查等项服务。巡回医疗服务是在“万名医师支援农村卫生工程”现在还没有覆盖到的地方开展支农工作的一种形式，不能替代“万名医师支援农村卫生工程”。城市医师定期到农村服务是一个基本制度。

第五，充分发挥中医药作用。以县级中医院建设为

龙头，以农村中医药人才培养为重点，重点加强乡、村两级医疗机构的中医药建设。加大对农村中医专科的扶持，研究推广中医、民族医适宜诊疗技术，充分发挥中医药在农村基本卫生保健中的作用。

第六，落实财政经费保障措施。各地卫生部门要根据工作需要，积极商财政部门，合理安排城乡医院对口支援工作的必要经费，重点是派出医院的经费补助和人才培养、巡回医疗等费用，中央财政对中西部地区给予适当支持。目前在一些中西部省份，开展这项工作主要靠中央支持的经费，地方政府安排得很少，给工作开展带来一些困难，希望各级政府按照2005年签定的责任书和作出的承诺，努力保障经费到位，保障这项工作的顺利开展并取得实效。

三、坚定信心，开创“城市支援农村卫生工作”新局面

“万名医师支援农村卫生工程”是加快农村卫生发展，建设社会主义新农村的一项重点工程，要长期持久地开展下去。各级卫生部门都要站在促进城乡卫生协调发展的高度，进一步加强组织领导，健全工作制度，明确和落实工作责任。

（一）把握好人才培养和学科建设两个关键。要充分利用实施《农村卫生服务体系建设与发展规划》的有利时机，充分发挥城市医师支农工作的作用，正确处理好三个关系：一是处理好城市医师提供医疗技术与培养农村卫生人才的关系，做到两不误、两促进，既要通过提高技术服务水平培养当地人才，又要通过培养人才提高技术服务水平；二是处理好“输血”与“造血”的关系，既要在短期内帮助农村医疗机构提高服务水平，更要帮助受援医院加强学科建设，增强“造血”功能，提高自身的服务水平；三是对口支援医院双方要建立优势互补、互利共赢的合作关系，支援和受援双方要努力寻找利益共同点，实现优势互补，长期合作，稳定发展。

（二）加强考核评价，完善制度建设。为进一步做好绩效评估工作，卫生部已对600个县医院进行了基线调查，正在进行汇总统计。同时，卫生部正在组织制定绩效评价指标体系，今年将选择部分地方开展试评估，明年将对全国的实施情况进行全面评价。各地要积极配合，并注意从中发现存在的问题，认真研究解决。

（三）认真做好新闻宣传工作。“万名医师支援农村卫生工程”实施已近两年，各地做了大量工作，也取得了很好的成效，但我们对这项工作的重大意义和实际效果宣传得不够，社会影响也不够大，有些媒体还不知道现在有一万名城市医师长期在农村从事医疗卫生服务。希望各地要加大对这项工作的宣传，特别要注意发现支农医务人员的先进事迹和先进典型，宣传他们忠实为人民服务的精神和品德，改善医务人员的形象。《健康报》和健康报驻地记者要进一步发挥自身优势和主流媒体的作用，积极开展实地采访，宣传好人好事，宣传鲜活的典型事例。各级卫生部门都要主动争取当地电视台、报刊及互联网等媒介的支持。对于一切有利于推动工作开展、有利于维护医务人员良好形象、有利于维护农民健康的工作措施和手段，我们都要充分利用。

（四）继续做好这项工程的组织实施工作。要注意做好以下几点：

一是要严格按照项目方案要求，如数选派人员，坚持派驻时间。按照卫生部、财政部和国家中医药管理局制定的实施方案的要求，对县级医院要派去5名高素质医师，派去的医师要在县医院连续工作一年，这个规定必须坚持。支援医院要保证支农医务人员的素质条件和工作时间，保证他们原有的工资福利待遇不变，不得随意抽调回来安排其他工作。

二是要落实城市医师到农村服务的有关规定。卫生行政部门和医院都要严格执行城市医师在晋升主治医师或副主任医师职称前到农村服务一年的规定和高等医科毕业生取得执业资格后到农村工作一年的规定。不执行或不完成支农工作任务的，坚决不予晋升技术职称，卫生部门要加强管理和检查。

三是要做好工程实施的管理工作。各省级卫生厅局要完善有关规定，监督医院落实各项规定。对于工作突出的要进行表彰，对于完不成任务的要进行通报批评。同时，要严格管理、规范使用好财政经费，防止挤占、挪用或损失浪费。对口支援双方医院要密切配合，加强对支农人员的考核管理，建立完善考勤制度和绩效评价制度。医师长期离开城市和家庭在农村工作，会遇到一些实际困难和问题。各级卫生部门特别是当地的卫生部门有义务、有责任帮助他们安排好工作和生活，解除他们的后顾之忧，为他们提供比较好的工作环境和条件。各级卫生部门要深入组织开展督查工作，采取明访暗查的方式，对发现的问题要立即纠正，对严重弄虚作假的要追究领导责任。

四是做好县医院和二级以上医院支援乡镇卫生院的工作。今年，县医院和二级以上医院支援乡镇卫生院的工作已扩展到中西部21个省（自治区、直辖市），县（市）范围由375个增加到592个，中央财政也增加了相应的补助经费。新增开展这项工作的地方，要借鉴其他地方的好经验，并根据自己的情况创新工作机制，改进工作方法，切实把这项工作抓好，务求取得明显实效。

整合城乡医疗卫生资源，建立城乡医院对口支援制度，支持农村卫生加快发展，是党中央、国务院交给我们的光荣任务。我们要统一思想，团结一致，扎实工作，共同努力，为促进农村卫生事业发展，提高广大农民健康水平，为建设社会主义新农村做出新的更大的贡献！

卫生部党组书记高强在黎秀芳同志先进事迹报告会上的讲话

（2007 年 11 月 1 日）

今天，中宣部、卫生部、解放军总政治部隆重举行黎秀芳同志先进事迹报告会，缅怀她毕生奉献于党和人民健康事业的优秀品德，学习她忠诚为人民服务的崇高精神，在全国医疗卫生系统倡导和树立昂扬向上、开拓进取、明礼诚信、敬业奉献的良好风尚，为推动医疗卫生事业发展，提高人民健康水平而努力奋斗。

党中央、国务院、中央军委领导同志高度重视人民健康，充分肯定广大医务人员救死扶伤、治病救人做出的突出贡献，指示我们要宣传他们的先进事迹，弘扬他们的可贵精神，在全社会营造尊重医学、尊重医务人员的良好风气。黎秀芳同志就是数百万医疗卫生人员的杰出代表。她从事护理工作 60 多年，公而忘私，甘于奉献，勤奋工作，全心全意为患者服务，在平凡的岗位上做出了光辉的业绩，展现出共产党员的良好形象和白衣战士的崇高风范。她是全国卫生系统的优秀楷模，是广大医疗卫生工作者学习的光辉榜样。我代表卫生部向黎秀芳同志致以崇高的敬意和深切的怀念！

黎秀芳同志爱党、爱国、爱兵、爱民，是全国卫生战线上的一面旗帜。广大医疗卫生工作者都要以黎秀芳同志为榜样，坚定信念，心存志远，敬业奉献，道德高尚，用中国特色社会主义共同理想凝聚力量，用民族精神和时代精神鼓舞斗志，用社会主义荣辱观引领风尚，为构建社会主义和谐社会做出新的更大的贡献。

我们学习黎秀芳同志，要学习她对党、对祖国无限忠诚，为实现崇高理想而奋斗不息的坚定信念。黎秀芳同志一生工作在大西北，为兵为民服务。她 35 岁开始向党组织递交入党申请书，26 年历经坎坷不动摇，61 岁时被批准入党。她临终前的唯一愿望，是把党旗盖在身上，与党永远在一起。她放弃侨居国外过舒适安逸生活，不畏艰苦，扎根西北，表现出对祖国的深厚感情。全国医疗卫生工作者要以黎秀芳同志为榜样，牢固树立爱党爱国为核心的高尚情怀，把自己的前途命运与国家的前途命运紧密联系在一起，高举中国特色社会主义伟大旗帜，为全面建设小康社会贡献力量。

我们学习黎秀芳同志，要学习她情注人民、心系官兵，一心一意为广大伤病员服务的博大情怀。黎秀芳同志是我国第二位、全军第一位“南丁格尔奖”获得者。她把医院当成自己的家，把病人当作自己的亲人，把所有的挚爱奉献给广大患者。为给病人一个安静的疗养环境，她倡导建立护理人员语言和动作不能刺激病人的“保护性医疗制度”。她提出的“走路轻、说话轻、关门轻、操作轻”等服务规范，已经被许多医疗机构广泛采用。全国卫生系统广大医疗卫生工作者要以黎秀芳同志为榜样，牢固树立全心全意为人民健康服务的思想，把病人的利益放在第一位，尊重病人、关爱病人、服务病人，把“以病人为中心、以质量为核心”的服务理念落实到每个人的具体工作中去。

我们学习黎秀芳同志，要学习她对工作精益求精、一丝不苟，毕生致力于护理事业的敬业精神。黎秀芳同志是我国现代护理事业的主要奠基人之一。她创建的“三级护理”、“三查七对”、“对抄勾对”等规章制度已在全国推广应用。她注重我国护理事业的可持续发展，为国家和军队培养了五千多名优秀护理人才。全国卫生系统广大医务工作者都要以黎秀芳同志为榜样，牢固树立以改革创新为核心的时代精神和坚韧不拔、知难而进的拼搏精神，刻苦钻研医疗护理技术，千方百计地提高服务质量，为解除病人痛苦、挽救病人生命而尽心尽责，不遗余力。

我们学习黎秀芳同志，要学习她严于律己、廉洁奉公，无私奉献的崇高品德。黎秀芳同志生活俭朴，甘于清贫，弘扬正气，恪守医德。她一切为患者着想，拒绝各种物质诱惑。她临终前把自己一生节省的 80 万元全部捐给了医院。全国卫生系统广大医疗卫生工作者都要以黎秀芳同志为榜样，牢固树立正确的价值观、人生观和世界观，自觉抵制拜金主义思想侵蚀，共同塑造爱岗敬业、乐于奉献、文明行医、忠诚服务的卫生行业新风尚。

改革开放以来，我国卫生事业发展取得了很大成绩，服务规模不断扩大，服务能力不断增强，服务水平不断提高。同时也要看到，医疗卫生服务与人民群众的健康需求还存在很大差距，我们还面临着很多困难和挑战。胡锦涛总书记在十七大报告中明确提出了人人享有基本医疗卫生服务的宏伟目标。实现这个目标，要靠深化卫生体制机制改革，靠加大政府责任和投入，靠社会各界和人民群众的大力支持，更要靠广大医务工作者积极向上，奋发努力，端正医德医风，弘扬时代正气，坚持服务方向，为人民建功立业。

全国卫生系统要广泛开展向黎秀芳同志学习的活动。各级卫生部门和医疗卫生机构要把学习黎秀芳同志的先进事迹与保持共产党员先进性教育结合起来，与社会主义荣辱观教育结合起来，与加强卫生系统行风建设结合起来，与学习贯彻党的十七大精神结合起来，引导广大医疗卫生工作者以饱满的政治热情和良好的精神风貌投身到为人民健康服务的崇高事业中去，为共建良好的医患关系，为促进社会主义和谐社会建设作出更大的贡献。

黎秀芳同志是燃烧在全国 600 万医疗卫生工作者心中永远不熄的灯光。

卫生部副部长黄洁夫在全国人体器官移植技术临床应用管理峰会上的讲话

（2006年11月14日）

这次会议的主要任务是贯彻十六届六中全会精神，部署人体器官移植管理工作，落实卫生部有关规定。中共中央《关于构建社会主义和谐社会若干重大问题的决定》将加强医疗卫生服务、提高人民健康水平列入构建社会主义和谐社会的重要内容之一，提出要“严格医疗机构、技术准入和人员执业资格审核”。胡锦涛总书记在中共中央政治局第三十五次集体学习时强调，要积极推动医德医风建设，深入开展社会主义荣辱观教育，使广大医疗卫生工作者恪守服务宗旨、增强服务意识、提高服务质量，维护医疗卫生行业的良好形象。各级党委和政府要关心和爱护广大医疗卫生工作者，热情帮助他们解决工作、学习、生活中的实际困难。要在全社会形成尊重医学科学、尊重医疗卫生工作者的良好风气，努力构建健康和谐的医患关系。胡锦涛总书记和温家宝总理对器官移植工作也作出了专门指示。2006年3月16日卫生部颁布了《人体器官移植技术临床应用管理暂行规定》，已经于7月1日开始施行。卫生部完成了《人体器官移植条例》的起草上报工作，现在国务院有关部门正在抓紧征求意见，进行修改和完善，近期内即将颁布。对于中国政府所作出的这些努力，世界卫生组织和国际上的一些相关组织给予了积极的评价，同时也树立了中国政府负责任大国的良好形象。

下面，我讲以下几点意见，供大家讨论。

一、我国人体器官移植工作的发展与现状

1954年美国医师穆瑞首例肾移植手术的成功，是现代人体器官移植技术临床应用的开端，随之人体器官移植技术成为20世纪医学领域取得的重大进展之一，给许多终末期脏器衰竭患者带来治愈的希望，挽救了成千上万患者的生命。

我国人体器官移植开始于上世纪60年代，70年代末期逐渐开展起来。1960年，吴阶平教授在北京医学院实施了我国首例尸体肾移植；1972年，梅桦教授在广东中山医学院实施了首例活体肾移植；1977年，林言箴教授在上海瑞金医院实施了首例原位肝移植；1978年，张世泽教授在上海瑞金医院实施了首例心脏移植；1979年，辛育龄教授在北京结核病研究所开展了首例肺移植。

可以说，我国器官移植发展的道路是坎坷不平的。经历了最初的尝试后，由于移植后患者和移植物存活率低下、费用昂贵等原因，器官移植在上世纪八十年代初期到九十年代之间停滞了十余年。至上世纪九十年代初期，一些海外中青年学者带着在国外学到的知识和技术回到祖国，在器官移植领域老一辈专家、学者的带领下，刻苦钻研、不懈努力，取得了今天令人瞩目的成就。尤其是近几年来，开始了与器官移植相关的基础和应用研究，移植技术逐渐成熟，移植项目和适应证范围日益增加，移植数量迅速增长，移植后患者生存率和移植物存活率明显提高。目前，我国人体器官移植总量居世界第二位，国际上能够开展的人体器官移植手术在我国几乎都能够开展。已经实施的移植项目既包括肾脏、肝脏、心脏、肺脏、胰腺、脾脏、小肠等单个器官移植，也包括肝肾、胰肾、心肾、心肺、肝肠等联合器官移植，以及角膜、骨髓、胰岛、甲状旁腺、造血干细胞、脾细胞等组织、细胞移植。同时，我国还成功实施了亲缘活体肾移植、肝移植、脾移植等。

据卫生部医政司2005年在全国开展的特殊医疗技术临床应用情况调查结果显示，截至2004年，全国开展肾脏移植的医院348家，开展肝脏移植的医院166家，开展心脏移植的医院56家，开展肺移植的医院18家，开展心肺联合移植的医院13家。2000年至2004年累计完成器官移植34726例次，其中，肾移植28736例次，肝移植5642例次，心脏移植273例次，肺移植51例次，心肺联合移植24例次。2004年器官移植数量与2000年相比，肾移植增长5.14倍，肝移植增长18.26倍，心脏移植增长11倍，肺移植增长24.5倍，心肺联合移植增长11倍。

我国人体器官移植方面所取得的成就不是单纯手术例数的积累，更突出地表现在“质”的提高上：人体器官移植技术日趋成熟，移植后患者的生存率日渐提高；在一些医疗机构，肝脏、肾脏、肺、心脏等器官移植病人的一年和五年生存率、移植物存活率，已接近或达到国际先进水平。截至2005年，肾移植后患者最长存活时间为28年，肝移植后患者最长存活时间13年，心脏移植后患者最长存活时间14年，肺移植后患者最长存活时间7年。与此同时，掌握这项技术的人才和骨干队伍日益壮大，相关条件设施有了极大改善，许多与器官移植相关的产品，如器官保存液、免疫抑制剂等的可及性也逐步提高，相关的科学研究工作也取得进展。

在广大医务工作者的共同努力下，我国人体器官移植取得了很大进展，得到了广大患者的认可。但是，我们也要看到，在器官移植领域，还存在着一些问题亟待解决，这些问题已经成为严重影响我国器官移植健康发展的制约因素。

（一）人体器官来源严重匮乏。

同其他国家一样，人体器官来源不足是长期以来严重影响人体器官移植发展的重要制约因素之一。由于捐献器官数量有限，同需要器官移植治疗的患者数相比，两者之间存在着巨大差距，远远不能满足临床治疗需要。我国每年约有150万人因终末期器官功能衰竭需行器官移植，但每年仅1万人左右能够得到移植治疗。

人体器官来源缺乏的原因，一是由于受到传统观念的影响，使得人们不愿意捐献出自己的器官，加之社会宣传力度不够，没有形成良好的器官捐献社会氛围；二是我国尚缺乏相应的法律法规明确规定公民捐献器官的方式和途径，致使一些有捐献意愿的公民不了解应该如何实现这一愿望，不能及时捐出器官；三是由于缺乏脑死亡、人体器官移植等立法，致使等待器官移植的患者无法获得一些潜在供体的器官；四是一些开展器官移植的医疗机构获取人体器官的途径和方式不规范，加之技术力量有限，无论是摘取器官还是移植器官均不符合技术规范，导致供移植器官质量难以满足移植需要，既影响了器官移植的医疗质量，也浪费了宝贵的供体资源。

（二）器官分配公平性存在问题。

虽然欧美国家在人体器官捐献登记、调配机制上存在差异，但是，都有一个专门的、政府指定的机构或者委员会，负责人体器官捐献登记与调配，在一定程度上保证了器官分配的公平、公正、公开。我国目前还没有具备这一职能的器官分配协调管理机构以及网络体系，器官获得、分配以及手术实施均由医疗机构完成，器官的分配也不是以病情需要为基础的。有些地方在政府有关部门的统一协调下，医疗机构需具备一定条件方可获取器官，器官获得的途径也比较严格、规范；有些地方政府有关部门失于监管，医疗机构获取器官的途径和方式均不规范，器官的分配及受体的选择不公平，器官利用效率不高。此外，受医疗保障水平所限，我国器官移植相关费用及后期免疫抑制药物费用绝大多数由患者个人负担，虽然有些患者具有器官移植的适应证，但是由于经济承受能力低下，无力负担移植相关费用，无法得到及时治疗。因此，许多具有一定经济基础的患者可以得到器官移植治疗，而且在一次器官移植失败后，还可以继续获得二次器官移植，而不具备支付能力却又急需器官移植的患者，往往一次器官移植的机会也不能得到。

（三）准入制度缺乏导致移植技术水平参差不齐，整体水平需进一步提高。

长期以来，我国对包括人体器官移植在内的特殊医疗技术没有形成一套完整的准入制度，对开展人体器官移植必须具备的人员、设备、设施等基本条件和相关技术规范规定不尽明确。因此，我国的器官移植具有自发性的特点，在一定程度上呈现出无序发展的状态，许多医疗机构在不具备相关条件及技术能力的情况下，一哄而起、仓促上马，致使开展器官移植的医疗机构鱼龙混杂，出现无序竞争的局面。这种状况一方面浪费了宝贵的器官资源，进一步加重了器官移植供需矛盾，另一方面由于不具备技术条件，在医疗质量和医疗安全方面均存在重大隐患，影响到器官移植的效果和患者的生命安全。许多医疗机构把关注的焦点放在开展了多少例次器官移植的数量上，却忽视了对移植效果的评估，对移植物存活情况、移植后患者生存情况，以及活体器官捐献者的生存状态和质量等，都缺乏有效的随访和评估。这也是我国器官移植在“质”的方面同其他发达国家相比还存在差距的原因。因此，从总体情况看，我国器官移植在不同地区发展不平衡，呈现出良莠不齐的局面，整体水平尚需要进一步提高。

（四）医疗机构管理存在缺陷，相关规定落实不到位。

我国在人体器官移植管理方面曾经制定过相关规定，但是，这些规定并未得到全面、有效的落实，违规实施器官移植的现象仍然存在。有的医疗机构和医务人员受名利驱动，在互联网上发布招揽境外人士开展器官移植的广告，与境外“中间商人”勾通招收病人，在未经政府有关部门核准的情况下，违规为多名境外人员实施了器官移植手术，由于收费金额高、手术效果不理想、随意夸大有关事实等原因，在国内外造成了不良影响。根据世界卫生组织人体器官移植指导原则和国际上通行的规则，以旅游名义到其他国家实施器官移植是被严格禁止的。2005年底在菲律宾马尼拉召开的世界卫生组织西太区国家行政当局器官移植技术磋商会议上，世界卫生组织公布了医疗机构在境外招揽器官移植患者的照片，其中涉及我国多个地区的几家医院。这些违规实施的器官移植手术授人以柄，成为一些别有用心的国家和敌对势力用以攻击我国医疗现况、甚至是司法体制、政治制度的口实，极大地损害了我国在国际上的形象，造成严重的不良影响。

（五）与人体器官移植有关的医学伦理学和法规建设亟待加强。

医学以人的生命为研究对象，医学的进步与伦理学的发展是密不可分的，尤其在人体器官移植领域，涉及了更多的、更为复杂的医学伦理问题。一般来讲，医疗技术的发展也会促进医学伦理的发展，但是过去的20年中，在人体器官移植领域，伦理的发展却明显滞后于移植技术的发展。

我国人体器官移植所面临的两个主要伦理问题，一是人体器官来源，二是脑死亡。其中，人体器官来源一直备受国际舆论关注，也是各界争论的焦点。我国绝大多数人体器官来自于死者捐献，其中一部分来自于交通意外死亡人员和亲属间捐献，无论来源于哪一种形式，摘取器官必须取得捐献者本人或者家属的书面同意，严禁非法或者违背伦理原则摘取器官。另一方面，我国活体器官移植数量逐年增加，大多数活体器官捐献都是来自于父母、兄弟姐妹、子女或者其他近亲属。关于脑死亡问题，众所周知，脑死亡标准的采用将会极大地推动人体器官移植的发展，可以使成千上万的脏器衰竭患者获得器官移植的机会。但是，在我国由于受传统观念的影响，呼吸、心跳停止作为被广泛接受的死亡标准，在人们的心目中已经根深蒂固，严重阻碍了脑死亡在我国的建立和推行。虽然卫生部已经起草完成了脑死亡相关标准，但是，距离真正施行还有一段路要走，也可能会在相当长的一段时间内，我们必须将脑死亡和呼吸、心跳停止的死亡标准并行，让人们自己来选择适用的死亡标准。

对于“脑死亡”要有正确的理解和认识，推行脑死亡标准是社会进步的标志，绝不仅仅是为了器官移植，把推行“脑死亡”单纯地与器官移植相联系是违背医学伦理原则的。“脑死亡”的判定要有严格的程序，对医师的资质有很高的要求，“脑死亡”判定医师不能参与器官移植，这些都是国际上通行的、必须遵守的规则。

此外，由于人体器官移植供需之间存在的巨大差距，加之有的医疗机构获取人体器官的途径不规范，器官调配环节不公开、不透明，致使人体器官移植过程中隐藏着巨大的商业化危机，极易被一些别有用心、利欲熏心的组织和个人所利用，非法进行人体器官的交易和买卖。

这些问题的出现是在一定的社会背景和历史条件产生的，要解决这些问题不是一朝一夕之功，不能一蹴而就，需要采取综合措施全面推进与实施。

二、认真贯彻十六届六中全会精神，切实履行职责，推进人体器官移植规范化管理工作

十六届六中全会通过了《中共中央关于构建社会主义和谐社会若干重大问题的决定》，《决定》将加强医疗卫生服务、提高人民健康水平列入构建社会主义和谐社会的重要内容之一，提出要“严格医疗机构、技术准入和人员执业资格审核”。这是在中央的重要文件中第一次对医疗卫生工作提出具体的要求，具有十分重要的意义，说明党中央、国务院对保障人民群众健康、保证群众就医安全给予了高度重视。

卫生部历来十分重视准入管理工作，经过多年努力，逐步建立了我国医疗卫生相关服务要素的准入体系。1994年，国务院颁布了《医疗机构管理条例》，对医疗机构实现了准入管理。1999年实施的《执业医师法》和1994年实施的《护士管理办法》规定，取得相应资质的人员才可以作为医务人员从事临床诊疗活动。2002年开始，卫生部陆续组织制定、公布了我国第一套全国统一的《临床诊疗技术规范》和《临床诊疗指南》，对医疗技术实行了规范化管理。2004年着手准备建立医疗技术临床准入制度，起草了《重大医疗技术临床应用管理办法》。2006年3月下发的《人体器官移植技术临床应用管理暂行规定》，是我国建立医疗技术临床准入制度的开端，因此，做好器官移植管理工作具有重要意义。

做好器官移植管理工作，是卫生部门贯彻落实十六届六中全会精神的具体体现，也是对卫生行政部门执政能力的重大考验。器官移植的特殊性在于它不是单纯的医疗技术管理，在很大程度上还具有重要的政治意义。从医疗技术管理方面来讲，器官移植具有较高的医疗风险，涉及诸多法律、伦理问题，费用昂贵，因此，对医疗质量、医疗安全、医疗服务的公平性都有很高的要求，必须实行准入管理。从政治意义来讲，能否做好这项工作事关我国国际形象和政治声誉，实施规范化、法制化管理，可以避免别有用心的组织和敌对势力利用器官移植攻击我国政治体制和司法制度。希望无论是卫生行政部门的同志，还是各位临床专家、医师，以及行业学会、协会的同志，都能够提高对做好器官移植工作重要性的认识，深刻领会十六届六中全会精神，严格按照卫生部部署做好器官移植管理和临床工作，把老一辈医务工作者辛苦创立、几代人共同努力建立起来的器官移植事业引向健康发展的轨道，并不断发扬光大。

胡锦涛总书记、温家宝总理、吴仪副总理对我国人体器官移植立法工作都给予了高度关注，并分别作出了重要批示。国务院有关部门正在抓紧落实，加快此项工作进度。通过加强法规建设主要解决以下四个问题：一是建立准入机制，完善相关技术规范，保证准予开展人体器官移植医疗机构的医疗技术水平和医疗质量，杜绝医疗机构间的无序竞争，防范医疗事故，保障患者合法权益。二是建立统一的机构负责全国人体器官的捐献登记、共享、调配，以及对人体器官移植的质量和效果实施评估。三是完善相关的法律、法规，制定人体器官移植的总体规划，在器官移植过程中保护医患双方的合法权益，对移植中可能存在的非法行为和器官买卖等进行监管并予以严厉打击。四是同其他医疗技术相比，人体器官移植的费用相对比较昂贵，如何合理安排卫生资源，仍然是经济、社会、法律、医疗卫生等领域争论的焦点。

卫生部一贯要求医疗机构遵循世界卫生组织提出的指导原则开展人体器官移植工作，无论是《人体器官移植条例》上报稿，还是已经颁布实施的《人体器官移植技术临床应用管理暂行规定》，都充分体现了这些指导原则。贯彻落实《暂行规定》和即将发布的《人体器官移植条例》不仅是卫生行政部门的职责，开展人体器官移植的医院和临床医师在临床实践过程中都必须严格遵守。能否做好这项工作，省级卫生行政部门负有重要的管理责任，希望通过这次会议，大家能够深刻领会十六届六中全会精神，切实履行职责，做好我国人体器官移植管理工作。

在2006年9月份的全国人体器官移植工作会议上，已经明确要求各省在制定器官移植规划时，既要考虑到医疗需求情况，还要考虑到供体数量，以及本省技术和人才队伍水平等因素，在此基础上对允许开展人体器官移植的医疗机构进行科学规划、合理布局。同时，考虑到人体器官移植技术的特殊性，以及器官来源的有限性，在制定规划时还要遵循严格控制的原则，即严格控制允许开展人体器官移植的医疗机构数量、严格控制人体器官移植的医疗质量。

在组织人体器官移植技术临床应用能力评价过程中，可以充分发挥相关专家和专业组织的作用，利用他们的专业技术特长和优势，对申请开展人体器官移植的

医疗机构实施能力评价，建立严格的评价机制，确保评价结论的科学、客观、公正，为下一步卫生行政部门实施诊疗科目登记提供科学的依据。同时，在准入以后也要注意发挥这些评价机构的作用，对医疗机构开展人体器官移植情况实施动态评价，协助卫生行政部门对器官移植质量实施动态监管。

卫生部下发的肝脏、肾脏、心脏、肺脏移植技术管理规范，既是医疗机构准入以后临床应用人体器官移植技术必须遵循的规范，也是各省组织能力评价的重要标准和依据。要以对人民群众健康和生命安全高度负责的态度，严把医疗机构和医务人员开展人体器官移植技术的准入关，对于不符合规定条件的，坚决不允许开展人体器官移植工作。开展人体器官移植的医疗机构原则上应当是三级甲等医院，在器官移植过程中严禁乱收费，不能把器官移植变成特需的、营利性的医疗服务。

严禁不负责任地发布任何人体器官移植的医疗广告。就在这次会议召开之前，还有医疗机构在其网站上发布一些信息，夸大宣传其器官移植效果及可以在短时间内找到合适的供体器官等。这些不负责任发布的与事实严重不符的信息，既误导了患者，也在国际上造成严重不良影响，尤其被一些别有用心的组织和敌对势力所利用，当成了攻击我国政府和政治制度的口实。因此，医疗机构不得利用任何媒体、以任何形式，不负责任地发布器官移植医疗广告，并以广告的形势招揽境外患者以旅游的名义到我国境内实施器官移植。随着我国入世、与港澳 CEPA 协议的签署以及与台湾经贸往来的加强等，医疗服务领域对外交往也逐渐增加，对境外器官移植患者一定要慎重处理，必须在接收境外患者之前，按照相关规定报请卫生行政部门审核同意后方可开展。对于有令不行、有禁不止的医疗机构，一经发现，省级卫生行政部门要坚决注销医疗机构人体器官移植诊疗科目，并对相关责任人予以严肃处理。

此外，要探索建立我国人体器官捐献登记和分配的共享信息网络。通过社会宣传改变人们对器官捐献的传统观念，宣扬人道主义互助精神，增加人体器官来源；提供便捷的器官捐献登记途径，方便公民自愿捐献器官；建立人体器官分配的共享信息网络，提高器官分配的公平性和利用效率。对人体器官的摘取、分配、使用等各环节都要责任明晰，程序明确，确保在有关部门的监管下实施，严禁暗箱操作，堵塞漏洞，不给不法分子和敌对势力以可乘之机。不具备人体器官移植资质的医疗机构不得摘取和利用人体器官。

三、关于卫生部人体器官移植技术临床应用委员会第二次扩大会议有关情况

在昨天召开的卫生部人体器官移植技术临床应用委员会第二次扩大会议上，与会的委员和专家以对人民群众和所从事的事业高度负责的精神，对今后一个阶段要开展的人体器官移植相关工作进行了认真讨论。

一是确定了开展人体器官移植技术的医疗机构和医师执业资格认定办法，对现已开展人体器官移植技术的医疗机构和医师实施执业资格认定。二是卫生部人体器官移植技术临床应用委员会下设了 6 个专家审定工作组，负责对各省上报材料的审核和现场审核工作。三是确定了执业资格认定工作程序。这次会前上报的材料中，有些省的数据与事实不符，请各省本着实事求是的原则，对医疗机构上报的数据和资料进行认真核实，将初审材料上报医政司。委员会下设的 6 个工作组的专家将对各省上报的初审材料进行审核，必要时还要进行现场审核。审核工作要本着公开、公正、透明的原则，对于弄虚作假的，无论是卫生行政部门的工作人员，还是医疗机构管理人员、医师，都要予以严肃处理。四是提出了卫生部人体器官移植技术临床应用委员会第二次扩大会议暨全国人体器官移植技术临床应用管理峰会声明。这一声明得到了总后卫生部的大力支持和拥护，因此，我们将声明修改为中国卫生部人体器官移植技术临床应用委员会第二次扩大会议暨全国人体器官移植技术临床应用管理峰会声明。声明全文如下：

中国卫生部人体器官移植技术临床应用委员会第二次会议扩大会议暨全国人体器官移植技术临床应用管理峰会声明。2006 年 11 月 13 - 14 日，中国卫生部人体器官移植技术临床应用委员会第二次会议扩大会议暨全国人体器官移植技术临床应用管理峰会在广东省广州市召开。与会的人体器官移植领域医务工作者认真学习了十六届六中全会《中共中央关于构建社会主义和谐社会若干重大问题的决定》，认真落实“严格医疗机构、技术准入和人员执业资格审核”的要求，参照世界卫生组织人体器官移植指导原则，结合中国国情，进行了深入研究、讨论，达成共识。为了推进中国人体器官移植事业健康、有序、规范发展，维护人体器官捐献者和广大患者的合法权益，保障公民健康和生命安全，实现社会和谐发展，特作如下声明：

（一）中国医务工作者将在各级卫生行政部门（国家、省、市）的领导下，根据卫生部人体器官移植技术临床应用委员会的统一部署，严格遵守人体器官移植技术医疗机构和医务人员准入有关规定，遵循人体器官移植技术规范开展人体器官移植工作。

（二）中国医务工作者将严格遵守医学准则和伦理原则开展人体器官移植工作，恪守医务人员职业道德，尊重人的生命尊严，促进人民群众健康。

（三）从事人体器官移植的中国医务工作者承诺不参与任何人体器官买卖及与之相关活动，不参与任何以旅游名义跨国境实施的人体器官移植及与之相关活动。严禁人体器官买卖，严禁以旅游名义跨国境实施人体器官移植。

（四）中国人体器官移植应当优先满足本国公民（包括香港、澳门、台湾）人体器官移植需要。特殊情况下，对于其他国家和地区公民提出的人体器官移植申请，履行特定程序后实施。

（五）摘取人体器官必须取得捐献者本人书面同意，并按照法律规定的程序实施。当捐献者本人不能作出同意表示时，必须取得其亲属书面同意。

（六）活体器官捐献者必须是年满18周岁、具有完全民事行为能力的公民；活体器官接受者与活体器官捐献者之间仅限于夫妻关系、直系血亲和三代以内旁系血亲。

中国医务工作者将严格遵守以上六点准则开展人体器官移植工作。

中国人民解放军和中国人民武装警察部队医疗机构和医务人员支持和响应此声明。

特此声明。二〇〇六年十一月十四日。

如果大家同意这个声明，请鼓掌通过。

在昨天召开的会议上，我国外科医学的主要开拓者、器官移植主要创始人和奠基人之一的裘法祖院士表示，很高兴看到付出一生心血的器官移植事业正在逐步走向健康的轨道，他认为本次会议将对器官移植带来跨越式的发展，希望器官移植事业在跨越中前进，在前进中辉煌。作为我国肝胆外科开拓者和主要创始人之一的吴孟超院士表示，在我国人体器官移植领域新老专家和行政管理工作者的辛勤劳动下，在政府的引导下，我国的器官移植事业一定能够健康发展，一定能够走向辉煌。

这次会议对于我国实施人体器官移植规范化管理工作具有重要意义。希望大家认真领会十六届六中全会精神，以贯彻落实《人体器官移植技术临床应用管理暂行规定》为契机，以人体器官移植技术准入为切入点，以对人民群众健康和生命安全高度负责的态度，以确保医疗质量和医疗安全为原则，切实把这项事关医疗卫生事业健康发展和我国政治声誉的工作抓紧、抓实、抓好，抓出成效，为构建社会主义和谐社会不懈努力和奋斗。

卫生部副部长、国家中医药管理局局长王国强在中医药治疗艾滋病试点项目工作总结汇报会上的讲话

（2007年4月18日）

中医药治疗艾滋病试点项目工作总结汇报会今天就要结束了。在过去的一天半时间里，我们对在项目实施中做出突出成绩的先进集体和个人进行了表彰。各项目省介绍了试点工作实施以来的情况，其中河南等8个省（区、市）的中医药管理部门进行了大会交流。大家立足当地实际，系统回顾了前一阶段的工作，既谈了主要的做法和取得的成效，也谈了开展工作的经验和体会，分析了面临的问题和困难，提出了下阶段的工作计划。今天上午，与会同志又针对工作中存在的问题和不足、重点和难点进行了热烈讨论，对进一步做好中医药治疗艾滋病工作提出了许多很好的意见和建议。国家中医药管理局有关工作小组向会议报告了中医药治疗艾滋病疗效评价标准的修订情况，与会人员特别是中医药治疗艾滋病的临床专家对标准修订工作进行了广泛而深入的讨论，提出了许多建设性的意见和建议。有关专家向会议报告了试点项目临床技术总结，对项目病例数据进行了全面分析，使大家对中医药治疗艾滋病的临床疗效有了更进一步的了解。我们还邀请301医院的专家向大家介绍了TTM技术的临床应用情况，在中医药与现代科学技术结合方面，给我们提供了许多启示。大家普遍认为，中医药治疗艾滋病工作意义深远，肩负的责任很重，面临的困难不少，但只要坚定信心、精心组织，坚持科学精神，以落实对艾滋病患者的关怀救治为根本目的，就一定能够克服暂时的困难，加快推进试点项目的实施，不断提高项目实施水平，使更多的艾滋病患者能够得到良好的中医药服务，使中医药在治疗艾滋病中的作用和优势得到更加充分的发挥，更好地服务于我国经济社会发展和构建社会主义和谐社会的大局。经过大家的共同努力，会议达到了全面回顾工作、广泛交流经验、表彰先进典型、以会代训、总结推广好的做法以及进一步分析形势、提高认识、统一思想、坚定信心、理清思路、明确任务的目标。

下面，我结合大家的工作经验和提出的意见建议，就进一步做好中医药治疗艾滋病试点项目讲几点意见。

一、进一步提高对中医药治疗艾滋病工作重要意义的认识，增强责任感和使命感

（一）开展中医药治疗艾滋病工作是中医药行业服务大局、服务人民的客观需要

艾滋病是严重危害人民群众身体健康和生命安全的重大传染病，已成为严重的公共卫生和社会问题。目前，全国艾滋病疫情虽然呈低流行状态，但感染率呈上升趋势，疫情正从高危人群向一般人群扩散，对经济和社会的不良影响已经显现，引发了一系列的经济和社会问题。党中央、国务院对艾滋病防治工作高度重视，胡锦涛总书记指出，艾滋病防治是关系中华民族素质和国家兴亡的大事。中央领导同志多次深入疫区，体现了对艾滋病患者的关爱。自上世纪90年代以来，国务院对遏制艾滋病的传播和流行作出了一系列重大决策，采取了一系列重大措施，向国际社会郑重作出了“五项承诺”，实施了“四免一关怀”政策。党中央、国务院在艾滋病防治工作总体部署中，高度重视中医药作用的发挥。《艾滋病防治条例》提出“鼓励和支持开展传统医药以及传统医药与现代医药相结合防治艾滋病的临床治疗与研究”。《中国遏制与防治艾滋病行动计划（2006－2010年）》中要求“支持开展中医治疗艾滋病临床服务”和“总结中医诊治规律，完善艾滋病中西医结合综合治疗方案”。温家宝总理、吴仪副总理等领导同志都对中

医药参与艾滋病防治工作做出了明确的指示和要求。社会各界和广大人民群众也企盼中医药能够在艾滋病治疗工作中发挥更大的作用。中医药参与对艾滋病的治疗，不仅受到党和国家的重视，更是艾滋病患者的期盼。因此，积极开展中医药治疗艾滋病工作，是中医药工作服务大局、服务人民、促进构建和谐社会的客观需要。各级中医药管理部门和广大中医药工作者要牢记党和人民的重托，牢固树立大局意识，以强烈的责任感和紧迫感，认真做好中医药治疗艾滋病工作，把党中央和国务院对艾滋病患者的关爱变成具体的医疗行为，以扎实有效的工作来体现党和国家对艾滋病患者的关怀，体现“以人为本”的治国理念，为构建和谐社会做出应有的贡献。

（二）开展中医药治疗艾滋病工作为中医药在重大疾病防治中发挥作用提供了契机

目前在我国，肿瘤、高血压等慢性非传染性疾病还没有得到有效控制。同时，传染病仍然严重威胁着人民群众身体健康，新发传染病如艾滋病、非典、禽流感等不断出现。对这些疾病我们目前还缺乏有效的控制措施和治疗办法。在重大疾病防治工作中，中医药应该有所作为，这既关系到维护和增进人民健康，又关系到中医药事业自身的发展。长期以来，中医药学术进展缓慢，理论上没有重大突破；同时，随着疾病谱的变化，中医药学面临着许多新的问题，需要新的学术积淀和理论提升。艾滋病的防治为中医药学术发展提供了一个新的机遇，使其通过参与重大疾病防治，积极探索总结，争取临床实践和理论上有所突破，这对中医药学术的发展有着重大的意义。自发现艾滋病以来，人类在艾滋病治疗领域进行了艰苦的探索，国际公认的西医“鸡尾酒”疗法在20世纪末传到我国，使大量艾滋病人得到了有效治疗。但是，它也有一定的局限性，如费用高、毒副作用大、治疗限制较多、容易产生耐药性等。据报告，国内抗病毒治疗已经出现数种耐药毒株，这给艾滋病治疗工作带来了严峻的挑战。那么，中医药能不能在艾滋病治疗中发挥重要作用，可不可以成为治疗艾滋病的重要组成部分呢？

根据政府间协议，国家中医药管理局从1987年起组织中国中医研究院的专家赴坦桑尼亚运用中医药治疗艾滋病，20年来共接诊病人近万人次，积累了临床经验，初步总结出了治疗方案；在国内一些疫情相对较重的地区，自九十年代中期以来，部分中医药工作者也逐步自发地介入艾滋病的中医药治疗。2004年以来我局会同卫生部、财政部组织实施了中医药治疗艾滋病试点项目，中央财政先后共计投入9000余万元，为近6000名艾滋病患者提供了免费中医药治疗。从目前总结的情况来看，中医药治疗艾滋病的疗效是肯定的、费用是低廉的、方法是简便的，显示了中医药在艾滋病治疗领域具有巨大的潜力。中医药治疗艾滋病的实践证明，中医药在参与重大疾病防治方面是可以大有作为的。

（三）开展中医药治疗艾滋病工作有利于提高中医药的威望和地位

党和政府保护、扶持中医药事业的发展，不仅是因为中医药是传统文化的重要组成部分，更重要的是中医药在保障人民群众身体健康方面能够发挥重要的不可替代的作用。去年以来，社会上出现了一些否定中医的错误言论，我们不仅要用正确的舆论来反击，更重要的是要用铁的事实来证明。我们讲中医药的特色和优势，要靠实践来检验，靠实实在在的临床疗效来体现，让那些对中医药无知的错误言论在事实面前不攻自破。中医药治疗艾滋病的实践已经证明而且将继续证明，中医药不愧是中华民族优秀传统文化的瑰宝，是中国医学科学的重要组成部分，不仅在过去而且在将来仍将为保护和促进人类健康做出重大的贡献。

（四）开展中医药治疗艾滋病工作是中医药为人类健康继续作出贡献的重要突破口

随着经济的发展、生活水平的提高、人口老龄化进程的加快、人类居住环境的恶化、化学合成药品的毒副作用及医源性疾病不断出现等因素的影响，世界上对传统医学、天然药物日益重视，“回归自然”已成为人类追求健康势不可挡的潮流。中医药学的特色和优势，已广泛引起世界上许多有识之士的兴趣。在艾滋病防治方面，世界各国的医药科学家积极探索运用化学合成药物进行抗病毒治疗，但面对抗病毒治疗的诸多缺陷，人们开始把目光转向传统医药，希冀从传统医药中寻求治疗艾滋病有效方法。中医药治疗艾滋病的成效向世人显示了中医药强大的生命力，也引起世界各国的广泛关注。因此，我们要大力推进中医药治疗艾滋病工作，用翔实的统计资料、科学的评价标准、确切的临床疗效，让世界各国的医学科学家信服，让世界各国的人民认可。以此为突破口，使中医药在疾病防治领域继续为人类健康做出重要贡献，让中医药造福全人类。

艾滋病防治关系经济发展、社会稳定、国家安全和民族兴衰，是一项长期、艰巨的任务。因此，各级卫生及中医药管理部门和广大中医药工作者要充分认识中医药治疗艾滋病工作的重要意义，增强政治责任感和历史使命感，大力推进中医药治疗艾滋病工作的深入开展。

卫生部副部长、国家中医药管理局局长王国强在开展中医“治未病”试点工作座谈会上的讲话

（2007年6月24日）

今天，国家中医药管理局在广州召开中医“治未病”试点工作座谈会，十分重要。首先，我代表卫生部和国家中医药管理局，对各位的到来表示热烈的欢迎，对大家在中医“治未病”理论和实践上取得的积极进展表示祝贺！

今年年初，中共中央政治局委员、国务院副总理吴仪同志在全国中医药工作会议上，从历史和时代发展的战略高度，对开展中医“治未病”工作提出了具体要求。根据吴仪副总理的指示，国家中医药管理局进行了认真研究，在积极推动各地开展中医“治未病”工作的同时，决定召开这次座谈会。这次座谈会的主要任务是，交流前一阶段在开展中医“治未病”工作方面所取得的进展，分析存在的困难和问题，进一步认清形势，提高认识，统一思想，理清思路，明确试点工作的目标和任务，落实开展试点工作的具体措施，扎实推进试点工作，为中医医院全面开展中医“治未病”工作，构建有中医药特色的预防保健服务体系提供经验。

今天上午，七位同志进行了大会发言。广东省中医院通过整合中医体质辨识、健康调养咨询门诊以及传统疗法中心，成立“治未病中心”，积极开展中医“治未病”服务，各项工作很有成效。浙江省中医院在开展中医“治未病”工作中进行“辨体优育”，实施孕产妇体质辨识，提供孕前、孕中和产后的辨体干预和辨体施养，其着眼点、切入点紧紧扣住了中医“治未病”的重点，很有建设性。广西中医学院第一附属医院通过建立“健康保健中心”，为亚健康及健康人群提供中医药服务，思路很好。武汉市中医院在中医药理论指导下，根据不同的季节，针对不同的人群、不同的疾病进行适时干预或预防，深受群众欢迎。他们在开展中医“治未病”服务中，从服务模式、服务范围、服务途径、服务方法等方面进行了有益的探索和尝试，为开展中医“治未病”试点工作提供了许多可资借鉴的经验。北京中医药大学王琦教授带领的课题组，历经30余年的研究，以《黄帝内经》和历代医家的体质理论为依据，建立了《中医体质分类判定标准》，为中医“治未病”工作的开展提供了有效的方法和工具。昆仑健康保险公司联合有关企业、中医医院，将中医“治未病”理念应用于健康文化、健康管理、健康保险，提出了治未病健康保障模式（“KY3H”模式），这种与时俱进、敢为人先、开拓创新的精神可嘉，令人感动。国家科技支撑计划“中医‘治未病’及亚健康干预研究”项目将从亚健康量表及评价指标体系、亚健康状态中医辨识与分类、亚健康基础数据库、亚健康中医药干预等方面进行系统研究。听了大家的发言，我深受启发。同时，这次座谈会在广东召开，还要实地参观广东省中医院的“治未病”中心，具有现场意义。这样安排，就是为了便于大家集思广益，从不同的角度、不同的方面对开展中医“治未病”工作进行研究，从而推动中医“治未病”工作的开展。

下面，我就开展中医“治未病”工作谈几点意见，供同志们讨论和在下一步工作中参考。

一、切实提高对开展中医“治未病”工作意义的认识

吴仪副总理在今年全国中医药工作会议上指出：“中医学中有一个理念：‘上工治未病’，我理解就是重视预防和保健的医学，也就是防患于未然。我们现在讲如何治病，如果预防工作做得好，身体强壮，抵抗力增强了，不生病或少生病不是更好吗？我以为，随着疾病谱的改变，医学模式由生物模式向生物、心理、社会和环境相结合模式的转变，以及现代医学的理念由治愈疾病向预防疾病和提高健康水平方向作出调整，‘治未病’的重要性将会进一步凸显出来。我建议把‘治未病’作为一个课题来研究，可以先选几个中医院进行试点探索。”

要提高对开展中医“治未病”工作意义的认识，我认为首先应当全面、正确理解什么是中医“治未病”。归纳起来看，大家普遍认为，中医“治未病”始见于《黄帝内经》提出的“上工治未病”，历经长期的实践，逐步构成了“未病先防、已病防变、瘥后防复”的理论体系，并形成了独具特色的丰富多样的技术方法。我理解，其核心就在于“预防为主”，无论是未生病前的预防，还是生病以后的防止进一步严重，以及疾病痊愈后的防止复发，都体现在一个“防”字上，贯穿于人体未病预防和疾病治疗的全过程。

通过学习吴仪副总理的讲话，结合大家的研究和工作实践，我认为开展中医“治未病”工作的重要意义有以下几个方面。

（一）开展中医“治未病”是服务我国经济社会发展大局的需要

近几年来，我国医疗费用持续增长，卫生费用占GDP的比重每年提升0.5个百分点，对有限的社会资源提出了严峻挑战，“看病难、看病贵”已成为社会的热点问题。随着我国老龄化社会的到来和慢性非传染性疾病在疾病谱中比重加大等因素的影响，如果按照现有的医疗保障模式和体系，我们将面临更大的压力和更加严峻的挑战。从世界范围看，就是经济社会发达的国家，

基于现代医学和以巨额财政补贴为代价的医疗健康保障模式，也被认为是“供不起和不可持续的医学”。相比之下，我国是发展中国家，还处于并将长期处于社会主义初级阶段，是“穷国办大卫生”，用于医疗卫生的投入十分有限。因此，必须将有限的资源投放到那些最具有成本效益的服务中去。通过“治未病”，防患于未然，使人们不生病、少生病或延缓发病，就是最具成本效果的服务之一。大家可以想象一下，通过“治未病”服务的开展，如果能够减少高血压病、冠心病、糖尿病等疾病的发病或将患病年龄推迟几年，不仅能为群众减轻病痛，也能为每个家庭减轻负担，更重要的是能为国家经济社会发展作出贡献，其意义是多么重大。

（二）开展中医“治未病”是满足广大人民群众对中医药服务需求的需要

随着经济社会的发展进步，人们的生活水平不断提高，健康观念发生转变，健康意识进一步增强，人民群众对于保障健康、预防疾病、提高生活质量乃至生命质量的需求正日益增长。同时对医源性疾病、化学药物毒副作用的认识不断深入，“绿色健康”的理念方兴未艾。中医药植根于我国传统文化，内在的文化认同使中医“治未病”思想具有坚实的社会基础，各种中医理论指导下的养生保健方法深受人民群众的欢迎。正是在这种社会背景下，人民群众对中医“治未病”服务的需求将日益增强。我们应该看到这种发展趋势，并站在历史发展的前沿去引导需求、满足需求。

（三）开展中医“治未病”是适应医学模式转变的需要

现代的医学模式已由生物医学模式转变为生物、心理、社会和环境相结合的医学模式，现代的医学理念已由治愈疾病向预防疾病和提高健康水平方向作出调整。现代的医学模式转变和现代的医学理念调整，其实质就是由以疾病为中心转变为以健康为中心，由治“已病之人”转变为“治未病之人”。有专家预测，“治未病之人”必将成为21世纪医学变革的主流。中医“治未病”的思想，完全符合现代的医学发展潮流，开展中医“治未病”工作，完全符合现代的医学模式转变。在这一划时代的医学革命中，中医“治未病”思想的全面继承与发扬，具有重要的现实意义和深远的历史意义。

（四）开展中医“治未病”是中医药自身发展的需要

首先，开展中医“治未病”是继承发扬中医药学术的重要内容。中医“治未病”以《黄帝内经》为发端，历经2000多年的实践与探索，构建起了以保障健康为核心的理论体系，形成了丰富的诊疗技术及干预手段，是中医药学伟大宝库中的精髓。但长期以来，由于种种原因，人们对中医“治未病”的认识不够，重视不够，运用也不够。中医“治未病”工作的开展，必将使中医药“治未病”理论和技术得到全面继承，并在实践中不断丰富和发展。

其次，开展中医“治未病”是彰显中医药特色优势的重要方面。我在不久前召开的纪念“衡阳会议”25周年的讲话中提出了三个“明确”和三个“坚持”，即明确中医药工作的方向，坚持突出中医药特色；明确中医药工作的重点，坚持发挥中医药优势；明确中医药工作的目标，坚持发展中医药事业。“治未病”是中医学中的重要理念，具有完整的理论体系和独特的技术方法，在保护和增进人们健康方面具有显著的优势，是中医药特色优势的重要组成部分。因此，开展中医“治未病”工作，将其特色突出出来、优势发挥出来，是中医药工作的重点和重要目标。

第三，开展中医“治未病”是拓展中医药服务领域的重要手段。长期以来，一直存在着重医疗而轻预防保健、重病人而轻健康人和亚健康人等问题，注重围绕中医药医疗服务下工夫，而对中医药在预防、保健、养生、康复等方面的作用重视不够。因此，中医“治未病”工作的开展，必将使中医药的服务对象由以病人为主拓展到病人、亚健康人和健康人，服务范围由以医疗为主拓展到医疗、预防、保健、养生、康复等方面，中医药服务的活力将进一步增强。

总之，我们要充分认识开展中医“治未病”工作的重要意义，坚定工作信心，增强责任感、使命感和紧迫感，积极、主动地推动这项工作的开展。

二、把握试点工作的目标和原则

（一）关于试点工作的目标

这次中医“治未病”试点工作选择在部分中医医院进行，通过试点要实现三个目标，一是形成一批能系统开展中医“治未病”工作的中医医院，总结出在中医医院实现中医“治未病”思想的有效途径和模式；二是为研究制定开展中医“治未病”工作的相关政策措施提供实践经验和依据；三是探索构建有中医特色的预防保健服务体系的办法。

在这里，我想特别强调两点，一是在试点中，构建有中医特色的预防保健服务体系是我们的主要着眼点。因此，要从全局的高度、用战略的眼光来正确把握三个目标之间的关系，全面谋划试点中的各项工作。二是这次试点首先选择在部分中医医院中进行，主要是考虑中医医院有一定的技术资源、服务人群和工作基础，但并不意味着中医“治未病”工作仅仅局限在这些试点的中医医院中，也不意味着中医“治未病”工作只在中医医疗机构中开展，而是列入试点的中医医院需要承担更多的任务和责任。

（二）关于试点工作的原则

一是以人为本，服务群众。开展中医“治未病”工作的出发点和落脚点都必须坚持以人为本，以提高人们的健康水平为核心，以使人们少生病或不生病为着力点，从试点工作实施方案的制定到中医“治未病”模式的建立、服务的提供等各个方面，都必须真正从人民群众的需求出发。

二是结合实际，因地制宜。开展试点工作的各中医医院，要按照试点的总体要求，紧密结合医院和当地实际，认真制定切实可行的试点工作实施方案，积极开展符合当地需求和人群特征的中医“治未病”服务。

三是整合资源，形成合力。在试点工作中，既要有效整合试点中医医院内部机构、设施、人员、技术等资源，又要整合行业内医疗、科研、教育等资源，同时还要积极利用其他社会资源，从而围绕中医“治未病”工作的开展形成合力。

四是形式多样，注重实效。各试点中医医院开展中医“治未病”工作，可以采取多种工作模式，可以在预防、保健、养生、康复等领域选择不同的侧重点，可以运用各种不同的方法手段，但都必须注重实效，把中医“治未病”的优势真正体现出来。

五是突出重点，及时总结。通过试点以求解决的问题很多，各试点中医医院要紧紧围绕这些主要问题，抓住工作的重点和难点，积极探索，大胆实践。在试点过程中，要加强交流，沟通信息，及时总结，形成经验，积极推广，务求实效。

三、明确试点工作的重点

中医医院全面、系统地开展中医“治未病”，是一项创新性的工作，尽管目前不少中医医院进行了尝试，但从总体上看，还没有形成一套成熟的服务模式，还没有构建一个完善的服务体系，还没有建立一套规范的服务方法。与此同时，服务理念还需要进一步转变，服务范围还需要进一步明确，服务资源还需要进一步整合，服务监管还需要进一步加强。

就中医医院开展中医“治未病”试点工作的重点及在试点中要解决的主要问题，试点工作方案（草案）中已提出了初步的意见，请大家进行认真讨论，我们将根据大家的意见和建议，做进一步修改后确定。在这里我就试点工作的重点谈一些看法。

（一）关于服务范围的确定和服务模式的选择问题

中医“治未病”服务范围的确定，必须树立正确的理念。我认为，我们的工作应该树立以人为本的理念，服务对象应该是所有人，包括健康人、亚健康人和病人；服务领域则包括预防、保健、养生、康复和医疗。

中医“治未病”服务模式的选择，必须充分考虑不同的服务对象和服务领域。如中医体质辨识这一中医“治未病”方法，应用在不同的人群，如健康人群的孕产妇、亚健康人群以及病人等不同服务对象时，服务的提供方式或方法应有所区别。同样是中医体质辨识这一中医“治未病”方法，当用在预防、养生、医疗等不同领域时，其服务的提供方式或方法也应有所区别。同时，不同的中医“治未病”技术手段，其提供的方式或方法也是不同的。因此，我们要通过试点，以服务对象、服务领域、服务技术手段为要素，总结出一整套行之有效的中医“治未病”的服务模式。在这里，我还想强调一点，中医“治未病”服务的有效提供，必须具有一定的服务平台，因此各试点中医医院要切实加强平台建设，包括机构建设、运行机制建设等，从而为中医“治未病”工作的扎实、有效开展提供坚实的基础。

（二）关于服务内容和方法问题

中医“治未病”的服务内容和方法，其核心是服务的技术方法和手段。经过两千多年的实践，中医“治未病”的技术方法得到了不断的丰富和发展，既有传统的，又有现代的；既有药物的，更有大量非药物的。在试点中，要注意各种方法的综合应用，合理应用，要通过实践，总结形成技术规范，便于推广。实现上述目标，其基础是要确定这些方法所取得的实际效果如何，为人民群众健康水平的提高究竟发挥了多少作用。因此，在开展试点工作中，必须以科学的态度去提供中医“治未病”服务，以科研的思路和方法去开展中医“治未病”服务，注意基础资料的完整与规范，不断规范技术方案，不断完善评价体系，在提供中医“治未病”服务的同时积极开展相关研究。

开展中医“治未病”试点，要高度重视并切实做好中医“治未病”服务内容和方法的继承与创新。要做到这一点，必须按照吴仪副总理讲话提出的要求，正确认识和处理好继承与创新的关系，坚持以临床实践为核心，充分发挥中医药的特色优势。同时，要积极吸收应用现代科学技术和方法，开阔思路，促进中医“治未病”理论与实践的创新。

（三）关于人才队伍建设问题

开展中医“治未病”工作，要以中医药理论为指导，针对不同服务对象和服务领域，综合、合理运用各种不同的技术方法，提供多种形式的服务。这对相关人员的知识与技能提出了新的要求。这些人员必须具备扎实的中医药基本功，具有丰富的临床实践经验，掌握中医养生保健的基本知识与技能，熟练运用具有中医特色的技术方法（如心理调节、膳食调养、中药调理、运动调摄、针灸、按摩、熏蒸、沐足等）。这可谓是中医药专业技术人员中的复合型人才，目前这类人才十分缺乏。同时，中医“治未病”服务还需要具有养生保健康复知识和实践经验的人才，需要熟练掌握中医养生保健等基本技能的人才。试点中，一方面，各试点单位要加强开展中医“治未病”工作所需的各类人才的培养，为试点工作的顺利推进提供有力的人力资源保障；另一方面，要从开展中医“治未病”工作的人员队伍结构、各类人员的知识与技能结构、各类人员的培养方式等方面，边实践、边探索，并不断总结、提供经验。

（四）关于配套政策保障问题

开展中医“治未病”是一项新的工作，在试点过程中会遇到一些政策性问题，如诊疗科目设置问题、相关服务项目的价格问题、相关诊疗项目和药物纳入医疗保险的问题、经费保障问题等等。这些问题可以分为三个层面，首先是可以与现有的政策相衔接，其次是与现有政策不能直接衔接、但可以在现有的政策框架内解决，第三是确实需要制定新的政策规定。对于上述各个层面的问题，特别是后两种问题，希望大家高度关注，认真研究，加强协调，争取突破，为其他地区乃至国家层面的相关政策制定提供有益经验。在政策措施的建立完善过程中，要上下紧密配合，希望大家以实践为基础，注意总结工作经验和实际效果，积极提出建设性的意见和建议，为我们研究制定相关政策措施提供强有力的依据。

（五）关于具有中医特色的预防保健服务体系构建问题

构建具有中医特色的预防保健服务体系，既对中医药事业发展具有重要意义，同时对于建立我国覆盖城乡居民的基本卫生保健制度和多层次的医疗保障体系，解决13亿中国人民的疾病预防控制和卫生保健问题具有深远的意义。

构建具有中医特色的预防保健服务体系，涉及许多方面的内容，既包括该服务体系与现有中医药服务体系的关系，也涉及与城市社区及农村基层医疗卫生服务体系、疾病预防控制体系、健康宣传教育体系等的关系；既涉及中医药行业内部各方面的问题，也涉及整个卫生行业中有关方面的问题；既涉及卫生行业的问题，还涉及医疗保险等其他行业的问题；既涉及服务的技术业务问题，还涉及管理问题。因此，希望大家通过试点，在明确中医“治未病”的服务范围和模式、服务内容和方法等的基础上，就该服务体系的总体构架、组成部分的功能、保障条件等进行研究，并提出意见和建议。

四、关于开展中医“治未病”工作应注意的几个问题

（一）要注重工作基础和服务内涵的建设，不能一哄而起，更不能搞形式主义

开展中医“治未病”，要有必要的工作基础，要结合本地区群众的实际需要，认真探讨中医“治未病”的具体手段和方法，不能盲目行动，草率上马，甚至搞形式主义，简单地把原来的体检中心改为亚健康中心或者叫做“治未病”中心。这样非但做不好中医“治未病”工作，甚至还可能损害群众的利益，影响中医“治未病”的有效开展，并最终影响中医药事业的发展。

（二）要注重在为群众提供服务上下工夫，不能把开展中医“治未病”作为医院创收的手段

开展中医“治未病”工作的最终目的，是通过预防疾病，保障人民群众健康，并最终降低医疗费用，减轻群众负担。因此在开展中医“治未病”工作过程中，每一个服务项目的开展，都要经过充分论证，在具体的服务上下工夫，在充分体现中医“治未病”简、便、廉、验的优势上下工夫，避免走入“过度医疗”和“过度干预”的误区，更不能把开展中医“治未病”当作创收的手段，巧立名目，违规操作，变相收费，这与我们的宗旨不相容，与我们的目标背道而驰。

（三）要注重处理好开展中医“治未病”与现有规定的衔接

开展中医“治未病”工作，要注意与现有政策、法规的衔接，例如，要按照《医疗机构管理条例》的要求设置相应的诊疗科目，要按照现行的政策要求申报新的服务项目价格，要按照医疗保险的规定报销服务费用，等等。当遇到现有法律法规、规章制度未予以明确规定或者与其发生矛盾的问题时，应及时反映，做好咨询沟通，争取政策支持，切忌自作主张、投机取巧，甚至明知故犯、违规操作。

（四）要注重处理好提供服务与开展科研的关系

在开展中医“治未病”服务中，需要进一步规范和完善技术方法，全面总结服务效果。因此，在中医“治未病”的实践中，要有科研的意识和思路，积极运用科研的方法，注意相关资料的完整与规范，完善技术手段的操作规程，规范技术方案，科学总结服务效果，避免出现中医“治未病”的效果无法评价、规范体系建立缺乏依据等问题。与此同时，有关“治未病”的科学研究要以实践为核心，真正做到来源于实践并为实践服务。

（五）要注重宣传

试点工作过程也是一个向社会展示、普及中医“治未病”理念和效果的过程，因此，在试点中要加强宣传，让更多的人认知中医“治未病”。中医“治未病”服务的重要特点，就是要让大家自己掌握方法、自己能够操作，以更好地发挥作用，这就要求一方面中医“治未病”的技术方法要尽量简单，用起来方便，在家里就可以做，另一方面还要加强宣传，教会大家掌握这些方法，正确使用这些方法。良好的效果是最有力的宣传，因此，在让接受中医“治未病”服务的人真正感受到效果的同时，还要注重服务效果的总结和宣传，让更多的人了解中医“治未病”。另外，还希望各试点单位要加强试点工作的宣传和经验的交流，形成协作机制，互相学习，互相促进。

同志们，我们这次座谈会，是落实吴仪副总理重要讲话的一次具体行动，对做好中医医院开展中医“治未病”试点工作，推进中医“治未病”的深入发展，具有十分重要的意义。希望大家集中精力参加会议，积极为试点工作的开展提出意见和建议，贡献经验和才智，努力把会议开好，真正取得成效。

以科学发展观为指导，深入推进医院管理年活动，全面加强医政工作

——卫生部副部长马晓伟在2007年医院管理年暨全国医政工作会议上的讲话

（2007年3月29日）

经卫生部部务会研究决定，今年的医院管理年会议与全国医政工作会议合并召开。这次会议的主要任务

是，贯彻落实《中共中央关于构建社会主义和谐社会若干重大问题的决定》和胡锦涛总书记、温家宝总理关于卫生工作的重要指示精神，以科学发展观为指导，坚持"以病人为中心，以提高医疗服务质量"为主题，总结2006年医院管理年活动和医政工作，研究部署2007年工作。高强部长明天将与部分代表座谈，并作重要讲话，这是他连续第三次参加医院管理年会议，表示卫生部党组对医院管理年活动和医政工作的高度重视，也鼓舞我们在新的一年里，把医政工作和医院管理年的工作进一步向前推进。

下面，我讲几点意见。

一、2006年工作回顾

2006年，在卫生部党组的领导下，全国医政系统和医疗机构以科学发展观为指导，紧紧围绕全国卫生工作重点，按照2006年医院管理年会议和全国医政工作会议的部署，以提高医疗服务质量、保障医疗安全为主线，求真务实，开拓进取，继续推进国家医疗质量保证和持续改进体系建设，在医院管理年和医政工作各方面都取得了显著成绩。

（一）医院管理年活动取得新成效。

医院管理年活动是继文明医院评比、分级管理和医院评审、全国百佳医院评比之后，我国医院管理史上规模最大的一次全行业管理举措。在2005年工作的基础上，卫生部、国家中医药管理局针对医院工作中存在的突出问题，坚持"以病人为中心，以提高医疗服务质量"为主题，完善活动方案，充实活动内涵，创新活动方式，提高活动水平。2006年5月，卫生部、国家中医药管理局召开电视电话会议，总结2005年医院管理年工作和部署2006年工作，高强部长和黄洁夫副部长分别讲话，全国35000余人收听收看了会议，充分反映了卫生部党组和全国医疗卫生系统对这项活动的高度重视。按照"查实、查严、查细，帮助医院解决实际问题"的工作要求，卫生部、国家中医药管理局继续在全国范围内组织开展督查活动。

各地卫生行政部门继续把开展医院管理年活动作为当前医政工作的头等大事和卫生系统的重点工作，精心组织，加强督导，狠抓落实，形成了上下联动、内外互动、协调统一、强化医院管理工作的格局，不断把医院管理年活动引向深入。北京围绕构建社会主义社会首善之区的奋斗目标和"新北京、新奥运"的战略构想，为医院管理年活动注入新的内容。辽宁以等级医院复核评价和诚信医院评价为抓手，对工作开展不力的3所医院降低医院等级、14所医院整改一年。湖北省通过完善重点专科建设，强化医院内涵建设。江西从群众最关心的问题入手，制定了解决看病难、看病贵问题的26条措施和进一步提高医疗质量的30条意见。四川坚持与"万名医师支援农村卫生工程"、培育和提升医院核心竞争力、医疗机构日常监管等八个方面结合，全面加强医院管理。河北、湖南、河南、福建等省细化了医院管理年活动评价标准。

各级医院在医院管理年活动中，树立和落实科学发展观，把追求社会效益，维护群众利益，构建和谐医患关系放在第一位，在提高医疗质量、改进医疗服务、降低医疗费用等方面取得了阶段性成效，主要有以下几个方面：

第一，办院宗旨和方向进一步端正，"以病人为中心"的理念深入人心。各级医院领导班子深刻认识到，只有始终把群众利益作为医院一切工作的出发点和落脚点，以病人为中心，努力为人民群众提供满意的医疗卫生服务，医院自身才能得到更好的发展。第二，医院内涵建设得到重视，医院管理进一步加强。医院管理年活动是对医院管理者的一次全面培训，使院领导把主要精力放在医院内涵建设和管理上，开始从重外延、抓收入向重管理、抓内涵的方向转变，医院凝聚力不断增强。第三，医疗安全意识得到强化，基础医疗质量进一步提高。各级医院按照医院管理年活动的要求，切实加强基础质量管理，建立质量控制体系，不断提高医疗质量。两年来，许多医院的医疗服务量不断增长，但医患纠纷数量下降，群众因医疗纠纷上访的势头得到遏制。第四，医疗服务进一步改善，群众满意程度有所上升。医院开始建立完善医患沟通制度和患者投诉处理制度，尊重和维护患者的权利，想方设法方便群众就医，努力提供温馨、周到、细致、耐心的医疗服务。第五，诊疗工作进一步规范，医疗费用控制初显成效。各级卫生行政部门和医院认真落实合理检查、合理用药、合理治疗、合理收费的各项规定，积极开办惠民医院、济困医院，对城乡特困人群实行大病医疗救助，推进辅助检查结果互认和单病种限价，努力减轻群众负担。据全国抗菌药物临床应用监测结果显示，医院抗菌药物使用率从2004年的80.5%下降到2006年的69.7%，单张门诊处方平均金额从2004年的160.3元下降到2006年的150.1元，滥用抗菌药物现象有所减少。许多医院在业务量大幅度增加的情况下，每门诊人次费用、每出院人次费用下降。第六，医德医风进一步好转，先进典型不断涌现。各地把开展医院管理年活动与保持共产党员先进性教育活动、治理医药购销领域商业贿赂等工作结合起来同步推进，认真查处红包、回扣、开单提成和乱收费等违法违纪问题。广大医务人员发扬救死扶伤、无私奉献的优良传统，认真践行社会主义荣辱观，自觉抵制商业贿赂，纠正损害群众利益的不正之风，做维护人民群众健康的忠诚卫士。涌现了华益慰、吴孟超、乔淑萍、丁艾梅等一批优秀医务工作者的代表。

以上成绩的取得是各级卫生行政部门精心组织、真抓实干的结果，是各级各类医疗机构和广大医务人员服务大局、辛勤工作的结果，是各级党委政府和有关部门重视支持、协力共进的结果。在此，我谨代表卫生部，向长期以来关心、支持医院管理年活动和医政工作的同志们，向积极参加医院管理年活动并作出贡献的同志们表示衷心感谢！

（二）"万名医师支援农村卫生工程"取得新进展。

2005年，卫生部、财政部和国家中医药管理局启动了“万名医师支援农村卫生工程”。据各地上报数据，2006年，万余名来自城市518所大中型医院的医务人员到600个地处贫困、边远地区的县医院、中医院和1300所乡镇卫生院，共诊治病人近200万人次，培训医务人员56万人次，免费进修培训人员近3000人次，开展适宜技术4400多项，赠送医疗设备和其他物品数千万元。不少派驻医师表示，通过“万名医师支援农村卫生工程”，亲身感受到农民的就医困难和对高质量医疗服务的渴求，深受教育和锻炼，“万名医师支援农村卫生工程”实施，提高了农村地区高水平医疗服务的可及性，减轻了农民群众的就医负担。甘肃省对试点地区10个常见病种的治疗费用进行调查分析，发现在县内医疗机构进行治疗的总费用比到省、市级医院节约500–3000元，平均每例手术节省费用近千元。目前，这项工作开局良好，进展顺利，效果明显，得到了受援医院和当地群众的欢迎。

（三）医政立法不断完善，医疗市场管理持续加强。

2006年，根据医政管理工作的实际需要，我部加快了立法进度，一批医政相关的规章、规范颁布实施。作为新制定的卫生部部门规章，《放射诊疗管理办法》、《人体器官移植技术临床应用管理暂行规定》、《医院感染管理办法》、《血站管理办法》已经生效，《医师定期考核管理办法》、《处方管理办法》已经公布，即将实施；卫生部还会同国家工商总局修订了《医疗广告管理办法》，进一步加大对医疗广告的管理力度。《公立医院支援社区卫生服务工作的意见》、《社区卫生服务中心、站基本标准》、《关于进一步规范医疗机构命名有关问题的通知》、《单采血浆站质量管理规范》，以及肝脏、肾脏、心脏、肺脏移植技术管理规范和其他技术规范的制定发布，为规范医疗服务行为，加强行业管理提供了标准和依据。各地结合工作实际，有针对性地完善了相关规章制度。

各级医政部门综合运用法律、经济、行政手段，切实强化对医疗机构的监管。一是严格依法管理。依据《执业医师法》、《医疗机构管理条例》、《大型医用设备与配置管理办法》等法律、法规和部门规章，依法加强机构、人员、技术、设备等医疗服务要素的准入管理。二是积极推进医院政务公开。去年11月份，卫生部印发《关于全面推行医院院务公开的指导意见》，提出了院务公开的工作目标和实施步骤，要求到2007年底前全国县级（二级）以上医院应普遍实施医院院务公开，2008年底前全国各级各类医疗机构基本实现医院院务公开，以保证医院工作的透明性，保障人民群众的知情权。三是加大了行政监督和处罚力度。针对医政管理中发现的问题，敢于碰硬，敢于揭露问题，敢于督促解决，对存在问题多、管理混乱、群众意见强烈、存在严重质量和安全隐患的医院，严肃责任追究，采取黄牌警告、限期整改、降低或撤销医院等级等必要的行政处理措施。有些省在这方面开了个好头，大家应该学习和效仿，对医院的整改工作要加强指导，要帮助他们解决问题，提高水平。对医院的行政处罚要综合考虑到各方面因素，既要稳妥处理，又要敢抓敢管，强化管理力度。四是充分发挥信息手段的作用。大力推行医疗服务信息公示、院务公开制度，进一步完善价格公示、费用查询、费用清单制，自觉接受社会和患者的监督，增强了医疗服务透明度。

这里重点讲一下医疗广告管理。医疗广告是多年来社会和群众关注的热点问题之一。新修订的《医疗广告管理办法》颁布实施后，我部及时召开电视电话会议，向社会公示举报电话、电子信箱，在卫生部网站设立“违法医疗广告专项整治工作”专栏。在各地卫生行政部门的努力和政府相关部门的支持和配合下，在多种媒体和新闻单位的通力合作下，非法医疗广告得到了有效遏止。截至2007年3月9日，根据群众举报和监测违法医疗广告情况，我部连续部署卫生系统查处涉嫌违法发布医疗广告案件7批次共194起，已查证属实并处理的案件共78起。其中，上海协和医院被吊销《医疗机构执业许可证》；西安北大医院、太原癫痫病医院等分别被处以停业整顿和吊销“中医科”诊疗科目的处罚。各地也采取对违法广告发布单位在新闻媒体公告等形式，在社会上引起了较大反响。根据上海、山西、吉林等六省市的不完全统计，卫生系统监测到的医疗广告违法率已从去年同期的90%降至今年的10%以下。工商部门监测结果显示，全国电视医疗广告的违法率由2006年底的20.17%下降至12.1%，报纸医疗广告的违法率由2006年底的50%下降至14.9%。二十多年来，在医疗卫生工作中，像《医疗广告管理办法》这样，一部法律和法规颁布后，短时间内在行业管理上迅速收到成效，是少见的，这是一个很大的成绩，可以说初战告捷。通过治理医疗广告的实践，我们更加坚定了一个信心，只要我们下决心加强立法，加强监管，取得政府有关部门的支持，取得社会和人民群众的理解，就能够克服困难，解决一个又一个问题，把我们的工作向前推进，更好地为社会，为广大人民群众服务。

（四）做好突发药物事件处置和重大传染病医疗救治工作。

去年，多起重大药物不良反应事件相继发生，卫生部和全国各地卫生部门特别是医政部门，认真做好药物不良事件的处置工作，有效地保障了人民群众的健康权益。齐齐哈尔第二制药有限公司“亮菌甲素注射液”和安徽华源生物药业有限公司欣弗、广东佰易药业有限公司生产的静注人免疫球蛋白等药物不良事件发生后，我部和各地卫生行政部门迅速行动，对事件进行调查和处置，指导地方全力救治出现药物不良反应的患者。医疗机构根据医疗工作的需要和医政部门的要求，及时救治出现不良反应的患者，妥善做好后续处置工作，进一步加强药品不良反应的监测。通过各方的共同努力，最大程度地保护了人民群众的身体健康和生命安全，保障了医院正常的诊疗秩序，有效地维护了社会稳定。医疗机构要强化及时报告的意识，在发现传染病疫情、临床用血事件、临床药物不良反应事件时应及时报告，特别是在药物不良反应、临床用血等方面发现问题时，要迅速向上级主管部门报告，这样也有助于上级卫生部门及政府对事件迅速做出反应，进行有效处置。

做好艾滋病、禽流感等重大传染病的防治工作也是医政工作的重要内容。2006年，我部制定下发了《卫生部办公厅关于进一步规范人禽流感患者诊疗工作的通知》，为有关省份划拨了艾滋病治疗相关设备，新增了卫生部艾滋病临床培训基地，完成了中央专项资金艾滋病检测、治疗设备招标工作。中央和地方有关方面密切配合，有效降低了发病地区的感染率和死亡率。

（五）加强血液管理，确保用血安全。

2006年，卫生部在时隔14年之后，再次召开了全国血液管理工作会议，全面总结了十余年来的血液管理工作，研究部署今后一个时期的血液管理目标和任务。这次会议至今一年来，各级卫生行政部门狠抓各项工作的落实，大力推进血液质量安全和无偿献血工作。

一是落实卫生部《采供血机构设置规划指导原则》的规定。已有23个省完成了本省的采供血机构设置规划，并对现有的采供血机构进行了调整。截至去年年底，全国的采供血机构已由1998年的千余个调整到631个，采供血机构网络趋向合理化。县级血站的血液检测基本全部上交地市级中心血站，部分省市已开始着手进行集中化检测工作。二是进一步推动自愿无偿献血工作。为实现“十一五”期间临床用血100%来自无偿献血，其中自愿无偿献血达到95%的目标，各地继续采取宣传招募行动，普及无偿献血科学知识，发动全社会广泛参与。2006年，我国的无偿献血比例已经达到98%，其中自愿无偿献血比例达到94.90%，重复无偿献血比例不断上升。三是狠抓血站全面质量管理。卫生部颁布实施《血站管理办法》及《血站质量管理规范》、《血站实验室质量管理规范》，对血液质量管理工作进行了部署和要求。同时，按照《血站质量管理规范》对全国血站业务站长和质量负责人1100余人进行培训。目前，各血站正在进行全员培训，建立和完善质量体系文件和内部审核工作。通过半年多的质量体系建设，已经初见效果，血液管理水平和质量有了进一步提高。根据统计资料，全国的血液报废率由原来的10%左右下降到4%。四是进一步落实临床用血的管理要求。深圳卫生局建立了对医疗机构临床用血的管理和检查制度；上海市卫生局对临床医师建立了临床用血的培训制度。卫生部也启动了对《临床用血管理办法》、《临床用血管理技术规范》的修改工作。五是进一步推动单采血浆站转制工作。卫生部会同九部委印发了《关于单采血浆站转制工作的通知》，并督促各省落实。19个设置单采血浆站的省、自治区已经有15个完成了转制工作方案，转制工作正在落实。卫生部还下发了《单采血浆站质量管理规范》，进一步加强对单采血浆站的质量管理。

（六）贯彻落实《中国护理事业发展规划纲要》，着力解决护理工作存在的突出问题。

2006年，各省、自治区、直辖市卫生行政部门贯彻落实《中国护理事业发展规划纲要（2005－2010年）》和全国护理工作会议精神，认真制定本省（自治区、直辖市）护理事业发展规划和实施方案，并召开护理工作会议进行部署。据统计，全国28个省、自治区、直辖市已经下发了贯彻《中国护理事业发展规划纲要》实施方案，23个省、自治区、直辖市和新疆生产建设兵团召开了护理工作会议。一些省、自治区、直辖市为制定好实施方案做了大量的调查研究工作，并根据实际调查结果，有的放矢地确定了工作重点和目标。第一，各地将提高临床一线护士数量和护士队伍素质作为护理工作发展的重点。北京、天津、河北、浙江、山东、广东、云南、陕西等省、直辖市提出了更高的临床一线护士配备标准。如：北京市和河北省均提出，到2010年三级甲等医院普通病房的床位与护士比应达到1：0.5，重症监护病房床位与护士数之比要达到1：2.5－3；浙江省提出到2010年，全省三级医院实际床位与在岗护士数之比达到1：0.75。部分医院也开始充实临床一线的护士人力。第二，在保障合同制护士权益、稳定护士队伍方面，部分省、自治区、直辖市提出了明确管理措施。安徽、江西、山东、湖南、四川、贵州、云南、陕西、甘肃等省、自治区针对医疗机构在聘用合同制护士工作中的问题，提出规范合同制护士聘用管理的措施，要求医疗机构在依法执业、充分培训、保证质量、保障权益的前提下规范管理合同制护士队伍。扩大护理队伍，不仅要增加数量，而且要提高质量，同时要保证权益。第三，提高临床护理质量。安徽省要求医疗机构要将“以病人为中心”的理念和整体护理内涵融入日常护理工作中，密切观察病人病情变化，正确实施各项治疗和护理措施，加强分级护理和围手术期护理工作，保证病人安全和护理质量。辽宁省在保证临床护理质量方面要求医疗机构要建立和落实相关工作制度和标准，包括：保护、维护、尊重病人权益的各项规定及岗位责任制度，实施重点护理环节、重点部门的护理安全保障措施和多部门协调的工作机制。

这些工作在一定程度上营造了重视护士队伍建设和加强护理工作的氛围，据统计，全国护理工作会议召开后，2005年、2006年全国共增加9万名护士，是护士数量增长最快的两年。部分医疗机构能够正确处理医疗成本和病人利益之间的关系，注重护理队伍数量的增加和素质的提高，这样做不仅确保医疗安全，而且能够为病人提供更好的服务，为进一步落实科学的发展观，以人为本，构建和谐的医患关系创造了条件。

在看到成绩的同时，我们必须正视存在的问题和薄弱环节：一是一些医院内涵建设与外延发展兼顾不够，存在片面扩大规模的倾向，医院管理者依法治院及医务人员依法执业意识还有待加强，医疗质量管理和医疗服务中存在的问题还没有得到有效解决；二是一些地方和单位对医院管理年活动出现厌倦心理，甚至有抵触情绪；三是少数地方的管理层和执行层思想不够统一，医院管理年活动存在“上热中温下凉”、工作开展不平衡等现象。这些问题，有待在今后工作中切实加以解决。

二、坚持科学发展观，切实把加强医院内涵建设作为医院管理的重中之重

科学发展观是我们党在新的历史时期，从党和国家事业发展全局出发提出的重大战略思想，是我们推动经济社会发展、加快推进社会主义现代化建设必须长期坚持的重要指导思想，为我国医疗卫生事业发展指明了方向。只有以科学发展观作指导，才能保证医疗卫生事业符合党的要求和人民群众的需要，才能保障医疗卫生事业全面、协调、可持续发展。

（一）我国医疗卫生事业面临着重要的发展机遇。

党的十六届六中全会《决定》把加强医疗卫生服务、提高人民健康水平作为和谐社会建设的一项重大任务并提出了明确要求。胡锦涛总书记在中央政治局第三十五次集体学习时强调，“医疗卫生事业是造福于人民的事业，关系到广大人民群众的切身利益，关系千家万户的幸福安康，也关系经济社会协调发展，关系国家和民族的未来。各级党委和政府都要切实把发展医疗卫生事业、提高人民群众健康水平放在更加重要的位置”。温家宝总理在今年的《政府工作报告》中要求各级政府重点做好四项卫生工作。党中央、国务院高度重视医疗卫生事业的发展，各级党委、政府和全社会共同关心支持医疗卫生工作。

医疗卫生事业面临重要的发展机遇。党中央、国务院对医疗卫生事业的发展高度重视，将人人享有基本卫生保健作为建设和谐社会的重要组成部分，强调各级政府的责任，这是我们工作的政治基础；我国经济快速发展，财政收入连年增加，医疗卫生事业投入的比例逐渐增大，这是我们工作的物质基础；人民群众日益增长的医疗需求及呼唤改革的声音，是我们做好工作的社会基础；多年建立起来的覆盖城乡的医疗服务网，以及一支好的医务工作者队伍，是我们的工作基础。目前，国务院成立了由国家发改委、卫生部等 14 个部门组成的国家医疗卫生体制改革工作小组，发改委主任马凯同志和卫生部高强部长任双组长，从体制、机制建设入手，研究我国医疗卫生事业发展的指导思想、基本目标、政策措施等一些重大问题。这次研究内容之广，讨论问题之深，社会影响之大，在卫生行业是仅见的，各级政府和社会各界对这次医疗卫生体制改革寄予很大期望。

经济社会快速发展也为医疗卫生事业发展提供了广阔空间。中央和地方政府对卫生工作加大了重视和支持的力度。2007 年，中央财政预算草案安排医疗卫生支出 312.76 亿元，较去年增长 86.8%。同时，经过几年来理性、科学、系统的探讨和研究，社会各界逐渐认识到解决看病难、看病贵问题需要多方面同心协力，齐抓共管，逐步解决。温家宝总理在吉林省人民医院视察时特别指出：“医生和护理人员在任何国家都是最受尊重的。因为它直接关系到人，关系到人的健康和生命。我们说以人为本，关注民生，没有比健康和生命在民生里更重要的事情了。而直接为人的健康和生命服务的，就是医生，就是护士。”他强调：“医护人员所做的是最受尊敬的事情。大家都要认识到，我们国家的医生和护士不是靠工资做动力来工作的，而是靠医德、靠奉献来服务的。”温总理的讲话是对我们医务人员队伍的肯定、鼓舞和激励。

在看到有利形势的同时，也要正视医政工作存在的问题。目前，我国医疗服务资源总体不足与医疗资源配置不合理并存，医疗服务不能完全满足人民群众日益增长的健康需求，医院管理的手段和方式有待提高，医患关系之间存在不和谐因素，这些都影响医疗卫生事业的发展和广大人民群众的利益。

（二）加强医院内涵建设，解决医院管理中的突出问题。

树立科学发展观，抓住有利机遇，加快我国医疗卫生事业健康发展，是我们的重要任务，而加强医院内涵建设，解决医院管理中的问题，又是我们工作的重中之重。当前要围绕医院管理年活动的工作目标和重点要求，着重解决医院管理中存在的突出问题，重点做好以下几方面的工作。

第一，加强学科体系建设。学科体系是医院构成的主体、功能的基石，是医院内涵建设的灵魂，关系到医院的长远发展。近年来，在同样的历史背景和外部环境下，由于医院办院思路不同，医院的建设发展呈现出不同态势，我国学科优势分布的格局也正在发生变化。一些医院通过多年的建设发展，取得了科研工作、学科建设、人才培养的可喜成绩。四川大学华西医院在“科技兴院，建设研究型医院”的指导思想下，取得长足进步，2005 的科学引文索引（SCI）收录论文数和美国全科医学文献光盘数据库（Medline）收录论文数在全国医疗机构中分别排名第一，还有中国人民解放军 301 总医院、北京协和医院、复旦大学附属中山医院、上海交通大学附属瑞金医院、华中科技大学同济医学院附属同济医院等，始终稳定地排在我国医院科研、学科建设的前列。这些医院之所以取得骄人的成绩，一是坚持了以临床为中心，医疗、教学、科研全面发展的办院思路；二是找准了医院目标定位，构建了龙头学科、重点学科、特色专业三级学科体系；三是加强了学科队伍建设，一批业务能力强，人品学风正的优秀人才成为学科带头人；四是重视了学科制度的建立，完善学科发展的激励和约束机制。各医院应该借鉴华西医院等的经验，合理定位医疗、教学和科研工作，加强学科建设，增强医院实力和发展动力，扭转单纯重视医院规模和经济收入的倾向，规避医院远期发展乏力的风险。

第二，强化制度管理。严格执行各项规章制度是做好医院各项工作的基础，是医疗质量和医疗安全的保障，也是提高医院管理水平的必然要求。北京大学第三医院注重抓医院制度建设和责任落实，开展医院管理年活动以来，在北京地区三级甲等综合医院中始终保持最短的平均住院日和最低的每门诊人次费用。中国医科大学附属第一医院在医院管理年活动中，通过严格执行各项规章制度，提高中层管理干部能力，强化质量管理，医疗安全形势明显好转。2006 年，该院在门诊量和入出

院病人都有较大幅度增加的情况下，医疗纠纷投诉同比2005年度下降了20%，全年没有新发生的到各级部门上访的医疗纠纷案例。重庆市三峡中心医院在医院管理年活动中，强化法律意识、执业意识、规范意识、道德意识和荣辱意识，医院医疗服务质量不断提高。2006年医疗投诉同比下降17%，各种纠纷下降40%，在重庆市卫生局的病人问卷中调查满意度99.48%。当前，医院管理中的新情况、新任务不断出现，各级医院和医务人员在落实医疗护理工作制度的同时，应及时立新规、出新意，完善医师考核、医患沟通、技术准入、药事管理、感染控制等规章制度，使医院管理跟上医学技术和社会发展的节奏。对未按规章制度和岗位职责办事的工作人员要敢于管理，敢于处罚，保障规章制度的落实。

第三，大力提高从业医务人员的素质。从业人员的素质是保证服务质量的关键因素。目前，国家已投入资金用于疾病预防控制体系、医疗救治体系、血站管理体系、卫生监督体系的建设，使其在规模发展、硬件建设等方面都有了长足的进步，但是，卫生人力资源总量不足，分布不合理，素质不高的问题十分突出，影响和制约了我国医疗卫生事业的健康发展。人才队伍建设不是在短期内所能够完成的，而是卫生战线一项长期的、紧迫的任务。当前，医务人员素质问题，特别是“三基三严”的问题已引起卫生行政部门和医院的重视，北京市今年准备在全市医务人员中开展“三基三严”的岗位练兵活动。中南大学湘雅三医院在医院管理年活动中通过建立“三基”技能培训的教师队伍，规定培训内容，对45岁以下医师（包括教授、主任）进行“三基”技能操作训练，提高了医师的基本技能。北京市垂杨柳医院在医院管理年活动中，按照岗位类别，逐级进行人员岗位培训，医务人员业务能力的提高带来医疗质量的改善，该院2006年出入院诊断符合率提高到99.81%，甲级率提高到99.1%，医疗投诉下降44%，患者满意度提高4.5个百分点。要加强医院内涵建设，提高医务人员的业务素质，重点是提高医务人员依法执业的践行能力；提高医务人员的物理诊断、外科操作、急症处置、重患抢救、临床技能等基本功；提高医务人员临床思辨和独立工作能力以及医患沟通能力。通过提高医务人员的业务素质，保障医疗质量，提高医院核心竞争力。

第四，建立科学的医院管理评价体系。国内外医院管理经验表明，对医院的医疗服务和工作状况进行及时评价是促进医院保证医疗服务质量，持续改进工作的有效手段。医院管理年活动开展两年来，各地根据《医院管理评价指南（试行）》、结合实际，初步建立了形式多样的医院评价管理办法和具体标准；很多医院加强了医疗质量管理，对医疗服务要素进行准入、控制、评价、检查监督和信息监测预警，收到了较好的效果。辽宁、四川等省对评价不合格的医院取消三甲医院称号的做法，带动了全省医院工作。山东大学齐鲁医院和江苏省人民医院通过内部质量控制和评价，促进了医疗质量的持续改进。在医疗质量管理中，要坚持以医院内涵建设为重点，不断促进医疗质量和技术水平的提高，要探讨、完善医院评价的方法和标准，既要避免医院评审的负面影响，又能够体现新时期医院管理的要求。

第五，加强医院文化建设。先进的医院文化是医院持续发展的精神支柱和动力源泉，是医院的灵魂。一所好医院往往有着几代人文化、精神和传统的积淀。北京协和医院以“三基三严”和“三宝”蜚声海内外，在建院85周年的院庆时，医院不讲盖了多少楼，不讲业务收入多少，而是讲历史、讲文化、讲传统，“追求真理的科学精神，忠于人民的服务精神”，这一协和文化陶冶了一代代协和人，在我们看来，这是协和医院保持强大的重要原因。北京大学口腔医院秉承“厚德尚学、精医济世”的院训，坚持“三满意一发展”的管理理念，促进了医院持续健康发展。各级医院要重视医院文化建设，以医院文化引领医院内涵建设。医院文化建设该如何抓，我个人认为，简单地说，就是要做好三篇文章，一是医院如何善待病人；二是院长如何善待员工；三是如何培养团队精神，协作精神无论对医院发展还是科室建设，都十分重要，而这种协作精神需要一代又一代的培养。希望各地积极探索，推动我国医院文化建设的实践。

第六，建设节约型医院。党中央、国务院把建设节约型社会作为我国经济社会发展的一项重大决策。我国人口多，疾病多，医疗资源不足，社会承受能力有限，这种基本国情决定了我们必须建设节约型医院。建立“资源节约型，环境友好型”医院是我们医院建设的基本原则，发展建设投资，要充分考虑到医院和社会的承受能力，要量力而行，近来媒体报道我国高校的负债状况，我们卫生行业对此要高度重视，引以为戒。各地要以开展医院管理年活动为载体，指导医院坚持科学地制订医院发展规划，走集约型发展道路；厉行节约，降低成本；坚持合理检查、因病施治、合理收费，尽量降低病人费用。福建省通过建立医院评审评价相结合的长效机制，连续两年实现年人均门诊费用与年人均出院医药费用零增长的目标；广东省要求医疗机构为患者精打细算，合理选择治疗方案和医用耗材，控制医药费用增长；复旦大学附属中山医院，采取了合理安排时间空间，降低医院能耗等措施，这些建设节约型医院的经验值得借鉴。

（三）建设平安医院，和谐医患关系。

近年来医患关系存在一些不和谐因素，既有社会大环境的原因，也有小气候的原因。胡锦涛总书记指出，要在全社会形成尊重医学科学、尊重医疗卫生工作者的良好风气。优化医疗执业环境问题，关系到医疗卫生事业的健康发展，也关系到医患关系的和谐。医学具有科学性、实践性和探索性的特点，医患的共同敌人是疾病，医患之间必须相互信任，相互支持，相互尊重，密切配合，这既是医学科学发展的需要，也符合患者的根本利益。如果医患关系紧张、医师执业环境恶化，怕担风险，不愿探索，不敢创新，不仅严重阻碍医学科学发展，也会直接损害群众的利益。为优化医疗执业环境，卫生部正在会同有关部门认真研究，制定措施，专门进行部署。高强部长亲自召开相关部门的联席会议，大家一起协商，共同研究解决这些问题。今年要与宣传、公安等部门开展“平安医院”建设，坚决打击破坏医院秩序的违法行为，切实维护医院正常工作秩序和广大医务人员的正当权益，努力营造尊重医学科学、尊重医务人员的社会氛围。各地要不断探索解决医患纠纷、缓解医患矛盾的有效方式和途径，积极稳妥地推行医疗责任保险。要关心爱护医务人员，积极创造条件，解决他们在工作、学习和生活中遇到的困难，为他们创造良好的执业条件和工作环境。

三、继续深入开展医院管理年活动，坚持以病人为中心，构建和谐医患关系

党的十六届六中全会提出了建设社会主义和谐社会的目标，在医疗卫生领域构建和谐社会，首要的是建设和谐的医患关系。2007年的医院管理年活动要深化和扩展“以病人为中心”的服务理念，继续提高医疗服务质量，构建和谐医患关系。按照“理念再深化、管理再加强、质量再提高、服务再创新”的总体要求，着力做好以下几项工作。

（一）整顿和改善医疗执业环境，和谐医患关系。

今年的医院管理年活动要把整顿和改善医疗执业环境，和谐医患关系作为重点。卫生部根据胡锦涛总书记和吴仪副总理关于整顿和改善医疗执业环境的批示，在与有关部门取得一致意见后，向国务院提出了整顿和改善医疗执业环境的意见，将与有关部门制订具体措施后实施。

第一，要坚持以患者利益为先，大力加强医疗服务管理。各地要按照《医师定期考核办法》和医务人员医德考评规范，对医师的职业道德、业务水平和工作成绩进行考核，对那些业务不精、责任心不强、多次发生医疗事故的医师要暂停或中止其执业活动。落实医疗机构校验管理，对疏于管理、医疗事故频发的医疗机构，要暂停执业活动直至吊销执业许可证。严格执行首诊负责制度、三级医师查房制度、“三查七对”制度等，保障患者医疗安全。积极推行院务公开，提高医院业务信息透明度，尊重群众知情权和选择权；加强医院收费管理，减少和杜绝不合理收费。各级卫生行政部门要指导医院制订医疗纠纷处理预案，对出现的医疗纠纷，应积极主动地妥善处理。

第二，及时救治急诊抢救患者，研究解决医疗机构紧急救治发生的医疗费用补偿问题。医疗机构对需要急救的患者严格执行首诊负责制，坚持先抢救、后缴费的原则，坚决杜绝见死不救等违规违法行为。同时政府有关部门也要进一步疏通与医疗保险、农村合作医疗，医疗救助经费的渠道，争取制定医疗机构承担突发公共卫生等事件救治任务的补偿政策，争取解决医疗急救欠费问题。

第三，规范医疗事故鉴定，修订赔偿标准，完善医疗纠纷处理机制。司法部门将与卫生部门共同研究，统一确定医疗事故鉴定主体。卫生行政部门负责对医疗事故技术鉴定进行程序审查，医学会负责技术鉴定专家的管理并对鉴定案例进行复核。建立医疗事故异地鉴定仲裁制度，对医疗事故争议较大的案例，由卫生部门组织进行异地鉴定，确保技术鉴定的科学公正。研究修订医疗事故赔偿项目和标准，制订统一的赔偿标准。进一步完善医疗纠纷诉讼的举证责任规则。各地要加强对医疗事故鉴定工作和鉴定专家的管理，保证鉴定公平性。

第四，推行医疗责任保险，有效化解医疗纠纷。国外经验证明，医疗责任保险对于减轻医疗机构的赔偿负担，保证患者得到及时有效的经济补偿具有重要作用。上海、深圳、吉林等省、市已开展医疗责任保险工作的试点，取得了一定经验。各地要组织、引导医院和医务人员参加医疗责任保险，靠第三方化解医疗纠纷，改善医疗执业环境。引导和鼓励患者参加医疗意外伤害保险，化解医疗风险。

希望各地卫生行政部门、各级医院要重视医疗责任保险工作。随着国家保障制度的建立，医疗风险分担机制也应逐步建立和不断完善，无论是医疗收费，还是医疗赔偿，都由第三方公正、科学、妥善地进行处理，既实现了社会的公平原则，又能够提高效率，对于医院的健康发展，保护病人的合法权益，都有非常重要的作用。各级卫生行政部门和医疗机构对医疗责任保险工作要积极探索，不等不靠，由易到难，最后形成制度。

第五，加强医院治安综合治理，开展“平安医院”建设。各级地方卫生部门要积极争取政府和公安部门的支持，组织指导医院开展平安医院创建活动，加强医院治安综合治理。要落实医院内部治安防范措施，建立预警机制，制定突发医疗事件的应急处置预案，做到早发现、早报告、早处置、早解决。

（二）大力加强医院药事管理，提高临床合理用药水平。

全面提高我国医院药事管理水平，大力加强医院药师管理，促进临床合理用药，是今年医院管理年活动的又一个重点。近几年，各级卫生行政部门和医疗机构通过贯彻《医疗机构药事管理规定》、《处方管理办法（试行)》、《抗菌药物临床应用指导原则》的要求，加强临床用药的干预，医院药事管理工作得到加强。但是，不合理用药现象在一些医院不同程度地存在，个别单位、个别地区还比较严重。今年，要大力加强药事管理工作。

第一，严格执行处方点评制度，规范处方行为。新修订的《处方管理办法》将于今年5月实施，各地要尽快组织学习和贯彻，加强处方规范化管理，实行按药品通用名处方，对开具不合理处方的医师要进行警告，限制处方权。对不按规定开具处方造成后果的医师要按《执业医师法》严肃处理。

第二，继续严格执行《抗菌药物临床应用指导原则》，落实各项要求。在全国抗菌药物临床应用和细菌耐药监测的同时，有条件的地区也要建立本地的监测网，医疗机构要开展院内监测，指导抗菌药物临床应用，促进抗菌药物的合理应用。

第三，加强临床药师管理。继续进行临床药师培训试点，明确临床药师的工作责任和任务，建立医、药、护协调的用药机制，今年省会城市的三级医院都要设立临床药师，开展临床用药指导。

第四，加强药品的临床监控。实施临床用药监控，加强药品不良反应与药害事故的监测与报告，及时发现和处理药害事故。大家对去年和今年发生齐二药亮菌甲素、安徽欣弗和广东佰易事件还记忆犹新。这些事件给医疗秩序带来极大影响，如发现不及时或者处理失当都将严重损害广大患者的利益。各级卫生行政部门和医疗机构要时刻提高警惕，加强监测，发现问题及时报告，果断处理。复旦大学附属中山医院的临床药师管理工作做得很突出，对药品的监管工作抓得牢，做得实。

卫生部将在今年的医院管理年督导中监督检查上述要求的执行情况，各级地方卫生行政部门也要加强对辖区医院的监督指导。

（三）落实降低医药费用的各项措施。

今年，各地要继续把规范医疗行为、控制医药费用作为一项重点工作来抓，认真落实降低病人医疗费用的各项措施。

第一，要坚持合理检查、合理用药、因病施治。医疗机构要严格执行《临床诊疗指南》和《临床操作技术规范》，制定科学经济的治疗方案，规范诊疗行为，提高医疗质量和工作效率，努力为患者节省医药费用。使用药品是治疗疾病的基本手段，也是目前临床工作中的一个突出问题，应该引起高度重视。有几类药物，如：抗菌素，血液制品，心血管药品，抗肿瘤药物，生物制剂等，应用范围广，费用高，有针对性地做好这些药品的使用和控制工作，就能够降低病人的费用。

第二，严格控制、规范使用高值耗材和贵重药品。新技术和新材料在临床的应用，为挽救患者生命，改善患者生活质量创造了条件，但也导致医药费用的大幅度上升。高价值耗材的采购和使用是造成患者多付费、看病贵的一个比较重要的原因。在符合治疗原则的情况下，尽量选用安全、有效、廉价的器材和药品。对费用高的治疗手段、医用材料和药品进行控制。卫生部2005年8月下发了《血液透析器复用操作规范》后，血液透析费用因透析器的复用大大降低，降幅最大的地区从每次480元降到280元左右，极大减轻了肾衰患者的经济负担，得到了社会的好评。今年还要研究心血管介入产品和手术材料的复用规范，减轻患者的经济负担。

第三，开展多种形式的费用控制工作。在确保医疗安全的原则下，继续探索临床路径，按病种付费，同类医院间检验、影像检查结果互认等管理措施，创新降低医药费用的新措施。

（四）进一步加强护理工作，营造关爱患者的氛围。

护理是医院的重要品牌。加强护理工作对构建和谐医患关系，建立和谐医院关系重大。护理工作直接服务于患者，与患者接触密切、连续、广泛，医疗服务中的治疗、护理、关怀及照顾性措施都要通过护士去实施，患者对护士的工作感受最直接、最深刻。因此，通过改进护理工作，提高护理质量，使患者切身感受到温暖，感受到人与人之间真挚的帮助与关爱。在护理工作方面的重点是：

第一，着力解决临床一线护士数量不足的问题。医院院长要重视和加强临床护理工作，按照我部要求，三级医院临床一线病房护士的配备必须达到护士与床位比0.4：1的标准要求，有条件的医院要争取达到0.6：1。同时，医院要把有限的护士人力资源科学、合理地安排好，挖掘潜力，有效地发挥好护士的作用，提高工作效率。

第二，要坚持护理工作“贴近病人、贴近临床、贴近社会”。在医院管理年活动中，护理服务方面做几件使患者受益大、感受深的实事，产生几个亮点。各医院可以创造性地开展一些工作，将人文关怀融入对病人的护理工作之中，服务于细微之处，营造关心病人、爱护病人、尊重病人、帮助病人的氛围。如：患者入住院，护士主动周到的服务会使患者感受到家庭般的温暖；护士巡视病房主动问候患者，看看患者需要什么帮助；患者接受特殊的检查，护士主动将注意事项告诉患者，帮助患者做好准备；患者手术前比较紧张，护士多来看一看、问一问；患者手术后或者病情危重期间，安排资深的护士重点护理；等等。在护理工作中的很多环节和过程，都可以融入对患者的体贴与关怀，为患者提供温暖人心、体贴入微的护理服务，在帮助患者的过程中营造和谐的医患关系。

建议大家向卫生部北京医院学习，那里护士的临床技能、服务态度和工作作风，已经达到了很高的程度，她们真正做到了对病人的诚心、细心、爱心和耐心。虽然在全国推广难度很大，但每省在一所医院，每个医院在若干个病房开展还是可行的，要做出品牌，树立形象，成为标杆。

第三，要加强对护士的培养，提高护士的专业技术水平。在临床护士的培养工作中，着重提高临床专科领域护士的专业技术水平，提高护士对疑难重症患者的护理质量，促进护理工作与临床诊疗技术的同步发展。

四、突出重点，真抓实干，认真做好医政各项工作

（一）进一步完善医政法制，加强对医疗市场的管理。

第一，严格医疗技术的准入管理。重点强化对器官移植技术的临床应用管理。去年，卫生部颁布了《人体器官移植技术临床应用管理暂行规定》，从医疗行业内部规范和加强人体器官移植技术的临床应用，实施准入管理。要求以省为单位制定人体器官移植技术临床应用规划，改变器官移植无序发展的状况。为从技术层面规范医疗机构器官移植诊疗行为，引导器官移植向着更加注重“质”的方向发展，卫生部分别下发了肝脏、肾脏、心脏、肺脏移植技术管理规范，召开了全国人体器官移植工作会议和全国人体器官移植技术临床应用管理峰会，部署人体器官移植规划制订和医疗机构开展人体

器官移植的准入工作。这项工作得到社会各界和有关国际组织的积极、高度评价。前不久，卫生部人体器官移植技术临床应用委员会组织完成了对各省上报的申请开展人体器官移植医疗机构执业资格的初审工作，近期还将提交委员会作进一步的审定。今年 3 月 21 日，国务院常务会议原则通过了《人体器官移植条例》。《条例》颁布实施后，卫生部还将进一步组织开展贯彻落实工作，并在适当的时候向社会公布医疗机构人体器官移植准入结果。在规范器官移植技术临床应用的同时，今年将适时启动对心血管介入治疗技术的规划管理，重新布局，加强准入和监管。各省要参照器官移植技术的管理方式，做好本地心血管介入治疗技术的应用规划，确定应用机构，停止不符合规划和要求的医疗机构开展心血管介入治疗技术。

第二，颁布实施《护士条例》和医政领域的规章。《护士条例》已经第二年列入国务院立法计划，将进一步明确护士的权利、义务、执业规则，明确卫生行政部门和医疗机构在护士管理中的责任，卫生部正在积极促进此项工作，各地要做好有关准备工作。根据卫生部立法计划，今年要制订颁布七件有关医政的部令规章，包括《城乡医院对口支援管理办法》、《医疗机构校验管理办法》、《急救中心（站）管理办法》、《护士执业注册管理办法》等等。各地也要根据实际，及时制订颁布有关规定要求。医政管理方面的法律法规很多，还有许多的规章制度和技术规范。因此，医政部门的同志要认真学习有关法律法规和规章制度，熟悉有关技术规范，一方面提高自己的行政能力，另一方面加强依法行政的意识，正确行使手中的权力。

第三，加强医疗广告监管工作。今年医疗广告管理工作的核心就是要保持高压态势，巩固已取得的成果，扫清监管的盲点、死角，坚决贯彻落实新的《医疗广告管理办法》。重点做好以下工作：一是加强宣传；二是严肃查处；三是严格医疗广告成品审查出证工作，做到审查出证标准统一、格式统一。医疗广告管理工作必须是全国一盘棋，出现“后进”会带坏一片，甚至损害我们已经取得的良好局面。今年是扭转医疗广告管理不力状况的开局之年，大家必须乘胜前进、毫不松懈、坚决打好这一仗。

第四，稳步推进院务公开工作。今年是贯彻落实院务公开工作的启动年，重点是二级（县级）以上医院。各级医疗机构要认真贯彻落实党中央、国务院关于在公用事业单位推行办事公开制度的各项要求，落实《关于全面推行医院院务公开的指导意见》，以社会公众、患者以及内部职工为主要对象，深入开展院务公开。卫生行政部门要积极指导、督促落实，各地可根据本地实际情况丰富院务公开的内容，编制院务公开目录，逐步建立院务公开的评价体系。今年，卫生部将开展院务公开示范地区的指导、推介工作，选择全国院务公开工作较好的 5 - 10 个省、市、区建立院务公开示范点。

第五，继续加强血液管理，切实保证用血安全。第一，进一步推动无偿献血工作，扩大培训，加强宣传。特别要在建立无偿献血的长效机制和固定自愿无偿献血队伍上下工夫，根据临床用血需求预约采血，防止随机采血出现的暴库、偏型和库存告急的现象。第二，紧紧围绕血液质量和用血安全，全面落实《血站管理办法》及其配套质量管理规范。2007 年各级卫生行政部门要组织对落实情况的检查工作，不能流于形式，狠抓环节质量。今年卫生部将下发《单采血浆站管理办法》，办法将规定对供浆员进行网上检索查询，一个供浆员只能在一个浆站建立供浆证。因此，各省应当对现有注册的供浆员进行彻底清理。单采血浆站的规范化建设要作为今年血液安全整治工作的重点，要按照《单采血浆站质量管理规范》检查验收，不合格的坚决清理关闭。在有条件的省市，要积极进行血液集中化检测的试点工作。集中检测工作坚持稳步推进、确保安全的原则，条件成熟要推进，条件不成熟，要创造条件推进；要扩大检测内容，提高检测水平，从血站到医院，要做到预防在先，关口前移，消除临床供血的安全隐患。第三，继续抓紧落实和调整各地《采供血机构设置规划》，没有规划的省市要尽快制定并对现有供血机构进行调整。同时，要注意供血网络的建设，做到横向到边，纵向到底。在有条件的省市，要积极进行血液集中化检测的试点工作。第四，加强临床合理用血和血液制品的管理，严格掌握使用的适应证和用量。各级卫生行政部门应建立检查评价制度，促进合理、节约用血和血液制品制度的落实。

（二）继续组织实施“万名医师支援农村卫生工程”。

“万名医师支援农村卫生工程”作为城乡医院对口支援工作的一项重要内容，将在今后较长的一段时间内深入开展下去。今年要重点抓几方面工作：第一，总结“万名医师支援农村卫生工程”实施两年来的经验，健全政策措施，逐步完善工作制度，研究建立城乡医院对口支援的长效机制。第二，树立典型，表彰先进，推广先进经验，抓好中西部地区新增 50 个县级医院的项目工作；第三，丰富支援工作的内涵，切实加强受援县医院的医疗服务能力，减轻群众负担。第四，建立绩效评价指标体系，组织开展对部分受援县医院的试评估，继续组织开展督导活动。具体工作还要在 4 月 3 日的“万名医师支援农村卫生工程”电视电话会议上部署。

（三）医政工作中应当注意几个方面的问题。

医政工作责任重大，头绪繁多。要开展好今年的医院管理年活动，做好医政工作，还要注意以下几个问题：

第一，克服畏难和松懈情绪，坚定工作信心。医院管理年活动连续开展三年了，这是医政工作的重要内容，是对医院进行有效管理的一个抓手，也是加强医院工作的一个平台，部党组研究，医院管理年活动还要继续开展下去，通过这项工作，推动医院解决存在的问题。大家已经看到，医院管理年活动每年都有新的进展，每年都有新的突破，这样几年下来，医院工作会有一个重大的改观。希望大家克服畏难和松劲情绪，持之以恒地把这项工作开展下去，丰富内容，创新形式，探索建立长效机制，提高开展医院管理年活动的自觉性、主动性和创造性。我们的目标是既要办好又要管好医院。医政管理部门和医疗机构之间一定要协调起来，我们目标一致，既要管，更要帮助，更要指导，是帮助指导工作，主要目的是使医院得到巩固、发展、提高。

第二，注重工作实效，解决突出问题。各地要紧密结合实际，创造性地贯彻落实卫生部的工作要求，狠抓医院管理和医政工作，出实招、求实效，防止走过场、搞花架子。要针对本地、本单位医院管理和医政工作中存在的突出问题，在成绩面前找不足，在目标面前找差距，争取每年能解决几个突出问题。

第三，加强督促检查，强化整改责任。要进一步加大督查工作力度，改进督查方法，提高效果。要针对督查中发现的问题，实行跟踪问效，督促整改，做到“六个落实”，即落实整改事项、落实整改措施、落实整改时限、落实整改效果、落实承办部门、落实责任人员。

第四，探讨长效机制，建立科学的医院管理制度。要围绕三年来医院管理年活动的工作要求，积极探索建立医院管理与评价、医疗质量持续改进、医疗服务、控制医药费用、薪酬激励、行风管理等方面的长效机制，促进医院管理的科学化、规范化和标准化，不断提高医疗服务质量。

第五，重视新闻宣传，引导舆论导向。和谐社会离不开舆论的支持。中宣部、卫生部于2006年12月联合印发了《关于加强和改善公共医疗卫生领域新闻宣传报道工作的通知》，对卫生宣传工作提出了明确的指导意见，各级卫生部门要与各地的新闻媒体多沟通，多协商，要旗帜鲜明、满腔热情地宣传医疗卫生单位在加强医院管理、开展优质医疗服务、缓解群众看病难、看病贵等方面取得的新进展、新成果、新经验，涌现出来的先进人物和先进事迹。通过这些宣传，让全社会具体了解医院为保障人民群众健康，促进经济与社会的全面、协调、持续发展所做出的不懈努力和重要贡献，树立良好的行业形象。

2007年的医政工作任重道远，建立国家基本卫生保健制度，为医政工作提供了难得的机遇，也是对我们的挑战。让我们以科学发展观为指导，按照党中央、国务院和卫生部党组的要求，抓住机遇，开拓创新，深入推进医院管理年活动，全面加强医政工作，推动我国医疗卫生事业又快又好地向前发展，为保障人民健康，构建社会主义和谐社会作出更大的贡献！

认清形势把握机遇　切实维护人民群众就医和用血安全

——卫生部副部长马晓伟在2007年全国打击非法行医专项行动和非法采供血专项整治工作电视电话会议上的讲话

（2007年4月27日）

刚才啸宏副部长代表全国打击非法行医专项行动领导小组作了讲话，回顾了两年来打击非法行医专项行动工作情况，肯定了各地工作的成绩，指出当前打击非法行医和血液监管工作中存在的问题，并对今年工作进行了部署。全国整规办黄海副主任对打击非法行医专项行动和采供血专项整治工作给予充分肯定，同时就如何做好今年工作提出了希望和要求。他们的讲话内容全面，任务和要求明确，我都赞成。请各地认真学习贯彻落实。我认为这几年卫生领域的整规工作可以总结为十六个字：成效显著、问题突出、责任重大、常抓不懈，前八个字说的是当前形势，后八个字是对现阶段工作的要求。受高强部长委托，下面我再强调两点意见：

一、认清形势，增强做好打击非法行医、非法采供血整治工作的责任感和紧迫感

近5年来，党中央、国务院根据我国经济社会发展中的突出矛盾，在全国范围内部署开展了整顿和规范市场经济秩序工作，涉及到多个部门、各个行业，形成了各部门齐抓共管的综合整治局面。就卫生行业来说，2004年以来国务院先后将非法采供血液和单采血浆专项整治、打击非法行医专项行动纳入全国整顿和规范市场经济秩序的统一部署中，卫生部会同公安部、监察部、国家食品药品监督管理局、科技部、国家人口计生委、国家中医药管理局、总后卫生部、武警后勤部卫生部等部门在全国整规办的统一领导、支持和帮助下密切配合，分工协作，按照各自的职责，加强联合执法。通过各地、各部门的共同努力，关掉了一批违法机构，抓获了一批违法犯罪分子，处理了一批违法违纪人员，查处曝光了一批典型案件，有效打击了非法采供血、非法行医行为，同时也树立了一批好的典型。3年来的工作，可谓成效明显。地下黑采血点、黑诊所明显得到遏制，采供血机构、医疗机构的管理进一步规范，采供血机构、医疗机构和医务人员依法执业的意识明显提高，医疗服务市场秩序、采供血秩序有了明显好转，血液安全和医疗安全有了提高，基本上实现了专项整治的预期目标。但是，我们也要看到，专项整治结束后，或者当我们的打击力度有所减弱的时候，一些地下的、非法的采供血和非法行医活动又会死灰复燃，个别采供血机构、医疗机构的违法违规行为又会冒头，严重危害人民群众的健康权益。如果因为我们工作中的自满或松懈情绪，放松了对打击非法行医和非法采供血的工作要求，那么先前我们几年努力所取得的阶段性成果就有可能付诸东

流，就有可能前功尽弃。我们必须清醒地认识到，虽然我们在整顿和规范医疗服务市场秩序、采供血秩序方面做了很多工作，取得了阶段性成效，但由于各种原因，目前的采供血和医疗服务市场形势依然比较严峻，人民群众就医安全和血液安全还没有得到完全保障，我们的工作离党中央、国务院，离广大人民群众的要求还有很大差距，我们的工作任务依然艰巨。

首先在打击非法行医方面，目前存在的问题仍然比较突出。自 2004 年中央电视台《焦点访谈》曝光海南省海口市医疗服务市场混乱问题之后，卫生部开始在全国范围内部署开展打击非法行医工作。2005 年以来，国务院连续三年将打击非法行医专项行动列为全国整顿和规范市场经济秩序、打击商业欺诈重点工作内容之一加以部署。虽然各地、各部门两年来的共同努力，非法行医泛滥的势头得到初步遏制，医疗服务市场秩序有所好转，但是在监管力量薄弱的城乡结合部、农村，非法行医问题仍然存在，甚至在一些地方问题还比较突出。刚才啸宏副部长讲话中提到，今年 1 月份，全国打击非法行医专项行动领导小组在督查时暗访了 116 家诊所，竟然还有近 40%为无证行医，有相当一部分医疗机构仍存在使用非卫生技术人员、超范围开展诊疗活动、出租承包科室等违法违规和不规范执业行为。这不能不引起我们的高度重视。可能有的同志会讲，督查所去的多是一些重点地区、重点单位，问题当然会多；我们监督执法力量有限、手段有限，非法行医成本低，规避检查方式多，难以彻底根治。这些是事实，但是我们能否站在维护广大人民群众健康权益的角度，站在依法行政的角度，去查找我们是否正确履行了职责。今年 2 月 8 日，中央电视台《焦点访谈》栏目又以“一个女婴的非正常死亡”为题，报道了安徽省宣城市广德县人民医院在救治患儿过程中，3 名医生无证行医致患儿死亡的事件。这些问题为什么记者能发现，而我们发现不了？这些问题的存在不能不说我们在一些地区、一些单位仍有薄弱环节，打击非法行医工作仍有空白点和死角。这些问题的存在也反映出个别地方职责不清，有些任务没有落实下去，暴露出有些部门的同志还存在自已管不过来也不愿别人管的心态。实际上大家工作目标是一致的，都是为了保障群众就医安全，要知道责任重于泰山，各地一定要明确分工，各部门一定要管好自己该管的，任务必须落实。

二是非法采供血活动有所抬头。上个世纪 90 年代初期，个别地区非法采供血液和采集原料血浆活动猖獗，造成了经采供血途径传播的艾滋病在一些地区蔓延，给人民群众造成了严重的危害，给我们留下了深刻、惨痛的教训。党中央、国务院高度重视血液安全工作，近年来，国家先后出台了《中华人民共和国献血法》、《血液制品管理条例》，对采供血工作加强了管理。在各级政府的领导下，各级卫生行政部门和相关部门密切配合，不懈努力，特别是经过 2004 年、2005 年开展的全国非法采供血液和单采血浆专项整治，采供血秩序有了明显好转。但是我国无偿献血和血液管理工作发展还很不平衡，采供血服务网络建设和血液配送体系建设还有待加强，一些地方的有偿供血、以血牟利的现象仍然存在，血液安全隐患一直存在，采供血机构知法犯法、违法执业、以身试法的情况时有发生。如何保障人民群众的临床用血安全，几年来卫生部一直非常关注这个问题，在 2004 年两次召开的全国非法采供血专项整治工作电视电话会议、2005 年召开的全国打击非法行医专项行动动员部署暨非法采供血专项整治工作总结电视电话会议上，高强部长讲话时反复强调要保持高度的政治敏感性，要狠抓血液安全管理和监督，始终保持严打的高压态势；我也在每次会议上强调血液安全的重要性，要求各级卫生行政部门加大经常性监管执法力度，实现监管工作的经常化、制度化、法制化和规范化。但是这一问题至今没有得到很好的解决。在今年 3 月召开的全国卫生监督工作会议和全国医政工作会议上，高强部长又把血液安全问题作为一个重要内容，要求各位厅局长、卫生监督机构和医政管理部门要重视血液安全问题，并谈了他的一些想法。我在全国医政工作会议的讲话中，也再三要求各地关注血液安全，加强血液管理，并提出了相应的工作要求。尽管如此强调，但是近期血液问题仍频频发生，危害人民群众身体健康的违法采供血行为屡禁不止。如何保障血液从采集、检测、供应，到临床使用整个过程中的质量安全，确保献血者和用血者的健康权益，高强部长、啸宏副部长和我对这个问题都非常担忧，也希望各地能够引起足够的重视。高强部长在召开这次电视电话会议的请示上专门批示：打击非法采供血，必须要抓住源头，严禁血站和医院以任何形式参与有偿采供血，大力组织开展无偿献血，保证临床用血供应，从根本上铲除非法采供血滋生的土壤。吴仪副总理所强调的要“打击地下黑血点、黑血站”，我理解不单单是指那些没有采供血许可证的非法采供血活动，也包括一些取得了执业许可证，披着合法外衣，干着非法勾当的采供血机构。今年以来先后查处的山西方山单采血浆站和广东省揭阳血站，都是我们批准的采供血机构违法执业的问题。这些机构的违法行为不但造成原料血浆和临床用血质量的无法保证，同时由于频繁卖血（血浆），供血者还在血头操纵下服用违禁药品，也严重损害了供血者的身体健康。很难想象在构建和谐社会、推进依法治国的今天，如此恶劣的行径、如此严重的违法采供血行为还屡禁不止！血液是治病救命用的，是由我们的血站负责采集、检测的，合格以后供应给医疗机构，然后根据需要给病人输注。然而在这个过程中，由于我们工作中的疏忽或者措施不到位，结果却造成了患者输血感染疾病或献血者身体健康的损害。《献血法》、《血液制品管理条例》实施近 10 年来，在肯定血液安全方面取得成绩的同时，我们必须清醒地看到工作中面临的挑战，防止经采供血途径传播重大传染病的形势依然严峻。

二、突出重点，认真做好2007年打击非法行医和非法采供血专项整治工作

2007年，是全党、全国人民深入贯彻落实科学发展观，积极推进社会主义和谐社会建设的重要一年，是卫生事业发展改革最关键的一年，也是打击非法行医、非法采供血专项整治工作承上启下的关键一年。打击非法行医专项行动今年已经是第3个年头了，有的地方、有些同志思想上、工作上已经有了松懈的迹象。我们一定要克服厌战心理和松懈情绪，做到思想上不麻痹，工作力度不减，机构职能不变，人员班子不散，下大力气解决以往没有解决的问题，抓实，抓出成效，使群众真正受益。对2007年打击非法行医、非法采供血专项整治工作，请各地、各部门严格按照啸宏副部长的部署认真抓好落实。下面，我再补充四点意见：

（一）统一认识，把握机遇，确保群众就医和用血安全。

去年10月，中共中央政治局第三十五次集体学习时，胡锦涛总书记就医疗卫生事业改革发展问题发表了重要讲话，十六届六中全会审议通过的《中共中央关于构建社会主义和谐社会若干重大问题的决定》也对医疗卫生事业发展提出了明确的目标和要求。国务院副总理、全国整顿和规范市场经济秩序领导小组组长吴仪同志在今年的全国整顿和规范市场经济秩序电视电话会议上也一再强调，必须针对关系人民群众切身利益和影响经济社会发展的突出问题，集中力量开展专项整治。群众满意不满意，是衡量我们工作的根本标准。

打击非法行医和非法采供血整治工作直接关系到广大人民群众的切身利益，直接关系到人民群众的身体健康和生命安全，直接关系到社会稳定和卫生事业的健康发展，也关系到优化医疗执业环境、构建社会主义和谐社会的大局。大家一定要把思想认识统一到党中央国务院的要求上来，统一到吴仪副总理、高强部长的讲话精神上来，统一到人民群众和社会的期望上来。大家一定要充分认识“责任重于泰山”的深刻含义。要把握好领导重视、部门配合、社会关注这一难得的机遇，真抓实干，求真务实，开拓创新，推进和深化打击非法行医和非法采供血专项整治工作，把实现好、维护好、发展好广大人民群众的健康权益作为我们这两项工作的出发点和落脚点，确保群众就医和用血安全。

（二）严格落实责任制和责任追究制。

2001年，党中央、国务院决定开展整顿和规范市场经济秩序时，就强调必须落实执法责任制和责任追究制，加强执法监督，追究失职渎职责任，并确定了“全国统一领导，地方政府负责，部门指导协调，各方联合行动”的整规工作原则，这是这些年来整规工作取得成效的关键。这一原则明确，全国整顿和规范市场经济秩序领导小组要根据党中央、国务院的决策，对全国的整规工作作出统一部署，确定工作任务和整治重点；国务院各相关部门根据职责分工，提出工作方案，搞好专项整治工作的指导协调和督促检查；具体组织实施由各个地方负总责。在打击非法行医专项行动和非法采供血专项整治中，我们也反复强调这一点。通过这3年来的工作，我们确实发现哪个地方重视了，工作抓实了，那里的医疗卫生工作秩序就好转，群众的满意度就上升；哪里松懈厌战，消极应付，那里的问题就会不断出现，群众就会有意见。吴仪副总理在今年的全国整规电视电话会议上明确要求“地方各级政府一定要做到守土有责，守土尽责，切实把整规工作摆在重要地位，一级抓一级，层层抓落实”。打击非法行医和非法采供血专项整治这两项工作也要强调地方和相关部门的责任，要按照全行业属地管理的原则，狠抓责任落实。要将责任落实到每一个单位、每一个人，哪个地方出问题了，就追究那个地方、人员的责任。开展专项整治一个很重要的方面就是要处理人，当然不是为处理人而处理人，但要明白只有处理人才能克服责任落实不下去等问题。各级政府和相关部门要深入基层，加强调查研究，准确把握本地区医疗卫生秩序中存在的突出问题，积极整改；要支持下级政府和执法机关依据法定职责放手开展工作；要加强监督检查，对工作敷衍应付、失职渎职、大案要案频发的地区，依纪依法追究有关地方主要负责人和相关责任人的责任。现在有种现象很普遍，个别地方对自己存在的问题发现不了，等到媒体曝光了或是上级督查发现了，才能够查清楚。我看这不仅是能力问题，更主要的是责任心的问题。我们要教育我们的执法人员，要树立强烈的责任意识，切实履行我们的职责。

（三）继续加大非法行医和非法采供血案件查处力度。

查处案件是专项行动的重要手段，也是取得成效的重要标志。通过案件查处可以起到纠正错误、促进管理、警示社会的作用。各地在打击非法行医和非法采供血工作时，一定要将案件查办情况作为主要内容，这也是全国专项行动领导小组总结验收的主要考核指标，没有实实在在的案子只编造数据是过不了关的。各级医疗机构、采供血机构要自觉依法执业、规范执业，各级卫生行政部门要加强主动执法检查，主动发现问题，依法严肃处理；我们也要充分发挥群众和社会的监督作用。今年的打击非法行医专项行动提出了以群众投诉举报和医疗广告为线索，严肃查处医疗机构的违法违规行为，这个提法很好，希望各地认真落实。只要有举报线索，我们就要认真核查；只要是涉嫌违法医疗广告，我们就顺藤摸瓜检查医疗机构有无违法违规问题。在案件查处中，还要继续发挥多部门的联动机制，要建立健全联席会议制度、线索通报制度、案件交接制度、联合办案制度、信息反馈制度、证据保全制度和责任追究制度等。特别是各级卫生行政部门要与公安、军队、武警、监察等部门密切配合，严肃查处各种非法行医、非法采供血案件，对大案要案要抓住不放，挂牌督办。决不允许对非法行为视而不见、查而不办、执法不严、以罚代刑。在非法采供血专项整治方面，我要特别强调，对于地下的黑血站、黑窝点和“血头”、“血霸”非法组织甚至是胁迫他人卖血的行为，卫生行政部门要积极发现线索，

主动协调，按照吴仪副总理的要求，配合公安部门对这种恶行，要露头就打，严厉打击，决不姑息。对于个别采供血机构有法不依，有章不循，有令不行，有禁不止，以身试法，违规执业，严重危害人民群众身体健康和血液质量安全的害群之马，一定要严肃查处。对达不到条件的、规章制度不落实的要及时责令整改；对情节恶劣、拒不整改、造成严重后果的，该关闭的一定要坚决关闭。

为了做好打击非法行医、非法采供血专项整治工作中有关行政执法与刑事司法的衔接，从 2004 年开始，最高人民法院、卫生部等部门就开始这方面的探索，着手制定相关司法解释，有望于今年出台，这将对震慑非法行医、非法采供血等违法犯罪行为起到很好的作用。

（四）完善日常长效监管机制。

通过这几年打击非法行医、非法采供血专项整治活动，我们也发现这些活动具有反复性的特点。在专项行动期间，随着各地加强执法检查，一些违法违规行为可能有所收敛，一些非法行医、非法采供血液活动可能转入地下，但并没有从根本上真正解决，我们高压严打的态势稍一减弱，它就可能反弹。因此打击非法行医、非法采供血工作是一项系统工程，具有长期性、艰巨性和复杂性，需要常抓不懈，决不是依靠一段时间集中整治就能解决全部问题的，更不会一蹴而就。我们不能满足于一时一地的胜利，要树立长期作战的思想。正像吴仪副总理所说：良好的市场经济秩序不仅是靠打击和整顿得来的，更是靠规范和建设得来的。打击非法行医、非法采供血专项整治工作要本着标本兼治、综合治理的原则，坚持整顿和规范并重，打击与建设并举，处罚与教育相结合。要注重追根溯源，积极探索治本之策。今年作为由专项行动向日常监管过渡的关键一年，各地必须要将集中打击与加强日常监督管理紧密结合起来，要建立完善日常管理、监督机制，加大经常性监督执法力度，实现对医疗机构、采供血机构监管工作的制度化、经常化、法制化和规范化。针对当前农村和城乡结合部等区域监管薄弱的问题，各地要合理调配执法力量，实现重心下移，加强基层日常监管。

打击非法行医和非法采供血专项整治工作任务繁重，责任重大，让我们紧密团结在以胡锦涛同志为总书记的党中央周围，以维护人民健康为己任，同心同德，齐心协力、埋头苦干，推动医疗卫生服务市场秩序持续不断好转！以优异的成绩迎接党的十七大胜利召开！

卫生部副部长马晓伟在 2007 年庆祝“5·12 国际护士节”活动上的讲话

（2007 年 5 月 12 日）

今天是“5·12 国际护士节”。我谨代表卫生部向辛勤工作在临床第一线、为人民群众健康做出重大贡献的广大护理工作者，表示崇高的敬意和衷心的感谢！向长期关心、重视和支持护理工作发展的各级党政领导、社会各界朋友表示诚挚的感谢！

5·12 国际护士节，是为纪念现代护理学科的创始人——弗劳伦斯·南丁格尔，于 1912 年设立的。近百年来，每逢这一天，世界各国卫生界都在举行纪念活动，激励广大护理工作者秉承关爱生命、救死扶伤的光荣传统，履行增进健康、保护生命、减轻痛苦的专业职责。

我国广大护理工作者在国家建设和社会发展的历程中，发挥着不可替代的作用。早在革命战争时期，众多护理工作者英勇顽强、出生入死，奔赴前线、救治伤员。毛泽东同志分别在 1941 年、1942 年的护士节之际，两次亲笔题词：“护士工作有很大的政治重要性”和“尊重护士，爱护护士”，对护士和护理工作予以了高度评价。在社会主义现代化建设时期，广大护理工作者贯彻落实党的路线、方针和政策，牢固树立全心全意为人民服务的宗旨，在医疗卫生战线上努力工作。无论是在日常的医疗护理工作中，还是在重大自然灾害、疾病流行和人民健康受到威胁的关键时刻，广大护士恪尽职守，履行救死扶伤、服务人民的神圣责任，兢兢业业、勤勤恳恳地工作在护理岗位上，表现出良好的职业道德和高尚的思想品质。今年年初，温家宝总理在吉林省人民医院特别指出：“医生和护理人员在任何国家都是最受尊重的。因为它直接关系到人，关系到人的健康和生命。我们说以人为本，关注民生，没有比健康和生命在民生里更重要的事情了。而直接为人的健康和生命服务的，就是医生，就是护士。”他强调：“医护人员所做的是最受尊敬的事情。我们国家的医生和护士不是靠工资做动力来工作的，而是靠医德、靠奉献来服务的。”温总理的讲话是对广大医务工作者的肯定和极大的鼓舞、激励。

护理工作作为医疗卫生事业的重要组成部分，与人民群众的健康利益和生命安全密切相关。广大护士在维护和促进人民群众健康方面担负着重要责任，在构建和谐医患关系中发挥着重要作用。近年来，我国护理工作发展取得显著成效，主要表现在以下方面：

一、以贯彻落实《中国护理事业发展规划纲要（2005—2010 年）》为主线，促进护理工作发展

2005 年卫生部颁布实施《中国护理事业发展规划纲要（2005 - 2010 年）》并召开全国护理工作会议进行部

署，明确提出“加强护士队伍建设，提高护士队伍整体素质，规范护士执业行为，提高护理服务质量和专业技术水平，拓展护理服务，促进护理事业与社会经济和医学技术的协调发展，满足人民群众的健康服务需求。”要求各级卫生行政部门要将护理工作纳入医疗卫生事业发展的整体框架中同步、协调发展。全国各省、自治区、直辖市卫生行政部门精心研究、制定落实本省（自治区、直辖市）护理事业发展规划和实施方案，确定工作重点和目标。这些工作在一定程度上营造了重视护士队伍建设和加强护理工作的氛围。

二、护士队伍不断发展壮大

截至2006年底，我国共有护士142.6万人，占卫生技术人员总数的30.8%。2005年和2006年，是我国护士数量增长最快的两年。2005年增长了4万护士，2006年增长了8万护士，两年共增长12万护士，相当于1996年至2004年8年间增长的总和。分析其原因，一是卫生部颁布实施《中国护理事业发展规划纲要（2005－2010年)》后，各地将提高临床一线护士数量和护士队伍质量作为护理工作发展的重点。北京、天津、河北、浙江、山东、湖南、广东、云南、陕西等省、直辖市，提出了更高的临床一线护士配备标准。如北京市和河北省，都提出到2010年，三级甲等医院普通病床的床位与护士之比应达到1：0.5，重症监护病房床位与护士数之比要达到1：2.5到1：3。浙江省提出，到2010年，全省三级医院实际床位与在岗护士数之比达到1：0.75。二是近两年的“医院管理年”活动将医院临床一线护士配备是否达到标准列入医院管理质量评价的重要内容之一，医院愈加重视并解决临床一线护士短缺的问题。

三、护理教育发展迅速

自1983年我国恢复高等护理教育以来，举办护理专业高等教育的院校逐年增加，办学规模不断扩大。截至2005年，开办护理专科教育的院校达到250多所，开办护理本科教育的院校达到179所，开办护理研究生教育的院校达到45所。护理教育从单一层次的中等护理教育逐步转向中专、大专、本科、硕士研究生等中等、高等多层次护理教育体系，为提高护士队伍素质奠定了基础。随着护理教育的发展，护士队伍中大专以上学历的护士比例不断增长，根据2005年统计数据，护士队伍中具备大专以上学历的护士占30.1%，比2003年提高了5个百分点。

四、“以病人为中心”的服务理念进一步深化

护理工作在患者的治疗、康复过程中发挥着重要作用，一方面，护理工作质量和护士的专业技术水平影响着患者的医疗安全、治疗效果和康复，另一方面，护士的职业素养、服务态度、言谈举止以及对患者的关心和帮助，直接影响着患者的心理感受，影响着患者对医疗卫生服务的满意程度，影响着医患关系的和谐、融洽。近年来，卫生部提出护理工作要“贴近病人，贴近临床，贴近社会”，各地在护理工作方面，深化“以病人为中心”的服务理念，改善护理服务，提高护理质量。一些医院调整护理服务流程，体现“以病人为中心”，做到入院有人接，出院有人送，困难有人帮，疑难有人解；一些医院在护理工作中倡导“亲情式服务”，使护士在工作中更加关心和体贴患者。这些做法得到了患者的欢迎和社会的肯定。

我国护理工作的发展虽然取得一定成效，但与医学技术和医疗服务质量的整体要求，与人民群众的健康需求和期望还存在一定差距。主要问题是：

第一、医院临床一线护士数量仍不能满足患者护理服务需求。虽然近两年护士队伍的数量发展较快，但护士的配置仍不能满足患者的护理需求，护士每天忙于执行医嘱和治疗性工作，而患者的生活护理、基础护理工作主要是靠护工，虽然满足了病人的生活照顾需要，但对危重病人的护理带来了安全的隐患。有的医院还出现了“黑护工”，扰乱了病房的工作秩序。近年来，人大代表和政协委员的提案对此问题反响强烈，病人、社会群众也感同身受。

第二、护士队伍出现了新的不稳定问题。一些医院为减少护士人力成本，以每月几百元的工资聘用合同护士，正规编制的护士队伍逐渐被临时聘用的护士所代替，形成了医院内一支同工不同酬的特殊队伍，护士基本的劳动权益没有得到保障，严重影响了护士队伍的稳定和发展，这个问题有愈演愈烈的趋势。

第三、护士队伍的职业素养、业务素质、技术水平和创新能力需要有新的提高。临床护理工作责任大，工作质量维系着病人的生命安危，特别是在诊疗措施愈加复杂、病人病情愈加危重、人性化服务的呼声愈加高涨的形势下，对护士的整体素质提出了更高要求。

第四、临床护理工作与患者需要、诊疗工作要求存在差距。“以病人为中心”的服务理念没有完全付诸行动、落实在对患者的护理工作中。护士需要在工作中将人文关怀融入对病人的护理工作之中，服务于细微之处，营造关心病人、爱护病人、尊重病人、帮助病人的氛围。

解决这些问题需要各级卫生行政部门、医疗机构以科学发展观作指导，一方面，在医疗护理服务中，一切以病人为中心，维护好人民群众的健康权益；另一方面，在医疗卫生管理工作中，一切以一线医护人员为中心，关心、爱护他们，充分调动他们工作的积极性。今年国际护士节的主题是“营造优良执业环境，提供优质护理服务”（Positive Practice Environment: Quality Workplace = Quality Patient Care)。该主题的内涵在于，强调护理人员的执业环境直接关系到医疗护理质量和患者安全，关系到医患关系的和谐融洽；强调要调动广大护士的积极性、主动性、创造性，使其为人民群众的健康提供优质服务。借此机会，对加强护理工作提出以下几点意见：

一是提高认识，促进护理工作发展。当前，党中

央、国务院高度重视医疗卫生事业的发展。胡锦涛总书记强调指出："医疗卫生事业是造福人民的事业，关系广大人民群众的切身利益，关系千家万户的幸福安康，也关系经济社会协调发展，关系国家和民族的未来。"我们常说，医疗服务中"三分治疗、七分护理"，护理工作直接关系到患者的医疗安全、治疗效果和身体康复，广大护士的职业素养关系到医患关系的和谐、融洽。因此，各级卫生行政部门、医疗机构要站在推进医疗卫生事业健康发展，更好地维护广大人民群众健康，构建社会主义和谐社会的高度，重视、支持护理工作的发展。

二是保障权益，加强护士队伍建设。护士队伍的建设是推进护理工作发展的重要基础。护士队伍的素质是保证护理质量和提高专业技术水平的关键，也是保证患者安全的必要条件。因此，加强护士队伍建设，提高护士队伍素质是卫生行政部门、医院管理者面临的一项重要任务。在这项工作中应当坚持依法执业、充分培训、保证质量、保障权益的原则，要加强对护士队伍的准入管理，保证护士队伍的基本素质和专业技术水平；要继续增加临床一线的护士数量，并创造有利于护士安心在临床护理岗位工作的环境和条件，按照卫生部要求，三级医院临床一线病房护士的配备必须达到护士与床位比0.4：1的标准，有条件的医院要争取达到0.6：1；要保障护士的劳动权益，给予他们合理的待遇，加强对他们的在职培养，关心他们的工作、学习、生活和健康，为他们提供实实在在的支持和帮助，充分调动、发挥广大护士工作的主动性、积极性。

三是改进服务，使护理工作"贴近病人、贴近临床、贴近社会"。广大护士要将"以病人为中心"的服务理念实实在在地落实到服务于病人的各项工作之中。提高服务意识，改善服务态度，转变工作作风，改进服务模式，履行好护士的职责，努力使护理工作"贴近病人、贴近临床、贴近社会"。护理工作"贴近病人"要突出一个"情"字，以真情对待每一位病人。要体恤病人，同情病人，态度上尊重病人，关心病人，为病人提供温暖入心、体贴入微的护理服务。护理工作"贴近临床"要突出一个"精"字，业务上以精益求精的作风、娴熟精湛的技术完成每一项工作，保证病人安全和诊疗效果，促进病人康复。护理工作"贴近社会"要突出一个"实"字，要以务实的精神丰富护理服务的内涵，满足人民群众多层次、多样化的健康服务需求，切实维护和促进人民群众的健康水平。

护理工作是平凡而光荣的工作，它承载着人民群众的生命和健康。希望广大护士进一步树立患者至上、热情服务的良好风尚，改进服务态度，规范服务行为，努力为患者提供诚心、爱心、耐心、细心的服务，以维护人民群众健康为己任，增强责任感和使命感，不负重托、不辱使命，在发展社会主义健康事业中作出更大贡献。

保持高压严打态势　狠抓长效机制建设
深入开展打击非法行医专项行动和非法采供血专项整治

——卫生部副部长陈啸宏在2007年全国打击非法行医专项行动和非法采供血专项整治工作电视电话会议上的讲话

（2007年4月27日）

在4月12日国务院召开的全国整顿和规范市场经济秩序电视电话会议上，吴仪副总理对今年的整规工作作了部署。今年全国整规工作重点中涉及到卫生部门牵头和配合的主要有3项，一是继续深入开展打击非法行医专项行动；二是开展非法采供血专项整治；三是着力抓好食品药品专项整治。关于食品药品专项整治，国务院已于2月8日专门召开电视电话会议作了部署，卫生部也在《2007年国家公共卫生重点监督检查计划》中，针对食品、化妆品专项整治制定了详细的计划和方案，并配套发放了指导手册，请各地卫生行政部门按照统一要求，扎实做好这方面的专项整治工作。今天，我们召开电视电话会议的主要目的是认真贯彻落实吴仪副总理在全国整顿和规范市场经济秩序电视电话会议上的讲话精神，对今年的打击非法行医和非法采供血整治工作进行部署。下面，我就两年来打击非法行医专项行动工作情况和当前存在的主要问题作一简要通报，对2007年打击非法行医和非法采供血整治工作提出几点意见。

一、两年来打击非法行医专项行动工作回顾和取得的阶段性成效

根据《国务院办公厅关于开展打击商业欺诈专项行动的通知》，卫生部、科技部、公安部、监察部、国家人口计生委、国家中医药管理局、总后勤部卫生部于2005年4月在全国范围内部署开展了打击非法行医专项行动。两年来，各地政府高度重视，相关部门密切配合，按照统一部署和要求，根据当地实际，有重点、有计划、有步骤地采取各种积极有效措施，加大非法行医案件查处力度，专项行动取得了阶段性成效。

（一）领导重视，狠抓工作落实。

在2005年4月七部门电视电话会议和《打击非法行医专项行动方案》下发后，各地迅速成立专项行动领导小组，制定下发专项行动方案和工作制度，将专项行动

作为一项民心工程和政府的一项重点工作进行安排和部署。2006年1月全国打击非法行医专项行动工作会议之后，各地进一步加强了领导。目前，广西、河北、云南、内蒙古、重庆5省（市、区）和相当一部分市县政府主管领导亲自担任领导小组组长，天津、上海、河南、湖南、四川、山东、广东、甘肃等省市领导专门听取专项行动工作汇报，并作出具体指示和要求。为督促检查工作落实，全国专项行动领导小组分4批派出20个督查组对各地专项行动工作情况进行督查，同时对一些重点地区进行了重点督办。各地也采取重点督查与一般督查相结合、专项督查与全面督查相结合、案件督查与工作督查相结合、会议督查与现场督查相结合、明察与暗访相结合等方式，加强了对地方特别是基层工作落实情况的监督检查。天津市副市长张俊芳、内蒙古自治区副主席乌兰亲自参加督查，狠抓各项工作落实。

（二）部门配合，形成联动机制。

专项行动领导小组各成员部门按照职责，分工负责，密切配合，加强联合执法和案件移送工作，形成了部门联动的整治工作合力。各级卫生、中医药行政部门联合查处了黑诊所、游医、假医以及医疗机构的违法行为；科技行政部门、解放军、武警卫生部门和卫生行政部门相互配合，加大了对打着医学科研，打着军队、武警幌子非法行医行为的查处力度。同时，科技部门进一步规范了医学科研机构的设立审核和日常管理。各级人口计生部门会同卫生行政部门认真开展打击非法鉴定胎儿性别和选择性别的终止妊娠行为，并纠正了一批计划生育技术服务机构的违规行为。各级公安机关会同卫生行政部门依法取缔了一大批非法行医的“黑诊所”，查办了一批非法行医致人伤害或死亡的案件，抓捕了一批非法行医违法犯罪分子，打击了一批“医托”、“号贩子”，对非法行医者起到了应有的震慑作用。湖北省武汉市等地在政府的组织协调下，积极探索建立了追究非法行医者刑事责任的案件移送机制。两年来，除了加大联合执法和联合办案力度以外，各级卫生行政部门向公安、工商、药监等部门移送案件3660件。为发挥基层政府信息灵、手段多的优势，不少地方将打击非法行医工作纳入各种创建活动，统一安排工作，形成了综合整治的良好态势。

（三）突出重点，加大执法力度。

各地围绕专项行动方案确定的5项工作重点，结合当地实际，加大了对无证行医和医疗机构、计划生育技术服务机构的监督检查力度，同时以群众投诉举报为线索，严肃查处违法违规行为。两年来，全国共监督检查医疗机构83.8万户次，监督检查计划生育技术服务机构1.4万户次，实现了全面开展监督检查的要求，有些重点机构还接受了多次监督检查。全国专项行动领导小组共受理投诉举报1800余件，各省级专项行动领导小组共受理投诉举报1万余件。各级专项行动领导小组认真梳理每一个案件线索，狠抓案件查办和督办，充分发挥以案促查、以案促纠的作用，同时力求做到群众投诉举报线索件件有回音，案案有结果。根据群众投诉举报线索，全国专项行动领导小组先后会同地方查办、督办了河南省民权县、安徽省寿县、无为县、广东省汕头市潮南区等地非法行医泛滥问题，以及安徽省合肥市第三人民医院、甘肃省兰州市第一人民医院、天津市第一医院、河南中山医院、广东商业门诊部、广州平安门诊部等医疗机构违法违规行医案。各级专项行动领导小组高度重视本行政区域内案件的查办，采取重点督办和挂牌督办等方式，部门联动，上下协同，依法查处了新疆维吾尔自治区红十字会医院、北京市红十字会普京医院、河北省秦皇岛军工医院违法行医等大案要案。

两年来，全国共出动执法人员208.2万人次，检查医疗机构、计划生育技术服务机构85.6万户次，受理的群众投诉举报案件办结率达91%。查处聘用非卫生技术人员的医疗机构、计划生育技术服务机构5.8万户次，查处出租承包科室的医疗机构近5千户次，查处非法从事性病诊疗活动的黑诊所和机构共1.1万户次，查处非法鉴定胎儿性别或选择性别的终止妊娠手术的黑诊所、医疗机构和计划生育技术服务机构近5千户次，查处医疗机构和计划生育技术服务机构其他违法违规行为8.8万户次；没收违法所得8386.6万元，罚款2.8亿元，吊销医师执业证书921个，吊销医疗机构执业许可证2485户。对非法行医构成犯罪的309人追究了刑事责任。

（四）落实责任，严格责任追究。

各地采取不同方式，严格落实打击非法行医工作责任制和责任追究制。天津等地层层落实打击非法行医责任，逐级签订责任状，一级管一级，发生问题逐级追究责任。四川省将严肃追究违规行政审批和包庇纵容非法行医活动的相关人员责任作为工作重点内容之一。河南省制定了《打击非法行医专项整治问责工作暂行办法》、《卫生监督员十不准》。吉林省各级卫生监督机构与辖区内医疗机构签订承诺书，按照工作性质和区域落实了责任制，做到不留空白点，有的监督所甚至画出每位监督员的职责范围示意图，还有的在医疗机构内部张贴责任监督员姓名、照片和联系电话。浙江省杭州市建立了卫生监督员日常监督检查、兼职协管员排查摸底和街道、社区、村干部监督报告的监督网络，及时掌握非法行医者的具体地点和时间，进行有效打击、取缔。各地卫生和纪检监察部门紧密配合，按照《卫生部关于打击非法行医专项行动责任追究的意见》，依纪依法对行政不作为的三亚市卫生局局长、违法违规的合肥市第三人民医院院长、驻马店市第一人民医院院长等720名卫生行政部门、卫生监督机构和医疗机构负责人及有关人员进行了责任追究。

（五）加强宣传，营造舆论氛围。

为营造打击非法行医的强大声势，各地通过在各种媒体开辟专栏、召开新闻发布会、通报会等方式，全方位、多角度、多层次地开展了宣传教育工作。既加强正面宣传，引导群众安全就医，又适时曝光一批典型案件查办情况，起到警示作用；既注重对社会、群众的宣传，以发动各界积极举报，更重视对医疗机构和医务人员依法执业的教育。上海等地对民办医疗机构管理人员卫生法律知识集中培训率达98%，对少数没有参加集中培训的医疗机构，卫生监督人员送法上门，确保每家单位知晓相关法律法规。河南等地明确提出“县级以上医疗卫生机构应配备法制工作院（站、所）长，负责本单位人员的法制宣传教育培训及考核工作”，并将法制培训列入医学教育的必修课程，作为干部职工考核、评先、晋职的重要依据。河南省还组织全省卫生系统领导干部2万余人同时参加法律法规基本知识考试，考试不合格者要求参加补考，对不参加补考或补考仍不合格人员，调整了工作岗位或予以免职。

（六）标本兼治，探索长效机制。

各级专项行动领导小组积极探索疏堵结合、标本兼治的长效机制建设。一是抓源头，着力解决医疗服务供需矛盾，大力发展社区卫生和农村卫生。北京市下发了《关于进一步明确在北京地区设置诊所有关问题的通知》，废止了原北京户籍人口才能办理个体诊所的要求，采取疏堵结合的办法将外地来京行医人员纳入监管。安徽省肥西县通过合理规划医疗机构布局、加强乡村卫生一体化建设，缩小非法行医者生存的空间。二是抓综合治理。北京市丰台区将打击非法行医作为综合治理治安隐患的工作内容，利用流动人口管理办公室的信息系统和基层流动人口管理员的作用，排查无证行医人员的情况。同时，提出了“契约化管理”模式，探索“以房管人，以契约管房”的新思路。三是加强制度建设，规范医疗机构审批、准入和日常管理。河北、上海、山东、四川、重庆、广西、江西、福建等省市积极探索关于规范医疗机构设置审批、加强日常管理和监督执法的工作机制。天津市制定了医师上岗配戴统一标示胸牌制度、医疗监督属地管理等10项综合治理措施。安徽省合肥市建立了医疗机构许可、日常管理和监督执法紧密衔接的工作机制。四是加强日常监督管理。四川省下发了《关于进一步加强医疗卫生机构日常监督工作的通知》，规定了对医疗卫生机构日常监督范围、任务、方式、频次，并将其落实情况纳入目标考核内容。四川、湖北、河南等省建立了全省医疗机构档案，做到了全省区域内医疗机构底数清楚、存在问题清楚、整改措施清楚。

通过对两年来专项行动的阶段性总结评估，可以说打与不打大不一样，打击非法行医专项行动取得了明显的阶段性成效。主要表现在以下五个方面：

一是无证行医得到初步遏制，医疗服务市场秩序有了好转。各地加大了对无证行医的打击力度，两年来共取缔无证行医17.4万户次，其中取缔打着医学科研幌子的无证行医478户次，取缔打着军队、武警幌子的无证行医356户次，使无证行医的嚣张气焰得到明显遏制。全国打击非法行医专项行动领导小组2005年共收到反映无证行医问题的投诉举报518件，2006年仅收到110件，下降了近80%。四川、内蒙古等24个省（区、市）在专项行动阶段性总结评估时共检查2615家医疗机构，发现98%的单位持有合格证件。

二是促进了管理，医疗机构和医务人员执业行为进一步规范。两年来，在打击非法行医专项行动和医院管理年活动的双重作用下，一方面医疗机构积极主动自查自纠存在的问题，另一方面通过各级卫生行政部门对违法违规行为的查处，医疗机构和医务人员的执业行为得到了进一步规范。在阶段性总结评估期间，通过对一些医疗机构违法违规问题进行回访，发现绝大多数进行了整改。天津市各级医疗机构两年来自查自纠违法行为452件，300余名老医师主动办理了执业注册，3000余名医务人员自觉办理了变更执业地点等手续，10余所三级医院主动停止了界线不十分明确的合作事项。

三是提高了认识，医疗机构和医务人员依法执业意识明显增强。通过对4031名医务人员的问卷调查，发现医务人员对打击非法行医工作支持率达100%，其中98%的医务人员认为本单位医务人员依法执业的意识明显增强，90%的医务人员能够正确回答法律法规相关内容。

四是政府重视、部门配合、社会参与的综合整治局面初步形成。在各级政府的领导下，相关部门密切配合，相互支持，齐抓共管。部门联动、地区联动、上下联动的综合整治局面和群众积极参与的氛围已经初步形成。

五是为从源头上遏制非法行医和规范医疗执业行为打下基础。在加大打击力度，严肃查处非法行医行为的同时，各地、各有关部门深刻分析非法行医行为产生的特点和原因，通过合理规划设置医疗机构，实行政务、院务公开，加强医疗机构和医务人员规范审批和管理、落实日常监督制度等措施，立足源头治理，为建立长效机制、规范医疗执业行为起到了积极作用。

这些成绩的取得是各级政府高度重视，各级专项行动领导小组成员部门的同志们共同付出辛勤劳动的结果，是广大人民群众、广大医务工作者、各级监督执法战线的同志们积极参与的结果。在此，我代表全国专项行动领导小组向大家道一声辛苦了，也代表广大人民群众向你们表示衷心的感谢！

二、目前医疗服务和血液安全管理工作中存在的主要问题

在充分肯定打击非法行医专项行动取得成绩的同时，我们必须清醒地认识到，各地工作情况并不平衡，非法行医在一定范围内仍然存在，甚至在个别地方问题还比较突出，一些深层次问题还没有得到根本的解决。另外，血液领域的违法现象又有所回潮和反弹，严重威胁群众用血安全。下面我分别从打击非法行医和血液安全两方面谈谈目前存在的主要问题：

（一）打击非法行医专项行动中存在的问题。

1. 有的地方工作落实不到位。有的地方卫生行政部门、医疗机构负责人、有关工作人员对打击非法行医工作重视不够，认识不到位，工作上有应付现象，只是满足于上传下达、一般性的工作安排和布置，而没有深入具体的抓落实。个别地方甚至连基本的工作要求也马虎应付，规定动作都完成不了，有些省区至今也没有开展

总结评估工作，个别地方的工作报表编造数据的痕迹非常明显。有的地方出现厌战、畏难情绪。比如，全国专项行动领导小组多次转办反映安徽省无为县非法行医问题严重的举报，省卫生厅也多次督办，但直至今年1月无为县才开始进行全面清理整顿，工作严重滞后。还比如，卫生部曾两次转办山西省霍州市中医院出租科室、使用假医生问题，但今年1月份督查组去该院暗访时仍发现有假医生在从事诊疗活动，并“确诊”暗访人员患上了“性病”，当暗访人员亮明身份时，假医生立刻逃之夭夭。

2. 无证行医仍然存在。全国专项行动领导小组在今年1月对北京等10个省督查时，共暗访了116个诊所，经核实有46个未取得医疗机构执业许可证，占40%。在北京市一条小胡同内不到100米的地方就有5个黑诊所。我们已经开展专项行动两年了，这些问题仍然存在，不能不引起我们的深思。当然，打击黑诊所有难度，有一些客观原因，同志们已经付出了很大的努力，但是我们是否将工作做到家了，是否尽到了职责，还是我们根本就没去取缔过，这要作为考核工作的重要指标。

3. 一些医疗机构违法违规行为仍然没有纠正。24个省（区、市）在专项行动阶段性总结评估时共抽查医疗机构2568个，发现有453个仍然存在违法违规行为，占18%；抽查医务人员11740人，发现有867人没有合法资质，有411人没有变更执业地点。全国专项行动领导小组督查时，共抽查医师883人，发现不合格的68人，占8%，主要是未变更执业地点执业、超范围执业等问题；抽查护士128人，其中4人未取得护士执业证书，占3%。督查组还发现个别医疗机构存在出租承包科室和超范围行医等问题，而且在督查过程中仍不断接到举报，经核实基本都属实。

4. 审批把关不严、日常管理不到位、执法查处不力等深层次问题还没有得到解决。一些地区举报不断，医疗服务市场混乱的一个根子就是在行政许可中审批程序不规范，许可内容不严谨，医疗机构设置过多过滥，给日常管理和监督执法留下大量隐患。个别地方卫生行政部门领导和执法人员法制观念淡薄，工作不深入，管理不严格，监督处罚不力，案件查处不到位，使打击非法行医的成果难以巩固。

（二）血液安全工作存在的主要问题与隐患。

2004年5月至2005年4月，根据国务院的统一部署，卫生部、公安部、监察部、国家食品药品监督管理局在全国范围内组织开展了非法采供血液和单采血浆专项整治工作。针对采供血机构、临床用血医疗机构和血液制品生产单位的违规违法执业行为进行监督检查的同时，重点对“血头”“血霸”，非法组织他人卖血、冒名顶替等违法犯罪行为进行了严厉打击。通过各地的共同努力，非法采供血活动得到有效遏制，采供血的执业环境得到了有效的净化。专项整治结束以后，各级卫生行政部门加强了对血站、单采血浆站和医疗机构临床用血的日常监管，2006年卫生部还组织开展了全国血液安全监督检查工作，以巩固专项整治成果。虽然对采供血的监督检查始终没有停止，但是血液安全形势却不容乐观，特别是今年以来，媒体先后曝光了广东佰易血液制品污染事件、山西方山单采血浆站违规采集原料血浆事件、广东省揭阳市血液事件。这一系列事件说明我们的血液安全工作还存在很多问题和隐患，说明非法采供血行为在一些地方又死灰复燃，而且形式变得更为隐蔽。这些问题引起了党中央、国务院领导的高度重视，吴仪副总理明确提出把打击非法采供血活动列入2007年全国整规工作重点之一。当前，血液安全主要存在以下5个方面的问题：

1. 一些地方对血液安全工作重视程度不够。一些地方领导对血液安全认识不到位，对存在的问题麻痹大意，抱有侥幸心理。血液安全出问题的地方，都有一个共同特点，那就是当地政府领导和有关部门负责人对血液安全工作重视不够。当地卫生部门在血液安全方面开展的工作不够深入，工作主动性不够，责任心不强，工作力度不大，工作上还有一些薄弱环节和死角。卫生行政部门对采供血机构存在的违法违规行为没有及时发现，或者对发现的问题没有认真研究，采取的措施不力，督促整改的力度不够，一些深层次问题与血液安全隐患没有得到根本性解决，工作成效不明显。这些现象都反映出这些地方的同志在思想认识上的偏差，对血液安全面临的严峻形势缺乏清醒的认识。

2. 个别地区无偿献血工作滞后、有偿卖血引发问题突出。一些地方由于无偿献血工作开展不力，为非法组织他人卖血的“血头”和冒名顶替献血的行为提供了可乘之机，个别地区有偿献血仍旧是临床用血的主要来源。媒体曝光的广东揭阳市75%以上的临床用血来自有偿献血。一些地方过分依赖下达计划指标献血，自愿无偿献血发动、宣传力度不大，导致一些单位为完成指标而花钱雇用外单位或社会人员冒名顶替献血。因此，在自愿无偿献血工作落后的地方，往往存在利用假身份证件卖血、频繁卖血、冒名顶替等现象，同时也为“血头”的滋生创造了条件。此外，由于一些地方对未参加无偿献血人员（或其直系亲属）临床用血时，需要额外交纳相当于正常血液收费2-3倍的“临床用血互助金(押金)”的规定，致使一些病人家属通过花钱雇他人冒名顶替献血，以免交互助金。

3. 血站和医疗机构对有关规章制度落实不到位，临床用血安全受到影响。几年来，检查发现，工作人员无执业资质、规章制度落实不到位等方面的问题始终存在，说明血站和医疗机构有些工作人员法律意识和规范化管理的意识依然淡漠，人员培训有待于进一步加强。做好血液安全工作，不仅要靠卫生行政部门的监管，最关键的是靠血站和医疗机构的自律。血站和医疗机构是血液安全的第一责任人。如果机构自身缺乏责任，忽视内部严格的规范管理，迟早会发生血液安全质量问题，影响到人民群众的用血安全。

4. 单采血浆站违规采浆问题突出。目前，由于血液制品生产企业对原料血浆需求量不断增加，造成单采血浆站采集量无法满足企业需求。受经济利益驱动，单采血浆站为了扩大采浆数量，往往采集非划定区域内人员或无《供血浆证》人员的血浆，并且违规频繁、超量采浆。2007 年以来，我部已经联合有关省厅先后查处了山西、贵州、安徽等省单采血浆站的多起冒名顶替、频繁采浆的事件。

5. 监管力度有待加强。近期媒体先后曝光的采供血方面的事件，在反映出这些采供血机构内部管理混乱、违规执业的同时，也暴露出卫生行政部门的监管力度不够，监管环节出现了“真空地带”，给违法采供血行为带来可乘之机。过去，我们重审批、轻监管，日常管理不严，监督不到位，影响到血液和原料血浆的质量安全。一些地方血液安全监督工作还处于起步阶段，卫生监督人员少，执法条件落后，对血液安全监督的关键环节和主要内容监督不够，个别地区血液监督职责不清。各地虽然对血液安全监督发现的问题和查办的案件进行了梳理，也处罚了一些单位，但监督执法的力度和案件查办的力度都需要进一步加强。

三、2007 年工作任务

（一）提高认识，加强领导，将打击非法行医和非法采供血作为当前一项重点工作来抓。

医疗服务和血液安全直接关系到人民群众的身体健康和生命安全，与广大人民群众切身利益密切相关。各地、各部门一定要从实践“三个代表”重要思想、构建社会主义和谐社会的高度出发，树立大局意识和责任意识，将打击非法行医专项行动和非法采供血专项整治作为关系人民群众切身利益和影响经济社会发展的突出问题，列为各级政府和有关部门当前的一项重要工作内容，切实加强领导，精心部署，狠抓落实。各地要结合当地实际，尽快制定具体工作方案和措施，保证工作取得实效。要按照属地化管理的原则，进一步落实打击非法行医和非法采供血工作责任，做到横向到边，纵向到底，责任到人。

（二）继续保持高压态势，同时狠抓长效机制建设，深入开展打击非法行医专项行动。

根据各地总结评估反映的情况，结合当前医疗服务市场新的热点、难点问题，全国打击非法行医专项行动领导小组决定，2007 年在继续开展严厉打击无证行医、严肃查处医疗机构使用非卫生技术人员和出租承包科室、严肃查处非法性病诊疗活动、严肃查处非法鉴定胎儿性别和选择性别的终止妊娠手术的行为 5 项工作重点的同时，增加 3 项工作重点，一是严肃查处非法从事医疗美容诊疗活动的行为；二是严肃查处医疗机构超出登记范围开展诊疗活动的行为；三是严肃查处医疗机构违法发布医疗广告的行为。在加大打击力度、狠抓非法行医案件查处的同时，2007 年要进一步落实责任，采取有力措施，着力加强长效机制建设，将专项行动引向深入。

（三）加大力度，严厉打击非法采供血，认真做好非法采供血专项整治。

吴仪副总理在今年的全国整顿和规范市场经济秩序电视电话会上，特别强调了非法采供血专项整治工作。吴仪副总理强调：“最近，‘血头’‘血霸’胁迫群众服用禁药催血卖钱的事件又在一些地方死灰复燃，有的贫困地区和省区交界的边远地区依然有地下黑血点或黑血站，这实在令人发指！对这种恶行，要露头就打。要认真查找血液安全的薄弱环节，对重点地区特别是一些偏远地区医疗机构血液来源进行检查，规范采供血行为，保证医疗临床用血和原料血浆的质量安全，防止艾滋病等疾病经血液途径传播。要建立健全血液安全监督工作的责任制和责任追究制，对发现的重大案件及时查处”。吴仪副总理的讲话很明确，要求也很具体。我们正在会同有关部门制定《非法采供血专项整治工作方案》，提出具体的工作目标、工作内容和工作安排，指导各地开展工作。各地要根据统一部署，结合当地实际，认真组织落实。要着力解决当前血液安全存在的突出问题、群众关注的问题以及社会危害严重的问题，对发现的问题要进行认真的梳理，要采取拉网式清查的办法，逐一检查，严厉打击非法采供血行为和“血头”“血霸”，除恶务尽。

（四）继续发挥部门联动机制，密切配合，加大非法行医和非法采供血案件查处力度。

在打击非法行医和非法采供血工作中，要继续在政府的统一领导下，充分发挥各有关部门的职能作用，同时加强沟通配合，加大联合执法、联合办案工作力度，完善案件移送机制，特别要做好行政执法与刑事司法的衔接，加大对非法行医和非法采供血刑事犯罪的打击力度。在这两项工作中，各级卫生行政部门要切实负起牵头部门的责任，认真做好组织协调工作。各部门继续按照确定的职责分工，认真履行好各自职责。各地、各部门要把查办案件工作作为一项重要职责，高度重视，切实提高依法办案的能力和水平。要继续认真受理群众投诉举报，并以投诉举报和违法医疗广告为线索，主动开展监督检查，严肃查处非法行医和非法采供血行为，特别是对严重危害人民群众身体健康、群众反映强烈、性质恶劣的重大案件要挂牌督办。在打击非法行医专项行动中，今年要重点抓好行政机关工作人员不认真履行监督管理职责和公立医院非法行医行为两类案件的查处。对在日常监督检查中发现的违法违规行为，不管涉及到谁，都要一查到底，保证做到案件调查清楚、依法查处到位、责任追究到位、整改措施到位。要注重运用典型案件开展警示教育，查找制度上和管理中的漏洞和薄弱环节，不断完善相关制度规定，发挥查办案件的治本功能。

（五）强化督察和稽查工作，严格落实责任，重点抓基层工作落实。

各级专项行动领导小组要积极、认真组织开展督查工作，加强对下一级工作落实情况、整改情况、案件查处情况的指导、督查和稽查工作，特别要抓基层、抓重点地区、重点单位等薄弱环节的落实和整改，扫死角。要一级抓一级，狠抓各项工作的落实。对不履行职责，疏于、怠于监管的有关行政部门和违法违规医疗机构、采供血机构负责人和有关人员要依纪依法严格追究责任。各地、各部门要对2006年底部署开展的打击非法行医专项行动阶段性总结评估情况进行认真分析、研究，特别是对查找出的问题要逐条分析产生的原因，提出切实可行的整改措施，认真落实整改责任。各地还要普遍开展一次打击非法行医“回头看”，对工作抓得不紧不实的，要责令“补课”。

（六）加强制度建设，完善长效监管机制，巩固专项整治成果。

2007年，我们一方面要拿出切实可行的措施，继续加大打击非法行医和非法采供血工作力度，巩固专项整治的成果；另一方面要突出重点，研究治本措施，从细节和策略上下工夫，积极探索从源头上整顿医疗服务市场和采供血秩序的措施，规范医疗机构、采供血机构和医务人员执业行为。要针对专项整治中发现的突出问题，认真分析非法行医、非法采供血问题存在的深层次原因，深入推进体制、机制、制度创新，完善法律法规制度建设，强化监管措施。对此，各地、各部门都要认真负起责来，要结合各自工作职责提出具体落实措施，要研究提出实招、高招。通过完善制度建设，进一步规范医疗机构、采供血机构审批和医务人员的准入管理，严格按照国家有关规定对医疗机构、采供血机构进行校验和管理，建立审批管理与监督的衔接机制，加强卫生监督队伍建设，完善监管措施，切实加强对医疗服务行业和采供血行为的日常监管，逐步实现监管的制度化、规范化和经常化，严防非法行医、非法采供血问题的回潮和反弹。要将打击非法行医、打击非法采供血与加强日常管理、监督和规范审批行为紧密结合起来，将打击非法行医专项行动与医院管理年活动和治理医药购销领域商业贿赂等工作结合起来。要加强对医疗机构、采供血机构及医务人员的法制培训，提高医疗机构、采供血机构领导的法制意识和管理水平，增强医疗机构、采供血机构和广大医务人员自觉守法的观念。

今年的专项整治工作还有一项重要任务，就是要对3年来打击非法行医专项行动工作部署和非法采供血专项整治工作落实情况进行督促检查和全面总结，在此基础上我们要对表现突出的先进单位和先进个人进行表彰，向本届政府领导、向人民群众交出一份满意的答卷！

打击非法行医和非法采供血工作是一项长期、艰巨和复杂的工作，不可能毕其功于一役，我们必须克服厌战情绪，在思想上、工作上都不放松，不折不扣地贯彻吴仪副总理在全国整顿和规范市场经济秩序电视电话会议上的讲话精神，继续加大打击力度，保持高压态势，认真做好打击非法行医和非法采供血这项民心工程。让我们在党中央、国务院的正确领导下，把握机遇，以求真务实的态度和开拓创新的精神，按照全国整规办黄海副主任、卫生部马晓伟副部长讲话要求，真抓实干，为保障人民群众就医安全和用血安全、提高人民群众健康水平和构建社会主义和谐社会作出更大的贡献。

卫生部副部长陈啸宏在全国卫生系统安全管理工作电视电话会议上的讲话

（2007年9月28日）

2007年国庆节即将来临，10月中旬又将迎来党的十七大胜利召开。今天我们召开卫生部安全管理工作电视电话会议，会议的主要任务是，传达国务院日前召开的全国安全生产工作电视电话会议精神，就做好国庆节和党的十七大期间的安全管理工作进行部署，并对全国卫生系统安全生产和安全管理工作提出要求。

长期以来，大家为保证卫生系统的安全稳定做了大量工作，借此机会，我代表卫生部对长期战斗在安全管理工作第一线的同志们表示诚挚的感谢和节日的问候！

下面我讲三点意见：

一、充分认识做好国庆节和党的十七大期间安全管理工作的重要性

党中央、国务院高度重视安全工作，对国庆节、党的十七大期间的安全工作做出了一系列部署。9月18日国务院安委会召开会议，9月20日国务院又召开全国安全生产电视电话会议，分析全国安全生产形势，研究部署下一步加强安全生产工作的措施，中央政治局委员、国务委员周永康、国务委员、国务院秘书长华建敏分别作了重要讲话，对加强安全隐患排查治理，加强各项安全防范，确保国庆节、党的十七大期间的安全稳定提出了明确要求。近期，国务院办公厅相继发出关于进一步加强安全生产工作坚决遏制重特大事故的通知及关于切实做好2007年国庆节和党的十七大期间安全工作的通知，对近期的安全工作做出明确部署。

党的十七大是在我国经济社会发展进入关键阶段召开的一次重要会议。在国庆节和党的十七大召开前，全国卫生系统的各级领导和各单位要站在深入贯彻落实科学发展观，构建社会主义和谐社会的高度，牢固树立“安全发展”的理念，把做好国庆节、党的十七大期间安全管理工作作为一项重要的政治任务来抓，加强领导，落实责任，努力维护社会稳定，确保安全工作万无一失。

9月24日，我部印发了《卫生部办公厅关于做好

2007年国庆长假及党的十七大期间安全管理工作的通知》，对近期的安全工作提出了要求。在国庆节和党的十七大召开前，各级卫生行政部门和部属部管单位要认真贯彻落实国务院办公厅和卫生部的通知精神，按照"谁主管、谁负责"以及"属地化管理"的原则，逐级落实安全管理责任制，切实加强领导，狠抓各项安全措施的落实，坚决克服麻痹思想和侥幸心理，确保单位内部安全稳定。各单位主要负责同志要结合实际，专题研究部署国庆节和党的十七大期间的安全工作，制订严密的防范措施，细化并落实各环节和岗位的安全责任。各级安全管理干部要深入基层、深入一线，加大监督检查力度，及时发现安全隐患，解决影响安全稳定的突出问题，完善各类应急预案并组织实施演练，着力防范和有效应对突发事件。

二、认真开展安全大检查，全面落实安全措施，确保卫生系统安全稳定

9月24日，卫生部办公厅发出通知，要求各在京部属部管单位开展安全生产自查，同时，由办公厅、规财司牵头组成联合检查组，对中国医学科学院机关及基础所、肿瘤医院，中国疾病预防控制中心辐射所，北京医院，中日医院以及北京大学北大一院、人民医院、第三医院等单位的防火安全、水电气热设备安全、地下空间整治和管理以及突发安全事故应急预案的落实情况进行了检查和抽查。从抽查和检查的情况看，各单位领导对安全工作都高度重视，安全管理措施基本落实到位，但是，在几家大型综合性医院还是发现了医院总值班员对岗位职责，对各类应急预案的启动、应急指挥和应急处置程序等不清楚、不熟悉、不到位等情况，有些医院锅炉房、氧气站、食堂、普通地下室等重点部位的安全管理还存在漏洞等。

全国卫生系统各单位要按照国务院办公厅和卫生部通知精神，在国庆节前和党的十七大召开期间，认真开展安全大检查，突出重点，查找隐患，堵塞漏洞，不留死角，扎实细致地做好各项安全工作。

（一）开展安全生产大检查，落实各项安全管理责任。各级卫生行政部门要对所属单位的防火安全、水电气热设备安全、地下空间整治和管理、人员密集场所安全、危房使用和建筑安全、危险化学品管理进行安全检查。各级各类医疗卫生单位要对所属的办公区、自管及共管的宿舍区认真进行检查清理，要组织安全管理人员开展自查，切实落实各项安全措施，明确各工作岗位的安全责任。单位开展自查的重点是：安全隐患突出、存在严重问题的场所的整改情况；重点部门、要害部位采取安全措施的情况；治安防范、消防设施的管理、运行情况；对出租房屋、地下空间、流动人口、临时雇用人员的管理掌控情况；文件、电信、办公自动化设备及信息系统等保密制度的落实情况；交通安全管理情况。对检查中发现的问题要认真整改，并督促落实，确保单位内部的安全、稳定。要紧紧围绕卫生行业特点，围绕医疗安全、血液安全、生物安全做深入细致的检查，确保不出问题。

（二）认真开展因人民内部矛盾引发的不稳定因素的排查工作，及时化解和消除各种不稳定因素。

各级卫生行政部门和部属部管单位要注重从源头上化解矛盾纠纷，牢记"群众利益无小事"，切实解决职工工作生活中遇到的困难和问题，妥善处理单位内部各种矛盾，积极做好职工思想教育和矛盾化解工作。要完善群体事件和突发性事件处置工作预案，充分发挥群防群治作用，一旦出现问题苗头，党政领导要及时妥善处置，努力做到发现得早、化解得了、控制得住、处理得好，最大限度地将矛盾解决在基层，化解在萌芽状态，防止酿成事端。要认真贯彻落实中央关于防范处理邪教工作的方针、政策、要求，严密防范和坚决打击"法轮功"等邪教组织的活动。要充分认识当前反恐怖斗争的严峻性和复杂性，加强组织领导，全面、客观地评估各种现实和潜在威胁，增强防恐工作的预见性和针对性，切切实实地把反恐怖工作抓紧抓好，防范和打击可能发生的暴力恐怖破坏活动，努力为确保党的十七大期间社会政治稳定作出贡献。

（三）做好突发公共卫生事件应急处置和医疗卫生保障工作。各级卫生行政部门要高度重视国庆长假和党的十七大期间的突发公共卫生事件应急准备和处置工作，结合本辖区实际情况认真部署，把各项措施落实到位。各省级卫生厅局应急办公室要实行24小时值班制度，32支国家卫生应急队伍和其他各级各类卫生应急队伍要随时待命。要与旅游、交通、铁道、农业等部门建立沟通和联动机制，在接到突发公共事件报告后及时开展医疗卫生救援工作，最大限度地降低人员伤亡和健康危害。要保证突发公共卫生事件检测报告网络系统的正常运行，及时分析、上报突发公共卫生事件信息。根据中央办公厅要求，10月1－7日每天20时前，各省区市卫生行政部门将本地区突发公共卫生事件情况报卫生部。

各级医疗卫生单位要加强行政值班和临床一线值班力量，保证信息报告和传递渠道畅通，满足群众看病就医和医疗救治的需要，确保医疗安全、血液安全、生物安全。

（四）加强食品卫生监督工作。各级卫生行政部门要根据卫生部食品专项整治工作计划，开展针对性的卫生监督执法检查，提高节日消费市场食品卫生安全水平。重点加强对旅游景点、餐饮单位的监督检查，加强对重大活动场所、学校、医疗机构供餐的卫生监督执法。对餐饮消费的关键环节开展针对性的检查，发现不符合卫生要求的食品要立即依法采取相应控制措施。加强对生活饮用水的卫生监督检查，确保群众生活饮用水安全。对群众举报或媒体反映的问题和隐患及时核查处理，并做好对突发食物中毒和其他食源性疾病事故的应急处理准备工作。

（五）加强实验室生物安全管理。各级卫生行政部门要进一步提高对做好国庆长假和十七大期间实验室生物安全工作重要性的认识，加强对实验室生物安全工作

的监督管理，特别是要做好高致病性病原微生物保藏、运输和实验活动的管理。国庆节前，各省级卫生行政部门要组织对辖区内实验室进行生物安全检查，重点是检查实验室生物安全制度的落实情况，明确实验室生物安全工作的主管部门、主管领导和责任人，做到组织落实、人员落实、职责落实。对检查中发现的问题要限期整改，并对整改情况进行复查，确保实验室生物安全。

三、进一步加强卫生系统的安全生产工作

今年8月，国务院召开第190次常务会议，专题研究安全生产工作，会后，下发了国务院办公厅关于进一步加强安全生产工作坚决遏制重特大事故的通知。陈竺部长、高强书记高度重视，立即作出重要批示，对我部安全生产工作提出了明确要求。两位部领导批示要求我们举一反三，加强各方面的安全管理，按照国务院要求制订全国卫生系统安全管理的意见，从加强领导、落实责任，严格建筑安全、防火安全、医疗安全、食品安全、饮水安全、血液安全、生物安全、危房使用、群体事件等项管理，以及加强经常性的隐患排查、完善应急预案、实施有效抢救等方面提出明确要求，各地也要制订具体措施，狠抓落实。

下面，我对全国卫生系统的安全生产工作提几点要求：

（一）结合卫生行业特点，进一步加强领导，落实责任，坚决杜绝重特大安全事故发生。各级卫生行政部门和部属部管单位的主要负责同志要切实负起领导责任，把加强安全生产工作作为当前的一项重要政治任务和重点工作，亲自研究部署，加强力量，舍得投入，落实各项安全防范措施。主管安全生产工作的同志要紧密结合行业特点，组织力量深入重点部位和人员密集场所，指导检查，查找隐患，提出改进意见，当好领导的参谋助手。各级各类医疗卫生单位的主要负责人要切实负起安全生产第一责任人的责任，靠前指挥，把医疗安全、血液安全、生物安全、防火安全等作为安全生产工作的重点，彻底排查治理各类安全隐患，落实各项安全生产制度和措施，完善各类应急预案并组织演练，确保医疗卫生服务安全顺利进行。

卫生部安全生产领导小组正在抓紧研究制订进一步加强全国卫生系统安全管理工作的意见，以便对各级卫生行政部门和医疗卫生机构做好安全生产工作进行指导。各级卫生行政部门要参照部安全生产领导小组的做法，加强对所属单位安全生产工作的指导，突出抓好医疗卫生单位的医疗安全、血液安全、饮食安全、防火安全、生物安全等多项管理，坚决杜绝重特大安全事故的发生。

（二）加强经常性安全检查和重点抽查，促进建立应对处置突发事件的工作机制。各级卫生行政部门要组织力量对所属单位安全生产和安全管理工作开展经常性的安全检查，认真排查和整治安全隐患。每逢长假前和重要政治活动期间，要由领导带队开展重点抽查。同时，建立健全安全检查情况通报制度，严格执行重大责任事故追究制度，确保所属单位安全生产工作责任落实，常抓不懈，万无一失。

各级卫生行政部门要进一步督促各所属医院认真贯彻落实卫生部下发的关于《医疗卫生机构灾害事故防范和应急处置指导意见》，结合本单位实际情况和存在的不安全因素，完善应急预案，从指挥系统、人员组织、后勤保障、处置措施、报警程序、信息报送等方面，细化措施，明确责任，坚持演练，促进建立应对处置突发事件的工作机制。

（三）继续开展“平安医院”创建活动。按照卫生部、中宣部、中央综治办、公安部等7个部委的通知要求，各级卫生行政部门要将“平安医院”创建活动作为医疗卫生系统安全管理工作的一个抓手，重点做好医疗机构安全管理和医疗执业环境治理工作，积极协调当地公安、综治办等部门，将医疗机构的安全管理纳入当地社会治安综合治理工作考核目标。各地要在开展“平安医院”创建活动过程中，不断总结经验，积极探索医警合作新机制，下一步，卫生部将会同有关部门，在深入调研的基础上，研究制定“平安医院”考核标准，并将打击非法行医、非法采供血专项行动纳入创建“平安医院”活动之中。

（四）重视和加强安全管理队伍建设。做好安全管理工作要有一支过硬的队伍。目前，在各省级卫生行政部门中，单独设立安全管理机构的是少数，多数是设专职安全管理干部。各级医疗卫生单位安全工作上一般有三支队伍，一是领导和管理岗位上的干部队伍，二是安全保卫和后勤保障工作人员队伍，三是保安员和兼职安全员。这三支队伍中，管理干部队伍起着关键性的作用。安全管理干部要不断更新知识、更新观念，提高自身的综合素质和安全管理水平。各级卫生行政部门和部属部管单位要重视和加强对安全管理干部的培训，加强对安全工作人员的素质教育和综合管理，加强专业训练，保证关键时刻拉得出、上得去、打得赢。各级医疗卫生单位要按照《企业事业单位内部治安保卫条例》的要求，切实加强安全保卫机构建设，充实消防安全和治安保卫力量，配齐配强专职保卫人员，加强培训和管理，不断提高干部队伍的整体素质。

另外，我们医疗卫生单位的主要领导要树立一种意识：在安全问题上千万不能图省钱。资金投入的重点，一是技防设施；二是消防设施、器材的更新、改造和检测、维护；三是重点部门部位职工技能培训和安全管理干部队伍培训；四是应急物资储备和逃生设施、设备等。要主动邀请安监、消防、劳动保护、电力、热力、供气等主管部门对本单位相关安全设施、设备以及工作进行检查指导，发现问题及时整改，促进各项安全工作符合规范要求。

我们所从事的工作是光荣而艰巨的，近年来我们卫生系统在安全管理上的成效是显著的。我们要继续努力，全面总结经验，认真吸取教训，坚持不懈，持之以恒，求真务实，扎实工作，真正把中央领导的指示和全

国安全生产会议精神落实到工作中去，不断加强安全管理工作，为维护单位内部和社会的安全与稳定作出新的贡献。为确保十一及十七大期间卫生系统安全稳定作出贡献！

国家食品药品监督管理局局长邵明立在2007年全国食品药品监督管理工作座谈会上的讲话

（2007年7月7日）

同志们：

经过与会代表的共同努力，2007年全国食品药品监督管理工作座谈会就要结束了。这是食品药品监管系统在改革和发展的关键时期召开的一次重要会议。会议以贯彻落实《国务院办公厅关于进一步加强药品安全监管工作的通知》（以下简称国务院办公厅18号文件）精神，深入推进食品药品专项整治为主题，总结和交流近一年来的监管工作，部署下半年食品药品专项整治工作任务，建立健全食品药品安全责任体系。党中央、国务院高度重视食品药品安全，中央纪委监察部屈万祥副部长亲自出席今天的会议，并将作重要讲话。

这次会议既是工作部署会，也是重要问题的研讨会。与会同志认真学习了胡锦涛总书记在中央党校的重要讲话精神。胡锦涛总书记在中央党校的重要讲话，全面阐述了深入贯彻科学发展观的基本要求，深刻回答了党和国家未来发展的一系列理论和实践问题，突出强调要努力做到“四个坚定不移”。总书记的重要讲话，对我们进一步统一思想认识，牢固树立和实践科学监管理念，正确处理监管与发展、公共利益与商业利益的关系，不断加强和改进监管工作，具有十分重要的意义。两天来，大家紧紧围绕建立健全食品药品安全责任体系和进一步推进食品药品专项整治等重大问题，开展了全面、深入、细致的讨论。6个省、市局的代表做了专题交流发言，国家局专项整治领导小组对下半年的食品药品专项整治和国家食品药品安全“十一五”规划的实施作出了具体工作安排。会议讨论热烈，大家畅所欲言，提出了许多很好的意见和建议。国家局将认真梳理，采纳和吸收合理建议，进一步加强和改进我们的监管工作。

下面，我讲三个问题。

一、认清形势，进一步增强保障公众饮食用药安全的信心和决心

近年来，在党中央、国务院的坚强领导下，在各级党委、政府和有关部门的大力支持下，各级食品药品监管部门按照国务院的统一部署，树立和实践科学监管理念，坚持“两手抓、两手硬”，一手抓监管工作、一手抓自身建设，以自身建设促进监管工作的开展，以监管工作检验自身建设的成果，经受了突发事件的严峻考验，应对了监管工作面临的各种新情况和新问题。经过一段时间的艰苦努力，各项工作取得了明显成效，食品药品市场秩序有所好转，一些制约食品药品监管事业发展的重点、难点问题有所突破，监管工作局面有所转变，监管队伍的能力和水平进一步提高。当前，我们必须科学判断和准确把握食品药品监管工作面临的形势，始终保持清醒的头脑，坚决果断地解决监管工作中存在的突出问题，加快推进食品药品监管改革与发展。

（一）党中央、国务院对食品药品监管工作给予了强有力的领导和支持

党中央、国务院高度重视食品药品监管工作。近一年来，胡锦涛总书记多次对食品药品监管作出重要指示，强调要“加强食品、药品、餐饮卫生监管”、“依法严厉打击各种危害人民群众身体健康和生命安全的违法行为”。温家宝总理在今年的政府工作报告和国务院常务会议上，把食品药品安全作为解决涉及群众利益的六个突出问题之一，要求大力开展食品药品专项整治，全面落实依法行政的各项要求，切实保障人民群众饮食用药安全。今年以来，吴仪副总理两次出席国家局的有关会议，对进一步改进食品药品监管工作，加强党风廉政和队伍建设提出明确要求。今年3月份，在吴仪副总理的亲自主持下，《国家食品药品安全“十一五”规划》通过审议并正式发布。这是我国食品药品安全领域的第一个五年发展战略蓝图，是“十一五”期间全国食品药品监管基础建设的指导性文件，对于解决食品药品监管改革和发展的瓶颈问题，提升食品药品监管能力和水平，具有十分重要的意义。

中央纪委监察部、中央组织部和中央编办对食品药品监管工作十分关心。今年年初，中央纪委副书记何勇同志亲自出席国家局召开的集中教育活动总结大会，并作重要讲话，要求我们深入开展党风廉政建设和反腐败工作，为维护公众饮食用药安全提供坚强保障。中央组织部和中央编办的有关领导同志多次听取国家局党组关于干部队伍建设和食品药品监管体制的情况汇报，对食品药品监管工作和监管体制的完善提出了许多指导性的意见，并给予了实质性的支持。地方各级党委、政府进一步加强对食品药品监管工作的组织领导和工作协调，加大对监管基础设施建设的投入。我们感到，去年这一年，党中央、国务院领导同志对食品药品监管工作作出如此多的重要指示和批示，是我们系统组建以来不多见的；社会各界以及公众对食品药品安全的关注度也是历史上从来没有过的。所有这些，为我们集中精力解决当前工作中存在的突出问题提供了难得的契机，也为加快

推进食品药品监管事业发展奠定了良好的基础。

（二）食品药品专项整治取得了阶段性成果

2006年7月，国务院决定在全国开展整顿和规范药品市场秩序专项行动。各级食品药品监管部门在当地党委、政府的领导和有关部门的支持下，精心组织，周密安排，全面部署专项整治工作，尤其是全面开展和加强了药品注册现场核查、药品批准文号清查和再注册、药品生产专项检查、血液制品疫苗生产整顿、医疗器械专项整治、打击制售假劣药品、农村“两网”建设等重点工作。截至今年4月，共对1.7万多个药品注册申请进行了现场核查，对药品、医疗器械生产企业开展各类检查4.4万多次，收回128家药品生产企业的GMP证书，吊销6家企业《药品生产许可证》、304家企业《药品经营许可证》、328家企业《医疗器械生产许可证》和892家企业《医疗器械经营企业许可证》，共查处药品、医疗器械各类案件138万件，捣毁制假窝点1623个。各级食品药品监管部门高度关注国计民生问题的逐步解决，积极配合有关部门解决药价虚高和紧缺药品的生产供应。经过近一年的专项整治，总体上看，药品市场秩序有所好转。注册申报资料弄虚作假现象得到有效遏制，制售假冒伪劣药品等违法犯罪行为受到严厉打击，药品生产经营行为进一步规范，企业的法律意识、责任意识和质量意识明显增强，药品监管的力度普遍加大，食品药品监管队伍的组织协调能力、依法行政能力、应急反应能力进一步提高。与此同时，食品安全专项整治继续深入开展，食品放心工程综合评价有序推进，食品安全信息统一发布制度初步建立，食品安全信用体系建设试点进展顺利，食品安全事故的查处和督查督办力度不断加大，食品安全综合监督效能稳步提升。食品药品专项整治在净化市场、规范秩序、保障安全的同时，有效促进了食品医药产业的健康发展，规范化、规模化企业的盈利水平明显提高。专项整治工作取得了良好的社会反响。

（三）自身建设取得了新成效

一年来，我们坚持以科学发展观统领食品药品监管工作全局，端正监管工作指导思想，树立和实践科学监管理念，坚持以人为本，立党为公、执政为民，把保障公众饮食用药安全作为食品药品监管一切工作的出发点和落脚点，切实解决好“为谁监管”和“怎样监管”的根本问题。加强组织建设，加大干部轮岗交流力度，国家局机关选调选配、轮岗交流、提拔任用了70多名干部，广东、江西、海南、吉林等省局对地市级班子进行了全面轮岗交流。与此同时，全国各级食品药品监管部门高度重视监管队伍作风建设，开展了以“整顿机关作风、整改监管工作、重塑队伍形象”为主题的集中教育活动，通过自我检查、自我纠正、自我完善、自我提高，集中解决党风廉政建设中存在的主要问题，解决思想、组织和作风建设与监管任务不相适应的突出问题。我们高度重视法规和制度建设，在集中教育活动期间，国家局共制定了12项、修订了7项、废止了65项规章制度，《食品药品监管人员八条禁令》和廉洁从政五项规定等廉政建设制度相继出台；《药品注册管理办法》的修订工作基本完成，药品审评审批“三制一化”开始实行；党风廉政建设责任制进一步落实。集中教育活动使广大干部职工受到了一次极为深刻的思想教育，树立和实践科学监管理念的自觉性进一步提高，保障公众饮食用药安全的责任感和使命感进一步增强，监管队伍的精神面貌和工作作风发生了显著变化。

尽管当前食品药品监管工作面临着许多有利条件，但困难和挑战不容忽视。从国际上看，食品药品安全已经成为事关国家形象，影响国际政治、经济关系的重大问题。最近，国外媒体对宠物食品、TD甘油、二甘醇牙膏和冻鱼中毒等事件的恶意炒作，造成了很坏的影响。从国内来看，随着经济社会发展和生活水平的提高，公众对食品药品安全的需求和食品医药产业发展水平之间的矛盾仍然比较突出，一些影响食品药品监管改革和发展的深层次问题还没有完全解决，基础设施和技术支撑体系建设相对滞后，监管法规和制度还不完善，监管队伍能力和素质的提高任重道远。

总的来看，当前食品药品监管工作正处在机遇与挑战并存的重要转折时期。我们要保持清醒的头脑，进一步增强忧患意识、责任意识，积极做好应对各种安全风险和挑战的思想准备和工作准备，充分利用各种有利条件，调动一切积极因素，尽快提高监管能力和水平。对我们来说，如果不善于把握形势、抓住机遇，机会就会稍纵即逝；相反，如果我们化消极因素为积极因素，变压力为动力，困难和挑战就会转化为发展的机遇。因此，各级食品药品监管部门，特别是领导干部，必须正确认识当前监管工作面临的形势和任务，振奋精神，齐心协力，埋头苦干，努力开创食品药品监管工作的新局面。

二、突出重点，务必完成食品药品专项整治各项任务

年初，国务院作出将整顿和规范药品市场秩序专项行动延长到今年年底的决定，这对我们深入推进食品药品专项整治，切实保障公众饮食用药安全，十分必要。能否完成国务院交给我们的专项整治任务，打好这场维护人民群众切身利益的攻坚战，取决于我们下半年的专项整治工作能不能在重点、难点问题上有突破，在广度和深度上有拓展。我认为，做好专项整治工作，既是党中央、国务院对食品药品监管部门的要求，也是对我们这支队伍的实际考验。

（一）进一步提高对专项整治工作的认识

食品药品专项整治开展以来，在各级政府的高度重视，相关部门的大力支持和食品药品监管部门的共同努力下，专项整治工作取得了阶段性成果。对此，社会各界和公众给予了充分肯定。但是，必须看到，专项整治工作仍然存在着一些不可忽视的问题：有的对专项整治工作的重要性、艰巨性和复杂性认识不够，存在畏难和厌战情绪；有的对专项整治工作方案执行不力，工作进度和质量没有达到要求，甚至存在敷衍、拖沓的现象；

一些药品生产、经营企业存有侥幸心理，犹豫观望、消极怠工。从整体来讲，无论在区域之间、还是在环节之间，专项整治工作都存在着发展不平衡的问题。对于这些问题，我们务必高度重视。我认为，当前最重要的，仍然是解决好思想认识问题。对食品药品监管部门来说，在今后一段时间内，不可能再有这么大范围、这么大声势的全国性专项整治工作。因此，无论是历史遗留问题，还是现实存在的问题，我们都有责任、有义务把这些问题解决好。不把安全隐患排除掉，不把这些问题解决好，保障公众饮食用药安全的任务就无法落实。对此，我们没有选择，也没有退路。

（二）集中精力解决专项整治的重点、难点问题

关于下半年专项整治的具体安排，会前，国家局党组进行了认真研究，在前段时间组织专项整治督查的过程中，也广泛听取了各地的意见。昨天，国家局专项整治领导小组已经对下半年专项整治工作的目标、任务、步骤和具体措施作了安排，我不再重复了，会后我们还要正式下发文件。下面，我着重强调一下专项整治必须抓好的几项重点工作：

在药品研制环节，药品注册现场核查和批准文号清查工作是重点。目前，现场核查工作已经进入后期。但从各地的情况来看，这项工作在进度和质量上很不平衡。对此，各省局必须引起重视，要尽快采取措施，解决好存在的问题。下一步国家局将进一步加大督查力度，以保证核查的效果。对前期核查的品种，国家局将根据风险程度，分两种情况进行处理：一是对由国家局负责的治疗类大容量化药注射剂、中药注射剂、多组分生化注射剂和生物制品等高风险品种，要先开展生产现场检查并抽检样品，合格后发给药品批准文号；二是除此之外的其他品种，先颁发药品批准文号，再由省局按照《药品管理法》第41条的规定，开展生产现场检查并抽验样品，合格后允许上市销售。这种把文号审批与生产条件的检查相结合的做法，有助于我们强化对药品注册和生产环节的监管，从而更加有力地保证上市药品的质量。药品批准文号清查工作是专项整治工作的难点问题，情况复杂。特别是在地标升国标和统一换发文号过程中，部分地区和企业骗取文号的现象比较严重。根据郑筱萸案件专案组提供的情况，以及国家局对有关5省的检查发现，文号涉嫌造假的比例接近30%。这足以说明问题的严重性和清查工作的重要性。无论这项工作难度有多大，我们都必须把这个问题解决好。各省现在正在进行文件比对工作，对有疑点的品种要逐个进行调查。要特别注意原始审批文件的调取、审核等关键环节必须由省局直接组织。各省的批准文号清查工作告一阶段后，国家局将派出工作组对各省的清查工作进行复核验收，重点是地标升国标和统一换发文号工作中涉及的高风险品种。经验收符合标准后，各省再进行药品再注册。文号清查和药品再注册工作要紧密结合，文号清查是再注册的基础和前提，必须确保质量，决不能让造假获得的文号通过再注册披上合法的外衣。唯有如此，才能切实维护好“国药准字”的公信力。

在药品生产环节，工艺问题是重点。根据江苏、河南两省调查的结果和我们了解的情况，药品生产企业不按照核定的工艺、处方组织生产的问题比较普遍，也比较严重。我们必须正视现实，不回避矛盾，也不惧怕困难，坚决加以整治。不解决这个问题，药品生产环节的安全隐患就无法彻底消除，药品GMP检查也会大打折扣。国家局将对工艺核查工作作出具体安排。大家在这个问题上要统一认识，采取有效的措施，落实生产工艺核查的任务。GMP检查是药品生产环节的主要监管方法。专项行动开展以来，各省已经组织了很多次GMP检查，下一步要把重点放在生产工艺的检查上，监督药品生产企业按照核定的工艺组织生产，决不允许以任何借口，擅自改变生产工艺和处方。当然，我们也要实事求是，对生产工艺和核定工艺不符，核定的工艺不科学的，要依照法定程序予以纠正。

在药品流通环节，重点是解决两个问题：一是经营企业多、小、散、乱，挂靠经营、走票现象比较突出，各地必须严把经营企业准入关，要鼓励现有的药品经营企业加大整合力度，坚决依法淘汰一批规模小、管理乱的药品经营企业。二是农村药品监管问题，要继续推进农村药品监督网和供应网建设，规范农村药品购销渠道，确保农民用药安全。药品流通环节的整治，特别要防止假劣药品进入流通渠道和使用环节。最近，假冒人血白蛋白在全国范围内造成了非常恶劣的影响，给人民群众身体健康和生命安全带来了很大的隐患。药监部门在这次打假行动中功不可没。但同时，我们也要思考，为什么大量的假药堂而皇之地流入正常的使用渠道，从药品监管职能出发，有哪些教训和需要改进的工作，请大家认真总结一下。

在医疗器械整治上，要全方位加大工作力度。从全国的情况看，医疗器械是整个专项整治工作中的薄弱点。用械安全问题，公众反映比较强烈。我们必须集中力量，重拳出击。从组织机构、工作安排、经费及力量投入等方面进一步加大力度，全力推进专项整治深入开展。国家局专项整治领导小组已经对下半年的医疗器械专项整治作了具体安排。考虑到医疗器械监管工作的特殊情况，对境内在审的三类医疗器械，国家局将负责其中高风险品种的现场核查，其余由各省负责。对已经获得注册证的医疗器械，省局负责核查一、二类产品，国家局负责核查三类产品。今年国家局的重点是完成三类产品中植入性医疗器械产品的核查。各省（区、市）局还要组织对医疗器械生产质量体系的核查。总之，要坚决治理注册申报资料造假、高类低批、违规生产等突出问题。医疗器械专项整治要统一步调、协调配合，决不允许敷衍塞责、自行其是。

在食品专项整治上，要突出抓好四件事。一是加大农村食品安全专项整治力度，要加强对农村食品安全整治工作的组织协调，继续扩大农村食品安全示范县建设，引导各地结合实际开展农村食品安全整治；二是建立权威高效的食品安全信息监测与发布机制，要按照国务院的要求，整合各级政府和部门的食品安全信息资

源，力争在下半年实现实质性的突破，逐步实现食品安全信息系统化和规范化；三是加强食品安全综合评价，要认真总结各地开展食品安全综合评价的经验，不断优化食品安全综合评价办法，规范评价程序，完善评价体系，推动监管责任的全面落实。四是加大食品安全事故查处力度，对重大食品安全事件及时督查督办。

此外，我还想提醒大家注意两个问题。一是特殊药品监控信息网络建设问题。特殊药品监控信息网络建设目前已进入关键阶段，各省（区、市）局要提高认识，严格按照国家局的要求，统一建设、统一步调、统一运行。已有监控网络的，要做好数据的互联互通和并网工作，新网络必须按照国家局的总体要求建设，务必在年底前按计划实现麻醉药品和一类精神药品流向的网上监控。二是以保健用品名义违规审批问题。把药品和医疗器械以保健用品名义审批上市，严重扰乱了药品市场秩序，给公众用药安全带来了巨大的隐患。陕西华格纳生物晶片暴露出的问题，在相关的省也有类似反映。这个问题一旦蔓延，后果将不堪设想。有关省局要严格执行《药品管理法》和《医疗器械监督管理条例》的规定，对违规审批的，必须及时清理，立即撤销。有关情况要向当地政府和国家局报告。

（三）充分发挥地方政府和相关部门在专项整治中的作用

专项整治工作任务艰巨，涉及面广，很多问题解决起来难度较大。根据国务院的要求，专项整治工作要在地方政府的统一领导下，各有关部门密切配合、加强协作。各级食品药品监管部门要深刻领会、坚决贯彻落实国务院关于专项整治工作的部署，自觉接受地方政府的领导，及时向政府汇报专项整治工作情况，存在的问题以及解决问题的建议；在履行好自身职责的同时，要加强组织协调，积极与有关部门协同配合，形成监管合力，共同把专项整治工作组织好、落实好。

目前，专项整治工作只剩下半年的时间，我们的工作有的已经过半，有的还没有过半，而剩下的工作大都是难点问题。各级食品药品监管部门必须提高认识，加强领导，树立全局观念，在已有成果的基础上，继续加大整治工作力度。要高度重视新闻宣传工作，及时报道专项整治工作取得的成效，为专项整治和监管工作创造良好的舆论氛围。

三、创新机制，建立健全食品药品安全责任体系

在年初召开的全国加强食品药品整治和监管工作电视电话会议上，吴仪副总理强调指出，保障人民群众饮食用药安全，关键在于落实责任制和责任追究制，要痛下决心，抓紧建立健全地方政府负总责、监管部门各负其责、企业作为第一责任人的责任体系。今年3月，国务院办公厅18号文件又对这一责任体系作出明确界定，对落实责任体系提出了具体要求。建立健全食品药品安全责任体系，对于进一步理顺食品药品监管领导体制和工作机制，整合监管力量，调动积极因素，解决食品药品监管改革和发展的重要问题，确保公众饮食用药安全，促进经济社会又好又快发展，具有重要意义。

（一）深刻认识建立健全食品药品安全责任体系的重大意义

建立健全食品药品安全责任体系，是以人为本、关注民生的重大举措。保障公众饮食用药安全是国计民生的重要内容，是维护人民群众根本利益的具体体现。党中央、国务院审时度势，客观判断当前食品药品监管工作形势，科学分析现行食品药品监管体制存在的矛盾和问题，决定建立健全食品药品安全责任体系。这是调动各方面积极性，全力解决人民群众最关心、最直接、最现实的利益问题，保护人民群众健康安全的新举措。食品药品安全责任体系的确立，体现了党中央、国务院以维护人民群众根本利益为出发点和落脚点，动员全社会力量，凝聚各方面智慧，共同保障食品药品安全的战略思维和坚定决心。

建立健全食品药品安全责任体系，是促进社会和谐发展和全面进步的重要途径。保障食品药品安全是一项复杂的系统工程，涉及政府、监管部门和企业等不同主体，以及各主体之间不同的价值取向和利益追求。食品药品安全是社会不同主体实现各自利益的共同基础，也是推动科学发展、促进社会和谐的基本前提和要求。建立健全食品药品安全责任体系，明确划分政府、监管部门和企业在食品药品安全上的具体责任，将三者统一于保障公众饮食用药安全的价值目标，有助于正确处理监管与发展、商业利益与公众利益的关系，有效促进经济社会协调发展，也有助于全面履行各自法定职责，防止出现相互推诿和因责任不清导致任务不落实，最大限度地减少矛盾冲突，促进社会和谐与发展。

建立健全食品药品安全责任体系，是食品药品安全监管机制的重大创新。食品药品安全工作专业性强、涉及环节多，任务十分繁重。只有建立健全符合食品药品监管规律的领导体制和工作机制，形成更加完整的监管和责任链条，才能产生最佳的监管效果。食品药品安全责任体系明确地方政府、监管部门和企业三者的责任，是食品药品监管形势发展的客观需要，也是对现行监管体制的重要补充和监管机制的重要创新，将有力促进监管资源的整合，合理划分各方权责，形成政府、部门、企业以及社会各方联动、共同参与的食品药品监管工作新格局。

（二）准确把握食品药品安全责任体系的具体内容

食品药品安全责任体系有着十分丰富的内涵，涉及地方政府、监管部门和企业三个方面，涵盖了各方在食品药品安全上应当承担的政治责任、法律责任和社会责任。我们要深刻理解责任体系的实质，准确把握责任体系的内容，全面落实建立健全责任体系的各项任务。

一是地方政府对食品药品安全负总责。食品药品安全事关人民群众身体健康和生命安全，事关社会稳定和谐。没有安全的食品药品，百姓不可能安居乐业，经济社会不可能协调发展。我国法律规定，地方各级政府负责管理本行政区域内的各项行政事务。在商品物流和信

息技术高度发达的今天，食品药品安全的社会属性更加凸显。食品药品安全问题，很容易演变成全局性的问题，直接影响地方政府和国家的形象，影响社会稳定和谐，影响经济社会发展。国务院办公厅18号文件规定，地方政府负总责，就是要求把药品安全纳入地方政府的重要议事日程，并作为当地政治经济发展的重大问题，总体规划，统筹安排；定期评估和分析本地区药品安全状况，研究解决问题的办法和措施；支持药品监管部门依法履行职责，创造良好执法环境；加强组织协调，积极应对和处置药品安全突发事件。食品药品监管部门要积极协助地方政府落实食品药品安全责任，及时汇报情况，主动提出意见和建议，自觉接受地方政府的领导，全面贯彻落实食品药品安全监管的各项任务。

二是监管部门对食品药品安全各负其责。食品药品安全涉及多个职能部门，各相关部门应各司其职、各尽其责、相互配合、通力协作。建立健全食品药品安全责任体系，各相关监管部门的协调配合十分重要。对食品药品进行监管，是法律赋予我们的职责。保障公众饮食用药安全，我们责无旁贷。地方政府、企业和各相关部门的责任，都替代不了我们的职责。各级食品药品监管部门要找准定位，明确职责，积极工作。该当“主角”的，要当好“主角”；该当“配角”的，要积极配合。食品药品安全责任体系的确立，对我们的要求不是低了，而是更高了。这一点，我们必须有清醒的认识，必须更加努力工作。希望大家在新的监管机制中有所作为。

三是企业对食品药品安全负第一责任。在社会主义市场经济条件下，企业作为独立的市场主体，经营自主，管理自治，责任自负。食品药品是特殊商品，生产、经营企业不能把经济利益作为唯一追求，而应把履行法定义务和承担社会责任作为最重要的价值取向。将食品药品安全的首责落在食品医药企业上，于法有据，这是企业的市场主体资格和法律地位所决定的。企业作为食品药品安全的第一责任人，必须强化管理、守法经营、诚信自律、确保安全。各级食品药品监管部门要大力宣传企业是第一责任人的观念，并通过不断强化监管，督促企业履行责任。

(三) 积极推进食品药品安全责任体系的全面落实

建立健全食品药品安全责任体系，关键在落实。食品和药品的监管方式不同，责任体系建设的工作基础也不完全一样。各级食品药品监管部门要在当地政府的领导下，结合实际，抓紧建立健全食品药品安全责任体系的组织机构，完善相关工作制度，落实支持保障措施。

第一，推动建立食品药品安全组织领导体系。建立健全食品药品安全责任体系，首先必须加强对食品药品监管工作的组织领导。要积极推动地方各级人民政府加紧成立由政府主要领导或分管领导担任负责人的食品药品安全组织领导机构，统一部署和安排本辖区内食品药品安全各项监管任务，合理划分各监管部门的职责，组织协调辖区内有关食品药品安全的重要问题和重大事项。会后，各省局要及时向省政府领导汇报这次会议的主要精神，抓紧建立省、地、县三级食品药品安全组织领导机构，指导和帮助市、县开展落实食品药品安全责任体系的相关工作。

第二，加快建立食品药品安全考核评价体系。考核评价体系是落实食品药品安全责任的重要措施。今年，国家局将根据实际情况，尽快明确考核评价体系的目标、内容和要求。对政府及监管部门的考核评价，要以全面落实监管责任为着力点；对企业的信用评价，要与全面推进分类监管的任务相结合。要按照《国务院办公厅关于社会信用体系建设的若干意见》的要求，公示信用考核评价结果，加强分类监管的政策引导，营造褒奖守信、惩戒失信的社会氛围，促进企业依法经营，科学管理，严格自律。

第三，大力强化食品药品安全的技术支撑体系。建立健全食品药品安全责任体系，必须加快建设适应食品药品监管形势发展需要的技术支撑体系。要积极推进《国家食品药品安全“十一五”规划》的全面实施，争取中央和地方的财政支持，大力加强食品药品监测检测、评估评价、预测预警等技术能力建设，提高食品药品监管技术保障能力。加快推进信息化建设，充分利用现有资源和基础，搭建覆盖全国的食品药品安全信息平台，实现食品药品安全信息在部门和地区间的互联互通，不断提高食品药品安全监测分析、信息通报和公共服务水平。

第四，继续完善食品药品安全法规制度体系。要按照国务院的部署，加紧清理行政法规，尽快修订有关食品药品安全的规章制度，全面落实国务院依法行政实施纲要的要求，进一步明确食品药品监管部门的责任范围、责任内容和责任追究等各项措施，坚决纠正行政执法中的“不作为”和“乱作为”，提高监管队伍依法行政的能力和水平。

最后，我再着重讲一讲党风廉政建设问题。最近，郑筱萸等人严重违法犯罪案件的审判，再次引起了社会各界的广泛关注。这些案件以及所暴露的问题，教训极为深刻，代价极为沉重。将郑筱萸、曹文庄等人绳之以法，充分体现了党和政府对人民群众身体健康和生命安全高度负责的态度，和坚定不移惩治腐败的坚强决心，给我们上了一堂振聋发聩的廉政教育课，使我们更加深刻地认识到，手中的监管权力是人民赋予的，只能用来为人民谋利益，决不能用来为自己或小集团谋取私利；任何侵害人民利益的行为，任何对食品药品监管工作草率从事、敷衍塞责、玩忽职守的行为，都要受到党纪国法的严惩。我们务必从这些案件中吸取深刻教训；务必把党风廉政建设作为关系全局的大事，按照“两手抓、两手硬”的要求切实抓好落实；务必按照党中央、国务院的要求，以监管工作和党风廉政建设的实际成效，彻底扭转被动局面，重塑“监管为民、务实清廉、高效权威、开拓进取”的良好形象。

前不久，中央纪委出台了《关于严格禁止利用职务上的便利谋取不正当利益的若干规定》，针对反腐败工作新形势提出了八项严格的禁止性要求，细化了党员干部在经济和社会交往方面的政策界限，完善了党员干部廉洁从政行为规范。在此之前，全系统通过开展集中教育活动，已经颁布了《食品药品监管人员八条禁令》。中央纪委的规定和“八条禁令”既是对食品药品监管系统党员领导干部和全体工作人员最基本的要求，也是一条不能触摸的“高压线”。各级食品药品监督管理部门必须严格执行纪律，加强对权力运行的监督和制约，坚决防止利用审评审批、检验检测、认证发证、稽查办案等权力搞权钱交易。继续做好医药购销领域治理商业贿赂工作，更加关注国计民生问题的逐步解决，积极配合有关部门整治药价虚高问题，使监管的成果真正惠及亿万群众。

同志们，党的十七大即将召开，这是党和国家政治生活中的一件大事。我们要以更加奋发有为的精神和求真务实的作风，全力推进食品药品专项整治工作，全面履行食品药品监管职责，坚决完成党中央、国务院交给我们的任务，以优异的工作成绩，迎接党的十七大胜利召开！

卫生部副部长刘谦在全国残疾人社区康复示范区培育活动总结大会上的讲话

（2007年11月27日）

今天，民政部、卫生部和中国残疾人联合会共同召开全国残疾人社区康复示范区培育活动总结大会，我代表卫生部，对获得命名的示范区表示热烈祝贺，对长期从事社区康复工作的同志们表示亲切的慰问，并致以崇高的敬意！

党中央、国务院高度重视残疾人事业和社区卫生服务工作。胡锦涛总书记在十七大报告中指出，发扬人道主义精神，发展残疾人事业。要求加强农村三级卫生服务网络和城市社区卫生服务体系建设。中共中央、国务院印发的《关于进一步加强农村卫生工作的决定》和国务院印发的《关于发展城市社区卫生服务的指导意见》中，明确把发展社区卫生服务作为城乡医疗卫生体制改革的突破口，作为加强公共卫生事业，解决群众看病就医问题的一项基础性工作。残疾人既有同健全人一样的卫生需求，更有特殊的康复需求，康复工作是社区卫生机构“六位一体”的重要服务内容之一。在党中央、国务院的正确领导下，在各地区、各部门的共同努力下，全国社区卫生服务发展呈现出良好态势，取得了可喜的成绩。社区卫生服务政策不断完善，社区卫生服务网络建设得到加强，社区卫生服务队伍不断扩大，社区卫生服务能力和水平逐步提高。社区卫生服务在促进居民健康，密切医患关系，推进和谐社区建设等方面正在发挥日益重要的作用，受到广大群众普遍欢迎。

大力发展社区卫生事业，为残疾人、慢性病患者、老年人等重点人群提供良好的医疗和康复服务，是便民利民的大事。2004年，卫生部和中国残联共同制定下发《关于进一步将残疾人社区康复纳入城乡基层卫生服务的意见》，明确了残疾人社区康复工作的内容和要求。上世纪80年代起，卫生部门就开始与残联等部门紧密配合，在大力推进以面向残疾人为主的社区康复方面，做了大量工作。在有条件的基层医疗卫生机构设置康复室，重点开展肢体残疾人的康复治疗和训练，指导其在社区和家庭开展运动功能、生活自理和社会适应能力等方面的训练；对社区内稳定的精神病患者进行社区监护，指导、督促精神病患者合理用药，定期随访；结合健康教育、疾病控制、妇幼保健、计划生育指导等，做好残疾预防工作。

近年来，特别是全国残疾人社区康复示范区培育活动开展以来，残疾人社区康复工作得到快速发展。发展残疾人社区康复工作，不仅延伸了社区卫生服务的内容，同时补充了社区卫生服务在康复功能上的不足。在许多地区，基层残联与卫生、民政部门协调配合，有力地推动了社区卫生服务中心康复科建设。

残疾人社区康复工作是卫生工作的重要内容之一，做好残疾人康复工作是每个卫生工作者义不容辞的责任。卫生部门要加大与民政、残联及地方等有关部门的合作力度，优化卫生资源配置，从切实解决残疾人、慢性病患者、老年人医疗和康复困难，提高社区卫生服务整体效能的角度出发，做好以下几个方面的工作：

第一，贯彻落实预防为主的方针，加大社区卫生经费投入，建立科学的经费补偿办法，突出社区卫生工作的防控功能。通过开展保健知识宣传、行为干预、健康管理等工作控制心脑血管、心理精神疾患的发生，减少偏瘫、精神残疾的发生。通过加强孕产期保健、计划免疫、新生儿疾病筛查等，努力减少先天性残疾的发生，实现早发现、早干预、早康复。

第二，加强社区卫生服务中心的康复服务能力建设，使其具备承接上级医院慢性期、康复期病人转诊和就近为社区居民提供有效康复服务的能力。要特别重视和加强社区医护人员的康复医学理论、知识和技能的培训。这是在实际工作中存在的薄弱环节，也是影响社区居民选择就近康复的重要因素。

第三，充分整合多方资源，共同推进社区卫生服务工作。我们将与民政、残联等部门密切协作，发挥各自优势，注重发挥各级残联在社区康复工作中的作用。残联已建立了较为完善的工作体系和工作方法，积累了丰富的经验，在康复需求调查、辅助器具配置、职业康复、社会康复等方面，有着独特的工作手段。今后在推动社区卫生服务工作进程中，我们将继续与残联加强合作，在有关部门和地方政府的大力支持下，共同推动社区卫生服务健康持续发展。

第四，切实提高社区卫生服务队伍的能力。要制定社区卫生包括残疾人社区康复人员培训规划。将康复业务培训纳入全科医学教育和继续医学教育规划。同时，要从长远发展考虑，与教育部门合作，加强康复医学高等教育，培养高素质的专业人才，不断充实社区卫生人才队伍，提高基层卫生医务人员的业务水平和工作能力，更好地为人民群众服务。

第五，加大对农村康复工作的推进力度。相对于城市社区康复工作而言，农村康复工作面临更多的困难，是实现“人人享有康复服务”的重点和难点。卫生部门将与有关部门一起，进一步加大对农村康复工作的投入力度，共同探索农村地区残疾人康复工作机制和模式。

社区卫生事业是一项惠及百姓千家万户的民生工程和民心工程。我们要进一步深入学习贯彻十七大精神，因地制宜，大胆创新，结合残疾人社区康复，大力推进城乡社区卫生服务体系建设，逐步建立符合我国实际、具有中国特色的社区康复管理体制和服务体系，为群众提供优质的社区康复服务，更好地造福于广大人民群众，为构建和谐社区，全面实现建设小康社会的目标作出更大的贡献！

卫生部副部长蒋作君在全国大力推进社区卫生服务体系建设重点联系城市工作启动会上的讲话

（2007 年 8 月 30 日）

为探索社区卫生服务可持续发展的运行机制和管理体制，进一步完善社区卫生服务政策措施，按照 2007 年全国城市社区卫生工作会议要求，经国务院有关领导同意，国务院城市社区卫生工作领导小组办公室决定开展社区卫生服务体系建设重点联系城市工作，选定了 28 个重点联系城市。今天，我们在这里召开会议，启动和部署重点联系城市有关工作。下面，我讲三点意见。

一、充分认识重点联系城市工作的重要意义

社区卫生服务是当前城市卫生工作的重中之重。2006 年以来，国务院印发《关于发展城市社区卫生服务的指导意见》（以下简称《指导意见》），成立了领导小组，并连续两年召开全国城市社区卫生工作会议，把发展社区卫生服务作为城市医疗卫生体制改革的突破口，作为加强公共卫生事业，缓解群众看病难、看病贵问题的一项基础性工作，大力发展。近年来，在党中央、国务院的正确领导下，在各地区、各部门的努力下，全国社区卫生服务发展呈现出良好态势，取得了可喜的成绩。社区卫生服务政策不断完善，有关部门制定了一系列政策措施；社区卫生服务网络建设得到加强，已建有社区卫生服务机构 23000 多个，在部分大中城市，已初步建立比较完善的社区卫生服务体系；社区卫生队伍迅速发展，全国从事社区卫生服务工作的卫生技术人员已经达到 26 万人，社区卫生服务能力和水平逐步提高。社区卫生服务在有效缓解群众看病难、看病贵问题，促进居民健康，密切医患关系，推进和谐社区建设等方面正在发挥日益重要的作用，并受到广大群众普遍欢迎。

同时，我们也要清醒地看到，我国城市社区卫生工作只是刚刚起步，各地发展还很不平衡，工作中还有不少薄弱环节，与人民群众的需要和国家确定的目标还有较大差距。《指导意见》明确提出，到 2010 年，全国地级以上城市和有条件的县级市要建立比较完善的城市社区卫生服务体系，做到机构设置合理、服务功能健全、人员素质较高、运行机制科学、监督管理规范。现在距 2010 年，还有三年时间，我们所面临的任务依然十分艰巨。

第一，在机构设置方面。相当一部分地区还没有制订社区卫生服务发展规划，社区卫生服务网络还不健全，机构数量不足、布局不合理，一些居民享受不到社区卫生服务。同时，社区卫生服务基础设施还很薄弱，设施、设备条件差，许多地方业务用房还没有得到妥善解决，租赁房屋现象比较普遍。

第二，在服务功能方面。一些社区卫生服务机构预防保健功能薄弱，健康教育、妇幼保健、残疾康复等公共卫生服务落实不到位，结核病、艾滋病等传染病以及高血压、糖尿病等慢性非传染性疾病的预防控制工作还没有在社区普遍开展起来，在社区可防、可控的一些疾病依然未得到有效防控。“小病”医疗在社区的目标尚未实现，不少居民不信任社区卫生服务机构，一些社区卫生服务机构门庭冷落。

第三，在队伍建设方面。社区卫生人员学历、职称普遍较低；人才结构不合理，全科医生数量不足，专业技能较差。据调查，目前城市社区卫生服务机构的临床医生中，本科及以上学历的比例不到 30%，与城市医院有很大差距。

第四，在运行机制方面。一些地区落实政府对社区卫生服务的投入政策尚未到位，对社区公共卫生投入不足，投入随意性较大，也缺乏必要的考核机制，投入绩效不高。许多社区卫生服务机构依然靠医疗创收维持运转，“以药补医”、“以医养防”现象还很普遍。社区卫生服务与医疗保险的结合还需要改善和加强，目前尚有

相当一部分的社区卫生服务机构还没有纳入城镇职工医疗保险定点医疗机构。

第五，在监督管理方面。社区卫生服务技术操作规范、工作制度、监督管理制度和考核评价制度不够健全，技术服务还存在诸多不安全、不规范的隐患。日常监督管理能力不足，相当一部分社区卫生服务机构达不到准入标准，服务模式需要进一步转变。

这些问题有些是社区卫生服务发展过程中出现的具有阶段性特征的问题，有些则是政策的贯彻落实问题。开展社区卫生服务体系建设重点联系城市工作，就是选择一些工作基础较好、创新意识较强的城市，通过重点联系，政策支持，专家指导，深入贯彻落实《指导意见》和配套文件精神，针对社区卫生服务发展中的关键环节和难点问题，开展试点，积极探索，逐步健全社区卫生服务可持续发展的运行机制和管理体制，为其他地区提供可借鉴的经验，为完善国家政策提供实践依据。

各重点联系城市政府及有关部门，在开展这项工作中，要有强烈的责任感和使命感，力争用三年时间，建立覆盖全体城市居民、布局合理、设施完善的社区卫生服务网络，完善社区卫生服务机构的预防保健和基本医疗服务功能；建立以政府投入和医保基金为主的社区卫生服务筹资机制和科学规范的收支管理机制，维护公立社区卫生服务机构的公益性质；建立医院和预防保健机构与社区卫生服务机构的有效合作机制，吸引高素质医学人才进社区，提高社区卫生人员服务能力；建立医疗保障进社区的机制，鼓励参保职工和居民优先到社区看病就医；建立规范的社区卫生服务收费制度，努力做到免费为居民提供公共卫生服务，按成本收费提供基本医疗服务，为建立基本卫生保健制度打下坚实的基础。

二、抓住关键环节，勇于探索，积极推进体制机制创新

在社区卫生服务管理体制和运行机制问题上，各地在实践中已经积累了一定的经验。各重点联系城市要根据工作方案要求，加强政府领导，结合本地区实际，全面推进社区卫生服务体系建设。下一步重点要做好以下几方面工作。

第一，制订和完善规划，健全社区卫生服务网络。健全网络是发展社区卫生服务的基础环节。各重点联系城市要根据《指导意见》精神，制定本辖区社区卫生服务发展规划，要明确建设目标和时间要求，做到机构布局合理、结构适宜、设施完善。要尽快建立健全社区卫生服务网络，在一、二年内要做到社区卫生服务机构覆盖全体城市居民。政府举办的一级医院、街道卫生院要尽快改造为社区卫生服务机构；对于一些适宜转型为社区卫生服务机构的国有企事业单位医疗机构，政府要出面协调，加快资源的调整步伐；要积极鼓励多方面的社会力量参与发展。转型而来的社区卫生服务机构必须达到基本标准要求，必须转变服务模式、完善服务功能，不能搞简单的“翻牌”，要坚持成熟一个，准入一个，巩固一个。要把社区卫生服务中心建设放在优先发展的位置，做到一个街道办事处或 3 - 10 万人口设置一个社区卫生服务中心。要切实解决好社区卫生服务用房问题。目前相当一部分社区卫生服务机构房屋靠租赁，相关费用自行承担，这样不利于社区卫生服务发展，如果没有一个好的解决途径，成本最终还是要落在老百姓身上。新建和改扩建小区社区卫生服务机构设置和用房问题，政府也要出面协调有关部门予以解决。

第二，切实保证社区卫生服务投入。《指导意见》明确要求各级政府要调整财政支出结构，加大对社区卫生的投入力度。各重点联系城市政府要建立科学、稳定的社区卫生服务筹资和投入机制，没有政府的投入，社区卫生事业不可能得到发展，预防保健服务也不会得到落实，看病难、看病贵问题就不可能得到有效解决。政府要按照规定加大对社区卫生服务机构房屋、设施设备以及人员培训的投入力度，要保证社区公共卫生补助经费的投入。今年，中央对中西部地区社区公共卫生安排了补助经费，各省也普遍明确了补助标准。在公共卫生投入方面，地方各级政府都要承担责任，各重点联系城市都要明确对社区公共卫生服务的补助标准，要随着政府财力的增长，逐步提高补助标准，让社区居民免费享有基本公共卫生服务。同时也要完善社区公共卫生经费的补助方式和考核管理办法，提高资金使用效益。

第三，充分发挥社区卫生服务在医疗保障制度中的作用。各地在发展社区卫生服务过程中，积极探索与城镇职工、居民医疗保险和贫困人口医疗救助制度的有效结合，积累了很多好的经验。如，江苏、上海等地区加大城镇职工医疗保险对社区卫生服务的支持力度，降低医疗保险起付线，拉大社区卫生服务机构与医院报销比例，探索社区卫生服务机构总额预付制，引导小病进社区。江西、江苏等地在建立城镇居民基本医疗保险制度，深圳市在建立劳务工医疗保险制度，成都、沈阳、西宁、银川等地在实施贫困居民医疗救助制度过程中，充分与社区卫生服务相结合，发挥社区卫生资源优势，探索建立社区首诊、分级医疗制度，取得了较好的成效。医疗保险进社区，不仅可以方便参保人员就医，控制医疗保险费用，还可以稳定和扩大服务人群，促进社区卫生服务机构巩固和发展。各重点联系城市都要按照要求，将符合条件的社区卫生服务机构纳入城镇职工基本医疗保险定点范围。当前，国务院正在开展城市居民基本医疗保险试点工作，各地区在制订试点方案时一定要加强与社区卫生服务的衔接，积极采取措施，鼓励和引导参保人员到社区看病就医。

第四，切实提高社区卫生队伍能力。人才队伍问题是制约社区卫生服务可持续发展的关键问题，各地区要把社区卫生人才作为发展社区卫生服务的“第一资源”，花大力气建设人才队伍，提高服务水平。一些地方在加强人才队伍建设方面已做出了有益的探索，例如，北京市提出“四个一批”工程，大医院“下来一批”，退休人员“回来一批”，新毕业大学生“进来一批”，岗位培训“出来一批”，多途径加强队伍建设。有的地方要求大医院临床医生晋升高级职称前至少要到社区工作半年

以上，有的地方政府出资吸引高职称退休医生到社区坐诊、带教。这些措施有效地提高了社区卫生服务人员技术服务能力。社区卫生队伍建设最主要的是要吸引人才进社区，要想方设法提高社区医务人员待遇，为医生到社区工作提供优惠条件，各地要结合事业单位人事制度改革有关政策，健全社区卫生服务机构人员聘用、岗位管理、绩效考核制度，制定符合社区卫生服务机构特点的收入分配办法，充分调动社区医务人员为群众服务的积极性，提高服务效率。同时，要加大社区卫生人员培训力度，中央财政已经建立专项经费加强对全科医师、社区护士的培训工作，各重点联系城市要在近两年内完成对现有人员的培训工作。

第五，改革完善社区卫生服务机构运行机制。目前，在政府加大对社区卫生投入、维持社区卫生公益性质问题上，各有关方面基本形成了共识。但是在我国当前的国情条件下，如何建立科学、合理的投入机制，仍需要通过实践不断探索。北京、上海、杭州、成都等地探索实行社区卫生服务机构收支两条线管理，政府保证社区卫生服务机构必要的人员和工作经费，全部收入上缴，支出纳入预算管理，实行全员聘用制，建立以服务数量、质量、患者满意度为主要内容的考核分配机制。这样做的好处是能够切断医务人员与医疗服务收入的联系，避免大处方、乱检查以及不合理用药问题，有利于减轻群众的负担。在实行收支两条线管理的同时，必须建立科学的人员聘用制度和绩效考核制度，根据绩效进行奖惩，决定去留，拉开收入距离，不能搞平均主义，否则，就会走到吃大锅饭的老路上去。天津、上海、江西等地采取政府购买公共卫生服务的办法，明确社区公共卫生服务项目，建立资金筹集分配、经费核定和绩效考评体系，对承担公共卫生服务任务的机构，通过考核确定补助额度，加强追踪问效。这样做有利于提高机构服务效率，但前提是要保证政府投入到位，按规定的服务数量和质量购买服务。在社区卫生服务机构药品购销方式上也有不同的模式，北京、江苏、宁夏等地对社区卫生服务药品实行政府统一采购、集中配送，压缩药品流通环节，弱化药品对社区卫生服务机构的补偿作用，降低药品加成率，有效降低了社区药品价格。南京、武汉等地探索社区卫生服务机构“药房托管”等改革，也一定程度上控制了药品价格。究竟哪种方式更可行，需要各地在实践中寻找答案。

科学合理的运行管理机制是保障社区卫生服务健康持续发展的关键环节，各重点联系城市要下大力气积极探索。要建立稳定的资金投入机制和高效的资金使用、管理、考核机制，切实提高资金使用效率；要不断完善社区卫生服务机构内部管理机制，实施人事分配制度改革和绩效考核，加强社会民主监督，动员社会广泛参与，建立第三方评估机制；要加强社区卫生服务机构与医院、预防保健机构的分工与合作，合理界定社区卫生服务机构承担的预防保健和基本医疗职能，研究制订双向转诊管理制度，探索建立双向转诊的有效运行机制，等等。社区卫生服务在中国尚是一个新生事物，各地在推进社区卫生服务过程中一定要把创新作为发展的“第一推动力”，明确目标要求，针对一些体制机制问题，大胆创新，努力探索，在实践中不断完善。

各地在推进社区卫生服务体系建设中，还要不断加强社区卫生服务内涵建设，完善社区卫生服务管理制度和技术规范；要严格对社区卫生服务人员、机构和技术服务的准入，加强日常监督管理；要整合社区资源，加强社区卫生服务与社区建设、残疾康复、人口计划生育工作的协调，充分利用社区卫生服务平台，积极开展计划生育技术指导、残疾人康复等服务；要积极发挥中医药和民族医药在社区卫生服务中的作用和优势，大力开展社区中医药服务，全面推进社区卫生服务健康持续发展。

三、加强领导，切实做好重点联系城市工作

（一）提高认识，加强对重点联系城市的领导。社区卫生服务具有鲜明的公益性质，政府在社区卫生服务发展中要扮演“第一角色”。各重点联系城市政府要切实负起领导责任，发挥社区卫生工作领导小组的作用，加强部门间的协调与合作，形成合力，整体推进社区卫生服务工作。要深入社区，加强调查研究，及时解决社区卫生服务发展中面临的实际问题。要勇于创新，大胆探索，只要是有利于社区卫生事业发展、有利于群众健康的事情，我们都可以去试点，通过试点，总结经验，改进工作。重点联系城市所在省、自治区、直辖市政府及有关部门也要加强对重点联系城市社区卫生服务体系建设的领导，给予政策支持和技术指导，有条件的地方要给予经费支持。

（二）认真落实政策措施，制订好实施方案。各重点联系城市首先要落实好国家现有的政策措施，政府还没有制订贯彻《指导意见》落实措施的、相关配套政策还没有出台的，要尽快研究落实。对于已经明确的政策，各地区必须抓好落实工作，所有政策措施都要落实到基层，要让群众实实在在地感受到社区卫生服务带来的好处，要把群众受益、群众满意作为社区卫生服务发展的“第一标准”。根据重点联系城市总体工作方案和进度安排，各地区要研究制定开展重点联系城市的具体实施方案。方案必须具有可操作性，要在充分调查研究的基础上，找出本地区社区卫生发展中的关键环节、难点问题，有针对性地提出解决办法。实施方案要在今年年底之前报国务院城市社区卫生工作领导小组办公室备案。

（三）发挥好技术指导组的作用。经相关部委、有关单位推荐，国务院城市社区卫生工作领导小组办公室组建了重点联系城市技术指导组，由国内高校、科研机构、行业协会、社区卫生服务管理者等方面专家组成。在重点联系城市实施过程中，技术指导专家将组建固定联系小组，与部分重点联系城市建立固定联系，并负责对该城市的社区卫生服务工作情况进行重点跟踪指导，提供技术支持。针对社区卫生服务发展中的一些关键问

题，专家技术指导组还将组织一系列的交流、研讨活动，在深入总结各地经验的基础上，与各重点联系城市共同研究制订可操作的实施方案。希望技术指导组有关专家充分发挥专业技术优势，深入各重点联系城市，加强调查研究，切实发挥好智囊作用。

（四）加强对重点联系城市的督导评估工作。国务院城市社区卫生工作领导小组办公室作为社区卫生服务体系建设重点联系城市工作的组织和领导机构，将协调有关部门和专家，为各地区提供政策与业务指导，加强信息沟通，开展经验交流。在重点联系城市实施过程中，我们将组织力量开展基线调查，掌握各地经济社会状况、社区卫生服务机构、人员、服务等基本情况，并建立常规监测机制，对各地推进社区卫生服务工作情况以及社区卫生服务数量、质量、服务行为等信息进行跟踪、评价。领导小组办公室还将组织对试点工作分阶段进行评估，对成绩突出的城市要给予表彰，对工作措施不利，成效不显著的城市，要酌情进行通报批评，限期整改，整改不合格的将取消其重点联系城市资格，并给予通报。

社区卫生事业是一项政府得民心、卫生得发展、群众得健康的伟大事业，是一件看准的事。政府以人为本，人以健康为本，社区卫生服务以健康为中心。因此，发展社区卫生必须引起各级政府的高度重视。希望各地结合实际，大胆创新，在实践中探索，在探索中前进，大力推进社区卫生服务体系建设，逐步建立符合我国实际、具有中国特色的社区卫生管理体制和服务体系，为群众提供优质的社区卫生服务，造福于广大的社区居民。

发挥示范医院表率作用　贯彻落实患者安全目标
为构建和谐医患关系贡献力量

——中国医院协会会长曹荣桂在全国百姓放心示范医院2007动态管理工作会议上的讲话

（2007年4月14日）

各位领导、各位院长、各位会议代表：

大家上午好！当前，在全国上下贯彻落实《中共中央关于构建社会主义和谐社会若干重大问题的决定》的大好形势下，在卫生部以科学发展观为指导，深入推进医院管理年活动的重要历史时期，我们相聚在美丽的雾都重庆，召开全国百姓放心示范医院2007年动态管理工作会议，这对于认真落实胡锦涛总书记、温家宝总理关于医疗卫生工作重要指示精神，努力发动医疗行业为构建社会主义和谐社会多作贡献，继续鼓励全国百姓放心示范医院在卫生部医院管理年活动中起模范带头作用，保持“全国百姓放心示范医院”品牌永不褪色，将有着重要的现实意义。在此，我代表中国医院协会向出席大会的有关领导和嘉宾表示崇高的敬意！向参加会议的各位代表表示热烈的欢迎！向与会的新闻媒体的朋友表示亲切的问候！向长期以来支持全国百姓放心示范医院活动的吉林集安益盛药业股份有限公司表示由衷的感谢！向积极支持协办本次会议的重庆市医院管理学会以及重庆市三峡中心医院、重庆江津市人民医院、重庆市巴南区人民医院、重庆康华社区医院、重庆佳音医院、成都恒博医院表示诚挚的谢意！

我今天的讲话分为三部分。第一部分向大家表明，全国百姓放心示范医院在卫生部医院管理年活动中起到了模范带头作用；第二部分主要总结回顾两年多来的动态管理工作情况；第三部分针对第二周期的动态管理工作，重点是贯彻患者安全目标提出一些具体要求。

一、全国百姓放心示范医院在卫生部医院管理年活动中起到了模范带头作用

1. 全国百姓放心示范医院动态管理和卫生部医院管理年活动目标一致，都集中体现了科学发展观的指导思想，符合构建社会主义和谐社会总体目标要求。

党的十六届六中全会作出《中共中央关于构建社会主义和谐社会若干重大问题的决定》，这为我们各项事业的发展方向确定了统一的工作目标，中国医院协会加强对全国百姓放心示范医院的动态管理和卫生部深入推进医院管理年活动，都是严格自律，加强行业管理，围绕构建社会主义和谐社会的总体目标，充分发动我国医疗行业，贡献自己应有的力量。党中央在新的历史时期，提出了科学发展观的重大战略思想，这是我们继续加强社会主义现代化建设，完成新的历史使命和一切工作的指导方针，更为我国医疗卫生事业的科学协调发展指明了方向。

卫生部在3月29日刚刚召开了全国电视电话工作会议，以科学发展观为指导，深入推进医院管理年活动，全面加强医政工作。我们中国医院协会积极响应党和政府的号召，坚持科学发展观的指导思想，推动医疗行业全面自律，加强全国百姓放心示范医院动态管理，永葆全国百姓放心示范医院的行业领军地位和作用，这也是我们中国医院协会光荣的历史责任和义务。

从新世纪之初2001年开始，作为中国医院协会前身的中华医院管理学会，审时度势的作出集体决策，在全国会员单位中开展以行业自律为主旨的推荐全国百姓

放心医院活动，此举引起了我国医疗行业强烈震动，也引起了全国人大、全国政协和卫生部领导的高度重视和关注，全国人大和全国政协有关领导给予活动积极的监督指导，卫生部有关领导也给予活动有力的支持。全国人大常委会原副委员长吴阶平、全国政协副主席张怀西等有关领导，多次视察指导推荐全国百姓放心医院活动，多次出席动员、总结、表彰大会。卫生部原副部长朱庆生主管医政工作时，为开展推荐全国百姓放心医院活动作过详细批示，高强部长高度重视百姓放心医院活动，召集卫生部各司局领导专门听取了百姓放心医院活动专题汇报，表明“我很看重这个活动，活动很好，很扎实，很详细”，充分肯定了工作成绩，并在天水市二院调研时题词“愿放心医院让百姓永远放心”。

六年前，推荐全国百姓放心医院活动之初，我们就富有远见性地从和谐医患关系、提高服务水平入手，推出了“五个明白，五个知道”第一主题明明白白看病；从提高医疗质量，保证医疗安全入手，推出了第二主题“医疗优质高效十条标准”；从优化医疗环境，改进医疗流程入手，推出了第三主题“绿色医疗环境五化标准”。三个主题历经四年多时间，分别于2004年7月和2005年11月，推荐出了两批517所全国百姓放心示范医院和百姓放心医院。从2005年开始中国医院协会对全国百姓放心示范医院进行第一周期动态管理，适逢卫生部作出重大决策在全国医疗行业开展医院管理年活动，中国医院协会立即响应卫生部号召，把医院管理年活动每个年度的各项工作目标和重点要求，全部融入百姓放心医院动态管理方案中，积极倡导全国百姓放心示范医院在管理年活动中起模范带头作用。纵观全国百姓放心示范医院活动历程，不但践行了“为人民服务”的伟大教导，坚持了邓小平理论，体现了“三个代表”重要思想，而且完全实践了科学发展观的指导思想，符合构建社会主义和谐社会总体目标要求，与卫生部医院管理年活动相辅相成，相得益彰，为我国医疗事业科学和谐发展作出了有力的贡献！

2. 全国百姓放心示范医院在医院管理年活动中勇于带头，树立了行业典范，为中国医院协会赢得了荣誉。

全国百姓放心示范医院在第一周期动态管理中，牢牢把握医疗质量、医疗安全、医疗服务、医疗费用这四个医院管理的核心要素，坚持百姓放心医院三个主题标准不放松，以《中华全国医院自律公约》和《全国百姓放心医院诚信公约》为基本准则，严格按照全国百姓放心示范医院动态管理标准，认真落实卫生部医院管理活动六大项工作目标，以及2005年的33条重点要求和2006年的45条重点要求，最近又全面宣传贯彻2007年的39条重点要求，为我国医疗全行业开展医院管理年活动起到了模范带头作用，树立了一批优秀的先进典型。

3月29日，在卫生部2007年医院管理年暨全国医政工作会议上，马晓伟副部长在讲话中表扬：“重庆市三峡中心医院在医院管理年活动中，强化法律意识、执业意识、规范意识、道德意识和荣辱意识，医院医疗服务质量不断提高。2006年医疗投诉同比下降17%，各种纠纷下降40%，在重庆市卫生局的病人问卷中调查满意度99.48%。”

重庆三峡中心医院是一所具有1800张床位的三级甲等医院，肩负着长江三峡库区特别是移民新区千万余人的医疗保健任务。当地经济比较薄弱，医院多年来一直坚持走“广覆盖，低收入，广种薄收”的和谐发展道路，始终坚持把社会效益放在首位，医院目前运行状况良好。“作为全国百佳医院和全国百姓放心示范医院之一，要在管理年活动中起带头表率作用。”这是李庆平院长在医院管理年动员会上对全院职工提出的要求。近十年来该院以全国百佳医院二十条标准为基础，以全国百姓放心示范医院三个主题标准创新管理模式，在动态管理中永葆先进。2006年年初，该院响应高强部长提出的新要求，率先在全国推出了全院使用药品通用名开处方的创举，为反医药购销流通领域的不正之风做出了表率。该院今天取得的荣誉，是长期不懈的坚持科学发展观，努力做行业典范的结果，也是全国百姓放心示范医院带头开展医院管理年活动的光辉写照。卫生部医院管理年活动简报第81期对该院全面开展管理年活动情况进行了专题报道。

解放军总医院在开展医院管理年活动中，结合全国百姓放心示范医院动态管理推出了“八项举措”。北京天坛医院在管理年活动中突出学科优势，结合全国百姓放心示范医院动态管理建立科学管理平台。大庆油田总医院集团要求所有成员医院服务窗口实行《服务限时制》，向患者公示挂号、收费、检查、化验发送报告限定时间。取消各项检查化验项目的预约，随到随检查。实行无假日门诊和手术室全天候开放。实行成员单位二、三级医院之间的双向转诊，合理调配医疗资源，保证医疗质量。安排总医院高年资医师对口指导社区门诊医师，保证社区医疗服务体系的质量。天津市人民医院以病人为中心进行信息化建设和网络化管理，建立了较完善的患者回访服务系统，实现信息完全共享，向患者提供多层次的健康服务，方便了患者就医，去年被卫生部医院管理年督导组给予了较高的评价。杭州市第三人民医院坚持百姓放心医院和医院管理年活动两结合，强化质量安全，规范医疗行为，诚信惠民服务，保持名院荣誉，全国政协副主席张怀西专程到该院视察，并欣然题词“诚信行医天地宽，温馨服务人心向”。陕西省人民医院规范执业行为，提高医疗质量和服务水平，在保障医疗安全的前提下，控制医疗费用，努力缓解人民群众“看病难，看病贵”。宝鸡市中心医院始终坚持合理检查、合理诊疗、合理用药、合理收费，尽量让当地百姓“少花钱，看好病”。湖北省十堰市人民医院先从学习宣讲抓起，引领医院坚持“人民医院为人民”的正确办院方向，突出“三个重点”；达到“五个要求”，推动医院科学和谐发展。山东省立医院率先开展全年无节假日门诊、无节假日检查和无节假日手术。进一步完善了方便患者转诊、住院的医疗集团服务网；医院还实行了“四免、五减”惠民门诊优惠政策和“三免、十减”惠民病床优惠政策，开展了“构建和谐的医患关系，让患者满意，让百姓放心”等一系列活动。鸡西矿业集团总医院在放心医院动态管理和管理年活动中，制定了13本20余万字的规章制度和技术操作规范，采用四种不同形式的考核办法分别在四种不同形式的会议上评价汇报，狠抓落实。该院院长、九、十两届全国人大代表、医院管理工作突出贡献奖获得者吴庆沿说：“中国医院协会推荐百姓放心医院活动和卫生部开展医院管理年活动，都是用实际行动在我国医疗行业全面贯彻和落实了科学发展观，坚持‘以病人为中心’集中体现了以人为本的科学思想，活动深入人心，把群众发动起来了，振奋了医护人员的工作精神，医院人气很旺，工作很顺”；以上这些全国百姓放心示范医院开展医院管理年活动的总体情况，卫生部医院管理年活动简报分别都进行了专题报道。

作为全国百姓放心示范医院的湖南省郴州市第一人民医院，坚持以社会效益为最终目标，深化内部改革，加强内涵建设，增强医院活力和自我发展能力；以医院管理年活动为契机，进一步强化管理和服务，取得了显著的工作成效，被“2007年医院管理年暨全国医政工作会议”指定为四家经验交流的单位之一。

从辽宁省以等级医院复核评价为抓手开展医院管理年活动情况可以看出，大连医科大学第一附属医院、辽宁中医药大学附属医院、锦州市中心医院、本溪市中心医院、辽阳市中心医院这五所“三级甲等”全国百姓放心示范医院，全部首批通过辽宁省卫生厅的三甲复合。辽阳市第三人民医院和朝阳市第二医院两所优秀的“二级甲等”全国百姓放心示范医院，也在管理年活动中做出了骄人的工作成绩，这七所医院都被当地卫生行政主管部门推荐确定为医院管理年活动调研点。

从卫生部医政司医疗服务质量评价管理处已经安排过的四川、湖南、陕西、内蒙古、辽宁、北京六个省、自治区、直辖市医院管理年活动调研情况来看，只要辖区内有医院参加百姓放心医院活动，当地卫生厅（局）医政处推荐确定的医院管理年活动调研点，基本上都是全国百姓放心示范医院。据初步了解，截至目前，卫生部医院管理年活动简报印发了105期，除报道政府部门工作的20多期简报以外，涉及各级各类医院的简报共有80多期，其中60多期都涉及报道的是全国百姓放心示范医院，占简报报道医院总数的80%以上。

由此可以看出，全国百姓放心示范医院始终走在了医院管理年活动的前列，为全国各地各级各类医院开展医院管理年活动起到了示范带头作用，当地政府部门都肯定了其工作成绩，用实际行动实现了政府满意，百姓放心，为中国医院协会赢得了荣誉。在此，我代表中国医院协会，向做出骄人工作成绩的全国百姓放心示范医院管理者表示由衷的感谢！

二、全国百姓放心示范医院第一周期动态管理总结

首批示范医院动态管理共有227所医院通过第一周期考核。根据百姓放心示范医院动态管理办法第八条，增补4所医院为全国百姓放心示范医院。有12所医院因基建、更换领导班子等原因暂缓考核。山东省平邑县中医院因一起医疗事故，多起医疗纠纷，当地群众反映强烈，经山东省医院协会申报，协会研究，决定撤销全国百姓放心示范医院荣誉称号。

1. 第一周期动态管理工作回顾

从2004年7月推出首批全国百姓放心示范医院以后，在大连召开的总结表彰会上，就提出了对全国百姓放心示范医院进行动态管理的工作要求。2004年10月25日，在张家界召开的第二次全国医院自律与维权大会上，对首批全国百姓放心示范医院动态管理工作进行了全面布置，公布了《全国百姓放心示范医院诚信服务二十条》。动态管理办法中规定：动态管理两年为一个周期，坚持原有的推荐程序，通过培训、自查、抽查、暗访和社会监督，实行动态分数管理和黄牌警示，结果为：合格（优、良），处理为：警告、黄牌警告、撤销称号等。

2005年11月19日，在北京人民大会堂召开的第二批全国百姓放心示范医院表彰大会上，倡导全国百姓放心示范医院带头领先，积极投入到卫生部医院管理年活动中去，努力保持好全国百姓放心示范医院荣誉，必须积极参加医院管理年活动，而且要做医疗行业的先锋和领军者，在医院管理年活动中起到表率作用。在这次会上提出了重新修订示范医院动态管理标准，重点解决加强动态管理的八个原则问题：一是坚持为人民健康服务的办院宗旨，不断提高医院的管理水平；二是努力提高基础医疗质量，保证医疗安全；三是深化“以病人为中心”的服务理念，提高医疗服务水平；四是加强医患沟通，构建和谐的医患关系；五是严格收费管理，杜绝不合理收费；六是加强财务管理，控制医疗成本，降低医疗费用；七是建立信息公示制度，拓宽社会监督渠道；八是加强医德医风建设，纠正行业不正之风。要做到加强领导，狠抓落实，加强教育，做好宣传，从严要求，重在实效。

2006年5月29日，中国医院协会在吉林集安专门召开了“全国首批百姓放心示范医院动态管理会”，对动态管理工作进行了全面部署和安排。大会正式宣读下发了中国医院协会《关于加强全国百姓放心示范医院动态管理的通知》和重新修订了动态管理办法，公布了全国百姓放心示范医院千分制考核标准和考核办法，安排了动态管理考核工作。会议明确提出：全国百姓放心示范医院动态管理不但要以卫生部医院管理年活动方案的六大项工作目标和各项重点要求为基准红线，也要以“放心医院活动三个主题25条标准”，“全国百姓放心医院诚信服务公约”，“全国医院自律公约”为基本准则，还要坚持以社会、百姓监督、评判为准则，坚持公正、公平、公开、优胜劣汰的原则。各医院要在加强自律和“示范”上下大工夫，在“放心”上花大力气，心系百姓，真正解决医疗服务质量缺陷，努力缓解老百姓“看病贵，看病难”等问题。重点是巩固成果，坚持自律，

促进行风建设，推进医院管理现代化。

去年 12 月份，协会李月东秘书长亲自主持，对全国百姓放心示范医院考核工作进行了全面部署。除委托了全国部分省、自治区、直辖市医院协会（学会）自行组织考核工作以外，其余 104 所医院由协会活动办公室直接进行考核。办公室在全国范围内抽选了十多名专家，通过集中学习和培训，分成七个专家小组，利用一个多月时间，分赴全国十七个省、市、自治区，对 104 所全国百姓放心示范医院进行了全面考核。考核组专家工作认真，作风严谨，对所考核的医院既肯定工作成绩，相互交流学习，互为良师益友；又指出存在问题，协商纠正办法，深结工作友谊。考核组所到之处基本上受到被考核医院的普遍欢迎，住宿吃饭一切从简，尽量不给考核单位增加负担。有的考核组专家到了少数民族地区和贫困山区，就住在院长办公室和书记办公室。有的专家组在落后地区为了赶出有效工作时间，在没有航班、火车的情况下，日夜驱车驰骋千余公里，一天考核一所医院，不辞劳苦，毫不懈怠。考核组专家在考核检查工作中坚持公平、公正、公开和廉洁奉公原则，不收“红包”和礼品，对有些医院推脱不了的礼金和礼品，各考核组组长回到单位后全部上交了活动办公室。去年考核工作中共退回返还“红包”两万多元、礼品 40 多件。

动态管理考核，充分体现了公开、公平、公正的原则，对于考核中不能达标的医院，或者是违法违规，出现医疗事故和重大医患纠纷的医院，该警告的警告，该取消资格的就建议取消资格。而对一些“医闹”诬告、媒体曝光和群众反映不实的一些情况，协会活动办公室非常慎重，认真调查，落实情况，还医院一个清白，保持示范医院荣誉。例如：活动办公室对山西省汾阳医院媒体曝光事件，联合山西省医院管理协会，认真调查落实，还派出专人小组，邀请当地人大、政协，卫生局有关领导，以及社会群众、患者代表、新闻记者、社会监督员等组织召开听证会，从而了解到所谓曝光事件，是该院内“医闹”，蒙骗误导媒体所致的真实情况，现在该“医闹”李芍亭已经涉嫌爆炸伤害案，被当地公安局拘捕，受到误导的媒体也从正面对医院进行了全面宣传。通过调查落实和召开听证会，在当地消除了负面影响，保持了山西省汾阳医院全国百姓放心示范医院荣誉。这也将成为示范医院动态管理和有效接受社会监督一个很好的范例。

回顾全国百姓放心示范医院动态管理历程和考核工作情况可以看出，中国医院协会和全国百姓放心示范医院与时俱进的协作发展，荣辱与共的共创辉煌，通过六年多推荐百姓放心医院活动和动态管理工作，建立了深厚的血浓于水的工作感情，为谋求协会会员单位共同事业的和谐发展奠定了良好的基础。

2. 全国百姓放心示范医院动态管理的突出成效和存在问题。

全国百姓放心示范医院在动态管理工作中，紧密结合医院管理年活动的开展，取得了显著的工作成效，主要体现在以下十个方面：一是依法执业意识全面加强，医疗行为更加规范，端正了办院方向，坚持把社会效益放在首位，集中体现了医疗卫生事业的公益性质；二是坚持以人为本，深化了以病人为中心的服务理念，从加强医患沟通入手，努力构建了和谐医患关系；三是建立健全了各种规章制度，严格执行各项法规，认真落实首诊负责制、三级医师查房制、分级护理等 13 项核心制度；四是加强了基础质量管理，强化了“三基三严”训练，提高了医护从业人员基本素质；五是坚持了合理检查、合理诊疗、合理用药、合理收费，开展了惠民病房、济困病床等多项服务，努力缓解了人民群众看病贵问题；六是优化医疗流程，简化服务环节，畅通“绿色通道”，提供爱心救助，开放专家门诊，增设便民举措，努力缓解了人民群众看病难问题；七是加强院内感染管理，建立质量控制体系，加强临床检验实验室管理，坚持科学合理用血，努力保障医疗安全；八是注重人性化服务，改善就诊环境，改造构建洁净化手术室和 ICU 病房，为患者提供清洁、舒适、温馨、优美、便捷、私密性良好的绿色医疗环境；九是实行分配制度改革，个人收入不和业务收入直接挂钩，倡导用药品通用名开处方，规避杜绝医药购销领域商业贿赂行为；十是大力弘扬白求恩精神，认真开展“八荣八耻”教育，树立良好的医德医风，努力加强了职业道德和行业作风建设。

武警医学院附属医院，在全国率先推出了“花钱向患者买意见”举措，在社会上引起了强烈反响，新华社以及天津各媒体给予了充分报道。医院对 300 多种药品实行了全面降价，降价幅度为 30%，并对所有降价药品在门诊大厅电子屏幕上进行公示，此举有效减轻了患者的经济负担，深受社会各界好评。

重庆江津市人民医院在每个病室设置了“住院服务指南”，向病人公布医院的有关规章制度、诊疗工作程序、相关疾病的诊疗规范、医疗收费标准和健康宣传教育知识等，方便患者查询有关信息，医患之间增强了交流和沟通，医患之间相互尊重，相互理解，构建了和谐的医患关系。

福建省泉州市第一人民医院，投资 2000 多万元，建设高标准的洁净手术部、ICU 中心和供应中心。另外，该院还投资 200 多万元进行医疗环境改造，保证了医院环境的洁净和优美，投资 65 万元建设医疗污水处理系统，使废物处理无害化。医院还进行了院区绿化、夜景照明、音乐喷泉等环境建设，为患者构筑了绿色健康驿站。

浙江省温岭市第一人民医院认真落实“百姓五放心”，即“服务放心、质量放心、收费放心、用药放心、安全放心”。大力推行满意工程、承诺服务，实行干部职工职业道德积分制，通过一系列举措的实施，医务人员服务意识明显增强，医疗服务行为进一步规范，患者综合满意度在 98% 以上。

广东省东莞东华医院在动态管理中，工作量大幅度增加，质效不断提高，在年门急诊量 260 万余人次的基础上，年平均增长 15.7%；年出院病人 58607 人次的基础上，年平均增长率达到13.5%，平均住院日为7.9天，药品收入比例控制在34.5%以内，门诊出院诊断符合率达到90.3%，入出院诊断符合率为95.4%，术前术后诊断符合率达到98.9%，无菌手术甲级愈合率为99.1%，医院感染率控制在5%以内。

深圳深联医院在深圳龙岗地区用民营资本构建三级医疗网络，使该地区三百多万农民工身体健康有了保障，受到深圳社会各界的好评，被深圳卫生局作为在深圳建民营医院必须要先去学习参观的单位。

内蒙古科技大一附院高度重视放心医院动态管理工作，保持和完善了前三个主题的创建成绩，在改善医院就诊环境上给予大量投入，尤其抢救设备齐全，抢救室，输液室，ICU等通风换气设施完好。

包头市第四医院根据自身特点，建立老年疗养病区，且收费合理，便民措施完善，“绿色通道”畅通，当地百姓患者好评如潮。

动态管理近两年来，医院的社会效益和工作绩效指标呈现良性上升，医疗成本有所下降，各医院与上年相比，医院的平均门诊人次和收费水平涨幅基本为零，患者和人民群众的满意度逐步提高，先进典型和感人事迹不断出现。广西医大一附院ICU中心主任赵晓琴，虽然轮转过很多科室，但无论到哪个科室，她都以病人为中心，待病人如亲人，几乎每晚不回家，解决危重患者随时出现的问题，对病人可谓是“拿得起，放不下”，今年广西壮族自治区卫生厅已号召全区医务人员向赵晓琴医生学习。

但是，我们必须清醒地认识到，在取得许多工作成绩的同时，还发现工作中存在有许多问题。一是有些医院得了荣誉，忘了管理，对动态管理不够重视，认为我已经拿了牌子，协会也不能把我怎么样。这些医院没有认识到保持荣誉需要不断努力，要与时俱进，不奋斗就会落后。对于那些不重实效，沽名钓誉的医院，协会活动办公室在动态管理考核检查中，一定要严肃认真，该警告的警告，该摘牌的摘牌，取消其荣誉。二是有些医院存在医疗安全隐患。手术室达不到洁净化标准，甚至有些医院手术室三流通道不畅，人流物流不分，医患流不分，没有污物专用通道。一些医院ICU、输液室不洁净，空气污染严重。院内感染管理不严格，不规范，医疗安全意识还需要进一步加强。三是有些大医院患者过多，床位使用率常年100%以上，加床成普遍现象，门诊量过大，超负荷运转，造成医生护士的业务学习和休息时间得不到保障，医疗质量难以保证。没有进修学习时间，医疗技术水平很难继续提高。四是有些医院的医护人员法律意识不强，不懂得依法维权和自律保护，不会掌控规避医疗行为风险，需要强化依法执业意识和自我保护意识，学会临床沟通技巧。五是有些医院内涵建设有待加强，临床医护人员基本技能和基本操作需要进一步加强训练，基础医疗质量有待继续提高。检查中发现有些教学医院病案质量不高，病历中缺乏临床病理分析，带教人员水平难以提高，医疗质量没有持续保证，工作中还存在有许多管理细节问题和医疗安全漏洞。六是部分受委托组织开展放心医院活动的有关省（市）医院管理协（学）会，在此次考核中缺乏严肃认真精神，有走过场的现象。这些都需要我们在今后的工作中全面加强。

三、全国百姓放心示范医院动态管理第二周期，要全面贯彻落实患者安全目标

胡锦涛总书记2006年10月23日在中央政治局第三十五次集体学习时强调：“医疗卫生事业是造福于人民的事业，关系到广大人民群众的切身利益，关系千家万户的幸福安康，也关系经济社会协调发展，关系国家和民族的未来。”

2007年3月30日，高强部长出席全国医院管理工作座谈会时，重点强调了医疗卫生服务领域的医疗质量和医疗安全问题。高强部长指出：卫生工作涉及人的生老病死，关系千家万户的幸福安康。卫生工作包括两部分，一个是公共卫生，一个是医疗服务。医疗服务的核心是医政管理，医疗服务的关键是确保医疗安全，提高医疗质量。群体事件的发生往往出现在医疗安全上，说明医疗安全和医疗质量至关重要。大家要特别重视医疗质量，特别注重医疗安全，这是我们不可替代的责任。

学习领会胡锦涛总书记的指示精神和高强部长的重要讲话，就能体会到我们医疗服务行业肩负的光荣使命和巨大责任。医疗卫生事业关系国家和民族的未来，医疗服务的关键是确保医疗安全，特别注意医疗安全是我们不可替代的责任，这都说明医疗安全责任重于泰山！

重视医疗质量，注重医疗安全，主要是确保患者安全。近年来，由于医院管理理念的进步和病人自主意识的增强，患者安全问题已经引起世界卫生组织及众多国家医务界高度关注。世界卫生组织（WHO）多次呼吁各成员国密切关注患者安全，提出全球共同努力，开展保证患者安全的行动，并通过成立了患者安全国际联盟的决议。2004年9月，世界卫生组织首届患者安全国际联盟大会在我国上海召开。会后世界各国按照WHO的倡议，采取多种有效措施，积极开展保障患者安全活动。2005年WHO患者安全国际联盟提出了患者安全未来六大行动计划，据文献报告，发达国家医院的住院患者不安全事件的发生率达3.5%至16.6%，其中70%的不安全事件导致暂时性失能，14%导致死亡。当前我国患者安全工作同样面临诸多的挑战，在医院里各类不安全的事件时有发生，给患者造成新的疾苦，甚至危及生命。我国卫生行政部门高度重视医院的质量管理与病人安全，自2005年在全国开展了医院管理年活动，发布了《医院管理评价指南》，对提升医院的质量与安全管理起到十分重要的作用。卫生部2006年继续深入开展医院管理年活动和2007年深入推进医院管理年活动，都把提高医疗质量和保证医疗安全作为工作的重中之重，把患者安全放在首位。中国医院协会在卫生部医政司的具体指导下，根据开展医院管理评价与评估工作的实践，参考了JCAHO等文献资料及国际上开展患者安全工作的经验，选择了具有普遍性、可操作性强、重点明确的

项目，提出中国医院协会《患者安全的目标》，中国医院协会各会员医院要根据《患者安全的目标》的要求，结合本院实际情况开展工作。作为全国百姓放心示范医院，更要认真贯彻落实患者安全目标。所以，结合卫生部2007年医院管理年活动工作目标和重点要求，经过协会研究决定：全国百姓放心示范医院动态管理第二周期，以全面贯彻落实患者安全目标为主要工作任务。下面，我讲6条具体工作意见，供大家参考。

1.《患者安全目标》的贯彻，是规范医疗行为、保障医疗安全、提升示范医院作用的一个有力举措。协会要求示范医院的管理者和广大医务人员，必须加强学习，提高认识，按照高强部长的讲话精神和医院管理年活动的工作要求，把提高医疗质量，保证医疗安全，作为首要工作常抓不懈。要开阔视野，丰富现有知识，广泛检索参阅文献，了解国际上最新的患者安全目标控制体系建设，学习借鉴先进的患者安全保障举措，在工作中加强学习，通过学习促进工作，努力共建患者安全保障体系，承担我们共同的责任，从根本上保证患者安全。

2. 要广泛宣传，认真贯彻落实《患者安全目标》。活动办公室已根据贯彻患者安全目标的权重，将目标分解为千分制标准，这也是第二周期的考核标准。要把患者安全目标责任落实到每个工作环节中，分解到管理细节中，要做到总体有计划，落实有举措，检查有标准，考核有结果，成绩有表彰，问题有责任，过程有记录。

3. 从源头入手，从基础抓起。建立严格的规章制度和完善的质量监督体系，以及对医务人员长期不懈的教育与培训，是确保医疗质量安全的关键。强化医师资格、手术资格、有创操作资格、新技术项目的准入制度，是确保患者安全的根本保障。

4. 保障患者安全，必须要提高医疗质量。这需要医院管理、医疗、护理、药学以及医院各个专业领域工作人员的共同努力，对医院来说，加强协作，发扬团队精神，充分发挥医院综合技术力量优势，是保证患者安全的有效举措。同时也要认真落实卫生部《医师定期考核管理办法》和《处方管理办法》，严格执行《临床用血管理办法》和《临床用血管理技术规范》，加强临床用药和血液安全管理，落实用药品通用名开处方，加强输血前血液安全检测，进一步落实临床用血的管理要求，坚决杜绝临床用药、临床用血的不合理因素和安全隐患。

5. 在贯彻患者安全目标过程中，要探索建立患者安全质量保障体系。任何质量的保障都需要有一个来自“整体体系”的反应，保障患者安全需要创建持续改进和系统重建的文化；需要开发改进质量的策略和解决问题的方案；需要学习先进经验，吸取失败教训，宣传质量改进的信息，推动患者安全保障体系建设。

6. 示范医院动态管理第二周期标准是一项很严肃的工作，同时也是一项技术性较强、操作性较复杂的工作。除了各医院要认真贯彻外，协会也将本着公正、公开和对医院负责的原则，在广泛听取社会、百姓意见的基础上，进行有效的指导、监督和管理。为此，我们特在第二周期中增加几项内容。①为便于指导和管理，从第二周期开始，将首批和第二批示范医院的动态管理周期合并。②协会放心医院活动办公室要围绕动态管理第二周期标准，分期、分区举办和开展有关示范医院贯彻《患者安全目标》的培训和调研等工作。③协会放心医院活动办公室要组织好考核专家，本着公正、公开的原则，在广泛听取社会、患者意见的基础上，按标准进行严格考核。④对不合格、不符合标准的示范医院将予以淘汰，并向当地卫生行政部门提出有关建议。⑤受协会委托组织开展放心医院活动的有关省（市）医院协（学）会，要组织一批好的专家指导和考核队伍，统一培训，重新申报第二周期考核资格，经协会放心医院活动办公室审核、委托，方可进行第二周期的考核。⑥各示范医院要完善贯彻第二周期标准的联络员制度。

此外，第二批示范医院即要进入动态管理第二周期，也要做好第一周期的考核准备，任务较重，请充分做好有关准备工作。具体将由活动办公室进行动员和讲解，

同志们！患者安全目标的落实，契合了卫生部医院管理与评价的工作重点，也抓住了医院管理年活动的要点，更是全国百姓放心示范医院保持荣誉、开展动态管理第二周期的最根本任务。目前，在党和国家领导人都非常关注医疗卫生事业的大好形势下，医疗事业发展既迎来了良好的机遇，也面临着严峻的挑战。在多种复杂因素和社会条件的限制下，我们的医疗服务存在缺陷，党和人民群众可以理解。但是，患者安全不能出现重大问题，这是全国医疗卫生战线同志们的共同责任，我们的责任重于泰山！希望大家携起手来，努力实践，团结奋斗，以科学发展观为指导，以人为本，关爱生命，尊重科学，共建患者安全保障体系，为构建社会主义和谐社会贡献应有的力量。

优化医疗执业环境　共建和谐医患关系

——中国医院协会会长　曹荣桂

（2007年6月1日）

各位嘉宾、各位院长、同志们：

医疗卫生事业是文明、进步、崇高的事业，是党和

政府联系群众的纽带，发展医疗卫生事业，加强医疗卫生服务，提高人民健康水平是构建社会主义和谐社会的重要内容。党的十六届六中全会通过的《中共中央关于构建社会主义和谐社会若干重大问题的决定》，明确了医疗卫生事业在我国经济社会发展中的重要地位和作用，明确了当前和今后一个时期卫生事业改革与发展的方向。胡锦涛总书记在中央政治局第三十五次集体学习发表的重要讲话中，深刻阐述了医疗卫生事业在构建社会主义和谐社会中的重要地位和作用，进一步明确了医疗卫生体制改革的方向、目标和任务。

温家宝总理2月4日在吉林省人民医院与医护人员座谈时说：医护人员从事的是救死扶伤的神圣工作，每天和病人打交道，为群众的身体健康付出了辛勤的劳动，应该受到全社会的尊重。这充分体现了党中央、国务院在构建社会主义和谐社会中对广大医护工作者的亲切关怀和高度重视。是对我们医务人员极大的鼓舞和鞭策，是在医疗执业环境恶化、医患关系不够和谐的困难时期给予的最大支持和鼓励！我们一定要站在构建社会主义和谐社会的高度，着眼于实现人人享有基本卫生保健服务的目标，认真分析医疗执业环境的现状，找出造成医患关系不够和谐的主客观因素，处理好自律与维权的关系，不断提高为人民服务的本领，不断增强应对问题和化解矛盾的能力。

一、医疗执业环境的现状及医疗执业环境恶化的危害

我国的医疗执业环境从总体上、全局上讲还是和谐的，但由于种种原因，医疗执业环境令人担忧，有人认为是建国以来的低谷。医疗事故赔偿数额越来越高，医疗纠纷呈上升趋势，“医闹”和伤害医务人员已严重影响了医院正常的医疗秩序。具体来说，表现在以下几个方面：

（一）医务人员人格和生命安全受到了严重侵害

2002年5月，湖南衡阳南华大学第一附属医院某患儿因抢救无效死亡，死者家属打伤15名医务人员，暴力迫使医师抱着患儿尸体游街，并强占门诊大楼，迫使医院停诊两天。2005年8月，福建省中医学院享受国务院特殊津贴的某专家在医院坐诊时，被患者以不满治疗效果为由而杀害。2006年11月25日河北衡水市某医院副主任医师张某被极端报复心理的患者砍伤右手、头部等等。

（二）扰乱医院和社会秩序的群体性事件不断发生

2000年11月，四川省广安市某幼儿误服农药后抢救无效死亡，死者家属和社会上的不法分子煽动群众冲进医院，砸毁办公设备，并攻击公安人员，造成了严重的社会群体事件。2006年10月，不法分子在四川省人民医院和四川骨科医院放置炸弹，以医疗纠纷为借口敲诈勒索，险些酿成群死群伤的严重事件。

（三）医疗执业环境恶化呈上升趋势

表1　2002—2006年（1—10月）严重扰乱医疗秩序事件情况

年份	严重扰乱医疗秩序事件	打伤医务人员	医院财产损失（万元）	备　注
2002	5093	2604	6709	全国统计数字
2004	8095	3735	12412	
2006 （1—10月）	9831	5519	20467	

农工民主党中央调查某大城市医疗执业环境显示，每年医疗损害纠纷多达6000—7000件，86.5%的医院遭到过聚众围攻，医务人员有62%被骂过、17%被打过，滞留过夜最长达40—50天。

（四）“医闹”等不法分子活动猖獗

在全国一些地方的医疗机构周围，活跃着一批以替发生医疗纠纷或可能发生医疗纠纷的患者到医院索取赔偿为借口，到医院寻衅闹事，从中谋取不义之财的“医闹”。这些人每天穿梭于各医院之间，在急诊室、手术室、妇产科、太平间等场所寻找“商机”。有一伙“医闹”在浙江省某医院太平间门口看见一对老夫妇哭啼便上前打听，原来老夫妇女儿因病去世。“医闹”便说能替他们打官司，讨个说法，让医院赔钱。老夫妇将信将疑，医闹讲：不闹白不闹，人死了肯定医院有问题，赔偿的钱咱们三七分。他们就是这样蒙蔽不明群众，通过无中生有、造谣生事、鼓动众人闹事、小报宣扬等手段扩大事态，胁迫医院就范。有的地区的“医闹”已成为职业，有的则有黑社会的背景。

（五）医疗纠纷的高额赔偿使医院苦不堪言

陕西省一爆炸伤患者的经治医院被陕西省榆林市中级人民法院判决赔偿费高达700万元。北京市也出现赔偿额高达500万元的判例，有些医院因高额赔偿面临着破产、倒闭、医务人员失业的严重威胁，如广西某县妇幼保健院全年收入150万元，而法院一个案件就判赔218万元。

这些现象以及引发的社会问题，扰乱了医院的正常

工作秩序，严重威胁广大医务人员的身心健康和人身安全，影响了医学技术的创新和医疗卫生事业的发展，严重损害了广大人民群众的根本利益。

医疗执业环境不佳、医患关系紧张，医务人员这一特殊群体正承受着来自方方面面的压力，心理健康受到损害，很多人出现了不同程度的心理不适。

正常的医疗秩序被破坏，医疗设备被抢砸，医务人员心理健康受压抑，医学技术发展受阻碍，和谐有序的社会环境受影响，最终直接受到损害的还是广大人民群众。患者得不到及时、安全、有效的医疗服务，必将造成社会矛盾会更加突出，医患关系会更加对立，不和谐的因素会更加尖锐，将会严重影响和制约构建社会主义和谐社会的进程。所以，优化医疗执业环境，共建和谐医患关系，就是维护广大人民群众的根本利益。

医疗执业环境的现状，不是一般的行业性或专业性问题，而是一个事关全局、值得全社会高度关注的综合性社会问题。在构建社会主义和谐社会的过程中，我们必须清醒地看到医疗执业环境不佳与所造成危害的严重性，这个问题如果得不到有效的解决和改善，将直接影响到党和政府民生大计的落实；直接影响到社会的和谐与稳定；直接影响到改革发展成果的共享；直接影响到人人享有基本卫生保健服务目标的实现。

二、导致医疗执业环境不佳，医患关系不够和谐的主要因素

造成医疗纠纷增多、医患关系紧张的原因是多方面的，既有医疗服务自身的问题，也有制度建设、医疗保障、舆论氛围和社会环境等方面的问题。要科学分析影响医患和谐的矛盾及其产生的原因，最大限度地增加和谐因素，减少不和谐因素。

（一）医疗资源配置不合理，补偿机制不到位

多年来，我国80%的医疗资源集中在大中城市，而高端技术力量的知名专家又集中在少数大医院。看病难主要是看名医难。而财政资金补偿机制不到位，造成了医院的发展建设支出费用主要靠医疗服务收费来解决。许多医院普遍采用先收费后治疗、边治疗边催费用，增加了患者的心理和经济负担，引发病人和家属不满。一旦治疗失败，家属往往难以接受“人财两空”的结果，导致过激行为。

（二）司法实践中的“二元化”赔偿机制不严谨

在司法实践中，构成“医疗事故”的，适用《医疗事故的处理条例》，判决赔偿较低；不构成“医疗事故”的适用《民法通则》和《最高人民法院关于审理人身损害赔偿案件适用法律若干问题的解释》，判决赔偿数额反而很高，造成了司法实践中法律适用的冲突，形成了“二元化”的鉴定体制和赔偿标准。根据北京市第二中级人民法院的数据统计，2005年101例医疗损害案件中，有77%案例都判决医院给予赔偿。这就使得部分患者认为发生纠纷，只要到法院起诉，就可以获得赔偿。

（三）多层次医疗保障体系不建全

全国40%的城镇居民和70%左右的农民没有任何医疗保障，现有医保制度的参保者，几乎全都是先付全部或部分费用，也就是说患者是拿着现金到医院看病。医保结算在制度设计上与医院管理不一致，一方面医院加强管理缩短住院日数，提高床位使用率，减少住院天数，以减轻患者负担；另一方面医保结算对住院病人给予优惠，无形中鼓励患者去住院治疗，造成有些医院加床、等床，医患双方均不满意。

（四）公安机关处置不力，是各地“医闹”事件频发的主要原因之一

调查资料显示，公安机关在处理医疗纠纷时缺乏力度，当医务人员的生命受到威胁报警时，积极协调解决的仅占28.49%，不愿介入的占30.65%，不知道如何处理占18.81%，来后站一旁观看的占10.22%，还有报警不来的占1.08%。调查数据表明有62.59%的公安机关人员到达医疗纠纷冲突现场后，处理事情的大部分态度是不愿介入、或不知如何处理。这就给社会上不法分子钻了体制上的空隙。一是上法院告就能得到赔偿，二是在医院聚众闹事，警察不来管。这伙人抓住医院息事宁人和维护医院声誉的心理，以诈取钱财为目的，采用围攻、设灵堂、摆花圈等手段胁迫医院就范。公安机关处置不力，对“医闹”基本上是束手无策，这种直接和间接的态度及行为，实际上纵容了“医闹”和某些患者及其家属的不正当行为，造成了社会上的不安定因素。

（五）媒体对一些医疗纠纷报道失实

农工民主党对某市医务人员的问卷调查表明，因舆论导向不正确，媒体报道失实而导致“医疗纠纷上升”或“医患关系紧张”，分别占73%和56.7%。我们欢迎舆论监督和社会监督。但有些新闻媒体对未经专家鉴定和司法审理的医疗纠纷案件，草率发表带有倾向性的意见，为片面追求新闻的“轰动效应”而进行炒作，夸大了医疗机构的过失，忽视了医疗行业的特殊性。每次出现媒体对卫生界的集中负面报道，都会引发新一轮上访、信访事件的大量增加。而不负责任的失实报道更具有杀伤力，社会负面影响更大。

（六）医疗服务不能满足群众的要求

首先，一些医院过分追求经济利益，“以病人为中心”的服务理念没有认真落实，服务意识、服务作风、服务态度和服务流程不够规范，注重医疗技术服务，忽视对病人的人文关怀，医患之间缺乏交流和沟通；其次，工作责任心不强，基本功不扎实。对技术不是精益求精，不想钻研业务，心浮气燥，造成漏诊，误诊。再次，个别医务人员职业道德观念淡薄，为了经济利益，开大处方，查大项目，收受病人红包，个别人为了炫耀自己，抬高自己的地位，夸大医疗技术功效，夸大自己的治疗能力，语言不严谨，很容易造成病人及家属的误解和对医院的不满。最后，一些医院防范医疗事故的制度不健全，不落实，缺乏有效应对突发事件的工作机制，对医疗纠纷反应不灵敏，处理不及时，协调不得力，有的甚至激化矛盾。

（七）社会民众对医疗服务缺乏风险意识，对医院和医生期望值太高

纵观最近诸多的医疗纠纷，绝大多数都是由于医疗费用与患者的预期疗效不相符合所引起的。据云南省医疗纠纷调查显示，患者不满意，医疗费用增加占32.99%，医疗收费占25.54%，对医学的不了解占71.05%。患者对医疗服务缺乏风险意识，但大多数患者对医疗结果期望值过高，一旦疾病突然恶化，患者家属不能理解。有些媒体对新技术，新方法和医疗功效的扩大宣传，一定程度上也导致患者对于医学技术过分信赖。

造成医疗执业环境不佳，医患关系紧张的原因是多方面的，既有外部环境因素，也有内部环境因素。外部环境因素产生的问题，包括体制、机制、政府的责任问题，需要有关各方共同努力，采取综合治理措施加以解决。中国医院协会作为行业团体，深知我们的医疗机构、管理队伍、医务人员从总体上讲，是非常优秀的，对日益恶化的医疗执业环境为之担忧，对大家的处境深有同感，将积极呼吁、创造条件，早日解决这些问题。与此同时，作为行业协会，会做好内部管理和自律。对于医院来说，还应该着眼于内部，从加强医院管理，提高医疗服务技术水平，尊重病人、理解患者入手，努力优化医院执业环境，共建和谐医患关系。

三、加强管理，各尽其责，共建和谐医患关系

医患关系紧张、医疗执业环境恶化的问题客观存在，其危害毋庸质疑，对此我们绝对不可忽视。然而，导致医患关系紧张，医疗执业环境恶化的原因是多方面的，解决这个问题，需要各个方面的共同努力。作为医疗机构的管理者，尤其是医院院长，必须理性面对这个现实，怨天尤人解决不了问题。在积极呼吁社会各界采取切实有效措施综合治理的同时，我们首先要眼睛向内，正视并克服自身的不足，要深入分析我们自身还存在哪些问题，我们的服务理念、服务环境、服务态度、服务效果还有哪些不尽人意，我们还需要采取哪些措施解决这些问题。医院的院长要带领广大医务人员，坚持以病人为中心，不断转变服务理念，提高医疗质量，确保医疗安全。要多与病人进行有效的沟通，多给病人一些人文关爱，时时处处多替患者着想，并尽其所能减轻患者身心痛苦和经济负担。医患的根本利益是一致的。如果我们能够真正做到以病人为中心，时时处处为患者着想，尊重患者，绝大多数患者是会理解我们的，无理取闹的人毕竟是少数。

对于医院来说，在优化执业环境，构建和谐医患关系方面，治本之策还是要强化内部管理。

（一）要牢记办院宗旨，增强服务意识

要在广大医务人员中广泛开展救死扶伤和全心全意为患者服务的办院宗旨教育，向华益慰、吴孟超、李素芝、乔淑萍、王玲等先进人物学习，树立正确的世界观、人生观、价值观，自觉抵制拜金主义思想。着力于增强医务人员的责任心；着力于爱岗敬业、无私奉献的行业风范；着力于以人为本服务患者、服务社会的职业责任；着力于开拓创新、精益求精不断提高为人民服务的本领。

（二）要重视创新，努力提升医疗服务水平

医院是治病救人的场所，医疗技术水平的高低是关键。服务态度再好，给病人看不好病，同样患者会不满意。只有不断学习新知识、新技术，以精湛的诊治技术为患者提供优质、高效、安全的服务，患者及家属才能满意，也会放心。

（三）要严格执行各种规章制度，严格质量控制，狠抓关键性医疗制度落实

云南省关于医疗机构医疗纠纷产生因素调查结果表明，由于诊疗及操作不规范引发的医疗纠纷占54.9%。各医院要加大检查执行力度，规章制度不但要有，更要真正落到实处。北京协和医院在病案质量控制上严格规范化管理，做得很好，积累了不少好的经验，大家可以借鉴。

（四）要加强医患沟通，重视医院社会工作

不同的患者或同一患者在疾病的不同阶段都有不同的心理特点。不同的医疗环境会造成患者不同的心理变化，医务人员只有了解患者的心理需要，有针对性地解决。当今由于互联网等信息传播手段的进步和医学科学知识的普及，病人比以往任何时候都拥有更多的医学知识和信息，他们的维权意识比以往任何时候都要强，他们期望得到更多的重视，更多地参与自己疾病的诊疗决策。医疗服务越来越复杂、越来越精细、越来越需要分工合作，更需要病人及其家属的参与和理解。因此，要正确引导患者及家属对诊治护理的期望水平，做好心理疏导、释放情绪和心理压力，获得患者及家属对医院的支持与信任。我一直提倡要建立学习型医院，开展医学哲学、医学伦理学、医学社会学、医学心理学等人文知识的学习和培训，提高医务人员的现代医学观、认识论和方法论，要注重为人处事、沟通技能的培训。四川华西医院对年轻医师和护士开展的技能培训就收到了显著的效果。北京协和医院早在上世纪20年代建院之初即设立了社会工作部，40年代末，由于历史原因撤消，最近又恢复设立社会工作部，其主要任务包括四大方面：一是处理患者与医疗体系之间的关系；二是协助患者处理个人问题；三是协助患者适应医院的环境；四是对患者出院后进行追踪服务，指导家属如何照顾患者等等。医院社会工作是强化医患沟通、共建和谐医患关系的重要手段，值得尝试和推广。

（五）要积极改善医务人员的生活、工作和学习条件

要特别关怀医务的群体心理健康，实施“心理关怀”，最主要的是尽快扭转医务人员在遭受不法侵害时无奈又无助的尴尬局面。各医院可借鉴四川德阳经验，在实施定向心理疏导的同时，以培训的方式提高医务人员的社会适应能力，心理自我调节能力和人际沟通能力。

（六）要加强与媒体沟通，主动接受社会监督

（1）定期召开患者座谈会；（2）实行院务公开；

(3) 加强与新闻媒体的沟通；(4) 医院在对外宣传时，也要实事求是，引导患者对疾病和健康教育的正确理解。

(七) 要强化依法执业意识，维护医患双方合法权益

强化防范意识对预防医疗纠纷至关重要。在充分认识医疗纠纷危害的同时，必须提高医院全员防范医疗纠纷的自觉性，提高学法、用法、遵法、依法的意识和能力。坚持依法维权不护短，强化自律不手软，适时掌握“法、理、情”的原则。“法”是指任何医疗纠纷，不管发生的原因如何，均依法按程序处理，原则问题不避让、不妥协；医院要配合司法部门做好举证工作。不能简单说我们没有责任拿证据，又说“无可奉告”。要学会用法律保护自己。“理”是指对待患者及其家属要以理服人，尊重事实，做细工作，让患方人员了解真相，尽量达成共识；“情”是指同情患者的实际困难，尽量做到给予适当的精神与物质帮助。如属于医院方面的缺陷与过错，应公正对待，承认错误，合理解决。对于分歧较大，难以和解的纠纷，则通过法律途径解决。对于“医闹”等危害公共安全和公共秩序的人和事要及时报警，依法严惩。

中国医院协会作为医疗机构的行业组织，改善医疗执业环境是我们义不容辞的责任。我们要积极与有关各方进行协调，反映医疗机构的诉求和呼声，争取有关部门的支持和合作，共同维护医院工作秩序，为患者创造良好的就医环境。与此同时，深圳市宝安区试行法律援助工作进医院，引导患者合理合法、有理有据地表达诉求，消除职业“医闹”的活动空间；北京、上海等地建立医患矛盾调节机构，从第三方角度有效化解医患矛盾等做法也值得各地探索。

各位院长、同志们：

优化医疗执业环境，是坚持以人为本、为民谋利，创造群众看病就医良好环境的重要举措，是为人民群众办的大事、好事和实事。真正让群众得到实惠，让百姓受益，才能使优化执业环境深入人心，才能使这项工作顺利进行。优化医疗执业环境，需要政府主导、依法治理、社会支持和医患双方的共同努力。实践表明，优化医疗职业环境，共建和谐医患关系，必须全方位思考，有赖于全社会的努力，不仅要加强医患之间的沟通，加强医疗行业自律，医疗资源的合理分布，还涉及到社会的公平性，社会保障的完善、正确的舆论氛围、政府财政保障以及公民的文化道德素养等等。作为医疗服务的主体，希望我们的医院管理者，坚定信心，总结经验，带领广大医务人员从我做起，从自身做起，不辜负党和人民赋予我们的神圣使命和肩负的责任。让我们紧密团结在以胡锦涛同志为总书记的党中央周围，以饱满的热情、优异的成绩，迎接党的十七大胜利召开！

谢谢大家！

中国医疗质量与患者安全

——中国医院协会会长　曹荣桂

(2007 年 9 月 6 日)

2007 国际医院交流与合作论坛在北京隆重举行了。在此，我谨代表中国医院协会向出席本次论坛的各国代表、领导与嘉宾表示热烈的欢迎。众所周知，医疗质量与患者安全是全球医疗服务所面临的重大问题，已引起 WHO 和各国高度关注和重视。中国政府把关爱国民健康与患者的切身权益相结合；把不断提升医疗质量与构建和谐社会相结合；把发展医疗卫生事业与着力实现人人享有基本卫生保健服务目标相结合，做出了卓有成效的工作。下面我从四个方面就《中国医疗质量与患者安全》讲点个人意见。一是中国国民健康的基本保障；二是医疗质量与患者安全面临的挑战；三是中国医疗质量与患者安全的实践；四是有关医疗质量与患者安全的建议，与大家分享。

一、中国国民健康的基本保障

中国是有 13 亿人口的发展中国家。2006 年末，全国卫生机构总数 30.9 万个，各级各类医院 19246 所，医院床位 256.04 万张，医疗机构卫生人员 527.9 万人，其中：卫生技术人员 438.2 万人，执业医师及执业助理医师 186.7 万人、注册护士 140.6 万人。2006 年，全国医疗机构总诊疗人次数 24.46 亿次，住院患者 7906 万人。其中：全国医院总诊疗人次数为 14.71 亿次，住院患者数 5562 万人。2006 年全国医院病床使用率为 72.4%。出院者平均住院日为 10.9 天。

中国政府一贯重视国民的身心健康和医疗保障，近年来，采取切实有效措施，实施区域卫生规划，调整卫生资源配置，大力发展城镇社区卫生服务，推行不同形式的医疗保险和农村新型合作医疗，增加卫生投入，主要用于疾病预防控制和突发公共卫生事件医疗救治以及加强农村卫生基础设施建设。加强医疗机构监管，完善医疗机构药品采购管理，努力控制医药费用的不合理增长。开展“以病人为中心，以提高医疗服务质量为主题”的医院管理年活动，制定并颁布了一系列医疗服务相关的法律、法规、部门规章、技术操作规范和管理办法。

由于强化医疗卫生事业管理，加大卫生投入，优化卫生资源配置，提升医疗服务水平，人民群众健康状况继续改善。2005 年，全国人口平均预期寿命达到 72 岁，

孕产妇死亡率控制在47.7/10万以内，比2000年下降10%；婴儿死亡率控制在19.0‰以内，比2000年下降40%；5岁以下儿童死亡率控制在22.5‰以内，比2000年下降43%。标志着中国人民健康水平已经达到了发展中国家的较高水平。

二、医疗质量与患者安全面临的挑战

医院是以提供医疗服务为主要目的的专业性服务组织，其专业的特性主要体现在：专业性、复杂性、相互依赖性、不确定性和高风险性。由于具有上述特性，使医院在提供医疗服务过程中具有较高的风险，所以对于医院管理者来说，时刻面临医疗质量和患者安全的严峻挑战。

据有关医疗质量调研结果显示，医护人员在医疗中常犯的错误为：技术方面的错误占35%；忽略必要的信息占16%；不小心，占11%；没有依照规则占9%；缺乏相关知识占1%。在医院里最常发生错误的是在药物治疗、手术治疗的过程中。中国是一个发展中的国家，在社会经济快速发展与转型时期，中国的患者安全问题与全球其他国家同样面临着诸多挑战，分析归纳起来有以下几个方面：

第一，医疗卫生体制改革明显滞后于其他行业。由于体制、机制所造成的原因，最为突出的是国民多元化及日益增长的医疗服务需求与作为发展中国家经济实力的巨大反差所造成的矛盾。

第二，相关法律、规章和制度不健全。特别是在医疗不良事件报告系统方面没有相应的规章。部分医院不愿意自报医疗不良事件，缺乏有效的通报、监测、评价体系。

第三，医护人员有关患者安全知识在校教育和执业后继续教育滞后，整体素质包括人文、技能、沟通等有待提高。有些医务人员对患者安全意识和责任心不够强，导致医疗事故或差错时有发生。

第四，对高新技术及新材料的临床应用缺乏有效的规范化管理和准入制度。由于医疗技术本身的高风险性和不确定性，因缺乏规范化管理和有效的准入制度，给患者造成不必要的伤害。

第五，存在着不合理用药，尤其是滥用抗菌药物，以及注射、血液等方面的安全隐患问题。

第六，没有形成医疗安全文化的氛围。医院管理者和医护人员对医疗安全文化理念缺乏足够的认识，还不能上升到自愿报告不良事件是提高自己和帮助别人不犯同样错误的人文境界。

三、中国医疗质量与患者安全的实践

针对中国医疗质量与患者安全存在的问题与现状，中国政府制定了相应的法律法规，卫生行政主管部门出台了多项政策和标准规范，中国医院协会积极响应政府的号召。我国从三个层面开展工作，采取五项措施以保证提高医疗质量、增强患者安全意识和目标的实现。具体工作是：

（一）医疗质量与患者安全意识日益提高并付诸实践

强化医疗质量管理，确保患者安全已经成为医疗卫生行政主管部门、医院行业协会、医院管理工作者和广大医务人员的共识。

1. 国家层面：开展医院管理年活动，提升医疗服务质量

2005年初，中国卫生部决定在全国开展“以病人为中心，以提高医疗服务质量为主题”的医院管理年活动，迄今已经三年。医院管理年活动是继文明医院评比、分级管理和医院评审、全国百佳医院评比之后，中国医院管理史上规模最大的一次全行业管理举措。各地卫生行政部门把开展医院管理年活动作为当前医政工作的头等大事和卫生系统的重点工作，精心组织，加强督导，狠抓落实，不断把医院管理年活动引向深入。各级医院在医院管理年活动中，树立和落实科学发展观，把追求社会效益，维护群众利益，构建和谐医患关系放在第一位，在提高医疗质量、改进医疗服务、保障医疗安全、降低医疗费用等方面都取得了一定成效。

2. 行业层面：拟订标准和规范，实施质量督察和评价

中国医院协会为贯彻医院管理年活动部署，积极开展医疗质量、患者安全相关的学术交流和继续教育活动，拟订医院管理质量标准和规范，实施医院质量督察和评价。组织课题组完成了卫生部医政司交办的《医院评审办法》、《医院评审标准》的修订任务，受卫生部医政司和北京市卫生局委托，对北京协和医院等4所三级甲等医院进行了医院评审复审试点工作。编写了《北京地区医院评审标准手册》、《北京地区医院评审手册》，在北京地区医院评审中应用。连续六年对北京地区部分三级甲等综合医院进行质量检查，检查内容始终以医疗质量和患者安全为主，每次又突出不同的重点。检查结果和相关资料供卫生行政部门参考，通过检查也给大型医院管理干部提供了相互交流和学习的平台，对医院质量管理和患者安全工作起到有力推动作用，促进了医院整章建制和服务流程的改造。受到广泛欢迎。我会于2006年底起草发布了《中国医院协会2007年度患者安全目标》，起草了《中国医院协会医院评价标准与质量评价指标》和《通科评价标准与质量评价指标》，完善了《医院评价—社会调查方案》。参与拟订了多部医疗质量和患者安全相关的规章制度，参与研究制订了多部医疗服务行业标准和规范。

3. 医院层面：建立质量保证体系，确保患者安全

我国各级医院基本建立了质量保证体系，不断提高医疗质量，确保患者安全。一是加强学科体系建设。在医院内坚持以临床为中心，医疗、教学、科研全面发展的办院思路，明确医院目标定位，构建龙头学科、重点学科、特色专业三级学科体系，加强学科队伍建设，努力培育学科带头人，重视学科制度的建立，完善学科发展的激励和约束机制。二是强化制度管理。努力缩短平

均住院日，降低医疗费用。医院医疗质量、安全和服务水平不断提高。三是提高从业医务人员的素质。医院建立“三基”培训的教师队伍，对中低年资医师进行“三基”培训，提高医师的基本理论、知识和技能。四是建立科学的医院管理评价体系，促进了医疗质量的持续改进。五是重视医院文化建设。医院开展“病人至上，真诚关爱”的价值观教育，使医务人员牢固树立以人为本、质量第一的思想，增强法律意识、责任意识、职业风险意识和质量服务意识，增强医院主人翁感和团结协作精神，提高执行规章制度的自觉性，营造安全行医、安全服务、放心就医的氛围。

（二）法律法规和标准规范日益健全

近年来中国政府、卫生行政部门制定了一系列法律、法规、部门规章和标准规范，为医疗质量和患者安全提供了有力的保证。相继颁布和实施了《中华人民共和国执业医师法》等五部卫生方面的法律；《医疗机构管理条例》等七部行政法规；《医疗机构管理条例实施细则》等十一个部门规章；《医师定期考核管理办法》等十五个规范性文件。这些法律法规和标准规范是确保医疗质量的法律依据，也是医疗机构及其医务人员的医疗服务行为的准则。

（三）管理方法和手段日益完善

1. 医院分级管理和医院评审

中国的医院评审是在医院分级管理的基础上借鉴国际上医院评审的做法实施的。1994 年 2 月国务院发布了《医疗机构管理条例》，该条例明确规定“国家实行医疗机构评审制度”，1989 年 11 月至 1998 年 8 月，我国全面开展了医院分级管理和医院评审工作。1999 年 3 月，我会受卫生部医政司委托，就我国医疗机构评审进行了专项研究，2000 年发表了《我国医院评审工作评估》研究报告，研究结果表明，历时十余年的医院分级管理和医院评审，促进了医院建设，培训了大批医院管理人员，提高了医院的科学管理水平，促进了医疗质量的提高，增强了医院的凝聚力，在一定程度上加强了医德医风的建设。同时也指出存在一些不足和亟待解决的问题。目前在我国一些省、自治区、直辖市在总结以往医院分级管理和医院评审的经验的基础上，结合本地医院管理实际情况，按照本地区医院评审标准，继续施行医院评审。

2. 医院服务社会评价

医院社会评价是沟通、了解医患关系并提高医院服务质量的重要措施，医院请社会调查机构等“第三方”进行社会满意度调查，把医疗服务质量评价的权利交给患者，把患者能够看得见的、感觉到的质量评价由病人来量化评价。医院社会满意度调查包括以门急诊病人、住院病人、相关单位为调查对象的外部满意情况和以医院职工为调查对象的内部满意情况。由第三方科学、公正的测评医院社会满意度指数，为医院管理者和行政主管部门了解医院服务质量，提供量化依据，有利于医院自觉接受社会监督，强化服务意识，树立“以人为本”的患者满意观念。

3. 开展大型医院定点定期检查

中国医院协会受卫生部医政司及北京市卫生局委托，自 2001 年起对北京地区部分三级甲等医院进行定期检查，至今已经历时六年。检查内容与项目历经修改，以“质量、安全、服务、管理、绩效”为主题，以“医疗质量、病人安全管理和持续改进”为核心。评价的内容共有 12 个类别，96 主项标准，436 项具体指标。检查内容除了保持基本内容与运行统计数据的连贯性外，每年都增加新的指标。2006 年度开始增设临床部分专业过程质量指标、医院感染质量（分类）指标、ICU 质量指标、临床运行病历过程质量追踪等。通过实行检查和持续完善，逐步建立既适应国际上通用的、又适合中国国情的医疗质量指标。定点定期检查获得的资料，不但有利于被检查医院自身分析医疗质量的状况和存在的问题，采取切实有效措施，实施持续改进，也有助于卫生行政主管部门掌握医院质量管理的实际情况，增强行业监管的针对性。

4. 颁布和实施患者安全目标

中国医院协会根据开展医院管理评价与重点大型医院年度检查工作的实践，结合卫生部 2005 年以来开展医院管理年督查工作情况和《医院管理评价指南》的内容，学习参考国际上 JCI 等一些国家医院行业管理组织提出的“患者安全重点目标”，颁布了《中国医院协会 2007 年度患者安全目标》。患者安全目标与主要措施包括：（1）提高医务人员对患者识别的准确性；（2）提高病房与门诊用药的安全性；（3）建立与完善在特殊情况下医务人员之间的有效沟通，做到正确执行医嘱；（4）建立临床实验室“危急值”报告制；（5）严格防止手术患者、部位及术式错误的发生；（6）严格遵循手部卫生与手术后废弃物管理规范；（7）防范与减少患者跌倒、压疮事件的发生；（8）鼓励主动医疗报告不良事件。上述八项目标和措施已经作为 2007 - 2008 年度医院评价的核心指标，在全国 500 余所会员医院中试行，在这些医院设置安全联络员，并在全国分成为五个大区进行培训，以促进医院质量与安全管理的持续改进。

5. 吸收和运用先进管理思想和技术

中国一些医院吸收 JCI、ISO 质量标准的思想，建立符合医院工作实际的医疗服务质量管理体系，切实做到以病人为中心。通过确定过程、展开过程、验证过程、改进过程，控制环节质量，解决医院质量控制的难点。把管理者职责、人员和物资资源和建立质量体系结构作为建立服务质量体系的三个关键要素，将医疗服务全过程分解为市场开发、服务设计、服务提供、服务业绩的分析与改进四个阶段，然后将医院的实际情况与对每一阶段所涉及的要素进行对比分析。在质量体系的运行上，实施内审，完善质量体系。几年的实践证明，医疗服务质量、病人满意度及社会满意度均显著提升。许多医院应用先进的信息系统，引进和运用六西格玛、DRGs、临床路径、流程优化和国际医疗质量体系（IQIP）等思想和技术，努力提高医疗工作质量和效率，保证患者安全，取得了显著成效。

中国医院协会为了进一步提升医疗核心质量管理的层次，制定了“急性心肌梗死、心力衰竭、社区获得性肺炎、脑卒中、髋与膝关节置换“等病种的过程质量为主的评价指标，在去年试点基础上、正在通过权威专家主持论证修改后再扩大试点，以便总结提高。

从以上三个层面、五项措施的工作实践中我个人体会为：一是体现了政府的责任。中国政府十分重视国民的健康问题，突出表现在2003年我们战胜了非典疫情，又成功地控制了禽流感向人类的传播。中央政府投资269亿人民币，建立健全艾滋病、结核病、乙型肝炎等疾病预防控制体系和医疗防治体系。二是充分发挥了中国医院协会行业管理的职能作用。中国医院协会在为政府做好参谋助手之外，始终致力于行业的监管和行业的自律。下大力建设符合中国国情的医院评审、评价体系，不断推进行业规范化、科学化、制度化进程。三是提高了医院管理者对医疗质量和患者安全的管理水平。近六年来的持续工作，医院管理者普遍受益。通过真实可靠的数据，看到了自己在管理中存在的不足，并采取有效措施不断改进。四是医护人员与患者对医疗安全有了全新的认识，医患双方应互相信任、互相沟通，构建和谐的医患关系，携手并肩战胜疾病。保障医疗安全，这是我们共同的责任。

四、有关医疗质量与患者安全的建议

新世纪新阶段，中国发展已站在新的历史起点上，医药卫生体制改革正处在一个关键时期。坚持科学发展观，统筹兼顾，全面可持续发展，给我们提出了新要求。着力实现人人享有基本卫生保健服务为目标，构建社会主义和谐社会为我们赋予了新使命。不断满足国民日益增长的健康需求，让发展的成果更多惠及全体国民，显著提高国民的健康保健水平，对我们寄予了新期望。在机遇与挑战面前，中国医院协会将不辱使命，充分发挥行业管理的职能，团结和带领广大医院管理者着力做好以下几方面工作。

一是强化风险管理，保障患者安全。患者安全是医疗服务的前提和最基本的要求，如果在医疗服务过程中患者安全无法得到保障，则医院管理也无任何意义可言。保证患者安全，没有任何捷径可走，必须扎扎实实地从基础做起，从每个服务环节做起，因此，加强基础管理十分重要。

二是建立健全医疗不良事件通报系统。中国医疗不良事件通报系统尚不健全，目前未见系统通报。根据国际上有关医疗错误大型流行病学调查研究的结果显示，急性住院患者中大约3.5%～16.6%曾经发生医疗不良事件，其中约有30%—50%的不良事件被研究者认为应该可以通过系统的介入加以预防、避免。按照中国2004年入院患者4668万人推算，每年可能发生医疗不良事件163—755万例。如果其中40%的不良事件可以通过强化安全管理得到预防的话，则每年可避免65至310万例医疗不良事件的发生。中国医院协会于2006年底初颁布了《中国医院协会2007年度患者安全目标》，并在500余所会员医院实施。其目的是建立教育性通报制度，包括不以惩罚为手段、保护且鼓励通报者、客观的第三者而非主管机关，科学的分析、实时性的通知，真正从错误中学习，汲取教训，减少医疗不良事件的发生。

三是健全法律法规和制度规范，严格准入管理。健全并认真落实医疗质量和医疗安全相关的法律法规和制度规范，是保证医疗质量和医疗安全的重要前提。要建立健全并严格执行各项规章制度，尤其是关系到医疗质量和患者安全的核心制度。对医护人员要严格实行资格准入制度，所有医务人员须具有合法的执业资格，在执行各项操作前应进行岗前训练。同时对开展的新技术、新方法、新检查项目更要严格准入管理，使人员、技术准入与管理相结合。制度的完善并不一定保证患者安全，关键在于认真而严格地执行。医院院长、职能部门、科室主任和医务人员都必须增强执行意识，提高执行能力，真正使规章制度落到实处。

四是培育先进质量安全文化，营造患者安全文化氛围。先进的质量安全文化是医院医疗质量和患者安全改进的重要因素。医疗质量和安全文化是医院发展之本，是提升医疗质量和保证患者安全的基础和灵魂。培育医疗质量和安全文化，就是用质量至上、安全第一的价值观念造就具有完善的心理素质、科学的思维方式、高尚的行为的医务工作者，使医院每一个员工在正确的质量和安全观念支配下，高度自觉地按照制度准则规范自己的行为，并能有效地保护患者安全，同时又确保医院医疗工作的顺利进行。要通过培育先进的质量和安全文化，科学、理性地看待医疗工作的高风险特性，时刻关注患者的安全。放弃目前拒绝承认错误、惩罚失败或者隐匿差错的保守和苛责文化，注重有效沟通，鼓励不良事件的报告，使医疗保健系统拥有更多获取信息的渠道，使大家从中分享经验教训，从错误中学习，进而促进系统的改进，避免差错的重复出现。

五是建立科学有效的评价评估机制，促进医院可持续发展。提升医疗服务质量，确保患者安全，应立足于建立科学的评价体系，医院评价体系和制度也是每个国家医疗质量保障和医院可持续发展的重要组成部分。应改变过去单纯由卫生行政部门评审和医院自查的做法，引入第三方评价的模式，客观、公正的对医院进行评价。中国医院协会为此成立了评价评估部，借鉴美国、澳大利亚、新加坡和台湾等国家和地区的医院评价经验和做法，正在制定符合中国医院实际情况的医院评价标准，从行业管理的职能上，推动医疗质量的不断改进和医院的可持续发展。

六是加强与社会各界的沟通，患者安全是我们共同的责任。要充分尊重和保证患者的知情权、参与权和选择权。医院方面要实行院务公开，将所有药品价格、服务项目、服务收费等信息向社会公开，及时向患者通报病情和治疗方案；卫生行政部门要加强资格准入管理，从政策法规上指导和监督医院的医疗行为；新闻媒体应客观、真实、公正的报道医疗不良事件，正确引导公众对医疗高风险性、复杂性和不确定性的理解和认识。社会各界应携起手来，为了一个共同的目标，战胜疾病、分享健康，拥有美好幸福的人生。

女士们、先生们：

中国的医疗质量与患者安全，既要坚持走符合中国国情的道路，又要虚心学习、借鉴国外医院管理好的模式、先进的理念和经验，将国外有价值的、宝贵的、可操作的管理模式与中国国情相结合，探索出具有中国特色的管理模式。本次论坛就为中外学者搭建了一个互相学习、互相交流、互相借鉴的平台。期盼我的演讲能给您带来帮助。

政策法规

法　　律

中华人民共和国主席令（第69号）

《中华人民共和国突发事件应对法》已由中华人民共和国第十届全国人民代表大会常务委员会第二十九次会议于2007年8月30日通过，现予公布，自2007年11月1日起施行。

中华人民共和国主席　胡锦涛

二〇〇七年八月三十日

中华人民共和国突发事件应对法

第一章　总　则

第一条　为了预防和减少突发事件的发生，控制、减轻和消除突发事件引起的严重社会危害，规范突发事件应对活动，保护人民生命财产安全，维护国家安全、公共安全、环境安全和社会秩序，制定本法。

第二条　突发事件的预防与应急准备、监测与预警、应急处置与救援、事后恢复与重建等应对活动，适用本法。

第三条　本法所称突发事件，是指突然发生，造成或者可能造成严重社会危害，需要采取应急处置措施予以应对的自然灾害、事故灾难、公共卫生事件和社会安全事件。

按照社会危害程度、影响范围等因素，自然灾害、事故灾难、公共卫生事件分为特别重大、重大、较大和一般四级。法律、行政法规或者国务院另有规定的，从其规定。

突发事件的分级标准由国务院或者国务院确定的部门制定。

第四条　国家建立统一领导、综合协调、分类管理、分级负责、属地管理为主的应急管理体制。

第五条　突发事件应对工作实行预防为主、预防与应急相结合的原则。国家建立重大突发事件风险评估体系，对可能发生的突发事件进行综合性评估，减少重大突发事件的发生，最大限度地减轻重大突发事件的影响。

第六条　国家建立有效的社会动员机制，增强全民的公共安全和防范风险的意识，提高全社会的避险救助能力。

第七条　县级人民政府对本行政区域内突发事件的应对工作负责；涉及两个以上行政区域的，由有关行政区域共同的上一级人民政府负责，或者由各有关行政区域的上一级人民政府共同负责。

突发事件发生后，发生地县级人民政府应当立即采取措施控制事态发展，组织开展应急救援和处置工作，并立即向上一级人民政府报告，必要时可以越级上报。

突发事件发生地县级人民政府不能消除或者不能有效控制突发事件引起的严重社会危害的，应当及时向上级人民政府报告。上级人民政府应当及时采取措施，统一领导应急处置工作。

法律、行政法规规定由国务院有关部门对突发事件的应对工作负责的，从其规定；地方人民政府应当积极配合并提供必要的支持。

第八条　国务院在总理领导下研究、决定和部署特别重大突发事件的应对工作；根据实际需要，设立国家突发事件应急指挥机构，负责突发事件应对工作；必要时，国务院可以派出工作组指导有关工作。

县级以上地方各级人民政府设立由本级人民政府主要负责人、相关部门负责人、驻当地中国人民解放军和中国人民武装警察部队有关负责人组成的突发事件应急指挥机构，统一领导、协调本级人民政府各有关部门和下级人民政府开展突发事件应对工作；根据实际需要，设立相关类别突发事件应急指挥机构，组织、协调、指挥突发事件应对工作。

上级人民政府主管部门应当在各自职责范围内，指导、协助下级人民政府及其相应部门做好有关突发事件的应对工作。

第九条　国务院和县级以上地方各级人民政府是突发事件应对工作的行政领导机关，其办事机构及具体职责由国务院规定。

第十条　有关人民政府及其部门作出的应对突发事件的决定、命令，应当及时公布。

第十一条　有关人民政府及其部门采取的应对突发

事件的措施，应当与突发事件可能造成的社会危害的性质、程度和范围相适应；有多种措施可供选择的，应当选择有利于最大程度地保护公民、法人和其他组织权益的措施。

公民、法人和其他组织有义务参与突发事件应对工作。

第十二条 有关人民政府及其部门为应对突发事件，可以征用单位和个人的财产。被征用的财产在使用完毕或者突发事件应急处置工作结束后，应当及时返还。财产被征用或者征用后毁损、灭失的，应当给予补偿。

第十三条 因采取突发事件应对措施，诉讼、行政复议、仲裁活动不能正常进行的，适用有关时效中止和程序中止的规定，但法律另有规定的除外。

第十四条 中国人民解放军、中国人民武装警察部队和民兵组织依照本法和其他有关法律、行政法规、军事法规的规定以及国务院、中央军事委员会的命令，参加突发事件的应急救援和处置工作。

第十五条 中华人民共和国政府在突发事件的预防、监测与预警、应急处置与救援、事后恢复与重建等方面，同外国政府和有关国际组织开展合作与交流。

第十六条 县级以上人民政府做出应对突发事件的决定、命令，应当报本级人民代表大会常务委员会备案；突发事件应急处置工作结束后，应当向本级人民代表大会常务委员会作出专项工作报告。

第二章 预防与应急准备

第十七条 国家建立健全突发事件应急预案体系。

国务院制定国家突发事件总体应急预案，组织制定国家突发事件专项应急预案；国务院有关部门根据各自的职责和国务院相关应急预案，制定国家突发事件部门应急预案。

地方各级人民政府和县级以上地方各级人民政府有关部门根据有关法律、法规、规章、上级人民政府及其有关部门的应急预案以及本地区的实际情况，制定相应的突发事件应急预案。

应急预案制定机关应当根据实际需要和情势变化，适时修订应急预案。应急预案的制定、修订程序由国务院规定。

第十八条 应急预案应当根据本法和其他有关法律、法规的规定，针对突发事件的性质、特点和可能造成的社会危害，具体规定突发事件应急管理工作的组织指挥体系与职责和突发事件的预防与预警机制、处置程序、应急保障措施以及事后恢复与重建措施等内容。

第十九条 城乡规划应当符合预防、处置突发事件的需要，统筹安排应对突发事件所必需的设备和基础设施建设，合理确定应急避难场所。

第二十条 县级人民政府应当对本行政区域内容易引发自然灾害、事故灾难和公共卫生事件的危险源、危险区域进行调查、登记、风险评估，定期进行检查、监控，并责令有关单位采取安全防范措施。

省级和设区的市级人民政府应当对本行政区域内容易引发特别重大、重大突发事件的危险源、危险区域进行调查、登记、风险评估，组织进行检查、监控，并责令有关单位采取安全防范措施。

县级以上地方各级人民政府按照本法规定登记的危险源、危险区域，应当按照国家规定及时向社会公布。

第二十一条 县级人民政府及其有关部门、乡级人民政府、街道办事处、居民委员会、村民委员会应当及时调解处理可能引发社会安全事件的矛盾纠纷。

第二十二条 所有单位应当建立健全安全管理制度，定期检查本单位各项安全防范措施的落实情况，及时消除事故隐患；掌握并及时处理本单位存在的可能引发社会安全事件的问题，防止矛盾激化和事态扩大；对本单位可能发生的突发事件和采取安全防范措施的情况，应当按照规定及时向所在地人民政府或者人民政府有关部门报告。

第二十三条 矿山、建筑施工单位和易燃易爆物品、危险化学品、放射性物品等危险物品的生产、经营、储运、使用单位，应当制定具体应急预案，并对生产经营场所、有危险物品的建筑物、构筑物及周边环境开展隐患排查，及时采取措施消除隐患，防止发生突发事件。

第二十四条 公共交通工具、公共场所和其他人员密集场所的经营单位或者管理单位应当制定具体应急预案，为交通工具和有关场所配备报警装置和必要的应急救援设备、设施，注明其使用方法，并显著标明安全撤离的通道、路线，保证安全通道、出口的畅通。

有关单位应当定期检测、维护其报警装置和应急救援设备、设施，使其处于良好状态，确保正常使用。

第二十五条 县级以上人民政府应当建立健全突发事件应急管理培训制度，对人民政府及其有关部门负有处置突发事件职责的工作人员定期进行培训。

第二十六条 县级以上人民政府应当整合应急资源，建立或者确定综合性应急救援队伍。人民政府有关部门可以根据实际需要设立专业应急救援队伍。

县级以上人民政府及其有关部门可以建立由成年志愿者组成的应急救援队伍。单位应当建立由本单位职工组成的专职或者兼职应急救援队伍。

县级以上人民政府应当加强专业应急救援队伍与非专业应急救援队伍的合作，联合培训、联合演练，提高合成应急、协同应急的能力。

第二十七条 国务院有关部门、县级以上地方各级人民政府及其有关部门、有关单位应当为专业应急救援人员购买人身意外伤害保险，配备必要的防护装备和器材，减少应急救援人员的人身风险。

第二十八条 中国人民解放军、中国人民武装警察部队和民兵组织应当有计划地组织开展应急救援的专门训练。

第二十九条 县级人民政府及其有关部门、乡级人民政府、街道办事处应当组织开展应急知识的宣传普及活动和必要的应急演练。

居民委员会、村民委员会、企业事业单位应当根据所在地人民政府的要求，结合各自的实际情况，开展有关突发事件应急知识的宣传普及活动和必要的应急演练。

新闻媒体应当无偿开展突发事件预防与应急、自救与互救知识的公益宣传。

第三十条 各级各类学校应当把应急知识教育纳入教学内容，对学生进行应急知识教育，培养学生的安全意识和自救与互救能力。

教育主管部门应当对学校开展应急知识教育进行指导和监督。

第三十一条 国务院和县级以上地方各级人民政府应当采取财政措施，保障突发事件应对工作所需经费。

第三十二条 国家建立健全应急物资储备保障制度，完善重要应急物资的监管、生产、储备、调拨和紧急配送体系。

设区的市级以上人民政府和突发事件易发、多发地区的县级人民政府应当建立应急救援物资、生活必需品和应急处置装备的储备制度。

县级以上地方各级人民政府应当根据本地区的实际情况，与有关企业签订协议，保障应急救援物资、生活必需品和应急处置装备的生产、供给。

第三十三条 国家建立健全应急通信保障体系，完善公用通信网，建立有线与无线相结合、基础电信网络与机动通信系统相配套的应急通信系统，确保突发事件应对工作的通信畅通。

第三十四条 国家鼓励公民、法人和其他组织为人民政府应对突发事件工作提供物资、资金、技术支持和捐赠。

第三十五条 国家发展保险事业，建立国家财政支持的巨灾风险保险体系，并鼓励单位和公民参加保险。

第三十六条 国家鼓励、扶持具备相应条件的教学科研机构培养应急管理专门人才，鼓励、扶持教学科研机构和有关企业研究开发用于突发事件预防、监测、预警、应急处置与救援的新技术、新设备和新工具。

第三章　监测与预警

第三十七条 国务院建立全国统一的突发事件信息系统。

县级以上地方各级人民政府应当建立或者确定本地区统一的突发事件信息系统，汇集、储存、分析、传输有关突发事件的信息，并与上级人民政府及其有关部门、下级人民政府及其有关部门、专业机构和监测网点的突发事件信息系统实现互联互通，加强跨部门、跨地区的信息交流与情报合作。

第三十八条 县级以上人民政府及其有关部门、专业机构应当通过多种途径收集突发事件信息。

县级人民政府应当在居民委员会、村民委员会和有关单位建立专职或者兼职信息报告员制度。

获悉突发事件信息的公民、法人或者其他组织，应当立即向所在地人民政府、有关主管部门或者指定的专业机构报告。

第三十九条 地方各级人民政府应当按照国家有关规定向上级人民政府报送突发事件信息。县级以上人民政府有关主管部门应当向本级人民政府相关部门通报突发事件信息。专业机构、监测网点和信息报告员应当及时向所在地人民政府及其有关主管部门报告突发事件信息。

有关单位和人员报送、报告突发事件信息，应当做到及时、客观、真实，不得迟报、谎报、瞒报、漏报。

第四十条 县级以上地方各级人民政府应当及时汇总分析突发事件隐患和预警信息，必要时组织相关部门、专业技术人员、专家学者进行会商，对发生突发事件的可能性及其可能造成的影响进行评估；认为可能发生重大或者特别重大突发事件的，应当立即向上级人民政府报告，并向上级人民政府有关部门、当地驻军和可能受到危害的毗邻或者相关地区的人民政府通报。

第四十一条 国家建立健全突发事件监测制度。

县级以上人民政府及其有关部门应当根据自然灾害、事故灾难和公共卫生事件的种类和特点，建立健全基础信息数据库，完善监测网络，划分监测区域，确定监测点，明确监测项目，提供必要的设备、设施，配备专职或者兼职人员，对可能发生的突发事件进行监测。

第四十二条 国家建立健全突发事件预警制度。

可以预警的自然灾害、事故灾难和公共卫生事件的预警级别，按照突发事件发生的紧急程度、发展势态和可能造成的危害程度分为一级、二级、三级和四级，分别用红色、橙色、黄色和蓝色标示，一级为最高级别。

预警级别的划分标准由国务院或者国务院确定的部门制定。

第四十三条 可以预警的自然灾害、事故灾难或者公共卫生事件即将发生或者发生的可能性增大时，县级以上地方各级人民政府应当根据有关法律、行政法规和国务院规定的权限和程序，发布相应级别的警报，决定并宣布有关地区进入预警期，同时向上一级人民政府报告，必要时可以越级上报，并向当地驻军和可能受到危害的毗邻或者相关地区的人民政府通报。

第四十四条 发布三级、四级警报，宣布进入预警期后，县级以上地方各级人民政府应当根据即将发生的突发事件的特点和可能造成的危害，采取下列措施：

（一）启动应急预案；

（二）责令有关部门、专业机构、监测网点和负有特定职责的人员及时收集、报告有关信息，向社会公布反映突发事件信息的渠道，加强对突发事件发生、发展情况的监测、预报和预警工作；

（三）组织有关部门和机构、专业技术人员、有关专家学者，随时对突发事件信息进行分析评估，预测发生突发事件可能性的大小、影响范围和强度以及可能发生的突发事件的级别；

（四）定时向社会发布与公众有关的突发事件预测信息和分析评估结果，并对相关信息的报道工作进行管理；

（五）及时按照有关规定向社会发布可能受到突发事件危害的警告，宣传避免、减轻危害的常识，公布咨询电话。

第四十五条 发布一级、二级警报，宣布进入预警期后，县级以上地方各级人民政府除采取本法第四十四条规定的措施外，还应当针对即将发生的突发事件的特点和可能造成的危害，采取下列一项或者多项措施：

（一）责令应急救援队伍、负有特定职责的人员进入待命状态，并动员后备人员做好参加应急救援和处置工作的准备；

（二）调集应急救援所需物资、设备、工具，准备应急设施和避难场所，并确保其处于良好状态、随时可以投入正常使用；

（三）加强对重点单位、重要部位和重要基础设施的安全保卫，维护社会治安秩序；

（四）采取必要措施，确保交通、通信、供水、排水、供电、供气、供热等公共设施的安全和正常运行；

（五）及时向社会发布有关采取特定措施避免或者减轻危害的建议、劝告；

（六）转移、疏散或者撤离易受突发事件危害的人员并予以妥善安置，转移重要财产；

（七）关闭或者限制使用易受突发事件危害的场所，控制或者限制容易导致危害扩大的公共场所的活动；

（八）法律、法规、规章规定的其他必要的防范性、保护性措施。

第四十六条 对即将发生或者已经发生的社会安全事件，县级以上地方各级人民政府及其有关主管部门应当按照规定向上一级人民政府及其有关主管部门报告，必要时可以越级上报。

第四十七条 发布突发事件警报的人民政府应当根据事态的发展，按照有关规定适时调整预警级别并重新发布。

有事实证明不可能发生突发事件或者危险已经解除的，发布警报的人民政府应当立即宣布解除警报，终止预警期，并解除已经采取的有关措施。

第四章 应急处置与救援

第四十八条 突发事件发生后，履行统一领导职责或者组织处置突发事件的人民政府应当针对其性质、特点和危害程度，立即组织有关部门，调动应急救援队伍和社会力量，依照本章的规定和有关法律、法规、规章的规定采取应急处置措施。

第四十九条 自然灾害、事故灾难或者公共卫生事件发生后，履行统一领导职责的人民政府可以采取下列一项或者多项应急处置措施：

（一）组织营救和救治受害人员，疏散、撤离并妥善安置受到威胁的人员以及采取其他救助措施；

（二）迅速控制危险源，标明危险区域，封锁危险场所，划定警戒区，实行交通管制以及其他控制措施；

（三）立即抢修被损坏的交通、通信、供水、排水、供电、供气、供热等公共设施，向受到危害的人员提供避难场所和生活必需品，实施医疗救护和卫生防疫以及其他保障措施；

（四）禁止或者限制使用有关设备、设施，关闭或者限制使用有关场所，中止人员密集的活动或者可能导致危害扩大的生产经营活动以及采取其他保护措施；

（五）启用本级人民政府设置的财政预备费和储备的应急救援物资，必要时调用其他急需物资、设备、设施、工具；

（六）组织公民参加应急救援和处置工作，要求具有特定专长的人员提供服务；

（七）保障食品、饮用水、燃料等基本生活必需品的供应；

（八）依法从严惩处囤积居奇、哄抬物价、制假售假等扰乱市场秩序的行为，稳定市场价格，维护市场秩序；

（九）依法从严惩处哄抢财物、干扰破坏应急处置工作等扰乱社会秩序的行为，维护社会治安；

（十）采取防止发生次生、衍生事件的必要措施。

第五十条 社会安全事件发生后，组织处置工作的人民政府应当立即组织有关部门并由公安机关针对事件的性质和特点，依照有关法律、行政法规和国家其他有关规定，采取下列一项或者多项应急处置措施：

（一）强制隔离使用器械相互对抗或者以暴力行为参与冲突的当事人，妥善解决现场纠纷和争端，控制事态发展；

（二）对特定区域内的建筑物、交通工具、设备、设施以及燃料、燃气、电力、水的供应进行控制；

（三）封锁有关场所、道路，查验现场人员的身份证件，限制有关公共场所内的活动；

（四）加强对易受冲击的核心机关和单位的警卫，在国家机关、军事机关、国家通讯社、广播电台、电视台、外国驻华使领馆等单位附近设置临时警戒线；

（五）法律、行政法规和国务院规定的其他必要措施。

严重危害社会治安秩序的事件发生时，公安机关应当立即依法出动警力，根据现场情况依法采取相应的强制性措施，尽快使社会秩序恢复正常。

第五十一条 发生突发事件，严重影响国民经济正常运行时，国务院或者国务院授权的有关主管部门可以采取保障、控制等必要的应急措施，保障人民群众的基本生活需要，最大限度地减轻突发事件的影响。

第五十二条 履行统一领导职责或者组织处置突发事件的人民政府，必要时可以向单位和个人征用应急救援所需设备、设施、场地、交通工具和其他物资，请求其他地方人民政府提供人力、物力、财力或者技术支援，要求生产、供应生活必需品和应急救援物资的企业组织生产、保证供给，要求提供医疗、交通等公共服务的组织提供相应的服务。

履行统一领导职责或者组织处置突发事件的人民政府，应当组织协调运输经营单位，优先运送处置突发事件所需物资、设备、工具、应急救援人员和受到突发事件危害的人员。

第五十三条 履行统一领导职责或者组织处置突发事件的人民政府，应当按照有关规定统一、准确、及时发布有关突发事件事态发展和应急处置工作的信息。

第五十四条 任何单位和个人不得编造、传播有关突发事件事态发展或者应急处置工作的虚假信息。

第五十五条 突发事件发生地的居民委员会、村民委员会和其他组织应当按照当地人民政府的决定、命令，进行宣传动员，组织群众开展自救和互救，协助维护社会秩序。

第五十六条 受到自然灾害危害或者发生事故灾难、公共卫生事件的单位，应当立即组织本单位应急救援队伍和工作人员营救受害人员，疏散、撤离、安置受到威胁的人员，控制危险源，标明危险区域，封锁危险场所，并采取其他防止危害扩大的必要措施，同时向所在地县级人民政府报告；对因本单位的问题引发的或者主体是本单位人员的社会安全事件，有关单位应当按照规定上报情况，并迅速派出负责人赶赴现场开展劝解、疏导工作。

突发事件发生地的其他单位应当服从人民政府发布的决定、命令，配合人民政府采取的应急处置措施，做好本单位的应急救援工作，并积极组织人员参加所在地的应急救援和处置工作。

第五十七条 突发事件发生地的公民应当服从人民政府、居民委员会、村民委员会或者所属单位的指挥和安排，配合人民政府采取的应急处置措施，积极参加应急救援工作，协助维护社会秩序。

第五章 事后恢复与重建

第五十八条 突发事件的威胁和危害得到控制或者消除后，履行统一领导职责或者组织处置突发事件的人民政府应当停止执行依照本法规定采取的应急处置措施，同时采取或者继续实施必要措施，防止发生自然灾害、事故灾难、公共卫生事件的次生、衍生事件或者重新引发社会安全事件。

第五十九条 突发事件应急处置工作结束后，履行统一领导职责的人民政府应当立即组织对突发事件造成的损失进行评估，组织受影响地区尽快恢复生产、生活、工作和社会秩序，制定恢复重建计划，并向上一级人民政府报告。

受突发事件影响地区的人民政府应当及时组织和协调公安、交通、铁路、民航、邮电、建设等有关部门恢复社会治安秩序，尽快修复被损坏的交通、通信、供水、排水、供电、供气、供热等公共设施。

第六十条 受突发事件影响地区的人民政府开展恢复重建工作需要上一级人民政府支持的，可以向上一级人民政府提出请求。上一级人民政府应当根据受影响地区遭受的损失和实际情况，提供资金、物资支持和技术指导，组织其他地区提供资金、物资和人力支援。

第六十一条 国务院根据受突发事件影响地区遭受损失的情况，制定扶持该地区有关行业发展的优惠政策。

受突发事件影响地区的人民政府应当根据本地区遭受损失的情况，制定救助、补偿、抚慰、抚恤、安置等善后工作计划并组织实施，妥善解决因处置突发事件引发的矛盾和纠纷。

公民参加应急救援工作或者协助维护社会秩序期间，其在本单位的工资待遇和福利不变；表现突出、成绩显著的，由县级以上人民政府给予表彰或者奖励。

县级以上人民政府对在应急救援工作中伤亡的人员依法给予抚恤。

第六十二条 履行统一领导职责的人民政府应当及时查明突发事件的发生经过和原因，总结突发事件应急处置工作的经验教训，制定改进措施，并向上一级人民政府提出报告。

第六章 法律责任

第六十三条 地方各级人民政府和县级以上各级人民政府有关部门违反本法规定，不履行法定职责的，由其上级行政机关或者监察机关责令改正；有下列情形之一的，根据情节对直接负责的主管人员和其他直接责任人员依法给予处分：

（一）未按规定采取预防措施，导致发生突发事件，或者未采取必要的防范措施，导致发生次生、衍生事件的；

（二）迟报、谎报、瞒报、漏报有关突发事件的信息，或者通报、报送、公布虚假信息，造成后果的；

（三）未按规定及时发布突发事件警报、采取预警期的措施，导致损害发生的；

（四）未按规定及时采取措施处置突发事件或者处置不当，造成后果的；

（五）不服从上级人民政府对突发事件应急处置工作的统一领导、指挥和协调的；

（六）未及时组织开展生产自救、恢复重建等善后工作的；

（七）截留、挪用、私分或者变相私分应急救援资金、物资的；

（八）不及时归还征用的单位和个人的财产，或者对被征用财产的单位和个人不按规定给予补偿的。

第六十四条 有关单位有下列情形之一的，由所在地履行统一领导职责的人民政府责令停产停业，暂扣或者吊销许可证或者营业执照，并处五万元以上二十万元以下的罚款；构成违反治安管理行为的，由公安机关依法给予处罚：

（一）未按规定采取预防措施，导致发生严重突发事件的；

（二）未及时消除已发现的可能引发突发事件的隐患，导致发生严重突发事件的；

（三）未做好应急设备、设施日常维护、检测工作，导致发生严重突发事件或者突发事件危害扩大的；

（四）突发事件发生后，不及时组织开展应急救援工作，造成严重后果的。

前款规定的行为，其他法律、行政法规规定由人民政府有关部门依法决定处罚的，从其规定。

第六十五条 违反本法规定，编造并传播有关突发事件事态发展或者应急处置工作的虚假信息，或者明知是有关突发事件事态发展或者应急处置工作的虚假信息而进行传播的，责令改正，给予警告；造成严重后果的，依法暂停其业务活动或者吊销其执业许可证；负有直接责任的人员是国家工作人员的，还应当对其依法给予处分；构成违反治安管理行为的，由公安机关依法给予处罚。

第六十六条 单位或者个人违反本法规定，不服从所在地人民政府及其有关部门发布的决定、命令或者不配合其依法采取的措施，构成违反治安管理行为的，由公安机关依法给予处罚。

第六十七条 单位或者个人违反本法规定，导致突发事件发生或者危害扩大，给他人人身、财产造成损害的，应当依法承担民事责任。

第六十八条 违反本法规定，构成犯罪的，依法追究刑事责任。

第七章 附 则

第六十九条 发生特别重大突发事件，对人民生命财产安全、国家安全、公共安全、环境安全或者社会秩序构成重大威胁，采取本法和其他有关法律、法规、规章规定的应急处置措施不能消除或者有效控制、减轻其严重社会危害，需要进入紧急状态的，由全国人民代表大会常务委员会或者国务院依照宪法和其他有关法律规定的权限和程序决定。

紧急状态期间采取的非常措施，依照有关法律规定执行或者由全国人民代表大会常务委员会另行规定。

第七十条 本法自2007年11月1日起施行。

行政法规

中华人民共和国国务院令（第491号）

《人体器官移植条例》已经2007年3月21日国务院第171次常务会议通过，现予公布，自2007年5月1日起施行。

总 理 温家宝

二〇〇七年三月三十一日

人体器官移植条例

第一章 总 则

第一条 为了规范人体器官移植，保证医疗质量，保障人体健康，维护公民的合法权益，制定本条例。

第二条 在中华人民共和国境内从事人体器官移植，适用本条例；从事人体细胞和角膜、骨髓等人体组织移植，不适用本条例。

本条例所称人体器官移植，是指摘取人体器官捐献人具有特定功能的心脏、肺脏、肝脏、肾脏或者胰腺等器官的全部或者部分，将其植入接受人身体以代替其病损器官的过程。

第三条 任何组织或者个人不得以任何形式买卖人体器官，不得从事与买卖人体器官有关的活动。

第四条 国务院卫生主管部门负责全国人体器官移植的监督管理工作。县级以上地方人民政府卫生主管部门负责本行政区域人体器官移植的监督管理工作。

各级红十字会依法参与人体器官捐献的宣传等工作。

第五条 任何组织或者个人对违反本条例规定的行为，有权向卫生主管部门和其他有关部门举报；对卫生主管部门和其他有关部门未依法履行监督管理职责的行为，有权向本级人民政府、上级人民政府有关部门举报。接到举报的人民政府、卫生主管部门和其他有关部门对举报应当及时核实、处理，并将处理结果向举报人通报。

第六条 国家通过建立人体器官移植工作体系，开展人体器官捐献的宣传、推动工作，确定人体器官移植预约者名单，组织协调人体器官的使用。

第二章 人体器官的捐献

第七条 人体器官捐献应当遵循自愿、无偿的原则。

公民享有捐献或者不捐献其人体器官的权利；任何组织或者个人不得强迫、欺骗或者利诱他人捐献人体器官。

第八条 捐献人体器官的公民应当具有完全民事行为能力。公民捐献其人体器官应当有书面形式的捐献意愿，对已经表示捐献其人体器官的意愿，有权予以撤销。

公民生前表示不同意捐献其人体器官的，任何组织或者个人不得捐献、摘取该公民的人体器官；公民生前未表示不同意捐献其人体器官的，该公民死亡后，其配偶、成年子女、父母可以以书面形式共同表示同意捐献该公民人体器官的意愿。

第九条 任何组织或者个人不得摘取未满18周岁公民的活体器官用于移植。

第十条 活体器官的接受人限于活体器官捐献人的配偶、直系血亲或者三代以内旁系血亲，或者有证据证明与活体器官捐献人存在因帮扶等形成亲情关系的人员。

第三章 人体器官的移植

第十一条 医疗机构从事人体器官移植，应当依照《医疗机构管理条例》的规定，向所在地省、自治区、直辖市人民政府卫生主管部门申请办理人体器官移植诊疗科目登记。

医疗机构从事人体器官移植，应当具备下列条件：

（一）有与从事人体器官移植相适应的执业医师和其他医务人员；

（二）有满足人体器官移植所需要的设备、设施；

（三）有由医学、法学、伦理学等方面专家组成的人体器官移植技术临床应用与伦理委员会，该委员会中从事人体器官移植的医学专家不超过委员人数的1/4；

（四）有完善的人体器官移植质量监控等管理制度。

第十二条 省、自治区、直辖市人民政府卫生主管部门进行人体器官移植诊疗科目登记，除依据本条例第十一条规定的条件外，还应当考虑本行政区域人体器官移植的医疗需求和合法的人体器官来源情况。

省、自治区、直辖市人民政府卫生主管部门应当及时公布已经办理人体器官移植诊疗科目登记的医疗机构名单。

第十三条 已经办理人体器官移植诊疗科目登记的医疗机构不再具备本条例第十一条规定条件的，应当停止从事人体器官移植，并向原登记部门报告。原登记部门应当自收到报告之日起2日内注销该医疗机构的人体器官移植诊疗科目登记，并予以公布。

第十四条 省级以上人民政府卫生主管部门应当定期组织专家根据人体器官移植手术成功率、植入的人体器官和术后患者的长期存活率，对医疗机构的人体器官移植临床应用能力进行评估，并及时公布评估结果；对评估不合格的，由原登记部门撤销人体器官移植诊疗科目登记。具体办法由国务院卫生主管部门制订。

第十五条 医疗机构及其医务人员从事人体器官移植，应当遵守伦理原则和人体器官移植技术管理规范。

第十六条 实施人体器官移植手术的医疗机构及其医务人员应当对人体器官捐献人进行医学检查，对接受人因人体器官移植感染疾病的风险进行评估，并采取措施，降低风险。

第十七条 在摘取活体器官前或者尸体器官捐献人死亡前，负责人体器官移植的执业医师应当向所在医疗机构的人体器官移植技术临床应用与伦理委员会提出摘取人体器官审查申请。

人体器官移植技术临床应用与伦理委员会不同意摘取人体器官的，医疗机构不得做出摘取人体器官的决定，医务人员不得摘取人体器官。

第十八条 人体器官移植技术临床应用与伦理委员会收到摘取人体器官审查申请后，应当对下列事项进行审查，并出具同意或者不同意的书面意见：

（一）人体器官捐献人的捐献意愿是否真实；

（二）有无买卖或者变相买卖人体器官的情形；

（三）人体器官的配型和接受人的适应证是否符合伦理原则和人体器官移植技术管理规范。

经2/3以上委员同意，人体器官移植技术临床应用与伦理委员会方可出具同意摘取人体器官的书面意见。

第十九条 从事人体器官移植的医疗机构及其医务人员摘取活体器官前，应当履行下列义务：

（一）向活体器官捐献人说明器官摘取手术的风险、术后注意事项、可能发生的并发症及其预防措施等，并与活体器官捐献人签署知情同意书；

（二）查验活体器官捐献人同意捐献其器官的书面意愿、活体器官捐献人与接受人存在本条例第十条规定关系的证明材料；

（三）确认除摘取器官产生的直接后果外不会损害活体器官捐献人其他正常的生理功能。

从事人体器官移植的医疗机构应当保存活体器官捐献人的医学资料，并进行随访。

第二十条 摘取尸体器官，应当在依法判定尸体器官捐献人死亡后进行。从事人体器官移植的医务人员不得参与捐献人的死亡判定。

从事人体器官移植的医疗机构及其医务人员应当尊重死者的尊严；对摘取器官完毕的尸体，应当进行符合伦理原则的医学处理，除用于移植的器官以外，应当恢复尸体原貌。

第二十一条 从事人体器官移植的医疗机构实施人体器官移植手术，除向接受人收取下列费用外，不得收取或者变相收取所移植人体器官的费用：

（一）摘取和植入人体器官的手术费；

（二）保存和运送人体器官的费用；

（三）摘取、植入人体器官所发生的药费、检验费、医用耗材费。

前款规定费用的收取标准，依照有关法律、行政法规的规定确定并予以公布。

第二十二条 申请人体器官移植手术患者的排序，应当符合医疗需要，遵循公平、公正和公开的原则。具体办法由国务院卫生主管部门制订。

第二十三条 从事人体器官移植的医务人员应当对人体器官捐献人、接受人和申请人体器官移植手术的患者的个人资料保密。

第二十四条 从事人体器官移植的医疗机构应当定期将实施人体器官移植的情况向所在地省、自治区、直辖市人民政府卫生主管部门报告。具体办法由国务院卫生主管部门制订。

第四章 法律责任

第二十五条 违反本条例规定，有下列情形之一，构成犯罪的，依法追究刑事责任：

（一）未经公民本人同意摘取其活体器官的；

（二）公民生前表示不同意捐献其人体器官而摘取其尸体器官的；

（三）摘取未满 18 周岁公民的活体器官的。

第二十六条 违反本条例规定，买卖人体器官或者从事与买卖人体器官有关活动的，由设区的市级以上地方人民政府卫生主管部门依照职责分工没收违法所得，并处交易额 8 倍以上 10 倍以下的罚款；医疗机构参与上述活动的，还应当对负有责任的主管人员和其他直接责任人员依法给予处分，并由原登记部门撤销该医疗机构人体器官移植诊疗科目登记，该医疗机构 3 年内不得再申请人体器官移植诊疗科目登记；医务人员参与上述活动的，由原发证部门吊销其执业证书。

国家工作人员参与买卖人体器官或者从事与买卖人体器官有关活动的，由有关国家机关依据职权依法给予撤职、开除的处分。

第二十七条 医疗机构未办理人体器官移植诊疗科目登记，擅自从事人体器官移植的，依照《医疗机构管理条例》的规定予以处罚。

实施人体器官移植手术的医疗机构及其医务人员违反本条例规定，未对人体器官捐献人进行医学检查或者未采取措施，导致接受人因人体器官移植手术感染疾病的，依照《医疗事故处理条例》的规定予以处罚。

从事人体器官移植的医务人员违反本条例规定，泄露人体器官捐献人、接受人或者申请人体器官移植手术患者个人资料的，依照《执业医师法》或者国家有关护士管理的规定予以处罚。

违反本条例规定，给他人造成损害的，应当依法承担民事责任。

违反本条例第二十一条规定收取费用的，依照价格管理的法律、行政法规的规定予以处罚。

第二十八条 医务人员有下列情形之一的，依法给予处分；情节严重的，由县级以上地方人民政府卫生主管部门依照职责分工暂停其 6 个月以上 1 年以下执业活动；情节特别严重的，由原发证部门吊销其执业证书：

（一）未经人体器官移植技术临床应用与伦理委员会审查同意摘取人体器官的；

（二）摘取活体器官前未依照本条例第十九条的规定履行说明、查验、确认义务的；

（三）对摘取器官完毕的尸体未进行符合伦理原则的医学处理，恢复尸体原貌的。

第二十九条 医疗机构有下列情形之一的，对负有责任的主管人员和其他直接责任人员依法给予处分；情节严重的，由原登记部门撤销该医疗机构人体器官移植诊疗科目登记，该医疗机构 3 年内不得再申请人体器官移植诊疗科目登记：

（一）不再具备本条例第十一条规定条件，仍从事人体器官移植的；

（二）未经人体器官移植技术临床应用与伦理委员会审查同意，做出摘取人体器官的决定，或者胁迫医务人员违反本条例规定摘取人体器官的；

（三）有本条例第二十八条第（二）项、第（三）项列举的情形的。

医疗机构未定期将实施人体器官移植的情况向所在地省、自治区、直辖市人民政府卫生主管部门报告的，由所在地省、自治区、直辖市人民政府卫生主管部门责令限期改正；逾期不改正的，对负有责任的主管人员和其他直接责任人员依法给予处分。

第三十条 从事人体器官移植的医务人员参与尸体器官捐献人的死亡判定的，由县级以上地方人民政府卫生主管部门依照职责分工暂停其 6 个月以上 1 年以下执业活动；情节严重的，由原发证部门吊销其执业证书。

第三十一条 国家机关工作人员在人体器官移植监督管理工作中滥用职权、玩忽职守、徇私舞弊，构成犯罪的，依法追究刑事责任；尚不构成犯罪的，依法给予处分。

第五章 附 则

第三十二条 本条例自 2007 年 5 月 1 日起施行。

国务院文件

国务院办公厅关于进一步加强药品安全监管工作的通知

国办发〔2007〕18 号

各省、自治区、直辖市人民政府，国务院各部委、各直属机构：

经过连续几年的药品（含医疗器械）专项整治，人民群众反映强烈的制售假劣药品的违法犯罪活动得到有效遏制，药品市场秩序总体好转。但是，期间发生的大案和药害事件特别是郑筱萸等人严重违纪违法案件，暴露出药品安全监管工作中存在着突出问题和薄弱环节。因此，必须有针对性地进一步加强药品安全监管工作，切实保障人民群众用药安全。经国务院同意，现就有关问题通知如下：

一、树立正确的指导思想

（一）按照科学发展观的要求，牢固树立正确的药品监管指导思想和科学监管理念，准确把握工作定位，正确处理政府与企业、监管与服务、公众利益与商业利益的关系，依法履行监管职责，维护政府药品安全监管的公信力，让人民群众用上安全有效的药品。

二、落实地方政府的责任

（二）地方各级人民政府要对本地区药品安全工作负总责。要加强组织领导，把药品安全工作纳入重要议事日程，切实担负起保障本地区药品安全的责任。要定期评估和分析本地区药品安全状况，针对主要问题和薄弱环节，研究采取相应措施。支持药品监管部门依法履行职责，创造良好的执法环境，不得要求药品监管部门承担经济发展指标和行业发展任务，更不得干扰药品监管部门正常监管执法。

（三）地方各级人民政府要完善重大药品安全事件应急机制。一旦本行政区域内发生药品安全事件，要组织协调有关部门积极应对，有效处置，消除危害；正确引导舆论，稳定群众情绪，防止事态蔓延。

（四）严格实施药品安全行政领导责任制和责任追究制。对于因领导不力、疏于监管导致发生重大药品安全事件的地区，要依纪依法追究相关负责人的责任。

三、抓住关键环节和突出问题

（五）加强药品研制、生产、流通、使用等关键环节的管理，打击虚假申报行为，严格审评审批药品，建立健全药品市场准入和退出制度，把好市场准入关。全面检查《药品生产质量管理规范》（GMP）执行情况，加强对药品生产企业的动态监管，推进中药材生产质量管理规范化。规范药品经营主体行为，提高临床合理用药水平。加快实施药品安全科技行动计划。

（六）各地区、各部门要按照《国务院办公厅关于印发全国整顿和规范药品市场秩序专项行动方案的通知》（国办发〔2006〕51号）的要求，深入开展药品安全专项整治，巩固和扩大整治成果，扭转药品生产和流通等领域监督和管理不力的局面，最大限度防控和减少药害事件发生。

（七）认真清理药品批准文号，重点清理1999－2002年地方标准升国家标准品种，坚决淘汰安全性、有效性得不到保证的品种。同时，加快完善药品审评审批制度，科学制订药品标准，规范新药品、仿制药品的申报资料要求，坚决纠正药品注册申报秩序混乱、研制资料弄虚作假等问题。

（八）进一步强化企业作为药品安全第一责任人的责任。要规范企业生产经营行为，教育和引导企业守法经营，强化自律意识，完善内部管理制度，坚决杜绝不合格原料、药品进厂进店，不合格产品出厂出店。加强对药品质量的监督抽验工作，凡是在企业成品库待出厂的药品，经抽查检验达不到国家药品标准，并经复检后仍不合格的，加大处罚和曝光力度。同时，采取措施支持诚信企业扩大生产规模，提高管理和技术水平，健全质量保障体系。建立企业诚信档案，推进企业诚信体系建设。要充分发挥行业协会自律作用，引导和约束企业诚信生产经营。

（九）高度重视农村药品安全工作，建立健全农村药品监督网和供应网，鼓励药品生产批发企业面向农村配送药品，支持零售企业向农村延伸网点。加强农村药房规范化建设，规范农村医疗机构药品购销渠道，提高农民安全用药水平。

四、加强基础设施和技术能力建设

（十）结合实施《国家食品药品安全“十一五”规划》，充分利用现有资源和基础，加强药品检验、药品再评价、药品不良反应监测等方面的技术能力建设，不断提高药品安全监测分析、信息通报和公共服务水平。完善相关标准和认证体系。

（十一）运用计算机网络等现代科技手段，加强药品安全信息管理和综合利用，构建地区和部门间信息沟通平台，建立和完善覆盖全国的药品安全监管信息系统，实现监管信息互联互通和监管资源综合利用，使药品安全问题早发现、早整治、早解决。

（十二）增加对药品安全监管基础设施建设资金投入，加快药品监管部门技术支撑体系建设，改善基层监督执法条件。加大对药品安全监管工作经费的投入，逐步提高经费保障水平。

五、完善制度保障

（十三）加快完善药品安全法律法规体系。在查找监管漏洞的基础上，有计划地推进药品安全监管法律法规和规章制度的制订、修订工作，重点抓好药品审评审批、药品分类管理、医疗器械监督以及中药品种保护等行政法规和部门规章的制定和修订工作。

（十四）深化药品审批制度改革，进一步完善受理、审评、审批“三分离”制度，建立健全有效监督审批权力的机制。实行审评主审集体负责制，审评人员公示制和审评审批责任追究制，加快信息化建设，逐步实行审批事项的网上受理、网上审批，建立健全审评审批权力的内外部监督制约机制。

（十五）强化权力监督和制约，研究建立结构合理、配置科学、程序严密、监督有效的权力运行机制，做到用制度管权、按制度办事、靠制度管人，防止滥用权力和以权谋私现象发生。

六、加强队伍建设

（十六）加强药品安全监管有关部门领导干部廉洁自律教育和干部队伍建设，严格要求、严格教育、严格管理和严格监督，不断提高队伍的整体素质。

（十七）加强对药品安全监管重点岗位干部的选拔任用管理，实行定期交流，并形成制度；对监管人员的监督、管理、培养、使用要实行民主决策，做到公开透明。要强化主要负责人作为党风廉政建设第一责任人的责任，层层落实党风廉政责任制和责任追究制。

七、加强部门协作

（十八）各有关部门要认真履行职责，密切配合，加强协作，不断提高人民群众用药安全水平。药品监管部门要切实加强药品研制、生产、流通、使用全过程的监管，依法严厉查处各种违法违规行为。卫生部门要严格医疗机构药品使用管理，促进合理用药。工商部门要严厉查处发布虚假违法药品广告行为。有关行政执法部门要及时向公安机关移送涉嫌犯罪的制售假劣药品案件，公安机关要加大对制售假劣药品违法犯罪活动的打击力度。监察部门要严厉查处有关部门和行业滥用职权、玩忽职守、徇私舞弊等违法乱纪现象，严肃追究相关人员的行政责任。新闻宣传部门要做好加强药品安全新闻宣传和舆论引导工作。

国务院办公厅

二〇〇七年三月三十一日

部门规章

中华人民共和国卫生部令（第53号）

《处方管理办法》已于2006年11月27日经卫生部部务会议讨论通过，现予发布，自2007年5月1日起施行。

部长　高强

二〇〇七年二月十四日

处方管理办法

第一章　总　则

第一条　为规范处方管理，提高处方质量，促进合理用药，保障医疗安全，根据《执业医师法》、《药品管理法》、《医疗机构管理条例》、《麻醉药品和精神药品管理条例》等有关法律、法规，制定本办法。

第二条　本办法所称处方，是指由注册的执业医师和执业助理医师（以下简称医师）在诊疗活动中为患者开具的、由取得药学专业技术职务任职资格的药学专业技术人员（以下简称药师）审核、调配、核对，并作为患者用药凭证的医疗文书。处方包括医疗机构病区用药医嘱单。

本办法适用于与处方开具、调剂、保管相关的医疗机构及其人员。

第三条　卫生部负责全国处方开具、调剂、保管相关工作的监督管理。

县级以上地方卫生行政部门负责本行政区域内处方开具、调剂、保管相关工作的监督管理。

第四条　医师开具处方和药师调剂处方应当遵循安全、有效、经济的原则。

处方药应当凭医师处方销售、调剂和使用。

第二章　处方管理的一般规定

第五条　处方标准（附件1）由卫生部统一规定，处方格式由省、自治区、直辖市卫生行政部门（以下简称省级卫生行政部门）统一制定，处方由医疗机构按照规定的标准和格式印制。

第六条　处方书写应当符合下列规则：

（一）患者一般情况、临床诊断填写清晰、完整，并与病历记载相一致。

（二）每张处方限于一名患者的用药。

（三）字迹清楚，不得涂改；如需修改，应当在修改处签名并注明修改日期。

（四）药品名称应当使用规范的中文名称书写，没有中文名称的可以使用规范的英文名称书写；医疗机构或者医师、药师不得自行编制药品缩写名称或者使用代号；书写药品名称、剂量、规格、用法、用量要准确规范，药品用法可用规范的中文、英文、拉丁文或者缩写体书写，但不得使用“遵医嘱”、“自用”等含糊不清字句。

（五）患者年龄应当填写实足年龄，新生儿、婴幼儿写日、月龄，必要时要注明体重。

（六）西药和中成药可以分别开具处方，也可以开具一张处方，中药饮片应当单独开具处方。

（七）开具西药、中成药处方，每一种药品应当另起一行，每张处方不得超过5种药品。

（八）中药饮片处方的书写，一般应当按照“君、臣、佐、使”的顺序排列；调剂、煎煮的特殊要求注明在药品右上方，并加括号，如布包、先煎、后下等；对饮片的产地、炮制有特殊要求的，应当在药品名称之前写明。

（九）药品用法用量应当按照药品说明书规定的常规用法用量使用，特殊情况需要超剂量使用时，应当注明原因并再次签名。

（十）除特殊情况外，应当注明临床诊断。

（十一）开具处方后的空白处画一斜线以示处方完毕。

（十二）处方医师的签名式样和专用签章应当与院内药学部门留样备查的式样相一致，不得任意改动，否则应当重新登记留样备案。

第七条 药品剂量与数量用阿拉伯数字书写。剂量应当使用法定剂量单位：重量以克（g）、毫克（mg）、微克（μg）、纳克（ng）为单位；容量以升（L）、毫升（ml）为单位；国际单位（IU）、单位（U）；中药饮片以克（g）为单位。

片剂、丸剂、胶囊剂、颗粒剂分别以片、丸、粒、袋为单位；溶液剂以支、瓶为单位；软膏及乳膏剂以支、盒为单位；注射剂以支、瓶为单位，应当注明含量；中药饮片以剂为单位。

第三章　处方权的获得

第八条 经注册的执业医师在执业地点取得相应的处方权。

经注册的执业助理医师在医疗机构开具的处方，应当经所在执业地点执业医师签名或加盖专用签章后方有效。

第九条 经注册的执业助理医师在乡、民族乡、镇、村的医疗机构独立从事一般的执业活动，可以在注册的执业地点取得相应的处方权。

第十条 医师应当在注册的医疗机构签名留样或者专用签章备案后，方可开具处方。

第十一条 医疗机构应当按照有关规定，对本机构执业医师和药师进行麻醉药品和精神药品使用知识和规范化管理的培训。执业医师经考核合格后取得麻醉药品和第一类精神药品的处方权，药师经考核合格后取得麻醉药品和第一类精神药品调剂资格。

医师取得麻醉药品和第一类精神药品处方权后，方可在本机构开具麻醉药品和第一类精神药品处方，但不得为自己开具该类药品处方。药师取得麻醉药品和第一类精神药品调剂资格后，方可在本机构调剂麻醉药品和第一类精神药品。

第十二条 试用期人员开具处方，应当经所在医疗机构有处方权的执业医师审核、并签名或加盖专用签章后方有效。

第十三条 进修医师由接收进修的医疗机构对其胜任本专业工作的实际情况进行认定后授予相应的处方权。

第四章　处方的开具

第十四条 医师应当根据医疗、预防、保健需要，按照诊疗规范、药品说明书中的药品适应证、药理作用、用法、用量、禁忌、不良反应和注意事项等开具处方。

开具医疗用毒性药品、放射性药品的处方应当严格遵守有关法律、法规和规章的规定。

第十五条 医疗机构应当根据本机构性质、功能、任务，制定药品处方集。

第十六条 医疗机构应当按照经药品监督管理部门批准并公布的药品通用名称购进药品。同一通用名称药品的品种，注射剂型和口服剂型各不得超过2种，处方组成类同的复方制剂1～2种。因特殊诊疗需要使用其他剂型和剂量规格药品的情况除外。

第十七条 医师开具处方应当使用经药品监督管理部门批准并公布的药品通用名称、新活性化合物的专利药品名称和复方制剂药品名称。

医师开具院内制剂处方时应当使用经省级卫生行政部门审核、药品监督管理部门批准的名称。

医师可以使用由卫生部公布的药品习惯名称开具处方。

第十八条 处方开具当日有效。特殊情况下需延长有效期的，由开具处方的医师注明有效期限，但有效期最长不得超过3天。

第十九条 处方一般不得超过7日用量；急诊处方一般不得超过3日用量；对于某些慢性病、老年病或特殊情况，处方用量可适当延长，但医师应当注明理由。

医疗用毒性药品、放射性药品的处方用量应当严格按照国家有关规定执行。

第二十条 医师应当按照卫生部制定的麻醉药品和精神药品临床应用指导原则，开具麻醉药品、第一类精神药品处方。

第二十一条 门（急）诊癌症疼痛患者和中、重度慢性疼痛患者需长期使用麻醉药品和第一类精神药品的，首诊医师应当亲自诊查患者，建立相应的病历，要求其签署《知情同意书》。

病历中应当留存下列材料复印件：

（一）二级以上医院开具的诊断证明；

（二）患者户籍簿、身份证或者其他相关有效身份证明文件；

（三）为患者代办人员身份证明文件。

第二十二条 除需长期使用麻醉药品和第一类精神药品的门（急）诊癌症疼痛患者和中、重度慢性疼痛患者外，麻醉药品注射剂仅限于医疗机构内使用。

第二十三条 为门（急）诊患者开具的麻醉药品注

射剂，每张处方为一次常用量；控缓释制剂，每张处方不得超过7日常用量；其他剂型，每张处方不得超过3日常用量。

第一类精神药品注射剂，每张处方为一次常用量；控缓释制剂，每张处方不得超过7日常用量；其他剂型，每张处方不得超过3日常用量。哌醋甲酯用于治疗儿童多动症时，每张处方不得超过15日常用量。

第二类精神药品一般每张处方不得超过7日常用量；对于慢性病或某些特殊情况的患者，处方用量可以适当延长，医师应当注明理由。

第二十四条 为门（急）诊癌症疼痛患者和中、重度慢性疼痛患者开具的麻醉药品、第一类精神药品注射剂，每张处方不得超过3日常用量；控缓释制剂，每张处方不得超过15日常用量；其他剂型，每张处方不得超过7日常用量。

第二十五条 为住院患者开具的麻醉药品和第一类精神药品处方应当逐日开具，每张处方为1日常用量。

第二十六条 对于需要特别加强管制的麻醉药品，盐酸二氢埃托啡处方为一次常用量，仅限于二级以上医院内使用；盐酸哌替啶处方为一次常用量，仅限于医疗机构内使用。

第二十七条 医疗机构应当要求长期使用麻醉药品和第一类精神药品的门（急）诊癌症患者和中、重度慢性疼痛患者，每3个月复诊或者随诊一次。

第二十八条 医师利用计算机开具、传递普通处方时，应当同时打印出纸质处方，其格式与手写处方一致；打印的纸质处方经签名或者加盖签章后有效。药师核发药品时，应当核对打印的纸质处方，无误后发给药品，并将打印的纸质处方与计算机传递处方同时收存备查。

第五章　处方的调剂

第二十九条 取得药学专业技术职务任职资格的人员方可从事处方调剂工作。

第三十条 药师在执业的医疗机构取得处方调剂资格。药师签名或者专用签章式样应当在本机构留样备查。

第三十一条 具有药师以上专业技术职务任职资格的人员负责处方审核、评估、核对、发药以及安全用药指导；药士从事处方调配工作。

第三十二条 药师应当凭医师处方调剂处方药品，非经医师处方不得调剂。

第三十三条 药师应当按照操作规程调剂处方药品：认真审核处方，准确调配药品，正确书写药袋或粘贴标签，注明患者姓名和药品名称、用法、用量，包装；向患者交付药品时，按照药品说明书或者处方用法，进行用药交待与指导，包括每种药品的用法、用量、注意事项等。

第三十四条 药师应当认真逐项检查处方前记、正文和后记书写是否清晰、完整，并确认处方的合法性。

第三十五条 药师应当对处方用药适宜性进行审核，审核内容包括：

（一）规定必须做皮试的药品，处方医师是否注明过敏试验及结果的判定；

（二）处方用药与临床诊断的相符性；

（三）剂量、用法的正确性；

（四）选用剂型与给药途径的合理性；

（五）是否有重复给药现象；

（六）是否有潜在临床意义的药物相互作用和配伍禁忌；

（七）其他用药不适宜情况。

第三十六条 药师经处方审核后，认为存在用药不适宜时，应当告知处方医师，请其确认或者重新开具处方。

药师发现严重不合理用药或者用药错误，应当拒绝调剂，及时告知处方医师，并应当记录，按照有关规定报告。

第三十七条 药师调剂处方时必须做到"四查十对"：查处方，对科别、姓名、年龄；查药品，对药名、剂型、规格、数量；查配伍禁忌，对药品性状、用法用量；查用药合理性，对临床诊断。

第三十八条 药师在完成处方调剂后，应当在处方上签名或者加盖专用签章。

第三十九条 药师应当对麻醉药品和第一类精神药品处方，按年月日逐日编制顺序号。

第四十条 药师对于不规范处方或者不能判定其合法性的处方，不得调剂。

第四十一条 医疗机构应当将本机构基本用药供应目录内同类药品相关信息告知患者。

第四十二条 除麻醉药品、精神药品、医疗用毒性药品和儿科处方外，医疗机构不得限制门诊就诊人员持处方到药品零售企业购药。

第六章　监督管理

第四十三条 医疗机构应当加强对本机构处方开具、调剂和保管的管理。

第四十四条 医疗机构应当建立处方点评制度，填写处方评价表（附件2），对处方实施动态监测及超常预警，登记并通报不合理处方，对不合理用药及时予以干预。

第四十五条 医疗机构应当对出现超常处方3次以上且无正当理由的医师提出警告，限制其处方权；限制处方权后，仍连续2次以上出现超常处方且无正当理由的，取消其处方权。

第四十六条 医师出现下列情形之一的，处方权由其所在医疗机构予以取消：

（一）被责令暂停执业；

（二）考核不合格离岗培训期间；

（三）被注销、吊销执业证书；

（四）不按照规定开具处方，造成严重后果的；

（五）不按照规定使用药品，造成严重后果的；

（六）因开具处方牟取私利。

第四十七条 未取得处方权的人员及被取消处方权的医师不得开具处方。未取得麻醉药品和第一类精神药品处方资格的医师不得开具麻醉药品和第一类精神药品处方。

第四十八条 除治疗需要外，医师不得开具麻醉药品、精神药品、医疗用毒性药品和放射性药品处方。

第四十九条 未取得药学专业技术职务任职资格的人员不得从事处方调剂工作。

第五十条 处方由调剂处方药品的医疗机构妥善保存。普通处方、急诊处方、儿科处方保存期限为1年，医疗用毒性药品、第二类精神药品处方保存期限为2年，麻醉药品和第一类精神药品处方保存期限为3年。

处方保存期满后，经医疗机构主要负责人批准、登记备案，方可销毁。

第五十一条 医疗机构应当根据麻醉药品和精神药品处方开具情况，按照麻醉药品和精神药品品种、规格对其消耗量进行专册登记，登记内容包括发药日期、患者姓名、用药数量。专册保存期限为3年。

第五十二条 县级以上地方卫生行政部门应当定期对本行政区域内医疗机构处方管理情况进行监督检查。

县级以上卫生行政部门在对医疗机构实施监督管理过程中，发现医师出现本办法第四十六条规定情形的，应当责令医疗机构取消医师处方权。

第五十三条 卫生行政部门的工作人员依法对医疗机构处方管理情况进行监督检查时，应当出示证件；被检查的医疗机构应当予以配合，如实反映情况，提供必要的资料，不得拒绝、阻碍、隐瞒。

第七章 法律责任

第五十四条 医疗机构有下列情形之一的，由县级以上卫生行政部门按照《医疗机构管理条例》第四十八条的规定，责令限期改正，并可处以5000元以下的罚款；情节严重的，吊销其《医疗机构执业许可证》：

（一）使用未取得处方权的人员、被取消处方权的医师开具处方的；

（二）使用未取得麻醉药品和第一类精神药品处方资格的医师开具麻醉药品和第一类精神药品处方的；

（三）使用未取得药学专业技术职务任职资格的人员从事处方调剂工作的。

第五十五条 医疗机构未按照规定保管麻醉药品和精神药品处方，或者未依照规定进行专册登记的，按照《麻醉药品和精神药品管理条例》第七十二条的规定，由设区的市级卫生行政部门责令限期改正，给予警告；逾期不改正的，处5000元以上1万元以下的罚款；情节严重的，吊销其印鉴卡；对直接负责的主管人员和其他直接责任人员，依法给予降级、撤职、开除的处分。

第五十六条 医师和药师出现下列情形之一的，由县级以上卫生行政部门按照《麻醉药品和精神药品管理条例》第七十三条的规定予以处罚：

（一）未取得麻醉药品和第一类精神药品处方资格的医师擅自开具麻醉药品和第一类精神药品处方的；

（二）具有麻醉药品和第一类精神药品处方医师未按照规定开具麻醉药品和第一类精神药品处方，或者未按照卫生部制定的麻醉药品和精神药品临床应用指导原则使用麻醉药品和第一类精神药品的；

（三）药师未按照规定调剂麻醉药品、精神药品处方的。

第五十七条 医师出现下列情形之一的，按照《执业医师法》第三十七条的规定，由县级以上卫生行政部门给予警告或者责令暂停六个月以上一年以下执业活动；情节严重的，吊销其执业证书。

（一）未取得处方权或者被取消处方权后开具药品处方的；

（二）未按照本办法规定开具药品处方的；

（三）违反本办法其他规定的。

第五十八条 药师未按照规定调剂处方药品，情节严重的，由县级以上卫生行政部门责令改正、通报批评，给予警告；并由所在医疗机构或者其上级单位给予纪律处分。

第五十九条 县级以上地方卫生行政部门未按照本办法规定履行监管职责的，由上级卫生行政部门责令改正。

第八章 附 则

第六十条 乡村医生按照《乡村医生从业管理条例》的规定，在省级卫生行政部门制定的乡村医生基本用药目录范围内开具药品处方。

第六十一条 本办法所称药学专业技术人员，是指按照卫生部《卫生技术人员职务试行条例》规定，取得药学专业技术职务任职资格人员，包括主任药师、副主任药师、主管药师、药师、药士。

第六十二条 本办法所称医疗机构，是指按照《医疗机构管理条例》批准登记的从事疾病诊断、治疗活动的医院、社区卫生服务中心（站）、妇幼保健院、卫生院、疗养院、门诊部、诊所、卫生室（所）、急救中心（站）、专科疾病防治院（所、站）以及护理院（站）等医疗机构。

第六十三条 本办法自2007年5月1日起施行。《处方管理办法（试行）》（卫医发〔2004〕269号）和《麻醉药品、精神药品处方管理规定》（卫医法〔2005〕436号）同时废止。

附件 1

处方标准

一、处方内容

1. 前记：包括医疗机构名称、费别、患者姓名、性别、年龄、门诊或住院病历号，科别或病区和床位号、临床诊断、开具日期等。可添列特殊要求的项目。

麻醉药品和第一类精神药品处方还应当包括患者身份证明编号，代办人姓名、身份证明编号。

2. 正文：以 Rp 或 R（拉丁文 Recipe“请取”的缩写）标示，分列药品名称、剂型、规格、数量、用法用量。

3. 后记：医师签名或者加盖专用签章，药品金额以及审核、调配，核对、发药药师签名或者加盖专用签章。

二、处方颜色

1. 普通处方的印刷用纸为白色。

2. 急诊处方印刷用纸为淡黄色，右上角标注“急诊”。

3. 儿科处方印刷用纸为淡绿色，右上角标注“儿科”。

4. 麻醉药品和第一类精神药品处方印刷用纸为淡红色，右上角标注“麻、精一”。

5. 第二类精神药品处方印刷用纸为白色，右上角标注“精二”。

附件 2

处方评价表

医疗机构名称：

填表人：　　　　　　　　　　　　　　　　　　　　　　　　　　填表日期：

表 1

序号	处方日期（年月日）	年龄（岁）	药品品种	抗菌药（0/1）	注射剂（0/1）	基本药物品种数	药品通用名数	处方金额	诊断
1									
2									
3									
4									
5									
6									
7									
8									
9									
10									
11									
12									
13									
14									
15									

序号	处方日期（年月日）	年龄（岁）	药品品种	抗菌药（0/1）	注射剂（0/1）	基本药物品种数	药品通用名数	处方金额	诊断
16									
17									
18									
19									
20									
21									
22									
23									
24									
25									
26									
27									
28									
29									
30									
总计			A =	C =	E =	G =	I =	K =	
平均			B =					L =	
%				D =	F =	H =	J =		

注：有 = 1　无 = 0；结果保留小数点后一位。

A：用药品种总数；
B：平均每张处方用药品种数 = A/30；
C：使用抗菌药的处方数；
D：抗菌药使用百分率 = C/30；
E：使用注射剂的处方数；
F：注射剂使用百分率 = E/30；
G：处方中基本药物品种总数；
H：基本药物占处方用药的百分率 = G/A；
I：处方中使用药品通用名总数；
J：药品通用名占处方用药的百分率 = I/A；
K：处方总金额；
L：平均每张处方金额 = K/30。

表 2

序号	就诊时间（分钟）	发药交待时间（秒）	处方用药品种数	实发处方药品数	标签标示完整的药品数	患者是否了解全部处方药用法（0/1）
1						
2						
3						
4						
5						
6						

序号	就诊时间（分钟）	发药交待时间（秒）	处方用药品种数	实发处方药品数	标签标示完整的药品数	患者是否了解全部处方药用法（0/1）
7						
8						
9						
10						
11						
12						
13						
14						
15						
16						
17						
18						
19						
20						
21						
22						
23						
24						
25						
26						
27						
28						
29						
30						
总计			C =	D =	F =	H =
平均	A =	B =				
%				E =	G =	I =

注：是 = 1　否 = 0。

A：患者平均就诊时间

B：患者取药时药师平均发药交待时间

C：处方用药品种总数

D：按处方实际调配药品数

E：按处方实际调配药品的百分率 = D/C

F：标签标示完整的药品数

G：药品标示完整的百分率 = F/D

H：能正确回答全部处方药用法的例数

I：患者了解正确用法的百分率 = H/30

表3

综合评价指标	本机构数	本地区平均数
每次就诊平均用药品种数		
就诊使用抗菌药的百分率	%	%
就诊使用注射剂的百分率	%	%
基本药物占处方用药的百分率	%	%
通用名药品占处方用药的百分率	%	%
平均处方金额	%	%
平均就诊时间	分钟	分钟
平均发药交待时间	秒	秒
按处方实际调配药品的百分率	%	%
药品标示完整的百分率	%	%
患者了解正确用法的百分率	%	%
有无本机构处方集和基本药物目录	有/无	

意见：

签名：

处方评价及填表说明：

1. 处方评价表是对医疗机构合理用药、处方管理、费用控制等情况实施的综合评价，可以由医疗机构对本机构药事管理整体情况实施评价，也可以对一名或者多名医师处方情况实施评价。卫生行政部门在对医疗机构实施监督管理过程中，也可以使用处方评价表对医疗机构药事管理情况实施评价。

2. 对本地区医疗机构实施群体评价时，可以在各医疗机构某一时段所有处方中随机抽取30例（张）处方进行分析评价；对某个医疗机构或者科室、医师的处方实施评价、比较时，应当随机抽取100例（张）处方进行分析评价。各医疗机构和各地卫生行政部门可以根据本机构和本地区实际情况，在处方评价表的基础上适当进行调整。

3. 表1中“药品品种”、“抗菌药（0/1）”、“注射剂（0/1）”、“基本药物品种数”“药品通用名数”、“处方金额”均为每张处方的数据，其中，“基本药物品种数”为国家或者本省基本药物目录中的药物品种。

4. 填写表2时，可以从门诊取药患者中随机选取30位，由调查人员现场填写。

5. 表3中“本地区平均数”是指本地市或者本省医疗机构各项指标的平均值，计算方法为：随机抽取本地区10—20家医院，处方总量不少于600例（张）的平均值，即抽取10家医院时，每家医院随机抽取不少于60例（张）处方，抽取20家医院时，每家医院随机抽取不少于30例（张）处方。“意见”栏由医疗机构药事管理委员会或者卫生行政部门组织的药学专家，根据各项评价指标对医疗机构药事管理或者医师处方情况提出意见、建议，某项指标严重超常时，应当提出预警信息。

中华人民共和国卫生部令（第55号）

《放射工作人员职业健康管理办法》已于2007年3月23日经卫生部部务会议讨论通过，现予以发布，自2007年11月1日起施行。

部长　高强

二〇〇七年六月三日

放射工作人员职业健康管理办法

第一章　总　则

第一条　为了保障放射工作人员的职业健康与安全，根据《中华人民共和国职业病防治法》（以下简称《职业病防治法》）和《放射性同位素与射线装置安全和防护条例》，制定本办法。

第二条　中华人民共和国境内的放射工作单位及其放射工作人员，应当遵守本办法。

本办法所称放射工作单位，是指开展下列活动的企业、事业单位和个体经济组织：

（一）放射性同位素（非密封放射性物质和放射源）的生产、使用、运输、贮存和废弃处理；

（二）射线装置的生产、使用和维修；

（三）核燃料循环中的铀矿开采、铀矿水冶、铀的浓缩和转化、燃料制造、反应堆运行、燃料后处理和核燃料循环中的研究活动；

（四）放射性同位素、射线装置和放射工作场所的辐射监测；

（五）卫生部规定的与电离辐射有关的其他活动。

本办法所称放射工作人员，是指在放射工作单位从事放射职业活动中受到电离辐射照射的人员。

第三条　卫生部主管全国放射工作人员职业健康的监督管理工作。

县级以上地方人民政府卫生行政部门负责本行政区域内放射工作人员职业健康的监督管理。

第四条　放射工作单位应当采取有效措施，使本单位放射工作人员职业健康的管理符合本办法和有关标准及规范的要求。

第二章　从业条件与培训

第五条　放射工作人员应当具备下列基本条件：

（一）年满18周岁；

（二）经职业健康检查，符合放射工作人员的职业健康要求；

（三）放射防护和有关法律知识培训考核合格；

（四）遵守放射防护法规和规章制度，接受职业健康监护和个人剂量监测管理；

（五）持有《放射工作人员证》。

第六条　放射工作人员上岗前，放射工作单位负责向所在地县级以上地方人民政府卫生行政部门为其申请办理《放射工作人员证》。

开展放射诊疗工作的医疗机构，向为其发放《放射诊疗许可证》的卫生行政部门申请办理《放射工作人员证》。

开展本办法第二条第二款第（三）项所列活动以及非医用加速器运行、辐照加工、射线探伤和油田测井等活动的放射工作单位，向所在地省级卫生行政部门申请办理《放射工作人员证》。

其他放射工作单位办理《放射工作人员证》的规定，由所在地省级卫生行政部门结合本地区实际情况确定。

《放射工作人员证》的格式由卫生部统一制定。

第七条　放射工作人员上岗前应当接受放射防护和有关法律知识培训，考核合格方可参加相应的工作。培训时间不少于4天。

第八条　放射工作单位应当定期组织本单位的放射工作人员接受放射防护和有关法律知识培训。放射工作人员两次培训的时间间隔不超过2年，每次培训时间不少于2天。

第九条　放射工作单位应当建立并按照规定的期限妥善保存培训档案。培训档案应当包括每次培训的课程名称、培训时间、考试或考核成绩等资料。

第十条　放射防护及有关法律知识培训应当由符合省级卫生行政部门规定条件的单位承担，培训单位可会同放射工作单位共同制定培训计划，并按照培训计划和有关规范、标准实施和考核。

放射工作单位应当将每次培训的情况及时记录在《放射工作人员证》中。

第三章　个人剂量监测管理

第十一条　放射工作单位应当按照本办法和国家有关标准、规范的要求，安排本单位的放射工作人员接受个人剂量监测，并遵守下列规定：

（一）外照射个人剂量监测周期一般为30天，最长不应超过90天；内照射个人剂量监测周期按照有关标准执行；

（二）建立并终生保存个人剂量监测档案；

（三）允许放射工作人员查阅、复印本人的个人剂量监测档案。

第十二条 个人剂量监测档案应当包括：

（一）常规监测的方法和结果等相关资料；

（二）应急或者事故中受到照射的剂量和调查报告等相关资料。

放射工作单位应当将个人剂量监测结果及时记录在《放射工作人员证》中。

第十三条 放射工作人员进入放射工作场所，应当遵守下列规定：

（一）正确佩戴个人剂量计；

（二）操作结束离开非密封放射性物质工作场所时，按要求进行个人体表、衣物及防护用品的放射性表面污染监测，发现污染要及时处理，做好记录并存档；

（三）进入辐照装置、工业探伤、放射治疗等强辐射工作场所时，除佩戴常规个人剂量计外，还应当携带报警式剂量计。

第十四条 个人剂量监测工作应当由具备资质的个人剂量监测技术服务机构承担。个人剂量监测技术服务机构的资质审定由中国疾病预防控制中心协助卫生部组织实施。

个人剂量监测技术服务机构的资质审定按照《职业病防治法》、《职业卫生技术服务机构管理办法》和卫生部有关规定执行。

第十五条 个人剂量监测技术服务机构应当严格按照国家职业卫生标准、技术规范开展监测工作，参加质量控制和技术培训。

个人剂量监测报告应当在每个监测周期结束后1个月内送达放射工作单位，同时报告当地卫生行政部门。

第十六条 县级以上地方卫生行政部门按规定时间和格式，将本行政区域内的放射工作人员个人剂量监测数据逐级上报到卫生部。

第十七条 中国疾病预防控制中心协助卫生部拟定个人剂量监测技术服务机构的资质审定程序和标准，组织实施全国个人剂量监测的质量控制和技术培训，汇总分析全国个人剂量监测数据。

第四章　职业健康管理

第十八条 放射工作人员上岗前，应当进行上岗前的职业健康检查，符合放射工作人员健康标准的，方可参加相应的放射工作。

放射工作单位不得安排未经职业健康检查或者不符合放射工作人员职业健康标准的人员从事放射工作。

第十九条 放射工作单位应当组织上岗后的放射工作人员定期进行职业健康检查，两次检查的时间间隔不应超过2年，必要时可增加临时性检查。

第二十条 放射工作人员脱离放射工作岗位时，放射工作单位应当对其进行离岗前的职业健康检查。

第二十一条 对参加应急处理或者受到事故照射的放射工作人员，放射工作单位应当及时组织健康检查或者医疗救治，按照国家有关标准进行医学随访观察。

第二十二条 从事放射工作人员职业健康检查的医疗机构（以下简称职业健康检查机构）应当经省级卫生行政部门批准。

第二十三条 职业健康检查机构应当自体检工作结束之日起1个月内，将职业健康检查报告送达放射工作单位。

职业健康检查机构出具的职业健康检查报告应当客观、真实，并对职业健康检查报告负责。

第二十四条 职业健康检查机构发现有可能因放射性因素导致健康损害的，应当通知放射工作单位，并及时告知放射工作人员本人。

职业健康检查机构发现疑似职业性放射性疾病病人应当通知放射工作人员及其所在放射工作单位，并按规定向放射工作单位所在地卫生行政部门报告。

第二十五条 放射工作单位应当在收到职业健康检查报告的7日内，如实告知放射工作人员，并将检查结论记录在《放射工作人员证》中。

放射工作单位对职业健康检查中发现不宜继续从事放射工作的人员，应当及时调离放射工作岗位，并妥善安置；对需要复查和医学随访观察的放射工作人员，应当及时予以安排。

第二十六条 放射工作单位不得安排怀孕的妇女参与应急处理和有可能造成职业性内照射的工作。哺乳期妇女在其哺乳期间应当避免接受职业性内照射。

第二十七条 放射工作单位应当为放射工作人员建立并终生保存职业健康监护档案。职业健康监护档案应包括以下内容：

（一）职业史、既往病史和职业照射接触史；

（二）历次职业健康检查结果及评价处理意见；

（三）职业性放射性疾病诊疗、医学随访观察等健康资料。

第二十八条 放射工作人员有权查阅、复印本人的职业健康监护档案。放射工作单位应当如实、无偿提供。

第二十九条 放射工作人员职业健康检查、职业性放射性疾病的诊断、鉴定、医疗救治和医学随访观察的费用，由其所在单位承担。

第三十条 职业性放射性疾病的诊断鉴定工作按照《职业病诊断与鉴定管理办法》和国家有关标准执行。

第三十一条 放射工作人员的保健津贴按照国家有关规定执行。

第三十二条 在国家统一规定的休假外，放射工作人员每年可以享受保健休假2～4周。享受寒、暑假的放射工作人员不再享受保健休假。从事放射工作满20年的在岗放射工作人员，可以由所在单位利用休假时间安排健康疗养。

第五章　监督检查

第三十三条 县级以上地方人民政府卫生行政部门应当定期对本行政区域内放射工作单位的放射工作人员

职业健康管理进行监督检查。检查内容包括：

（一）有关法规和标准执行情况；

（二）放射防护措施落实情况；

（三）人员培训、职业健康检查、个人剂量监测及其档案管理情况；

（四）《放射工作人员证》持证及相关信息记录情况；

（五）放射工作人员其他职业健康权益保障情况。

第三十四条 卫生行政执法人员依法进行监督检查时，应当出示证件。被检查的单位应当予以配合，如实反映情况，提供必要的资料，不得拒绝、阻碍、隐瞒。

第三十五条 卫生行政执法人员依法检查时，应当保守被检查单位的技术秘密和业务秘密。

第三十六条 卫生行政部门接到对违反本办法行为的举报后应当及时核实、处理。

第六章 法律责任

第三十七条 放射工作单位违反本办法，有下列行为之一的，按照《职业病防治法》第六十三条处罚：

（一）未按照规定组织放射工作人员培训的；

（二）未建立个人剂量监测档案的；

（三）拒绝放射工作人员查阅、复印其个人剂量监测档案和职业健康监护档案的。

第三十八条 放射工作单位违反本办法，未按照规定组织职业健康检查、未建立职业健康监护档案或者未将检查结果如实告知劳动者的，按照《职业病防治法》第六十四条处罚。

第三十九条 放射工作单位违反本办法，未给从事放射工作的人员办理《放射工作人员证》的，由卫生行政部门责令限期改正，给予警告，并可处3万元以下的罚款。

第四十条 放射工作单位违反本办法，有下列行为之一的，按照《职业病防治法》第六十五条处罚：

（一）未按照规定进行个人剂量监测的；

（二）个人剂量监测或者职业健康检查发现异常，未采取相应措施的。

第四十一条 放射工作单位违反本办法，有下列行为之一的，按照《职业病防治法》第六十八条处罚：

（一）安排未经职业健康检查的劳动者从事放射工作的；

（二）安排未满18周岁的人员从事放射工作的；

（三）安排怀孕的妇女参加应急处理或者有可能造成内照射工作的，或者安排哺乳期的妇女接受职业性内照射的；

（四）安排不符合职业健康标准要求的人员从事放射工作的。

第四十二条 技术服务机构未取得资质擅自从事个人剂量监测技术服务的，或者医疗机构未经批准擅自从事放射工作人员职业健康检查的，按照《职业病防治法》第七十二条处罚。

第四十三条 开展个人剂量监测的职业卫生技术服务机构和承担放射工作人员职业健康检查的医疗机构违反本办法，有下列行为之一的，按照《职业病防治法》第七十三条处罚：

（一）超出资质范围从事个人剂量监测技术服务的，或者超出批准范围从事放射工作人员职业健康检查的；

（二）未按《职业病防治法》和本办法规定履行法定职责的；

（三）出具虚假证明文件的。

第四十四条 卫生行政部门及其工作人员违反本办法，不履行法定职责，造成严重后果的，对直接负责的主管人员和其他直接责任人员，依法给予行政处分；情节严重，构成犯罪的，依法追究刑事责任。

第七章 附 则

第四十五条 放射工作人员职业健康检查项目及职业健康检查表由卫生部制定。

第四十六条 本办法自2007年11月1日起施行。1997年6月5日卫生部发布的《放射工作人员健康管理规定》同时废止。

中华人民共和国卫生部、中华人民共和国商务部令（第57号）

《<中外合资、合作医疗机构管理暂行办法>的补充规定》经卫生部、商务部审议通过，现予发布，自2008年1月1日起施行。

卫生部部长 陈 竺

商务部部长 陈德铭

二〇〇七年十二月三十日

《中外合资、合作医疗机构管理暂行办法》的补充规定

为促进香港、澳门与内地建立更紧密的经贸关系，根据国务院批准的《<内地与香港关于建立更紧密经贸关系的安排>补充协议四》及《<内地与澳门关于建立更紧密经贸关系的安排>补充协议四》，现对《中外合资、合作医疗机构管理暂行办法》（卫生部、外经贸部令第11号）中有关香港和澳门服务提供者在内地设立

合资、合作医疗机构投资总额作如下补充规定：

一、香港、澳门服务提供者在内地设立的合资、合作医疗机构，其投资总额不得低于1000万元人民币。

二、本规定中香港、澳门服务提供者应分别符合《内地与香港关于建立更紧密经贸关系的安排》及《内地与澳门关于建立更紧密经贸关系的安排》中关于“服务提供者”定义及相关规定的要求。

三、香港、澳门服务提供者在内地设立合资、合作医疗机构的其他规定，仍参照《中外合资、合作医疗机构管理暂行办法》执行。

四、本规定自2008年1月1日起施行。

国家食品药品监督管理局令（第26号）

《药品流通监督管理办法》于2006年12月8日经国家食品药品监督管理局局务会审议通过，现予公布，自2007年5月1日起施行。

国家食品药品监督管理局局长　邵明立

二○○七年一月三十一日

药品流通监督管理办法

第一章　总　则

第一条　为加强药品监督管理，规范药品流通秩序，保证药品质量，根据《中华人民共和国药品管理法》(以下简称《药品管理法》)、《中华人民共和国药品管理法实施条例》（以下简称《药品管理法实施条例》）和有关法律、法规的规定，制定本办法。

第二条　在中华人民共和国境内从事药品购销及监督管理的单位或者个人，应当遵守本办法。

第三条　药品生产、经营企业、医疗机构应当对其生产、经营、使用的药品质量负责。药品生产、经营企业在确保药品质量安全的前提下，应当适应现代药品流通发展方向，进行改革和创新。

第四条　药品监督管理部门鼓励个人和组织对药品流通实施社会监督。对违反本办法的行为，任何个人和组织都有权向药品监督管理部门举报和控告。

第二章　药品生产、经营企业购销药品的监督管理

第五条　药品生产、经营企业对其药品购销行为负责，对其销售人员或设立的办事机构以本企业名义从事的药品购销行为承担法律责任。

第六条　药品生产、经营企业应当对其购销人员进行药品相关的法律、法规和专业知识培训，建立培训档案，培训档案中应当记录培训时间、地点、内容及接受培训的人员。

第七条　药品生产、经营企业应当加强对药品销售人员的管理，并对其销售行为作出具体规定。

第八条　药品生产、经营企业不得在经药品监督管理部门核准的地址以外的场所储存或者现货销售药品。

第九条　药品生产企业只能销售本企业生产的药品，不得销售本企业受委托生产的或者他人生产的药品。

第十条　药品生产企业、药品批发企业销售药品时，应当提供下列资料：

（一）加盖本企业原印章的《药品生产许可证》或《药品经营许可证》和营业执照的复印件；

（二）加盖本企业原印章的所销售药品的批准证明文件复印件；

（三）销售进口药品的，按照国家有关规定提供相关证明文件。

药品生产企业、药品批发企业派出销售人员销售药品的，除本条前款规定的资料外，还应当提供加盖本企业原印章的授权书复印件。授权书原件应当载明授权销售的品种、地域、期限，注明销售人员的身份证号码，并加盖本企业原印章和企业法定代表人印章（或者签名)。销售人员应当出示授权书原件及本人身份证原件，供药品采购方核实。

第十一条　药品生产企业、药品批发企业销售药品时，应当开具标明供货单位名称、药品名称、生产厂商、批号、数量、价格等内容的销售凭证。

药品零售企业销售药品时，应当开具标明药品名称、生产厂商、数量、价格、批号等内容的销售凭证。

第十二条　药品生产、经营企业采购药品时，应按本办法第十条规定索取、查验、留存供货企业有关证件、资料，按本办法第十一条规定索取、留存销售凭证。

药品生产、经营企业按照本条前款规定留存的资料和销售凭证，应当保存至超过药品有效期1年，但不得少于3年。

第十三条　药品生产、经营企业知道或者应当知道他人从事无证生产、经营药品行为的，不得为其提供药品。

第十四条　药品生产、经营企业不得为他人以本企业的名义经营药品提供场所，或者资质证明文件，或者

票据等便利条件。

第十五条 药品生产、经营企业不得以展示会、博览会、交易会、订货会、产品宣传会等方式现货销售药品。

第十六条 药品经营企业不得购进和销售医疗机构配制的制剂。

第十七条 未经药品监督管理部门审核同意，药品经营企业不得改变经营方式。药品经营企业应当按照《药品经营许可证》许可的经营范围经营药品。

第十八条 药品零售企业应当按照国家食品药品监督管理局药品分类管理规定的要求，凭处方销售处方药。

经营处方药和甲类非处方药的药品零售企业，执业药师或者其他依法经资格认定的药学技术人员不在岗时，应当挂牌告知，并停止销售处方药和甲类非处方药。

第十九条 药品说明书要求低温、冷藏储存的药品，药品生产、经营企业应当按照有关规定，使用低温、冷藏设施设备运输和储存。

药品监督管理部门发现药品生产、经营企业违反本条前款规定的，应当立即查封、扣押所涉药品，并依法进行处理。

第二十条 药品生产、经营企业不得以搭售、买药品赠药品、买商品赠药品等方式向公众赠送处方药或者甲类非处方药。

第二十一条 药品生产、经营企业不得采用邮售、互联网交易等方式直接向公众销售处方药。

第二十二条 禁止非法收购药品。

第三章 医疗机构购进、储存药品的监督管理

第二十三条 医疗机构设置的药房，应当具有与所使用药品相适应的场所、设备、仓储设施和卫生环境，配备相应的药学技术人员，并设立药品质量管理机构或者配备质量管理人员，建立药品保管制度。

第二十四条 医疗机构购进药品时，应当按照本办法第十二条规定，索取、查验、保存供货企业有关证件、资料、票据。

第二十五条 医疗机构购进药品，必须建立并执行进货检查验收制度，并建有真实完整的药品购进记录。药品购进记录必须注明药品的通用名称、生产厂商（中药材标明产地）、剂型、规格、批号、生产日期、有效期、批准文号、供货单位、数量、价格、购进日期。

药品购进记录必须保存至超过药品有效期1年，但不得少于3年。

第二十六条 医疗机构储存药品，应当制订和执行有关药品保管、养护的制度，并采取必要的冷藏、防冻、防潮、避光、通风、防火、防虫、防鼠等措施，保证药品质量。

医疗机构应当将药品与非药品分开存放；中药材、中药饮片、化学药品、中成药应分别储存、分类存放。

第二十七条 医疗机构和计划生育技术服务机构不得未经诊疗直接向患者提供药品。

第二十八条 医疗机构不得采用邮售、互联网交易等方式直接向公众销售处方药。

第二十九条 医疗机构以集中招标方式采购药品的，应当遵守《药品管理法》、《药品管理法实施条例》及本办法的有关规定。

第四章 法律责任

第三十条 有下列情形之一的，责令限期改正，给予警告；逾期不改正的，处以五千元以上二万元以下的罚款：

（一）药品生产、经营企业违反本办法第六条规定的；

（二）药品生产、批发企业违反本办法第十一条第一款规定的；

（三）药品生产、经营企业违反本办法第十二条，未按照规定留存有关资料、销售凭证的。

第三十一条 药品生产、经营企业违反本办法第七条规定的，给予警告，责令限期改正。

第三十二条 有下列情形之一的，依照《药品管理法》第七十三条规定，没收违法销售的药品和违法所得，并处违法销售的药品货值金额二倍以上五倍以下的罚款：

（一）药品生产、经营企业违反本办法第八条规定，在经药品监督管理部门核准的地址以外的场所现货销售药品的；

（二）药品生产企业违反本办法第九条规定的；

（三）药品生产、经营企业违反本办法第十五条规定的；

（四）药品经营企业违反本办法第十七条规定的。

第三十三条 药品生产、经营企业违反本办法第八条规定，在经药品监督管理部门核准的地址以外的场所储存药品的，按照《药品管理法实施条例》第七十四条的规定予以处罚。

第三十四条 药品零售企业违反本办法第十一条第二款规定的，责令改正，给予警告；逾期不改正的，处以五百元以下的罚款。

第三十五条 违反本办法第十三条规定，药品生产、经营企业知道或者应当知道他人从事无证生产、经营药品行为而为其提供药品的，给予警告，责令改正，并处一万元以下的罚款，情节严重的，处一万元以上三万元以下的罚款。

第三十六条 药品生产、经营企业违反本办法第十四条规定的，按照《药品管理法》第八十二条的规定予以处罚。

第三十七条 违反本办法第十六条规定，药品经营企业购进或者销售医疗机构配制的制剂的，按照《药品管理法》第八十条规定予以处罚。

第三十八条 药品零售企业违反本办法第十八条第一款规定的，责令限期改正，给予警告；逾期不改正或

者情节严重的，处以一千元以下的罚款。

违反本办法第十八条第二款规定，药品零售企业在执业药师或者其他依法经过资格认定的药学技术人员不在岗时销售处方药或者甲类非处方药的，责令限期改正，给予警告；逾期不改正的，处以一千元以下的罚款。

第三十九条 药品生产、批发企业违反本办法第十九条规定，未在药品说明书规定的低温、冷藏条件下运输药品的，给予警告，责令限期改正；逾期不改正的，处以五千元以上二万元以下的罚款；有关药品经依法确认属于假劣药品的，按照《药品管理法》有关规定予以处罚。

药品生产、批发企业违反本办法第十九条规定，未在药品说明书规定的低温、冷藏条件下储存药品的，按照《药品管理法》第七十九条的规定予以处罚；有关药品经依法确认属于假劣药品的，按照《药品管理法》有关规定予以处罚。

第四十条 药品生产、经营企业违反本办法第二十条规定的，限期改正，给予警告；逾期不改正或者情节严重的，处以赠送药品货值金额二倍以下的罚款，但是最高不超过三万元。

第四十一条 违反本办法第二十三条至第二十七条的，责令限期改正，情节严重的，给予通报。

第四十二条 药品生产、经营企业违反本办法第二十一条、医疗机构违反本办法第二十八条规定，以邮售、互联网交易等方式直接向公众销售处方药的，责令改正，给予警告，并处销售药品货值金额二倍以下的罚款，但是最高不超过三万元。

第四十三条 违反本办法第二十二条规定非法收购药品的，按照《药品管理法》第七十三条的规定予以处罚。

第四十四条 药品监督管理部门及其工作人员玩忽职守，对应当予以制止和处罚的违法行为不予制止、处罚的，对直接负责的主管人员和其他直接责任人员给予行政处分；构成犯罪的，依法追究刑事责任。

第五章　附　则

第四十五条 本办法所称药品现货销售，是指药品生产、经营企业或其委派的销售人员，在药品监督管理部门核准的地址以外的其他场所，携带药品现货向不特定对象现场销售药品的行为。

第四十六条 实行特殊管理的药品、疫苗、军队用药品的流通监督管理，有关法律、法规、规章另有规定的，从其规定。

第四十七条 本办法自2007年5月1日起施行。自本办法施行之日起，1999年8月1日实施的国家药品监督管理局《药品流通监督管理办法（暂行）》（国家药品监督管理局第7号令）同时废止。

国家食品药品监督管理局令（第27号）

《药品广告审查办法》经过国家食品药品监督管理局、中华人民共和国国家工商行政管理总局审议通过，现以国家食品药品监督管理局局令顺序号发布。本办法自2007年5月1日起施行。

国家食品药品监督管理局局长　邵明立

中华人民共和国国家工商行政管理总局局长　周伯华

二〇〇七年三月十三日

药品广告审查办法

第一条 为加强药品广告管理，保证药品广告的真实性和合法性，根据《中华人民共和国广告法》（以下简称《广告法》）、《中华人民共和国药品管理法》（以下简称《药品管理法》）和《中华人民共和国药品管理法实施条例》（以下简称《药品管理法实施条例》）及国家有关广告、药品监督管理的规定，制定本办法。

第二条 凡利用各种媒介或者形式发布的广告含有药品名称、药品适应证（功能主治）或者与药品有关的其他内容的，为药品广告，应当按照本办法进行审查。

非处方药仅宣传药品名称（含药品通用名称和药品商品名称）的，或者处方药在指定的医学药学专业刊物上仅宣传药品名称（含药品通用名称和药品商品名称）的，无需审查。

第三条 申请审查的药品广告，符合下列法律法规及有关规定的，方可予以通过审查：

（一）《广告法》；

（二）《药品管理法》；

（三）《药品管理法实施条例》；

（四）《药品广告审查发布标准》；

（五）国家有关广告管理的其他规定。

第四条 省、自治区、直辖市药品监督管理部门是药品广告审查机关，负责本行政区域内药品广告的审查工作。县级以上工商行政管理部门是药品广告的监督管理机关。

第五条 国家食品药品监督管理局对药品广告审查机关的药品广告审查工作进行指导和监督，对药品广告审查机关违反本办法的行为，依法予以处理。

第六条 药品广告批准文号的申请人必须是具有合法资格的药品生产企业或者药品经营企业。药品经营企业作为申请人的，必须征得药品生产企业的同意。申请人可以委托代办人代办药品广告批准文号的申办事宜。

第七条 申请药品广告批准文号，应当向药品生产企业所在地的药品广告审查机关提出。

申请进口药品广告批准文号，应当向进口药品代理机构所在地的药品广告审查机关提出。

第八条 申请药品广告批准文号，应当提交《药品广告审查表》（附表1），并附与发布内容相一致的样稿（样片、样带）和药品广告申请的电子文件，同时提交以下真实、合法、有效的证明文件：

（一）申请人的《营业执照》复印件；

（二）申请人的《药品生产许可证》或者《药品经营许可证》复印件；

（三）申请人是药品经营企业的，应当提交药品生产企业同意其作为申请人的证明文件原件；

（四）代办人代为申办药品广告批准文号的，应当提交申请人的委托书原件和代办人的营业执照复印件等主体资格证明文件；

（五）药品批准证明文件（含《进口药品注册证》、《医药产品注册证》）复印件、批准的说明书复印件和实际使用的标签及说明书；

（六）非处方药品广告需提交非处方药品审核登记证书复印件或相关证明文件的复印件；

（七）申请进口药品广告批准文号的，应当提供进口药品代理机构的相关资格证明文件的复印件；

（八）广告中涉及药品商品名称、注册商标、专利等内容的，应当提交相关有效证明文件的复印件以及其他确认广告内容真实性的证明文件。

提供本条规定的证明文件的复印件，需加盖证件持有单位的印章。

第九条 有下列情形之一的，药品广告审查机关不予受理该企业该品种药品广告的申请：

（一）属于本办法第二十条、第二十二条、第二十三条规定的不受理情形的；

（二）撤销药品广告批准文号行政程序正在执行中的。

第十条 药品广告审查机关收到药品广告批准文号申请后，对申请材料齐全并符合法定要求的，发给《药品广告受理通知书》；申请材料不齐全或者不符合法定要求的，应当当场或者在5个工作日内一次告知申请人需要补正的全部内容；逾期不告知的，自收到申请材料之日起即为受理。

第十一条 药品广告审查机关应当自受理之日起10个工作日内，对申请人提交的证明文件的真实性、合法性、有效性进行审查，并依法对广告内容进行审查。对审查合格的药品广告，发给药品广告批准文号；对审查不合格的药品广告，应当作出不予核发药品广告批准文号的决定，书面通知申请人并说明理由，同时告知申请人享有依法申请行政复议或者提起行政诉讼的权利。

对批准的药品广告，药品广告审查机关应当报国家食品药品监督管理局备案，并将批准的《药品广告审查表》送同级广告监督管理机关备案。国家食品药品监督管理局对备案中存在问题的药品广告，应当责成药品广告审查机关予以纠正。

对批准的药品广告，药品监督管理部门应当及时向社会予以公布。

第十二条 在药品生产企业所在地和进口药品代理机构所在地以外的省、自治区、直辖市发布药品广告的（以下简称异地发布药品广告），在发布前应当到发布地药品广告审查机关办理备案。

第十三条 异地发布药品广告备案应当提交如下材料：

（一）《药品广告审查表》复印件；

（二）批准的药品说明书复印件；

（三）电视广告和广播广告需提交与通过审查的内容相一致的录音带、光盘或者其他介质载体。

提供本条规定的材料的复印件，需加盖证件持有单位印章。

第十四条 对按照本办法第十二条、第十三条规定提出的异地发布药品广告备案申请，药品广告审查机关在受理备案申请后5个工作日内应当给予备案，在《药品广告审查表》上签注“已备案”，加盖药品广告审查专用章，并送同级广告监督管理机关备查。

备案地药品广告审查机关认为药品广告不符合有关规定的，应当填写《药品广告备案意见书》（附表2），交原审批的药品广告审查机关进行复核，并抄报国家食品药品监督管理局。

原审批的药品广告审查机关应当在收到《药品广告备案意见书》后的5个工作日内，将意见告知备案地药品广告审查机关。原审批的药品广告审查机关与备案地药品广告审查机关意见无法达成一致的，可提请国家食品药品监督管理局裁定。

第十五条 药品广告批准文号有效期为1年，到期作废。

第十六条 经批准的药品广告，在发布时不得更改广告内容。药品广告内容需要改动的，应当重新申请药品广告批准文号。

第十七条 广告申请人自行发布药品广告的，应当将《药品广告审查表》原件保存2年备查。

广告发布者、广告经营者受广告申请人委托代理、发布药品广告的，应当查验《药品广告审查表》原件，按照审查批准的内容发布，并将该《药品广告审查表》复印件保存2年备查。

第十八条 已经批准的药品广告有下列情形之一的，原审批的药品广告审查机关应当向申请人发出《药品广告复审通知书》（附表3），进行复审。复审期间，该药品广告可以继续发布。

（一）国家食品药品监督管理局认为药品广告审查机关批准的药品广告内容不符合规定的；

（二）省级以上广告监督管理机关提出复审建议的；

（三）药品广告审查机关认为应当复审的其他情形。

经复审，认为与法定条件不符的，收回《药品广告审查表》，原药品广告批准文号作废。

第十九条 有下列情形之一的，药品广告审查机关应当注销药品广告批准文号：

（一）《药品生产许可证》、《药品经营许可证》被吊销的；

（二）药品批准证明文件被撤销、注销的；

（三）国家食品药品监督管理局或者省、自治区、直辖市药品监督管理部门责令停止生产、销售和使用的药品。

第二十条 篡改经批准的药品广告内容进行虚假宣传的，由药品监督管理部门责令立即停止该药品广告的发布，撤销该品种药品广告批准文号，1年内不受理该品种的广告审批申请。

第二十一条 对任意扩大产品适应证（功能主治）范围、绝对化夸大药品疗效、严重欺骗和误导消费者的违法广告，省以上药品监督管理部门一经发现，应当采取行政强制措施，暂停该药品在辖区内的销售，同时责令违法发布药品广告的企业在当地相应的媒体发布更正启事。违法发布药品广告的企业按要求发布更正启事后，省以上药品监督管理部门应当在15个工作日内做出解除行政强制措施的决定；需要进行药品检验的，药品监督管理部门应当自检验报告书发出之日起15日内，做出是否解除行政强制措施的决定。

第二十二条 对提供虚假材料申请药品广告审批，被药品广告审查机关在受理审查中发现的，1年内不受理该企业该品种的广告审批申请。

第二十三条 对提供虚假材料申请药品广告审批，取得药品广告批准文号的，药品广告审查机关在发现后应当撤销该药品广告批准文号，并3年内不受理该企业该品种的广告审批申请。

第二十四条 按照本办法第十八条、第十九条、第二十条和第二十三条被收回、注销或者撤销药品广告批准文号的药品广告，必须立即停止发布；异地药品广告审查机关停止受理该企业该药品广告批准文号的广告备案。

药品广告审查机关按照本办法第十八条、第十九条、第二十条和第二十三条收回、注销或者撤销药品广告批准文号的，应当自做出行政处理决定之日起5个工作日内通知同级广告监督管理机关，由广告监督管理机关依法予以处理。

第二十五条 异地发布药品广告未向发布地药品广告审查机关备案的，发布地药品广告审查机关发现后，应当责令限期办理备案手续，逾期不改正的，停止该药品品种在发布地的广告发布活动。

第二十六条 县级以上药品监督管理部门应当对审查批准的药品广告发布情况进行监测检查。对违法发布的药品广告，各级药品监督管理部门应当填写《违法药品广告移送通知书》（附表4），连同违法药品广告样件等材料，移送同级广告监督管理机关查处；属于异地发布篡改经批准的药品广告内容的，发布地药品广告审查机关还应当向原审批的药品广告审查机关提出依照《药品管理法》第九十二条、本办法第二十条撤销药品广告批准文号的建议。

第二十七条 对发布违法药品广告，情节严重的，省、自治区、直辖市药品监督管理部门予以公告，并及时上报国家食品药品监督管理局，国家食品药品监督管理局定期汇总发布。

对发布虚假违法药品广告情节严重的，必要时，由国家工商行政管理总局会同国家食品药品监督管理局联合予以公告。

第二十八条 对未经审查批准发布的药品广告，或者发布的药品广告与审查批准的内容不一致的，广告监督管理机关应当依据《广告法》第四十三条规定予以处罚；构成虚假广告或者引人误解的虚假宣传的，广告监督管理机关依据《广告法》第三十七条、《反不正当竞争法》第二十四条规定予以处罚。

广告监督管理机关在查处违法药品广告案件中，涉及到药品专业技术内容需要认定的，应当将需要认定的内容通知省级以上药品监督管理部门，省级以上药品监督管理部门应在收到通知书后的10个工作日内将认定结果反馈广告监督管理机关。

第二十九条 药品广告审查工作人员和药品广告监督工作人员应当接受《广告法》、《药品管理法》等有关法律法规的培训。药品广告审查机关和药品广告监督管理机关的工作人员玩忽职守、滥用职权、徇私舞弊的，给予行政处分。构成犯罪的，依法追究刑事责任。

第三十条 药品广告批准文号为“X药广审（视）第0000000000号”、“X药广审（声）第0000000000号”、“X药广审（文）第0000000000号”。其中“X”为各省、自治区、直辖市的简称。“0”为由10位数字组成，前6位代表审查年月，后4位代表广告批准序号。“视”、“声”、“文”代表用于广告媒介形式的分类代号。

第三十一条 本办法自2007年5月1日起实施。1995年3月22日国家工商行政管理局、卫生部发布的《药品广告审查办法》（国家工商行政管理局令第25号）同时废止。

国家食品药品监督管理局令（第28号）

《药品注册管理办法》于2007年6月18日经国家食品药品监督管理局局务会审议通过，现予公布，自2007年10月1日起施行。

国家食品药品监督管理局局长　邵明立

二〇〇七年七月十日

药品注册管理办法

第一章　总　则

第一条　为保证药品的安全、有效和质量可控，规范药品注册行为，根据《中华人民共和国药品管理法》(以下简称《药品管理法》)、《中华人民共和国行政许可法》(以下简称《行政许可法》)、《中华人民共和国药品管理法实施条例》(以下简称《药品管理法实施条例》)，制定本办法。

第二条　在中华人民共和国境内申请药物临床试验、药品生产和药品进口，以及进行药品审批、注册检验和监督管理，适用本办法。

第三条　药品注册，是指国家食品药品监督管理局根据药品注册申请人的申请，依照法定程序，对拟上市销售药品的安全性、有效性、质量可控性等进行审查，并决定是否同意其申请的审批过程。

第四条　国家鼓励研究创制新药，对创制的新药、治疗疑难危重疾病的新药实行特殊审批。

第五条　国家食品药品监督管理局主管全国药品注册工作，负责对药物临床试验、药品生产和进口进行审批。

第六条　药品注册工作应当遵循公开、公平、公正的原则。

国家食品药品监督管理局对药品注册实行主审集体负责制、相关人员公示制和回避制、责任追究制，受理、检验、审评、审批、送达等环节接受社会监督。

第七条　在药品注册过程中，药品监督管理部门认为涉及公共利益的重大许可事项，应当向社会公告，并举行听证。

行政许可直接涉及申请人与他人之间重大利益关系的，药品监督管理部门在作出行政许可决定前，应当告知申请人、利害关系人享有要求听证、陈述和申辩的权利。

第八条　药品监督管理部门应当向申请人提供可查询的药品注册受理、检查、检验、审评、审批的进度和结论等信息。

药品监督管理部门应当在行政机关网站或者注册申请受理场所公开下列信息：

(一) 药品注册申请事项、程序、收费标准和依据、时限，需要提交的全部材料目录和申请书示范文本；

(二) 药品注册受理、检查、检验、审评、审批各环节人员名单和相关信息；

(三) 已批准的药品目录等综合信息。

第九条　药品监督管理部门、相关单位以及参与药品注册工作的人员，对申请人提交的技术秘密和实验数据负有保密的义务。

第二章　基本要求

第十条　药品注册申请人（以下简称申请人），是指提出药品注册申请并承担相应法律责任的机构。

境内申请人应当是在中国境内合法登记并能独立承担民事责任的机构，境外申请人应当是境外合法制药厂商。境外申请人办理进口药品注册，应当由其驻中国境内的办事机构或者由其委托的中国境内代理机构办理。

办理药品注册申请事务的人员应当具有相应的专业知识，熟悉药品注册的法律、法规及技术要求。

第十一条　药品注册申请包括新药申请、仿制药申请、进口药品申请及其补充申请和再注册申请。

境内申请人申请药品注册按照新药申请、仿制药申请的程序和要求办理，境外申请人申请进口药品注册按照进口药品申请的程序和要求办理。

第十二条　新药申请，是指未曾在中国境内上市销售的药品的注册申请。

对已上市药品改变剂型、改变给药途径、增加新适应证的药品注册按照新药申请的程序申报。

仿制药申请，是指生产国家食品药品监督管理局已批准上市的已有国家标准的药品的注册申请；但是生物制品按照新药申请的程序申报。

进口药品申请，是指境外生产的药品在中国境内上市销售的注册申请。

补充申请，是指新药申请、仿制药申请或者进口药品申请经批准后，改变、增加或者取消原批准事项或者内容的注册申请。

再注册申请，是指药品批准证明文件有效期满后申请人拟继续生产或者进口该药品的注册申请。

第十三条　申请人应当提供充分可靠的研究数据，证明药品的安全性、有效性和质量可控性，并对全部资料的真实性负责。

第十四条　药品注册所报送的资料引用文献应当注

明著作名称、刊物名称及卷、期、页等；未公开发表的文献资料应当提供资料所有者许可使用的证明文件。外文资料应当按照要求提供中文译本。

第十五条 国家食品药品监督管理局应当执行国家制定的药品行业发展规划和产业政策，可以组织对药品的上市价值进行评估。

第十六条 药品注册过程中，药品监督管理部门应当对非临床研究、临床试验进行现场核查、有因核查，以及批准上市前的生产现场检查，以确认申报资料的真实性、准确性和完整性。

第十七条 两个以上单位共同作为申请人的，应当向其中药品生产企业所在地省、自治区、直辖市药品监督管理部门提出申请；申请人均为药品生产企业的，应当向申请生产制剂的药品生产企业所在地省、自治区、直辖市药品监督管理部门提出申请；申请人均不是药品生产企业的，应当向样品试制现场所在地省、自治区、直辖市药品监督管理部门提出申请。

第十八条 申请人应当对其申请注册的药物或者使用的处方、工艺、用途等，提供申请人或者他人在中国的专利及其权属状态的说明；他人在中国存在专利的，申请人应当提交对他人的专利不构成侵权的声明。对申请人提交的说明或者声明，药品监督管理部门应当在行政机关网站予以公示。

药品注册过程中发生专利权纠纷的，按照有关专利的法律法规解决。

第十九条 对他人已获得中国专利权的药品，申请人可以在该药品专利期届满前2年内提出注册申请。国家食品药品监督管理局按照本办法予以审查，符合规定的，在专利期满后核发药品批准文号、《进口药品注册证》或者《医药产品注册证》。

第二十条 按照《药品管理法实施条例》第三十五条的规定，对获得生产或者销售含有新型化学成分药品许可的生产者或者销售者提交的自行取得且未披露的试验数据和其他数据，国家食品药品监督管理局自批准该许可之日起6年内，对未经已获得许可的申请人同意，使用其未披露数据的申请不予批准；但是申请人提交自行取得数据的除外。

第二十一条 为申请药品注册而进行的药物临床前研究，包括药物的合成工艺、提取方法、理化性质及纯度、剂型选择、处方筛选、制备工艺、检验方法、质量指标、稳定性、药理、毒理、动物药代动力学研究等。中药制剂还包括原药材的来源、加工及炮制等的研究；生物制品还包括菌毒种、细胞株、生物组织等起始原材料的来源、质量标准、保存条件、生物学特征、遗传稳定性及免疫学的研究等。

第二十二条 药物临床前研究应当执行有关管理规定，其中安全性评价研究必须执行《药物非临床研究质量管理规范》。

第二十三条 药物研究机构应当具有与试验研究项目相适应的人员、场地、设备、仪器和管理制度，并保证所有试验数据和资料的真实性；所用实验动物、试剂和原材料应当符合国家有关规定和要求。

第二十四条 申请人委托其他机构进行药物研究或者进行单项试验、检测、样品的试制等的，应当与被委托方签订合同，并在申请注册时予以说明。申请人对申报资料中的药物研究数据的真实性负责。

第二十五条 单独申请注册药物制剂的，研究用原料药必须具有药品批准文号、《进口药品注册证》或者《医药产品注册证》，且必须通过合法的途径获得。研究用原料药不具有药品批准文号、《进口药品注册证》或者《医药产品注册证》的，必须经国家食品药品监督管理局批准。

第二十六条 药品注册申报资料中有境外药物研究机构提供的药物试验研究资料的，必须附有境外药物研究机构出具的其所提供资料的项目、页码的情况说明和证明该机构已在境外合法登记的经公证的证明文件。国家食品药品监督管理局根据审查需要组织进行现场核查。

第二十七条 药品监督管理部门可以要求申请人或者承担试验的药物研究机构按照其申报资料的项目、方法和数据进行重复试验，也可以委托药品检验所或者其他药物研究机构进行重复试验或方法学验证。

第二十八条 药物研究参照国家食品药品监督管理局发布的有关技术指导原则进行，申请人采用其他评价方法和技术的，应当提交证明其科学性的资料。

第二十九条 申请人获得药品批准文号后，应当按照国家食品药品监督管理局批准的生产工艺生产。

药品监督管理部门根据批准的生产工艺和质量标准对申请人的生产情况进行监督检查。

第三章 药物的临床试验

第三十条 药物的临床试验（包括生物等效性试验），必须经过国家食品药品监督管理局批准，且必须执行《药物临床试验质量管理规范》。

药品监督管理部门应当对批准的临床试验进行监督检查。

第三十一条 申请新药注册，应当进行临床试验。仿制药申请和补充申请，根据本办法附件规定进行临床试验。

临床试验分为Ⅰ、Ⅱ、Ⅲ、Ⅳ期。

Ⅰ期临床试验：初步的临床药理学及人体安全性评价试验。观察人体对于新药的耐受程度和药代动力学，为制定给药方案提供依据。

Ⅱ期临床试验：治疗作用初步评价阶段。其目的是初步评价药物对目标适应证患者的治疗作用和安全性，也包括为Ⅲ期临床试验研究设计和给药剂量方案的确定提供依据。此阶段的研究设计可以根据具体的研究目的，采用多种形式，包括随机盲法对照临床试验。

Ⅲ期临床试验：治疗作用确证阶段。其目的是进一步验证药物对目标适应证患者的治疗作用和安全性，评价利益与风险关系，最终为药物注册申请的审查提供充分的依据。试验一般应为具有足够样本量的随机盲法对照试验。

Ⅳ期临床试验：新药上市后应用研究阶段。其目的是考察在广泛使用条件下的药物的疗效和不良反应，评价在普通或者特殊人群中使用的利益与风险关系以及改进给药剂量等。

生物等效性试验，是指用生物利用度研究的方法，以药代动力学参数为指标，比较同一种药物的相同或者不同剂型的制剂，在相同的试验条件下，其活性成分吸收程度和速度有无统计学差异的人体试验。

第三十二条 药物临床试验的受试例数应当符合临床试验的目的和相关统计学的要求，并且不得少于本办法附件规定的最低临床试验病例数。罕见病、特殊病种等情况，要求减少临床试验病例数或者免做临床试验的，应当在申请临床试验时提出，并经国家食品药品监督管理局审查批准。

第三十三条 在菌毒种选种阶段制备的疫苗或者其他特殊药物，确无合适的动物模型且实验室无法评价其疗效的，在保证受试者安全的前提下，可以向国家食品药品监督管理局申请进行临床试验。

第三十四条 药物临床试验批准后，申请人应当从具有药物临床试验资格的机构中选择承担药物临床试验的机构。

第三十五条 临床试验用药物应当在符合《药品生产质量管理规范》的车间制备。制备过程应当严格执行《药品生产质量管理规范》的要求。

申请人对临床试验用药物的质量负责。

第三十六条 申请人可以按照其拟定的临床试验用样品标准自行检验临床试验用药物，也可以委托本办法确定的药品检验所进行检验；疫苗类制品、血液制品、国家食品药品监督管理局规定的其他生物制品，应当由国家食品药品监督管理局指定的药品检验所进行检验。

临床试验用药物检验合格后方可用于临床试验。

药品监督管理部门可以对临床试验用药物抽查检验。

第三十七条 申请人在药物临床试验实施前，应当将已确定的临床试验方案和临床试验负责单位的主要研究者姓名、参加研究单位及其研究者名单、伦理委员会审核同意书、知情同意书样本等报送国家食品药品监督管理局备案，并抄送临床试验单位所在地和受理该申请的省、自治区、直辖市药品监督管理部门。

第三十八条 申请人发现药物临床试验机构违反有关规定或者未按照临床试验方案执行的，应当督促其改正；情节严重的，可以要求暂停或者终止临床试验，并将情况报告国家食品药品监督管理局和有关省、自治区、直辖市药品监督管理部门。

第三十九条 申请人完成临床试验后，应当向国家食品药品监督管理局提交临床试验总结报告、统计分析报告以及数据库。

第四十条 药物临床试验应当在批准后3年内实施。逾期未实施的，原批准证明文件自行废止；仍需进行临床试验的，应当重新申请。

第四十一条 临床试验过程中发生严重不良事件的，研究者应当在24小时内报告有关省、自治区、直辖市药品监督管理部门和国家食品药品监督管理局，通知申请人，并及时向伦理委员会报告。

第四十二条 临床试验有下列情形之一的，国家食品药品监督管理局可以责令申请人修改试验方案、暂停或者终止临床试验：

（一）伦理委员会未履行职责的；

（二）不能有效保证受试者安全的；

（三）未按照规定时限报告严重不良事件的；

（四）有证据证明临床试验用药物无效的；

（五）临床试验用药物出现质量问题的；

（六）临床试验中弄虚作假的；

（七）其他违反《药物临床试验质量管理规范》的情形。

第四十三条 临床试验中出现大范围、非预期的不良反应或者严重不良事件，或者有证据证明临床试验用药物存在严重质量问题时，国家食品药品监督管理局或者省、自治区、直辖市药品监督管理部门可以采取紧急控制措施，责令暂停或者终止临床试验，申请人和临床试验单位必须立即停止临床试验。

第四十四条 境外申请人在中国进行国际多中心药物临床试验的，应当按照本办法向国家食品药品监督管理局提出申请，并按下列要求办理：

（一）临床试验用药物应当是已在境外注册的药品或者已进入Ⅱ期或者Ⅲ期临床试验的药物；国家食品药品监督管理局不受理境外申请人提出的尚未在境外注册的预防用疫苗类药物的国际多中心药物临床试验申请；

（二）国家食品药品监督管理局在批准进行国际多中心药物临床试验的同时，可以要求申请人在中国首先进行Ⅰ期临床试验；

（三）在中国进行国际多中心药物临床试验时，在任何国家发现与该药物有关的严重不良反应和非预期不良反应，申请人应当按照有关规定及时报告国家食品药品监督管理局；

（四）临床试验结束后，申请人应当将完整的临床试验报告报送国家食品药品监督管理局；

（五）国际多中心药物临床试验取得的数据用于在中国进行药品注册申请的，应当符合本办法有关临床试验的规定并提交国际多中心临床试验的全部研究资料。

第四章 新药申请的申报与审批

第四十五条 国家食品药品监督管理局对下列申请可以实行特殊审批：

（一）未在国内上市销售的从植物、动物、矿物等物质中提取的有效成分及其制剂，新发现的药材及其制剂；

（二）未在国内外获准上市的化学原料药及其制剂、生物制品；

（三）治疗艾滋病、恶性肿瘤、罕见病等疾病且具有明显临床治疗优势的新药；

（四）治疗尚无有效治疗手段的疾病的新药。

符合前款规定的药品，申请人在药品注册过程中可以提出特殊审批的申请，由国家食品药品监督管理局药品审评中心组织专家会议讨论确定是否实行特殊审批。

特殊审批的具体办法另行制定。

第四十六条 多个单位联合研制的新药，应当由其中的一个单位申请注册，其他单位不得重复申请；需要联合申请的，应当共同署名作为该新药的申请人。新药申请获得批准后每个品种，包括同一品种的不同规格，只能由一个单位生产。

第四十七条 对已上市药品改变剂型但不改变给药途径的注册申请，应当采用新技术以提高药品的质量和安全性，且与原剂型比较有明显的临床应用优势。

改变剂型但不改变给药途径，以及增加新适应证的注册申请，应当由具备生产条件的企业提出；靶向制剂、缓释、控释制剂等特殊剂型除外。

第四十八条 在新药审批期间，新药的注册分类和技术要求不因相同活性成分的制剂在国外获准上市而发生变化。

在新药审批期间，其注册分类和技术要求不因国内药品生产企业申报的相同活性成分的制剂在我国获准上市而发生变化。

第四十九条 药品注册申报资料应当一次性提交，药品注册申请受理后不得自行补充新的技术资料；进入特殊审批程序的注册申请或者涉及药品安全性的新发现，以及按要求补充资料的除外。申请人认为必须补充新的技术资料的，应当撤回其药品注册申请。申请人重新申报的，应当符合本办法有关规定且尚无同品种进入新药监测期。

第一节 新药临床试验

第五十条 申请人完成临床前研究后，应当填写《药品注册申请表》，向所在地省、自治区、直辖市药品监督管理部门如实报送有关资料。

第五十一条 省、自治区、直辖市药品监督管理部门应当对申报资料进行形式审查，符合要求的，出具药品注册申请受理通知书；不符合要求的，出具药品注册申请不予受理通知书，并说明理由。

第五十二条 省、自治区、直辖市药品监督管理部门应当自受理申请之日起5日内组织对药物研制情况及原始资料进行现场核查，对申报资料进行初步审查，提出审查意见。申请注册的药品属于生物制品的，还需抽取3个生产批号的检验用样品，并向药品检验所发出注册检验通知。

第五十三条 省、自治区、直辖市药品监督管理部门应当在规定的时限内将审查意见、核查报告以及申报资料送交国家食品药品监督管理局药品审评中心，并通知申请人。

第五十四条 接到注册检验通知的药品检验所应当按申请人申报的药品标准对样品进行检验，对申报的药品标准进行复核，并在规定的时间内将药品注册检验报告送交国家食品药品监督管理局药品审评中心，并抄送申请人。

第五十五条 国家食品药品监督管理局药品审评中心收到申报资料后，应在规定的时间内组织药学、医学及其他技术人员对申报资料进行技术审评，必要时可以要求申请人补充资料，并说明理由。完成技术审评后，提出技术审评意见，连同有关资料报送国家食品药品监督管理局。

国家食品药品监督管理局依据技术审评意见作出审批决定。符合规定的，发给《药物临床试验批件》；不符合规定的，发给《审批意见通知件》，并说明理由。

第二节 新药生产

第五十六条 申请人完成药物临床试验后，应当填写《药品注册申请表》，向所在地省、自治区、直辖市药品监督管理部门报送申请生产的申报资料，并同时向中国药品生物制品检定所报送制备标准品的原材料及有关标准物质的研究资料。

第五十七条 省、自治区、直辖市药品监督管理部门应当对申报资料进行形式审查，符合要求的，出具药品注册申请受理通知书；不符合要求的，出具药品注册申请不予受理通知书，并说明理由。

第五十八条 省、自治区、直辖市药品监督管理部门应当自受理申请之日起5日内组织对临床试验情况及有关原始资料进行现场核查，对申报资料进行初步审查，提出审查意见。除生物制品外的其他药品，还需抽取3批样品，向药品检验所发出标准复核的通知。

省、自治区、直辖市药品监督管理部门应当在规定的时限内将审查意见、核查报告及申报资料送交国家食品药品监督管理局药品审评中心，并通知申请人。

第五十九条 药品检验所应对申报的药品标准进行复核，并在规定的时间内将复核意见送交国家食品药品监督管理局药品审评中心，同时抄送通知其复核的省、自治区、直辖市药品监督管理部门和申请人。

第六十条 国家食品药品监督管理局药品审评中心收到申报资料后，应当在规定的时间内组织药学、医学及其他技术人员对申报资料进行审评，必要时可以要求申请人补充资料，并说明理由。

经审评符合规定的，国家食品药品监督管理局药品审评中心通知申请人申请生产现场检查，并告知国家食品药品监督管理局药品认证管理中心；经审评不符合规定的，国家食品药品监督管理局药品审评中心将审评意见和有关资料报送国家食品药品监督管理局，国家食品药品监督管理局依据技术审评意见，作出不予批准的决定，发给《审批意见通知件》，并说明理由。

第六十一条 申请人应当自收到生产现场检查通知之日起6个月内向国家食品药品监督管理局药品认证管理中心提出现场检查的申请。

第六十二条 国家食品药品监督管理局药品认证管理中心在收到生产现场检查的申请后，应当在30日内组织对样品批量生产过程等进行现场检查，确认核定的生产工艺的可行性，同时抽取1批样品（生物制品抽取

3批样品），送进该药品标准复核的药品检验所检验，并在完成现场检查后10日内将生产现场检查报告送交国家食品药品监督管理局药品审评中心。

第六十三条 样品应当在取得《药品生产质量管理规范》认证证书的车间生产；新开办药品生产企业、药品生产企业新建药品生产车间或者新增生产剂型的，其样品生产过程应当符合《药品生产质量管理规范》的要求。

第六十四条 药品检验所应当依据核定的药品标准对抽取的样品进行检验，并在规定的时间内将药品注册检验报告送交国家食品药品监督管理局药品审评中心，同时抄送相关省、自治区、直辖市药品监督管理部门和申请人。

第六十五条 国家食品药品监督管理局药品审评中心依据技术审评意见、样品生产现场检查报告和样品检验结果，形成综合意见，连同有关资料报送国家食品药品监督管理局。国家食品药品监督管理局依据综合意见，作出审批决定。符合规定的，发给新药证书，申请人已持有《药品生产许可证》并具备生产条件的，同时发给药品批准文号；不符合规定的，发给《审批意见通知件》，并说明理由。

改变剂型但不改变给药途径，以及增加新适应证的注册申请获得批准后不发给新药证书；靶向制剂、缓释、控释制剂等特殊剂型除外。

第三节 新药监测期

第六十六条 国家食品药品监督管理局根据保护公众健康的要求，可以对批准生产的新药品种设立监测期。监测期自新药批准生产之日起计算，最长不得超过5年。

监测期内的新药，国家食品药品监督管理局不批准其他企业生产、改变剂型和进口。

第六十七条 药品生产企业应当考察处于监测期内的新药的生产工艺、质量、稳定性、疗效及不良反应等情况，并每年向所在地省、自治区、直辖市药品监督管理部门报告。药品生产企业未履行监测期责任的，省、自治区、直辖市药品监督管理部门应当责令其改正。

第六十八条 药品生产、经营、使用及检验、监督单位发现新药存在严重质量问题、严重或者非预期的不良反应时，应当及时向省、自治区、直辖市药品监督管理部门报告。省、自治区、直辖市药品监督管理部门收到报告后应当立即组织调查，并报告国家食品药品监督管理局。

第六十九条 药品生产企业对设立监测期的新药从获准生产之日起2年内未组织生产的，国家食品药品监督管理局可以批准其他药品生产企业提出的生产该新药的申请，并重新对该新药进行监测。

第七十条 新药进入监测期之日起，国家食品药品监督管理局已经批准其他申请人进行药物临床试验的，可以按照药品注册申报与审批程序继续办理该申请，符合规定的，国家食品药品监督管理局批准该新药的生产或者进口，并对境内药品生产企业生产的该新药一并进行监测。

第七十一条 新药进入监测期之日起，不再受理其他申请人的同品种注册申请。已经受理但尚未批准进行药物临床试验的其他申请人同品种申请予以退回；新药监测期满后，申请人可以提出仿制药申请或者进口药品申请。

第七十二条 进口药品注册申请首先获得批准后，已经批准境内申请人进行临床试验的，可以按照药品注册申报与审批程序继续办理其申请，符合规定的，国家食品药品监督管理局批准其进行生产；申请人也可以撤回该项申请，重新提出仿制药申请。对已经受理但尚未批准进行药物临床试验的其他同品种申请予以退回，申请人可以提出仿制药申请。

第五章 仿制药的申报与审批

第七十三条 仿制药申请人应当是药品生产企业，其申请的药品应当与《药品生产许可证》载明的生产范围一致。

第七十四条 仿制药应当与被仿制药具有同样的活性成分、给药途径、剂型、规格和相同的治疗作用。已有多家企业生产的品种，应当参照有关技术指导原则选择被仿制药进行对照研究。

第七十五条 申请仿制药注册，应当填写《药品注册申请表》，向所在地省、自治区、直辖市药品监督管理部门报送有关资料和生产现场检查申请。

第七十六条 省、自治区、直辖市药品监督管理部门对申报资料进行形式审查，符合要求的，出具药品注册申请受理通知书；不符合要求的，出具药品注册申请不予受理通知书，并说明理由。

已申请中药品种保护的，自中药品种保护申请受理之日起至作出行政决定期间，暂停受理同品种的仿制药申请。

第七十七条 省、自治区、直辖市药品监督管理部门应当自受理申请之日起5日内组织对研制情况和原始资料进行现场核查，并应当根据申请人提供的生产工艺和质量标准组织进行生产现场检查，现场抽取连续生产的3批样品，送药品检验所检验。

样品的生产应当符合本办法第六十三条的规定。

第七十八条 省、自治区、直辖市药品监督管理部门应当在规定的时限内对申报资料进行审查，提出审查意见。符合规定的，将审查意见、核查报告、生产现场检查报告及申报资料送交国家食品药品监督管理局药品审评中心，同时通知申请人；不符合规定的，发给《审批意见通知件》，并说明理由，同时通知药品检验所停止该药品的注册检验。

第七十九条 药品检验所应当对抽取的样品进行检验，并在规定的时间内将药品注册检验报告送交国家食品药品监督管理局药品审评中心，同时抄送通知其检验的省、自治区、直辖市药品监督管理部门和申请人。

第八十条 国家食品药品监督管理局药品审评中心应当在规定的时间内组织药学、医学及其他技术人员对审查意见和申报资料进行审核，必要时可以要求申请人补充资料，并说明理由。

第八十一条 国家食品药品监督管理局药品审评中心依据技术审评意见、样品生产现场检查报告和样品检验结果，形成综合意见，连同相关资料报送国家食品药品监督管理局，国家食品药品监督管理局依据综合意见，做出审批决定。符合规定的，发给药品批准文号或者《药物临床试验批件》；不符合规定的，发给《审批意见通知件》，并说明理由。

第八十二条 申请人完成临床试验后，应当向国家食品药品监督管理局药品审评中心报送临床试验资料。国家食品药品监督管理局依据技术意见，发给药品批准文号或者《审批意见通知件》。

第八十三条 已确认存在安全性问题的上市药品，国家食品药品监督管理局可以决定暂停受理和审批其仿制药申请。

第六章 进口药品的申报与审批

第一节 进口药品的注册

第八十四条 申请进口的药品，应当获得境外制药厂商所在生产国家或者地区的上市许可；未在生产国家或者地区获得上市许可，但经国家食品药品监督管理局确认该药品安全、有效而且临床需要的，可以批准进口。

申请进口的药品，其生产应当符合所在国家或者地区药品生产质量管理规范及中国《药品生产质量管理规范》的要求。

第八十五条 申请进口药品注册，应当填写《药品注册申请表》，报送有关资料和样品，提供相关证明文件，向国家食品药品监督管理局提出申请。

第八十六条 国家食品药品监督管理局对申报资料进行形式审查，符合要求的，出具药品注册申请受理通知书，并通知中国药品生物制品检定所组织对3个生产批号的样品进行注册检验；不符合要求的，出具药品注册申请不予受理通知书，并说明理由。

国家食品药品监督管理局可以组织对其研制和生产情况进行现场检查，并抽取样品。

第八十七条 中国药品生物制品检定所收到资料和样品后，应当在5日内组织进行注册检验。

第八十八条 承担进口药品注册检验的药品检验所在收到资料、样品和有关标准物质后，应当在60日内完成注册检验并将药品注册检验报告报送中国药品生物制品检定所。

特殊药品和疫苗类制品的样品检验和药品标准复核应当在90日内完成。

第八十九条 中国药品生物制品检定所接到药品注册检验报告和已经复核的进口药品标准后，应当在20日内组织专家进行技术审查，必要时可以根据审查意见进行再复核。

第九十条 中国药品生物制品检定所完成进口药品注册检验后，应当将复核的药品标准、药品注册检验报告和复核意见送交国家食品药品监督管理局药品审评中心，并抄送申请人。

第九十一条 国家食品药品监督管理局药品审评中心应当在规定的时间内组织药学、医学及其他技术人员对申报资料进行审评，必要时可以要求申请人补充资料，并说明理由。

第九十二条 国家食品药品监督管理局药品审评中心依据技术审评意见和样品检验结果等，形成综合意见，连同相关资料报送国家食品药品监督管理局，国家食品药品监督管理局依据综合意见，做出审批决定。符合规定的，发给《药物临床试验批件》；不符合规定的，发给《审批意见通知件》，并说明理由。

第九十三条 临床试验获得批准后，申请人应当按照本办法第三章及有关要求进行试验。

临床试验结束后，申请人应当填写《药品注册申请表》，按照规定报送临床试验资料及其他变更和补充的资料，并详细说明依据和理由，提供相关证明文件。

第九十四条 国家食品药品监督管理局药品审评中心应当在规定的时间内组织药学、医学及其他技术人员对报送的临床试验等资料进行全面审评，必要时可以要求申请人补充资料，并说明理由。

国家食品药品监督管理局依据综合意见，做出审批决定。符合规定的，发给《进口药品注册证》。中国香港、澳门和台湾地区的制药厂商申请注册的药品，参照进口药品注册申请的程序办理，符合要求的，发给《医药产品注册证》；不符合要求的，发给《审批意见通知件》，并说明理由。

第九十五条 申请进口药品制剂，必须提供直接接触药品的包装材料和容器合法来源的证明文件、用于生产该制剂的原料药和辅料合法来源的证明文件。原料药和辅料尚未取得国家食品药品监督管理局批准的，应当报送有关生产工艺、质量指标和检验方法等规范的研究资料。

第二节 进口药品分包装的注册

第九十六条 进口药品分包装，是指药品已在境外完成最终制剂生产过程，在境内由大包装规格改为小包装规格，或者对已完成内包装的药品进行外包装、放置说明书、粘贴标签等。

第九十七条 申请进口药品分包装，应当符合下列要求：

（一）该药品已经取得《进口药品注册证》或者《医药产品注册证》；

（二）该药品应当是中国境内尚未生产的品种，或者虽有生产但是不能满足临床需要的品种；

（三）同一制药厂商的同一品种应当由一个药品生产企业分包装，分包装的期限不得超过《进口药品注册证》或者《医药产品注册证》的有效期；

（四）除片剂、胶囊外，分包装的其他剂型应当已在境外完成内包装；

（五）接受分包装的药品生产企业，应当持有《药品生产许可证》。进口裸片、胶囊申请在国内分包装的，接受分包装的药品生产企业还应当持有与分包装的剂型相一致的《药品生产质量管理规范》认证证书；

（六）申请进口药品分包装，应当在该药品《进口药品注册证》或者《医药产品注册证》的有效期届满1年前提出。

第九十八条 境外制药厂商应当与境内药品生产企业签订进口药品分包装合同，并填写《药品补充申请表》。

第九十九条 申请进口药品分包装的，应当由接受分包装的药品生产企业向所在地省、自治区、直辖市药品监督管理部门提出申请，提交由委托方填写的《药品补充申请表》，报送有关资料和样品。省、自治区、直辖市药品监督管理部门对申报资料进行形式审查后，符合要求的，出具药品注册申请受理通知书；不符合要求的，出具药品注册申请不予受理通知书，并说明理由。

省、自治区、直辖市药品监督管理部门提出审核意见后，将申报资料和审核意见报送国家食品药品监督管理局审批，同时通知申请人。

第一百条 国家食品药品监督管理局对报送的资料进行审查，符合规定的，发给《药品补充申请批件》和药品批准文号；不符合规定的，发给《审批意见通知件》，并说明理由。

第一百零一条 进口分包装的药品应当执行进口药品注册标准。

第一百零二条 进口分包装药品的说明书和标签必须与进口药品的说明书和标签一致，并且应当标注分包装药品的批准文号和分包装药品生产企业的名称。

第一百零三条 境外大包装制剂的进口检验按照国家食品药品监督管理局的有关规定执行。包装后产品的检验与进口检验执行同一药品标准。

第一百零四条 提供药品的境外制药厂商应当对分包装后药品的质量负责。分包装后的药品出现质量问题的，国家食品药品监督管理局可以撤销分包装药品的批准文号，必要时可以依照《药品管理法》第四十二条的规定，撤销该药品的《进口药品注册证》或者《医药产品注册证》。

第七章 非处方药的申报

第一百零五条 申请仿制的药品属于按非处方药管理的，申请人应当在《药品注册申请表》的“附加申请事项”中标注非处方药项。

第一百零六条 申请仿制的药品属于同时按处方药和非处方药管理的，申请人可以选择按照处方药或者非处方药的要求提出申请。

第一百零七条 属于以下情况的，申请人可以在《药品注册申请表》的“附加申请事项”中标注非处方药项，符合非处方药有关规定的，按照非处方药审批和管理；不符合非处方药有关规定的，按照处方药审批和管理。

（一）经国家食品药品监督管理局确定的非处方药改变剂型，但不改变适应证或者功能主治、给药剂量以及给药途径的药品；

（二）使用国家食品药品监督管理局确定的非处方药活性成分组成的新的复方制剂。

第一百零八条 非处方药的注册申请，其药品说明书和包装标签应当符合非处方药的有关规定。

第一百零九条 进口的药品属于非处方药的，适用进口药品的申报和审批程序，其技术要求与境内生产的非处方药相同。

第八章 补充申请的申报与审批

第一百一十条 变更研制新药、生产药品和进口药品已获批准证明文件及其附件中载明事项的，应当提出补充申请。

申请人应当参照相关技术指导原则，评估其变更对药品安全性、有效性和质量可控性的影响，并进行相应的技术研究工作。

第一百一十一条 申请人应当填写《药品补充申请表》，向所在地省、自治区、直辖市药品监督管理部门报送有关资料和说明。省、自治区、直辖市药品监督管理部门对申报资料进行形式审查，符合要求的，出具药品注册申请受理通知书；不符合要求的，出具药品注册申请不予受理通知书，并说明理由。

第一百一十二条 进口药品的补充申请，申请人应当向国家食品药品监督管理局报送有关资料和说明，提交生产国家或者地区药品管理机构批准变更的文件。国家食品药品监督管理局对申报资料进行形式审查，符合要求的，出具药品注册申请受理通知书；不符合要求的，出具药品注册申请不予受理通知书，并说明理由。

第一百一十三条 修改药品注册标准、变更药品处方中已有药用要求的辅料、改变影响药品质量的生产工艺等的补充申请，由省、自治区、直辖市药品监督管理部门提出审核意见后，报送国家食品药品监督管理局审批，同时通知申请人。

修改药品注册标准的补充申请，必要时由药品检验所进行标准复核。

第一百一十四条 改变国内药品生产企业名称、改变国内生产药品的有效期、国内药品生产企业内部改变药品生产场地等的补充申请，由省、自治区、直辖市药品监督管理部门受理并审批，符合规定的，发给《药品补充申请批件》，并报送国家食品药品监督管理局备案；不符合规定的，发给《审批意见通知件》，并说明理由。

第一百一十五条 按规定变更药品包装标签、根据国家食品药品监督管理局的要求修改说明书等的补充申请，报省、自治区、直辖市药品监督管理部门备案。

第一百一十六条 进口药品的补充申请，由国家食品药品监督管理局审批。其中改变进口药品制剂所用原料药的产地、变更进口药品外观但不改变药品标准、根据国家药品标准或国家食品药品监督管理局的要求修改进口药说明书、补充完善进口药说明书的安全性内容、按规定变更进口药品包装标签、改变注册代理机构的补充申请，由国家食品药品监督管理局备案。

第一百一十七条 对药品生产技术转让、变更处方和生产工艺可能影响产品质量等的补充申请，省、自治区、直辖市药品监督管理部门应当根据其《药品注册批件》附件或者核定的生产工艺，组织进行生产现场检查，药品检验所应当对抽取的3批样品进行检验。

第一百一十八条 国家食品药品监督管理局对药品补充申请进行审查，必要时可以要求申请人补充资料，并说明理由。符合规定的，发给《药品补充申请批件》；不符合规定的，发给《审批意见通知件》，并说明理由。

第一百一十九条 补充申请获得批准后，换发药品批准证明文件的，原药品批准证明文件由国家食品药品监督管理局予以注销；增发药品批准证明文件的，原批准证明文件继续有效。

第九章 药品再注册

第一百二十条 国家食品药品监督管理局核发的药品批准文号、《进口药品注册证》或者《医药产品注册证》的有效期为5年。有效期届满，需要继续生产或者进口的，申请人应当在有效期届满前6个月申请再注册。

第一百二十一条 在药品批准文号、《进口药品注册证》或者《医药产品注册证》有效期内，申请人应当对药品的安全性、有效性和质量控制情况，如监测期内的相关研究结果、不良反应的监测、生产控制和产品质量的均一性等进行系统评价。

第一百二十二条 药品再注册申请由药品批准文号的持有者向省、自治区、直辖市药品监督管理部门提出，按照规定填写《药品再注册申请表》，并提供有关申报资料。

进口药品的再注册申请由申请人向国家食品药品监督管理局提出。

第一百二十三条 省、自治区、直辖市药品监督管理部门对申报资料进行审查，符合要求的，出具药品再注册申请受理通知书；不符合要求的，出具药品再注册申请不予受理通知书，并说明理由。

第一百二十四条 省、自治区、直辖市药品监督管理部门应当自受理申请之日起6个月内对药品再注册申请进行审查，符合规定的，予以再注册；不符合规定的，报国家食品药品监督管理局。

第一百二十五条 进口药品的再注册申请由国家食品药品监督管理局受理，并在6个月内完成审查，符合规定的，予以再注册；不符合规定的，发出不予再注册的通知，并说明理由。

第一百二十六条 有下列情形之一的药品不予再注册：

（一）有效期届满前未提出再注册申请的；

（二）未达到国家食品药品监督管理局批准上市时提出的有关要求的；

（三）未按照要求完成Ⅳ期临床试验的；

（四）未按照规定进行药品不良反应监测的；

（五）经国家食品药品监督管理局再评价属于疗效不确、不良反应大或者其他原因危害人体健康的；

（六）按照《药品管理法》的规定应当撤销药品批准证明文件的；

（七）不具备《药品管理法》规定的生产条件的；

（八）未按规定履行监测期责任的；

（九）其他不符合有关规定的情形。

第一百二十七条 国家食品药品监督管理局收到省、自治区、直辖市药品监督管理部门意见后，经审查不符合药品再注册规定的，发出不予再注册的通知，并说明理由。

对不予再注册的品种，除因法定事由被撤销药品批准证明文件的外，在有效期届满时，注销其药品批准文号、《进口药品注册证》或者《医药产品注册证》。

第十章 药品注册检验

第一百二十八条 药品注册检验，包括样品检验和药品标准复核。

样品检验，是指药品检验所按照申请人申报或者国家食品药品监督管理局核定的药品标准对样品进行的检验。

药品标准复核，是指药品检验所对申报的药品标准中检验方法的可行性、科学性、设定的项目和指标能否控制药品质量等进行的实验室检验和审核工作。

第一百二十九条 药品注册检验由中国药品生物制品检定所或者省、自治区、直辖市药品检验所承担。进口药品的注册检验由中国药品生物制品检定所组织实施。

第一百三十条 下列药品的注册检验由中国药品生物制品检定所或者国家食品药品监督管理局指定的药品检验所承担：

（一）本办法第四十五条（一）、（二）规定的药品；

（二）生物制品、放射性药品；

（三）国家食品药品监督管理局规定的其他药品。

第一百三十一条 获准进入特殊审批程序的药品，药品检验所应当优先安排样品检验和药品标准复核。

第一百三十二条 从事药品注册检验的药品检验所，应当按照药品检验所实验室质量管理规范和国家计量认证的要求，配备与药品注册检验任务相适应的人员和设备，符合药品注册检验的质量保证体系和技术要求。

第一百三十三条 申请人应当提供药品注册检验所需要的有关资料、报送样品或者配合抽取检验用样品、提供检验用标准物质。报送或者抽取的样品量应当为检验用量的3倍；生物制品的注册检验还应当提供相应批次的制造检定记录。

第一百三十四条 药品检验所进行新药标准复核时，除进行样品检验外，还应当根据药物的研究数据、国内外同类产品的药品标准和国家有关要求，对药物的药品标准、检验项目等提出复核意见。

第一百三十五条 要求申请人重新制订药品标准的，申请人不得委托提出原复核意见的药品检验所进行该项药品标准的研究工作；该药品检验所不得接受此项委托。

第十一章 药品注册标准和说明书

第一节 药品注册标准

第一百三十六条 国家药品标准，是指国家食品药品监督管理局颁布的《中华人民共和国药典》、药品注册标准和其他药品标准，其内容包括质量指标、检验方法以及生产工艺等技术要求。

药品注册标准，是指国家食品药品监督管理局批准给申请人特定药品的标准，生产该药品的药品生产企业必须执行该注册标准。

药品注册标准不得低于中国药典的规定。

第一百三十七条 药品注册标准的项目及其检验方法的设定，应当符合中国药典的基本要求、国家食品药品监督管理局发布的技术指导原则及国家药品标准编写原则。

第一百三十八条 申请人应当选取有代表性的样品进行标准的研究工作。

第二节 药品标准物质

第一百三十九条 药品标准物质，是指供药品标准中物理和化学测试及生物方法试验用，具有确定特性量值，用于校准设备、评价测量方法或者给供试药品赋值的物质，包括标准品、对照品、对照药材、参考品。

第一百四十条 中国药品生物制品检定所负责标定国家药品标准物质。

中国药品生物制品检定所可以组织有关的省、自治区、直辖市药品检验所、药品研究机构或者药品生产企业协作标定国家药品标准物质。

第一百四十一条 中国药品生物制品检定所负责对标定的标准物质从原材料选择、制备方法、标定方法、标定结果、定值准确性、量值溯源、稳定性及分装与包装条件等资料进行全面技术审核，并作出可否作为国家药品标准物质的结论。

第三节 药品名称、说明书和标签

第一百四十二条 申请注册药品的名称、说明书和标签应当符合国家食品药品监督管理局的规定。

第一百四十三条 药品说明书和标签由申请人提出，国家食品药品监督管理局药品审评中心根据申报资料对其中除企业信息外的内容进行审核，在批准药品生产时由国家食品药品监督管理局予以核准。

申请人应当对药品说明书和标签的科学性、规范性与准确性负责。

第一百四十四条 申请人应当跟踪药品上市后的安全性和有效性情况，及时提出修改药品说明书的补充申请。

第一百四十五条 申请人应当按照国家食品药品监督管理局规定的格式和要求、根据核准的内容印制说明书和标签。

第十二章 时 限

第一百四十六条 药品监督管理部门应当遵守《药品管理法》、《行政许可法》及《药品管理法实施条例》规定的药品注册时限要求。本办法所称药品注册时限，是药品注册的受理、审查、审批等工作的最长时间，根据法律法规的规定中止审批或者申请人补充资料等所用时间不计算在内。

药品注册检验、审评工作时间应当按照本办法的规定执行。有特殊原因需要延长时间的，应当说明理由，报国家食品药品监督管理局批准并告知申请人。

第一百四十七条 药品监督管理部门收到申请后进行形式审查，并根据下列情况分别作出处理：

（一）申请事项依法不需要取得行政许可的，应当即时告知申请人不受理；

（二）申请事项依法不属于本部门职权范围的，应当即时作出不予受理的决定，并告知申请人向有关行政机关申请；

（三）申报资料存在可以当场更正的错误的，应当允许申请人当场更正；

（四）申报资料不齐全或者不符合法定形式的，应当当场或者在5日内一次告知申请人需要补正的全部内容，逾期不告知的，自收到申报资料之日起即为受理；

（五）申请事项属于本部门职权范围，申报资料齐全、符合法定形式，或者申请人按照要求提交全部补正资料的，应当受理药品注册申请。

药品监督管理部门受理或者不予受理药品注册申请，应当出具加盖药品注册专用印章和注明日期的书面凭证。

第一百四十八条 省、自治区、直辖市药品监督管理部门应当在受理申请后30日内完成对研制情况及原始资料的核查、对申报资料的审查、抽取样品、通知药品检验所进行注册检验、将审查意见和核查报告连同申请人的申报资料一并报送国家食品药品监督管理局等工作，同时将审查意见通知申请人。

第一百四十九条 药品注册检验的时间按照以下规定执行：

（一）样品检验：30日；同时进行样品检验和标准复核：60日；

（二）特殊药品和疫苗类制品的样品检验：60日；同时进行样品检验和标准复核：90日。

按照本办法第三十六条的规定由药品检验所进行临床试验用样品检验的，应当按照前款样品检验的时间完成。

第一百五十条 技术审评工作时间按照下列规定执行：

（一）新药临床试验：90日；获准进入特殊审批程序的品种：80日；

（二）新药生产：150日；获准进入特殊审批程序的品种：120日；

（三）对已上市药品改变剂型和仿制药的申请：160日；

（四）需要进行技术审评的补充申请：40日。

进口药品注册申请的技术审评时间参照前款执行。

第一百五十一条 在技术审评过程中需要申请人补充资料的，应当一次性发出补充资料通知，申请人对补充资料通知内容提出异议的，可以当面听取申请人的陈述意见。申请人应当在4个月内按照通知要求一次性完成补充资料，进入特殊审批程序的，按照特殊审批程序的要求办理。

收到补充资料后，技术审评时间应当不超过原规定时间的1/3；进入特殊审批程序的，不得超过原规定时间的1/4。

药品注册过程中申请人自行提出撤回申请的，其审批程序自行终止。

第一百五十二条 国家食品药品监督管理局应当在20日内作出审批决定；20日内不能作出决定的，经主管局领导批准，可以延长10日，并应当将延长时限的理由告知申请人。

第一百五十三条 国家食品药品监督管理局应当自作出药品注册审批决定之日起10日内颁发、送达有关行政许可证件。

第十三章 复审

第一百五十四条 有下列情形之一的，国家食品药品监督管理局不予批准：

（一）不同申请人提交的研究资料、数据相同或者雷同，且无正当理由的；

（二）在注册过程中发现申报资料不真实，申请人不能证明其申报资料真实的；

（三）研究项目设计和实施不能支持对其申请药品的安全性、有效性、质量可控性进行评价的；

（四）申报资料显示其申请药品安全性、有效性、质量可控性等存在较大缺陷的；

（五）未能在规定的时限内补充资料的；

（六）原料药来源不符合规定的；

（七）生产现场检查或者样品检验结果不符合规定的；

（八）法律法规规定的不应当批准的其他情形。

第一百五十五条 药品监督管理部门依法作出不予受理或者不予批准的书面决定，应当说明理由，并告知申请人享有依法提请行政复议或者提起行政诉讼的权利。

第一百五十六条 申请人对国家食品药品监督管理局作出的不予批准决定有异议的，可以在收到不予批准的通知之日起60日内填写《药品注册复审申请表》，向国家食品药品监督管理局提出复审申请并说明复审理由。

复审的内容仅限于原申请事项及原申报资料。

第一百五十七条 国家食品药品监督管理局接到复审申请后，应当在50日内作出复审决定，并通知申请人。维持原决定的，国家食品药品监督管理局不再受理再次的复审申请。

第一百五十八条 复审需要进行技术审查的，国家食品药品监督管理局应当组织有关专业技术人员按照原申请时限进行。

第十四章 法律责任

第一百五十九条 有《行政许可法》第六十九条规定情形的，国家食品药品监督管理局根据利害关系人的请求或者依据职权，可以撤销有关的药品批准证明文件。

第一百六十条 药品监督管理部门及其工作人员违反本法的规定，有下列情形之一的，由其上级行政机关或者监察机关责令改正；情节严重的，对直接负责的主管人员和其他直接责任人员依法给予行政处分：

（一）对符合法定条件的药品注册申请不予受理的；

（二）不在受理场所公示依法应当公示的材料的；

（三）在受理、审评、审批过程中，未向申请人、利害关系人履行法定告知义务的；

（四）申请人提交的申报资料不齐全、不符合法定形式，不一次告知申请人必须补正的全部内容的；

（五）未依法说明不受理或者不批准药品注册申请理由的；

（六）依法应当举行听证而不举行听证的。

第一百六十一条 药品监督管理部门及其工作人员在药品注册过程中索取或者收受他人财物或者谋取其他利益，构成犯罪的，依法追究刑事责任；尚不构成犯罪的，依法给予行政处分。

第一百六十二条 药品监督管理部门在药品注册过程中有下列情形之一的，由其上级行政机关或者监察机关责令改正，对直接负责的主管人员和其他直接责任人员依法给予行政处分；构成犯罪的，依法追究刑事责任：

（一）对不符合法定条件的申请作出准予注册决定或者超越法定职权作出准予注册决定的；

（二）对符合法定条件的申请作出不予注册决定或者不在法定期限内作出准予注册决定的；

（三）违反本办法第九条的规定未履行保密义务的。

第一百六十三条 药品检验所在承担药品审批所需要的检验工作时，出具虚假检验报告的，依照《药品管理法》第八十七条的规定处罚。

第一百六十四条 药品监督管理部门擅自收费或者不按照法定项目和标准收费的，由其上级行政机关或者监察机关责令退还非法收取的费用；对直接负责的主管人员和其他直接责任人员依法给予行政处分。

第一百六十五条 在药品注册中未按照规定实施《药物非临床研究质量管理规范》或者《药物临床试验质量管理规范》的，依照《药品管理法》第七十九条的规定处罚。

第一百六十六条 申请人在申报临床试验时，报送虚假药品注册申报资料和样品的，药品监督管理部门不予受理或者对该申报药品的临床试验不予批准，对申请人给予警告，1年内不受理该申请人提出的该药物临床试验申请；已批准进行临床试验的，撤销批准该药物临床试验的批件，并处1万元以上3万元以下罚款，3年内不受理该申请人提出的该药物临床试验申请。

药品监督管理部门对报送虚假资料和样品的申请人建立不良行为记录，并予以公布。

第一百六十七条 申请药品生产或者进口时，申请人报送虚假药品注册申报资料和样品的，国家食品药品监督管理局对该申请不予受理或者不予批准，对申请人给予警告，1年内不受理其申请；已批准生产或者进口的，撤销药品批准证明文件，5年内不受理其申请，并处1万元以上3万元以下罚款。

第一百六十八条 根据本办法第二十七条的规定，需要进行药物重复试验，申请人拒绝的，国家食品药品监督管理局对其予以警告并责令改正，申请人拒不改正的，不予批准其申请。

第一百六十九条 具有下列情形之一的，由国家食品药品监督管理局注销药品批准文号，并予以公布：

（一）批准证明文件的有效期未满，申请人自行提出注销药品批准文号的；

（二）按照本办法第一百二十六条的规定不予再注册的；

（三）《药品生产许可证》被依法吊销或者缴销的；

（四）按照《药品管理法》第四十二条和《药品管理法实施条例》第四十一条的规定，对不良反应大或者其他原因危害人体健康的药品，撤销批准证明文件的；

（五）依法作出撤销药品批准证明文件的行政处罚决定的；

（六）其他依法应当撤销或者撤回药品批准证明文件的情形。

第十五章 附 则

第一百七十条 中药和天然药物、化学药品、生物制品、补充申请、再注册的申报资料和要求分别见本办法附件1、附件2、附件3、附件4、附件5，监测期的规定见附件6。

第一百七十一条 药品批准文号的格式为：国药准字H（Z、S、J）+4位年号+4位顺序号，其中H代表化学药品，Z代表中药，S代表生物制品，J代表进口药品分包装。

《进口药品注册证》证号的格式为：H（Z、S）+4位年号+4位顺序号；《医药产品注册证》证号的格式为：H（Z、S）C+4位年号+4位顺序号，其中H代表化学药品，Z代表中药，S代表生物制品。对于境内分包装用大包装规格的注册证，其证号在原注册证号前加字母B。

新药证书号的格式为：国药证字H（Z、S）+4位年号+4位顺序号，其中H代表化学药品，Z代表中药，S代表生物制品。

第一百七十二条 本办法规定由省、自治区、直辖市药品监督管理部门承担的受理、补充申请的审批、再注册的审批，均属国家食品药品监督管理局委托事项。国家食品药品监督管理局还可以委托省、自治区、直辖市药品监督管理部门承担药品注册事项的其他技术审评或者审批工作。

第一百七十三条 国家食品药品监督管理局对批准上市的药品实行编码管理。药品编码管理的规定另行制定。

第一百七十四条 麻醉药品、精神药品、医疗用毒性药品、放射性药品的注册申请，除按照本办法的规定办理外，还应当符合国家的其他有关规定。

第一百七十五条 实施批准文号管理的中药材、中药饮片以及进口中药材的注册管理规定，由国家食品药品监督管理局另行制定。

第一百七十六条 药品技术转让和委托生产的办法另行制定。

第一百七十七条 本办法自2007年10月1日起施行。国家食品药品监督管理局于2005年2月28日公布的《药品注册管理办法》（国家食品药品监督管理局令第17号）同时废止。

附件1：中药、天然药物注册分类及申报资料要求（略）

附件2：化学药品注册分类及申报资料要求（略）

附件3：生物制品注册分类及申报资料要求（略）

附件4：药品补充申请注册事项及申报资料要求（略）

附件5：药品再注册申报资料项目（略）

附件6：新药监测期 期限表（说明：除以下情形的新药不设立监测期）（略）

国家食品药品监督管理局令（第29号）

《药品召回管理办法》于2007年12月6日经国家食品药品监督管理局局务会审议通过，现予公布，自公布之日起施行。

国家食品药品监督管理局局长 邵明立

二〇〇七年十二月十日

药品召回管理办法

第一章 总 则

第一条 为加强药品安全监管，保障公众用药安全，根据《中华人民共和国药品管理法》、《中华人民共和国药品管理法实施条例》、《国务院关于加强食品等产品安全监督管理的特别规定》，制定本办法。

第二条 在中华人民共和国境内销售的药品的召回及其监督管理，适用本办法。

第三条 本办法所称药品召回，是指药品生产企业（包括进口药品的境外制药厂商，下同）按照规定的程序收回已上市销售的存在安全隐患的药品。

第四条 本办法所称安全隐患，是指由于研发、生产等原因可能使药品具有的危及人体健康和生命安全的不合理危险。

第五条 药品生产企业应当按照本办法的规定建立和完善药品召回制度，收集药品安全的相关信息，对可能具有安全隐患的药品进行调查、评估，召回存在安全隐患的药品。

药品经营企业、使用单位应当协助药品生产企业履行召回义务，按照召回计划的要求及时传达、反馈药品召回信息，控制和收回存在安全隐患的药品。

第六条 药品经营企业、使用单位发现其经营、使用的药品存在安全隐患的，应当立即停止销售或者使用该药品，通知药品生产企业或者供货商，并向药品监督管理部门报告。

第七条 药品生产企业、经营企业和使用单位应当建立和保存完整的购销记录，保证销售药品的可溯源性。

第八条 召回药品的生产企业所在地省、自治区、直辖市药品监督管理部门负责药品召回的监督管理工作，其他省、自治区、直辖市药品监督管理部门应当配合、协助做好药品召回的有关工作。

国家食品药品监督管理局监督全国药品召回的管理工作。

第九条 国家食品药品监督管理局和省、自治区、直辖市药品监督管理部门应当建立药品召回信息公开制度，采用有效途径向社会公布存在安全隐患的药品信息和药品召回的情况。

第二章 药品安全隐患的调查与评估

第十条 药品生产企业应当建立健全药品质量保证体系和药品不良反应监测系统，收集、记录药品的质量问题与药品不良反应信息，并按规定及时向药品监督管理部门报告。

第十一条 药品生产企业应当对药品可能存在的安全隐患进行调查。

药品监督管理部门对药品可能存在的安全隐患开展调查时，药品生产企业应当予以协助。

药品经营企业、使用单位应当配合药品生产企业或者药品监督管理部门开展有关药品安全隐患的调查，提供有关资料。

第十二条 药品安全隐患调查的内容应当根据实际情况确定，可以包括：

（一）已发生药品不良事件的种类、范围及原因；

（二）药品使用是否符合药品说明书、标签规定的适应证、用法用量的要求；

（三）药品质量是否符合国家标准，药品生产过程是否符合 GMP 等规定，药品生产与批准的工艺是否一致；

（四）药品储存、运输是否符合要求；

（五）药品主要使用人群的构成及比例；

（六）可能存在安全隐患的药品批次、数量及流通区域和范围；

（七）其他可能影响药品安全的因素。

第十三条 药品安全隐患评估的主要内容包括：

（一）该药品引发危害的可能性，以及是否已经对人体健康造成了危害；

（二）对主要使用人群的危害影响；

（三）对特殊人群，尤其是高危人群的危害影响，如老年、儿童、孕妇、肝肾功能不全者、外科病人等；

（四）危害的严重与紧急程度；

（五）危害导致的后果。

第十四条 根据药品安全隐患的严重程度，药品召回分为：

（一）一级召回：使用该药品可能引起严重健康危害的；

（二）二级召回：使用该药品可能引起暂时的或者可逆的健康危害的；

（三）三级召回：使用该药品一般不会引起健康危害，但由于其他原因需要收回的。

药品生产企业应当根据召回分级与药品销售和使用情况，科学设计药品召回计划并组织实施。

第三章 主动召回

第十五条 药品生产企业应当对收集的信息进行分析，对可能存在安全隐患的药品按照本办法第十二条、第十三条的要求进行调查评估，发现药品存在安全隐患的，应当决定召回。

进口药品的境外制药厂商在境外实施药品召回的，应当及时报告国家食品药品监督管理局；在境内进行召回的，由进口单位按照本办法的规定负责具体实施。

第十六条 药品生产企业在作出药品召回决定后，应当制定召回计划并组织实施，一级召回在 24 小时内，二级召回在 48 小时内，三级召回在 72 小时内，通知到有关药品经营企业、使用单位停止销售和使用，同时向所在地省、自治区、直辖市药品监督管理部门报告。

第十七条 药品生产企业在启动药品召回后，一级召回在 1 日内，二级召回在 3 日内，三级召回在 7 日内，应当将调查评估报告和召回计划提交给所在地省、自治区、直辖市药品监督管理部门备案。省、自治区、直辖市药品监督管理部门应当将收到一级药品召回的调查评估报告和召回计划报告国家食品药品监督管理局。

第十八条 调查评估报告应当包括以下内容：

（一）召回药品的具体情况，包括名称、批次等基本信息；

（二）实施召回的原因；

（三）调查评估结果；

（四）召回分级。

召回计划应当包括以下内容：

（一）药品生产销售情况及拟召回的数量；

（二）召回措施的具体内容，包括实施的组织、范围和时限等；

（三）召回信息的公布途径与范围；

（四）召回的预期效果；

（五）药品召回后的处理措施；

（六）联系人的姓名及联系方式。

第十九条 省、自治区、直辖市药品监督管理部门可以根据实际情况组织专家对药品生产企业提交的召回计划进行评估，认为药品生产企业所采取的措施不能有效消除安全隐患的，可以要求药品生产企业采取扩大召回范围、缩短召回时间等更为有效的措施。

第二十条 药品生产企业对上报的召回计划进行变更的，应当及时报药品监督管理部门备案。

第二十一条 药品生产企业在实施召回的过程中，一级召回每日，二级召回每3日，三级召回每7日，向所在地省、自治区、直辖市药品监督管理部门报告药品召回进展情况。

第二十二条 药品生产企业对召回药品的处理应当有详细的记录，并向药品生产企业所在地省、自治区、直辖市药品监督管理部门报告。必须销毁的药品，应当在药品监督管理部门监督下销毁。

第二十三条 药品生产企业在召回完成后，应当对召回效果进行评价，向所在地省、自治区、直辖市药品监督管理部门提交药品召回总结报告。

第二十四条 省、自治区、直辖市药品监督管理部门应当自收到总结报告之日起10日内对报告进行审查，并对召回效果进行评价，必要时组织专家进行审查和评价。审查和评价结论应当以书面形式通知药品生产企业。

经过审查和评价，认为召回不彻底或者需要采取更为有效的措施的，药品监督管理部门应当要求药品生产企业重新召回或者扩大召回范围。

第四章　责令召回

第二十五条 药品监督管理部门经过调查评估，认为存在本办法第四条所称的安全隐患，药品生产企业应当召回药品而未主动召回的，应当责令药品生产企业召回药品。

必要时，药品监督管理部门可以要求药品生产企业、经营企业和使用单位立即停止销售和使用该药品。

第二十六条 药品监督管理部门作出责令召回决定，应当将责令召回通知书送达药品生产企业，通知书包括以下内容：

（一）召回药品的具体情况，包括名称、批次等基本信息；

（二）实施召回的原因；

（三）调查评估结果；

（四）召回要求，包括范围和时限等。

第二十七条 药品生产企业在收到责令召回通知书后，应当按照本办法第十六条、第十七条的规定通知药品经营企业和使用单位，制定、提交召回计划，并组织实施。

第二十八条 药品生产企业应当按照本办法第二十条、第二十一条、第二十二条、第二十三条的规定向药品监督管理部门报告药品召回的相关情况，进行召回药品的后续处理。

药品监督管理部门应当按照本办法第二十四条的规定对药品生产企业提交的药品召回总结报告进行审查，并对召回效果进行评价。经过审查和评价，认为召回不彻底或者需要采取更为有效的措施的，药品监督管理部门可以要求药品生产企业重新召回或者扩大召回范围。

第五章　法律责任

第二十九条 药品监督管理部门确认药品生产企业因违反法律、法规、规章规定造成上市药品存在安全隐患，依法应当给予行政处罚，但该企业已经采取召回措施主动消除或者减轻危害后果的，依照《行政处罚法》的规定从轻或者减轻处罚；违法行为轻微并及时纠正，没有造成危害后果的，不予处罚。

药品生产企业召回药品的，不免除其依法应当承担的其他法律责任。

第三十条 药品生产企业违反本办法规定，发现药品存在安全隐患而不主动召回药品的，责令召回药品，并处应召回药品货值金额3倍的罚款；造成严重后果的，由原发证部门撤销药品批准证明文件，直至吊销《药品生产许可证》。

第三十一条 药品生产企业违反本办法第二十五条规定，拒绝召回药品的，处应召回药品货值金额3倍的罚款；造成严重后果的，由原发证部门撤销药品批准证明文件，直至吊销《药品生产许可证》。

第三十二条 药品生产企业违反本办法第十六条规定，未在规定时间内通知药品经营企业、使用单位停止销售和使用需召回药品的，予以警告，责令限期改正，并处3万元以下罚款。

第三十三条 药品生产企业违反本办法第十九条、第二十四条第二款、第二十八条第二款规定，未按照药品监督管理部门要求采取改正措施或者召回药品的，予以警告，责令限期改正，并处3万元以下罚款。

第三十四条 药品生产企业违反本办法第二十二条规定的，予以警告，责令限期改正，并处3万元以下罚款。

第三十五条 药品生产企业有下列情形之一的，予以警告，责令限期改正；逾期未改正的，处2万元以下罚款：

（一）未按本办法规定建立药品召回制度、药品质量保证体系与药品不良反应监测系统的；

（二）拒绝协助药品监督管理部门开展调查的；

（三）未按照本办法规定提交药品召回的调查评估报告和召回计划、药品召回进展情况和总结报告的；

（四）变更召回计划，未报药品监督管理部门备案的。

第三十六条 药品经营企业、使用单位违反本办法第六条规定的，责令停止销售和使用，并处1000元以上5万元以下罚款；造成严重后果的，由原发证部门吊销《药品经营许可证》或者其他许可证。

第三十七条 药品经营企业、使用单位拒绝配合药品生产企业或者药品监督管理部门开展有关药品安全隐患调查、拒绝协助药品生产企业召回药品的，予以警告，责令改正，可以并处2万元以下罚款。

第三十八条 药品监督管理部门及其工作人员不履行职责或者滥用职权的，按照有关法律、法规规定予以处理。

第六章 附 则

第三十九条 本办法由国家食品药品监督管理局负责解释。

第四十条 本办法自公布之日起施行。

国家工商行政管理总局（第27号）

《药品广告审查发布标准》已经中华人民共和国国家工商行政管理总局和国家食品药品监督管理局决定修改，现予公布，自2007年5月1日起施行。

中华人民共和国国家工商行政管理总局局长 周伯华

国家食品药品监督管理局局长 邵明立

二〇〇七年三月三日

药品广告审查发布标准

第一条 为了保证药品广告真实、合法、科学，制定本标准。

第二条 发布药品广告，应当遵守《中华人民共和国广告法》、《中华人民共和国药品管理法》和《中华人民共和国药品管理法实施条例》、《中华人民共和国反不正当竞争法》及国家有关法规。

第三条 下列药品不得发布广告：

（一）麻醉药品、精神药品、医疗用毒性药品、放射性药品；

（二）医疗机构配制的制剂；

（三）军队特需药品；

（四）国家食品药品监督管理局依法明令停止或者禁止生产、销售和使用的药品；

（五）批准试生产的药品。

第四条 处方药可以在卫生部和国家食品药品监督管理局共同指定的医学、药学专业刊物上发布广告，但不得在大众传播媒介发布广告或者以其他方式进行以公众为对象的广告宣传。不得以赠送医学、药学专业刊物等形式向公众发布处方药广告。

第五条 处方药名称与该药品的商标、生产企业字号相同的，不得使用该商标、企业字号在医学、药学专业刊物以外的媒介变相发布广告。

不得以处方药名称或者以处方药名称注册的商标以及企业字号为各种活动冠名。

第六条 药品广告内容涉及药品适应证或者功能主治、药理作用等内容的宣传，应当以国务院食品药品监督管理部门批准的说明书为准，不得进行扩大或者恶意隐瞒的宣传，不得含有说明书以外的理论、观点等内容。

第七条 药品广告中必须标明药品的通用名称、忠告语、药品广告批准文号、药品生产批准文号；以非处方药商品名称为各种活动冠名的，可以只发布药品商品名称。

药品广告必须标明药品生产企业或者药品经营企业名称，不得单独出现“咨询热线”、“咨询电话”等内容。

非处方药广告必须同时标明非处方药专用标识（OTC）。

药品广告中不得以产品注册商标代替药品名称进行宣传，但经批准作为药品商品名称使用的文字型注册商标除外。

已经审查批准的药品广告在广播电台发布时，可不播出药品广告批准文号。

第八条 处方药广告的忠告语是：“本广告仅供医学药学专业人士阅读”。

非处方药广告的忠告语是：“请按药品说明书或在药师指导下购买和使用”。

第九条 药品广告中涉及改善和增强性功能内容的，必须与经批准的药品说明书中的适应证或者功能主治完全一致。

电视台、广播电台不得在7：00—22：00发布含有上款内容的广告。

第十条 药品广告中有关药品功能疗效的宣传应当科学准确，不得出现下列情形：

（一）含有不科学地表示功效的断言或者保证的；

（二）说明治愈率或者有效率的；

（三）与其他药品的功效和安全性进行比较的；

（四）违反科学规律，明示或者暗示包治百病、适应所有症状的；

（五）含有“安全无毒副作用”、“毒副作用小”等内容的；含有明示或者暗示中成药为“天然”药品，因而安全性有保证等内容的；

（六）含有明示或者暗示该药品为正常生活和治疗病症所必需等内容的；

（七）含有明示或暗示服用该药能应付现代紧张生活和升学、考试等需要，能够帮助提高成绩、使精力旺盛、增强竞争力、增高、益智等内容的；

（八）其他不科学的用语或者表示，如“最新技术”、“最高科学”、“最先进制法”等。

第十一条 非处方药广告不得利用公众对于医药学知识的缺乏，使用公众难以理解和容易引起混淆的医学、药学术语，造成公众对药品功效与安全性的误解。

第十二条 药品广告应当宣传和引导合理用药，不得直接或者间接怂恿任意、过量地购买和使用药品，不得含有以下内容：

（一）含有不科学的表述或者使用不恰当的表现形式，引起公众对所处健康状况和所患疾病产生不必要的担忧和恐惧，或者使公众误解不使用该药品会患某种疾病或加重病情的；

（二）含有免费治疗、免费赠送、有奖销售、以药品作为礼品或者奖品等促销药品内容的；

（三）含有“家庭必备”或者类似内容的；

（四）含有“无效退款”、“保险公司保险”等保证内容的；

（五）含有评比、排序、推荐、指定、选用、获奖等综合性评价内容的。

第十三条 药品广告不得含有利用医药科研单位、学术机构、医疗机构或者专家、医生、患者的名义和形象作证明的内容。

药品广告不得使用国家机关和国家机关工作人员的名义。

药品广告不得含有军队单位或者军队人员的名义、形象。不得利用军队装备、设施从事药品广告宣传。

第十四条 药品广告不得含有涉及公共信息、公共事件或其他与公共利益相关联的内容，如各类疾病信息、经济社会发展成果或医药科学以外的科技成果。

第十五条 药品广告不得在未成年人出版物和广播电视频道、节目、栏目上发布。

药品广告不得以儿童为诉求对象，不得以儿童名义介绍药品。

第十六条 药品广告不得含有医疗机构的名称、地址、联系办法、诊疗项目、诊疗方法以及有关义诊、医疗（热线）咨询、开设特约门诊等医疗服务的内容。

第十七条 按照本标准第七条规定必须在药品广告中出现的内容，其字体和颜色必须清晰可见、易于辨认。上述内容在电视、电影、互联网、显示屏等媒体发布时，出现时间不得少于5秒。

第十八条 违反本标准规定发布的广告，构成虚假广告或者引人误解的虚假宣传的，依照《广告法》第三十七条、《反不正当竞争法》第二十四条处罚。

违反本标准第四条、第五条规定发布药品广告的，依照《广告法》第三十九条处罚。

违反本标准第三条、第六条等规定发布药品广告的，依照《广告法》第四十一条处罚。

违反本标准其他规定发布广告，《广告法》有规定的，依照《广告法》处罚；《广告法》没有具体规定的，对负有责任的广告主、广告经营者、广告发布者，处以一万元以下罚款；有违法所得的，处以违法所得三倍以下但不超过三万元的罚款。

第十九条 本标准自2007年5月1日起施行。1995年3月28日国家工商行政管理局令第27号发布的《药品广告审查标准》同时废止。

2007年医疗卫生法规及规范性文件目录

名称	文号	发布时间	发布机关
法律			
中华人民共和国突发事件应对法	国家主席令第69号	8月30日	全国人大常委会
行政法规			
人体器官移植条例	国务院令第491号	3月31日	国务院
国务院文件			
关于进一步加强药品安全监管工作的通知	国办发〔2007〕18号	3月31日	国务院办公厅
部门规章			
药品流通监督管理办法	国家食品药品监督管理局令第26号	1月31日	国家食品药品监督管理局
处方管理办法	卫生部令第53号	2月14日	卫生部

名称	文号	发布时间	发布机关
药品广告审查发布标准	国家工商行政管理总局第27号	3月3日	国家工商行政管理总局 国家食品药品监督管理局
药品广告审查办法	国家食品药品监督管理局令第27号	3月13日	国家食品药品监督管理局
放射工作人员职业健康管理办法	卫生部令第55号	6月3日	卫生部
药品注册管理办法	国家食品药品监督管理局令第28号	7月10日	国家食品药品监督管理局
药品召回管理办法	国家食品药品监督管理局令第29号	12月10日	国家食品药品监督管理局
《中外合资、合作医疗机构管理暂行办法》的补充规定	卫生部令第57号	12月30日	卫生部 商务部
规范性文件			
关于印发《关于医疗机构冠名红十字(会)的规定》的通知	卫医发〔2007〕6号	1月4日	中国红十字会总会 卫生部
关于印发《涉及人的生物医学研究伦理审查办法(试行)》的通知	卫科教发〔2007〕17号	1月11日	卫生部
关于印发《群体性不明原因疾病应急处置方案》(试行)的通知	卫应急发〔2007〕21号	1月16日	卫生部
关于印发《关于建立医药购销领域商业贿赂不良记录的规定》的通知	卫政法发〔2007〕28号	1月19日	卫生部
关于印发《麻醉药品临床应用指导原则》的通知	卫医发〔2007〕38号	1月25日	卫生部
关于印发《精神药品临床应用指导原则》的通知	卫医发〔2007〕39号	1月25日	卫生部
关于职业病防治技术机构资质管理有关问题的批复	卫监督发〔2007〕35号	1月26日	卫生部
关于如何确定职业病诊断机构权限范围的批复	卫监督发〔2007〕36号	1月26日	卫生部
关于印发《孕前保健服务工作规范(试行)》的通知	卫妇社发〔2007〕56号	2月6日	卫生部
关于印发《医师定期考核管理办法》的通知	卫医发〔2007〕66号	2月9日	卫生部
关于印发《出国医护专业技术人员资格认定管理办法(试行)》的通知	卫医发〔2007〕67号	2月14日	卫生部
关于印发《慢性丝虫病患者关怀照料工作方案》的通知	卫疾控发〔2007〕65号	2月14日	卫生部

名称	文号	发布时间	发布机关
关于印发《医院中药饮片管理规范》的通知	国中医药发〔2007〕11号	3月12日	国家中医药管理局 卫生部
关于印发《全国伽玛射线头部立体定向放射外科治疗系统配置规划》的通知	卫办规财发〔2007〕58号	3月20日	卫生部 国家发展改革委
关于印发《处方常用药品通用名目录》的通知	卫医发〔2007〕101号	3月26日	卫生部
关于台湾地区居民和获得国外医学学历的中国大陆居民参加医师资格考试有关问题的通知	卫发明电〔2007〕17号	4月3日	卫生部 国家中医药管理局
关于印发《医疗卫生机构接受社会捐赠资助管理暂行办法》的通知	卫规财发〔2007〕117号	4月6日	卫生部 国家中医药管理局
关于印发《人感染高致病性禽流感尸体解剖查验技术规范》的通知	卫医发〔2007〕119号	4月9日	卫生部
关于印发《全国不明原因肺炎病例监测、排查和管理方案》的通知	卫应急发〔2007〕158号	5月10日	卫生部
关于加强人类辅助生殖技术和人类精子库设置规划和监督管理的通知	卫科教发〔2007〕163号	5月15日	卫生部
关于规范全国采供血机构从业人员岗位培训与考核工作的通知	卫办医发〔2007〕89号	5月25日	卫生部
关于印发《专科护理领域护士培训大纲》的通知	卫办医发〔2007〕90号	5月25日	卫生部
关于加强城市社区和农村基本用药定点生产、使用和价格管理的通知	国食药监市〔2007〕308号	5月28日	国家食品药品监督管理局 国家发展改革委员会 卫生部
关于修订《医疗机构诊疗科目名录》部分科目的通知	卫医发〔2007〕174号	5月31日	卫生部
关于印发《医疗机构临床检验项目目录》的通知	卫医发〔2007〕180号	6月4日	卫生部
关于印发《突发急性传染病预防控制战略》的通知	卫应急发〔2007〕203号	6月20日	卫生部
关于进一步加强医疗器械集中采购管理的通知	卫规财发〔2007〕208号	6月21日	卫生部
关于推动医疗责任保险有关问题的通知	卫医发〔2007〕204号	6月21日	卫生部 国家中医药管理局 中国保监会

名称	文号	发布时间	发布机关
关于境外人员申请人体器官移植有关问题的通知	卫办医发〔2007〕110号	6月26日	卫生部
关于印发《心血管疾病介入诊疗技术管理规范》的通知	卫医发〔2007〕222号	7月13日	卫生部
关于在《医疗机构诊疗科目名录》中增加“疼痛科”诊疗科目的通知	卫医发〔2007〕227号	7月16日	卫生部
关于印发《结核病预防控制工作规范》的通知	卫疾控发〔2007〕239号	8月4日	卫生部
关于开展社区卫生服务体系建设重点联系城市工作的通知	国社卫办函〔2007〕11号	8月16日	国务院城市社区卫生工作领导小组办公室
关于印发《社区卫生服务机构用药参考目录》的通知	卫医发〔2007〕251号	9月6日	卫生部 国家中医药管理局
关于完善新型农村合作医疗统筹补偿方案的指导意见	卫农卫发〔2007〕253号	9月10日	卫生部 财政部 国家中医药管理局
关于开展药品零售企业设置中医坐堂医诊所试点工作的通知	国中医药办发〔2007〕51号	9月26日	卫生部 国家中医药管理局
关于进一步治理整顿非法“性药品”广告和性病治疗广告的通知	工商广字〔2007〕266号	11月27日	国家工商行政管理总局 中央宣传部 国务院新闻办公室 公安部 监察部 国务院纠风办 信息产业部 卫生部 新闻出版总署 国家广播电影电视总局 国家中医药管理局 国家食品药品监督管理局
关于印发《关于建立医务人员医德考评制度的指导意见（试行）》的通知	卫办发〔2007〕296号	12月7日	卫生部 国家中医药管理局
关于进一步加强医疗机构麻醉药品和精神药品管理的通知	卫医发〔2007〕299号	12月18日	卫生部
关于印发《全国新型农村合作医疗统计调查制度》的通知	卫农卫发〔2007〕304号	12月28日	卫生部

工作进展

工作述录

2007年卫生工作

2007年，党中央、国务院高度重视卫生工作。国务院发布实施《卫生事业发展“十一五”规划纲要》。中央和地方政府卫生投入显著增加，其中，中央财政医疗卫生支出达到631亿元，比2006年增长277%。全国卫生系统认真贯彻落实党的十六届六中全会和十七大精神，进一步树立和落实科学发展观，深入推进卫生改革与发展，各项工作取得了新的成绩。

一、新型农村合作医疗制度覆盖面扩大，农村卫生工作得到加强

全国新型农村合作医疗由试点顺利进入全面推进阶段。截至2007年9月底，开展新型农村合作医疗的县（市、区）达到2448个，占全国总数的85.5%，参加农民达到7.26亿人，参合率达到86%，提前实现了国务院确定的年度发展目标。全国已有20个省份实现了新型农村合作医疗制度全覆盖。新型农村合作医疗的管理水平不断提高，制度运行进一步规范，统筹补偿模式逐步完善，受益面不断扩大，受益程度进一步提高。全面落实农村初级卫生保健发展纲要，认真组织实施农村卫生服务体系发展建设规划。中央下达专项投资27亿元，支持农村医疗卫生机构基础设施建设，县乡村卫生服务能力有了新的提高。深入开展“万名医师支援农村卫生工程”和中西部农村地区卫生人才培训工作，受到人民群众和基层卫生机构欢迎。以农村为重点，积极推进爱国卫生运动，大力开展改水改厕和创建卫生镇等活动，努力促进农村环境卫生综合整治，为社会主义新农村建设作出了新贡献。一些地方认真探索政府财政保障乡镇卫生院人员工资、收支两条线管理和农村卫生机构业务合作机制以及乡村医生养老待遇等问题，为建设基本医疗卫生制度积累了良好经验。

二、社区卫生服务加快发展，新型城市卫生服务体系正在形成

全国98%的地级以上城市、93%的市辖区和一半以上的县级市都不同程度地开展了社区卫生服务，社区卫生服务中心（站）已达到2.4万个，比2005年增加了47%。中央财政通过专项转移支付对中西部地区发展社区卫生服务和培训人员进行补助，促进社区卫生服务均衡发展。一些大中城市已初步形成由政府主导、社会力量参与的服务功能比较齐全的社区卫生服务网络，“六位一体”功能得到增强。一些地方积极改革社区卫生服务机构运行机制，实行收支两条线管理、双向转诊和基本用药政府招标采购、统一配送、降低或取消药品加成率等政策，取得了积极效果，为深化医药卫生体制改革探索了经验。发展城市社区卫生服务对改善卫生资源配置、提高卫生服务可及性发挥了积极作用。以社区卫生服务为基础的新型城市卫生服务体系正在全国逐步建立。

三、重大疾病防治工作扎实推进，公共卫生服务和保障能力得到提高

国家对艾滋病、结核病、血吸虫病等患者筛查和诊疗进行补助，努力减轻重大传染病对人群、家庭和社会的危害。认真组织实施“艾滋病和病毒性肝炎等重大传染病防治”科技重大专项。国家投入27亿元，将甲肝、流行性脑脊髓膜炎等纳入国家免疫规划，预防的传染病由7种扩大到15种。积极推动高血压、糖尿病、心脑血管病、精神病、恶性肿瘤等重大慢性非传染性疾病防治工作，加强健康教育，倡导健康生活方式，努力控制疾病负担。不断健全卫生应急体制机制，认真实施《国际卫生条例》，完善应急预案，组织开展应急演练，提高监测预警和处置能力。严密防控鼠疫、人感染高致病性禽流感和传染性非典型肺炎（SARS）等突发公共卫生事件。在自然灾害频发的情况下，有效防控了各种疫情和相关公共卫生事件，有力维护了社会安全稳定和谐的局面。逐步扩大降低孕产妇死亡率和消除新生儿破伤风项目覆盖范围，提高孕产妇住院分娩率，改善妇女儿童健康水平。努力做好减少出生缺陷工作，提高出生人口素质。卫生监督体系不断健全，全国98%以上的市和94%以上的县建立了卫生监督机构，卫生监督员近10万人。有的地方将卫生监督体系延伸到乡镇和社区，提高了卫生监督覆盖面。努力提高卫生监管人员素质，改善监管能力。认真落实国务院关于产品质量和食品安全专项整治工作要求，牵头完成餐饮消费安全整治任务。完善和扩大全国食品污染物和食源性疾病监测，开展全国总膳食调查。做好打击非法行医和非法采供血工作，加强职业卫生、环境卫生和放射防护等公共卫生监督和健康相关产品监管。会同有关部门制定发布《国家环境与健康行动计划（2007—2015年）》。启动基本职业卫生服务试点，探索建立劳动者健康监护制度。

四、医疗机构管理得到加强，医疗服务更加规范

在全国深入开展医院管理年活动和创建“平安医院”活动，努力改善医院管理和提高医护服务水平。坚持以公益性为导向，强化管理措施，规范执业行为，为人民群众健康服务。加强处方管理，实行按药品通用名开具处方和处方点评制度，规范用药管理。通过立法加强对人体器官移植技术的准入和规范管理。医院内涵建设受到重视，基础管理得到加强，诊疗工作进一步规范，医疗质量得到提高。稳步推进院务公开，加强社会监督，促进医患关系和谐。开展护士岗位技能训练等活动，护理工作得到加强。规范医疗机构药品集中采购，加强医疗服务价格管理，推行价格公示制和费用查询制。促进医疗检查结果互认，节省医疗资源。各地积极发展济困医疗服务，增设济困医疗机构或病床，困难群众的受益面越来越大。加强医疗机构管理，加大院长责

任，规范医院经济运行，探索建立有激励有约束有活力的运行新机制。在前段工作的基础上，努力探索治理医药购销领域商业贿赂的长效工作机制。卫生部门所属医疗机构每门诊人次和出院者医药费用已连续两年接近零增长，明显低于居民消费物价指数的增长幅度。

五、中医药工作稳步推进，中医药事业得到进一步发展

坚定不移地贯彻“中西医并重”的卫生工作方针，用科学发展观指导中医药事业发展，充分发挥中医药在公共卫生、重大疾病防治、农村卫生和城市社区卫生服务中的作用。国务院成立了中医药工作部际协调小组，进一步加强对中医药工作的领导。加强中医药继承和创新工作，与科技部等联合印发《中医药创新发展规划纲要（2006—2020年)》，全面规划了今后一段时期中医药创新发展蓝图和任务。加强中医药文化建设，开展“中医中药中国行”大型科普宣传活动。实施全国重点中医医院和县级中医院建设项目，加强对综合医院和城乡基层卫生机构中医建设指导，积极推进覆盖城乡的中医药服务体系建设，中医药正以其简、便、验、廉的特点惠及越来越多的城乡居民。中医药国际合作交流活动更加富有成效，国际影响不断加大。

六、认真开展调查研究，深化医药卫生体制改革工作取得重要进展

在国务院领导下，卫生部作为牵头单位之一，与国家发改委会同有关部门推动深化医药卫生体制改革工作。围绕改革的重大问题，开展了一系列调查研究和讨论，委托7家国内外专业机构开展了独立研究，广泛征求群众、专家和地方政府意见，扩大决策的民主性和社会参与程度。2007年，有关改革指导意见和配套文件已基本形成。此外，认真研究、积极支持城镇居民医疗保险，推动基本医疗保险体系建设。各地从实际出发，踊跃探索医药卫生体制改革的思路，落实政府责任，增加卫生投入，努力增强公共医疗卫生的公益性质。

七、国际卫生合作交流深入开展，外部发展环境更加优化

进一步加强卫生领域的国际合作与交流，双边、多边以及民间交往活动更加频繁和富有成效。成功举办第11届全球卫生研究论坛、中国农村初级卫生保健发展国际研讨会、第39届国际食品添加剂法典委员会会议和国际食品安全高层论坛，积极参加中美战略经济对话，发展与东盟、欧盟和亚太经合组织等区域国际组织的卫生交往，加强同周边国家在卫生领域的睦邻友好和务实合作。积极争取全球基金等国际项目，充分利用国外资源和技术，发展我国卫生事业。在第60届世界卫生大会上再次挫败台湾少数政治势力试图挤入世界卫生组织、分裂祖国的政治图谋。继续推进与香港和澳门特别行政区的合作交流，为维持港澳繁荣稳定做出了新贡献。认真做好援外医疗队选拔和派遣，向46个亚、非、拉国家派出医疗队。积极落实中非合作论坛北京峰会的有关承诺，帮助非洲国家防治疟疾，设立防治中心。

八、其他卫生工作成效显著

卫生法制建设取得新的成果，制定发布《人体器官移植条例》、《处方管理办法》、《信访工作办法》等一批法规和部门规章，卫生标准建设扎实推进。各级卫生行政部门努力转变工作作风，强化公共服务和社会管理职能，坚持依法行政。努力推进政务公开，扩大人民群众的知情权和监督权。重视加强人才队伍建设，规范专科医师、住院医师、全科医师和护士培训，努力为基层和中西部地区培养培训适宜人才，提高卫生管理队伍素质。加强与新闻媒体的沟通协作，完善新闻发布机制，正确引导舆论。重视人民群众的呼声和诉求，认真做好信访工作，主动化解矛盾，促进社会和谐。改进卫生信息统计报告制度，提高时效性，为科学决策服务。大力推进卫生行业作风建设，组织全国性卫生系统文艺汇演，向全社会展示了广大卫生工作者全心全意为人民健康服务的精神风貌。大力宣传先进模范人物事迹，新涌现一批卫生系统先进集体、先进工作者。注重建立纠风工作长效机制，探索建立医德考评制度。加大重点案件查办力度，整肃医疗服务风纪，医务人员的职业道德教育、纪律教育和社会主义荣辱观教育得到加强。落实卫生保健和老干部工作的要求和相关政策，出色完成服务和保障任务。

（杨建立　武朋娜）

2007年全国卫生工作会议

2007年1月8—9日，全国卫生工作会议在北京召开。中共中央政治局委员、国务院副总理吴仪在2007年卫生工作会议报告上做出重要批示，肯定了卫生系统在加强公共卫生服务、控制严重疾病、改善医疗卫生服务、加快推进新型农村合作医疗、完善城市社区卫生服务等方面取得的明显成绩。同时指出，2007年乃至后几年，卫生事业面临难得的改革发展机遇，全国卫生系统肩负着光荣的历史使命。希望全国卫生系统认真学习、全面贯彻党的十六届六中全会精神，以科学发展观统领卫生工作全局，认真学习贯彻党的卫生工作方针，继续深化医药卫生体制改革，完善公共卫生和医疗服务体系，缩小城乡之间、区域之间、人群之间享有医疗卫生服务的差距，加快推进完善新型农村合作医疗和城市社区卫生工作，努力解决群众看病难、看病贵问题，为实现人人享有基本卫生保健服务的目标，提高人民群众的健康水平做出新的贡献。卫生部党组书记、部长高强作了《全面贯彻落实六中全会精神　探索中国特色卫生发展道路》的工作报告。报告要求全国卫生系统要以邓小平理论和“三个代表”重要思想为指导，以科学发展观统领卫生工作全局，全面贯彻落实党的十六届六中全会

精神、中央经济工作会议精神和胡锦涛总书记重要讲话精神，统一思想，明确目标，团结一致，共同努力，做好2007年卫生工作。会议传达学习了中共中央总书记胡锦涛于2006年10月23日在中央政治局第三十五次集体学习会上的重要讲话，号召大家把思想和行动统一到中央的决策上来，把智慧和力量凝聚到实现中央提出的各项任务和目标上来，为不断提高人民健康水平和促进和谐社会建设而努力奋斗。各省、自治区、直辖市、新疆生产建设兵团、副省级城市卫生厅局长及办公室主任，中共中央、全国人大、全国政协、国务院、解放军、武警部队有关部门代表，卫生部领导、部内司局长和部直属单位主要负责人参加会议。

（杨建立　武朋娜）

卫生部公布2006年各项医疗卫生改革主要措施落实情况

2007年1月10日，卫生部公布2006年各项医疗卫生改革主要措施落实情况。2006年全国在医院管理、规范医疗服务、提高服务质量及减轻群众负担等改革措施的落实方面取得一定进展，242个城市实行医院检查结果"一单通"，1.19万家医院有"一日清单"，各级各类医院设立扶贫（济困）病床6.8万张，收治病人254.33万人。

2006年参与"一单通"的医院有5791家，其中三级医院624家。2007年，"一单通"主要在二级、三级医院之间实施。2006年全国229个城市制定了医疗服务项目价格目录，占地级及以上城市（地区）数的68%；1.48万家医院实行医疗服务价格公示制度，占医院总数的78%；实行医疗费用"一日清单制"医院达到1.19万家，占医院总数的63%；全国有4198家医院实行单病种（5种以上）限价收费，占医院总数的22%；全国有4338家医院实行"单病种住院信息公示制"，占医院总数的23%；全国有7198家医院设立了价格监督管理科室，占医院总数的38%。

在合理用药、使用高价耗材及网上药品招标采购方面，2006年全国新增限用抗生素医院1146家，其中三级医院37家。全国实行"高价医用耗材告知及审批制度"医院6551家，其中三级医院为568家，比2005年有较大进展。全国实行网上药品招标采购的地级及以上城市204个，网上药品采购签订合同金额499.2亿元，与2005年相比，网上药品招标采购城市增加32个，签订合同金额增加86.7亿元。

2006年全国开展和实施惠民政策的医院达到2479家，各级各类医院设立扶贫（济困）病床6.8万张，收治病人254.33万人，共减免医疗费用9.87亿元。全年财政拨付医疗救助金额1.28亿元，医疗救助213.9万人次。

（金永红　钱　峰）

首次发布《中国伤害预防报告》

2007年6月，卫生部统计信息中心、卫生部疾病预防控制局、中国疾病预防控制中心发布《中国伤害预防报告》。报告显示：2005年居民伤害死亡率为52.6/10万，男性为64.0/10万，女性为38.4/10万；城市为38.8/10万，农村为59.0/10万。伤害死亡水平的变化：对伤害死亡率按标准年龄结构进行调整后，发现过去十年中国城市居民伤害调整死亡率基本保持不变，维持在37/10万—39/10万之间；农村居民伤害标化死亡率有所下降，从1995年的73.8/10万下降到2005年的59.0/10万。

（秦　如）

卫生部、国家中医药管理局印发《关于建立医务人员医德考评制度的指导意见（试行）》

2007年12月7日，卫生部、国家中医药管理局印发《关于建立医务人员医德考评制度的指导意见（试行）》（以下简称《指导意见》）。《指导意见》要求各医疗机构为每位医务人员建立医德档案，考评结果记入医务人员医德档案，并在本单位内进行公示。医德考评结果与医务人员的晋职晋级、岗位聘用、评先评优、绩效工资、定期考核等直接挂钩，并采取一票否决制。

《指导意见》规定，医德考评要纳入医院管理体系，每年进行一次，考评工作分为自我评价、科室评价、单位评价三个步骤。

（刘平安　钱　峰）

2007年全国卫生系统先进典型事迹巡回报告会

2007年12月19—29日，中宣部、卫生部、国家中医药管理局、总后卫生部四部门组织全国卫生系统先进典型事迹巡回报告团，并在北京、山西、上海、山东、河南、新疆六省（区、市）开展巡回报告。报告团成员由张菊新等五位先进典型和解放军总医院专家群体组成。

2007年12月3日，卫生部印发《开展2007年卫生系统典型人物先进事迹巡回报告会的通知》。12月19日，全国卫生系统先进典型事迹首场报告会在北京人民大会堂隆重举行，随后报告团赴山西、上海、山东、河南、新疆开展巡回报告。国务院副总理吴仪在首场报告会前接见报告团全体成员，高度评价报告团成员的先进事迹，充分肯定报告会的组织和安排，号召广大医疗卫生工作者要以先进典型为榜样，全心全意为人民健康服务。首场报告会由中宣部副部长欧阳坚主持，卫生部部长陈竺出席会议并讲话，卫生部副部长王国强、总后卫生部部长李建华出席报告会。首都医疗卫生界和社会各界的代表共700余人参加报告会。

四家主办单位领导高度重视巡回报告会的组织和协调工作。卫生部副部长刘谦带领报告团一行赴新疆开展报告活动，国家中医药管理局副局长房书亭、李大宁分别带领报告团一行赴上海和山西开展报告活动，总后卫生部副部长陈新年带领报告团一行赴山东开展报告活动，中宣部宣教局副巡视员徐能毅带领报告团一行赴河南开展报告活动。卫生部办公厅副主任毛群安负责此次报告会的具体组织协调工作，分别赴河南、山东、新疆组织安排现场活动；国家中医药管理局机关党委常务副书记杨锐、办公室副主任蒋健等赴部分地区协助组织安排现场活动。

（杨金瑞）

2007年卫生立法十大新进展

一、人体器官移植纳入法制轨道

《人体器官移植条例》于2007年5月1日实施。该条例着重从人体器官捐献和人体器官植入两方面进行制度设计，全面、严格规范人体器官移植技术应用，保证医疗质量，保障人体健康，维护公民的合法权益。

二、新资源食品审批加大改革步伐

卫生部《新资源食品管理办法》于2007年12月1日起施行。该办法对食品产品的管理转为对食品原料的管理，规定包括转基因食品在内，凡是使用在我国无食用习惯的动物、植物和微生物等食品原料做成的新资源食品，上市前必须通过卫生部的审核。

三、师承中医和确有专长人员资格准入有新办法

《传统医学师承和确有专长人员医师资格考核考试办法》于2007年2月1日施行。该办法的立法宗旨是为以师承方式学习传统医学，或者经多年传统医学临床实践医术确有专长，又不具备医学专业学历的人参加医师资格考试提供途径。

四、处方管理再上新台阶

卫生部《处方管理办法》于2007年5月1日施行。该办法的修订宗旨是“规范处方管理，提高处方质量，促进合理用药，保障医疗安全”。

五、放射人员健康管理更趋合理

《放射工作人员职业健康管理办法》自2007年11月1日起施行，旨在满足新形势下放射卫生监督管理的需要，保障放射工作人员的职业健康与安全。

六、信访机制进一步规范

《卫生信访工作办法》自2007年2月16日颁布实施。该办法共五章三十八条，是根据我国2005年新修订的《信访条例》的指导思想和基本原则，对原有《卫生部门信访工作办法》和《群众逐级走访和卫生部门分级受理管理办法》进行修订合并而成，旨在新形势下进一步做好卫生系统信访工作。

七、医师定期考核制度启动

卫生部《医师定期考核管理办法》于2007年5月1日起施行。该办法根据《执业医师法》和相关法规而定，共七章三十七条内容，旨在加强对医师执业管理，规范医师执业行为，提高医师素质，保证医疗质量和医疗安全。

八、卫生行政审批程序更加细化

为贯彻落实《行政许可法》的要求，卫生行政审批在不断规范审批行为的基础上，新出台一批卫生许可规定，审批程序更加细化。

《化妆品卫生规范》（2007年版）和《化妆品卫生行政许可检验规定》，对化妆品生产许可和监督管理，提出新的卫生执行标准，同时规范化妆品许可检验工作的程序。

九、医疗机构接受社会捐赠有了尺度

《医疗卫生机构接受社会捐赠资助管理暂行办法》于2007年4月6日实施。其主旨是堵塞医疗卫生机构接受社会捐赠资助管理漏洞，维护医疗卫生事业的公益性。

十、医疗技术规范越来越专业化

为不断提高医疗质量，保障医疗安全，2007年不仅有一定数量的医疗技术规范出台，而且规范的内容越来越专业化。

（徐晓宁）

疾病预防控制

2007年全国法定传染病疫情概要

全国31个省（自治区、直辖市）通过网络直报系统报告了传染病疫情，根据全国各省（自治区、直辖市）的疫情数据校正统计，2007年我国甲、乙、丙类传染病发病总数为4769860例，死亡13037人，报告发病率为362.87/10万，报告死亡率为0.99/10万，病死率为0.27%。甲、乙类传染病除传染性非典型肺炎、脊髓灰质炎和白喉无发病、死亡报告外，其余均有病例报告，共报告发病3580477例，死亡12954人，报告发病率为272.39/10万，报告死亡率为0.99/10万，病死率为0.36%。全国报告丙类传染病发病总数为1189383例，死亡83人，报告发病率为90.48/10万，死亡率为0.0063/10万。报告发病数居前五位的病种依次为：其它感染性腹泻病、流行性腮腺炎、风疹、急性出血性结膜炎和流行性感冒，占丙类传染病报告发病总数的99.44%。报告死亡数居前五位的病种依次为：其它感染性腹泻病、包虫病、黑热病、麻风病和流行性感冒，占丙类传染病报告死亡总数的98.80%。

与2006年相比，甲、乙类传染病中，呼吸道传染病和血源及性传播传染病报告发病数，分别上升3.55%和6.96%。其中，呼吸道传染病中的猩红热和麻疹，病例数分别上升20.61%、8.88%；血源及性传播传染病中的艾滋病、丙肝和梅毒，病例数分别上升45.04%、30.01%和24.09%。自然疫源及虫媒传染病和肠道传染病报告发病数，分别下降19.20%、9.19%。其中，自然疫源及虫媒传染病中的疟疾和出血热，报告发病数分别下降22.87%和27.12%。丙类传染病中，急性出血性结膜炎，报告发病数为2006年的6.4倍，病例发病时间主要集中在2007年8—10月，其中广东、四川和广西三省（区）报告发病数占全国报告发病总数的63.72%。

2007年全国甲、乙类传染病发病数、死亡数和病死率居前10位的病种：

2007年全国甲、乙类传染病发病数、死亡数和病死率居前10位的病种

位次	发病（例）		死亡（例）		病死率（%）	
	病种	发病数	病种	死亡数	病种	病死率
1	乙　肝	1169946	艾滋病	3904	狂犬病	100.00
2	肺结核	1163959	肺结核	3669	鼠　疫	50.00
3	痢　疾	367982	狂犬病	3300	人禽流感	50.00
4	梅　毒	208784	乙　肝	854	艾滋病	40.14
5	淋　病	145597	乙　脑	227	流　脑	10.35
6	麻　疹	109023	新生儿破伤风	207	新生儿破伤风	9.80
7	丙　肝	92378	出血热	145	乙　脑	5.24
8	甲　肝	77135	流　脑	124	钩体病	3.80
9	肝炎（未分型）	65392	丙　肝	115	出血热	1.31
10	疟　疾	46673	肝炎（未分型）	79	肺结核	0.32

（张春曦　郭　青）

卫生部和农业部启动人畜共患病疫情通报机制

2007年，卫生部、农业部进一步加强了协调配合，并启动了人畜共患病疫情相互通报机制，双方定期通报全国主要人畜共患病的人间和动物疫情，主要内容包括发病数、死亡数、报告病例地区分布等。在发生人畜共患传染病暴发疫情时，在接到疑似或确诊报告后24小时内互相通报，内容包括发病地点、发病时间、发病数、死亡数等。

（刘 霞 杨志光）

卫生部启动五岁以下腹泻住院儿童病毒性腹泻感染情况调查

为了解5岁以下腹泻住院儿童病毒性腹泻发病状况、病原谱构成及相关危险因素，为制定和完善我国儿童病毒性腹泻的预防控制策略提供科学依据，2007年8月，卫生部启动了五岁以下腹泻住院儿童病毒性腹泻感染状况调查。调查选择东部的江苏省、中部的吉林省和西部的甘肃省作为项目省。在项目省内，以人口数量、农业人口和非农业人口比例及国内生产总值（GDP）为依据，划分为5类地区，每类地区选取1个市（县），每个市（县）选取1—2家哨点医院开展调查。

（刘 霞 王 璐）

卫生部进一步加强狂犬病、登革热、布氏杆菌病防治工作

针对2007年全国部分地区出现狂犬病疫苗短缺的问题，卫生部及时与国家食品药品监督管理局和国家发改委等相关部门沟通，了解疫苗生产进度，协调有关生产企业保证重点地区疫苗供应，一定程度上缓解了各地疫苗紧张的局面。此外，针对因生产成本高于国家定价造成的国产狂犬病抗血清供应短缺问题，卫生部积极协调国家发改委，对我国国产抗狂犬病血清价格进行了重新核定，使生产企业恢复了生产，保证了该产品的市场供应。

为防止我国赴境外旅游人数大幅度增加引起登革热疫情的传入和蔓延，2007年4月，卫生部、国家旅游局联合下发了《关于进一步加强登革热防控工作的通知》，对各地疫情监测、报告、调查处理及重点人群健康教育等工作提出了明确要求。针对广东和福建两省登革热本地暴发疫情，先后两次派出专家组赴疫区协助调查处理，及时要求两省启动登革热疫情日报工作，加强当地医务人员培训和群众性爱国卫生运动，有效防止了疫情的蔓延。

针对我国布氏杆菌病疫情持续快速上升的现状，2007年9月，卫生部组织召开了布氏杆菌病专家咨询委员会会议，分析了全国疫情形势、防治工作进展和存在的主要问题，提出了下一步防治工作重点。此外，2007年11月，卫生部、农业部联合下发了《关于进一步加强布病防治工作的通知》，对疫情的监测和通报、畜间布氏杆菌病防控措施、疫情联合调查处理等工作进行了规范。

（王文杰 杨志光）

卫生部发布《诺如病毒感染腹泻防治方案（试行）》

针对诺如病毒在全球连续引起暴发流行的情况，为有效防止疫情的传入和扩散，2007年1月，卫生部制定下发了《诺如病毒感染性腹泻防治方案（试行）》，对诺如病毒感染性腹泻的诊断和治疗、疫情报告、疫情调查处理以及疫情监测、食品和饮用水卫生管理、健康教育等防控措施进行了规范。

（王文杰 王 璐）

卫生部发布《手足口病防治指南》

2007年5月，卫生部制定并发布了《手足口病防治指南》，要求各地根据病例临床特征，结合流行病学史，对手足口病例进行临床诊断；开展疫情监测与流行病学调查，掌握流行动态；开展宣传教育与健康促进工作，做好专业人员培训和考核工作。

（王文杰 杨志光）

甲肝、流行性脑脊髓膜炎等疫苗纳入国家免疫规划

卫生部制定下发了《扩大国家免疫规划实施方案》和《2007年扩大国家免疫规划项目管理方案》。扩大国家免疫规划的主要内容为：在现行全国范围内使用的乙肝疫苗、卡介苗、脊髓灰质炎疫苗、百白破疫苗、麻疹疫苗、白破疫苗等6种国家免疫规划疫苗基础上，以无细胞百白破疫苗替代百白破疫苗，将甲肝疫苗、流行性脑脊髓膜炎疫苗、流行性乙型脑炎疫苗、麻腮风疫苗纳入国家免疫规划，对适龄儿童进行常规接种。在重点地区对重点人群进行出血热疫苗接种；发生炭疽、钩端螺

旋体病疫情或发生洪涝灾害可能导致钩端螺旋体病暴发流行时，对重点人群进行炭疽疫苗和钩端螺旋体疫苗应急接种。通过接种上述疫苗，预防乙型肝炎、结核病、脊髓灰质炎、百日咳、白喉、破伤风、麻疹、甲型肝炎、流行性脑脊髓膜炎、流行性乙型脑炎、风疹、流行性腮腺炎、流行性出血热、炭疽和钩端螺旋体病等15种传染病。扩大国家免疫规划按照“突出重点、分类指导，注重实效、分步实施”的原则实施。实施扩大免疫规划的总目标是全面实施扩大国家免疫规划，继续保持无脊髓灰质炎状态，消除麻疹，控制乙肝，进一步降低疫苗可预防传染病的发病率。

（崔　钢　王莉莉）

卫生部制定《全国结核病预防控制工作规范》

卫生部制定《结核病预防控制工作规范》（以下简称《规范》），并于2007年8月正式印发全国，要求各医疗卫生机构遵照执行。《规范》严格按照全国疾病预防控制体系建设的总体规划，对各医疗卫生机构开展结核病预防控制工作提出了明确要求，既包涵大量技术内容，也着重突出了业务管理工作。《规范》以结核病诊断、治疗和管理等相关的指南为依据，注重与国际推行和国内现行的预防控制策略、措施相结合。《规范》进一步明确了各级各类医疗卫生机构职责，提出了工作人员和基本工作必备条件，专门列出各级机构设备参考清单。强调了严格按照国家生物安全标准，开展实验室检查。突出了人力资源建设的重要性，使各级各类培训日趋标准化，并通过加强督导与评价、加强质量控制，提高工作质量。

（刘海涛　周　林）

国务院血吸虫病防治办公室印发《血吸虫病防治地区达标考核评估方案（试行）》

2007年3月29日，国务院血吸虫病防治办公室印发《血吸虫病防治地区达标考核评估方案》（试行）（以下简称《方案》）。《方案》由组织形式、考核评估程序、内容与方法等三部分组成。规定县级地区达到传播控制、传播阻断标准实行考核制，由省级人民政府血吸虫病防治工作领导小组组织；市、省级地区达到传播控制、传播阻断标准实行评估制，由国务院血吸虫病防治办公室组织。《方案》同时对考核和评估程序、内容、方法，特别对县级达标考核的现场考核作了规定：在被考核县随机抽取3个乡，每个乡随机抽取1个行政村进行现场考核，达到传播控制和传播阻断标准现场考核中，人群查病人数应分别不少于400人和1000人，家畜查病不少于100头，若不足100头的全部检查。方案要求各省、自治区、直辖市血吸虫病防治工作领导小组根据本方案制订本省的达标考核办法并组织实施，以规范血吸虫病流行乡、村的达标考核工作。

（李宜锋　陈　朝）

卫生部印发《血吸虫病病人数调查及推算方案》

2007年4月4日，卫生部办公厅印发《血吸虫病病人数调查及推算方案》（试行）（以下简称《方案》）。《方案》由方法、质量控制、组织领导三部分组成，明确规定了抽样方法、人群查病、病人数的推算方法及步骤、数据整理与上报的程序。中国疾病预防控制中心寄生虫病预防控制所负责对省级专业技术人员进行培训并制订质量控制和督导方案，每年开展对病人数推算工作的质量控制和督导工作；省级血吸虫病防治专业机构负责辖区内的技术指导、培训、现场质量控制等工作；县级血吸虫病防治专业机构要将此项工作作为一项基础性和常规性的业务工作，纳入工作计划，安排技术骨干，并保持人员相对稳定，确保工作质量。

（李宜锋　陈　朝）

卫生部印发《疟疾防治技术方案（试行）》

2007年3月27日，卫生部印发《疟疾防治技术方案（试行）》（以下简称《方案》），以科学、规范地指导各地开展疟疾防治工作。《方案》包括传染源控制措施、媒介控制措施、人群防护措施、流动人口疟疾防治措施、突发疫情处理等五个部分，并附有抗疟药使用原则和用药方案。

《方案》要求，凡具备显微镜诊断条件的医疗卫生机构，对临床诊断为疟疾、疑似疟疾、不明原因的发热病人，均应开展显微镜检查疟原虫；有条件的医疗卫生机构或村卫生室，也可使用快速诊断试剂盒进行疟原虫抗原检测。各类地区发热病人血检应达到以下四个指标。发病率在10/万以上的乡镇：年发热病人血检人数不低于乡总人口数的5%；发病率在1/万—10/万的乡镇：年发热病人血检人数不低于乡总人口数的2%；发病率在1/万以下的乡镇：年发热病人血检人数不低于乡总人口数的1%；近3年无当地感染病例的乡镇：应结合本地实际，重点对来自其它疟区的发热病人开展血检。

《方案》提出，在流行区提倡使用纱门、纱窗、蚊香等防蚊措施，对野外露宿的人员，应提倡使用驱避剂或使用蚊帐，避免蚊虫叮咬。进入国内外疟疾高传播地区的人员，应于传播季节定期服用抗疟药，但连续服药的时间不宜超过3—4个月。疟疾流行区经常夜晚室外作业与野外露宿者等高危人群，在传播季节应进行预防服药。

（李宜锋　陈　朝）

卫生部印发《包虫病防治技术方案（试行）》

2007年4月5日，卫生部印发《包虫病防治技术方案（试行）》（以下简称《方案》）。《方案》包括传染源犬管理、家畜管理、健康教育、病人发现治疗及儿童感染情况监测等部分。要求各地在开展病人线索调查的基础上，以县为单位，在5年内完成辖区内所有流行乡的调查，行政村覆盖率应达到80%以上，以行政村为单位人口覆盖率应达到60%以上。流行区的所有家（牧）犬应进行登记，并以村为单位对无主犬进行登记。中小学生重点宣传包虫病基本防治知识，养成饭前洗手、不玩狗的良好卫生习惯。屠宰人员重点宣传不用病变脏器喂狗和对病变脏器进行无害化处理等基本防治知识。农牧民应定期给犬喂药驱虫，不用生的病变脏器喂犬，并主动接受医务人员检查和治疗。

（李宜锋　陈　朝）

卫生部印发《慢性丝虫病患者关怀照料工作方案（试行）》

2007年2月14日，卫生部印发《慢性丝虫病患者关怀照料工作方案（试行）》（以下简称《方案》）。《方案》提出，到2010年，要基本摸清原丝虫病流行省、自治区、直辖市慢性丝虫病患者数量及分布情况。到2010年，80%以上的原中、高度流行县在病人相对集中的乡镇社区卫生服务机构设立慢性丝虫病患者关怀照料点，指导患者实施自我照料，缓解症状，减轻痛苦。《方案》要求，上海、江苏、浙江、安徽、福建、江西、山东、河南、湖北、湖南、广东、广西、海南、重庆、四川、贵州等原丝虫病流行地区应结合本地工作实际，有计划地组织开展慢性丝虫病患者摸底调查，并为每个慢性丝虫病患者建立个人病情管理档案，实施动态管理；设置慢性丝虫病患者照料点，为患者提供自我照料方法指导和健康咨询等服务；通过多种形式开展健康教育；做好相关报表和资料的收集、汇总和上报工作。同时，《方案》还明确了各级卫生行政部门和疾病预防控制机构在慢性丝虫病患者关怀照料工作中的职责，要求地方各级卫生行政部门负责本辖区慢性丝虫病患者关怀照料工作的组织实施，积极协调各有关部门安排落实所需工作经费，对部分生活贫困、丧失劳动能力的慢性丝虫病患者就诊和治疗费用予以适当减免，保证工作的顺利开展。

（李宜锋　陈　朝）

卫生部、国家发改委、国家工商总局、国家质检总局联合印发《全国碘缺乏病监测方案（试行）》

为进一步加强和完善消除碘缺乏病的长效工作机制，强化防治与干预措施的有机结合，确保各省（区、市）及95%以上的县（市）按期实现消除碘缺乏病目标。根据卫生部、国家发改委、财政部等13个部门共同印发的《2010年实现消除碘缺乏病目标行动方案》，卫生部、国家发改委、国家工商总局、国家质检总局联合印发了《全国碘缺乏病监测方案（试行）》。

（李全乐）

卫生监督执法

卫生部会同有关部门开展《职业病防治法》实施5周年系列宣传活动

2007年是《职业病防治法》实施5周年。卫生部、劳动保障部、铁道部、国资委、国家安全监管总局、中华全国总工会等6个部门联合开展了《职业病防治法》系列宣传活动。宣传的主题是“劳动者健康与企业社会责任”。2007年3月5日，卫生部等6部门在北京站举行了系列宣传活动启动仪式，卫生部副部长陈啸宏出席启动仪式并向劳动者赠送宣传材料。在全国人大和全国政协两会期间，中国疾病预防控制中心制作了《职业病防治专刊》，向参会人大代表和政协委员宣传我国职业病防治工作。2007年4月25日—5月1日宣传周期间，在中央媒体播出了公益广告。2007年4月29日，卫生部会同有关部门举行了专题新闻通报会，介绍我国职业病防治工作进展、2006年全国职业病发病情况、2007年职业病防治重点工作。2007年6月23日，卫生部会同有关部门在浙江省联合召开劳动者健康与企业社会责任论坛，强调以保护劳动者健康为切入点全面落实企业的社会责任。各地结合实际，开展了系列宣传活动：一是春运期间，向劳动者发放职业病防治宣传品，在列车上广播职业病防治小知识；二是充分利用电视、电台、网络及各种报刊等媒体进行广泛深入的宣传；三是举办座谈会、培训班和知识竞赛活动。据不完全统计，全国共出动专业人员6万人次，举办不同层次的座谈会116场，各种职业卫生培训班781次；提供职业卫生咨询80.9万人次；免费为3.6万名劳动者进行了健康体检。

（李　晋　房元萍）

2007年全国继续深入开展打击非法行医专项行动

为落实《国务院办公厅关于开展打击商业欺诈专项行动的通知》精神，2005年4月以来，卫生部联合有关部委在全国范围内部署开展了打击非法行医专项行动。为进一步巩固打击非法行医专项行动两年来取得的成果，切实维护群众健康权益，国务院决定继续将打击非法行医专项行动作为2007年全国整顿和规范市场经济秩序重点工作内容之一，严厉打击非法行医行为，同时狠抓长效机制建设，推动医疗服务秩序持续不断好转。卫生部、科技部、公安部、监察部、国家人口计生委、国家中医药管理局、总后卫生部联合下发了《关于继续深入开展打击非法行医专项行动的通知》以下简称《通知》)。《通知》增加了3项工作重点：一是严肃查处非法从事医疗美容诊疗活动的行为；二是严肃查处医疗机构超出登记范围开展诊疗活动的行为；三是严肃查处医疗机构违法发布医疗广告的行为。

（苏　志　段冬梅）

全国打击非法行医专项行动领导小组对山西、河南等10省区市开展总结评估督查

根据《关于对北京等10个省、直辖市打击非法行医专项行动总结检查阶段督查的通知》要求，全国专项行动领导小组组成5个督查组于2007年1月4—31日对北京、山西、辽宁、江苏、安徽、河南、湖北、湖南、海南、陕西等10个省、直辖市打击非法行医专项行动工作进行了督查。督查组采取先暗访后明查的形式，通过听取汇报、查阅相关资料、召开座谈会、直接访谈和对基层工作进行抽查等方式，检查了20个地市、14个区县（县级市），并抽查了160个医疗机构、17个计生机构、4个医学科研机构、4个中医推拿按摩场所以及部分卫生监督机构。督查表明，各地将打击非法行医工作作为一项民心工程和政府的一件大事来抓，卫生行政部门及相关部门密切配合，按照巩固成效、打防结合、齐抓共管、注重长效的工作思路，做了大量富有成效的工作，但也还存在一些工作薄弱地区和环节。在2007年3月召开的督查汇报会上，卫生部副部长陈啸宏同意办公室提出的将打击无证行医工作纳入创建国家卫生城市（镇）考核内容之一、作为政府的考核目标的建议，以充分调动各级政府的积极性，发挥街道乡镇、居（村）委会等基层组织的作用。

（张伟力　邢路微）

全国打击非法行医专项行动领导小组对河北、云南等10省区市开展督查

根据《关于开展打击非法行医专项行动和非法采供血专项整治督查工作的通知》要求，全国专项行动领导小组采取先行集中暗访，然后再开展明查的形式对部分省区市打击非法行医专项行动和非法采供血专项整治工作进行了督查。2007年10月，全国专项行动办公室先后对湖北、安徽、山西、贵州等共14个省区市的打击非法行医专项行动和非法采供血专项整治工作进行了实地暗访，共暗访了424家诊所等医疗机构和23家采供血机构，并及时将发现的问题向当地进行通报，责成立即查处。2007年11—12月，全国专项行动领导小组组成6个督查组对河北、吉林、黑龙江、江苏、福建、江西、广西、重庆、云南、陕西等10个省、自治区、直辖市进行了明查，共检查了24个地市、27个区县（县级市），明查了143个医疗机构、14个计生机构、6个医学科研机构、32所采供血机构以及部分卫生监督机构。此次督查中发现了一些省市的好做法、好经验，收集并提出了许多对打击非法行医和非法采供血工作好的意见和建议，进一步了解了全国工作情况并梳理了存在的问题。

（包大跃　宫国强　冯　光）

卫生部通报安徽省广德县人民医院等医疗机构违法行为查处情况

2007年2月8日，中央电视台《焦点访谈》栏目以“一个女婴的非正常死亡”为题，报道了安徽省宣城市广德县人民医院在救治某患儿过程中，3名医生无证行

医致患儿死亡的事件。经调查核实，广德县人民医院在救治患儿过程中，存在使用未取得医师执业资格的人员从事医师执业活动的行为。另外由于人事科工作人员严重失职，导致保管的部分医护人员资格证书丢失，又没有及时到主管部门开具证明文件或补办证件，致使在法院审理过程中，医院不能在法定时限内出具有效证据。在对医院全面检查中还发现，医院的其他科室还存在3名处于试用期的医学院校毕业生独立从事诊疗活动，2名护士超范围执业等问题。针对以上问题，安徽省卫生厅已经对广德县人民医院违法违规行为给予罚款5000元的行政处罚，对儿科主任许某、儿科副主任易某给予暂停6个月执业活动的行政处罚，对监管不力的广德县卫生局和广德县人民医院进行了全省通报批评。2007年3月，卫生部下发了《关于安徽省广德县人民医院违法行为查处情况的通报》，要求各级卫生行政部门以此为戒，督促医疗机构进一步完善管理制度和措施，提高依法行医意识，切实加强医疗机构规范化管理。

2007年，根据群众举报，卫生部责成重庆市卫生局、山西省卫生厅、安徽省卫生厅分别对重庆市涪陵区中医专科医院对外承包科室案及涪陵区极康医院违法行医案、山西省霍州市中医院非法从事性病诊疗活动案及山西省太原市中医院使用非卫生技术人员案、安徽省合肥市杏花镇中心卫生院对外出租科室案进行了调查处理。为警示少数置国家法律法规于不顾，存在非法对外出租科室、任用非卫生技术人员、超范围开展诊疗活动等违法行为的医疗机构和个别不认真履行监管职责，对违法行为查处不力的地方卫生行政部门，卫生部于2007年8月下发了《卫生部办公厅关于有关医疗机构违法行为查处情况的通报》，通报了上述案件的调查处理情况和对有关人员的责任追究情况。

(张伟力　冯　光)

全国打击非法行医专项行动办公室2005—2007年案件受理和查办情况

截至2007年底，全国打击非法行医专项行动办公室共收到各地群众投诉举报线索1970件，其中卫生部受理1930件（2007年214件）、国家人口计生委受理25件、总后卫生部受理7件、武警卫生部受理3件、国家中医药管理局受理3件、公安部受理2件。1970件案件线索中，投诉医疗机构出租承包科室、使用非卫生技术人员等机构违法违规的线索1099件（占总数的56%），投诉无证行医的671件（占总数的34%），举报非法鉴定胎儿性别的24件（占总数的1%），反映医疗纠纷、行风、行政不作为、违法审批等问题的176件（占总数的9%）。全国打击非法行医专项行动办公室对案件线索进行了分类处理，转请地方核查1695件（2007年135件），其中要求限期反馈结果1072件（2007年106件）。同时，通过派员暗访、配合省（区、市）卫生厅（局）开展调查、下发督办函、召开专题案件督办会、派督查组督办等形式，加强了对各地案件查处的督查督办和一些大要案的联合查办、暗访工作，办结率达100%，群众举报属实率为75%。

(冯　光　张伟力)

加大违法采供血（浆）案件的查办工作，对山西、广东、湖南三起违法违规采血（浆）问题查处情况进行通报

2007年全国专项行动领导小组办公室共派出11组人员，对广西、黑龙江、江西等14个省（区、市）的32所采供血机构（12所血站，20所单采血浆站）进行突击检查或暗访工作，对发现的问题，责成相关省（区、市）卫生行政部门进行深入调查、严肃查处。还对采供血违法违规的重大案件和典型案件实行了挂牌督办，先后督办了广西上林、全州，江西余干、南城，湖北武穴、山西襄垣等单采血浆站的违法违规采集血浆案件。卫生部参与联合调查了山西省方山县单采血浆站、广东省揭阳血液事件和湖南省娄底市紫光新化单采血浆站等3家采供血机构违法违规采血（浆）案件，对问题严重的山西方山、湖南新化2家单采血浆站责成省卫生厅予以吊销《单采血浆许可证》，广东省对揭阳血液安全事件相关责任人进行了行政责任追究，对组织他人卖血的“血头”移交公安司法部门进行了刑事责任追究。卫生部对3个案件进行了全国通报，要求各地要结合当地实际情况，认真分析存在的问题，切实加大采供血监督力度和非法采供血案件的查处力度。

(徐克明　宫国强　姜胜萍)

医学教育

社区卫生人员岗位培训大纲颁布

为贯彻落实国务院《关于发展城市社区卫生服务的指导意见》和人事部等五部门《关于加强城市社区卫生人才队伍建设的指导意见》，促进“中西部地区城市社区卫生人员培训项目”的顺利实施，卫生部科教司委托卫生部全科医学中心组织专家制定《全科医师岗位培训大纲》、《全科医师骨干培训大纲》、《社区护士岗位培训大纲》。培训大纲于2007年4月颁发，供各地培训工作使用，为培训工作明确要求，提供业务指导。

（陈昕煜）

社区卫生人员岗位培训教材编辑出版

为促进“中西部地区城市社区卫生人员培训项目”的顺利实施，卫生部科教司委托卫生部全科医学中心紧密围绕着社区卫生人员岗位培训大纲的要求，在全国遴选该领域著名专家编写了《全科医学基础》、《全科医疗》、《社区预防》、《社区保健与康复》、《全科医师临床技能》、《全科医师岗位培训习题库》、《社区护理岗位培训》、《社区护理岗位培训习题库》等8种教材。同时委托全科医学培训中心组织全国师资力量编制了配套的视听教材。

（陈昕煜）

农村乡镇卫生院卫生技术人员培训试点工作

2007年5月，卫生部科教司对贵州的试点乡镇卫生院培训工作进行了调研。在此基础上，2007年7月2—4日在贵州召开了试点乡镇卫生院培训工作交流会，对两年多来培训工作进展情况进行交流和总结，分析存在的问题，明确下一步工作重点，促进培训试点工作的健康发展。

（陈昕煜）

农村乡卫生院卫生技术人员培训急诊急救教材出版

卫生部在北京双卫医学技术培训中心的大力支持下，在乡镇卫生院卫生技术人员培训试点工作的基础上，组织专业人员编写了《乡镇卫生院卫生技术人员在职培训系列教材——急诊急救指导手册》及配套的视听教材，此教材选择了农村基层最常见的损伤、中毒、急症方面的75个急救项目，进一步突出培训内容的针对性、实用性，是面向农村基层卫生人员培训系列教材中的组成部分。

（陈昕煜）

专科医师培训试点工作

2007年3月，卫生部毕业后医学教育委员会会议在北京召开。会议对专科医师培训有关问题进行研讨，明确下一步工作任务和目标，同时召开由试点基地负责人参加的专科医师培训工作高层研讨会。经全国范围内公示和毕业后医学教育委员会讨论通过，2007年4月，卫生部毕业后医学教育委员会公布确定涉及89所医院的1099个专科医师培训试点基地名单。

为加强对专科医师培训试点工作的过程管理，保证培训质量，卫生部科教司委托北京市卫生局编制《专科医师培训登记手册》。2007年6月，卫生部毕业后医学教育委员会印发实施18个《普通专科医师培训登记手册》，并要求各试点基地在培训中使用。

2007年7月，卫生部科教司组织召开专科医师培训试点工作电视电话会议，各省市卫生厅局科教处负责人、培训基地负责人和基地所在医院领导参加会议。会议对专科医师培训试点工作进行部署，介绍拟订的《专科医师培训试点工作指导意见》（征求意见稿），明确专科医师培训的指导思想、基本原则、任务目标和具体要求，同时交流部分地区和单位的做法与经验。

为推动全科医学人才培养工作，卫生部毕业后医学教育委员会办公室于2007年10—12月期间组织专家对涉及7个省的12个全科医师培训基地进行实地评审。对部分专科医师培训试点基地进行复审，对各基地专科医师培训试点工作开展情况进行调研。为加强对专科医师培训试点工作的宏观指导，2007年底，卫生部科教司委托有关单位，启动系列课题研究工作，包括专科医师培训配套政策制定、培训质量评价方法研究、培训考核方法的研究与制订，以及培训考核方案的制订等研究课题。

（刘　爽）

临床药师培训试点工作

2007年临床药师培训试点工作全面推进，试点基地总计50个，涉及全国18个省、自治区、直辖市，招收学员202名，开设培训专业方向10个。2007年3月和8月，中国医院协会药事管理专业委员会分别在北京和成都组织带教药师师资培训班。2007年11月在西安举办“第三届临床药师论坛”，交流研讨临床药师在职培训和临床药学教育工作。

（刘　爽）

批准北京大学医学网络教育学院开展远程继续医学教育试点工作

根据《国家级远程继续医学教育机构申请条件、评审程序与结果认定》、《卫生部远程医学教育机构准入评审指标体系》和《操作指南》内容要求，卫生部科教司组织专家对北京大学医学网络教育学院进行评估，专家们从开展远程继续医学教育应具备的条件、教育系统、组织体系等方面实地考察了山东省乳山市人民医院的教学站点，对北京大学医学网络教育学院远程教育工作的开展情况给予充分的肯定，同时对工作中存在的问题提出具体的整改意见。

根据北京大学医学网络教育学院的申请和工作开展情况及评审专家意见，全国继续医学教育委员会同意其开展远程继续医学教育试点，试点期限为2年。

（敬蜀青）

医学科学技术

卫生部加强人类辅助生殖和人类精子库设置规划及监督管理

2007年，卫生部加强了对人类辅助生殖技术和人类精子库的设置规划及监督管理，部署了专项监督检查工作。人类辅助生殖技术和人类精子库属于限制性应用的高新卫生技术，卫生部要求各省级卫生行政部门应依据辖区卫生发展规划、人群结构和育龄人口数量、不育症患者发病率、经济发展水平、中心城市分布及交通环境、医疗机构的等级、性质、人员、技术、场地、设备、相关科室设置等条件，制定设置规划，严格控制新开展上述技术的机构数量，并采取切实措施，严禁此项技术的商业化和产业化。卫生部要求省级卫生行政部门将人类辅助生殖技术和人类精子库的日常监督管理纳入卫生监督执法的内容，认真受理投诉举报，定期开展监督检查工作。

（吴沛新）

医疗机构开展人类辅助生殖技术和设置人类精子库行政审批项目调整

2007年10月，国务院印发《关于第四批取消和调整行政审批项目的决定》，将卫生部开展的“医疗机构设置人类精子库审批”和“医疗机构开展人类辅助生殖技术许可”的审批权调整到省、自治区、直辖市卫生行政主管部门。

为确保调整工作顺利进行，卫生部组织有关专家和管理干部对已颁发的两个办法进行修订，进一步明确相关管理部门的职责，研发了管理和信息上报系统。组织专家对《人类辅助生殖技术和人类精子库技术规范、基本标准和伦理原则》进行修订和完善，制定了年度报表格式和内容。同总后卫生部等部门协调，理顺军队医疗机构开展技术的规划和审批管理的模式。组织省级卫生行政部门管理人员会议，统一审批模式和程序，培训管理人员，探索长效机制建立。

（吴沛新）

卫生部印发《高致病性病原微生物实验室资格审批工作程序》

卫生部组织制定《高致病性病原微生物实验室资格审批工作程序》(以下简称《程序》)。《程序》共六章 29 条，明确规定了高致病性病原微生物实验活动资格的申报、评估论证和批准工作程序，特别对现场评估论证过程做了详尽的规定，并申明了评估论证工作纪律，进一步规范了高致病性病原微生物实验室资格的审批工作。

(刘晓波)

卫生部血栓与止血重点实验室批准成立

为了加强出血性与血栓性疾病的研究，卫生部批准成立卫生部血栓与止血重点实验室。实验室主要研究方向包括血栓与止血机理的实验研究、出血性疾病的基础与临床研究、血管新生与血液系统恶性肿瘤的基础与临床研究、造血干细胞与血管闭塞性疾病的基础与临床研究。实验室的依托单位为苏州大学附属第一医院，聘任阮长耿院士任该实验室主任和学术委员会主任，聘期三年。

(郭苗云)

卫生部人类疾病比较医学重点实验室批准成立

为加强医学实验动物工作和促进人类疾病比较医学的发展，卫生部批准成立卫生部人类疾病比较医学重点实验室。实验室主要研究方向为人类非传染病重大疾病的基因工程模型和胚胎工程模型的研制、传染病模型的创建和比较医学研究、痴呆症、高血压和心肌病等模型的发病机理的比较医学研究。依托单位为中国医学科学院实验动物研究所，聘任秦川教授为实验室主任，詹启敏教授为实验室学术委员会主任，聘期三年。

(郭苗云)

卫生部医学神经生物学重点实验室批准成立

神经科学发展的最终目标是彻底揭开大脑在生物体如何生产和调节各种活动中的作用机制。为了促进医学神经生物学的发展，卫生部批准成立卫生部医学神经生物学重点实验室。实验室以神经信号传导及其相关重要神经疾病发病分子机制为主要研究方向。实验室的依托单位为浙江大学，聘任罗建红教授为实验室主任，陈宜张院士为实验室学术委员会主任，聘期三年。

(郭苗云)

卫生部副部长蒋作君调研中国医学科学院所属三家医院的科研教育工作

2007 年 6 月 8—11 日，卫生部副部长蒋作君率科教司、规财司和人事司的有关人员对中国医学科学院所属的阜外心血管病医院、肿瘤医院和整形外科医院的工作进行了调研。蒋作君听取了有关医院的汇报，实地考察有关的重点实验室和医疗、科研及教学设施，并同医院领导和专家进行座谈，充分交换意见。

(吴沛新)

2006 年度国家科技奖励获奖项目

2007 年颁发的 2006 年度国家科技奖励，医药卫生领域共有 36 项成果，其中包括国家技术发明奖二等奖 4 项，国家自然科学奖二等奖 4 项，国家科技进步奖一等奖 1 项、二等奖 27 项，占获奖项目总数的 10%以上。

一、国家自然科学奖二等奖（4 项）

线粒体基因组多样性与东亚人群历史的研究，单核苷酸多态与肿瘤的研究，恶性肿瘤磷酸化调控的信号转导研究，神经元 N 受体及其失敏态的药理毒理和病理生理学特征的系列研究。

二、国家技术发明奖二等奖（4 项）

近视眼手术微型角膜刀系统的关键技术及应用，超临界二氧化碳萃取中药有效成分产业化应用技术，新头孢菌素——头孢硫脒，低能离子束细胞修饰技术和装置。

三、国家科技进步奖一等奖（1 项）

转移性人肝癌模型系统的建立及其在肝癌转移研究中的应用。

四、国家科技进步奖二等奖（27 项）

严重急性呼吸综合征（SARS）的临床与基础研究，调控肾脏细胞衰老的机制及保护措施的研究，胃癌及其癌前病变分子病理学机制与临床应用研究，子宫内膜异位症的基础与临床研究，恶性肿瘤流行趋势分析及预防的研究，血管内超声和多普勒技术在冠状动脉疾病诊治中的应用研究，腹腔镜技术在泌尿外科的应用研究及推广，脊髓血管畸形的基础与临床研究，人工耳蜗技术的临床应用及研究，葡萄膜炎发生及慢性化机制、诊断和治疗的研究，肾小球疾病免疫发病机制及治疗干预系列研究，直肠癌全直肠系膜切除微创化保肛术与肿瘤微转移的临床应用研究，重型肝炎/肝衰竭的基础与临床研究，新生儿听力筛查及干预的研究，下呼吸道感染的病原学及治疗对策研究，严重烧伤救治新技术的基础与临床研究，络病理论及其应用研究，方剂组分活性跟踪与配伍方法的建立与实践，中药材三维定量鉴定及生产适宜性的系统研究，中医瘟疫研究及其方法体系构建，经前期综合征病证结合临床、基础和新药研发与应用，国家一类抗肝炎新药双环醇的研究，逆向动态适形调强放疗系统的研发与推广应用，盐酸布替萘芬及其制剂的研究与开发，一种冠脉药物洗脱支架设计与制造关键技术，动物性食品中药物残留及化学污染物检测关键技术与试剂盒产业化，协和医生答疑丛书。

（林凡玉　摘）

规划财务管理

卫生部加强全国医院规划建设管理工作

2007年1月，卫生部向全国通报批评了卫生部属（管）个别医院擅自扩大建设规模、违规建设问题，明确要求各地卫生行政主管部门要加强监管，坚决杜绝公立医院盲目扩大建设规模、追求豪华医疗设施现象，努力减轻群众就医负担。4月，在广州召开全国医院规划建设管理工作座谈会，会议交流了各地加强医院规划建设管理、控制公立大医院盲目扩大建设规模和豪华装修等方面的工作开展情况，研究探讨进一步加强公立医院规划建设管理的政策措施。会议明确要求各地以认真落实区域卫生规划为切入点，分析掌握本地区医疗卫生资源现状，研究确定医疗卫生事业发展目标，明确公立医疗机构功能定位，严格论证审批医院发展规划和建设项目，积极引导医院将建设重点从片面注重外延发展转移到内涵建设上来，促进医院科学合理发展。

（任西岳）

指导各地调整大型医用设备检查治疗价格

为进一步加强大型医用设备检查治疗价格管理，根据国家发改委办公厅、卫生部办公厅《关于制定和调整大型医用设备检查治疗价格指导意见的通知》，卫生部办公厅与国家发改委办公厅共同印发了《关于制定和调整正电子发射计算机断层扫描PET－CT和头部伽玛刀检查治疗价格有关问题的通知》（以下简称《通知》）。此前，卫生部和国家发改委已委托中国价格协会和卫生部卫生经济研究所印发了PET－CT和γ刀成本测算结果（PET－CT检查项目参考成本为5000元/次（局部），项目内容包括PET－CT显像和同位素两部分；头部γ刀治疗项目参考成本为7500元/次，项目内容包括特定计算机治疗计划系统、头架、伽玛刀治疗共三部分）。《通知》要求各地要切实降低部分偏高的医用设备检查治疗价格水平，根据两部委公布的成本测算结果，结合当地实际情况，重新核定和调整相关检查治疗项目的价格。同时要求各地要加强对医疗机构大型医用设备配置管理，没有取得配置许可证的大型医用设备，医疗机构提供相关检查治疗时，不得向患者收取费用。各地要推动医学影像检查结果存储方式的改革，降低大型医用设备检查成本。

（朱佩慧）

出台《全国伽马射线头部立体定向放射外科治疗系统配置规划》

为合理配置和有效利用伽马射线头部立体定向放射外科治疗系统（简称头部伽玛刀），避免医疗机构盲目引进，维护患者合法权益，2007年3月卫生部和国家发改委联合印发了《全国伽马射线头部立体定向放射外科治疗系统配置规划》。按照控制总量、合理布局、严格准入、有效使用的原则，该规划对医疗机构资质、人员要求、购置资金来源和运作方式等方面均做了明确规定，为严格审批头部伽玛刀配置提供了科学依据。依据规划，2007年4—5月卫生部组织对全国27个省、自治区、直辖市报送的申请配置头部伽玛刀的部分医疗机构集中进行了论证评审工作。

（李　军）

增补与修订《全国医疗服务价格项目》

为进一步完善《全国医疗服务价格项目规范》，适应新的医学技术发展，按照《关于改革医疗服务价格管理的意见》的要求，2006年10月，国家发改委、卫生部和国家中医药管理局启动了《全国医疗服务价格项目》增补与修订工作。经过严格评审，2007年9月，完成了《〈全国医疗服务价格项目规范〉新增与修订项目(2007年)》，并印发各地执行。新增项目204项，其中综合类4项，医技类109项，临床类65项，中医类26项；修订项目141项，其中综合类11项，医技类24项，临床类98项，中医类8项。增补与修订工作完成以后，全国医疗服务价格项目共计4170项。

新增项目均按项目编码顺序赋予了新的编码，修订项目的编码保持不变。《全国医疗服务价格项目规范》中临床诊疗类的“临床各系统诊疗”与“手术治疗”的总说明也做了相应修改。

为使各地能更好地理解和执行新增医疗服务价格项目，2007年9月，国家发改委、卫生部和国家中医药管理局联合对全国31个省、自治区、直辖市和5个计划单列市卫生行政部门、价格主管部门和医疗机构相关人员200多人进行了培训。

（朱佩慧）

完成全国大型医用设备管理专项督查工作

为全面了解全国大型医用设备配置与使用总体情况，研究进一步加强监督管理的措施，2007年9—10月，卫生部组织30名专家分10个组，对除青海、宁夏、西藏外的28个省、区、市进行了大型医用设备管理专项督查。

此次专项督查的主要内容为省级卫生行政部门大型医用设备配置规划执行和审批、医疗机构配置许可、技术人员上岗资质、设备操作规范和应用质量保障等情况。现场共督查了282家医疗机构和1156台大型医用设备。从现场督查和各地自查上报情况看，全国大型医用设备管理工作逐步加强，无序配置的不利局面初步得到扭转，盲目装备大型医用设备的现象有所减少。

督查也发现，个别地区需进一步提高对加强大型医用设备管理工作重要性的认识，采取措施加强管理。另外，以合作租赁分成方式配置大型医用设备，政府投入大型医用设备购置资金少，基层医疗机构大型医用设备应用管理水平较低，装备质量不高，分散采购价格较高等问题也亟待解决。

（李　军）

制定《医疗卫生机构接受社会捐赠资助管理暂行办法》

为加强医疗卫生机构接受社会捐赠资助财产管理，规范捐赠资助和受赠受助行为，配合卫生系统治理商业贿赂长效机制建设，卫生部制定了《医疗卫生机构接受社会捐赠资助管理暂行办法》(以下简称《办法》)。《办法》对捐赠资助的接受、管理、使用、监督检查与法律责任等方面做了明确规定，填补了医疗卫生机构接受社会捐赠资助财务管理制度的空白，为保护捐赠资助人和受赠受助人的合法权益提供了制度保障。

《办法》规定：医疗卫生机构接受社会捐赠资助必须遵守国家法律、法规，坚持自愿无偿的原则。接受捐赠不得损害公共利益和公民的合法权益，不得接受附有影响公平竞争条件的捐赠资助，不得将接受捐赠资助与采购商品（服务）挂钩，不得以任何方式索要、摊派或变相摊派。承担政府卫生监督执法任务的机构，不得接受与监督执法工作相关的任何形式的捐赠资助。

《办法》规定：医疗卫生机构接受的捐赠资助必须符合公益目的，主要用于贫困患者救治、面向公众的健康教育、卫生技术人员培训、医学交流、科学研究、医疗卫生机构的服务设施建设等公益非营利性业务活动。同时，为了确保捐赠资助的公益性，捐赠资助方和受赠受助方必须签订协议，并按照协议规定使用捐赠资助财产。医疗机构严格按照协议约定开展公益非营利业务活动，不能擅自改变财产用途。医疗卫生机构要主动接受社会监督，及时向捐赠资助方反馈财产的使用和管理情况，财产流向应公开透明，不能用于发放职工奖金和津贴及其他个人支出，也不得提取管理费。

《办法》规定：捐赠资助财产必须由单位财务统一管理。医疗卫生机构要按照单位财务集中统一管理的要求，将捐赠资助财产交由法人单位财务部门统一管理使用，任何单位和个人不得侵占、挪用或毁损，严禁设账外账，要及时公开捐赠资助情况，以保证捐赠资助财产公开、透明和发挥效益。医疗卫生机构内部的职能部门和个人一律不得接受捐赠资助。特殊情况下，捐赠资助方要求以个人名义接受捐赠资助的，医务人员应当事先报告单位领导集体审核同意，并纳入单位财务部门统一管理使用。

（李　鑫）

开展卫生部部属（管）医院2007—2009年度临床学科重点项目评审工作

为持续推动卫生部部属（管）医院临床医学技术进

步，提高疾病诊治水平，卫生部组织开展了卫生部部属（管）医院2007－2009年度临床学科重点项目立项初审、终审工作。卫生部部长陈竺出席终审评审会议并作了重要讲话，要求卫生部部属（管）医院要进一步加强对临床学科重点项目建设工作的领导，加大对包括临床学科在内的医学研究的投入力度，发挥卫生部部属（管）医院在医学科技创新中的“国家队”作用和示范辐射作用，切实提高基层卫生机构的服务能力和水平，引导医疗卫生资源合理流动，重视培养具有创新意识和创新能力的高层次医学人才，推动我国卫生事业又好又快发展。

此次临床学科重点项目评审，卫生部44家部属（管）医院共申报了179个项目参加评审。通过专家严格评审，有38家医院的96个项目获得了为期三年的项目支持，支持资金1亿元。

（陈小可）

安排专项资金为农村招聘执业医师

为进一步加强农村卫生工作，提高乡镇卫生院的服务能力和业务水平，满足广大农村居民的基本医疗卫生需求，缓解我国城乡、地区之间卫生人力资源分配不均衡的现状，2007年中央财政安排专项资金2000万元，在8个中西部省（区、市）的贫困县开展招聘执业医师试点工作，为无执业医师且有空余人员编制的乡镇卫生院招聘执业医师，第一批招聘1000名执业医师，聘期5年，中央财政对受聘执业医师按每人每年2万元标准给予补助。为乡镇卫生院招聘执业医师，有利于加强乡镇卫生院人才队伍建设，探索并逐步建立为农村卫生机构吸引、稳定人才的长效机制。

（仇月光）

稳步推进医疗卫生机构建设标准与技术规范编制工作

为适应社会主义市场经济体制改革需要，推进医疗卫生事业的发展，进一步规范全国医疗卫生机构建设，2007年卫生部在有关部委支持下，继续推进医疗卫生机构国家建设标准和技术规范编制工作。《综合医院建设标准》即将颁布实施；《急救中心建设标准》、《急救中心建筑技术规范》、《传染病医院建设标准》和《传染病医院建筑技术规范》已通过建设部组织的报批稿审查会，待修改完善后颁布实施；《综合医院建筑技术规范》、《乡镇卫生院建设标准》和《疾病预防控制中心建设标准》已完成报批稿；《疾病预防控制中心建筑技术规范》已完成征求意见稿。《社区卫生服务机构建设标准》、《精神卫生防治机构建设标准》和《精神卫生防治机构建筑技术规范》已经有关部门批准，正式纳入国家卫生标准编制体系，计划2008年启动编制工作。

（吴翔天）

医政管理

2007年医政工作

2007年，医政系统紧密围绕全国卫生工作重点，进一步提高医疗质量，保障医疗安全，改进医院服务，加强医院管理，深入组织实施“万名医师支援农村卫生工程”，继续加强血液管理，推进护理工作发展，不断完善国家医疗质量管理和持续改进体系建设，各项工作取得了新进展。

一、深入开展医院管理年活动

在总结前两年工作经验的基础上，2007年初，卫生部印发了《2007年“以病人为中心，以提高医疗服务质量为主题”的医院管理年活动方案》，并于2007年3月29—30日在北京召开全国医院管理年工作暨医政工作会议。2007年8月26日—9月中旬，卫生部组织全国优秀的临床和管理专家对31个省、自治区、直辖市和新疆生产建设兵团的医院管理年活动进行了督导，共督导89家三级综合医院。督导组本着“查实、查严、查细，帮助医院解决问题”的原则，依据评分标准对各地接受督导的医院进行逐项检查，并向当地卫生行政部门反馈督导结果，在充分肯定成绩的同时，也客观指出被督导医院存在的问题，提出改进工作的意见和建议。

二、加强医疗服务管理，保障医疗质量和医疗安全

加强医疗技术临床准入和应用管理。研究建立医疗技术临床应用准入制度，起草了《医疗技术临床应用管

理办法》，并多次征求意见，对医疗技术安全性、有效性进行评价，根据风险程度、对伦理的影响等因素对医疗技术进行分类，实施不同等级（国家、省、医疗机构）的准入管理。与此同时，组织起草了胰腺、小肠移植和神经血管介入、人工关节植入等技术管理规范。加强人体器官移植准入管理，配合《人体器官移植条例》施行，制定印发了《卫生部关于做好<人体器官移植条例>贯彻实施工作的通知》；组织做好第一批准予开展人体器官移植医疗机构社会公示和相关医疗机构人体器官移植诊疗科目登记工作。组织召开中国器官移植论坛，推进中国器官移植法制化、规范化进程，加强国际交流与合作；制定《关于境外人员申请人体器官移植有关问题的通知》，规范境外人员申请人体器官移植业务；起草了《国家人体器官移植工作体系建设方案》，并上报国务院。加强心血管疾病介入诊疗技术管理，制定出台了《心血管疾病介入诊疗技术管理规范》，就心血管内（外）科、血管造影室、重症监护室和其他辅助科室的建设提出了明确要求，并对从事心血管疾病介入诊疗的相关专业技术人员资质作出了具体规定。继续完善临床诊疗技术规范体系，委托中华医学会、中华口腔医学会、中华护理学会编写的《临床技术操作规范》已经出版了25个分册，《临床诊疗指南》已经出版了27个分册。

加强临床用药管理，提高合理用药水平。规范处方管理，以卫生部令形式颁布了《处方管理办法》。加强药品使用管理，继续加强《抗菌药物临床应用指导原则》的贯彻落实，在医院管理年活动中将其作为重要内容进行督查。探索开展药品评价工作，指导全国抗菌药物临床应用监测网和细菌耐药监测网，加强药物临床应用评估与监测，每年2次对监测网内医院的抗菌药物临床应用数量、药物选择、给药途径、给药剂量、药物配伍和联合用药等情况进行监测，为临床用药提供指导信息，对于保证药品质量、提高临床合理用药水平发挥了积极作用。

规范临床实验室管理。组织专家修订出版了《全国临床检验操作规程》（第三版），规范临床检验工作，提高临床检验水平，保证临床检验质量；同时，印发了《医疗机构临床检验项目目录》，对允许医疗机构开展的临床检验项目和临床检验方法作出规定，切实加强医疗机构临床实验室标准化、规范化管理。

逐步完善院前医疗急救服务体系。督导各省加强紧急医疗救援中心建设，合理设置急救站，完善医疗急救服务体系，提高日常院前医疗救治和突发事件应急救治能力；组织制定《道路交通事故受伤人员临床诊疗指南》，指导各地开展应急救治相关知识培训和突发事件应急救治演练，不断提高急救医疗机构和急救人员应急能力；组织开展2007年全球道路安全周中国系列活动，落实道路交通安全“五整顿”、“三加强”工作。与公安等部门向全社会发出《道路交通安全行动倡议书》，开展形式多样的系列活动，宣传道路安全意识及道路交通事故伤员基础救治知识，提高公众安全意识。起草了《急救中心（站）管理办法》和《2007年全国院前急救岗位训练技能竞赛活动方案》。

进一步加强医院感染控制管理。贯彻落实《医院感染管理办法》，成立医院感染控制专业标准委员会，研究制订有关技术性标准；与中国医院协会、世界卫生组织举办了中国参加世界患者安全联盟发起的“全球患者安全倡议活动”启动仪式暨医院感染与患者安全研讨会。针对预防和控制外科手术感染，与中华医学会、中国医师协会、中华护理学会和中国医院协会医院感染管理专业委员会共同举办预防和控制外科手术感染研讨会；开展医院感染的日常监测工作。

组织做好医师资格考试，加强医师队伍管理。积极稳妥处理2007年2类考试试题外流事件。强化医师执业管理，出台了《医师定期考核管理办法》，对医师的考核机构、考核方式及管理、执业记录与考核程序、考核结果、监督管理等做了详细的规定，建立医师执业行为记录和电子执业记录制度，加强医师自律。

三、进一步推动护理事业发展

加强立法工作，制定《护士条例》。《护士条例》已纳入国务院立法工作计划。按照2007年5月9日国务院常务会议审议《护士条例（草案）》的精神，卫生部与国务院法制办对《护士条例（草案）》进行了修改，重点增加保障护士权益、提高护士待遇以及对作出突出贡献的护士予以表彰、奖励的内容。

贯彻实施《中国护理事业发展规划纲要（2005—2010年）》。制定印发了《全国卫生系统护士岗位技能训练和竞赛活动护理技术项目考核要点》，在各地广泛训练、竞赛的基础上，结合医院管理年督导工作，对全国范围内护士岗位技能竞赛进行考核，全国89所三级医院、近万名护士参加了考核。

加大宣传表彰，弘扬护士的奉献精神。与中国红十字总会对获得第四十一届南丁格尔奖章的护士进行表彰。

（王　羽）

贯彻落实新《医疗广告管理办法》

自2007年1月1日，新修订的《医疗广告管理办法》（以下简称《办法》）实施。为保证《办法》的顺利实施，卫生部上半年举办了全国卫生系统《办法》培训班，对各省、自治区、直辖市和新疆生产建设兵团医疗广告审查工作人员进行重点培训。并在卫生部医院管理研究所设立了违法医疗广告监测、举报办公室，向社会公示了违法医疗广告举报电话、电子信箱；安排专人对订阅的全国各地70多份都市生活类报刊进行医疗广告的监测，及时掌握医疗广告发布情况。截至2007年底，共接到群众举报电话251个，举报信件135封，进行了及时处理。此外，卫生部连续部署卫生系统查处涉嫌发布违法医疗广告案件10批次，共259件，涉及北京、天津、河北等22个省、自治区、直辖市。其中查证属实并处理完毕的案件共179起，对典型案件通过卫生部网站进行了公示。2007年11月，卫生部在广西南宁召开全国卫生系统《医疗广告管理办法》实施情况总结汇报会，总结了一年来的工作，对下一步的工作进行部署。

各地卫生行政部门严格按照《办法》规定的医疗广告“八项内容”进行审核，依法把好医疗广告“准入关”。据不完全统计，2007年，除西藏之外的30个省、自治区、直辖市卫生行政部门共受理（非中医）医疗广告申请1万余件，出具医疗广告审查证明7500余件，较好地完成了医疗广告审查出证工作。各地卫生行政部门对发布违法医疗广告的医疗机构予以行政处罚的案件共计2145件，其中撤销医疗广告审查证明的459件，江西、四川、河北等省市吊销了52家发布违法医疗广告情节严重的医疗机构的相关诊疗科目，江西、安徽、山东等地对309家医疗机构给予了停业整顿的处罚。

2007年11月27日，国家工商总局、卫生部等十二个部委联合发布了《关于进一步治理整顿非法“性药品”广告和性病治疗广告的通知》，卫生部作为联席成员单位之一，及时对专项治理整顿网上性病治疗广告工作进行了部署，要求把治理整顿非法性病治疗广告作为打击违法医疗广告工作的重中之重，各地再次掀起打击非法医疗广告的高潮。

（高光明　韩　星）

卫生部、中国红十字会总会制定印发《关于医疗机构冠名红十字（会）的规定》

2007年1月4日，卫生部、中国红十字会总会制定印发《关于医疗机构冠名红十字（会）的规定》（以下简称《规定》），提出由红十字会创办（包括历史上创办）的医疗机构，或由红十字会设置的医疗机构，或国内外红十字会提供资助援建的医疗机构，或历史上与红十字会关系密切，或对红十字事业作过特殊贡献的医疗机构等，并遵守《红十字会法》和红十字会章程，热爱红十字事业，履行红十字义务，遵守国家有关规定者，可以申请冠名“红十字（会）”。

《规定》要求，以“红十字（会）”冠名的医疗机构，应当在地区名称等识别名称后、医疗机构通用名称前，增加“红十字（会）”字样。由红十字会创办和设置的医疗机构，冠以“红十字会”的医疗机构名称可以作为医疗机构的第一名称，其他医疗机构可冠名“红十字”字样，但不能作为医疗机构第一名称。冠名“红十字（会）”的医疗机构不符合有关规定或不履行有关义务的，当地县（市）级以上红十字会可提出取消冠名的意见，报原批准该医疗机构冠名的红十字（会）审核，待审核批复后报中国红十字会总会备案，被红十字（会）取消冠名的医疗机构应当依法到卫生行政部门办理相关变更登记。《规定》还提出了医疗机构冠以红十字（会）名称的申报、审批程序，以及冠名红十字（会）医疗机构享有的权利和应当履行的义务。

（钱　峰）

卫生部公告取得PET－CT/PET配置许可证的医疗机构名单

根据《2004—2006年全国X线－正电子发射型计算机断层扫描仪（PET－CT/PET）配置规划》，截至2006年底，卫生部共审批同意58家医疗机构配置PET－CT/PET。2007年1月，卫生部向社会公布了58家医疗机构名单，主动接受社会和舆论监督，并为患者看病就医提供合法、正确的信息。

获准配置X线－正电子发射型计算机断层扫描仪（PET－CT/PET）医疗机构名单

编号	省区市	医疗机构	地址
1	北京	北京协和医院	北京市东城区王府井帅府园1号
2	北京	中国医学科学院肿瘤医院	北京市朝阳区潘家园南里17号
3	北京	北京大学第一医院	北京市西城区西什库大街8号
4	北京	卫生部北京医院	北京市东城区东单大华路1号
5	北京	首都医科大学附属宣武医院	北京市宣武区长椿街45号
6	北京	中国医学科学院阜外医院	北京市西城区北礼士路167号
7	天津	天津医科大学总医院	天津市和平区鞍山道154号
8	天津	天津医科大学肿瘤医院	天津市河西区北环湖西路
9	河北	河北医科大学第四医院	石家庄市健康路12号

编号	省区市	医疗机构	地址
10	河北	唐山市工人医院	唐山市文化路 27 号
11	河北	中国石油天然气集团中心医院	廊坊市新开路 51 号
12	内蒙古	内蒙古医学院附属医院	呼和浩特市通道北街 1 号
13	辽宁	中国医科大学附属一院	沈阳市和平区南京北街 155 号
14	辽宁	中国医科大学附属二院	沈阳市和平区三好街 36 号
15	辽宁	大连医科大学附属第一医院	大连市中山路 222 号
16	黑龙江	哈尔滨医科大学附属一院	哈尔滨市南岗区邮政街 23 号
17	黑龙江	哈尔滨医科大学附属三院	哈尔滨市哈平路 150 号
18	上海	复旦大学附属肿瘤医院	上海市东安路 270 号
19	上海	上海华东医院	上海市延安西路 221 号
20	上海	上海市第一人民医院	上海市虹口区武进路 85 号
21	上海	上海交通大学附属仁济医院	上海市东方路 1630 号
22	上海	复旦大学附属华山医院	上海市吴中东路 518 号
23	上海	上海交通大学附属瑞金医院	上海市瑞金二路 197 号
24	江苏	江苏省人民医院	南京市广州路 300 号
25	江苏	南京市鼓楼医院	南京市中山路 321 号
26	江苏	苏州大学附属第一医院	苏州市十梓街 96 号
27	江苏	徐州市中心医院	徐州市解放南路 199 号
28	浙江	浙江大学医学院附属第一医院	杭州市庆春路 79 号
29	浙江	浙江大学医学院附属第二医院	杭州市解放路 88 号
30	浙江	宁波市明州医院	宁波市泰安西路 168 号
31	安徽	安徽省立医院	合肥市庐江路 17 号
32	福建	福建医科大学附属协和医院	福州市新权路 29 号
33	福建	福建省立医院	福州市东街 134 号
34	福建	厦门市第一人民医院	厦门市思明区镇海路上古街 10 号
35	江西	江西省人民医院	南昌市爱国路 92 号
36	山东	山东省立医院	济南市经五纬七路 324 号
37	山东	山东省肿瘤医院	济南市济兖路 440 号
38	山东	山东大学齐鲁医院	济南市文化西路 107 号
39	山东	青岛市中心医院	青岛市四流南路 127 号
40	山东	烟台市毓璜顶医院	烟台市毓璜顶东路 20 号
41	山东	山东淄博万杰医院	山东淄博市博山经济技术开发区
42	河南	河南省肿瘤医院	郑州市东明路 127 号
43	湖北	湖北省肿瘤医院	武汉市洪山区卓刀泉南路 16 号
44	湖北	华中科技大学同济医学院	武汉市解放大道 515 号
45	湖南	湖南省肿瘤医院	长沙市桐梓坡路 283 号

编号	省区市	医疗机构	地址
46	湖南	中南大学湘雅二院	长沙市人民中路 86 号
47	广东	广州医学院第一附属医院	广州市沿江西路边 151 号
48	广东	广东省人民医院	广州市越秀区中山二路 106 号
49	广东	中山大学附属一院	广州市中山二路 58 号
50	广东	中山大学附属肿瘤医院	广州市东风东路 651 号
51	广东	东莞市人民医院	东莞市城区沙地塘 88 号
52	广西	广西医科大学附属第一医院	南宁市滨湖路 6－1 号
53	四川	四川大学华西医院	成都市国学巷 37 号
54	云南	昆明医学院附属第三医院	昆明市人民西路 174 号
55	陕西	西安交通大学附属第一医院	西安市雁塔西路 277 号
56	陕西	西安市长安医院	西安市经济技术开发区文景路 17 号
57	甘肃	甘肃省人民医院	兰州市东岗西路 160 号
58	新疆	新疆维吾尔自治区人民医院	乌鲁木齐市天池路 91 号

（李　军）

卫生部印发《麻醉药品临床应用指导原则》和《精神药品临床应用指导原则》

为加强麻醉药品和精神药品临床应用的管理，保证麻醉药品和精神药品安全、合理使用，规范医疗机构及其医务人员的用药行为，卫生部组织编写了《麻醉药品临床应用指导原则》和《精神药品临床应用指导原则》，对临床常用的麻醉药品和精神药品，从适应证、应用原则、使用方法、慎用及禁忌、不良反应、注意事项等几方面作出规定，指导医务人员在临床诊疗工作中合理使用麻醉和精神药品。

（焦雅辉）

卫生部发布《医师定期考核管理办法》

2007 年 3 月 12 日，卫生部公布《医师定期考核管理办法》（以下简称《办法》），自 2007 年 5 月 1 日起施行。

《办法》规定，医师要定期接受县级以上地方人民政府卫生行政部门委托的机构或组织按照医师执业标准对医师的业务水平、工作成绩和职业道德进行的考核。医师定期考核每两年为一个周期。国家实行医师行为记录制度，医师行为记录分为良好行为记录和不良行为记录，并作为医师考核的依据之一。

《办法》提出，考核不合格的医师，卫生行政部门可以责令其暂停执业活动 3 个月至 6 个月，并接受培训和继续医学教育，暂停执业活动期满，由考核机构再次进行考核。考核合格者，允许继续执业，但该医师在本考核周期内不得评优和晋升。考核不合格的，由卫生行政部门注销注册，收回医师执业证书。

（金永红　钱　峰）

国务院印发《人体器官移植条例》

2007 年 3 月 21 日，国务院总理温家宝主持召开国务院第 171 次常务会议，审议并原则通过《人体器官移植条例》，自 2007 年 5 月 1 日起施行。

会议指出，人体器官移植是医学科学的重大进展，已经成为拯救器官功能衰竭病人的重要手段。在起草过程中广泛听取了国内外医学、法学、伦理学、社会学、人权等方面专家学者的意见，专门征求了世界卫生组织的意见。《人体器官移植条例》规定：器官捐献必须尊重捐献人意愿，遵循自愿、无偿原则，严禁买卖人体器官；切实保护未成年人，任何组织或者个人不得摘取未满 18 周岁公民的活体器官用于移植；严格对从事人体器官移植医疗机构的监督管理；严格人体器官摘取、申请和移植各环节的条件和审查程序；明确违法摘取他人器官和非法从事人体器官移植活动等行为的法律责任。

（林凡玉　摘）

卫生部通知做好《人体器官移植条例》贯彻实施工作

卫生部发出通知，要求做好《人体器官移植条例》贯彻实施工作。第一批准予开展人体器官移植的医疗机构名单将于近期向各省级卫生行政部门通报，并向社会公示。

通知指出，《人体器官移植条例》（以下简称《条例》）于2007年5月1日施行。各级卫生行政部门要积极组织医疗机构及医务人员认真学习《条例》，深刻领会精神，严格执行规定。同时，要坚持依法行政，严格按照《条例》及有关规定，加强对医疗机构开展人体器官移植工作的监督管理；对于医疗机构违法违规开展人体器官移植的，要依法予以严肃处理。各省级卫生行政部门要按照科学、客观、公正的原则，认真组织对医疗机构开展人体器官移植情况的定期评估。医疗机构和医务人员也要按照《条例》及有关规定，依法执业，规范行为，保证人体器官移植医疗质量和医疗安全。医疗机构要严格按照《条例》和卫生部肝脏、肾脏、心脏、肺脏移植技术管理规范要求，建立人体器官移植技术临床应用与伦理委员会，完善相关设施，健全相应质量控制措施和各项规章制度；医务人员要按照技术管理规范、伦理原则以及有关技术规范、指南等规定，规范诊疗行为，确保活体器官捐献人和人体器官移植患者的安全。

（钱　峰）

妥善处置“甲氨蝶呤事件”等药害事件

在“甲氨蝶呤事件”、“广东佰易事件”应急处置工作中，卫生部协同有关部门，及时做好停药和救治患者等工作；组织制订《诊疗建议》，指导患者的临床救治和康复；派专家赴各地会诊，指导地方救治工作。2007年4月，卫生部收到广东省关于西安西京医疗用品有限公司生产的人工心肺机体外循环管道导致患者损害的报告和国家食品药品监督管理局的通报后，印发了《卫生部办公厅关于立即暂停使用西安西京医疗用品有限公司生产的人工心肺机体外循环管道的紧急通知》，要求医疗机构立即暂停使用西安西京医疗用品有限公司生产的人工心肺机体外循环管道，并做好相关处理工作。同时，协商国家食品药品监督管理局共同商定了舆情监测、媒体协调和信息发布等工作制度，正确引导舆论，防止媒体不良炒作，及时控制事件的事态发展，最大限度地保护人民群众生命安全。

（樊　静）

强化采供血机构岗位培训和在职继续教育

2006年10月—2007年4月，卫生部在全国分批分片举办了强化采供血机构岗位培训和在职继续教育的培训班，并全程录像，剪辑制作了DVD免费印发至全国411家血站。各省、自治区、直辖市组织本辖区血站利用教材和影像资料进行全员培训，将质量规范的要求培训到血站的每个工作人员，全面提高了血站员工的质量意识，重新审核和完善了血站各岗位质量体系文件和操作规程，使血液质量保证体系进一步完善。2007年5月，卫生部印发通知，规定每年举行两次全国统一计算机化考核，并要求各省统一制定上岗培训计划，组织落实，培训时间不得少于1个月。同时，对考核对象、考核内容、考核方式与时间、组织形式等加以规范，从基础上保证上岗人员的基本素质和要求，从而为保证血液安全奠定基础。

加强单采血浆站质量管理。为加强单采血浆站质量管理和贯彻落实《单采血浆站质量管理规范》，卫生部于2007年12月组织了《单采血浆站质量管理规范》培训工作，对来自全国32家血液制品生产企业和144家单采血浆站共计208名从业人员进行了培训。

（衣　梅　胡　翔）

2007年护士节的主题是“营造优良执业环境，提供优质护理服务”

5月12日是国际护士节，2007年护士节的主题是“营造优良执业环境，提供优质护理服务”。截至2006年底，中国共有护士142.6万人，占卫生技术人员总数的30.8%。

2005年和2006年，是中国护士数量增长最快的两年。2005年增长了4万护士，2006年增长了8万护士，两年共增长12万护士，相当于1996—2004年8年间增长的总和。

（林凡玉　摘）

卫生部颁布《专科护理领域护士培训大纲》

2007年5月25日，卫生部组织制定了《专科护理领域护士培训大纲》，以指导各地规范开展专科护理领域的培训工作。《专科护理领域护士培训大纲》针对重症监护（ICU）、手术室护理、急诊急救、器官移植及肿瘤专业等5个专业性、技术性较强的专科护理领域，分别从培训对象、时间安排、培训内容以及考核要点等方面对护士培训提出了要求。根据《中国护理事业发展规划纲要（2005—2010年）》和《专科护理领域护士培训大纲》，人民卫生出版社、卫生部教材办公室编写出版了针对重症监护（ICU）、手术室护理、急诊急救、器官移植及肿瘤专业的规范化培训教材。

（郭燕红　孟　莉）

做好“视觉第一中国行动”项目二期

继续推进防盲治盲工作。经多方协商，“视觉第一中国行动”项目二期延至2007年底结束。为了圆满完成项目任务，对照项目实施方案，认真梳理了各项工作进展情况，针对存在的问题和薄弱环节，制定工作措施，加大工作力度，督促各地抓紧时间完成任务。2007年，先后印发了《关于做好“视觉第一中国行动”项目二期终期阶段工作的通知》、《关于“视觉第一中国行动”项目二期有关工作的通知》等文件，对做好项目收尾工作向各地进行了部署，提出了要求。同时，加强了对各地工作的督导。各区域培训中心组织本区域的培训基地召开座谈会，分别派员进行指导，对各培训中心和培训基地的工作进行全面检查。2007年上半年，对于培训任务没有完成的省份，分别沟通情况，提出要求。项目培训人员50040人，完成了任务量的120%。对项目受援建县医院眼科加强指导，特别要求加强与人员培训工作结合，切实提高县医院眼科技术水平。同时抓紧政策研究课题，分别听取了北京同仁医院和北京协和医院课题负责人关于国内外防盲政策对比研究和眼病流行病学调查两个课题的研究进展汇报。

（高学成　匡绍华）

卫生部在全国卫生系统开展护士岗位技能训练和竞赛活动

2007年6—9月，卫生部在全国31个省、自治区、直辖市及新疆生产建设兵团开展了全国卫生系统护士岗位技能训练和竞赛考核活动。活动突出了“强化基础、立足岗位、拓展内涵”的特点。

为规范各地的护理技术训练工作，卫生部制定印发了《全国卫生系统护士岗位技能训练和竞赛活动护理技术项目考核要点》，主要针对临床常见的护理技术项目，对护士应当掌握的技术操作要点、业务知识和与患者沟通的能力的要求提出要求。根据活动计划，在各地广泛训练、竞赛的基础上，2007年9月，卫生部在全国范围内组织实施护士岗位技能竞赛考核活动，对省级卫生行政部门推荐的共计89家医院进行了考核，全国近万名护士参加了考核，其中8900名护士参加了护理理论知识的考试，890名参加护理操作技能的考试，同时对各地开展护士岗位技能竞赛活动组织的情况及效果进行了考核。

（周　军　郭燕红　孟　莉）

卫生部制定印发《医疗机构临床检验项目目录》

2007年6月4日，卫生部制定印发《医疗机构临床检验项目目录》（以下简称《目录》），要求各级各类医疗机构不得在临床开展《目录》规定以外的检验项目。《目录》的出台将加强医疗机构临床实验室管理，提高临床检验水平，保证医疗质量和医疗安全。

（钱　峰）

卫生部开展《乡村医生从业管理条例》检查

2007年6—8月，卫生部组织各省（区、市）开展《条例医生从业管理条例》（以下简称《条例》）贯彻落实情况的自查。在此基础上，10月组织人员对辽宁、黑龙江、福建、江西、河南、广东、云南、贵州8省开展了抽查。从检查结果来看，《条例》对于维护乡村医生的合法权益，规范乡村医生的服务行为，保障农民获得基本医疗卫生服务发挥了十分重要的作用，但也存在一些亟待解决的问题，如对《条例》理解不到位、乡村医生考核不规范、公共卫生补助没有很好落实，影响了乡村医生队伍的稳定。

（张并立　陈　凯）

卫生部要求进一步加强医疗器械集中采购管理

卫生部从2006年上半年开始启动医疗器械集中采购政策研究工作。2007年3月7日召开了全国医疗器械集中采购管理工作座谈会，听取有关省区市主管部门和中介协会的意见。6月27日，正式印发了《卫生部关于进一步加强医疗器械集中采购管理的通知》，对开展医疗器械集中采购工作的组织原则、品目与范围、方式、评标专家管理、应用评价与选型、采购成本控制和监督管理等各个环节做了明确规定。通知要求各地健全组织机构，认真组织实施，全面推进医疗器械集中采购工作。

（李　军）

卫生行政部门查处违法发布医疗广告案件

2007年1－4月，卫生行政部门共查处违法发布医疗广告案件1200余起。2007年第一季度有关部门对医疗广告监测结果显示：电视广告违法率为12.1%，同比下降8%；报纸广告违法率为16.9%，同比下降35%。浙江、重庆、贵州等地区工商部门公布的违法广告数字显示：违法医疗广告数量占各类违法广告总数的8%以下。截至2007年4月底，根据群众举报和监测结果，卫生部连续部署全国卫生系统查处涉嫌违法发布医疗广告案件9批次，共220件，已查证属实并处理的案件共164起。

（金永红　钱　峰）

举行全国“爱眼日”宣传活动

2007年6月6日是第十二个全国爱眼日。为贯彻落实《全国防盲治盲规划（2006—2010年）》，普及科学用眼知识，促进人民群众在社区和农村就近获得眼保健服务，提高人民群众眼健康水平，2007年爱眼日活动的主题定为“防盲进社区，关注眼健康”。同日，卫生部会同中国残联康复部在四川省成都市举行了全国爱眼日活动启动仪式，四川省人民医院在现场表演了音乐剧《光明行》。

（高学成　匡绍华）

组织实施“听力重建启聪行动”项目

台湾台塑关系企业及财团法人长庚纪念医院王永庆先生向大陆捐赠了400套人工耳蜗，用于大陆聋儿的手术治疗，启动了“听力重建　启聪行动”项目。为保证项目的顺利实施，确保手术质量和病人安全，卫生部协助中国残联项目办公室在全国选定了10家定点手术医院，选择部分医院进行了现场调研、核查，保证了项目的顺利完成。

（高学成　匡绍华）

世界献血者日举办全国无偿献血表彰活动

2007年6月14日，卫生部、中国红十字会总会、总后卫生部在全球第四个世界献血者日召开全国无偿献血表彰电视电话会议，表彰2004—2005年度在无偿献血工作中作出突出贡献的单位和个人，感谢和激励全社会健康适龄的公民积极为无偿献血事业贡献自己的力量。此次表彰有3833人获得无偿献血奉献奖金奖，3188人获得无偿献血奉献奖银奖，10167人获得无偿献血奉献奖铜奖；368人获得无偿捐献造血干细胞奉献奖；109个单位和19名个人获得无偿献血促进奖；101个省、市、区获得无偿献血先进省市奖，占全国地市以上城市的1/3；18个部队单位获得无偿献血先进部队奖。

（王　羽）

卫生部规范境外人员申请人体器官移植业务

2007年6月26日，卫生部印发了《卫生部办公厅关于境外人员申请人体器官移植有关问题的通知》，要求医疗机构及其医务人员不得为以旅游名义到我国的外国公民实施人体器官移植，医疗机构及其医务人员不得以旅游名义跨国境为外国居民实施人体器官移植。外国居民申请到我国实施人体器官移植的，医疗机构必须向所在省级卫生行政部门报告，经省级卫生行政部门审核并报卫生部后，根据回复意见实施。我国人体器官移植优先满足中国公民（包括香港、澳门、台湾永久性居民）需要。

（张宗久）

贯彻落实《全国防盲治盲规划（2006—2010年）》

自2006年7月卫生部与中国残联印发《全国防盲治盲规划（2006—2010年）》后，全国大部分省份召开了防盲治盲工作研讨会。截至2007年底，共有16个省份制定了本地区的防盲治盲规划或者实施方案，7个省份有了《规划》（讨论稿）。2007年7月，卫生部与中国残联印发了《全国白内障无障碍县工作标准》，为检查验收做好了准备。

（高学成　匡绍华）

卫生部调查处理采供血机构违法违规采血（浆）问题

卫生部会同有关卫生行政部门，分别对山西省方山县单采血浆站、湖南省娄底市紫光新化单采血浆站和广东省揭阳市中心血站3家采供血机构违法违规采血（浆）问题进行了调查处理。卫生部2007年7月10日向社会通报了3起案件的查处情况。

一是山西省方山县单采血浆站的问题及查处情况。调查发现，该站档案管理混乱，供浆员信息虚假。该站为个人设置，供浆员档案资料不全，发供浆证前未按要求对供浆员进行身份识别。该站用于供浆员身份识别的计算机系统出现故障，采浆前对供浆员不进行身份识别，存在采集冒名顶替者血浆、频繁采集血浆和不体检、化验就采集血浆的违法行为。该站房屋布局等基础条件不符合工作流程，实验室条件简陋，现有设备无法满足检测项目要求。实验室操作原始记录和技术操作资料保存不完整，无法保证信息资料的溯源性。山西省卫生厅于2007年3月依法吊销了方山县单采血浆站的《单采血浆许可证》。对于该站在审批和监管中存在的问题，卫生部责成山西省卫生厅进一步追究相关责任人的责任，有关工作正在进行。

二是湖南省娄底市紫光新化单采血浆站的问题和查处情况。该站对部分供浆员不进行身份识别，存在故意冒名顶替采浆和频繁采浆的违法行为及体检项目不全。湖南省卫生厅已吊销了该血浆站《单采血浆许可证》，并罚款10万元，对该站职工办理供浆卡给供浆员冒用的相关人员，交由当地有关部门追究责任，依法严肃处理。鉴于该站在检测、身份识别等方面存在问题，无法保证采集血浆溯源性，湖南省政府已责令省食品药品监督管理局对该站的设置单位——清华紫光古汉生物制药有限公司进行调查核实，并对因血浆站冒名顶替采浆可能出现的生物制品质量问题进行核查。

三是关于广东省揭阳血液安全事件查处情况。该站有偿供血比例过高，存在频采血液，采集冒名顶替者血液的违法行为。揭阳地区存在“血头”非法组织他人卖血现象。揭阳市纪委及监察局依据有关规定，对揭阳市中心血站站长给予免职处理，给予主管副站长、市卫生局医政科科长等相应处分。当地法院对涉嫌非法组织他人卖血和制作假身份证的6名被告人分别判处6个月至1年零6个月的有期徒刑，并处以相应的罚金。

（金永红　钱　峰）

卫生部印发《心血管疾病介入诊疗技术管理规范》

2007年7月20日，卫生部印发《心血管疾病介入诊疗技术管理规范》（以下简称《规范》）。卫生部要求各省级卫生行政部门按照《规范》要求，组织对医疗机构心血管疾病介入诊疗技术临床应用能力进行评价，凡通过能力评价的医疗机构，准予心血管疾病介入诊疗科目登记。

《规范》称，心血管疾病介入诊疗技术是指经血管穿刺径路进入心腔内或血管内实施诊断或者治疗的技术，如心血管造影、介入支架等，不包括以抢救为目的的临时起搏术、床旁血流动力学监测、主动脉内球囊反搏术。

《规范》提出，开展心血管疾病介入诊疗技术的医疗机构，每年完成的心血管疾病介入诊疗病例不少于200例，其中治疗性病例不少于100例；无与心血管疾病介入诊疗手术相关的医疗事故，血管造影并发症发生率低于0.5%，心血管疾病介入诊疗技术相关死亡率低于0.5%。具有心血管疾病介入诊疗技术临床应用能力的医师作为术者每年完成心血管疾病介入诊疗病例不少于50例。其中，从事冠心病介入治疗的医师作为术者每年完成冠心病介入治疗不少于50例；从事导管消融治疗的医师作为术者每年完成导管消融治疗不少于20例；从事起搏器治疗的医师作为术者每年完成起搏器治疗不少于10例；从事先天性心脏病介入治疗的医师作为术者每年完成先天性心脏病介入治疗不少于20例。此外，拟从事心血管疾病介入诊疗的医师应当接受至少1年的系统培训。

（钱　峰）

无偿献血工作

2007年是《中华人民共和国献血法》颁布10周年，各地以此为契机继续推动无偿献血工作，把无偿献血工作作为关系到人民群众的身体健康和生命安全、关系到社会稳定和谐的一项公益性社会系统工程来抓，采取形式多样的宣传方式，深入社区、学校、厂矿、公司、农村，进行全方位的宣传，做到报纸有字、电视有像、电台有声、网上有点、街头有景，营造良好的无偿献血社会氛围，普及无偿献血科学知识，发动全社会广泛参与。2007年全国自愿无偿献血已达到临床用血的95%以上。

2007年8月和11月，卫生部分别在深圳和哈尔滨召开了全国无偿献血志愿服务工作研讨会，会议研讨了志愿者工作服务队组织架构、内部管理、学习培训和发展方向，交流了各地无偿献血志愿服务工作的经验，促进了无偿献血招募工作，为我国无偿献血事业的发展起到了积极的促进作用。

（周 军 衣 梅）

加强采供血机构全面质量管理，开展采供血机构质量管理督导检查活动

2006年以来，卫生部陆续印发了《血站管理办法》、《血站质量管理规范》、《血站实验室质量管理规范》和《单采血浆站质量管理规范》，完善了血液管理的法律体系建设。为了使规定落到实处，卫生部及各省、自治区、直辖市卫生行政部门积极组织对全国的师资队伍及本辖区内的采供血机构从业人员进行培训，提高采供血机构从业人员的业务素质，指导采供血机构建立并完善全面质量管理体系；强化采供血机构全过程的质量意识以及为无偿献血者提供优质服务的意识。同时，各省级卫生行政部门组织在辖区内开展自查、互查，加强监管力度，促进了采供血机构规范化发展和规范制度的落实。

2007年8—9月，卫生部组织155名专家和检查人员，对除西藏外的30个省、自治区、直辖市的采供血机构进行了督导检查。此次督导共检查项目494项，全国91家采供血机构（血液中心31家、中心血站49家、单采血浆站11家）检查总项数为26479项。此次督导工作对全国采供血机构质量管理及无偿献血工作进行全面动态评价，为建立和完善采供血机构评价制度，建立有效监控和持续改进的长效机制奠定了基础；推进和指导了省、自治区、直辖市地方人民政府卫生行政部门对采供血机构的执业验收工作，推动了采供血机构血液安全和质量管理水平同步提升，为采供血机构交流搭建了平台。

（衣 梅 胡 翔）

完善采供血机构信息统计工作

2002年卫生部重新修订了全国卫生统计调查制度，经报国家统计局备案与批准，采供血机构情况调查表即“卫统10表”正式纳入《全国卫生业务统计调查制度》。为加强对单采血浆站的管理，卫生部组织相关人员设计了单采血浆站的调查统计方案，于2007年8月印发了《采供血机构（单采血浆站）情况调查表软件》。2007年11月在北京召开了全国采供血机构统计工作会议，来自全国31个省、自治区、直辖市负责采供血机构统计工作和全国20家生物制品生产企业负责单采血浆站工作的人员参加了会议。会议总结了全国采供血机构近年来统计工作情况，分析了统计工作中存在的问题和难点，并就《采供血机构（单采血浆站）情况调查表软件》的使用进行了培训。

（衣 梅 胡 翔）

西藏诞生首批藏医博士

2007年8月2日，由北京中医药大学和西藏藏医学院联合培养的首批民族医学专业藏医学方向的博士研究生仁青加和央美，在西藏藏医学院院内藏医鼻祖玉妥·云丹贡布像前，穿上了博士服，拿到博士学位证书。

央美和仁青加在攻读博士学位的3年时间里，在北京中医药大学学习了公共课程，在西藏藏医学院完成了包括藏医内科、诊断、外治学在内的学位课程，同时他们还兼修了古籍文献以及梵文。

（林凡玉 摘）

卫生部在北京举办中国器官移植论坛

2007年8月18日，卫生部在北京举办中国器官移植论坛，论坛的主要内容是器官移植的立法与伦理、国家器官移植工作体系建设、器官移植相关学术问题等。卫生部部长陈竺出席论坛开幕式并致辞，卫生部副部长黄洁夫作了题为《中国器官移植对全球的贡献》的主题演讲。

在本次论坛上，由黄洁夫主编、多位知名专家参编的《中国肝脏移植手册》首发式也同时举行，标志着国内首部肝移植技术指南正式问世。黄洁夫表示，尽管我国每年临床肝移植例数已超过3000例，规模居全球第二，但国内每年各种原因引发肝衰竭而死亡的人数却高达约30万，供需缺口巨大，同时我国肝移植总体5年生存率仅50%左右，与国际先进水平仍有一定差距。

（罗 刚）

举办戒毒管理与业务培训班，开展戒毒医疗服务调研

2007年9月和12月，卫生部分别在云南、海南、四川3省举办自愿戒毒医疗机构管理和业务培训班3期，培训全国自愿戒毒医疗机构管理和服务从业人员250余名。2007年6月21—23日，卫生部到云南省的强制戒毒所和戴托普自愿戒毒医疗机构进行调研，加大对戒毒康复场所工作的支持力度。为进一步加强对全国自愿戒毒工作的指导，还组织有关人员赴湖北、四川等地

开展了调研，听取了对开展医疗戒毒服务的意见和建议。

（付文豪）

《国家医师资格考试应试指导系列丛书》编写会议召开

2007年9月14日，人民卫生出版社《国家医师资格考试应试指导系列丛书》编写会议在北京召开。国家医学考试中心主任冯雪英、人民卫生出版社社长兼总编辑胡国臣等70余人出席了会议。会议明确了2008年国家医师资格考试两级三类系列丛书的编写原则和要求，确定了工作计划。

（杨 钢 林 靖 刘晓然）

"走进西部"——万名县级医院医师培训项目在甘肃启动

2007年9月24日，卫生部与拜耳医药保健有限公司在北京签订了"走进西部"——万名县级医院医师培训项目合作谅解备忘录。该项目计划从2007—2012年捐资2000万元，对中西部地区的11个省（区、市）的万名县级医院医师进行培训，2007年在甘肃省进行试点。为了开展好这个社会公益项目，卫生部和拜耳医药保健有限公司共同成立了项目指导委员会，设立了项目办公室，负责指导各地项目实施工作，对项目实施情况进行检查、监督和评估。2007年10月20日，"走进西部"——万名县级医院医师培训项目在甘肃省兰州大学第二医院举行了启动仪式。来自甘肃省53个县医院的60名医师参加了第一期的培训。

（高学成 王春玉）

加强中外合资、合作医疗机构管理

2007年继续加强中外合资、合作医疗机构管理，全年共收到项目申请21件，经审核批准设立了鹤壁中古友好眼科医院、河南友谊肿瘤医院等6所医疗机构，2007年10月印发《关于报送中外合资、合作医疗机构年度执业总结的通知》，要求中外合资、合作医疗机构上报本年度执业情况，内容包括：医疗机构管理、医疗质量、医疗安全、执业人员聘用、科室设置、门（急）诊人次、住院人次、年度业务总收入、医疗广告发布、业务开展情况及按核定的经营性质执业的运营情况等事项。

（高光明 李文婧 田利剑）

启动微笑列车唇腭裂修复慈善项目

2007年10月，卫生部与美国微笑列车基金会签署了关于实施微笑列车唇腭裂修复慈善项目的合作谅解备忘录，计划三年内为全国唇腭裂患者免费提供修复手术，为项目合作医院的医护人员提供专业培训。中华慈善总会、中华口腔医学会、中国宋庆龄基金会作为唇腭裂修复慈善项目（以下简称项目）合作单位，分别承担相应的工作任务。为保证项目的顺利实施，卫生部和美国微笑列车基金会等合作方成立了项目指导小组，卫生部副部长黄洁夫任组长。项目指导小组下设秘书处，负责项目的管理和组织实施。2007年12月19日在北京召开了项目指导小组第一次全体成员会议，准备建立350—500家项目合作医院。

（高学成 王春玉）

中国参加世界患者安全联盟发起的"全球患者安全倡议活动"

为进一步加强医院感染的预防与控制工作，积极响应"全球患者安全倡议活动"，2007年11月，卫生部举行了中国参加世界患者安全联盟发起的"全球患者安全倡议活动"启动仪式，卫生部副部长黄洁夫代表卫生部签署了《卫生部支持预防和控制医院感染、保障患者安全的声明》，明确提出预防和控制医院感染的行动策略：重视预防和控制医院感染的各项工作；在国家层面开展有利于感染控制的各项活动；不断完善并实施预防和控制医院感染的技术性标准，促进医院感染管理的科学化、规范化；坚持预防为主，广泛推行行之有效的医院感染预防措施；进一步加强国际交流与合作，与世界各国共同协作，分享医院感染防控的成功经验和技术。该活动倡议各级政府部门、医疗卫生机构、专业学术团体以及所有医务工作者，同心协力、携手共进，积极推动降低医院感染、保障患者安全的工作，为维护人民群众的健康利益、提高人民群众的健康水平而共同努力。

（郭燕红 孟 莉）

我国加入全球患者安全倡议活动

2007年11月27日，我国正式加入了世界卫生组织发起的全球患者安全倡议活动。

在活动启动仪式上，卫生部副部长黄洁夫宣读了卫生部支持预防和控制医院感染、保障患者安全的声明。声明指出，卫生部将通过五项行动预防和控制医院感染：重视预防和控制医院感染的各项工作；国家层面开展有利于感染控制的各项活动；不断完善并实施预防和控制医院感染的技术性标准，促进医院感染管理的科学化、规范化；坚持预防为主；进一步加强国际交流与合作。

（孔令敏）

继续做好儿童先天性疾病救治和白内障患者复明项目工作

2006年度，中央财政通过转移支付地方6070万元，开展先天性残疾和白内障救治项目。在2007年初的全国医政工作会议上，向各地介绍了项目内容，要求按项目管理方案认真完成任务。督促和指导各地认真完成项目任务。结合有关项目，对部分地方防盲复明手术车、眼科手术车的利用和项目工作开展情况进行了调研和工作指导。与财政部沟通，对2008年项目任务分配进行了适当调整。2007年12月中旬召开项目工作会议，对2006年项目执行情况进行总结，对2008年项目开展情况进行部署。

（高学成　匡绍华）

卫生部医师资格考试委员会发布2007年医师资格考试医学综合笔试合格线

2007年12月26日，卫生部医师资格考试委员会发布2007年医师资格考试医学综合笔试合格线，临床执业医师：350，临床执业助理医师：180，口腔执业医师：350，口腔执业助理医师：188，公共卫生执业医师：305，公共卫生执业助理医师：174，具有规定学历的中医执业医师：360，具有规定学历的中医执业助理医师：186，师承或确有专长的中医执业医师：360，师承或确有专长的中医执业助理医师：186，具有规定学历的蒙医执业医师：307，具有规定学历的蒙医执业助理医师：144，师承或确有专长的蒙医执业医师：307，师承或确有专长的蒙医执业助理医师：144，具有规定学历的藏医执业医师：320，具有规定学历的藏医执业助理医师：159，师承或确有专长的藏医执业医师：320，师承或确有专长的藏医执业助理医师：159，具有规定学历的维医执业医师：299，具有规定学历的维医执业助理医师：176，师承或确有专长的维医执业医师：299，师承或确有专长的维医执业助理医师：176，具有规定学历的傣医执业医师：271，具有规定学历的傣医执业助理医师：120，师承或确有专长的傣医执业医师：271，师承或确有专长的傣医执业助理医师：120，中西医结合执业医师：355，中西医结合执业助理医师：174。

（樊　静）

继续做好艾滋病、人禽流感等重大传染性疾病的医疗救治工作

组织专家对2004年印发的《国家免费艾滋病抗病毒药物治疗手册（试行）》进行了修订；利用2006年中央本级艾滋病项目，招标采购了11套病毒载量仪，配发有关省市，提高基层艾滋病检测能力；在河南、安徽、湖北三省启动了艾滋病二线药物抗病毒治疗试点工作；继续加强艾滋病救治医务人员培训。2007年，全国艾滋病病人累计接受抗病毒治疗人数达到39298人，正在治疗人数为31849人，占累计治疗人数的81.0%。全国儿童累计治疗805人，正在治疗761人。艾滋病二线药物抗病毒治疗试点准备工作有条不紊进行。卫生部协同应急办等部门，及时组织专家对不明原因肺炎病例进行诊断，指导做好人禽流感病例医疗救治工作。

（李大川）

继续组织实施“万名医师支援农村卫生工程”

2007年，进一步扩大了对口支援县医院的范围，组织中西部地区572所城市大中型医院的医务人员奔赴592所国家扶贫开发工作重点县县医院（中医院）、35所省级贫困县县医院（中医院）和西藏自治区13所县医院、新疆生产建设兵团10所团场医院共计650所受援医院工作。东部地区也根据自己的实际情况，深入开展城乡医院对口支援活动。派驻医师两年诊治病人近200万人次；培训当地医务人员56万人次，支援医院免费接收基层卫生人员进修培训近3000人次，提高了当地医疗技术水平；帮助开展适宜技术4400多项，填补了多项当地的技术空白；协助县医院提高管理能力，完善规章制度，规范服务行为，改进工作方法，提高管理水平；支持当地中医药发展，帮助建立一批中医药特色突出、优势明显的科室；向受援医院捐赠了一批适合农村医疗服务需要的设备和物品，改善了服务条件。项目工作取得了明显的社会效益：提高了基层医疗机构的服务能力；减轻了农民群众的就医负担；增进了城乡卫生交流；城市医务人员得到了锻炼。

（王　羽）

全国采供血机构设置规划状况

截至2007年底，全国已有25个省、自治区、直辖市根据卫生部印发的《采供血机构设置规划指导原则》，制定了本省、自治区、直辖市采供血机构设置规划及其实施方案。同时，逐步对本辖区内根据《血站管理办法》的规定不再设置的基层血站进行了卓有成效的整合和调整。此项工作有力地推动了卫生资源的统筹规划和合理配置，推进了构建有效、经济、布局合理的采供血服务体系的进程。

（衣 梅 胡 翔）

护理工作

护士队伍数量迅速增长。截至2007年底，我国护士队伍已发展到154.2万名，占卫生技术人员的34%。护士总数在近三年增长了24万，是我国护士数量增长最快的时期。许多医院大幅度增加临床一线护士的配备，根据2007年对全国696所三级综合医院的调查，医院病房护士与床位比平均为0.38：1，比2004年调查的0.33：1增加了0.05，监护病房的护士与床位比平均为2：1，病房护士与床位比在0.4：1以上的医院达到276所，占被调查医院的39.66%。

护士队伍整体素质逐步提高。随着护理教育的发展，护士队伍中大专以上学历的护士比例不断增长，根据2005年底的统计数据，具备大专以上学历的护士占31.6%，比2003年提高了6%。根据2007年对696所三级综合医院的调查，护士中具备大专以上学历的护士比例为57.5%。

合同制护士的待遇正在逐步改善。部分省、自治区、直辖市在保障合同制护士权益、稳定护士队伍方面提出了明确管理措施。针对医疗机构在聘用合同制护士工作中的问题，要求医疗机构在依法执业、充分培训、保证质量、保障权益的前提下规范管理合同制护士队伍，改善合同制护士的待遇。一些医院已经实现了合同制护士与在编护士同工同酬。

护理服务水平不断提高。为促进护理工作贴近病人，贴近临床，贴近社会，各地在改善护理服务方面开展了许多工作。如：很多医院建立并实施对手术病人的术前访视和术后支持服务制度；有的医院完善分级护理制度并公示，使病人、社会了解护理服务的内容和标准；有的医院开展病人出院后的电话随访、上门随访，延伸护理服务；有的医院开展“示范病房”创建活动、“患者安全百日杯”活动，促进护理质量的提高；有的医院采取制作“温馨提示卡”、“出院指导册”等，增进与病人的沟通等。根据2007年卫生部在“医院管理年”督导活动中，对71所三级综合医院共4248名住院病人关于护理工作的满意度调查，平均满意度为93.69%。

护理服务领域不断拓展。随着社区卫生服务的发展，护理服务不断向家庭、社区延伸，以满足人民群众的健康服务需求。

（周 军 郭燕红 孟 莉）

卫生部审核批准的开展人类辅助生殖技术和人类精子库机构名单

截至2007年底，卫生部共审核批准了102家机构开展人类辅助生殖技术，10家机构设置人类精子库。

一、批准开展人类辅助生殖技术的机构

（一）北京市（7家）

北京大学第三医院，北京妇产医院，北京协和医院，北京大学人民医院，北京大学第一医院，北京家恩德运医院，国家计划生育生殖健康技术服务中心。

（二）天津市（2家）

天津市中心妇产医院，天津医科大学总医院。

（三）河北省（3家）

河北医科大学第二医院，河北医科大学第四医院，石家庄市妇产科医院。

（四）山西省（2家）

山西省妇幼保健院，太原市中心医院。

（五）辽宁省（5家）

沈阳市妇婴医院，沈阳二〇四医院，沈阳东方医疗集团菁华医院，大连市妇产医院，中国医科大学附属第二医院。

（六）黑龙江省（1家）

哈尔滨医科大学附属第一医院。

（七）上海市（6家）

上海中国福利会和平妇幼保健院，上海交通大学医学院附属瑞金医院，上海交通大学医学院附属仁济医院，上海集爱遗传与不育诊疗中心，上海交通大学医学院附属第九人民医院，上海市第一妇婴保健院。

（八）江苏省（3家）

江苏省人民医院，南京市鼓楼医院，南京市妇幼保健院。

（九）浙江省（7家）

浙江大学医学院附属妇产科医院，浙江大学附属邵逸夫医院，温州医学院附属第一医院，宁波市妇女儿童医院，金华市人民医院，温州医学院附属第二医院，嘉兴市妇幼保健院。

（十）安徽省（2家）

安徽医科大学第一附属医院，安徽省立医院。

（十一）福建省（3家）

福建省妇幼保健院，南京军区福州总医院，解放军一七四医院。

（十二）江西省（2家）

江西医学院第一附属医院，江西省妇幼保健院。

（十三）山东省（4家）

山东省立医院，青岛市妇女儿童医疗保健中心，山东中医药大学第二附属医院，烟台市毓璜顶医院。

（十四）河南省（4家）

郑州大学第一附属医院，河南省人民医院，郑州大学第三附属医院，郑州大学第二附属医院。

（十五）湖北省（8家）

华中科技大学同济医学院附属同济医院，十堰市人民医院，湖北省妇幼保健院，武汉大学人民医院，华中科技大学同济医学院生殖医学中心，华中科技大学同济医学院附属协和医院，荆州市中心医院，三峡大学仁和医院。

（十六）湖南省（4家）

中信湘雅不孕与遗传专科医院，中南大学湘雅医院，湖南省妇幼保健院，郴州市第一人民医院。

（十七）广东省（12家）

中山大学附属第一医院，广州市第二人民医院，广东省妇幼保健院，中山大学附属第二医院，珠海市妇幼保健院，南方医科大学南方医院，深圳罗湖区人民医院，北京大学深圳医院，广东省计划生育专科医院，中山市博爱医院，佛山市妇幼保健院，江门市中心医院。

（十八）广西壮族自治区（6家）

广西医科大学第一附属医院，广西南宁市第二人民医院，广西壮族自治区人口和计划生育研究中心，广西壮族自治区妇幼保健院，柳州市妇幼保健院，广西壮族自治区人民医院。

（十九）海南省（1家）

海南医学院附属医院。

（二十）四川省（4家）

四川大学华西第二医院，成都市锦江区妇幼保健院，四川省人民医院，四川生殖学院附属医院。

（二十一）重庆市（2家）

重庆市妇产科医院生殖与遗传研究所，重庆医科大学附属第一医院。

（二十二）贵州省（3家）

贵阳市妇幼保健院，遵义医学院附属医院，贵阳医学院附属医院。

（二十三）云南省（2家）

云南省第一人民医院，昆明医学院第二附属医院。

（二十四）陕西省（3家）

第四军医大学唐都医院，西安市第四医院，陕西省妇幼保健院。

（二十五）甘肃省（2家）

兰州大学第一医院，甘肃省妇幼保健院。

（二十六）青海省（1家）

青海省人民医院。

（二十七）宁夏回族自治区（1家）

银川市妇幼保健院。

（二十八）新疆维吾尔自治区（2家）

新疆佳音医院，新疆医科大学第一附属医院。

二、批准设置人类精子库的机构

（一）中信湘雅不孕与遗传专科医院。

（二）江苏省人民医院。

（三）广东省计划生育专科医院。

（四）上海交通大学医学院附属仁济医院。

（五）浙江省计划生育科学技术研究所。

（六）国家人口和计划生育委员会科学技术研究所。

（七）山东省立医院。

（八）山西省计划生育科学研究所附属医院。

（九）河南省妇幼保健院（试运行）。

（十）重庆计划生育科学研究所附属医院精子库（停止整顿）。

（吴沛新）

医疗保险管理

2007年城镇基本医疗保险工作

2007年，城镇医疗保险工作以城镇居民基本医疗保险试点、农民工参保、解决关闭破产企业退休人员医疗保障问题等为重点，较好地完成了各项工作任务。

一、城镇职工基本医疗保险继续稳步推进

一是扩面征缴取得新进展。截至2007年底，全国参加城镇基本医疗保险人数达到22311万人，其中，城镇职工基本医疗保险参保人数达到18020万（参保职工13420万人，参保退休人员4600万人），分别比2006年

末增加1840万人和448万人。全年基本医疗保险基金收入2257亿元，支出1562亿元，分别比2006年增长29.2%和22.3%。

二是解决关闭破产企业退休人员参保问题取得新突破。在总结各地经验的基础上，通过专项调查、调研座谈等了解了底数，劳动保障部、财政部、国务院国有资产监督管理委员会等部门通过多次协调，明确了将关闭破产企业退休人员医疗保障问题作为国有企业改革历史遗留问题，其转制成本应由政府帮助解决的基本思路。2007年10月24日，国务院常务会议决定从当年中央财政新增收入中划拨80亿元，用于解决关闭破产国有企业退休人员医疗保障问题。劳动保障部、财政部、国务院国有资产监督管理委员会等有关司局共同组成联合工作小组，研究解决关闭破产国有企业退休人员医疗保障问题的有关政策。

三是农民工参加医疗保险专项扩面行动取得初步成效。按照《国务院关于解决农民工问题的若干意见》精神，为妥善解决农民工的大病医疗保障问题，各地按照“低费率、保大病、保当期、雇主缴费为主”的原则，继续开展农民工参加医疗保险专项扩面行动，采取多种措施，尽快将农民工纳入医疗保险范围。截至2007年底，全国农民工参加医疗保险人数达到3131万人，比2006年底增加764万人。

二、城镇居民基本医疗保险试点顺利启动

为解决城镇非从业居民的基本医疗保障问题，2007年7月16日，国务院印发了《关于开展城镇居民基本医疗保险试点的指导意见》。7月23—24日，国务院召开全国城镇居民基本医疗保险试点工作会议，全面部署城镇居民基本医疗保险试点工作。

一是加强组织建设。国务院常务会议决定成立国务院城镇居民基本医疗保险部际联席会议，国务院副总理吴仪任组长，劳动保障部部长田成平、国务院副秘书长项兆伦任副组长，劳动保障部副部长胡晓义兼任办公室主任。地方省、市两级普遍成立了城镇居民基本医疗保险协调机构。办公室设在劳动保障部门，各有关部门密切配合，积极支持，为这项工作的顺利推进提供了有力的组织保障。

二是完成了配套文件的制定工作。先后出台了医疗服务管理、经办管理、儿科用药、困难居民参保、中央财政补助办法、评估方案、统计报表、宣传提纲等8个配套文件。绝大多数省份制定出台了相关指导意见。各试点城市还制定了经办管理、医疗服务管理、困难人群参保、基金管理、信息统计、社区卫生服务利用等一系列的配套文件，基本形成比较完备的城镇居民基本医疗保险政策体系。

三是明确了医疗保险中的财政补助政策。对城镇居民参保缴费采取了“以家庭缴费为主，政府给予适当补助”的筹资结构。对试点城市的参保居民，政府每年按不低于人均40元给予补助，其中，中央财政从2007年起每年通过专项转移支付，对中西部地区按人均20元给予补助。在此基础上，对属于低保对象的或重度残疾的学生和儿童参保所需的家庭缴费，政府原则上每年再按不低于人均10元给予补助，其中，中央财政对中西部地区按人均5元给予补助；对其他低保对象、丧失劳动能力的重度残疾人、低收入家庭60周岁以上的老年人等困难参保居民所需家庭缴费部分，政府每年再按不低于人均60元给予补助，其中，中央财政对中西部地区按人均30元给予补助。中央财政对东部地区试点城市参照新型农村合作医疗的补助办法给予适当补助。

2007年，全国88个试点城市全面启动实施试点工作，重点解决参保居民的住院和门诊大病医疗风险，同时鼓励有条件的地区逐步试行门诊医疗费用统筹。截至2007年底，全国城镇居民基本医疗保险参保人数4291万人，其中88个试点城市参保人数2583万人，已有62万参保居民开始享受基本医疗保险待遇。

三、医疗保险管理服务进一步完善

随着城镇居民基本医疗保险试点工作的启动，各地充分利用社区劳动保障平台，将管理服务网络向基层延伸，初步形成了“参保在社区和学校，缴费在银行，就医结算在医院”的管理服务体系。对参保居民在社区卫生服务机构就医采取了降低起付线、提高基金支付比例等办法，探索充分利用社区医疗服务的管理机制。同时，积极探索实行地市级统筹，加大基金调剂力度，方便参保人员就医购药。四川成都等地还按照构建统筹城乡的医疗保障体系要求，对城镇职工医疗保险、城镇居民医疗保险和新型农村合作医疗等实行统一管理，统一经办各项业务，提高管理资源的利用效率。

（曹　霞）

国务院开展城镇居民基本医疗保险试点工作

为解决医疗保障问题，不断完善医疗保障制度，实现基本建立覆盖城乡全体居民的医疗保障体系的目标，国务院决定从2007年起开展城镇居民基本医疗保险试点（以下简称试点），并印发《关于开展城镇居民基本医疗保险试点的指导意见》（以下简称《意见》）。《意见》指出城镇居民基本医疗保险试点的目标和原则：2007年在有条件的省份选择2—3个城市启动试点，2008年扩大试点，争取2009年试点城市达到80%以上，2010年在全国全面推开，逐步覆盖全体城镇非从业居民。按照低水平起步原则、自愿原则、属地管理原则和统筹协调原则开展试点工作。不属于城镇职工基本医疗保险制度覆盖范围的中小学阶段的学生（包括职业高中、中专、技校学生）、少年儿童和其他非从业城镇居民都可自愿参加城镇居民基本医疗保险。根据当地经济水平以及不同人群在疾病风险、医疗支出方面的差异，恰当确定筹资标准。从组织管理、基金管理和服务管理

等方面来完善医疗保险管理和服务，发挥社区服务组织作用。统筹规划城镇职工基本医疗保险、城镇居民基本医疗保险、新型农村合作医疗、城乡医疗救助和商业健康保险事业发展，完善多层次医疗保障体系，协同推进医疗卫生体制和药品生产流通体制改革。从建立部际联席会议制度、制定配套政策和措施以及做好宣传工作等方面着手，加强对试点工作的组织领导。各地要坚持正确的舆论导向，加强对试点工作意义、原则和政策的宣传，争取广大城镇居民和社会各界的理解、支持，确保试点取得实效。

（武家硕　摘）

79个城市被定为城镇居民医保试点

2007年7月23日，国务院召开专门会议部署我国城镇居民基本医疗保险试点工作，正式批准江西抚州、贵州遵义等79个大中城市开展城镇居民基本医疗保险试点，启动城镇居民基本医疗保险工作。试点城市的中小学生（包括职业高中、中专、技校学生）、少年儿童和其他非从业城镇居民都可自愿参加城镇居民基本医疗保险。城镇居民基本医疗保险以家庭缴费为主，政府给予适当补助。中央财政和地方财政都加大了投入，除了对参保居民普遍给予补助以外，对困难家庭还有特殊的补助政策。其中，对家庭困难的少年儿童中央财政、地方财政至少每人再补助10元，对低收入家庭、老年人、残疾人每人至少还要再补助60元。按照低水平起步和群众自愿的原则，试点将探索和完善城镇居民基本医疗保险的政策体系，逐步建立以解决住院和门诊大病为主要目标的城镇居民医保制度。预计试点2010年将在全国全面推开，逐步覆盖全体城镇非从业居民。

（傅雪华　摘）

《关于城镇居民基本医疗保险医疗服务管理的意见》印发

为做好城镇居民基本医疗保险试点工作，劳动和社会保障部、国家发改委、财政部、卫生部、国家食品药品监督管理局以及国家中医药管理局联合就城镇居民基本医疗保险医疗服务管理的有关问题印发《关于城镇居民基本医疗保险医疗服务管理的意见》（以下简称《意见》）。《意见》明确提出了城镇居民基本医疗保险医疗服务管理的基本要求，还在以下三个方面进行了具体规定。一是确定和调整了城镇居民基本医疗保险的服务范围、用药范围、诊疗项目范围、医疗服务设施范围。二是要求加强定点管理，城镇居民基本医疗保险实行定点医疗机构和定点零售药店管理，由各地劳动保障部门商卫生、中医药行政部门和食品药品监管部门确定定点医疗机构和零售药店的范围和数量，探索促进参保居民合理利用医疗服务资源的管理机制，引导参保居民充分利用社区卫生服务机构、基层医疗机构提供的医疗服务及中医药服务，探索建立双向转诊机制。三是完善费用结算管理，根据医疗服务范围和筹资水平，建立和完善基本医疗保险费用结算方式，合理确定医疗费用结算标准，并纳入协议管理；积极探索由医疗保险经办机构与定点医疗机构协商确定医疗服务的付费方式及标准。

（林凡玉　摘）

中医医政管理

2007年中医药工作

一、理清和明确中医药事业发展思路，推动中医药事业发展政策研究

国家中医药管理局组织开展了11个专题的政策研究，明确提出建立和完善整体思维、系统运行、“三观”互动、科学管理的中医药工作系统及其运行机制，明确提出全面推进中医药医疗、保健、科研、教育、产业和文化“六位一体”协调发展的思路，明确提出深入实施中医“三名三进”、中药“三名三保”和中医药教育“三名三培”工程等发展战略。北京、四川等地也组织开展了中医药发展战略和政策研究。

大力推动中医药立法，《中医药法》列入国务院立法计划。广西、深圳等地中医药、民族医药地方性法规的制定进展顺利。大力加强中医药标准化建设，完成了针灸技术操作规范等25项国家标准的起草制定，编制了中医内科、妇科、儿科、骨伤科等一批中医病证诊疗指南。筹建了全国中医、中药等7个标准化技术委员会。内蒙古、新疆等民族地区积极研究制定民族医药标准。中医药国际标准化建设取得新进展。

二、建立和健全中医药工作部门协作机制，推动相关部门支持和参与中医药工作

在国务院中医药工作部际协调机制下，国家中医药管理局主动协调相关部门，出台有利于中医药事业发展的政策措施，取得积极进展和明显成效。和科技部等16个部门联合出台《中医药创新发展规划纲要（2006－2020年）》；与国家民委等11个部门共同制定《关于切实加强民族医药事业发展的指导意见》；与国家发改委共同编制《重点中医医院建设与发展规划》，第一批建设单位资金已经到位；在财政部支持下，用于保持和发挥中医药特色优势建设项目的补助资金由2006年的3亿元增加到6亿元；与卫生部共同修订发布了《传统医学师承和确有专长人员医师资格考核考试办法》，完善了相关政策；与国家食品药品监督管理局共同起草制定了中药注册管理的补充规定，以进一步体现中药新药研制的规律和特点；与文化部共同推进了将中医申请为世界人类非物质文化遗产代表作的工作；与教育部、卫生部签署了共建北京中医药大学的协议，并加强了对中医药高等院校教育的行业指导；与商务部共同起草了加快中医药服务贸易的若干政策意见，并着手开展中医药服务贸易的试点工作；人事部出台文件规定中医专业技术人员职称晋升可免考外语；与卫生部、国家工商总局等部门加大了打击假冒中医名义的非法行医和整治虚假违法中医医疗广告的力度。此外，在中医药知识产权保护、中医药科普知识纳入中小学教材等方面也取得了积极进展。

三、推动和支持各地加强对中医药工作的领导，推动基层抓好落实创造经验

中医药工作进一步得到各地党政领导和相关部门的重视与支持。天津、吉林、山东等17个省（区、市）成立了省级中医药工作领导协调小组。广东、湖南、江西等省以省委省政府名义召开了发展中医药的大会，湖南、湖北、江西等省以省委省政府名义出台了加快中医药事业发展的决定或意见。四川绵阳、广东惠州等一些地市也出台了扶持中医药事业发展的相关文件。各地普遍加大了对中医药事业的投入。湖南省成立了副厅级中医药管理局，吉林、重庆、广西也都采取不同形式加强了中医药管理体系建设。

各地在推动和实施中医“三名三进”工程，抓好中医药服务在基层的落实方面做了大量工作。大部分省份出台了推动中医药服务进社区、进农村的相关政策，青海等18个省份明确要求提高新型农村合作医疗中医药服务报销比例，山东等6个省份明确要求降低新型农村合作医疗中医药服务报销起付线，北京等21个省市出台了在城市社区卫生服务中充分发挥中医药作用的实施意见，四川实施了“中医药服务基层利民工程”，宁夏建立了社区中医药人员学历教育、岗位培训和继续教育“三位一体”的教育模式，上海成立了“中医药适宜技术推广应用讲师团”并定期开展培训。各地涌现出一批全国农村中医工作先进县和全国中医药特色社区卫生服务示范区，发挥了良好的示范带动作用。

四、构建和完善中医医疗和保健服务体系，推动中医药服务扩大覆盖面提高可及性

着力构建以中医医院、中医专科医院、综合医院中医科、中西医结合医院、民族医医院、乡镇卫生院中医科、社区卫生服务机构和村卫生室中医诊疗及中医门诊部、中医“坐堂医”诊所等为主体的中医医疗服务体系。国家中医药管理局与卫生部、总后卫生部共同召开了全国综合医院中医药工作会议，形成了《加强综合医院中医药工作的指导意见》和《综合医院中医科建设标准》，这是自1982年之后首次对综合医院的中医药工作作出部署，受到行业内外的高度重视和积极支持。与卫生部在吉林、浙江和四川等地开展将具有一技之长和实际本领的中医药人员纳入乡村医生管理的试点，对解决农村具有一技之长中医人员的行医资格问题进行了探索。与卫生部协调制定了在药品零售企业设置中医“坐堂医”诊所的有关规定，并在河南、河北、陕西、黑龙江等9个省进行药品零售企业中医“坐堂医”诊所的试点，为规范中医“坐堂医”诊所、促进中医药服务进社区积累了经验。开展了重点中医医院、民族医医院、中西医结合医院建设项目工作，实施了“十一五”重点专科（专病）建设和乡镇卫生院中医科中药房建设项目，加强了社区中医药服务网络建设。还在部分医院开展了小包装中药饮片推广使用试点，对饮片的调剂和管理进行了探索。

努力探索构建融中医预防、保健、养生、康复于一体的中医保健服务体系。充分发挥中医“上工治未病”的优势，启动中医医院“治未病”试点工作并及时总结交流经验和做法，积极开展中医“治未病”服务，探索将中医药的服务对象由病人为主拓展到病人、亚健康人和健康人，服务范围由医疗为主拓展到医疗、预防、保健、养生、康复等领域。特别是上海、浙江、广东、广西等地与昆仑炎黄健康保险公司等密切合作，运用融健康文化、健康管理、健康保险为一体的KY3H健康保障模式，在“治未病”的理念、思路、方法、机制等方面进行大胆探索，取得初步成果。

五、发挥和遵循中医药特色优势和特点规律，推动中医药临床、科研、教育、国际合作等工作

中医药科技工作重点加强了一批与中医临床诊疗紧密相关的理论和应用问题的研究，中医药治疗有优势的重大、疑难疾病和社区、农村常见疾病、中医“治未病”及亚健康中医干预等方面的研究进展顺利，取得了一批新的科研成果。中医药治疗艾滋病试点取得进展，安徽、河南、湖北、云南等15个试点省份的6000多名艾滋病病人和感染者的治疗结果表明，中医药治疗艾滋病可以明显改善临床症状，提高生活质量，显示出良好的发展前景。

实施中医类别全科医师、乡镇卫生院中医临床技术骨干、乡村医生中医专业学历教育等人才培养项目，2005—2007年累计培养2万多名乡镇卫生院中医临床技术骨干，有5万多名乡村医生接受了中医专业中专学历教育，农村、社区中医药人员的服务能力明显提高。第三批全国老中医药专家学术经验继承工作和第一批优秀中医临床人才研修项目结业，培养了一批全国优秀中医临床人才和中药技术人才，传承了一批老中医药专家的学术思想和经验，为探索高层次中医药人才培养的模式和机制积累了经验。对基层中医医院院长进行了培训。

中医药多边、双边合作更加富有成效。首次在世界卫生组织（WHO）与我国的国家合作战略中将传统医药作为合作内容。中法政府之间签订了中医药合作协议，成立了中法中医药合作委员会并开展了活动。在中俄友好年活动中，国务院总理温家宝对中俄中医药合作发展给予了积极评价。与港澳台的中医药交流与合作有了新进展，国家中医药管理局与香港食物及卫生局签署了关于中医药领域的合作协议。

六、探索和加强中医药文化建设，推动“中医中药中国行”活动和中医医院文化建设

2006年国家中医药管理局先后作出了向陈海新、王学诗学习的决定，并联合中宣部、卫生部、总后卫生部组织了六省的巡回演讲报告团，推动了医德医风建设及和谐医患关系的构建。国家中医药管理局联合卫生部、中宣部等16个部门启动了为期三年的“中医中药中国行”大型科普宣传活动，2006年已在北京、河北等8个省市以及香港特别行政区展开，得到各地的大力支持和广泛参与。大力推进中医医院中医药文化建设，国家中医药管理局制定了《加强中医医院中医药文化建设的指导意见》，确定了一批重点建设单位。河北刘守真祠堂和上海中医药博物馆成为首批中医药文化教育基地。注重与新闻媒体的沟通协作，引导舆论宣传取得了积极效果。

七、加强和改进中医药部门自身建设，推动中医药部门改进作风、提高效率、求真务实

中医药部门深刻认识肩负的历史使命和职能责任，深入开展建设学习型组织、服务型机关、和谐团队活动，制定了工作方案，努力提高科学领导中医药事业发展的能力和水平，努力在全系统营造团结和谐、奋发有为的环境和氛围。2007年，中医药系统干部职工坚持议全局、抓大事，在思想观念的更新、工作思路的调整、工作方式的改变、工作效率的提高、工作作风的转变、工作机制的健全等方面都有了进一步改进。

（陈　伟）

药品零售企业设置中医“坐堂医”诊所试点工作

为充分发挥中医“坐堂医”的作用，探索符合“坐堂医”这一中医传统行医方式特点的管理办法和标准，国家中医药管理局与卫生部联合开展药品零售企业设置中医“坐堂医”诊所试点工作。试点工作要求，只有中药饮片数量不少于400种的药品零售企业才能申请设置中医“坐堂医”诊所，执业时只允许开中药饮片处方，设有独立隔开的诊室，诊室不超过2个，每个诊室的建筑面积不得低于15平方米，聘请的中医从业人员必须在医疗、预防、保健机构中连续从事中医临床工作5年以上。

（严华国）

乡镇卫生院中医科中药房建设得到加强

截至2007年3月底，全国30个省（自治区、直辖市，不包括上海市）共有38561所乡镇卫生院，其中共有27845所乡镇卫生院设有中医科，占乡镇卫生院总数的72.21%；共有27758所乡镇卫生院设有中药房，占乡镇卫生院总数的71.98%。各地采取了多种措施加强乡镇卫生院中医药服务能力建设，将乡镇卫生院中医科中药房建设与乡镇卫生院中医药人员培养相结合、与农村中医药适宜技术推广相结合、与中医特色专科（专病）建设相结合、与农村中医工作先进县建设相结合，有效地提高中医药服务在农村的可及性。

（严华国）

中医药继续教育“十一五”规划及相关管理文件出台

为了加强中医药人才培养，全面提高中医药队伍素质，为中医药事业发展提供可靠的人才保障，根据《中医药事业发展“十一五”规划》，国家中医药管理局组织制定了《中医药继续教育“十一五”规划》，系统总结了“十五”中医药继续教育工作成绩，明确了“十一五”期间中医药继续教育工作的思路、任务和主要措施。根据新修订的《中医药继续教育规定》和全国中医药继续教育工作会议精神，国家中医药管理局还组织修订并印发了《中医药继续教育基地管理办法》、《中医药继续教育学分管理办法》、《国家级中医药继续教育项目管理办法》和《国家中医药管理局中医药继续教育委员

会章程》，完善了中医药继续教育制度建设。

（周景玉）

北京启动中医院服务信息查询系统

北京市中医药管理局启动的北京地区中医医疗机构医疗服务信息网上查询系统，对首都市、区、县卫生行政管理部门和中医行政管理部门审核注册的中医医疗机构，通过严格、规范的医疗服务信息资料的收集整理，形成北京地区中医服务项目数据库。

此数据库已完成项目指标6000余项，项目数据上万条，项目资料录入了各级卫生行政部门、中医行政管理部门审核批准注册的中央、市属、区属、县属的非营利性、营利性中医医疗机构共计596所，注册登记执业医师6162人。

（闫　龚　刘燕玲）

贯彻实施《传统医学师承和确有专长人员医师资格考核考试办法》

2007年11月7日，国家中医药管理局印发《传统医学出师考核和确有专长考核实施方案》及《传统医学出师考核和确有专长考核大纲》等文件，并在全国开始开展这项工作。

《传统医学师承和确有专长人员医师资格考核考试办法》规定，参加医师资格考核考试的师承人员必须具有高中以上文化程度或同等学力，带教老师必须具有中医、民族医执业医师资格并从事中医、民族医临床工作15年以上，或具有中医、民族医副主任医师以上专业技术职务任职资格。师承人员与带教老师需要签订师承关系合同，并经过公证。师承人员跟师学习满3年后，可向省级中医药管理部门申请参加出师考核。考核由省级中医药管理部门命题制卷并组织施考，考核重点测试其传统医学专业基础知识与基本技能，以及对指导老师的学术经验、技术专长的继承情况。与中医师资格考试包含部分西医内容不同的是，师承考核原则上不考西医内容。考核合格后，师承人员在医疗机构中试用期满1年并考核合格，就可以参加执业助理医师资格考试。

依法从事传统医学临床实践5年以上，掌握独具特色、安全有效的传统医学诊疗技术的人员，可以申请参加确有专长考核。该考核由省级中医药管理部门命题制卷，由地市级卫生、中医药行政管理部门组织施考。考核重点测试其传统医学专业基础知识及掌握的独特诊疗技术和临床基本操作，原则上不考西医内容。此外，根据确有专长人员的特点，增加居民和患者对其技术专长的评议评价，并计入考核成绩。考核合格后，确有专长人员在医疗机构中试用期满1年并考核合格，就可以参加执业助理医师资格考试。

（刘燕玲）

全国综合医院中医药工作会议在上海召开

2007年11月21—22日，国家中医药管理局与卫生部、总后卫生部在上海联合召开全国综合医院中医药工作会议，专题研究部署综合医院中医药工作。来自全国31个省（区、市）卫生厅（局）分管中医药工作的厅（局）长、中医药管理局局长，中医药管理局医政处处长或卫生厅（局）中医处处长，卫生厅局医政处处长，新疆生产建设兵团卫生局分管领导、医政处处长，军队各大单位卫生主管部门负责人，部分综合医院代表近300人参加了会议。会议表彰命名了北京协和医院、上海复旦大学附属华山医院等105所医院为全国综合医院中医药工作示范单位。

（严华国）

卫生部部长陈竺出席中医药国际科技合作大会开幕式并致辞

2007年11月28—29日，由科技部、卫生部、国家中医药管理局、国家食品药品监督管理局和国家知识产权局以及世界卫生组织共同主办的中医药国际科技合作大会在北京召开，来自希腊、马来西亚、法国等41个国家、地区和国际组织的中医药、主流医药研发和产业界近500位代表参加会议。国务院副总理吴仪出席大会开幕式并作重要讲话。科技部部长万钢、希腊卫生与社会互助部部长阿乌拉莫普罗斯（Aristidis S. Calogeropoulos - Stratis)、卫生部部长陈竺、国家食品药品监督管理局局长邵明立和国家中医药管理局局长王国强在开幕式上致辞。卫生部部长陈竺出席开幕式并致辞。陈竺指出，中医药是中华民族的瑰宝，是中国医学体系的一个特色和优势，要充分认识中医药学蕴含的丰富学术和实践价值；充分认识中医药理论与实践对当代医学发展的启示作用；充分认识加强中医药科学研究的重要意义。他同时对推动中医药的科学研究工作，提出了意见：坚持中医的整体观、辨证施治、治未病等核心思想，并在此基础上积极利用现代科学技术，加强基础研究，促进中医药理论的发展和实践能力的提高，促进中医药现代化；以提高临床疗效为科学研究的根本出发点；积极促进多学科的交叉融合；营造宽松民主的学术氛围，鼓励多种形式的科技创新。

（徐　健）

国家中医药管理局等11个部委联合印发《关于切实加强民族医药事业发展的指导意见》

2007年12月18日，国家中医药管理局、国家民委、卫生部、国家发改委、教育部、科技部、财政部、人事部、劳动保障部、国家食品药品监督管理局、国家知识产权局等11个部委联合印发了《关于切实加强民族医药事业发展的指导意见》。《关于切实加强民族医药事业发展的指导意见》明确了民族医药发展的指导思想、主要原则，提出了今后一段时期民族医药事业发展的主要任务，要求因地制宜、分类指导的发展各民族医药，加强民族医药服务能力建设，加强民族医药挖掘继承和科研工作，确定不同类型民族医药传承的途径和方法，加强民族医药知识产权保护和药用资源保护利用。同时，要求各级政府加大对民族医药的投入，为民族医药事业发展提供必要的物质条件。

国家中医药管理局和国家民委联合对11个全国民族医药工作先进集体和51个先进个人进行了表彰。

（严华国）

县级中医医院基础设施建设项目进展顺利

2007年，《农村卫生服务体系与建设发展规划》（以下简称《规划》）进入中期实施阶段，中央继续安排专项资金1.1亿元支持了64所县级中医院、民族医医院进行土建建设。截至2007年底，中央已安排专项资金4.9亿元支持了284所县级中医医院进行土建建设。在组织实施2007年项目同时，国家发改委会同国家中医药管理局组织各相关省召开衔接会议并明确了2008年县级中医医院建设项目单位137所，核定投入专项资金2.4亿元。为确保建设项目落到实处，卫生部规划财务司会同国家中医药管理局办公室，2007年在广西举办了第三期中西部地区农村卫生建设项目管理培训班。在财政部、亚洲开发银行支持下，国家发改委委托卫生部经济研究所组织相关专家开展了对《规划》实施情况的独立评估工作，并形成中期评估报告。卫生部、国家中医药管理局、国家发改委三部门于2007年11月组织专家组赴部分省（区、市）开展了农村卫生服务体系建设专项督促调研工作。

（刘群峰）

组织实施《重点中医医院建设与发展规划》取得初步成效

国家中医药管理局严格按照专项规划编制程序，于2007年底基本完成了《重点中医医院建设与发展规划》（以下简称《规划》）编制工作。《规划》初步确定到2012年，中央投入专项资金35亿余元，支持建设10所中医临床研究基地和240所左右地市级以上重点中医医院房屋设备的改造和建设任务。2007年国家发改委投入专项资金1亿元，会同国家中医药管理局启动开展了地市级重点中医医院建设试点工作，中西部地区11个省、自治区的12所中医医院、中西医结合医院、民族医医院纳入建设范围。与此同时，国家发改委和国家中医药管理局启动开展了中医临床研究基地建设单位遴选工作，初步完成了遴选指标体系编制专家库建设。

（刘群峰）

社区中医药服务工作

《国务院关于发展城市社区卫生服务的指导意见》及其配套文件出台后，21个省（自治区、直辖市）卫生厅（局）、国家中医药管理局专门出台了《关于在城市社区卫生服务中充分发挥中医药作用的实施意见》，29个省（自治区、直辖市）对社区中医药服务工作提出了明确的要求。各地还积极组织实施社区卫生服务机构中医药专业技术人员岗位培训和中医类别全科医学培训工作。

国家中医药管理局与卫生部联合印发了《社区卫生服务机构用药参考目录》，以保证社区卫生服务机构基本用药，规范社区诊疗行为。其中中成药243种，占药物品种总数的47.8%。

全国中医药特色社区卫生服务示范区创建活动继续开展，2007年共有30个地区成为全国中医药特色社区卫生服务示范区，截至2007年底，全国中医药特色社区卫生服务示范区共有55个。

（严华国）

逐步建立符合中医、民族医特点的中医从业人员准入制度

国家中医药管理局与卫生部联合印发《关于妥善解决中医、民族医医师资格认定工作有关问题的通知》，允许1989年12月31日前取得有效行医资格的中医师承和确有专长人员，通过省级中医药管理部门考核后予以

认定中医执业（助理）医师资格。

国家中医药管理局制定印发了《传统医学出师考核和确有专长考核实施方案（试行）》和《传统医学出师考核和确有专长考核大纲（试行）》，以及《师承关系合同》、《出师考核合格证书》等式样，逐步完善了传统医学师承和确有专长考核制度，为不具备医学专业学历的人员参加医师资格考试疏通了途径。

为弥补农村卫生技术人员特别是农村中医药人员的不足，国家中医药管理局和卫生部在吉林、浙江、四川3省7个县市联合开展了农村一技之长中医人员纳入乡村医生管理试点工作，通过农村居民评议、考核培训、社会公示等程序，将具有一技之长和确有实际本领的农村中医药人员纳入到乡村医生进行管理。

（严华国）

医药价格管理

国家发改委调整278种中成药零售价格

2007年2月12日，国家发改委发出通知，对278种中成药内科用药的零售价格进行调整，此次出台的中成药价格调整方案规模较大，主要是临床使用较多，份额较大的中成药内科用药，共涉及1000多个具体剂型规格品。除廉价药品价格维持不动以外，其他约70%的剂型规格品价格进行了下调，平均降价幅度为15%，最大降价幅度达到81%。按照2006年市场销售金额匡算，预计降价金额50亿左右。调整后的价格于2007年3月15日正式执行。

（林凡玉　摘）

国家发改委制定出台《医药价格工作守则》（暂行）

2007年2月25日，国家发改委制定出台《医药价格工作守则》（暂行）（以下简称《守则》），2007年3月1日起执行。《守则》规定，制定医药价格必须经过成本价格调查、专家评审或论证、听取各方面意见、集体讨论、集体审议等五道程序。在成本调查环节，进驻企业进行成本调查，要有两名以上医药价格管理工作人员参加。调查结果要与企业沟通后由全体调查人员签字，如实反映企业及调查组成员的不同意见。不得以任何方式向企业收取费用。在专家评审和论证环节，要建立健全专家库，要在纪检监察部门现场监督下，在专家库中随机抽选参加评审或论证工作的专家。参加评审工作的人员不得引导、不得限制专家发表意见。在听取各方意见环节，要广泛听取意见，有条件的要通过媒体面向社会公开征求意见，充分调动社会各方面参与医药价格管理的积极性。出台医药价格政策和具体调整方案，以适当方式与相关企业进行沟通。在集体讨论和审议环节，研究分析医药价格基础数据、提出价格调整原则方法及价格调整建议、拟定价格调整方案，要进行集体讨论。确定价格方案，要进行集体审议。召开重要会议时，要邀请纪检监察部门派人参加。同时，《守则》提出建立健全基础资料分类存档和保存制度，实行公开接待制度，规范信息披露行为等要求。

为严肃工作纪律，《守则》规定医药价格管理人员不得在工作以外时间私自与企业接触。不得以任何方式接受医药企业给予的财物，不得接受医药企业的宴请和出国邀请，不得向企业提出个人要求。未经上级领导批准，不得参加由企业主办的与医药价格相关的任何活动。同时，从事医药价格管理工作的人员，要坚持进行定期轮岗交流。凡在同一领导职位上满5年的领导干部和工作人员，原则上要交流工作岗位。

（高玲玲　摘）

国家发改委调整188种中成药零售价格

2007年3月23日，国家发改委发出通知，对188种中成药的零售价格进行调整。纳入此次价格调整范围的中成药主要是一些专科类用药，包括妇科用药、眼科用药、耳鼻喉科用药、骨伤科用药、皮肤科用药和外科用药，共涉及600多个具体剂型规格品。其中少部分廉价药品价格维持不动，大部分的剂型规格品价格进行了下调。这次降价药品的平均降价幅度为16%，降价幅度最大的为52%。按照2006年市场销售金额匡算，预计降价金额16亿元左右。调整后的价格于2007年4月16日正式执行。2006年初至2007年3月23日，国家发改委已将纳入药品政府定价目录内的所有中成药价格全部调整了一遍。

（李　琦　摘）

国家发改委调整260种西药最高零售价格

2007年4月5日，国家发改委发出通知，对260种西药的最高零售价格进行调整。此次药品价格调整涉及消化系统药物、呼吸系统药物、抗寄生虫病、解热镇痛及非甾体抗炎药、镇痛药、麻醉用药物、调节水、电解质及酸碱平衡药物、专科用药以及解毒药和诊断用药等十个系统的药物，共260个品种、1200多个剂型规格。其中70%的品种价格进行了下调，平均降价幅度为19%，最大降幅62%，降价金额约50亿元；对其余的30%左右廉价药品，维持原价；对市场供应紧缺或断货的18种药品，适当提高了价格。

截至2007年，列入中央政府定价目录药品共1500种左右，地方定价800多种，约占全部药品的20%。从2006年开始，国家发改委分7批对列入中央政府定价范围内的药品（除计划生育药具、计划免疫、麻醉药品及一类精神药品以外）重新核定了价格。其中，900余种不同程度地降低了价格，约占70%；70多种廉价药品调高了价格，约占5%；300余种药品维持原价，约占25%。

（高玲玲　摘）

国家发改委开展全国药品和医疗服务价格重点检查

2007年6—8月，国家发改委在全国范围内开展医药价格重点检查。此次检查的重点为：政府规定降价药品、招标采购药品价格执行情况；医疗机构药品加价率政策执行情况；一次性医用卫生材料和医疗器械价格执行情况；药品招标采购收费政策执行情况。检查由国家发改委组织，各省级价格主管部门负责实施。为加强对检查工作的组织指导，加大执法力度，国家发改委选择部分地区和单位直接检查，并对典型案件公开处理。各地结合具体实际，安排部署和组织实施此次药品和医疗服务价格重点检查工作，采取联合检查、下查一级、直接检查、交叉检查、分级检查等方式开展检查。

（傅雪华　摘）

卫生部和国家发改委印发《中央预算内专项资金（国债）项目村卫生室建设指导意见》

2007年7月24日，卫生部和国家发改委印发《中央预算内专项资金（国债）项目村卫生室建设指导意见》（以下简称《指导意见》），以指导各地做好中央预算内专项资金（国债）村卫生室建设工作，合理确定建设规模和标准，满足村卫生室基本功能需要，发挥最大的投资效益。

《指导意见》指出，要通过中央专项资金支持偏远、民族、边境、贫困及重大传染病和地方病流行地区村卫生室建设，引导各地加大投入，健全村级卫生服务机构，提高服务能力。中央专项资金用于村卫生室房屋建设，设备配置由省级政府负责落实，并规定了设备配置标准。

《指导意见》规定，一个行政村只建设一所村卫生室，乡镇卫生院所在村原则上不支持建设卫生室。各地可因地制宜，邻近行政村共建一所村卫生室。中央专项资金用于支持建设符合安排范围内的部分行政村卫生室，优先安排尚无医疗点的行政村村卫生室建设。每所村卫生室按不超过60平方米建设，不设病床。

（钱　峰）

国家发改委制定公布第一批城市社区和农村基本用药定点生产药品价格

2007年10月31日，国家发改委公布了第一批城市社区和农村基本用药定点生产的处方药品零售价格方案，自2007年11月15日起执行。为贯彻落实《中共中央、国务院关于进一步加强农村卫生工作的决定》和《国务院关于发展城市社区卫生服务的指导意见》，2007年5月，国家食品药品监督管理局、国家发改委、卫生部等三部门联合印发《关于加强城市社区和农村基本用药定点生产、使用和价格管理的通知》，明确定点生产的城市社区和农村基本用药，由价格主管部门制定统一价格，并由生产企业印制在最小零售外包装上。为做好第一批公布的定点生产药品价格制定工作，国家发改委对有关定点企业的产品开展了成本和价格调查，并组织召开了专家评审会，听取了各方面意见。在公布的10个品种中，有7个品种价格与非定点生产的药品统一零售价相比有所降低，平均降价幅度为21.6%，有3个品种价格持平。

（李莉莎　摘）

药品监督管理

国家食品药品监督管理局发布《2006年第4期违法医疗器械广告公告汇总》

2007年1月11日，国家食品药品监督管理局发布了《2006年第4期违法医疗器械广告公告汇总》，并对20个违法宣传情节严重的医疗器械企业予以曝光。这些广告中大多含有不科学的表示功效的断言和保证，并利用专家或患者的名义和形象作证明，其做法违反了《广告法》、《医疗器械广告审查标准》的规定，严重欺骗和误导了消费者。

这20个医疗器械及企业名单如下：

序号	医疗器械名称	医疗器械生产企业名称
1	眼全息近视治疗仪（眼保姆）	河北路德医疗器械有限公司
2	安眠降压治疗器（广告中标示名称：寒水石药王枕）	湖北省应城市永兴膏业有限责任公司
3	紫环牌低中频多功能治疗仪（颈椎治疗仪）	广州市科鹏电子有限公司
4	爱尼光循环治疗仪（广告中标示名称：超级光鼻炎治疗仪）	武汉海纳川科技有限公司
5	雪莲胆石贴	奇台县神葫药械有限责任公司
6	B系列白癜风治疗仪	贵州鲁科医疗设备有限责任公司
7	耳功能恢复给药器	西安科林药业有限公司
8	胡三帖	贵州贵定胡三贴药业有限责任公司
9	周林频谱保健治疗仪	北京周林频谱科技有限公司
10	YP－9视力保健仪（中科卫视仪）	上海衡通生物医学有限公司
11	华脉腕式电子止鼾器	湘西自治州金钥匙医疗器械保健品有限公司
12	通气鼻贴	成都通加健康科技有限公司
13	耳鸣康复仪	运城市康丽声医疗器械有限公司
14	疝气治疗带（成人型、儿童型）	北京市仁济医疗器械有限责任公司
15	高效离子感应消痛贴（泰宝痛消灵）	广东泰宝科技医疗用品有限公司
16	男性多功能康复治疗仪（广告中标示名称：大丈夫生物波助长仪）	奉化市精益医疗用品制造有限公司
17	列线康牌超声波治疗仪	内蒙古国创高科生物医学工程有限公司
18	蓝丁格尔牌WH型系列乳腺治疗仪	北京中科亿康科技有限公司
19	意通牌纳米银鼻咽喷雾器	内蒙古国创高科生物医学工程有限公司
20	KN－3000A/B系列白癜风治疗仪	徐州市科诺医学仪器设备有限公司

（林凡玉　摘）

国家食品药品监督管理局制订《药品注册现场核查方案》

国家食品药品监督管理局 2007 年 1 月 16 日发布消息说，药监部门将严厉查处药品申报材料弄虚作假行为，纠正药品注册申报秩序混乱和注册申请过多、过滥。今后，我国药品注册申报材料的真实性核查工作不再仅仅限于药品生产企业和待审品种本身，而是由药品生产企业延伸至新药研究机构、临床试验单位，重点核查药品生产、研制现场、研制原始记录以及临床研究的原始记录，并由待审品种延伸至上市品种的真实性核查。

为保证药品申报以及上市药品申报资料真实性、可靠性以及核查工作的客观、准确、规范，国家食品药品监督管理局制订了《药品注册现场核查方案》，初步建立了药监系统国家局和省局两级药品注册现场核查队伍。同时，制定了撤回药品注册申请、注销药品批准文号以及立案查处的处置程序。2006 年，药监部门组织专家和技术人员对近 1000 个注射剂品种，共提出了 4000 项标准提高项目要求。

（王乐民　薛　原）

发布《药品流通监督管理办法》

为加强药品监督管理，规范药品流通秩序，保证药品质量，国家食品药品监督管理局制定了《药品流通监督管理办法》（以下简称《办法》），于 2007 年 1 月 31 日以国家食品药品监督管理局第 26 号局令公布，自 2007 年 5 月 1 日起施行。《办法》对药品生产、经营企业购销药品，医疗机构购进、储存药品的监督管理进行了明确规定，明确药品生产、经营企业不得以展示会、博览会、交易会、订货会、产品宣传会等方式现货销售药品，医疗机构和计划生育服务机构不得未经诊疗直接向患者提供药品，药品生产、经营企业和医疗机构均不得采用邮售、互联网交易等方式直接向公众销售处方药。《办法》还禁止非法收购药品，并明确了违反《办法》应当承担的法律责任。

（武家硕　摘）

公布第一批定点生产“城市社区和农村基本用药”的企业和品种

2007 年 2 月 12 日，国家食品药品监督管理局公布 10 家首批定点生产“城市社区、农村基本用药”的企业和 18 种最常用药。10 家企业为：北京双鹤药业股份有限公司、华北制药股份有限公司、华北制药集团制剂有限公司、常州制药厂有限公司、西南药业股份有限公司、成都第一制药有限公司、青海制药厂有限公司、天津达仁堂制药厂、大连美罗中药厂有限公司、山东方健制药有限公司等。18 种最常用药为：注射用青霉素钠、注射用头孢唑啉钠、阿莫西林胶囊、盐酸二甲双胍片、对乙酰氨基酚片、复方氢氧化铝片、阿司匹林肠溶片、复方丹参片、颠茄片、氨茶碱片、硫酸阿托品注射液、大活络丸、八珍益母丸、清热解毒口服液、克霉唑栓、复方利血平片、七里散、人参健脾丸等。

（许德泉　摘）

重新修订《药品广告审查办法》

2007 年 3 月 15 日，国家食品药品监督管理局、国家工商总局发布新修订的《药品广告审查办法》，自 2007 年 5 月 1 日起施行。新修订的《药品广告审查办法》共 31 条，对药品广告审批和备案的程序、时限、申请人的义务、药品广告的监督管理及有关法律责任等内容做出了规定。针对药品广告中存在的突出问题，新办法进一步明确药品广告审查的程序，促进审批公开公正。为配合工商部门对违法药品广告的查处，加大打击违法药品广告的力度，新办法重点增加和明确了以下规定：篡改经批准的药品广告内容进行虚假宣传的，撤销广告所涉及的药品品种的所有广告文号，并一年内不受理该药品广告批准文号申请；将药品广告与产品挂钩，对任意扩大产品适应证范围、绝对化夸大药品疗效、严重欺骗和误导消费者的违法广告，将对其产品实行强制控制措施，暂停该产品的销售，并责令其消除影响。此外，新办法还明确了对提供虚假材料申请药品广告文号行为的处罚措施，强化了申请人的义务和审批机关的职责。新办法对药品广告的监管按照处方药、非处方药予以区别对待，规定非处方药仅宣传药品名称（含药品通用名称和药品商品名称）的，或者处方药在指定医学药学专业刊物上仅宣传药品名称（含药品通用名称和药品商品名称）的，无需审查。

（魏佳琪　摘）

发布新修订的《药品注册管理办法》

为整合药品注册管理资源，深化药品注册审评机制改革，严格药品注册审批程序，建立高效运转、科学合理的药品注册管理体制，国家食品药品监督管理局修订了《药品注册管理办法》（以下简称《办法》），于 2007 年 7 月 10 日以国家食品药品监督管理局第 28 号局令公布，自2007年10月1日起施行。

《办法》对章节的框架作了部分调整，对临床前研究、临床试验等在其他规章中已有规定的内容予以简化；对药品标准、新药技术转让等将制定其他具体办法进行规定的不再重复规定。《办法》修订的重点内容主要有强化药品的安全性要求，严把药品上市关；整合监管资源，明确职责，强化权力制约机制；提高审评审批标准，鼓励创新、限制低水平重复。

为保护技术创新，遏制低水平重复，新修订的《办法》采取了以下措施：对创新药物改“快速审批”为“特殊审批”，根据创新程度设置不同的通道，进一步提高审批效率；厘清新药证书的发放范围，进一步体现创新药物的含金量；提高了对简单改剂型申请的技术要求，更加关注其技术合理性和研制必要性，进一步引导企业有序申报；提高了仿制药品的技术要求，强调仿制药应与被仿药在安全性、有效性及质量上保持一致，进一步引导仿制药的研发与申报。

（舒　倩　摘）

加强对药品零售经营的监管

2007年8月8日，国家食品药品监督管理局印发了《关于加强药品零售经营监管有关问题的通知》，对严禁药品零售企业出租或转让柜台、药学技术服务人员的责任和义务、药品零售企业在经营非药品时的注意事项等做出了规定。要求各级药品监督管理部门加强对药品零售企业经营行为的监督检查。对不符合《药品管理法》、《国务院关于加强食品等产品安全监督管理的特别规定》、《药品管理法实施条例》、《药品经营质量管理规范》、《药品经营许可证管理办法》等有关规定的，一经查实，必须依法予以处理。情节严重的，要依法吊销其《药品经营许可证》。

（高玲玲　摘）

世界药学大会暨国际药学联合会在北京开幕

2007年9月2日，由国际药学联合会和中国药学会共同主办的世界药学大会暨国际药学联合会第67届年会在北京开幕。大会的主题是“循证药学与优化使用药品”。中共中央政治局委员、国务院副总理吴仪，卫生部部长陈竺，国家食品药品监督管理局局长邵明立，解放军总后卫生部部长李建华，国际药学联合会主席KamalMidha及来自80多个国家的3000多名药学界代表出席了开幕式。

（王乐民）

启动全国“安全用药，关注民生”大型主题宣传月活动

2007年9月22日，全国“安全用药，关注民生”大型主题宣传月活动启动仪式在北京中华世纪坛举行。此次宣传月活动由国家食品药品监督管理局主办，得到中宣部、教育部、农业部、卫生部、国家广电总局、国家中医药管理局、国务院新闻办公室和全国总工会等部门和单位的支持。活动的重点内容是宣传近期药品监管政策措施和相关法律法规知识、我国药品不良反应报告制度和不良反应相关知识、有关药品合理使用的基础知识。同日，广东、山西、吉林、山东、湖北、天津等31个省、自治区、直辖市同时举行宣传月活动启动仪式，普及安全用药基本知识，提高公众安全用药和依法维权意识，增强群众消费信心。

（周中华　摘）

妇幼与社区

全国统一社区卫生服务机构标识

2006年7月，卫生部委托中国疾病预防控制中心健康教育所，开展了全国城市社区卫生服务机构标识征集活动，向全社会征集标识。经过多轮筛选、评审和论证，并通过卫生部网站进行了在线投票，广泛听取有关方面意见，最终确定上海艾天平面设计工作室设计师施纹设计的作品入围。2007年6月13日，卫生部印发《关于启用社区卫生服务机构标识的通知》，规定经政府卫生行政部门登记注册并取得《医疗机构执业许可证》的社区卫生服务机构使用本标识，其他任何机构不得使用，社区卫生服务机构标识不得用于以营利为目的的活动，以及与社区卫生服务工作无关的活动。

社区卫生服务机构标识以人、房屋和医疗卫生机构标识形状为主要构成元素，三口之家代表健康家庭，家庭和房屋代表健康、和谐社区，与医疗机构标识相组合表示社区卫生服务机构，强调以人的健康为中心、家庭为单位、社区为范围的服务内涵以及以人为本的服务理念。标识中两个向上的箭头，一个代表社区居民健康水平不断提高，另一个代表社区卫生服务质量和水平不断改善，展示社区卫生服务永远追求健康的目标。标识的整体颜色为绿色，体现社区的健康与和谐。标识设计人已经将标识著作权等其他相关权利全部转让卫生部。社区卫生服务机构标识已在国家工商总局商标局备案。

（金生国　刘利群　周　巍）

中国社区卫生协会成立大会召开

2007年7月3—4日，中国社区卫生协会第一届会员代表大会暨成立大会在北京举行。中共中央政治局委员、国务院副总理、国务院城市社区卫生工作领导小组组长吴仪发来贺信。全国人大常委会副委员长、中国社区卫生协会名誉会长韩启德，卫生部部长陈竺，卫生部副部长蒋作君出席并讲话。

吴仪在贺信中指出，中国社区卫生协会的成立是我国社区卫生事业发展中的一件大事，顺应了社区卫生服务蓬勃发展的需要，有利于团结广大社区卫生工作者和社会各界人士，协助政府加强社区卫生服务行业建设与管理，不断提高社区卫生服务的质量和水平。大会审议通过了《中国社区卫生协会章程》，选举产生了第一届理事会、常务理事会和协会负责人。经选举，卫生部副部长蒋作君任会长，中国卫生经济学会副会长李长明、天津市人大教科文卫委员会副主任委员张愈、青海省卫生厅厅长陈资全、北京市卫生局常务副局长梁万年、首都儿科研究所研究员陈博文任副会长，秘书长由陈博文兼任。

（许宗余）

定点生产城市社区农村基本用药将实行统一标识

2007年7月9日，为加强对定点生产药品的管理，定点生产城市社区农村基本用药将实行统一标识。

根据要求，在城市社区农村基本用药产品的最小包装盒和标签的右下角，应印有“定点生产城市社区农村基本用药”字样、定点标识图形及全国统一销售价格。其文字不大于药品通用名字体大小，定点标识大小不超过标签宽度的1/2。“定点生产城市社区农村基本用药”的文字使用深蓝色黑体字，产品的定点标识图形使用天蓝色，“全国统一零售价”和具体价格数字使用黑色的黑体字。

（王乐民）

《中国提高出生人口素质、减少出生缺陷和残疾行动计划2002—2010》深入实施

2007年，在《中国提高出生人口素质、减少出生缺陷和残疾行动计划2002—2010》（以下简称《行动计划》）实施四年来的基础上开展了以“健康宝宝、幸福家庭”为主题的预防出生缺陷大型宣传活动。此活动是为促进实现《行动计划》的目标，即“到2010年，全国60%以上的城市、40%以上的农村地区开展‘行动计划’措施，一级预防措施的人群覆盖率达40%以上”所做出的广泛性、持续性的实际行动。卫生部于2007年3月13—14日在北京举办“大型宣传活动策划技巧”、“宣传沟通技巧”等内容培训会。各省（自治区、直辖市）卫生、妇儿工委、残联代表参加了培训。会后，各省卫生、妇儿工委、残联三部门，纷纷成立活动领导小组，联合下发活动通知，制订活动方案，并对活动情况进行监督和指导。

2007年8月27—29日，卫生部、国务院妇儿工委办公室、中国残联在北京举办了“全国优秀宣讲员比赛”，并对各地的宣传组织情况进行了评比。2007年9月12日（中国预防出生缺陷日）在北京举行了全国“健康宝宝　幸福家庭”——预防出生缺陷系列宣传活动总结颁奖会。

为加强宣传力度，在全国范围内广泛开展了预防出生缺陷知识竞赛。各地利用医院门诊、孕妇学校、预防出生缺陷咨询、义诊等场合，利用残疾人日、六一儿童节等节日活动发放知识竞赛资料。全国共发放“预防出生缺陷知识竞答”试卷110万份，数百万城乡居民参与了知识竞赛活动，共回收近70万份答卷。

（张伶俐　宋　莉）

全国预防艾滋病母婴传播工作持续推进

2007年，中央财政继续支持全国28个省和新疆生产建设兵团的110个地（市、州）、271个县（市、区）开展预防艾滋病母婴传播工作，取得显著成绩。

完善工作实施方案，规范和指导全国工作的开展。卫生部多次组织国家级预防艾滋病母婴传播技术指导组专家、国内艾滋病防治专家、各省相关管理和专业人员等对《预防艾滋病母婴传播工作实施方案（试行）》进行修订，进一步完善了工作实施方案。

加强专业队伍建设，提高服务提供能力。吸收不同领域的专家和部分省级专家，加强国家级专家队伍建设。定期召开国家级专家研讨会，研讨工作中管理、技术等相关问题，商讨部署下一步工作，交流监督指导的收获与发现的问题，并与专家共享国际和国内的最新进展。针对基层开展工作的难点和薄弱环节，组织相关培训。通过开展孕产妇儿童系统保健师资培训，进一步提高了基层人员将预防艾滋病母婴传播服务与妇幼保健常规服务相结合的能力。通过举办预防艾滋病母婴传播工作管理信息系统培训，使相关信息管理人员熟悉了信息系统的架构及应用。通过组织预防艾滋病母婴传播艾滋病检测技术培训班，提高了医疗保健机构人员相关理论知识水平及实际操作能力。此外，还组织了全国预防艾滋病母婴传播省际交流培训，交流工作经验，开拓工作思路。

召开全国工作暨现场经验交流会议，推动工作进程。2007 年 7 月，卫生部在重庆组织召开了“2007 年全国预防艾滋病母婴传播工作暨现场经验交流会”。会议总结分析了最近一年全国预防艾滋病母婴传播工作，交流了典型地区开展工作的经验，参观了重庆市开展预防艾滋病母婴传播工作的相关机构，重申了“充分认识开展预防艾滋病母婴传播工作的重要性和艰巨性以及加大落实力度，全面推进预防艾滋病母婴传播工作”的要求，全面部署了全国的下一步工作。全国各省各级领导加强对此项工作的重视，促进预防艾滋病母婴传播工作在全国范围内的推进和深化。

开展监督指导，促进各项措施的全面落实。综合考虑各省的艾滋病流行状况、工作启动时间及地理分布情况，分区域抽取了甘肃、辽宁、海南、山西、安徽、四川 6 个省的 12 个县（市）就工作落实情况进行了监督指导。监督指导与评估活动有力地促进了预防艾滋病母婴传播各项工作措施的落实，推动工作全面、规范的开展。

强化信息管理，提高信息数据收集质量。2007 年进一步加强了信息管理工作，完善了相关月报表和个案等级系列卡，加强了与各省之间数据的审核等工作。同时，为了及时、准确、完整收集相关信息，简化信息收集、上报程序，提高信息管理效率，组织开发了预防艾滋病母婴传播工作管理信息系统，并已在试点地区完成了预试验及功能完善。2007 年 10 月信息系统专项培训后，在河南、广西、云南及新疆等省开始试运行。根据现有的预防艾滋病母婴传播工作信息数据，定期形成全国工作进展报告、服务状况分析报告等。

开发技术指导和培训教材，丰富健康教育资料，提高基层开展相关服务的能力。根据国内外预防艾滋病母婴传播工作及技术的进展，对现有技术指导和培训教材的部分内容进行了修订，并着力开发了新的适宜材料：组织专家编写了《预防艾滋病母婴传播孕产妇儿童系统保健技术指南》、《预防艾滋病母婴传播咨询技术指导手册》、《艾滋病感染妇女和儿童社区关怀技术指导手册》、《艾滋病母婴传播与孕产妇儿童保健》等书籍，并对《预防艾滋病母婴传播咨询台历》等进行了修订。为丰富基层开展预防艾滋病母婴传播健康教育的手段和资料，组织拍摄了预防艾滋病母婴传播大众健康教育光盘，在产科门诊、孕妇学校、婚前保健门诊及产科病房等处播放，提高大众对预防艾滋病母婴传播的认识，促进其接受相关预防干预措施。

整合国内外项目资源，促进干预措施落实。继续加强与国内外相关项目的合作，整合了联合国儿童基金会、世界卫生组织、全球基金、克林顿基金会、人口基金等多个国际组织的项目基金和技术资源，开发了预防艾滋病母婴传播相关政策和技术性文件，促进了国际交流和专家队伍建设，开展了专业人员培训，解决了婴儿剂型抗病毒药物缺乏等问题，使我国预防艾滋病母婴传播工作的各项干预措施进一步得到落实。

（张伶俐　宋　莉）

妇幼卫生监测和年报工作

2007 年，全国妇幼卫生监测网络规模逐步扩大，妇幼卫生监测区县由原来的 176 个增加至 336 个，覆盖人口由 8000 多万增加到 1.4 个亿，系统监测能力和对监测事件的反应能力有了显著提高和完善。在全部 336 个国家级监测区县，全面实施了妇幼卫生三网监测数据网络直报系统，实现了由监测点数据网络采集、上报、审核、储存、汇总和共享的数字化、网络化管理，提高了监测效率和监测质量，监测系统的管理能力得到了强化。努力探索适合中国国情的出生缺陷人群监测模式，完善我国的出生缺陷监测系统，出生缺陷人群监测区县扩大到全国 30 个省（市、自治区）的 64 个区县，建立了基于村－乡－县三级数据采集和报告流程，并对省、市（地、州）、区县的出生缺陷人群监测的卫生行政管理和业务技术人员 200 多人进行了培训。

为适应妇幼卫生工作发展的需要，组织有关专家讨论和修改了新的年报调查表内容，新年报调查表于 2007 年 6 月 5 日经国家统计局批准正式执行。为与新的年报调查表相匹配，开发研制了新的全国妇幼卫生年报数据管理软件，编写了《全国妇幼卫生年报调查表使用手册》和《全国妇幼卫生年报数据管理软件》使用手册，并对各省年报负责人员开展培训。编写了 6 期《全国妇幼卫生监测暨年报通讯》，下发到国家级监测的省、市、县、乡卫生行政部门和业务部门，加强妇幼卫生信息业务人员的技术指导和经验交流扩大妇幼卫生信息工作的影响。

（张伶俐　宋　莉）

生殖道感染防治试点项目深入开展

卫生部组织实施的“生殖道感染防治试点项目”继续在全国10个省的11个区/县深入开展，取得良好效果。2007年共组织召开三次专家研讨会，修订《生殖道感染防治技术指南》并正式出版，讨论培训教材编写大纲和强化培训内容。2007年4—6月，对山东、河北、山西、吉林和浙江所属项目县的县/区级综合医院、妇幼保健院、乡卫生院及村卫生室等医疗保健机构进行了第三次过程评估。7月25—28日，在吉林省吉林市举办2007年度强化培训班和经验交流会。9月20—22日，在北京召开“生殖道感染防治试点项目”工作研讨会。经过两年多的努力，项目工作取得显著成绩，项目督导管理工作逐步完善，医务人员对于生殖道感染疾病的规范诊治认识进一步提高，对于妊娠梅毒与艾滋病防治整合、宫颈癌普查普治诊断技术新进展全面了解，生殖道感染防治的基本技能得到加强。

（张伶俐　宋　莉）

妇女常见病防治现况调研工作启动

为准确掌握我国妇女常见病多发病现况，卫生部2007年组织专家制定了《妇女病防治工作现况调研方案》，调研方案明确了调研内容、工作步骤，并对调查问卷和调查技术等内容开展了相关培训，为调研工作的顺利实施提供了良好的基础及保障。2007年12月6日，妇女常见病防治现况调研工作在北京正式启动。调研抽取北京、广西、福建、山西、湖北、甘肃、四川、新疆、黑龙江、安徽10个省（区、市），采用问卷调查及现场调查等方式，开展了3个专题的调查：妇女病普查普治管理现况调查、妇女病普查普治机构的卫生服务状况调查、65岁以下已婚妇女接受妇女病普查普治服务现况的调查。

（张伶俐　宋　莉）

《孕前保健服务工作规范（试行）》下发实施

2007年2月6日，卫生部发布了《关于〈孕前保健服务工作规范（试行）〉的通知》（以下简称《规范》），鼓励各地积极开展孕前保健服务，探索孕前保健服务的模式，解决因新《婚姻登记条例》实施所导致的全国婚前保健工作全面滑坡对妇女健康和出生人口素质所带来的隐患。《规范》指出，孕前保健是以提高出生人口素质，减少出生缺陷和先天残疾发生为宗旨，为准备怀孕的夫妇提供健康教育与咨询、健康状况评估、健康指导为主要内容的保健服务。孕前保健是婚前保健的延续，是孕产期保健的前移。各级医疗保健机构要逐步提供婚前、孕前、孕产期、产后保健等规范化、系统化的生育健康服务。

2007年5月27—30日，在上海召开孕前保健服务启动暨研讨会，对孕前营养、孕前心理、孕前保健检查和咨询、孕前健康指导等方面的内容进行了讲解。为配合《孕前保健服务指南（试行）》的实施，开发了孕前保健服务管理信息系统，并上载到中国生育健康网。为了让公众认识孕前保健的重要性，在健康报、西部时报等报纸上刊登了宣传孕前保健的专刊，在中国生育健康网上提供孕前专家咨询，在中央电视台播放了孕前保健专题节目。孕前保健的概念正在逐渐被公众接受。许多省、自治区、直辖市纷纷行动起来，启动孕前保健服务。有些地方将孕前保健服务与当地的妇女保健工作相结合，由政府牵头，开展孕前保健服务。浙江省嘉兴市启动了以妇女病普查和孕前保健为主要内容的“妇女健康促进工程”。许多地区，卫生部门积极与有关部门配合，利用免费婚检作为平台，向计划怀孕的夫妇提供孕前保健服务。在浙江省和江苏省的某些地区，婚前（孕前）保健率已经达到90%以上。

（张伶俐　宋　莉）

全国产前诊断工作会议在杭州召开

2007年4月25—26日，全国产前诊断工作会议在浙江杭州召开，来自全国各省（区、市）卫生厅局主管人员及全国产前诊断技术专家组的专家100多人参加了会议。

会议首先对全国近几年产前诊断工作进行了回顾，自2002年《产前诊断技术管理办法》颁布以来，全国产前诊断工作总体发展态势良好，各省、自治区、直辖市陆续组织了本省产前诊断培训，2/3的省（区、市）制定了产前诊断技术管理实施细则，22个省（区、市）开展了产前诊断技术服务机构和人员的审批，全国各地共审批产前诊断机构60余家，具备产前诊断技术服务资质的专业技术人员600余名。东西部地区之间差距较大，发展不平衡的趋势明显，北京、浙江等少数几个起步较早的省市在多年开展产前诊断工作的基础上，正在逐步成熟规范。全国2/3的省（区、市）已经起步，但亟须进一步发展，尚有少部分省份仍未起步。为此，会议选取了部分产前诊断工作开展比较突出的、具有代表性的省份进行了大会经验交流，北京市介绍了如何从依法管理和规范服务两方面着手，加大对产前诊断和产前筛查技术的管理力度，逐步建立健全产前诊断转诊网络，不断提高北京市产前诊断与筛查技术的水平。广东省重点强调了在充分调查研究、全面制定规范的基础上具体实施的工作策略，将制定区域规划与加强许可制度相结合，本着合理利用卫生资源、充分发挥各专业技术机构积极性的原则设置产前诊断专项技术指导中心，通过完善校验制度、建立产前筛查登记制度及建立产前诊断质量控制体系等措施加强产前诊断技术管理。福建省介绍了将产前诊断工作列入省政府“十一五”卫生事业发展专项规划，纳入省级财政预算项目管理等保障措施，并系统介绍了其产前诊断技术网络建设项目管理规划的思路和内容，明确提出在“十一五”期末建立完善的省、市、县三级产前诊断区域规划网络管理模式。会议还安排了对浙江省产前诊断中心的现场参观，重点了解了浙江省产前诊断工作的网络化布局和管理经验，以及省产前诊断中心在网络中发挥的重要作用。

（张伶俐　宋　莉）

新生儿疾病筛查项目进展

为提高中西部地区新生儿疾病筛查的覆盖率，卫生部与芬兰卫生部选择湖北、广西、陕西、青海、贵州等7个省（区）开展了为期5年（2006—2010年）的新生儿疾病筛查合作项目。2007年，芬兰WALLAC公司共向项目单位捐赠了7台筛查仪器，并提供了相关技术支持。同时，中国卫生部组织国内有关专家实施了筛查技术培训，实验室质量控制及健康教育等活动。10月，卫生部在陕西省西安市召开了中—芬新生儿疾病筛查合作项目年度会议，总结了1年来项目实施情况，各项工作按计划实施顺利，如期完成年度目标，7个省（区）平均新生儿疾病筛查率由项目实施前的21%提高到项目实施后的44.1%。7个省（区）都成立了项目领导小组和技术小组，下发了项目实施方案，成立了省级新生儿疾病筛查中心，项目地区90%的筛查中心参加了卫生部临床实验室质评，筛查工作指标基本得到规范，新生儿疾病筛查网络建设初具规模。7个项目省在会上交流了经验，针对各地存在的问题，提出了进一步规范新生儿疾病筛查网络，加强实验室检测质量，落实阳性患儿的干预措施，推动项目更好的实施。

（曹　彬　刘　颖）

“降低孕产妇死亡率，消除新生儿破伤风”项目进展

2007年是实施“降低孕产妇死亡率，消除新生儿破伤风”项目（以下简称“降消”项目）的第8年。在项目地区各级政府的大力支持下，在各级卫生保健部门的共同努力下，项目实施取得新的成效，全国1000个项目县平均孕产妇死亡率降至39.4/10万，新生儿破伤风发病率降至0.06‰；项目县住院分娩率、高危产妇住院分娩率和新法接生率均呈上升趋势，分别为86.8%、97.4%和97.7%。项目地区妇女儿童的保健水平得到新的提高。

政府重视，加强管理。2007年7—8月，卫生部先后在广西、黑龙江和甘肃举办了国家级“降消”项目管理培训班。培训班邀请国家级项目管理专家和产科专家，就项目管理的基本概念与程序、产科急救中心与转诊网络的规范管理、乡镇卫生院产科建设十条标准等作了专题讲座。部分项目省（区、市）和项目县卫生厅局就实施项目的经验和做法进行了交流。各省（区、市）还结合参加培训的收获、体会及对项目工作的建议组织了讨论。很多项目地区把实施“降消”项目作为一项为民办实事、办好事，造福于人民的社会福利性工程来抓，制定年度实施方案，健全管理机构和组织，落实配套资金，强化规范管理，推动各项管理制度出台。很多项目省还与各地各部门签订了项目工作目标责任书，实行目标管理，做到一级抓一级，层层抓落实，从而保证了项目的顺利开展。

贫困孕产妇住院分娩救助。2007年，“降消”项目加大了对贫困孕产妇的救助力度，1000个项目县的受助人数达到164.7320万人，占项目县孕产妇的38.6%，救助人数和覆盖面较往年大大提高。其中国家级贫困县孕产妇共227.9392万人，受助123.7802万人，受助比例54.3%；非国家级贫困县孕产妇198.5602万人，受助40.9518万人，受助比例20.6%；全国实际使用救助总金额为34230.65万元。

孕产妇急救能力建设。经过“降消”项目多年扶持，项目县县级医疗保健机构孕产妇急救能力普遍提高。2007年，“降消”项目县产科急救中心接受转诊孕产妇11.4947万例，其中危重孕产妇3.5026万例，占转诊孕产妇30.5%；抢救孕产妇4.0051万例，抢救成功率为92.7%。

产儿科技术人员培训。为提高产儿科医疗技术水平，卫生部先后在云南省昆明市和河北省石家庄市举办了“降消”项目产科技术培训班。旨在进一步提高降低孕产妇死亡率和消除新生儿破伤风项目市（地）级产科人员的业务水平，来自项目地区241个市（地）级的产科师资和相关专家共500多人分别参加了培训。培训班采取案例教学方法，结合实际病例，围绕影响孕产妇死亡的主要因素、主要疾病进行讨论、分析和讲解，展开教员与学员的互动。

2007年，1000个“降消”项目县共举办3632次培训班，22万人次接受了培训。项目县还加强了对县乡级产儿科医生的临床进修，乡级到县级医疗保健机构进修共6186人次，平均进修时间4.1个月；县级到上级医疗保健机构进修共4192人次，平均进修时间5.5个月。在培训中，各地结合当地实际，使得培训更具有针对性。

健康教育和社会动员。2007年，23个省份共散发有

关宣传材料 6.08 亿份，开展广播电视宣传或健康知识讲座 6.0998 万次，张贴宣传标语 29 万条，书写墙报黑板报 11 万期。一些省、市、县还结合当地传统文化、民风民俗，开展了群众喜闻乐见的宣教活动。

监督指导。2007 年 8—11 月，卫生部从全国抽调了 103 名专家组成了 23 个督导组，对实施“降消”项目的 22 个项目省（区、市）和新疆生产建设兵团进行了全面的现场督导检查。督导采用了项目省之间交叉督导的方法，达到了促进项目省（区、市）之间的交流，互相借鉴先进的管理模式和经验，促进项目的健康发展的目的。

2007 年，项目省共对 1203 例孕产妇死亡病案进行了省级孕产妇死亡评审，评审结果显示，改善服务质量，提高医疗技术水平是减少孕产妇死亡发生的根本保障。随着住院分娩率的提高，更多的妇女到医疗保健机构分娩，将对医疗保健机构的服务能力和水平构成更大的挑战。虽然项目县每年举办了各种形式的专业培训班和临床进修，但基层的医疗技术水平与实际需求仍存在较大差距。

（曹　彬）

规范婴幼儿喂养行为

为进一步规范婴幼儿喂养行为，卫生部于 2007 年 7 月颁发《婴幼儿喂养策略》（以下简称《策略》），目的就是进一步贯彻实施《中国儿童发展纲要（2001—2010 年）》，落实婴幼儿营养改善措施，以实现预期目标。

为使《策略》更好地实施，卫生部于 2007 年分别在陕西西安市和广西桂林市举办了全国婴幼儿喂养培训班。培训班上，联合国儿童基金会、世界卫生组织专家和我国有关专家就国际婴幼儿喂养进展情况、母乳喂养与儿童生存策略、爱婴医院行动新进展、特殊情况下的母乳喂养、《国际母乳代用品销售守则》和世界卫生大会有关决议等专题进行了讲座。并对我国母乳喂养的现状进行了分析，对今后的爱婴医院工作进行了部署；要求各地进一步提高对保护、支持和促进母乳喂养的认识，认真履行职责，扎实开展母乳喂养咨询工作，巩固爱婴医院成果。

（曹　彬）

新生儿窒息复苏培训项目进展

2007 年是新生儿窒息复苏培训项目实施的第 4 年，项目进展顺利。

进行开展人员培训，提高新生儿窒息复苏技术水平。卫生部为项目省发放培训教具 217 套、第五版《新生儿窒息复苏教材》共 4000 本、《新生儿窒息复苏乡级指南》2 万本、《新生儿窒息复苏挂图》1 万套、教学 DVD2000 套。各项目省根据项目要求，认真开展培训工作，2007 年共举办 102 期新生儿窒息复苏培训班，培训 7692 人次。截至 12 月底，培训已覆盖 20 个项目省 100% 的地级以上城市、94% 的县，其中“降消”县覆盖率达 97%。

组织专家进行项目督导，评估实施效果。为总结项目开展以来的经验、评估项目的实施效果，卫生部委托中国妇幼保健中心于 2007 年 3—5 月组织专家对山西、湖南、安徽、宁夏、辽宁、江西、湖北、云南、贵州和青海等 10 个项目省进行了督导，并委托中南大学湘雅医学院对其中 6 个省同期进行了外部评估。督导和外部评估结果显示，培训提高了医务人员的复苏水平，与项目实施前相比，新生儿窒息发生率和窒息死于分娩现场的发生率由 2003 年（项目实施前）的 3.32/万和 4.12% 分别下降到 2006 年的 2.15/万和 3.01%。

开展师资认证试点，狠抓培训质量。2007 年 11—12 月，卫生部组织项目专家组赴海南、福建两省进行新生儿窒息复苏培训项目省级师资认证工作试点。通过试点，制定出新生儿窒息复苏培训项目省级师资认证方案，明确了省级师资的权利和义务。

（曹　彬　刘　颖）

院务公开

全面推进医院院务公开工作

根据《卫生部关于全面推进医院院务公开的指导意见》精神，2007 年医院院务公开工作全面推进。2007 年 6 月 29 日召开了全国公共企事业单位办事公开工作电视电话会议。

2007 年 7 月 20 日，卫生部办公厅印发《关于请推荐“全国院务公开示范点”的通知》，请各省、自治区、直辖市卫生厅局和新疆生产建设兵团卫生局推荐院务公开工作做得较好的地区和医疗机构作为“全国院务公开示范点”，以点带面，稳步推进院务公开。地方卫生行政部门根据卫生部部署，总结并上报了近年来开展院务公开工作好的典型、经验。

认真贯彻落实《卫生部关于全面推行医院院务公开的指导意见》的有关要求，积极推动医院院务公开工作，将院务公开与《政府信息公开条例》实施前的准备工作有机结合起来，将医院院务公开逐步引向深入。组织专家起草制定《院务公开目录》及其编制说明，形成包含三大类别、13大项59小项的《院务公开目录（征求意见稿）》，并向相关部门和社会广泛征求意见；对院务公开情况进行专项调研，了解基层工作开展情况，收集亮点、找出问题，整理进一步推进此项工作的新思路、新做法；评定“全国院务公开示范点”，以点带面，稳步推进院务公开；组织专家研究制定院务公开评估评价体系。

2007年8月，卫生部办公厅印发《关于征求对<院务公开目录（征求意见稿）>意见的函》，广泛征求各省、自治区、直辖市卫生厅局和新疆生产建设兵团卫生局的意见，对《院务公开目录》进一步加以修改、完善，进一步推进医院院务公开工作。

（高光明　李文婧　闵　杰）

卫生部办公厅向社会公布《院务公开目录（征求意见稿）》

2007年8月24日，卫生部办公厅向社会公布的《院务公开目录（征求意见稿）》强调，要严格按照“公开是原则，不公开是例外”的规定，除涉及国家、商业秘密及个人隐私等不宜公开的信息外，一律要列入院务公开目录范围。

该征求意见稿提出，院务公开目录设置三级类目，一级和二级类目为固定目录，由省级以上卫生行政部门确定。三级类目为非固定类目，各级地方卫生行政部门和医疗机构可根据实际情况，进行适当调整。一级类目主要包括向社会、患者和内部职工公开的医院院务信息。除了医院重大事项决策和大额资金使用情况等需要公开外，医院接受捐赠资助的情况和受赠受助财产的使用管理情况也要向社会公示，药品收支、投资收益、房屋租赁和劳务费收入、财务收支情况、成本核算、接待费开支情况以及职工关注的分配方案等都要向职工公示。

（金永红）

卫生部开展大型医院巡查工作

2007年1月30日部长办公会和3月23日部务会上，卫生监督局就对复旦大学附属中山医院、吉林大学第二医院、北京大学第一医院、北京协和医院等四家医院巡查工作情况向部领导进行了汇报。随后成立了大型医院巡查办公室，制定了《卫生部2007年大型医院巡查工作方案》，下发了对该四家医院巡查情况的反馈意见。积极组建巡查员库，走访了中华医学会、中国医师协会、中国医院管理协会等相关学会和协会，遴选适合巡查工作的人员，同时并下发了《卫生部办公厅关于大型医院开展自查工作的通知》。

2007年9—12月，卫生部大型医院巡察组对北京大学第三医院、中南大学湘雅三医院、华中科技大学同济医学院附属协和医院、中山大学附属第二医院、西安交通大学第一医院、山东大学第二医院等6家医院进行了巡查，并完成了对6家医院的巡查情况汇总。

（徐克明　刘　明）

2007年全国卫生厅局办公室工作会议暨政务公开工作会议在上海召开

2007年9月21日，全国卫生厅局办公室工作会议暨政务公开工作会议在上海召开。会议要求，以贯彻施行《政府信息公开条例》为契机，加强卫生厅局工作，全面推进卫生政务公开。

《政府信息公开条例》从2008年5月1日起正式实施。卫生部政务公开领导小组将在全国选择20—30家公立医院建立示范点，充分发挥典型示范作用，提升公立医院院务公开工作的整体水平。

2007年卫生系统网站测评综合排名前十位为宁波、浙江、河北、上海、江西、广东、江苏、深圳、安徽、福建。综合排名前五位的直属单位为中国疾病预防控制中心、卫生部国外贷款办、卫生部人才交流服务中心、卫生部卫生监督中心、人民卫生出版社。部属部管医院综合排名前六位为北京医院、中日友好医院、中国医科院肿瘤医院、中国医科院阜外心血管病医院、中国医科院整形外科医院、北京协和医院。各地政务信息公开单项测评前十名为宁波、浙江、河北、上海、江苏、安徽、福建、山东、陕西、江西。

（钱　峰）

医院管理年

全国医院管理年活动和卫生系统护士技能竞赛考核督导调研

2007年8月27日，卫生部部长陈竺带队在贵州进行全国医院管理年活动和卫生系统护士技能竞赛考核督导调研时指出，医疗服务质量责任重于泰山，加强医院管理，保证医疗服务质量与安全，是卫生改革发展的重要内容。在医院管理年活动中，各地采取了许多行之有效的方法和措施，进行了很多有益的探索和尝试，取得了很好的成绩和效果。

陈竺指出，通过医院管理年活动，医院办院宗旨和方向进一步端正，“以病人为中心”的理念不断深入人心；医院内涵建设得到重视，医院管理进一步加强；医疗安全意识得到强化，基础医疗质量进一步提高；医疗服务进一步改善，群众满意程度有所上升；诊疗工作进一步规范，医疗费用控制初显成效；医德医风进一步好转，先进典型不断涌现，各地把医院管理年活动与治理医药购销领域商业贿赂等工作结合起来同步推进，认真查处拿红包、吃回扣等违法违纪问题。

陈竺强调，做好医院管理年活动，一要克服厌战和松懈情绪，要持之以恒地开展工作。要紧密结合实际，创造性地贯彻落实工作要求，狠抓医院管理和医政工作，出实招、求实效，防止走过场、搞花架子。尤其要针对本地、本单位医院管理和医政工作中存在的突出问题，在成绩面前找不足，在目标面前找差距，争取每年能够解决几个突出问题。二要探索建立医院管理评价的长效机制，逐步建立完善医院管理评价指标体系，完善医院管理评价制度，从而探索建立适合我国国情的医院管理长效机制。同时，各地要加强医疗质量保障与持续改进体系的建设，促进医院管理的科学化、规范化和标准化，不断提高医疗服务质量。三要加强组织领导，注重工作实效，针对督察中发现的问题，实行跟踪问效，督促整改，做到“六落实”，即落实整改事项，落实整改措施，落实整改时限，落实整改效果，落实承办部门，落实责任人员。四要重视新闻宣传，推动构建和谐医患关系。各级卫生部门要与新闻媒体多沟通、多协商，大力宣传医院管理年活动取得的新进展、新成果、新经验，大力宣传涌现出来的先进人物和先进事迹，让全社会深刻了解医疗卫生系统为保障人民群众身体健康和促进经济社会全面协调、可持续发展作出的不懈努力和重要贡献，树立良好形象，争取社会各界的认可和支持。

（钱　峰）

国际医院交流与合作论坛开幕

卫生部部长陈竺在2007年9月6日举行的国际医院交流与合作论坛开幕式上对医院管理工作提出要求：“医院管理必须把维护群众利益作为根本目标。广大医院管理者要把主要精力放在加强医院管理、维护医院公益性上，要将发展理念和发展模式转变到内涵发展上来，将持续提高医疗质量、保障患者安全作为医院管理工作的永恒主题。”

陈竺指出，医院管理要坚持以病人为中心，遵循医疗服务工作基本规律，保障患者安全，构建和谐医患关系。医院管理还要坚持以人为本，充分调动医务人员的积极性，要在提高医务人员素质上下大工夫，进一步提高他们的思想素质和技术素质。要认真倾听医务人员的意见和建议，合理制订分配方案，建立激励机制，为他们的个人成长和事业发展创造条件。

陈竺提出，医院要坚持管理创新，提高工作绩效。要建立和完善医疗质量管理组织，制订质量保证方案，实施质量教育，开展质量评价。要把缩短平均住院日，拓展中间服务，加快病床周转，建立合理的转诊制度，控制病种费用，作为医院管理重要工作来抓。要改革医院不适当的经济激励机制，提高财务管理水平，加强医院内控的管理力度，推行成本控制措施，规范收支管理，降低服务成本，减轻患者负担，提升运营绩效。

此次论坛由中国医院协会、卫生部国际交流与合作中心和美国国际联合委员会主办。全国政协副主席张怀西、解放军总后勤部卫生部部长李建华等出席了会议。

（金永红　张　昊）

万名医师支援农村卫生工程

部属（管）医院支援西部地区农村卫生工作项目

2007年，卫生部充分发挥部属（管）医院在人才、技术和管理等方面的优势，通过组派医疗队、有针对性地接收进修生和举办专业培训班等形式，提高西部地区县及地、市级医院的管理水平和卫生技术人员的业务能力。在部有关直属单位、原部属医科大学、部属（管）医院支持下，2007年共派出医疗队15支，举办培训班9期，接受进修生50名。

（贾丹丹　王春玉）

卫生部、国家中医药管理局项目办公室分片区召开“万名医师支援农村卫生工程”座谈会

按照2007年项目工作总体安排，卫生部、国家中医药管理局项目办公室分别在广西、云南、青海和宁夏分片组织有关省（区、市）和新疆生产建设兵团召开“万名医师支援农村卫生工程”项目工作座谈会，各省（区、市）卫生厅（局）医政处项目负责人，当地工作开展较好的受援县卫生局负责人、对口支援医院院长和受援医院院长等相关人员参加。各地交流了开展这项工作的做法和经验，分析了存在的问题，提出了进一步做好工作的意见和建议。在云南会议上还特别邀请了山西省长治市卫生局局长和河北省南皮县医院院长参加会议，介绍本地项目工作取得的经验和收到的成效，得到了与会代表的关注。会议还组织代表实地考察了受援县医院，与派驻医师及患者家属进行座谈，了解派驻医务人员生活工作情况以及农民群众的健康需求。

（高学成　王春玉）

万名医师支援农村卫生工程医疗队出发仪式

2007年5月10日，青海省卫生厅在青海省人民医院举行万名医师支援农村卫生工程医疗队出发仪式。

2007年，省组织16家省级医院和两家州（地、市）级医院组成17支医疗队，到15个国家扶贫开发工作重点县县医院和青南地区两家州医院帮扶一年；从省、市医院抽调副高职称以上人员组建“城带乡”卫生支农省级医学专家服务团，深入青南地区14个县开展以“送医送药送健康知识”为主题的卫生支农活动；由全省二级以上医疗机构组织医疗队，分赴全省国家扶贫开发重点县和省扶贫开发重点县为主的90家乡（镇）卫生院开展对口支援工作。

（吴　黎）

启动实施“温暖工程李兆基基金万名乡村医生培训”项目

2007年5月22日，中央统战部、卫生部在宁夏回族自治区银川市启动实施“温暖工程李兆基基金万名乡村医生培训”项目，拟投入项目基金3000万元，用1年至2年时间，使中西部地区10个省（自治区）、96个县的11000名乡村医生获得临床实用技能培训的机会。

“温暖工程”创建于1995年，是一项扶助贫困群体的民心工程。此次接受香港著名爱国人士、企业家李兆基先生捐赠，在中西部地区开展乡村医生培训是“温暖工程”的重要组成部分。该项目由卫生部负责指导、组织卫生系统所属医疗机构开展，通过不少于60天的临床实用技能培训，使受训乡村医生合格率达到95%以上。培训的科目包括内科（含儿科）、外科、妇产科、急诊急救和精神/心理观察及咨询性辅导，其中精神/心理观察及咨询性辅导是必选科目，资助标准为40元/人/天。要求受训者年龄在45周岁以下、具有县级以上卫生行政部门颁发的乡村医生执业证书并进行了执业注册，在村卫生室连续工作5年以上的乡村医生都可自愿报名参加。项目实施地区为内蒙古、江西、河南、湖北、湖南、四川、云南、甘肃、青海、宁夏等10个中西部省区。

（薛　原）

治理医药购销领域商业贿赂专项行动

上防治腐败工作领域。

（驻卫生部纪检组监察局综合室）

全国卫生系统纪检监察暨纠风工作会议召开

2007年1月19—20日，全国卫生系统纪检监察暨纠风工作会议在北京召开。会议总结交流2006年全国卫生系统反腐倡廉工作经验，研究部署2007年全国卫生系统党风廉政建设和纠风工作任务。卫生部党组书记、部长高强出席会议并作重要讲话，监察部副部长、国务院纠风办副主任屈万祥应邀出席大会并作重要指示，卫生部党组成员、驻卫生部纪检组组长李熙作工作报告。

高强在讲话中指出，中共中央总书记胡锦涛的重要讲话和中央纪委书记吴官正的工作报告是指导当前和今后一个时期党风廉政建设和反腐败工作的重要文件，一定要结合卫生系统反腐倡廉工作实际抓好贯彻落实。一是要认清形势、提高认识，不断强化卫生系统各级领导干部抓党风廉政建设和纠风工作的政治责任。二是努力构建健康和谐的医患关系，为社会主义和谐社会建设贡献力量。三是加强卫生系统领导干部作风建设，促进领导干部作风的进一步转变。

屈万祥在讲话中充分肯定了近年来卫生系统反腐倡廉工作取得的成效，并指出卫生系统党风廉政建设和反腐败工作面临的形势和任务，要求结合实际，扎实有效推进工作深入发展。进一步抓好领导干部的教育、监督和廉洁自律；进一步加强案件查办工作，严肃查处利用卫生行政审批权、执法权谋取私利案件、商业贿赂案件以及乱收费等损害群众利益的案件；进一步纠正医药购销和医疗服务中的不正之风；进一步抓好从源头上预防和治理腐败工作；要按照“谁主管、谁负责”和“管行业必须管行风”的要求，进一步建立健全反腐败和纠风工作领导体制和工作机制，抓好任务落实。

李熙的工作报告回顾总结了2006年卫生系统的反腐倡廉工作，对2007年卫生系统党风廉政建设和纠风工作进行了部署。一是继续深入开展治理医药购销领域商业贿赂专项工作。二是加强卫生系统行风建设，切实解决损害群众利益的突出问题。严格收费管理，坚决防止医疗乱收费。三是进一步改进药品和医用器材集中招标采购工作。四是加大查办案件工作力度，严厉惩治腐败。五是全面推行政务公开和院务公开工作。六是加强领导干部教育、监督和廉洁自律工作，不断拓展从源头

卫生部印发《关于建立医药购销领域商业贿赂不良记录的规定》

2007年1月19日，卫生部印发《关于建立医药购销领域商业贿赂不良记录的规定》（以下简称《规定》），要求各省级卫生行政部门建立本行政区域医药购销领域商业贿赂不良记录，商业贿赂不良记录将在卫生行政部门网站上公布。对列入当地商业贿赂不良记录的药品生产、经营企业，医疗机构在两年内不得以任何名义、任何形式购入其药品、医用设备和医用耗材。

《规定》指出，药品生产、经营企业或者其代理人给予采购与使用其药品、医用设备、医用耗材的医疗机构的负责人、药品采购人员、医务人员以财物或者其他利益，有下列情形之一的，应当列入商业贿赂不良记录。包括：经人民法院判决认定构成行贿犯罪，或者犯罪情节轻微，依照刑法规定不需要判处刑罚，人民检察院作出不起诉决定的；由纪检监察机关以贿赂立案调查，并依法作出处理的；因行贿行为被工商行政管理部门、财政部门或者食品药品监督管理部门作出行政处罚的；省级卫生行政部门规定的其他情形。

《规定》强调任何单位和个人发现医疗机构负责人、药品采购人员、医务人员收受药品生产、经营企业或者其代理人给予财物或者其他利益的，有权向卫生行政部门举报，卫生行政部门应当根据职责及时调查核实。对违法行为情节严重的执业医师，吊销其执业证书；构成犯罪的，依法追究刑事责任。所在医疗机构对收受财物或者其他利益的医疗机构负责人、药品采购人员和医务人员，必须给予处分。

（钱　峰）

自查自纠不正当交易行为

2007年4月，卫生部、国家中医药管理局联合发出通知，要求各级卫生行政部门及医疗机构在稳步推进不正当交易行为自查自纠工作取得阶段性明显成效的基础上，对医药购销领域不正当交易行为自查自纠工作进行

系统地检查评估和“回头看”。凡自查自纠工作检查评估结果不合格的，该部门、该单位 2007 年党风廉政建设工作不能评先评优。

通知要求，各级卫生行政部门及医疗机构重点围绕 4 个方面进行检查评估。一是组织动员情况，包括领导机构和办事机构是否健全，是否认真贯彻落实中央和卫生部关于自查自纠工作的部署和要求，是否结合实际制订了实施方案等。二是查找问题情况，包括是否认真开展了调查摸底，相关数据是否真实准确，是否找准了存在的问题等。三是分类处理情况，包括是否针对查找出的不正当交易行为和其他问题，研究提出了具体的处理措施和办法等。四是问题整改情况，包括是否确定了整改重点，是否明确并落实了整改责任，是否针对问题产生的症结，提出了从源头上防治商业贿赂的措施和办法等。

（卫　宣）

军队医政管理工作

2007年度军队医疗管理工作

2007年，全军医疗工作深入贯彻落实科学发展观，着眼有效履行新的历史使命，坚持抓龙头、抓改革、抓建设、抓管理，圆满完成了以召开全军医院建设工作会议、组织全军中医药技术大比武活动等为重点的各项工作任务。

一、全军医院建设工作会议成功召开

经总后勤部批准，2007年9月20—22日在重庆第三军医大学组织召开了全军医院建设工作会议。会议系统总结了全军医院建设发展的成绩和经验，深入分析了全军医院建设发展的形势和使命，科学规划了全军医院建设发展的思路和目标，明确提出了全军医院建设发展的措施和要求。24个先进单位和36名先进个人受到总后勤部表彰。会议明确，当前和今后一个时期军队医院建设要“坚持一个指导，围绕一个目标，突出三个重点，抓好五项任务，实现四个转变，达到三个确保”。

二、全军中医药技术大比武活动成效显著

组织开展了全军中医药技术大比武活动。主要包括军队中医药“国医名师”、“技术能手”评选，中医药知识竞赛，中医药技能演示与比试等，分初赛、复赛和决赛三个阶段进行，最终产生9名军队中医药“国医名师”、13名军队中医药技术能手、12支知识竞赛优胜队和14名中医药技能比试优胜选手。通过比武，全面检阅了军队中医药工作特别是人才技术建设状况，充分展示了“十五”以来特别是全军中医药工作会议以来军队中医药工作取得的成就，有效提升了军队中医药服务保障能力，达到了“弘扬中医药文化，普及中医药知识，展示中医药技能，锻炼中医药队伍”的目的。

三、医疗服务保障积极改进

坚决贯彻军委、总部关于为部队服务工作的指示要求，坚持面向基层、服务部队，深入扎实地抓好医疗服务保障工作，组织全军医院圆满完成了各项医疗保障任务。一是做好重大活动保障。组织实施庆祝建军80周年暨全军英雄模范代表大会医疗保障任务。二是加强特勤医疗保障。组织军队医院海潜空勤科保障能力评估和达标建设检查，系统总结了2004年以来军队医院海潜空勤联勤医疗保障工作。协商调整了部分飞行部队医疗体系，谋划了加强特勤科室建设的思路，加大了海潜空勤科达标建设力度。三是加强医德医风建设。深入开展向华益慰、黎秀芳和解放军总医院南楼临床部、优秀专家群体等先进典型学习活动，积极宣传第41届国际“南丁格尔奖章”陈海花先进事迹，促进全军医德医风建设。四是深化对口支援工作。与卫生部联合发文，对军队医院支援西部地区贫困县医院工作进行重新部署，调整了帮带对子，明确了下一步工作目标和任务要求。

四、医疗卫生管理不断加强

认真贯彻落实从严治军方针，坚持依法管理、科学管理，进一步提高了医疗卫生服务效益。一是加强医疗安全管理。重点加强春节、“两会”期间全军医疗安全管理工作。在全军医疗卫生机构组织开展了“狠抓医疗安全、确保官兵健康”活动。组织了ICD10培训班，修订了病案首页、《军队医院医疗工作暂行规则》和电子病历管理规范。二是加强学科技术管理。组织全军医院参加了国家人体器官移植技术准入工作，军队42家医疗机构获得准入和指定准入。总后勤部下发通知，要求加强人体器官移植技术应用管理工作。三是加强献血管理。组织召开了全军献血领导小组第四次会议，调整了部分成员单位。与卫生部、中国红十字总会联合召开全国无偿献血表彰电视电话会议，全军18个献血先进部队、2个献血促进先进单位、23名献血先进个人受到全国表彰。组织开展了全军非法采供血专项整治工作。完成了区域献血管理组织情况调查。组织了全军血液安全与质量控制培训班、全军血站全程质量控制师资培训班。四是加强中医药管理。与国家中医药管理局、卫生部联合召开全国综合医院中医药工作会议，15所军队医院受到表彰。会同国家中医药管理局组织军队系统重点专科（专病）建设单位评审工作，21个建设单位通过验收和中期检查，新增建设单位13个。组织开展军队中医师承研究生联合培养单位评估，召开了中医师承培养工作会议。军队中医药科技成果获奖和获得国家课题研究资助达到历史最高水平，并首次获得军队科技进步一等奖。五是加强护理管理。下发《军队临床护理示范基地管理办法》，批准3个单位为全军临床护理示范基地，正式推开护理示范基地建设工作。组织全军护理专业岗位练兵大比武活动，28名护理专业标兵、71名护理技术能手、32个岗位练兵先进单位受到表彰。通过全军远程医学网组织“纪念5.12国际护士节”活动和新业务、新技术讲座。下发《战伤护理技术规范》，填补了我军战伤护理方面的空白。六是加强执业管理。组织5000名军人医师参加2007年度全国执业医师资格考试、535名军人护士参加全国执业护士资格考试，护士考试通过率高于全国平均水平10%。会同卫生部等八部委联合行动，重点打击互联网上假冒军队医疗机构的非法网站，关闭了31家假冒军队医疗机构网站。七是研究起草了《军人因病基本丧失工作能力医学鉴定办法》、《军人因病基本丧失工作能力医学鉴定标准》和《军队卫生信访管理办法》。

五、医疗保障制度改革继续深化

一是大幅提高了卫生事业费标准和补助标准。在广

泛深入调研的基础上，科学测算，反复协调，大幅增加了全军卫生事业标准经费和补助经费投入，卫生事业费共增加8.9亿元，调整提高的力度是建军以来最大的一次。二是进一步完善了医改政策和配套措施。以总后勤部名义下发《关于深入推进军队医疗保障制度改革的意见》，从完善政策、改进机制、加强监管、增加投入等方面，部署了工作任务，明确了实施步骤，提出了具体要求。三是积极开展了医改宣传教育活动。通过解放军报、中央电视台等新闻媒体，大力宣传军委、总部首长关于深入推进医改工作的一系列重要指示、医改政策措施调整内容和医疗经费管理办法，收到良好效果。四是参与组织了小散远单位社会化医疗保障工作。组织认真研究陕西、湖北、江苏三省军队医疗保障社会化试点实施方案，就范围标准、保障模式、费用问题等提出了意见和建议。五是启动了深化医改的专题研究。启动了医疗需求与合理供给研究、军队药品保障新机制研究、医院为部队服务激励与约束机制研究、小散远单位社会化医疗保障模式研究。

（刘名华）

全军医院建设工作会议成功召开

经总后勤部批准，总后卫生部于2007年9月20—22日在重庆第三军医大学组织召开了全军医院建设工作会议。会议系统总结了全军医院建设发展的成绩和经验，深入分析了全军医院建设发展的形势和使命，科学规划了全军医院建设发展的思路和目标，明确提出了全军医院建设发展的措施和要求。全军各大单位卫生部（局）长、军医大学校长、医院院长等240人参加了会议，16个单位从不同侧面介绍了先进经验，24个先进单位和36名先进个人受到总后勤部表彰。

一是系统总结了全军医院建设发展的成绩和经验。会议认为，“十五”以来，全军医院军事斗争卫勤准备取得重大进展，医疗服务保障工作做出显著成绩，人才学科技术建设实现整体跃升，设施设备环境条件得到显著改善，医院科学管理水平有了明显提高，医德医风建设工作取得明显成效，全军医院革命化现代化正规化建设呈现整体推进、快速发展的良好局面，医院建设发展的成就引人瞩目、令人鼓舞、催人奋进。

二是深入分析了全军医院建设发展的形势和使命。会议指出，2007年，党的十七大即将胜利召开，国家和军队改革处在一个新的历史起点上，军队医院建设发展面临许多新的形势和更高要求。主要是：全面贯彻落实科学发展观，要求医院实现又好又快发展；有效履行我军新的历史使命，要求医院增强综合保障能力；扎实推进中国特色军事变革，要求医院加大改革创新力度；深入贯彻落实从严治军方针，要求医院提高科学管理水平；积极适应国家经济社会发展，要求医院发挥整体保障效益。

三是科学规划了全军医院建设发展的思路和目标。根据新的形势和要求，会议提出了“坚持一个指导，围绕一个目标，突出三个重点，实现四个转变，做到三个确保”的总体思路，要求重点抓好“五项任务”，即：抓紧做好军事斗争卫勤准备，做深做实医疗服务保障工作，大力推进医院科技创新，切实加强医德医风建设，积极参与国家和地方卫生事业发展。会议提出的全军医院建设发展思路非常清晰，目标非常明确，任务非常具体，真正抓住了重点，扭住了难点，盯住了弱点，为当前和今后一个时期军队医院的建设发展指明了方向，提供了遵循。

四是明确提出了全军医院建设发展的措施和要求。会议强调，当前和今后一个时期，军队医院要始终坚持以科学发展观为指导，确保建设发展的正确方向；要着眼有效履行我军新的历史使命，高标准高质量地完成医疗保障任务；要坚持走创新发展、特色发展的路子，不断提高技术建设水平；要大力加强科学管理，不断提高发展的质量和效益。会议要求，贯彻好下一步全军医院建设发展的基本思路，完成好建设发展的各项任务，要采取强有力的措施，解放思想谋发展，依托社会搞建设，科学管理增效益，统筹兼顾求和谐，齐心协力抓落实。

（刘名华）

全军医院建设工作先进单位和先进个人受到表彰

2007年，总后勤部表彰全军医院建设工作24个先进单位和36名先进个人：

一、先进单位（24个）

沈阳军区总医院
沈阳军区第二一一医院
北京军区总医院
北京军区第二五一医院
兰州军区兰州总医院
兰州军区第二七三医院
济南军区第八十八医院
济南军区第一五二医院
南京军区南京总医院
南京军区福州总医院
南京军区第一〇一医院
广州军区广州总医院
广州军区第一六三医院
成都军区昆明总医院
成都军区第八医院

海军总医院
空军第四五七医院
第二炮兵第五三五医院
总参谋部第三〇五医院
第二军医大学第三附属医院
第三军医大学第一附属医院
第四军医大学第一附属医院
解放军总医院
总装备部第三〇六医院

二、先进个人（36名）

侯明晓　沈阳军区第二〇八医院院长
王　可　沈阳军区第二三〇医院院长
车广宁　沈阳军区第四六三医院政委
赵晓宇　北京军区第二五二医院院长
潘书文　北京军区第二六四医院院长
王　喆　北京军区总医院二六三临床部主任
沈君礼　兰州军区第四医院院长
张红宾　兰州军区第三二三医院院长
高建宏　兰州军区第四五一医院院长
王　俊　兰州军区第四七四医院院长
刘海军　济南军区总医院院长
高春芳　济南军区第一五〇医院院长
张永军　济南军区第四〇四医院院长
郭爱勇　南京军区第八十一医院院长
黄根来　南京军区第一一七医院政委
鲁云敏　南京军区第一七五医院院长
张　立　南京军区第一八四医院院长
向月应　广州军区第一八一医院院长
刘来生　广州军区第一八七医院院长
向仕平　广州军区第四二一医院院长
李素芝　成都军区西藏军区总医院院长
张鸣山　成都军区总医院副院长
谭祖春　成都军区第四十二医院院长
段蕴铀　海军总医院院长
刘福祥　空军总医院院长
姜合作　第二炮兵总医院院长
杨传松　第二炮兵总医院政委
赵宗禹　总参谋部第三一六医院院长
李　静　第二军医大学第一附属医院院长
王卫东　第三军医大学第二附属医院院长
赵铱民　第四军医大学第三附属医院院长
秦银河　解放军总医院院长
张伟平　总后勤部第三〇二医院政委
张二明　总后勤部第一六一医院院长
柴宏亮　总装备部第五一三医院院长
尹耀兴　总装备部第五一五医院院长

（李　芳）

第四届中国医师协会中国医师奖军队获奖者

2007年第四届中国医师协会中国医师奖军队获奖名单：

广州军区武汉总医院神经外科主任医师、教授马廉亭

成都军区昆明总医院全军骨科中心主任、主任医师徐永清

海军驱逐舰第一支队西宁舰主治医师魏本国

空军总医院皮肤科主任、主任医师赵广

总装备部司令部黄寺门诊部、北京黄寺美容外科医院院长、副主任医师彭勤建

（周袖宗）

第四十一届南丁格尔奖军队获奖者

陈海花，2007年获得第四十一届南丁格尔奖。北京军区总医院护士长，从事护理工作二十多年。担任北京军区首支赴利比里亚维和医疗分队护士长期间，带领护理分队圆满完成救护任务，被联合国授予和平荣誉勋章，被国际社会、多国维和部队和当地群众誉为“传播爱心的和平天使”。

（田晓丽）

军队中医药“国医名师”名单

根据全军中医药“十百千万”人才战略工程计划，在民主推荐的基础上，本着客观、公正、公平的原则，经过量化考评、策论笔试、答辩评审和集中公示，遴选出9名同志为军队中医药“国医名师”：

王长洪　沈阳军区总医院
黄世林　沈阳军区第二一〇医院
宁亚功　成都军区昆明总医院
李炳文　海军总医院
冯天有　空军总医院
凌昌全　第二军医大学中医系
戴裕光　第三军医大学第一附属医院
杨明会　解放军总医院
肖小河　第三〇二医院

（周登峰）

继续开展军队医院对口支援西部省（区、市）县医院工作

为认真贯彻落实党中央、国务院关于新形势下进一步推进西部大开发战略的总体部署，根据中央军委的要求和西部地区医疗卫生工作的实际，决定继续开展军队医院对口支援西部省（区、市）部分县医院工作，实施“十百千万工程”，即帮助西部地区医院推行10项现代化管理方法，建成100个特色学科，培育1000项适宜技术，培养10000名技术骨干。到“十一五”末，力争把受援医院建成人才队伍实力较强、学科设置相对齐全、医疗技术特色明显、医院管理科学规范的区域性医疗服务中心和技术辐射基地，促进西部地区卫生事业较快发展和人民群众健康水平明显提高。

（一）切实改进医院管理。着眼受援医院向更高层次发展，积极开展医院管理帮扶，通过举办管理骨干培训班、组织参观考察等形式，帮助完善和落实制度规范，引入医疗质量管理、临床路径、全成本核算、信息化管理、病例分型等10项现代管理方法和手段，提高医院管理水平。

（二）积极帮建优势学科。指导受援医院选择病源多、潜力大的学科，从技术、人才、设备和管理等方面加大扶持力度，创建空缺学科，强化弱势专业，帮助建成100个特色明显的优势学科。

（三）着力培育特色技术。从西部地区疾病谱特点和医院技术建设需要出发，采取专项技术培训、手术示范带教、科研技术协作、科技成果推广等形式，为西部地区医院培育适宜技术1000项。

（四）大力加强人才培养。有计划地接收受援医院医务人员进修培训；军医大学根据有关规定定向西部地区开展学历教育和任职教育，为西部地区培养10000名专业技术人才。

（贾丹丹　郭　进）

支援西部贫困县医院工作

2007年，遵照军委、总部首长指示精神，总后卫生部认真贯彻落实军队参加和支援西部大开发工作部署，在军队参加和支援西部大开发领导小组的正确领导下，继续组织实施军队百所医院对口支援西部贫困县医院工作。

总后卫生部会同卫生部联合发出了《关于继续开展军队医院对口支援西部省（区、市）县医院工作的通知》通知，调整了帮带对子，明确了新一轮支援工作的指导思想、基本原则、目标任务和工作要求，提出实施“十百千万工程”，力争到“十一五”末，帮助西部地区贫困县医院推行10项现代化管理方法，建成100个特色学科，培育1000项适宜技术，培养10000名技术骨干。各级卫生部门和军地医院进一步提高思想认识，完善了工作机制，更加突出工作重点，注重搞好工作统筹，主动与受援医院签订支援工作协议，新一轮帮带工作顺利展开。

据不完全统计，2007年，全军医院共派出医疗队255批，1097人次，诊治患者5.3万人次，抢救急危重症病人622人次，带教手术909台次；合作开展科研课题研究39项；组织教学查房1066次、病历讨论873次、专题讲座442次、技术示范69次；积极开展卫生宣教活动，先后举办科普讲座231次，医疗咨询2.7万余人次，赠送各类宣传材料3万余册；培养各类专业人员1733名；支援医疗仪器设备1188台件及部分药品，价值698万元，维修医疗设备90台件。

（郭　进）

总后卫生部表彰护理先进集体个人

2007年5月10日，总后卫生部在全军远程医学信息网上召开大会庆祝国际护士节，同时表彰了在全军护理战线开展的岗位练兵活动中涌现出的28个先进集体、28名护理专业标兵和73名护理技术能手。

为了贯彻落实胡锦涛主席关于加强军事训练的重要指示，总后卫生部组织全军数万名护理人员开展了为期一年多的岗位大练兵活动，全军护理工作水平得到显著提高。

（陈　飞）

全军中医药技术大比武总决赛暨颁奖仪式在北京举行

2007年8月30日，由总后勤部卫生部主办的全军中医药技术大比武总决赛暨颁奖仪式在北京举行。现场揭晓了9名军队中医药“国医名师”、13名军队中医药“技术能手”。中共中央政治局委员、国务院副总理吴仪，中央军委委员、总后勤部部长廖锡龙，卫生部党组书记高强出席总决赛暨颁奖仪式，为军队中医药“国医名师”颁奖。

此次评出的9位“国医名师”是：解放军第210医院中医血液科主任黄世林、空军总医院副院长冯天有、海军总医院专家组成员李炳文、第三军医大学第一附属

医院中医科戴裕光教授、沈阳军区总医院中医科主任医师王长洪、解放军总医院全军中医研究所所长兼中医科主任杨明会、第二军医大学中医系主任凌昌全、解放军第302医院全军中药研究所所长肖小河、成都军区昆明总医院中医科主任宁亚功。

吴仪在讲话中强调，党和政府高度重视中医药事业的发展，中医药事业正在进入新的发展机遇期，我们要坚定不移加快中医药事业的发展。吴仪要求，切实推进中医药的继承与创新，遵循中医药自身发展规律，善于吸收、运用西医药、其他民族医药和现代科学的发展成果；切实加强中医药服务网络建设，大力实施“名医、名科、名院”和“名厂、名店、名药”战略，促进中医药更多地进农村、进社区、进家庭，更好地惠及广大百姓；切实加强中医药人才队伍建设，深化中医药教学改革；切实加大对中医药事业的支持力度，完善财政补偿政策，为增加中医药投入提供制度保障，形成全社会关心、支持中医药发展的良好氛围。

总后勤部政委孙大发、国务院副秘书长项兆伦、卫生部副部长兼国家中医药管理局局长王国强、解放军四总部有关部门领导、部分驻华使馆武官等出席了颁奖仪式。

（刘燕玲　黄显斌）

省、自治区、直辖市医政管理工作

北京市医政工作

一、加强规划，合理调整医疗资源结构，引导医疗资源有效整合，提高医疗资源利用效率

2007年，根据《北京城市总体规划（2004—2020年)》中有关新城发展的规划意见和《北京市“十一五”时期卫生事业发展规划》(以下简称“卫生规划”) 的总体要求，结合深化医疗卫生体制改革的需求，按照“统一规划，分级实施；总量控制，结构调整；城乡统筹，均衡发展；提升水平，注重内涵；公平可及，保障健康”的原则，组织开展了全市区域医疗机构的设置规划工作。

根据卫生规划提出的“‘十一五’期间，城区四环以内不再新办医疗机构，并控制现有政府举办公立医院的规模。积极引导城市资源密集区的优质医疗资源向郊区县和新城转移，实现按每30—50万规划人口区域建立一个由政府举办的非营利性区域性医疗中心，进一步加强郊区县和新城区域医疗中心的内涵建设，提高服务能力和水平，为居民提供基本医疗服务。”的工作方针，全市分区县区域医疗机构设置规划已基本完成，护理院设置规划和专科医疗机构设置规划已形成基本思路。

二、持续深入开展医院管理年和创建人民满意医院活动，完善医院管理长效机制

（一）优化和健全北京市医院管理考核评价体系

2007年，针对医院管理工作存在的问题和薄弱环节，根据卫生部2007医院管理年活动检查表的主要内容，组织专家对2005年制定的《实施细则》进行了修订，制定出台了2007年度《北京地区医院管理考评标准实施细则》，较2005年的《实施细则》增加了7项内容（共42项），增加了21个指标（共152个），增加了237个考核点（共662个）。重点增加了卫生部新颁布的部门规章和治疗医药购销领域商业贿赂等有关内容，细化了方便群众就医的具体措施。

同时，制定并下发了《北京地区民营医疗机构管理考核评价标准》和《实施细则》，内容涵盖医疗质量管理、医疗服务考核、强化依法执业、严格费用管理、加强职业道德教育等5大方面33项内容，共110项指标，总计1000分，另设否决指标10项，初步构建了符合民营医疗机构管理需求的考核评价指标体系。

（二）加强医院管理和服务的考核评价与巡查工作

加强医院管理考核评价与专项巡查是构建医院管理考核评价长效机制，实现常态化管理的重要措施。从2007年8月开始，在全市范围开展了“抓管理、迎奥运医院实地考核评价工作”，组织423名专家先后分三批共11个组次，按照新修订的2007年《实施细则》对全市二、三级医院的医院管理、医疗质量、医疗安全、行业作风、便民服务等情况，进行了全面考核与评价。从11月起采取各区县卫生局交叉检查的方式，对全市民营医疗机构开展全面实地考核评价。

2007年，按照《关于建立医院评价和巡查制度的意见》(京卫医字〔2006〕29号)，组织医疗机构评价和巡查专家组专家对全市二级以上医疗机构落实《处方管理办法》、完善便民措施、进一步加强门诊服务、医院感染管理和规范病案首页填报等情况进行了巡查和考核评价，促进了医院管理和医疗服务工作的进一步规范。

（三）大力开展医务人员岗位练兵活动

2007年，按照《关于在全市各级医疗机构大力开展以“三基三严”为重点的岗位练兵活动的通知》（京卫医字〔2006〕250号）的要求，制定并下发了《关于印发医疗机构岗位练兵活动实施方案的通知》（京卫医字〔2007〕64号)，在全市各级医疗机构中大力开展了岗位大练兵活动，为各三级医院和区县医院培训了岗位练兵师资骨干140人，重点组织开展了规范医疗行为、强化服务技能、改善服务态度等方面的岗位练兵活动。

各级卫生行政部门和各级医院按照岗位练兵活动实施方案的要求，结合奥运医疗保障工作需求，创新活动形式，注重活动内涵，使岗位练兵活动在全市范围内得到了有效开展。如：宣武区卫生局邀请友谊医院专家开展住院病历讲评活动，并结合病历特点进行学科教育。西城区卫生局先后举办了“双千日”——“服务质量年”十项基础护理技术操作要点培训班和急诊急救基本技能师资骨干培训班。天坛医院对全体医生开展心肺复苏、呼吸机临床应用、气管插管与气道管理等11种临床技能培训；在重点科室和基础科室开展包括基本技术操作、病历书写、英语查房等内容在内的观摩科主任查房活动。口腔医院开展了奥运志愿者选拔、护理人员奥运英语测评、护士“三基”训练考核、迎奥运优秀病历大赛和“参与奥运我光荣，服务奥运创佳绩”的全院职工奥运知识培训等形式多样的活动。世纪坛医院实行了全员大练兵，制定了严格的奖惩制度，将全员考核与随机部分考核相结合，考核结果与职工年度考核挂钩。首儿所大力开展护理岗位练兵，做到全院护理人员参加“三基三严”培训率、全院基础护理理论知识合格率、全院基础护理技术操作培训率三个100%，全院病区基础护理合格率大于97.3%。

通过开展岗位练兵活动，全市医务人员在法规制度、文明礼仪、服务规范、外语水平、工作技能等方面履行岗位职责的能力得到了锻炼和提升。2007年8月27日—9月4日，卫生部副部长马晓伟率卫生部医院管理年及护理技能竞赛督导组到北京督导，对协和医院、中日友好医院、北京大学第一医院、宣武医院、朝阳医

院、人民医院和友谊医院7所医院的护士技能训练情况进行了考核。护士技能考核组随机抽取了7家医院的70名护士进行护理技术操作考核，平均成绩优秀。充分展现了全市开展岗位练兵活动和“三基三严”训练的良好效果。

通过持续深入开展“医院管理年”和“创建人民满意医院”活动，全市各级各类医院在加强管理、改善服务等方面进一步取得了成果。2007年与2006年相比，全市二、三级医院出院患者平均住院日从15.28天下降到14.58天，下降0.7天；编制病床使用率从77.36%提高到79.09%，提高1.73%，编制病床周转次数从13.37提高到14.06，提高0.69次。

三、依法管理，严格准入

（一）依法完成各项行政许可项目

进一步规范了救护车配置和医疗广告审查事项办理程序，在实现办事大厅一窗式全程办事代理的基础上，开发并启用了“北京市卫生局救护车配置审查系统”和“北京市卫生局医疗广告审查系统”，实现了网上申报、办理和查询，进一步简化了办理流程，提高了办事效率。

截至2007年11月底，共完成医师准入3697件，医疗机构许可53件，医疗机构校验23件，护士首次及变更注册6448件，审批医疗广告903件，完成救护车配置审查54件，互联网医疗卫生信息服务审核18件。

（二）严格医疗技术准入管理，做好医疗技术临床应用能力的评价工作

一是制定完成了《北京市人体器官移植技术临床应用规划（2007－2009年）》，对申请开展器官移植的医院进行了临床应用能力评价，确定了北京安贞医院等13家医院为北京地区首批开展人体器官移植的医院。二是按照卫生部的有关要求，开展了北京地区医疗机构开设非血缘造血干细胞采集和移植、肢体延长术等临床医疗技术的考核评价工作。对申报肢体延长术的5家医疗机构，申请非血缘造血干细胞移植、采集的11家医疗机构从硬件、人员、质量控制、伦理委员会建设等方面进行了考核。三是根据卫生部《心血管疾病介入诊疗技术管理规范》，组织80名专家，分8组对申报心血管介入诊疗技术的54家医院进行了实地考核评估，其中三级医院32家，二级医院22家。四是按照卫生部的要求，组织专家对胰腺移植技术和小肠移植技术的管理规范进行了研讨，对两项规范的具体内容提出了意见，并上报卫生部。

四、加强和改进医疗服务工作，切实方便群众就医，缓解看病难、看病贵的问题

（一）推出便民措施，方便群众就医

2007年重点推出了开展挂号收费通柜服务、分时段预约挂号、专家错峰出诊、周末门诊、简易门诊、延长门诊采血服务时间、全市医疗机构推行通用门诊病历等便民措施。

截至2007年11月底，全市49家三级医院中，已有22家医院推行了门诊候诊电子叫号服务；18家医院推行了取药电子叫号服务；28家医院开展了挂号收费通柜服务；41家医院实行了错峰出诊制度；48家医院开设了周六门诊；40家医院开设了周日门诊；34家医院开设了简易门诊；46家医院门诊采血室采血时间延长至下午16时；46家医院推行了统一的《北京市医疗机构门诊病历手册》，实现了门诊场历一本通。

（二）在参加室间质评的二级以上医院推行部分检验结果通用互认

2007年成立了北京市临床检验质量控制和改进中心，开展了《临床实验室检查结果互认的质量控制标准与效果评估体系》的研究。制定并下发了《关于在北京市二级及以上医院开展临床检验结果相互通用的通知》（京卫医字〔2007〕135号），发布了《检验结果互认——医学检验科质量与技术要求》和《北京市二级及以上医院医学检验科校准和室内质控实施指南》。组织开展了全市105家二级医院医学检验科的现场考核与评估工作，确定了第一批19家临床检验结果相互通用的二级医院名单，有41家二级医院一项指标考核不合格，另有45家二级医院多项指标考核不合格。

五、深入开展卫生支农和对口支援社区卫生工作，提高基层医疗机构服务能力

（一）继续深化城市卫生支援农村卫生工作

在巩固已经取得的各项成绩的基础上，2007年按照“下得去、留得住、见成效”的要求，进一步调整了支农思路，转变了支农形式，细化了支农措施，持续推进了城市卫生支援农村卫生工作。

截至2007年10月31日，城八区二、三级医院向受援单位派出兼职、挂职医务人员共1641人；优先、减免费用接收受援单位进修人员237人，参加义诊专家4836人次，咨询、诊治农民群众117094人次，讲授健康教育1703课次。捐款、捐药、捐设备总价值人民币约12199991.9元。

（二）全面启动二、三级医院对口支援社区卫生服务工作

北京市卫生局制定下发了《关于印发对口支援社区卫生服务工作实施方案的通知》（京卫医字〔2007〕45号），从2007年4月1日起，北京市全面实施大医院对口支援社区卫生服务工作。

根据实施方案，北京市确定了93家二、三级医院（包括部分部队医院）支援城八区140多个社区卫生服务中心及其下属的社区卫生服务站的任务，明确了一对一的对口支援关系和支援内容。规定支援医院临床科室中级以上技术职称的医务人员，每年要采取门诊、会诊、带教、健康咨询、健康教育等多种形式，到受援社区卫生服务中心（站）提供累计时间不少于15天的服务。全年安排1万人次的医生到基层社区（包括农村和城区社区）提供服务，保证每个受援社区卫生服务中心每天都有支援医院的相关专业医生在社区服务。同时，

重点建立高血压、糖尿病、冠心病、脑卒中四种慢性病管理的协作机制和双向转诊绿色通道，对上转的住院病人免收挂号费，并实行检验（查）申请一单通，居民持社区卫生服务中心（站）开具的社区专用直通检验（查）申请单，可到其对口的支援医院免挂号直接进行检查和化验，方便社区居民就医。

2007年12月，在对大医院落实对口支援工作实行“两不准，两优先”，对医务人员实行“三不准，三优先”的基础上，进一步制定下发了《北京市对口支援社区服务工作考核评价实施细则》。细则内容涵盖体系建设、组织协调、考核监督、慢性病协作机制、双向转诊、业务交流、人才培养、满意度评价等方面，并分为区县卫生行政部门、支援医院和社区卫生服务机构三个考核评价层次，细化考核评价标准、量化考核评价指标，强化考核评价力度，将对口支援工作纳入绩效考核范畴，严格奖惩。考核评价不合格的支援医院和社区卫生服务机构不能参加首都精神文明单位评选，不能参加人民满意医院评审，医疗机构延缓校验。同时，规范了支援人员的考核管理，明确由支援医院、受援社区卫生服务机构及所在区（县）卫生行政部门三方共同出具支援医院医务人员下社区的证明，作为支援人员职级晋升的依据。

截至2007年底，93家二、三级医院（包括中央和部队的医院）都与至少一所社区卫生服务中心建立了一对一的双向转诊、技术扶持、管理辐射、人员双向交流和大医院医生定期下社区服务的对口支援制度。大医院（如友谊医院）设立转诊接待部门或区域，社区居民到大医院进行检查、看专家、住院可通过绿色通道实现直通。同时在城八区范围内，有31所二级医院、12所三级医院通过直接举办、组建共同体等形式，将社区卫生服务机构作为医院的工作基地，推动双方在责任、技术和品牌上的互惠共享。北京大学人民医院与西城区合作组成的西城区区域医疗卫生服务共同体使居民在社区就能与大医院实现网上挂号、双向转诊。共同体内部实行统一的接诊程序、统一的检验质控、统一的诊断标准、统一的治疗原则、统一的慢病管理方案以及统一的康复计划，使群众在社区就可以得到全面、系统、规范的治疗和康复服务。

从2007年4月1日启动到12月20日，全市已有20097人次中高级医务人员到受援的社区卫生服务中心（站）开展了对口支援工作，共接诊181672人次、会诊4623人次、带教培训9046人次、参加健康大课堂和专业讲座41436人次、义诊咨询33168人次、双向转诊1832人次。

六、加强医疗急救体系建设，满足市民医疗急救需求

（一）完善院前急救体系网点建设，构建覆盖城乡的院前急救网络

根据北京市委、市政府《关于加强首都公共卫生建设的意见》进一步健全北京市院前医疗急救体系。2007年按计划完成了城八区127个急救站点的建设项目，在已建30个急救站的基础上，新建急救站97个，包括区属急救站88个，急救中心直属站新建站9个，其中区属新建站中已运转13个，急救中心直属新建站中已运转4个。在远郊区县已建10个急救分中心和32个急救站的基础上，新建急救站17个，已全部投入运转。同时，根据奥运医疗保障工作的需要，又新建旅游景区急救站14个，目前车辆设备已全部到位。截至2007年底，北京市120院前急救体系共有急救站点200个，其中已运转的站点100个。

（二）制定《关于加强北京市院前急救体系建设的意见》（讨论稿），规范院前急救工作

2007年市卫生局组织专家初步制定了《关于加强北京市院前急救体系建设的意见》（讨论稿），明确北京市院前急救的公益性质，制定组织指挥、站点分布、人员配备、急救设备、保障措施等标准和要求。

七、规范血液管理，确保血液安全

根据卫生部《血站管理办法》和《采供血机构设置规划指导原则》的文件精神，结合北京市经济发展状况、人口、医疗资源和北京的地理交通状况，制定下发了《北京市采供血机构设置规划》，保留了四个一般血站和一个特殊血站。一般血站包括北京市红十字血液中心和通州、延庆、密云三个中心血站，一个特殊血站是北京脐带血库。

2007年，北京市完成了机采血小板由有偿向无偿的平稳过渡，初步创建了首都血液四季供需平衡机制，充分保证了首都稀有血型临床用血需求。同时，对全市血站和210余家医疗机构输血科（血库）进行了督导验收，全面规范了临床输血管理，有力保障了北京市血液供应足量安全有效。截至2007年11月，全市采集血液已接近100吨（50万单位，每单位200ml），总量居于全国首位。并初步建立RhD阴性血筛查制度，稀有血型爱心俱乐部成员已由最初的41人发展至近500人。

八、加强护理管理，提高护理质量和管理水平

2007年，根据《中国护理事业发展规划纲要》和《北京市护理事业发展实施细则》，修订完成了分级护理标准、护理文件书写标准、护理交接班标准及10项基础护理操作与考核标准；开展了护理质量评价研究和ICU专科护士新增教学基地的评估认证工作；成立了急诊专业护士资格认证委员会，完成了教材大纲编写及临床教学基地评估；启动了手术室专业护士培养工作的预调研和糖尿病教育专业人才培养工作；在北京大学第三医院等九所医院开展了护理员试点工作。

九、奥运医疗服务保障各项准备工作和“好运北京”系列体育赛事的医疗保障任务

（一）扎实推进各项奥运医疗保障准备工作

北京市卫生局按照《北京2008奥运会与残奥会城

市运行纲要——紧急医疗救援与医疗服务》的要求，认真开展并落实了奥运医疗服务的各项准备工作和相关折子工程。

一是完成了奥运服务人员和急救人员的抽调及培训工作。从奥运定点医院及其他相关医院抽调了176名医师、194名护士、172名司机及154辆救护车参加奥运医疗急救服务工作，并组织进行了院前急救培训和救护车初步检测，为做好“好运北京”综合测试赛及2008北京奥运医疗急救保障打下了基础。二是完成了奥运医疗服务保障团队的组建工作。从全市二、三级医疗机构中选拔和抽调了优秀人员组建了奥运急救团队和物理治疗团队，并陆续开展了培训。三是配合奥组委完成了奥运村内综合诊所科主任选拔及场馆医疗经理的培训工作。四是全面开展了奥运定点医院的评估工作，对评估中存在的共性问题向各奥运定点医院进行了反馈和沟通，对个性问题进行了限期整改。五是认真落实各项奥运折子工程。旅游景区急救体系建设方案已按计划实施，景区工作人员、医务人员的培训工作持续进行；配合奥组委制定完成了各国奥运会代表团队医临时注册工作规程；制定完成了赛时发烧及传染病人处置的方案，机场检疫检验局和市卫生局的工作将实施对接。

（二）做好“好运北京”体育赛事的医疗卫生保障工作

为确保好运北京综合测试赛的各项医疗保障工作，北京市卫生局制定了医疗急救整体运行方案，建立了医疗救治指挥体系，规范了救治流程和上报流程，开展了人员培训，重点演练了现场紧急医疗救治、急救转运、通讯联络、急救物资和药品的配备以及定点医院绿色通道等方面的工作。

测试赛期间组建了由北京天坛医院、北京积水潭医院、北京朝阳医院、解放军301医院、北京同仁医院、北医三院等医院和北京市紧急医疗救援中心的场馆医疗经理带队的25个医疗团队（“现代五项”含三个团队），完成了23项赛事的医疗急救保障服务。参与医疗急救保障工作的医务人员达到982名，分别来自北京地区12家定点医院和3所医科大学（包括医生334人、护士269人、急救车司机112人、物理治疗师18人）。测试赛期间共接诊患者1336人，以外伤、消化系统疾病和中暑为主（外伤376人，消化系统215人，中暑107人）；其中运动员212人，工作人员793人，观众171人，媒体25人，VIP8人，其他127人），转送定点医院148人。

十、扎实推进医疗责任保险工作，建立医疗风险的社会承担机制

2007年，北京市全市范围医疗机构参加医疗责任保险工作已进入第三年。卫生部、国家中医药管理局、中国保监会下发了《关于推动医疗责任保险有关问题的通知》，开始在全国推行这项工作。

针对医疗责任保险实施三年以来的情况，在对历年医责险的运营状况进行数据积累和科学分析的基础上，北京市卫生局与市保监局启动了医疗责任保险费率和条款的方案调整工作，并完成方案初稿，将进一步征求专家意见后予以公布。

2007年，全市共有414家各级医疗机构参加了医疗责任保险，较2006年增加28家；累计缴纳保费3108.61万元，较2006年增加711.44万元。医疗责任保险的规模得到进一步的稳定和扩充。保险公司受理纠纷1483件，其中调解1241件，诉讼242件，已决赔付1597.9万元。

十一、加强医疗事故技术鉴定研讨，依法进行医疗事故鉴定

2007年，按照有关法律法规要求，规范医疗事故鉴定工作。截至2007年12月25日，北京市医疗事故技术鉴定办公室共受理鉴定总数为120例，较2006年减少了13例；其中，医疗事故40例，与2006年相比减少了23例，占鉴定总数的33.3%。其中一级医疗事故20例、二级医疗事故2例、三级医疗事故9例、四级医疗事故9例。

2007年11月2日，北京市卫生局、北京医学会共同召开了北京市医疗事故技术鉴定工作研讨会。全市各区县卫生局、医鉴办、医疗机构、鉴定专家代表广泛交流了经验体会。

（邓小虹　余　胜）

天津市医政工作

一、继续推进医院管理年活动

（一）优化就医流程，改善医疗服务

2007年，在开展“同在一方热土，共建美好家园”活动中，天津市卫生局党委下发了《关于在卫生行业开展“创建优美环境，方便患者就医”活动的通知》，决定在医院门急诊工作中实施“四有四便捷”，这是2005年提出“五要五不得”工作的深化和完善，从而构成了医院基础管理的基本框架。“四有四便捷”的内容是：有醒目标识，夜间急诊指示灯箱明亮，便于患者及时到达诊室；有合理问讯、挂号、诊疗、转归医疗流程，便于患者就诊过程顺畅；有便民服务措施，态度和蔼，解释满意，便于患者了解病情，明明白白看病；有综合诊疗质量保证措施，便于患者获得医疗安全和质量保证。各医院推出多项便民举措，方便患者就医。一些医院针对门诊患者挂号难的问题，推出了不同的预约挂号方式，有的医院增设专科门诊和调整专家门诊时间，解决患者看病难。卫生局还提出了改善患者诊疗环境要做到“五净六有三有序”，即医院墙体、卫生间、花坛绿地、院内环境、诊疗环境做到洁净；有公用电话、宣传栏、统一标识、控烟区、垃圾容器、监督管理制度齐全；就诊人群、交通管理、废物管理有序。各医院积极行动起来，清理环境、粉刷墙壁，增加服务设施，制定和完善服务流程，使“创建优美环境，方便患者就医”活动真正落到实处。

2006年初，天津市卫生局决定深化以病人为中心的理念，在全市卫生行业推行营养膳食配餐、取消陪伴制度。各医院积极开展营养膳食配餐和取消陪伴制度。营养配餐率达100%的三级医院有6家，营养配餐率达50%以上的有3家。取消陪伴占床位总数达100%的医院2所，占床位总数达30%以上的医院有9所。

天津市在规范三大常规的基础出台了“一单通”，不断深化“一单通”的服务模式，加强了质量控制，强化了互认工作中质量环节的监控，保证了医疗安全。截至2007年底，放射“一单通”受益人为87万多人次，检验“一单通”受益人为110万多人次，没有发生一起与实施“一单通”相关的医疗纠纷。

（二）坚持合理用药，加强抗菌药物的监督管理

按照《抗菌药物临床应用指导原则》的要求，从2005年2月开始对天津市34所三级医院抗菌药物的临床应用进行第一阶段的专项检查，检查的重点内容为Ⅰ、Ⅱ类手术围术期抗菌药物预防性用药的时限必须在48小时内。对用药的合理性尚没做具体要求。2005年第一次检查的合格率为6%，第二次、第三次的检查合格率为28.2%和61.3%，2006年第四次检查上升为71.6%，第五次合格率增长到81.9%。

在第一阶段抗菌药物合理使用工作取得初步成效的基础上，2007年，又开展了抗菌药物合理使用第二阶段专项检查，共抽调31所三级医院925份病历。这次检查包含了内科病历抗菌药物使用情况，检查内容增加了抗菌药物使用依据，一、二、三线抗菌药物选择合理性，抗菌药物分级分类使用管理，联合用药的合理性共五项内容。检查标准从过去单一的时限规范，扩展至抗菌药物合理使用的内涵，总合格率为53.84%。抗菌药物临床应用的每次检查结束后，市卫生局及时把检查结果通过媒体向社会公示，起到了良好的社会监督效果。

（三）以病历质量检查为主线，狠抓医疗安全核心制度的落实

2007年1月制定并下发了《天津市病历书写和质量管理标准》，规范了授权委托书、知情同意书、72小时病情告知书等重要医疗文书的形式。2007年6月起，天津市卫生局组织有关专家对全市32所三级综合医院病历进行了专项检查，检查首次依照医疗核心规章制度列出了20项单项否决项目，强调了病历规范书写、体现核心规章制度和医嘱费用三单相符。通过此次检查发现，部分医院病历质量保持着2006年评审时的水平，但有些医院病历质量出现了明显的滑坡，突出问题是在落实核心制度上存在缺陷、在病历书写上还存在着不规范的涂改和修改、非医学学术用语的描述、同一时间各种记录不相符、上级医师未签字或代签字现象、机打病历排版混乱等，很多问题是医院忽视对运行病历质量进行高标准严要求的实时监控和管理所致。天津市卫生局在工作会上通报了检查结果和医院排名，并给每所医院下发了整改通知书。2007年12月，天津市卫生局又组织专家对全市32所医院进行了病历的专项检查，主要考核各单位对上次检查中发现问题的整改情况。

（四）加强医院门急诊工作的监督管理

按照“创建优美环境、方便患者就医”活动的工作安排，对27所三级医院进行门、急诊工作的督查，督查中看到各医院完善了患者的就医流程，患者就医环境得到了进一步改善，导诊及各项服务设施齐备，急诊绿色通道畅通，医务人员精神风貌良好，但在督查中也发现了一些问题，如在楼道内有乱停乱放、诊室脏乱等现象，督查组要求有问题的医院立即整改，确保良好的工作秩序。

（五）认真落实护理岗位技能训练和竞赛活动

天津市立即组织在全市卫生系统开展护士岗位技能和竞赛活动，天津市卫生局成立护士岗位技能训练竞赛活动领导小组，领导小组下设办公室，负责护士岗位技能训练竞赛活动日常工作。各区、县卫生局和各级各类机构均成立护士岗位技能训练竞赛活动领导小组，负责本辖区或本单位开展护士岗位技能训练竞赛的组织、训

练、考核评比、推荐选拔等工作。

按照天津市医院管理年活动安排，天津市卫生局编写了《天津市医务人员三基培训教材（护理分册）》，市护理质控中心对《考核要点》进行细化，制定出模拟理论试题，下发到各机构供培训时参考使用。

各医疗单位根据卫生部和天津市卫生局活动方案，积极制订活动方案计划，广泛动员，召开全体护士会议，传达通知精神，深刻领会这次活动的必要性和重要性。将《临床技术操作规范（护理分册）》、《护理技术项目考核要点》和《天津市医务人员三基培训教材（护理分册）》下发到每一位护士手中。医院护理部制定培训考核总纲，各科护士长和病区护士长按照 50 项考核要点和所在科室特点涉及内容，制定本科护理人员的培训、考核计划，要求本科护士必须熟练掌握；对未定科新护士，要求每到一个科室必须掌握该科的专科护理内容及考核要点。

各医院按照培训计划，组织分阶段进行培训。先组织护士长和教学老师的培训，逐项进行统一，再由她们培训护士，以点带面，在全院开展护士技术操作大练兵，科护士长以科为单位进行考核，护理部主任带领护理部全体人员不定期深入病房进行提问、抽查，不断强化。护士以饱满的热情、严肃认真的态度每天加班加点进行练习。天津市共有 24000 多名注册护士参加了护士岗位技能训练，三级医院的 9700 多名注册护士参加了岗位技能竞赛。通过开展护士岗位技能训练和竞赛活动，在全市护士中形成了比、学、赶、帮、超的学习氛围，广大护理人员的基本理论、基础知识、基本技能得到了进一步的强化，护理队伍整体素质得到了较大程度的提高，促进了护理服务水平的提升。

（六）强化医务人员的三基三严训练

天津市卫生局下发了《关于在天津市医务人员中广泛开展三基三严训练活动的通知》，在本市医务人员中广泛开展“三基三严”训练活动。要求各医院按照“全员参与，重点培训，强化基础，注重实效”的原则，以“三基三严”为重点，在医务人员中开展“强基础、练技术、抓服务”的训练活动，切实增强各类医务人员的基础知识和基本技能，提高履行岗位职责的能力。天津市卫生局组织编写的《天津市医务人员三基三严培训系列教材》。各医院按照市卫生局要求，采取自主学习、岗上训练、专题讲座、示范教学、短期培训、观摩指导等多种形式，有计划、分步骤地抓医务人员的训练。市卫生局按照文件的要求，将组织全市医务人员的三级考核，把考核工作与年度考核相结合。医师三基考核不合格的，将视为 2007 年医师的定期考核不合格，按照卫生部《医师定期考核管理办法》的规定，对考核不合格的医师，卫生行政部门可以责令其暂停执业活动 3—6 个月，并接受培训和继续医学教育。暂停执业活动期满，由考核机构再次进行考核；对考核合格者，允许其继续执业，但该医师在本考核周期内不得评优和晋升；对考核不合格的，由卫生行政部门注销注册，收回医师执业证书。护理人员和医技人员三基考试不合格的人员要进行再培训，考试合格后方可上岗；对无正当理由不参加岗位培训或培训考试、考核不合格的人员，经补训补考后仍不合格的应调离工作岗位。

二、加强专业质量控制工作，确保医疗质量的持续性改进

近些年，依靠专业质量控制中心，抓质量管理工作取得了很大的成效，从这些年的经验看，依靠专家抓质量有这样几个特点，一是这些专家一直工作在专业领域的最前沿，他们了解质量控制的最核心内容；二是可以发挥专家的专业技术优势，对各单位的工作进行强有力的技术支持和指导；三是专业质控集中了全市有代表性的专家，具有很强的权威性。2007 年天津市在原有 14 个质量控制中心的基础上，又先后组建了血液透析质量控制中心和血液管理质量控制中心。

（一）开展血液透析项目的专项督查

针对天津市血液透析治疗项目的市场已相对饱和，部分医疗机构为了吸引患者而采取给各种形式“回扣”的恶性竞争，2005 年 5 月出台了《关于进一步规范我市血液透析医疗行为开展血液透析质控专项检查的通知》(津卫医〔2005〕239 号)，明确规定暂停审批血液透析医疗项目。2007 年第一季度，市卫生局组织肾内科及血液透析专家，对辖区内各级各类医疗机构的血液透析工作进行了专项检查督导工作，共涉及 50 家医疗机构，包括中医院、解放军武警医院以及部分一级医疗机构。按照《天津市血液净化工作医疗质量控制标准》，检查了医疗机构开展血液净化的资质、设备、环境、从业人员、医院感染防控、质量管理等多个方面，重点考察实行新的收费标准后血液透析质量控制情况。经过第一轮的专项检查发现，天津市部分医疗机构的血液净化治疗工作在布局、环境、感染患者管理、病历书写等方面存在一定缺陷，市卫生局对 28 所存在问题较多的医院下发了《存在问题整改通知书》，责成医院限期认真整改。

天津市卫生局积极争取与市社会劳动保障局建立了联动机制，社保局将对市卫生局认定并发放血液透析合格证书的医疗机构准予支付医保经费。

（二）开展医院感染横断面调查，加强医院感染控制

天津市卫生局委托市医院感染控制中心对天津市部分医院实施了 1 日医院感染的横断面监测，调查医院为 58 家，其中三级医院 32 所，二级医院 26 所，应查住院患者 17110 人；实查 17098 人，占 99.93%。调查的三级医院中医院感染例：607 人，占 4.58%。医院感染例次：644 例次，占 4.86%。医院感染部位构成分析，前三位为下呼吸道感染 36.65%、泌尿系感染 18.79%、上呼吸道感染 15.06%。横断面调查结束后，医院感染质量控制中心继续跟踪监测全市院感数据，从 55 家医院的医院感染监测看，与 1 日横断面调查的结果基本一致，为天津市制定医院感染控制的有关政策提供了科学、可靠的依据。

2007 年护理质控中心按质控片对部分医院进行了检

查，除几所医院因存在一些问题，下发整改意见外，其他医院较医院评审时都有了很明显的提高。高压氧质控中心对全市高压氧进行了全面检查，营养质控配合实施营养配餐工作，对各医院的营养工作给予了具体指导，放射、检验质量控制中心加强对一单通工作的管理。2007年还尝试了医疗机构校验和专业质控相结合的办法，实行了医院感染管理一票否决的制度，即医疗机构校验前，请医院感染质控中心对该院的医院感染管理工作进行全面检查，检查合格的，发给医疗机构执业许可证，不合格的，暂缓校验，直至合格为止。

三、各专项工作稳步推进

2007年，天津市医政的各专项工作坚持高起步、严要求，认真贯彻落实卫生部医政司和市卫生局有关指示精神，在严把准入、规范管理上取得了一定的成绩。

（一）加强人体器官移植技术临床应用管理

国务院《人体器官移植条例》颁布前，天津市共有5所医疗机构开展肝脏移植、9所医疗机构开展肾脏移植、1所医疗机构开展心脏移植工作。天津市卫生局研究制定了《天津市贯彻人体器官移植技术临床应用管理暂行规定的若干意见》，并在天津市医政工作会议上进行了专题部署，将人体器官移植工作的规范性要求纳入医院管理年活动的总体要求，作为医院评价和等级评审的要素之一。

同时，天津市成立了人体器官移植技术管理办公室，负责对天津市医疗机构和医师实施人体器官移植执业资格认定的有关工作，成立了“天津市人体器官移植技术临床应用委员会”，协助市卫生局开展天津市人体器官移植的技术管理、质量控制工作。按照卫生部关于人体器官移植技术准入要求，天津市对于开展人体器官移植的医疗机构和医师的执业资格进行重新认定。由天津市人体器官移植技术临床应用委员会对提出申请的医疗机构和医师的申报材料进行逐一、逐项审核，并深入医疗机构对器官移植病历进行逐份审阅登记，核实患者姓名、病案号、术者姓名、手术时间、存活时间等数据资料。对不符合卫生部规定条件的医疗机构和医师，坚决不予准入，不得继续开展和从事人体器官移植工作。

按照卫生部规定的条件，最终确定了天津市开展人体器官移植的医疗机构和医师的执业资格，并及时完成了公示和人体器官移植诊疗科目登记。准予开展人体器官移植的医院为市第一中心医院（肝脏、肾脏）；卫生部指定开展人体器官移植的医院为市第一中心医院（心脏、肺脏）、天津医科大学总医院（肺脏）、泰达国际心血管病医院（心脏）、武警医学院附属医院（肾脏）。

（二）顺利完成医师资格考试的考务工作

依据卫生部医师资格考试委员会统一安排，2007年度医师资格考试综合笔试天津考区工作，共有4070人准备参加本年度综合笔试。卫生部医师资格考试委员会2007年9月21日紧急电视电话会议要求，原定于9月22—23日开考的临床执业医师和口腔执业医师资格考试推迟进行。此部分涉及天津市考生2073人，按照卫生部医师资格考试委员会要求，连夜通知相关考生，稳妥处理此事。9月22—23日，共有1997人参加考试，考场秩序良好。

（三）认真落实万名医师支援农村卫生工程

天津市于2005年5月起开始实施天津市“万名医师支援农村卫生工程”。已派出三批支援队伍，先后共有市局直属、各医学院校附属24所三级医院派出116名副主任医师职称以上的支援医生深入到天津市7个农业区县的12所二级医院进行对口支援。

（四）严格执行卫生部《处方管理办法》

根据卫生部精神，天津市卫生局下发了《关于切实做好实施处方管理办法工作的通知》，召开了各医疗机构主管院长、医务科长、医保科长、药剂科主任工作会议，各医院已顺利按照“一品两规”的要求，完成了药品采购品种控制和处方集的制定，实现了医师用药品通用名称开具处方的调整，统一规范了药品名称标注方法和相关信息公示。抽样调查显示，全市二级以上医疗机构平均采购药品品种545种，折合品规612个，每个医疗机构“一品多规”品种5.3个，仅占招标采购总数的0.9%。

在加强麻、精药品管理上，制定下发了《天津市医疗机构麻醉药品和精神药品管理补充规定》，完成了全市322个医疗机麻醉和精神药品购置印鉴卡换发工作，进行了各级医院麻、精药品管理人员的全员培训，共2365人次。

强化医疗机构合理用药管理，制定下发了《天津市医疗机构合理用药暂行规定（试行）》、《天津市医疗机构临床处方综合评估实施细则（试行）》和《关于进一步加强医疗机构药品采购管理的通知》等6项相关文件，并组织开展了相应的检查和督导。

在严格医疗机构药品质量管理，确保患者用药安全方面，制定下发了《关于加强医疗机构药品日常采购管理的通知》和《天津市整顿和规范医疗机构药品使用环节专项行动方案》等文件。

（五）加强医疗安全管理，创建平安医院，构建和谐医患关系

开展医院管理年活动以来，各医院从提高医疗服务水平入手，严格医疗技术规范化操作，改善服务态度，规范医疗收费，推行医务公开，全面提高医院管理质量，从源头上减少各种矛盾纠纷的产生。在抓管理同时，天津市卫生局进一步了完善医疗纠纷上报制度以及医疗事故责任人处罚后的管理，要求各医院每月要将本单位医疗纠纷、医疗事故的情况上报市卫生局，内容应包括医疗缺陷分析、赔付金额、处理意见等。天津市卫生局根据医院上报情况，组织专项督查。2007年市卫生局办理来信来访较2006年有明显的下降，没有发生到市委、市政府和进京集体上访的行为。

（申长虹　石　岩）

河北省医政工作

一、完善长效机制，总结推广经验，医院管理工作迈上新台阶

1. 不断完善医院管理长效机制和综合评价机制。根据卫生部2007年医院管理年方案和省创建“诚信医院”方案，制发了河北省年度《实施方案》，进一步丰富了活动内涵，更加注重各项制度的有效落实。充分发挥12个省级临床专业质量管理与控制中心的作用，紧密结合医院管理工作，制定了《住院病历书写规范细则》等15项质量管理规范、标准和细则，完善了一系列制度建设，为有效提高医疗质量奠定了基础。在总结前两年工作实践的基础上，修订了《督导检查标准》，进一步完善了医院综合考核评价制度。

2. 加强对医院管理年活动督导检查。根据《督导检查标准》，按照查实、查严、查细的原则，组织力量，分两轮对全省医院进行督导检查和综合考评。在督导检查过程中，进一步充实了评审专家队伍，改进了督导检查的方式方法。除采用明察暗访、现场查看、查阅资料、考试考核等传统方式外，还创新性地采取了院长答辩，选择患者追踪其诊疗全过程等新方式进行督查。省人民医院、河北医大二院、河北医大三院等医院还接受了卫生部医院管理年活动督导检查。

3. 及时总结推广经验。在唐山市组织召开了全省医院管理工作现场经验交流会，推广了唐山市工人医院、开滦集团公司医院、香河县医院等单位在医院文化建设、病例分型和临床路径管理、院务公开等方面的先进经验，现场参观了唐山市工人医院，推动了医院管理年活动深入开展。

4. 加强医疗管理新规定的落实。对《处方管理办法》、《医师定期考核管理办法》等进行了培训，并采取明察、暗访、召开调度会等形式，及时发现和解决问题。各质控中心、学会、协会也举办了一系列培训班，加强专门培训，提高了各专业人员的业务素质。各医院积极开展全员培训，完善组织管理机构，建立健全管理制度，促进了新规定的贯彻实施，保证了管理制度的及时更新和医疗质量的持续改进。

5. 继续推进单病种质量费用管理和检查检验结果互认制度。通过召开现场会和调度会，大力推行病例分型和临床路径管理，科学确定诊治路径和单病种费用额度，有效落实单病种质量费用综合管理制度；加强对临床检查检验结果互认工作的指导和监督，开展各种培训，提高检查检验水平，推进结果互认制度的扎实落实。实施单病种质量费用管理和检查检验结果互认的医疗机构分别由2007年初的309家和186家，增加到339家和283家，切实减轻了患者就医费用负担。

据对督导考评的37所医院2007年上半年与2006年同期相比，日平均门急诊人次增加10.38%；人均门诊费用下降了1.18%；人均住院费用下降了6.49%；平均住院日下降了2.19天；病床使用率增加了8.18%；药品收入占业务收入的比例降低了0.03%；每千门诊人次医疗纠纷数减少17.69%；每百名出院患者医疗纠纷数减少21.65%；医疗事故发生数下降了13.33%。

二、加强监督检查，注重支援实效，卫生支农工作取得新进展

1. 完善工作制度和考评机制。制发了年度项目《实施方案》，对2007年“双万名医师支援农村卫生工程”，特别是对二级以上医疗卫生机构对口支援乡镇卫生院工作进行了安排部署。制发了《河北省卫生厅“深入农村、服务农民”实施意见》，对全省卫生支农工作的内容作了进一步补充和完善。组织制定了《绩效考评工作方案》和《绩效考评标准（试行）》，明确了考评内容、方法、等次划分和工作要求，进一步完善了卫生支农监管和考核评价体系。

2. 加强暗访检查、跟踪管理和绩效考评。加强了对卫生支农工作的跟踪管理，组织力量，对平山、海兴等地18家受援单位进行了暗访检查。根据《绩效考评工作方案》，组织了全省卫生支农的绩效考评，通过听取汇报、现场查看、查阅有关资料、召开座谈会、考核基层人员业务技能等方式，对支援41个扶贫开发工作重点县的46所县级医院和22所乡镇卫生院的工作开展情况进行了严格、认真地绩效考评。

3. 积极开展卫生下乡集中示范活动。2007年1月16日，组织省直14家医疗卫生机构、112名医疗卫生专家赴邯郸市鸡泽县，诊治患者2000余人次，发放宣传材料1.2万份，捐赠药品、器械价值84.7万元。12月26日，组织省直15家医疗卫生机构44名医学专家赴保定市易县参加了全国“三下乡”活动启动仪式暨卫生下乡集中示范活动，共诊治患者3200余人次；印制医疗卫生保健知识宣传单1.25万份，制作展牌32块；赠送药品、器械和救护车等物品约计80万元；举行了援建4个贫困村村卫生室仪式。

据不完全统计，全省共派出下乡医务人员10258人，诊治病人75.9万人次，抢救危重病人4647人次，开展手术4309例，培训基层卫生技术人员75973人次，免费接收进修人员2837人次，开展新技术649项，赠送药品、器械价值955.177万元。

三、保持高压态势，查处大案要案，医疗服务市场得到进一步净化

1. 周密安排部署。协调有关部门，制发了《2007年河北省打击非法行医专项行动实施方案》，召开电视电

话会议，对专项行动进行了安排部署。组织医疗机构与卫生行政部门签订了“医疗机构依法执业责任书”，对医疗机构依法执业、落实责任追究制等作出了明确规定。

2. 加强案件查办力度。认真受理群众举报，以投诉举报为线索开展监督检查，严肃查处非法行医行为，特别是加大了对重大案件的重点督办。组织精干力量，对邯郸等地医疗市场进行了重点督查，并对邯郸市卫生局等进行了全省通报批评。据不完全统计，全省共出动65219名监督执法人员，检查医疗机构29389家，立案6079起，其中，取缔无证行医1755家，查处聘用非卫生技术人员1178起、超诊疗科目行医470家、租赁承包科室22家。省立案9起，罚款14万余元。

3. 加强医疗广告管理，依照新的《医疗广告管理办法》，严格医疗广告成品样件审查和出证管理，对审批的医疗广告在网上进行了公示；进一步完善了案件移送制度，对发现的虚假违法医疗广告及时移送工商行政管理部门和有关省市查处；加大了监测和查处力度，2007年因发布虚假违法医疗广告受到警告、罚款的医疗机构217家，通报77家，撤销7个《医疗广告审查证明》，罚款52.26万元，吊销相关诊疗科目4家，吊销《医疗机构执业许可证》1家，全省医疗广告市场秩序明显好转。

4. 加强长效机制建设。在巩固阶段性成果基础上，大力加强执法队伍建设，规范执法行为，实现了办案水平不平衡向整体水平提高的转变；坚持标本兼治，打疏结合，建立了依法执业承诺制度、违法行为积分制度等一系列长效监管方法，实现重个案调查处理向长效监管的转变；注重协调配合，广泛宣传，实现卫生部门单方治理向综合治理的转变，形成强大的整治合力和综合整治的高压态势，促进了全省医疗服务市场秩序的整体好转。

四、推动无偿献血，加强规范管理，血液安全管理工作得到进一步加强

1. 大力推进无偿献血。加大无偿献血的组织宣传和发动力度，加强志愿“爱心血库”建设，推动了预约献血模式建立，加快了河北省无偿献血模式转变。全省近140吨临床用血全部来自无偿献血，自愿无偿献血率达99%以上，石家庄、承德等六个城市获得“全国无偿献血先进城市奖”。

2. 加强采供血机构质量管理。撤销了1个基层血站和3个中心血库，实现了全省血液全部由市级以上血站采供，确保了血液质量。制发了《河北省采供血机构质量控制考核评价方案》，完善了采供血管理的长效机制建设。各血站重新修订了质量管理体系文件，加强了规范化管理。省厅组织制定了《河北省血站系统执业校验检查评分标准》，对全省11家血站进行了检查验收，在完成再次登记注册的同时，规范了血站的执业行为。

3. 积极推进非法采供血专项整治工作。根据国家的统一部署，会同有关部门制定了《专项整治工作实施方案》，成立了非法采供血专项整治领导小组，召开会议，对非法采供血专项整治工作进行部署。同时，积极创新采供血市场的监督管理模式，增强了管理效能。建立质量承诺制，要求单采血浆站设置单位加强单采血浆站的管理，对浆站质量管理进行承诺；明确省、市、县各级卫生行政部门监管职责，实行单采血浆站监管责任分级制度。监督机构派专人进驻单采血浆站，进行实时监督，及时发现隐患，堵塞漏洞，实现监督关口前移。各地根据《专项整治工作实施方案》，对照相关法规和规范，以各种违规采、用血液现象为警示，认真查找存在的问题、不足和隐患，不遮丑，不护短。在专项整治期间，全省共出动监督执法人员3542人次，检查采供血机构14所、临床用血医疗机构955家，未发现违法违规采供血行为。

五、坚持标准，规范程序，严把医疗机构、从业人员和医疗技术准入关

认真制定并严格执行行政权力公开运行程序和廉政风险防范制度，规范行政审批，加强准入管理。

1. 医疗机构准入。利用医疗机构管理信息系统，录入并收集了全省医疗机构信息；草拟了《河北省医疗机构审批管理若干规定》；组织专家，对6家医疗机构申请增加床位进行了审核验收，对30家医疗机构申请变更名称、诊疗科目进行了现场检查；对40家医疗机构进行了执业校验。

2. 医护人员准入。组织了76215人参加的医师资格考试，对符合要求的医师进行了执业注册，对6500名护士进行了首次注册；制发了《河北省医师注册培训和考核办法》，制定了各类别各执业范围的执业注册考核大纲，并组织了两期医师注册考核；草拟了《河北省医师定期考核实施细则》。

3. 医疗技术准入。一是建立和完善了人体器官移植技术临床应用的准入制度，成立了“河北省人体器官移植技术临床应用委员会”，确定了河北医大二院、三院两所医院开展心脏、肾脏和肝脏移植，进一步规范了河北省人体器官移植工作，保证了质量和安全。二是成立了“河北省心血管疾病介入诊疗质量管理与控制中心”，组织专家起草了《河北省心血管疾病介入诊疗技术评估标准》，为全省开展心血管疾病介入诊疗技术的机构和医师准入管理打下了基础。三是组织专家对河北省人民医院等5所医院造血干细胞移植、采集技术临床应用进行了现场评价，提高了造血干细胞移植技术临床应用水平。

六、完善体制管理，加强岗位训练，护理工作水平整体提高

认真贯彻落实《河北省卫生厅关于促进护理事业发展的实施意见》，进一步加强了护理队伍建设，提高护士人力资源的配置水平，促进医疗和护理工作的协调同步发展；进一步完善了护理管理制度、技术规范和质量评价标准，着手建立医院内部护理质量管理与外部护理

质量评价相结合的护理质量控制体系，促进护理服务质量的不断提高；组织开展了“5.12”国际护士节纪念活动，进行了典型事迹报告和文艺演出，向全省护理人员发出《倡议书》；启动了全省护士岗位技能训练和竞赛活动，制定了《实施方案》，印发了《训练手册》。

七、其他工作

1. 代河北省政府起草了《关于解决群众看病就医问题的意见》。经省政府常务会、省委常委会研究审议，2007 年 4 月 27 日，河北省在全国率先出台了《河北省人民政府关于解决群众看病就医问题的意见》，明确了政策措施、重点工作和目标任务。

2. 推进了医院院务公开制度。与厅监察室密切配合，制定下发了《河北省卫生厅关于全面推行医院院务公开制度的实施意见》和《河北省医院院务公开考核评分办法（试行）》，并通过加强督导检查，推进了院务公开制度在二级以上医院的有效落实。

3. 加强医疗纠纷防范和处理工作。组织举办了全省医疗纠纷防范处理及医疗事故技术鉴定培训班，提高了河北省医疗纠纷防范处理及医疗事故技术鉴定水平。积极做好群众来信来访和有关法律法规的咨询解释工作，共接待群众医疗纠纷投诉及有关法律法规咨询 649 人次，维护了医患双方的合法权益。

4. 积极协调处理突发事件。加强对肉毒毒素中毒和阿糖胞苷损害患者医疗救治工作组织领导，组织专家及时制定诊疗方案，举办中毒急救知识培训班，指挥协调相关医院救治工作，保障了全省 78 名肉毒毒素中毒患者和 16 名阿糖胞苷损害患者得到及时有效救治。

5. 积极配合公安部门开展了禁毒人民战争，进一步加强了自愿戒毒医疗机构和毒麻、精神药品的监管，防止了毒麻、精神药品流入非法渠道。

6. 认真做好征兵体检工作，全省共抽调医务人员 5710 名，圆满完成了 94610 人的体检工作任务。

7. 积极协调有关部门，组织做好了残疾人康复、防盲和医疗救助、老龄卫生、优抚政策落实等工作，全省共免费救治了 4477 例先天性视力残疾和唇腭裂患儿。

（李建国　江建明）

山西省医政工作

一、围绕群众关心的看病就医问题，继续落实有效措施

山西省政府办公厅2007年5月下发了《关于缓解群众看病难、看病贵问题的若干意见》(晋政办〔2007〕70号)，省卫生厅对医政工作部分进行了细化，并制订了考核细则。省卫生厅下发了《关于印发<缓解群众看病难、看病贵问题措施（医政部分）落实情况考核细则>的通知》(晋卫医〔2007〕49号)，请认真抓好落实。

2007年以来，全省二级以上医疗机构药品采购金额24.05亿元，挂网药品占91.31%。采购挂网药品的零售价与国家最高零售价相比降价总金额达到累计10.18亿元，平均降价幅度30.88%。在此基础上，严格控制药品收入占医院总收入比例。截至2007年底，全省二级医院药品占业务总收入的比例平均为37.5%，三级医院平均为38.12%。抗生素占药品收入比例二级医院平均为27.61%，三级医院平均为22.33%。同时按照《山西省政府办公厅关于缓解群众看病难、看病贵若干意见》要求，全省303所医院试行了医学临床检验报告“一单通”制度，接诊持“一单通”患者81.3万余人次，为患者节省费用2750万余元；280所医院开展了单病种费用控制，诊治单病种患者13万余例，减少费用1433万余元；二级以上医院共设置济困病床3900余张，接诊病人36300余例，减免费用1262万余元；二级以上医院提供济困门诊号78万余个，接诊患者780350余例，1747万余元。

积极开展卫生扶贫活动。“二五工程”进展顺利，“二五工程”进展顺利，山西省卫生厅加强与省残联、省红十字会、省民政部门合作，加大工作力度，增加受益人群，2007年完成1.8万余例白内障复明手术，为570余例先天性唇腭裂儿童实施了手术，专项补助资金近百万元。晋中市一院实施了“明天计划”和“微笑列车”，免费为孤残儿童、唇腭裂患者做手术160余例。“天使工程”项目顺利启动，为35所贫困县医院和3所省级医院安装了远程会诊系统，与301医院建立了技术协作关系。11月，301医院派出6位专家在和顺县医院和陵川县医院开展了15天义诊活动，举办专题讲座8次。

二、深入开展两项活动，着力提高医疗服务质量和医疗救治能力

（一）医院管理年活动

“以病人为中心，以提高医疗服务质量为主题”的医院管理年活动是2007年山西省医政工作的重要内容，也是解决群众看病就医问题的有效载体。按照卫生部的要求，省卫生厅早动员、早部署、抓落实、抓成效，推动全省各级各类医院继续深入开展管理年活动。各级医院按照卫生部和省卫生厅安排部署，在规范医疗行为，改善服务态度，提高医疗质量，降低医药费用，努力构建和谐医患关系等方面，取得了明显成效。

2007年8月，卫生部纪检组组长李熙带队对山西省医院管理年活动进行了督导。专家组认为，山西省卫生厅对医院管理年活动领导重视、组织有力，工作扎实，成绩比较明显，能够严格按照卫生部的要求，早动员、早部署，并与其他专项工作相结合，推动医院管理年活动向纵深发展。

在2007年医院管理年活动中，山西省进一步加强组织领导，认真制订活动方案和考核细则，统筹协调安排，加强督导检查，狠抓工作落实，主要强化了“五个一”措施，推动医院管理年活动深入开展。

1. 抓住一个核心，实现科学发展。山西省卫生厅要求将医疗服务质量列为医

院管理中最核心的问题，将内涵建设作为医院管理的重中之重，切实提高医疗服务能力。

一是各医院加强了学科体系建设。完善学科发展的激励和约束机制，合理定位医疗、教学和科研工作。

二是严格依法规范医疗行为。认真落实医疗质量核心制度，特别是加强了急诊急救工作。山西医科大学第二医院对急诊患者实行“腕带”管理。山西省儿童医院急诊室实行无假日、全天候服务，对急危重症患者实行先抢救后缴费服务。

山西焦煤集团总院不断完善急救设备，急救设备完好率达到100%。太原市、长治市、晋城市、阳泉市紧急医疗救援中心强化中枢指挥指挥职能，反应迅速，应急快捷，受到社会各界好评。忻州市人民医院与公安、交警等部门形成“医疗急救五联动”，提高了对突发性、灾害性事件的处置、救治速度和能力。运城市中心医院实施了病例分型、优化流程、临床路径联动，单病种限价数量达到了180种，2007年收治病例3000余例，涉及23个临床科室，病种单例降低费用最高达20%，且未发生一例医疗差错或纠纷。

三是加强“三基三严”训练和医疗法规培训。重点提高医务人员自觉依法执业的临床实践能力，要提高医务人员的物理诊断、外科操作、急症处置、重症抢救、临床技术、护理技能等基本功，同时提高医务人员临床思辨和独立工作能力以及医患沟通能力，全省累计培训医护人员5000余人。

四是加强医疗废物和医院污水管理。山西省卫生厅下发了《关于加大环保力度强制医院污水医疗废物限期达标的通知》，要求各级各类医疗机构加强医院污水、医疗废物的管理，建立健全各项规章制度和工作职责，完善工作流程，确保医院污水、医疗废物处理达标。在

2007年医院评审评价、医院管理年督导和民营医疗机构校验工作中，继续把医院污水、医疗废物处理是否达标作为重要的考核内容，实行一票否决，对10余家机构下达了限期整改通知书。忻州市卫生局根据当地实际情况，制定了《关于对医疗废物处置的过渡性方案》，保证了处置无害化，不污染环境和危害周围居民身体健康。太原市制订了绿色医院考核标准，在全市开展创建绿色医院活动。

2. 搭建一个平台，优化执业环境。2007年的医院管理年活动中，山西省通过创建“平安医院”这一平台，把整顿和改善医疗执业环境，和谐医患关系作为重要主题。

一是落实《关于维护医疗机构正常秩序的通告》精神。各医院认真落实山西省卫生厅和省公安厅2006年11月联合下发的《关于维护医疗机构正常秩序的通告》，加强医院治安综合治理，坚决打击破坏医院秩序的违法行为，切实维护医院正常工作秩序和广大医务人员的正当权益。

二是积极妥善处理医疗纠纷。山西省卫生厅加强了医疗纠纷处理办公室人员力量，2007年以来接待上访人员916人次，妥善处理医疗纠纷193起，深入医疗机构协助处理医疗纠纷54次。山西省人民医院制订了《医患沟通规范》、《护理工作场景规范》。吕梁市人民医院、太原市中心医院、山西省汾阳医院专门成立了患者投诉接待室，及时处理医患纠纷。运城市中心医院每季度召开一次医疗纠纷处理反馈会，以案说事，强化防范意识。制订了《山西省推行医疗责任险实施意见》（试行）。

三是加强医疗服务环节管理。各医院坚持患者利益为先，山西医科大学第二医院在全省首创的临床静脉配置中心受到卫生部督导组专家好评。省儿童医院医技科室对患者全天24小时开放，方便病人进行各种检查。山西省人民医院加强了对急危重症等特殊病人的跟踪管理。山西省心血管疾病医院加强对重症患者的护理服务，山西省肿瘤医院、原平市第一人民医院坚持医患沟通和出院患者随访制度，加强交流，增强互信。山西省汾阳医院开通电话预约、网上挂号，增设服务窗口、提供门诊“一站式”服务。大同市第三人民医院在本院设立新型农村合作医疗结算点，为全市农民报销医药费提供了方便。阳泉市第一人民医院强化了医务人员细心、爱心、耐心、责任心教育，对患者做好“四个一”：一个眼神、一个表情、一个笑容、一声问候，让患者感受到温馨、自然的就医氛围。山西省眼科医院全员落实一个服务理念：“看一个病人，交一个朋友；做一台手术，出一个精品”，收到了良好效果。同煤集团总医院倡导医务人员对患者“主动问一声，伸手扶一把，困难帮一下”，受到患者好评。

四是落实安全防范措施。山西省卫生厅2007年在医院管理年活动中，将综合安全作为一项重要考核内容，特别对消防安全实行一票否决制。各级医院落实内部安全管理责任制，在防火、防盗、防灾方面加大投入力度，落实相关措施。对毒麻精放药品实行“五专”管理，财务、放射等重要部门配备了“三铁一器”。

对锅炉工、电工等岗位工作人员进行了安全知识培训。阳泉市第一人民医院加强全院消防、安全监管，投资10余万元，在收费处、挂号室以及门诊各楼层安装了全天候红外线监控系统，提高了医院内安全监控系数。

五是营造良好社会舆论氛围。运城市卫生局与《运城日报》社共同发起主办了“感恩互爱共建和谐医患关系”有奖征文活动。晋中市卫生局举办了《天使之歌》文艺汇演。运城市中心医院确定5月为“文化月”，发动职工和患者共同参与，增强凝聚力，提高竞争力。原平市第一人民医院在当地电视台开辟了《健康家园》专栏，并创办了《健康家园》院报、《健康家园》网站，将医院本院工作动态和行风建设情况及时向社会宣传，争取舆论支持。吕梁市人民医院每月召开一次病人陪侍人员公休座谈会。山西省人民医院主动接受社会监督，聘请了26为社会监督员，定期召开座谈会，听取反馈意见。省儿童医院长期聘请省人大、省政协、卫生、物价等部门人员为行风监督员，定期征求意见。

3. 推行一项制度，规范医院各项工作。山西省要求二级以上医院推行院务公开制度。省卫生厅充分利用《山西卫生信息网》，公布政策信息、医疗服务信息和工作动态。各级医疗机构按照要求积极开展了院务公开工作。

一是坚持医院管理和运营事务公开，扩大职工参与面。各医院本着让广大职工“知院情、议院事，参院政、监院事”的原则，公开医院发展建设规划，年度工作情况。公开重大决策、重要干部任免、重大项目安排及大额度资金使用。公开医疗工作状况，年度财务预、决算情况，药品集中招标采购情况，社会化服务项目招标情况，重大医疗纠纷、医疗事故的处理结果。公开医院岗位设置、岗位职责。公开人员的考核、聘用、民主评议情况。吕梁市人民医院、山西省汾阳医院结合院务公开，健全了六项制度：会审制度、联签制度、民主评议制度、职务消费公示制度、公款报销公制制度、公务接待限额制度。长治市人民医院制订了《院务公开制度及实施办法》，做到了政策依据、程序规则、工作过程、实施结果“四公开”。山西省人民医院对设备购进、基建项目全部进行公开招标，并请纪检、审计、财务部门参与，实施全程监督。山西省儿童医院、朔州市人民医院充分利用职代会、座谈会、联谊会等形式，通报和公开院务，有效调动了广大职工的参与积极性。长治医学院附属和平医院、寿阳县医院通过多种公开措施，使患者得到了“五个明白”、“五个知道”。

二是抓好医疗服务信息的公开，方便群众看病就医。各医院向社会公开医院资质信息，公开医疗服务价格和收费信息包括医疗服务项目价格、常用药品和主要医用耗材的价格。坚持实行住院病人费用每日清单制度，提供门诊患者费用清单，并逐步将单病种费用限价、一单通、济困病床、济困门诊号纳入公示范围。

山西省汾阳医院完善对住院病人账目“一日一结”、“实时结账”和门诊病人“诊疗清单制”。

三是以临床药事管理有关事务公开为突破口，促进临床合理用药。山西省卫生厅制定下发了《山西省抗菌药物分级管理及分级使用办法（试行）》，并举办了合理用药培训班，培训技术骨干280余人。以贯彻执行《处方管理办法》为契机，省卫生厅组织专题培训，培训师资700余人。太原市卫生局在万柏林区试行了医疗机构药品统一价格、集中采购、统一配送。山西医科大学第二医院是卫生部批准的山西省唯一的临床药师培训基地，该院临床药师真正做到了深入临床、贴近病人，参与临床合理用药，同时该院还建立了全省首家静脉药物配制中心，在全省起到了示范作用。原平市第一人民医院、寿阳县人民医院按照省厅规定将本院销售金额和销售数量排前十名的药品定期进行通报。晋城市人民医院、临汾市人民医院开展了处方点评和病历展评工作，有效提高了病历、处方书写质量，也促进了合理用药；各医院还加强了药品不良反应与药害事故的监测与报告，及时发现和处理药害事故。同煤集团总院成立了药品不良反应监测组，并完善了报告制度。

4. 强化一项责任，加强医疗机构管理。按照卫生部的要求，山西省卫生厅多

次重申院长是医院管理年活动的第一责任人。太钢总医院院长对院感工作责任落实到位，医疗废物无害化处置率达100%，医疗废气、废水达标排放。省儿童医院院领导坚持每天接待处理咨询及投诉。省肿瘤医院新一届领导班子上任伊始，先后组织召开了“外科系统、内科系统、放疗系统院长行政查房会”和“行政职能科室座谈会”，研究医院运行和医疗质量安全，确定发展方向，制定长远规划。忻州市人民医院院长对2007年8月省卫生厅督导组整改建议高度重视，组织制定整改方案，抓住重点，抓落实，抓责任，在短时间内取得了突出成效，在10月督导中受到省卫生厅专家组好评。长治医学院附属和平医院院长狠抓医院准入、控制、评价、监督等四大体系建设，特别是健全了质控信息库，随时掌控全员医疗工作运行动态。同煤集团总院院长重视医疗质量安全，组织了五次心血管疾病治疗质量控制专题会。

5. 健全一个机制，落实各项措施。各级卫生行政部门健全医院管理年活动考

核机制，纳入年度工作目标。山西省卫生厅医政处在2007年度医政工作百分制考核指标中，医院管理年活动的分值占到30%。同时2007年山西省还加强对民营医院管理年活动的检查督导，省卫生厅委托山西省民营医院发展协会制定了山西民营医院诚信公约，制订了山西省民营医院三A评价方案（试行），帮助民营医院规范管理。“三A”代表医院的服务水平（医疗技术、护理质量、后勤保障、医患关系），价格信誉（价格合理、诚信度强、热心公益、关爱社会），就医环境（就医方便、服务周到、环境幽雅、富含文化）。山西黄河医院、山西博大泌尿外科医院、山西现代女子医院、山西民生医院、太原长城医院、太原东方男科医院等六所医院首批通过评价，医疗服务质量安全、就医环境有了明显改善，患者满意度在90%以上。

（二）城市卫生支援农村卫生活动

2007年继续实施万名医师支援农村卫生工程为重点，深入开展卫生支农活动，提高基层医疗救治能力。

山西省卫生厅2007年4月4日召开了“万名医师支援农村卫生工程”专题座谈会。下发了《关于进一步搞好“万名医师支援农村卫生工程”项目有关问题的通知》，确保项目收到实效。各市卫生局要加强监管，严格考核。支援医院要不断丰富支援工作的内容和形式，保证项目经费专款专用，支援时间坚持六个月不能变，同一专业一年内不能换。受援县医院要明确责任，要制订详细的项目工作计划，通过三年对口支援，推动医院综合水平上一个新台阶。省卫生厅选派省市医院185名医师进驻37个国家贫困县医院，开展对口帮扶工作。2007年以来派驻医师举办专题讲座803次，受教育人数16000余人次，教学查房、手术带教280余次，帮助解决急危重症患者3900余例，派驻医师接诊患者36000余人次，帮助受援医院每年开展适宜新业务、新技术、新项目408项，帮助完善制度632项，提高整体管理水平。太钢医院护士长张良玉作为全国7个先进个人，受到卫生部表彰。山西医科大学第一医院为晋城市派出煤矿救护医疗队，受到当地党委政府的高度赞扬，省卫生厅给予了通报表彰。山西省汾阳医院与上海市胸科医院合作，开展了心脏搭桥、主动脉弓置换等高难度手术，带动了当地专业水平大幅度提升。长治市政府从2006年起每年投入3000余万元，开展对口支援和巡回医疗活动，成效显著。长治市人民医院对口支援平顺县医院使受援县医院“起死回生”，在全国项目会议上做了经验介绍。太原市组建了农村巡回医院，财政拨出专款317万元为6支巡回医疗队、20个专家组配备了26辆农村巡回医疗专用车，使“专家”、“骨干”进驻农村，节省挂号费、交通费等费用计80余万元，节省医疗费用计133万余元。晋中市卫生局组织市县医疗卫生单位广泛开展了“四期四送三援助”活动；运城、大同等市积极开展卫生下乡活动，据不完全统计，共出动下乡医疗队14批次，卫技人员386人次，诊疗病人7600人次，免费提供药品1万余元，捐助医疗设备30台（件），价值3万余元。

按照卫生部和省政府的要求，积极开展城市医疗机构对口支援社区卫生服务机构工作。

三、严格执行三项制度，提高各级各类医疗机构依法执业水平

（一）继续严格执行医疗机构、人员、技术准入制度

一是继续严格执行《山西省卫生厅关于医政行政许可项目有关事宜的通知》（晋卫医〔2006〕71号）文件精神，省、市、县三级卫生行政部门严格准入条件，规范医疗机构设置审批工作。特别对性病诊疗服务机构准入从严办关，全省验收性病规范化门诊68所，分别有国家级1所，省级22所，合格性病规范化门诊34所，开展外展服务的执行性病门诊20所。大同市卫生局细化了医疗机构设置标准、条件和程序，制订了是14项

工作程序和审批流程图。

二是继续严格执行医护人员准入制度，对全省2万余名执业医师参考人员进行了资格审核，认真组织实践技能考试和医学综合笔试。办理医师资格证书5600余人，办理医师注册登记480余人。审核护士执业资格4800余人和办理注册手续11000余人。吕梁市卫生局出台了《关于规范医疗机构外聘（请）医师开展诊疗活动的具体规定》，阳泉市卫生局出台了《返聘专家管理规定》。

三是严把特殊医疗技术和新技术审核准入关口。对省人民医院、山西医科大学第一医院、省第二人民医院、大同市三院以及山西武警总队医院的器官移植科目进行严格审核并注册登记。

（二）严格执行巡查制度

一是加大了巡查力度。2007年5月山西省卫生厅对太原市中心医院、临汾市人民医院、山西省汾阳医院、吕梁市人民医院、晋中市一院、晋中市二院、阳泉市一院、忻州市人民医院等8所医院的《处方管理办法》、综合安全等方面进行了重点督导。10月省卫生厅对省、市14所三级医院进行了全面督导，同时夜查了16所医院的急诊情况；各市卫生局广泛开展了督导巡查活动，进行了通报。

二是加大了整改力度。根据检查情况，山西省卫生厅下达了《督查整改通知书》20余份，实行跟踪问效，督促整改，做到了“六个落实”，即落实整改事项、落实整改措施、落实整改时限、落实整改效果、落实承办部门、落实责任人员。

据不完全统计，全省各级医院采取整改措施400余项，持续提高医疗服务质量安全。

三是加大了责任追究力度。全省2007年通报批评医疗机构省级医疗机构2家，处理相关责任人21人次。各级医院对责任心不强、工作不力的30名人员进行了处理。运城市卫生局、临汾市卫生局、朔州市卫生局对辖区内个别医院夜间急诊违反规定的值班人员进行了及时、严肃处理，起到了警示作用。

（三）严格执行公示制度

全省各级医政管理部门公示医疗服务信息100余期，为群众提供了及时便捷的信息服务。对太原市中心医院等8所三级医院督导检查之后，在各医院落实了整改措施的基础上，将督查结果在《山西卫生信息网》进行了通报。从2007年第二季度开始，省卫生厅将医疗服务信息由原来的六项增加到十九项，新增了日平均急诊诊疗人次、出院人次、治愈率、好转率、病死率、病床使用率、病床周转次数、出入院诊断符合率、手术前后诊断符合率、医疗纠纷事故例数、门诊患者满意度、住院患者满意度、出院患者满意度、投诉例数等服务内容。

四、进一步做好四项工作，促进全省医疗卫生事业健康发展

一是进一步加强医院评审评价工作。2007年以来，山西省卫生厅对沁水县人民医院、阳泉市第二人民医院、长子县人民医院、襄垣县人民医院、运城同德医院、同煤集团肿瘤医院、临汾荣军康复医院等15所医院进行了评审，推动了全省医院管理年活动的健康发展，有效提高了医院管理水平。

二是进一步加强血液管理工作。2007年自愿无偿献血率保持100%，机采血小板100%来自自愿无偿献血者，临床成分输血比例达97%以上；对全省12家采供血机构进行了再注册验收，对血站职工进行了全员培训和岗前考核。太原市、大同市、忻州市、阳泉市、晋中市、长治市、晋城市、临汾市、运城市被评为“全国无偿献血先进市”。

三是进一步加强医疗广告管理。《医疗广告管理办法》颁布实施以来，共出具医疗广告证明128份。在医疗广告监控过程中发现发布违法医疗广告的医疗机构共25家，其中4家给予警告，21家给予通报批评处理，1家给予违规科室停业整顿处理，1家给予机构停业整顿处理。

四是进一步加强护理工作。认真落实“山西省《中国护理事业发展规划纲要》实施方案”，将护理培训工作作为突破口，切实提高全省护理质量水平。山西省卫生厅结合山西省实际，委托省护理协会沉到基层搞培训，管理知识送上门，先后在大同、忻州、临汾、长治举办了四期护理扶贫培训班，参加培训的护理人员达3000余人。运城市第二人民医院承办了首届北京佑安医院医疗联盟全国传染病医院护理文化研讨会，推广该院培养新型文化护士的经验。各级医疗机构都加强了护理队伍建设省肿瘤医院在省直医院第一家配备了护理副院长，太原市中心医院、吕梁市人民医院落实聘用制护士待遇真正做到了同工同酬。

《卫生部办公厅关于在全国卫生系统开展护士岗位技能训练竞赛活动的通知》下发之后，山西省紧紧抓住这一有利机遇，在全省范围内开展了深入、扎实的护士岗位技能训练和竞赛活动。省卫生厅成立了领导组，研究制定了《山西省护士岗位技能训练和竞赛活动实施方案》，下发了《山西省护士岗位技能训练和竞赛活动实施细则》，编制了《山西省50项护理技术操作考评标准》，编写了理论考核试题10套，举办了“护理技术操作师资培训班”，开展了专项督导考核。从对部分三级医院考核情况看，各医院都非常重视，省人民医院护理人员全员参与，山西医科大学第一医院与护士长签订了目标责任书，山西医科大学第二医院将竞赛活动与护士职称晋升和绩效工资挂钩。太原市中心医院结合临床病例学习理论，训练技能。2007年11月8日召开了全省护理工作暨护士技能竞赛表彰大会。山西医科大学第二医院荣获一等奖，山西省人民医院、山西医科大学第一医院、晋中市第一人民医院荣获二等奖，这四家医院同时被省劳动竞赛委员会授予集体二等功。

（王　峻　李和平）

内蒙古自治区医政工作

一、主要成绩和经验

（一）以医院评审为抓手，继续深入开展医院管理年活动

1. 认真贯彻卫生部工作部署。

2007 年 3 月 29 日，组织全区 2075 名医院管理工作者在 73 个分会场参加卫生部、国家中医药管理局召开的“2007 年医院管理年活动暨全国医政工作电视电话会议”，按照会议精神和《关于印发〈2007 年“以病人为中心，以提高医疗服务质量为主题”的医院管理年活动方案〉的通知》（以下简称《通知》）的有关要求，在总结 2006 年医院管理年活动工作的基础上，及时转发了《通知》，要求全区各级卫生行政部门和各级各类医疗机构要继续深入开展医院管理年活动，以落实院长责任、加强医疗技术准入和临床用药管理为重点，积极探索建立医院科学管理的长效机制，对全区 2007 年开展医院管理年活动进行了全面部署。

2. 组织开展医院评审工作。

2007 年，内蒙古自治区卫生厅依据《医疗机构管理条例》、《医疗机构管理条例实施细则》及《医疗机构评审办法》等法律、法规，在全区全面启动了第二轮医院评审工作。年初，自治区卫生厅在 2006 年制定的《内蒙古自治区二、三级医院评审标准》的基础上，开始组织专家对全区二级综合医院进行评审，经过八个月时间的工作，完成了对全区 49 家二级综合医院的评审，并将评审结果向全区进行了通报，对综合达标率排名后三位的 3 家二级甲等综合医院给予摘牌处理，对综合达标率不高的 4 家二级综合医院给予黄牌警告，限期整改；接着，又组织对全区 20 家三级综合医院进行了医院管理年活动督导和等级复审，对医院管理年活动成效不显著、复审达标率不高的三家医疗机构予以黄牌警告，限期整改。近日拟将督查和复审情况通报全区并报卫生部。2007 年，自治区卫生厅组织制定了《内蒙古自治区肿瘤医院评审标准》，已下发全区执行；组织制定了《内蒙古自治区三级传染病医院评审标准》即将下发执行。

3. 强化医疗基础管理。

2007 年，内蒙古自治区卫生厅紧紧围绕医疗质量和医疗安全这一核心内容，从病历书写与质量管理这一基础性最强且最为薄弱的工作环节抓起，通过狠抓医院核心制度、基本规范和标准的落实，进而促进基础医疗质量的提高；通过强化“三基”、“三严”训练，提高队伍的基本素质；通过建立和健全医院内部和外部的质量控制与评价体系，促使医疗质量的持续改进和提高。在医疗机构内部质控的基础上，自治区卫生厅从医疗质量持续改进和提高的角度出发，组建了由全区 25 家三级医疗机构近 500 名副高以上专家组成的自治区医疗质量控制和管理中心，下设医疗、药事、检验、护理等十三个专业小组，并相继开展了临床检验、院内感染、处方管理、临床护理、血液管理、临床高新技术运用等单项质量控制、干预和评价，促使整体医疗质量的提高，进而为逐步探索建立医院管理的长效工作机制铺垫基础。

4. 加强督导检查。

内蒙古自治区卫生厅制定并印发了《内蒙古自治区 2007 年医院管理年活动考核细则》，并依据《考核细则》依托三级医院复审工作组，按照“查实、查严、查细”的原则，对全区三级医院开展医院管理年活动工作进行了全面深入地督导检查；全区各盟市按照卫生厅的工作要求，对辖区内其他医疗机构开展医院管理年活动工作进行了深入细致的督导检查；2007 年 8 月，积极配合卫生部医院管理年活动督导暨护士岗位技能考核专家组，对全区开展医院管理年活动进行了督导检查。通过大规模、高规格、高质量的督导检查，查找医院管理工作中存在的问题，要求各医院对照督导检查反馈意见中列出的问题，严肃认真地整改。

（二）严格医疗服务要素的准入管理

一是严格人员执业准入管理，认真组织考务和注册工作。及时召开考务会，对 2007 年医师资格考试工作进行安排部署。2007 年 5 月 21—30 日，组织人员对全区 17988 名报名参加 2007 年度医师资格考试人员的报考资格进行审查，通过审查，共有 551 人不符合资格，依法取消其报名资格。在认真做好考务各环节工作准备的基础上，6 月组织开展了医师实践技能考试工作，参考人员共 17437 名，通过实践技能考试的共 13157 名；9 月组织进行了 11 个类别的医师综合笔试，参考人员共 8207 名；11 月再次组织进行了 9 月停考两个类别的综合笔试考试，参考人员共 4950 名。组织对包头市考点误烧毁停考类别备用试卷情况的进行了详细调查取证，并向国家医考中心进行了翔实的调查情况反馈。在 2007 年考试中加大执法力度，共对 368 名违纪考生实施了行政处罚。年内陆续对各盟市报送的通过执业考试合格的护士进行执业注册。累计注册人数 3137 名，变更区外注册 100 余名。组织全区采供血机构人员上岗考试，共有 102 名人员参加了考试。二是严格医疗机构和内部科室设置的审批管理。按照《医疗机构管理条例》的规定，2007 年，新设置审批医疗机构 2 所，纠正盟市卫生行政部门不规范行政许可 10 件，并对近 50 所医疗机构执业登记许可事项进行了变更。三是严格医疗技术准入管理。在完成对自治区医疗机构器官移植技术准入工作的基础上，依照卫生部《心血管介入技术诊疗规范》，制定了八项考核评价标准，并组织力量对全区申报心血管介入技术的 13 家医疗机构进行了评价。四是加强医疗广告

审批管理。2007年，自治区卫生厅共受理医疗广告申请74件，出具《医疗广告证明》46份。在严肃审批的基础上，自4月以来全区各级卫生行政部门共监测医疗广告300多件次，其中违法医疗广告40件，移送相关部门处理10件，移送自治区工商局处理2件。

（三）加强制度建设

1. 依据卫生部《院务公开指导意见》，制定下发了《内蒙古自治区院务公开实施意见》；

2. 制定下发了《内蒙古自治区医疗机构医患沟通制度（试行）》；

3. 制定了《内蒙古自治区大型医疗机构支援社区卫生指导意见》；

4. 制定了《内蒙古自治区医疗机构植入性医疗器械合理使用管理暂行规定》；

5. 制定了《内蒙古自治区医师定期考核管理办法实施细则》；

6. 修订了《内蒙古自治区社区卫生服务机构用药参考目录》。

（四）强化血液安全管理，确保临床用血安全

一是继续巩固和扩大三支稳定的应急无偿献血队伍。自治区的无偿献血应急队伍由2000多人增加到2670人、Rh阴性献血者队伍由150多人增加到198人、自愿无偿捐献机采血小板队伍也不断增加。自愿无偿献血比例达到100%。红细胞分离率达到97.28%，比2006年同期提高了15.4%；机采血小板575人次，比2006年同期增加了67.64%。二是组织开展了相关活动。组织开展了"5.8"世界红十字日无偿献血和骨髓造血干细胞捐献活动；利用2007年5月19日科技活动宣传周活动，组织全区大力开展献血宣传咨询活动；6月14日在呼和浩特主会场组织了"6.14无偿献血日"大型纪念活动。三是通过举办各类培训班，加强培训。举办了《全区采供血机构实验室质量管理培训班》，全区12个盟市中心血站的业务站长、质控科主任、检验科主任、以及中心血库负责人等共计50余人参加了培训。举办了《全区检验科主任培训班》，200余人参加了培训；举办了《全区二级以上医院细菌实验室质量控制培训班》，50余人参加了培训。相继5次分别组织举办了全区采供血机构内审员培训班、统计员培训班、招募者培训班、临床输血安全培训班和《临床实验室管理办法》宣贯学习班，累计690余人参加了培训。四是接受和开展督导检查。9月初，卫生部采供血机构督查组对自治区采供血机构进行督导检查，重点对自治区血液中心和鄂尔多斯市中心血站进行了实地督导检查。自治区卫生厅组织督导组，历时50天对全区采供血机构血液质量和实验室质量管理工作进行了全面系统地督查，形成了完整地督查情况报告，向厅党组进行了详细汇报，并将检查结果向全区进行了通报。

（五）全面加强护理管理工作

一是组织召开了全区护理工作会议。会议回顾了20年来全区护理事业发展情况，制定并印发了《内蒙古自治区实施〈中国护理事业发展规划纲要〉方案》，制定了《全区临床护理质量与安全管理规范》，部署了自治区"十一五"期间的护理工作任务，对80名优秀护士和30名优秀护士长进行了表彰。二是开展培训。年内相继两次分别组织举办全区护理质量管理培训班、举办了一期全区旗县综合医院护理管理培训班，累计300余人参加了培训。三是强化制度建设。2007年相继制定并下发了《内蒙古自治区专科护士培训管理办法》、《内蒙古自治区专科护士培训基地管理办法》、《内蒙古自治区专科护士培训计划》、《内蒙古自治区专科护士培训考核管理办法》等规范性文件。按照卫生部办公厅关于印发《专科护理领域护士培训大纲》的通知要求，确定了自治区8家医疗机构为自治区首批专科护士培训基地，同时启动了培训工作。四是开展护士岗位技能训练和竞赛。按照《卫生部办公厅关于在全国卫生系统开展护士岗位技能训练和竞赛活动的通知》和《卫生部办公厅关于印发〈全国卫生系统护士岗位技能训练和竞赛活动护理技术项目考核要点〉的通知》要求，于2007年8月15—25日抽调有关专家对全区各三级医院护士岗位技能训练和竞赛活动开展情况进行督导检查，并推选内蒙古自治区医学院附属医院、包钢职工医院接受了卫生部护士岗位技能训练考核组的督导考核。

（六）建立健全行业组织机构，充分发挥行业自律和行业监督作用

1.2007年6月下旬，在满洲里市召开内蒙古自治区护理学会第八次会员代表大会，全区护理战线170余名同志参加了会议，选举产生了新一届理事会。修订了现行学会章程、制定了会员管理办法，组建了学会各工作机构，明确了工作职能和下阶段工作任务。

2.2007年11月在认真筹备的基础上，组织召开了内蒙古自治区输血协会第二次会员代表大会，会议选举产生了新一届理事会和新一届理事会理事长。对现行协会章程进行了修改，制定了协会会员管理办法和理事变更、替补管理办法，组建了各分支机构，明确了相应工作职能，规范了对输血协会活动和资金使用的管理。

3. 积极筹建内蒙古自治区医师协会，组建了相关的工作机构，办理了准入的工作手续，起草了《内蒙古自治区医师协会章程》（草案）、《内蒙古自治区医师协会会员管理办法》（草案）和《内蒙古自治区医师协会专科医师分会管理办法》（草案），建立了相关工作制度和运行机制，抽调了专门的工作人员分管具体工作。2007年12月21日，组织召开了内蒙古自治区医师协会成立暨第一次会员代表大会，大会选举产生第一届理事会，通过了《内蒙古自治区医师协会章程》、《内蒙古自治区医师协会会员管理办法》和《内蒙古自治区医师协会专科医师分会管理办法》。

（七）继续组织开展万名医师支援农村卫生工程、卫生下乡、防盲治盲等其他项目工作

1. 万名医师支援农村牧区卫生工程项目工作。

2007年4月3日，组织全区480人在15个分会场参加了卫生部2007年万名医师支援农村卫生工程项目工作电视电话会议。制定并印发了《内蒙古自治区2007

年万名医师支援农村卫生工程方案》，选派全区32所自治区及盟市级医院的175名医师分赴35个国家扶贫开发工作重点旗县、少数民族旗县医院开展工作。按照卫生厅工作安排，2007年11月9日下发《关于对全区“万名医师支援农村牧区卫生工程”工作进展情况进行督查的通知》，要求各盟市卫生行政部门按照属地管理的原则，对辖区内有项目任务的支援、受援医疗机构项目执行情况进行了督导检查。

2. 卫生下乡工作。

按照自治区党委宣传部的统一部署，自治区卫生厅通过整合当前正在开展的各种城市支援农村卫生工作，积极组织开展了多种形式卫生下乡活动，变卫生下乡活动为“常下乡”活动，为农村牧区留下一支不走的医疗队。组织开展了部队医院支援自治区旗县医院项目工作及卫生部部属部管医院支援自治区农村卫生项目工作，各项年度项目任务基本完成。2007年11月22日，参加了自治区2008年“三下乡”活动启动仪式，组织内蒙古医院、内蒙古医学院附属医院、内蒙古妇幼保健院三支医疗队的30余名医务人员进行现场义诊。

3. 防盲治盲工作。

制定了《自治区防盲工作规划》，明确了五年防盲工作的工作目标和任务及保障措施。相继组织了国际奥比斯组织对包头市眼科医院的援助项目工作，组织了香港“亮睛”工程援助锡林浩特市医院的前期工作调研、项目协议书签订等项目工作，组织了海航“光明行动”项目在自治区的实施，组织了“视觉第一行动”二期工程在自治区的实施，组织香港郭氏集团的援助项目在自治区的调研工作，组织实施了国家先天性残疾医疗救治项目，组织实施了澳大利亚中华全国统一促进会“侨心光明万里情——内蒙古行”，组织对中央转移支付资金用于自治区83个旗县医院能力建设项目实施工作。

（八）开展医疗质量管理培训及专项检查工作

1. 举办各类培训班，提高医疗质量管理。2007年，自治区卫生厅相继组织举办了全区病历书写与质量管理培训班、临床药事管理培训班、医疗质量高级研讨班、药事管理和合理用药培训班、医疗安全及相关法律问题研讨班等，累计500余人参加了培训。

2. 组织开展各类专项检查。2007年，组织对全区毒麻药品和第一类精神药品管理使用情况进行了专项检查；对《处方管理办法》和《医疗广告管理办法》落实情况进行了专项督查；配合法监处制定了《打击非法行医专项工作方案》，并组织进行了专项督查；组织对部分医疗机构医院感染控制情况进行了专项检查；对卫生部明令停止使用的氨甲蝶呤等几种药品进行了督查和调查。

二、存在的问题和对今后医政工作的建议

（一）医政管理的法制化建设需要进一步加快

近几年，我国医政管理的法制化建设得到了长足发展，各项医政法律、法规建设不断完善，卫生行政部门和医疗机构的依法行政和依法执业意识和行为逐步提高和规范。但是依法行政的法律依据依然不够充足，现行的法律、法规与依法行政和依法行医不完全相适应，一些现行的法律、法规需要及时更新。

（二）积极探索建立医院管理的长效机制

卫生部决定在全国开展医院管理年活动以来，各级卫生行政部门和医疗机构积极响应，按照要求认真组织开展工作，各医疗机构整体的管理水平有了明显提高，医疗服务质量有了进一步改善，医疗安全得到了进一步保障，广大医院管理工作者和医务人员感受明显，此项活动深受广大老百姓的欢迎，工作成效明显。下一步应当考虑将医院管理年活动转入长效管理机制。

（三）各项卫生支农项目应当有机整合，从而发挥其更大的效能

“万名医师支援农村卫生工程”已连续开展了将近三年，在三年的执行过程中，各支援、受援医疗机构积极认真，高度负责，在自身工作负荷较大的情况下，严格按照卫生部的要求完成工作任务，收到了良好的效果。但是，在执行过程中各大中型医疗机构本身工作任务繁重，个别科室人员紧缺，每年派驻一定量的医师支援农村，而且驻期为一年，对医疗机构和医务人员本身的影响是比较大的，个别大型医疗机构还要同时派出好几支医疗队，给医院的正常运转造成很大的压力。

（四）医师资格考试公平性受到挑战

近几年医师资格考试笔试过程中，利用高科技手段作弊的现象日趋严重，卫生行政部门积极采取防范措施，但往往是“道高一尺魔高一丈”，防不胜防，影响了考试的公平性。建议尽快改革现有的考试模式，不断向“人机对话”模式转变。

（五）医疗技术准入工作应当整体规划考虑

授权省级卫生行政部门审批的医疗技术应当考虑到各省区的地域特点及各省区的医疗总体规划，不应当以医院等级和病例数量作为硬性指标。就内蒙古自治区而言，地域面积大，有的二级医疗机构各项业务已经符合三级医院的标准，甚至某些单项技术水平走到了自治区的前列，但是由于自治区对全区医疗资源有整体规划，仅仅因为不是三级医院而无法开展单项医疗技术，造成医疗资源的浪费，当地老百姓因为要到远离家乡的三级医院接受治疗，无形中增加了百姓的经济负担。

（白宝玉　任　钢）

辽宁省医政工作

一、大力加强医院管理，努力提高医疗质量和水平

（一）医疗服务能力全面提高

在实施区域卫生规划、重组卫生资源和深化医院改革等综合手段推动下，辽宁省基本建立了遍及城乡的医疗卫生服务体系，医疗工作的运行质量有了明显的改善。截至2007年底，共有各级各类卫生事业专业机构近1.5万多所，其中医院903所，三级医院89所，其中三级甲等医院43所，二级医院289所，实有床位近18万张，千人口医院床位数3.91张，能够满足全省人民的基本医疗需求。

（二）医疗服务质量不断提高，医疗安全得到了保障

2007年是从2005年起全面开展“以病人为中心、以提高医疗质量为主题”的医院管理年活动的第三年，辽宁省卫生厅将2007年医院管理年的重点确定为加强医院管理，规范医疗服务行为，提高医疗质量，确保医疗安全，着力解决人民群众就医过程中反映强烈的等热点和难点问题。建立了省、市两级“平台”，制定出切实可行的措施，全面推进医疗质量评价、监督检查和质量信息公开工作。在2006年对全省三甲医院进行复核评价的基础上，2007年把该项活动引向深入，对2006年复核结果为整改三个月到半年的单位，2007年重新组织专家在整改期过后再次复核，重点检查2006年复核时专家组指出的重点问题的整改情况。各市卫生局按照卫生厅的要求，纷纷开展了二甲医院的复核评价工作，各级卫生行政部门以此为抓手，推动管理年活动深入持久地开展下去，并在此过程中逐步建立起规范医疗行为、提高医疗质量和确保医疗安全的长效机制。截至2007年底，全省医院工作运行质量有了改善，各级各类医疗机构经过改建、扩建，院容院貌明显改观，办医模式发生了根本变化。

按照卫生部的有关要求，省卫生厅组织有关专家对国家规定的有医疗机构和技术人员资质要求的项目进行评审，并组织了全省器官移植、心脏疾病介入诊疗和造血干细胞移植等技术准入评审工作。

通过强化管理，端正办院方向，医院的发展逐步走向良性循环的轨道。中国医科大学附属盛京医院主动把媒体和社会公众请进医院，并请第三方对医院进行评价，促进医院持续改进与发展；大连医科大学附属第一医院把合理收费提升的关注群众利益的高度来抓来管；大连市中心医院从制度、管理技术等方面入手，狠抓抗生素的合理使用，主动降低患者的医药费用；大连大学附属中山医院把封闭式的药局改为开放式的药品超市，更加方便患者在不同品种中自主选药。朝阳市中心医院扭住质量不放松，把医疗风险降到最低程度。

近三年，辽宁省医院管理年活动和医疗卫生系统采取的一些具体措施得到了社会的积极评价和认可。新闻媒体对全省和各市开展的医院之间辅助检查互认、诚信医院信息公示、控制医疗费用的具体措施、部分城市统一医院门诊和急诊病志等项工作都进行了积极宣传与报道。卫生系统和医院的开放式工作，与社会初步形成了一种良性互动。通过医院管理年活动与开展“平安医院”建设活动相结合，各地医疗纠纷和医疗上访呈现逐步下降的势头。

（三）医疗服务更加惠及群众

通过医院的外部评价和诚信医院信息的公示等措施，把医院的服务过程与结果展示给社会，进一步促进了医院端正办院方向。全省44家省属和三级甲等医院在医疗服务量逐步增加和资源利用效率不断提高的情况下，出院患者的平均费用、门诊平均费用、单病种费用等总体也呈下降趋势。虽然医疗费用下降的幅度有限，但连续多年上涨的势头基本上得到了有效遏制。在门诊量和住院人数增加的情况下，医院大型医疗设备的检查人数均有所下降，检查的阳性率都有所提高，医生检查适应证的掌握情况趋于合理，在一定程度上缓解了群众看病贵的问题。医院管理年还推动了大多数医院积极参加惠民医疗服务，锦州市惠民医院每年就减免就诊贫困群众医疗费用300多万元。

二、严把人员准入关，全省执业医师考试规范运作

2007年，辽宁考区医师资格考试报名人数23866名，考区终审淘汰453名，其中使用虚假学历报名的考生120人。考区有23067名考生参加了实践技能考试，其中17986名考生通过实践技能考试，参加了医学综合笔试。考区实践技能考试通过率为77.97%，其中通过率最高的是盘锦考点为83.92%，通过率最低的是阜新考点为66.90%。

2007年医师资格考试过程中，有96名考生违反考试纪律，其中取消了45名考生的单元考试资格和成绩；取消15名考生当年考试资格和成绩；取消36名考生当年考试资格和成绩，并取消其下一年度起2年内参加医

师资格考试资格。

辽宁省考区医师资格考试领导小组办公室会同省保密局对考区14个考点的保密室及相关保密制度进行了检查，对不合格的保密室限期进行整改。全考区14个考点的保密室全部达标，保密制度健全。2007年笔试分9月、11月两次考试，按国家医学考试委员会要求，考区接收考试资料后统一存放于省卫生厅保密室，于考试前2天发放到各考点保密室，各考点均按要求封存了两种试卷，分别存放在不同的保密室，做到考卷的保密工作万无一失。

2007年辽宁考区实践技能考试共设39个考试基地，其中公共卫生类别全考区只设一个基地，口腔类别全考区设3个考试基地。考区所有实践考试基地均按照国家考试中心的规定的标准执行，考试所用的器械也重新按标准要求购置。医学综合笔试全考区14个考点各自设置考场进行考试，所有考场均按国家医学考试中心的要求，进行4×7或5×6单人单座安排考生座位。其中公共卫生类别笔试进行了改革，全考区只设3个考点（沈阳、大连、锦州）。

辽宁省召开了全省医学综合笔试工作会议，对笔试的各项工作做了周密的安排。考区成立了由省卫生厅机关人员组成的考试巡考小组，分别到14个考点进行督查。14个考点的医学综合笔试考场均配置了通讯信号屏蔽设备，金属探测仪，并要求考生不能提前离开考场，减少了考生作弊的机会。辽阳、丹东考点在实践技能考试基地也配置了通讯信号屏蔽设备。营口考点在综合医学笔试期间还与当地无线电委员会采取检测设备，对不正常的通讯信号进行检测，有效防止了考生采用无线电通讯作弊。全考区医学综合笔试考场实行了每单元考试监考员临时抽取考场和轮换一次监考员的办法，有效防止了考生和监考员之间不正常的联系。由于措施得力，要求严格，全省从资格审查、实践技能考试、医学综合笔试等各个环节都严格执行标准，取得了较好的效果。

三、加强血站质量管理，确保用血安全

按照《辽宁省2006—2008年采供血机构设置规划》，完成了全省采血机构设置工作，实现了全省血液“三统一”管理；开展对全省血站贯彻执行《血站质量管理规范》和《血站实验室质量管理规范》的督导检查，促进血站质量的提高。利用世界献血日，开展全省集中宣传，增强社会各界广泛参与意识，推动辽宁省无偿献血工作健康发展。无偿献血工作进展顺利，全部临床用血100%来自自愿无偿献血。

四、进一步加强护理工作，护理工作水平不断提高

2007年，护理工作以狠抓“三基三严”训练为主线，在全省各级各类医疗机构开展了护士岗位技能训练和竞赛活动，此次活动以体现对病人的人文关怀和规范化操作为主要内容，以全员培训为主要方式，以大规模竞赛为活动载体，全省数万名护士系统参加了训练和竞赛，省级组织了三级综合性医院竞赛、全省精英赛初赛和决赛3个批次，4000余名护士直接参加了竞赛活动，其中30多家医院、300多名护士受到表奖。

五、认真组织实施“万名医师支援农村卫生工程”，开展对口支援

辽宁省万名医师下乡工作的重点是支援15个省级扶贫开发重点县的县医院，确定以省直医疗机构为主，结合各重点县所在市卫生局确定的各地区技术力量较强的三级医院共同实行对口支援，其余的县医院由所在市卫生局统一安排，要求各支援单位和受援单位要共同努力，争取用三年时间使受援县医院达到《辽宁省（市）医院临床科室技术建设规范》的要求。全省支、受援双方签订协议25对，已有包括内、外、妇、儿、传染、五官、检验、放射、急诊科100余名受援单位医务人员到支援单位进修；支援单位派出100余名内、外、妇、放射、检验科中级以上医务人员到受援单位工作。据不完全统计，全省城市医疗机构支援农村工作和卫生下乡工作共开展医疗新技术30项，举办培训班101个，培训农村卫生人员4000余人，下乡医疗队200余个，下乡医务人员2000余人，开展各类手术100余例，诊治病人1万余人。

六、信访工作和平安医院建设成效明显

2007年，辽宁省共接待来信来访1068件（不含电话接访），其中来信662件，来访406件，其中重复访447件。复查13件，复核10件。领导包案一批9件，办结6件。

从总体上看，闹访、缠访人员逐渐减少，信访形势趋于好转。2007年信访工作突出的特点是党组及各级领导支持信访工作的力度空前加大。以卫生厅名义召开的信访工作会议有3次。以医政处名义召开了各层次信访会议、专题会议多次。在十七大召开期间，省卫生厅成立了驻京信访稳控工作领导小组，现场指挥、协调、部署辽宁省卫生信访稳控工作。在日常工作中，医政处领导亲自接访，特别是对重大、疑难、长期未息访的案件，基本做到件件由正、副处长接访。2007年，辽宁省开展了“春风行动”、矛盾纠纷排查调处、领导包案等系列活动，结合辽宁省卫生信访工作的特点，扩大排查范围、加大调处力度，并以领导包案为最终解决手段，对于一些重大、疑难、久拖不决案件的处理起到了有力的促进作用。在卫生部的统一部署下，与综治、公安、工商等多个部门联合，开展了创建“平安医院”活动，

净化医疗市场，查处“医托”、“医闹”，在帮助医院加强治安管理的同时，进一步理顺医疗信访秩序。同时，按照卫生部的要求，与省保监局合作，积极引导各医疗机构参加医疗责任保险，合理规避医疗风险，力图通过第三方来解决医疗纠纷，使医院领导的更多精力投入到临床工作当中，以促进医院工作的进一步发展。第四是在着力解决问题上下工夫。加大了对长期未息访案件的办理力度。特别是对于一些在鉴定等程序问题上纠缠不休的上访人员，积极地进行正面引导，卫生行政部门主动充当协调人的角色，创造条件，促使医患双方协商解决，部分案件已经解决，一些案件有了重大突破。

此外，辽宁省深入开展“无白内障障碍省行动”，使5000余名贫困白内障患者重见光明。结合“视觉第一中国行动”二期工作任务和全省实现“无白内障障碍省行动”，制定下发了全省的防盲规划，建立了防盲办和视觉2020办公室，同时与残联等有关部门密切配合。全面开展白内障复明手术，共组派省级白内障手术医疗队8支，全省共进行白内障手术5000余例，使这些贫困白内障患者重见光明。

（董德刚）

吉林省医政工作

一、2007年医政工作

1. 以医院等级复核评价（审）工作为契机，推动医院管理年活动，收到良好效果。2007年初，根据卫生部继续深入开展医院管理年文件的要求，积极组织全省各级卫生行政部门及各医疗机构共72家520余人召开全省2007年医院管理年暨医院评价（评审）动员大会。2007年，主要做好吉林省医院管理年五项工作任务：一是认真践行科学发展观，建立医院等级动态管理机制；二是深入开展医院管理年，提高医疗服务质量；三是深化“以病人为中心”的服务理念；四是加强医院内涵建设；五是把握医院等级复核评价（审）正确方向。吉林省卫生厅及时下发了《关于在全省医院管理年活动实施方案》、《2007年全省医院管理年活动评价标准》、《吉林省医院等级复核评价（评审）细则》、《吉林省医院等级复核评价（评审）相关法律法规规章汇编》、《吉林省医院等级复核评价（评审）培训讲义》等十几项法律法规及标准，并分两次组织举办了医院评价（审）标准培训班。邀请省内三级医院9位医疗、护理及医技、财务、后勤管理专家，为全省各级卫生行政部门及医疗机构参加培训的人员详细解读，认真贯彻落实《吉林省医院等级复核评价（审）标准及实施细则》要求内容，加强医院管理与评价（审）工作力度。年中、年末组织省内百余名专家分成若干个检查组，对全省九个市州的医政、医疗市场管理和医院等级复核评（价）审工作进行检查，用一把尺子量到底，用一个标准查到底，用一种方法对医院评价工作排好队。检查内容主要有：各市州卫生局医政管理工作、医院管理年活动及美容医疗市场整顿、民办医疗市场整顿、医疗机构校验、医疗广告整顿、药事管理、处方使用管理等等。检查方法主要是听取各市州卫生局工作汇报、实地走访、随机抽查等多种方式，全年共检查26家医疗美容机构、114家民营医疗机构、59家二级以上医院、其中有50家个体诊所、20家综合性门诊部、20家民营医院。检查105份医疗广告、二级以上医疗机构药房6000余张临床处方。经过一年的医政及医院管理工作，吉林省医院管理年活动取得了五项阶段性成果，一是各级各类医疗机构落实了“以病人为中心”的服务理念，二是提高了医疗服务质量；三是控制了医疗费用的增长；四是各级医院在不同程度上加强了内涵建设；五是医德医风进一步好转。年末，将评出20余家医疗机构为全省医院管理年活动先进单位。

按照2007年初制定建立医院等级动态管理机制的工作目标，2007年12月3—12日，请卫生部派出专家组对吉林大学第一医院、延边大学附属医院、吉化集团总医院、四平市中心医院、梅河口市医院试点单位进行等级评价评审。

2. 将院务公开制度和建设“平安医院、和谐医院”纳入医院评价（审）体系，形成合力，成为医院管理年的助推器。及时转发了《卫生部关于全面推行医院院务公开的指导意见》，制定下发了《吉林省建设“平安医院、和谐医院”工作方案的通知》，成立“平安医院、和谐医院”建设实施领导小组，将院务公开制度和建设“平安医院、和谐医院”的核心精神进行整合，纳入评价体系中，作为对医院各项管理考核的重要标准之一，确定吉林大学第一医院、延边大学附属医院、四平市中心医院、梅河口市医院、省人民医院、一汽总医院、长春市妇产科医院等七家医院为全省试点单位，要求全省各级医疗机构在开展医院评价的基础上，着重做好了以下六方面工作。一是定期将人民公布各医院病人选医生、病种例均费用、药品价格、平均住院日、床位使用率等情况。二是在不断提高医疗技术水平的基础上，提高治愈好转率，缩短病人住院天数。三是不断加强护理队伍建设，实行全程优质医疗及护理服务，做到亲情服务，热心服务，信誉服务，群众满意率达到95%以上。四是实行严格的医疗收费管理制度，杜绝不合理收费，并建立查询系统，向社会公开收费项目和标准。五是通过多种方式在显著位置，设置电子触摸屏、电子显示屏、公示栏、价目表等，公示医疗服务价格、常用药品和主要医用耗材的价格。六是改进服务流程、服务程序、服务内容、服务方式，优化就诊环境，方便病人就医。

结合医院管理年工作的开展，抽调省级专家对试点医院及全省开展建设“平安医院、和谐医院”工作进行了督导检查。试点医院领导重视医院评价（评审）工作；明确了以医疗质量和医疗安全为主题；重视了医院的制度建设。加强了“三基三严”培训；改善了医院服务；建设“平安医院、和谐医院”试点工作进展较好、较快。针对存在的问题提出了下一步具体工作措施：一是进一步统一思想，端正认识；二是加大医院院长管理责任；三是加强医院内涵建设；四是落实好医疗质量核心制度和岗位责任制保证医疗工作安全有效；五是发挥试点医院的导向和榜样作用。

3. 整合院前急救资源，提高医疗救治整体水平。按照卫生部对院前急救工作的有关要求对全省院前急救资源进行了整合，同时定期组织急救培训与演练。召开了由全省各市州急救指挥中心主任、副主任参加的全省医疗急救工作座谈会。会议提出了十项主要工作：进一步健全全省急救调度指挥体系和院前急救网络体系；加强城区急救站的行业管理和标准化建设，提升院前急救水平；组织突发公共卫生事件医疗救援应急演练，完善各类救援预案，提高应对重大突发事件医疗救援能力；积极推进全省急救培训工作，建立全省急救培训基地，举办全省院前急救培训班与研讨会；加快医疗急救建设立项工作，争取资金投入，完善急救网络通讯信息系统，推进急救中心（站）标准化建设；建立健全各项规章制度，规范医疗急救体系行业管理；进行社会急救医学项目研究，发表论文，交流经验，提升120急救的品牌影响力；完成全省医疗急救工作任务，确保120急救工作走在全省卫生行业前列；各急救中心要创建省市级文明单位，扩大社会宣传，促进单位和谐发展；完成上级主管部门下达的各项目标任务，争创卫生系统先进单位。提出四个工作原则，属地管理原则、政事分开原则、布局合理原则、运转协调原则。四个工作重点，监督管理、技能考核、急救质量和群众反映。四项工作结合，紧急救援与日常急救工作相结合、城市与农村急救工作相结合、院前急救工作与院内急诊工作相结合、医疗急救与相关部门的业务相结合。还与省通信管理局联合对全省院前急诊急救工作进行了检查，对首批吉林大学第一医院、吉林大学第二医院、一汽总医院等17家非法院前急诊急救电话进行关停，并予以通报。

4. 加强培训落实卫生部颁发的《处方管理办法》，提高医院药事及检验管理水平。按照卫生部要求，及时转发卫生部制定的《处方管理办法》。邀请了卫生部药学专家讲解新颁布的处方管理规定及法律责任，研究临床用药安全及处方管理的相关业务，使各级医务人员药事安全意识明显提高，收到良好效果，两次共培训800余人。

2007年初，举办全省医疗机构临床实验室检验管理培训班，共有115位临床实验室负责人参加了培训。

5. 开展万名医师支援农村卫生工程。实施万名医师支援农村卫生工程，为农村居民就近提供质优、价廉、便捷的医疗卫生服务，缓解农民“看病难”问题；加强农村卫生人才培养，逐步建立一支为农民服务的医疗卫生队伍；促进城市医疗资源的合理流动，促进城乡卫生事业全面协调可持续发展。组织人员参加全国会议，并与省中医局医政处组织吉林大学第一医院等8家部省直医疗机构分别对口援助镇赉县等8家县医院或中医院。

6. 加强对民营医疗机构的监督管理。先后三次召开省卫生厅审批的民营医院工作会、座谈会及研讨会议。制定了《吉林省民营医疗机构整顿实施方案》、《吉林省民营医院考评标准》、《吉林省卫生厅核发民办非营利性医疗机构执业准入标准》等规范性文件，规范民营医院医疗行为。召开了两次100人左右民营医院院长会议，并与省民政厅联合召开全省部分营利性和非营利性民营医院院长座谈会。要求他们做到诚信经营、规范办院、服务民众、依法执业、规范管理，坚持和引导民营医院向着规范、健康、有序的方向发展。加强民营医院执业范围和执业人员的管理，加强对民营医院医疗护理质量的督查，加强民营医院卫生法律、法规、规章的学习，依法强化执法力度，科学地管理和配置医疗资源，使民营医院和公立医院分布均衡合理。要求民营医院注重内涵建设，走规范办院之路；注重文化建设，走和谐办院之路；注重安全管理，走平安办院之路；注重社会效益，走益民办院之路。向吉林心脏病医院等80家民营医院发布了诚信服务倡议书。

7. 完成执业医师考试工作。两次派员参加了全国医师考务工作会议，加强对保密室安全管理工作：一是逐步完善各项制度；二是卫生行政管理部门高度重视，保证工作有序进行；三是及时下发卫生部有关文件，落实保密工作；四是开展保密室检查验收；五是责任落实到考点，落实到责任人。吉林省卫生厅及时召开全省执业医师考试工作会议，总结2006年工作，对2006年长春、四平、辽源等地区的考务工作给予充分肯定，并就2007年吉林省考务工作提出新的要求，各考区加大治理医师资格考试考风考纪考务工作，加大了对考生报名资格的审核力度，对70余名伪造学历的考生取消了报名资格，限从报考年度起停考两年，并对全省共200余名专业不符、助理年限不够、学校限报、省内跨地区报考等各类不符合报名条件人员取消报考资格。此外，加强了对保密工作的检查力度。省卫生厅除派人参与外，还组织各市州考点考务人员参与进行交叉互检，加强各地的学习交流。2007年全省报名考生总数达到23600人。在医学综合笔试前，专门召开了全省执业医师考试工作纪律会议，医政处及各市州卫生局、医学会、考试办公室的有关局长、医政科长、秘书长、主任等签订了责任书。省卫生厅组建并成立医学考试中心，加大对执业医师技能考试的各项管理力度。要求各市州卫生局要在抓好各项考务工作的前提下，本着“谁出事，谁负责；谁失职，谁依法”的原则，认真贯彻落实各项考试制度，做好考务工作及相关会议记录，做到内容细致、数据详实，存档备查。对2007年出现雷同率偏高等问题的考点，与年末市州卫生局“评先、评模”相挂相联，要相关负责人写出书面检查，并将在《吉林医苑》上予以通报批评，出现违法违纪现象的，将严肃处理，追究相关人员责任。各考区签订目标责任书后，省卫生厅要加强巡考工作，按照责任书的各项要求对考点进行严格检查。笔试考试期间，医政处与省及市州公安、武警等多部门联合，并购置了高科技防作弊设备，借用金属探测器、无线电发射监测车等，防止考生作弊。2007年，吉林省共查处违纪作弊人员557人。

8. 加强血液管理工作。两次组成市州中心血站及分支机构验收组对9个市州中心血站及所设立的7家分支机构进行检查验收，并对各分支机构存在的问题进行了通报，提出了整改要求，要求各分支机构在采供血业务上使用的原辅材料及试剂必须由各市州中心血站统一提供，不得自行采购。各分支机构应加强对业务人员的岗位培训，建立常规化、制度化岗位培训和考核制度，保证采供血机构工作人员每年必须完成75个学时的继续医学教育要求。工作人员岗位配置要严格执行《血站管理办法》有关规定，调整卫生技术人员比例，以适应分支机构所开展的业务工作需要。各分支机构对采供血工作中使用的仪器、设备等要定期监测，规范各项记录。要求各级卫生行政部门要结合本次验收情况，对出现的问题，督促辖区采供血机构立即整改，同时加强对辖区采供血质量管理工作的日常督导检查，发现问题，及时纠正，对违反有关法律法规的，要依法查处。2007年10月24日，在省血液中心召开了关于加强血液安全管理暨开展血液督导检查工作的会议。

9.积极做好护理管理工作。根据《吉林省贯彻落实＜中国护理事业发展规划纲要＞（2005—2010年）实施方案》的要求，加强护理队伍建设，以5.12护士节为契机，对全省100余名优秀护士和护理管理工作者进行了表彰，并组织先进事迹报告团到九个市州做巡回报告演讲，参加人数达上万人，得到了同行和社会关注、重视护理工作起到了积极推动作用。

根据卫生部要求，组织全省开展了护理人员的岗位技能训练和培训工作。2007年6月26日，向全省下发了《吉林省卫生厅关于开展护士岗位技能训练和竞赛活动的通知》，并于8月17日召开全省卫生系统护士岗位技能训练和竞赛筹备工作会议，传达卫生部要求，讨论《全省护士岗位技能竞赛活动方案》。8月21日，下发《吉林省护理岗位技能训练活动检查工作方案》，成立了吉林省护士岗位技能培训工作组织机构，对14家三级医院的661名护士进行了以理论考试和操作考核为主要形式的检查，并对全省参赛选手进行了考试。

10.加大力度治理非法医疗广告。自卫生部开展治理虚假非法医疗广告工作开展，及时转发了《医疗广告管理办法》；制定下发了《关于做好〈医疗广告管理办法〉贯彻实施工作的通知》、《医疗广告审查申请表》、《医疗广告成品样件表》、《医疗广告审查证明》、《医疗广告审查不合格通知书》。重点开展了三项工作：一是重点组织贯彻《医疗广告管理办法》和宣传培训；二是以贯彻《医疗广告管理办法》为契机，加大对医疗机构发布虚假、违法医疗广告的整治力度。三是建立和完善信息公示制度，便于公众的查询个监督。和省工商行政管理总局广告处联合举办了《医疗广告管理办法》培训班，各市州卫生局，县市区卫生局医政科（处）负责人、医疗广告经营单位负责人共计300余人参加了培训。会上，对《医疗广告管理办法》进行了认真细致地说明、讲解。此外，还联合省工商局、省卫生监督所对卫生部批转的长春生殖健康中心医院、长春仁术医院、吉林长飞医院、长春国医堂医院等6家涉嫌发布虚假违法广告的案件进行了处理，责令其立即发布该类违法广告，并下达卫生监督意见书，并给予警告处理。另外，还联合工商部门对吉林市王占国代理药品，在吉林市电视台及《江城晚报》发布虚假违法医疗广告进行了处理，对违法发布医疗广告的行为罚款一万元。与由省工商局广告处联系召开了全省广告专项整治情况通报会，着重研究如何解决当前治疗性病和性功能障碍的广告，联合发布了《关于停止发布治疗性病和性功能障碍广告的通知》，要求全省自2007年9月1日起一律停止发布治疗性病和性功能障碍的广告。与省工商局广告处启动了对电视、广播和网络的医疗广告监督监测，每天设专人对重点媒体约100个版面进行跟踪监督监测，对发布违法广告的责任人进行严肃处理，并在省卫生厅网站、《吉林卫生》、《吉林卫生监督信息》、《吉林医苑》等媒体上公示、曝光。全年共向省工商局移交医疗广告案件149起。

11.认真做好医疗事故处理工作。截至2007年底，共接待上访843人，其中初访60人次，重访783人，年立案30件，已结案20件，通过司法诉讼3件，转归地区5件，还有2件正在处理中。2007年共向卫生部报告医疗纠纷处理结案案件15件。转办各市（州）、县督办案件126件，两次到卫生部汇报信访工作，写出书面总结报告一份。组织召开了全省医疗纠纷防范与处理报告会，邀请专家讲解医疗机构在开展诊疗活动时，如何避免医疗事故的发生。全省各市州卫生局人员，省内58家医院的院长及相关人员共500余人参加了会议。省卫生厅加强了医疗信访工作力度，指派专人负责此项工作，维护省卫生厅机关正常办公秩序，增设监控录像。为工作人员购置录音笔，增派保安人员，对闹访、缠访者与公安、保安密切配合，予以打击。

12.完成好卫生援藏工作任务。于2007年初召开工作会议，布置了援藏工作任务。2007年5月初，组成包括吉林市医务人员7人、省肿瘤医院1人的吉林省援藏医疗队，年初启程赴西藏日喀则市及萨嘎、定结县医院开展工作。

二、工作中存在的问题与困难

尽管在前一阶段开展医院管理年的活动中取得了一定的成效，但还有以下几个方面的问题。一是各地医院管理年活动开展得还不均衡，个别地方存在省里热、地方冷，卫生行政部门热、医疗机构冷的现象。二是个别医疗机构对活动的认识还停留在表面上，在解决人民群众“看病难、看病贵”等社会热点和难点问题上措施不力。三是医院管理有待进一步加强；基础设备有待进一步充实；规章制度有待进一步完善；技术水平有待进一步提高；法律法规有待进一步学习。

（郭齐祥）

黑龙江省医政工作

一、加强医疗服务管理，规范服务行为，提高医疗质量，确保医疗安全

（一）2007年4月17日，黑龙江省卫生厅组织召开了2007年医院管理年暨全省医政工作会议，全省各地市卫生局主管局长和医政科长以及卫生监督所、医院管理学会、血站、临床检验中心等共100余人参加会议。会议指出：建立科学规范的公立医院管理制度是医政工作长期的任务；解决当前医院管理中突出问题是医政工作的重要内容；加强对医院管理的领导是各级政府重要责任。总结了黑龙江省2006年的医政工作并对2007年的具体工作进行了部署。

（二）继续深入开展“以病人为中心，以提高医疗服务质量为主题”的医院管理年活动，将“医院管理年”活动作为长效机制，常抓不懈。省卫生厅于2007年3月9日在省医院管理协会召开2007年医院管理督导动员培训会。成立了由60余名各大医院的院长、医务科长和专家教授组成的督导专家组，2007年完成了对哈尔滨市内27家二、三级医院的督导检查活动。各个医院检查情况基本良好，同时对检查中发现的问题及时进行了通报并责成医院限期提出整改方案。6月27—29日，卫生部组织督导组专程来哈听取了哈医大二院医院管理督导暨三级甲等医院复审情况汇报。卫生部督导组认为，医院在接受处罚一年多来，针对“翁文辉医疗事件”中暴露出来的诸多问题，新组建的医院领导班子按照上级有关部门的要求，高度重视并全力以赴抓整改工作，在进行一系列组织机构和人员调整的同时，分别组织领导班子成员、中层干部和全体职工进行了多次、反复的学习讨论和查摆问题活动。

2007年8月26—31日，卫生部“医院管理年”专家组一行21人来黑龙江省检查“医院管理年”活动，专家分为管理、医疗、护理、医技、药事、临床检验和感染预防共六个组对哈医大一院、省医院、市一院进行了检查督导。检查结束后，专家组对黑龙江省在“医院管理年”活动中取得的成绩给予了充分的肯定，也明确指出了存在的问题，并提出具体工作要求。

2007年9月18日，黑龙江省卫生厅召开了全省“医院管理年”活动阶段总结会，会议对过去三年黑龙江省“医院管理年”活动督导结果进行了通报，总结了成绩，指出了不足，并提出以下几点要求：继续加大“医院管理年”宣传力度，提高认识，增加影响；继续抓好各项工作任务的落实；对发现的问题认真整改，不断完善；全面提高医疗质量，做好医疗安全核心制度建设；加强护理工作力度。会议还对黑龙江省的中医中药工作进行了布置，并传达了卫生部召开的全国卫生厅局长座谈会的精神。

黑龙江省卫生厅委托医院管理协会于2007年11月21日—12月2日共举办了三期2007年医院督导标准培训班。培训内容包括：医疗质量的评价，进展与展望、2006年4月—2007年7月医院督导中存在的问题与对策、临床路径管理、医院的标准化管理、医院文化建设、落实“中国护理专业发展规划纲要”的措施、护理质量控制、护理职业防护等方面内容，这次培训共有全省各级卫生行政机关、医疗机构的管理人员和医务人员共计1026人参加。

（三）做好医疗机构管理工作，促进医疗服务质量提高。2007年，黑龙江省卫生厅按照《医疗机构管理条例》和《黑龙江省医疗机构评审实施细则》有关规定，在试点的基础上，组织8名评审专家分为医院管理、医疗管理、护理管理、医院感染管理、医技管理5个小组，依据《精神病医院评审标准（试行）》，对全省13所精神病专科医院进行了实地评审，依据医院的功能定位和本次评审的成绩，重新公布了各医院的等级情况。同时，启动了省级质控中心评审工作，卫生厅下发了《黑龙江省卫生厅关于申报省级医疗专科（业）质量控制中心有关材料的通知》。成立了黑龙江省医院感染预防与控制中心，中心设在省疾病控制中心，承担全省医院感染预防技术管理、专业指导、制定标准、业务培训和准入评估等工作。同时成立了医院感染预防与控制专家组。确定哈医大二院为黑龙江省护理质量控制中心。

2007年黑龙江省卫生厅着力推动院务公开工作，卫生部于2006年12月7日下发《卫生部关于全面推行医院院务公开的指导意见》，省卫生厅及时进行了转发并要求各级医疗机构认真贯彻执行。2007年是贯彻落实院务公开工作的启动年，重点是二级（县级）以上医院。省卫生厅要求各级医疗机构要认真贯彻落实党中央、国务院关于在公用事业单位推行办事公开制度的各项要求，落实《关于全面推行医院院务公开的指导意见》，以社会公众、患者以及内部职工为主要对象，深入开展院务公开工作。同时根据卫生部要求，制定了医政处关于推行院务公开的工作要点，要求到2007年底前，全省二级以上医院应普遍实施医院院务公开。9月18日，卫生厅召开了全省“院务公开”电视电话会议，各地市卫生局长、三级医院院长和卫生厅机关处长和直属单位负责同志参加了会议。

（四）继续查处非法医疗广告，净化就医环境。2006年11月10日，国家工商总局、卫生部共同出台了《医疗广告管理办法》，决定新的《医疗广告管理办法》于2007年1月1日开始执行。2007年1月10日，黑龙江省卫生厅组织召开了全省贯彻实施《医疗广告管理办法》及《医疗广告管理办法》培训工作会议。省卫生厅制定下发了《关于做好医疗广告管理办法实施工作的通

知》和《黑龙江省医疗广告审批程序》，细化了审查出证、监督处罚工作，进一步规范了审批程序，建立和完善了广告监管的相关工作机制。截至2007年底，已按照《医疗广告管理办法》和《黑龙江省医疗广告审批程序》审查通过84家医疗机构《医疗广告审查证明》。

各级卫生行政部门和卫生监督机构增置监测设备，配置医疗广告监测员，建立了虚假违法医疗广告监测制度和医疗广告监督责任追究制度，将监测责任具体落实到每个人。对所有在电视台、电台、报纸、期刊、各类印刷品、互联网以及户外设置的灯牌、车体等各种媒介发布的医疗广告进行了监测，对当地的主要媒体进行了重点监测。省及各地还设立了举报电话和举报信箱并对外公布，接受社会各界的共同监督。

截至2007年11月底，黑龙江省卫生部门共监测到媒体违法医疗广告358条次；户外违法医疗广告112条次；将监测到的违法医疗广告以书面形式移送至同级工商行政管理部门处理的308件；移送医疗机构主管部门告知单58份，包括向武警、公安消防医院等部队医院的上级主管部门进行了告知；各市行署卫生部门、卫生监督所对所发布违法医疗广告的医疗机构法人进行了告诫谈话，并对这些医疗机构的执业行为进行了全面监督检查，对58所违规发布医疗广告的医疗单位下达了警告和限期整改意见；处罚发布违法医疗广告的医疗单位查处国家转办的违法医疗广告3起；并在媒体进行公示，公示率达100%。对其中5家严重违反《医疗广告管理办法》的医疗机构依法给予撤销广告批准文号的处罚，净化了黑龙江省的医疗市场环境。全省医疗广告违法率已从2006年同期的90%降至2007年的10%以下，违法医疗广告的发布率已降至2006年同期的1%左右，各种媒体违法医疗广告已显著减少，户外违法医疗广告也基本撤销，医疗机构在媒体和户外发布违法医疗广告的势头得到了有效遏制。

（五）做好医疗纠纷处理工作，化解医患矛盾。2007年共接待医疗争议投诉案96起，其中绝大多数发生于2005年前，齐齐哈尔于岩涛投诉齐铁医院、哈尔滨宋京凤投诉医大一院案发生在20世纪90年代初。经过努力工作，绝大多数人能够接受卫生行政部门调解意见，越级上访事件明显减少。对萝北尹世才医疗争议多年上访案，召开会议向投诉人讲清政策，提出解决问题的办法，使这起困扰多年的争议得到妥善解决。同时将三起纠纷申请提交中华医学会进行鉴定。

二、依法加强医疗机构、人员和技术准入管理，保障医疗服务质量和安全

（一）做好2007年度医师资格考试报名和考务工作，从源头上把好医师素质关。全省报名参加2007年度医师资格考试人员30597人，实践技能考试通过率为79.5%，参加医学综合笔试人数为24328人。未被停考正常参加2007年9月22、23日考试人数为11093人。9月22、23日考试中查处各种违纪考生229人。其中，被取消当年考试成绩和下两年参加考试资格的175人，被取消单元成绩的54人。11月17、18日举行的临床执业医师和口腔执业医师考试参加人数13235人，考试中查处各种违纪考生308人，其中，被取消当年考试成绩和下两年参加考试资格的226人，被取消单元成绩的82人。

在2007年9月22—23日医师资格考试笔试期间，黑龙江省卫生厅组织了40人的巡考组，经过系统培训后，赴全省13个地市监督巡考。在9月21日10点，接到卫生部紧急通知：由于部分考题泄漏，临床执业医师和口腔执业医师考试暂停，面对这种突发事件，省卫生厅立即启动应急预案，通知各考点，各考点紧急布置，保证了执业医师资格考试笔试的顺利进行。同时，在考试结束后，按照卫生部的要求，及时封存所有试卷，并继续按照保密要求每天上报保密室试卷保管情况。卫生部巡视组对哈尔滨、齐齐哈尔、牡丹江、鸡西、佳木斯、鹤岗六城市进行了督导巡视。

在临床执业医师和口腔执业医师考试暂停两个月后，于2007年11月17—18日恢复了考试，黑龙江省卫生厅下发了《黑龙江省卫生厅印发黑龙江考区医师资格考试突发事件应急处理预案的通知》，同时再次统一抽调34人，11月15日进行统一的培训后，至11月19日，分13个督导巡视组，每组2人，其中佳木斯、黑河2个重点考点增派1名督导检查人员，到13个考点进行督导检查。

（二）做好医师定期考核工作，提高医务人员水平。2007年2月9日，卫生部下发《关于印发〈医师定期考核管理办法〉的通知》，4月10日，卫生部医政司召开了《医师定期考核办法》电视电话会议，黑龙江省卫生厅召集全省各地市卫生局主管局长、医政科长、各三级医院主管院长、医务科长和卫生监督人员以及医政处全体人员共计200余人在卫生厅会议室收看了电视电话会议。深刻领会了《医师定期考核管理办法》的精神和要求，制定了《黑龙江省医师定期考核管理办法实施细则》，即将下发全省执行。

（三）做好护理工作，加强护理队伍管理。经组织专家论证评估，于2007年10月成立了黑龙江省护理质量控制中心（设在哈医大附属第二医院），承担全省医院护理专业技术指导、信息统计、技术咨询、业务培训等相关工作。并组建了黑龙江省护理质量控制中心专家委员会，制定了《黑龙江省护理质控工作方案》，该中心将定期组织专家对全省各级各类医疗机构护理专业实行业务指导与质量监督、考核与评估，并针对考核结果制定改进方案；组建省护理质量管理信息系统；组织实施国家有关的护理法律法规；制定黑龙江省护理质量控制与改进标准、护理技术规范及考核方案；制订培训计划，开展护士岗位培训和专科护士的培养等工作。同时建立了黑龙江省的护士培训基地（设在哈尔滨医科大学护理学院），并根据省内各医疗机构的学科特点、配套设施、教学等条件，下设了4个专科护士临床实习基地（哈医大一院、二院、三院、省医院），并制订了《黑龙江省专科护士培训方案》。将以卫生部《专科护理领域

护士培训大纲》为指南，有计划地培养临床专业化护理骨干，建立和完善以岗位需求为引导的专科护理人才培养模式和认证管理体系。

按照卫生部关于在全国卫生系统开展护士岗位技能训练和竞赛活动的要求，制定了黑龙江省实施方案，同时召开了省内有关医院参加的护士岗位技能训练和竞赛活动的动员会，发动每个医院、每位护士都积极参与到此次活动中来，组织覆盖全省的护理岗位大练兵活动。在2006年全省护理岗位技能大赛和2007年各地市5.12护士节竞赛的基础上，抽调前12家先进单位，于2007年8月20—21日针对理论和技术操作，组织进行了全省第一轮护理岗位技能竞赛。竞赛采取了理论考试与技能操作（20项）两种形式，参加人员为12家医院在册护士总数的10%，共分层随机抽取了810名注册护士进行理论笔试，又分层随机抽取了96人进行护理技能操作考试（每人操作2项）。省厅抽调护理专家24人，分12组，每组2人，同一时间进行理论考试（AB卷）和进行了技能操作考试。

按照《中华人民共和国护士管理办法》，加强依法行政，把好护士准入关，按照有关规定对已取得《中华人民共和国专业技术资格证书》的考生，进行护士执业证书的审查发证工作。共核发2006年度护士资格考试合格人员的《护士执业证书》5927本，对三级医院护士注册691人，全省注册近6万人。同时，加强了执业医师资格、医师执业注册、护士执业注册发证工作等信息的电脑化管理和信息化管理。

（四）做好医疗技术准入管理，确保医疗安全。医疗技术准入管理工作，对于规范医疗技术行为，提高医疗质量，确保医疗安全，促进医学事业发展具有重要意义。卫生部先后印发多个文件从医疗行业内部规范和加强人体器官移植技术的临床应用，实施准入管理。黑龙江省卫生厅及时对文件进行了转发并结合文件精神成立了黑龙江省人体器官移植技术领导小组和临床应用委员会专家组，同时制定了黑龙江省开展人体器官移植技术区域规划（讨论稿），初步改变了黑龙江省器官移植无序发展的状况。

根据卫生部要求，上报了黑龙江省器官移植指定医院，卫生部最终批复哈医大一院为肝脏移植指定医院，哈医大二院为心脏、肺脏、肾脏移植指定医院，并确定哈医大二院为器官移植定点培训机构。今后未经卫生部批准的医疗机构不得开展脏器移植工作。

2007年3月27日，黑龙江省卫生厅召集专家，依据卫生部《开展非血缘造血干细胞移植医院和采集医院技术标准》对哈医大一院、二院、哈尔滨市医院血液研究所等三家医疗机构开展非血缘干细胞移植工作进行了检查，检查组专家一致认为，以上3所医院已经具备开展非血缘造血干细胞采集、移植技术能力。计划将以上3家医院向卫生部上报为干细胞移植指定医院。

2007年3月21日，国务院常务会议原则通过了《人体器官移植条例》，该《条例》颁布实施后将成为黑龙江省今后开展器官移植工作的指导性文件。在规范器官移植技术临床应用的同时，省卫生厅根据卫生部下发的《心血管疾病介入诊疗技术管理规范》，下发通知，要求拟开展心血管疾病介入诊疗技术的医疗机构在12月1日前准备相关材料，向卫生行政部门提出申请，卫生厅将通过二级审批，对心血管介入治疗技术进行应用规划，确定应用机构，停止不符合规划和要求的医疗机构开展心血管介入治疗技术。

三、做好血液管理工作，保证临床用血安全

（一）依据黑龙江省卫生厅党组2007年初统一部署，强化血液安全管理。在继续巩固非法采供血液专项整治基础上，又将血液管理工作揉进医院管理年等年度重点工作中，加大了管理力量。2007年全省供给临床各种血液98.5吨，临床用血全部来自卫生行政部门指定的采供血机构经检测合格血液。

（二）为贯彻落实卫生部等9部委《关于联合印发〈关于单采血浆站转制工作的实施方案〉的通知》，黑龙江省9个厅局也联合制定了《黑龙江单采血浆站转制工作实施方案》，全省8家单采血浆站已转制为企业化管理并已进行了执业登记。

（三）保持无偿献血健康发展，注重抓好“源头”。黑龙江省积极探索实行无偿献血工作新模式，巩固了自愿无偿献血率100%，自愿无偿机采成分血率100%的工作目标。全省取消了指令计划性无偿献血，建立起了4支无偿献血队伍，保证了临床用血和急救用血。在2007年6月14日举行的卫生部“2004—2005年度全国无偿献血表彰电视电话会议”上，黑龙江省共有526人分别获得无偿献血奉献金、银、铜奖。哈尔滨、佳木斯、鸡西、双鸭山等8个城市获得国家无偿献血城市奖。11月9日全国无偿献血志愿服务工作交流会在哈尔滨召开，创新了自愿无偿献血工作。9月省血液中心、大庆中心血站、绥化市中心血站代表黑龙江省接受了卫生部质量规范督导检查。

（四）完善采血服务体系，确保临床用血安全。按照相关法律法规要求，黑龙江省出台了《采供血机构设置规划》，调整工作即将完成，截至2007年底，除齐齐哈尔中心血站和伊春市中心血站尚未按卫生部要求列入当地全额卫生事业单位外，其余27所血站已全部完成规划调整，并完成再次执业登记。除个别偏远地区外，全省已基本实现血液由市中心血站集中检测。全省市级中心血站均建立了质量管理体系，哈尔滨市中心血站还通过了国家认可委员会实验室17025认证。

（五）进一步完善全省供血网络化体系建设，建立起以血液中心、中心血站为主体、中心血库为辅助、储血库为补充的三级供血服务体系。2007年，利用专项资金重点装备了6个供血终端储血库（点）的送血工具车。各地协助重新完善了辖区供血网络化体系建设，重新修订辖区供血网络图及相关信息资料，省卫生厅编制了2007年新版《全省供血服务体系网络图集》。同时，黑龙江省2007年开始启动了全省血液管理信息系统网

络化建设工作。

四、继续做好城市医院支援农村卫生工作

2007年继续组织了2007年度“万名医师支援农村卫生工程”工作，下发了《黑龙江省卫生厅关于印发黑龙江省2007年“万名医师支援农村卫生工程”项目执行方案的通知》，确定了项目目标、项目范围和内容、项目组织形式、项目执行时间和组织领导以及项目的监督评价。确定了黑龙江省28家三级医院选派75名医师对口支援15个项目县医院。省卫生厅统一印制了《黑龙江省“万名医师支援农村卫生工程”支援医院和受援医院对口支援协议书》，统一明确了“万名医师支援农村卫生工程”对口支援任务、人员条件、支援时间和支援目标等要求。支援医院和受援医院签订《协议书》。省卫生厅先后统一制定下发了《黑龙江省“万名医师支援农村卫生工程”项目工作制度》、《派驻人员管理办法》、《派驻人员考核办法》、《派驻人员工作纪律》和《检查督导及信息反馈制度》等有关管理规定和制度，有效保障“万名医师支援农村卫生工程”的顺利实施。同时把城市医院卫生支农工作与卫生技术人员专业技术职务评审工作结合起来，严格执行城市医生在晋升主治医师、副主任医师职称之前到农村医疗机构服务分别累计满半年、一年的服务制度。

根据中央和黑龙江省委“文化科技卫生三下乡”的指导精神，制定了2007年卫生下乡工作计划。并于1月19—21日组织哈医大一院9名各学科专家携带价值两万余元药品和医疗器械到大庆市林甸县为孤寡老人送医送药，同时在林甸县医院开展义诊，免费为600余名患者诊治。

五、抓好临床用药管理工作，保障人民群众用药安全、廉价、有效

（一）做好《处方管理办法》的贯彻落实工作。新的《处方管理办法》于2007年5月1日开始执行，黑龙江省卫生厅派人于4月参加了卫生部组织的《处方管理办法》培训班。并组织了全省各地市卫生局主管局长、医政科长、各三级医院主管院长、医务科长、药剂科长和卫生监督人员共计200余人收看了卫生部召开的《处方管理办法》电视电话会议。根据《处方管理办法》与原有的处方管理差别较大的特点，举办了两次《处方管理办法》培训研讨会，共培训全省二级以上医院主管院长、医务科长、药剂科长和各地市卫生局主管人员400余名。

根据《处方管理办法》的要求，制定了全省统一的处方格式并下发，要求各医疗机构执行。黑龙江省过去医疗保险药品目录执行的是药品商品名，与《处方管理办法》要求不符，经与省劳动和社会保障厅协调，更改医疗保险药品目录为通用名，同时下发通知要求医疗机构及时更改药品目录。

（二）加强药品的临床监控。实施临床用药监控，加强药品不良反应与药害事故的监测与报告，及时发现和处理药害事故。2006年底至2007年初发生的广东佰易事件给医疗秩序带来极大影响，如发现不及时或者处理失当都将严重损害广大患者的利益。按照卫生部特急电报〔2007〕3号要求，及时做好停止使用广东佰易药业有限公司静注人免疫球蛋白的有关工作，同时要求各医疗机构迅速做好2006年9月1日以后使用过佰易药业违规生产的静注人免疫球蛋白的患者的统计、登记工作并及时上报。按照卫生部的要求，及时下发文件停止使用包括新加坡新日制药厂生产的“天蚕镇痛片”，上海医药（集团）有限公司华联制药厂生产“注射用甲氨蝶呤”、“注射用阿糖胞苷”，假冒黑龙江省珍宝岛制药有限公司生产的“舒血宁注射液”等假药和问题药品，保证了人民群众的用药安全。

六、加强公共卫生体系建设，及时应对各类突发公共卫生事件

2007年，中央为黑龙江省投入990万元，用于改善并提升全省66个县级（县级市）医院重症监护室、手术室基本诊疗设备装备水平；提高全省66个县级（县级市）医院临床医务人员业务素质和执业能力。制定了全省县级（县级市）医院医疗救治能力建设项目管理方案，确定项目医院，要求各医院根据自身需要，上报所需设备名单。同时会同计财处，邀请专家成立项目组，为各医院选择仪器设备，制定标书，通过三次招标完成了装备仪器设备的购买工作。

2007年，国家计划投入830万元用于黑龙江省突发公共卫生事件医疗救治信息系统建设项目，卫生厅根据卫生部回复的预算，制定了黑龙江省突发公共卫生事件医疗救治信息系统项目可行性研究报告，该报告已经上报至卫生部并得到批准。

2007年元旦、春节、“五一”和“十一”等节假日期间，黑龙江省卫生厅分别组织人员对省内各大省直重点医疗机构进行了检查。检查内容包括节日期间及时响应突发公共卫生事件的应急处置和急诊急救及各项技术、人员、物资、设备的准备情况；组织制度落实、值班情况；信息报告、指令传递渠道的畅通情况；并要求各大医疗机构完善应急预案，随时准备应对突发事件。

2007年4月9日省中医院发生氟乙酸钠投毒事件，203人中毒。黑龙江省卫生厅接到报告后，迅速启动重大突发公共卫生事件应急预案，调动专家组赶赴现场进行救援。经过周密部署，积极抢救，所有中毒人员除一名处于急性心衰期76岁老人死亡外，全部转危为安，未发生严重并发症。

七、其他工作

2007年6月4—6日黑龙江省卫生厅在哈尔滨农垦大厦举办了全省医院感染预防与控制培训班。各市、行署卫生局、省直有关厅（局）卫生局（处）、主管医院感染、护理工作的负责人；厅直有关医院、二级以上医院感染科长、护理部主任等511人参加了培训班。

2007年6月22—25日黑龙江省卫生厅在哈尔滨农垦大厦举办了全省举办全省“艾滋病预防与治疗培训班”。各地市艾滋病治疗专家组成员、二级以上综合医院传染病科、传染病院（区）从事医院感染控制管理人员、医务人员等共197人参加了培训班。

组织实施了2006年儿童先天性残疾和白内障患者复明项目和“视觉第一　中国行动”二期项目。儿童先天性残疾救治项目中央确定由66个县医院实施，2007年全省共对107例唇腭裂儿童进行了救治。流动眼科手术车设在省眼科医院，全年共开展1067例白内障手术，完成的手术复明率100%。省卫生厅获得了防盲工作的突出贡献奖，曹俊环同志被评为国家级先进个人。

组织了2007年度“医疗卫生新技术应用奖”评审工作。共计评审出临床医疗类一等奖31项，二等奖77项，三等奖157项。卫生类一等奖3项，二等奖4项，三等奖5项。

完成了对全省12个地市120紧急救援中心的实地验收，针对各自存在的问题提出整改意见并要求受检单位提出整改方案，对符合条件的单位，正在根据相关材料办理《医疗机构执业许可证》。

2007年黑龙江省继续承担了卫生援藏工作，省卫生厅与日喀则地区卫生局商定了第五轮卫生援藏项目，选派医疗队对口支援日喀则地区和仁布县、萨迦县的卫生工作。最终确定由七台河市人民医院和黑龙江中医药大学附属第一医院共5名医务人员组成的医疗队开赴西藏。

（赵忠厚　张晓炬）

上海市医政工作

一、继续开展医院管理年活动，进一步加强医院管理

（一）根据卫生部2007年医院管理年活动的总体要求，结合上海市实际，制定下发《2007年上海市医院管理年活动实施方案》和《2007年上海市医院管理年督查内容和评分标准》。

（二）在各医院自查和办医主体系统内督查的基础上，组织对71所区县中心以上医院进行全市性医院管理年督查，督查内容包括医院管理、临床医疗、财务收费、精神文明、纠风、中医、干保医政以及8个质控专业的要求，督查结果全部反馈给被查医院及其上级主管部门。

（三）圆满完成卫生部医院管理年暨卫生系统护士技能竞赛督导组来沪督导的汇报和接待工作。

二、制定实施上海市综合性医院管理评估标准，推进常态长效管理

以卫生部《医院管理评价指南（试行）》为基础，结合上海市医疗行业的实际，引进JCI医院评审标准的管理理念、管理技巧和国际成功案例的经验，吸收国内各地同类评审标准的长处，征询多方专家的意见，经试评估修改完善形成《上海市综合医院管理评估标准(SHAS-2007版)》。

三、做实区域卫生规划，加强全行业管理

（一）做实区域卫生规划，完善基本医疗服务的公立医疗机构主体框架，突出政府在基本医疗服务体系中的主导作用，进一步落实职责，加强医疗机构布点规划和区域资源整合力度，促进基本医疗服务低廉、公平、可及。

（二）制订实施《关于<医疗机构执业许可证>更新组织机构分类代码的通知》、《关于对医学检验科、医学影像科诊疗科目实施二级专业执业登记的通知》、《关于规范医疗机构开展宫颈刮片细胞学检查执业活动的通知》等政策性文件，进一步加强医疗机构执业登记管理和执业管理。

（三）推进实施《关于进一步加强医疗机构基本信息公示的方案》，增加公众就医信息的透明度，引入社会监督机制，最大程度减少群众利益损害及不良社会事件的发生可能。

（四）加强社会办医行业管理：调研、形成本市社会办医专题报告，形成初步工作方案，拟定加强医疗行业全行业管理相关政策方案和计划；启动局级定向委托课题“上海发展社会办医政策研究”。

四、落实市政府实事，加强急救网络建设，新增100辆救护车

按照上海市院前急救系统“十一五”规划、市公共卫生体系建设三年行动计划的要求，全面加快推进急救系统的建设。根据上海市公共卫生体系建设三年行动计划的总体目标和要求，制订上海市院前急救系统贯彻三年行动计划的阶段性工作计划与落实措施，以确保三年行动计划的顺利推进。

全面完成2007年上海市政府“加强医疗急救网络建设、新增100辆救护车”的实事项目，新建15个医疗急救分站，新增100辆救护车。

五、推进医疗资源纵向整合

（一）下发《关于对本市公立医院支援社区卫生服务工作落实情况开展调查的通知》（沪卫医政〔2007〕55号）和相关调查表，对《关于印发加强本市公立医院支援社区卫生服务工作实施意见的通知》（沪卫医政〔2006〕79号文）的落实情况开展督查和调查，了解全市社区卫生服务中心与二、三级医院建立对口支援关系的情况以及对口支援措施的落实情况，督导推动各区县和医疗机构的落实情况。

（二）根据《本市市民社区就诊和定向转诊普通门（急）诊诊查费减免试行办法》要求，通过召开会议、下发通知、现场督查等方式，督促本市170所二、三级医院按时完成“社区定向转诊”的准备工作。

（三）在区县统筹上报对口支援关系的基础上，立足于全市的区域规划、资源的均衡性，谋划三、二、一级分片纵向联合的布局，加强市级层面的统筹和规划。2007年，全市所有的社区卫生服务中心均实现了和二、三级医院对口支援结对，并分别落实了各种形式的对口支援措施，经过一年的努力全市对口支援的工作框架和工作制度已经建立。

六、加强血液管理，推进无偿献血工作

（一）积极开拓血源，保证本市医疗临床用血的供需平衡

克服季节性缺血，保持全年血液供需平衡，夯实应急献血队伍基础，增强应急供血能力。在保证血液供需平衡的基础上，积极应对重大赛事和活动期间突发公共事件血液保障工作，完成中国女足世界杯、世界夏季特奥会等一系列重大国际体育赛事的备血任务。

大力推进自愿无偿献血和单采血小板招募工作，制定下发《关于做好血型纠偏工作的意见》、《关于上海市推进自愿无偿成分献血和全血手工分离血小板的工作计划》，积极开展成分献血宣传和培训等组织实施工作。

（二）加强无偿献血宣传招募，推动自愿无偿献血

制定《2007年上海市无偿献血宣传工作计划》，开展了“温馨佳节，欢乐新年—无偿献血美好祝愿进万家活动”、“6.14世界献血者日”系列活动，“绿色生命、红色希望—无偿献血志愿者家庭爱心植树活动”、“让爱无处不在——无偿献血风尚活动”、“美丽心灵—为自愿无偿献血者免费摄影活动”、“捐献血小板，爱心新动力”等一系列宣传招募活动。

调研制订《上海市无偿献血志愿者队伍组建和管理方案》（正征求意见中），加强无偿献血志愿者队伍建设。

（三）加强质量管理，确保血液安全

贯彻落实新的《血站管理办法》和《血站质量管理规范》、《血站实验室质量管理规范》两个规范，开展质量管理规范培训。

组织对全市采供血机构质量规范执行情况的督查和互查工作，配合卫生部血液质量督查组对上海市血液中心进行督导检查，并督促上海市血液中心对检查出的问题及时进行整改。

加强采供血机构的质量体系建设。结合卫生部2006年下半年全国血液安全监督检查活动和上海市各级采供血机构再次执业登记校验活动反映的问题，对各级采供血机构的整改效果进行了追踪复查。

制定下发《上海市采供血机构设置规划（2006－2010年）》，初步制定了以“信息网络化、检测集中化、机构一体化”三步走市采供血机构设置规划，利用建立和完善血站实验室质量体系的有利时机实施血站集中化检测方案。

制定本市脐带血造血干细胞库长效监管方案，并进行完善本市脐带血造血干细胞库管理和运作模式的研究工作。

（四）加强临床用血管理，推广科学合理用血

完成最大规模的全市有关医护人员科学合理用血的培训；开展临床用血管理工作的现场检查；组织专家对全市71家二级甲等以上医疗机构的临床输血专业进行质量督查。

实行临床计划用血工作，明确临床计划用血工作的量化目标，通过合理控制医院用血总量，开源节流，保持本市的血液供需平衡。

七、加强医疗准入工作

（一）根据上海市第一批医疗机构临床诊疗科目设置准入基本标准，完成对全市设有神经外科、胸外科、心脏大血管外科、康复医学科的医疗机构重新注册登记。

（二）按照《上海市医疗机构校验管理办法》完成所辖医疗机构校验工作，并结合校验情况加强医疗机构的事后监督检查，对发放卫生监督建议书的医疗机构的整改情况进行回访总结。

（三）在全市范围更新《医疗机构执业许可证》上的医疗机构分类代码，与《卫生机构组织代码证》的22位编码统一，配合做好卫生部医疗机构的网络信息直报工作。

（四）成立了“上海市人体器官移植技术临床应用委员会”。根据卫生部要求，完成了对审核通过的本市11家医疗机构的社会公示和科目登记工作，并组织专家完成了对11家同意开展人体器官移植工作医疗机构的专项督查。

（五）完成对六项专项技术（血液透析技术、医用高压氧治疗技术、面部轮廓整形技术、白内障超声乳化技术、高强度聚焦超声技术、临床基因扩增检验技术）的首批准入审批工作。

（六）进一步理顺大型医用设备论证配置工作程序，转变政府职能，发挥学术组织的中介作用，专家论证工作委托市医学会承担。接受卫生部对本市大型医用设备管理情况的督查，配合卫生部完成本市2台甲类伽玛刀设备的配置论证工作（上海伽玛医院和仁济医院）。根据市政府要求，完成对本市控制品目和部分非控制品目大型医用设备的调查，形成专题报告《上海市医疗机构医疗设备装备现状和建议》。

（七）制定下发《关于进一步加强上海市医师外出行医管理的指导意见》。

八、医疗质量管理工作

（一）制定并下发院前急救、护理、眼科等3个专业的质控手册，血液内科、性病治疗、传染科3个专业的质控手册基本定稿。

（二）组织30个质控中心完成2007年上、下半年各1次的专业质控督查工作，督查结果全部以质控简讯形式下发，督促医院整改落实。

（三）召开质控中心2006年度工作评估会议及2007年中工作交流会议。通过加强对各质控中心的日常管理，抓进度，抓落实，督促完成全年工作计划。

（四）完成2006年底新建的肿瘤化疗、临床药事、肝移植、肾移植等4个质控中心专家委员会组建工作，同时调整12个已建质控中心专家委员会。发文招标消化内科、心血管内科、内分泌科、泌尿外科、妇科等5个质控中心，年内将完成新建质控中心的擂台评审工作并根据评审结果确定以上新建5个质控中心的挂靠单位和中心主任。

九、护理管理工作

（一）根据卫生部《中国护理事业发展纲要》精神，完成编制上海市医院护理人力资源配置模型。

（二）探索上海市护理人员分层分级使用管理制度，完成制定本市护理岗位能级标准。

（三）贯彻落实《卫生部办公厅在全国卫生系统开展护士岗位技能训练和竞赛活动的通知》，并有4家医院进入全国10强。

（四）组织庆祝“5.12”国际护士节活动，开展《上海市护理成果奖》成果运用推广会及三十年护龄表彰工作。

（五）开展重症监护、急诊急救、手术室护理专业培训工作。完成对重症监护、急诊急救护士实训基地教学评估，并新建手术室护理示范实训基地。2007 年共完成专业护士培训：重症监护 175 名、急诊急救 169 名、手术室护理 51 名。

十、临床药事管理工作

（一）做好药害应急工作

1. 广东佰易人免疫球蛋白药害事件

及时转发卫生部关于暂停销售使用广东佰易药业有限公司生产的静注人免疫球蛋白的有关通知，并向卫生部上报使用该药品的患者信息，组织医院开展对使用该药品的患者进行检测、临床观察和随访等工作，保障了使用该药品患者的健康和安全。

2. 上海华联甲氨蝶呤药害事件

及时停用上海华联制药厂生产的甲氨蝶呤和盐酸阿糖胞苷。收集统计全市各级医疗机构采购、使用上海华联甲氨蝶呤和阿糖胞苷情况，积极组织安排相关医院开展对甲氨蝶呤和阿糖胞苷药害事件患者的救治和安抚工作。接待并组织医院积极配合卫生部、国家食品药品监督管理局 3 次来沪调查工作。先后组织了 7 次全市市级专家（包括血液、神经内科、康复、肿瘤化疗、医院药学等）会诊，为发生神经损害的患者制定治疗方案。转发卫生部相关文件，并委托市康复质控中心制定上海市患者的康复方案。

（二）开展《上海市 < 抗菌药物临床应用指导原则 > 实施细则》培训

组织了 3 场次《上海市 < 抗菌药物临床应用指导原则 > 实施细则》医院骨干人员培训，参加培训人员总计约 800 名，同时要求各级医院根据《实施细则》要求开展培训工作。

（三）贯彻落实《处方管理办法》

转发《处方管理办法》和《处方常用药品通用名目录》；组织上海市相关人员参加卫生部举办的《处方管理办法》电视电话培训；举办全市各级医院中层管理人员《处方管理办法》培训，并制作 DVD 光盘，免费发送到一、二、三级医院；组织区县卫生行政部门和三级医院有关管理人员关于贯彻执行《处方管理办法》座谈会，了解上海市有关情况；根据《处方管理办法》要求制定上海市处方格式。

（四）做好“加强药品使用环节管理”专项督查工作

根据《关于 < 全国整顿和规范药品市场秩序加强药品使用环节管理专项工作方案 > 的贯彻实施意见》，制定了“加强药品使用环节管理”专项督查评分标准，并下发到各级医院，要求医院对照评分标准进行自查和整改。区县卫生局对所辖一、二级医院、市临床药事管理质控中心和市医疗设备器械管理质控中心对本市三级医院的药品、植入性医疗器械的使用情况进行了专项督查。

十一、体系建设工作

（一）开展对第二轮公共卫生体系建设医疗救治网络与优化医疗资源布局的调研并形成报告。

（二）根据《上海市加强公共卫生体系建设三年行动计划（2007－2009 年）》精神要求，对医疗救治建设项目实施方案进一步加以细化，并组织召开专家论证会，主要是针对各专科急救中心建设方案的建设目标、建设规模、建设内容和经费等加以明确。顺利完成对院前医疗急救项目、传染病医疗救治网络、9 家专科急救中心和健全采供血服务网络建设项目的申报工作，并上报了各《项目任务书》。

十二、综合工作

（一）召开“2007 年上海市医院管理年暨医政工作会议”，总结 2006 年上海市医院管理年和医政工作，同时就 2007 年医院管理年和医政工作进行了具体部署。

（二）院前急救工作

1. 制定下发《关于进一步做好医疗机构内危重病人转诊工作的通知》，进一步重申了加强危重病人的急救和转诊工作。

2. 在住院医师规范化培训中增加院前急救培训内容，进一步提升住院医师院前急救水平，完善住院医师规范化培训制度，同时缓解当前本市院前急救一线医务人员力量不足的矛盾。

（三）根据 2007 年“三下乡”集中示范周活动要求，组织本市 10 所医院支援 10 个郊区（县），组织 80 名专家参加在松江的“三下乡”开幕式活动；组织“百名医学专家南汇行”活动。

（四）配合市政府相关部门完成对浦东新区综合改革试点区卫生政策的改革调研、CEPA 卫生政策调研等。

（五）全面超额完成“视觉第一行动”项目二期工作指标，形成《上海市省级培训基地“视觉第一行动项目”二期总结报告》上报卫生部；承办卫生部“视觉第一中国行动”项目二期人员培训华东区总结工作会议。

（六）按照卫生部医政司的要求，开展本市县级及县级以上综合医院眼科（五官科）、眼科专科医院（五官科医院）、眼病防治所的眼科技术资源现状的函调工作。

（七）戒毒医疗工作的管理

组织协调各定点医疗机构配合公安机关和司法部门进行尿样检测工作；配合开展“美沙酮”药物替代工作等。

（八）完成人大、政协书面意见（提案）54 件，其中主办 27 件，会办 25 件，现场办理 2 件，并完成 50 件人大、政协书面意见（提案）的追踪办理。

（马　强　颜世洁）

江苏省医政工作

一、开展医院管理年活动，医院管理取得明显成效

（一）召开会议，进一步动员部署。2007 年 2 月 3 日，在江苏省医院工作会议上，对 2007 年全省开展医院管理年活动进行了总体部署，明确了活动目标和总体要求。全国医院管理年暨医政工作会议后，5 月 14 日，江苏省卫生厅即召开了全省医院管理年暨医政工作会议，对全省医院管理年活动进行了再动员和再部署，党组书记、厅长郭兴华到会讲话。

（二）修订考核细则，明确目标要求。针对江苏省医院工作中存在的薄弱环节，修订下发了《江苏省医院管理年活动考核细则（2007 年）》，制定了《2007 年江苏省医院管理年活动暗访考核细则》。从质量安全、医疗服务、医疗费用和医德医风 4 个方面，提出了 23 条标准要求、69 条考核细则，在落实核心制度、基本规范及“三基三严”，改善医疗服务，控制医疗费用，加强医德医风建设等方面提出更具针对性的要求。

（三）不断创新举措，努力改善医疗服务。根据医院管理年活动的重点要求，在近年来不断强化改善医疗服务各项措施的基础上，江苏省卫生厅针对医疗服务中的薄弱环节，积极推行改善医疗服务的新措施。

1. 大力发展惠民医疗服务。2007 年省政府将发展惠民医疗列为关系民生的十件实事之一。结合全省实际，明确要求到 2007 年底全省所有省辖市市区和各县（市、区）都要建立 1 至 2 所惠民医院，构建起覆盖全省的惠民医疗服务网络，要建成惠民医疗机构 80 所，惠民医疗站点 600 个，并落实减免政策。为加快建立覆盖全省、惠及所有低保对象等特殊群体的惠民医疗服务网络，在 2007 年全省卫生工作会议、全省医院工作会议、全省医院管理年暨医政工作会议上，要求各地完成目标任务。同时，结合有关督查，跟进督促各地落实惠民医疗各项任务，建立了旬报制度，要求各地及时上报惠民医疗工作进展情况，及时掌握信息，发现问题，促进工作。到 2007 年底，全省已全面实现了惠民网络建设的目标。全省惠民医院发展到 107 家、惠民医疗站点 923 家，开设惠民床位 1.3 万张；全省惠民门诊 268 万人次、出院病人 6 万人次，惠民减免医疗费用 1 亿多元人民币。

2. 改善“黄金周”长假期间医疗服务。为缓解人民群众在“黄金周”长假期间的看病就医问题，2007 年 9 月 12 日，下发了《江苏省卫生厅办公室关于全省公立医疗机构取消“黄金周”休假方式的通知》，明确规定从 2007 年 10 月 1 日开始，全省所有公立医疗机构取消“五一”和“十一”两个“黄金周”连续放假 7 天的休假方式，要求各公立医疗机构长假期间正常开诊，第一次规范了长假期间的医疗服务制度。

3. 进一步落实检验检查同城互认制度。江苏省卫生厅与南京市卫生局对检验检查同城互认制度落实情况进行了调查，针对存在问题，研究下发了《关于进一步做好南京地区医院间开展医学检查、检验结果互认工作的通知》，要求南京地区各有关医疗机构加强宣传培训，落实同城互认制度。据不完全统计，2006 年 1 月—2007 年 6 月，南京地区 67 家二级以上医院间试行医学检查、检验结果互认工作，已为患者减少重复检查近 13.5 万人次，为患者节约医疗费用约 1260 万元。盐城地区共为患者减少重复检查 2.7 万人次，为患者节省费用 670 余万元。

（四）不断加大推进力度，全面落实各项任务。

1. 继续开展病历处方质量以及三合理规范执行情况专项检查活动。2007 年 4 月 24—30 日，组织 61 位专家对全省 43 所医院（三级 42 所，二级 1 所）住院和门诊病历、处方质量及“三合理（合理检查、合理治疗、合理治疗）”规范的执行情况进行了专项检查。共检查住院病历 4300 份、门诊病历 2150 份、处方 8600 张。43 所医院中有 39 所医院住院病历甲级率达标，住院病历缺陷项目总数比 2006 年减少 41.6%；重度缺陷比 2006 年减少 46.66%；不合格病历总数比 2006 年减少了 51.42%。多数医院在住院病历检查中未发现有不合理检查、不合理用药和不合理治疗的现象。江苏省人民医院、南京市鼓楼医院、南京市妇幼保健院及无锡地区的一些三级医院，每百张处方中使用抗菌药物的比例仅 10%左右。南通大学附属医院建立医务人员安全教育档案，完善了《南通大学附属医院医疗质量持续改进警示制度》，向科室和个人发放医疗质量持续改进建议书。

2. 继续组织三基抽考活动。2007 年 6 月 16 日，组织全省 42 所三级医院和 1 所二级医院的医护人员开展三基抽考活动，每所医院随机抽取 30 名，其中临床执业医师 24 名，执业护士 6 名。这次共设了 14 个考点，抽考医护人员 1290 人。按 80 分合格线，从抽考情况看，三基培训工作取得了比较好的成效，考试合格率比 2006 年增加 8.98%，不及格人员比 2006 年下降了 20.69%。

3. 加强暗访检查。2007 年 7 月下旬，组织对部分三级医院进行了暗访检查。暗访结果表明，各医院在加强基础管理、改善医疗服务等方面进一步加大了工作力度。急诊科建设管理比较规范，被暗访的医院院内病区急会诊、抢救 10 分钟内到达率为 94.44%；医患纠纷处置机制进一步健全规范，医患纠纷登记、处理记录翔实，有汇总有分析、图表说明及反馈意见；就医“繁”的问题得到进一步缓解，就医流程日益简化、合理，便民服务设施不断完善，医疗服务态度明显好转，专为病员服务的后勤服务机构进一步建立健全，服务项目、药

品价格公示制全面落实；医疗器械消毒及医疗废物处置进一步规范。

（五）加强督查指导，确保活动实效。根据卫生部《关于做好2007年医院管理年活动督导工作的通知》要求，2007年8月15日，召开全省医院管理年活动督导工作电视电话会议，对2007年督导工作进行动员部署，按照卫生部“督导工作规模要大，范围要广，内容要全面，重点要突出”的要求，各级卫生行政部门全面、深入开展了督导工作。8月16－25日，江苏省卫生厅组成4个督导组共45名专家，以《江苏省医院管理年活动考核细则（2007年）》为依据，对全省三级医院开展医院管理年活动开展的情况及成效进行了全面督导。

2007年8月26—31日，卫生部组织医院管理年活动督导组和全国护士岗位技能竞赛考核组共17名专家，对江苏省医院管理年活动开展情况及护士岗位技能训练和竞赛活动情况进行了督导和考核。抽查了江苏省人民医院、东南大学附属中大医院和南京市鼓楼医院；分别从江苏省人民医院、南通大学附属医院和无锡市第二人民医院各抽取110名护士进行了岗位技能训练考核竞赛。

（六）注重交流通报，促进学习提高。通过会议通报、下发整改通知、编印活动简报等多种形式使各级卫生行政部门和医疗机构及时了解、克服自身存在的问题与薄弱环节，不断提升管理水平。每次检查、抽考、暗访结束后，及时汇总有关情况，下发个性化的整改通知。在全省医院管理年活动暨医政工作会议和全省医院管理年活动督导工作电视电话会议上，将检查、三基抽考情况向全省进行通报。及时编印《江苏省医院管理年活动简报》印发各级卫生行政部门和各有关医疗机构，供各地参考学习，到2007年底，共编印《江苏省医院管理年活动简报》106期，报导274篇。省、市共编印医院管理年活动简报920多期，报导动态信息2200多篇。

2007年对60所医院出院病人问卷函调的平均综合满意度达到了88.47%，其中无锡市第三人民医院等28所医院达到90%以上。

二、稳步启动医院复核评价与评审工作，建立医院管理长效机制

根据《医疗机构管理条例》及其实施细则的规定，江苏省卫生厅恢复并启动了医院复核评价与评审制度。

（一）建立和完善医院评价标准体系。在2006年《江苏省医院评价标准与细则（三级综合医院）》的基础上，2007年，江苏省卫生厅制定并下发了《江苏省医院评价标准与细则（三级口腔医院）》。同时，组织专家研究制定传染病、儿童、精神、肿瘤等其他三级专科医院以及二级综合医院的评价标准和细则。截至2007年底，上述评价标准和细则已多次召开讨论会征求意见，正在进一步修改过程中。新的医院评价标准与细则重点体现了加强医院内涵建设的导向，其中质量、服务的分值占了一半以上，而医疗设备只有60分左右。

（二）成立江苏省医院复核评价与评审委员会与专家库。2007年10月25日，江苏省卫生厅下发了通知，正式成立江苏省医院复核评价与评审委员会，下设办公室，明确了委员会及其办公室的职责，建立了江苏省医院复核评价与评审专家库。10月30日，江苏省卫生厅组织召开了省医院复核评价与评审第一次全体委员会议，统一思想认识，解读了《江苏省医院复核评价与评审办法（试行）》，对下一阶段全省医院复核评价和评审进行了初步部署。

（三）制定《江苏省医院复核评价与评审办法（试行）》。为科学、规范地开展医院复核评价和评审工作，江苏省卫生厅研究制定了《江苏省医院复核评价与评审办法（试行）》，分总则、组织机构、权限划分、周期和计划、组织实施、结果处理及确认、监督管理及附则等8章，共39条。对医院复核评价、医院评审进行了界定，对复核评价与评审程序、结果处理等作了具体规定，明确平时的各项检查、考核等结果均作为医院复核评价的形式，计入周期性评价的总分，同时强调打破医院等次终身制，建立能上能下、能进能出的新机制。

（四）启动医院复核评价与评审工作。根据2007年初全省医院工作会议的部署，全省医院复核评价工作已正式启动，2007年进行的各项检查、三基抽考、医院管理年活动督导都作为医院复核评价的形式，其结果也将计入周期性评审的部分。2007年11月29—30日，第一次用新的评价标准与细则、新的办法对南京市口腔医院进行了现场评审，平时检查考核与最后评审成绩进行了综合评分，经省医院复核评价与评审委员会常务委员会议审议通过，确认该院为三级甲等口腔专科医院。

三、全面推进城市卫生支援城乡基层卫生工作，实现了支援全覆盖

（一）制订实施方案，明确工作目标。根据卫生部2007年万名医师支援农村工作电视电话会议精神，结合江苏省实际，研究制定了《进一步做好城市卫生支援城乡基层卫生工作的意见》，细化方案措施，实行分级对口支援，提出了全省县以上公立医疗卫生机构都要对口支援城乡基层卫生工作，使所有乡镇卫生院和城市社区卫生服务机构至少有1名城市公立医院医务人员帮助工作的全覆盖目标。

（二）开展调查研究，完善支援措施。2007年4月4—6日，江苏省卫生厅组织对睢宁、灌云等苏北经济薄弱地区卫生支农工作开展情况进行调研，着力解决实际工作中存在困难和问题。调研期间，听取了市、县、支援单位、受援单位以及医疗队员开展卫生支农工作的情况汇报，实地考察了部分县人民医院以及乡（镇）卫生院，召开了市、县卫生行政部门、支援和受援单位负责人以及医疗队员代表参加的座谈会，听取了卫生支基工作存在的问题、意见和建议。通过调研，进一步完善了相关制度，协调解决了支援工作中的具体问题，使支援和受援单位进一步密切配合、互相协作，共同完成各项支援任务。

（三）召开推进会，签订责任状。为明确并落实各地责任，进一步推动此项工作，在2007年全省医院管理年暨医政工作会议上，江苏省卫生厅和13个省辖市卫生局签订了“城市卫生对口支援城乡基层卫生工作责任书”，对支援基层卫生工作起到了有力的推动作用。

（四）开展督查考核，强势推进工作。10月10—23日，江苏省卫生厅分期分批对苏州、南通等市的部分晋升职称人员下基层情况进行了考核。查阅了县医院、乡镇卫生院等受援单位对口支援协议书，值班表，病历、处方、检验报告、放射报告、手术记录等相关医疗文书。各基层医疗单位认为对口支援形式为上、下级医院联系起到了桥梁和纽带作用，受到当地医院和群众的欢迎，对下派到基层的医务人员也普遍反映较好。对少数未按规定完成对口支援任务，在对口支援工作中弄虚作假的医务人员，坚决落实与职称晋升挂钩的制度，延缓其晋升高一级专业技术职务的时间。

截至2007年底，对口支援工作覆盖全省1204个乡镇卫生院和658个城市社区卫生服务中心，实现了对口支援基层卫生工作全覆盖的目标。据不完全统计，全省二级以上医疗机构向县及县以下医疗机构派出医务人员总计5198人，其中苏南对口支援苏北381人，涉及内、外、妇、儿、眼科、耳鼻喉、口腔、预防医学、中医等9个学科24个专业。除派医疗队外，有的地区还采取义诊、免费接受进修生、赠送设备等多种形式对口支援基层卫生工作。

四、严格依法监管，医政执法工作不断加强

（一）严格机构管理

1. 严格机构准入。2007年，对9所已到校验期的省管医疗机构进行了年度校验；为16所变更法定代表人、执业地点、诊疗科目、床位、名称等登记事项的医疗机构办理了变更登记手续；为4所申请执业的医疗机构颁发了许可证。

2. 做好医疗机构信息核对工作。江苏省卫生厅要求各地明确责任、落实人员，认真复核、完善信息，加强管理、定期通报。各市、县卫生局医政部门进一步加强了医疗机构登记信息数据的统计上报工作，对已上报的本辖区各级各类医疗机构登记信息进行认真细致地复核、修正，对漏报的信息及时补充，使医疗机构登记信息的逐步完整和准确。

（二）严格人员准入管理

1. 认真组织执业医师资格考试。一是精心组织实践技能考试。江苏省卫生厅对执业医师资格实践技能考试首席考官进行了调整，重新聘任8位资深专家担任江苏省医师资格考试首席考官。2007年7月4日，在南京举办了医师资格实践技能考试主考官培训班，就如何正确把握评分标准、公正评分、严格执考等进行了详细讲解与培训。各考点精心组织、周密安排，顺利完成了医师资格实践技能考试任务。2007年全省共有22751名考生参加实践技能考试，参加人数比2006年增加了1000多人。共有22201人参加考试，其中，执业医师13927人，执业助理医师8274人。共有19171人通过了考试，通过率为84.26%。

二是缜密组织综合笔试。2007年全国医师资格医学综合笔试原定于2007年9月22—23日举行，江苏省应参加考试人数为19171人。9月19日，分别召开了2007年医师资格考试综合笔试考务工作会议和巡考人员会议，会议再次重申考试组织工作、保密工作、巡考工作巡各项要求。9月20日晚21：00—9月21日下午，国家医学考试中心、卫生部办公厅先后下发了《国家医学考试中心关于做好保密检查和值班工作的紧急通知》、《卫生部办公厅关于做好2007年医师资格考试医学综合笔试有关工作的紧急通知》，江苏省卫生厅及时转发各地贯彻，同时，迅速了解考点试卷交接、运送、发放、保管等各环节保密要求的落实情况，要求各地反复核查，确保无误。

由于临考前发生试题外流事件，原定于2007年9月22日和23日举行的临床执业医师和口腔执业医师两类专业执业资格考试综合笔试推迟进行，执业助理医师和其他专业的执业医师综合笔试正常进行。按9月21日卫生部紧急电视电话会议、卫生部医考委公告和紧急通知的要求，江苏省卫生厅迅速起草下发《关于推迟2007年工程师资格考试医学综合笔试部分类别考试的紧急通知》，要求各地卫生行政部门高度重视，主要负责同志亲自动员，立即组织辖区内各相关单位，尽快通知到每一位考生，并认真细致地做好解释、疏导工作。9月22—23日，江苏省原应参加考试人数为19171人，停考人数为10517人，实际参加考试人数为8545人，另有109人因自身原因缺考。

根据卫生部《公告》要求，因故停考的临床、口腔类别执业医师资格考试综合笔试于2007年11月17日和18日进行。江苏省卫生厅高度重视，缜密组织。第一，召开会议，反复动员部署。11月13日，国家医考委召开电视电话会议，江苏省卫生厅要求各市均设分会场，卫生局主要领导、分管领导及相关人员在第一时间了解国家医考委对此次考试的要求，江苏省卫生厅厅长郭兴华和副厅长黄祖瑚参加会议。黄祖瑚组织召开考务工作会议和督查人员会议，布置考试工作，强调保密等相关要求。第二，加强保密，杜绝泄题事件。江苏省考区及各考点国家医考办保密工作新要求，从试卷发送到保管、使用、回收、销毁每个环节都严格按照国家医学考试中心的要求，做到认真落实。第三，加强监考，严肃考风考纪。江苏省卫生厅坚持人防与技防相结合，给每个考点配发了由国家考试中心推荐的身份证识别仪和高科技监考仪器，并要求各考点加强对无线发射和接收装置的监控。下发了《关于进一步加强2007年临床执业医师和口腔执业医师综合笔试考风考纪管理的通知》，要求各地提高警惕，充分利用反作弊仪器加强监考，防范作弊发生。考试过程中，各考点与当地保密、公安等部门密切配合，有些考点还请无线电管理委员会参与，密切加强考场周围无线电信号的监测工作，及时抓获制

止了一些作弊行为。第四，加强督查，确保考试顺利进行。江苏省卫生厅及各考点均派出督查组对试卷的安全保密、保存、使用、回收、销毁和考场的准备、考务管理、考风考纪等各个环节进行监督检查，全省第二次考试工作平稳、顺利，取得了圆满成功。为严肃考风考纪，考试结束后，省医师资格考试领导小组依法对在考试中作弊的52名考生作出了相关处理，确保了考试的公正公平。

2. 做好《医师资格证书》审核发放和执业注册工作。一是认真做好《医师资格证书》审核发放工作。对2006年考试合格申请颁发医师资格证书的人员进行了认真审核把关。全省共发放《医师资格证书》8474本，其中，执业医师资格证书6243本，执业助理医师资格证书2231本，发证率为100%。二是严格做好医师执业注册工作。截至2007年12月10日，江苏省卫生厅共注册医师1523名，其中执业医师1495名，执业助理医师28名。其中临床类别执业医师1262名，执业助理医师17名，口腔类别执业医师56名，执业助理医师7名，公卫类别执业医师18名，执业助理医师2名，中医类别执业医师159名，执业助理医师2名。办理执业变更手续499人次。

3. 做好医师定期考核工作。认真贯彻落实卫生部制定下发的《医师定期考核管理办法》(卫医发〔2007〕66号，以下简称《办法》)，结合江苏省实际，制定实施意见、措施和有关规定。

4. 继续做好美容主诊医师认定工作。对江苏省医疗美容主诊医师专家库成员进行了调整，重新聘25位专家作为新一批省医疗美容主诊医师专家库成员，承担美容主诊医师的申报审核和考核等任务。组织专家对医疗美容主诊医师资格申报材料进行了审核，2007年11月17日，组织医疗美容主诊医师资格考试。2007年全省共有210人申报医疗美容主诊医师，经审核，合格人员为153名，其中137人参加专业考试，16人免考。最终133人取得医疗美容主诊医师资格，其中，美容外科44人，美容牙科55人，美容眼科16人，美容皮肤科15人，美容中医科3人。

5. 继续严格做好护士执业资格准入工作。2007年全省共核发护士执业证书6699人，其中全省护士首次注册共计6680人（护理初级（士）专业技术资格考试成绩合格者5837人，本科免试651人，老人老办法资格认定44人，往年补办148人），办证不注册19人；另外，厅直单位护士再次注册789人。

（三）严格技术准入管理

1. 认真做好《人体器官移植条例》宣传贯彻工作。江苏省卫生厅及时转发了《卫生部关于做好〈人体器官移植条例〉贯彻实施工作的通知》(卫发明电〔2007〕27号）要求，提出了贯彻落实意见。

2. 确认人体器官移植和造血干细胞移植机构。经卫生部人体器官移植技术临床应用委员会审定专家工作组和卫生部人体器官移植技术临床应用委员会审核批准，认定江苏省人民医院等6所医疗机构为江苏省第一批开展人体器官移植技术临床应用的医院、南京市第一医院等3所医疗机构为指定开展人体器官移植的医院。江苏省卫生厅对准予开展人体器官移植的医疗机构在管理、技术、服务、质量和安全等方面提出了明确要求。另外，江苏省卫生厅根据《卫生部关于印发〈非血缘造血干细胞移植技术管理规范〉和〈非血缘造血干细胞采集技术管理规范〉的通知》(卫医发〔2006〕253号）要求，对申请开展非血缘造血干细胞移植、采集技术临床应用的医疗机构进行了评价，确定江苏省人民医院等7所医疗机构准予开展非血缘造血干细胞移植、采集项目。

3. 实施心血管疾病介入诊疗技术准入管理。认真贯彻卫生部下发的《心血管疾病介入诊疗技术管理规范》(以下简称《规范》)，结合江苏省实际提出具体贯彻实施意见。组织了心血管疾病介入诊疗技术准入申报审核及评价工作，通过能力评价的医疗机构，方准予心血管疾病介入诊疗科目登记，从2008年1月1日起凡未经登记的，不得再开展心血管疾病介入诊疗技术。

（四）严格加强医疗广告监管

1. 制定实施意见。2007年1月1日，卫生部、国家工商行政管理局颁布新的《医疗广告管理办法》，江苏省卫生厅会同省工商行政部门及时转发了卫生部、国家中医药管理局《关于做好医疗广告管理办法贯彻实施工作的通知》(卫医发〔2006〕470)，并提出11条贯彻意见。

2. 及时部署宣贯。组织全省各级卫生行政部门收看收听卫生部召开的电视电话会议，及时学习领会卫生部文件精神。为更好地贯彻实施，江苏省卫生厅相继召开贯彻《医疗广告管理办法》专题会议及新闻发布会、座谈会，与工商行政部门联合召开南京地区主流媒体负责人会议，对执行新的《医疗广告管理办法》提出了具体要求。各地举办了《医疗广告管理办法》培训班，广泛宣传贯彻。

3. 加强医疗广告监管。一是严格出证审核，凡不符合要求的坚决不予出证，全省未取得《医疗广告审查证明》或超出《医疗广告审查证明》核准的内容的医疗广告，均停止发布。二是严密监测媒体发布的广告，定期收集汇总各媒体发布的医疗广告信息，及时转送省工商管理局，一旦发现违规医疗广告，立即查处。三是开展医疗广告专项整治。按照卫生部部署，要求各地按照新的《医疗广告管理办法》自查自纠，重点加强对民办医疗机构监管，撤除违法违规医疗广告。四是加大对违法违规医疗广告的查处力度。对2007年以来违规医疗广告的104家医疗机构进行了认真查处，责令32家医疗机构立即改正、给予56家医疗机构行政警告、吊销四家医疗机构的15个医疗广告证明等行政处罚，同时将案件移送当地工商行政部门依法依规进行处理。

（五）进一步加强医疗机构药事管理和临床检验管理

1. 开展加强药品使用环节管理专项工作。认真贯彻落实2006年底下发的《江苏省卫生厅转发卫生部、国家中医药管理局关于印发<全国整顿和规范药品市场秩序加强药品使用环节管理专项工作方案>的通知的通知》，切实加强薄弱环节治理，强化措施落实，完善检查考评，扎实推进专项工作，江苏省药品使用环节管理得到进一步加强。

2. 贯彻落实新的《处方管理办法》。认真贯彻卫生部新的《处方管理办法》，结合江苏省实际提出贯彻意见，要求各地加强宣贯与培训、严格执行处方标准、建立处方点评制度和药品通用名制度，对违反《处方管理办法》规定的执业医师、药师等相关人员，将依法依规严肃处理。2007 年 4 月 10 日，江苏省卫生厅积极组织全省卫生行政部门医政管理人员，各二级以上医院分管院长、医务处主任、药学部门负责人等参加了卫生部电视电话培训会、省医院协会药事管理专业委员会专题培训，进一步明确了处方管理的新要求，促进了《处方管理办法》的顺利实施。

3. 进一步加强特殊药品管理。认真贯彻《麻醉药品管理办法》、《精神药品管理办法》的有关规定，与省食品药品监督管理部门密切配合，及时转发卫生部办公厅关于《逐步停止使用甲磺酸培高利特制剂的通知》（卫办医发〔2007〕124 号）要求各级各类医疗机构在购进、保管、使用等环节上严格把关。根据《国家体育总局、国家食品药品监督管理局、教育部、商务部、海关总署、国务院法制办关于开展〈反兴奋剂条例〉执法检查的通知》（体政字〔2007〕63 号）精神，江苏省于 10 月 26 日 – 11 月 25 日组织各级卫生行政部门、有关医院对照《反兴奋剂条例》进行自查，进一步规范了含兴奋剂药品的合理使用，提高医疗质量，保证人民群众的用药安全和身体健康。

4. 及时处置药品不良反应事件。2007 年 4 月以来，江苏省卫生厅按照卫生部及国家食品药品监督管理的统一部署，与省食品药品监督管理局及时沟通，妥善处理了西安西京医疗用品有限公司生产的人工心肺机体外循环管道、上海医药（集团）有限公司华联制药厂注射用甲氨蝶呤、新加坡新日制药厂有限公司生产的天蚕镇痛片等药物不良反应事件，保护了人民群众的生命安全，保障了医院正常的诊疗秩序，有效地维护了社会稳定。

五、积极推行医疗责任保险，开展平安医院创建活动

江苏省政府对平安医院创建活动高度重视，组织召开全省创建平安医院、构建和谐医患关系电视电话会议，江苏省卫生厅积极推进以实施医疗责任保险、建立医疗纠纷人民调解组织为重点的平安医院创建活动。

在调查研究的基础上，江苏省卫生厅与江苏保监局反复磋商研究，联合起草了《江苏省实施医疗责任保险的意见》，并由省政府办公厅转发。在此基础上，与省保监局联合起草了《关于实施医疗责任保险的补充意见》，进一步明确了实施医疗责任保险的相关意见和要求。为了进一步推进医疗责任保险工作，江苏省卫生厅分别召开全省医疗责任保险工作会议、推进医疗责任保险工作座谈会，使各地医疗责任保险工作按照“积极推进、规范运作、改革探索、逐步完善”的原则积极推进。在推进全省面上工作的同时，江苏省卫生厅与省司法厅、省保监局将南京市作为重点抓好的试点城市，积极指导，加强协调，帮助推进。省、市相关部门多次召开协调会，研究医疗纠纷人民调解组织的筹建工作，强调“调保”联动，使南京市医疗责任保险和医患纠纷人民调解机制相关工作进展顺利。

2007 年，全省 13 个市都已启动医疗责任保险工作。苏州、无锡、南京等 9 个市进展较快，均已招标选定保险公司。苏州市参加医疗责任险的医疗机构共有 67 家，医疗责任险保费合计 707 万元，并成立了医疗纠纷人民调解组织。南通市全市参加医疗责任保险医疗机构共 229 个。

六、进一步加强血液管理，切实保障血液安全

（一）开展全省采供血机构第四周期评审。2007 年 4 月初，组织有关人员依据卫生部《血站管理办法》、《血站质量管理规范》和《血站实验室质量管理规范》等研究制定了《江苏省采供血机构评审验收标准（第四周期）》，突出了质量与安全，首次根据评审结果将采供血机构分为 A、B、C 三级，实行分级管理。为认真做好第四周期评审验收工作，江苏省卫生厅举办了《江苏省采供血机构评审标准》暨全省血站质量管理培训班，各地各单位按要求积极开展全员培训，对照标准逐条进行了自查，发现问题，及时整改。2007 年 9 月 8—26 日，江苏省卫生厅组织对全省采供血机构进行了第四周期评审验收。

（二）实施采供血机构调整。按照卫生部《血站管理办法》及《采供血机构设置规划指导原则》，2007 年 2 月 15 日，江苏省政府办公厅转发了江苏省卫生厅制定的《江苏省采供血机构设置规划（2006—2010 年）》（苏政办发〔2007〕14 号，以下简称《规划》）。各市、县卫生行政部门按照要求，制定具体调整实施方案，认真组织实施，做好衔接工作，确保调整期间临床用血的供应。

（三）无偿献血工作成效显著。各地认真贯彻《献血法》、《江苏省献血条例》，大力推进无偿献血，努力探索出“优质、高效、便捷”的采供血综合服务模式，促进了无偿献血工作快速发展。在 2007 年临床用血量比 2006 年度上升 15% 的情况下，无偿献血满足了临床用血需要。2007 年，江苏省无偿献血首次基本实现了三个 100%，即无偿献血占临床用血比例达 100%，无偿机采血小板 100%，自愿无偿献血比例接近 100%。

（四）接受卫生部采供血机构监督检查。2007 年 8 月 31 日—9 月 5 日，卫生部督查组对江苏省无锡市、常州市中心血站、省血液中心及南京红十字血液中心进行了全面检查。9 月 5 日，督导组在江苏省卫生厅举行了督查情况通报会，并给予了充分肯定。

（五）开展非法采供血机构专项整治

1. 制订实施方案。江苏省卫生厅会同公安、监察、食品药品监督管理局制定了《2007 年全省非法采供血专

项整治工作实施方案》。2007 年将严肃查处频繁、超量采血（浆）和采集冒名顶替者血液（浆）的行为、打击非法组织他人卖血卖浆或胁迫他人卖血卖浆等方面作为整治重点。将安全隐患较多的单采血浆站和个别管理比较薄弱的基层采供血机构作为重点单位加强监管。

2. 广泛宣传发动。积极开展宣传工作，下发并张贴宣传资料、公开举报电话，动员全社会力量监督采供血行为的各个环节。单采血浆站内也设立了公示栏，公布献浆有关信息及举报电话，接受群众监督，在单采血浆站的采浆室、卡片室等重要部门安装摄像头，监督采浆活动。

3. 开展督促检查。广东揭阳血液事件发生后，江苏省卫生厅立即组织人员对单采血浆站及部分血站的血液安全情况进行突击检查，重点检查血源管理及血液检测情况。对检查中发现的问题，要求立即整改，整改情况及时汇报。并要求各级卫生行政部门跟踪整改情况，狠抓血液安全不松懈。2007 年 7 月，各地结合打击非法采供血专项整治工作，认真组织对辖区内各中心血站及各分站（储血点）的依法执业、质量管理、操作规范、感染监控、传染病疫情报告、医疗废物处理等方面以及医疗机构临床用血进行了全面检查。12 月 3－8 日，江苏省卫生厅组织对各地打击非法行医和非法采供血专项整治工作进行了督查。据不完全统计，全省出动检查车辆约 1045 车次，参加执法检查人员 3245 人次，全省 14 所采供血机构及其分支机构和 1483 所医疗机构进行了全面检查。

（六）加强血液安全网络建设，组织采供血机构人员岗位考核。2007 年启动了全省血液管理网络系统建设工作，组织召开会议专题研究讨论，制定了建设方案。根据《血站管理办法》、《单采血浆站质量管理规范》和《卫生部办公厅关于规范全国采供血机构从业人员岗位培训与考核工作的通知》（卫办医发〔2007〕89 号）要求，顺利完成了全省采供血系统新进从业人员的岗位培训考试工作。

七、不断加强护理管理，落实医院感染管理各项措施

（一）继续加强护理工作

1. 开展护理管理人员岗位培训调研工作。2007 年 4 月，委托省护理学会在无锡组织护理管理人员岗位培训调研，并在此基础上制定了《江苏省护理管理人员岗位培训实施意见及方案》，确定了培训对象、培训方式、培训的分级管理以及培训大纲，并在苏州市级护理管理人员岗位培训试点，该市已有 30% 的护理管理人员持证上岗。

2. 启动专科护士培训试点工作。在全国率先开展重症监护、急诊急救护理等 7 个临床专科护士骨干培训试点工作。2007 年 10 月 9 日，南京造口治疗师学校在南京医科大学护理学院正式挂牌成立，作为伤口与造口护理专科护士培训基地，每年培养 12 名专业造口治疗师的任务。认真贯彻卫生部关于重症监护等 5 个专科护士培训大纲，要求相应的省级专科护士培训基地承担这 5 个临床专科护士常规培训任务。

3. 积极开展护士岗位技能训练竞赛活动。根据《卫生部办公厅关于在全国卫生系统开展护士岗位技能训练和竞赛活动的通知》（卫办医发〔2007〕96 号）精神，结合江苏省实际，及时转发文件，要求各地精心组织，开展护理岗位技能练兵和竞赛活动。2007 年 8 月 29—30 日，在各市卫生局初赛的基础上，江苏省卫生厅委托省护理学会组织全省 29 所医院共 87 名选手进行了复赛，取得了圆满成功。

（二）继续加强医院感染管理。2007 年 2 月，江苏省卫生厅下发了《关于进一步加强医疗机构消毒供应中心（室）验收管理的通知》，明确了医疗机构消毒供应中心（室）实行省、市分级验收发证制度，并对消毒供应室的日常管理和监督工作提出了具体要求。召开医院感染管理年会，对无锡、徐州二市的二级以上医疗机构感染管理专职人员进行了岗位知识培训、考核，共计 363 名人员参加，205 名学员成绩合格取得上岗证书。举办了医务人员手卫生规范进行专题培训班。

八、统筹安排，协调开展综合医疗服务等各项工作

实现“视中”二期项目目标，完成国家下达的项目任务，达到项目书的要求。积极开展“白内障无障碍省”创建工作，确定了 93 家手术定点医院，完成白内障复明手术 10000 余例。组织“彭年光明行动”徐州点的实施工作，顺利完成 1500 例手术任务。配合省残联实施 6 岁以下残疾儿童抢救性康复训练，与省残联联合下发了《关于在全省开展 0－6 岁残疾儿童基本情况调查的通知》（苏残发〔2007〕22 号），全面开展残疾儿童抢救性康复训练。

开展急救医疗管理专项检查，组织对全省急救医疗体系建设、运行管理情况进行了专项检查。共检查市级急救医疗中心 13 个，分站 26 所，三级医疗机构急诊科 13 个，县级急救医疗站 26 所，二级医疗机构急诊科 26 个。进一步摸清了全省急救医疗体系的现状，对促进各地进一步加强急救医疗管理，规范急救医疗行为，保障人民群众的生命安全起到了积极作用。

认真贯彻落实《省政府办公厅转发省卫生厅等十部门〈关于加快发展民办医疗机构若干意见〉的通知》精神，召开发展民营医疗机构工作座谈会，了解江苏省民办医院发展运行的状况、遇到的问题以及促进民办医疗机构发展的意见和建议，为今后进一步制定完善促进民办医疗机构发展政策、措施提供了基础依据。积极为民办医疗机构提供咨询服务，提供业务指导。截至 2007 年底，全省共有各种性质的民营医疗机构 5534 所，200 张以上床位的医院 23 所；全省共有中外合资合作医疗机构 6 所，床位 1200 多张。

（黄祖瑚　李少冬）

浙江省医政工作

一、积极开展医院管理年活动

2007年3月，采取飞行检查的方式，对9家在杭省级医院进行了病历抽查，将180份病历（每家医院20份，均为1月的出院病历）直接借阅到浙江省卫生厅，以合理检查、合理用药、病历书写为重点，组织专家对每份病历进行了认真翔实的分析，对存在的问题在《浙江医政》进行通报，并在4月初召开的全省医政暨医院院长工作会议上，作了如实反馈。8月中、下旬，又组织专家对在杭6家三甲医院，按照卫生部《2007年“以病人为中心，以提高医疗服务质量为主题”的医院管理年活动方案》及卫生部医政司于6月修订的《医院管理年活动检查表》的要求进行了督查，同时，要求全省各市、县卫生行政部门对所辖医院开展广泛督查。

2007年9月9—12日，卫生部医院管理年活动督查组对浙江省浙一医院、浙二医院、杭州市一医院等3家医院进行了全面认真的督导，并夜查了省人民医院、浙江医院、浙大医学院邵逸夫医院的急诊工作情况。浙江省卫生厅以电视电话会议的形式，组织各级卫生行政部门领导、二级以上医院负责人及有关人员参加了反馈会。

2007年11月26日—12月9日，组织开展对全省54家二级甲等以上综合性和专科医院进行医院评审回头看暨管理年医疗服务质量专项检查。检查对象由各市卫生局按45%比例推荐辖区内开展医院管理年活动的优秀单位，其中：三甲医院13家，三乙医院23家，二甲医院18家（已参加2005年、2006年和2007年卫生部组织的医院管理年检查的医院不再列入本次检查范围）。检查方法采取由省厅医政处带队，各市组织专家交叉进行，内容为卫生部《2007年“以病人为中心，以提高医疗服务质量为主题”的医院管理年活动方案》、《浙江省2007年医院评审回头看暨医院管理年活动医疗质量检查表》。同时，对每家医院进行了理论知识考试。各医院兴起了学习管理年、学习法律法规、学习临床专业知识的高潮。通过检查，促使医院不断完善各项制度和措施，取得了明显成效：

一是“以病人为中心，以提高医疗服务质量为主题”的医院管理年活动的要求已深入到医疗机构和广大医务人员。在检查中发现广大医务工作者能牢记管理年主题，掌握管理年的主要工作要求，并能落实到行动。浙江省卫生厅对54家医院的院领导班子和各职能科室主要负责人进行了医院管理年知识闭卷考试，以医院为单位，平均得分为82.2分，最高得分97.7分，最低得分65.4分。有11家医院得分在90分以上。

二是进一步端正了办院宗旨和方向，明确了办院特色。通过医院管理年活动，使广大医院管理者，尤其是医院领导进一步明确医院是公益事业，医院以社会效益为主，承担着治病救人，救死扶伤的重任，为人民群众提供满意的医疗服务。各家医院均确立了重点学科、重点专科和特色专科，形成了各自的办院特色。

三是医院内涵建设得到进一步重视，医院管理制度进一步健全，三基三严得到重视，医务人员素质有了很大的提高。在本次检查时，浙江省卫生厅对54家医院进行了内科、外科、护理三基三严抽查考试。内科抽考14家医院，平均分为69.5分，最高得分86.9分；外科抽考12家医院，平均分为66.2分，最高得分84.8分；护理抽考28家医院，平均分78.0分，两家医院得分大于90分。

四是医疗安全意识得到强化，基础质量进一步提高。三年来，医院服务量不断增长，综合医院出院病人治愈好转率稳定在95%以上；住院危重病人抢救成功率稳定在89%以上；住院病历平均得分率均在90%以上。

五是诊疗工作进一步规范，医疗费用控制初显成效。三年来，多数医院门诊人次、出院人次、业务收入同比增长，而人均门诊费用、人均住院费用、平均住院日都同比下降或基本持平，增长速度明显回落，低于GDP增长速度。

六是医院重视信息化建设。每家医院均建立了以财务为中心的医院管理信息系统，大部分医院建立和完善以“病人为中心”的临床信息系统。如候诊区安装电子叫号系统、设立门诊化验单自动取单机、电子触摸屏查询系统等。

七是医德医风有了改善，社会满意度持续提高。医院都进行每季度或半年度门诊病人、住院病人、出院病人满意度调查，有些医院还参加了当地卫生局或纠风办组织的满意度调查，满意度均大于90%。

二、深入实施“万名医师支援农村卫生工程”

2007年各省级医院继续按照《“万名医师支援农村卫生工程”浙江省实施方案》，根据基层医院的实际需求，选派高级职称医师或高年资中级职称医师到欠发达县级医院工作，打造了一支长期在基层工作的医疗队，受到当地人民群众的普遍欢迎。如省人民医院根据岱山人民医院没有口腔外科，当地老百姓就诊需渡海到舟山的情况，帮助建立了口腔外科，并悉心带教，培养人才，赠送仪器设备，一举解决了当地老百姓就医问题。省人民医院黄炜医师在完成创建任务即将返回之际，主动要求延长下乡时间，帮助医院开展工作，被卫生部、国家中医药管理局评为东部地区唯一的“万名医师支援农村卫生工程”项目工作先进个人；浙江大学医学院附属第一医院梁伟峰等13名医师在基层期间，帮助山区、海岛居民缓解“看病难”、“看病贵”问题，被省卫生厅评为先进工作者；省妇产科医院许泓在偏远、艰苦的庆元人民医院工作期间，积极为山区居民开展妇产科诊疗活动，并大力宣传妇女保健知识。广大医师在基层医院诊疗活动同时，积极开展示范带教、知识讲座等。2007年浙江大学医学院附属第一医院、浙江大学医学院附属第二医院、温州医学院附属第一医院、省人民医院评为先进集体。2007年预计完成315名城市医生到基层医疗机构工作的派遣任务。各市、县卫生行政部门也积极开展了这项工程，如杭州市2007年下派医师3批61人次，诊治病人36469人次，开展三四类手术349例，抢救危重病人526人次，疑难病例443例，组织三级查房946次，学术讲座126次，帮助新技术新项目13个，建设重点专科8个。

2007年初，浙江省各地结合本地实际情况，在相应时间内组织医疗机构安排医疗队下乡，掀起了“卫生下乡”的新高潮。17家省级医院组织了50余名专家赴各地开展医疗服务，并携带1万元左右的药品赠送给当地贫困农民。

与此同时，配合有关处室响应浙江省委、省政府组织的“山海协作工程”台州行活动，组织了由30多位省级医院副高以上医师组成的医疗队赴台州地区开展了为期一周的医疗卫生服务。

出台了《浙江省公立医院支援社区卫生服务实施方案》，并举行了在杭省级医院牵手社区行动签字仪式，12家省级医院与32家社区卫生服务中心签订了《在杭省级医院牵手社区行动协议书》。省级医院落实职能科室及兼（专）职人员负责安排相关专业人员到社区卫生服务中心进行业务培训、技术指导和预防保健咨询等活动；常年有一位派出医师或其他专业技术人员在社区卫生服务中心工作，并保证派出的人员连续工作时间不少于一周。首次建立了省级医院医师与社区责任医师结对帮扶制度，省级医院指定并提供结对医师的姓名、专业及联系方式，社区责任医师在服务中遇到困难需要咨询时可及时取得联系，也为双向转诊建立了基础，共同做好社区群众的医疗卫生服务。同时省级医院免费接受社区卫生技术人员的进修，优先接受社区卫生服务中心的转诊病人。

三、继续开展惠民医院工作

2007年浙江省各市、县共建立惠民医院46嘉，绝大多数公立医院均都作为惠民医疗服务的组成部分，共同承担困难群众的医疗帮扶任务，如杭州、湖州等地的医疗机构采取设立爱心门诊、爱心病房、惠民病床等多种形式开展惠民服务；宁波、舟山等地将提供惠民服务的医疗机构延伸到社区卫生服务站、乡镇卫生院；丽水市在分析前阶段惠民病人少的基础上，加大宣传，调整惠民对象的入围条件，使更多人受惠。

四、重视无偿献血和血液安全工作

浙江省无偿献血占临床用血量比例继续保持100%，且100%来自自愿无偿捐献。医疗机构成分用血率达到98%。以第四个“世界献血者日”为契机，广泛开展宣传活动。加强无偿献血志愿者队伍建设，招募稳定的无偿捐献血小板队伍，2007年全省机采血小板全部来自志愿者无偿捐献。加强对农村地区的宣传，落实各项优惠政策，农民无偿献血积极性进一步提高，据统计农民无偿献血比例约占50%以上。

与此同时，采供血机构撤并调整平稳过渡，全面实现了血液集中到市级以上采供血机构检测，保证了血液安全。组织专家对12家采供血机构及其分支机构进行了检查，组织开展了全省采供血机构人员岗位培训，259人参加卫生部考核，249人达到合格分数线，合格率达96.1%。2007年在无偿献血人群中检测出HIV阳性者31例，无发现因血液传播疾病事件。

五、狠抓医疗安全及医疗纠纷信访处理工作

截至2007年底，全省11市医学会和省医学会共收到委托鉴定数818起，组织鉴定619起，鉴定为医疗事故的为218起，事故率为35.21%，其中省医学会鉴定134起，定为事故65起，事故率比2006年同期上升6.5%；处理医疗纠纷来信520件，接待来访304批次，共计610人次，比2006年同期上升6%—8%；回复“省长信箱”和处理厅领导督办件共29件。

六、推进信息化建设步伐

高度重视院前急救信息化建设工作，与浙江省卫生厅信息中心合作多次研究讨论急救中心、分中心急救通讯调度及信息管理系统。同时，所有采供血机构全部安装了新版软件并正常运行。省血液透析质量控制中心积极推动浙江省血液透析的登记制度，开发了浙江省血液透析登记软件。

继续保证浙江省医师资格及注册信息网上查询工程，将执业医师资格信息及医师执业注册信息及时上网，有关监督部门可在浙江卫生信息网上直接查询。举办医疗联网注册、考核管理系统培训班。卫生部开发了《医师联网注册及考核管理系统》软件，浙江省卫生厅及时组织各市、县（市、区）卫生局分管人员及窗口受理人员、省级医院医务科具体分管人员参加了软件培训班，为2008年1月1日医师联网注册及考核管理系统软件的正常运作打好基础。

七、加强对各质控中心的管理

相继成立了浙江省血液透析质量控制中心、浙江省结直肠疾病诊疗中心、浙江省内镜（腔镜）质量控制中心、浙江省口腔正畸中心、浙江省神经外科技术指导中心，同时，将浙江省骨科质量控制中心更名为浙江省骨科技术指导中心。

浙江省血液透析质量控制中心及时成立了专家委员会，指导各市血液透析质量控制中心的建立，2007年杭州市、温州市、宁波市已相继成立了血液透析质量控制

中心。制定了《浙江省血液透析质量控制标准》，在全省血液透析单位推广应用。开展了多种形式的血液透析质量控制培训与学习班，提高全省透析医务人员的医疗素质。2007 年 6 月 30 日在衢州召开了浙江省血液透析质量控制第一届学术会议，对血液透析质量管理各方面的具体工作进行了授课，提高了基层医务人员的认识。2007 年 11 月 17 日在杭州召开了浙江省血液透析主任护士长培训会，对主任护士长进行了医疗质量管理的培训。同时设计了浙江省血液透析单位登记表和患者登记表，以收集浙江省血液透析临床可靠数据，为浙江省医疗质量管理和政府决策提供重要的参考。并于 12 月 25－28 日统一对全省所有血液透析的三级医院和肾脏病专科医院血液透析质量进行摸底检查，检查内容包括：透析医疗环境、医疗安全、消毒隔离、医疗质量、护理质量、水质等方面，以取得浙江省三级医院和肾脏病专科医院血液透析质量的基本数据。

省高压氧医疗质控中心在 2007 年上半年和下半年分别对宁波、绍兴、台州、温州四个地区的高压氧舱进行了检查，并对各地区、单位的检查情况予以反馈，提出了意见和建议。从检查结果看，各单位的医用高压氧舱从医疗安全、医疗质量、操作规范等方面都做得比较好，能严格按照全省统一的《医用氧舱安全管理》将规章制度上墙，各医院能严格执行交接班制度、操舱记录、急救药品交接班记录等规章制度，能定期进行安全检查和检测，严格执行消毒隔离制度。对检查中发现问题比较严重、存在事故隐患的单位，也要求停业整改和限期整改。

另外，根据对高压氧舱启用验收的有关规定，省高压氧质量控制中心 2007 年会同省质监局完成对奉化爱伊美医院、瑞安市人民医院、宁波李惠利医院的高压氧舱的验收工作。

八、重视医学检查互认工作

根据《关于贯彻落实医疗机构间医学检查医学影像检查互认有关问题的通知》（浙卫发〔2006〕157 号）文件要求，对全省有关医疗机构间试行医学检查、医学影像检查相互认可工作情况进行了检查。各地通过下发通知，建立相关制度等形式开展实施检查互认工作。对互认的适用范围、认可原则、互认项目及组织管理等都作了详细规定，并在实施过程中严格按照有关文件规定执行落实。从实施情况看，医疗机构对检查、检验报告互认制度的执行情况良好。

在实施中医疗机构通过组织医务人员进行认真的学习，重点是认可原则和互认项目，并严格要求医务人员掌握文件精神，做到既要避免不必要的重复检查，又要保证医疗质量的安全。近年来尚未接到有关检查互认方面的投诉。各市都把在同级医疗机构同类医学检验、医学影像检查互认制度的组织实施作为“医院管理年”活动督查内容之一，医院不定期地对临床科室执行互认工作的情况进行检查。

九、继续加大治理商业贿赂

治理商业贿赂工作方面，参与完成了《治理医药购销领域商业贿赂专项工作汇报》后，浙江省于 2007 年 5 月 12 日接受了由卫生部、国家中医药管理局组织的治理医药购销领域商业贿赂督导组的督导调研；根据卫生部《关于对医药购销领域不正当交易行为自查自纠工作检查评估的通知》（卫治贿办发〔2007〕14 号）的要求，认真完成《浙江省卫生厅对医药购销领域不正当交易行为自查自纠工作检查评估汇报》并上报；针对 6 月 18 日省治理商业贿赂领导小组办公室到浙江省卫生厅进行关于对医药购销领域不正当交易行为自查自纠工作评估检查，认真及时地完成了文字汇报材料工作；根据《卫生部治理商业贿赂领导小组关于上报治理商业贿赂专项工作有关情况的通知》（卫治贿办〔2007〕49 号）文件要求，对浙江省卫生系统长效机制建设及落实情况进行了总结，并上报了浙江省治理商业贿赂领导小组及办公室有关信息情况及自开展专项治理工作以来上缴自查自纠款项总数（通过治理商业贿赂银行专户（981）主动上缴款项达 1362.0 万元，2007 年 1 月 1 日—10 月 31 日上缴自查自纠款项总数通过治理商业贿赂银行专户（981）主动上缴款项达 101.3 万元）。共收到举报信 699 封、接到举报电话 94 个，接待面访 195 人次，举报信涉及卫生行政部门 6 件次、省级医院 134 件次、市级医院 263 件次、县级医院 392 件次、社区卫生服务中心（乡镇卫生院）97 件次、其他医疗卫生机构 42 件次。自开展专项治理工作以来，立案 97 件，已有结果的 80 件。2007 年底，转发了卫生部《关于开展 2007 年治理医药购销领域商业贿赂第二轮督导工作的通知》，并对全省卫生系统专项治理工作进行相关调查表的统一汇总；根据浙江省治贿办有关文件的要求，对浙江省卫生系统开展不正当交易行为自查自纠工作的有关情况进行了“回头看”；并完成《浙江省卫生厅治理商业贿赂动态工作汇报》的编写工作及商业贿赂有关信访件的督办件回复。

十、加强人员准入管理

（一）核发医师资格证书和医师执业证书

2007 年 3 月对 2006 年医师资格考试合格人员核发了《医师资格证书》，并受理了 836 名省级医院医师的执业注册，向其核发了《医师执业证书》；做好军队《医师资格证书》换领地方《医师资格证书》工作，对相关资料认真审核。

（二）医师资格考试

各级卫生行政部门高度重视医师资格考试的组织实施。2007 年 4 月 10 日，召开了 2007 年医师资格考试工作会议，对 2006 年医师资格考试工作进行了总结，并认真布置了 2007 年的工作任务；2007 年浙江省医师资格考试总报名人数为 34641 人，考点初审后符合报考资格的人数为 30505 人，考区组织 12 个考点的 24 名工作人员对 30505 人进行了终审，对其中 102 名不符合报考条件者取消了考试资格；考区组织参加国家培训的主考官对12个考点的100多名主考官进行了实践技能考试培训，确保考官评分的公平性和一致性，全省共组织了29032名考生进行执业医师资格实践技能考试（缺考1377名，实际参加实践技能考试27655名），实践技能考试的平均合格率为79.36%；组织了23041名考生参加执业医师资格综合医学笔试。

试卷保密室安全保密工作是2007年医师资格考试工作的重点，省医学学术交流管理中心按照《国家医学统一考试安全保密工作管理办法》的要求建设保密室；同时制定了《试卷安全保密管理制度》，要求严格做好试卷接收、发送等各环节的保密工作，明确了保密室工作人员的职责，加强值班制度，并要求不同人员掌管保密室钥匙；考区开展了考点保密室使用的情况调查，经查12个考点中有9个租用当地市委、市政府或教育部门高考试卷保密室，3个考点建设了考点保密室。省卫生厅、省保密局、省中医药管理局联合对金华、舟山、浙江大学医学院考点保密室开展了联合检查，经验收，3个考点的保密室基本符合要求，可作为国家医学统一考试试卷保密室。

2007年医师资格考试由于试题泄密，临床、口腔执业医师考试推迟开展，在考区的指导下和各级政府的大力支持下，12个考点临危不乱，组织人员及时将信息通知考生，稳定考生情绪，也确保了其他类别考试的顺利进行。同时，针对考试作弊手段的先进性和隐蔽性，考区为考点配备了“作弊克”和身份证识别仪，并发挥了重要作用。2007年全省共有66名考试作弊人员，其中有51名考生使用无线电通讯设备作弊。对这66名考试作弊人员按照卫生部医师资格考试委员会《医师资格考试违规处理规定》（卫医考委发〔2005〕4号）的要求进行了严肃处理。

（三）护理人员准入管理

主要是对外省来浙及浙江省到外省执业的护士资格进行了审核。护士的流动性比较大，特别是内地护士到沿海地区执业的比较多，但护士行政管理体系还不完善，护士执业证书只在核发证书的省份有效，因此在省与省之间的变更还需更换护士执业证书。2007年共受理2702名护士来浙江省执业的申请，对其中2602名符合要求的护士核发了浙江省的护士执业证书；共受理注销了312件浙江省护士申请到外省执业的申请。

同时，对2007年通过全国卫生技术资格护理专业的7443人核发了《中华人民共和国护士执业证书》。

（四）医师定期考核工作

在委托各单位承担医师定期考核的基础上，根据《关于对省级医疗卫生单位医师开展定期考核的通知》要求，对省级医疗卫生单位实行一般考核程序的医师进行了相关法律法规的考试，共有3300余名医师参加。

十一、其他

（一）西医医疗广告管理

2006年11月10日，国家工商行政管理局、卫生部联合下发了新修订的《医疗广告管理办法》，并于2007年1月1日起正式实施。新《办法》实施后，各级卫生行政部门严格按照规定进行审查，同时在工商部门的大力支持下，有效净化了浙江省医疗广告市场，维护了正常的医疗秩序，确保了医疗机构间的有效竞争。浙江省的西医医疗广告具体由浙江省医学会承担，2007年共审查了1621家医疗机构的医疗广告，其中，出具1256个《医疗广告审查证明》，并及时将审查通过的西医医疗广告在网上公布。根据浙江省工商局广告监测中心的报告，2007年医疗广告违法率较2006年明显下降，如2007年一季度共监测到违法医疗广告316条次，比2006年同期下降了1100条次；占总违法广告的6.95%，比2006年同期下降了11.78%。

（二）完成医疗机构校验工作

针对2006年医疗机构注册登记信息复核工作中存在的问题，浙江省卫生厅下发了《关于加强医疗机构校验管理工作的通知》，在全省范围内开展了医疗机构校验工作。全省重新核定医院名称824家，暂缓校验456家，清理诊疗科目547项，注销医疗机构401家，吊销医疗机构13家（还有二个地区未上交）。截至2007年底，全省共有29726家医疗机构（含村卫生室），728家医院，共有医院床位12.936万张。浙江省医疗机构信息已可在网上查询。

（三）积极推行医院院务公开工作

浙江省卫生厅下发了《浙江省医院院务公开的工作意见（试行）》，要求全省二级以上医疗机构实行医院院务公开，明确医院院务公开的内容、公开的形式，在2007年的医院管理年活动检查中，发现各地能认真落实，院务公开工作对构建和谐医患关系起到了积极作用。杭州市卫生局、浙江省人民医院、杭州市第一医院、嘉兴市第二医院被推荐为“院务公开示范点”候选取地区和候选医疗机构。

（四）完成医院评审工作

医院评审是浙江省卫生厅的重点工作任务，2007年，组织专家完成了缓评的3家专科医院的等级评审工作，截至2007年底，浙江省完成了第二周期医院等级评审工作。全省除嵊泗县未参加医院评审外，其他县、市（区除外）级医院均参加了等级评审，共有206家综合性医院和专科医院评定了等级，其中：三级甲等医院23家（综合性医院14家），占11.2%；三级乙等医院35家（综合性医院26家），占17%；二级甲等医院66家（综合性57家），占32%；二级乙等医院82家（综合性医院72家）占39.8%，医院等级分布基本合理。

（五）完善医疗美容项目主诊医师资格认定工作

浙江省卫生厅委托省医学会开展医疗美容主诊医师资格认定工作。成立了浙江省医疗美容主诊医师资格认定办公室；制定了工作程序和制度；建立了医疗美容主诊医师资格认定专家库；组织了47位资深专家编写完成80余万字的“浙江省医疗美容主诊医师培训教材”；对全省496名申请美容主诊医师人员进行了理论及专业知识的培训，采取了“考教分离”的方法进行理论考试；对全省通过理论考试、符合免试及换证条件的申报者共425人进行了评审。认定412名申请人取得医疗美容主诊医师资格，其中美容外科205人，美容牙科94人，美容皮肤科80人，美容中医科33人。

（六）招生征兵体检工作

2007年，全省共抽调2332名医务人员，组成91个体检组，分设86个体检站，完成了全省约35.5万名高考学生的体检任务。同时，全省共设体检站102个，组成体检组103个，共抽调医务人员2599人，及时对相关人员进行了征兵体检业务培训。2007年共完成了7.3762万名应征青年的征兵体检任务，终检合格率为52.48%，同时对所有参加征兵体检的青年开展了心理检测工作，其中有580名青年因心理检测不合格被淘汰。

（七）完成绿色医院评估工作

2007年全省有51家医疗机构积极上报材料申请绿色医院评审，经过认真审核、筛选，最后确定对43家医疗机构进行实地考评验收。10月底11月初，省卫生厅、省环保局组织医院管理、卫生监督、环境保护方面的专家分四组赴各地进行实地考评。专家组以《浙江省绿色医院考核标准（2007）》为依据，结合每家医院的创建计划，通过听取医院汇报、实地查看、查阅有关资料，对每家医院进行考核评分。经评审，有41家医院达到了绿色医院标准。

加强医疗废物管理集中专项整治，配合卫生监督部门共检查医疗机构12076家，对检查中发现问题的，依法及时加以纠正，共责令整改228家，对违法违规严重的予以行政处罚，共立案106起，罚款23.05万元。全省11市中，大部分市已建立医疗废物集中处置中心，并逐步走上正常运行轨道，但丽水、衢州尚在立项阶段，制约了医疗机构医疗废物的规范化管理。

（八）人体器官移植工作

根据《卫生部办公厅关于做好人体器官移植诊疗科目登记工作的通知》（卫办医发〔2007〕87号）文件要求，对第一批通过卫生部人体器官移植技术临床应用委员会审核的医院进行了2周的社会公示，对无异议的医院，按照有关规定，办理人体器官相应诊疗科目登记。

（九）规范临床检验项目

根据卫生部制定的《医疗机构临床检验项目目录》，下发了文件，要求全省各级各类医疗机构按照核定的诊疗科目和业务范围开展检验项目，并要求各级临床检验质量控制中心积极配合各市卫生行政部门要定期开展检查。

（十）完成双拥、学会、协会等有关工作

积极配合有关部门，完成双拥、学会、协会等相关的工作。

（十一）派遣省级医疗专家对省内特大突发公共事故进行现场医疗抢救和技术指导，派出10批次，共51名专家赶赴现场处置，抢救了急、危重患者共265名，如2007年3月30日永康西溪镇毒鼠强中毒，9月18日台风“韦帕”对台州、温州造成的人员伤害，10月29日上虞发生重大交通事故派出专家紧急会诊救治等。

（马伟杭　王　桢）

安徽省医政工作

一、医院管理年

（一）继续开展医院管理年活动

自2005年以来，卫生部连续三年开展“以病人为中心，以提高医疗质量为主题”的医院管理年活动。2007年，安徽省卫生厅制定医院管理年活动方案，将深入开展医院管理年活动与落实处方管理办法、打击虚假违法医疗广告以及优化执业环境、构建和谐医患关系、创建平安医院等相结合，探索医院管理的长效机制。通过医院管理年活动的开展，全省医疗机构门诊人次、住院人次、手术台次逐年上升，人均门诊费用、人均住院费用、平均住院日、药品收入占医院业务收入的比例、医疗事故发生次数逐年下降。

（二）整治虚假违法医疗广告

自2007年1月1日《医疗广告管理办法》实施以来，共受理、审批206件医疗广告审查证明，均按照卫生部要求，在卫生厅网站上开辟专栏予以公示。

为净化安徽省医疗广告市场，整治虚假违法医疗广告。2007年4月，安徽省卫生厅组织对全省各市进行两次专项督查，对违法违规发布医疗广告的82家医疗机构进行了严肃处理，其中公立医院13所，占15%。有9家医疗机构被吊销医疗广告证明，12家医疗机构被停业整顿，60家医疗机构被执业警告，1家医疗机构被责令改正。11月，根据省卫生监督所《第三季度医疗广告市场抽样监测报告》和群众投诉情况，重点对10个市医疗广告发布情况进行专项抽查，对违法违规发布医疗广告64家医疗机构进行严厉处罚，其中公立医院6家，占9.4%。有4家医疗机构被吊销诊疗科目，14家医疗机构被吊销医疗广告审查证明，27家医疗机构被停业整顿，36家医疗机构被执业警告。

（三）贯彻落实《处方管理办法》

2007年4月10日，组织省直各医疗机构医务处、药剂科负责人参加卫生部《处方管理办法》电视电话会议，并就贯彻落实《处方管理办法》提出具体要求。4月18日召开各市卫生局医政科长及省直医疗机构医务处主任会议，对贯彻落实卫生部《处方管理办法》进行了专项部署。组织专家分赴全省17个市开展《处方管理办法》、麻醉药品临床应用指导原则等相关知识培训，各市卫生局和省直医疗机构也组织了不同形式的培训。7月16日，制定并下发了《关于统一全省医疗机构处方格式的通知》。

2007年11月21—22日，抽取全省21所三级综合性医院7月31日和10月22日两天门诊全部西药处方，组织专家进行处方点评，并进行全省通报。抽检发现全省三级医院平均处方金额为88元，药品通用名使用率为87.2%，86%的医院处方格式符合规范，95%的医院使用专用处方。

（四）开展政务公开、院务公开工作

自2005年至今，安徽省卫生厅坚持每季度通过卫生厅网站发布三级医院和省直医疗服务机构的医疗服务信息，内容包括医院“质量”、“费用”、“效率”、“服务”和“单病种质量控制”、“医保类病人自费比例”等医疗服务信息；按照《关于全面实行医院院务公开工作的通知》要求，医院向社会公开医院资质信息、医疗服务价格和收费信息、便民服务措施、行业作风建设情况等十项内容，并在医院内部向职工公开医院重大决策事项、医院运营管理情况、人事管理情况等信息。

（五）组织医护人员进行岗位技术练兵

按照卫生部《医师定期考核管理办法》和《护士管理办法》规定，安徽省卫生厅出台了《安徽省医师定期考核实施细则》，将安徽省医护专业技术人员的考核与培训纳入制度化、常规化和规范化轨道。2007年，安徽省卫生厅先后组织举办了《医院感染管理办法》培训班、全省血液成分临床应用与进展培训班、全省二级以上医院药物不良反应监测与管理培训班等，尤其是全省范围的经逐级选拔的护士技能竞赛和全省“120”院前急救技能大赛取得圆满成功，掀起了全省医疗技术岗位新的练兵热潮。

二、实施“万名医师支援农村卫生工程”项目

继续实施“万名医师支援农村卫生工程”项目工作，派出20所省、市和部队三级医院对安徽省20个国家扶贫开发重点县医院（中医院）进行对口支援，不断提高受援医疗机构医疗救治能力、管理水平和影响力。根据20所支持医院的不完全统计，2007年共有175位副主任以上医师及高年资主治医师进驻受援医院，共接诊患者5万余人次，开展新技术新项目62个，开展手术2570例，疑难病案讨论2000余例，举办学术讲座355次，受教育人员15000余人次，同时中央财政安排安徽省“万名医师支持农村卫生工程”的209万元专项经费也全部落实到位。

三、依法做好医疗机构及人员准入工作

（一）加强医疗机构管理

举办二期全省医疗机构（人员）准入管理培训班，培训内容包括医疗机构准入、变更名称、增设科室、变更法人和医疗机构校验等方面。下发《关于进一步促进民营医疗机构发展的通知》。

（二）执业医师注册工作

开展全省医师执业注册督查指导工作，研究解决注册工作中发现的新情况、新问题，指导督促各地按照

《行政许可法》的要求，及时开展医师执业注册并完善注册管理工作。并按卫生部要求上报全省医师注册相关数据。

对厅直单位264名取得执业医师人员完成了首次注册，变更注册150人。完成了全省24名军队回地方的医师资格换证工作；完成了对全国各地122份来函要求医师资格查询，确认医师证书真伪、证书修改等经常性服务工作。

四、护理、医院感染管理工作

（一）推进全省医院临床护理队伍建设

2007年4月，按照《安徽省护理事业发展五年规划》要求，组织对全省42所医院护理工作进行检查调研，了解各医院临床专科及ICU的床位与护士配置情况、临时合同制护士的比例、待遇以及护理质量管理现状。

（二）组织护士岗位技能训练和竞赛活动

2007年6月，按照卫生部"关于在全国卫生系统开展护士岗位技能训练和竞赛活动的通知"要求，制定《安徽省开展护士岗位技能训练和竞赛活动实施方案》，委托省护理质量控制中心和省护理学会共同组织承办全省护士技能竞赛活动。活动中，共拟定了90余项技术操作的评分标准，与卫生部统一发布的50项护理技术操作项目考核要紧密融合，掀起了护士岗位训练和竞赛选拔的热潮。

（三）开展全省护士执业注册工作

2007年10月中旬，组织专家组到省行政服务中心卫生厅窗口集中审核办理全省护士执业注册。到11月底，各地护士执业注册工作已基本结束，据初步统计，全省护士首次注册6000余人，护士变更注册近200人。

（四）加强护理队伍建设，加速护理专业化进程

2006年以来，安徽省新增护士1.5万人，超过全国平均水平。开展专科护士培训工作，举办急诊急救、ICU和儿科ICU三个专科护士培训班，在急诊、重症监护专科领域培训护理骨干，共招收学员113人，这项工作在全国属率先。同时组织了对20余所医院临床重点专科的现场评审，重新认证了21个专科护士临床实践基地。

（五）贯彻落实《医院感染管理办法》

举办了两期《医院感染管理办法》培训班，全省17个市卫生行政部门和医疗机构的相关人员600余人参加了培训。2007年5月，出台了《安徽省实施<医院感染管理办法>细则》。安徽省卫生厅于2007年10月底组织5个督查组，对全省10个市卫生局和40所医院进行医院感染专项督查。督查内容包括医疗废物管理，医院感染组织建制情况，重点易感区域如手术室、ICU、供应室、新生儿室的管理现状；被查40所医院覆盖全部省级医院、部分市、县、乡镇卫生院等。

（六）开展医疗废物管理检查

由安徽省卫生厅、省人大常委会教科文卫工委和城建环资委组成检查组分赴合肥、六安、马鞍山、铜陵四市对医疗废物集中处置管理的工作情况，医疗机构制定和执行医疗废物处置、管理、污染防治和应急处理管理制度的情况，以及城市社区和农村医疗机构医疗废物处置的情况进行实地检查，并对存在问题，认真组织整改，并下发了《切实加强全省医疗废物污染防治工作的通知》。安徽省卫生厅还联合省环保局举办全省医疗废物管理培训班，来自全省院感科一线共200余人参加了培训。

（七）继续贯彻落实卫生部《内镜清洗消毒技术操作规范》，组织专家对全省14所医院新申报的29条内镜进行了验收，以次规范内镜清洗消毒技术管理。

五、血液管理工作

（一）无偿献血工作再上新台阶。

2007年，安徽省临床用血实现100%来自无偿献血。6月14日，安徽省卫生厅联合省红十字会、省军区后勤部等部门隆重举行了第四个"世界献血者日"庆祝活动。10月10日，血液管理中心与安徽省人民广播电台新闻综合台联合主办的"无偿献血、无尚光荣"宣传活动正式启动。为纪念《献血法》颁布十周年，11月下旬开始制作无偿献血公益广告短片，安徽省血液安全管理工作专题片和安徽省血液安全工作画册。

（二）继续贯彻落实"一个办法三个规范"

1. 组织开展质量安全年活动。2007年3月开始，全省各级各类采供血机构和二级以上综合性医院开展了"依法执业、规范执业"为主题的"血液质量安全年"活动。

2. 制订下发采供血机构技术审查标准。制定了《关于印发<安徽省血站质量管理规范技术审查标准>、<安徽省血站实验室质量管理规范技术审查标准>和<安徽省单采血浆站质量管理规范技术审查标准>的通知》（卫办医〔2007〕29号），统一全省采供血机构技术审查方法和标准。

3. 组织对采供血机构技术审查。2007年5月以来，全省11所单采血浆站全部通过了省专家组的技术审查，同时，对8所市中心血站进行了技术审查。

（三）血液安全监管

1. 组织开展单采血浆站暗访工作。2007年初至8月，血液管理中心联合厅卫生监督所对全省11所单采血浆站进行了第一轮次的突击暗访检查，重点检查单采血浆站是否存在跨区采浆、超量采浆、频繁采浆和采集冒名顶替血浆等违法违规行为。对检查中发现的问题现场给予整改通知，对违法违规行为依法进行了严肃处理。

2. 开展无偿献血专项督查。2007年5月下旬，分两组对合肥、池州等8市无偿献血工作进行了专项督查，重点检查了自愿无偿献血招募、献血服务规范等6个方面内容，对检查中发现的问题及时下发了整改通知书，并责成相关市卫生局进行严肃查处，追究有关责任人责任。

3. 开展打击非法采供血专项整治活动。根据卫生

部、公安部、监察部和国家食品药品监督管理局《2007年全国非法采供血专项整治工作实施方案》(卫监督发〔2007〕178号)和全国打击非法行医和非法采供血专项整治工作电视电话会议精神，印发了《2007年全省非法采供血专项整治工作实施方案》，成立了由卫生、公安、监察和药监四部门负责同志参加的专项领导小组。

4. 接待卫生部等部门调研、督导。2007年3月中旬，卫生部单采血浆站调研组对寿县单采浆站、毛集单采浆站、灵璧单采浆站、濉溪单采浆站和天长市中心血库进行了调研。9月上中旬，卫生部采供血机构质量管理规范督导检查组，对安徽省滁州市中心血站、六安市中心血站、舒城县单采血浆站和合肥市中心血站贯彻“一个办法三个规范”情况进行了督导检查。9月中下旬，国家审计总署和卫生部艾滋病咨询专家委员会专家组对安徽省采供血机构财务工作情况和部分中心血站艾滋病实验室艾滋病筛查检测情况进行了调研指导。

5. 严肃查处违法采供血行为。根据单采血浆站暗访、无偿献血专项检查以及日常监督检查中发现的南陵县五所单采血浆站存在频采、冒采等违法违规行为以及对供浆员管理比较混乱等情况，给予停采整改处罚，并根据违法违规情节，分别给予了行政罚款处罚，共罚款44.3万元。

(四) 推进血液安全监管长效机制建设

1.2007年2月和7月分别召开采供血机构站长例会，宣传、沟通血液管理政策信息，交流无偿献血和血液安全管理经验。

2. 建设完成全省血液管理信息系统。2007年4月20日，全省血液管理信息系统通过专家组的评审验收，实现了全省血液资源共享，适时远程监控；并实行全省范围内血液调剂网上审批制度。卫生部、江西、江苏、黑龙江等先后派员来安徽省考察学习。

3. 实施跨区域采供血业务工作。按照卫生部《采供血机构设置规划指导原则》精神，在充分调研和论证的前提下，批准滁州市中心血站撤销凤阳县采血点，并将该县采供血业务交由蚌埠市承担，开创了行政区划限制实行跨行政区域开展采供血业务的先河。

4. 完成全省采供血机构人员岗位培训考核工作。2007年卫生部全国采供血机构岗位培训考核工作首次实行网上在线考试，安徽省共有302名人员报名参加考试。

(五) 组织血液安全管理培训

2007年先后组织举办了全省采供血机构内审员培训班、安徽省血液管理信息系统管理员培训班、全省采供血监督管理培训班、全省第三期无偿献血招募培训班、全省第三期采供血机构质量管理培训班和全省血液成分临床应用与进展培训班，受训人员达700人，分别从不同方面对血液安全工作进行有针对性的技术培训。

六、医疗应急救援工作

多次派出省级医疗检验专家参与突发事件的医疗救治和指导工作。一是石台一起车祸事故伤员的医疗救援，共救治15名伤者。二是灵璧一起车祸事故伤员的医疗救援，派出蚌医附院3名专家成功救治1名重伤者。三是阜阳市昊源化工有限公司液氨泄漏中毒患者的医疗救援，成功救治32名氨气吸入性中毒患者。四是从省立医院、安医附院、蚌医附院抽调专家对蚌埠一起人禽流感病人进行医疗救援。五是从省立医院派出神经外科、胸外科、骨科专家参与指导天长市龙卷风灾害108名伤员的紧急救援工作，经省、市、县医护人员的共同努力，伤员全部治愈出院。六是分两批派出省级医疗救援小分队共8支，投入淮河抗洪救灾医疗卫生工作。

七、专项工作

(一) 全省医师资格考试考务管理工作

1. 严格医师资格考试审核。在县、市对报名考生资格审核把关的基础上，省医考办抽调10名工作人员，连续工作28天，对全省35900名考生进行复审。经过严格审核，确认239份毕业证书为假证，有近千名考生未能通过复审。

2. 在全省18个考点41个考试基地分别组织了临床、口腔、公共卫生和中医等六个类别的实践技能考试，27690名考生通过实践技能考试，取得综合笔试资格；实践技能考试总合格率为80.3%，共派出10支巡考组对41个实践技能考试基地进行巡考督查，协助各市卫生局及实践技能考试基地开展考试监督管理。

3.2007年9月22—23日，组织了医师资格考试综合笔试工作。安徽省卫生厅组派了24个巡考小组赴各考点巡考，协助各市卫生局开展考试监督管理。

4. 在接到卫生部关于推迟进行临床和口腔执业医师综合笔试的通知后，省考区办、省巡考组和各考点通力合作顺利地完成了推迟考试考生的安抚和疏散等工作，未对正常进行的考试产生影响。并按卫生部要求布置了试卷封存、安全保密等工作。

5.2007年11月17—18日临床和口腔执业医师考试综合笔试重新开考，安徽省卫生厅分别组织召开了2007年临床和口腔执业医师综合笔试考务会和省巡考组组长工作会，周密布置了考务工作，加大巡考力度，确保本次考试万无一失。

6. 严格考风考纪。在2007年二次的综合笔试中共查出违规考生268人，其中替考157人，手机作弊26人，无线耳机作弊14人，使用手表为通信作弊工具的11人，其他违规考生50人。

(二) 完成2007年冬季全省征兵工作

全省共成立了由各级卫生行政部门组成的116个体检组和各级医疗机构组成的102个体检站，按照《应征公民体格检查标准》的要求，圆满完成了全省76257名应征青年征兵体检工作任务，向部队输送了31500名合格兵员。

(三) 配合省残联、省民政厅做好残疾人康复和防盲工作

1. 组织实施安徽省第2-3期“彭年光明行动”的

手术工作。抽调安徽省眼科专家成立了2个专家手术组，在阜阳、亳州、蚌埠、六安，共为5660名贫困白内障患者免费实施了复明手术。

2. 协助省民政厅对福利院残疾孤儿实施手术矫治和康复的“明天计划”。

3. 根据卫生部、民政部通知要求，完成了第二批安徽省132名原8023部队退役军人放射损伤残情医学鉴定工作。

4. 按照“视中”项目内容，全省完成了33107例白内障复明手术，和防盲知识宣传工作；组织对全省二级综合医院164名眼科技术骨干进行“小切口白内障手术眼科医生继续教育培训”；各市按要求对1379个建制乡镇卫生技术人员进行了眼科专业技术培训。

5. 配合国际慈善组织“爱德基金会”在安徽省东至县进行防盲、治盲工作，培训了县医院及乡镇卫生院的眼科医护人员共计125人，实施手术300人，使他们掌握了先进的小切口白内障晶体植入手术，并留下一套眼科器械供其今后使用。

6. 配合省残联开展全国第八次爱耳日宣传教育活动。

7. 根据卫生部、财政部《关于印发2006年中央补助安徽省公共卫生专项资金儿童先天性残疾和白内障患者复明救治项目实施方案的通知》的要求，共对安徽省19个国家级贫困县（区）的2331例贫困患者开展了救治手术。

（四）完成了年度“三下乡”和卫生扶贫工作

1. 在省委宣传部的牵头下，做好元旦、春节期间集中性的“三下乡”活动；指导全省医疗卫生单位，组织专业技术人员定期或不定期下乡开展义诊和健康教育活动，组织开展常年卫生下乡活动。

2. 组织安徽34家医院参与中国扶贫基金会“天使工程”。组织了25人到解放军301医院进行进修学习。

3. 组织卫生扶贫活动。对霍山县大化坪镇乡镇卫生院和宿州市埇桥区西寺坡镇卫生院进行了帮扶；对六安市金安区、休宁县、霍山县5所乡镇卫生院进行了卫生扶贫，对霍山县15户计划生育家庭进行了资金帮扶。

（五）按照卫生部国家医学考试中心要求和部署，圆满完成了全国水利工程造价和水利工程建设监理工程师资格考试安徽考点的考务工作。

（李劲风　费勤福）

福建省医政工作

一、深入开展医院管理年活动

2007年3月29日，卫生部召开2007年全国医院管理年工作暨医政工作电视电话会议，福建省卫生厅组织福建省9个设区市卫生行政部门和各级各类医疗机构相关人员共600余人收看了电视电话会议。5月18日，召开2007年全省医院管理年、医政暨护理工作会议，通报了福建省2006年医院管理年督查情况，部署福建省2007年医院管理年工作。同月，依据卫生部、国家中医药管理局《2007年医院管理年活动方案》和《福建省医院评价和评审办法（试行）》，制订了《二〇〇七年福建省医院评价标准》，印发各地执行。

针对2006年医院管理年督导中发现的二级医院管理年活动普遍开展滞后的问题，2007年7月3—15日，组织抽调138名专家和管理人员组成10个督导组对全省21所医院（其中3所三级专科医院，18所二级综合医院）进行督导检查。整个督导结束后，省卫生厅将21所医院督导中发现的问题，分别书面通知各所医院整改，并将取得的主要成效和存在问题在全省卫生系统内通报。

2007年9月，医院管理年活动督导组对福建省开展医院管理年活动进行了督导，听取了福建省卫生厅关于开展管理年活动的情况汇报，并督查了省立医院、福建医科大学附属第一医院和协和医院等3所。

二、开展医院评审，建立医院管理长效机制

2007年上半年，福建省启动新一周期的医院评审工作，根据《福建省医院评价和评审办法（试行）》和《福建省三级综合医院评审实施方案》要求，对全省申报三级综合医院评审的20所医院进行了现场考核。每次评审组织专家20余人次，分医院管理、医疗、护理、院感、医技、财务、后勤等7个评审小组，通过听取医院工作汇报、查阅资料、实地检查、技能考核、法律法规和相关知识的测试等方式进行考核。经省医院评价和评审领导小组审定，福建省立医院等10所医院被评为三级甲等综合医院，厦门市第二医院等5所医院为三级乙等综合医院，另有5所医院未通过评审。

2007年8月，安徽省卫生厅制定下发《福建省三级肿瘤专科医院的评审实施方案》，并组织完成对福建省肿瘤医院的现场考核，经省医院评价和评审领导小组审定，省肿瘤医院为三级甲等肿瘤专科医院。此外，经过广泛征求意见，并经在长乐市医院和清流县医院2所二级医院现场试评的基础上，制定下发了《福建省二级综合医院评审实施方案》。一级医院和其他专科医院评审方案也在积极调研和修改中。

三、认真应对福建省突发公共卫生事件，组织开展医疗救治工作

1.2007年2月24日，建瓯市发现一名不明原因肺炎患者，经国家疾病预防控制中心确认为人感染高致病性禽流感病例。该患者是我国人感染高致病禽流感病例中抢救时间最长，病情最重的一个病例。在救治的三个多月期间，福建省卫生厅先后派遣安徽省专家十余批，约40多人次至建瓯市指导医疗救治工作，组织36场远程医疗会诊，20多名专家参与会诊，指导建瓯市医院救治患者。经过各级医务工作人员积极救治和精心护理下，5月26日，患者基本康复出院。

2.2007年10月21日，莆田某企业发生特大火灾事故。厅领导连夜赶到现场指挥20多名烧伤病员的抢救，先后派出烧伤和心理学等专家到莆田指导当地医院进行医疗救治和伤者的心理疏导工作。

3.2007年10月初，莆田发现登革热病人，福建省卫生厅派出福州市传染病院专家到当地指导医疗救治工作，切断传播途径，未出现疫情扩大现象。

4.2007年10月29日，福清市某食品有限公司发生群体性食物中毒事件，福建省卫生厅派出省急救中心及附一医院专家前往参与指导抢救工作。

5.2007年12月初，三明市尤溪县检出14岁以下儿童血铅增高224名，福建省卫生厅高度重视，立即派出省妇幼保健院专家到当地指导制定铅中毒救治方案和具体救治工作。

四、加强医疗服务质量管理，规范医疗执业行为

1. 修订《福建省医疗机构基本标准》。一年多来，先后在6个设区市进行了实地调研，召开多场专题讨论会，对福建省各级各类的医疗机构标准进行了修订。

2. 开展医疗机构设置审批专项检查。2007年10月，会同厅法监处、监察室组织开展了对全省各设区市医疗机构设置审批、执业登记进行了专项检查。检查后，对在检查中发现的问题逐一进行梳理，提出了整改意见，要求限期整改。

3. 进一步发挥11个省级医疗质控中心和省临床检验中心的作用，强化医疗质量监管。2007年1月26日福建省卫生厅召开全省医疗质量控制工作会议，通报2006年度质控工作情况，部署了2007年质控中心的工作任务。省急诊质控中心组织专家分批对全省县级以上综合医院的急诊急救专业现状进行调研，针对现状制定质控措施。省重症监护质控制中心组织专家对五个设区三级综合医院的重症监护质控情况进行检查；省肿瘤放射治疗质控中心对2006年检查问题较多的医疗机构进

行跟踪检查。此外，省病案、超声、高压氧、病理、放射诊断、血液透析、重症监护等质控中心均举办全省性的专业质量控制培训班。省临床检验中心对全省血站进行了两次的血液质量抽检，未发现不合格血液，完成了对全省二级以上医院临床检验室间质控检查。

4. 依法做好人体器官移植和非血缘造血干细胞移植技术临床应用等临床诊疗技术的准入管理。2007 年 5 月，依据《卫生部办公厅关于做好人体器官移植诊疗科目登记工作的通知》，福建省卫生厅在福建卫生信息网和全省各大媒体公示了福建省第一批通过卫生部批准，允许开展人体器官移植的医院和指定开展人体器官移植技术的医院。在公示期满后，福建省卫生厅未接到任何举报或投诉情况下，完成了器官移植技术的诊疗项目登记。10月底至 11 月初，根据《卫生部关于印发〈非血缘造血干细胞移植技术管理规范〉和〈非血缘造血干细胞采集技术管理规范〉的通知》要求，组织专家对福建医科大学附属协和、第一医院，省肿瘤医院，厦门大学附属中山医院进行了造血干细胞移植技术、采集技术临床应用能力评价。

5. 拟定《福建省医疗机构基本用药目录（西药)》。2007 年 8 月起，开始着手制定《福建省医疗机构基本用药目录（西药)》。在收集全省 34 家三级医疗机构（含中医院、专科医院）正在使用 2 万多种药品的基础上，参考 1998 年版《国家基本用药（西药目录)》、2004 年版《国家基本医疗保险和工伤保险药品目录》、2006 年卫生部社区医疗机构用药目录参考等，组织省属医院药剂科专家进行了药品论证，遵循安全、有效、必需、价廉的原则，拟定《福建省医疗机构基本药物目录（西药)》（征求意见稿)，包括 931 种药品。在此基础上，组织了多场讨论会，并在全省范围内征求意见，最后经 70 多位临床、药剂专家讨论、投票表决，确定了基本药物的品种，《福建省医疗机构基本药物目录（西药 2007 年版)》已在办文之中。

6. 贯彻落实处方管理办法。2007 年 2 月卫生部下发新的《处方管理办法》。福建省卫生厅转发了新《处方管理办法》，并统一了全省医疗机构的处方格式。福建省组织全省二级以上医院医务科和药剂科等相关科室人员近 200 人参加了卫生部《处方管理办法》电视电话培训会议，并多次请卫生部医政司有关领导到福建省讲解《处方管理办法》，为临床医务人员答疑解惑。7 月，结合医院管理年活动，福建省卫生厅还组织专家对全省 21 家二、三级医疗机构《处方管理办法》执行情况进行检查，对检查中出现的问题在全省卫生系统进行了通报。

五、贯彻落实“一法两规”，加强血液管理

2007 年，在各级卫生行政部门和血站的共同努力下，福建省临床用血继续实现 100%来自自愿无偿献血，未发生血液安全事件。

2007 年 5 月，召开全省血液工作会议，回顾和总结近 3 年来福建省血液管理工作，传达了 2006 年全国血液管理工作会议精神和 2007 年全国打击非法行医专项行动和非法采供血专项整治工作电视电话会议精神，部署了福建省 2007 年血液工作。

2007 年 6 月 14 日召开了 2004—2005 年度全省无偿献血表彰会，对在 2004—2005 年度无偿献血工作中作出突出贡献的市县、单位和个人进行了表彰，并举办了纪念第四个献血者日活动。

2007 年 8 月，福建省卫生厅对原先的无偿献血报销管理办法进行了修订，并印发《福建省无偿献血报销管理办法（试行)》。

2007 年 8 月 22—27 日，卫生部 2007 年血站质量管理规范督导组一行 10 人对福建省血液中心、厦门、泉州中心血站进行了血站质量管理工作检查督导。

2007 年 10 月 21 日，根据卫生部国家医学考试中心统一安排，顺利组织实施全省采供血机构从业人员岗位计算机考核，全省采供血机构 87 人参加了考试。

2007 年 12 月上旬，在福州召开全省血液工作研讨会。会上就福建省 2008—2010 年采供血机构设置规划，血液储存配送管理办法，以及福建省 2008 年血液工作进行了讨论。同月，委托省血液中心就临床输血工作进行调研，以进一步促进和提高福建省临床输血技术水平。

六、贯彻《中国护理事业发展规划纲要》，加强护理队伍建设

2007 年 5 月 18 日，福建省卫生厅召开全省护理工作会议。会议总结了近 10 年来福建省护理工作进展，分析了当前福建省护理工作面临着主要问题，部署了下一阶段福建省护理工作。

2007 年 6 月，卫生部在全国卫生系统开展护士岗位技能训练和竞赛活动。按照卫生部的部署，福建省卫生厅在全省范围内积极开展了“三基三严”岗位练兵活动，并于 8 月开展了全省护士技能竞赛，各地市随后也纷纷开展了护士技能竞赛活动。

2007 年 9 月，卫生部医院管理年督导组暨护士技能考核小组对福建省开展护士岗位技能竞赛活动组织的情况及效果进行了考核。福建省立医院护士技能考核成绩在全国 100 所三级综合医院护士技能训练和竞赛活动中排名第 20 位。

七、加强医疗广告监管

2007 年，按照新《医疗广告管理办法》的有关规定，福建省卫生厅制定“医疗广告审查申请流程表”、“医疗广告审查受理通知书”、“医疗广告审查申请须知”，规范了福建省医疗广告审查出证工作等。2007 年，福建省卫生厅共受理医疗广告申请 279 件，经审查合格，出具《医疗广告审查证明》271 件，全部抄送省级工商行政部门和设区市、县级卫生行政部门和工商行政部门，并在福建省卫生厅网站（福建卫生信息网）予以公示；查处违规发布医疗广告 142 件，移送工商行政部门 32 次，给予违规记分医疗机构 47 所；并对福州恒康

门诊部等4家违规发布医疗广告的医院，给予了撤销《医疗广告证明》文号，一年内不受理该医疗机构的医疗广告申请的处理。2007年以来，还多次对部分发布违规医疗广告的医疗机构的负责人进行谈话，责令其改正，并要求他们写出整改措施等。

八、顺利组织完成福建省医师执业考试工作

2007年，按照医师执业考试的有关要求，福建省卫生厅积极做好网上报名，资格审核工作，全省11978名考生通过了资格审核并参加了实践技能考试。9月21日，由于临床执业医师和口腔执业医师两个类别的考试试题外流，卫生部决定推迟临床执业医师和口腔执业医师考试，全省有4670名考生不能按时考试，包括19名台湾考生。福建省卫生厅认真应对突发事件，通过各种渠道发布推迟两个类别考试的通知。在卫生部明确临床执业医师和口腔执业医师二次考试时间后，福建省卫生厅要求各考点重新核发准考证，确保每一位考生获取考试信息，并召开全省医师资格考试考务工作会议，进一步具体部署考务工作。11月17—18日，临床、口腔类别4625名考生按时参加了考试，考试工作顺利结束。

九、其他工作

1. 组织完成“2007年全省临床医师、护士技能竞赛”。全省27家医院（其中20家三级综合医院，3家三级中医医院，4家专科医院），196名医师和护士参加了比赛。最后，龙岩市第一医院和南平市第一医院分获医师团体和护士团体一等奖。

2. 筹建福建省“12320”公共卫生公益电话开通工作。2007年11月，根据卫生部关于做好“12320”全国公共卫生公益电话健康热线的通知要求，福建省卫生厅召开厅长办公会对“12320”电话建设工作做了专题研究部署，成立省“12320”工作领导小组，授权省医院管理协会建设省“12320”呼叫中心。省医院管理协会组织相关人员到北京、上海等地的“12320”呼叫中心参观考察。

3.2007年，与省医院管理协会举办了3期“医院管理论坛”，论坛主题包含开展医院管理年活动、加强医院管理、提高医疗质量、卫生新闻传播与媒体关系等，邀请卫生部领导和全国知名医院管理专家到会演讲。每次参加论坛人员有各级卫生行政部门人员和全省二级以上医院院长及医院管理人员。还会同省医院管理协会在福建省9个设区市先后举办“加强医患沟通，防患医疗纠纷”的专题报告，邀请全国知名专家到会讲座。还承办中国医院管理协会医疗质量管理专业委员会召开的全国医疗质量管理学术年会，来自全国的医院管理者140余人参加了会议。

4.2007年6月28日，组织召开了“首届华东六省一市医政工作研讨会”。研讨会上，9个省市的医政工作者交流了近年医政工作经验，探讨了当前医政工作面临的困难与挑战，并就如何进一步加强和改进医政工作进行了研讨。

5. 继续做好卫生下乡活动，组织全省医疗机构通过义诊、捐赠、对口帮扶等多种形式开展卫生下乡活动。2007年组织1284支医疗队，医务人员13322人次下乡送医送药，诊治病人数达421324人次。对口支援卫生院656个，捐赠医疗设备、药品、资金及其他财务等约7412.57万元，培训农村医务人员38386人次。

6. 继续做好“视觉第一中国行动”、“牙防”、“国防动员”，配合省残联做好残疾人康复，组织好全省征兵体检、高招体检，参与省级工伤鉴定等。2007年，按照卫生部“视觉中国第一行动”二期项目建设要求，省防盲治盲基地对全省社区医疗机构和卫生院眼科管理50人和卫生技术人员30人进行培训，并完成对全省眼科医疗机构现状问卷调查。组织医务人员2320余人次，完成全省征兵体检50523人。参与工伤鉴定19次。

7.2007年，共接待医疗纠纷上访134人次，处理信访或转办信访件221件次。此外还接待大量的口腔医务人员和要求报名参加执业医师考试的毕业生等人员上访。

（陈秋立　朱发进）

江西省医政工作

一、加强管理，进一步提高医疗服务质量

（一）在新的起点上，继续深入开展“医院管理年”活动

根据卫生部的安排和部署，在总结前三年活动的基础上，江西省卫生厅认真组织开展了2007年“医院管理年”活动，及时召开了2007年“医院管理年”活动动员大会，下发了活动方案，提出了明确的工作目标，制定了督查标准，在全省开展了“医院管理年”活动的四次督查。全省各级卫生行政部门按照分级管理原则，分别对辖区内医疗机构开展“医院管理年”情况进行了督查。同时，加强了经验交流和信息沟通，编发《“医院管理年”活动工作简报》16期。2007年1—10月与2006年同期相比，省属11所医院的门诊人数3837796人次，增加8.58%；医院出院人数195434人次，增加9.7%；手术人数65200人次，增加11.25%；平均住院日12.32天，下降了0.8%。

（二）完善细化措施，努力缓解群众看病难、看病贵问题

江西省卫生厅一年一项新举措，从2005年制定的《关于解决群众看病难、看病贵问题的若干措施》，到2006年推出的《关于医疗机构强化落实解决群众看病难、看病贵问题若干措施的十三条要求》、《关于进一步提高医疗质量的若干意见的通知》。在认真总结已往做法、经验的基础上，江西省卫生厅2007年又出台了《关于加强公立医院行风建设的若干措施》、《江西省医疗机构临床检查结果互认制度（试行）》等规定，从群众最急需、最盼望、最广泛受益的事情入手，新推出了一系列措施，为群众多办实事、办好事。各地、各单位认真落实临床合理用药、高额诊疗项目告知报审、出院病人随访、辅助检查互认、单病种限价、医疗服务信息公示、药品和高值医用材料招标采购、发放医患联系卡、实行院长接待日、推行弹性工作制、“三免四减半”和急救病人“三先一后”等具体措施。2007年1—8月，全省综合医院门诊和住院病人人均费用较2006年同期分别下降了11.30元、78.33元，明显低于2006年全国平均数。

（三）有机结合推进，积极开展民主评议政风行风活动

2007年6—9月，省政府在45个省直主管部门及其所属地方行政单位和12个服务行业窗口单位广泛开展了民主评议政风行风评议活动。江西省卫生厅把开展民主评议政风行风活动作为深化“医院管理年”活动的重要举措，与“医院管理年”活动有机结合起来，采取“统一部署、分级实施，条块结合、上下联动，分类指导、成果共享”的办法，组织市、县卫生行政部门和1800多所公立医院开展了民主评议政风行风活动。民主评议工作期间，全省卫生系统共走访管理相对人5000余户、服务对象67986人，发放征求意见表40707份、收集群众意见和建议16099条，深入整改和解决问题7149件。及时推出了30条加强卫生行政机关政风建设措施和30条加强公立医院行风建设措施。11月23日，省政府召开了全省民主评议政风行风总结表彰电视电话会议，江西省卫生厅目标考核成绩名列前10名，受到省政府的表彰。

（四）强化培训考核，开展临床技能培训和大比武活动

江西省卫生厅从2007年6月底开始在全省组织开展临床技能培训和大比武活动。制定下发了《江西省临床技能培训和大比武活动实施方案》，培训对象为全省县及县以上医院所有医务人员；活动共分筹划部署阶段、学习训练阶段和比武考核阶段。按照“全员参与、立足岗位、注重实效”的工作原则，确定了医师和护士重点学习训练的30项基本技能和常用操作技术。12月20—23日在全省25家三级医院中随机抽取医生和护士各150名在省城南昌集中开展临床技能大比武竞赛。其他医疗机构的竞赛活动由各设区市卫生局负责组织实施。2007年7—12月全省培训医护人员83592人次；考核医护人员7828人次。

（五）推行院务公开，完善医疗服务信息公示和通报制度

江西省各级医院按照既方便群众看病就医、又便于群众监督的原则，围绕群众关心的热点问题，突出院务公开的四个重点：针对群众关注的乱收费问题，公开医疗服务收费信息，实行医疗费用清单制和查询制；针对群众关注的医药费用高问题，公开医疗服务价格信息；针对医患之间信息不对称问题，公开医疗服务信息；针对群众反映强烈的收受红包、开单提成等问题，公开行业作风建设情况。九江市卫生局、南昌大学第一附属医院、九江市人民医院和赣州市人民医院分别被推荐为全国院务公开示范地区（医院）候选医疗机构。江西省卫生厅重新修订了《江西省医疗服务信息公示管理办法》，建立医疗费用排序公示制度，分季度对全省三级综合医院（含中医院）进行网上公布。

（六）优化医疗环境，构建和谐健康的医患关系

根据卫生部的部署和要求，扎实推进医疗机构治安综合治理工作，切实解决医疗机构执业环境面临的突出问题，全省各级卫生行政部门、各级各类医疗机构把开展“平安医院”创建活动作为2007年卫生工作和“医院管理年”活动的一项重要工作来抓。江西省卫生厅会同综治、宣传、公安等有关部门制定了《关于开展平安

医院创建活动的实施意见》，明确了总体目标，提出了主要任务，进一步健全体系，突出重点，全面推进医疗机构治安综合治理工作。江西省卫生厅与省公安厅联合印发了《关于维护医疗机构正常医疗秩序的通告》，严禁以医疗纠纷或事故为借口在医疗机构闹事，对有在医疗机构内摆灵堂、围堵大门等 12 种行为的人员将给予治安处罚，情节严重的依法追究刑事责任；制定下发了《关于在全省医疗机构开展“防范纠纷、从我做起”主题实践活动的通知》，从 2007 年 5 月开始，集中 5 个月时间，在全省各级各类医疗机构广泛开展了“防范纠纷、从我做起”主题实践活动。自活动开展以来，比 2006年同期相比，全省各级医疗机构共举行培训活动 640 次，增长 42.86%；发生医疗纠纷 816 起，减少幅度为 8.33%，医疗事故 66 起，减少幅度为 4.5%。

（七）加强护理管理，进一步提高护理工作水平

一是认真做好护士资格准入工作，严格把好护士“注册关”，2007 年办理护士首次注册 6000 余人，出省变更注册 538 人，入省变更注册 256 人，出省变更较 2006年的 650 人减少 112 人，入省变更增加 237 人。二是强化护理人员的培训，大力开展护士分级培训，举办了两期全省二级以上护理管理人员培训班，参加培训人员 616 人。三是印发了《江西省护理工作质量标准》。四是开展护士岗位技能训练及大练兵活动。转发了全国卫生系统开展护士岗位技能训练竞赛活动系列文件，印发了《江西省临床技能培训和大比武活动实施方案》，将江西省临床技能培训和大比武活动与全国护士岗位技能训练和竞赛活动有机结合，取得良好效果。五是开展形式多样的爱岗敬业活动，组织了“5.12”国际护士节的科普知识咨询活动，表彰全省“优秀护士”98 人，颁发护龄三十年“荣誉证书”“荣誉证章”1996 名。六是江西省护理工作在全国医政工作会议上作了题为“以贯彻落实《中国护理事业发展规划纲要》为契机，全面推进江西省护理事业健康发展”大会交流。

（八）建立长效机制，积极筹备第二周期医院评审

结合江西省工作实际，创新性地开展医院评审工作。江西省卫生厅组织专家制定了《江西省医院评审标准》（二级、三级综合医院），内容涵盖了医院行政管理、医疗质量管理、医疗安全、医疗服务、医疗绩效、医教科研、技术水平等七个方面。2007 年 12 月下旬开展了试点医院预评审工作。为加强组织管理，江西省卫生厅成立了江西省医院等级评审领导小组，制定了《江西省医院等级评审管理办法》，组建了江西省医院评审候选专家库。

二、加强监管，严格医疗服务要素准入

（一）严格医疗机构准入管理

一是按照《医疗机构管理条例》、《江西省医疗机构名称核准意见》等规定，严格按程序设置审批医疗机构。二是强化医疗机构登记注册信息更新。培训各级卫生行政部门及有关医疗机构软件使用人员 140 人；制定下发了《关于加强医疗机构审批和登记注册信息清理、上报工作的通知》等配套文件，进一步明确了备案审核制度、医疗机构校验期及许可证有效期等问题；要求各设区市卫生局每季度定期更新并上报医疗机构登记注册信息，各地已清理上报注册信息四次，全省医疗机构统计数据已由 2006 年的 10670 个，增加到 35353 个。三是加强医疗机构校验管理。江西省卫生厅草拟了《江西省医疗机构校验管理暂行办法》，将《江西省医疗机构违规执业记分管理办法（暂行）》与医疗机构的校验工作结合起来，进一步规范医疗机构校验工作，强化对医疗机构的日常监管，促使医疗机构依法行医，规范执业。

（二）严格专业技术人员准入管理

一是基本完成全省美容主诊医师首批认定工作，已初步认定符合条件的 171 名美容主诊医师在江西卫生报和卫生厅网站上进行了公示。二是批准了美国“微笑联盟”、美国中国儿童基金会等外籍医师在赣短期行医。三是根据卫生部《医师定期考核管理办法》，开展了医师定期考核管理工作。

（三）严格重大医疗技术准入管理

一是认真开展人体器官移植技术执业资格初审工作。经卫生部审定，江西省指定了江西省人民医院和南昌大学第一附属医院为肝脏、肾脏移植医院在向社会公示无异议后，办理了人体器官移植诊疗科目登记。对未经审核登记的医疗机构，严禁擅自开展器官移植技术。二是积极做好心血管疾病介入诊疗技术临床应用准入工作。根据卫生部《心血管疾病介入诊疗技术管理规范》的要求，及时组织专家对已开展或拟开展心血管疾病介入诊疗技术的医疗机构进行了执业资格初审工作。三是对开展非血缘造血干细胞移植技术和采集技术以及肢体延长术的医疗机构实行了准入管理。

（四）加强医疗广告监管

一是切实做好医疗广告的审查出证工作。2007 年全省共受理 118 份医疗广告申请，批准了 99 个医疗广告，分别抄送省工商局、有关卫生行政部门备案。二是加强违法医疗广告的巡查和查处。坚持定期巡查与突击检查相结合，自查与交叉检查相结合的原则，在全省范围内开展整治违法医疗广告专项执法行动，检查 3977 家次医疗机构，对 300 家发布违法医疗广告的医疗机构给予不同层次的行政处罚，移送工商处理的 23 件。其中给予警告处罚 269 家，责令停业整顿的 28 家，吊销诊疗科目 3 家。三是加强对医疗咨讯类节目的管理，草拟了《江西省医疗咨讯类节目管理规定》，严防医疗机构利用医疗咨讯类节目变相发布非法医疗广告。

三、强化措施，切实推动城市医院支援农村卫生工作

江西省卫生厅相继出台了《卫生下乡工作方案》、《卫生下乡绩效考核标准》、《“万名医师支援农村卫生工程”项目责任书》等一系列行之有效的管理制度，与医务人员晋升职称、评优评先直接挂钩，“万名医师支援农村卫生工程”取得新突破。一是抓住“推广适宜技术”这个重点不放松。截至 2007 年底，江西省派驻队

员共推广技术适宜、经济合理、“少花钱、治好病”的医疗技术 296 项，其中填补当地空白的技术 272 项，占 91.89%。二是抓住“重点专科建设”这个重点不放松。根据受援医院实际情况和现实需求，26 所受援医院共选定了 39 个重点建设学科。病床周转次数平均增长了 2.11 次，病床使用率平均上升了近 12%，使重点专科在建设期内就发挥了良好的社会效益和经济效益。三是抓住“人员培训”这个重点不放松。相比 2004 年，受援医院举办学术讲座次数、学时总数、参加人次分别增加了 34.78%、31.38%、50.44%。学习培训班次数、学时总数、参加人次分别增长了 2 倍；教学查房、手术示教、送上级医院进修人次分别增长了 3.73 倍、1.59 倍、1.23 倍。四是抓住“提高医院管理水平”这个重点不放松。结合开展“医院管理年”活动，帮助建立各项规章制度和技术规范 268 项。

四、严格监管，确保血液质量与安全

一是在省厅的统一部署下，全省积极稳妥地开展了单采血浆站转制工作，9 个单采血浆站基本完成了转制；二是召开了单采血浆站质量管理规范落实研讨会，举办了《单采血浆站质量管理规范》培训班；三是组织专家到外省考察学习，拟定了《单采血浆站 GMP 评审标准》，积极准备开展单采血浆站 GMP 认证工作；四是加强了无偿献血工作，组织召开了全省无偿献血表彰大会，表彰了 2004—2006 年度在无偿献血工作中作出突出贡献的 3901 个单位及个人，全省无偿献血人数已经突破了 100 万人次，无偿献血比例达 99.25%；五是加强了临床用血的管理，全省成分用血比例达 98.01%；六是进一步强化了血液和原料血浆管理工作，江西省卫生厅下发了《关于进一步加强血液（浆）安全管理的通知》，组织全省性的采供血机构执业监督检查 2 次，并对各地无偿献血资金使用情况进行了专项检查；七是依据《血站管理办法》、《采供血机构设置规划指导原则》的要求，结合江西省实际，制定了《采供血机构设置规划》。江西省未出现因输血而引起的血液安全事故。

五、统筹兼顾，做好各项医政工作

（一）加强医院感染管理

一是认真贯彻落实《医院感染管理办法》，规范卫生制度，提高手卫生依从性；二是加强相关人员专业知识培训，分别举办了医院感染初级、高级人员培训班，近 500 人参加了学习；协助卫生部在赣举办全国医院感染管理及新法规高级培训班。三是加强医院感染病例监测，对 2007 年上半年 56 所医院感染病例进行监测，收到监测住院病例共 86392 例，其中发生医院感染人数 2007 人，医院感染例次数为 2089 例，感染人次发病率及感染例次发病率分别为 2.32%和 2.42%。

（二）做好执业考试和注册工作

2007 年全省医师资格考试实行网上报名，共受理不同级别、类别 21356 人报名申请。经审核符合报考条件 18194 人，17826 人参加实践技能考试，14728 人取得笔试资格。制发全省 2006 年度医师资格证书 5043 份，办理医师资格证遗失、变更、修改等共计 33 份；截至 2007 年 11 月底，办理执业医师变更注册 194 人次。

（三）加强药事管理

一是制定了《江西省医疗机构药事管理工作“十一五”规划》、《江西省医疗机构药剂管理规范》；落实《江西省整顿和规范药品市场秩序加强药品使用环节管理专项工作方案》，细化了药品和医疗器械使用环节管理专项工作督导检查评分细则，对江西省医疗机构药品和器械管理工作进行了全面督查；启动了江西省临床药师制试点工作。二是认真贯彻落实卫生部《处方管理办法》，加强对处方规范化管理，实行按药品通用名开具处方。三是做好甲氨蝶呤清查、封存及药品不良反应的处理和上报工作。四是顺利完成省属医院第六批药品集中招标采购工作。本次招标平均降幅为 33.36%，年让利老百姓约 2.5 亿余元。正在积极开展“以政府为主导，以省为单位的网上药品集中招标采购”工作。

（四）做好医疗纠纷处理工作

处理群众来信 443 件（其中督办批件 59 件，一般上访信件 242 件，厅长信箱 142 件），接待医疗纠纷上访案件 647 件、上访人次 1036，对医疗纠纷来信来访做到了件件有着落，事事有回音；现场处理重大医疗事故争议 65 次，成功调解达成协议 20 余起；积极处理医疗纠纷老案，妥善化解医患矛盾，维护医疗机构、医务人员和患者的合法权益。

六、突出重点，狠抓落实，扎实做好 2008 年的医政工作

2007 年的医政工作取得了阶段性的成效。在新形势下，医政管理正面临着前所未有的机遇和挑战，任务光荣而艰巨。2008 年的医政工作要紧紧围绕 2008 年全省卫生工作重点，以建立医院评价机制、全面开展医院评审为主线，以提高医疗质量、保障医疗安全为核心，以促进医院建设发展、提升医疗服务能力为重点，不断创新工作思路，完善医政管理制度，全面完成各项医政工作任务。主要从以下方面进一步加强医政管理：一是开展医院等级评审，进一步提高医疗服务质量；二是加强临床药事管理，开展以省为单位的网上药品集中招标采购工作；三是加大监督管理力度，进一步规范医疗服务行为；四是强化血液监管工作，确保血液质量与安全；五是深入开展对口支援，促进城乡医疗卫生协调发展；六是健全护理管理制度，进一步提升护理工作水平；七是注重科学统筹安排，全面完成各项医政工作任务。

（刘富林　曾传美）

山东省医政工作

一、医院管理年活动取得明显成效

再次发动宣传，营造浓厚氛围。组织全省卫生行政部门、各级各类医疗机构包括乡镇卫生院、民营医院以及个体诊所的代表共2400余人参加了卫生部电视电话会议。会后印发了活动方案，提出全面改进医疗服务，提高医疗质量的工作措施和步骤要求，对活动进行了全面部署。2007年7月在临沂市组织召开了全省医院管理工作会议，总结医院管理工作经验，表彰先进典型，部署下一步的医院管理工作任务。二是加强督导检查，促进整改提高。9月27日—11月30日，山东省卫生厅组织专家依据《2007年医院管理年活动督导方案》、《山东省综合医院管理评价指南及实施细则》及相关规范性文件，对全省38家三级综合医院、3家二级医院的管理、医疗、护理、医院感染、检验、药事、财务物价等7个方面进行了一次全面督导，帮助医院查摆问题，总结经验，并将督导结果在全省范围内进行了通报。三是健全规章制度，促进依法执业。组织专家起草印发了《山东省综合医院评价标准》和《山东省综合医院评价标准实施细则》，为启动医院分级管理做好了准备。制定下发了《山东省医院急诊科、ICU、血液透析室、麻醉科、营养科、药事管理基本标准（规范）（试行）》、《山东省医院护理质量控制评价标准》等专业标准。加强医疗卫生管理法律法规、部门规章和诊疗护理规范、常规的培训，修订完善医院规章制度、技术操作规程和各级各类人员岗位职责，严格医师、护士年度考核，不断增强医务人员的职业素养，医疗机构和广大医务人员依法执业意识明显增强。四是狠抓关键环节，重视基础医疗质量。狠抓医疗、护理文书的规范化书写。注重医务人员“三基三严”训练和继续医学教育，开展各级各类医疗机构医院感染知识全员培训和考核，相继开展了病理、检验、医学美容专业人员岗位培训，多次组织精神、毒麻药品的专项督导检查。充分发挥18个临床专业质量控制中心的作用，加强病理科、麻醉科、输血科医院感染、抗菌药物合理应用、影像等敏感科室的专业质控。继续实施对质控合格的医疗机构实行医学检验、影像检查结果互认制度，首批公布的332家已扩大到364家。建立山东省抗菌药物应用检测网，首批确定34家网络医院开展抗菌药物应用监测，对抗菌药物的不合理使用进行了有效干预。认真贯彻落实《处方管理办法》和《抗菌药物临床应用指导原则》，制定了全省统一的处方格式，要求各医院均健全药事管理组织和管理制度，建立药品通用名制度和处方点评制度，规范处方管理；初步建立了抗菌药物分级管理目录、临床应用规范、临床应用实施细则，完善临床合理用药的三项监控公示通报制度，建立药品品种淘汰制度。医疗机构检验科和药剂科定期公布本机构主要致病菌及其药物试验结果，积极向临床医师提供抗菌药物信息，为医师合理使用抗菌药物提供依据。五是优化服务流程，方便群众就医。认真抓好进一步改进医疗服务的八项措施和十条意见的贯彻落实，使各级各类医疗机构和广大医务人员强化以人为本的服务理念，改善服务态度，简化服务流程，优化就医环境，提高工作效率，加强医患沟通，方便患者就医，维护患者利益。六是继续完善信息公示制度，尊重患者知情权。3月对2006年全省三级综合医院的依法执业、门诊、病房管理、在职医务人员服务行为等进行社会公示，增加了医疗服务的社会透明度，对端正舆论导向、增进医患沟通产生了积极影响。

2007年9月8—12日山东大学齐鲁医院、省立医院、青岛大学医学院附属医院代表山东省迎接了卫生部医院管理年活动督导，均取得了优异的成绩，得到了督导组专家的一致认可，其中青医附院得分位于全国前列。

二、多措并举，努力缓解弱势群体看病难、看病贵问题

继续做好全省辅助检查结果省内“一单通”，对参加“一单通”的医疗机构实行动态管理。2007年，在室间质量评价的基础上，又确定了364家检验结果“一单通”单位，较2006年新增53家。2007年，山东省省部属医疗机构和市属三级综合医院实行医疗机构间医学检验、医学影像检查结果认可项目42项，认可次数348.8万次，为群众节约费用1.13亿元。

三、坚持依法行政，严格服务要素监管

狠抓医师和护士准入。2007年山东省完成了5.7万名考生的医师资格考试报名和考试工作，并分别对通过2006年资格考试的1.3万名医师和9181名护士进行了首次注册。在2007年的医护考试和注册工作中，采取了一系列新措施。一是根据卫生部《国家医学统一考试保密工作管理办法》的要求，设置了独立的医护考试保密室，并按照要求配备必要的硬件设施，完善保密工作制度，并通过了省保密局和卫生部的检查验收。二是经过积极争取，参加了卫生部医师资格考试网上报名试点。三是针对近年来发现的学历造假现象，首次从高校抽调具有丰富经验的验证专家，集中对2007年全省医考、护考考生毕业证书和身份证原件逐一审核，取消了企图伪造学历蒙混过关的考生报考资格。四是克服2007年考试中出现的全国性试卷泄密事件造成的不良影响，在做好解释工作，保持补考平稳有序进行的同时，与有关部门合作，使用预防无线电作弊的“监考大师”等高科技手段加强考纪管理，取得了明显的效果。五是加强医

师的日常监管。印发了《山东省<医师定期考核管理办法>实施细则》，启动医师定期考核。继续委托山东大学医学院对172名医师进行了注册前培训工作。委托省医院协会开展了美容主诊医师资格认定工作，2007年共培训、考核467余人次，其中有259人通过考核，取得美容主诊医师资格。

做好技术准入管理。根据《人体器官移植条例》和《人体器官移植技术临床应用管理暂行规定》有关要求，对经卫生部审核批准的山大二院等8家人体器官移植评审通过医院和山东省千佛山医院等9家人体器官移植指定单位进行了诊疗科目登记注册；现场验收审批了4家组织库和1家遗体捐献接受单位，保障器官和组织来源合法、分配科学，全省的器官移植管理开始步入合法、有序的轨道。转发了卫生部《心血管疾病介入诊疗管理办法》，根据山东省实际提出了评价和准入办法，并受理了医院的开展申请。此外，山东省卫生厅还按要求开展了造血干细胞移植和骨关节置换等特殊、高难度技术的准入工作。

四、做好急诊急救工作，提高应急医疗救助能力

会同财政、公安、交通部门印发了《关于进一步加强全省急救医疗工作的意见》（鲁卫医发〔2007〕6号），加强部门协作，实现“120”指挥调度以市为单位全面覆盖；完善院前急救网络，加强院内急救工作，全面提高急救诊疗水平。截至2007年7月底，山东省15个市已建立“120”急救指挥调度中心，实现了“120”急救工作号码、指挥、调度、标识、着装“五统一”，全省“120”急救网络覆盖县（市、区）共有123个，覆盖率达到87.9%。各市各单位加强急救中心（站）、急诊科建设，制定急诊急救规章规范，组织急救人员培训和实战演练，医疗急救水平明显提高，在济南市“7.18”水灾、手足口病疫情、“8.17”华源煤矿溃水事件和“8.19”邹平魏桥创业集团铝母线铸造分厂意外伤害事故等突发事件医疗救援中做到了指挥有力、反应快捷，有效降低了伤亡率，较好地满足了人民群众的急救需要。2007年上半年，全省急诊345.6万人次，其中由“120”送诊34.2万人次，分别较2006年同期增加47.2%和43.6%；“120”指挥送诊患者抢救成功率达到95.8%，较2006年同期提高0.68%。

五、进一步加大工作力度，无偿献血和血液管理再上新台阶

六、卫生支农工作

七、加强部门沟通，平安医院建设成效显著

八、加强药品使用管理，维护群众的用药权益

印发了《山东省整顿和规范药品市场秩序加强药品使用环节管理专项工作实施方案》，开展了药品使用专项整治行动。强化监管力度，创新管理手段，重点加强麻醉药品、精神药品的临床使用管理，在全国麻醉和精神药品管理工作会议上做了《科学管理严格监督提高麻醉精神药品规范管理使用水平》的典型发言。及时处理了上海医药（集团）有限公司华联制药厂生产的注射用甲氨蝶呤和注射用盐酸阿糖胞苷和广东佰易药业有限公司生产的静注人免疫球蛋白等药害事件，保障了人民群众身体健康和生命安全。

（刘玉芹　万书臻）

河南省医政工作

一、健全机制，狠抓落实，医院管理年活动成效显著

2007年是医院管理年活动的第三个年头。河南省按照“理念再深化、管理再加强、质量再提高、服务再创新”的总体要求，本着抓管理、促规范、重服务、建机制的指导思想，医院管理年活动达到了规范管理、群众受益的双重目标。

建立了以六项制度为主要内容的工作机制，实施了全行业管理制度、责任目标管理制度、院务公开制度、社会监督制度、督查整改制度、医院管理综合评价奖惩制度，推动了医院管理年活动深入发展。

建立了以规范六种行为为主要内容的管理机制，规范医疗机构执业准入行为、医疗服务行为、医务人员执业行为、临床用药行为、医学检查行为、医疗收费行为，促进了医院依法执业、规范执业。

建立以六个结合为主要内容的互动机制，坚持把医院管理年活动与行风建设相结合，与深化医院改革相结合，与创建平安医院相结合，与服务基层卫生工作相结合，与争创“廉医、诚信、为民、和谐”医院和“爱岗位、献爱心，争做人民健康好卫士”活动相结合，推动了医院管理年活动与卫生工作的全面协调发展。

建立了以病人中心、“十化”为内涵的人性化服务模式。制定了《河南省医务人员规范服务守则》和《关于加强医患沟通构建和谐医患关系的指导意见》，强化服务意识，规范服务行为，加强医患沟通，优化就医环境，简化就诊流程，推行门诊弹性工作制和温馨服务、感动服务等，完善服务措施，实现病人利益最大化、医护质量最优化、服务流程简便化、诊疗检查合理化、保护隐私规范化、接诊环境温馨化、关爱病人细微化、言谈举止礼仪化、医患沟通亲情化、医疗纠纷最低化，切实维护患者权益。

建立了标准统一、分级管理、行政主导、专家参与的医院管理综合评价模式。制定了医院综合评价标准和办法，明确省、市、县三级卫生行政部门评价职责，对各级医疗机构进行动态管理和定期评价，指导医疗机构建立和完善科学运行管理制度，促进医疗服务质量持续改进和提高。2007年管理年活动中综合评价中，各级卫生行政部门下达整改通知书4456份，专家提出各类整改建议的措施52126条，收到良好效果。

综合考核表明：河南省各级医院管理水平、服务质量、服务效率明显提高，医疗纠纷逐年下降，全省门诊人均费用、出院者人均费用明显下降。据抽样调查显示：三年来，河南省门诊人均费用、出院者人均医疗费和药品收入占总收入比例始终低于国家同期并保持在较低水平。

2007年全国医政工作会议上和2007年的卫生工作会议上，河南省介绍了开展医院管理年活动的主要做法和经验，《健康报》、《医院报》、《医药卫生报》、卫生部医院管理年活动简报等报刊作了深度报道。8月下旬，国家医院管理年活动检查组来豫督导检查，对河南省医院管理年活动给予了充分肯定。

二、城乡兼顾，协调发展，医疗急救服务体系进一步完善

按照“政事分开、属地管理、科学规划、覆盖城乡”的原则，以质量和效率为重点，紧紧围绕“缩短急救半径，提高急救质量”的院前急救目标，强力推进全省院前急救服务体系由城市向农村延伸。

一是“120”急救指挥体系进一步健全。按照“统一指挥调度、划区就近出诊、尊重病人意愿、合理分流转运、保证急救质量”的工作思路，加强“120”急救指挥中心建设。截至2007年11月底，18个省辖市市级急救网络全部建成，83县级“120”急救指挥中心建成运转，圆满完成与省政府签订的80个县的建设目标任务。

二是院前急救网络进一步扩大。各地认真落实《河南省院前急救站基本标准》、《河南省乡镇卫生院急救站基本标准》，本着就近、就急、就优的原则，依托城乡医疗机构设置596个院前急救站，配备救护车辆1410台，急救医务人员9957人，全省“纵向到底、横向到边、覆盖城乡、功能完善、运转协调”的医疗急救网络基本形成。

三是急救管理进一步规范。坚持推行院前急救“五统一”管理，规范急救服务流程、急救技术操作，建立了工作质量评估、专业人员考核培训以及急救出诊首负责制等管理制度，建立了急救管理的长效机制。

四是急救能力进一步提高。坚持院前急救和院内急救相结合，日常急救和突发事件救治相结合，城市和农村相结合，卫生急救和社会救援相结合，开展急救诊疗技术培训，编印应急反应工作手册，完善突发事件应急医疗救治工作预案，加强省、市、县三级突发事件应急医疗救治队伍建设，建立了与公安、消防、地震等部门联动机制，组织了急救技能比武活动和防汛演习活动，医疗救治队伍应急意识和救援水平进一步提高。在做好日常急救的同时，圆满完成了省委、省政府部署的防汛救灾工作任务，共向信阳、驻马店、周口、南阳、三门峡等灾情严重地区派遣救灾防病医疗队915支共8355人，捐赠防汛救灾药品器械价值200万元。成功实施了“7.25”京珠高速漯河段硫酸二甲酯泄漏事件伤员救治、“7.29”陕县支建煤矿淹井事件被困69名矿工医疗救援等工作。

三、巩固成果，创新制度，无偿献血和血液管理工作取得新的成就

以确保输血安全为中心，完善和加强采供血服务体系和监督管理体系建设。在推进“四个过渡”基础上，实施了血液管理工作的“四个转移”，促进了河南省血液管理工作持续健康发展。

一是无偿献血工作有了新发展。《献血法》实施以来，牢固实施无偿献血制度，全省临床用血已连续 8 年 100%来源于无偿献血，连续 6 年彻底取消了行政计划，临床用血全部来自自愿无偿献血。继 2004 年第一届河南省荣获唯一的无偿献血先进省之后，2007 年再度荣获全国唯一无偿献血先进省，17 个省辖市均获得了全国无偿献血先进市，省卫生厅荣获全国无偿献血促进奖，312 人获得全国无偿献血奉献奖金奖，289 人获银奖，969 人获铜奖。

二是采供血服务网络有了新扩大。在巩固无偿献血成果的基础上，以采供血工作“四化”建设为载体，推进献血队伍稳定化、采血网络化、供血一体化、管理规范化建设，全省新设置 11 个固定采血点，分布在 8 个县（市），50 辆采血车常年流动工作在城市繁华社区和农村之间。全省还组建了 18 支 3000 多人的稀有血型队伍，76 支 23000 多人的应急献血队伍。三次以上无偿献血者组成的稳定献血队伍比例已达 43%。全省无偿献血者 36 万人，全省年供血量 136 吨。完善了由中心血站—县级供血库—医院血库组成的采供服务体系，建立了运行良好、安全有效、覆盖城乡的采供血网络。

三是采供血管理和输血技术水平有了新提高。本着关口前移、重心下移的原则，制订了《河南省乡镇卫生院临床输血暂行规定》、《关于加强城市一级医疗机构临床安全输血管理的通知》，重点加强基层医疗机构临床输血安全。以贯彻落实《血站质量管理规范》和《血站实验室质量管理规范》为主线，加强血站内涵质量建设，全省 18 所血站统一制定并实施了规章制度 145 项，岗位职责 90 项，操作细则 136 个，质量标准 35 个，记录表格 176 个，建立和完善了血站内部质量控制体系。加强血液质量控制，强力推行科学用血，成分输血比例持续保持在 98%以上，临床输血无事故。

2007 年 8 月 22—26 日，全国采供血质量管理督导组来豫检查给予充分肯定。

四、规范管理，提高能力，艾滋病医疗救治取得新的进展

一是医疗救治条件进一步改善。利用专项资金 128 万元，对农村新增 HIV 感染者大于 20 人的 16 个行政村建设了村卫生室，所有城乡病人均纳入了治疗体系。

二是医疗救治工作进一步规范。会同省财政、劳动保障等有关部门，进一步完善农村地区和城市病人救治政策，确立了急重症患者治疗标准、经费来源、治疗机构、会诊转诊程序；制定了《河南省城镇 HIV 感染者/AIDS 患者诊疗工作管理办法》，统一印发了《河南省艾滋病诊疗管理规范化流程图》。加强免费药品管理，根据病人治疗需要，调整了 129 种常见机会性感染基本用药目录。对一线医务人员和卫生部门管理人员、定点机构负责人开展强化培训 5579 人次，进一步规范诊疗行为。

三是儿童抗病毒治疗工作平稳推进。充分发挥技术指导组的作用，制定和完善工作实施方案，开展患儿基本信息调查、辅助检查、临床体检、监护人依从性教育等工作，明确并巩固与患儿和医和一一对应关系，现有 1242 名患儿全部纳入救治范围，符合抗病毒治疗的 507 名儿童全部接受了规范治疗并取得满意效果。

四是医疗救治监督管理进一步加强。建立和完善了监督制度、社会监督员制度、专家巡诊制度，开展国际合作项目（世行技术援助第五期），探索建立艾滋病医疗救治工作管理质量评价标准体系。在各市普遍监督检查的基础上，省卫生厅对 7 个省辖市 12 个县进行了重点督导，及时解决基层管理和治疗问题。省卫生厅对 100 名无私奉献、爱岗敬业的一线医务人员和 52 所管理规范的定点医疗机构进行了表彰。

五、健全制度，严格准入，机构、人员、业务技术等医疗服务要素管理不断规范

围绕建立“职责明晰、准入规范、监管有力”的医疗服务要素准入管理体系，健全准入标准，规范准入程序，完善准入信息，强化准入监督，探索建立了医疗服务要素准入管理长效机制。

一是医疗机构准入管理进一步规范。认真落实医疗机构设置审批、执业登记、医疗机构校验和增设诊疗科目若干规定，印发了《河南省医疗机构名称核准若干规定》，对 794 所不符合规定的医疗机构名称重新核定。制定下发了《河南省医疗机构行政许可办理程序》，明确医疗机构准入和变更事项的受理范围、资料提交、办理程序和办理时限。2007 年，省卫生厅设置审批医疗机构 7 所、批准执业 6 所、医疗机构校验 12 所、医疗机构变更执业事项 76 所。

二是圆满完成 2007 年医师资格考试。强化领导，健全考试工作领导体系和组织体系，落实考试责任；强化考务培训，严格考试程序和考务管理；强化保密管理，落实安全保密责任，确保试卷安全；强化监考，实施考试全程监督控，开展考试巡查，严惩考试违规行为；强化服务，及时发布考务信息，服务考生，稳定复考考生心情绪。2007 年圆满完成 47540 名考生考试组织工作和 2006 年 11385 人合格人员《医师资格证书》制证工作。

三是医疗技术准入进一步规范。依据国家有关法规和规定，建立相关专业技术准入专家委员会，对医疗美容、性病、血液净化、器官移植、非血缘性造血干细胞采集和临床应用技术、心血管介入诊疗技术进行了严格准入，清理整顿了洗血去脂、肢体延长术等违规技术项目。

四是医疗专业质量控制工作进一步加强。按照“抓龙头、建网络、上水平”的工作思路，依托省级相关机

构，建立和完善了了省级检验、麻醉、新生儿重症救护、血液净化、心血管介入、肿瘤、眼科、精神病、烧伤、急救等专业质控中心及质量控制网络，带动了全省相关专业整体水平的提高。

五是医院药事管理进一步加强。认真贯彻落实《处方管理办法》，及时制定了《河南省<处方管理办法>实施细则》，组织开展了贯彻落实《处方管理办法》师资培训班，并开展了督导检查。各级医疗机构按照《处方管理办法》要求，制订公布了基本药物目录和处方集，建立完善了处方权审批制度、处方评价制度、临床药师查房制度、处方点评制度等，对处方的开具、调剂、保存与管理等环节都制定了严格控制措施。与此同时，建立了药品不良反应报告和监测制度及网络体系，加强药品不良反应与药害事故的监测与报告，圆满完成鞘注甲氨蝶呤和盐酸阿糖胞苷在医疗机构流向的清查工作。

六是护理管理工作进一步加强。认真贯彻落实卫生部《中国护理事业发展规划纲要（2005—2010年）》，结合河南省实际，制定了《关于进一步加强护理管理工作的意见》、《河南省医疗机构护理岗位配置标准》，要求各级医疗机构进一步理顺护理管理体制，科学设置护理岗位，认真落实护士权益政策，切实加强护理队伍建设，清理无证人员上岗。同时，切实加强护理队伍建设，制定了《河南省护士岗位技能操作评价标准》，指导全省各级各类护理人员开展护士岗位技能训练，不断提高业务素质和工作能力。

六、积极探索城镇医疗服务体制改革

认真贯彻省政府办公厅《关于大力发展民办医院的意见》，按照鼓励、扶持、引导、监管的原则，倡导社会资金兴办民营医院，稳步推进企业医院分离，营造公立机构为主体、民营医院为补充的医疗服务格局。截至2007年底，全省批准民办医院共191所，设置床位7486张，拥有卫生技术人员6683名，其中高级职称267人（占11%），一批突出特色专科的民办医院正在健康成长。

全面推行单病种限价管理取得实效。自2006年4月至2007年12月底，确定限价单病种由282种增至354种，全省562所医疗机构累计收治单病种限价病人199722例，累计为病人减少医药费用7557.68万元。与此同时，积极配合厅规财处开展按病种付费改革试点工作，病种由30个扩大到100个，试点医院由3个扩大到39个，此项工作进展顺利。

指导各地开展济困医疗服务，缓解特困群体看病难、看病贵问题。截至2007年底，全省共建立济困医院和设置济困床位的医院68所，设立济困病床4475张，已收治济困对象939652人次，减免医疗费用3946.54万元。

七、注重实效，常抓不懈，城市支援农村卫生工作深入开展

坚持把城市支援农村卫生同新农合相结合、与实施“万名医师支援农村卫生工程”相结合、与“三下乡”活动相结合、与百千万工程相结合、与管理年活动相结合，加强指导和监督。针对农村居民常见病、多发病和基层医疗单位的发展需求，组织城市医疗机构送医送药、送知识、送健康，送技术，做到人员、时间、内容、措施四到位，使城市支援农村卫生工作经常化，常下乡，使广大农村居民得到更多实惠。

2007年，顺利实施第三批“万名医师支援农村卫生工程”医疗队员的交接工作，从全省31所三级选出155名副高级以上医务人员分赴31个国家级或省级贫困县开展对口支援。在此基础上制定了《全省二级以上医疗机构对口支援乡镇卫生院实施方案》，从127所二级以上医疗机构中选派了558名医务人员对口支援186所乡镇卫生院，切实把城市支援农村卫生这项惠民工程落实到了实处。一年来，“万名医师支援农村卫生工程”活动，共诊治病人52329人次，手术治疗病人2600多例，举办医务人员培训班745次，培训医务人员12186人次。

“三下乡”活动中，共组织义诊医疗队2439支，医务人员16366名，赠送药品、器械价值627万元，举办培训班2795次，培训基层医务人员92213万人次，接待诊疗病人24万人次，发放科普资料16.7万份。2007年5月18—25日，按照中宣部、卫生部和省政府等有关部门要求，在大别山区举办了“振兴老区　服务三农　科技列车大别山行”大型科普活动，向革命老区捐赠了8万多元的医疗器械和药品，抽调省直有关医院专家参加义诊和送健康活动，并对新县、商城、光山等县医务人员进行了知识技能培训。

八、部门联动，综合治理，积极推进平安医院创建活动

按照卫生部整体部署，积极协调省综治办、省委宣传部、公安厅等六部门，建立组织，制订方案，成立机构，及时启动了全省平安医院创建活动，并与医院管理年活动相结合，同步推进。同时将此项活动列入了省综合治理考核目标内容。2007年11月15—23日，组织联席成员单位对全省平安医院创建活动进行了督导检查。通过督导发现，全省卫生系统在“平安医院”创建活动中，以加强医院管理为前提，以建立医院综合治安防控体系为重点，以提供满意医疗服务构建和谐医患关系为目的，初步形成了卫生、公安、宣传、综治等部门齐抓共管的工作局面，维护了医院正常医疗秩序。

九、圆满完成2007年征兵体检、双拥、残疾人康复医疗、防盲、“视中”行动、反恐、防震、森林防火、防汛救灾等相关医疗工作任务

（夏祖昌　田常俊）

湖北省医政工作

一、“以病人为中心，以提高医疗服务质量为主题”的医院管理年活动取得了明显成效

为了解医院管理年活动的成果，湖北省卫生厅于2007年10月下旬至11月，组织了4个医院管理年督查组，采取听取汇报，查阅资料及现场检查等形式，对市、州卫生局以及40余家三级医院进行了2007年医院管理年中期督查。针对2006年医院管理年活动督查组反馈意见，各医院以整改为突破口，做到“五个落实”，即整改事项落实、整改措施落实、整改责任落实、整改时限落实、整改效果落实。

（一）实施医院管理评审制度。湖北省卫生厅制定了《湖北省医院管理评审办法》和《湖北省医院管理评审标准》，以4年为一个周期开展评审，并根据评审得分情况分别给予优秀、合格、不合格的等次。2006年12月，省卫生厅组织了对首批试点的7家三级医院进行了医院管理评审。2007年又有7家医院申请三级医院评审。受评医院通过加强内涵建设，完善自我约束机制，构建质量效益型发展模式，在医院管理、医疗质量管理和持续改进、医疗安全、医院服务和医院绩效5个方面都不同程度地取得了比较明显的进步。2007年还对全省137个二级以上综合医院的临床实验室进行了单项评审，评审初步结果，达到“标准”优秀等次的医院共有75家（其中三级医院32家、二级医院43家），占54.8%。评审合格的医院共有56家（其中三级医院6家，二级医院50家），占40.9%。评审不合格的二级医院4家，申请缓评的二级医院2家，合并占4.3%。

（二）实施医疗服务信息公示制度。2007年上半年对277家医院的综合信息和255家医院的单病种信息进行了公示。上半年湖北省门诊患者人均医疗费用130元，同比上涨1.8%，其中三级医院的门诊患者人均医疗费用157元，同期增长2.9%；二级医院的门诊患者人均医疗费用89元，较同期持平。剔除物价上涨指数，费用均有下降。上半年全省出院患者人均医疗费用4811元，同比上涨4.8%，其中三级医院出院患者人均医疗费用6709元，较同期增长5.9%；二级医院出院患者人均医疗费用2805元，较同期增长3.7%。扣除物价增长指数6.4%，总体下降。上半年药品收入占医疗业务收入的比例全省为44%，同比下降2.2%，其中三级医院为45%，二级医院为40%。药占比在40%以下的有64所医院，占45%。2007年上半年全省10个单病种的平均住院费用，扣除物价增长指数6.4%，总体下降。

（三）实施临床重点专科评审制度。湖北省实行省、市、院三级临床重点专科建设，在促进医院内涵建设方面起到积极作用。2006年评审省级临床重点专科21个，评审临床重点建设专科7个；2007年评审省级临床重点专科22个，评审临床重点建设专科6个。被评为湖北省临床重点（建设）专科的医院，进一步加强了临床重点专科的建设与管理，以临床重点专科建设为龙头，充分发挥临床重点专科在医疗技术、医疗服务、医疗队伍、医疗科研和医疗管理等方面的示范作用，在医疗技术水平和医疗管理水平等方面更上一个台阶。未获得省级临床重点专科的医院以创建临床重点学科为契机，进一步增强医院实力和发展动力，创造条件搭建学科平台。

二、抓好医院管理的三个专项工作

（一）加强临床药事管理，执行处方点评。湖北省各级各类医疗机构根据《湖北省加强医疗机构药品使用管理专项工作方案》，认真贯彻执行《处方管理办法》，建立健全医疗机构药事管理专业组织，加强临床合理用药管理制度建设，规范处方书写，坚持处方点评制度，加大了对不合理处方、“大处方”和不按规程调剂处方的通报和处罚力度。规范抗菌药物分级使用，动态监测抗菌素的用量，努力做到预防应用抗菌素合理，联合应用抗菌素正确。武汉科技大学附属医院坚持处方点评制度，该院曝光“问题处方”在《健康报》、《长江日报》刊登后，受到舆论好评。省新华医院由临床药师对医师处方进行审核，规范医生处方书写，提高了用药的安全性、合理性。省肿瘤医院严格执行《抗菌药物临床应用指导原则》，抗菌药单用频率占77.6%，二联用药占20.3%，三联用药仅占2.1%。

（二）加强器官移植管理，规范医疗技术准入。湖北省以器官移植技术临床应用管理为契机，严格加强医疗机构技术准入的管理。同济、协和、广州军区武汉总医院、省人民医院、东汽公司总医院、161医院等6家医院经卫生部审核通过，可以开展或试运行开展器官移植相关科目。对凡没被批准的医疗机构和医师，一律不允许开展器官移植工作，保证人体器官移植诊疗活动依法、科学、有序进行。另外，湖北省卫生厅已对协和医院、同济医院、武汉市中心医院开展了造血干细胞科目的准入评审，并将对心血管介入等临床技术严格准入管理，确保医疗安全。

（三）开展机构校验，规范机构执业行为，加强医疗广告管理。下发了《湖北省医疗机构执业校验管理暂行办法》和《湖北省医疗机构执业校验管理工作实施方案》。通过分阶段、有重点对全省各级各类医疗机构的执业资格和执业能力开展综合性审查，清理不符合设置标准的医疗机构，规范医疗服务行为。同时，实行了《湖北省医疗广告审查证明》出证制度，严厉打击违法虚假广告，对400余家医疗机构申请发布的医疗广告内

容进行了审查，并对其中163家医疗机构的合格广告出具了审查证明，并在湖北省卫生厅网站将医疗广告管理情况进行了公示。

三、创建平安医院，构建和谐医患关系

完善医患沟通制度，对手术、麻醉、特殊检查、特殊治疗、输血、有创诊疗操作、以及费用较高的诊断、治疗等均进行知情谈话。完善病人投诉处理制度，制定了《医疗纠纷与事故防范预案》、《医疗纠纷与事故处理程序》，医疗纠纷有登记、有讨论、有处理结果。

同时，实行预防、预警、预案的“三预”方针，畅通、沟通和变通的“三通”原则，联通、联络、联动的“三联”机制。

做好信访接待工作。2007年共接待处理医疗纠纷700多人次，电话接待600多次，处理信件240多封。各医疗机构通过建立医疗质量考评制度、责任制度，加强医疗质量监督检查，减少和控制了医疗纠纷和医疗事故的发生。

四、加强护理和院感管理工作

2007年，护理管理主要完成了“六个一”。一是制定了《湖北省护理事业十一五规划》，并出台了《关于进一步加强和改进护理工作的意见》。二是召开了一次会议。2007年5月10日在武汉召开了全省护理工作会议。会上，对评选出来的248名全省优秀护士和优秀护理管理工作者进行了表彰。三是举办了一场演出。2007年5月10日，举办了一台全省卫生系统庆祝“5·12”国际护士节“护士之歌”文艺演出。全省有关市（州）卫生局、部省属医院和驻汉部队医院选送的22个节目参加了演出。四是成立了一个中心。省卫生厅成立了湖北省护理质量控制中心。五是举办了一次培训。省卫生厅于2007年8月8－10日在协和医院举办了全省护理管理干部培训班。来自各市州卫生局医政科长以及全省三级医院的护理部主任共150多人参加了培训。六是举办了一次竞赛。省卫生厅于2007年8月下旬－9月上旬举行了全省三级综合（专科）医院护士岗位技能竞赛。这次三级医院护士岗位技能竞赛活动分预赛和决赛两个阶段进行。经过决赛，协和医院等三家医院获得总成绩一等奖；同济医院王颖（大）等30名同志获得“护理操作技术能手”称号。8月26日—9月1日，卫生部对湖北省护士技能竞赛活动进行了督导考核。

开展了湖北省医院感染目标性监测试点工作。组织并开发了湖北省医院感染目标性监测软件，开展了全省医院感染目标性监测试点工作。2007年10月，全省医院ICU医院感染的监测试点工作正式启动。

五、构建应急卫生救治体系，参与突发公共卫生事件救治工作

湖北省卫生厅各级医疗机构积极组织人力物力参加各种重大突发公共事件的现场救援，截至2007年12月20日，省卫生厅共派出省级专家和卫生行政部门干部120余人次，在抢救一线工作了210多天。完成了孝感危化品泄漏事故、鹤峰县“2·7”特大车祸、通山县“2·13”特大车祸、宜昌王牌宴酒店大火、巴东野三关透水事故、东西湖区重大车祸、仙桃食物中毒、武汉市传染病院不明原因肺炎病人等医疗救治工作。

六、加强血液管理，确保临床用血安全

（一）采取多种措施，推动无偿献血健康发展

2007年初，组织专班对各地2006年无偿献血责任目标完成情况进行考核，并下发《湖北省献血工作委员会关于2006年度无偿献血工作情况的通报》。2007年“6·14世界献血者日”召开的2004－2005年度全国无偿献血表彰电视电话会议上，湖北省共有643名同志分别被授予“无偿献血奉献金、银、铜奖”和“无偿献血特别促进奖”；4家单位被授予“无偿献血促进奖”；襄樊市、荆门市被授予“无偿献血先进城市奖”。初步统计，2007年全省临床用血量达到118吨；无偿献血的比例由2006年98.72%上升至99.43%；自愿无偿献血比例由2006年91.89%上升至95%。

2007年12月底，湖北省血液管理中心给全省1700余名无偿献血先进个人寄送了明信片，对他们过去一年来对湖北无偿献血事业的支持表示感谢，并给予新年的问候。

（二）加强血液管理，依法规范采供血行为

依法加强血液管理一直是湖北省血液工作的重点。2007年1月，组织两个专家组对单采血浆站进行年度执业校验，同时下发了《湖北省卫生厅关于加强单采血浆站转制后管理的通知》；2月，组织四个专家组开展市州无偿献血责任目标考核；9月，接受了卫生部开展的采供血机构质量管理规范落实情况的抽查；8－12月，对全省28个采供血机构无偿献血、质量体系建设及执业情况进行了督导检查。2007年底，共有16个血站和4个中心血库提交了再次执业注册申请书，并获准继续执业，更换了执业许可证。

根据湖北省委、省政府领导意见，针对血站存在的相关问题，会同有关部门开展血液管理政策的调研，起草了《湖北省血站财务管理制度》、《湖北省血液调配管理办法》、《湖北省血站设备配置参考标准》等建议文件，协助省编办开展血站人员编制标准以及协助省交通厅开展采供血车辆免收通行费用的调研工作，为湖北省血站规范化、制度化建设奠定了政策性基础。省财政厅已将全省血站的人员经费列入到2008年年度预算，并安排了部分设备购置、人员培训等费用。

（三）合理规划，全面推进质量管理体系建设

湖北省卫生厅印发了《湖北省采供血机构设置规划（2006—2010年）》，计划在2009年前关闭县市中心血库，全省设武汉血液中心和15个市州血站，继续加强5个单采血浆站的监督管理。拟定了全省血站信息联网系统建设计划，会同有关部门开展前期调研和试点工作。襄樊、宜昌两地的信息联网试点工作已经启动，共计投入28万元开展“血站－医疗机构”的信息联网试点工作。

同时举办两期血站质量管理内审培训班，组织专家到各地血站进行督导，各地血站也认真落实“两个规范”，开展血站质量管理体系内部审核和管理评审工作；开展单采血浆站质量管理体系建设，制定具体培训计划，进行全员培训。2007 年 11 月对各地单采血浆站质量体系建设情况进行了督导检查，提出了改进意见。各地单采血浆站的质量体系已初步建立。

（四）认真总结，逐步推进血液标本集中化检测

湖北省加快了集中检测的建设步伐，多次听取鄂州、武汉两地的意见，并到实地进行调研，总结了集中检测模式的有益经验，逐步向全省推广。2007 年 11 月召开血液标本集中化检测工作研讨会，武汉血液中心、襄樊市中心血站、荆州市中心血站和鄂州、随州、天门、仙桃、潜江等市血站站长参加了会议，初步形成了“鄂州、仙桃、天门－武汉”、“潜江－荆州”集中检测的意见。12 月再次召开站长研讨会，对具体实施细节进行讨论，起草了《湖北省血液标本集中化检测暂行管理办法》（征求意见稿）。

（五）加强培训，促进交流与合作

2007 年共组织无偿献血者招募、采供血机构质量管理规范、血站内审员培训、单采血浆站人员培训、采供血机构岗位培训、采供血统计工作等培训班 8 期，培训 530 余人次。10 月顺利组织完成采供血机构从业人员岗位培训考核湖北考区工作，共 124 人参加了 10 月 21 日举行的全国考试，有 101 人通过考试，合格率达 81%。顺利完成了世界卫生组织－“提高血液安全”项目。完成了德国政府防治艾滋病赠款项目的后期调查工作。

（六）指导协会建设，完成其他相关工作

2007 年 11 月，在湖北省卫生厅的指导下，省输血协会第四次会员代表大会顺利召开，会上全体会员代表投票选举产生了第四届协会理事会理事、常务理事、理事会会长等。在完成主要工作的同时，进一步加强了临床输血管理，将医疗机构的临床血液管理、科学合理用血纳入对医院管理的考核体系。加强科研用血的管理，严格人体健康血液审批制度，对要求提供科研用血的单位认真审查，确定有关血站为科研单位提供课题研究用血。

七、积极探索建立城市惠民医院，试行医药分开

湖北省有武汉、孝感、襄樊、黄石、宜昌、黄冈、十堰、荆州、荆门、鄂州、随州、仙桃、天门、潜江、恩施等 15 市（州）建立了惠民医院。惠民医院的门诊人次 119160 余人，平均门诊人次费用为 21.05 元　人，住院人次 1803 人，平均住院费用为 762.30 元　人。

深入湖北省新华医院开展调研活动，积极指导医院拟定医药分开的运行方案。继续关注武汉市普爱医院继续开展的药品直供试点工作。

八、其他工作

（一）做好“万名医师支援农村卫生工程”工作。湖北省以贫困县为重点，建立对口支援和巡回医疗制度，使卫生下乡工作经常化、制度化。2007 年 7 月初，湖北省第三年度万名医师支援农村卫生工程启动，从 30 家支援医院中选派的 125 名医师全部到达支援医院并开始工作。

（二）做好各项人员准入工作。圆满完成 2007 年度医师资格考试工作。全省报考 44032 余人，资格审核合格 35826 人。参加实践技能考试合格 29145 人。参加综合笔试 29145 人，其中推迟考试的 12761 人（参加了 11 月 17、18 日的第二次考试）。认真做好医师执业注册工作，2007 年全省注册医师总人数达 12 万余人。认真做好执业护士注册工作，护士首次注册 9450 人，办理护士执业出入省变更 1223 人次。

（三）做好对口支援及援疆援藏工作。2007 年 7—8 月，派出了 18 名医师分别对口支援新疆博州和西藏山南地区。2007 年 8 月 29 日，新疆博尔塔拉蒙古自治州卫生局对高晗等 9 名湖北援疆专家进行了表彰，授予他们“优秀援博医生”荣誉称号，并号召全州卫生系统的广大干部职工向他们学习。

（四）做好国防动员工作。一是进一步做好医疗卫生动员工作。根据省国防动员委员会的总体安排和部署，医疗卫生动员办认真开展了全省医疗国防动员潜力调查。二是继续开展征兵和招生体检工作。配合省教育厅做好高校的招生体检工作。共组织全省 2000 多名医务人员参加了征兵体检工作，圆满完成了征兵体检任务。

（五）开展培训工作。2007 年举办了医疗机构校验、应急救治能力、县医院能力建设、手术室护士、ICU、临床检验等专业培训班 15 余期，共培训工作人员 2600 余人次，提高了医疗卫生技术人员的综合素质和服务水平。2007 年 6 月举办了 9 期“视觉第一　中国行动”项目第二期乡村卫生技术人员培训班，共有来自全省各乡镇卫生院的近 1500 名乡村卫生技术人员参加了培训。

（黄利鸣　阮小明）

湖南省医政工作

一、继续深入扎实推进医院管理年活动，成效显著

2007年，湖南省卫生厅不断巩固扩大前两年医院管理年活动所取得的成果，继续将缓解群众看病难看病贵问题作为活动重点，召开了全省医院管理年活动再动员大会，对医院管理年活动进行了再动员再部署，进一步统一了思想，明确了任务，消除了个别单位的厌倦思想和松劲情绪。同时，及时转发卫生部、国家中医药管理局《2007年“以病人为中心，以提高医疗服务质量为主题”的医院管理年活动方案》，并结合湖南省实际提出明确要求，要求各级卫生行政部门和各级各类医疗机构切实把实现好、维护好、发展好最广大人民群众的根本利益作为医院建设与发展的出发点和落脚点，进一步端正办院宗旨，切实加强医疗质量与医疗安全管理，着力改善医疗服务环境，努力构建和谐医患关系。

（一）狠抓医疗质量的基础性工作。坚持强化医疗质量的基础工作不放松，从源头保障医疗质量与医疗安全。一是加大“三基”培训考试考核力度，督促全省各级医院以《湖南省医务人员“三基”培训必读》为蓝本，对临床、医技、护理三类卫生技术人员全面开展“三基”培训工作，并强化“三基”培训的考试考核制度、奖惩措施，将“三基”理论考试与技能操作考核作为医院管理年活动督查的重要内容。同时以卫生部护士岗位技能竞赛活动为契机，进一步强化全省护理人员操作技能培训与演练，于2007年8月25—26日举办了全省护士岗位技能竞赛活动，各地各医院也组织开展了多种形式的护士岗位基础知识和操作技能竞赛活动。二是狠抓医疗质量与医疗安全核心制度的落实，将医疗质量监管的重点放到执行落实核心制度的检查、指导和评价上，要求各级医院把落实核心制度作为医疗质量持续改进的中心环节来抓，不断加强培训、检查、讲评，切实提高广大医务人员执行和落实核心制度的能力和自觉性。

（二）切实改进医院服务，解决看病难问题。在2007年的医院管理年活动中，进一步强化“以人为本，以病人为中心”的服务理念，各级各类医院不断简化就医环节、优化就医流程，着力改善服务设施。绝大部分医院为了适应就诊人数不断增加、病人需求不断提高这一新形势，采取适时增加服务窗口，推行预约门诊、节假日门诊、午间门诊、夜间门诊、预约检查、“一站式”服务，完善门诊导诊和陪检制度等措施，方便病人就医，有效解决了“三长一短”现象。同时，配备轮椅、电话、饮水机等便民设施，为病人提供人性化服务。

（三）努力减轻病人看病贵问题。一方面，严格规范医疗行为。以规范临床用药、临床检查、临床治疗为重点，加大对各地各医院执行《湖南省医疗机构十项规定》的监督检查力度，遏制医院重复检查、滥用药品现象的发生。另一方面，积极采取各种举措有效降低病人看病就医费用。一是在全省三级医院和部分二级医院积极推行和认真落实部分影像学检查、生化检查相互认可制度，尽可能地减少不必要的检查；二是狠抓全省二级以上医院病人费用监测公示制度和省属三级医院单病种费用定期抽查与公示制度的落实。2007年8月，对长沙市16家三级医院2007年上半年8个单病种4540份病历的质量和费用进行了集中抽查与公示。三是进一步完善医疗服务价格公示制、查询制、清单制，组织各医院对农村参合农民和城镇低保居民实行门诊挂号、诊疗检查和住院床位优惠收费以及部分单病种限额收费措施，取消了部分医院开展的特需服务收费项目。四是切实加强对临床诊疗行为的监管评价、对临床用药比例的控制和合理用药的讲评，努力控制和避免重复检查、乱检查、滥用药行为。通过采取和落实好上述措施，医疗费用一度快速增长的势头得到遏制，8月份进行的单病种质量与费用抽查结果显示，人均床日费用较2006年同期减少25元，下降3.59%；人均总费用减少1023.40元，下降17.81%。

（四）强化督导检查，巩固成效。2007年，湖南省卫生厅以加强督导检查、做好情况通报为抓手，确保医院管理年活动的领导责任和工作责任落到实处，巩固医院管理年活动以来取得的成效。4月2—18日，从省部属医院抽调80名专家，组成五个检查组，对全省48家医院及14个市州卫生局一年来的医院管理年活动实施情况进行了年度检查评估。通过抽查病历、召开座谈会、暗访、现场抽考及理论考核、单项否决等方式予以综合评价。被抽查的29家三级医院中，单项否决前综合评价得分全部在800分以上，单项否决后28家医院的综合评价得分在800分以上，其中有12家医院的综合评价得分在900分以上；被抽查的19家二级医院中，综合评价得分在800分以上的有11家。整体综合评价得分有了大幅度提升。有3家医院因综合评价得分不达标被列为重点整改单位。9月29日，召开了全省医院管理年活动督查情况通报暨工作部署会议，通报了全省医院管理年活动年度检查情况，对下半年的医院管理年活动作了全面部署安排，要求各医院尽快拿出整改方案，迅速整改到位。同时在11月下旬和12月上旬，又组织相关专家对被列为重点整改对象的三家医院的整改情况进行了再次督导检查。

2007年9月2—6日，卫生部医院管理年活动和护士岗位技能竞赛活动督导考核组一行21人对湖南省三年来的活动开展情况进行了总结性检查评估，对湖南的医院管理年活动开展情况给予了充分肯定和高度评价。

二、切实加大对医疗质量与医疗安全工作的监管力度

（一）进一步增强医疗质量与医疗安全意识。2007年，湖南省卫生厅对2006年省医学会鉴定为医疗事故的医疗事故争议案例进行了收集、整理和分析，并结合长沙城区12家省直医疗单位2006年医疗纠纷现状调查结果，于4月底召开了全省医疗安全工作会议，对医疗事故案例及医疗纠纷调研情况进行了通报、讲评。

（二）进一步完善医疗质量监控体系和评价标准。一是继续抓好《湖南省病历书写规范与管理规定及病例（案）质量评定标准》、《湖南省护理文书书写规范及管理规定》和17个相关学科的临床医疗质量控制与评价标准的贯彻落实。二是在全省25个临床专业质量控制中心体系构建完成后，对第一、二批11个临床专业质量控制与评价标准进行了修订和完善，同时下发实施了第三批临床专业质控中心中的临床用药、医疗美容、普外腹腔镜治疗、肿瘤化疗、产科、临床检验6个临床专业的质量控制与评价标准，并充实完善了湖南卫生信息网临床专业质量控制专题的相关内容，将全部质量控制中心的简介及实施的17个临床专业质量控制与评价标准挂到网上。三是结合各市州实际，25个省临床专业质量控制中心普遍在14个市州成立了相应专业的临床医疗质量控制协作小组，初步建立起了覆盖全省各级各类医疗机构的临床医疗质量监控体系与网络。四是根据《湖南省临床专业质量控制中心管理规定》的要求，在2007年12月底对已满5年周期的第一批5个临床专业质量控制中心进行了周期考核验收，全部合格并予以再次挂靠确认。

（三）进一步加大医疗质量监管力度。一是结合医院管理年活动督导检查，将医疗质量与医疗安全检查作为最主要的内容，对全省各级各类医疗机构的医疗质量与医疗安全工作进行了全面的督导检查。二是两次召开临床专业质量控制中心工作会议，听取汇报，部署工作，组织指导25个省临床质控中心开展多种形式的医疗质量检查评估和对专业人员进行必要的业务培训，并要求尽快建立健全相应专业医疗质量与医疗服务督导检查、讲评分析、通报公示、社会评价制度及医疗质量与医疗安全监控体系。三是对单纯性急性阑尾炎、剖宫产、急性肾盂肾炎等10个单病种进行全面的医疗质量和费用指标情况检查，就住院病种的病历质量、诊疗效果、平均费用、住院天数等情况进行了综合评估、分析与公示。

（四）进一步加强临床重点专科建设。一是认真抓好《湖南省卫生厅关于加强临床重点专科建设的通知》精神的落实，在2007年的医院管理年活动年度检查中，将各市州文件精神的落实情况及临床重点专科建设情况作为一项重要内容，对14个市州卫生局进行了全面检查。二是对湖南省卫生厅直属医疗机构第二批10个临床重点专科建设项目组织进行了周期评估和效果评价，就这些专科今后的建设与发展提出了指导性意见，并将重点专科建设项目的年度扶助资金200万元划拨到各挂靠医院。三是完成了厅直医疗机构第三批临床重点专科建设项目的评审工作，2007年5—6月，经相关专家初评和现场考核评审，从7家厅直医院申报的12个临床专科中评定了10个临床专科作为厅直医疗机构第三批临床重点专科建设项目。四是首次启动了市州级医院临床重点专科建设项目评审工作，共有9个市州25家市州级医院32个临床专科申报，经组织专家评审，认定了17个首批市州级医院临床重点专科。

三、严格医疗服务要素准入

（一）依法行政，狠抓落实，严格医疗机构及诊疗技术准入。在医疗机构的准入审批中，狠抓《湖南省卫生厅关于进一步规范和加强医疗机构审批和监管工作的通知》（湘卫医发〔2006〕49号）的落实督导工作，严格医疗机构的准入审批权限及申办程序，逐步将非政府办医疗机构的审批权、校验权上收到市州级卫生行政部门，并认真做好职能交接和医疗机构清理整顿工作；结合新《医疗机构执业许可证》换发工作，于2007年初下发了《关于加强对全省医疗机构校验工作的通知》（湘卫医发〔2007〕7号），2007年直接完成全省三级医院及厅直医疗单位共40家医疗机构的校验发证工作，全省共换发新《医疗机构执业许可证》5万余本，并将校验结果予以了公示。同时，制定实施了《湖南省人体器官移植临床应用技术的规划》，组织专家对申报移植技术项目的医院进行了资料审核、现场评估以及向卫生部的推荐工作，及时公布了卫生部批复的湖南省具备开展人体器官移植技术资格的医院名单，对全省医疗机构开展的人工关节置换、心血管介入、放射治疗专业等特殊技术项目也进行了清理和严格准入。

（二）认真把好执业医师和执业护士注册发证关。在进行执业医师和执业护士注册发证时，坚决做到“五禁”、“四不注册”，2007年共完成护士执业证书颁发8681人，护士首次注册3331人，护士再次注册120人，变更631人；医师资格证书颁发9107人，医师执业注册2968人。

（三）严格规范医师资格考试。先后制定下发了《关于认真做好全省2007年医师资格考试工作的通知》、《关于认真做好湖南考区2007年医师资格实践技能考试工作和医学综合笔试工作的通知》、《2007年湖南考区医师资格考试工作计划》和《湖南省考区实践技能考试和医学综合笔试实施方案》等规范性文件，精心安排和全面部署全省的考试与考务工作。同时，认真落实保密措施，严格考务培训，严肃考场纪律，加大考场监管力度。2007年医师资格考试报名人数44628人，经审核，不符合报名条件的有785人，在应参加实践技能考试的43843名考生中，缺考1686人，查处违纪、作弊34人（其中替考14人），实践技能考试合格29435人，合格率69.8%；在应参加医学综合笔试的29435名考生中，缺考269人，查处违纪、作弊458人（其中替考51人）。

四、护理工作进一步加强

（一）着力加强护理队伍建设。一方面，切实保证临床一线护士的数量、素质，要求各医院严格从临床实际工作需要、满足病人护理需求和保障病人医疗安全的角度配备护士，并实行一票否决。另一方面，要求各医院根据不同临床专科、不同护理岗位对护士技术水平、专业能力的不同要求，合理、分层使用和培养护士，加强了ICU、急诊、血液透析、肿瘤等专科护士的培养。同时，2007年8月下旬组织开展了全省护理岗位技能竞赛活动，省直医疗单位和各市州选拔的81名选手参加了比赛，比赛分理论考试和操作比武，对单项前3名和集体前6名的单位和个人予以表彰。各地各单位也组织开展了相应的护理岗位技能竞赛活动。

（二）着力保证与提高护理质量。一是开展护理工件现状调查。配合卫生部完成了全省三级医院护理工作现状调查，基本掌握了全省护理工作现状。二是强化护理质量讲评。2007年5月31日—6月2日召开了全省医院管理年活动护理质量结果讲评会，对当前湖南省护理工作中存在的突出问题以及如何加强护理管理、提高护理质量、保证护理安全等内容进行了全面分析、讲评，提出了明确要求。三是加强护理质量控制体系建设。组织指导基础护理、专科护理两个省临床质量控制中心制定了相应的质量控制标准，作为全省护理质量控制的指导性标准，以进一步规范和提高全省的护理质量。

（三）进一步强化护理人员的人性化服务意识。不断延伸和深化"以病人为中心"的整体护理的内容与内涵，加大整体护理模式病房的建设和推广力度。

（四）认真抓好全省护理工作会议精神的落实。一是在全省医院管理年活动年度检查评估中，将全省护理工作会议精神的落实作为一项重要内容严格进行考核。二是指导各市州卫生局制定《<湖南省护理发展规划纲要（2005—2010年）>实施细则》。各地各医院纷纷召开了相应的护理工作会议，出台了相应的《<湖南省护理发展规划纲要（2005—2010年）>实施细则》。

五、进一步加强和规范应急医疗救治体系建设与管理

（一）加快市州院前急救网络建设。2007年8月，对全省14个市州院前急救网络体系的建设与管理情况进行了一次督查。截至2007年底，已有9个市州启用了紧急救援中心，认定了一批院前急救网点医院，并逐步规范了"120"紧急呼救特服号码的设置，初步建立起了覆盖本市州的院前急救网络。同时，对院前急救体系尚不完善的5个市州及时下达了督办函。

（二）强化应急队伍培训。依托湖南省应急卫生救治队伍培训基地——中南大学湘雅二医院，加强对应急卫生救治专家的日常培训。2007年8月，举办了一期应急卫生救治专家培训班，对184名省级专家和市级专家骨干进行了培训。还组织省级应急救治专家对《湖南省突发公共事件医疗卫生救援应急预案》进行了学习讨论，以进一步熟悉应急事件分级启动及程序、专家队伍职责、突发急性传染病管理规范等相关内容。

（三）完善和落实各种应急预案。按湖南省国防动员委员会要求，完成了卫生系统国防动员预案的编制工作，在广州军区的检查中受到好评。按省政府要求，制定了泛珠三角区经济贸易洽谈会的医疗救援预案，并从省会12家医院抽调有关专家组成医疗队，较好地完成了洽谈会的医疗保健任务。同时，及时组织并参与突发事件的应急医疗救治。在凤凰"8·13"堤溪沱江大桥垮塌特大事故中，迅速从省、州、县三级医疗卫生单位抽调39名相关专家组成三级专家救治队伍，并对医务人员进行总动员，投入医务人员486名，出色完成了所有伤病员的医疗救治工作。

六、继续做好康复医疗和卫生支农工作

（一）认真做好湘西对口卫生扶贫工作。组织对口支援凤凰县的10家厅直医疗卫生单位有关领导及相关职能部门、临床科室负责人于2007年3月14—16日赴凤凰县就如何做好2007年的对口扶贫工作进行衔接、考察、座谈和调研。调研期间，召开了两次碰头会，并组织各支援单位深入各自对口扶持单位作了实地考察和协商，明确和落实了2007年的对口扶贫任务。4月30日专门下发了《关于进一步做好2007年对口湘西自治州卫生扶贫工作的通知》，要求各有关卫生行政部门和医疗卫生单位切实提高对卫生扶贫工作重要意义的认识，端正扶贫的指导思想，认真抓好对口卫生扶贫工作，并在文件中明确了各支援单位2007年的对口卫生扶贫工作任务。文件下发后，省直各医疗卫生单位纷纷按照文件的要求立即着手落实双方商定的扶贫任务。7月5日，召开了对口湘西扶贫工作半年总结会，听取了省直医疗卫生单位2007年对口湘西卫生扶贫工作任务的落实情况汇报，并对下半年的对口扶贫工作进行了部署和强调。半年来，厅直单位共派出医务人员53人次到受援单位帮助指导工作，免费接收进修人员26人次，援助设备、药品、现金等总值达32.6万元。

（二）继续抓好"万名医师支援农村卫生工程"项目工作。在2006年的基础上，2007年的项目工作增加了3个受援单位，支援单位由2006年的21家增加到24家。2006年，共从24家三级医院选派106名专家奔赴全省24个国家扶贫开发重点县及少数民族省扶贫开发重点县的县级医院支援农村卫生工作。

（三）认真做好残疾人康复工作。一是争取香港健康快车抵达怀化，于2007年3—6月完成全免费白内障复明手术2020例，为残疾人办了件实事、好事，取得了很好的社会效应。二是争取香港健康快车安达信教育基金眼科显微培训中心落户省人民医院，这是全国建成的第4个中心。自2007年5月26日落户以来，该中心已举办培训班2期，培训基层眼科医生27名。三是按财政部、卫生部《关于补助公共卫生专项资金的通知》文件要求，组织全省16所医院完成国家财政补助的儿童先天性视力残疾和唇腭裂手术3000例。四是在及时

超额完成卫生部“视觉第一·中国行动”项目任务及其总结的基础上，完成了全省207所医疗机构眼科资源的调查，并及时将资料汇总上报卫生部和同济医科大学。五是与爱德基金会合作，对5所医院的艾滋病初筛实验室投入了35万元设备，对583名基层医疗机构医务人员免费进行了艾滋病临床知识培训，并争取资金由省疾控中心完成了对衡阳市和益阳安化县两个重点地区的艾滋病防治宣传项目工作。六是与爱德基金CBM合作，争取资金29万多元，完成了对6所基层医院眼科骨干医师的进修培训，以及1所防盲区域中心（邵阳市第一人民医院）建设和3个防盲点复明手术人工晶体等手术消耗品的补助。七是派出医务人员，配合省残联，利用复明手术车完成复明手术2000多例。

（四）积极参与“五下乡”春节慰问活动。按照湖南省委、省政府、省委宣传部的要求，组织省直、市州医院选派43位医疗专家教授参加省委、省政府“五下乡”春节慰问活动，到全省14个市州的50个乡镇开展义诊和咨询活动，免费开出和发放药品价值12万余元，捐助帮困经费7万元。

（五）认真开展健康宣教活动。在全国助残日、6.6全国爱眼日、6.14世界献血日、6.26国际禁毒日等卫生宣传日，认真组织全省各级医疗机构开展卫生科普知识的宣传和相关疾病的义诊、咨询。

七、积极开展对医疗纠纷现状的调研工作

按照湖南省卫生厅党组的统一部署，开展了长沙城区12家省直医疗单位2006年医疗纠纷现状调查。采取发放调查表、召开座谈会、查阅有关资料与现场调查相结合的方式，听取了12家省直医疗单位的汇报和意见，并对具有代表性的个案进行全面分析。调查结束后，形成了《长沙城区12家省直医疗单位2006年医疗纠纷现状的调查报告》，对发生医疗纠纷的类别、成因等进行了详细的分析和阐述，对化解医疗纠纷提出了具体的指导性意见。

八、全面贯彻实施新的《医疗广告管理办法》

坚持《医疗广告管理办法》（以下简称《办法》）早学习、精神早领会、机构早筹建、人员早培训、工作早部署，加强沟通联系、制定具体措施、严格依法行政，严把医疗广告的“事前审查准入关”和“事后监督执法关”，在湖南卫生信息网开辟了医疗广告管理专栏，确保了医疗广告审批工作的及时、顺利开展。2007年1月初，与省工商局、宣传部、省纠风办、监察厅、广电局等11个部门召开联席会，通报了湖南省卫生厅贯彻实施《办法》的具体措施。同时，召开了省直医疗机构的专题会议，通报了新的办法实施后监测到的相关医疗机构违规发布医疗广告的情况。3月，会同法监处下发了《湖南省卫生厅关于加强违法虚假医疗广告监督管理的通知》，对违法虚假医疗广告监督管理工作提出了明确要求。7月初，举办了面向全省各级各类医疗机构负责办理医疗广告人员以及核发《医疗机构执业许可证》的卫生行政部门负责人的医疗广告培训班，就《办法》及相关程序进行了解读，请省工商局和省卫生监督所相关部门负责同志就医疗广告的监督管理和处罚进行了讲解。针对医疗广告市场反弹的趋势，湖南省卫生厅于2007年7月下发了《湖南省卫生厅关于对有关医疗机构违规发布医疗广告有关情况的通报》（湘卫医发〔2007〕16号），对11家违规发布医疗广告的医疗机构进行了撤销《医疗广告审查证明》并停止发布医疗广告的处罚。通过加大对医疗广告发布及违法广告监测的力度，加强与省工商管理局及时沟通、通报、公示、移送和依法及时处理，医疗广告市场在《办法》实施后有了根本性好转。截至2007年底，共受理医疗广告审查申请333起，共出证267个。

九、大力推进医疗责任保险试点工作

2007年6月初，厅领导肖策群、刘君武分别带领医政处有关同志与中国人保湖南省分公司相关领导就医疗责任保险进行了专题座谈。随后，会同长沙市卫生局、中国人保湖南省分公司有关人员赴上海开展了专题调研。6月21日，召开了省直医疗单位院长座谈会，就实施医疗责任保险的有关事项进行沟通交流，7月20日，湖南省卫生厅与省保监局再次召开了医疗责任保险工作会议，进一步统一了思想，明确了工作要求。在充分征求意见和调查研究的基础上，于8月30日下发了《关于在长沙实施医疗责任保险试点工作的通知》。10月初，与长沙市维稳办就实施《通知》中要求成立的医疗纠纷调处中心的有关问题达成了共识。

十、其他工作

（一）及时调处医患纠纷。2007年，先后直接参与协助处理了七起省直医院发生的大型医疗纠纷，对情节严重的医疗事故进行了全省通报，同时对相应责任人进行了处理。

（二）热情接待和妥善处理群众来信来访。2007年4月，参加了卫生部召开的全国卫生信访工作会议，按照卫生部会议精神和要求，在2006年加强对市州卫生局信访处理工作的考核和责任追究力度的基础上，更加严格执行《信访条例》和《卫生信访工作办法》，进一步健全了信访工作制度。热情接待和认真处理群众来访、来信和投诉，有效化解矛盾。2007年，共接待因医疗纠纷上访100余起，群众来信300余封，电话咨询500余人次。

（三）认真做好行政应诉工作。2007年，湖南省卫生厅共收到因对医疗纠纷处理结果或相关行政行为不满而将湖南省卫生厅诉讼至开福区法院、湘潭市中级人民法院等司法机构的行政诉讼案件3起、行政调解2起。对于每一起诉讼案件，都认真做好答辩状、有关证据材料等的准备工作，及时提交应诉答辩状，按时出庭应诉，与法监处一起圆满完成了全部应诉任务。

（四）及时进行“第四件实事”的督查。为落实省政府交办的“第四件实事”，按照湖南省卫生厅党组的统一部署，2007年4月两次及8月一次对对口负责的衡阳市的乡镇卫生院建设项目实施情况进行了全面督查和现场指导，确保了衡阳市53个乡镇卫生院建设项目如期开工及顺利建设。10月，对项目建设进度缓慢的3个项目进行了重点督导，召集相关负责同志进行现场办公，提出了明确要求，确保了工程如期完工。11月底，参加了对长沙、张家界两市乡镇卫生院建设项目的考核评估工作。

（五）认真办理人大代表建议和政协委员提案。2007年4月初，湖南省卫生厅党组召开提案议案工作会议，对2006年的提案议案的办结工作进行了总结。2007年，共承办人大代表建议和政协委员提案20件，其中省人大代表建议4件，省政协委员提案16件。召开专题处务会，做出具体安排和分工，并明确要求。在承办过程中，通过电话、信件及见面等方式与代表、委员们及时沟通交流。5月初，按时完成书面答复，见面率100%。

（六）加强自身建设，不断提高医政管理队伍综合素质。2007年10月11—25日，分三组对14个市州卫生局就《49号文件》落实情况、院前急救及120指挥中心建设情况、《湖南省护理规划纲要》执行情况、医政相关信息管理及归档建档工作等五个方面工作进行了指导和督查。根据督查情况，形成了调查报告，对今后医政工作的开展提出了可行性建议，并对个别市州相关工作落实情况较差的发出了督办函。

（七）加强医政工作的信息管理。对湖南卫生信息网上的医政管理栏目进行了全面改版，实行处室工作全面上网，方便了信息沟通及查询，进一步建立健全了医政相关信息管理及归档建档工作。

（八）认真开展禁毒工作。与省禁毒办签订了责任状，加强对全省自愿戒毒机构的管理，严格医疗机构毒麻药品管理。配合省禁毒办对全省14个市州禁毒工作进行了评估。同时，配合省禁毒办、公安部门对发生在长沙、衡阳等市州套取麻醉药品案例进行了调查和处理。

（九）圆满完成征兵体检任务。按省政府、省军区征兵工作电视电话会议精神，抽调专人参与全省征兵办工作，积极认真组织开展2007年的征兵体检，举办了全省征兵体检主检医生培训班，全省14个市共抽调3335名医务人员（其中副高以上675人，中级1729人），组成132个医疗队，130个体检站，完成了对81483人的体检，圆满完成了39702名合格青年的征集任务。

（十）积极协助林业部门做好森林防火工作。严格按照省政府关于切实做好森林防火工作的指示精神，切实加强对湖南省卫生厅联系点炎陵县的森林防火工作的督促和检查。2007年4月，湖南省卫生厅对炎陵县的森林防火工作进行了一次督导检查，并拨付该县森林防火经费2万元。

（刘君武　陈卫红）

广东省医政工作

一、继续深入开展医院管理年活动，医院管理水平上新台阶

广东省卫生厅高度重视医院管理年活动，成立有省医院管理年活动领导小组。省各市卫生局也都成立了专门的医院管理年活动领导小组，负责当地医院管理年活动的开展。

公立医院进一步端正办院宗旨，趋利行为得到有效纠正，收入与奖金挂钩、开单提成等现象基本杜绝；法律意识、规范意识、管理意识深入人心，医院依法执业进一步加强，基本杜绝了无证上岗，合作分成等违规行为；医疗机构行为进一步规范，各医院均建立、完善相关管理制度、医疗核心制度、技术规范及临床路径等技术规程，采取有效措施，保障相关制度的落实；医疗服务能力进一步提升，据初步统计，继 2006 年全省医疗费用 10 年来首次下降以来，2007 年全省三级医院的门诊量、住院量比 2006 年度增长了 10%左右，在医疗服务业务量明显增长的同时，人均门诊费用、人均住院费用与 2006 年度相比，又略有下降，药品收入占医院业务收入的比例控制在 42%以内；院务公开进一步深化，推进平安医院建设，医患关系进一步和谐，医疗纠纷发生率逐年下降，据 2007 年对 33 家三级医院调查显示，2006 年、2007 年上半年每千名门急诊人次医疗纠纷发生率分别下降 4%和 22%，每百名出院病人医疗纠纷发生率分别下降 22%和 21%。2007 年卫生部对广东省的医院管理年活动和护士岗位技能竞赛进行了督导考核。

在医院管理年活动中，广东省卫生厅的主要做法是：

一是广泛宣传，深入发动。2007 年 3 月 29 日，卫生部、国家中医药管理局在北京召开了 2007 年医院管理年暨全国医政工作电视电话会议，广东省组织 20 个分会场，近 2200 人参加了此次会议。5 月 28 日，省卫生厅、省中医药局联合在广州召开了全省医院工作暨医院管理年工作会议，研究部署医院管理年活动和医院管理工作。全省 21 个地级市也相继召开了医院管理年活动工作会议。

二是制订方案，周密部署。研究制订了《广东省三级医院管理督查方案》，对医院管理年活动提出了明确要求，对开展医院督查制订了具体方案。广东省 21 个地级市卫生局也制订了当地的医院管理工作方案和督导、督查方案。

三是开展督查，促进管理。根据广东省医院管理年活动工作部署，广东省卫生厅制定下发了《关于印发广东省三级医院管理督查第一周期工作方案的通知》（粤卫办〔2007〕52 号），在 2005 年组织督导组对 51 家三级医院、18 家二级医院、5 家民营医院进行督导的基础上，从 2007 年 10 月 11 日起，组织两个督导组，对全省各地 42 家三级医院进行了医院管理督查工作。

二、探索建立医院管理长效机制，夯实医疗质量基础

积极探索建立了医院综合评价与专科质量监控相结合的医院管理长效机制。一是建立医院管理综合评价机制。广东省卫生厅将医院管理年活动中的督导转变为广东省的一种医院管理的常规性督查工作，建立了医院管理综合评价的长效机制，制定了评价细则。二是构建专科质量控制体系。在开展医院综合评价的基础上，广东省卫生厅注重充分发挥各省级质控中心、专业委员会的优势，制定相应医疗技术规范、标准，开展培训、督导和专项质量控制工作。在 2007 年度，两次召开质控中心阶段会议，进一步促进了质控中心工作。截至 2007 年底，广东省共设立了颅脑外科、ICU、供应室、手术室、医学放射诊断、新生儿 ICU、临床检验、高压氧监控中心、血液质量控制中心等 9 个省级质控中心。

广东省 9 个质控中心充分发挥专业领域优势，致力于提高医疗质量，积极开展专业质量控制督查和质量评价工作，加强了对全省医院，特别是三级医院的医疗质量的指导与监管。通过两年多基础建设，绝大部分质控中心已完成了对全省医疗质量现状调研，基本掌握了全省各专科领域运行情况。ICU、手术室、供应室、颅脑外科、放射、临检等质控中心已制定完善的专业质量标准准则、完善具体流程规范。高压氧、新生儿 ICU、临检、血液等质量控制中心开展系统专项医疗质量检查，从标准落实情况、优化工作流程、人员资源配备情况等方面加强医疗机构医疗质量管理，并对存在问题的医疗机构提出整改意见并进行二次检查。根据工作计划，各质控中心均举行了相关培训活动，进一步推广、规范医疗质量控制。一些质控中心如新生儿 ICU、颅脑外科建设信息化平台，及时公布中心动态，促进地区间交流。广东省卫生厅在厅网上开通了广东省医疗质量控制网页，使得信息交流、资源整合得以充分体现。

三、加强医疗机构管理，严格准入、校验制度

（一）顺利完成广东医考工作

2007年广东省医师资格考试全面实行网上报名，全省21个地市共有55984人报名。参加实践技能考试的考生人数为42215人，实践技能考试合格34710人，实践技能考试合格率是82.22%。综合笔试分两次完成，临床、口腔执业医师综合笔试因故推迟至11月17—18日进行。为保证考试材料在省考区暂存期间的安全保密以及按照有关保密要求及时送达各市考点，省考区办继续委托省花城印刷厂（广州监狱）负责本次医师资格考试材料交收、保管、分发、运送等工作。

根据规定，2007年符合条件的香港、澳门、台湾考生可报名参加国家医师资格考试。2007年医师资格考试报名的香港考生26人，有18人参加了实践技能考试，有12人参加了医学综合笔试。澳门考生81人，有77人参加了实践技能考试，有66人参加了医学综合笔试。台湾考生193人，有185人参加了实践技能考试，131人实践技能考试合格，其中120人参加了医学综合笔试。

2006年全省共有35539人参加医师资格考试，考试合格11784人，已于2007年3月制发了《医师资格证书》(执业医师7532人，执业助理医师4252人)。

（二）规范广东省医疗机构设置审批权限

2006年11月，省政府废止了《广东省医疗机构管理实施办法》，广东省卫生厅依据国务院《医疗机构管理条例》及卫生部《医疗机构管理条例实施细则》，结合广东省实际，对医疗机构的设置审批管理权限作出了新的规定，下发了《广东省卫生厅关于进一步规范医疗机构设置审批管理的通知》，对原由广东省卫生厅审批发证的400多家医疗机构按“依法依规，属地管理，服务基层，方便群众”的原则进行了全面疏理，将300多家移交给各地级以上市卫生局，进一步规范行政许可行为。

（三）行政审批系统纳入省行政电子审批系统，实行统一发证

从2006年7月31日起，广东省卫生厅行政审批纳入了省行政审批电子监察系统，实行由受理发证大厅集中受理，统一发证，厅有关业务处室网上审批。广东省卫生厅负责其中的10项，审批事项数量非常大，占受理总件数的90%以上。截到2007年11月30日，共受理医师执业注册2719件，办结2719件；医疗机构类申请事项212件，办结212件。无超时未办结情况出现，未受到黄、红牌警告，未收到行政相关人的超时投诉。

四、加强医疗技术准入管理，规范诊疗行为

一是严格按照国务院《人体器官移植条例》和卫生部《人体器官移植技术临床应用管理暂行规定》（以下简称《规定》）以及相关的技术管理规范，加强人体器官移植技术临床应用管理，组织审核、确定开展人体器官移植技术临床应用能力的执业医师资格工作，建立器官移植医师资料库，并明确规定今后凡未获得资格认定并进行相应诊疗项目登记的医疗机构，一律不得开展相关人体器官移植工作。经过严格准入，截至2007年底，广东省有14间医院开展肺脏移植技术1项、心脏移植技术4项、肝脏移植技术6项、肾脏移植技术11项。

二是根据《卫生部关于印发〈非血缘造血干细胞移植技术管理规范〉和〈非血缘造血干细胞采集技术管理规范〉的通知》有关规定，组织开展了申报工作，并组织了两个专家组，于2007年3月对申请非血缘造血干细胞移植技术、采集技术临床应用诊疗科目的医疗机构进行了能力评价。广东省有17家医院通过了非血缘造血干细胞移植资格认定，5家医院通过了非血缘造血干细胞采集资格认定。

三是根据《卫生部关于印发〈心血管疾病介入诊疗技术管理规范〉的通知》有关规定，组织开展了申报工作，制定了规范的申请表格。截止到申报终止日期，共收到89家医疗机构的申报资料。

五、加强护理工作，促进前瞻性护理管理模式的建立

（一）组织全省护理工作调研，分析护理工作现状和存在问题，就合同护士权益、护士夜班人力和夜班补助、护士人力配置和合理使用、护理文书书写、专科护理发展等问题进行调查。2007年8月，组织省护理学会的有关专家对深圳、佛山、东莞三个市的护理工作进行了现场调研。

（二）2006年广东省卫生厅组织制定了《广东省护理管理规范》，在落实管理规范的同时，2007年又组织制定了《广东省护理技术规范》。

（三）组织专科护士赴港进修，加快专科护理人才培养。2007年广东省卫生厅与香港医管局签署联合培养专科护士的协议，四年内为广东培养500名专科护士，此项目已经纳入省政府粤港CEPA合作计划。2007年优先在重症监护、围手术和骨科护理等三个专科领域，选送了71所二级以上医院的121名护士赴港进修。

（四）确立“以岗位训练为主，技能竞赛为辅”的指导思想，正确引导全省护士岗位技能训练和竞赛工作。组织相应的培训和教育训练工作，各医院把临床护理技术规范作为三基三严的重要范本，并委托省护理学会组织省直17家三级医院三基理论和临床技能考核工作，取得明显成绩。

六、进一步加强血液管理，保障血液安全

（一）“揭阳血液事件”发生以来，广东省卫生厅认真贯彻落实省委、省政府和卫生部的重要指示，查找

原因，落实措施，大力整改，有计划、有步骤地开展了各种督导行动。

（二）加强无偿献血工作

一是组织策划“6.14”世界献血者日宣传活动，掀起无偿献血宣传高潮。二是表彰先进，对2005－2006年度9248名奉献奖个人、544个促进奖的单位和个人、7个先进城市进行表彰，进一步推动无偿献血工作。2007年，全省无偿献血工作取得了进一步的发展，无偿献血占临床用血比例从2006年的94.88%上升至2007年第三季度的99.91%，自9月起全省实现了临床用血100%来自无偿献血。

（三）加强采供血机构管理

一是组织全省各采供血机构开展全员培训、学习《血站管理办法》、《血站质量管理规范》、《血站实验室质量管理规范》和《单采血浆站质量管理规范》，重点对薄弱环节及难点加强培训。

二是完成了珠海市中心血站、梅州市中心血站、揭阳市中心血站等12家采供血机构再次执业登记工作，对存在的问题提出了整改意见。

三是组织采供血机构贯彻实施质量管理规范督导检查。2007年12月，组织对全省采供血机构贯彻实施卫生部《血站管理办法》、《血站质量管理规范》、《血站实验室质量管理规范》和《单采血浆站质量管理规范》的情况进行了督导。

四是组织编写《广东省血站质量管理体系文件》，统一编制广东省血站质量管理体系文件，为全省各采供血机构编制体系文件提供了重要的参考。

五是加强单采血浆站管理，完成浆站转制工作，对4家成功转制的浆站发放单采血浆许可证。与此同时，根据群众的举报，对罗定市卫光单采血浆有限公司及新兴卫光单采血浆有限公司存在跨区采浆、超采、频采的问题进行调查核实，并根据调查结果给予处罚。

六是进一步加强了脐带血造血干细胞管理。下发了《关于进一步加强脐带血造血干细胞采集应用管理的通知》（粤卫〔2007〕199号），规范了脐带血采集、运输、制备、检测、库存、选择、发放和临床应用等全过程质量管理。

七、加强医院药事管理，促进临床药学发展

一是成立药事专家委员会，挂靠于南方医院。委员会负责研究起草广东省医疗机构药事管理规划；研究制度广东省医疗机构药事管理规章制度、技术规范、操作标准、评价体系；对医疗机构药事管理工作进行业务指导；负责对全省药事管理工作进行现状分析、质量控制和监督评价；参与医疗机构药事管理重大事件的调查处理。

二是探索建立临床药师制度。广东省中山一院、省人民医院、南方医院、广东药学院附属医院为卫生部试点单位，通过试点单位研究制定适合我国国情的临床药师准入标准、临床药师的岗位职责、工作模式，临床药师专业技术职务与工作管理制度以及临床药师工作的评价体系。2007年6月拟订了《广东省临床药师推进计划》。

三是认真贯彻《处方管理办法》。根据《处方管理办法》，广东省卫生厅和省中医药局制订广东省的处方格式，首次统一了全省的处方格式，并举办了相关电视电话培训班，制作成DVD下发各地、各医院学习参考。同时，就开展处方点评工作选定珠海市为处方点评试点单位，并拟草了试点工作方案。

四是开展规范化药房建设的政策制定工作。此项工作委托药事专业委员会进行，拟订医院药学部门建设规范和规范化药房建设指导意见，规范全省药房建设。

五是做好药品不良事件处置工作，及时下发文件，将事件的影响减少到最小。2007年发生了多起药品不良事件，包括：广东佰易药业有限公司生产的静注人免疫球蛋白事件、西京医疗用品有限公司生产的人工心肺机体外循环管道事件、重庆赛诺生物药业有限公司生产的复方红豆杉胶囊事件、上海华联公司生产的甲氨蝶呤和盐酸阿糖胞苷事件等，其中佰易静注人免疫球蛋白事件、西京人工心肺机体外循环管道事件是在广东省首发。广东省卫生厅及时下发文件，要求医疗机构认真开展停用、清查、病历回溯、救治病人工作，保护了患者健康权益。

八、构建医疗急救体系，做好医疗救治工作

（一）完善医疗急救体系。下发《广东省医疗急救体系建设十一五规划》和《广东省医疗急救体系建设标准》。根据国家的相关标准，结合广东省实际情况，对《规划》及《建设标准》中指挥系统及医疗救治实体的建设，设置规划、建设标准和技术规范、人员培训和监督检查等方面做了明确的规定。

（二）组织医疗保障队，保证重大活动顺利进行。

九、加强自愿戒毒管理，积极开展禁毒工作

（一）根据戒毒有关规定及《广东省自愿戒毒科（所）管理规范》和《广东省自愿戒毒科（所）基本标准》（试行）要求，对全省31家自愿戒毒医疗机构进行了年度校验，取消了5家机构开展戒毒业务资格，对部分机构存在的问题提出了整改意见，存在严重问题的机构予以停业整顿。对26家机构办理了再次执业登记。

（二）积极开展海洛因成瘾者社区药物维持治疗试

点工作，配合疾控等相关部门，对全省 2007 年新批准成立的海洛因成瘾者美沙酮维持治疗门诊粤西片区进行了验收。

（三）积极开展禁毒人民战争工作。及时转发了省禁毒委相关文件，要求全省杜绝麻醉药品和精神药品经医疗机构流入非法渠道；加强管理，依法使用麻醉药品和精神药品。协助组织开展“6.26”国际禁毒日宣传活动工作，积极配合省禁毒办工作。

十、加强医疗广告管理

按照《行政许可法》及《医疗广告管理办法》等法律法规有关规定，认真、规范审核医疗广告内容，对合格者及时出具《医疗广告证明》，对违法虚假广告者取消其《医疗广告证明》。2007 年广东省卫生厅共核准、出具了 332 份《医疗广告证明》，依法吊销广州华美整形美容门诊部、广州广美整形门诊部等 4 家医疗机构的《医疗广告证明》，并移交一批违法虚假医疗广告至省工商局，商请进行查处。

十一、顺利组派了第二十三批援藏医疗队，完成技术援藏任务

根据卫生部《关于进一步加强卫生援藏工作的决定》（卫医发〔1994〕第 22 号）、《卫生援藏管理办法》（卫医发〔1995〕第 37 号）和第四次全国卫生援藏工作会议精神，指定东莞市卫生局组派广东省第二十三批援藏医疗队对口支援西藏林芝地区，分别支援林芝地区人民医院及林芝地区妇幼保健院。广东省卫生厅对医疗队进行了政策法规等方面的培训，队员们从政治的角度及“三个代表”的高度认识援藏任务，在藏期间表现突出，现已载誉归来。

（吴少林　伍新民）

广西壮族自治区医政工作

一、组织开展医院管理年活动第二周期评审验收及对第三周期活动情况进行督导

根据卫生部部署及广西壮族自治区“医院管理年”活动（第二周期）实施方案，组织制定了《广西壮族自治区卫生厅关于继续深入开展“以病人为中心、以提高医疗服务质量为主题”的医院管理年（第三周期）活动评价办法及评价标准》，各市卫生局结合实际分别制订了实施方案和《一级医院评价办法和评价标准》。于2007年3月和9月分别开展了第二周期医院管理年评审验收及第三周期医院管理年活动督导工作，共组织了280多位专家对100多家三级及二级医院进行了督查。重点针对院务公开、病例环节质量管理、医护人员“三基”“三严”的培训、三级医师查房、药品使用管理、检验管理等内容进行考评。各医院大力推行院务公开，积极开展临床药品使用动态监控，临床药师处方点评及限额管理，促进合理用药合理治疗，医疗机构三级医师查房管理、病例环节质量管理、临床实验室管理等工作得到了加强。2007年上半年全区三级医院药品收入占业务收入同比下降0.37%。大多数医院及时举办了多种形式的“三基”知识学习和训练活动，狠抓“三基”“三严”培训，两次抽查的医护人员“三基”知识考试，均较前有较大提高，基础质量得到进一步巩固和提高。同时，各医院按卫生部、广西壮族自治区卫生厅的部署，切实开展放射、检验检查结果互认，开设“惠民”病房等措施减轻患者医疗费用。如截至2007年9月底，南宁市共设立济困/扶贫“惠民”病床数233张，收治病人数718人，医疗救助640人次，减免医疗费用588312.6元。

通过开展医院管理年活动，取得了良好效果，全区医疗机构出现了“三个优化”：医疗环境、医疗流程及医疗服务优化；“四个上升”：门诊量、出院病人数、手术量、病床使用率均上升；“五个下降”：医疗费用、药品比例、住院天数、医疗隐患、医疗事故下降；“六个提高”：医疗服务质量、技术水平、三基理论知识、管理水平、依法执业意识、群众满意度提高。为缓解群众看病难、看病贵做了力所能及的工作。

桂林市卫生局以“管理年”活动为契机，狠抓医疗质量。通过采取召开医院管理者例会制度，研究解决医院管理及医疗质量中的突出问题，开展三级、二级医疗机构间重点科室对口交流等措施，以优势学科带动辖区医疗机构发展，引导医院管理者从过度追求经济效益转变为追求医疗质量与医院发展的平衡点。

二、认真贯彻落实转变干部作风，探索效能建设新路子

广西壮族自治区卫生厅把转变干部作风，加强机关行政效能，简政放权、优化服务和提高办事效率作为重点工作来抓。多次组织对首问负责制、限时办结制、责任追究制三个核心制度等重点内容的集中学习，认真查找工作中不符合效能建设要求的薄弱环节，并针对行政审批中有的事项权限过于集中及监管工作针对性不强、效能不高的情况，突出抓了以下几项工作：一是按照行政审批项目清理要求，与自治区卫生监督所及厅审批办多次商议，制定下发了《关于进一步规范护士执业许可管理的通知》，将护士执业注册下放到县级卫生行政部门办理，并提出了具体监管要求。截至2007年底各市按照《通知》要求开展护士执业注册工作，大大提高了工作效率；二是根据有关法规及效能建设要求，制定了医疗机构设置审批、注册、校验及医师执业注册调整方案，适当下放医疗机构的设置审批、注册、校验及医师执业注册许可审批权限；三是组织修订了医疗机构设置、校验申请须知，进一步细化申请须知事项，并在行政审批大厅公告，方便群众办事；四是不定期组织人员深入审批办证中心，对行政审批项目的办理程序及效率进行督导，确保行政审批事项规范有序进行。五是及时处理群众来信来访，安排专人负责，方便群众投诉，按时办结。

三、医疗服务要素准入管理得到进一步加强

（一）扎实抓好医师资格考试工作。2007年3月在南宁召开了广西考区2007年医师资格考试工作会议，总结2006年全区医师资格考试工作，研究部署2007年医师资格考试工作。2007年是全国第一年试运行网上报名，广西壮族自治区15个考点中有13个采用了网上报名。6月顺利完成了2007年广西考区的实践技能考试的组织工作。针对区外“泄题”事件，广西壮族自治区卫生厅积极与公安部门协调，对考生做好解释、疏导工作，同时，组织人员到14个考点蹲点指导，确保9月及11月的医师资格考试综合笔试工作顺利完成。2007年全区报考医师资格考试人员共35217人，审查不合格4072人，参加考试30217人。

（二）规范了医疗美容主诊医师考试考核认定工作。下发了《关于加强医疗美容主诊医师资格认定及其执业注册工作的通知》，对过去已认定的89名医疗美容主诊医师进行考核并换发新的医疗美容主诊医师资格证书，新认定医疗美容主诊医师45名，规范了医疗美容服务工作。

（三）加强监督指导，规范医师、护士执业注册管理。医师、护士的执业注册工作已委托厅办证中心具体办理，广西壮族自治区卫生厅在充分授权的同时，加强与办证中心的联系沟通，随时商讨解决问题，不定期组织人员抽查办证资料，确保办证质量。截至 2007 年 11 月底，共办理医师执业注册或变更执业注册 4302 人，办理护士执业注册或变更执业注册 7274 人，均能按时办结，无差错，无拖延等现象。护士执业注册工作权限下放后，加强对各市注册工作的指导，确保护士执业注册工作有条不紊的开展。梧州市卫生局基本完成了本年度的护士首次及再次注册工作，比计划提前了至少 40 个工作日。

（四）开展医师定期考核管理工作。根据卫生部《医师定期考核管理办法》，广西壮族自治区卫生厅制定下发了《广西壮族自治区贯彻<医师定期考核管理办法>实施方案》，并指导各市做好前期准备工作。2007 年 12 月 1 日开始全面启动首次医师定期考核工作。截至 2007 年底，全区按照《实施方案》要求，组织开展医师定期考核工作。

（五）继续做好医疗机构准入管理。根据《行政许可法》及《医疗机构管理条例》规定，广西壮族自治区卫生厅 2007 年 4 月以来受理 81 件/次医疗机构执业许可申请，组织 23 批次专家对执业期满或申请执业变更的医疗机构进行评估，并在规定时限内办理新的医疗机构执业许可证。南宁市卫生局按照《广西壮族自治区医疗机构校验管理办法》及相关配套文件精神，对辖区内执业期满的 228 家医疗机构进行现场校验，对限期整改仍不合格的 3 家医疗机构吊销了《医疗机构执业许可证》。桂林市卫生局根据《医疗机构管理条例》、《广西壮族自治区医疗机构管理暂行办法》、《处方管理办法》等相关法律法规，制定了《桂林市城区医疗机构管理暂行规定》，进一步规范了医疗机构的设置、审批、执业及监管等工作，确保医疗机构规范执业、依法执业，严把医疗机构准入关。

（六）认真做好《人体器官移植条例》贯彻实施工作。根据卫生部的部署，组织专家对 8 家申报器官移植的医院进行现场评估，并形成评估结论上报卫生部。经卫生部审定，对广西医科大学第一附属医院、自治区人民医院、广西中医学院附属瑞康医院、解放军一八一医院等第一批拟开展器官移植的医疗机构进行公示，并指导医疗机构做好诊疗科目登记工作，确保医疗机构规范执业。

（七）充分发挥各专科质量控制中心作用。截至 2007 年底，已成立了 15 个临床专科质量控制中心，各中心在卫生厅的指导下，通过专家的参与，制定了专科质量控制标准和专科诊疗及操作规范，在加强质量管理方面做了大量工作。2007 年病理质量控制中心制定了学科建设标准及操作规范，自治区肿瘤化疗质量控制中心组织专家对全区肿瘤化疗工作开展调研。

四、开展平安医院创建活动

根据卫生部有关文件精神，组织成立了由自治区卫生厅、自治区综治办、自治区党委宣传部等 7 个厅（局）领导组成的“自治区创建平安医院活动协调小组”，起草下发了《广西壮族自治区创建“平安医院”活动实施方案》及《广西壮族自治区创建“平安医院”活动考核评分标准》，明确了工作目标及各部门职责。各市卫生行政部门分别成立了相应的组织机构，并结合各地实际情况，制订了实施方案。2007 年 9 月，广西壮族自治区卫生厅将创建“平安医院”活动纳入 2007 年医院管理年活动督导内容。医疗机构采取各种形式化解医患纠纷，构建和谐医患关系，如通过开展“防范纠纷，从我做起”等主题活动、建立医院领导接待日等形式，向社会、向患者公开医疗服务信息、行风建设等情况，为创造良好的医患关系搭建了平台。在被查的 24 家医院中，2007 年上半年无重大盗窃、火灾及医疗事故发生。

五、继续实施万名医师支援农村卫生工程

2006—2007 年度项目中，广西壮族自治区 32 家三级以上医疗机构选派 153 名医师对 31 家受援医院进行对口支援，取得良好效果。在卫生部、国家中医药管理局召开 2007 年“万名医师支援农村卫生工程”项目工作电视电话会议上，广西医科大学第一附属医院和自治区人民医院黄孝英医师分别被评为先进集体和先进个人，由于成绩突出，2007 年 5 月，卫生部在南宁召开 5 省（区）“万名医师支援农村卫生工程”项目工作座谈会，卫生部、国家中医药管理局项目办公室及有关省项目负责人共 30 余人参加了会议。为总结做法及经验，我处还组织项目支援医院和受援医院的医务人员积极参加卫生部“卫生支农”征文活动，共选报论文 26 篇。

六、继续推进血液管理工作

（一）无偿献血稳步发展。各地继续采取宣传招募行动，普及无偿献血科学知识，发动全社会广泛参与。2007 年第一季度无偿献血占临床用血的 99.9%，第二、三季度临床用血 100%来自无偿献血，成分用血量占临床用血总量的 98.05%。

（二）初步建立了采供血机构质量管理体系。指导各采供血机构贯彻落实《血站质量管理规范》和《血站实验室质量管理规范》，并开展了督查。全区 14 家血站和 25 家单采血浆站基本建立了质量管理体系。

（三）继续做好单采血浆站改制后的监管工作。2007 年，广西壮族自治区按照卫生部等九部门的改制文件精神完成了 23 家单采血浆站的改制工作，并已全部办理了变更登记。

七、护理及医院感染管理工作

（一）加强职业道德教育，弘扬无私奉献精神。广西壮族自治区卫生厅邀请了三位全国第 40 届南丁格尔

奖获得者到自治区5个点、7个市进行先进事迹巡回演讲，共有5000多名护理人员及4000多名护理专业在校学生参加了报告会。

(二) 抓好典型，表彰先进。召开了“全区护理工作先进集体、先进个人表彰大会”，对100名优秀护士、50个护理先进集体、10名优秀护理部主任进行表彰。

(三) 开展护理岗位技能竞赛，提高护理技术操作水平。根据卫生部有关文件精神，指导各级各类医疗机构开展形式多样的护理岗位技能竞赛，并接受了卫生部的督导。

(四) 加强护理管理制度建设。组织专家草拟了《广西壮族自治区医疗机构护理人员岗位职责与工作制度》、护理台帐等相关制度。

(五) 2007年广西壮族自治区继续按照《广西壮族自治区医疗机构消毒供应室管理规范》要求，指导各级各类医疗机构消毒供应室改建、重建工作，确保消毒供应室规范建设。

(六) 加强了对护理人员的培训工作。在卫生部医政司的支持下，举办了“全区护理人员艾滋病职业防护培训班”，对全区二级以上医疗机构的200多名护理骨干进行了为期5天的培训。

(七) 开展了医院感染管理培训，并结合医院管理年活动，开展医院感染管理督导，针对院感管理薄弱环节，开展了消毒供应、口腔、内镜器械清洗消毒专项督查。

八、积极开展重点传染病防治工作

一是开展艾滋病诊疗知识培训。2007年6月、11月、12月，共举办艾滋病诊疗培训班11期，培训临床医师3009人；二是加强艾滋病定点医院对艾滋病诊治能力的建设。利用卫生部—克林顿艾滋病医疗服务项目，加强了百色和贺州等市17所艾滋病治疗定点医院临床诊疗技术指导。此外，还选送了64名临床医生到区内外艾滋病临床培训基地进修学习，提高广西壮族自治区艾滋病救治水平。三是加强流行性乙型脑炎医疗救治工作。根据广西乙脑防治的严峻形势，组织专家制定了《广西流行性乙型脑炎诊疗技术方案》，并于5月初向全区下发了《关于加强关于加强流行性乙型脑炎医疗救治工作的紧急通知》，要求各级卫生行政部门和各级各类医疗机构高度重视，切实做好乙脑的医疗救治工作。四是继续做好非典型肺炎和高致病性禽流感病的防治工作，做到机构不散、人员不减、工作不变。

九、加大对医疗机构及其医务人员违法违规行为的查处力度

2007年共接到群众来信来访240多件次，群众反映的问题及时查清并答复信访人。对反映医疗机构及其医务人员服务态度恶劣、违法违规等问题，一经查实，立即进行严肃处理。如，有群众投诉来宾市人民医院一起重大医疗过失行为，经实地核查后在全区范围内对该事件进行了通报批评，并对责任人做出暂停六个月执业活动的处罚，对相关人员也做出了相应处理；接到群众投诉桂林市生之源干细胞专科医院存在违法违规执业行为后，立即责成桂林市卫生局依法查处，并吊销了该院医疗机构执业许可证；接到卫生部转来群众来信投诉右江民族医学院附属医院违规修改病历的事项，立即组织调查核实，答复信访人，并对右江民族医学院附属医院违规修改病历的行为在全区进行通报批评，防止类似问题再度发生。2007年还对30多家医疗机构的600多条次涉嫌违法的医疗广告进行查处，一定程度上规范了医疗服务市场。柳州市卫生局加强对医疗服务市场的监管，本着公平、公开原则，严厉打击非法违规医疗行为，对包括民主党派及部队的18家门诊部、医院以予注销《医疗机构执业许可证》的处罚。

十、性病规范化管理工作

完成首批国家级、自治区级规范化性病门诊创建工作。经过国家和自治区级专家组评审验收，自治区皮肤病医院达到国家级规范化性病门诊标准，23家达到自治区级规范化性病门诊标准，4家达到合格性病门诊的基本要求。2007年4月，召开广西首批规范化性病门诊受匾仪式暨首府新闻发布会，向社会公布上述规范化（合格）性病门诊，并授予牌匾。

十一、加强药事管理工作

认真贯彻落实《处方管理办法》。《处方管理办法》出台后，广西壮族自治区卫生厅及时转发并制定了《广西壮族自治区处方管理实施方案》，并于2007年上半年举办了全区《处方管理办法》培训班，邀请卫生部医政司和广东省人民医院有关专家对《处方管理办法》进行详细讲解。同时，结合广西壮族自治区实际，制定了《广西壮族自治区〈处方管理办法〉实施细则》，指导各医疗机构开展处方点评，实施临床用药监控，预警机制以及制订《处方集》等工作。

十二、加强了应急医疗救治工作

一是举办了全区道路交通事故应急医疗救护师资培训班，以此在全区各级各类医疗机构医务人员中广泛开展应急救护知识培训，；二是与卫生厅应急办共同完成了2007年东盟博览会、中国—东盟与投资峰会、国际民歌艺术节的应急医疗救护工作；三是组织多项救援演练；四是出色地完成了3起重大交通事故应急医疗救治工作

（尤剑鹏　梁　远）

海南省医政工作

一、继续深入开展医院管理年活动

根据卫生部和国家中医药管理局《关于继续深入开展“以病人为中心，以提高医疗服务质量为主题”的医院管理年活动的通知》，结合海南省实际，制定了《2007年海南省开展“以病人为中心，以提高医疗服务质量为主题”的医院管理年活动方案》，于2007年5月在海口召开全省医院管理年工作会议。

2007年医院管理年主要在以下几个方面着手，一是巩固成果，全面推进医疗质量评价和监督；二是求真务实，将解决群众“看病难、看病贵”作为主要问题来抓；三是规范行为，严格医疗技术临床应用准入；四是结合人事制度改革，强化院长职责，明确院长管理目标和管理责任，将维护群众利益作为公立医院院长首要职责，完善奖惩制度，实行责任追究；五是加强行业作风建设，构建和谐医患关系。

（一）着力解决“看病难”、“看病贵”问题。针对诊断、用药和收费等三个与“看病贵”密切相关的环节，严格按照《海南省医疗机构医学检查结果一单通暂行规定》、《关于在医疗机构开展处方评价工作的通知》、《关于实施单病种限价收费工作的通知》要求，规范医务人员用药行为，避免不必要的重复检查，继续在二级以上医疗机构开展单病种限价收费工作，对符合条件的单病种实行限价收费。推行药品网上招标采购工作，将招标药品品种扩大到1600种以上，减轻群众看病负担。推进惠民医疗服务，在省中医院开展试点，惠民范围为惠民对象的常见病、多发病的基本医疗服务。

（二）建立医院院长问责制度。海南省卫生厅下发了《关于印发 < 医院院长问责制暂行办法 > 的通知》，加强对医院院长管理目标和管理职责定期考核和评价，落实责任追究制，采用“无功就是过，平庸就是错”的新举措。对管理不力、社会反映强烈的医院通报批评，直至追究院长责任。

（三）加强培训和指导力度。2007年3月在海口举行由海南省政府和中国医药集团共同主办、海南省卫生厅承办的“2007中国（海口）国际医药高峰论坛院长论坛”。2007年6月在海口举办医院管理年活动暨第二周期医院评审培训班，邀请台湾医院管理专家传授科学先进的医院管理理念和丰富的实践经验。全省二级以上医院院长、职能科室负责人、临床科室主任、护士长等近二百人参加了培训。

（四）开展督导检查工作。2007年9月，卫生部督导组对海南省医院管理年活动和卫生系统护士技能竞赛工作进行了督导。督导组对省人民医院、海医附院进行了全面督导检查。省卫生厅在11—12月对全省二级以上综合医院开展医院管理年活动情况进行了督导检查。

二、加大整顿医疗市场力度

2007年5月，省打击非法行医专项行动领导小组召开2007年全省打击非法行医专项行动和非法采供血专项整治工作会议。根据全国打击非法行医专项行动和非法采供血专项整治工作电视电话会议及卫生部等七部委《关于继续深入开展打击非法行医专项行动的通知》（卫监督发〔2007〕〗131号）精神，结合海南省的实际，制订了《海南省继续深入开展打击非法行医专项行动工作方案》、《海南省打击非法采供血专项整治工作方案》，各市县也分别制订了打击非法行医专项行动和非法采供血专项整治工作方案，明确了打击非法行医的重点与目标。

2007年12对全省医疗市场整顿工作进行督查，实地检查医疗机构107家，其中三级医疗机构2家，二级医疗机构11家，其他医疗机构86家。抽查医师357人，不合格23人，占抽查人数的6%，抽查护士129人，不合格1人，占抽查人数的0.7%。医疗机构存在的问题主要是执业助理医师单独执业、超范围执业、未办理变更注册等。

2007年监测到医疗机构在报刊违法发布医疗广告1243条次，在电视、广播等媒体违法医疗广告15件，违法发布率为37%。每月将违法发布医疗广告的医疗机构及监测的违法医疗广告汇总移交省工商行政管理局依法查处。针对违法发布医疗广告的医疗机构发出监督意见书36份，责令立即停止发布医疗广告，并以医疗广告为线索，对涉嫌违法的医疗机构立案查处，给予警告等行政处罚。2007年共清理各类广告282条次，其中户外广告277条次，宣传单6000张。清理并拆除户外违规医疗广告牌173块。

三、加强血液管理工作

省卫生厅、省公安厅、省监察厅、省食品药品监督管理局联合下发了《关于印发海南省2007年非法采供血专项整治工作实施方案的通知》。以卫生部组织对采供血机构质量管理规范实施情况进行督导检查为契机，认真贯彻实施“一个办法、两个规范”，省血液中心为每一个员工下发了《规范课件读本》，以多媒体课件的形式将逐个要素组织全体员工学习培训，开展自查自纠工作，建立了符合规范要求的血站质量管理体系和血站实验室质量管理体系，推进了无偿献血工作，2007年采血量较前一年相比增长了38.64%。在此次督查中，未发现有频繁、超量采血和采集冒名顶替者血液的行为。在医疗机构临床用血方面，根据卫生部《医疗机构临床用血管理办法（试行）》和《临床输血技术规范》，结合海南省实际，制定了《海南省医疗机构输血科（血库）

标准规范》。在此次督查的15家医疗机构中，所有的医疗机构血液来源合法，临床用血全部检测合格，没有发现违规自采自供临床用血行为。

四、继续做好卫生扶贫工作

按照《卫生部、财政部、国家中医药管理局关于实施"万名医师支援农村卫生工程"的通知》，继续组织城市医院对口支援县医院，安排省人民医院、海南医学院附属医院、海口市人民医院、省农垦总局医院、省农垦三亚医院、省中医院六家三级甲等综合性医院分别对白沙、陵水、琼中、保亭、乐东县人民医院和琼中县中医院实施对口支援，安排各市县人民医院对口支援本市县内1~2家乡镇卫生院。共派驻36支医疗队，派驻医师120人。做到派出一支队伍，共建一个特色科系，开展一项新技术，培养一支技术骨干队伍，带动一所医院，服务一方群众。据不完全统计，期间派驻医师共诊治病人近8万人次，开展学术讲座120次，健康咨询及宣教近1万人次。

继续建立两个层面的"汽车流动扶贫医院"。一是由省卫生厅组织省级"汽车流动扶贫医院"；二是由各市、县、自治县卫生局，组织以县（市）人民医院为核心的"汽车流动扶贫医院"，深入本辖区贫困地区，开展卫生医疗扶贫。2007年"海南汽车流动扶贫医院"共派出医疗队60支，在老、少、边、穷地区开设医疗点50个，参加巡回医疗队人员近1000人次，免费为群众诊疗治病2万人次，免费赠送药品和医疗器械价值人民币12万元，培训基层医务人员2400人次。

五、开展卫生系统护士岗位技能竞赛活动

《卫生部关于在全国卫生系统开展护士岗位技能训练和竞赛活动的通知》下达后，海南省卫生厅制定了竞赛活动的实施方案，2007年8月3日召开了开展全省护士岗位技能训练和竞赛活动的动员大会，全省38家医院主管护理副院长、护理部主任百余名代表参加了会议。大会传达卫生部关于护士岗位技能训练和竞赛活动会议精神，同时要求各级医院要高度重视，明确责任，竞赛要与训练相结合，力争获得好成绩。结合海南省具体情况将活动分三个阶段进行：训练初赛阶段、复赛选拔阶段、决赛及总结阶段。同时组织全省护理专家，针对《全国卫生系统护士岗位技能训练和竞赛活动护理技术项目考核要点》的各项技术操作要求，建立了海南省护士岗位技能训练理论试题题库。

经过全员培训、层层选拔，全省共有40家医院参加了竞赛活动，并在初赛阶段选拔出优秀选手，参加了复赛选拔。复赛选拔分为海府地区赛区和基层赛区。通过复赛选拔，产生各个片区代表队，代表本片区参加全省组织的护士岗位技能训练和竞赛活动的决赛，2007年8月21日下午进行总决赛。比赛结束后，省卫生厅进行了总结并对获得名次的代表队进行表彰，并要求各家单位在赛后要让参赛选手发挥种子和指导教师作用，通过传、帮、带，提高海南省全体护理人员的知识水平。

六、加强临床药事管理

要求各级各类医疗机构加强医院药事管理专业组织的建设，二级（县级）以上医院应建立由医疗、药学、医疗行政管理等人员组成的药事管理委员会，其他医疗机构设立由相应人员组成的药事管理组。在全省二级以上医疗机构开展处方评价工作，医疗机构每月对处方进行一次检查和评价，并将评价结果在医疗机构内公示。

加强发放麻醉药品和第一类精神药品印鉴卡的管理，开展师资培训。与省食品药品监督管理局共同建设特殊药品监管系统，实现全省药品生产、经营、使用等相关单位必须通过特殊药品监管系统上报数据信息，实时监控，加强对医疗机构使用、保管麻精药品的监管。

七、加强医疗机构实验室管理

加强医疗机构实验室的建设与管理，根据卫生部《医疗机构临床实验室管理办法》，结合海南省实际，制定了《海南省医疗机构临床实验室管理办法实施细则》。

在省内二级以上医疗机构（含专科医院）实行医学检查结果一单通，在确保医疗质量、医疗安全的前提下避免不必要的重复检查，患者持省内其他医疗机构的医学检查结果就诊，在符合相应条件时予以认可，不再重复检查。

八、其他工作

（一）做好视觉第一中国行动项目工作，举办眼科医师培训班和管理人员培训班，援建县级人民医院眼科，全省完成近8千例白内障复明手术，人工晶体植入率96%。与海南航空联合开展"海航光明行"活动，为250名贫困患者实施免费手术。

（二）顺利完成2007年医师资格考试工作，为参加2006年全国医师资格考试合格的医师颁发证书。

（三）配合其他部门开展戒毒工作，选派医务人员支援省公安厅安康医院建设。

（隋枝叶　陈　纭）

重庆市医政工作

一、以继续开展医院管理年活动为主线，加强医疗服务管理，确保医疗安全

（一）深入动员部署

根据卫生部的统一部署，从2005年开始在全市各级各类医疗机构开展了“以病人为中心，以提高医疗服务质量为主题”的医院管理年活动，对开展2007年医院管理年活动进行了深入动员部署。2007年3月29日，组织全市卫生行政部门和相关医疗机构集中收看了卫生部召开的2007年医院管理年暨全国医政工作电视电话会议。4月18日，下发了2007年医院管理年活动方案。4月20日召开了全市医院管理年暨医政工作电视电话会议，对医院管理年活动进行了专题部署。8月再次召开了医院管理年中期工作会暨再动员会，回顾和总结一个时期以来医院管理年的工作和成绩，交流工作经验，分析和查找问题，并根据卫生部医院管理年活动重点要求，对继续开展医院管理年活动进行了再一次深入动员和部署。全年共组织召开全市性大型医院管理年专题会议6次（其中电视电话会议2次），约1100余人参加主会场会议，另有2700余人参加分会场会议。参会人员中有市、区县卫生局主要领导和相关处室负责人，三军医大、十三军、武警重庆总队有关部门负责人，各级各类医院（市级医院、在渝部队医院、区县医院、企事业单位医院和民营医院）院长、分管院长、有关职能部门和临床科室负责人，市临检中心、市医学会、市医院管理学会、厂矿医院管理协会负责人等。

（二）明确工作重点

重庆市卫生局在2005年“端正办院方向”、2006年“落实便民利民”的基础上，确定2007年医院管理年活动工作的重点是“实现和谐发展”，强调“突出一个中心、树立一个理念、解决一个问题、实现一个发展”。“突出一个中心”就是突出全心全意为人民服务，切实维护人民群众的健康利益这个中心；“树立一个理念”就是要牢固树立发展为了人民、发展依靠人民、发展成果由人民共享的科学发展理念；“解决一个问题”就是要通过行业自律，规范医疗行为，整治过度医疗，逐步缓解看病贵问题；“实现一个发展”就是要实现医疗机构和医疗事业既有质量、又有速度，既有效率、又有公平，全面、协调、可持续的发展。各级各类医疗机构围绕重点，进一步落实《重庆市常见病多发病合理用药合理检查合理治疗诊疗规范》、《重庆市抗感染药物使用管理办法》以及《重庆市有关医院间检验检查结果互认暂行办法》。

（三）具体活动推动

2007年6月，重庆市卫生局制定下发了《关于开展白求恩杯岗位技术练兵比武活动的通知》，开展了全市性的全员岗位技术练兵比武活动，同时，按照卫生部的要求，开展了“护士岗位技能训练和竞赛活动”，采取多种形式进行各专业人员的三基训练，强化考核，并将考核结果与人员的晋升等挂钩。西南医院开展了“强岗位、练技术、比素质”的岗位练兵比武活动，围绕医疗服务练“基础”，围绕优势技术练“特色”，围绕危重病例练“应急”，围绕学科带头人练“创新”，干什么、练什么、缺什么、补什么，练真功、出实效，做到了练兵比武有方案、比武考核有标准、活动过程有资料、活动完成有总结。市一院改变过去只对新上岗人员和初中级人员进行“三基”训练的作法，分别对各类别高、中、初级人员进行了培训和考试考核。重庆西南铝医院举办了以提高急诊抢救能力为主题的“现场急救运动会”，开展了全员心肺复苏等操作技能的比赛。其他医疗机构也对医护人员进行了理论考核和实践技能操作。11月3日，市卫生局从17所市级医院各随机抽取255名和68名护士，分别进行了护理专业理论知识考核和技术操作考核。

（四）强化督导检查

2007年8月13日，重庆市卫生局重新修订下发了《重庆市医院管理年督查标准》，从重庆市三级医院中抽调医院管理、临床、医技、护理、医院感染、行风、财务等18名相关专业专家组成督查组，按照“重在帮助、重在交流、重在指导、重在促进、重在深化”的原则，深入医院各临床、医技科室和相关职能部门，通过查阅资料、仔细询问、现场考察、考核和考试等方式，对重庆医科大学附属第一医院、市三院、市中医院和大足县人民医院进行了督导和检查。十七大召开期间，又组织医疗、护理、医院感染管理、药事管理专家对市三院、儿童医院、市八院、市妇幼保健院、市肿瘤医院等5家市级医院进行暗访和指导，对检查中发现的问题及时与医院沟通，并提出切实可行的改进建议。

重医儿童医院门诊平均每诊疗人次医疗费较去年下降13.95%，江津区出院者平均每天住院医疗费较去年下降15.56%，渝北区药品纯收入占医疗收入比例较去年下降3%。19家市级医疗机构和5家区域中心医院前三季度每门诊人次平均医疗费同比上升1.43%，出院者平均每天住院医疗费上升7.65%，远远低于群众消费性支出上升15%的幅度。

二、以保证用血安全为根本，加强血液质量管理

（一）突出工作重点。卫生部新的《血站管理办法》和《血站质量管理规范》、《血站实验室质量管理规范》颁布后，重庆市卫生局将2007年定为“落实一个办法两个规范狠抓内涵建设年”，重点是要求各采供血

机构建立和健全质量管理体系，确保血液质量和临床用血安全。

（二）强化教育培训。市卫生局和采供血机构认真组织“一个办法、两个规范”的学习和培训，培养全员质量意识。2007年6月以来，重庆市卫生局委托市输血协会先后举办了“重庆市采供血机构和医疗机构实验室生物安全培训班”、“贯彻落实一个办法、两个规范，加强质量体系建设研讨会”和“重庆市采供血机构深入贯彻落实两个规范培训班”。各采供血机构也通过组织集中学习、培训和考试，不断强化职工质量意识和责任意识，牢固树立“血站与质量同生存，我与质量同存亡”的质量观念。

（三）健全管理体系。重庆市卫生局要求采供血机构在落实“一个办法、两个规范”时，注重内涵建设，注重质量体系建设。各采供血机构根据“一个办法、两个规范”的要求，结合单位实际制定质量管理体系文件，单位主要负责人作为“第一责任人”负责组织实施和严格监控质量管理体系运行。如涪陵中心血站建立了质量手册1本、过程文件47个、标准操作规程146个、岗位职责116个、规章制度168个、质量记录表格229个。永川中心血站根据工作目标、组织结构和分工，对血液质量实行层层把关，责任到人；从站长、科主任到每个岗位职工的岗位职责、工作目标和工作内容都做了明确规定，从血源登记、实验室检测、质量控制、成分制备到血液储存、入库出库、血液运输等全过程，都按照质量手册、过程文件和操作规程严格执行，并做好相关记录，对血液质量实行全面、全过程的质量控制和管理，严把了血液质量关。

（四）加强督导监管。组织专家对部分采供血机构质量管理体系建设情况进行了检查，对2006年底下达了整改意见书的2家采供血机构进行了整改督查。在2007年8月卫生部专家组对重庆市部分采供血机构落实“两个规范”进行督查后，市卫生局向全市各采供血机构和所在地卫生局下发了督查情况通报。在反复征求相关专家意见的基础上，拟出台《重庆市血液制备新业务新技术管理办法》。

各采供血机构在贯彻落实“一个办法、两个规范”的同时，按照2007年初医政工作会议提出的“2007年全市无偿献血达到100%，自愿无偿献血率达到95%”的工作目标，继续加大自愿无偿献血的宣传招募力度，不断改进献血服务，自愿无偿献血比率三季度已达到98.1%。在2007年洪涝灾害时，没有因为采供血不足而从省外调血。

三、以规范执业行为为重点，加强医疗服务监管

加强新技术准入管理。重庆市卫生局制定了《重庆市器官移植规划》和《器官移植技术临床应用能力评价办法》，对申请开展肝肾移植的6所单位和申请开展非血缘造血干细胞移植的4所医院进行了临床应用能力的评价，保证了移植技术临床应用的安全性。

加强对医疗广告的审查和监管。从2007年1月1日起，重庆市卫生局成立了医疗广告审查小组，建立了医疗广告审查程序，严格按照办法规定审查广告内容。截至2007年11月30日，共审查医疗广告691件，审查合格出证337件。对不符合要求的广告坚决不出证，防止内容虚假和夸大疗效而误导患者。加强了对重庆卫视等8个电视频道、重庆晨报等4种报刊医疗广告的监测工作，对涉嫌违法发布的广告及时移送相关部门查处，30家违规发布医疗广告的医疗机构受到了责令改正和行政警告处罚，对3家篡改《医疗广告审查证明》内容发布医疗广告的医疗机构发出了限期整改通知书，6家医疗机构受到了撤销《医疗广告审查证明》、年内不予受理医疗广告的处罚，并在全市范围内通报。

四、以提高基层医疗服务能力为目标，加强区县医院建设

（一）继续开展万名医师支援农村卫生工程。万名医师支援农村卫生工程（第二期）从2006年6月1日开始，到2007年5月30日结束。从三级综合医院为主的市级医院和区域中心医院派出14支医疗队70名医务人员，对巫山等14个国家扶贫开发重点县级医院进行对口支援。通过支援医院、受援医院和派驻医疗队员的共同努力，实现了“派出一支队伍、带好一所医院、培养一批人才、服务一方群众”的目标。共举行专题讲座367次，教学查房3580次，开展新技术、新项目145项，手术示教2096例，疑难死亡病例讨论746例，开展临床科研工作6项，门诊诊疗33828人次，义诊巡诊10174人次。从2007年6月1日正式启动了2007—2008年度万名医师支援农村卫生工程（第三期）项目，下发了《重庆市卫生局关于印发万名医师支援农村卫生工程项目实施方案（第三期）的通知》，根据受援医院的实际需求，对支援医院和派驻人员专业进行了调整，从19家市级医院和区域中心医院派出70名医务人员，其中正高级职称占派驻人员的4.5%，副高级职称占派驻人员的22.4%，中级职称占派驻人员的68.7%。专业涉及内科、外科、妇产科、儿科、急诊医学科、眼科、耳鼻喉科、中医科、护理、ICU、医学检验、医学影像、药学等。

（二）继续加强县医院医疗救治能力建设。制定了“2007年重庆市部分区县医院医疗救治能力建设项目实施方案”，在连续两年对云阳等25个县医院急救能力建设进行支持的基础上，2007年又争取中央财政安排资金375万元，通过培训人员，配置设备，重点扶持彭水等25个县级医院重症监护室或手术室能力建设。多次组织召开专家论证会，制定、修改设备技术参数，12月11日严格按照《招标法》进行了相关设备的公开招标，设备将很快到达25个项目县医院投入使用。

（三）扎实开展医疗救助工作。2007年5月14日—6月11日，配合市残联从主城区医院抽调19名眼科医务人员，组成4个医疗队，到潼南等5个区县免费为1589例贫困白内障患者实施手术。争取国家专项资金完

成儿童先天性视力残疾救治和白内障复明1025例，完成儿童唇腭裂手术902例。急救医疗基金建立一年多来救助贫困患者196人，发放救助金105万元，白血病儿童救助基金救助贫困白血病儿童401人次，发放救助金874.6万元。

五、以优化医疗执业环境为目的，加强平安医院建设

在2007年4月20日召开的全市医院管理年暨医政工作会议上，将开展“平安医院”建设作为2007年医政工作六项重要工作工作之一，明确提出市卫生局将与市公安局等相关部门一道开展整治“医闹”的调研，制定出台相关规定，以优化医疗执业环境，保障人民群众就医安全。

在重庆市卫生局的协调努力下，市公安局于2007年4月28日下发了《关于维护医疗机构正常治安秩序的通知》，要求全市各级公安机关认真履行职责，对发生在医疗机构内的各种刑事、治安案件要及时出警、处警，依法处置，及时依法打击严重扰乱正常医疗秩序、侵害他人人身安全的“职业医闹”人员。

2007年4月28日，卫生部、中央综治办、中宣部、公安部、民政部、国家工商总局、国家中医药局联合下发了《关于开展创建“平安医院”活动的意见》，重庆市卫生局立即联合市综治委、市委宣传部、市公安局、市民政局、市工商局转发了文件，并对重庆市创建活动提出“提高认识、明确重点，强化管理、注重建设，加强领导、形成合力，探索机制、讲求实效”的具体要求。从7月开始，重庆市卫生局与市公安局组成联合调研组，采取现场调研和书面调研相结合的方式，就医疗纠纷现状及解决对策对40个区县卫生局、37所各级各类医院、14个区县公安分局（派出所）进行了专题调研，形成了“关于医疗纠纷现状危害及处置对策的调研报告”。在此基础上制定下发《重庆市卫生局重庆市公安局关于维护医疗机构正常医疗秩序的通告》，对发生在医疗机构的“医闹”行为依法进行坚决打击。万州区、九龙坡区和永川区等在处理医疗纠纷工作中，卫生、公安、民政、信访、街道等相关职能部门协调配合，按照各自职责做工作，促进了医疗纠纷的依法解决。沙坪坝区卫生局与公安机关协调，在辖区内部分医院设置警务（治安）室，对企图借医疗纠纷之机谋取私利的“医闹”起到了一定的震慑作用。

此外，重庆市卫生局从2007年7月1日起在全市试行统一门诊病历，加强对新的《处方管理办法》落实情况，特别是药品通用名执行情况的监督检查。并认真做好其他相关工作。

完成了“4.23北碚重大车祸”、“4.13成渝高速公路连环撞车事故”、“5.23开县雷击小学生事件”和“10.2綦万高速客车纵火案”等大型事故紧急医疗救治的组织协调任务。组织市第三次党代会、火锅美食文化节、直辖十周年系列活动、中国（重庆）非公有制发展论坛等医疗保障工作28次。特别是“10.2綦万高速客车纵火案”发生后，迅速组织市级专家指导救治，从2007年10月2—8日，案件中的11名伤员得到了及时有效的救治。

认真对待人民群众来信来访投诉。2007年共接待来信、来访230起，做到了热情接待，耐心解释，妥善处理，按时回复。对因医疗事故争议而引发的停尸等群体事件，医政工作人员协调公安机关予以妥善处置。

把“执政为民服务发展”学习整改活动作为永续工程，不断提高医政服务效能。2007年规定时限内办理执业医师注册1284件，办理护士注册144人。在卫生部医师资格考试合格数据库下发后一个月内，加班加点完成了3849个《医师资格证书》的打印核发工作。高质量完成招生体检174003人，征兵体检52150人次。

（周英杰　许　平）

四川省医政工作

一、制定医疗机构设置规划，谋划未来五年发展

按照省委、省政府提出的“坚持科学发展、构建和谐四川”的要求，在全面分析全省医疗机构现状的基础上，根据四川卫生事业发展的总体规划，制定了《四川省医疗机构设置规划（2006—2010年）》，提出了以提供安全、有效、方便、价廉的医疗服务为手段，建立与四川社会经济发展相适应、功能和结构更趋合理的医疗服务体系，对医疗机构布局、等级、质量、效率等进行了整体规划，并创新性地将区域医疗信息化、大型医用设备配置纳入了规划，对“十一五”期间全省医疗服务体系的建立和完善将起到引导作用。在此基础上，制定了四川医疗发展5年行动计划，对《规划》的分步实施进行了分解和细化。

二、深化医院管理年活动，提高医疗服务能力

按照四川省医院管理年活动的总体部署，2007年是医院管理年活动回顾年，根据第一、二年的工作开展情况，在坚持“以病人为中心，以提高医疗服务质量为主题”的医院管理年活动中回顾总结与调整相关制度和措施，查漏补缺，对医院管理年活动的内容与措施进一步完善和丰富。在继续加强依法执业、行为规范、质量安全、改善流程、改进服务管理外，突出基础质量控制，以建立长效监管机制。

一是加强质量控制工作，出台了综合医院临床麻醉管理规范，起草了血液透析质量管理规范，启动了心血管介入技术评价工作。

二是强化临床药事工作，将临床合理用药纳入到医院等级复查和管理评价标准中，认真实施《处方管理办法》等技术规范，推进华西医院、省人民医院等四所医院临床药师试点工作，促进合理用药。抗菌药物占药品收入的比例从2004年的27.14%、2005年的26.54%下降到2007年的24.30%。同时积极处置“上海华源”甲胺蝶呤等药品安全事件。

三是促进医院可持续、规范发展，2008年将启动新的医院评审工作。为积极准备新的工作，草拟了四川省综合医院评审标准纲要和评审细则，在强调医院管理、依法执业、质量控制等要求基础上，对诊疗效果、人才队伍、科研教学、社会责任提出了全面要求。同时对2004年医院等级评审后因工作暂停未公布结果的30所医院，结合医院管理年活动复查结果进行了等级确认，其中28所合格，两所不合格。

四是接受卫生部对四川省及华西医院、四川省人民医院和绵阳市中心医院的医院管理年活动督导。卫生部督导组对四川省的工作予以了认识到位、目标明确、措施有力、工作扎实、落实到位、成效明显的肯定，指出四川的工作在全国具有一定的影响，也多次在卫生部的会议上进行了经验交流。

五是继续开展医院复查及管理评价工作。四川省卫生厅2007年直接对19所医院进行了复查，其中4所二级甲等医院降等，1所二级甲等和1所二级乙等医院受到黄牌警告；3所在2006年度复查工作中不合格或黄牌警告的医院接受复查并合格。

医院内涵建设得到重视，医院管理进一步加强，与2005年相比，2007年全省综合医院病床使用率提高了8个百分点，达到了78%，平均住院日减少了0.6天，为9.74天。医疗安全意识得到强化，基础医疗质量进一步提高，全省综合医院出院病人治愈好转率提高到91.2%；三级医院甲级病案率达到95.76%，处方合格率达到96.61%，入出院诊断符合率达到98.59%。医疗费用控制初显成效，出院病人费用和门诊病人费用与2005年相比分别减少23元和8元。医疗服务和医德医风进一步改进，社会满意程度明显上升，如遂宁市卫生系统创建成了市级文明行业，精神文明办社会调查病人满意度为90.38%；泸州市行风政风调查病人满意度超过90%。

三、开展“为民健康、从我做起”集中行动，构建和谐医患关系

根据四川省卫生厅党组提出的在全省县级以上医院开展“为民健康，从我做起”构建和谐医患关系集中行动要求，围绕“坚持科学发展、构建和谐四川”的主题，印发了《2007年四川省医疗机构“为民健康，从我做起”构建和谐医患关系集中行动实施方案》和《四川省“为民健康，从我做起”2007年集中行动宣讲实施方案》。2007年5月底召开启动会议，6月起正式在全省开展为期半年的“为民健康，从我做起”构建和谐医患关系集中行动。6至7月，省卫生厅组织“为民健康，从我做起”宣讲团赴成都、南充、宜宾、内江、乐山进行了5次宣讲活动，共计4000余名干部职工参加了宣讲会。各地也参照卫生厅的模式开展规模不等的宣讲活动，有的医院还邀请专家到医院开展医患沟通技巧培训。

在这次集中活动中，市、州卫生局和医疗机构高度重视，按照要求成立了以局长为组长，相关部门参与的集中行动领导小组，医疗机构也相应成立了以院长为组长的集中行动领导小组，从组织机构上保证了集中行动的责任落实。各单位还结合自身实际制定了“为民健康，从我做起”构建和谐医患关系集中行动实施方案或工作计划，并认真组织实施。

自贡市医疗系统结合集中行动启动了“亲民惠民，从我做起”主题教育实践活动，旗帜鲜明地提出了“密切联系群众，实现人民健康利益”的活动目标。德阳市提出做到“四个加强”、“三个结合”和“一个体系”，即加强内部管理，加强行业作风建设，加强沟通能力建设，加强医院文化建设；与集中行动相结合，与医院管理年相结合，与推行院务公开相结合；初步建立完善医患沟通工程考核评价体系。宜宾市卫生局组织了医疗单位、民营医院代表、市民代表参加的“构建和谐医患关系，促进卫生事业发展”主题电视对话活动，市卫生局局长、医院院长及市民代表参加对话，介绍全市医疗卫生现状，解答市民疑惑，宣传医疗卫生政策。

自贡等市卫生局组织市宣讲团，从强化遵守卫生法律法规、医学伦理、医患沟通技巧等方面进行宣讲，并按照省上“一周一个主题”的要求，广泛组织干部职工和医务人员开展以集中学习为主的学习活动。攀枝花市、雅安市、宜宾市等先后举办“假如我是一个病人”、“医患沟通从心开始”等主题演讲比赛和经验交流会，发起全市范围内的“医患和谐，从我做起，我做什么”大谈论活动，发起学习华益慰、乔淑平等优秀代表的先进事迹专题活动。宜宾市第一人民医院还与市公安局合作，警民共建“平安医院”，并开通了“民警救治绿色通道”。南充市中心医院专门成立医患沟通办公室，定期将医疗投诉涉及的医务人员名单公布，督促医务人员改进服务。成都医学院附属医院邀请在院患者、患者家属、社会行风监督员参与的医患沟通座谈会，将以前被动听取意见改为主动征求意见，请服务对象为医院提意见和建议，帮助医院查找存在的问题。

2007年11—12月，卫生厅组织了对部分单位抽查和市、州相互间的交叉检查。通过检查，互相学习和交流经验，促进了活动的深入开展。

通过各级卫生行政部门、医疗机构和广大医务人员的共同努力，2007年“为民健康，从我做起”集中行动达到了预期的效果。

四、改善医疗执业环境，积极创建平安医院

四川省政府办公厅2007年9月21日正式下发了《关于做好医疗纠纷防范和化解工作的通知》。一是从加强医院管理角度出发，下发了医师和护士定期考核办法，起草了开展医院诚信服务评价、医院目标管理考核和医务人员任追究办法，积极探索医院管理的各项长效机制。二是从医疗纠纷处理角度出发，起草了医疗纠纷解决办法、规范医疗事故鉴定工作、医疗纠纷赔偿等规定，规范医疗纠纷处理；并积极会商省司法厅，起草实行医疗纠纷民事调解和医事仲裁制度的意见，拓宽医疗纠纷处置渠道。三是从解决医院实际困难角度出发，会商省保监局起草推行医疗责任保险意见；会同省公安厅起拟定了维护医院正常秩序规定，将医院纳入公共场所管理；积极与省财政、民政、高法院等部门沟通，拟就医疗欠费补助问题、规范医疗纠纷案件审理等出台意见，减轻医疗机构压力。

五、推进城市医疗支援基层，协调城乡卫生事业发展

四川省卫生厅制定下发了《四川省城市卫生支援基层卫生工作意见》，提出了城市卫生支援基层卫生的方式、内容、人员以及时间要求，规范了管理、考核的标准，制定了保障的措施。

（一）组建流动医院，为少数民族送医上门

继2006年12月印发《四川省卫生厅关于印发甘孜阿坝凉山组建流动医院方案的通知》后，2007年初专门召集三个州卫生局负责同志到厅研究具体措施。三州卫生局分别成立了流动医院领导小组及办事机构。制定了流动医院开展巡回医疗活动实施方案，将流动医院工作与“万名医师支援农村卫生工程”有机结合，整合并充分利用现有的医疗卫生资源。流动医院的专家们克服缺氧、缺水、缺电、交通不便、语言不通、通讯障碍等多种困难，热情为群众提供服务。

在巡回医疗中，医务人员不仅向当地群众提供医疗服务，还为所到之处的医院、卫生院的医生、护士讲解、现场演示常见急危病的诊断治疗方法。一些地方，流动医院巡回医疗组针对巡回医疗活动所在地医院的实际，就如何提升医疗质量，改进管理水平，树立以病人为中心的服务理念等提出了许多合理化建议。2007年三州流动医院共派出医务人员3473人次，车辆613台次，免费诊治患者59430人次，免费开展白内障手术599人次，健康咨询57645人次，培训当地医务人员6311人次，发放各类宣传资料157950份，免费发放药品价值52.75万元。

（二）实施“富民安康工程”，大力支援甘孜州医疗卫生事业发展

按照省委、省政府关于实施“富民安康工程”工作精神和“四川省富民安康工程”工作会议要求，卫生厅高度重视对甘孜州的卫生帮扶工作。一是在四川省2006年中央补助县医院及少数民族自治州医院医疗救治能力建设项目中继续支持甘孜州。将甘孜州纳入到实施对县医院及少数民族自治州盟医院医疗救治能力建设项目中，给甘孜州各单位共安排300万元经费，用于购置心电监护仪、麻醉机、手术床等设备。二是组织13个内地二级甲等综合医院的39名中高级医务人员，对该州“万名医师支援农村卫生工程”覆盖之外的13个县人民医院进行两年一周期的对口支援。三是分配一台送血车给甘孜州采供血机构。四是在万名医师支援农村卫生工程中加大对甘孜州的支持力度。

（三）认真实施“万名医师支援农村卫生工程”

根据国家三部局《关于实施“万名医师支援农村卫生工程”的通知》精神，在听取部分三级医院和受援单位意见基础上，四川省卫生厅、省财政厅、省中医药管理局制定了2007年《四川省“万名医师支援农村卫生工程”执行方案》，进一步细化了派驻医师条件、帮扶项目内容、绩效考核评估、经费使用管理等措施。全省

42所三级医院向36个国家扶贫开发工作重点县的36所县医院、4所中医院和1所藏医院派出181名医务人员。仅2007年上半年，“万名医师工程”派驻的医务人员累计查房13000多次，救治病人7000多人次，开展示范手术2000余台次，抢救危重病人450多人次，开展专业讲座300多次，听课人数达到11000多人次。

六、强化血液管理，保障血液安全

（一）全面完成单采血浆站转制工作

四川共有18家单采血浆站，除两个浆站符合卫生部等9部门关于单采血浆站转制工作的要求，不参与转制工作外，实际参加转制的浆站16个。根据卫生部等九部委制定的《关于单采血浆站转制的工作方案》，积极协调省级相关9个部门，制定并下发了《四川省单采血浆站转制工作实施方案》。四川省卫生厅数次召集市（县）卫生局、浆站和生物制品公司负责人会议，多次到浆站现场调研、督办，通过半年多艰苦细致的工作，16个单采血浆站全部完成转制工作，进入正常采供浆工作秩序。

（二）强化血站管理，确保血液安全，大力推进无偿献血工作

高度重视无偿献血和血液安全监督管理工作，围绕推进自愿无偿献血和血液安全监督管理两条主线，通过注重制度建设、规范执业行为，加强组织领导、强化政府行为，狠抓招募服务、推动无偿献血，加强血站管理、确保血液质量和安全，促进科学合理用血五大措施，狠抓血液质量安全和采供血机构队伍素质建设。加大血液安全监督力度，杜绝自采自用血液行为。基本实现了血液管理法制化、无偿献血自愿化、采供用血规范化、血液质量安全化的四个根本性转变。2007年全省无偿献血和自愿无偿献血占临床用血均达到100%。全省没有发生经输血途径传播疾病事故，保障了临床用血安全。

（三）开展单采血浆站集中整治活动

集中整治按照“规范管理、提高质量、增强力度”的工作思路，以依法执业和质量管理为重点内容，采取自查自纠和监督检查结合的方式进行。通过2007年4—8月对全省18家单采血浆站的整治，达到了进一步规范执业行为，促使原料血浆采集、检测和供应等符合规范标准的目的。整治期间，省、市卫生行政部门的医政、执法两个部门密切配合，一是加大培训力度，数次召集浆站负责人、质控部门负责人及生物制品公司有关负责人等进行培训，提高认识，转变观念，筑牢质量、安全意识；二是加大监管力度，帮助单采血浆站发现问题，指导其进行整改。

（四）支持生物制品生产企业工作

四川省两家生物制品生产企业都面临原料供浆不能满足其生产设计的情况，特别是浆站转制后采浆量曾一度下滑。针对此情况，四川省卫生厅专门到生产企业和请生产企业及浆站相关人员到厅座谈，帮助分析原因。并根据实际情况，为蓉生公司增加7个采浆区域，为蜀阳公司增加4个采浆区域。

七、积极开展专题调研，促进民营医院向前发展

按照省政府提出的促进民营经济发展的要求，四川省卫生厅将民营医院的发展纳入到医疗机构设置规划中，并对民营医院的发展情况进行了专题调研，形成调研报告，对民营医院的现状、问题进行了分析，提出了促进民营医院发展的政策建议。要求各地积极引导社会资金和外资进入医疗服务领域，大力扶持依法执业、管理规范、规模适当、专长突出的民营医院和中外合资合作医疗机构发展，鼓励社会资金和外资向专科、农村和社区医疗服务流动，扩大医疗服务供给，建立良性竞争机制。近年来民营医院得到较快发展，由2003年的165所发展到2007年的272所，床位由6312张发展到8944张，总资产由7个亿发展到10个亿。服务量也在不断提升，出现了成都西区医院、满地可医院等一批有一定规模的民营综合医院，尤其在医疗美容、眼科、口腔、骨伤等专科方面，民营医院具有了一定的竞争力。

八、治理违规医疗广告，净化医疗服务市场

在简化医疗广告申报程序、实行成品审批的基础上，加大了对违规广告的查处力度。本着服务和教育的原则，5次召集110多家次民营医院负责人会议，宣讲政策，培训教育，督促其纠正违规广告。对数次打招呼不听、教育不改的成都慈济医院、四川西蝉整形美容医院等51所违规发布医疗广告的医疗机构进行了查处，其中11所被吊销诊疗科目，13所一年内不受理广告申请，27所收回《医疗广告证明》。

同时对医疗机构通过网络发布性病广告进行了整顿，下发了《关于加强对医疗机构利用网络发布违法违规医疗广告监督管理的通知》，要求各级卫生行政部门加强监督和协调，对违规的严肃处理；要求医疗机构严格自律，禁止发布任何形式的违法违规医疗广告。对16家涉嫌通过网络发布性病医疗广告的，要求其立即整改，不得违规发布。

九、防盲及其他工作

承办了卫生部首个在京外举行的全国爱眼日活动启动仪式；完成了中央经费补助白内障复明手术2000例和唇腭裂、儿童先天性视力残疾手术1873例；组织完成全省59691名执业医师及助理执业医师的报名、资格审核、技能考试、综合笔试（包括第二次医师、口腔医师的综合笔试）及1532名执业医师、执业护士的注册和变更注册登记；完成各种大型活动的医疗保障任务。

（赵万华　梁　志）

贵州省医政工作

一、抓好医院管理年活动为重点、全面加强医疗质量的标准化、规范化管理，全面提高我省医疗机构医疗质量

（一）2007年4月12日，及时召开了2007年全省医院管理年暨医政工作会议，安排部署全省2007年的医院管理年暨医政工作，做到早计划、早安排、早落实。10月16日召开了全省医院管理年活动经验交流会，对贵州省3年来开展活动的情况进行总结和经验交流，同时针对卫生部医院管理年督导组对贵州省提出的意见，扎实加以整改，研究和落实相关措施，推进全省医院管理全面协调可持续发展。

（二）组织制定了《贵州省医疗质量控制中心管理办法（试行）》并印发各地，在已经建立省医院感染指导中心、省糖尿病中心的基础上，筹建全省其他管理和医学专业质量控制中心。

（三）重点抓好医院管理年活动，确保活动工作目标和重点内容的贯彻落实。

1. 根据《医疗机构管理条例》、《医疗机构管理条例实施细则》的规定，结合开展医院管理年活动，就做好2007年医疗机构准入管理和校验工作下发了《贵州省卫生厅关于做好2007年医疗机构准入管理和校验工作的通知》（黔卫发〔2007〕29号），要求各市（州、地）卫生局及各厅注册医院认真做好2007年医疗机构准入和校验工作。根据全国医院管理年活动要求和厅党组工作安排，组织了4个考核组，由厅领导带队，于2007年4—6月对全省各三级医院一年来开展医院管理年活动及医疗机构校验换证进行考核，对三级医院进行了等级医院的复审。并对考核验收合格的三级医院换发了《医疗机构执业许可证》。

2.2007年4月3日，组织召开了全省医院管理年工作调度会，及时对全省医院管理年活动进行了安排部署。根据《卫生部关于印发2007年“以病人为中心，以提高医疗服务质量为主题”的医院管理年活动方案的通知》，制定了《贵州省卫生厅关于2007年医院管理年活动的实施意见》（黔卫发〔2007〕56号）并印发各地，进一步加强了对活动的指导。

3. 采取明察暗访、专项督导、形式多样的方式，加强对医疗机构的质量管理，加强了对全省医疗机构医疗服务质量持续改进的指导和督导。

（四）加强护理工作

2007年护理工作以全面贯彻《中国护理事业发展规划纲要（2005－2010年）实施方案》为主线，加强护理管理，增加临床一线护士人数，维护护士权益，加强护理队伍建设，提高护理质量，做了以下工作：

1. 通过医院管理年的督导，医疗机构执业校验等工作，对临床一线护士人力配置、强化基础质量、加强护理队伍的建设、维护护士合法权益等进行了严格要求，使2007年全省护士总数较2006年增加30%。在全省各医疗机构护士人数普遍明显增加的基础上，截至2007年底，贵医附院、贵阳市第一人民医院、铜仁地区医院已经达到国家编制要求。

2. 按照卫生部安排，围绕国际护士会2007年“营造优良执业环境，提供优护理服务”的主题，利用“5.12”国际护士节在全省开展“强调医务人员的执业环境直接关系到医疗护理质量和患者安全”的活动，贵州省各地结合本地实际，开展了形式多样化的宣传、教育、护理技术操作比赛、文艺演出、座谈会、表彰优秀护士、慰问一线护士活动，充分利用电视、广播、报刊等开展宣传教育活动，使各级卫生行政部门、医疗机构更深刻了解优化医疗执业环境。

3. 对全省在护理岗位工作30年以上的1784名护士进行了表彰，向他们颁发荣誉证书和证章，鼓励他们为护理事业作出新贡献。

4. 贵州省卫生厅按照卫生部要求组织了全省护士技能训练和竞赛活动，在各县（市、区）、市（州、地）选拔的基础上，2007年9月贵州省卫生厅组织省级决赛，评出并表彰13个先进集体，48个先进个人。

5.2007年10月召开了全省护理工作会。会议全面总结了近十年来全省护理工作的成绩和经验，分析了当前护理工作面临的形势、任务和存在的问题，结合贵州省实际，探讨如何全面贯彻落实《中国护理事业发展规划纲要（2005－2010年）实施方案》（下称《实施方案》），明确“十一五”期间贵州省护理工作发展目标和任务，研究和落实相关措施，推进全省护理工作全面协调可持续发展。

6. 严格准入管理，把好护士执业资格审核和执业注册工作。2007年是全省再次注册年。截至2007年底，全省首次注册护士4943人，再次注册护士19983人。

（五）加强医院感染管理工作

1. 在全省二级以上综合医院的医院感染管理专职人员进行医院感染横断面调查培训，加强对医院感染情况的监测，掌握全省医院感染的实际发生情况，对贵州省制定预防医院感染管理政策，加强医院感染管理工作具有重要意义。并进行了全省医院感染横断面调查。

2.2007年11月举办全省抗菌物临床合理应用、外科手术感染的管理与控制全省培训班，目的是降低外科手术后的医院感染率，特别是解决手术中的内源性感染问题，进一步保障医疗质量和医疗安全。

二、切实加强全省血液管理

（一）2007年3月，制作下发了《贵州省卫生厅关

于切实做好 2007 年血液管理工作的通知》（黔卫发〔2007〕43 号）。

（二）积极推进无偿献血工作，保证了全省临床用血的需要，2007 年 1－11 月，全省共采血 37.13 吨，无偿献血率为 100%，自愿无偿献血率 99.67%，成分用血率 93.13%。

（三）2007 年 6 月，紧急下发了《贵州省卫生厅关于加强采供血机构血液安全和医疗机构临床用血管理的通知》（黔卫发电〔2007〕22 号），要求各市（州、地）卫生局及各采供血机构立即组织对辖区内采供血机构实验室、临床用血机构规范用血情况进行专项检查。

（四）做好各采供血机构年度换证工作。加强对采供血机构换证前的检查验收工作，严把准入关。对采供血机构进行的逐个检查验收，要做到合格一个，换证一个，运转一个。整改不力的要责令停业整顿，直至吊销执业许可证。

（五）加强对全省二级以上医疗机构和采供血机构检验室（科）的质评质控，并提出整改意见，加强了对采供血（浆）质量的监督管理。

（六）加强单采血浆站的管理。

1.2006 年底下贵州省卫生厅等十部门《关于贯彻贵州省单采血浆站转制的工作方案》，在转制前，省卫生厅召开与贵州省单采血浆站一对一有偿转制的生物制品生产企业的座谈会，强调了企业在转制中的权利和义务，规范转制行为。2007 年 1—4 月，下发了《贵州省卫生厅关于进一步加强单采血浆管理工作的通知》（黔卫发〔2006〕20 号）。

2. 加强转制后单采血浆站的监督管理。

（1）明确企业内部管理和卫生行政的监督检查职责。与各卫生行政部门和生物制品企业签订血液安全协议书确保采供浆安全。

（2）采取有效措施，强化企业管理和卫生行政监督检查责任。强调转制后企业是原料血浆质量的责任人，要求各生产企业严格执行有关法律、法规、规范和标准，杜绝经采供血浆和血液制品传播艾滋病，并承担违法、违规导致艾滋病等经血传播疾病传播的法律责任。

（3）转制工作基本完成后，贵州省卫生厅召开了全省卫生局长、卫生监督局（所）长会议，通报全省单采血浆站换证验收过程中存在的问题和整改意见，要求全省卫生行政部门、卫生监督部门要把血液、血浆安全监督作为 2007 年工作的重点，组织有关专家组成 4 个督查组对全省初步完成转制工作的单采血浆站进行了督查。

（4）下发了《贵州省卫生厅办公室关于做好 2007 年度单采血浆站换证工作的通知》（黔卫办发〔2007〕38 号），对转制后的单采血浆站进行了转制后执业资格县、市（州、地）、省三级审查，对验收合格的单采血浆站换发了《单采血浆许可证》。

（5）召开了生产企业工作会，向企业通报了各单采血浆站换证验收过程中存在的问题和整改意见，要求各生产企业立即整改，按卫生部要求进一步达到《单采血浆站质量管理规范（GMP）》的要求，并切实加强对血浆质量和安全的管理。

（七）加强人员培训，完成采供血机构从业人员岗位培训和全国网上考核工作。制定了贵州省艾滋病防治项目血液质量安全实施方案，结合血站、单采血浆站质量管理规范的贯彻和培训。制定了 2007 年培训医务人员的计划，按计划对采供血机构管理人员、采供血机构岗位从业人员、卫生行政部门、临床医务人员和输血科（血库）管理人员进行了血液安全和质量管理的培训，培训人员 3000 余人次。完成全省采供血机构从业人员岗位培训和全国网上考核工作，考试人数共计 332 人，并对考核合格人员发放上岗证书。截至 2007 年底，贵州省尚未发现一例经单采血浆途径传播艾滋病病例。

三、加强医院准入管理，促进依法执业，维护医疗机构正常工作秩序

（一）根据厅党组安排，将医院管理年活动督导、医疗机构执业许可证校验、等级医院复审三项工作相结合，于 2007 年 4—7 月，组织了检查组，依据《医疗机构管理条例》、《医疗机构管理条例实施细则》、《医疗机构基本标准（试行）》、《医疗机构评审标准》和《贵州省卫生厅关于做好 2007 年医疗机构准入管理和校验工作的通知》，对厅注册的 22 家医疗机构进行了督导检查。本次校验，按《卫生机构（组织）分类与代码》（WS218－2002）核定《医疗机构执业许可证》登记号。诊疗科目按照《医疗机构诊疗科目名录》核定到二级诊疗科目。采取的是对医院报送的书面校验材料进行审核后，组织医院管理、医疗安全、临床、护理、血液、药事、院感、医技等方面专家对医院进行现场校验的方式。这种校验方式，是贵州省近年来的第一次。不仅为厅注册医院建立医院管理档案，而且通过对医院的实地考察，对医院的科室设置、人员结构、医疗设备等情况进行了全面了解，将现场校验中发现的问题，当面对医院进行现场指导，并对医院校验中存在的问题，下达书面整改意见，限期整改。

（二）认真做好医疗机构、医务人员的准入管理工作。组织全省 2007 年度医师资格考试，完成 2007 年度医师资格考试 18962 人的审核及报名工作，召开了全省医师资格考试考务工作会和主考官培训会，7 月和 9 月分别对 9 个市（州、地）考点的全省医师资格实践技能考试 17810 人和综合笔试 16934 人进行了巡考，考试通过率 68%，顺利完成了 2007 年的医师资格考试工作。全年办理省直医院医师执业注册 505 人，全省首次护士注册《护士执业证书》发放 4943 人，再次护士注册 19983 人，完成 2007 年医师资格考试合格人员办理《医师资格证书》2063 人。

四、加强医疗广告审批和医院安全管理，做好医疗纠纷上访人员的接待工作

1.2007 年 1 月 5 日，贵州省卫生厅、省公安厅联合组织召开了《维护医疗机构正常工作秩序，贯彻〈医疗广告管理办法〉新闻沟通会》，依据新修订的《医疗广

告管理办法》，依法做好《医疗广告审查证明》的出证工作，并组织各市（州、地）卫生局进行培训。严格依据《医疗广告管理办法》规定的八项内容审查医疗广告。截至10月31日，审查合格的医疗广告共116份，审查不合格的医疗广告6份并已发给《医疗广告审查不合格通知书》说明理由。已将审查合格的广告成品样件和《医疗广告审查证明》公示在贵州卫生信息网，接受社会的监督。

2. 做好医疗纠纷上访人员的接待工作，指导医疗机构妥善处理医疗纠纷，强化医疗安全的意识，尽量减少医患矛盾，维护和谐医患关系，提高医疗服务质量。

五、以人为本，高质量地完成公共卫生突发事件的应急救治工作，加强安全工作

根据突发公共卫生事件不同情况，及时组织医疗救治队伍，做到召之即到、有效救治。2007年参加重大公共卫生突发事件应急救治共6次，其中重大车祸伤3次，共救治伤员49人次，其中11名重危伤员，经抢救获得成功。

按照贵州省政府办公厅下发的安全生产责任等5项制度的通知要求，在“加强管理，制定措施，预防为主，保障有力”的原则下，根据《省人民政府办公厅关于印发省安委会成员单位安全生产责任等5项制度的通知》（黔府办发〔2006〕31号），结合《医疗卫生机构灾害事故防范和应急处置指导意见》和《医疗机构基础设施消防安全规范》，制定并贯彻落实了实施意见，较好地完成了全年安全生产工作的目标管理任务。

六、中央补助地方公共卫生项目管理工作

（一）做好“万名医师支援农村卫生”项目的实施。继续克服种种困难，抽调三级医院250名高年资主治医师或副主任医师以上的医务人员支援50个国家级贫困县，并制定了管理目标、考核方案，项目资金已全部下拨。各医院已经组织了第三年度支援人员正在被支援医院进行帮扶工作。

根据贵州省卫生厅《关于实施贵州省“万名医师支持农村卫生工程”的通知》（黔卫发〔2005〕77号）、《贵州省县医院能力建设项目管理实施意见》（黔卫发〔2005〕14号）的基础上，2006年、2007年贵州省均制定了项目实施方案。2007年4月3日下午，卫生部召开全国“万名医师支援农村卫生工程”电视电话会议结束后，贵州省就在电视电话会议现场立即组织召开了《2007年贵州省卫生厅“万名医师支援农村卫生工程”项目工作动员部署会议》，共100多人参加。

项目工作已见成效：

1. 各受援县医院管理水平普遍得到提高。在项目管理中明确了各支援医院不但帮业务，还要帮管理，不但要帮助医院提高管理水平，还要做到科学管理。

2. 受援医院现阶段门诊量183542人，2006年同期门诊量1530486人。增长1346944人，增长率24.9%。现住院病人数598734人，2006年同期住院病人数485730人，增长113004人，增长率3.13%。开展各类手术病人数49420例，2006年同期各类手术病人数38460例，增长11356人，增长率4.1%。床位使用率89%，2006年同期床位使用率78.4%，增长率10.6%。开展补充当地空白新技术186项，手术示教592例，主持疑难病案讨论236次。临床教学查房14384次，开展学术讲座598次，举办学习培训班236次，培训人数29024人次。支援医师出勤率98%（除法定节假日）。宣传方式电视、广播、其他178次，宣传板报136次数，发宣传资料34740份。赠送器械、设备等物资价值约400余万元。

3. 医疗质量不断提高。诊断质量、治疗质量明显提高，群众对医院的信任度有所提高，新技术、新手术的不断开展，方便了群众就近就医。

4. 项目的实施已达到了预期效果，取得了较好的社会效应，赢得了人民群众的好评，提高了农村医疗服务能力和水平。

（二）制定了贵州省儿童先天性残疾救治和白内障复明项目。制订了实施方案和督查方案，资金已全额下拨至各市（州、地）。各地已按要求组织实施。2007年度任务数量9900例，完成数量（例）是4465例。

九、认真做好征兵、招生体检工作

（花继明　阮中健）

云南省医政工作

一、深化医疗改革　加快事业发展

2007年，紧紧围绕深化城镇医疗卫生体制改革这一工作重点，积极探索医疗机构产权制度改革及加快省级医院建设发展的新思路，逐步拓宽投资、融资渠道；采取积极措施，切实减轻广大群众医药费用负担。

（一）起草《云南省卫生厅关于引入社会资金参与公立医疗机构的改革和建设的若干意见》，探索公立医疗机构体制改革；起草《云南省卫生厅关于加快发展民办医疗机构的实施意见》，鼓励社会资本进入医疗市场，加快民营医疗机构发展。

（二）起草《云南省省、州、市级以上医疗机构药房托管试点的指导意见》和《云南省省、州、市级以上医疗机构药房托管视点工作方案（讨论稿）》，确定省第二人民医院、昆明市二院、曲靖市二院、普洱市中医院等四家医疗机构为药房托管的试点单位。

（三）参与省第三人民医院与云南国立投资有限公司联合办医的方案制订；参与昆明医学院第一附属医院呈贡新区医院的筹建工作；指导省第一人民医院设立安宁医院和收购邮电医院等；积极指导和总结红河州医疗体制改革试点工作。

（四）积极开展企业自办医院的分离工作，全省296所（不包括农垦系统112所）企业办的医疗机构，已完成分离282家，占应分离总数的95.3%，未分离的有14所，均已制定分离方案。

针对未分离的医疗机构中绝大部分属农垦系统，积极配合有关部门对农垦系统未分离的医疗机构进行了重点指导。参加对农垦系统自办医疗机构分离情况的专题调研，草拟了《关于对农垦集团分离办社会职能医疗机构移交工作的调研报告》和《关于解决农垦系统办医疗机构移交工作实施方案》上报省国企领导小组。

结合云南省政府办公厅《云南省国有企业分离办社会职能工作实施意见》（云政办发〔2004〕40号），对农垦企业医疗机构2001年12月31日—2007年6月30日之间的退休人员、2003年12月31日—2007年6月30日之间由政府人事部门分配到农垦企业医疗机构并取得执业资格的医学院校大中专毕业生情况进行了调查摸底，并对上述人员的过渡期所需补助经费进行了测算。经测算，上述人员三年过渡期需资金补助745万元，省财政承担298万元。

二、加强机构管理，规范执业行为

（一）加强医疗机构执业校验和义诊管理

组织起草《云南省医疗机构执业校验管理办法（试行）》、《云南省卫生厅关于加强义诊备案管理的通知》。

制定印发《云南省卫生厅关于规范填写医疗机构执业许可证执业登记事项和有关记录的通知》，进一步规范《医疗机构执业许可证》执业登记事项（登记号、有效期限）、校验记录、处罚记录、变更登记等记录填写。

（二）规范行政审批事项，做好医疗机构校验、变更等工作

严格执行《医疗机构管理条例》及其《实施细则》，依法加强医疗机构审批、校验和执业变更登记工作。截至2007年10月25日，委托云南省卫生厅监督所办理医疗机构执业注册44家（其中美沙酮维持治疗门诊42家），变更执业注册登记50家，完成66家医疗机构校验工作，依法注销医疗机构3家。

根据《外国医师来华短期行医暂行管理办法》，做好外国医师来华短期行医的审核、许可证发放工作，截至2007年10月25日，完成40名外国医师来华行医的审核、许可证发放工作。

（三）加大医疗广告监管力度

认真贯彻国务院关于开展打击商业欺诈专项行动的指示精神，积极配合工商行政管理部门开展医疗广告整治，进一步加强对医疗机构的监管，严厉打击虚假违法医疗广告。2007年1月1日新修订的《医疗广告管理办法》实施后，制定下发《云南省卫生厅关于进一步加强医疗广告监管工作的通知》，初步建立起医疗广告审批出证后公示制度，卫生行政部门的动态监测制度，依法查处和报告制度，与工商部门的沟通、协调、联动和通报机制，使虚假违法医疗广告泛滥的势头得到了明显遏制。云南省卫生厅组成的清理整顿工作组于2006年12月1—25日对省厅发证驻昆的医疗机构进行监督检查和集中清理整顿。清理过程中发现有1家医疗机构未办理《医疗广告证明》发布广告、1家医疗机构《医疗广告证明》过期仍发布广告，工作组对上述情况作出了相应的处理。

委托卫生监督所采取经常性监督检查和专项检查相结合的方式，加大对医疗机构发布医疗广告的监督检查力度，截至2007年9月17日，共检查昆明地区医疗机构56家，其中对违规发布医疗广告的44家医疗机构下达了监督意见书，对2家医疗机构进行了当场行政处罚，对9家医疗机构进行了立案查处。

2007年8月24日，根据省工商局提供的“违法广告告知单”和卫生监督所提交的监督检查情况汇报，针对有关医疗机构违法、违规发布医疗广告的行为，印发《云南省卫生厅关于撤销昆明国防路医院等五所医疗机构医疗广告审查证明的通知》，撤销了昆明国防路医院、春城荣军古楼医院、昆明博大医院、昆明医学院附属康复医院、西山区红十字会医院等五所医疗机构的《医疗广告审查证明》，并决定自撤销之日起停止上述医疗机构发布医疗广告，在一年内不再受理上述医疗机构的广

告申请。

严格医疗广告审查出证工作程序，将通过审查的医疗广告样件和核发的《医疗广告审查证明》制作成PDF文件格式在云南省卫生监督网站上进行公示，接受社会监督。2007年1—10月共办理医疗广告证明240件，其中中医类医疗广告证明20件。

2007年11月13日组织召开云南省卫生厅核发《医疗机构执业许可证》的企事业医疗机构和民营医疗机构院长座谈会，会议通报了2007年9—11月省工商局对医疗机构发布违法医疗广告进行行政处罚的情况。11月14日印发《云南省卫生厅关于做好医疗机构发布违法医疗广告处理工作的通知》，进一步明确了卫生行政部门对医疗机构发布违法医疗广告的监管责任和具体处理步骤和措施。截至2007年底，云南省卫生厅核发《医疗机构执业许可证》的医疗机构已全部停发违法医疗广告。

（四）加强县医院医疗急救能力建设。

制定下发《云南省2006年云南省县医院医疗救治能力建设项目实施方案》，由各州、市卫生局、财政局对项目设备统一招标采购。

完成了2004年、2005年中西部地区县医院及少数民族自治州盟医院医疗救治能力建设项目工作总结，并报送卫生部医政司。

三、组织城市卫生支援农村和社区卫生

（一）“万名医师支援农村卫生”项目工作

根据卫生部、财政部《关于实施“万名医师支援农村卫生工程”的通知》要求，及时制定下发《2007年云南省“万名医师支援农村卫生工程”项目执行方案》，2007年5月25日在省急救中心举行派驻医师出发仪式。5月30日从省、市、县医院选派的1711名医护人员，按要求到达指定对口支援贫困县医院和乡镇卫生院。完成“万名医师支援农村卫生工程”项目2006年度工作总结，并报送卫生部医政司。

加强项目管理、考评工作。2007年5月23—30日对2006—2007年度“万名医师支援农村卫生工程”项目进行了考核评估。要求各州、市卫生局组成考评小组在时限要求内对辖区内的支援医院和受援医院按《考核标准》进行检查，并将检查结果及时报省“万名医师支援农村卫生工程”项目办公室。受援医院所在地卫生行政部门和受援医院联合组成考核小组，对派驻医师按《考核指标和评分标准》进行考核。完成“云南省万名医师支援农村卫生工程派驻医师考核表”后，将考核结果反馈支援医院并上报省“万名医师支援农村卫生工程”项目办公室。省项目办公室组织人员对省属支援医院进行检查和对部分州、市进行抽查。完成“万名医师支援农村卫生工程”项目1039名派驻医师、196所支援医院和304所受援医院的考核评估工作。

项目取得可喜成绩。截至2007年5月30日，据不完全统计，全省1439派驻医师共接诊门诊病人147980人次，会诊79345人次，中西医诊治疑难病例12600余人次，重大手术15794多次，抢救危重病人5869例，义诊314000多人次。专题学术讲座3876余次，帮助开展新技术1450项，新业务1079项。全省80个受援县医院的门诊量与2004年同比平均增长了11%—20%，住院量同比平均增加了10%—21%，转院率由原来的15%下降到5%，急危重症抢救成功率明显上升。

制定《2007年云南省国家和省重点扶贫县医院医疗救治能力培训项目实施方案》，利用省级财政对“万名医师支援农村卫生工程”配套经费150万元，组织省第一人民医院、省第二人民医院、昆医附一院、昆医附二院等4家单位对云南省73个国家级重点扶贫县医院和7个省级重点扶贫重点县医院选派的临床医师骨干进行为期三个月的业务培训。

（二）城市支援社区卫生工作

根据国务院《关于发展城市社区卫生服务的指导意见》和《卫生部关于公立医院支援社区卫生服务工作的意见》，印发《云南省公立医院支援社区卫生服务工作的实施方案》。

四、加强医师管理　依法规范执业

（一）严格人员和技术准入

1. 贯彻落实《执业医师法》，严把执业医师考试关。全省2007年共33205人报名参加执业医师资格考试，其中西医28281人（其中，执业医师9165人，执业助理医师19385人），中医4655人。6月21日对全省各州市考官师资100余人进行实践技能考试的培训。7月15日完成执业医师实践技能考试。实际参加执业医师实践技能考试31963人，共21524人通过，占67.3%。9月和11月分别按国家考试中心统一安排，组织全省通过实践技能考试者参加全国医师资格考试医学综合笔试的考试。

2. 截至2007年11月底，完成执业医师资格证书核发3578本，其中执业医师2238人，执业助理医师1340人。完成省级医疗机构首次执业注册187人，变更注册428人。完成护士执业资格证书核发9620册，省级执业注册3261人。

3. 为符合《关于实施〈中华人民共和国护士管理办法〉有关规定的通知》（云卫医发〔1995〕207号）条件的护士最后一次认定和补办了护士执业证书，截至2007年6月底，全省补办100余人。

4. 对省二院，省三院，成都军区昆明总医院，曲靖市一、二院的有关临床诊疗中心、静脉药物配置中心、ICU病房进行了评估、审批。

5. 严格人体器官移植技术准入管理。按照《人体器官移植条例》和卫生部《人体器官移植技术临床应用管理暂行规定》要求，云南省在上报省级应用规划、技术申报和卫生部评审的基础上，完成了向社会公示指定开展人体器官移植医院，向卫生部备案等工作，下文指定了昆医附一院等6所医院开展相应的器官移植项目。对未列入指定开展移植项目的医院，一律不得再开展人体器官移植。

（二）加强监管，规范医疗行为

1. 规范全省远程可视医疗服务管理。2006 年全省 111 个站点已全部完成设备安装及验收工作，部分站点已开通使用，10—11 月贵州省卫生厅与山灏公司合作举办 240 多人参加的“远程医疗县县通”使用培训班。2007 年制定了《云南省医疗机构远程可视医疗管理暂行办法》并下发各站点实施。积极配合规财处与省发改委制定了《云南省远程可视医疗服务试行价格》。

2. 坚持信息公示制，拓宽社会监督渠道。坚持每季度在春城晚报、云南电视台“都市条形码”向社会公示省级和昆明市级 16 家医疗机构的医疗服务、效率、费用信息，使群众享有知情权、选择权和监督权，引导医疗机构之间开展公平、有序竞争。

3. 继续对省级医院的医疗质量、安全、服务信息进行季度分析，并在云南省卫生厅党组中心组学习会及昆明地区省、市级医院季度医政联席会上进行通报。2007 年 1 月、6 月，云南省卫生厅分别组织专家对昆明地区省、市医院进行了病案首页质量和《处方管理办法》的专项检查工作。

4. 下发了“云南省执业医师定期考核有关工作的通知”、“云南省执业医师定期考核业务水平测评指标”、“云南省处方式样”等一批管理文件。

5. 为树立云南省护士良好的公众形象，逐步加强社会监督，规范护士队伍管理，2007 年 10 月 1 日起，规范、明确了全省护理人员职务标识。

五、深化医院管理年活动，提高医院管理水平

（一）召开全国医院管理年工作会议云南分会场会议。与卫生部全国医院管理年工作会议同步，2007 年 3 月 29 日，云南省卫生厅在昆明召开云南分会场会议。

（二）2007 年 4 月 14 日，召开了全省医政工作暨医院管理年工作会议，贯彻全国医政工作会议、医院管理年工作会议、万名医师支援农村卫生工作会议精神，总结、交流医政工作经验，安排部署全省医政工作。

（三）下发了 2007 年云南省医院管理年活动督导实施方案和云南省 2006 年医院管理年活动实施方案及《云南省医院管理年活动考评标准（2006）》。

（四）2007 年 8 月 1—12 日，组织 70 多名专家组分为 8 个督导组，对全省省级及 16 个州（市）25 所三级医院的管理、临床、护理、检验、感控、药事、财务行风 7 个方面进行了督导检查。按照《云南省医院管理年活动考评标准（2006）》，各组专家进行了量化打分，25 所医院最高分 969.5 分，最低分 859.4 分，平均 923 分；大于 900 分的有 17 所医院，800—899 分 8 所。各医院在医疗质量、安全、服务和费用方面均较 2006 年有了明显的改进。

六、加强应急工作，提高救援能力

（一）委托云南省急救中心，制定了全省“十一五”院前医疗急救网络建设规划。

（二）感染性疾病科已经运转。全省 126 个传染病院（科、区）建设项目大部分已完工。全省二级以上综合医院大部分建立了感染性疾病科，共有医护人员 1435 人，已建立了工作制度和工作流程，开展了人员培训，有的已经开始接诊病人（包括艾滋病人）。

（三）加大急救指导和培训力度。云南省急救中心 2730 万元的异地建设项目完成、投入使用后，加大了对全省急救工作的指导和人员培训力度。15 个州市的紧急救援中心建设按时完成，并交付使用；部分县（市、区）建立了急救站。截至 2007 年底，全省各级医疗机构共有救护车 593 辆，医疗救援人员 8042 人。16 个州市及 56 个县（市、区）开通了 120 服务。

2007 年，云南省急救中心对全省各州市血液急救中心进行了 1 次全面的工作督导检查。

（四）组织“5.3”云县特大交通事故、“6.3”普洱大地震等医疗救援 9 起，派出专家 38 人次；组织完成全国第七届残运会等大型活动、会议的医疗保障 6 起，派出人员 100 余人次。

七、加强培训、提高素质

（一）加强院长培训，提高管理水平

1.2007 年 6 月 14—16 日，与云南省医院协会联合中国医院协会举办 1 期院长管理培训班，各级医院的院长、医务处（科）长共 300 余人参训。

2.2007 年卫生部医政司、云南省卫生厅与云南省医院协会药事管理专业委员会举办了 3 期全省性培训班，请知名专家授课，解读《处方管理办法》。

3. 在 2006 年 10 月 16—25 日组织在昆明的省、市级 8 家三级医院的分管院长、营养科科长等 18 人赴成都、天津、南京、上海考察学习临床营养工作基础上，2007 年 6 月举办了 1 期全省医疗机构临床医师转岗临床营养医师培训班，共 30 余人参加培训，有力推动了全省临床营养工作。

4. 委托云南省急救中心，举办 3 期院前急救培训班。

5. 委托云南省医院协会医院感染专业委员会举办 2 期医院感染管理培训班，邀请专家授课，解读《医院感染管理办法》。

（二）加强护理管理培训，提高护理队伍素质

1. 开展专科护士培训

2007 年，委托省护理学会、昆医附一院举办了 2 期危重症护理专业护士规范化培训班，共培训危重症专业护士 113 人。按照卫生部要求，转发《专科护理领域护士培训大纲》，为云南省专科护士培训提供了依据。

2. 护理质量管理培训

（1）2007 年 5 月 14—30 日，依托滇沪卫生合作项目，与云南省卫生厅科教处共同完成了“滇沪合作云南护理部主任培训班”的培训任务，共组织全省 46 家三级和二级医院护理部主任参加学习。通过上海市卫生局组织、安排的理论授课、临床实习，使全体学员们获益匪浅。

（2）2007 年 10 月 9—12 日，举办“中泰护理质量管

理高级研讨班”，邀请了泰国清迈大学附属医院副院长一行4人，来自全省各级医院的院领导、护理部主任、护士长及护理骨干226人参加了研讨。

(3) 2007年10月8日，组织省级各医院、昆明市和玉溪市级医院的分管护理副院长、护理部主任和相关科室护士长80余人，到云南省老年病医院交流、学习其爱心服务、人文关怀的典型做法。

3. 开展护士岗位技能大练兵

2007年7月，按照卫生部统一部署，云南省卫生厅在全省范围内组织开展了护士岗位技能训练和大赛活动，委托省护理学会研究制定出活动方案并组织实施。7月26—30日进行了全省师资培训；之后，历经各地层层训练、初赛、选拔赛和9月23—29日举行的全省决赛，从省级医院、各州市医院、民营医院和企业医院的20支参赛代表队87名选手中，决出了前20名优胜选手。整个活动覆盖面广，参加人数达2万余人次。在全省决赛结束后，云南省卫生厅于11月20—27日，组织专家对全省16个州市二级以上医院此项活动开展情况进行了专项督查，并将抽查结果向全省通报。

八、加强血液管理　保证用血安全

(一) 加强管理，依法采供血

1. 制定了年度血液工作计划，将血液管理工作纳入了政府责任目标，并下达了各地的无偿献血率指标。2007年1月19日召开了云南省输血协会第二届代表大会，增补调整了部分主要领导，选举产生了云南省第二届输血协会。

2. 印发了《云南省2006—2010年采供血机构设置规划》，合理规划设置采供血机构，优化采供血资源的配置，促进云南省血液事业的稳定协调发展。并转发卫生部《单采血浆站质量管理规范》和《关于进一步加强血液质量管理　保障血液安全的通知》，要求各州、市认真组织学习，狠抓贯彻落实。

下发《云南省卫生厅关于加强医疗机构临床用血管理的通知》，对全省的临床用血从领导、管理、科学用血、操作规范等方面提出了进一步要求。下发《云南省卫生厅关于加强对固定采血点及储血点管理的通知》，对全省固定采血点及储血点的管理提出进一步要求。

3. 委托云南省卫生厅卫生监督所承担云南省采供血机构执业申请、校验的受理、审核，证照的制作、发放和日常的监管工作。

4. 根据《血站管理办法》、《血站基本标准》、《血站质量管理规范》等相关法规、规范，组织制定了《云南省采供血机构执业校验标准》。2007年6月7—17日，组织省卫生厅、卫生监督所和血液中心相关专家组成4个检查组，对全省16个州、市的采供血机构进行执业校验检查。并根据检查情况在6月底完成了全省采供血机构的校验换证工作。

(二) 加强培训，提高素质

委托云南省肿瘤医院分别在2007年4月21—25日和4月25—29日举办了两期医院输血科规范化建设与管理培训班，共计230余人参加了本次培训。

在艾滋病防治经费的支持下，2007年10月14—28日，在云南昆明血液中心分2期举办云南省血站实验室质量管理规范培训班。该培训班由云南省卫生厅主办，云南昆明血液中心承办。

转发《卫生部办公厅关于规范全国采供血机构从业人员岗位培训与考核工作的通知》，并将云南省的考试工作及考核合格者的证书发放委托云南省医师资格考试考区办公室统一组织完成。

(三) 检查督促，推进工作

根据《卫生部办公厅关于组织对采供血机构质量管理规范贯彻实施情况进行督导检查的通知》要求，积极做好云南省自查及有关准备工作。2007年8月29日—9月4日，卫生部采供血机构督导检查组到云南省对云南昆明血液中心，楚雄、大理、丽江中心血站进行了现场督导检查。

(四) 加强宣传，表彰先进

由云南省卫生厅委托云南风云广告传媒有限公司在全省范围内设置1万块永久性无偿献血公益广告牌的工作，截至2007年底，已完成了部分州、市的安装，全省安装完成后将组织验收。

云南省卫生厅一是和省红十字会联合发文，组织全省各地参加由中国红十字会、卫生部共同在全国范围举办的《献血法》知识大奖赛。二是与省红十字会，驻滇部队献血管理委员会共同发文，并在各州、市设置分会场，参加由卫生部、中国红十字会总会和总后卫生部召开的“2004—2005年度全国无偿献血表彰”电视电话会议。在这次全国无偿献血表彰会议上，云南省云南大学、昆明理工大学红十字会、昆明电视台、云南新龙门实业有限公司4个单位获得“无偿献血促进奖”，唐洪霞、李自海、宋开宇、姜惠明4位同志获得“无偿献血奉献奖金奖”，吕林、曹志坚、刘志红3位同志获“无偿献血特别促进奖”，张红同志获“无偿献血奉献奖银奖”，陈昌贵、吴纯刚、沈学林、尹晓玲、姜治平、王学琦6位同志获“无偿献血奉献奖铜奖”，胡玉高、普利忠、李晓丽3位同志获“无偿捐献造血干细胞奉献奖”。

与省红十字会，驻滇部队献血管理委员会联合转发卫生部、中国红十字会总会、总后卫生部《关于对无偿献血奉献奖金奖等奖项获奖者予以表彰的决定》。要求各地继续做好无偿献血工作，促进云南省血液管理事业全面、健康、持续发展。

(五) 加强采供血能力建设

利用2006年中央补助云南省公共卫生专项资金艾滋病防治项目管理方案中80万元的采血车、送血车、储血冰箱的采购经费，为云南省文山州中心血站购置大型采血车一辆，为西双版纳州、迪庆州、怒江州中心血站各购置一台储血冰箱。截至2007年底，已按有关规定完成了招标采购工作。

根据《云南省防治艾滋病工作委员会办公室关于印发云南省2006年中央及省级防治艾滋病专项资金项目

管理方案的通知》要求，与机关服务中心筹办云南昆明血液中心40万元设备招标采购工作。

组织完成“瑞士政府贷款云南省血站项目”2007年上半年的还贷工作。

（六）重视信息统计工作

按照云南省卫生厅制定的无偿献血公示制度，在《云南日报》、卫生厅网站和《云南血液》上定期对云南省2007年度各州、市的无偿献血率进行公示。

按卫生部要求完成各类信息的统计上报工作。截至2007年9月底，全省无偿献血率为99.85%，其中自愿无偿献血率为95.42%。

另外，认真办理人大提案。2007年云南省卫生厅收到省十届人大五次会议代表关于血液方面的提案2件，都以正式公文的形式进行了答复。

九、积极推进艾滋病抗病毒治疗工作

（一）加强领导，协调配合

1.印发了《云南省卫生厅关于加强艾滋病抗病毒治疗工作的紧急通知》，要求各级卫生行政部门要提高认识，加强领导，各级疾病预防控制机构和医疗机构之间要加强协作、密切配合，加大艾滋病抗病毒治疗工作的力度。按时上报各种信息、数据，以便省卫生厅及时了解、掌握全省的治疗情况。

2.制定了《加强血液管理，防止经血传播艾滋病行动计划》。保障医疗机构临床用血安全，满足人民群众临床用血需求。

3.转发卫生部办公厅《关于开展儿童艾滋病抗病毒治疗工作的通知》，要求各级卫生行政部门要切实加强儿童艾滋病抗病毒治疗的领导、协调工作，承担起儿童抗病毒治疗的管理、督查、评估等工作，并完成各类数据的统计上报工作。

4.2007年3月1日，在省艾滋病关爱中心门诊部召开了由省卫生厅艾滋病防治办公室、医政处以及省艾滋病关爱中心、省CDC有关专家和人员参加的艾滋病治疗工作情况分析会，就云南省艾滋病疫情及目前治疗情况进行了深入的分析，并提出了下一步的工作计划。

（二）强化培训，提高水平

1.中国疾病预防控制中心性病艾滋病预防控制中心在2007年4月23—28日为云南省举办了一期艾滋病医疗救治培训班。培训内容包括：艾滋病监测及云南省艾滋病流行特点、HIV/AIDS病原学、发病机理和临床分期、艾滋病的相关实验室检测、艾滋病抗病毒治疗等十项内容，培训主要针对各州、市艾滋病临床治疗定点医院艾滋病医疗救治一线骨干医生，共计150余人参加了本次培训。

2.云南省卫生厅委托云南省传染病专科医院/艾滋病关爱中心举办了全球基金第四轮云南省艾滋病项目HIV/ADIS抗病毒治疗管理培训班。该培训班分4期，从5月23日—6月14日，全省29个项目县的140余名艾滋病防治工作管理者参加了培训。

（三）检测评估，提高质量

中国疾病预防控制中心性病艾滋病预防控制中心在全国部分地区开展了艾滋病免费抗病毒治疗有效性评估试点工作，抽取云南省大理市和瑞丽市作为评估现场，委托云南省艾滋病关爱中心牵头负责云南省的评估试点工作。该项评估工作于5月13日至5月24日完成。

（四）超额完成治疗任务

截至2007年9月，全省有15个州市、58个县共78家医院（包括省监狱管理局中心医院）开展了免费抗病毒治疗，累计治疗人数4672，死亡272人，退出316人，现在治疗人数4084人。其中全省开展儿童艾滋病治疗的有17家医院，累计治疗76名儿童，现在在治71人。根据云南省卫生厅给各地下发的2007年抗病毒治疗任务数，到9月底，德宏、红河、临沧、保山、版纳、楚雄已完成全年任务。据不完全统计，2007年1—9月全省共收治艾滋病机会性感染病人489人次。

十、落实防盲工作，实施“明天计划”

（一）顺利进行卫生部“健康快车”在云南省玉溪市开展的白内障复明工作。2007年10月31日，卫生部第一列“健康快车”驶抵云南省大理州为816名白内障患者带来了光明。云南省卫生厅帮助大理州卫生局做好各项细致筹备工作。

（二）加强复明手术车管理，保证眼科复明手术车正常运转。2002年10月由亚洲防盲基金会和香港盲人辅导会捐赠给云南省的昆医附二院的一辆“复明七号”流动眼科手术车和2003年卫生部“老年人重见光明行动”拨给云南省省二院的一辆眼科复明车，缓解了省贫困地区群众“看病难、看病”的问题，2007年共完成白内障复明做手术2002114例。

（三）中央财政安排专项资金，以农村巡回车（云南121辆）和流动眼科手术车（云南2辆）为载体，对农村先天性视力残疾和唇腭裂儿童及白内障患者开展专项救治。根据项目要求，结合云南实际，云南省卫生厅配合规财处制定并下发了《云南省儿童先天性残疾救治和白内障复明项目实施方案》。2007年1—6月做共完成白内障复明手术10050例。

（四）配合省民政厅开展“明天计划”的残疾孤儿的康复工作。从2004年7月开始，共完成残疾孤儿康复手术1166例。

十一、其他工作

完成了征兵体检工作；配合民政厅开展了城市医疗救助和农村贫困人群医疗救助试点工作；开展了流浪乞讨病人医疗救助试点工作；完成了《云南省医疗损害事件处理暂行办法》的起草工作；完成了《云南省医疗损害风险定性、定量研究》和《云南省医疗损害风险管理机制研究》工作。

（徐和平　刘　刚）

西藏自治区医政工作

一、继续深入开展医院管理年活动

（一）广泛动员，认真部署

根据卫生部、国家中医药管理局2007年医院管理年活动的安排与部署，西藏自治区卫生厅于2007年5月12日在拉萨召开了“2007医院管理年暨全区医政工作会议”。会议简要回顾了西藏自治区开展医院管理年活动的情况，取得的成绩，指出了存在的问题，对2007年继续开展医院管理年活动进行了部署，提出了要求。要求各级卫生行政部门和医院在认真总结2006年医院管理年工作的基础上，要继续深化和扩展“以病人为中心”的服务理念，把构建和谐医患关系作为重点，按照卫生部提出的“理念再深化、管理再加强、质量再提高、服务再创新”的总体要求，进一步强化责任意识、全面推进医院管理年活动在西藏自治区各级医院的深入进行。拉萨市卫生局、山南地区人民医院、日喀则市人民医院和自治区藏医院等4个单位对开展医院管理年活动经验和做法进行了大会交流发言。

根据卫生部、国家中医药管理局《关于继续深入开展“以病人为中心，以提高医疗服务质量为主题”的医院管理年活动方案》，结合西藏自治区医院工作实际，西藏自治区卫生厅制定印发了《西藏自治区2007年“以病人为中心，以提高医疗服务质量为主题”的医院管理年活动实施方案》和《西藏自治区2007年医院管理年活动督导方案》，提出了西藏自治区2007年医院管理年活动的6大工作目标和40项重点要求，加大了督导检查力度的工作方案，以抽查和指定相结合的形式首次把县医院纳入自治区卫生厅医院管理年活动督导范围，成立了相对固定的督导专家队伍，要求各地市卫生局根据本地实际制定县级医院的督导检查细则。根据人事变动情况调整并充实了医院管理年活动领导小组和办公室成员。

（二）细化工作内容，组织实施督导，虚心接受指导

2007年，西藏自治区医院管理年活动进一步细化了督导方案，加大了督导检查工作力度。在西藏自治区制定的2006年督导检查考核标准的基础上，参考兄弟省市的督导考核标准与做法，从依法执业情况、医院综合管理、医疗质量管理、急诊急救工作、病历质量、护理管理、医院感染管理、放射诊断质量、临床麻醉质量、临床病理质量、临床检验质量、临床合理用药、合理收费、物价检查及行业作风建设等14个方面进行了细化，制定了督导检查细则，在督导工作中使用。

2006年底，西藏自治区卫生厅医院管理年活动领导小组办公室抽调了由10人组成的督导检查组，分成二个工作小组，行程7300余公里对全区7个地市卫生局，23家地市以上医院（藏医院）依照《2006西藏自治区医院管理年活动考核指标及方法》，对37项重点要求逐项进行了考核评分，同时将督导检查情况以信息的形式在全区进行了通报交流。2007年4月以来，分阶段组织对厅直三家医院和各地市人民医院、藏医院、妇幼保健院、部分县医院进行督导检查。2007年全区接受督导的医院达33家其中厅直医院3家，地市医院20家，县级医院10家；参与督导检查的专家约120人次。

2007年9月，卫生部组织了由19人组成的督导组进藏对西藏自治区开展医院管理年活动情况进行督导，西藏自治区卫生厅承担了督导组的接待和材料准备、督导安排等全程事宜，在短短的一周时间内制作了反映西藏自治区医院管理年活动情况的展板、撰写了汇报材料、收集整理了有关资料，并将相关资料汇编成册，形成了《西藏自治区卫生厅2007年医院管理年活动相关材料汇编》。

（三）广泛宣传，加强信息交流

2007年，西藏自治区卫生厅进一步加大了对医院管理年活动的宣传和信息交流工作，主动与区党委宣传部联系，得到了宣传部门和新闻媒体的支持与配合，确定了制作“医院管理年在西藏”的大型电视节目的工作。西藏电视台、西藏商报、西藏人民广播电台等新闻媒体曾多次对西藏自治区医院管理年、行风建设等工作进行了新闻报道，得到了社会和广大患者的认可与支持。在创建“平安医院”活动中，加强媒体的宣传报道，积极为优化医疗执业环境，构建和谐医患关系服务。2007年，西藏自治区卫生厅还进一步重视和加强了医院管理年活动信息的收集，对卫生行政部门和医院管理年活动的动态及时对一些好的做法和经验进行了整理，通过“西藏自治区医院管理年活动简报”的形式发送到各地市卫生局、厅直各单位进行交流，截至2007年底，已编写医院管理年专题简报24期。

二、积极开展创建“平安医院”活动

西藏自治区卫生厅与区社会治安综合治理委员会办公室、区党委宣传部、区公安厅、区民政厅、区工商局联合制定下发了《西藏自治区开展创建“平安医院”活动的实施方案》，明确了创建“平安医院”活动的主要任务，提出了创建活动的主要措施，成立了以成员单位主要领导为组长和副组长的领导小组和办公室，要求各医疗机构要把创建“平安医院”活动与正在开展的“以病人为中心，以提高医疗服务质量为主题”的医院管理年活动相结合，将其纳入医院管理年活动的重要内容。制定下发了《西藏自治区创建“平安医院”活动宣传方案》，决定在西藏日报开办创建“平安医院”活动专刊，设立“专题访谈”、“患者之声”、“先进事迹”、“先进人

物报道”、“医疗服务巡展”、“医疗机构综合治理展示”、“问卷调查”、“投票评选”等栏目，为“平安医院”建设创造良好的舆论环境。

三、加强护理工作，丰富管理年内涵

（一）重视和加强护理工作，部署实施护士岗位技能竞赛活动

卫生部在2007年部署安排了在全国卫生系统开展护士岗位技能训练和竞赛活动的工作。根据这一要求，西藏自治区卫生厅已按要求派员赴京参加了卫生部举行的护士岗位技能训练和竞赛活动会议，推选了护士岗位技能训练和竞赛活动专家组成员，转发了护士岗位技能训练和竞赛活动的五十项操作训练内容和要点。各医院在继续加强护士的“三基三严”训练和基础护理质量管理的基础上，合理安排，精心组织，已开始着手实施护士岗位技能训练和竞赛活动。自治区人民医院接受了卫生部组织的护士岗位技能训练竞赛考核，取得了较好成绩。自治区藏医院护理部于2007年8月28日举办了“感动护理”的主题演讲活动，演讲的内容围绕医院管理年活动、医患沟通、爱岗敬业、优质服务等方面。

（二）组织开展了多种形式的护士节纪念活动

2007年护士节期间，西藏自治区组织开展了丰富多彩的纪念活动。2007年5月12日，西藏自治区卫生厅委托西藏护理学会组织拉萨市区各医院举办了“建设平安医院、构建和谐医患关系”的演讲活动；自治区人民医院组织开展了基础护理操作比赛，并与西藏大学医学院联合举办了“圣洁的烛光”文艺晚会。自治区第二人民医院、藏医院等医院也组织开展了护理知识、技能操作竞赛和“过林卡”等游园活动。西藏电视台、西藏人民广播电台等媒体对主要活动进行了报道。

四、强化依法执业意识，进一步规范处方管理

经过多次督导和2007年西藏自治区卫生厅组织对各地市卫生部门依法执业情况的调查，进一步摸清了情况，制定了有关改进措施，依法执业意识已普遍得到加强，那曲、阿里等执业注册率较低的地区进一步重视了执业注册工作，执业注册有了较大幅度地提高。西藏自治区卫生厅组织有关医疗机构负责人和职能部门负责人参加了卫生部举办的电视电话培训会议，对西藏自治区实施《处方管理办法》进行了安排，下发了通知，各医院将贯彻实施《处方管理办法》作为依法执业的工作重点加以落实。拉萨市人民医院药剂科整理制定了医院常用药品通用名目录，印发给各临床科室遵照执行，并对全院临床医师的处方权进行了一次清理，对依法取得处方权的医师建立了个人档案，重新整理建立了有处方权医师的处方签名留样记录，对不具备法定处方权的医师取消了处方权，要求处方调剂人员依法对不合格处方予以退回。

西藏自治区卫生厅制定并下发了在全区地市及以上医院开展处方点评活动的工作方案，要求地市以上医院统一抽取8月的门诊处方90张，参加点评。邀组织专家对抽取的处方逐一进行点评，将点评情况以发文的形式进行通报。

五、认真做好2007年“健康快车”西藏行等眼病防治活动的组织、协调和实施等工作

西藏自治区是白内障高发区，白内障已成为严重影响西藏自治区人民健康的重大疾病之一，受到了自治区党委、政府的高度重视，多次指示卫生等相关部门要加大对眼病防治的工作力度。根据自治区党委、政府领导的指示精神和西藏自治区白内障患者大多在农牧区的实际，西藏自治区卫生厅把防盲工作的重点放到农牧区，采取组织巡回医疗队赴基层开展白内障复明手术、积极争取国内外援助项目，支持西藏自治区白内障复明手术工作，眼病防治工作取得了较大成效。

（一）积极支持配合健康快车手术复明工作

2007年3月，卫生部、铁道部组织进藏调研组，就“健康快车”进藏事宜进行了考察，根据考察情况，确定了健康快车进藏工作的时间和地点等事宜。经自治区政府的批准，健康快车于5月开进拉萨，为西藏白内障患者免费实施复明手术。2007年正值香港回归祖国十周年和“健康快车”运行十周年之际，在这个特别的日子将健康快车手术复明活动安排在西藏有着特殊的意义。自治区成立了协调领导小组和办公室，建立了由西藏自治区卫生厅牵头，多部门配合的工作机制。为做好“健康快车”的各项前期工作，西藏自治区卫生厅参与了陪同铁道部、卫生部组织的火车停靠点实地考察调研，协商确定白内障筛查设备种类、数量和配发等方案，成立了“健康快车”办公室，组织召开了卫生系统“健康快车”协调及培训会议，对卫生系统配合健康快车进藏开展复明手术活动进行眼病筛查、病人组织、转运等事宜进行了安排部署；配发了眼病筛查设备；草拟了健康快车进藏活动实施方案和细化方案；建议自治区政府组织召开了二次领导小组协调会议，并为协调会议做了大量准备工作；协调有关单位在火车停靠点搭建了帐篷，修建了临时厕所，租用了供手术患者及陪护人员居住的民房，为列车接通了水、电，安排对手术患者免费提供食宿等工作，为健康快车创造了基本的生活、工作条件。

有关地市卫生局积极配合，认真开展病人筛查、病人组织、护送等工作，山南地区卫生局精心安排，细化工作方案，做好县与县之间病员衔接工作，运送病人途中协商警车开道，保证了患者的交通安全，超额完成了预定的手术病人数量。2007年6月15—7月17日，健康快车在一个多月的时间里，为西藏自治区拉萨、山南、日喀则、林芝、那曲5个地市白内障患者免费实施白内障复明手术872例，完成了预定的手术量。

（二）其他眼病防治工作

根据2007年西藏自治区眼病防治工作任务和规范白内障复明手术行为等要求，西藏自治区卫生厅对年内申请在西藏自治区实施白内障复明手术的有关国内外复

明项目进行了严格审核，提出了调整建议。

对西藏自治区自2002年开始执行的“视觉第一，中国行动”第二期项目情况进行了总结。在此项目中建立了自治区级眼科培训基地，举办了以乡镇卫生人员为主的初级眼保健人员培训，培训人数达320人次。据培训基地组织对培训效果的追踪调查，参加过培训的乡镇卫生人员对白内障手术患者的筛选质量明显提高，筛查准确率从30%提高到95%左右。

参加了中残联、卫生部和国际狮子会“西藏白内障无障碍区工作总结会议”，介绍了西藏自治区卫生部门参与“视觉第一中国行动”和防盲工作的基本情况及西藏自治区在白内障防治工作中存在的主要困难和问题及相关工作建议。在“视觉第一中国行动”中自治区卫生部门积极配合自治区残联组织参与白内障复明工作，在眼科卫生技术人员紧缺的情况下，努力克服困难积极协调有关医疗机构选派业务能力强，手术技术过硬的眼科医生参加“视觉第一，中国行动”复明手术医疗队，深入农牧区开展巡回手术。2003—2007年，通过“视觉第一，中国行动”项目实施复明手术共13324例。

已完成对自治区人民医院眼科和7个地（市）人民医院眼科中心及“视觉第一，中国行动”一期项目4个县医院眼科的设备补充和器械更新等工作。

与塞瓦基金会新任董事长就第二期合作项目工作情况及还需进一步落实的事项，如：组织召开第二次防盲协调工作会议、成立自治区防盲办公室、组织考察等事宜进行了交流，提出了新一轮的合作意向。

2007年，通过各级各类医院和各防盲组织的力量在西藏自治区共实施白内障复明手术6770例，按全区281万人口计算，自治区白内障复明手术量为2409例/百万，远远超过卫生部800例/百万的要求。

六、开展社区卫生服务调研，贯彻落实全国会议精神

2007年西藏自治区城市社区卫生服务工作的主要任务是继续认真贯彻落实2006年全国城市社区卫生服务工作会议和2007年国务院在成都召开的全国城市社区卫生服务工作会议精神，对现有社区卫生服务机构开展了调研，进一步摸清了西藏自治区社区卫生服务工作现状，并协助有关部门制定相关政策，明确西藏自治区开展社区卫生服务工作的主要思路。

参加了对城关区社区卫生服务工作的调研，整理起草了西藏自治区社区卫生服务工作情况报告。为参加全国社区卫生服务工作会议准备了汇报材料，提出了工作思路。根据成都会议精神，起草了贯彻意见和下一步工作思路，报送了成立自治区城市社区卫生服务领导小组组成人员建议，制定了赴内地考察调研社区卫生服务工作的方案。参加了西藏自治区卫生厅组织的考察调研组，赴新疆、四川进行了考察调研，撰写了考察调研报告。同时对西藏自治区发展城市社区卫生服务工作相关方案进行了初步研究，草拟了《社区卫生服务中心收支两条线管理方案》、《社区卫生服务机构与医院、预防保健机构分工合作参考方案》、《社区公共卫生服务项目界定、成本测算方法及补偿参考方案》、《社区卫生服务机构药品政府集中招标采购、统一配送和零差率销售参考方案》、《西藏自治区城市社区卫生服务机构设置和编制标准的实施办法》、《社区卫生服务绩效考核与人员分配参考方案》等相关方案并汇编成册供参考。以自治区城市社区卫生服务领导小组办公室的名义制作编写了自治区城市社区卫生服务简报4期。

七、卫生技术人员准入管理和医师资格考试考务工作顺利进行

根据《中华人民共和国执业医师法》确定的医师执业注册和考试制度，西藏自治区卫生厅医政处负责对全区卫生技术人员的资格认定与资格考试工作，由于处内人员少，日常工作任务繁重，采取平时受理、登记，周六、周日休息时间办证和借调人员帮助工作的办法，完成了办证工作。

西藏考区医师资格考试办公室根据全国医师资格考试考务工作的统一安排，下发了2007年医师资格考试通知，制定了考务工作时间表，完成了医师资格考试报名、资格审核、藏医实践技能考试的命题、组卷、印刷、封装和医学综合笔试等各考务工作。2007年全区医师资格报考人数为1553人，再次刷新了年度报考人数记录，考区进一步严格了报考人员资格审核工作，经考区审核不合格的共有38人。

2007年医师资格考试综合笔试前夕，由于收到推迟临床执业医师和口腔执业医师二个类别考试时间的通知较晚，根据考试领导小组的安排，西藏自治区卫生厅立即组织人员连夜将卫生部医师资格考试委员会第11号公告内容向各考点主要负责人传达，并转发了卫生部医师资格考试委员会发布的第11号公告和《卫生部医师资格考试委员会关于推迟2007年医师资格考试医学综合笔试部分类别考试的紧急通知》，还就试卷保密存放、做好部分考生的解释疏导，维持好考场秩序、值班和报告等工作提出了要求，要求各考点做好各项应急准备工作，并加大考区巡考力度，分别派员前往拉萨、日喀则、山南、林芝和那曲5个考点巡考，协助考点做好对考生的解释和疏导工作。

对5名持伪造学历报考医师资格的考生进行了调查，对调查核实4人确持假学历骗取医师资格考试报名资格的考生，下发并送达了处理意见书和处理决定书，严格履行了告知义务，对在时限内没有提出复议或起诉的，在全区进行了通报。

组织全区采供血机构人员岗位培训考核。根据卫生部的统一安排，2007年西藏自治区组织了全区采供血机构人员岗位培训全国统一考核工作，2007年报考的人数共17人。加强了保密材料的保管、邮寄等工作，联系租用了符合考核要求的考场、聘请了网络技术维护员、安排监考和巡考等事宜。考核当天，及时与国家医学考试中心联系，启用了备用考核方案，顺利完成了考核任务。

八、采供血工作稳步推进

分管厅长与医政处负责人多次深入自治区血液中心，进行调研。自治区血液中心在开展全员培训，制定规范性文件等工作的基础上，筹备对自治区血液中心进行技术审查，对自治区血液中心进行了执业许可技术审核工作，下发了《西藏自治区卫生厅关于准予自治区血液中心进行执业登记的通知》。

自治区血液中心利用内地血站管理专家进藏指导工作的机会，分别赴那曲地区和山南地区血站调研指导工作，并在拉萨组织举办了为期2周的血液质量管理与技术培训班。

组织参加了卫生部无偿献血表彰电视电话会议和自治区血液中心在第四个世界无偿献血者日举办的街采、宣传等活动。与西藏红十字会、自治区血液中心协调建立中国造血干细胞捐献者资料库西藏分库事宜。

九、认真开展治理医药购销领域商业贿赂和医疗行业作风建设

继续深入开展了治理医药购销领域商业贿赂工作，根据自治区治贿办《关于对不正当交易行为自查自纠工作进行检查评估的通知》(藏治贿办〔2007〕2号）和卫生部、国家中医药管理局《关于对医药购销领域不正当交易行为自查自纠工作检查评估的通知》（卫治贿办发〔2007〕14号）精神，2007年西藏自治区治理医药购销领域商业贿赂工作坚持与日常医院管理、医院行风建设、医院管理年活动等工作有机结合，促进医院各项工作整体推进。将治理医药购销领域商业贿赂工作和开展医院管理年活动同时部署、同时动员、同时落实、同时督导，达到资源共享，优势互补，相互促进，共同发展的目的。

通过2007年医院管理年暨全区医政工作会议，对2007年西藏自治区开展治理医药购销领域商业贿赂工作与医院管理年活动一并进行了动员部署，将治理医药购销领域商业贿赂工作内容纳入医院管理年活动的6大工作目标和40项重点内容之中。接受了自治区“治贿办”对西藏自治区卫生厅的督导检查。根据卫生部提供的有关线索和调查要求，先后3次组织有关人员对一家医院接受某医疗器械公司提供赞助的情况进行了调查，通过深入医院调查了解情况，与科负责人、经手人谈话询问，查阅往来账目等形式对有关情况进行了认真的调查核实。并按要求及时向卫生部报送了调查报告和相关材料。向自治区“治贿办”报送了医药购销领域不正当交易行为自查自纠工作总结。参加了卫生部组织召开的全国卫生系统治理医药购销领域商业贿赂长效机制建设工作座谈会，提出了下一步工作思路。截至2007年底，自治区卫生厅治理医药购销领域商业贿赂领导小组办公室未收到举报信和举报电话。

根据自治区纠风办的安排，2007年西藏自治区卫生厅参加了由自治区纠风办和西藏人民广播电台联合开办的“行风政风热线”。共收到听众打来的热线电话8个，其内容涉及有：询问西藏自治区地方病防治情况；咨询参加“健康快车”白内障复明手术、办理卫生许可证程序、计划免疫接种；了解某医疗机构发布的医疗广告中所称诊疗科目的真实性和合理使用抗菌药物的有关管理规定及民营医疗机构卫生技术人员资质、投诉途径等方面，有的听众还对进一步提高西藏自治区医疗机构的医疗服务质量，改善服务态度，简化就诊程序等方面提出了意见和建议。针对听众提出的问题，上线的处室负责人根据工作职责和相关政策都一一作了回答。

2007年在全区各地市继续开展了药品集中招标采购工作，全区七个地市卫生局组织了年度药品集中招标采购，截至2007年底，昌都地区卫生局集中招标药品合同价总计为1684万元，阿里地区、日喀则地区已完成药品目录招标工作，拉萨市、林芝地区、山南、那曲地区已经完成药品集中招标采购前期准备工作。

十、继续实施“万名医师支援农村卫生工程”项目，配合做好军队医院支援地方县医院的工作

2007年西藏自治区继续实施了“万名医师支援农村卫生工程”项目。根据卫生部“万名医师支援农村卫生工程”项目管理方案，西藏自治区2007年新增了9个受援项目县。在原项目基础上进一步细化了“万名医师支援农村卫生工程”项目管理实施方案，下发了2007年实施“万名医师支援农村卫生工程”的通知，确定2007年除原厅直三家医院支援4个县医院外，新增了自治区人民医院支援山南地直医疗机构，自治区第二人民医院支援那曲地直医疗机构，各地市人民医院各支援1个县人民医院的项目，将原自治区藏医院支援那曲地区索县藏医院调整为支援日喀则地区藏医院。支援单位由原来的3个增加到10个，受援单位从原来的4个增加到13个。截至2007年8月，各地市均确定了支援与受援的对口支援关系，昌都地区人民医院已于9月正式组派医务人员赴受援的贡觉县开展对口支援工作；林芝地区卫生局结合本地区实际安排地区人民医院支援工布江达、墨脱二个县医院，地区妇幼保健院支援波密县医院、察隅县医院，各地直医院分别派出了卫生技术人员赴受援县医院开展支援工作；拉萨市卫生局安排市人民医院对口支援当雄县医院，已派出6人赴受援县医院工作。

根据总后卫生部和卫生部关于继续开展军队医院对口支援西部省（区、市）县医院工作的通知，西藏自治区安多县、班嘎县、申扎县、拉孜县、米林县、八宿县人民医院分别接受南京军区所属的南京军区总医院、81医院、85医院、97医院、101医院、455医院的对口支援。积极配合军队相关医院做好与西藏自治区相关县医院的联系、协调等工作，使此项工作在较短时间内得以顺利实施。

十一、参加卫生厅组织的卫生工作综合调研工作

根据西藏自治区卫生厅党组的安排，医政处负责人

参加了2007年4月26—29日和5月16—22日分两个阶段对林芝地区卫生工作的综合调研。调研组采取听取汇报、查阅相关资料、现场考察、入户走访、召开座谈会、急会诊演练等形式对林芝地区和调研县农牧区医疗制度的执行、卫生人力资源现状、医疗预防保健机构建设及医疗预防保健工作、医院管理年活动等形式开展调研，调研单位共19家。调研结束前就有关调研情况及时向林芝地区各级党委、政府、卫生行政部门和有关医疗预防保健机构进行了反馈。林芝调研中发现了波密县玉普乡卫生院拉贵院长的感人事例，为拉贵医生赠送了2007年医师资格考试辅导用书和最新医学校教材。西藏电视台《在西藏》栏目播出了《小山沟里的大医生》将拉贵医生的先进事迹进行了宣传，收到了良好的效果。

十二、其他工作

由于西藏自治区卫生厅无科教处，科教工作由医政处承担，2007年医政处还参与了卫生部科教司教育处和实验室管理处组织的进藏考察调研工作，科教司对西藏自治区社区卫生服务机构人员、全科医生、乡村卫生人员等教育培训和实验室安全管理等工作进行了指导。

参与指挥了数起大型交通事故和食物中毒等突发事件的医疗救治工作。参加了自治区教育厅牵头组织为期一个月的“普九”义务教育验收和为期二个月的2007年征兵工作。

（李路平　唐蓉群）

陕西省医政工作

一、列入省委、省政府年度考核内容的重点工作开展情况

2007年度，在陕西省委、省政府下达的考核卫生工作的任务中，把扶贫病房的建立和管理、万名医师支援农村卫生工作以及无偿献血工作列入考核内容之中，以落实考核重点工作任务为主线，带动各项医政管理工作稳步推进。

1. 关于扶贫病房的建立和管理工作

从2006年5月开始，陕西省卫生厅积极响应政府的号召，动员各级政府举办的公立医疗机构设立扶贫病房，采取减免费用，使用基本药品，提倡检查、检验结果互认等措施，对弱势人群开展医疗帮扶和救助。扶贫病房的建立为缓解贫困群众的就医困难问题，树立卫生系统的良好形象发挥了积极的作用，受到了各级政府肯定和人民群众的欢迎。但从调研的情况看，也存在着认识不统一、设置管理不规范、减免项目比例不一致、减免费用缺乏有效的财政补偿等诸多问题。2007年省政府把扶贫病房建立和管理工作列为陕西省卫生厅量化考核的内容，及时拟发了《公立医院设立扶贫病房切实解决群众看病贵有关问题的通知》（陕卫医发〔2007〕284号），通知要求，各级政府举办的公立医疗机构要站在落实中央省委决议，构建和谐社会的政治高度，重视扶贫病房（床）的建立和弱势人群的医疗救助工作，各医院扶贫病房的设置数量不少于编制床位的10%，可以集中设置，也可以分散于相关科室，要以方便病人收治、能涵盖主要临床科室和常见病诊治为前提，收治的对象是未享受医保的城市下岗工人、低保人群，农村五保户、孤寡老人、孤儿等生活有特殊困难者。要求各级医疗机构要在门诊大厅、病区病房门楣、病床床头有醒目标识，并在就诊区域公告就诊程序、审批管理办法、减免项目等，收治扶贫病人应有专用的登记结算本，住院证、病历牌、结算单等应有专用标识，明确了费用减免的项目包括床位费、检查费、治疗费、手术麻醉费。减免比例不低于核准收费价格的20%。据不完全统计，截至2007年11月底，陕西省县及县以上公立医疗机构299个，共设立扶贫（惠民）病房（床）5943张，收治扶贫病人21315人，减免床位、检查、治疗、手术麻醉费用810.77万元。

2. 关于万名医师支援农村卫生工作

几年来陕西省卫生厅认真按照卫生部的要求，组织城市医院的中高级医务人员深入全省50个国定贫困县开展卫生支农工作。2007年根据卫生部的安排在对口支援原有50个国定贫困县的基础上，又增加了高陵、凤县、武功、澄城四县为“万名医师支援农村卫生工程”受援医院，并纳入全省“万名医师支援农村卫生工程”整体规划。2007年6月是卫生支农医疗队规定的交接时间，抽调相关管理人员30余人对全省10个市、54个受援县（区）“万名医师支援农村卫生工程”实施情况进行了督导检查。从督查的情况看，各地对支农工作领导重视，组织健全，工作责任进一步落实。全省10个设区市、54个相关县（区）卫生局均成立了由一把手牵头、主管领导负责的卫生支农领导小组与办事机构，层层签订了任务落实责任书。2006—2007年度全省54所城市二、三级医院共派出54支医疗队521名卫生技术、管理人员，在受援县（区）医院工作42820天，诊治316623人次，开展手术7877例，查房会诊28243次，病例讨论2246次，巡回医疗1230次，健康教育3551次，建立特色科室128个，开展新技术项目483项；接受进修人员453名，举办学术讲座1338次，举办专业培训班4238学时；捐助资金11多万元，赠送设备34台（件），价值47万元，被服30套，共计价值60万元，减免当地群众医疗费35万余元。

2007年9月27日在全省医院工作会议上，陕西省卫生厅对全省“万名医师支援农村卫生工程”实施工作中表现突出、成效显著的3个市卫生局、17所城市支援医院、12所县（区）受援医院、92名城市医务人员、9名管理干部进行了隆重的表彰，并颁发了荣誉奖牌和证书。

3. 关于无偿献血工作

2007年6月14日，是第四个世界献血者日。陕西省卫生厅、西安市卫生局、省血液中心在西安市钟楼广场共同举办了“庆祝第四届世界献血者日”活动。“西安地区应急血库暨西安市无偿献血志愿工作者服务队成立仪式”同时举行，西北大学、长安大学、中国电子科技集团第二十研究所、西安南风日化公司、西安儿童医院等十二家首批应急血库成员单位一一接受了应急血库的牌匾。咸阳市文明办、咸阳市卫生局、咸阳市红十字会、咸阳市献血办、咸阳日报社、咸阳市广播电视台六部门联合主办以“安全血液促进母亲安全”为主题的十项系列宣传活动周大型活动。组织开展了咸阳市首届无偿献血“十佳”爱心大使评选、“为咸阳增魅力、为奥运添光彩自行车巡城爱心接力”、“我运动、我健康、我献血、我快乐”、“储存健康让爱心得到爱的滋润”、“弘扬美德、挽救生命”等系列大型宣传活动。安康市文联、安康市中心血站、安康广播电视报社联合开展了“无偿献血”有奖征文及创作笔会。全省各地纷纷举办了多种多样的以“安全血液促进母亲安全”为主题的系列宣传活动，持续开展无偿献血的宣传招募工作。2007年全省10个设区市共投入无偿献血宣传费用670.14万元，累计采集血液90.61吨，无偿献血的比例达到99.11%，自愿无偿献血比例达到96.75%，成分输血比例达到97.94%。

二、其他工作

（一）加强医院内涵建设，提高医疗服务技术水平

1. 继续深入开展医院管理年活动。2007年管理年的重点是抓质量、上水平，加强组织领导和监督检查，努力搞好各级医院的评价和监管。为实现年度目标，2007年5月陕西省卫生厅及时转发了卫生部和国家中医药管理局下发的《2007年医院管理年活动方案》（陕卫医发〔2007〕197号），制定下发了《陕西省关于认真做好医院管理年活动各项重点工作的通知》（陕卫医发〔2007〕198号），紧紧围绕“十项基础质量达标”活动（即医疗规范执业达标、临床合理用药达标、全员基础技能培训达标、病历书写质量达标、临床检验质量达标、临床输血质量达标、手术室质量达标、供应室质量达标、内镜消毒质量达标、口腔器械消毒达标），促进医疗服务整体水平全面提升。一是召开全省医政重点工作部署会议和医院工作会议，对医院管理年活动进行全面安排部署；二是举办了全省二级以上医院院长培训班，总护士长管理知识培训班，医院消毒供应、医院感染管理培训班，共计有970余人参加了培训；三是坚持督导检查，9月初接受了卫生部一行21人为期一周的全国医院管理年督查，现场督导了省医院、交大一院、西安市第四医院管理年活动的开展情况；10月，陕西省卫生厅又抽调84名专家，组成9个督查组，对40所医院进行了医院管理年活动开展情况的全面督导检查，采取西安地区不同隶属关系医院之间的相互交叉检查的办法，达到了相互学习、相互借鉴、共同提高的督查目的；全省各地也先后组织专家对辖区内的医疗机构全面开展了管理年活动的督导检查，并对三年来开展医院管理年活动以来取得的成效、经验和亮点进行了认真的分析和总结。

2. 顺利启动医院等级评审工作。2007年陕西省卫生厅先后组织80多位专家共同完成了《陕西省综合医院医疗质量综合考评标准》（二、三级医院）的修订，制定了《陕西省医院评审手册》，并分别在宝鸡市中心医院和凤翔县医院进行了全省三级医院和二级医院等级评审试点。8月，组织对两所医院进行了严格审核，两所试点医院顺利通过评审，9月底，召开全省医院工作会议，全面部署了全省医院等级评审工作。11月，在宝鸡成功举办了陕西省三级医院等级评审培训班，全省40多家三级医院领导和相关职能部门的负责人近300人参加了培训。

3. 切实抓好临床技术准入管理。按照卫生部的统一安排和陕西省医政工作计划，2007年技术准入的重点是做好器官移植的全省规划和定点医院审定工作，并对人体干细胞移植机构进行了评审和准入，对血液透析、心血管介入治疗两个临床重点专业进行行业规划和临床技术规范，制定了陕西省准入标准。同时，对临床实验室、影像诊断室、手术麻醉等三个医技专业质量进行评估和监督。截至2007年底，全省人体器官移植规划上报和首批定点医院认定工作、人体干细胞移植机构评审和准入工作已基本完成，共有4家医院的8个项目获得了首批器官移植资格，6家医院获得了干细胞移植资格，其他重点专业的技术准入标准和规划也已基本完成。

4. 贯彻实施《处方管理办法》。卫生部新的《处方管理办法》2007年初颁布，并要求5月1日起正式施行，山西省卫生厅在组织学习宣传的基础上，利用会议、文件等多种形式强调贯彻实施新的《处方管理办法》的重要意义，并于2007年7月组织专人对厅直属直管单位落实《处方管理办法》情况进行了督导检查。截至2007年底，全省绝大部分二级以上医院都能按照《处方管理办法》要求建立医院处方集，使用药品通用名开具处方，多数医院实现了药品一品双规，处方点评工作也在逐步得到开展。

5. 全面推行院务公开。按照卫生部《关于全面推行院务公开的指导意见》要求，陕西省卫生厅制定下发了《陕西省卫生厅关于推行医院院务公开的指导意见》和《陕西省医院院务公开指导目录》，并在省直和地市部分医院进行试点。截至2007年底，全省二级以上医疗机构普遍实行了院务公开制度，院务公开内容丰富、形式多样，已由单纯的公示医疗收费和药品价格变为融服务价格、科室简介、专家介绍、健康教育等内容为一体的综合性公示。公开形式也由以前的单一的公开栏增加为电子屏、网络、宣传栏、折页手册等多种形式。

（二）加强医疗机构管理，进一步规范医疗行为

在2006年下半年全省整顿医疗服务秩序、规范医疗执业行为专项活动取得阶段性成效基础上。2007年，先后印发了《关于重新核发医疗机构执业许可证的通知》、《关于做好医疗机构资料目录建档的通知》、《关于切实做好医疗机构建档换证工作的通知》等文件，规定了医疗机构建档的资料目录、工作要求和完成时限，并结合医院管理年督导活动对各市医疗机构建档换证工作进行了督导、检查。通过建档、换证工作，不仅摸清了机构底数、健全了机构档案、清除了违规机构，而且严格了监管权限、建立了长效机制。全省现有各级各类医疗机构27021所，其中三级综合医院19所、二级综合医院160所、一级综合医院1491、其他专科医院124所、急救妇幼保健机构119所、急救医疗机构51所、临检体检医疗机构4所、社区卫生服务机构189所、自愿戒毒医疗机构8所、各类门诊部452所、各类诊所2944所、其他医疗机构1439所。截至2007年底，省管37所医疗机构建档和16所公立医院换证工作已经完成；各市区317所二级以上医疗机构中有304所建立档案、239所换发新证。

认真贯彻新《医疗广告管理办法》，2007年陕西省卫生厅先后与省工商局印发了《关于贯彻实施医疗广告管理办法的通知》，与省工商局等11个厅局联合印发了《陕西省违法广告公示制度》、《陕西<医疗广告审查证明>申办程序》等一系列配套文件，对贯彻新《医疗广告管理办法》做出了周密的安排部署，明确了部门职责，提出了监管要求。同时，还就医疗广告的申办程序、审查内容、出证范围、监测措施、查处原则、处罚规定作出了明确、具体的规定。2007年共受理、出具《医疗广告审查证明》80份，会同西安、宝鸡、省卫生

监督所对西安北大医院、西安圣和医院、解放军第三医院、陕西省科学院基因研究所等违法刊播医疗广告行为进行了认真查处。协调、配合省工商管理部门共责令停止发布违法医疗广告121条，行政告诫78条，公告违法医疗广告案例12件，立案查处216件，罚款38.2万元。

进一步强化医疗机构和技术人员的准入管理，完成了2006年医师资格考试通过人员的资质审查，发放执业医师证书5210份（其中执业医师3037名，执业助理医师2173名）。完成省直、省管医疗机构医师注册936人，军队转地方换证47人；2007年度共受理医师资格考试报名25688人，参加医师资格实践技能考试25300人，通过实践技能考试取得笔试资格的19419人分两次参加了医学综合笔试的考试。协助调查外省医师资格和省内医师资格及执业注册函件127件，接待群众电话政策、法规、业务咨询等1000余人次。做好护士注册和审核发证工作。2006年共办理护士执业证书5284个，办理变更注册218人次。同时组织开展了执业医师定期考核工作，对省直属直管的15个考核机构和考核组织进行了认定批复，并开始进行考核工作。

继续在全省范围内推行医疗服务信息公示制度，扩大信息公示的范围和内容。2007年，陕西省卫生厅分两次对38个三级公立医院6种重要疾病的医疗服务信息进行了网上发布，各设区市卫生局也按照属地管理原则对辖区医院的医疗服务信息进行了各种形式的公示。

（三）加强血液管理，确保用血安全

在持续抓好无偿献血工作的同时，进一步加强了采供血机构的管理和质量控制，对全省10个血站和4个单采血浆站开展检测质量的监督评价，2007年发放质控盲样2次，对检测结果进行了比照，对存在的共性问题进行了认真的分析和评价，有针对性地提出了改进意见，全面落实了血液的采集、检测、储存、运送整个流程的质量控制管理。按照《卫生部办公厅关于组织对采供血机构质量管理规范贯彻事实情况进行督导检查的通知》，组织专家对陕西省贯彻落实《血站质量管理规范》和《血站实验室质量管理规范》的情况进行了全面的督导检查。在顺利完成单采血浆站的转制工作基础上，按照《单采血浆站质量管理规范》要求，对陕西省设置的4个单采血浆站进行改扩建和质量管理认证，截至2007年底，富平单采站已经通过评估认证，其他3个单采站已完成改建和自评，已正式申请评估认证。在省血液中心举办安全血液相关知识培训班4期，有560余名医务人员参加了培训。

（四）加强急救管理，切实做好应急医疗救治工作

2007年6月19日山西省卫生厅在汉中市召开了全省医疗急救工作会议，举行了陕西省突发公共事件医疗卫生救援应急演练，汉中市中心医院、3201医院、汉中市人民医院等医疗机构的150多名医务人员参加了演练。2007年，先后参与、组织了2.16中国银行西安分行家属院锅炉爆炸，3.5宝鸡凤县、3.15汉中褒河、3.16商洛、9.8合阳重大交通事故，以及10.30西安天然气公司家属楼爆炸等多起事故的医疗救治工作，仅省级医疗机构派出应急救治专家28人次，参与救治伤病员150多人。

同时，按照卫生部、中央社会综治办等七部办局《关于开展创建“平安医院”活动的意见》，在医疗卫生系统开展了“平安医院”创造工作，根据陕西省实际情况，会同省综治办、公安厅等部门提出了四条贯彻落实措施，要求全省二、三级医院迅速开展“平安医院”创建活动，明确了各部门相应职责；成立了陕西省创建“平安医院”活动领导协调小组，确定了领导协调小组及其办公室、组成人员。加强了对医疗卫生单位的医疗、血液、药品、消防等安全问题的经常督导、检查。结合“医院管理年活动”、医疗市场秩序整顿工作，先后对省管、厅直医疗单位的安全生产工作进行了认真、严格检查，在重大活动或节日前都对医疗卫生单位进行安全隐患重点排查。截至2007年底，卫生系统内尚未发生重大安全事故。

（五）进一步加强护理工作

重点抓好护理条例的贯彻落实，搞好陕西省“十一五”护理事业发展规划督导。一是积极发挥护理学会作用，培训青年护士和护理管理干部，努力实现护患关系零距离、护理质量零差错、护理技术零缺陷、护理服务零投诉的目标要求，举办各类护理人员培训班4期，参加培训人员达700余人。二是开展了近年来最大规模的全省护理岗位技能训练与竞赛活动，全省二级以上医院的一线护理人员均参加了岗位技能训练。在广泛训练的基础上，各设区市、各系统组织了护士岗位技能竞赛。2007年11月20日，来自全省各地、各系统的16支代表队参加了决赛。

（六）扎实做好康复医疗管理工作

一是围绕“视觉第一中国行动”项目四类人员培训、眼病筛查、眼保健、白内障手术费用减免等工作，先后印发了《关于设置“视觉第一中国行动”项目区域培训中心的函》、《关于组织实施“视觉第一中国行动”二期项目工作的通知》等15个文件，落实了项目工作任务和要求，举办培训班5期，培训管理及医务人员607人，举办乡村卫生技术人员函授班1期，函授培训眼科从业人员1461人。二是印发了“二五”防盲项目实施方案，成立了项目管理机构，落实了项目专项经费，开展了项目实施督查。截至2007年底，省管复明手术车已完成2005—2006年度手术任务2000例；50个配备巡回医疗车的县区医院完成了近60%的手术任务。

（七）认真做好医疗纠纷的投诉接待和政策咨询工作

2007年以来，山西省卫生厅耐心地接待群众来访，做了大量协调工作，特别是协调处理了多起反复上访的医疗纠纷争议案件。全省（含各市区）共接待群众来访2590余人次，处理、转办群众来信1500多件；接待咨询有关法规、政策等3500余人次；委托中华医学会组织鉴定案件2起。

（黄立勋　陈学文）

甘肃省医政工作

一、继续深入开展以病人为中心、以提高医疗服务质量为主体的医院管理年活动

2007年初，通过深入分析，精心筹划，结合甘肃省实际，起草了《甘肃省2007年医院管理年活动实施方案》，提出了12项具体的活动内容。组织召开全省医院工作会议，认真安排部署了医院管理年各项活动。8月接受了卫生部医院管理年督导组的检查，检查了甘肃省的省人民医院和兰大一院。10月又组织了全省医院管理年活动暨全省医疗服务质量管理督查工作，共督查55家医院，其中包括13家中医医院。年内组织了全省第一届医疗质量控制研讨会及全省医疗质量管理巡回讲座，参加培训人员达5000余人次。各市（州）、县（区）卫生行政部门也紧紧围绕这一工作安排，在辖区内广泛而深入地开展了丰富多彩的、富有成效的医院管理活动。

二、全面开展医院评审工作，进一步规范医疗机构标准化建设，促进医院管理走向规范化、科学化

2007年组织对省人民医院、兰州大学第一医院、酒泉市人民医院、武威市医院、凉州区医院、天水市第一人民医院、崇信县人民医院进行评审并授予相应等级医院称号。同时，各市（州）卫生行政部门也按照甘肃省卫生厅里工作的安排全面展开这项工作，开始对二级综合医院进行评审。在做好综合医院评审工作的同时，启动了专科医院评审工作，肿瘤医院、口腔医院、康复医院、妇幼保健院等等级评审标准均已完成，计划于2008年11月前完成专科医院等级评审工作。

三、实施济困病床政策，授惠弱势人群

2007年初甘肃省委、省政府提出济困病床制度覆盖省市县三级公立医院，并列为年内要为群众办好的“12件实事”之一。一是加大宣传力度，2006年11月召开了新闻发布会，对符合济困条件，享受“两免一减”及适合人群、减免比例等惠民政策进行了大力宣传。二是多方争取，积极落实床位补贴翻番，济困病床制度覆盖省市县三级公立医院工作。在8所省属医院建立了一套有效的监管机制，督促各市县建立济困病床，要求各市州和省属8所医院每月10日上报济困病床报表，汇总后向有关领导汇报及向社会公布。三是及时进行督导调研，研究解决存在的困难。6月对白银、定西、兰州三市济困病床工作进行了督导，针对存在问题积极与省财政厅商讨解决市州济困病床补贴不到位和提高减免额度的政策，与民政厅协商加快发放有关证件事宜。通过调研，建议省属8所医院根据各自实际扩大病种范围，提高减免额度。此项措施执行后，收治病人及减免费用较前段时间分别增加179%和706%，效果良好。10月把济困病床工作列入医疗服务质量督查的重要内容，对全省52家医院进行督查。针对政策知晓率低、困难群众持证人数少等问题，要求省属8所医院放宽济困患者准入标准，即凭县级民政部门证明便可享受济困政策。在甘肃电视台、电台、甘肃日报等主流媒体连续五天播放、刊登“适当扩大济困病种范围，提高减免额度的公告”，使享受济困政策的人数大为增加。11月对省属8所医院2006—2007年度济困病床运行情况进行考核，并与规财等部门协调核拨了2007年床位补贴及济困病床补助资金，完成了省财政拨付给各市州的床位补贴翻番的具体落实情况。截至2007年底，全省14个市州都制订了济困病床相关政策，按照不少于核定床位10%的比例，各市州已设置济困病床共3386张，全省总计设置济困病床3808张。截至2007年底，省属医疗机构累计收治济困病人1986人次，出院1787人次，减免费用1039.8万余元，人均减免0.582万元，比上一季度增加35%；全省14个市州共收治济困患者9131人，共减免费用231.1万元；2007年全省累计收治济困病人11117人，减免医疗费用1270.9万元。

四、进一步加强血液管理，确保血液质量和安全

一是加大无偿献血宣传力度，将日常宣传和集中宣传有机地结合起来，采取多种措施来确保血液临床供应。2007年6.14世界献血者日，组织各采供血机构在全省各市、州同期开展了形式多样的大型无偿献血宣传活动。各采供血机构还积极加强和高校、企业、社会团体的联系，通过多种形式的联谊活动，不断加大无偿献血招募的工作力度，年内还举办了针对高校和采供血机构的无偿献血招募培训两期。在社会各界的大力支持下，截至第三季度，全省无偿献血比例达到99%，其中自愿无偿献血比例为96%。全省2007年共有37人荣获卫生部、中国红十字总会的无偿献血奉献奖和无偿献血促进奖。兰州市、嘉峪关市再次荣获全国无偿献血先进城市奖。二是积极采取措施确保稀有血型的临床供应。各采供血机构在进一步加大宣传力度的同时，在全省建立了稀有血型资料库，同时通过定期和不定期的举办稀有血型者联谊会等多种形式来加强稀有血型者的联系。协调邻近的陕西、宁夏、青海三省和甘肃省建立稀有血型相互调配机制，确保临床对稀有血型的需求。三是认真贯彻“一个办法、三个规范”，确保血液和血浆质量安全。年初制订下发了《甘肃省采供血机构设置规划(2007—2010)》，对全省采供血机构的设置进行了总体规划，8月组织对全省各采供血机构设置的分支机构、贮

血点进行了考核验收。同时，制订下发了《全省医疗机构输血科（血库）标准》，对各医疗机构的输血科（血库）进行了规范管理。2007年8月底甘肃省的省血液中心、天水市中心血站、白银市中心血站接受了卫生部督导组的检查。10月甘肃省卫生厅采取从每个血站抽取一名人员，集中培训后分片检查的办法对全省的采供血机构贯彻落实《规范》的情况进行了检查，对于检查中发现的问题各采供血机构都及时进行了整改。四是积极稳妥地做好单采血浆站转制工作。多次协调兰州生物制品研究所和当地政府部门，就转制过程中人员和资产移交问题多次进行沟通和协商，通过努力，全部顺利移交兰州生物制品研究所，已有三家恢复正常运行，另有两家也正在改造中。

五、临床药事、临检、医院感染各项工作得到了进一步加强

2007年卫生部颁了《处方管理办法》，甘肃省卫生厅在省卫生厅网站、甘肃卫生信息刊登《处方管理办法》，并在相关媒体发布有关新闻消息进行宣传，来扩大医疗机构和社会公众的知晓度。同时积极开展培训工作。根据卫生部安排，利用甘肃省的电视电话系统将卫生部举办的电视电话培训扩展到全省二级以上医院和卫生行政部门，全省14个市州同期组织参加了卫生部的培训，共培训卫生行政部门和二级以上医院医务科、药剂科负责同志约500余人。各医疗机构根据卫生部和省厅的要求，积极开展院内培训，同时根据办法的要求制订出的具体实施细则，并对照实施细则逐条贯彻落实。省卫生厅专门下发文件，对全省各医疗机构使用的处方进行了统一格式管理。同时及时转发了《卫生部办公厅关于加强医院信息系统药品、高值耗材统计功能管理的通知》，要求各医疗机构建立健全医疗信息管理制度，对医院信息系统中有关药品、高值耗材使用等信息指定相应的部门实行专人负责、加密管理，并规定了相应的查询权限。2007年初，召开全省临床检验工作会议，加强了临床实验室的管理，规范了全省PCR实验室审批和管理。进一步加强临床检验质量控制评价工作，对全省临床实验室进行了抽查，对平凉、庆阳的二级以上医院的临床实验室进行了督查。认真贯彻《医院感染管理办法》，在全省各医疗机构开展了医院感染知识全员培训，重点加强医院感染管理人员的培训，举办了两期培训班，召开了西北五省医院感染首届年会和甘肃第二届医院感染年会。

六、进一步规范紧急医疗救援工作

继2006年在全省范围设立了14个紧急医疗救援分中心、11个分站和28个网络医院后，2007年组织了全省紧急医疗救援师资培训班、全省急救知识师资培训班、创伤急救培训班及基层急救技术规范化学习班等一系列急救专业培训班；完成下发了《甘肃省紧急医疗救援分中心、站、室评审管理办法（试行）》、《全省紧急医疗救援分中心（二级）评审标准（试行）》、《甘肃省紧急医疗救援机构管理办法实施细则（试行）》等文件，对全省紧急医疗救援机构做了进一步规范管理，并通过2007年医疗服务质量督查对紧急医疗救援分中心、站、室进行了评估和抽查；5月组织了“交通事故的大型紧急医疗救援演习”，提高了急救医生处理大型交通事故的应急能力；完成了首届“全省急救技能大赛”的各项筹备工作。5月9—11日举办全省基层急救技术规范化学习班，为首届全省急救技能大赛进行了师资培训，6月17—21日成功举办了全省首届急救技能大赛，大赛取得了圆满成功。组织“迎奥运、促健康，急救知识进学校”主题活动及“‘120’就在您身边，急救知识进万家”主题活动，普及日常急救自救常识，赠送了大量急救科普宣传材料《大众急救常识（图解）》。完成了《大众急救常识（图解）之二》的编印工作，12月组织举办了“全省紧急医疗救援体系建设暨急救学术研讨会”，进行了急救体系建设和学术研讨。

七、严把人员准入，认真做好考试管理的各项工作

2007年，全省医师资格考试报名资格审查、实践技能考试、综合笔试的组织及医师护士注册、变更都未出现问题，国家医学考试中心对甘肃省实践技能和综合笔试时的考务工作进行了检查和评估。2007年报名参加医师资格考试的考生有近2.2万余人，是历年来最多的一次，最后通过资格审查参加实践技能的考生2万余人，参加综合笔试1.6万余人。同时按照医学考试中心要求，甘肃省卫生厅组织了甘肃省540名水利监理工程师资格考试和甘肃省300名采供血机构人员上岗考试，在各级各有关部门的努力下，这四次考试非常平稳，没有出现意外情况发生。

八、其他常项工作

（一）医疗机构准入管理方面。2007年受理审核医疗机构校验、执业登记注册申请130起，登记注册85家，受理审核变更登记注册申请65起，变更登记51家。对申请地址、诊疗科目变更的医疗机构，组织专家现场考察5家。

（二）护理工作。2007年召开了西北五省护理学术研讨会，并举办了全省护士长管理学习班、手术室护理、妇儿科护理新进展、新技术等一系列学习班，重点加强了护理专科知识的培训，以提高护理人员的专业水平。组织起草了《甘肃省护理操作规程》。根据卫生部统一安排，在全省卫生系统开展了护士岗位技能训练和竞赛活动，并具体组织实施省属及三级医院护士岗位技能训练理论考试及技能竞赛。精心安排了全省纪念“5.12”国际护士节活动，组织召开了省级及兰州市部分医疗和教学机构、部队医院、厂矿企业医院相关人员参加的纪念“5.12”国际护士节座谈会。

（三）项目管理工作。一是根据卫生部公共卫生资金项目要求，实施完成了2007年县医院及少数民族自治州医院医疗救治能力建设项目和儿童先天性残疾和白

内障复明救治项目，积极起草并下发项目实施方案，组织收集汇总项目县重症监护及手术室设备选购表，及时下达儿童先天性残疾救治和白内障复明手术经费补助分配表，使这两个项目工作顺利完成。二是根据卫生部和国际狮子会“视觉第一中国行动”项目要求，2007年完成了100名眼科医生和500名乡村医生的培训。三是积极争取和组织了海航—甘肃光明行动项目，筹备举行了该项目的启动仪式。

（四）按照《医疗广告管理办法》，严格医疗广告审查。2007年共接待医疗广告申请200件次，受理医疗广告申请97件，审查通过，出具审查证明90份，并将出具的《医疗广告审查证明》在甘肃省卫生厅网站公示。在医疗广告的日常监督和管理上，主要采用报刊搜索、群众举报、与工商部门合作等方式，对违法发布医疗广告的医疗机构进行了持续监督检查。年内对检查中发现和群众举报的50家违法发布医疗广告的医疗机构进行了通报，先后责令停止发布违法的医疗广告71份，并移送卫生监督所进一步检查处理。同时，利用医疗机构注册、校验、变更等工作，对违法发布医疗广告的医疗机构提出整改要求。

（五）万名医师下乡及对口支援等工作。抽调选拔了2007年“万名医师下乡”的医护人员，分别联系组织了复旦大学所属医院对口支援甘肃省铁路中心医院和天水市第四人民医院、兰大二院等四个单位赴北京大学培训、全省8名县医院院长和卫生局局长赴中南大学学习、省第二人民医院等四个医院赴复旦大学所属医院进修等。

（六）积极妥善处理好医疗纠纷或医疗事故。2007年接待来访170余人次、处理来访信件120余封、来电信访300余人次。

（七）医师协会工作。医师协会组建一年来各项工作进展顺利，成立了“甘肃省人文医师执业技能培训基地”，举办了两期医学人文教育培训班，培训人文医师执业技能骨干师师资81名。积极开展医疗职业保险的调研及前期准备工作。参与全省医师考核办法的制订及专科医师培训、基地建设评审有关知识技能的培训等工作。

（八）其他一些工作，如全省器官移植规划申报、介入治疗技术准入管理、艾滋病病的临床防治、中日友好医院等医院的专家巡回义诊、禁毒工作、农民工权益保障、残疾人康复、征兵体检、医保定点医院的评价、治理商业贿赂等工作也都按要求圆满地完成。

（常继乐　曹晓源）

青海省医政工作

2007年青海省县级以上医院全年完成门诊471.5万人次其中急诊29万人次，收治住院病人25.6万人次，开展各类手术69045例，抢救危重病人49257人次。

一、加强医院管理，继续深入开展“医院管理年”活动，不断提高医疗服务质量

根据卫生部继续深入开展“以病人为中心，以提高医疗服务质量为主题”的医院管理年活动的精神，组织召开全省医院管理年活动电视电话动员大会，继续在全省县以上医疗机构深入开展“医院管理年”活动。主要做法有：

（一）提高基础医疗质量，为病人提供优质服务。进一步加大了增强服务意识、抓基础医疗质量、提高医疗服务水平、降低运行成本的工作力度。要求医疗机构实行在一个窗口完成挂号、划价、收费等“一站式”服务；要求医院实行“三三制”即：病人入院三天内明确诊断（特殊、疑难病例除外），择期手术在三天内进行，三天内要有三级医师查房记录；要求医院设置简易门诊、药师咨询台，提供代挂号、代交费、陪同病人检查等人性化服务；提高基础医疗质量，强化内涵建设，落实各项医疗核心制度，如首诊负责制、三级医师查房制、三查七对制、疑难、死亡病例讨论制等，努力提高基础医疗质量，为病人提供优质、方便、快捷的医疗服务。继续组织省医疗质量控制中心对西宁地区二级以上医院的医疗服务质量每季度进行一次督导检查，对全省各州（地）医院的医疗服务质量每半年进行一次督导检查。

（二）规范医疗行为，减轻病人负担。

一是对贫困群众就医实行优惠。按照青海省卫生厅与民政等部门制定下发的《关于进一步做好全省贫困人群医疗服务费用减免的通知》要求，对在本省居住的持有县（市、区）民政部门发放的《五保供养证》、《城镇居民最低生活保障证》、《农村牧区特困人口医疗救助证》、《重点优抚对象优待抚恤补助证》的城市（镇）居民和农牧民就诊费用实行“一免七减”（即免收普通门诊挂号费，住院病人药费、诊查费、检查费、检验费、麻醉费、手术费、住院床位费减免10%）的优惠医疗服务。

二是实行单病种费用限价制。实行单病种收费额度管理和单病种辅助检查项目管理，即“两单制”，合理检查，合理用药，合理收费，控制医药费用过快增长。

三是实行临床用药限额制。实行抗菌类药物一、二、三线分线使用管理及申请报告制度、药品单品种公示制度、超额预警制度，防止滥用抗菌药物，减轻患者负担。同时，还要求医疗机构在控制业务总收入合理增长的基础上，严格控制药品收入所占业务收入比例，降低药品费用。规定控制药品收入占业务收入比例三级医院<45%，二级医院<50%；抗菌药物金额占药品总收入的比例三级医院<33%，二级医院<30%。

四是严格控制医药费用增长幅度。要求各级医疗机构在增强服务意识、提高医疗水平、降低运行成本上下工夫，真正通过廉价、优质的医疗服务来吸引更多的病人。要求医院2007年人均门诊及住院费用分别较2006年下降2%和5%。

五是实行辅助诊断检查结果互认制。实行了医院间相互认可近期所做检查、检验报告制度，对持外院具有参考价值的检查单可不再重新检查。

六是提高疗效，缩短平均住院日。要求各级医疗机构进一步规范疾病诊断、检查和治疗行为，提高医疗质量和治疗效果，有效缩短平均住院日，减轻病人医疗费用支出，其中，三级医院平均住院日≤13天，二级医院平均住院日≤10天。

七是实行高值医用耗材使用审批和告知制。要求各级医疗机构加强高值医用耗材使用的管理，所用耗材必须通过统一招标，禁止科室或个人私自采购。对进口人工关节、血管内支架、进口心脏起搏装置等高值医用耗材的使用进行监督。临床需要使用高值医用耗材时，实行告知制度，由科室提出申请，报主管领导审批同意后方可使用。申请中应注明与患者沟通情况及病人是否同意使用等内容。

八是落实医疗服务信息公开公示制度。要求二级以上医疗机构要按照青海省卫生厅《关于在全省二级以上医院实行医疗服务信息公开公示制度的通知》（青卫医〔2005〕80号）的有关要求，采取召开新闻发布会、在门诊大厅公示等多种方式，按季度向社会公示住院病人前十位单病种信息，包括单病种治愈率、好转率、平均住院日、平均住院费用、平均药品费用、单病种费用增长率以及门诊、住院病人人均医疗费用等信息，提高医疗服务信息透明度，接受患者和社会的监督。

（三）积极开展临床路径试点工作。制定《青海省临床路径管理试点工作方案》，并按要求选择省人民医院、省中医院、省妇女儿童医院和省心血管病专科医院作为首批试点单位，开展临床路径管理试点工作。各试点单位积极行动，根据确定的临床路径管理病种，认真组织实施临床路径管理工作。截至2007年底，省妇女儿童医院工作扎实，已完成规定病种161例。

（四）制定下发了《关于全省州级以上医院开展“三基”、“三严”为重点的岗位培训活动的通知》，在全省大力开展“三基”、“三严”岗位培训活动。同时，按照卫生要求，积极开展护士岗位技能训练和竞赛活动。

通过开展医院管理年活动，医院各项工作得到加强，取得了一定效果，具体表现在：

（一）医疗服务流程更加合理，就医环境得到改善。各级医疗机构围绕简化医疗服务流程这一重点，积极创造条件，加大投入，优化流程，简化环节，提供便民服务，实行在一个窗口完成挂号、划价、收费等“一站式”服务和“三三制”等措施，普遍设立了方便简易门诊、药师咨询台，患者就医等待时间明显缩短，就医更加方便。同时加大医院外环境的美化和门诊、住院病房的装饰，为患者提供了整洁、优雅、温馨的就医环境。

（二）医疗质量和医疗安全核心制度得到进一步落实，医疗服务质量有所提高，医疗安全得到加强，“三基”、“三严”训练得到强化。各级医疗机构严格执行医疗卫生管理法律、法规、规章及诊疗护理规范，依法执业，建立健全并落实医院规章制度和人员岗位责任制度，严格基础医疗和护理质量管理，加大对盲点时间、重点部位、临床科室及危重、重大手术病人救治的监督和检查力度。

（三）“以病人为中心”的服务理念进一步牢固，服务态度、服务作风明显改善，医患关系进一步和谐。各级医疗机构从维护病人权利，充分尊重病人的知情权和选择权出发，大力改变服务态度，建立和完善医患沟通制度、病人投诉处理制度，公布投诉电话，及时受理和处置病人投诉，医疗纠纷信访案件明显减少。

（四）医药收费行为得到规范，价格管理得到加强。各级医疗机构严格执行国家药品价格政策和医疗服务收费标准，公开收费项目和标准，完善价格公示制、查询制、费用清单制，提高收费透明度，做到让患者明明白白看病。同时加强药事管理工作，特别是在临床药学制度建设、临床药师配备、合理用药、药品动态监测等方面有了明显改善。乱收费、乱检查、大处方等不良执业行为明显减少，后期服务质量有所改善。

（五）解决“看病贵”的措施得到较好落实，患者就医经济负担有所减轻。各级医疗机构认真执行单病种费用限价制、临床用药限额制、辅助诊断检查结果互认制等措施，进一步规范临床用药行为，减轻病人负担。同时，各级医疗机构切实担负起医疗服务的社会责任，发挥济困病床作用，为城市（镇）低保人群提供了“一免七减”的优惠医疗服务，2007年共为58.2万人次贫困人口减免医疗费用549万余元。2007年全省县以上医疗机构人均门诊及住院费用较2006年分别下降4.2%和4.6%。

（六）卫生行政部门对医疗机构的监管力度进一步加大。各级卫生行政部门切实担负起活动组织者和领导者的职责，加大对活动的检查和指导力度，保证了活动按计划、有步骤、扎实有效的开展。同时以“医院管理年”活动为契机，全面组织开展了打击“三非”活动，加大对医疗机构的监管力度，重点查处了无证行医、医院对外承包、租赁科室、聘用无资质人员从事医疗护理工作、非法采供血等违法违规行为，医疗市场和医院执业行为进一步得到规范。

二、落实“万名医师支援农村卫生工程”项目，卫生支农工作卓有成效

制定《青海省2007年“万名医师支援农村卫生工程”工作方案》。组织16家省市医院和2家州（地、市）级医院组成17支医疗队，到15个国家扶贫开发工作重点县县医院和青南地区2家州医院帮扶一年，帮助和指导开展新技术、新业务、新疗法，为群众就近提供质优、价廉、便捷的医疗服务。同时，由全省二级以上医疗机构组织医疗队，分赴以全省国家扶贫开发工作重点县和省扶贫开发工作重点县为主的90家乡（镇）卫生院开展对口支援工作。

制定了《2007年青海省“城带乡”卫生支农省级医学专家服务团工作方案》，从7所省级医院抽调12名专家组成了“城带乡”卫生支农省级医学专家服务团，深入青南地区14个县开展巡回医疗服务，传授适宜技术、指导县级医院开展新技术、解决技术难题，提高县级医院医疗技术水平和服务能力，为农牧民群众“送医送药送健康知识”。

卫生三下乡工作按计划进行。在认真组织好城市卫生支援农村卫生工作对口帮扶工作的同时，根据青海省委、省政府要求，在元旦、春节期间与省文化厅、省科技厅联合组成专项服务组赴农牧区开展卫生、科技、文化“三下乡”活动，并结合“世界献血日”、“爱眼日”、“助残日”等组织开展较大规模的无偿献血宣传、眼保健知识宣传活动和义诊、咨询。

三、积极与北京各大医院建立支援关系，促进青海省医疗技术不断提高

充分利用北京大医院的技术、人才、设备等卫生资源优势，支援青海省的医疗卫生工作，促进青海省医疗卫生事业快速发展。在北京大学人民医院等十所医院的大力支持下，于2007年8月10日，在西宁举行了北京十家医院技术帮扶青海医疗卫生协议签字仪式和医院管理高层论坛，青海省卫生厅与北京10所大医院签订了医疗技术帮扶协议。10月10日组织省内七所医院的领导赴北京与相关医院结成帮扶对子，签订了对口帮扶协议。

按照协议，在美国微笑列车基金会和煤炭总医院的支持下，筛选7名农牧区贫困家庭唇腭裂患儿赴北京，煤炭总医院为患儿免费实施了手术。与中国红十字会和武警总医院共同举办“扶贫救心青海行、心手相连到北京”活动，筛选10名先天性心脏病患者赴北京，武警总医院为患者实施了手术，为每位患者减免医疗费近万元，并资助了全额往返交通费用。

根据协议，经协调，国家安监总局矿山医疗救护中心批准青海省设立国家安监总局矿山医疗救护中心青海分中心。

依照协议，选送28名专业技术人员赴北京各医院进修，对口帮扶省级医院学科建设工作正在积极运作之中。

积极开展防盲治盲等工作，2007 年有 2458 名白内障贫困农牧民重见光明，146 名儿童喜获唇腭裂免费修复。

四、血液管理进一步加强，血液质量得到有效保证

认真贯彻落实卫生部《关于进一步加强血液质量保障血液安全的通知》精神，制定下发了《关于组织对采供血机构质量管理规范实施情况进行督导检查的通知》，由省血液质量控制中心组织有关人员，对全省采供血机构依法管理血源、执证上岗、规范采供血行为、血液全项检测及临床用血状况等内容进行了全面督导检查。同时在全省各级采供血机构开展以“全面改进和完善质量管理体系，加强血液质量管理”为主题的“质量安全月”活动。截至 2007 年底，全省实现了临床用血 100% 来自自愿无偿献血，全省成分输血率上升到 85.3%。

制定下发了《青海省血站等级评审办法及评审标准》和《青海省医疗机构输血科（血库）标准化建设验收评审办法及细则》。

组织实施了卫生部对采供血人员的岗位培训考核，2007 年度共有 48 人参加了考核。

2007 年安排省血液中心举办各类培训班 5 期，全省采供血机构和医疗机构有关人员 775 人参加了培训。

五、医疗质量控制工作稳步进行，医疗服务能力进一步增强

督促省医疗质量控制中心对西宁地区二级以上医院和各州（地、市）及部分县医院医疗质量的定期检查，并及时进行信息通报。安排省临床检验中心开展全省临床化学室间质评，并对质评情况定期进行通报。2007 年还首次开展了临床免疫学和尿液化学分析室间质评活动。2007 年召开了全省临床检验质控工作会议，并举办全省实验室质量控制培训班两期。

六、进一步规范医院等级评（复）审和省级医学中心评审工作

根据 2007 年初工作安排，顺利完成医院等级评、复审和省级医疗中心评审工作。组织有关专家对省第四人民医院、省消防总队医院进行了评审，对省妇女儿童医院、省心血管病专科医院、省第三人民医院、省第五人民医院进行了等级复审。

截至 2007 年底，全省共评（复）审等级医院 76 所，其中三级甲等医院 8 所（其中，综合医院 2 所，专科医院 4 所，中、藏医医院 2 所），三级乙等医院 2 所（均为综合医院），二级甲等医院 53 所（其中，综合医院 35 所，中、藏医医院 18 所），二级乙等医院 13 所（其中综合医院 9 所，中、藏医医院 4 所）。

经评审，省人民医院等 8 所医院设置的 30 个省级医学中心，技术人员配置、学术水平、医疗设施、设备等基本符合设置条件，被评定为省级医学中心。

七、进一步强化护理管理，提高护理技术水平

根据卫生部《关于在全国卫生系统开展护士岗位技能训练和竞赛活动的通知》精神，积极开展护士岗位技能训练和竞赛活动，认真组织落实技能训练，并接受卫生部的督导检查，青海省取得了小组第一的好成绩，省人民医院将代表全省参加卫生部举办的全国卫生系统护士岗位技能竞赛的复赛。组织“5.12”国际护士节纪念活动，省属各医院深入社区开展义诊、健康宣教、业务查房等活动。

八、其他工作

根据卫生部《处方管理办法》、《医师定期考核管理办法》，制定下发了《青海省处方管理办法实施细则》和《青海省医师定期考核管理办法实施细则》，统一了全省处方书写格式和标准。2007 年组织了全省临床医师病历和处方书写竞赛活动，并开展了病历质量展评活动。

根据卫生部、国家中医药管理局、国家保密局有关要求，与省保密局联合对省医学考试中心试卷保密室进行检查验收，并通过了卫生部的检查，确保了执业医师考试试卷的安全，顺利完成了年度执业医师考试工作。

（张海明　毕玉华）

宁夏回族自治区医政工作

一、积极开展医院管理年活动

2007年初，召开了宁夏回族自治区医政工作会议，对全区医院管理年活动进行了总结和部署。组织全区二级以上医疗机构的负责人参加了2007年卫生部召开的全国医院管理年暨医政工作电视电话会议，将会议精神真正贯彻落实到基层。召开了全区医院质量管理年动员大会。根据卫生部医院管理年活动的主要精神，结合宁夏回族自治区实际，按照理念再深化、管理再加强、服务再创新、质量再提高的要求，重新制定了活动考核标准。接受了卫生部的督导检查。与北京卫生局、首都医科大学联合举办"关注细节、赢在细节"培训班，承办中国医院协会西部地区患者安全培训班。

二、医政管理工作

一是严格医疗机构管理。贯彻国务院《医疗机构管理条例》，制定了《宁夏回族自治区医疗机构设置规划》、《宁夏回族自治区医疗机构设置审批管理办法》，严把医疗机构审批关，严格诊疗科目审批，新增疼痛诊疗科目，及时完成医疗机构的执业许可校验工作。制定了《民营医疗机构检查考核实施方案》，建立和实行民营医疗机构定期检查考核制度。对宁医附院成立医疗集团问题、神华宁夏煤业集团公司所办宁夏煤炭总医院整体移交事宜给予了批复。就石嘴山市第二人民医院与山西金邦有限责任公司合作的有关问题进行了答复。自治区人民医院挂牌第四军医大学临床学院，宁夏医学院附属医院成立心脏中心暨中德、中新宁夏心脏技术协作中心。

二是严格人员准入管理。转变行政管理职能，将医师资格考试工作移交自治区医学会，领导医学会完成医师资格实践技能考试和综合医学笔试工作。2007年，全区共有4449名考生报名，4389名考生参加了临床、中医、口腔、公卫等四个类别、两个级别的医师资格实践技能考试，有3578名考生通过，实践技能考试通过率为81.52%。为2006年执业医师考试的892人颁发了《医师资格证书》。做好军队《医师资格证书》换领地方《医师资格证书》工作。为自治区级有关医疗机构340名医师发放了执业证书。为全区250名医师进行了变更注册，使医师执业管理逐步走上法制化轨道。对近3000名护士进行再次注册，为通过2006年护士执业考试的1005人颁发了《护士执业证书》。从2007年5月1日起开始实施《医师定期考核办法》和医务人员医德考评规范，对医师的职业道德、业务水平和工作成绩进行考核，对业务不精、责任心不强、多次发生医疗事故的医师要暂停或中止其执业活动。认真贯彻执行《医师外出会诊管理办法》，及时办理外国医师来宁短期行医手续。

三是严格技术准入管理。制定了《宁夏回族自治区人体器官移植规划》，经卫生部认定，宁夏回族自治区具有开展人体器官移植资格的医院是宁夏医学院附属医院和自治区人民医院。印发了卫生部《道路交通事故受伤人员临床诊疗指南》，规范了道路交通事故受伤人员医疗救治诊疗行为，提高有限医疗资源和保险资源利用率。印发了《人感染高致病性禽流感尸体解剖查验技术规范》。确定了造血干细胞移植医院。

四是加强护理工作。在2007年国际护士节来临之际，相继举办了"讲奉献　比技能"护理操作规范化培训班。参加了全国卫生系统护士岗位技能训练和竞赛活动专家组会议，组织护理选手，准备参加全国卫生系统开展护士岗位技能训练和竞赛活动。卫生部医院管理年督导组对护士进行了综合笔试和技术操作考试。在自治区人民医院、宁夏医学院附属医院、银川市第一人民医院建立护理培训基地，组织实施开展了重症监护、手术室、急诊、器官移植、肿瘤等五个临床护理技术性较强的专科护理领域的护士培训。

五是加强药事管理。认真贯彻药品管理法律法规，举办了宁夏回族自治区麻醉药品和精神药品使用培训班，对各级医疗机构的医、护、药等业务技术人员进行了《处方管理办法》、《精神药品临床应用指导原则》、《麻醉药品临床应用指导原则》、《抗菌药物临床应用指导原则》的学习培训。加强处方管理，实行分类处方，统一处方标准，规范处方书写，使用药品通用名称，制定药品处方集，建立处方评价体系。及时监测药品不良反应，对银川、石嘴山地区发生的头孢类抗菌素引起的几起"药物不良反应事件"进行了调查，并及时下发了《自治区卫生厅关于加强抗菌药品使用管理的通知》。根据卫生部的紧急通知精神，及时停止销售使用广东佰易药业有限公司静注人免疫球蛋白、上海医药有限公司华联制药厂注射用甲氨蝶呤、新加坡新日制药厂有限公司生产的"天蚕镇痛片"等药品，确保了用药安全。认真贯彻执行"药招三统一"政策。开展了对急救药品、低价药品的调查，确保临床用药安全、经济、有效。

六是提高临床检验质量。各级各类医疗机构严格执行新颁《全国临床检验操作规程》（第三版）和《医疗机构临床检验项目目录》，要求医疗机构不得在临床开展《目录》规定以外的检验项目。根据临床实验室生物安全要求，加强临床实验室建设，增加仪器设备，使实验室尽快达到生物安全标准。首次举办了全区病理检验新技术培训班，落实了医疗纠纷中的尸体解剖问题。

七是加强医院病案管理。成立宁夏医院管理协会病案管理专业委员会，举办了国际疾病分类标准和临床病案管理培训班，在全区五个市开展医疗文书巡回展览。

三、开展专业技术素质建设活动

在宁夏回族自治区医疗卫生系统开展创双优“讲奉献　比技能”竞赛活动。本次比赛来自全区各级各类医疗机构的37所医院、13个团体、200多名医务人员代表全区2200多个医疗机构、27000多名医务人员踊跃参加，经过层层选拔，通过口试、笔试、技能操作考试，涌现出一大批技能水平较高的医疗卫生人员。自治区劳动和社会保障厅对大赛获得第一名的医生、护士授予“全区技术能手”荣誉称号，并由所在单位按程序向自治区总工会申报自治区“五一劳动奖章”；卫生厅对决赛获得2-8名的医生、护士授予“全区医疗卫生行业技术能手”荣誉称号；创双优组委会对大赛获得9-40名的选手授予“全区医疗卫生行业竞赛优秀选手”荣誉称号。与此同时，在宁夏日报上刊登了“健康知识”有奖问答。

四、加强医疗急救工作

宁夏回族自治区卫生厅与自治区通信管理局共同下发了《关于进一步加强紧急救援网络体系建设整合医疗急救资源的通知》，明确了“120”急救电话的设置和审批权限，规范了紧急医疗救援机构的设置。未经自治区卫生行政部门批准和自治区通信管理局备案同意，任何电信运营商不得将“120”急救电话接入其他医疗机构。各地按照就近、安全、迅速、有效的原则，根据《突发公共卫生事件医疗救治体系建设规划》，在五市建立独立的紧急医疗救援中心，统一指挥调度辖区内的医疗急救资源。协助有关单位有效救治了几起重大交通事故伤亡人员。

五、创建平安医院工作

根据《中华人民共和国治安处罚法》、卫生部、公安部《关于维护医院秩序的联合通告》、《医疗机构管理条例》和《医疗事故处理条例》等有关规定，2007年初与自治区公安厅联合下发了《关于进一步加强医疗机构治安管理，维护正常医疗秩序的通知》。8月，与自治区社会治安综合治理委员会办公室、党委宣传部、公安厅、民政厅、工商局、食品药品监督管理局、中国保险监督管理委员会自治区监管局等八部门联合召开了协调会议，就关于开展创建“平安医院”活动制定了实施意见和考核标准。在全区二级医疗机构推行医疗责任保险工作。接待医疗纠纷投诉，处理信访信件，与自治区信访、公安等部门妥善解决了多起群体性医疗纠纷和国龙医院集体上访事件。

六、推行院务公开工作

贯彻落实《卫生部关于全面推行医院院务公开的指导意见》，逐步建立院务公开的评价评估体系。向患者重点做到了五公开：公开服务指南，公开服务流程，公开服务规范，公开便民措施，公开收费信息。向内部职工重点公开：医院重要人事任免、重大建设项目安排、重大改革和发展规划及大额度资金使用情况，年度财务预、决算主要情况，领导班子建设和党风廉政建设等情况。

七、严格审查医疗广告

贯彻落实《医疗广告管理办法》，制定了《宁夏回族自治区医疗广告审查与管理暂行办法》，规范医疗广告成品审查，加强对发布医疗广告的医疗机构的监管。审核医疗广告138件。

八、血液管理工作

根据宁夏回族自治区卫生厅与卫生部签订的血液集中化检测试点项目合同，按照“试点先行、分批实施、逐步纳入、整体推进”的思路，2007年8月10日，自治区血液中心与吴忠市中心血站先期开始血液集中化检测试运行。在全国无偿献血表彰电视电话会议上，银川市、吴忠市被评为全国“无偿献血先进城市”，宁夏医学院、共青团吴忠市委员会荣获“无偿献血促进奖”，有25人荣获“无偿献血奉献奖”。举办了形式多样的世界献血日活动。与甘肃省卫生厅建立了特殊血型血液相互调配机制。同意中卫市中心血站承担海原县采供血业务。下发了《关于加强血液质量管理保障血液安全的通知》，卫生部和自治区卫生厅分别对全区采供血机构贯彻“两个规范”的情况进行了督导检查。对中卫市人民医院临床输血反应及时进行调查处理。调整自治区无偿献血领导小组，召开无偿献血表彰大会。全区基本实现了临床用血全部来自无偿献血。

九、城乡医院对口支援工作

2007年度继续开展城市支援农村卫生工作。继续实施“万名医师支援农村卫生工程”项目工作，9所城市医院派出40名医务人员支援8所县医院。由中南大学重点培训了6名县医院（含中医院）院长和卫生局局长，培训时间15天，培训4名县市地级医院医务人员，培训时间一个月。由中国医科大学所属医院组派1支10人医疗队支援海原县医院，开展医疗服务一个月。接收宁夏3名进修生学习。召开了“万名医师支援农村卫生工程”动员暨表彰大会，表彰了8个先进集体和21名先进个人。继续加强军队医院对口支援宁夏回族自治区8个县医院的项目工作，切实加强了受援县医院的医疗服务能力，减轻了群众负担。承担了卫生部城乡医院对口支援农村卫生工作会议任务。

十、项目工作

继续贯彻落实《全国防盲治盲规划（2006—2010年）》，加强对防盲治盲活动的统筹管理，全面推进防盲治盲工作。配合自治区残联认真开展了“视觉第一、中国行动”等活动。艾滋病防治血液质量安全项目共安排资金152万元，主要用于无偿献血宣传教育、实验室血液质量控制、稀有血型筛查库建设、采供血机构和临床医务人员培训；儿童先天性残疾救治和白内障复明项目130万元；宁夏县级医院医疗救治能力建设项目195万元，为13所县级综合医院重症监护室、手术室配备部分必要设备，以改善宁夏回族自治区县级综合医院重症监护室、手术室的基本诊疗设备装备水平。爱德基金会来自治区视察援助项目。

十一、开展调查研究

对全区二级以上医疗机构的基本建设和大型乙类医用设备进行了调查，并形成了调查报告。在此基础上，制定了《宁夏回族自治区公立医疗机构基本建设管理办法》。对贺兰县医疗卫生改革情况进行了调查研究。

（叶　旭　吴敬祝）

新疆维吾尔自治区医政工作

一、突出重点，全面部署

2007 年 4 月 25—26 日，新疆维吾尔自治区卫生厅组织召开了 2007 年自治区医院管理年暨医政工作会议，各地、州、市、县（市、区）卫生局分管领导、医政部门负责同志及全区县级以上医院、中医、民族医医院院长等 340 余人参加此次会议。会议在认真总结上年度医政工作及医院管理年活动的基础上，重点围绕 2007 年的卫生工作重点，安排部署了 2007 年的医政工作任务，会议要求各级卫生行政部门及医疗机构将管理重心下移，切实落实提高群众满意度的工作目标。会议还下发了《新疆维吾尔自治区处方管理办法实施细则》、《新疆维吾尔自治区 2007 年医院管理年活动实施意见》等一系列指导性文件。会议期间，卫生厅医政处组织召开了全区医政干部代表座谈会，各地、州、市卫生局领导及医政部门负责人共 120 余人参加座谈。会上下发了《2007 年卫生厅医政工作要点》、《2007 年卫生厅血液管理工作要点》及《2007 年卫生厅护理管理工作要点》，要求各地卫生行政部门加强信息沟通，积极落实医院管理年活动和其他各项医政工作。

二、医院管理年活动进一步深入，并取得显著成效

（一）2007 年的医院管理年活动按照“理念再深化、管理再加强、质量再提高、服务再创新”的总体要求，进一步深化和扩展“以病人为中心”的服务理念，继续提高医疗服务质量，构建和谐医患关系。根据卫生部《2007 年“以病人为中心，提高医疗服务质量为主题”的医院管理年活动方案》，结合新疆维吾尔自治区实际，新疆维吾尔自治区卫生厅制定了《新疆维吾尔自治区 2007 年医院管理年活动实施意见》（新卫医发〔2007〕20 号）（以下简称《实施意见》），《实施意见》进一步明确了管理年活动的工作目标，提出了新的工作任务，确定了具体实施步骤。全区各级卫生行政部门和医疗机构在 2007 年的医院管理年活动中以落实院长责任制和《实施意见》确定的重点内容为主线，制定了切实可行的活动措施，确保工作目标得以实现。

1. 在认真总结以往开展医院管理年活动的基础上，围绕重点工作，结合实际，协调各级各类医疗机构同步开展，将管理重心下移，在针对问题整改的基础上开展争优创优工作。2007 年各级医疗机构重点完善医师考核、医患沟通、技术准入、药事管理、感染控制等规章制度，逐步建立健全了医院管理制度体系这一基础性工作。在规范医疗行为的基础上，各医疗机构继续采取各种便民措施，方便群众，提高服务水平。2007 年，卫生厅根据发展需要，对《自治区医院管理评价指标体系（试行）》进行了修改和完善，建立了较为科学、系统的医院评价体系，各级医疗机构以医院管理评价指标体系为指导，科学管理。通过卫生行政部门与医疗机构共同努力，探索建立医院评价的长效机制，并初步形成了定期评价制度。

2. 坚持推动医院内部运行机制的改革，特别是加大对公立医院的监管力度，持续深化人事及分配制度的改革，探索科学的激励机制，建立以质量、服务为主要内容的综合目标管理考核体系，规范医疗机构对医务人员收入分配的行为。在 2007 年卫生厅组织的医院管理年活动督导评价中，将医院内部分配制度的改革情况作为医院管理的一项重要指标加以评价，有效纠正了少数医院将科室收入与医务人员奖金直接挂钩的现象。

3.2007 年上半年新疆维吾尔自治区卫生厅按照《处方管理办法》要求，制定下发了《新疆维吾尔自治区处方管理办法实施细则（暂行）》（新卫医发〔2007〕21 号），并委托自治区临床药学服务质量控制中心完成了对全疆药事管理人员及地州级临床与药学专家的师资培训。要求全区各级各类医疗机构严格按照《处方管理办法》的有关规定，贯彻落实“一品两规”的要求，制定符合本院实际的《常用药品目录》，推行使用“药品通用名”开具处方及处方点评制度，设立临床药师，加强药品的临床监控，促进抗菌药物的合理应用。5 月，卫生厅以贯彻执行《处方管理办法》及《自治区处方管理办法实施细则（暂行）》为重点内容，对全区各级卫生行政部门和各级各类医疗机构贯彻落实《处方管理办法》工作情况进行了专项检查。10 月，在卫生厅组织的医院管理年活动中将《处方管理办法》的贯彻实施情况作为医院管理评价指标体系中药事管理方面的一项主要内容加以督促落实。卫生厅组建了自治区抗生素合理应用监测网，首批已有 20 所医疗机构入网。

4. 进一步规范医院院务公开工作，促进医院依法执业、诚信行医。2007 年上半年，新疆维吾尔自治区卫生厅根据卫生部《关于全面推行医院院务公开的指导意见》要求，组织在全区各级各类医疗机构内广泛开展医院院务公开工作，加强社会公众监督和医院内部职工监督，促进医院提高医疗服务质量和医疗水平。9 月，卫生厅结合新疆维吾尔自治区实际，制定下发了《卫生厅关于加强医院院务公开工作的实施意见》，进一步明确了院务公开内容，规范了院务公开程序。10 月，在卫生厅组织的医院管理年活动中，对各被查医疗机构的院务公开制度落实情况进行了督导检查。多数医院均按要求，结合实际，制定了医院院务公开实施方案，按照对内、对外分开，长期、临时分开，固定、流动分开的原则分类确定项目，制定出系统全面的院务公开目录，逐步实施院务公开工作。

5. 加强临床新技术的准入管理。2007年卫生厅完成了对新疆维吾尔自治区3所经卫生部审定的器官移植技术准入医院相关诊疗科目的核定工作，并积极协调自治区各有关部门，核发了《新疆维吾尔自治区人体器官移植技术临床应用器官摘取特许证》，规范了新疆维吾尔自治区器官移植技术的临床应用。同时，卫生厅组织成立了自治区心血管疾病介入诊疗质量控制中心，并依托其开展心血管疾病介入诊疗技术临床应用的现状调研和规划制定工作。各医院建立了临床新技术应用及伦理学委员会，完善新技术准入及管理制度，认真履行规定程序，医疗安全得到了进一步加强。

6. 建立自治区全行业医疗服务质量管理、专业质量控制和评价体系。新疆维吾尔自治区卫生厅充分发挥自治区各临床专业质控中心专家委员会的作用，逐步开展专业质量控制和评价，积极引导医疗机构加强专业质量管理和控制。另一方面各地州市依托当地医疗机构建立相关专业的质量控制小组，重点加强临床检验、院内感染、护理、放射、临床输血、临床药事管理等方面的质量控制工作，逐步建立全区质量管理、控制和评价网络。2007年卫生厅委托自治区临检中心继续开展临床检验、血液免疫等项目的实验室室间质评工作，卫生厅已连续两次公布了全区250余家医院5个方面30余项临床检验项目的室间质评结果，对连续三次室间质评结果不合格的医院已由所属卫生行政部门按照管理权限依法撤销医院该项目对外服务的资格。2007年3月，卫生厅召开自治区临床专业质量控制中心工作交流会，对各专业质控中心过去三年的工作情况进行了简要回顾，并对下一步各专业质控中心的工作提出了要求。

7.2007年新疆维吾尔自治区卫生厅继续把规范医疗行为、控制医药费用作为一项重点工作来抓，认真落实降低病人医疗费用的各项措施。将合理控制医药费用、减轻患者负担，作为创优、评优的重要指标。各地各单位严格按照《关于进一步加强医疗服务收费管理的规定》要求，切实落实自治区医疗价格标准，坚决杜绝各种违规收费和不合理收费现象。并将合理检查、合理用药、规范医疗收费等工作作为本单位医院管理年活动的重点内容来抓。卫生厅于4月、11月分别组织相关方面专家共抽查了6所区级医疗机构的医疗收费情况，对个别多收费的，敦促医院领导亲自上门给患者退还多收款，以督促各医院进一步规范医疗服务收费行为。

8. 加强行风建设，构建和谐医患关系。继续将行风建设作为医院管理年活动的重要内容，采取切实有效措施，开展各种教育活动包括警示教育和加强职业道德、职业纪律、职业责任教育。坚决查处违纪违规行为，继续加大治理医药购销领域商业贿赂专项活动自查自纠的工作力度，加强对卫生行政、医疗机构重点部门的监督管理，探索建立长效机制。建立和完善医患沟通制度和投诉处理制度，及时受理和处理病人投诉，定期收集病人对医院服务的意见，及时改进。

（二）深入开展督导评价工作。2007年9月，全国医院管理年活动和护士岗位技能竞赛督导考核组对新疆维吾尔自治区进行了为期一周的医院管理年活动情况督导考核工作。督导组听取了新疆维吾尔自治区卫生厅关于医院管理年活动和护士岗位技能竞赛活动的汇报，重点抽查了自治区人民医院、新疆医科大学第一附属医院、乌鲁木齐市友谊医院三所医院，并对上述抽查医院及自治区中医医院、乌鲁木齐市妇幼保健院等多所重点医疗机构进行了夜查暗访。三所医院中督导评价得分在900分以上的1所，800分以上的1所。根据卫生部医院管理督导项目的重点要求，卫生厅制定下发了《2007年医院管理年重点督导检查内容评价赋分表》，并修订了《新疆维吾尔自治区医院管理评价指标体系》，在卫生部对新疆维吾尔自治区医院管理年活动督导检查结束后，卫生厅组织对自治区、地（州、市）两级督导评价专家组的近百名专家进行了专题培训。10月17日，正式启动全区医院管理督导评价工作。督导评价工作分为自治区级督导检查和南、北、东疆片区互查以及各地、州、市卫生局对各县医院督导检查三个层次，分阶段地完成了对全区53所医院的督导检查，其中自治区级督导组重点检查了25所医疗机构，其中包括14所2006年黄牌警告医院、2所地州市级医院、3所县级医院、3所企业医院、3所民营医院。督导检查工作采取听取汇报和现场检查相结合的方式，重点检查了医院的门诊、急诊、住院、医技、行政、后勤等部门和各个环节，同时对医院在医疗安全、医疗质量、改进服务流程、方便群众就医、医务人员服务意识、医患沟通状况、合理用药、医院经济管理及财务制度执行情况、合理收费及医德医风等方面的情况进行了重点检查，对医院三年来开展医院管理年活动的效果予以了全面评估。

三、进一步加强护理管理

（一）积极组织开展护士岗位技能训练和竞赛活动。根据卫生部的整体工作要求，制定并组织实施了在全区范围内开展护士岗位技能训练和竞赛活动。2007年8月组织专家完成区内护士岗位技能训练考核要点项目评分标准和理论考核试题的命题工作。9月卫生部对新疆维吾尔自治区护士岗位技能训练竞赛活动进行考核，协调实施了新疆220名护士参加全国护士岗位技能竞赛考核工作，并选派5名护士赴京参加复赛。10—11月，在各地州护士岗位技能训练竞赛的基础上，开展全区竞赛活动考核工作，考核单位包括厅直属医院、新医大各附院和各地区级医院以及部分县医院，共计50余所医院的1500余名护士参加了考核，考核内容包括理论考试和操作的考核。

（二）新疆维吾尔自治区卫生厅委托自治区护理质控中心组织专家在广泛征求意见及总结临床实践经验的基础上，组织编写护理管理系列丛书，分别为《护理质量管理指南》、《护理技术操作指南》、《护理文书书写指南》、《医院护理工作制度及护理人员职责》、《护理人员消毒防护技术及操作指南》及《护理工作应急预案指南》等六本。

（三）加强培训工作，提高护士的专业技术水平。

一是对全区三级医院和地州市级医院进行护理部主任的岗位培训，二是着重提高临床专科护士的专业技术水平，依托大中型医院完成了重症监护、急诊、手术室等3个专业共7个专业护士培训基地的设立，并下发了培训大纲。

（四）2007年全区各级卫生行政部门和医疗机构积极利用“5·12”护士节及第41届南丁格尔奖章获得者聂淑娟同志先进事迹报告会等活动。

四、加强医疗广告管理及审核工作

2006年11月10日，国家工商行政管理总局、卫生部新修订的《医疗广告管理办法》（以下简称《办法》）正式颁布以来，新疆维吾尔自治区卫生厅按照卫生部的有关要求认真做好《办法》的贯彻实施工作，在2007年1月1日前制定下发了《关于做好<医疗广告管理办法>贯彻实施工作的通知》，明确了新疆维吾尔自治区医疗广告审查申请的受理、审核机构以及受理、办理程序。2007年1月，卫生厅专门召集多家媒体就新疆维吾尔自治区《办法》的宣贯举行了新闻发布会，将《医疗广告管理办法》的“八准”、“八不准”及其他相关要求通过报纸、广播、电视等媒体向社会公众宣传。截至2007年底，全区共审查出具了《医疗广告审查证明》366份，不合格84件，并将《医疗广告审查证明》的出具情况通过卫生厅网站予以公示。卫生厅重点加强了对电视、报刊、网络及户外广告等发布媒体的监测，及时处理违规发布的医疗广告。此外，卫生厅还多次召集乌鲁木齐地区发布违法医疗广告的医疗机构，宣讲政策、通报情况、提出整改要求及处理意见。全区各级卫生行政部门保持对医疗广告管理的高压态势，严防反弹，通过暂停医疗机构执业活动、撤销医疗广告审查证明、吊销诊疗科目、吊销医疗机构许可证等方式处理了一批违法发布广告的医疗机构，虚假医疗广告泛滥的局面已得到有效控制。

五、进一步加强血液管理工作

（一）新疆维吾尔自治区卫生厅2007年的血液管理工作以贯彻落实新的《血站管理办法》、《血站质量管理规范》和《血站实验室质量管理规范》为主线，利用多种形式举办“一个办法、两个规范”的培训，并组织专家制定了《新疆维吾尔自治区单采血浆站质量管理评价指标体系》、《新疆维吾尔自治区血站质量管理评价指标体系》。在卫生部对新疆维吾尔自治区的血液安全专项检查后，卫生厅于10月中旬—12月上旬，组织对全区10所血站和3所单采血浆站进行了全面的质量评价工作。

（二）进一步推动无偿献血工作。各地积极组织开展全区“6.14世界献血者日”活动，举办无偿献血招募培训班，交流招募无偿献血者的经验。

（三）根据卫生部《采供血机构设置规划指导原则》，积极开展全区采供血机构及临床用血单位基本情况调查，为修订完善《新疆维吾尔自治区采供血机构设置规划》做好基础工作。

六、济困医疗工作取得新进展

（一）新疆维吾尔自治区人民政府于2007年5月10日组织召开了“自治区医疗济困暨医疗救助工作总结表彰会议”，会议全面总结了前一时期新疆维吾尔自治区的济困医疗服务工作，表彰了在医疗济困暨医疗救助工作中作出突出贡献16个先进集体及30名先进个人，会议还下发了《关于进一步加强济困医疗服务工作的通知》（新政办发〔2007〕73号）。

（二）新疆维吾尔自治区卫生厅制定下发了《卫生厅关于认真贯彻落实<关于进一步加强济困医疗服务工作的通知>的通知》，以指导新疆维吾尔自治区今后的济困医疗服务工作。

（三）继续做好济困医疗服务信息的收集统计及分析工作，适时动态掌握济困医疗服务工作情况。截至2007年底，新疆维吾尔自治区开展济困医疗服务的医疗机构共有143所，其中挂牌的济困医院49所，全区共开放济困床位5592张，2007年前三季度共诊疗济困病人89131人，减免费用600余万元。

七、积极推动项目工作的开展

（一）新疆维吾尔自治区卫生厅根据卫生部关于实施“万名医师支援农村卫生工程”的文件要求，按照2007年全国“万名医师支援农村卫生工程”项目工作电视电话会议的精神，继续组织对33个边远、贫困县医疗机构进行对口支援。2007年5月底，33支医疗队、165名高年资医生已经全部到位，各支援医院围绕切实加强县医院能力建设开展工作，医疗队通过传、帮、带和教学查房、专题讲座、开展学术活动等多种途径和形式培训医务人员，帮助县医院建立医院管理制度。各支援医院还根据受援方的业务需求，免费接受受援县医院医务人员的进修培训。针对支援县医院特殊困难，部分支援医院还在设备、资金等方面给予了全方面的支援。

（二）新疆维吾尔自治区卫生厅积极利用2006年度中央补助地方公共卫生专项资金，组织完成全区84个县医院总计1260万元仪器设备的招标采购，平均每个县医院得到了15万元的设备补助。

（三）有效利用公共卫生项目中央专项资金及各种助残项目，积极完成助残工作。2007年新疆维吾尔自治区卫生厅、财政厅联合下发了《2007年中西部地区儿童先天性残疾救治和白内障复明项目执行方案》，进一步加强了项目管理，保证项目的顺利实施。2007年下半年，利用“健康快车中国石化新疆光明行”和全国防盲组光明行动等助残项目，顺利完成免费白内障复明手术1500余例，使基层农牧民患者真正受益。

八、推动艾滋病抗病毒治疗工作的开展

（一）加强培训工作。新疆维吾尔自治区卫生厅利用公共卫生项目中央专项资金，委托自治区卫生厅院内感染管理质量控制中心举办全区院内感染管理专干培训

班，来自全疆二级（含二级）以上医院的院感专职人员及相关医护人员共200余人参加了培训。此外，还积极加强与克林顿基金会的项目合作，依托自治区传染病医院和伊犁州友谊医院作为培训基地，利用项目经费对新疆维吾尔自治区艾滋病高发地区的临床有关工作人员进行临床培训工作，以指导项目地区定点医院的艾滋病临床治疗工作。

（二）努力推进VCT门诊工作。根据《新疆维吾尔自治区艾滋病临床治疗管理办法（试行）》的要求，二级以上公立医疗机构要开设艾滋病自愿咨询检测（VCT）门诊，新疆维吾尔自治区卫生厅多次组织召开专题会议督促推进此项工作，并分别于2007年4月、8月两次组织对专家对乌鲁木齐地区的部分医疗机构进行艾滋病自愿咨询门诊设立和运行情况进行专项检查。自治区传染病医院2007年特别是07年下半年收治入院的艾滋病患者中由VCT门诊转介比例大幅提高。

九、创建平安医院，和谐医患关系

根据卫生部、中央社会治安综合治理委员会办公室等七部门下发的《关于开展创建“平安医院”活动的指导意见》，新疆维吾尔自治区卫生厅积极与相关部门协调配合，制定下发了《关于在全区深入开展“平安医院”活动的实施意见》（新卫办发〔2007〕145号），全面开展平安医院创建活动，通过严格规范医疗行为，加强医德医风建设，切实改善医疗服务，构建和谐医患关系。认真治理医院及周边环境，打击“医闹”行为，维护正常医疗秩序，完善医院安全防范体系，保证医院内部管理有序，并努力形成平安医院建设长效机制，为人民群众创造安全有序的诊疗环境，促进卫生事业持续健康发展。

十、其他工作

在做好各项重点工作的同时，新疆维吾尔自治区卫生厅医政处将医师资格考试考务工作平稳移交卫生厅医学考试办公室，并积极做好相关配合工作。2007年完成了上海华联公司的甲氨蝶呤不良反应的调查、全区医疗机构登记信息的收集和上报、医疗纠纷及来信来访的处理等工作，并完成了21份人大和政协提案的答复工作。

（王小燕　姜　波）

新疆生产建设兵团医政工作

一、继续深入开展医院管理年活动，全面落实各项工作要求

结合新疆生产建设兵团实际，制定了《兵团2007年继续深入开展医院管理年活动的实施方案》。围绕医院管理年活动的各项目标和重点要求及卫生部开展护士岗位技能竞赛的工作方案，召开专题会议研究和部署，并动员兵团卫生系统广泛参与，狠抓落实，突出重点，注重实效，解决突出问题，建立健全医院科学的管理制度，着力为建立健全医院管理长效机制打下坚实的基础。2007年4月15—29日，医院管理年活动与兵团整体卫生工作紧密结合，强化了对医疗机构的督导和检查，组织抽调了12名专家，组成南北疆2个督导巡查组，按照《兵团卫生局医院管理年活动巡查实施方案》，对兵团2所三级医院、14所师（市）二级医院开展医院管理年活动情况进行了督导巡查和治理医疗购销领域商业贿赂的检查工作。此次巡查的重点是：2006年医院管理年考评组查出的问题是否存在、是否进行整改、出台了哪些具体措施；医疗服务收费、规范内部收入分配、合理用药及合理检查、持续医疗质量改进、优质服务、维护群众利益等方面采取了哪些措施、取得了哪些实际效果；医院急诊科应急能力、医院重点部位和重点部门、感染管理、检验科室、质量管理、抗菌药物的合理用药等有哪些具体措施；医院对群众“看病难、看病贵”问题采取了哪些措施；随机抽取30位住院病人进行问卷调查，征求对医院服务的认可程度。重点检查2006年医院管理年活动考评组专家提出的1272条存在的问题进行整改的情况，检查的结果表明整改率达到86.16%。同时要求，各师（市）卫生局负责本辖区团场医院检查考评，加大医院管理年活动的宣传力度，编印《简报》11期，及时沟通信息，交流经验。

2007年9月1—11日，卫生部医院管理年活动第九督导组，分别对兵团卫生局、兵团医院及石河子大学医学院一附院开展医院管理年活动情况进行了督导考核。督导组充分肯定了兵团卫生系统开展医院管理活动取得的成效，总结了医疗机构和卫生行政部门在加强医院管理方面的经验和亮点，寻找出了工作中存在的问题，并有针对性的提出改进的措施和建议。

二、开展护士岗位技能训练竞赛，提高护士临床工作能力和水平

2007年6月，根据《卫生部办公厅关于在全国卫生系统开展护士岗位技能训练和竞赛活动的通知》精神，对开展护士岗位技能训练和竞赛活动进行了专题研究和部署，制定了在兵团卫生系统护理人员中进行全面培训、重点选拔，进一步提升护理服务水平的竞赛方案。下发了《兵团关于开展护士岗位技能训练竞赛活动的通知》，提出了活动的目标及具体内容，要求通过加强护士的基本功训练，使广大护士掌握和运用护理基础理论、基本知识、基本技能，进一步提高护士的临床工作能力和业务水平，将人文关怀融入对病人的护理服务之中，全面提升护士能力素质，促使护理岗位的技术标准更加科学、规范，营造一个钻研技术和提倡学习的氛围，进一步促进护理工作贴近病人、贴近临床、贴近社会。各师（市）卫生局、各医疗机构积极参与，认真组织实施，掀起了全员参与、全员训练、全员提高的护士岗位技能训练和竞赛的热潮，营造了广大护士钻研业务技术、提高护理服务水平的良好氛围。经过全员训练、层层选拔后，于2007年8月19日，在石河子大学医学院一附院组织了全兵团卫生系统以护患沟通为重点的护士岗位技能竞赛活动。兵、师两级医院护理部主任和选手共46人参加了竞赛活动。在50多项护理技能操作项目中，随机抽取静脉输液、吸氧、无菌技术、心肺复苏四项操作为比赛项目，并将参赛者与患者的沟通与协调能力作为重点考核内容。本次竞赛安排了专家点评，对各项技能操作中存在的问题予以指导。同时，安排获得团体一等奖的赛手向参加本次护理技能比赛的选手们进行表演赛。

三、认真组织开展对口支援，提高兵团卫生工作综合实力

山东省卫生系统对口支援新疆生产建设兵团卫生工作已实施一年。一年来，山东省卫生厅共派出12个省属、2个市属医疗卫生机构对口支援相应的兵团医疗卫生单位。截至2007年底，共有23批、58位专家分别到兵团20家二级以上医院、疾病预防控制中心、中心血站进行对口支援工作。同时，山东省还接收了兵团卫生系统115名医疗卫生专业技术人员赴各支援单位免费进修培训。

在2007年开展的对口支援活动中，各支援单位领导亲自带队赴兵团受援单位调研了解需求，确定方案，明确任务，选派专家并及时到位。截至2007年底，据不完全统计，支援专家在门诊诊治病人达937人次，手术880人次，疑难危重病人查房840人次，举办各类学术讲座239次，并经常主持或参加专业科室疑难危重病历讨论和全院大会诊。受援医院同期门诊量、住院病人数、床位使用率、业务收入都有不同程度的增长。

四、继续开展“万名医师支援农村卫生工程”，把好事办实

2007年卫生部、财政部和国家中医药管理局实施的“万名医师支援农村卫生工程”将新疆生产建设兵团

“万名医师支援农村卫生工程”项目单位由4个增加到10个，按照项目要求，兵团组织两所三级甲等医院和8所师（市）二级甲等医院、派出支援医师50人对口支援10所团场医院。四师医院陈曦同志获卫生部、国家中医药管理局表彰的“万名医师支援农村卫生工程”先进个人。

五、提升医政管理服务水平，加强医疗机构的规范和管理

一是组织了2006年度兵直医疗机构执业医师资格考试的资格审查、收费、上报工作，认真做好各级医院及兵直医疗机构执业医师注册和医师变更工作。认真完成兵团二、三级医院及兵直医疗机构变更名称、增设诊疗科目、变更法人等工作。

二是做好医疗广告审批的起步工作。下发了《关于做好＜医疗广告管理办法＞贯彻实施工作的通知》，按规定及时将核准的《医疗广告产品样件表》审查原件与《医疗广告审查证明》分别抄送兵团卫生监督所、医疗机构发证机关及自治区工商局，为各地工商、卫生行政部门打击非法医疗广告提供依据。

三是加强医疗质量，医疗安全控制与管理，及时收集整理报送医疗事故和重大医疗过失行为，加大医疗信息公示力度，每半年在《兵团卫生》公示二级以上医疗机构的医疗信息，让广大职工群众自由选择医疗质量好、收费合理的医院就诊。

四是加大对医疗机构监管力度，对违反相关卫生法规的医疗机构给予警示，对反响较大的医疗纠纷及时给予调查，做好调解，对较大的医疗事件进行了通报。

五是2007年7月，举办医疗机构管理培训班。对各师（市）卫生局分管医政工作领导或业务干部；兵、师（市）医院副院长、医务科主任；部分按县级医院能力建设的团场医院领导共117人进行了培训。主要培训内容是：2007年《医院管理年活动实施方案》的重点要求，医政管理，医疗、病历质量控制，《医师定期考核管理办法》，医师执业注册的法律要求及注意事项，《处方管理办法》、麻醉药品和精神药品管理条例及相关法规、兵团药事管理现状及改进，医院维权暨医疗纠纷防范与处理技巧，结合案例精讲《医疗事故处理条例》。

六是严格大型医用设备临床应用管理，将兵、师（市）两级医疗机构现使用的、未经省级卫生行政部门颁发《大型医用设备配置许可证》或《大型医用设备临时配置许可证》的乙型大型设备，现使用的、未取得省级卫生行政部门（兵团卫生局）正式文件批复的50万元以上的医疗设备，按照有关规定进行一次性清理审批补办。

七是严格临床介入、人工关节植入等高新技术及相关人员的准入和临床应用管理。开展介入技术、人工关节植入等高新技术的医院，均要向兵团卫生局申报。按照卫生部“诊疗技术管理规范”的要求制定了相关诊疗技术临床应用能力考核要点及评分标准，对开展相关技术的医疗机构及相关执业医师进行调研和评估，已组织有关专家进行了介入技术试评工作，对下一步审评准入工作奠定了基础。要求未经准入的高新技术，不得在临床应用；未经准入的相关技术人员，不得从事相关工作。

八是认真贯彻《医疗机构临床实验室管理办法》，加强医疗机构实验室管理，组织兵、师两级医院检验科、输血科主任，采供血机构检验科主任参加由自治区临检中心承办、兵团临检中心协办的2007年临床医学实验室质量管理检验新技术培训班。

九是为下发了《关于开展团场医院实验室质量管理评价体系建设工作的通知》，并制定了《团场医院实验室质量管理评价体系建设方案》。按照《团场医院实验室质量管理评价体系建设方案》的要求，新疆生产建设兵团卫生局委托兵团临床检验中心举办团场医院实验室质量管理评价体系建设培训班，规范了75所团场医院救治能力建设项目单位项目单位实验室检验活动。2007年11月下旬组织有关专家对兵团16所师（市）级医院及部分团场医院临床实验室质量管理情况进行检查和评估。

十是完成了对兵团驻乌鲁木齐单位卫生室（所）及医院的检查校验工作，并对医务人员进行了卫生政策相关知识的培训。

六、做好部属（管）医院支援西部地区农村卫生工作项目实施，加快培养学科带头人

2007年度卫生部属（管）医院支援西部地区农村卫生工作项目对兵团的支援采取举办培训班的形式，分别在北京大学举办精神卫生培训班、四川大学举办急救培训班、中南大学举办重点县县医院院长和卫生局局长培训班、华中科技大学举办管理培训班，8—11月通过多方努力选派各师相关人员11人参加了培训。

七、加强采供血机构管理、血液安全保障进一步加强

以新兵办发〔2007〕87号文下发了《关于建立兵团驻乌单位应急无偿献血队伍的通知》，组建了兵团驻乌单位、机关各部门应急无偿献血队伍，逐步形成应急无偿献血的组织工作网络，建立了一支固定的自愿无偿献血队伍。

根据《卫生部关于进一步加强血液质量管理，保障血液安全的通知》精神，要求各采供血机构依据《血站质量管理规范》和《血站实验室质量管理规范》，对照各项规章、制度和规范的要求进行自查自纠，对发现的问题及时予以解决和整改。2007年上半年各师（市）卫生局对所辖采供血机构的采供血执业情况进行了督查。

2007年4月举办了《血站质量管理标准培训班》，请对口支援兵团的山东省血液中心的专家进行授课，各血站和兵、师各医院输血科相关人员45人参加了为期三天的专业培训。于2007年11月，在浙江血液中心的协助下，在杭州举办了《血液质量安全培训班》，并实

地参观了宁波、绍兴中心血站，各血站有关负责人和二级医院输血科负责人参加了培训和学习。

2007年8月27日卫生部采供血机构血液安全督导组一行10名专家督导检查了石河子中心血站。新疆生产建设兵团卫生局将卫生部督导工作检查情况向各师（市）中心血站做了通报，要求各单位以点带面，举一反三，对照《血站质量管理规范》和《血站实验室质量管理规范》督导检查表，做好自查自纠，查找不合格项目，确保兵团的血液安全。

八、积极组织交流活动，提升医院管理水平

依托兵团医院协会于2007年6月组织了二、三级医院院长18人，参加了中国医院协会在上海举办的医院院长高层论坛，相关领域专家学者分别就如何预防和处理医患纠纷和如何营造良好的医疗执业环境和政策环境等问题进行了交流，活动期间参观学习了上海市第一人民医院、上海瑞金医院、中山医院。专门考察了上海农垦的崇明长江农场医院和新海农场医院。看到了在新形势下2所医院深化改革、转变办院模式，如何办好农垦医疗卫生问题的新思路、新做法。

九、做好卫生项目实施工作、促进兵团卫生事业又好又快发展

（一）做好兵团团场医疗救治能力建设项目的管理工作，重点改善60个团场医院重症监护和手术室的诊疗装备水平。结合2006年中西部地区农村卫生人员培训项目，一是对师（市）卫生局长、团场分管卫生领导以及按县级医院能力建设的团场医院院长共66人分两期进行集中培训；二是对按乡镇卫生院能力建设的院长共111人分两期进行集中培训；三是对189名卫生专业技术人员分专业在石河子大学医学院一附院、兵团医院、石河子人民医院、新疆医科大学二附院等医疗机构进行了集中培训；四是对2617名连队卫生技术人员在所在团场进行了合理用药与卫生法规培训。同时配合有关部门完成了相关设备的招标工作。

（二）做好中西部地区儿童先天性残疾救治和白内障复明项目工作。按照中央财政安排专项资金，以60辆农村巡回医疗车为载体，对巡诊中接诊的先天性残疾和唇腭裂儿童以及白内障患者开展专项救治工作。落实“视觉第一，中国行动”二期工作的实施。

（王国建　何　红）

医院工作

北京协和医学院阜外心血管病医院（中国医学科学院心血管病研究所）

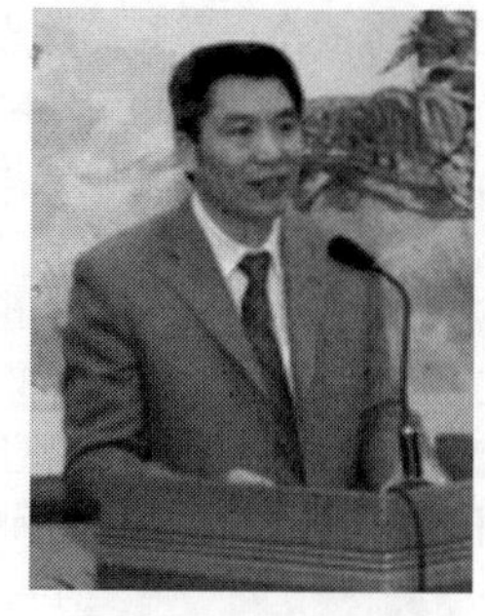

院所长：胡盛寿

副院所长：惠汝太、杨跃进、王希振

胡盛寿 1957年出生，主任医师、教授、博士生导师。2002年任北京协和医学院阜外心血管病医院院长、中国医学科学院心血管病研究所所长。

2007年是阜外医院“四年规划”承上启下的又一年。院所在“医院管理年，创建人民满意医院”和“治理医药购销领域商业贿赂”活动中，强化“以人为本”和“以质量为核心”的服务理念，狠抓内涵建设，发挥心血管病国家队的作用，医疗规模、经济效益实现了翻番，科研型医院的建设框架逐步清晰，医疗工作、防治、管理和医院文化建设上了新的台阶，医院的改革和发展都取得了重要进展，并取得了可喜的成绩。

一、以人为本，强化科学医疗流程，提升医护服务安全与水平

一方面通过采取优化就医流程、建立应急机制、扩展规模等措施，实行电子病历、“一站式”等服务，完善急诊抢救绿色通道，设立住院二部和租赁核工业病房，有效地缓解了患者看病就医难的问题。并且继续以病历质量管理为核心，建立医疗准入和手术分级管理制度、医患谈话告知等制度，推行电子处方和电子医嘱以及病历检查、指导和公示制度，还开展了全员培训的护理新流程，实施以护理单元为主体、全员参与的质量管理体系，创建分层次护理工作新模式，从而完善了医疗、护理质量控制体系，确保了医疗安全。

另一方面是提倡创新意识，进行不断的医疗技术创新，继续开展技术创新项目评选，复杂先天性心脏病的治疗、晚期心脏病的诊治，心脏移植以及人工机械手臂等新技术填补院所国内外空白，特别是院所创立新的治疗模式，建立一站式杂交手术以及心律失常研究等模式，从而使阜外医院跻身世界前列。

医疗技术指标全面刷新，门急诊量超过37万人次；出院患者近2.4万人，外科手术近7300例，PTCA近4800例，介入造影达到1.5万例，冠心、心电介入呈双7千。治疗好转率达到97.7%，手术死亡率仅为0.9%。

二、结合“治贿”，进一步完善物流管理和物价管理长效机制，让患者得到实惠

整章建制，“治贿”有章可循。院所制定了《关于院所“三重一大”事项集体讨论决定的实施办法（试行）》，还拟定了《关于贯彻落实<建立健全教育、制度、监督并重的惩治和预防腐败体系实施纲要>暨建立治理商业贿赂长效机制的具体办法》和《招标和采购暂行规定》，印发了《预防商业贿赂八不准》。

建立物流管理和物价管理长效机制。采取完善物流管理科职能，建立网络在线管理、两级库房实数管理和高值耗材条形码管理等科学管理体系，坚持监察审计部门和物价部门全程监督、专家投票遴选和物流中心统一配送等采购和公示制度，健全了物流管理体系。还健全了物价管理体系，成立了主管物价的院级领导、物价办公室、相关部门和各临床配备物价兼职录入员四个层次的管理组织，建立和健全了物价管理规章制度26项，率先在病房设立专门的录入员，兼职物价员工作，完善了物价公示制度。

2007年，院所利润减少2000万，平均住院日下降5.6%，门急诊人均费用和出院病人均次费用分别比2006年下降1.13%和1.63%。

三、坚持科研型医院办院方向，科研工作取得新突破

2007年发表论文370篇；著作13部；被SCI收录94篇，影响因子大于5的期刊共有5篇，在SCI收录论文全国医疗机构排名为第12名，医学收录论文数排名为第17名，医科院系统排名第一。

2007年科研到位经费达到7746.66万元；在研课题152项，结题课题为22项，全部按期完成计划。获得成果奖8项，其中国家科技进步奖二等奖1项，中华医学奖二等奖1项，中华预防医学科学技术奖一等奖1项，教育部科技进步奖二等奖1项，北京市科技进步奖二等、三等奖各2项。获发明专利2项，实用新型专利1项。

院所成功举办2007北京国际心血管病论坛和阜外－德克萨斯之夜暨院校名誉教授称号授予仪式，为提升我国在国际心血管病领域的学术影响力作出贡献。

院所全年接待20余个国家的外宾140余人次，派出20多人出国进修学习，150多人次出国参加学术会议及考察。其中，2007年4月24日，澳大利亚卫生和老龄部常务副部长Jane Halton一行4人来医院参观并学术交流。7月2日，美国黑人心脏病协会（Association of Black Cardiologists，简称ABC）代表团一行25人来医院参观并讲学。10月16日，美国Ohio州立大学附属Nationwide Children' s Hospital代表团一行5人在该院董事长Abigail Wexner女士率领下来医院访问，并对两院间开展更加广泛的全面合作进行具体磋商。卫生部副部长刘谦接见了代表团，并就小儿先天性心脏病等方面的合作进行了会谈。

四、发挥国家队作用，防治工作成绩瞩目

第一，实施以社区为基地的心血管疾病的危险因素的控制。启动"全国高血压社区规范化管理"项目，探索社区心血管疾病危险因素和心血管病的干预治疗、二级预防的模式，并在浙江、甘肃探索出社区防治管理模式，提高高血压治疗率和控制率。

第二，通过心血管疾病的监控、筛查、流行病学调研，对中国心血管疾病的现状进行了跟踪，及时地为中国政府决策提供资讯。

第三，立足社区，探索社区防治与转诊模式。坚持"前移和下移"策略，建立中关村医院、龙潭湖社区卫生服务中心两个协作社区，采取双向转诊与健康管理、专科培训与技术输出两种合作方式，形成了"前筛基地"、"后疗基地"、"健教基地"的科学定位。

第四，打造一个心血管疾病资讯平台。编制了《中国高血压防治指南》、《中国成人血脂异常防治指南》、《中国心血管病报告2005》等资料，为社会和政府相关的决策部门提供科学的、权威的资讯。

最后，积极筹划国家心脏病中心组建工作，全面提升防治中心工作职能。

五、狠抓内涵建设，提升医院的管理服务水平

推行医院民主管理和民主监督。坚持院长接待日制度、强化周会通报制度及知晓度调查、建立院所办公会纪要传阅制度、完善职能部门与中心主任联席会议制度、编制院所院务公开目录以及召开职代会等措施，提高了医院工作透明度，确保了患者和单位职工切身利益和单位职工参政议政的权利。

探索院所党建创新。组织建立党员、党费、入党积极分子、统战对象管理等数据库；首次运用360度考核方法，结合院所中层干部年度考核，对各党总支书记进行绩效考评。

强化经济管理工作，确保了财务安全。坚持管理出效益的中心目标，强化经济管理工作，降低运营成本，提高运营效率，开源节流增效，为医院协调可持续发展寻找空间。

加强岗位管理，完善人力资源管理工作。开展在编职工工资套改，原基本工资、工资津贴改为岗位工资和薪级工资，逐步向岗位管理过渡，实行定岗定编竞争上岗机制和科学的奖金分配原则标准，质量效能综合考评激励约束机制已经形成。

六、培育奥运氛围，内化奥运精神，进一步提升医院文化建设

弘扬正气，树立突出的先进典型，号召全体党员、院所职工、入党积极分子向精神文明先进集体和个人学习，营造了院所积极向上的政治氛围；召开了由全院职工参加的"迎奥运、讲文明、树新风"培训动员会，对全院职工进行奥运培训知识调查；还为非医疗人员、附近社区居民以及患者家属进行了心肺复苏免费讲座，派员工参加奥运急救培训；并且成功举办了阜外医院第二届趣味运动会，营造了全民健身、感受奥运精神的浓厚氛围。

七、经济效益和社会效益双丰收

2007年，院所保持可持续发展的良好势头，固定资产总值8.8亿元，总收入达到10.76亿，其中医药总收入比2006年增长11.7%，创造历史最好水平；人均创收50.95万元，创收能力达到历年最快，为院所发展作出了实实在在的贡献。

2007年，院所被评为首都文明单位、首都公共卫生文明标兵、北京市卫生行业优秀网站单位；并且还培养出白求恩奖章获得者、全国敬业奉献道德模范提名奖、全国卫生系统先进工作者、北京市医德标兵、医德楷模等一大批"阜外"精英，创立了建院以来最高的个人荣誉称号。

（胡盛寿　郭秀荣　胡　洋）

北京大学第六医院

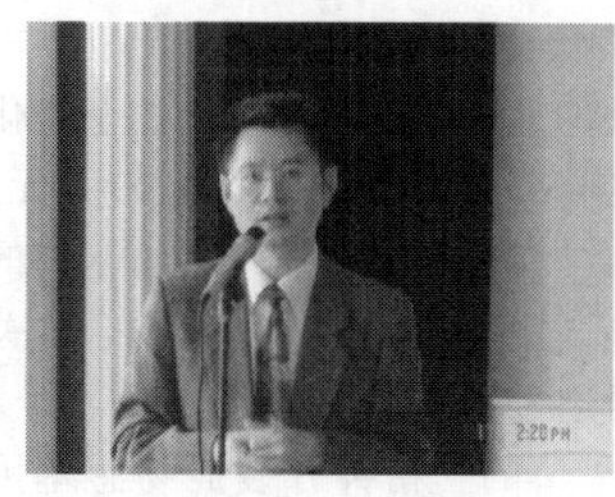

院　长：于　欣

副院长：黄悦勤、王向群、范肖冬、唐宏宇

于　欣　1965年出生，主任医师、教授、硕士导师。2004年7月任北京大学第六医院院长。

2007年医疗数据统计

1. 门诊医疗工作统计

	门诊总人数（人次）	普通门诊（人次）	专家门诊（人次）	特需门诊（人次）	日平均（人次）
2007年	143250	82358	39660	21199	571
2006年	125809	67101	39939	18769	501
增减幅度	+13.86%	+22.74%	-0.70%	+12.95%	+13.97%

2. 住院医疗工作统计

	入院总人数（人次）	出院总人数（人次）	平均住院日（天）	床位使用率（%）	床周转数（次/年）	均床工作日数（天）
2007年	1411	1410	58.61	99.24	5.99	362
2006年	1480	1456	56.51	105.73	6.16	385.93
增减幅度	-4.66%	-3.16%	+3.92%	-6.14%	-11.13%	-6.20%

一、创建平安医院

1. 医疗工作

门诊部不断改进工作，为患者提供更方便快捷的医疗服务。措施：①实行挂号收费通柜服务，减少排队次数；②开展复诊开药普通门诊，改善就诊秩序和病人等候时间；③开设网上或电话预约门诊服务，预约的专家号已达到50%；④启用专家门诊分诊叫号系统，合理安排病人候诊；⑤实行门诊病人实名制持卡就诊，打击“号贩子”倒号行为。

医技科室挖掘内部潜力，修改了有关检验质量分析前的培训细则，新建《生物安全手册》、“2010”电化学发光免疫分析仪的标准操作程序（SOP文件）1项和甲功、激素、乙肝5项等的标准操作程序（SOP文件）11项。开展了甲状腺功能测定和催乳素检查两项新的检验项目。

2. 护理工作

组织护士继续教育考试12次，100人次参加，2次大考，参考率达90%；护士英语口语培训6次；全年15人次外出参加培训学习；鼓励护士参加学历教育，现大专以上学历者达65.7%。获一项医学部“护理质量持续改进”管理课题的经费支持。

拓宽护理服务内涵，开展护理咨询门诊服务，组织患者家属联谊会24次，精神疾病知识讲座40次。

3. 安全保障

在医疗安全方面，不断出台和完善相应的规章制度，严格执行法律法规和各项诊疗、护理常规，规范各种操作。规范文明用语，提倡微笑服务、“一站式”服务，做到患者、家属满意。为做好全市重大活动应对突发事件医疗保障和卫生安全工作，制定有突发事件紧急应急小组及处置方案、SARS应急预案、禽流感应急预案、医院感染控制预案等多项预案。制定医患沟通制度、医患纠纷的防范和处理预案，做到纠纷（投诉）处理在基层，层层落实。参加医疗责任险，为广大患者及时获得赔偿、缓解医患矛盾尽医院的一份社会责任，增加了医患矛盾的解决途径。

在保卫安全方面，针对门诊供需矛盾日趋突出，“号贩子”、“医托”在医院活动猖獗的现状，与地区管界公安派出所、十四处等政府职能部门的联系，联手打击违法犯罪活动，协助派出所三次出动，抓获倒卖门诊票号的“号贩子”10余人，清理了长期活动的“医托”。加大安全技防力度，安装了监控摄像头39个，专用摄像头两个，一套全院应急广播系统，在财务、收费、药库、信息中心等处加装防盗报警装置。

4. 通过平安医院考评

2007年11月14日，北京市卫生局医院管理实地考核评价组对医院的工作进行了综合考核评估，给予肯定和好评：“以科学精神体现人文关怀”的理念已经深入到每位职工的潜意识当中，体现在医疗、护理、管理工作的每一个环节中；医院宽敞、明亮，诊疗环境私密性良好；就诊流程井然有序，规章制度健全、规范、可操作性强；疑难病例讨论记录有内涵及一定学术水平；技术操作规范，护理质量注重细节管理。

二、教学工作

1. 本科教学：①医学部本科生教学：授课327学时，见习459学时。②医学部教学改革重点课题《临床沟通技巧》课程的设计与实施课题，完成了课题论证、教材初稿、首期教师培训等工作。③完成北京大学院系评估报告，顺利完成教育部本科教学水平评估的相关任务，初步完成档案的建立。④护理教学：医学部护理本、专生授课90学时，生产实习200人，网络教育见习400人。

2. 研究生教育：①在学研究生总数101人。②招生33人（博士8人、硕士16人、在职硕士9人）。③新增博士生导师2人、硕士生导师3人、班主任2人。④组织论文答辩18场，申报学位16人，召开学位分会会议2次。⑤严格执行劳动纪律和学籍管理制度，处理2名严重违纪的博士研究生。

3. 继续教育工作：①申报19项国家级继续医学教育基地的项目，完成15项（80%）。②实施北京市精神科专科医师培训，接收3名专科医师。③完成卫生部支援西部精神卫生培训班的组织实施。④完成医院住院医师规范化培训的相关考核工作。

三、科研工作

2007年以承担单位获得经费批复的项目共46项，批准经费968.9余万元。通过了卫生部精神卫生学重点实验室考核评估，通过了教育部精神病与精神卫生学重点学科评审。召开了医院科研工作规划会，总结科研工作存在的问题，探讨解决问题的方法，形成一系列共识，制定医院科研工作三年的行动方案。

1. 争取科研项目：国家科技支撑计划“神经症早期识别与治疗方案优化方案的研究”和“精神分裂症早期诊断技术与规范化治疗研究”获批准经费共计1150万元。“注意缺陷多动障碍相关功能基因交互作用的研究”和“NRG1 – ErnB信号系统在谷氨酸功能底下大鼠模型和抗精神病药物药理机制中的作用”获国家自然科学基金资助。“晚发抑郁伴认知损害的神经生物学标记物研究”和“非典型抗精神病药物疗效个体差异的遗传关联研究”作为“863”计划的子课题立项，预计批准经费为200万元。参加“药物对神经网络的影响”和“疾病遗传易感性”两个“973”计划子课题的研究。卫生部临床学科重点项目——“抑郁症与精神分裂症的个体化药物治疗——分子分型的临床应用”获批经费90万元。北京市自然科学基金项目“孤独症神经发育易感基因的关联研究”通过初步审核，首都医学发展基金联合攻关项目和3项重点支持项目通过初步审核。

2. 科技成果：张岱申请的“精神分裂症易感基因（FZD3）检测方法及易感基因的用途”获国家发明专利；马弘以第四完成人获得上海市科学技术奖二等奖一项。

3. 发表文章：发表学术论文112篇，其中英文25篇，中文87篇。在英文SCI收录期刊，以第一作者或通讯作者发表论文20篇，影响因子3以上13篇；以非第一作者或通讯作者、非第一完成单位的身份发表的SCI文章5篇。在中文核心期刊，以第一作者或通讯作者发表论文53篇；以非第一作者发表论文9篇。在非核心期刊上发表论文25篇。主编或参加编写著作10部，其中，主编了《精神病学》、《中国精神障碍防治指南》、《综合医院心理问题案例集》3本著作或教科书，主持翻译了《注意缺陷障碍》，并参与编写了其他6部专著、编著或教科书。

四、国际交流合作

与哈佛大学、密歇根大学、加州大学、Rochester大学、Duke大学、夏威夷大学、伦敦国王学院、悉尼大学、墨尔本大学、香港大学、香港中文大学、神户大学等著名大学合作，开展多领域的合作研究和学术活动，建立合作项目5项，经费约185.3万元。

接待来自10个国家的252名外宾（40批）来院参观访问、交流，举办学术报告会13场。举办了“物质依赖治疗方法”国际研讨会，目的是讨论如何建立中国的物质依赖治疗体系、介绍系统的理念、培养专业的治疗人才。

黄悦勤受聘为香港大学名誉教授。姜荣环作为哈佛大学医学院社会医学系访问学者参加美国国立卫生院合作的中国自杀研究培训合作项目，为期9个月。马燕桃获国家留学基金委资助，赴美国Emory大学精神科进行情感障碍的临床进修一年。

五、公共卫生工作

成立了中央补助地方卫生经费重性精神疾病管理治疗项目办公室，在卫生部的领导下负责项目经费预算、技术指导、协调、评估、督导和日常管理工作。成立了项目国家督导组和医疗组，并由卫生部疾控局颁发了聘书。协助卫生部疾控局和政策法规司对《中国精神卫生法（草案）》进行了3次修改，于2007年10月初步通过了卫生部部务会讨论。起草了作为今后精神卫生立法配套规范性文件的《精神障碍医疗程序规范》（草案）。协助发改委和卫生部完成了中国精神卫生服务机构建设规划、精神卫生防治体系建设发展规划和财政保障机制的研究与制定工作。

编写以精神卫生主题的《两会专刊》（全送专刊），送达 2007 年全国人大和政协会议的代表。

与中国疾病预防控制中心健康教育中心共同完成了《精神卫生宣传核心信息手册》，已由卫生部在全国下发。担任卫生部“全国精神卫生科普知识征文竞赛”的组织单位，在世界精神卫生日的宣传活动时颁奖，获奖文章已由人民卫生出版社出版。

六、医德医风建设

在预防职业犯罪方面，医院党政班子注重治理商业贿赂工作的进一步延续，使广大医务人员、管理人员和重点岗位人员充分认识到开展治理商业贿赂工作是维护市场经济秩序、落实以人为本的科学发展观和构建社会主义和谐社会的必然要求，是整顿和规范医药市场秩序、净化医疗服务环境、切实维护患者切身利益的重要举措。

组织相关领导和重点部门负责人参加治理商业贿赂工作中案例的庭审会，召开座谈会，交流思想，加强岗位防范意识。成立医院接受社会捐赠资助管理工作小组，使医院接受社会捐赠资助的管理规范化、制度化。组织各部门领导和科室负责人、重点岗位人员观看北京教育系统组织的“惩治与预防并举，携手共建和谐校园”预防职务犯罪警示教育展。

在奥运培训方面，成立了奥运培训工作领导小组和工作小组、奥运培训办公室。向全院职工发放了奥运英语培训有关的教材和光盘，将奥运培训作为全院职工岗位继续教育学习的重要内容，做到全院培训。

2007 年满意度调查结果：发放调查问卷 1800 份。门诊病人平均满意度为 87.8%，住院病人平均满意度为 95.4%。据不完全统计，2007 年收到表扬信 59 封，锦旗 24 面。75 人次拒收“红包”，81 人次拒收礼品，约合人民币 81800 元。

荣获首都文明单位、首都公共卫生文明单位称号。李从培教授荣获首都健康卫士称号。

（于 欣 董问天）

北京地坛医院

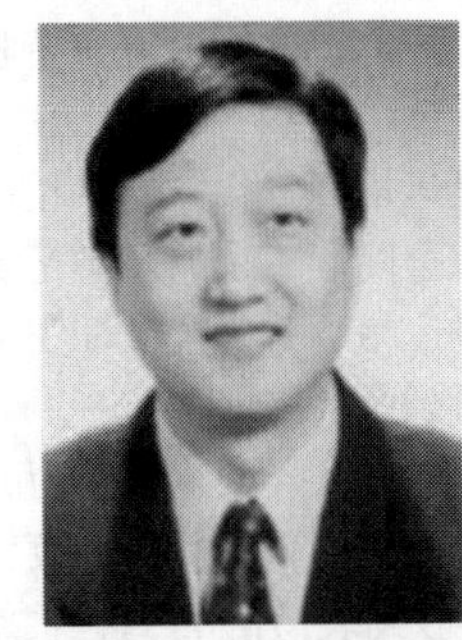

院　长：毛　羽

副院长：成　军、辛衍涛

毛　羽　1958年出生，外科学教授、主任医师、硕士生导师。2004年任北京地坛医院院长。

北京地坛医院始建于1946年，原名为北平传染病医院、北京第一传染病医院，1989年改名为北京地坛医院。1997年被评为三级甲等医院，收治除结核以外的36种法定传染病。是一所集传染病医疗、教学、科研、预防为一体的医疗机构。是北京大学医学部的临床教学医院、北京中医药大学传染病教学基地，院内设有北京市病毒传染病防治研究中心、北京市艾滋病临床研究中心、北京市红丝带之家，是国家临床药物验证基地（肝病、艾滋病）、国际（SOS）救援中心合作医院、北京市全科医学培训中心教学基地、北京市住院医师规范化培训临床技能考核基地、中国—欧盟性病艾滋病防治培训基地，并于2004年与法国勒芒医院开展双边合作。

医院曾荣获全国“五一”劳动奖状、全国“三·八”红旗集体、全国卫生系统先进集体、全国精神文明建设工作先进单位、首都文明单位标兵、全国先进基层党组织等荣誉。经历了2003年、2004年“非典”疫情的考验，是一支技术过硬的公共卫生医疗救治队伍。

2007年医院在制度建设、准入管理、全程质控、输血管理和抗生素应用管理方面出台了一系列措施，着力提高医疗质量。加强绩效管理，提高检测质量，改善服务水平，提高服务效率，解决病人看病难、看病贵问题。以“迎奥运、迎新院”为契机，强化“三基三严”训练，掀起岗位练兵高潮。通过一年的工作，医院在各方面取得了显著的成绩。

一、提高医疗质量，保障医疗安全

1. 以法规和行规为依据，重点修订了医疗管理的12项核心制度，重新修订完成《北京地坛医院规章制度》、《北京地坛医院服务规范》、《北京地坛医院岗位说明书》、《北京地坛医院临床科室关键质量环节管理规范流程》、《北京地坛医院病案管理手册》、《北京地坛医院感染管理手册》等规范性文件。以院规为指导，组织完成了科室规章制度的补充完善和持续改进。在管理方式制度化方面形成了法规、行规、院规、科规的完整制度体系。

2. 规范了从入院、出院到随访全过程的19项临床科室关键质量环节管理规范流程；对门诊就诊流程进行改造并公示上墙；制定10种疾病的临床诊疗路径，规范了医疗行为。

3. 推行了干部目标管理责任制，签订了目标管理责任书。修订了岗位说明书，共涉及全院47种、324类岗位。明确了岗位工作目标，落实了岗位工作责任。对临床和医技科室主任提出了医疗质量持续改进、医疗安全保证、医疗服务满意度提升的量化指标要求，纳入绩效考核体系，每月对以上项目进行检查打分。

4. 实施了病案全程质控，明确了质控流程，落实了各级管理责任。将质控重点前移，重点加强了运行病历的环节质控。各科主治医师负责运行病历的检查评分，病案室负责终末病历的检查评分，医务科定期抽查运行病历和终末病历的质量及检查评分的执行情况。严格检查，定期评价，及时反馈，立即整改，结果纳入绩效考核体系，与奖金挂钩。自病案全程质控实施以来，彻底消灭了乙级病历。

5. 修订了检验前准备和标本采集标准，完善实验室生物安全配置，完成相关技术人员的培训，提高了检验的准确性，通过北京市临床检验中心的2次检查，实现31项检验结果在三级医院间的通用。

6. 加强了消毒管理、隔离管理和抗生素使用管理。制定了《抗菌药物使用管理制度和分级使用原则》和《抗菌药物合理使用指南》。院感科每周2—3次深入病房，动态检查每一份使用抗生素的运行病历。通过系列措施，确保了院内感染率持续下降，从2004年的6.4%下降至2006年的4.69%，2007年上半年为2.94%。

7. 完善临床和医技科室沟通协调机制。每月临床科室上报医技科室错发、迟发报告情况，医技科室上报临床科室的不规范行为。每两个月召开一次协调会，通过有效沟通机制的建立，使存在的共性问题即时得到解决。

8. 严格质量监控。医务部每月从临床抽调两名副主任医师，分成两组，下到各科，从核心制度、关键流程、医院感染、医疗连续性等方面通过16个量表进行医疗核心制度落实的检查，即时反馈、限期整改。重点加强对三级医师查房、重点病人管理和重点科室管理的检查工作，尤其对危重病人实施了每日评分，集中管理，集中收治。院长对质量管理和持续改进中的出现的问题不定期进行业务监督、检查和指导，制定解决方案。

9. 制定了医疗负性事件监测报告制度，包括差错事故、不良反应、院内感染。明确界定了上报责任、不报违规、48小时主动上报免责的处理原则，鼓励及时上报，防患未然，把不良事件控制在最早期和最小范围内。完善了医疗争议处理程序，理顺渠道，分级负责，设定时限，提高了效率。对较大的负性事件和医疗投诉，上报医疗安全管理委员会进行评估，找到管理上的系统错误，及时改进。

10. 完善了三级护理质控网，成立了护理部、院护理质控委员会、病房质控小组，对临床护理质控和护理病历终末质控进行全面管理的完整体系。

规范了护理操作程序和负性事件报告流程，细化了护理质控标准和护理考核标准，制作并下发了护理文件书写规范以及范本，制作了规范化的护理服务流程图，并在病房公示。开展多次护理质控的专场培训，加强护理运行病历的环节质控，实现护士长每日夜查房。组织了护理人员行为礼仪展示、护理双语比赛、护理技能比赛和护理急救演练，提高了护理技能和服务水平。

实行了护士长聘任上岗，举办了护士长及护理骨干培训班，充实了护理人员的技术档案，成立护理科研小组。以护士长队伍素质能力建设为龙头不断带动护理队伍质量和水平的提高。

全面推行整体护理理念，试行人性化护理，病人的满意度不断提升。

11. 大力开展以“三基三严”为重点的岗位练兵活动。成立了工作领导小组，制定详细的培训计划。加强基础理论的培训和考核力度，摘录并印发22项法律法规，在自学基础上组织答卷测试，覆盖率和合格率100%。

每月检查12项核心制度的执行情况，加大质控力度，抽查运行病历，普查出院病历，组织病历展览，组织护理质控查房，结果与科室绩效考核挂钩。

12. 制定了15种常见传染病应急预案，完善了应急指挥体系及应急队伍，规范了报告和工作流程，制作应急示教专题片1部，组织了急救培训，定期进行考核演练，保证了出色的应急反应能力。

2007年进行了首都机场空难、流感大流行、生物反恐、鼠疫防控、突发公共卫生事件等多次应急演练，得到各级领导一致肯定。尤其是在中非合作论坛期间对坦桑尼亚记者的成功医疗救治，充分展示了医院出色的应急能力和高超的医疗救治水平，得到外交部、卫生部、北京市卫生局的高度评价和赞扬。

13. 深入贯彻落实处方管理办法。药事管理委员会对医院基本用药品种中同一通用名超2个剂型或规格的7个药品（包括大输液）进行了遴选，并通过投票方式通过。

深入学习《处方管理办法》，专场培训药剂人员，人人皆知，宣传覆盖率达100%。修订了医院的处方管理相关制度，完成药品数据库的通用名改造，编制并下发《基本用药目录》，列出商品名和通用名对照表，使临床医师尽快熟悉药品通用名。完成药剂师的麻醉、精神药品调剂资格认定，药剂人员持证上岗。临床药师耐心向病人说明药物的使用方法，对不符合规范的处方拒绝调配。药剂科每月筛查门诊处方的抗生素使用情况进行，抽选100份处方进行分析，及时发现问题，指导临床用药。

二、改进服务流程，改善就诊环境

1. 门诊进行合理布局，优化了诊疗流程。将孕妇诊疗检查集中到一个楼层，将医保盖章搬至一楼，减少病人往返路程。增设了门诊彩超服务，划价、交费一次完成。

2. 门诊肝功检测由原来3天，改为1小时出结果，乙肝系列检测由原来4天，改为2小时出结果，缩短病人检查等候时间。

3. 提供24小时的门急诊服务；延长了性病、艾滋病中心门诊、中西医结合门诊、肝病合并糖尿病门诊时间；增设专家诊室、专科诊室，延长特殊专家坐诊时间，解决患者看病难问题。

4. 更新了门诊诊牌和道路指示牌，做到标识规范、清楚、醒目。保持院内环境美观。

5. 门诊设立了导诊咨询台、轮椅、电话，增加了饮水设施、报刊杂志阅览设施、费用查询机、医药费用电子滚动显示屏、自动取款机。病房安装了便民箱。

6. 诊室内更换了诊桌、诊椅，安设了屏风，为患者提供私密性良好的诊疗环境。

7. 开设用药咨询台，安排专业药学人员为患者提供电话及面对面的用药咨询服务。药房窗口及时提供最新的药品信息，编制《药品信息薄》，为患者及时提供最新的药品信息。

8. 设立了固定专职的门诊导医人员，向需要帮助的患者提供及时的服务。

9. 把门诊三层的四间职工更衣间全部腾给患者做洗手间，方便了患者。

10. 医院职代会正式通过：将职工40余个停车位腾出，全部留给患者，解决了患者就医停车难问题。

11. 重新编辑印刷了《医院服务指南》，方便了病人就诊。

12. 每两周提供理发服务一次，解决了住院病人理发难问题。

三、特色服务，关怀患者造福社会

1. 成立了北京肝移植康复中心、北京红丝带之家社团组织，为病人营造支持性社会环境。

北京红丝带之家为HIV感染者、艾滋病患者提供医疗服务、家庭护理、心理咨询、行为干预、健康宣教、法律援助等全方位的人文关怀。将专业的医疗救治与社会支持、自愿者组织连为一体。

北京肝移植康复中心在肝病病毒再感染、排异反应、肿瘤复发、胆管狭窄方面开展研究，已经为来自北京、山东、河北、山西等地的400多名肝移植受者提供了综合的术后康复服务。仅2007年进行肝移植康复随访及咨询约3000人次。并组织肝移植患者参加全国器官移植受者运动会等患者互助活动。

2. 社会服务部成立三年来，实现了网上挂号和预约服务，传真检测报告、家庭访视、体检后复查，必要时提供上门取血与送药服务，节省了患者就诊时间。建立了出院病人信息库，实行分级管理，患者出院后3日即可得到一次随访。将对患者的院中服务延伸到院前、院后。开设艾滋病咨询热线1部，电话咨询线路4部，设专人通过电话及时向患者通报最新医疗信息和生活小常识，解答患者的疑问。为4000多名出院病人进行了院后随访和康复指导，6000多名健康人接受预防注射。

3. 定期在院内举办“健康大课堂”活动，由专家向患者及亲属宣讲疾病预防、治疗和保健方面的知识。仅2007年就举办健康教育大课堂22次，组织健康宣教活动16次，制作20余种1万余张健康教育处方，供广大住院患者和家属参阅。

4. 有专人负责“地坛传染病网”的制作，网上咨询答疑。已安排了三次专家与网民的见面会，通过座谈，免费为网民进行咨询解答。进行了两项网上疾病调查。仅2007年就答复患者电子信件3000余封；在网上发表传染病科普文章近40篇、科普图书6册。承担搜狐网的乙肝咨询答疑工作，开通地坛医院博客，至今点击率达15万人次，发帖1080条。在中国器官移植网开辟地坛医院专栏。在中国生殖健康网开设性病专业博客，直播互动10余次，受到网友广泛欢迎和喜爱。

5. 为改善医疗服务，有的临床科室分别建立了与病人进行沟通的电子邮箱，每天由专人负责查看邮箱，给病人及时的信息反馈。不定期到社区及高校进行艾滋病、性病、肝病的宣教活动。承办了《艾滋女生日记》新书发布会、肝移植受者春节联谊会、纪念温总理参观红丝带之家3周年座谈会、艾滋病日向农民工献爱心活动。并举行多次公益性活动、普法活动、疾病普及知识活动、医患沟通活动以及院内义诊，为患者提供减免服务。

6. 积极支持边疆和农村防病建设。67名医务人员先后奔赴通州三家医院，落实下乡支农工作。1名妇产科医生和1名感染科医生奔赴新疆，落实了国家援疆政策。先后派送4名医生作为卫生部专家到基层指导艾滋病防控工作。他们的工作给当地带去了先进的卫生专业知识，促进了当地卫生技术水平的发展，提高了传染病防控和诊治能力。

7. 积极落实二、三级医院对口支援社区卫生建设活动。自2007年4月启动以来，医院先后与朝阳区、东城区、西城区、崇文区确立了合作关系，签署了对口支援合作协议书。组成了工作领导小组，专人负责管理工作，制定了实施方案，建立了社区卫生服务中心与各病区的“一对一”帮扶关系。建立了社区卫生服务中心、服务站、医院各临床科室、社会服务部、医务科、社区卫生服务办公室的协同工作链条，定期监控支援活动过程，结果纳入绩效考核。各病区各尽所能，创造性地想办法，组织了丰富多彩、切实有效的支援活动，受到各对口支援区卫生局、社区卫生服务中心和服务站的一致好评。

四、加大科研教学工作力度，提升学术影响力

1. 加大科研设备投入力度。2007年购入各类研究器材60余种，增加了大量实验室常用设备，并配置了高端仪器设备，流式细胞仪、PCR仪已安装并投入使用，为开展分子生物学研究搭建了设备平台。

2. 由卫生部主管、中华医学会主办、医院承办的中华医学会系列学术刊物《中华实验和临床感染病杂志》（电子版）正式创刊发行，现已发行四期。与《实用肝病杂志》和《药物不良反应》杂志一起，覆盖了从感染到肝脏，从临床到基础的广泛领域，扩大了医院在专业学术领域的影响。

3. 不断创新科研管理机制，科研课题数量和质量明显提升。制定了科研项目综合评分表，以函审形式由学术委员会对申报课题进行评审。2007年共申报基金51项，中标14项，获基金资助243.8万元。全年外投论文120余篇，已发表的核心期刊论文59篇。

五、加强财务管理，依法规范经济活动

1. 完善了财经工作约束监督机制。在总帐目下建立了清晰完整的明细帐。完成了全成本核算的基础工作。

2. 完善了收入分配办法。改革了原有的以经济收入指标为主的奖金分配方法，建立完善了以目标管理为方向，以绩效考核为依据，以服务数量、服务质量、患者满意度、成本控制和关键能力发展为综合评价指标的分配方案。医院与所有科室签署科室绩效目标任务书。为每名员工制定绩效考核指标，签订个人绩效任务协议书。全院推行近两年的时间，积累了经验，制定了有针对性的解决方案，相关管理制度、考核标准和方法基本确立，考核流程和操作技巧正在逐渐成熟。

各科室在医疗质量的提高、医疗成本的降低、药品比例的降低、医保物价政策的执行以及对医院整体工作的配合等方面都有了显著的改善和提高。绩效管理使科室的发展与医院的发展结合更紧密，工作重点更明确，充分调动了员工的积极性和创造性，提高了效率，增强了凝聚力，促进了工作的整体提升。

六、严格执行物价和医保政策，减轻患者负担

1. 完善了两级物价培训体系。完善了价格公示制、查询制、费用清单制，提高了收费透明度。

2. 规范了三级医药价格自查行为。科室每月自查运行病历的医嘱输机，并对所有出院医嘱进行核对；住院处设专门的医嘱复核小组，对全部出院病人的医嘱进行

复核；院物价办每月抽查运行病历、出院病历和门诊收费单的物价执行情况。发现问题，划分责任，及时反馈，立即整改，并将结果纳入绩效考核指标。

3. 制定了降低药品比例的具体措施。将药品比例的降低纳入医院年度目标管理体系中，逐层分解到科室和个人，作为科室和干部的绩效考核指标进行量化控制。通过设定急黄肝和子宫肌瘤等单病种的费用上限，制定单病种质量管理规范等措施，实行单病种费用控制。

4. 修订了《医保政策》、《医保手册药物分册》和《医保报销范围目录》。签订了医保责任书。设立了专职岗位，对诊疗过程中合理检查、合理用药的执行情况进行控制和检查。尤其对500元以上的大额处方进行重点审查。每月一次进行医保处方和公疗处方的普查，并将结果纳入绩效考核指标。每月对各科室医保政策的执行情况进行通报。医保工作进一步规范和深入。医保次均费用、日均费用、拒付率呈明显下降趋势。

七、加强职业道德和行业作风建设，争做先进工作者

1. 实行行风建设院科两级负责制，领导班子进行了任务分解和责任分工。制定明确的诊疗项目临床路径，推行医院药品用量动态监测，实施超常预警和医生不当处方公示点评制度，落实医德医风考核制度，不断健全完善治理商业贿赂工作长效机制。

2. 通过各种形式，动员各方力量，加强行风监督。

在门诊、病房公示规范化服务内容、服务程序、“优质服务十条标准”、“五个明白”、“五个知道”等宣传内容，提高工作透明度，主动接受患者的监督。制作宣传栏、悬挂横幅，《院内信息》、《地坛之声》，通过不同宣传渠道将各部门、科室的具体措施及时向院内外通报。

完善并落实了信访工作制、院领导信访接待日。定期召开住院患者座谈会，征求患者对医院服务的意见和建议。完成了新一轮社会监督员的聘请工作，相继召开社会监督员会议三次，主动接受社会各界的监督。每季度一次进行病人满意度调查，并将结果纳入绩效考核指标体系。通过以上措施从各方面倾听群众呼声，及时发现问题，制定针对性的改进措施，不断提高服务质量和水平，不断提升患者和社会的满意度。

3. 强化职业道德教育。

组织参观了白求恩纪念馆和柯木隶华纪念馆等活动，争做白求恩式的医务工作者。

发起了全院职工向先进人物学习的活动，由院内“南丁格尔”奖章获得者和“贝里·马丁”奖获得者向全院职工作了先进事迹报告。设立了优秀党员示范岗，发挥典型人物的引路作用。

以“塑文明行业形象、树优质服务品牌”为主题，积极开展“做文明职工、创文明科室、建文明单位”的精神文明创建活动。督促落实岗位文明服务规范，推广使用文明服务用语，多种途径地为群众办实事办好事。

外请专家作了以《提高素质，加强修养，创建人民满意医院》为主题的报告，听取了《践行社会主义荣辱观，弘扬高尚医德风范》、《纪念毛泽东同志诞辰112周年，树立正确人生观》、《医疗服务礼仪》和《医患沟通艺术》的报告。观看了《首都十大健康卫士电视颁奖典礼》和电视系列片《大医精诚》。

组织了“医患沟通技巧”的培训，开展了“文明服务，从我做起”的大讨论和“完善自我，完美工作，为品牌增辉”的征文、演讲活动。

提出了“医患关系零距离、医疗服务零投诉、医疗工作零缺陷”的“三个零”的要求；“贴近病人、贴近临床、贴近社会”的“三贴近””的服务理念；坚持为病人“多说几句话、多跑几步路、多动几下手”的“三多式”服务。

4. 迎奥运迎新院，不断提升职业素质。

成立了领导小组和培训工作办公室，制定了《“迎奥运、迎新院”培训工作方案》。

召开三次全院“迎奥运、迎新院”活动动员和培训动员大会。传达首都卫生系统迎奥运培训工作会议精神，部署医院培训工作实施方案和具体工作安排。院长做了《发扬党的优良传统，同心同德建设现代化医院》报告。党委发出了《关于在迎奥运、迎新院工作中充分发挥党组织和党员作用的决定》。

开展了“迎奥运、迎新院，家园建设之我见”征文活动。全院700多名职工在以“迎奥运、迎新院——我参与、我奉献、我快乐”为主题的八米长卷上签名。下发《医疗卫生服务常用外语手册》和《医务人员奥运英语会话》，以科室为单位组织自学。举办护士长英语学习班和对外交流骨干培训班。学习礼仪知识，分部门有针对性地组织礼仪培训，制定了各岗位《礼仪手册》。

三年的管理年活动对医院各项工作均起到良好的促进作用。2007年前10月比2006年同期门诊量增长2.92%，住院量增长17.85%，平均住院日下降1.11天(降低5.91%)，床位使用率增长6.45%，院内感染率率下降21.62%，业务收入增长14.37%。工作人员增加234人，医师的学历结构进一步改善，博士及博士后占8.7%，硕士占30.8%，28人获得副高级职称的晋升，38人获得正高级职称的晋升。

5. 建好新院，服务奥运，服务人民。

北京地坛医院新院建设作为北京市重点工程、奥运工程、市政府60件实事之一，已进入倒计时阶段。新院以传染病诊疗中心、传染病研究中心、传染病培训中心为学术定位，以现代化、数字化、人文化、花园式的绿色传染病医院为办院理念。新院建设中处处体现了人性化的设计，规范了中英文标识，建立无障碍通道，设置一卡通系统、远程探视系统，配有手术机器人和物流小车等先进的设施，病房多数为单人间和双人间，每个床位设电话、电视、网络等设施，院区三季有花、四季常青，层次错落有致。

(毛　羽　王　蕾)

北京世纪坛医院

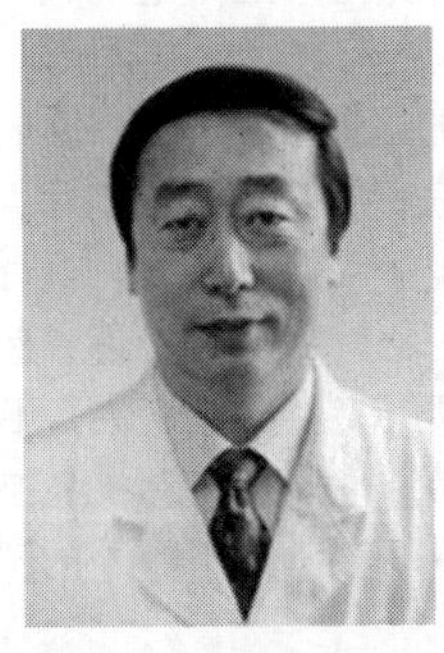

院　长：封国生
副院长：徐建立、祖春荣、刘　伟
党委副书记：刘长春

封国生　1955年出生，主任医师、教授、研究生导师。2002年任北京世纪坛医院院长。

2007年，在北京市卫生局直接领导和全院职工的共同努力下，以医院管理年活动作为工作主线，加强行政管理，继续开展支农支边和支援社区医疗工作；同时，在科研、临床、护理学科建设方面都取得了可喜的成绩。

一、深入开展医院管理年活动，创建品牌医院

2007年转变服务观念，提高服务意识，改善服务态度，树立服务工作新理念。强调创新意识、沟通意识、效率意识和质量意识，在提高医疗质量、保障医疗安全上狠下功夫，全面打造医院的服务品牌。

二、加强医疗管理与检查，实现医院质量安全目标

门诊数为695882人次，急诊数为28384人次，急诊危重症抢救450人次，病房危重病人抢救成功率92.67%，入院总人数为15152人次，出院总人数为15093人次，全年平均床位使用率为81.26%，七日确诊率为99.83%，住院手术4424例，出入院诊断符合率平均为99.82%，医院感染发生率为4.10%，无爆发或流行情况，治愈好转率为91.70%，死亡率为3.72%，孕产妇死亡率0，围产儿死亡率为0.64%，住院病案甲级率为99.09%，住院病案质量检查平均分95.28分。

2007年医院派出兼职、挂职医务人员22人，优先、减免费用接收受援单位进修人数8人，参加到受援单位义诊专家27人，捐款、捐药、捐设备总价值14.5万元，讲授健康教育30次，咨询诊治3468人。

三、加强医保日常管理，合理控制费用增长

全年加强在院病例审核，合理用药、合理检查、合理治疗；并下达科室医保管理指标，有效控制费用增长。全年医保门诊就医数为256834人次，住院数为12500人次，出院数为15093人次，医保病人总费用为7125万元，出院医保病人次均费用为13750元。

四、落实教学工作的规范化管理，加强研究生教育和管理

2007年度医院共招收了21名统招研究生，接受了3名2008年免试推荐研究生。

全年共接收来自全国各地的进修医生56人，实习生67人，脱产学习5人，派出进修人员17人。举办继续教育讲座48次，13360人次参加，全院医、药、技师学分达标率为100%。

完成教学任务1929学时，其中预防2004级理论教学515学时，见习教学456学时；2004级北护教学958学时。4名教师被评为北医优秀教师，10名教师被北京护士学校评为优秀教师。

截至2007年底，医院共有8个普通专科培训基地，2个亚专科培训基地。

五、加强医院科研工作，加强科研与临床的结合以及科研成果的转化，重视医院间科研合作

2007年共争取国家级和省部级课题18项，获经费支持170万元，院内科研基金投入47.2万元，共计217.2万元。其中科技部863专题1项，获得50万元；国家自然科学基金1项，获得25万元；863子课题2项，共计25万元；市科委专项基金1项，30万元；铁科研合作课题1项，15万元；市卫生局青年基金3项，共计6万元；市中医局中医药科技项目1项，5万元；301医院合作课题1项，3.6万元；宣武医院合作课题1项，4万元；中国康复研究中心合作课题1项，2万元；同仁医院合作课题1项，2万元；天坛医院合作课题1项，1.6万元；国家科技支撑计划子课题2项，0.4万元。

2007年课题在研120项，新结题15项。

发表论文147篇；出版著作6部，其中副主编1部，参编5部。

全年评出院级科技进步奖一等奖2项，二等奖2项，三等奖2项，新技术奖12项，重大手术、抢救成

果奖 9 项。

六、加强护理学科建设，提高基础护理质量，形成护理的服务品牌

2007 年护理部以“三基三严”为重点开展了一系列培训和岗位练兵活动；举办继续教育讲座 31 次，11699 人次参加了学习；进行“三基三严”理论操作考试 6 次，并组织“三基三严”护理知识竞赛。

在北京市总工会、北京市卫生局、北京护理学会组织的“首都护士迎奥运双千日文明优质服务系列活动”中，医院被评为服务质量年先进单位。在北京市海淀区政府公共服务委员会举办的“迎北京奥运　展天使风采”知识竞赛中，医院获得二等奖。

七、继续开展支农支边工作和支援社区医疗工作

2007 年按照市卫生局的要求，与甘家口社区、北京交通大学、羊坊店社区卫生服务中心三家社区卫生服务中心建立对口支援关系，并根据受援社区的情况，对全院中级以上的医务人员进行了服务时间的合理安排，实现全面对口支援。

2007 年与房山区良乡医院进行多学科支援，包括科研和腔镜检查等，填补了其科研空白；帮助密云县大城子镇卫生院研发并安装了信息管理系统，大大提高了卫生院的工作效率，帮助卫生院筹建急诊科，并配备了必须的急救设备；根据市卫生局的要求，医院已派出三名优秀外科副主任医师赴新疆和田地区支援卫生下乡，派出医院原医务处路明处长（现医院副院长）赴拉萨任拉萨市卫生局副局长，完成援藏工作。按照卫生部的要求，完成了援非医疗队的组建。2007 年荣获北京市“三下乡”先进集体称号。

（封国生　李文斌）

中国中医科学院广安门医院

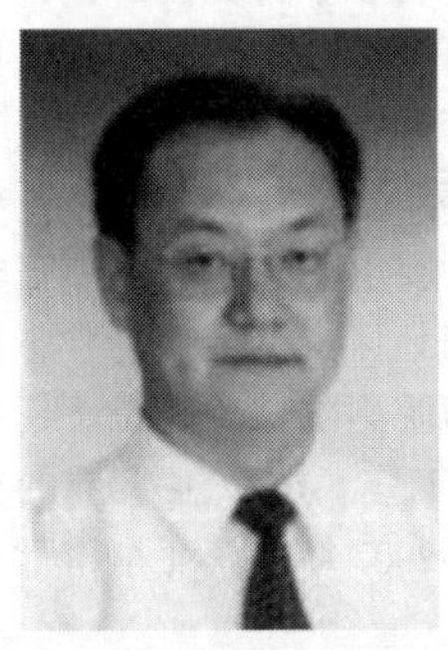

院　长：王　阶

副院长：汪卫东、仝小林、花宝金、王映辉

王　阶　1956年1月出生，博士学历、主任医师、博士生导师。2006年10月任中国中医科学院广安门医院院长。

2007年，中国中医科学院广安门医院坚持继承创新，积极推进“治未病”临床基地建设工作的开展，抓好“三名”战略的实施，加强党风廉政与行风建设，提升医院整体形象，努力为人民群众的健康和医学事业的发展作出积极的贡献。广安门医院被中央国家机关授予平安建设先进单位，是全国唯一一家入选的医疗单位。一年来，医院完成门诊量1271498人次，同比增加113954人次，增长9.8%；出院10902人次，同比增加844人，增长8.4%；床位使用率97.8%。截至2007年11月底，实现事业收入40269万元，同比增加2763万元，增长7.37%。

一、学习十七大精神，加强精神文明建设

医院多次组织全院职工学习了十七大精神、胡锦涛总书记做的重要报告和新党章，收听收看了十七大开幕式、中央政治局常委同中外记者见面会以及闭幕式等实况，更加坚定了医院广大党员走中国特色社会主义道路的信念，进一步提高了广大党员的理论素质和党性素质，也为贯彻落实十七大精神奠定了坚实基础。

为建立并落实治理医药购销领域商业贿赂长效机制，全院对治理商业贿赂专项工作普遍开展了一次“回头看”工作。院领导、职能处室与各科室负责人召开了建立治贿工作长效机制的研讨会，研究制定了切实可行的整改措施，开展了“三查”活动，多次对重点部门、重点临床科室、重点人员进行重点帮教，促进自查自纠检查评估工作落到实处；开展了“廉政教育宣传月”活动，组织党员干部学习相关文件精神、观看系列录像片、参观专题展览、举办警示教育专题讲座。医院已初步建立起与一系列有关管理制度为主要形式的长效机制，并在实践中严格执行、落实。全院重视加强精神文明建设，积极开展“迎奥运，讲文明，树新风”活动，大力弘扬社会主义荣辱观。通过组织学习先进人物事迹、义诊，开展捐助、为对口医院义务培养进修医生等活动，广大医务人员的医德医风水平有了新的提高；医院护士张杰勇救落水儿童的事迹受到广泛报道和赞誉，成为医院精神文明建设的突出成果。

二、开展医院管理年活动，确保医疗质量和安全

按照卫生部和国家中医药管理局的统一安排，继续开展“以病人为中心，以提高医疗服务质量”为主题的医院管理年活动，将管理年活动与ISO9001质量体系认证第二次复审工作结合起来，成立了由院长亲自挂帅的2007年医院管理年活动领导小组和办公室，根据《北京地区中医医院管理评价标准和实施细则》与奥组委下发的关于奥运定点医院的考评细则的要求，强化院、科两级领导负责制，建立主管院长查房制度，制定《主任医师查房考核实施方案》，完善《病案质量检查标准》、《环节病历质量管理的考核办法》。

狠抓“三基三严”训练，组织中医药基础理论讲座及技能培训、医疗质量专题讲座，严格控制医疗事故及公共安全事故；提出“科室主任人人负责、临床医生个个参与、运行病案份份不漏、处理问题件件落实”的要求，提高全院医师及时准确书写和管理病历的自觉性，甲级病历率达100%；重新修订《抗菌药物使用管理办法》，将抗菌药物合理使用纳入医疗质量和病历质量考核体系；门诊医生工作站安装了医院感染监控系统，实现了院感监控报告网络管理；实施了ICU导管相关性血流感染的目标性监测和干预，进行了抗生素使用率、院感发生率、感染漏报率、细菌培养率及病房消毒隔离合格率的调查；15人参加了各种院感培训学习，2007年组织培训考核6次，共计500余人次，医院感染率4.91%。

编写了《常见病护理常规》，检查护理级别到位率708人次，平均成绩为98.17，合格率为100%；整体护理396人次，平均成绩为97.62，合格率为99.75%；护理文件书写9092页，平均成绩为97.61，合格率为99.49%；护理技术操作考核14项429人次，平均成绩为95.67，合格率为99.53%；中医护理病历235份，全部达标。

三、实施"三名"战略，发挥中医药特色优势

组织申报"十一五"重点专科（专病）建设项目工作，心血管专科、皮肤专科、风湿免疫专科被批准成为国家中医药管理局建设单位；肿瘤科、糖尿病科被北京市中医管理局批准成为北京市中医特色诊疗中心；中西医结合急诊临床基地建设项目申报成功。

继续实施"中医治疗有特色及优势病种"项目研究，努力创建示范性中医临床研究基地，通过对13项第一批优势病种建设，有效地提升了科室的临床研究水平，逐步形成了该病种的中医临床诊疗规范和中医临床疗效的评价方法，创新推出了符合中医特点的临床研究方法，同时培育出一支临床研究队伍，促进名医、名科和研究型名院建设。2007年新增8个病种被批准成为第二批优势病种项目，共立项22个，各项目均已进入组织实施阶段。

为加强"治未病"临床基地建设工作，结合"治未病"实践，医院提出了7项中医"治未病"工程实施主题内容："消喘膏"的二次开发与"冬病夏治"疗法的系统运用，亚健康辨识、检测、干预、监测、评估方案临床实施，中医心理、气功等非药物疗法临床应用，名老中医"治未病"学术经验整理，中医辨证施膳与食疗"治未病"方案实施，重大疾病早期发现、早期干预方案临床研究及社区推广应用，肝炎、艾滋病等重大传染病二级预防等。2007年7月11日，医院成功举行冬病夏治"消喘膏"贴敷疗法50周年暨中医"治未病"工程启动仪式，被北京市中医管理局确定成为北京市中医"治未病"临床基地，被中华中医药学会定为中医"治未病"学术交流基地；医院7位专家被中国中医科学院批准成为第一批师承制博士后导师，同时8位博士申请进入师承制博士后工作站工作；结合北京市中医管理局薪火传承"3+3"工程计划成立首批名中医工作室。

四、提升科研实力，促使成果转化

2007年投标各级17类课题及建议书共108项；中标973课题1项，"十一五"支撑计划3项，国家自然科学基金重大研究计划2项、面上项目3项，国家质量监督检验检疫总局课题1项，国家中医药管理局基金课题7项，北京市自然科学基金1项，中国博士后基金3项，北京市科技计划项目1项，北京市科技新星计划2项，北京市中医局基金1项；在研各级各类课题159项，其中国家级课题34项，部局级43项，地市级24项，院所级及其他课题58项。结题验收29项，其中国家十五攻关课题4项，国家自然科学基金课题3项，国家中医药管理局课题10项，北京市科委课题3项，首发基金课题6项，共鉴定课题2项。

2007年申报各级各类成果奖12项，其中申报2007中国中西医结合学会科学技术奖3项，2007年度中华中医药学会科学技术奖2项，2006年度中国中医科学院中医药科技进步奖3项；2007年度北京市科学技术奖4项；医院科技人员共计获得各级各类成果奖励9项，其中获得2006年度中国中医科学院中医药科技进步一、二、三等奖各1项，获得2006年度北京市科技进步奖2项（公示中），2006年度中华中医药学会科技奖一等奖1项，三等奖1项，首届中华中医药学会科普著作奖二、三等奖各1项；医院职工以第一作者共发表学术论文227篇，其中核心期刊78篇，发表SCI收录论文5篇，EI收录论文1篇，主编学术著作15部，推荐的2篇学术论文分别获得北京市科协主办的第九届北京青年优秀论文一、二等奖；2人入选北京市科技新星计划项目。

在国家中医药管理局组织的验收中，医院的3个局级重点学科中中医肿瘤、中医内分泌获得优秀，中医肛肠获得优良。经国家食品药品监督管理局批准，药物临床试验机构专业科室有中医肿瘤、中医皮肤、中医泌尿、中医肛肠、中医眼科、中医心血管、中医肾病、中医内分泌、中医风湿、中医妇科、中医呼吸、中医骨科、中医普通外科、中医消化、中医神经内科、中医耳鼻喉、中医口腔、中医艾滋病、Ⅰ期临床试验研究室，成为全国拥有最多专业数的临床试验机构之一。

五、加快奥运定点医院建设，提供医疗保障服务

成立了由院长挂帅的奥运定点医院领导小组，负责相关工作的领导和整体协调；成立了专人负责的奥运办公室，具体负责奥运会相关工作的联络、组织、开展以及落实工作；制定了《奥运医疗服务人员选拔及管理办法》、《奥运培训及奖惩规定》，汇总编写了《广安门医院奥运知识汇编》，保证工作的顺利开展；按计划完成各项培训与考核：30人参加针灸志愿者培训2次，30人参加心理志愿者培训2次，170人参加英语培训7次、考核5次，23人急救技能培训5次，全院职工参加奥运知识、礼仪、反恐培训，100人参加手语培训4次，4人参加热带病培训1次，3人参加残疾人医疗护理培训1次，510人参加护理培训15次，考核2次；全院职工还参加了北京市卫生局举办的医务人员网上学英语活动、中央国家机关窗口行业奥运培训经验交流会。按照北京奥组委和上级主管部门的要求，医院组织推选了14名奥运会医疗服务志愿者，13名奥运会急救志愿者，3名奥运会兴奋剂检察官，2名物理治疗师，2名残奥会按摩师。同时，医院在"好运北京"测试赛医疗服务任务中，组织医疗骨干服务赛事，出色地完成了医疗任务，得到了奥委会的认可与赞扬。

六、展开国际合作交流，推动医院国际化进程

2007年接待国外来访者2000人次，派遣出国进修学习2人，出国考察20人，参加国际学术会议8人，赴外开展医疗工作2人。邀请韩国庆熙大学韩医院教授金钟佑先生介绍了韩医学治疗抑郁症概况；邀请日本鹿岛劳灾病院汉方中心主任伊藤隆先生介绍了日本汉方医学治疗抑郁症概况；邀请美国国立卫生院癌症研究所陈新

博士做了题为《中医药对免疫反应的调节作用》的报告，邀请美国斯特隆凯瑟琳肿瘤中心 Gary E. Deng 博士做了题为《肿瘤整合医学疗法在美国的进展与挑战》的报告。

与美国 NCI 的国际合作获得科技部的支持，该项目主要涉及中药对人体免疫调节机制的研究，进展顺利，首名联合培养的博士后已赴美工作 1 年；日本早稻田大学人间综合研究中心和中国中医研究院共同建立的中日合作传统医学研究所办公室设在广安门医院，主要任务和具体工作由医院承担，从事传统医学的创新与开发，亦即进行关于人类心身潜能方面的基础科学与临床医学应用研究。双方已经开展了中医养生功法对 2 型糖尿病患者心理与生理作用的临床研究等相关研究；睡眠医学科与澳门科技大学复合性物理心理刺激方法对改善失眠的作用研究的合作获得澳门科技发展基金的支持，研究时间 3 年，经费 280 万元人民币；与挪威科技大学正式签署合作协议书，以 Iversen 教授的前沿理论为指导，在运用中药对银屑病进行辨证论治的基础上，通过免疫荧光染色技术观察治疗前后患者皮损处 Psop27 表达水平的变化，建立中医药治疗与 Psop27 表达水平之间的关系，探讨中医药治疗银屑病的作用靶点，进而揭示其作用机制。

七、拓展网络平台，实现信息化建设

在全院范围内实施门诊医生站建设工作的同时，18 个病区护士站全部采用了 PDA 采集病人体征信息，实现了体温单的打印，完善了体温表记录、异常体温过滤、出入量统计等功能；通过组织项目技术论证、实地考察，完成了网络安全项目的一期方案设计，为医院信息系统的安全综合管理平台建设打下了良好基础；在临床系统建设方面，启动了心电系统，在门诊药房、资产管理、门诊接诊、医保等方面实现了条形码应用，提高了医疗及资产管理的准确性。

医院网站进行了全面的改版，自主开发的新网站于 2007 年 6 月 1 日正式启用，共设 8 大板块和 150 个宣传栏目，一级栏目 61 个、二级栏目 58 个、三级栏目 152 个；涉及临床、医技科室 37 个，职能处室 12 个，网上专家 172 名；台动态更新信息 130 条，更新专家信息 351 人次，更新 57 个科室的宣传信息；注册会员 386 人，总访问量达 368 万人次，2007 年年访问量 116 万人次，日访问量 3000 人次。

八、提供有力保障，完善内涵建设

医院继续严格财务管理制度，加强内部财务控制，修订预算管理制度，继续强化预算管理，做好 2008 年财政专项预算的申报工作。成立了资产清查工作领导小组及办公室，清查范围涉及货币资金、银行存款、财政应返还额度等所有资产负债表事项；及时召开财政装箱资金落实协调会，制定医院《政府采购预算和资金支付管理办法》，确保财政专项项目资金的落实；定期组织财务人员进行业务学习，制定《广安门医院各项工程、购置及采购方式暂行规定》、《广安门医院差旅费报销管理暂行规定》；下达院内制剂预算指标值，正式作为科室月考核指标其中一项；制定和修订了物价管理领导小组、物价办公室和专、兼职物价员职责以及物价管理奖惩办法实施细则，汇编发放了《广安门医院物价管理手册》。

在国家中医药管理局、中国中医科学院的指导下，初步确定了医院整体规划方案，此次扩建门急诊楼工程项目将是医院未来 5－10 年发展的关键建筑物。预计地上建筑面积 30631 平方米，地下 10829 平方米，共计 41460 平方米，高 80－100 米。医院整体建筑风格将与医院内涵建设相适应，内部细节设计充分考虑人性化与现代化，体现出中医药传统文化氛围，将建设成具有传统中医文化特色的标志性建筑。

（陈振酉　刘艳平　关　岭　尹　璐　乔夕瑶）

天津市北辰区中医医院

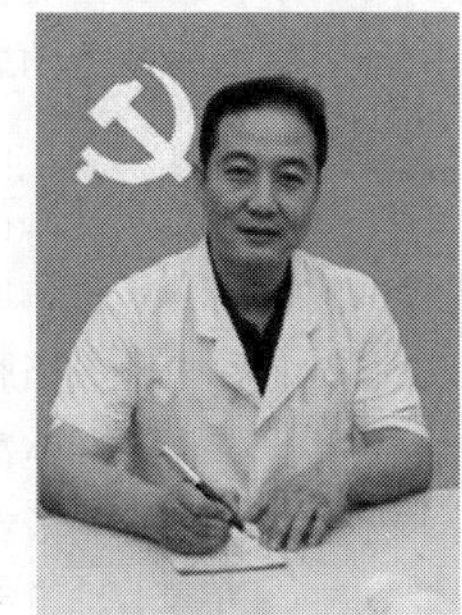

院　长：陈国华

副院长：徐　菲、王建华

陈国华　1965年8月出生，本科学历，主治医师。2006任天津市北辰区中医医院院长。

天津市北辰区中医医院成立于1989年，是一所以中医特色为主，中西医结合的二级甲等医院和全国示范中医院，2008年被天津中医药大学批准为附属医院。医院连续多年被评为市级文明单位，市级卫生红旗单位，物价、计量信得过单位，明明白白看病百姓放心医院等诸多荣誉称号，2007年荣获全国卫生系统先进集体称号。现为天津市120急救指挥中心站点医院，交通事故急救定点医院，城镇职工、城镇居民医疗保险，商业保险定点医院和农村合作医疗定点医院。

医院建筑面积3万多平方米，由制剂楼、门诊A楼、门诊B楼、急救中心、住院楼组成。住院楼内开放病房320张，病区主要以中西医结合治疗心脑血管疾病为主，另外设有综合内科、综合外科、妇产科病区。楼内装备了具有国际水准的4个净化手术间及康复中心、体检中心、手术中心、ICU重症监护室、肿瘤研究室等。

医院现有职工500余人，卫生专业技术人员389人，其中高级职称46人。设立专业科室20多个，其中脑血管专科、心血管专科、糖尿病专科、肿瘤专科、骨伤专科采用中西医结合的治疗方法，不断开发应用中药制剂，效果明显，患者认可，已初步形成中西医结合的专科特色。其中脑血管专科为医院的重点专科，采用腹部针灸疗法应用临床效果显著。并总结出包括亚低温疗法、董氏奇穴疗法、头皮针疗法、康复疗法等10余种治疗方案开展个体化治疗。

医院不断引进新技术、开发新项目，腹腔镜、宫腔镜、关节镜、介入等微创手术技术在医院广泛应用。现拥有美国GE核磁共振、螺旋CT、彩色B超、德国DWL彩色经颅多普勒、美国GE遥控胃肠诊断系统、德国鲁道夫腹腔镜、鲁夫曼X光机、西门子介入治疗设备、高压氧舱等一批精密医疗设备。

医院始终重视人才和科研工作，先后成功引进和调入包括博士生、硕士研究生在内的副高级以上职称专业技术人员20多名，均在临床上发挥学科带头人的作用。医院注重科研立项工作，职工每年都均撰写大量的学术论文在国家、省市级核心期刊上发表。“前列腺液白细胞定量计数及参考值测定”、“心复康丸对冠心病心功能及心室重塑的影响的研究”、“人凋亡生精细胞、胀亡生精细胞和精子形态学研究”等科研课题一次性通过市级科技成果鉴定。

一、医疗业务工作

1. 强化安全意识，提升医疗质量

为了巩固和检验医院管理年活动的成果，医院针对医疗、护理、药剂、病案管理工作制定了具体的整改措施。重点对运行病历实行周检查、月质控制度，并针对2007年上半年卫生局检查提出的病历缺陷，利用8、9、10三个月进行了36次整改和督导。举办了4次病历书写学习班、2次病历展览，对每科的病历书写纸量、整改情况、归档情况进行了全院通报，全年病历书写合格率达到98.6%，丙级病历数为零。针对医院下半年住院人数迅速增长的情况，医院开展了医疗质量安全月活动，下发了《医疗质量考核表》，具体细致地重新修订了全院所有医疗科室的考核指标，使之更具有针对性的进行质量考核工作。

医务科、护理部对初级专业技术人员开展了“三基”训练大练兵活动，每季度一次理论考试，每半年一次技能考试。涉及心电图操作与识图、心肺复苏术等内容。对全院二级班值班人员、各科医疗、护理骨干人员、急诊科全体医护人员进行了呼吸机操作培训和考核。

2007年，医院出台了《北辰中医医院处方管理办法》和《北辰中医医院医师定期考核管理办法》，对处方中药品通用名等多个修订内容进行了重点督导和检查，举办《处方管理办法》培训班2次，每月对处方书写内容进行评估，内容包括：用药品种数、平均每张处方用药数、使用抗菌药处方数、使用注射剂处方数、处方总金额数、平均每张处方金额数等。完善修订了《门诊日志管理办法》、《规范化填写输血医疗文书》、《临床用血规范》等相关规定，全年输血管理工作接受上级部门检查均达标合格。

为配合国家中医药管理局和天津市卫生局中医处《中医药评价细则》的实施工作，医务科将《细则》统一下发给科室，围绕着《细则》的要求，统一规范了病案中医、中西医结合常见病诊疗常规和操作规程，对发挥中医药特色优势、培养中医药人员、充分合理应用中医诊疗技术、提高中医治疗率、重点中医专科建设、加强中医药科学知识宣传、中医药科研计划等进行了安排部署。并利用每月一次院长质量查房，重点对上述内容进行督导和检查。

2. 整顿非法行医，规范医疗行为

2007 年医院调整了打击非法行医专项行动领导小组成员，重点对性病门诊、利用 B 超鉴别胎儿性别与选择终止妊娠行为，发布医疗广告行为，超范围执业行为进行整顿。凡新毕业的学生未能取得执业资格证书人员必须在上级医师指导下出门诊，各级医师一律不允许跨学科执业，一律不允许出具与自己职业范围无关或者与执业类别不相符的医学证明文件；对新引进的专业技术人员及时办理执业地点变更手续，医院严格按照上级主管部门的各项要求不断规范各项医疗行为。

3. 继续医学教育，提高专业素质

2007 年医院分别举办了由国际华夏医药学会主办、北辰中医医院承办的 2007 脑血管病新进展论坛；经天津市卫生局科教处、天津市医学继续教育办公室批准，天津市医学影像研究会主办，北辰中医医院承办的腹部 B 超诊断与新进展学习班；由高克俭主任主讲的心电图讲座初级学习班，来自全市十多家医院的专业技术人员参加了学习班的学习。特别是包括天津市中医药研究院、天津中医药大学第一附属医院在内的 32 家医院的院长、副院长及从事脑内科工作的 120 余名代表参加了国际脑血管病新进展论坛，以上学习班对提高全院医务人员的心电图诊断水平、腹部超声诊断水平及脑血管病的治疗水平起到了积极的推动作用。

与此同时医院利用每周四下午的继教学习时间举办了《禽流感防治》、《现代病证基本方与新证择药的研究》、《科研课题的设计》、《磁共振诊断》、《抗高血压药物的合理应用及新进展》、《医患、护患纠纷的预防》、《骨质疏松症的诊断与治疗新进展》、《处方管理办法》、《病历书写规范》、《内窥镜的临床应用》、《血液透析疗法》、《呼吸机的操作》、《脑卒中单元系列讲座》等不同类型、不同层次、不同学科的培训班。

4. 注重科研立项，拓展业务范围

2007 年医院开展科研的重点项目是心血管病治疗、骨质疏松症治疗、腹腔镜技术、骨伤科治疗、介入治疗、康复治疗等。申报区级医疗技术科研课题 8 项，分别为：三维视频采集系统在康复医学步态分析方面的应用；心复康丸对阵发性房颤影响的研究；同型半胱酸与脑梗死相关性研究；超声引导下卵巢囊肿介入治疗；持续性血液净化；结肠透析临床应用与观察；癌症止痛贴临床观察；解毒汤对急性有机磷中毒胆碱酯酶活力的影响。

申报填补区级医疗技术空白 11 项，分别为：血清前白蛋白检测；血浆同型半胱氨酸检测；结肠灌洗；电视腹腔镜下小切口甲状腺腺瘤切除术；前后联合入路腰椎结核病灶清除植骨融合并 CD 内固定术；前路椎体次全切除植骨融合术并钢板内固定术；塑型牵张指夹板在手外伤中的应用，人工胃肠外营养支持；超声引导下肝囊肿、肾囊肿的介入治疗；超声引导下肝血管瘤的介入治疗；泳疗对新生儿生长发育的影响；解毒汤对急性有机磷中毒胆碱酯酶活力的影响。

正在进行的科研项目有益气养血活血中药对骨折愈合早期血管内皮细胞生长因子水平影响的临床研究、血清学相关指标在骨质疏松患者中的临床观察、心腹康丸对 BNP 的影响、壮骨汤治疗Ⅰ型骨质疏松症临床观察、正常形态精子在改良巴氏和改良瑞姬氏染色下测量的对照研究。

5. 提高护理水平，加强院内感染及预防保健工作

2007 年护理部重新修订了每月的质考标准和检查方法，制定了《护理记录及重症记录书写规范》，组织全员学习后督促检查，使护理文件书写质量有了很大的提高。坚持每月护理查房制度，各科室每月进行一次健康宣教演示并利用庆祝 5.12 国际护士节的机会组织了全院各临床科室的操作、服务规范演示。利用各种方法将整体护理理念及按照护理程序工作的方法灌输给每一名护士。

参加区局举办的护理技能比赛取得优异成绩的基础上，参加了市卫生局举办的护理理论知识竞赛，作为 45 所医院中唯一一所二级中医医院，取得了第七名的好成绩。先后选派 14 人次参加各种培训班及到外院进修学习，开展了护理良肢位查房、经外周插管的中心静脉导管技术、全结肠灌洗技术、血液净化技术、锁骨下静脉置管技术及新生儿抚触技术。

进一步加强计划免疫工作，共计完成 5960 针次的预防接种工作。加强疫苗管理，强化流动儿童的计划免疫管理，全年深入居委会 12 次，为 23 名儿童建证补证。根据儿童管理规范的要求，对在医院接受计划免疫的儿童登记造册，按规定进行系统管理。完善辖区内的孕妇管理，2007 年上半年共建立妇保手册 157 例。积极督促临床科室完成 HIV 筛查工作，截至 11 月共检测 HIV3520 份。全年共计报告法定传染病 233 例，按照规定进行传染病网络直报工作。加强慢病报病工作，在年中及年末

的市、区防病站检查中受到领导的表扬。

6. 加强医保管理，做好联网工作

2007年医保局陆续推出多项新业务和工作流程，医保科与信息科积极配合圆满完成医保门诊联网、生育保险联网、门诊清单调整等重要任务，并积极做好门特病医保联网、城镇居民医保联网的各项准备工作。医院定期召开医保工作例会，将医保工作的新政策及临时变化及时通知各科室，在工作中不断总结经验，逐步改进，推动医保工作不断完善。

7. 加强药品管理，规范用药行为

继续完善药品采购过程，严格执行政府招标采购和卫生局药品管理办公室的规范管理，中草药已实行批号管理制度，新药品种进院销售，严格执行药事委员会审批制度。定期发表《临床药学通讯》，及时、准确、总结上报药品不良反应检测内容，全年共计6例。严格执行药品调剂规范，对毒、麻、精神、贵重药品进一步加强管理，继续本着“规范临床用药、加强管理考核、降低采购成本”的原则指导药剂科工作。

8. 落实创卫工作，做好迎检准备

创卫工作被列为2007年的重点工作，医院成立了以质控科、办公室、医务科、护理部、防保科和市场科主要负责人为主的创卫工作小组，成立了创卫办，指定质控科专门抓落实。多次召开创卫工作推动会，认真落实卫生局有关创卫工作的各项要求。医院组织工作组人员赴塘沽学习当地医疗单位的创卫工作经验，借鉴应用到实际工作当中，迎检的各项准备工作正在积极的进行中。

二、精神文明、党风廉政建设情况

医院坚持采取培训的方法，用医院文化提升医务人员的综合素质，营造和谐发展的空间和氛围。2007年集中对全员进行了服务礼仪知识系列培训，邀请中国协和医科大学绳宇教授为全员讲授《专业性人际交往新思维——医患关系中的人文重建》，邀请北京医学教育协会会长、医疗纠纷协调中心主任周东海为全院职工进行了题为《弘扬人文精神，实践医学宗旨》的专题培训。对全院中层干部进行了由实战型管理教育大师余世维主讲的“有效沟通”培训。通过培训对启发职工如何处理好医患关系、强化现代服务意识，提高中层干部领导水平起到积极的作用。

积极组织职工参加区六运会的球类、棋牌类项目的比赛，2007年内工会成功举办了拱猪、中国象棋、乒乓球等比赛，丰富了职工业余文化生活。参加了卫生局工委组织的消防技能比赛，民兵训练等活动。配合卫生局做好“四下乡”、“科技周”等各种宣传活动。2007年继续在医院院庆期间实行义诊月活动和周六、日免费挂号优惠活动，受益群众104227人次，减免各种费用479101.05元，树立良好的医院形象。

通过开展“争先创优”活动，医院2007年荣获了全国卫生系统先进集体、市级文明单位、区级文明单位称号，北辰区政风行风建设先进单位、北辰区平安单位、北辰区档案工作先进集体称号，脑内科获得“五一”劳动奖状先进集体称号；王建华获得“五一”劳动奖状先进个人称号；赵学芳获得区级“三八”红旗手称号。

全年各科室和个人共收到患者及家属赠送的锦旗70面，镜匾2块，表扬信49封，职工自觉拒收、退回患者或家属赠送现金、礼品75人次，共计20300多元，拾金不昧等好人好事层出不穷，精神文明建设工作取得了新的进步。

医院组织全体党员认真学习、贯彻落实市委九次党代会精神，积极参加卫生局组织的“落实市九次党代会精神，卫生系统共产党员献爱心义诊咨询”活动。十七大闭幕后组织党员认真学习“十七大报告”精神，坚持落实科学发展观，努力构建和谐医患关系。积极参与民主评议行风工作，2007年上半年月平均满意度达98%以上。

认真做好专项治理医药购销领域商业贿赂工作，学习《天津市卫生行业纠风工作长效机制》，深入开展职业道德教育和警示教育，制定印刷了《天津市北辰区中医医院纠风工作长效机制》。2007年初逐级签订了《医德医风责任书》和《程信服务保证书》，进一步加强对药品、器械、耗材的监督管理。

三、行政管理、综合治理工作

加强行政管理工作，坚持行政职能科室人员每天一次的晨会制度。质控科、人事科、医务科、办公室做好每月末综合联查工作。2007年举办了档案管理培训班，在区档案局领导对医院档案室工作进行检查时，对医院档案管理工作给予了表扬。全年共计完成德国巴伐利亚州巴特基辛根市考察团、马来西亚财政部副部长黄燕燕女士一行、中国工程院院士张伯礼教授、全国政协常委张大宁教授等来院参观考察的接待任务共计12次。

做好医院宣传工作，对介绍高克俭主任的“构建和谐卫生的健康卫士”、“刘太平见义勇为抓盗贼”、“脑血管病新进展论坛、B超诊断学习班在医院举办”、“外科成功自主完成三例特级手术”、“医院购置天津市首台日产步态分析仪”等内容分别进行了报道，脑内科、康复科、妇产科的专题片连续在电视台进行了播放。

重视综合治理、安全工作，坚持重大节日院领导带班，行政24小时值班制。做好全年节日及十七大期间的安全保卫，消防安全检查工作，全年组织两次消防安全知识专题培训，观看两次消防警示题材的电影，派人参加了局内组织的消防技能演练比赛。对消防控制室内各种消防制度进行整理，选派人员参加消防局组织的培训班，对全院重点部门用电线路进行了安全隐患排查，对各部门配置的消防器材进行了检查并按规定对灭火器加压灌粉。

为杜绝院内非机动车辆的丢失问题，联系并协调成立了院内停车场。由于院区扩大和改造，院内增加了防盗报警摊头及院内保安人员，不断加强全员防盗意识。

四、后勤保障工作

总务后勤人员不断加强本专业素质技能，强化为临床服务的意识，实行日巡查制度，发现问题及时维修，保证临床业务正常开展。后勤采购实行动态招标制度，保证临床供应，减少库存积压，严格控制物品、耗材采购价格。

周密安排，团结协作圆满完成新门诊楼科室搬迁、行政科室搬迁任务。对旧楼院区地面进行改造铺转，沿京津公路沿线进行绿化，使院区整体效果更加美化。对旧楼内部重新进行了装修改造，安装了中央空调系统，极大地改善了患者的就诊条件，满足了医疗需求。完成了医院急救中心建设工程，扩大了急救科室的面积，使急救流程、科室功能更加完善合理，充分发挥天津市道路交通事故急救定点医院和120站点医院的作用。医院建筑面积1000多平方米的制剂楼改扩建工程已完成基础施工，预计2008年二季度即可投入使用。

（陈国华　裴向前）

承德医学院附属医院

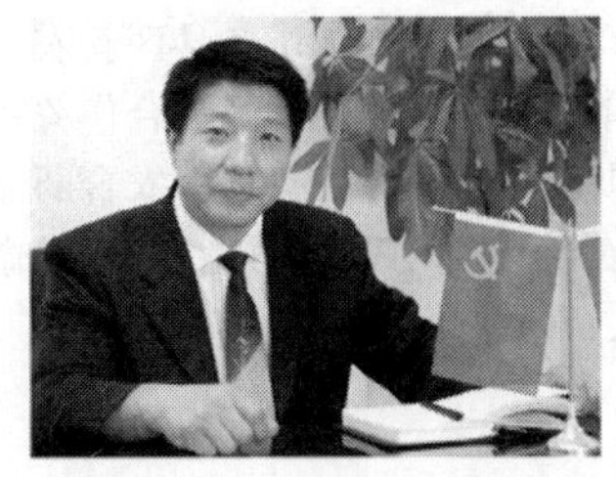

院　长：杨宗伟

副院长：杨晓冰、陆　洁、张　庆、郝长来

杨宗伟　1957年出生，心胸外科主任医师、医学硕士。2001年任承德医学院附属医院院长。

2007年承德医学院附属医院年门、急诊717963人次，出院病人27722人次；手术14050例；病床使用率100.70%，平均住院日13.90天，床位周转次数27.50次，各项业务指标再创新高。

一、医院管理年活动

认真贯彻河北省卫生厅工作部署，继续深入开展医院管理年活动。以《河北省医院管理评价实施细则》为标准，以ISO9001质量管理体系为平台，扎实、细致地做好医疗、护理、院感、行风、收费等各方面工作，进一步巩固了“诚信医院”创建成果，有力地推动了医院管理年活动的深入、持续开展。医院的规范化、科学化管理程度进一步提高，医疗服务质量持续改进，医患关系明显改善，得到了上级部门、国内外同行以及社会各界的高度肯定和广泛赞誉，获得了全国卫生系统先进集体荣誉称号，并受到人事部、卫生部、国家中医药管理局的联合表彰。

根据工作实际，2007年进一步完善和充实了内部审核的方式和内容，将“百姓放心示范医院动态管理”相关标准纳入审核范围，并在原有的医疗、护理、院感、行风、收费5个主要审核项目的基础上，将基本医疗保险、新农合列入审核范围，同时为保证审核实效，增加了暗访的审核方式，从而使考核、量化、改进、验证这一良性循环的质量体系运行方式不断走向成熟。

二、创建平安医院

根据省卫生厅统一部署，积极开展创建平安医院活动。首先，根据门诊患者需求，进一步理顺相关工作程序，统一实行分诊叫号，并由分诊护士对患者的就诊全过程给予指导，为患者提供了极大便利。针对超声科病人等候时间较长的问题，由院领导带队，组成了专门的工作小组，利用一周的时间到超声科蹲点调研，根据调研结果，在增加设备和人员的同时，调整了有关工作流程，取得明显效果。根据医疗市场需求，对体检科的环境和流程进行了彻底改造，改造后的体检科环境整洁温馨、设施设备齐全，集健康体检、健康咨询、健康管理于一体，可为承德及周边地区不同消费层次人群提供全方位的健康体检服务。同时，在2007年9月启用了新的门诊输液大厅，输液大厅使用面积300平方米，可同时容纳30余名输液病人，内部环境和流程充分体现人性化，基本满足了门诊病人的输液、注射需求。

其次，于2007年7月启动了整顿医院工作秩序活动，重点为楼内吸烟行为劝阻、消防设施的管理和使用、环境卫生的保持、探视陪护制度执行情况等。自7月1日起，每天由1名职能科室处长（主任）带领3名人员，对全院的工作秩序进行督导巡查，每晚安排两名护士长进行夜查房，通过3个月的整顿，医院的工作秩序、就医环境得到显著改观。

三、本科教学水平评估

2007年，医院把迎接国家本科教学水平评估工作作为重中之重，坚持“以评促建、以评促改、以评促管、评建结合、重在建设”的原则，从软硬件两方面入手，动员全员参与，精心做好每一项准备工作。经过认真、扎实的准备，在9月教育部的本科教学水平评估中，医院有三个方面的工作在专家组点评中被誉为“亮点”：第一个亮点是医院的管理理念先进、意识超前，在人性化、精品化医院建设上走在了全国的前面；第二个亮点是内科教研室管理严谨、规范，教研室主任专业精、素质高；第三个亮点是内科教学查房形式新颖、内容丰富、效果理想，具有极高水准。

四、学科建设与人才培养

继续抓住学科建设这一主线不放，坚持“集中力量，重点扶持，扶持一个，成功一个”的原则，努力打造更多的一流专业科室品牌。2007年，医院将肿瘤放疗、化疗专业合并，成立了肿瘤放化疗科，使医院的肿瘤疾病综合治疗能力得到了明显提高。同时，继续对泌外肾内专业予以扶持，添增设备，加快其发展步伐。在重点学科建设方面，年内泌尿外科被评为省级重点发展学科，中医妇科被评为国家重点中医专科，皮肤性病科也顺利通过了省重点发展学科周期验收评估。

配合医院各学科业务的拓展，本着优化配置结构，完善梯队建设的原则，继续加强以研究生为主的医疗专业技术人员的引进和培养，努力为各学科的长远发展奠定人才基础。2007年共为内科、外科及医技科室引进硕士以上研究生 25 人，以硕士生为骨干的专业技术梯队正在逐步形成中。

五、深化机构改革

根据医院现阶段工作实际，2007 年将基建、国资、总务、楼宇管理及护卫队等部门一并纳入新成立的后勤保障处，同时完善相关制度，理顺工作流程。经过整合的后勤保障系统，在工作效率和服务能力等方面都有了较大提升，圆满完成了年度设备购置与管理、楼宇管理、保洁管理、物资供应、安全管理等各项工作任务。同时经过半年的试运行后，被服的洗涤加工全部实现了社会化，在保证洗涤质量和及时供应的同时降低了成本，也为医院后勤服务社会化做了进一步探索。

为建立廉洁自律、相互监督的长效机制，本着采购与运营相分离的原则，于 2007 年 9 月成立了采购中心，负责医院所有医疗设备、办公设备和用品、药品和试剂、医用材料的统一采购，原后勤保障处、药剂科、医用材料供应处等部门的采购职能一并划归采购中心。

六、医疗质量管理

进一步完善医疗质量管理委员会、医院感染管理委员会、药事管理委员会、手术医师资质评价委员会等核心组织建设，明确职能、充分发挥作用。强化科学技术委员会职能，严格新技术、新项目的准入管理。进一步修订、完善十三项核心制度，通过环节、终末病历质量检查狠抓落实。2007 年 10 月发起了医疗安全质量月活动，围绕“质量与安全”两个主题，成立了内科和外科两个检查组，以病历质量为重点，对医院全部运行病历进行了全面、细致的检查和督导，有力地促进了病历书写质量的进一步提高。以围手术期的管理为重点，严格落实手术医师资质评价相关制度，逐步实现手术医师的分级管理。进一步规范了外科及手术室无菌操作流程，提高医师无菌观念，降低手术切口感染率。

七、新农合工作

2007 年，新型农村合作医疗在全国铺开，对此医院予以了高度重视，一是成立医疗保险综合管理办公室，负责新农合的管理工作，派人员频繁走访各县区新农合办公室、卫生局和医疗单位，力求建立良好的合作关系和业务联系；二是医院要求各科室严格执行新农合药品目录，在整体上控制新农合病人的医药费用，从自身做起，为解决百姓看病难、看病贵问题作出应有的贡献。

八、科研工作

2007 年获河北省卫生厅科技进步二等奖两项、三等奖 4 项；获承德市科技进步奖 7 项，其中一等奖两项，二等奖 4 项，三等奖 1 项。在各类杂志发表论文 191 篇，其中 SCI 收录两篇，核心期刊论著 38 篇，非核心期刊论著 50 篇，一般论文 54 篇；出版著作 3 部，其中担任主编 1 人，副主编 2 人。

九、数字化医院建设

2007 年院级 PACS 系统基本建设完成。PACS 系统启用后，所有数据统一存储在设有双机备份的中心服务器和磁盘阵列的中心机房，保证了数据安全；高性能的服务器和千兆网络干线保证了数据在全院范围的调阅速度。同时，利用原有的 HIS 服务器作为分中心服务器，供诊断工作站调阅，进一步加快了调阅速度，并为医院节约了很大投资。另外，PACS 系统软件的统一以及与医院 HIS、LIS 等系统的完全融合，也为医生工作站的推行打下了良好的基础，在第一期试点的 8 个科室的住院医生浏览工作站上，可以调阅 CT 科、放射科的所有图像和报告，并可随时浏览检验科的报告。

（杨宗伟　王泽军）

河北省秦皇岛市第一医院

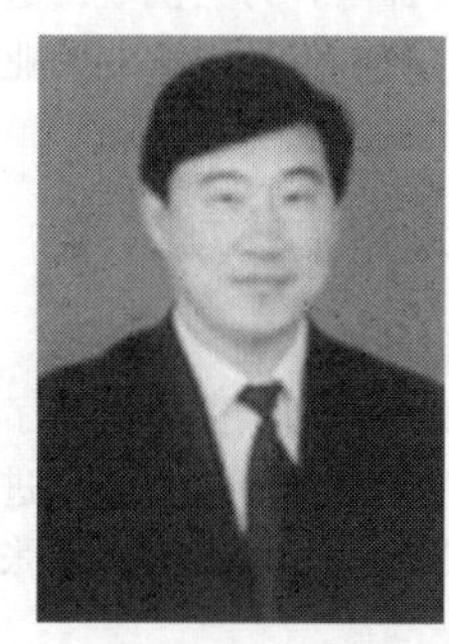

院　长：冯　继

副院长：赵国珍、张玉荣、王智文、王庆胜、魏　鹍

冯　继　1956年8月出生，学士学位、主任医师。2001年任河北省秦皇岛市第一医院院长。

2007年，河北省秦皇岛市第一医院完成门诊量74万多人次，同比增长11%；出院患者26000多人次，同比增长21%；开展手术9794例，同比增长16%；经济总收入3.7亿多元，同比增长24%。2007年被确定为2008年奥运会定点医院和中央领导暑期保健医院，荣获全国卫生系统先进集体等荣誉。

一、加强班子自身建设，打造坚强团结的领导核心

新调整后的领导班子团结协作，及时进行合理分工，注重思想政治理论学习，不断提高科学管理能力，推动发展能力，驾驭复杂情况和处理突发事件的能力。认真执行民主集中制，凡属医院的重大事项都是在广泛听取意见、充分发扬民主、深入讨论的基础上做出科学决策。无论是基建工程、设备引进，还是药品采购，都严格按照上级规定实行招标采购，对于大额度资金的使用更是严格按照规程去做，坚持做到公开透明。进一步推进院务公开工作，保障了人民群众和内部职工的知情权、监督权。

二、深化人事制度改革，建设高素质的管理干部队伍

医院成功进行了建院有史以来首次行政职能科室改革，精简科室机构，对科室主任实行竞聘上岗。对临床医技科室中层干部，医院根据严格的考核和考察情况进行了换届调整。医院不断加强中层干部的能力建设，先后组织中层干部参加了管理能力与沟通技巧的培训班、向解放军学习管理培训班，新闻传播规律与医院危机处理知识讲座。

三、注重医疗质量持续提高，促进管理手段更加科学

医院持续加强医师的业务技能考核与培训，制定了《医师定期考核管理办法》；严格贯彻卫生部的《处方管理办法》，建立处方点评制度；在临床推行大科室疑难病例讨论制度，实行医疗质量警告制度，医疗技术准入、手术前评估制度，围手术期管理制度和手术医师手术资格管理制度；建立检验科危急值报告制度；实行住院病历终末质量责任追查制度。进一步完善护理质量管理和监控体系，在继续强化护理礼仪督导的基础上，印发了《护理人员语言行为规范手册》，开展了评选“我最满意的护士长、护士”活动。加强全院的全面质量控制与管理，形成三级医疗质量管理网络体系，推行科室质控员制度。

在安全生产的管理上，医院开展了双百日安全生产活动，专门成立了安全科，在各科室设立安全员，形成了健全的安全生产管理体系。进一步落实安全生产责任制，层层签定责任状，进行全员的安全知识培训，投资建成了消防监控室，及时排查安全隐患。加强医院治安管理，在急诊成立了民警值班室，将医院各点的安保工作交由保安公司负责，投资加强了医院各处的监视监控系统，人防和技防相结合，改善了医院的治安环境。

四、狠抓行风建设，推动精神文明工作深入发展

医院将行风建设纳入全院综合目标考核中，实行一票否决制。新推出了院内行风督察制，每天有两名职能科室主任深入到一线各科室巡回督察。分别召开了记者恳谈会和行风监督员座谈会，认真贯彻执行各项医疗惠民政策，逐步对69个单病种限价进行具体实施，对优扶对象实行“一减三免”政策，2007年为65人减免医药费用172859.81元，先后对832种药品进行降价，仅药品降价2007年让利患者就达700余万元。全年共组织义诊19次，受益群众达6300余人，赠送药品价值达50500元。

五、注重人才引进与培养，提升科研教学水平

医院坚持“走出去取人之长，请进来补己之短”的人才培养战略。2007年先后派出4名专家到日本访问交流，25名技术骨干赴国内知名大医院进修学习，选派63人次参加国家级或省级学术研讨会。先后有日本富山

市民病院的两名护理专家，美国密歇根州立大学心血管专家到医院进行学术访问。举办省级继续教育项目 2 项。进一步加强对青年技术骨干的培养，实施《技术骨干培养方案》，提出了“四个一”的培养目标。全年引进博士 5 名，硕士 19 名，医院现拥有博士 18 名，硕士 121 名。

学科建设和科研教学取得新进展。内分泌科被省卫生厅确定为省级重点发展学科。2007 年购进电子胃肠镜、激光治疗仪等价值 600 多万元的先进医疗设备，投资建成了中心实验室，配备 150 余万元的科研仪器设备。全年获得市级成果奖 4 项，其中一等奖 3 项。发表论文 104 篇，申报省市级科研立项 151 项，开展新技术 46 项。19 名硕士生导师全年招收 28 名硕士生在医院学习。教学区新建 3000 平方米的综合教学楼破土动工。

六、加强医院文化建设，关注职工切身利益

“建设百姓信得过的技术一流、质量一流、服务一流的现代化和谐医院”的目标已成为全院干部职工的共同追求。确立了独具特色的院徽和院歌。开展形式多样的文体活动，职工自编自演的节目《生命的赞歌》在河北省卫生系统文艺汇演中获三等奖。医院严格按照规定进行工资改革，为职工上了 9 种保险，为全院职工进行了全面的健康体检，帮助职工家属及子女解决就业问题，尽最大努力保障职工切身利益。

七、构建优美环境，缓解病人就医难

为了给患者营造优美的就医环境，缓解就医难、住院难的问题，医院投资新建了急诊 ICU，扩建改造了肾内科血液净化中心，安装液氧罐并对急诊和住院部进行中心供氧的改造，新建的 22 层外科楼工程正在紧张的施工中，2009 年即可投入使用。

（冯　继　张文丽）

吉林省四平市中心医院

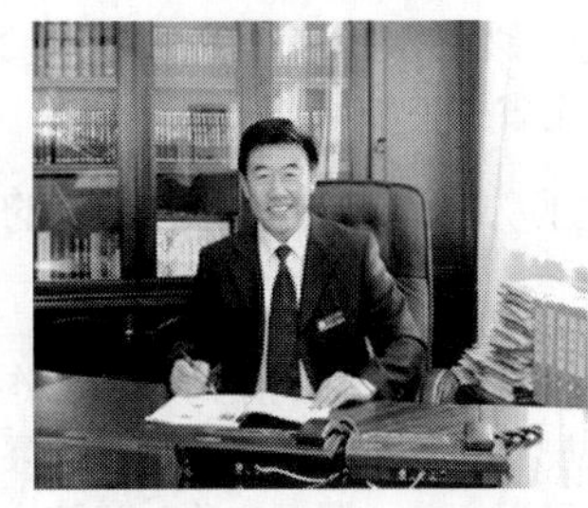

院　长：唐立峰

领导班子：孙亚新、崔玉玲、朱振中、徐　岩、纪志强、郭晓平、董汝臣、张亚珍

唐立峰　1957年4月出生，研究生学历、主任医师。2001年任吉林省四平市中心医院院长。

吉林省四平市中心医院是四平地区一所集医疗、科研、教学、预防、保健与康复功能为一体的最大规模的综合性医院。曾荣获全国卫生系统先进集体、全国百佳医院、全国文明单位、全国百姓放心示范医院、全国“大医精诚”先进集体、全国“五一”劳动奖状等17次国家级奖励。2007年被吉林省卫生厅、吉林省监察厅树立为全省行业作风建设典范。

一、紧抓机遇，将医院做大做强，努力为患者营造良好的就医场所

几年来，院领导班子认真学习和实践科学发展观，遵循“以病人为中心，患者至上、最大限度地满足患者需要”的办院宗旨，制定了可持续性跨越式发展的医院“一五”、“二五”建设规划，提出要早日建成区域性、现代化大院、强院、名院的发展目标，脚踏实地地实施了深化改革、科技兴院、从严治院、形象建设等重点工作；扎扎实实开展医院管理年活动，推进了医院建设事业如火如荼、迅猛发展；综合实力不断增强；社会效益和经济效益显著提高，医院的建设事业已经跨越到了一个新的阶段。

首先在抓好基本建设，优化医院环境；增强整体功能和实力，提高医疗诊治水平；加快信息化、数字化医院步伐，增加现代化管理手段；强化内外形象建设，创建高标准文明窗口等诸多方面制定了科学的发展策略和具体措施。投资5000余万元建成了2.6万平方米的外科住院大楼，开放床位500张，配备了中央空调系统、中央监控系统、中央呼叫系统和自动门禁系统等现代化装备；设有国内一流水平的层流洁净手术室设备和设施；在病区环境和病房条件等方面具有省内一流水平，根本上改善了外科住院病人的住院环境。除此之外，对原有3栋住院楼病房也进行了改建，每个病室均有中心供氧系统、空调和电视等附属设施。院区的休养环境现已形成了美化、绿化、亮化的休养小区和成为四平市环境亮点的、有4000平方米面积的门诊停车广场，最大限度地为广大群众创造了一个就医和康复的理想场所。

与此同时，数字化医院建设整体推进，协调发展，建成了中心网站；形成了千兆光纤主干网、百兆到桌面并覆盖全院的计算机网络管理系统；实现了门诊、住院、药品、物资管理等多部位一体化管理；引进（PACS）系统，实现与HIS系统整合，达到医学影像数据的长期保存和资源共享；覆盖全院的实验室管理信息系统（LIS）也正式投入使用。

2005年为推动四平市医疗卫生改革和发展步伐，发挥中心医院院的资源、设备、技术、管理等品牌优势来解决四平市中医院的生存与发展危机，实现以强带弱，共同发展的目的，中心医院兼并了原中医院成立中心医院二院，突出中医药特色，走中西医结合道路，努力打造老百姓信得过的品牌，取得了社会效益和经济效益的双丰收。2007年又同四平市人口计生委合作，创办了一所生殖保健医院，承担了全市育龄群众的计划生育、生殖健康保健与医疗服务任务，被国家人口和计划生育委员会指定为四平市首家医疗、科研和计划生育为一体的医疗保健机构。此外，医院的后勤系统也得到快速发展。2007年在院外建立了一个四平地区规模最大、设备最先进、管理最完善的后勤保障供给基地。

二、始终不渝地将科技进步作为强院之本，科技兴院快速进展

医院领导班子在每一步发展建设中，始终确立和倡导科技进步在事业发展中的重要位置。

一是制定出台了多项专科建设和科技兴院的鼓励、倾斜和扶持政策。如《科教管理条例》、《科技进步奖励条例》、评选优秀学科带头人和首席专家制度以及人才培养等多项制度；每年都投入百万余元，采取多种形式和各种渠道，构筑学科梯队框架，打造学科带头人队伍和人才优势。其中，委托中国医科大学举办了两期硕士研究生课程班，每年都送出医疗骨干进修近百人次。

二是业务建设突飞猛进，科技兴院硕果累累。全院已经形成了科系齐全、特色突出、重点学科优势明显的学科格局。一批有发展潜力和实力的专科快速成长壮大，在技术力量和整体水平上逐年提高，普外科是全省重点专科，心脏外科、血液科等已成为省内先进的特色专科。建立了院内肿瘤医院，形成一个新的以现代科技为龙头的标准化、规范化的肿瘤综合治疗体系。建成了设施和功能齐备的层流手术室、CCU、ICU病房和骨髓移植病房和具有国内先进水平的干细胞实验室。确立、

开发和临床应用的十二项重点技术以及高精尖设备的引进，为医疗、教学和科研插上了腾飞的翅膀。心脏直视下手术、显微外科技术、系列腔镜、内窥镜技术、激光技术、介入技术、骨髓移植技术、干细胞移植以及基因诊断和治疗技术陆续成功地应用于临床，快速地推进了医院整体服务能力的提升和医疗技术水平的不断进展。近几年来，有5项新技术获省级科技进步奖，每年有40余项科技成果获省卫生厅、市科委科技进步奖，每年发表在国家级期刊上的学术论文200余篇以上。

三是为了确保医疗设备在本地区的绝对优势，在省内达到一流水平，医院把引进具有与医疗功能相适应的先进设备作为科技兴院的又一重要手段，通过引资、融资、合作、贷款等多方渠道，先后装备了核磁共振系统、16排CT机、大型超声诊断仪、体部伽玛刀、准分子激光、钬激光、胶囊胃镜、电子直线加速器等医疗设备，现拥有设备（仪器）7124台（件），总价值1.594亿元。良好的设备建设为科技兴院战略的实施和实现提供了坚实的物质保证。

三、深化改革，强化内涵建设，医院管理向科学化管理方向发展

在医院经营和管理过程中，中心医院依靠不断深化医院改革和创新管理运行机制，进一步理顺医疗管理体制，强化管理效能，增强服务功能，提高服务水平，促进各项工作的持续、协调、快速、健康发展。如全面启动了人事制度改革；实行了职工绩效工资制；建立了以责任为中心、以效率为导向、以全成本核算为依据的分配激励机制；加大专业技术职称制度改革，推行了评聘分离的管理模式；以公开、公平、公正、透明为原则，建立了人才开发及合理利用工作机制等。同时，紧密结合医院管理实际，先后制定出台了一系列适应院情的工作方案、规章制度和服务规范，形成了一整套医院内部管理文件并汇编成册。这些章则制度作为规范和约束全院职工思想和行动的准绳，在医院管理、从严治院中已经成为医院各级管理者必须遵循的依据和全院职工共同遵守的准则。

2005年，为了推进医院管理向更新的标准化层面跃进，医院引入了ISO9000国际质量管理体系，在更好的发挥PDCA循环管理模式，进一步强化各项法律法规和规章制度建设的同时，建立了以院科两级质量管理组织为基础，以《质量手册》等体系文件为框架，以质控部门内部审核和专门机构管理评审相结合的新的管理系统。从而使全院从医疗医技科室到行政后勤部门，从宏观调控到微观管理等诸多环节又进入到一个全新的领域，医院管理有了一个质的飞跃。

与此同时，院领导班子还高度重视上级卫生主管部门组织开展的一些专项活动。如医院管理年，创建平安医院、和谐医院等，积极组织全院职工有声有色地开展，走在全省前列。通过近几年的“以病人为中心，以提高医疗服务质量”为主题的医院管理年活动的开展，进一步强化了医院内涵建设，有力地促进了管理水平和医疗服务质量的提高，做到多年医疗安全运行无事故发生。医院连续几年被评为全省先进单位。

四、积极发挥医院文化在建设发展中的引领作用

中心医院将思想文化建设作为医院工作的重要工作内容，通过对一系列发展规划和策略的确立和执行，逐步形成了具有本院特色的思想文化、服务文化、科技文化和管理文化并举的文化理念；通过多姿多彩、蓬勃向上的各种文化载体和氛围，推进医院文化不断向更高层面发展，成为对全体员工起到凝聚、激励、示范和导向强大力量；引领出一支两个素质过硬、高组织性、高纪律性的和高战斗力的职工团队。设计了建设“学习型医院、节约型医院、创新型医院”实施方案；常年组织“相约星期五”学习活动；倡导了“爱岗敬业，拼搏奉献，精医厚德，勇于争先”的医院精神；提出了“以医为本，以德为先，以私为戒，以博为怀”的院训；创作了院歌、院徽；经常开展世界观、人生观、价值观和以医德医风为主要内容的职业道德教育；创办了《医院之窗》院刊；建立了院内电视台等，这些内容作为医院文化的主体框架在医院各个发展历程中发挥出非常重要的引领作用。

为了使医院的优质服务在一个更新的起点上前进，更具有时代特征和医院特色，更好地满足人民群众更多层次和更高标准的服务需求，2005年推出了一个以“文明、规范、温馨、亲情”为内容的四个服务活动，将优质服务的光荣传统在新的时期进一步发扬光大。全体医护人员在医疗工作中努力将规范、优质体现在每一个工作环节之中；以温馨与亲情让患者在每一个角落都能感受到高档次、高水平的服务。与此同时，医院不遗余力地履行社会职责，做好扶贫济困工作。多年来对急危重症患者实行了“两先两后”的救治原则；每年“3.5”学雷锋活动日都去周边农村及敬老院送医送药，中心医院送温暖、献爱心的足迹已经遍布整个四平地区；成立了四平市白血病患儿救助基金会，每年拿出100万元基金对白血病患儿实施救助；还对贫困及低保患者实行了各种大型设备检查的减免政策，每年累计为患者减免医疗费用上百万元。特别是对心脏手术的患者实行了每例手术减免8千元的帮扶政策。

（高玉华）

上海市普陀区中心医院

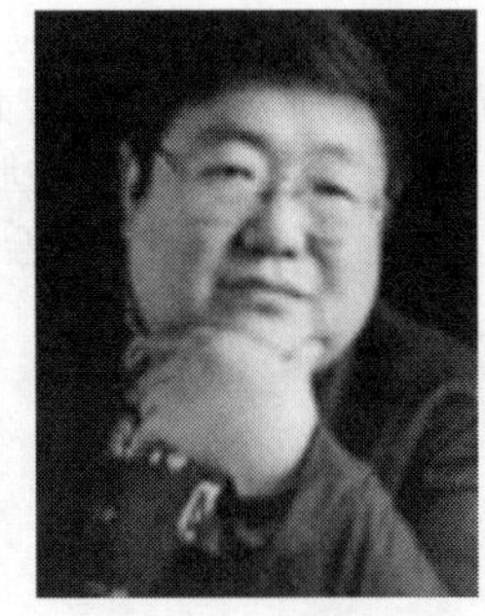

院　长：范忠泽

副院长：张兴儒、孔令伟、彭　文、赵德强

范忠泽　1950年6月出生，主任医师、教授、博士生导师、博士后合作导师。2007年5月任上海市普陀区中心医院、上海中医药大学附属普陀医院院长。

2007年，上海市普陀区中心医院（上海中医药大学附属普陀医院）完成门急诊1587609人次，同比增加9.10%；收治住院26645人次，同比增加6.5%；床位使用率为111.08%；业务收入5.17亿元，同比增加16.09%。先后获得了全国卫生系统先进集体、全国综合性医院中医药工作示范单位、上海市文明单位（八连冠）、上海市平安医院、上海市厂务公开民主管理先进单位、上海市职工最满意的企事业单位等荣誉称号。

一、以创建三级综合性医院为目标，加快医院发展

根据医院所处城乡结合部人口日趋增多、就医需求不断增加而医疗资源相对不足的特点，医院党政班子在“十一五”发展规划关于把医院建设成为一流的区域性医疗中心目标的基础上，抓住发展机遇，进一步把医院发展目标定位于三级综合性医院。2007年，医院以质量、学科、人才、科研、管理和绩效为抓手，加大环境、设备和基础建设投入力度，适度扩展医疗业务规模，顺利地完成了2007年十大任务指标和十项实事工作。

二、加强学科人才和科研能力建设，提高医院综合实力

学科建设方面，以获批国家中医药管理局重点专科和教育部重点学科各1项为亮点，取得了新的突破。人才建设方面，引进学科带头人3名，有6人列入市、区卫生系统学科带头人培养计划，选派12名青年医护人员出国研修。科研工作方面，GCP申报准备工作全面展开；完成3个市医学重点专科研究所的配套建设工作；完成中医肿瘤实验室申报国家三级实验室准备工作；获市医学科技三等奖和国家发明专利各1项；获国家自然科学基金项目2项，市科委、市教委课题共6项；完成2007年度院级114个课题评审立项工作。

三、推进医学教育规范化管理，顺利通过教育部本科教育水平评估检查

作为上海中医药大学附属医院，按照教育部教育水平评估标准，全面整合医院教学资源，推进医学教育规范化管理。教学专用办公室、教学模拟实训室、电子阅览室进一步完善；课堂授课和教学查房水平进一步提高；《常规中医病症临床实践指南》编写完成。医院教学工作得到教育部评估专家和上海中医大领导的充分肯定。此外，2007年完成20名硕博士研究生和33名中西医结合毕业生招生工作；完成345名实习生临床带教工作和19门课程共1174学时的课堂理论授课工作；举办5项1类学分继续教育；承担全科医师“西学中”培训班的培训任务。

四、深入开展管理年活动，打造医疗服务质量品牌

以提高医疗服务质量为主题，进一步完善规章制度，持续改进薄弱环节。急诊注重一个“急”字，门诊注重一个“便”字，不断改进服务流程和就医环境。加强医疗质量环节动态管理，把医疗质量作为一项系统工程来抓。包括2007年在内，医院连续4年在医疗护理质量质控检查中处于全市同级同类医院领先水平。院长被评为全国中医药系统优秀院长。

五、加强精神文明行风建设，全面提升文明单位创建水平

在2006年评为全国精神文明建设先进单位和市文明单位（八连冠）基础上，2007年医院提出创建全国文明单位努力目标，致力于文明单位创建水平、医院内涵质量、医疗服务能级和员工素质的整体提升。把精神文明建设重点放在职业道德建设上，着重开展以“尊重生命，关爱生命”为主题的医学人文精神教育，推出并完善了一系列人性化服务举措。行风建设强调党委领导、行政主抓，层层落实，责任到人的工作机制，实行一岗双责，推出一系列创新机制，同时加强了与大学、医疗集团和社区的联合共建。包括2007年在内，医院连续4年在上海市行风万人问卷病人满意度测评中名列全市医院榜首。

六、推进院务公开民主管理，积极构建和谐劳动关系

大力推进以职代会为基本形式的民主管理、民主决策和民主监督。做到凡涉及职工切身利益的大事工会必须参与，凡事关医院改革发展的重大决策必须经职代会审议表决。2007年召开三次职代会，分别以年度工作计划总结、年中工作推进和领导干部述职、民主测评为主要内容。与此同时，继续从思想上事业上生活上关心职工，提高职工工资性收入和福利待遇，实现职工与医院的共同发展和共享发展成果。医院连续四年评为上海市厂务公开民主管理先进单位，并评为2006－2007年度上海市职工最满意的企事业单位，工会荣获全国科教文卫体系统模范职工之家称号。

七、以建院50周年庆典活动为契机，掀起医院文化建设新高潮

编撰《医院大事记》和《院庆画册》，评选杰出贡献奖，拍摄CD片，举行卡拉OK大奖赛，制作全院职工风采照版面，布置心愿树，举行音乐厅专场音乐会，举办系列学术报告会以及召开庆典大会等系列活动。

（罗　章）

福建省福鼎市医院

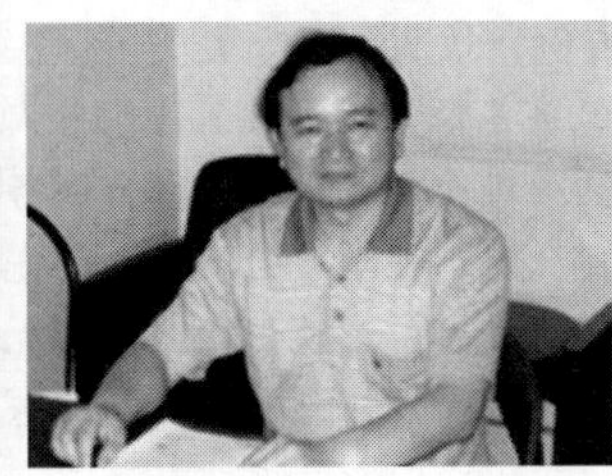

院　长：李桂心

副院长：陈丁友、林　琛、汪敬恒、敖日影

李桂心　1963年11月出生，本科学历、主任医师。2002年任福建省福鼎市医院院长。

2002－2007年门诊量、出院人数一览表

（单位：人次）

年度	2002	2003	2004	2005	2006	2007
门诊量	244377	260000	300600	361464	411629	448150
出院人数	10419	10936	11686	13904	15050	17011

福建省福鼎市医院创建于1950年，是一所集医疗、教学、科研、预防、保健于一体的二级甲等综合性医院，是福建医科大学实习医院，福建医科大学附属协和医院、省肿瘤医院和南京军区福州总医院神经外科协作医院。全院职工992人，编制床位600张，实际开放555张。

一、深化人事制度改革

近年来，随着国家医改进程的不断深化，医疗卫生事业正处于日新月异的发展阶段，医疗卫生领域的竞争日趋激烈，高、精、尖的医疗设备越来越广泛地运用于临床。在这种形势下，医疗卫生人才资源不足的问题已经成为了各个医院发展的一个核心问题，引进高学历人才成为了各个医院人才发展战略的首要方向。从1997年开始，医院面向全国逐步引进本科以上学历的人才及高年资的学科专家，截至2007年底，医院先后从省内外的医学高等院校引进本科以上学历人才178人，其中硕士研究生4人。在加大人才引进力度的同时，医院十分注重引进人才素质的培养，自2004年起，医院每年将新引进临床人才派往省协和医院进行为期一年的住院医师规范化培训，依托协和医院的医疗、科研、教学优势，大大巩固了引进人才的理论知识，提高了他们的业务水平。福建省仅有医院一家采取这样的引进人才培养模式，被誉为“福鼎模式”，“福鼎模式”的住院医师规范化培训在2006年福建省医院院长会议备受推崇。同时，医院积极创造条件，优化用人环境，正在如火如荼建设之中的“引进人才”山前生活区工程也即将竣工，届时，一个环境优美，设施齐全的住宅小区将解除引进人才的后顾之忧。

二、提高医疗服务质量

医院结合卫生部医院管理年活动，紧紧围绕“以病人为中心，提高医疗服务质量”，健全“质量、安全、服务、价格、绩效”等管理制度，把“追求社会效益，维护群众利益，构建和谐医患关系”放在了第一位，严格医疗安全管理，引进先进设备，积极开展新技术、新项目，不断满足人民群众日益增长的医疗服务需求。2007年医院就引进了40排螺旋CT、双平板DR等先进设备。

在加大医疗业务开展的同时，医院十分强调医院的公益性质，组织专门医疗力量，积极应对各种突发公共卫生事件，如2003年“非典”事件和2006年桑美台风等。

三、改善医疗服务环境

医院于2003年投入使用的慈济大楼共有16层，建筑面积近2万平方米，配有中央空调、中心供氧、中心吸引、自动消防、智能化弱电、手术室净化等系统。各楼层、电梯间均挂有慈济静思语，每天均有慈济志工和医院社会服务人员为病人进行爱心服务，凸显人文关怀，为病员营造温馨舒适的住院空间。门诊大厅宽敞明亮，药房、收费等窗口工作台敞开低置，与服务对象面对面，更好地进行交流，大厅内候诊椅、饮用水、电视、滚动液晶屏、自助查询触摸屏等服务设施一应俱全，为服务对象营造温馨、舒适、便捷的诊疗环境。

四、加强满意度工程建设

医院制定有明确的投诉处理制度，有投诉处理中心专人负责处理投诉问题，并开通24小时热线电话，接受群众投诉，及时进行处理反馈。每月召开一次服务对象座谈会，座谈会由院长亲自主持，随机抽取病员家属，各职能科室、医技科室负责人参会，认真听取各方意见，逐条记录，及时进行整改。纪检人员于每月中旬深入各病室发放调查问卷，开展多层面满意度调查，调查项目涉及收费情况、药品价格、服务承诺、便民措施、环境卫生等方面，调查满意率达90%以上；护理部也于病人出院当日进行随机性护理工作满意度调查，收效甚好。在此基础上，医院开展了“健康进社区　关爱千万家”活动，组织医务人员到深入社区、学校等地开展了健康知识讲座，既让群众更多了解卫生保健知识，又有利于医生和社区群众的广泛交流，也扩大医院的影响度、美誉度和服务面。

2007年，医院门诊每人次平均费用为124.50元，出院者平均医药费用为4706.47元，均在宁德市的核定控制指标之内，实现了两个零增长。

五、倡扬慈济人文

慈济人文是医院文化的一大特色，自从与台湾慈济结缘以来，医院成为了大陆唯一具有慈济志工服务特色的爱心医院，并在赴台文化交流的基础上，参照台湾医院的文化特色，设立了专门从事社会服务工作的部门——社会服务室，每天有社服人员和慈济志工一同深入病房开展爱心关怀，及时解决贫困病患的困难，2007年医院救助医疗贫困个案139例，救助资金达42万元。医院每年组织医务人员参与慈济冬令物资发放，让医务人员感受社会弱势群体的生活艰难；每年组织一部分医务人员赴台参与两岸医学文化交流，在学习台湾医院的先进经验的同时，更重要的是感受和学习慈济人“付出无所求”和“职志合一”的高尚情操，并融入到日常的医疗服务工作中去。

（李桂心　章志勇）

河南省胸科医院

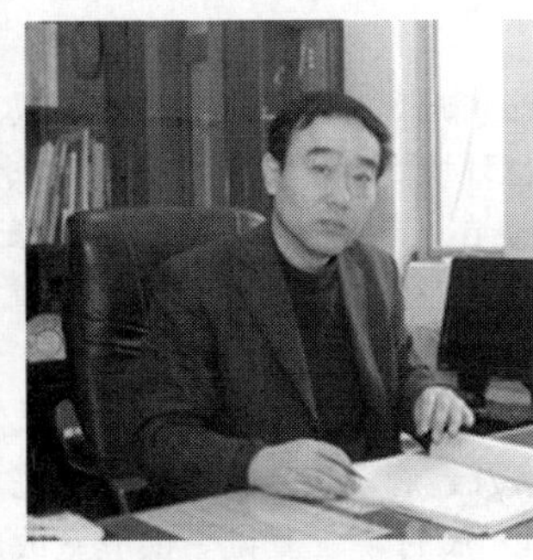

院　长：苑　星

副书记：朱杰夫、徐红伟

副院长：彭义利、吉庆明、李登旭、王平凡

苑　星　1959年12月出生，本科学历、心胸外科主任医师。2006年7月任河南省胸科医院院长。

2007年，河南省胸科医院收入总计12219.5万元，比2006年增长43.12%，其中业务收入为11199.3万元，同期增长48.97%，突破了亿元大关，创历年最好纪录。门诊总量33641人次，同期增长25.5%，出院病人7069人次，同期增长41.3%。实施外科手术2205例，同期增长29.7%，其中普胸手术909例，同期增长52%，心脏手术1296例，同期增长17.6%，连续3年保持心脏手术过千例；实施介入手术1046例，同期增长49.9%。资产达2.12亿余元，增长4552.9万元，增幅27.2%，其中固定资产为1.17亿余元，增长1628.9万元，增幅16%。职工人均创造效益19.1万元，比2006年增长6.4万元，增长50.3%。

一、强化医疗质量管理，保障医疗安全

（一）健全并落实各项规章制度，特别是医疗质量和医疗安全核心制度，不断推进医院管理科学化、规范化、法制化、标准化的进程。

（二）加强基础医疗和护理质量管理，强化“三基三严”训练。积极开展“三基三严”基本技能培训、岗前培训和考核活动，对卫生技术人员、进修、实习人员进行各专业“三基三严”知识及新技术、新项目培训53期，受训人员达2542人次。在组织培训的基础上，围绕“三基三严”等内容对全院医护人员进行考核考试，合格率在90%以上。实行医院和科室三级质量控制管理，实现了医护质量的持续改进，一年来医疗质量情况良好，无严重医疗差错、事故发生。

（三）认真开展依法执业集中教育活动，强化医疗安全教育。医院下发了《河南省胸科医院关于开展依法执业集中教育活动的通知》，成立了医院依法执业集中教育领导小组，通过专题讲座、办培训班、会议等多种形式，对全院职工特别是医务人员进行法律法规知识的培训，并组织进行了考试，合格率达100%。

（四）规范感染管理，有效预防和控制医院感染。健全医院感染管理三级网络，加大对医务人员的培训力度，加强对购入消毒药械相关证明审核工作和对重点部门感染管理工作。共举办培训班10期，参加培训及考核人员达1011人次，考核合格率100%；医院感染发病率4.1%，低于国家规定标准。

（五）合理用药，积极落实惠民医疗服务措施。认真执行《抗菌药物临床应用指导原则》，加强抗菌药物临床应用管理，积极开展药品不良反应监测，按照安全、有效、经济的原则选择用药。积极落实惠民医疗服务措施，医院对单纯性肺大疱、单纯性先天性房间隔缺损、先天性动脉导管未闭、贲门失弛缓症、单双腔起搏器安装术等5个病种实行单位病种限价，最大限度地降低病人医疗费用。据统计，一年来共收治25例单病种病例，为病人减少费用约9.94万元。2007年，在医院整体医疗收入不断增加的情况下，病人的负担却在减轻：门诊病人人次平均费用同比降低了21元，住院病人每床日费用同比降低了15元，充分体现了医院“最大限度让利于病人”的理念，为缓解群众“看病难、看病贵”作出了实实在在的贡献。

（六）全面推行院务公开制度。医院坚持把病人、群众和职工反映的热点、难点问题作为院务公开的工作重点。如：坚持实施院领导接待日制度，设立意见箱和院长信箱，增设院务公开栏，印制导诊手册3万册，在门诊大厅设立电子显示屏和多媒体查询系统，提高医院收费透明度等。通过各种方式向社会公开相关信息，听取群众意见，接受群众监督，以院务公开推动行风建设，不断增强广大干部职工的责任感和自觉性。

（七）积极开展“平安医院”创建活动。医院坚持把改善医患关系、提供满意服务贯穿活动的始终，不断提高医疗服务质量，加强治安防控体系建设，建立了工作和生活区重点岗位数字监控网络，建立并完善医疗事故和重大医疗过失行为申报系统，加强医患沟通，构建和谐医患关系。

二、提高服务意识，为患者提供人性化服务

（一）提高服务意识，切实维护患者利益。努力加强职业道德、职业纪律教育，注重医患沟通，深入开展“廉医、诚信、为民和谐医院”活动和“爱岗敬业，用

心服务”活动，并引入了“酒店式管理、航空般服务”这一全新理念和高标准要求，使全体职工进一步树立了以人为本、救死扶伤、一切为病人着想的服务意识；不断改善服务态度，转变服务作风，努力提高服务质量。通过召开工休座谈会、进行问卷调查等形式，征求患者的意见和建议，及时改进工作。在对住院患者和门诊患者定期问卷调查中，医院服务满意度平均在98.7%以上，综合满意度平均在97.8%以上。

（二）理顺科室结构，优化服务流程，提高服务质量。一是强化门诊职能，优化服务流程。进一步强化门诊导诊职能，形成了病人从入院到出院的标准化服务流程；实行门诊值班主任制度，帮助一线和患者解决实际问题；为方便病人就医，对部分门诊科室重新布局，并利用周六、周日为住院病人进行检查，缓解门诊B超检查压力，缩短了病人等候时间。二是加强门诊管理，理顺科室结构，更好的为患者服务。在B超室、放射科、导管室的基础上，成立影像科，整合其他门诊功能科室成立功能检查科，增设医院血库。三是重新设计就医流程，着手调整原有布局的不合理之处。为方便病人，检验科迁至现门诊三楼，并对医技楼进行改造，在现有条件下解决医院布局不合理情况；完成了营养食堂的改造，布局相对合理、环境大大改善的医院食堂已开始运行。四是规范院内标示语牌，方便患者就诊就医。院内设置规范、醒目的双语标牌，标明医院布局，并对院区各办公楼及病房楼的名称进行了统一。

三、加强基础设施建设和后勤保障工作，打造一流专科医院

一是投资近2000万元的新改造装修病房楼的投入使用，大大改善了病人就医环境。营养食堂的改造工作已经完成，为病人提供了整洁、卫生的就餐环境。保障了医院电气水暖的正常供应，完成了家属区的暖气管道改造工作和部分科室的电源改造工作；二是顺利完成了科室布局改造调整工作。后楼手术室、门诊三楼、医技楼、中诊四楼、64排CT房及连廊等改造工作的圆满完成，为医院各项工作顺利开展打下了基础。供应室改造、放射科整体改造及门前装修工作正在紧张进行中；三是启动了医院整体规划、陈旧落后医疗设备的更新及急需医疗设备的购置等工作。一年来，共投入资金2000多万元，购置了64排CT、DR、彩超等先进医疗设备，保证了医院可持续发展的需要；四是医院结核楼立项工作已获省卫生厅批准上报发改委，各项前期准备工作正在有序进行。

（赵飞虎）

郑州市中医院暨郑州市红十字医院

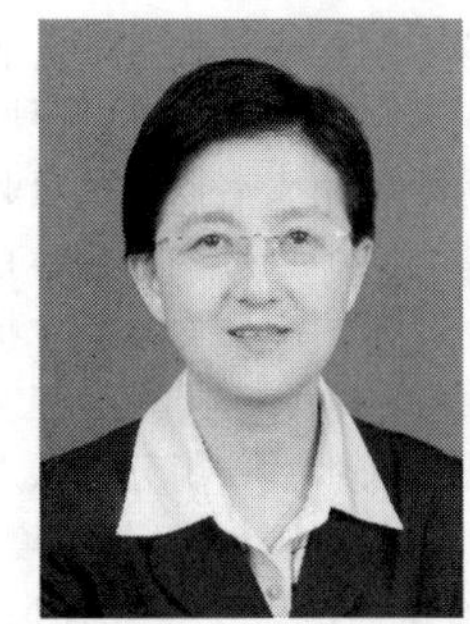

党委书记、院长：虞　婕
党委副书记：周春顺
副院长：沈世鹏、董霄汉、艾湘悦、徐学功

虞　婕　1960 年出生，女，研究生学历、主任中医师。2005 年 7 月任郑州市中医院暨郑州市红十字医院院长。

2007 年，郑州市中医院在市卫生局党委的领导下，以邓小平理论和“三个代表”重要思想为指导，深入落实科学发展观。始终坚持走突出中医特色、全面持续发展之路，以服务立院、科技兴院、科学管院、质量建院为持续发展目标，抓医疗质量、抓服务环节、抓细节连接，树管理品牌、技术品牌、服务品牌，强力推进医院管理步伐，使医院步入持续发展的良性轨道。社会效益和经济效益明显提高，医院形象得到提升。

一、强化质量意识，提高医疗服务水平

医院始终强化医疗质量管理，一级抓一级，层层抓落实，贯彻“以病人为中心，以质量为主体”的方针，以抓质量、服务、安全、绩效为重点。在“严”字上立规矩，在“新”字上做文章，在“细”字上下功夫，在“实”字上见成效。医院整体推进管理规范化、法制化、科学化，以医患“零距离”、医疗“零缺陷”、服务“零投诉”为目标，制定下发了一系列考核细则，不断强化“三基三严”训练，认真落实各项医疗制度，不断提高医疗服务水平。

（一）依法执业教育，规范医疗行为

为贯彻国家《打击非法行医专项行动方案》，医院制定了医务人员违法违规行为处罚规定，加强对医务人员依法执业教育及相关法律、法规的学习，特别是《执业医师法》、《传染病防治法》、《职业病防治法》、《母婴保健法》、《献血法》、《医疗机构管理条例》、《医疗事故处理条例》、《突发公共卫生事件应急条例》等卫生法律的学习，通过学习提高了医务人员的依法执业意识，加强了内部管理，改善了服务态度，提高了服务质量，为创建和谐医患关系、构建社会主义和谐社会，提供了有效的医疗安全保障。

医院严格按照《医疗机构执业许可证》的诊疗科目执业范围，定期检查医务人员专业技术资格，没有超范围执业。按照《医师外出会诊管理暂行规定》，规范院外会诊程序。2007 年组织院内的大型会诊及大型抢救工作 18 次，并协调科与科之间会诊，开展疑难病历讨论 270 余例、死亡病历讨论 210 次，组织院内学术会议 12 次，通过多种形式会诊、学习，活跃医院学术气氛，提高了医疗质量，保证了医疗安全。

（二）加强技能培训，防范差错事故

医院严格执行医疗技术操作规范，狠抓医务人员的“三基”考核，加强了医疗文书的规范化管理。整理和完善了各项工作制度、岗位职责，下发了新编的《医院管理制度和职责》，建立健全并且严格执行各项规章制度。对关系到医疗质量和医疗安全的医疗、护理核心制度，专门印制成便于随身携带的《核心制度》小册子，其中包含了医疗核心制度 14 项、护理核心制度 16 项。小册子分发到每个医疗技术人员手中，便于对制度的掌握和落实。在业务的管理上重视“三基三严”的学习和培训，特别是针对现在中医人员中医基础知识退化的现状，重视对中医基础理论知识的考核，对中医人员开展了中基、中诊、中药、方剂和四大经典的考核。

医院还加强对医务人员的职业道德、业务技术能力培训，下发《关于开展理论和技能操作比武竞赛的通知》，在全院医师中开展技能操作考核，人人过关，并从中选拔出 3 名医生参加郑州市第四届“新密王村煤业杯”职工技术运动会青年医师急救技能竞赛并取得良好成绩。特别是在 2007 年全省中医临床医生基础知识考试中，医院有两位医生获得一等奖的好成绩，为医院争得了荣誉。

在日常中工作中，医院还注重抓好重点环节的医疗安全防范工作，对医患纠纷易发科室如门诊、急诊、外科、妇产科、麻醉科等及新调入人员、进修实习人员的医疗安全意识进行培训，新调入人员进行岗前培训及考试。落实《医疗事故（纠纷）责任人追究制度》，完善并制定了《关于对医疗事故（纠纷）责任人追究制度的补充规定》，年度内对造成重大医疗纠纷或医疗事故的相关科室和直接责任人进行了经济处罚或行政处分。

（三）规范特色病证管理，重视科研立项

按照河南省中医管理局要求，进一步制定医院《关于突出中医办院方向发挥中医特色优势的实施意见》，在医院原制定的 35 种特色病证的基础上，又对特色病证进行了补充修订，增加到 51 种特色病证，装订成册，

进行规范统一管理。

“科技兴医”是永恒的主题，为此，医院加大科技兴医力度，加快科技兴医步伐，加大对科技项目、成果和论文的奖励力度，并与职称晋升挂钩。鼓励业务人员撰写学术论文，并按医院规定每年给予必要的奖励，大大调动了卫生人员科研和发表论文的积极性。2007 年各科正式发表论文 86 篇，完成市级科研立项 5 项，成果鉴定 2 项。获市级科技进步二等奖一项，获中医管理局中医药科技成果一等奖一项。

（四）实施住院医师规范化培训

医院不断加强对住院医师实施规范化培训，根据卫生部《临床住院医师规范化培训大纲》制定培训细则及轮转和带教计划并落实，督促全院各科做好住院医师规范化培训手册记录及培训档案管理工作。完成了 2007 年全院临床住院医师规范化培训年度考核工作。完成住院医师规范化培训手册记录及培训档案管理工作，住院医师规范化培训手册及培训档案建立率达 100%。同时为了落实卫生部、省卫生厅规定，医院又将《住院医师规范化培训合格证》作为晋升主治医师报名必备条件之一。

（五）推行人性化服务，提高护理质量

医院十分注重在护理工作中推行人性化服务，从改善护理服务流程上下功夫，从护理语言、行动、品位、形象上下功夫，从出台一系列便民措施上下功夫，从严格执行各种护理措施上下功夫，从不断完善护理安全措施上下功夫，使护理服务水平不断提升。另外，医院还十分注重护理质量的提高，坚持护士长每日夜查房，督促检查护理人员在岗及岗位职责履行情况，及时发现问题、处理问题；坚持每月召开两次护士长例会，针对问题作出实效性的改进措施，确保护理质量和护理安全；加强护士技能培训，严格按照“三基三严”培训计划组织实施，提高了护士的临床技术操作水平；为了突出中医护理特色，医院每月还有计划的组织中医护理知识业务学习，进一步加强中基、中护的培训，使每一位护士在辨证施护等方面有了较大的提高。

特别是在 2007 年 8 月中、下旬举行了全院护理人员的护理理论和技能操作比武竞赛，通过这次竞赛，强化了护理人员理论知识和临床技术操作水平。在这次竞赛中，有 6 名医务人员被授予 2007 年郑州市中医院护理技术能手的称号，有 3 个科室被授予 2007 年护理比武优胜集体的称号，受到医院的表彰。

（六）规范医技科室管理，拓宽服务领域

医院注重加强医技科室管理，积极拓宽服务领域。功能科开展了肌电图各项检查，对神经、骨骼、肌肉、血管等多项组织进行辅助诊断；尤其是开展了四维彩超的检查技术，为临床胎儿畸形的早期筛查诊断提供确切可靠的依据。检验科根据临床的需求，购置了五分类血液分析仪、免疫发光仪，同时还开展了自身免疫性肝炎疾病的诊断、儿童支原体肺炎的病毒检测、性病的快速检测等检查项目。根据输血技术规范要求，成立了输血科，添置了溶浆机、血小板保存箱、低温冰箱等设备，规范了输血科的工作，最大限度的保证了临床需求和输血安全。建立室内、室间质控制度，并通过了河南省临检中心的室间质评活动，取得了优异的成绩。

二、加强内部管理，增强医院竞争实力

（一）完善绩效考核，确定质量监控标准

结合医院管理年评价标准和医院等级管理标准，制定医院和各科的质量标准，实施院科两级的质量管理。把全成本核算作为基础，把质量管理和成本核算结合起来，形成了全面的绩效管理考核方案，千分制考核，百分制计算。2007 年，在绩效考核中医院还强化了对机关、后勤科室的考核，采取院领导测评、职能科室互评、业务科室考评相结合的办法，采用百分制分别从六个方面：政治思想、遵章守纪、相互合作、服务态度、工作质量、工作效率进行考核，从而改善了工作作风，调动了机关、后勤为临床服务的积极性，起到了一定的促进作用。

（二）执行服务协议，医保工作严格有序

医院担负着省、市、区的医保工作，其中包括市直离休及企业离休干部的医保工作；担负着郑州市新农合、工伤病人、以及全民城镇医保等就医管理工作；省、市门诊慢性病的管理、就诊工作。能够严格按照医保政策规定，做好各类人员的医保工作：做到医保定期查房、强化签字制度、审核各类医保证件、出台相关医保文件等等，保证了医保病人的权益，保证了医疗质量，保障医疗安全，杜绝了冒名顶替，杜绝了挂床住院，避免了超疗程用药。

（三）规范免疫程序，完善传染病管理

严格按照国家规定的计划免疫程序，做好计划免疫工作，重视查漏补种工作，2007 年建卡 521 人次，接种一类疫苗：糖丸 2580 人次，白百破、麻疹、乙肝疫苗 2345 人次，二类疫苗 8457 人次。乙脑疫苗接种 1130 人次。重视查漏补种工作，在 1—3 月的的麻疹查漏补种工作中，共查漏 47 人次，补种 88 人次。

严格按照传染病防治法的要求，进一步完善了相关的工作制度，2007 年无漏报，无谎报，无院内感染爆发。针对临床大夫对传染病知识知晓情况相对薄弱的问题，加强传染病防治知识培训，如结核、不明原因肺炎、夏季肠道传染病、手足口病、登革热、霍乱等重点病培训，同时深入科室，分别对儿科、急诊科、妇产科、呼吸科等科室进行了重点培训。传染病相关知识考试 2 次，发放试卷 800 余份。按照上级要求，对重点传染病如霍乱、不明原因肺炎、AFP、新生儿破伤风监测每周实行“零”报告。

（四）加强儿保管理、计生工作严谨有序

在计划生育方面，能按照目标要求，组织全院已婚育龄女职工孕检，100%完成任务。加强流动人口的计划生育管理工作，认真落实“谁用工、谁负责、谁受益、谁受理”的原则，组织入户调查、宣传活动，年综合目标工作均 100%完成。

（五）加大医院感染管理，强化院感监测

继续深入开展医院感染前瞻性调查，对重点科室加

大监测力度。为降低感染率，每日深入病房和医生、护士沟通，1—10月共监测住院病历9057例，确诊院内感染174例次，例次感染率1.92%，同比下降0.6个百分点，远低于部颁标准。无菌切口无感染，无传染病导致的医院感染死亡事故。

积极参与抗生素的管理，截至10月共对7707例住院病人进行了抗生素使用回顾性调查，其中使用抗生素4477人，占58%，I联70.9%、II联28.2%、III联0.8%。每季对病源体的特点和变化趋势进行分析，及时通报全院，为临床提供信息，提高医生合理检查、合理用药的意识。医院细菌培养送检率平均23%，较2006年增长6.6%。

（六）注重医疗设备投入，满足临床需求

严格执行上级有关文件精神，坚持按章办事，购置5万元以下设备，采用院内招标，纪委参与。5万以上设备，首先由科室申请，设备科进行论证，院办公会研究后报市卫生局，按照有关规定招标采购。截至2007年11月，共采购万元以上大型设备24台（件），价值450万元，根据科室需要完成年度大型医疗设备的论证、申报、采购，完善了两级保养制度。全院设备完好率为98%，设备使用率为91%，急诊设备完好率100%，保证了医疗设备的正常运行。

（七）注重人才聘用、引进，充实医疗队伍

医院坚持靠事业造就人才、靠环境凝聚人才、靠机制激励人才，为每一位专家、人才打造良好的工作、学习、生活平台，使他们感到温馨、放心、安心。2007年，医院经过考试、面试，研究同意聘用人员67人。完成了2007年护士长竞争上岗工作，经过思想动员、公布方案、细则、个人报名、资格审查、理论考试、民主评议、演讲答辩、组织考察、任前公示、党委任命等程序，选出35名思想素质好、业务能力强、德才兼备的护理人员走上护士长的岗位，为医院的发展注入了新生力量，为医院护理工作的开展打下了良好的基础。

三、突出中医特色，加强专科内涵建设

中医重点专科建设是保持和发挥中医特色优势的重要载体和有效途径，是提高中医临床疗效的重要手段和有效措施，为此，医院积极响实施“名院、名科、名医”的三名战略，打造“医院有特点，科室有特色，医生有特长”的三特亮点，按照有条件、有能力、有市场的原则，抓住两个要素：把学科带头人的培养使用作为重点专科建设的关键，把特色技术作为重点专科建设的基石。采用整体规划、分步实施、择优汰劣、公平竞争的办法推进重点专科建设。

医院2007年申报5个市级重点专科，一个省级重点专科，一个国家级重点专科。儿科、呼吸科和心内科由于建设成效显著，顺利通过市卫生局专家组考核，被评为郑州市第四轮临床医学重点专科、临床特色专科并授予专科牌匾。消化科、骨科顺利通过市卫生局中医专家组考核，心内科被河南省中医管理局确定第二批重点中医专科建设单位，脑病科通过了国家中医管理局十一五重点专科（专病）建设项目计划书申报。

2007年医院重点专科完成工作情况：

中风科开低分子肝素治疗TIA及进展性卒中130例，中药直肠滴入治疗中风病35例。应用东菱克栓酶治疗急性脑梗塞45例。穴位封闭治疗枕神经痛34例、脑脊液置换治疗蛛网膜下腔出血4例。中风康复中心开展运动疗法343例，对适宜的中风病人提供支具治疗，完成345套。脑外科以精湛的技术取得病人和社会的更多认可。开展颅内血肿微创术53例，开颅手术23例等。

医院中风科完成了双参口服液改善冠心病血管内皮功能的临床研究等6项科研课题的工作。组织申报了2007年郑州市科技攻关计划项目——踝足矫形器治疗卒中、治疗下肢瘫痪的临床研究。

医院心内科是河南省中医管理局命名的省级重点临床科室，经过多年的临床实践，总结出了一套医院心内科独有的具有鲜明中医特色的治疗模式，“冠心贴”防治冠心病心绞痛的研究获得2007年郑州市科技进步二等奖。

医院儿科是郑州市政府命名的重点临床科室，研制的三阳清解茶直肠滴入治疗小儿外感发热获得2007年河南省中管局科技进步一等奖。

医院妇产科是一个中医特色浓厚的临床科室，一是利用中医药治疗妇科病，如开展了中药直肠滴注治疗妇科盆腔炎，取得良好疗效。二是利用中医药开展产妇产后疾病的治疗，结合针灸治疗开展了产妇康复训练，治疗产后尿潴留、剖宫产术后尽早恢复肠胃功能、增加产后泌乳、子宫复旧；三是利用自制制剂有效预防和治疗新生儿黄疸，成为了强势科室中的特色疗法，受到患者好评。年收治孕产妇2500人，新生儿2500人。

医院不孕不育科利用中医辨证论治，根据不同的病史、病因，采用西医诊断与中医治疗相结合；局部检查与整体治疗相结合；辨病与辨证相结合的综合治疗原则，使中西医优势得到互补，自2004年9月成立以来已治愈218位病人，给不少家庭带来天伦之乐。

重点科室的发展壮大，得益于医院对重点专科的重视与扶持，医院在绩效考核、人才培养、职称晋升、评优评先等分别制定了倾斜政策，鼓励科室有特色、医生有特长，实现医院的三名战略和三特亮点。

四、规范药事管理，保证用药低廉安全

（一）认真贯彻制度，规范日常工作

医院认真落实《处方管理办法》、《医院中药饮片管理规范》，加强处方规范化管理，实行按药品通用名处方，开展处方点评工作，登记并避免不合理处方，严格执行《抗菌药物临床应用指导原则》，开展抗菌药物临床应用和细菌耐药监测，提高抗菌药物临床合理应用水平。培养临床药师，实施临床用药监控，加强药品不良反应与药害事故的监测与报告，制定了医院基本用药目录，方便临床用药。

在做好日常工作的同时，医院十分注重专业技能培训，在郑州市“天伦杯”中药技术比武竞赛中，取得两

个一等奖、一个二等奖的好成绩。

（二）严格执行招标管理，保证药品供应

医院严格按照药品招标采购程序进行招标采购，结合医院用药特点，医院药事管理委员会在市招标办中标药品中进行筛选，确定品种。由保管根据库存及用量情况编制采购计划，经药剂科长、主管院长批准后，由采购实施采购计划。按照招办要求每月将每批采购的品种、规格、数量、金额及入库验收记录上报招标办。每季度用药数量、金额前十名，抗生素应用的数量、金额前十名上报局纪委。

严格执行国家的药品销售价格政策，2007年国家发改委先后进行了数次药品集中降价，医院及时跟踪信息，对降价品种及时降价，同时购进价格也按规定相应调整。

（三）开展药物评析，指导临床用药

积极开展以科学，合理用药为核心临床药学工作，抽出专职人员担任临床药师，下临床指导合理用药，观察和收集药物不良反应，对临床上有报道的重点药物进行重点追踪并告知临床大夫重点观察。开展药物不良反应和依赖性统计及上报，上报不良反应160份；开展临床合理用药督导，抽查病历2498份，处方抽查25858张，另外门诊处方抗生素使用情况每月一次抽查分析处方3000张以上；每月对处方书写合格情况及超百元处方情况进行抽查汇总公示；进行用药知识新药宣传等（医药动态每季一期）；与检验科开展血药浓度监测、细菌耐药性监测及药敏试验；开展临床用药评析；进行不定期查房等。

五、加强财务管理，严格物价收费制度

物价审计方面：

在医疗服务收费中做到“四个坚持”：坚持一岗双责，规范医院物价管理，明确了院科两级物价管理组织；坚持收费公示，在门诊大厅及病房等醒目位置设置显示屏及触摸屏等多媒体查询系统，便于患者查询；坚持完善制度，认真执行一日清单制；坚持督导检查，每月对医院收费情况进行抽查，逐步建立规范的医疗收费行为的长效机制。医院全年无乱收费、分解收费现象，严格执行单病种限价政策，让老百姓明白消费。

六、改善诊疗环境，确保医疗安全有序

1. 在就诊时间上——推行延时服务，开展了午间门诊、延时门诊和节假日门诊。挂号室、收费室、门诊药房、医技检查等实行了弹性工作制，有效提高了工作效率，缩短了病人在医院的滞留时间，方便不同层次患者就医。

2. 在候诊环境上——增派了导诊导医人员，更新了导诊护士服装及沙发椅套，重新制作了门诊医师、专家简介专栏，方便病人选择医生。

3. 在服务流程上——开设了老、弱、病、残、孕、幼特需服务区，设专人陪诊、陪检，提供特需服务。

4. 在营养疗法上——结合中医院的特色，开展冬季进补，根据人体气、血、阴、阳偏盛偏衰的程度，配置不同的补益药膳。在营养治疗方面形成孕、产妇营养咨询配餐系列服务，提供孕中、晚期营养咨询，产后为产妇提供催乳药膳、营养配膳。开展危重病人、糖尿病等病人的营养支持。

5. 在医疗环境上——医院进一步完善了治安治理和平安医院建设机制，配备有30名“保消一体化”人员，制定了“防火委员会”、“消防设备维护”等各项制度，全天24小时值班巡逻，保证了医院的正常秩序和医护人员及患者的安全。

七、加强行风建设，构建和谐医患关系

医院坚持以“三个到位”确保行风建设取得实效，拉近了与患者之间的距离。

一是教育到位，提升医务人员道德素质。医院领导班子始终坚持教育先行，经常教育全院干部职工坚定理想信念，规范医务人员的举止行为，让文明行医、廉洁行医成为医务人员的自觉行为，提倡白求恩精神，不断提高医务人员的思想道德素质。

二是监督到位，力促行风建设上台阶。医院坚持院务公开活动，下发了医院《进一步完善医院院务公开工作的实施意见》，认真开展院务公开。院长坚持利用周会时间，每月公布医院经济收支情况，并及时根据医院的实际，不断完善医院管理绩效考核方案，坚决杜绝提成现象的发生。坚持把百元处方签字制度作为行风建设的一项重要内容，列入医院绩效指标，与业务指标一同考核，坚持以随机抽查的方式，每月任意抽取一天的门诊处方进行一次督导检查，并记入科室当月的绩效考核成绩。从制度上遏制大处方。成立了行风建设监督小组，通过定期发放行风征求意见表、群众满意度问卷、定期召开工休座谈会、行风监督员座谈会等方式，对行风建设情况进行监督；及时了解情况，受理患者投诉，对查实的问题及时解决处理。

三是措施到位，为切实缓解群众“看病难、看病贵”问题，医院采取多种形式和措施加强行风建设，提升群众满意度。医院先后制定下发了《郑州市中医院行风评议整改措施》、《郑州市中医院“六进六服务”活动实施方案》、《关于治理乱收费专项检查的通知》、《医患沟通制度（试行）》、《开展“双十温情服务”活动实施方案》等文件保证行风工作的健康发展，确保行风建设取得实效。医院认真组织开展了“爱岗位、献爱心，争创人民满意医院、争当人民健康好卫士”、“争创廉医、诚信、为民、和谐医院”等活动，赢得了人民群众的广泛好评。全院职工加班不休息按照责任区划分，以小分队形式分头下社区进行“六进六服务”活动。义诊咨询10230人次。

八、治理商业贿赂，树立良好医德医风

九、打造医院文化，激发职工服务热情

为了加强医院的文化建设，创办了《郑州市中医

院》院报，有效的宣传名院、名科、名医，增强了全院职工的凝聚力；聘任以著名书画大师唐玉润等六位大师为医院的文化顾问，营造医院浓郁的艺术氛围；医院工会十分注重职工的文化生活，精心策划、积极运作、周密组织了一台郑州市中医院2007年迎新春联欢会，充分展现了职工能歌善舞的艺术才华和团结奋进的精神风貌，进一步提高职工的凝聚力和向心力，激发职工爱岗敬业的积极性。其中获一等奖的男声三人组合《上海滩》被选送到郑州市节水办在绿城广场组织的大型文艺晚会上并获特等奖，扩大了医院知名度。为庆祝“三八”国际妇女节，组织全院女职工举办了庆“三八”徒步暴走健身活动，使女职工的身心和工作压力得到彻底的释放，走出了健康，走出了时尚，受到了河南日报、河南医药信息报、河南电视台等媒体的关注和报道，宣传了医院女职工积极向上的精神风貌，收到了良好的社会效益。

开展职工业余文化活动，办好职工之家，举办职工喜闻乐见的瑜伽班、普拉提班、乒乓球比赛、羽毛球比赛、门球比赛，聘请专业老师指导，瑜伽学习班深受职工欢迎。以健康的文化娱乐、体育活动丰富职工的文化生活，激发职工团结协作、以院为家、爱岗敬业的精神。

十、强抓服务细节，促进医患和谐发展

医院在不断创新管理机制的同时，通过强化“无缝隙”质量和安全管理理念，来提升服务水平。利用每周党政联席会、晨会、院周会、每日督导检查、月考评等时机，不断强化中层干部遵循“告知——培训——服务——管理”的循环链条，规范管理意识，相互学习找差距，交流管理心得，在服务中实现管理，在管理中体现服务，使管理工作做到“五化”，即常规工作程序化、日常工作制度化、各项要求标准化、技术操作规范化、监督检查经常化。

医院在开展“爱心教育年”的基础上，推出了“双十温情”服务活动，提出了“十个多一点”即“多一点细心，多一份观察；多一点耐心，多一份解释；多一点关心，多一份沟通；多一点温馨，多一份问候；多一点付出，多一份满意。”和“十个问候声”即“来院有欢迎声，过节有祝福声，咨询有解释声，反映问题有回复声，就诊有称呼声，合作有感谢声，工作失误有道歉声，不适有安慰声，呼叫有应答声，出院有送行声。”通过活动，医院全体干部、职工转变了服务理念，改变了服务模式，拓宽了服务内涵，把对病人由单一医疗的救治转化为生理、心理、健康教育、人文关怀等方面的综合性服务，把人性化的服务渗透到医疗服务的各个环节。“诊一个病人、交一个朋友、送一份关怀、献一份爱心”，处处都体现了工作人员对病人的真情和博爱。开展了对门诊老弱伤残、行动不便的病人实行全程陪伴医疗服务，对住院病人代办所有手续；对急危重症病人实行先抢救，后收费；先治疗，后办手续，保证及时诊断，及时治疗，把治病救人放在首位。

在各病区设立了开放的吧台式护理站，实行站立、微笑式服务，同时针对不同症状病人的情况进行特殊护理、特殊照顾、心理疏导、健康教育等服务。医院规范了医务人员的执业行为，开展药物使用评析及抗生素临床应用评析制度，规范医生用药行为，切实降低医疗费用；改进服务流程，在省内率先实施划价、收费、取药“一站式”服务和开放形柜台模式，实现了“零”距离服务，既增进了医患之间的沟通，又拉近了医患之间的距离；加强财务管理，严格规范收费行为，做到日清、价准、项目明，让老百姓明白消费；加强行风建设，出台了《关于纠正医药购销和医疗服务不正之风工作实施意见》、《医院行政管理条例》等一系列管理制度，建立完善了病人投诉处理制度，让老百姓满意。这几项考核措施明显的促进了医院门诊、住院业务的开展。

医院始终把“信誉第一、病人第一、服务第一、质量第一”的医院精神融入到为病人服务中，开展了“三因四制”式服务即“因病施治、因病施检、因病施药”和“首问负责制、首诊负责制、费用清单制、出院回访制”，要求每一位医生站在病人的角度，心系患者，倾注真情；仁心仁术，大医博爱，真诚的服务患者、服务社会。

据统计，2007年根据卫生局下达的综合目标责任书，较好完成各项医疗指标：正规床位与门急诊量之比为1：3.23，床位使用率为119%，床年周转次24.1次，平均住院日15.2天，治愈好转率为96.8%，入院三日确诊率为99.9%，中医病证诊断准确率为96%，上级医师指导优良率为97%，住院甲级病历率为98%，手术前后诊断符合率为95.6%，无菌手术切口感染率为0%。

较好的完成了各项护理考核指标：危重患者护理合格率为97%、基础护理合格率为96%、急救物品完好率为100%、护理文书书写合格率为96%、病人对护理工作的满意率为98%、医疗器械消毒灭菌合格率为100%、中西医护理技术操作合格率为99%、健康教育覆盖率为100%、全院入院病人数10100人、各病区危重病护理1049人、接产3035人、新生儿护理3035人。

2007年，医院坚持中医特色，不断加强中医内涵建设和中医“固本强基”工程，完善了医院综合服务功能，做到了“急诊要强、诊断要明、治疗与服务要有中医特色、中西医结合要有优势”，实现了“疗程更短、疗效更高、痛苦更少、费用更低”的目标。医院被河南省中管局评为2007年度医院管理先进单位，被郑州市卫生局授予郑州市中医临床医生基础知识考试优秀组织奖，被郑州市卫生局评为爱心医院，被郑州教科文卫体工会授予先进集体称号，被河南日报报业集团评为读者信赖的诚信医疗单位，成为郑州晚报创建和谐平安医院共建单位。

（王洪专）

华中科技大学同济医学院附属协和医院

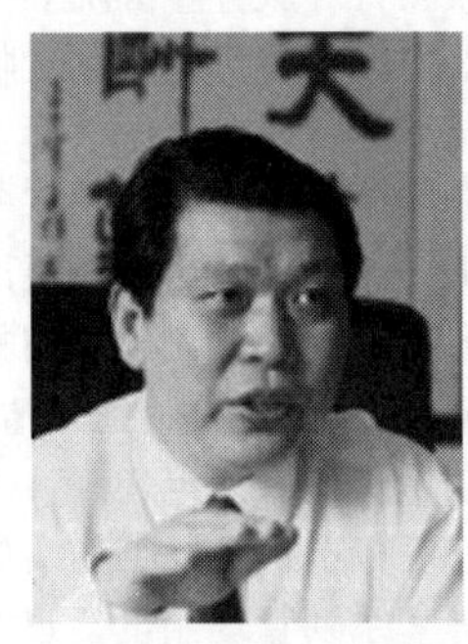

院　长：王国斌

副院长：冯敢生、姚尚龙、安　锐、孔维佳、胡　豫、刘忠德、张　玉

王国斌　1954年出生，医学博士、教授、博士生导师。1998年任华中科技大学同济医学院附属协和医院院长。

2007年医疗工作统计

（一）门诊工作统计

年度及比较	门诊总人数	平诊人数	急诊人数	干部门诊人数	职工门诊人数	地段保健人数	查体人数	抢救人数	死亡人数	观察床人数	抢救成功率%
2007年	1970281	1850169	120112	15082	14338		316549	3089	101	79019	92.20%
与上年度比较%	8.50%	9.30%	-2.00%	24.20%	-31.8		2.60%	-39.50%	-29.30%	-7.80%	1.90%

（二）病房工作统计

年度及比较	病床数	入院病人数	出院病人数	其中					手术例数	平均住院日	病床周转次数
				治愈	好转	未愈	死亡	其他			
2007年	2236	65491	65197	24558	34759	1980	649	3251	32000	13.5	29.1
与上年度比较%		18.00%	18.10%	18.00%	19.20%	0.70%	20.60%	20.10%	44.40%	7.50%	-7.60%

一、深入开展卫生部医院管理年活动和创新年活动，医院管理日趋规范化、科学化

1. 继续深入开展卫生部医院管理年活动，综合评分稳居全省第一。围绕卫生部提出的“八字方针”，制定了2007年活动实施方案，重点开展了技术准入申报、医疗质量控制和平安医院创建等工作。一是以依法执业为重点，积极组织器官移植和人类辅助生殖技术准入申报工作。肾脏、肝脏、心脏及人类辅助生殖技术均获卫生部批准。二是根据近两年医疗质量考评情况，进一步完善了医疗质量考评体系。适当调整了医疗质量考核内容和权重，手术准时率和基础医疗质量纳入了考评体系。三是将医院管理年活动与创建平安医院活动相结合，实施了“警医联动”计划，为构建和谐医患关系奠定了基础。通过3年的管理年活动的开展，医院规范化、科学化管理进程加快，医院管理水平以湖北省总分第一的成绩通过卫生部2007年督导检查。

2. 积极开展创新年活动，医院各项工作更显生机与活力。坚持一年一主题的管理模式，开展了创新年活动，并率先在人事制度和分配制度改革中进行了有力尝试。人事制度方面，《合同制职工薪酬管理规定》、《临床博士毕业生选留管理办法》和《引进高层次人才暂行规定》等相继实施，一套涵盖不同岗位和层次的人力资源引进、使用及考核体系基本成形。分配制度方面，出台了核心人力资源考核奖励方案；同时，本着向临床一线倾斜，考虑技术含量及风险的原则，对临床、医技科室的劳务分配方案进行了局部调整。以人事制度和分配制度改革为重点，“创新”主题深入到医院各项工作，促进了医院综合实力的大幅提升，医院管理在卫生部大型医院巡查中获得高度评价。

3. 落实相关政策、法规，职工待遇和合法权益得到

进一步保障。一是根据人事部、省人事厅和大学有关文件精神，完成了各级各类人员的工资调整。二是贯彻落实卫生部关于实施院务公开工作的指导意见，总结以往经验，制定了《协和医院关于全面推行院务公开工作的实施方案》，确定了院务公开的原则、内容、形式等，对职工关心的一些重大问题、热点问题以多种形式在院内公开。三是贯彻落实上级部门关于国有资产清查工作的规定，圆满完成了规模最大的一次资产清查工作，促进了医院国有资产管理制度的完善，并形成了一套以院国有资产办公室主管，各科室兼职财产保管员参与的资产管理组织架构。

二、以医疗环境改善为契机，强化质量控制和资源优化配置，医疗工作再上新台阶

1. 合理配置医疗资源，医疗工作量再创新高。随着外科大楼的投入使用和总投入3500万元的内科大楼改造工程的完工，院内医疗环境进一步改善，医疗工作量大幅攀升：2007年门诊量为197万人次，较2006年增长8.5%，其中急诊12万人次；住院病人为6.5万人次，较2006年增长18.1%；住院病人手术量为3.2万台次，较2006年增长44.4%，单日最高手数量达251台。病床利用率为108.3%。

2. 加强制度落实和技能训练，医护质量维持较高水准。严格贯彻执行《处方管理办法》，落实非抗生素“一品两规”政策。积极做好医院诊疗科目变更、专业技术人员执业资格申报及放射仪器设备综合环境评估申报工作。加强疑难病例讨论、医师外出会诊审核登记等医疗制度的落实，强化“三基三严”训练和临床操作技能训练。2007年审批外出会诊560人次。全年出入院诊断符合率为99.4%，三日确诊率为96.3%，急危重症抢救成功率为90.3%，护理质量合格率达99.77%，并在湖北省护理操作技能大赛中获得总分和个人全能两项第一。

3. 坚持评审、奖励制度，新技术、新业务亮点较多。完成2004—2006年度新技术、新业务的评审、奖励工作，共有34项新技术、新业务获奖励，其中，一等奖1项，二等奖5项。2007年共开展心室颤动射频消融治疗等新技术新业务80余项；开展肾脏移植39例，其中，亲属肾脏移植24例；开展肝脏移植5例，开展造血干细胞移植60例。

三、以教育部教学评估为契机，加强教学管理和改革，医学教育工作和谐、稳定发展

1. 稳步推进教学管理与改革。坚持大课预讲制和教学质量督导检查制，实施研究生教学奖学金、助学金制度，优化、改进研究生课程体系，保证了教学质量的不断提高。27个专科培训基地顺利通过复审，2个内镜培训基地通过现场评审。2007年举办继续教育培训班44个，培训学员近7000人。建成国家级二类特色专业和省级实验教学示范中心各1个，建成国家级双语教学示范课程1门，新增国家级精品课程1门，新增省级精品课程2门。中标省级教学课题4项，居全校院系之首。首获大学研究生教改课题3项。9名研究生获公派留学资格。获全国宝钢教育基金优秀教师奖、湖北省师德标兵、校师德标兵各1人，获校教学名师奖、校优秀教学质量一等奖各1人。

2. 高分通过教学水平评估。本科生教学水平全优通过教育部专家组的现场检查评估。围绕“如何办尽可能好的教育”这一主题，医院展开了医科教育思想大讨论，并实施了“医学专业国际认证”工作。此外，以博士生培养质量检查为主的研究生教育评估工作也圆满完成，研究生教学水平获教育部专家组的好评。

四、以课题和论文为基础，加强平台建设及成果转化，科研工作持续、快速发展

1. 科研课题、成果方面再创佳绩。2007年共中标各类课题183项，其中，国家自然基金项目40项，含重点项目1项；“973”计划课题组长项目3项、“863”计划探索类引导项目2项、参与“863”计划重大专项项目1项，中标卫生部临床重点项目5项，均创历史新高。获各级成果奖13项，其中，教育部提名国家科技进步奖二等奖1项、中华医学奖二等奖1项、湖北省科技进步一等奖1项、推广奖一等奖1项。全年鉴定成果10项，均达国际先进水平。

2. 实验平台建设力度加大，论文质、量同步提高。加大了两个省级重点实验室的建设力度，设立了50万元的开放基金，面向社会招标科研项目。加强了药物临床试验的规范化管理，19个专业和一期临床研究室通过国家论证，全年参与临床研究44项。实验平台建设促进了科研论文质量和数量的同步提升，2007年全院共发表论文1600余篇，其中SCI收录60余篇。2006年度论文总数排名蝉联全国第4位，SCI收录论文数连续两年居全国前10，MEDLINE收录论文数跃居全国第3位，论文引用次数升至第13位。此外，1篇论文被评为中国首届百篇最具影响优秀国际学术论文。

3. 学术交流分外活跃。2007年共承办了以中国科协青年科学家论坛、中欧骨科学会学术会议、欧亚“尿失禁防治”项目会议等为代表的国际性学术会议12场。近30位外籍专家及国内知名专家来院讲学、献艺。主办了全国麻醉医师协会年会、全国内镜操作演示会等全国性学术会议多场。承办了各级医学会组织的学术交流会10余场。全年安排职工146人次赴欧、美等20个国家和地区考察、交流。

五、瞄准国家级、大师级，加强人才培养和学科建设，医院核心竞争力进一步增强

1. 人才培养获得显著成效。大师级人才建设工作取得历史性突破，引进的邹伟平教授成功当选“长江学者支持计划”客座教授。1人入选“国家新世纪百千万人才工程”。1人入选教育部“新世纪优秀人才支持计划”。4人获中国侨联归侨侨眷科技创新人才奖。3人获省侨

联梁亮胜科技二等奖。7人获国家留学基金资助出国。2人获华中大三育人奖，8人获三育人积极分子称号。获中国博士后基金二等奖1项。新增博士研究生导师7名，硕士研究生导师34名；新增正高职称11人，副高职称29人。安排留学归国人员22人。选留2007届毕业博、硕等毕业生114人。

2. 学科建设取得重大突破。在新一轮教育部重点学科评审中，医院取得重大突破，心血管内科成功保级，血液内科、麻醉科、泌尿外科新增为国家重点学科，影像医学、中西医结合科、传染科成为国家重点培育学科，医院已形成以7个重点学科和3个重点培育学科为代表的优势学科群，医院核心竞争力和综合实力再上新台阶。

六、坚持党管干部原则，狠抓行业作风和精神文明建设，党群工作取得长足进步

1. 干部队伍建设不断加强。时隔16年，协和医院第七次党代会成功召开。会议通过了关于上届党委和纪委工作报告的决议，总结了推动医院建设发展的有益经验，描绘了今后加快医院建设发展的宏伟蓝图，表决产生了新一届党委和纪委班子。完成了7名副处级管理岗位负责人的选聘工作。完成了33名副处级以上干部的述职述廉考评工作和73名科级干部的测评工作。2007年发展新党员129人，预备党员转正157人，培训入党积极分子100名。医院党委获湖北省高校优秀基层党组织称号。此外，医院还以多种形式组织开展了十七大精神的宣教活动，努力以科学发展观武装全院党员干部和广大职工。

2. 行业文明建设取得成效。继续开展治理医药购销领域商业贿赂工作，组织观看腐败案例警示教育片，高分通过了湖北省卫生厅组织的自查自纠评估验收检查，并初步完成了《协和医院防控医药购销领域商业贿赂长效机制管理制度》的整理工作。获首届全国医德标兵1人、湖北省、大学师德标兵各1人，获全国卫生系统先进集体和全国青年文明号称号各1个。医院再次被湖北省政府授予湖北省最佳文明单位称号。

七、重要表彰、获奖

（一）先进集体

湖北省2005－2006年度最佳文明单位	协和医院	中共湖北省委、省政府
全国卫生系统2005－2006年度先进集体	心外科	人事部、卫生部、国家中医药管理局
全国青年文明号	心外科	卫生部共青团中央
医院人文管理荣誉奖	协和医院	中华医学会医学伦理分会

（二）先进个人

全国首届医德标兵	王国斌	中国教科文卫体工会全国委员会
社会消防先进个人	孔维佳	湖北省人民政府
宝钢教育基金优秀教师奖	胡丽华	宝钢教育基金会
科技创新人才奖	王国斌、邹萍、廖玉华、肖传国	中国侨联
省侨联梁亮胜科技二等奖	王国斌、廖玉华、王春友	湖北省侨联

（三）中华医学科技进步奖二等奖

内耳免疫及自身免疫性内耳病的基础与临床研究

主要研究人员：龚树生、肖红俊、于栋桢、许丽娟、黄孝文、曾新力、严臻、黎维勇、黄翔、汪吉宝

（四）教育部提名国家科技进步奖二等奖

基因多态性在体外循环并发症中的作用

主要研究人员：张诗海、姚尚龙、王寿勇、武庆平、张小铭、杨艳、王华荣、李晴

（五）湖北省科技进步奖一等奖

组织因子在血栓及非血栓性疾病中的作用和靶向干预

主要研究人员：胡豫、洪梅等

（六）湖北省推广奖一等奖

三维超声临床应用与推广

主要研究人员：王新房、吕清等

（王国斌　许　栋　张　强）

中南大学湘雅三医院

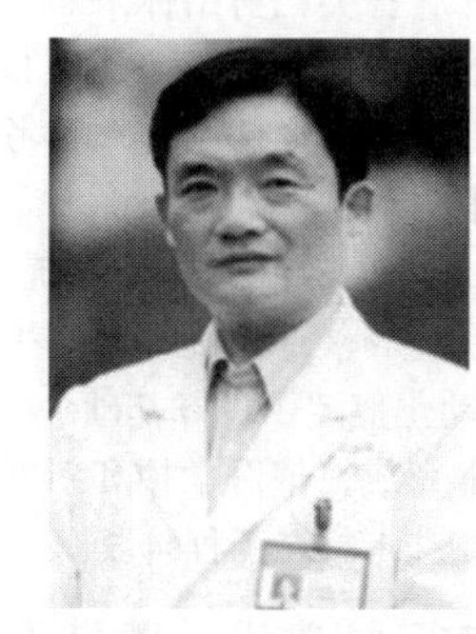

院　长：孙　虹
书　记：卢捷湘
副院长：赵玲玲、郑　治、袁　洪、叶启发、朱晒红
副书记、纪委书记：罗爱静

孙　虹　1957年出生，主任医师、教授、博士生导师。2006年任中南大学湘雅三医院院长。

2007年，中南大学湘雅三医院以邓小平理论和“三个代表”重要思想为指导、深入贯彻党的十六大和十七大精神，用科学发展观统领医院工作全局，努力践行“三个坚持、三个建设”的办院理念，全院职工同心同德，开拓进取，实现医疗、教学、科研和管理工作的全面丰收。2007年，医院再次荣获人事部、卫生部、国家中医药管理局共同颁发的“全国卫生系统先进集体”荣誉称号。

2007年，医院实际开放床位1000张，在编职工1330人，专业技术人员1208人，其中副教授及相应职称以上人员174人（含硕士生导师、博士生导师107人）；医院建筑总面积10.5万平方米，设有临床、医技科室40个，拥有部、省级研究中心10个，临床医学一级学科博士授权点覆盖所有科室，并设有博士后流动站。

2007年是医院快速发展的一年，在医院党政领导班子的正确领导下，医院的医疗、教学、科研和管理工作都取得较为显著的成绩。

一、强化公立医院的社会职能，实现医疗工作又好又快发展

医院全年完成门诊量35.86万人次，同比增长17.96%；急诊病人数4.27万人次，同比增长19.67%；出院病人数3.08万人次，同比增长16.86%；接诊危急重症病人，同比增长28.6%，抢救成功率达97.4%；手术量1.57万台次，同比增长7.92%；病人平均住院日12.9天，同比降低0.3天。药品收入比例控制在42%以内，达到卫生部规定的要求。

医院深入开展医院管理年活动。建立健全了医疗、护理规章制度及质量综合考评体系，成立了三级院感管理体系，各项感染指标均控制在基线以下；建立健全了护理质量评估标准，强化“三基三严”的培训和考核；建立健全了医疗纠纷预先干预、医疗风险管理制度，医疗纠纷补偿和减免金额每千人次同比下降52%。在2007年湖南省卫生厅组织的医院管理年活动督导检查评比中，医院获得总分排名第一名的优异成绩，同时被评为“湖南省医院感染管理控制先进单位”和“湖南省消费者信得过单位”。

医院全年申报新技术、新项目30项。叶启发教授成功开展4例半离体自体肝移植手术，在肝脏外科移植领域实现重大突破；曹培国教授开展的肺癌冷冻治疗法，被国际冷冻治疗学会授予世界冷冻治疗“杰出贡献奖”；消化内科“无痛性消化道内镜术”通过“卫生部十年百项推广项目”验收；核医学科开展的单光子发射型计算机断层扫描技术，进一步提升了医院医疗诊断技术水平。

2007年，“长沙市医疗急救中心湘雅三医院分站”和“长沙市外商医疗保健中心”同时在医院挂牌。医院加强了以数字化为载体的医疗服务体系建设，全面启动了住院医生工作站、电子病历、检验信息系统、门诊医生工作站、门诊急诊诊疗卡管理系统。

医院积极开展各类义诊，圆满完成湖南省“两会”代表医疗保健任务，参加湘西对口医疗扶贫、万名医师下乡活动以及援外、援疆等工作。医院2007年共派出医护人员26人次。

医院覆盖湖南省定点医疗单位达323家，医保业务同比增长67.18%。医院被第一批确定为湖南省新型农村合作医疗省级定点医疗机构和长沙市城镇医疗居民基本医疗保险定点医疗机构。医院新建的健康管理中心大楼5月份投入使用，规模条件大幅提升，举办各种形式的专题健康讲座200余场。医院被省卫生厅批准为全省副厅以上干部健康体检暨健康管理定点医疗机构，并成为湖南省离休干部健康管理唯一定点单位。

医院建立了对基层医院、社区医院的人员培训、技术指导和双向转诊的机制。2007年挂牌技术指导医院16家，在基层医院组织18次学术讲座、33次教学查房和数十次会诊。完善了对病人的诊后服务，在湖南省内率先使用短信平台对出院病人进行随访。医院顺利通过了专科医生培训基地复审，完成了全科医生培训基地的申报工作。

二、确立学科建设的中心地位，实现医、教、研的协调发展

医院制定了“十一五”教学质量与教学改革工程实施方案。圆满完成了七年制、五年制临床医学等专业的教学任务；1人荣获湖南省“优秀教师”称号；医院资助院内教改课题共18项。优化教学条件，建立了先进的临床技能训练中心，积极牵头组织申报国家级临床技能训练示范中心。

医院2007年度开设研究生教学专业课程20门；中标中南大学研究生创新课题8项，立项教改项目4项；新增博士生导师1名，硕士导师16名；在开设“研究生修养论坛”的基础上，开展了学术演讲比赛、科技下乡、义诊等活动，并创建了研究生教育网页。

医院2007年度科研中标经费1250万元，同比增长近100%。承担973子项目1项，参与科技部平台建设项目1项，承担湖南省科技计划重大专项子课题1项，承担国家科技基础平台建设项目子课题1项、“十一五”科技支撑计划子课题1项，卫生部临床学科重点项目1项，国家自然科学基金（面上项目）5项，省部级以上课题80余项；发表SCI和EI论文8篇，CSCD论文136篇；申请专利7项，获得湖南省科技进步二等奖1项、湖南省医学科技奖二等奖2项、湖南省医学科技奖三等奖1项。

湖南省亚健康诊断与干预工程技术研究中心、湖南省高血压研究中心及中南大学生物材料与医疗器械工程技术中心在医院挂牌。医学实验中心初步建成了全院共享的科研平台。

三、坚持科学管理，建立清廉、规范、高效的运行机制

医院根据中南学校的文件要求，制定了卫生系列专业技术岗位任职条件与岗位职责、岗位设置及聘用实施的文件，完成了全院职工的定编设岗和分级聘用工作；按照国家《劳动合同法》的要求改革医院临时工管理体制，对临时工的聘用进行清理、规范；重视人才培养和引进，全年共选派13名业务骨干赴国内、外进修学习，从海外引进高层次人才3名。

医院通过清产核资，健全了相关管理制度，通过编制部门、项目财务预算，严格执行预算管理制度，被卫生部评为2007年度项目支出预算累计执行先进单位；大力推行节能降耗工作，全面开展各类耗材招标采购工作，全年医疗耗材和常规耗材平均降幅分别达23.4%和15%；加强对水、电、气能源实行目标责任制管理和考核，大大降低了医院的运行成本。

医院推进办公自动化建设，建立了行政办公系统、后勤物流系统、仓库财务管理系统等硬件设施和网络平台，为2008年全面启动办公自动化奠定了良好基础。

医院二期工程建设项目基本完成，核医学楼和新能源动力中心投入使用，外科大楼进入扫尾工程阶段。

四、加强党群工作和行风建设，营造医院改革和发展的良好环境

医院顺利通过湖南省高校党建工作评估，医院党建工作进一步加强，规范了党支部的内务管理，健全了各项规章制度，开展庆祝中国共产党建党86周年“七一”系列活动，加强党员教育，建立学习日制度。医院党的组织进一步发展壮大，2007年度发展新党员25名，转正预备党员30名。加强干部队伍建设，完善干部管理制度，较好地完成了医院中层干部届中考核工作。

在卫生部医院管理年行风建设及医德医风示范医院检查评比中，医院获全省总分第二名；2007年医院被中国教科文卫体工会授予“全国医德建设先进集体”，沈守荣教授被授予“全国医德标兵”的荣誉称号；医院纪委荣获湖南省教育系统“落实党风廉政建设责任制和廉洁自律工作奖”；移植医学研究院被授予“湖南省文明窗口单位”；消化内科获湖南省教育工会“芙蓉标兵岗”达标创建岗位。

医院召开了共青团中南大学湘雅三医院第一次代表大会，移植医学中心荣获“全国青年文明号”称号。医院宣传工作取得标志性成果，两项医疗新技术报道分别入选2007年湖南十大科技新闻和2007年中南大学十大新闻。

（孙　虹　吴希林）

湖南省儿童医院

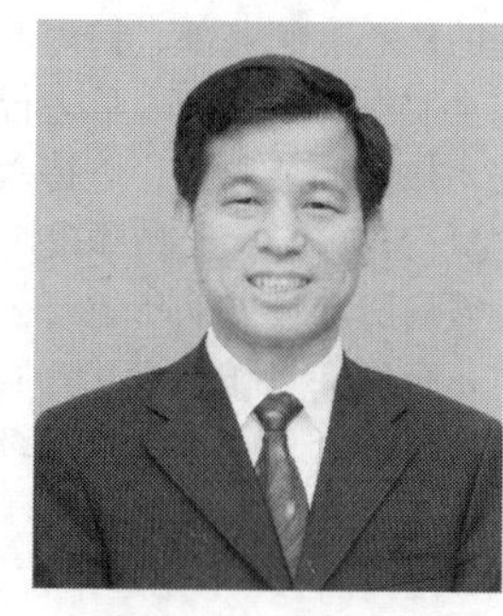

院　长：祝益民
党委书记：高纪平
副院长：李爱勤、赵斯君、肖政辉
纪委书记：程湘辉
工会主席：魏跃庆

祝益民　1964年出生，医学和MBA双硕士、在读博士、主任医师、教授。2005年8月任湖南省儿童医院院长。

湖南省儿童医院于1987年6月1日开院纳诊，现开放床位数667张，有临床专业科室30个，医技科室8个，专科门诊27个；有在职职工1067人，其中卫技人员973人，正高职称37人，副高职称91人，博士7人，博士后3人，三位专家享受国务院政府特殊津贴。医院占地85亩，建筑面积12万平方米。

2007年是医院建院20周年，医院资产总值达4.16亿元，门急诊诊疗519735人次，最高日门诊量突破2800人，出院病人28376人次，床位使用率为121.4%，体检167023人次，完成手术6126台。2007年，医院被评为全国卫生系统先进集体和省卫生厅年度工作考核先进单位，重症监护病房（ICU）荣获2006年度全国“五一”劳动奖状。

一、业务发展

（一）重点学科建设

2007年，医院在拥有新生儿科、小儿急救、小儿外科三个省级重点学科的基础上，小儿康复、儿童保健被确定为省直临床重点学科建设项目。新生儿科已发展为3个病区，床位达120张，年收治新生儿3300例，抢救重症新生儿1500多例。ICU收治危重病人超万例，开展了严重脓毒症和急性中毒患儿的连续血液净化治疗，院前急救转运中心全年安全转运病人2600人次。普外科以微创和显微镜为突破口，开展多项高难度新手术，成为了全国小儿外科专业委员会常委单位。心胸外科全年完成体外循环心内直视心脏手术210台，10kg以下患儿占48%。骨科新创先天性髋关节脱位手术方式，全年开展手术1983台。新生儿外科在省内首次对不对称联体畸形儿施行分离术获得成功，带动了早产儿先天畸形手术的发展。泌尿外科引进了博士后进站工作，重点进行先天性尿道下裂病因学研究。儿童保健所全年门诊人次达8.6万，参编的医学专著《青春期医学》纳入国家统编精品教材。康复中心分科管理不断强化，规范智测评定，建立家庭病床管理档案及定期巡诊和评估制度。

（二）相关学科发展

肾内科对薄基膜肾病、Alport综合征等遗传性肾脏疾病开展研究，2007年完成肾活检530例，使肾活检总量超过1000例；神经内科开展24小时脑电录像监测、睡眠监测儿童发作性疾病的系统诊断等，成功救治了多例持续昏迷和中枢性呼衰时间长达7－10天的重症颅内感染患儿。呼吸免疫科开展婴儿肺功能检测1320例；消化内科开展内镜介入治疗新技术不断完善，年完成胃肠镜2854人次；血液内科加强与香港的联系合作，开展了以家庭为中心的整体护理模式；感染科搬入新楼扩大了规模，改善了条件，《降低人禽流感患儿病死率》获得全国QC小组发表二等奖；心血管内科独立运行后，完成小儿先天性心脏病介入治疗62台；耳鼻喉科引进听力诊断型耳声发射项目，全年完成支气管镜检517台，成功地为一名食管、支气管、腹部三部位同时被卡不同异物的1岁男童实施了异物取出术；眼科开展早产儿视网膜病变冷冻治疗，为3000名早产儿进行了视网膜病变筛查，全年获得4个省、厅级科研课题立项；皮肤科强化了变态反应性疾病的诊治，激光中心发挥了积极作用。口腔、中医、理疗针灸科等部门得到了不同程度的发展。

（三）功能科室完善

医院成立临床检验中心，加强了检验、儿研所和同位素等实验室的质量控制，检验科已连续8年荣获湖南省室间质评全优单位称号；儿研所为博士后进站工作创造了较好条件，同位素在项目上上了新台阶；放射科运用MRI开展儿童介入治疗398次；特检科开展急诊床旁B超和床旁超声定位4180人次；药剂科开展血药浓度检测2287例；供应室在全院各病区开展集中供应管理模式，满足临床需求，2007年消毒灭菌物品合格率为100%。

二、科研教学

（一）科研项目与学术影响

2007年，医院开展新技术新项目74项，其中省科技厅课题7项，省教育厅课题2项，省卫生厅课题12项，共获得资助经费31.6万。获湖南省自然科学基金1项，院级课题有29项顺利结题。医院主办的《临床小儿外科杂志》更新栏目，全面改版，进行了第二届编委会改选，成为国家科学技术部中国科技论文统计源期刊(中国科技核心期刊)。全年主编参编医学专著7本。全院共发表论文187篇，其中中华级7篇，核心期刊130篇，核心期刊比率占73.26%。

(二) 人才激励与学术交流

人力资源部有效地探索了职称等级管理新的人才激励管理模式，对全院学科带头人进行量化考评和动态管理，进一步强化了岗位责任和人才激励机制。2007年医院引进硕士8人，博士2人，博士后1人，博士后工作站进站博士2名，晋升高级职称人员47名，获省"121人才工程"专家4名，院长祝益民获得湖南省"121人才工程"第一层次专家和"国家新世纪百千万人才工程"国家级专家称号。医院博士后科研工作站挂牌，2名博士后已进站开展工作并已顺利开题。与复旦大学儿科医院、重庆医科大学附属儿科医院等建立了医院间合作关系，开始与全国儿科领域高层次医院和专家建立了更加紧密的联系。

医院举办的2007中国儿童与青春期医学院士论坛，邀请了中国工程院院士胡亚美、张金哲、周宏灏和中国科学院院士曾益新来院讲学；承办了第十八届全国儿科药学学术会议和2007中国中青年儿科医学论坛，发起并参加了中西部儿科医学发展论坛。与美国HOPE儿童医院建立了姊妹医院，并聘请Sulayman院长为客座教授，并邀请了美国、瑞士、台湾、北京、上海等知名专家来院讲课，选拔30名专家和业务骨干分赴澳大利亚、新加坡考察。2007年医院共主办或承办了11个全国性学术会议和16个国家级继续医学教育项目，接待专家、学者和代表1700余人。举办了医院儿科医学博士论坛，邀请了澳大利亚科庭科技大学Colin Binns教授参加2007湖南儿童营养论坛，并聘请他为医院客座教授；成功举办了卫生部儿童疾病综合管理培训项目班，成为卫生部、世界卫生组织和联合国儿童基金会儿童疾病综合管理项目中国南部唯一培训基地。

三、质量管理

全面质量管理是医院管理的核心。医务部、护理部注重"三基三严"训练，组织全院医、技、护人员进行三基理论考试和操作技能培训，加强环节质控，坚持六到位检查和十二项核心制度的执行与督导，坚持季度考核和医疗质量讲评，评选出优秀病历和最差病历进行公示。医院启动了新农合和城镇儿童医保工作，召开首届护理工作大会，建立了护理部-科护士长-护士长三级管理体系和护士长品绩考核制度。全面落实医院管理年活动各项措施，被省卫生厅评为医院管理年先进单位，并顺利通过了国家CQC ISO9001/14001质量环境双体系三年换证审核。截至2007年底有临床指导医院28家，儿科急救网络成员单位已发展到186家。

四、文化品牌

2007年6月1日，医院迎来了20岁生日，卫生部副部长王陇德为院庆20周年题词，赞赏"团结奋进、创新向上、超越自我"的医院精神。湖南省副省长甘霖、原省人大副主任罗秋月和省卫生厅厅长刘家望等领导和贵宾近800余人参加了庆典仪式。20年来，儿医人"精"于专业，彰显"睿"智，"博"采众长，"诚"于品德，凝练成"精、睿、博、诚"的新院训。医院以此为契机，抓好宣传工作，全年对外宣传达967次，其中央视专题报道15次。以人禽流感为题材的《走过冬天》大型音乐剧获全省卫生系统文艺汇演一等奖，护理部联合湖南教育电视台举办了"护理之星"就业力挑战赛。

(祝益民)

中山大学附属第一医院

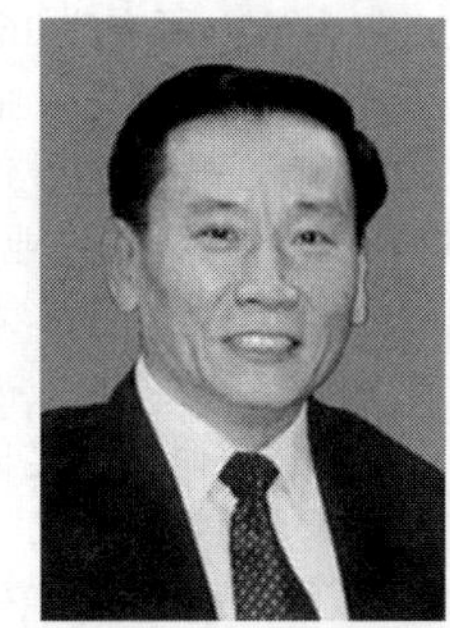

院　长：王深明
党委书记：颜楚荣
副院长：刘小林、余学清、谢灿茂、肖海鹏
党委副书记：刘洪宁

王深明　1953年12月出生，博士学历、主任医师、教授、博士生导师。2004年12月任中山大学附属第一医院院长。

2007年是国家医疗卫生事业改革发展的关键时期，是深化医院管理年成效的关键之年，中山大学附属第一医院在各级政府部门和学校党委的大力关怀和支持下，以党的十七大精神为指导，高举科学发展观旗帜，紧紧围绕医院中心工作，以巩固医院管理年活动成效为契机，以开展行风评议活动为推动力，不断提高医疗质量、保障医疗安全、深化管理创新，固本强基、锐意进取，使医院各项事业实现可持续健康发展，圆满完成2007年工作计划，促进医院三个文明建设再上台阶，为构建和谐医院、平安医院、人民满意医院奠定了雄厚根基。

一、学科建设长足发展，自主创新研发能力大幅提高

2007年学科建设工作以加强内涵建设为重点，以特色学科为龙头，挖掘学科交叉点，健全科研管理制度，使学科建设取得了长足发展，在重大项目上取得了历史性突破。

1.2007年内科学（肾脏病学）、普通外科学、神经病学成功通过了国家重点学科的评审验收，并新增内分泌病学、耳鼻咽喉科学为新的国家重点学科，至此医院国家重点学科达到5个之多；肾内科、普通外科、神经内科、耳鼻咽喉科及生殖中心以优异成绩全部通过广东省医学重点专科评审；全院所有校级研究机构均通过了中山大学评估，并成功申报增设超声诊断与介入超声研究所；同时，全面整合医疗资源和学术优势，增设肿瘤中心、心理咨询专科，并率先在国内成立高血压血管病科，为医院建设国内外知名学科提供新亮点。另申报广东省腹膜透析、血液透析、产科质控中心已进入现场验收冲刺阶段。

2. 全年共获得各级纵向科研基金资助192项，经费总额达3531.85万元。重大项目比例大幅增加，100万元以上（含100万元）项目有8项，经费约1800万元，占总经费50%以上；其中“863”重大项目1项、“863”专题1项、联合基金重点项目2项，是我院新的突破。在纵向经费喜获丰收的同时，医院加强同企业、协会合作，共获各类横向科研资助15项，资助金额80.78万元。全年纵、横向课题总经费累计高达3612.63万元，科研基金经费总量和项目总数均创历史新高。

3. 据2007年底科技部公布的科研论文发表通报中，2006年医院论文发表总数998篇，位列全国医疗机构第10位（比上年上升4位），其中中国科技论文引文数据库收录论文946篇，位列第10位（上升4位）；SCI收录文献69篇，其中论著52篇，排名第13位（上升9位）；MEDLINE收录论文167篇，位列第9位（上升4位）；EI收录3篇，位列第7位（上升25位）；国际科技会议录索引15篇，位列第8位（上升3位）；中国科技论文引文数据库被引用2454次，位列第10位（与上年相同）；SCI被引用32篇、78次，位列第18位（下降7位）。论文发表数量和排名均比上年度有较大幅度提高，其中SCI论文发表数量继续创历史新高。据医院自行统计，2007年已发表SCI论文148篇，其中第一作者及第一作者单位115篇；另心血管医学部在高水平杂志Circulation（IF为10.94）发表论文，为医院迄今为止影响因子最高的论著。此外，14篇护理学术论文获广东省护理学会学术年会优秀论文奖，护理部获2007年度论文集体一等奖、集体优胜奖；《现代临床护理杂志》影响因子相比2006年翻了一番。

4. 全年共获省部级成果6项，其中教育部科技进步二等奖1项，广东省科技进步一等奖1项、二等奖1项、三等奖2项，中华医学三等奖1项；获广东护理科技进步奖一、二、三等奖各1项。

5. 夯实科研平台建设，打造高品质科研人才梯队：(1) 蛋白质组学实验室建设完毕并投入使用。(2) 神经科、呼吸内科、血液内科等学科实验室的改造业已展开。(3) 借助中山大学临床医学“5010”计划，正积极筹建临床科研中心，将为科研创新提供强有力保障。(4) 结合学科建设需要，2007年共外派65名科研人员出国进修、合作研究或短期培训；接收出国回院34名。(5) 为夯实学科建设基础，打造青年人才成长平台，医院出台《优秀青年人才培养和支持计划方案》，公开选拔了15名支持人才、6名培养人才，并将于5年内投入

青年人才培养费465万元，为学科可持续发展做好后备人才的储备。

6. 完善学术交流机制，创建学术交流品牌，提高学术影响力：医院与香港东华三院合作举办的第八届学术会议、与香港大学玛丽医院、美国外科医学院合作举办的第四届穗港海外学术会议（2008年1月），极大地促进了医院的学术发展并构建了广阔的交流平台；创建"中山医学论坛"学术品牌，并成功举办了以介入治疗为主题的首届论坛。据统计：2007年全院临床科研人员参加国际学术会议350人次，宣读论文25篇；参加国内学术会议298人次，宣读论文246篇；接待国内外同行来访35批次、206人。此外，2007年7月王深明、余学清教授双双荣获广东省第九届丁颖科技奖。

二、临床教学改革循序渐进，继续教育质量稳步提升

在教学规模稳步扩大的前提下，继续深化医学教育改革，优化教学管理体制，建立了实习医师导师制、长学制全程导师制，建立健全了教学三级管理网络，严抓教学质控，规范考试制度，全面提升医学教学研究水平和总体教学质量，圆满完成了学校布置的各项任务，并为迎接2008年教育部本科教学水平评估夯实了雄厚基础。

1. 承担了临床医学本科2002级（实习）、2003级（见习、实习）、2004级（理论大课、见习）、2005级（理论大课、病理、诊断学）的教学任务；2. 承担了2000级、2001级、2002级七年制硕士研究生、视光学系、麻醉专业等本科班以及检验专业、护理专业等大专班多专业多层次的教学任务；3. 接收了广东医学院等一批兄弟院校计划外实习生；4. 协助学校完成各类见习、实习转科考试、理论大课考试和毕业综合考试，以及一批成人自学考试的命题和改卷任务；5. 组织教学基地示范教学、交流、考核工作达20多次。全年共计承担理论大课108门；教学总人数7267人，其中大课学生4463人次，学时数4730学时；见习学生1882人次；实习学生753人次；预见习学生169人次。除大课学时数、预见习学生数相比上年度略有下降外，其余各项指标均有较大幅度上升。

全年新增国家级精品课程1门（放射影像诊断学）、省级精品课程1门（病理学）、校级精品课程1门（妇产科学），至此全院拥有精品课程7门，居全校附属医院之首；共评选出年度优秀教师37名，优秀教学管理人员27名，实习医师导师优秀率达93.9%；选拔6人参加学校医科本科教学中青年教师授课大赛暨青年教师全英授课大赛总决赛，3人分获全英授课组一、二、三等奖；2人同获中文授课组三等奖，为所有参赛单位获奖最多医院；肖海鹏、曾进胜教授同获2007年南粤优秀教师称号；梁力建教授被推荐为省级名师；在毕业综合考试中，医院总成绩及内、外、妇、儿科技能考核成绩均获全校附属医院排名第一。此外，全年共获学生业余科研项目12项，暑期科研课题11项；获教改课题立项31项，其中卫生部CAI课题1项、校级教改课题10项、CAI课题9项、双语教学专项教改课题11项，发表教改论文19篇，为历年最佳；《医学影像学》高教版本科教材（主编）被教育部评为优秀教材，《内科护理学》（主编）入选国家卫生部十一五规划教材并正式出版。

2007年共招收研究生270人，其中硕士研究生167人，博士研究生103人，目前在院研究生达758人；招收优秀推荐免试生23人，9人获得提前攻读博士资格，19人获得硕博连读资格。全年共有222名研究生毕业，其中139人获硕士学位，64人获博士学位，就业率为97.65%，另有24名同等学力人员获硕士学位；4人被评为南粤优秀研究生，24人获中山大学优秀研究生奖学金，1人获广东柯麟医学教育基金优秀学生奖学金，1人被评为省三好学生，1篇博士论文被评为2007年广东省优秀博士学位论文。2007年报考医院2008年研究生人数共计1489人，其中报考硕士研究生1121人、博士研究生368人。2007年度新增硕士研究生导师38人，博士研究生导师9人，新增重症医学、康复医学、麻醉学和分子医学四个博士点。此外，2007年还举办了重点学科博士、博士后中期报告会；组织博士生申报"国家建设高水平大学"项目，14人获项目资助；积极探索研究生培养机制改革，出台《研究生教育奖助金管理暂行办法》，理顺博导招生与科研经费直接挂勾的管理模式，优化了研究生教育资源的配置；建立研究生同伴心理互助小组，发挥朋辈正面作用，促进学生心理健康。

2007年度获新批国家级继续教育项目23项、备案项目13项；省级8项、备案项目12项；实施办班国家级31项，省级16项，参加人数为3403人次；举办院级项目156项，参加人数为12480人次；全院参加继续医学教育1372人，达标率为93.66%。目前住院医师在院培训人员达145人，接收进修生771人，外派国内进修5人。

2007年10月，妇产科、普通外科、耳鼻咽喉科、消化科等四个内镜诊疗技术培训示范性基地顺利通过卫生部实地评审，成为全国同获4个培训基地的两家医院之一；2007年12月，医院28个卫生部专科医师培训基地全部通过卫生部复审；另有骨科、肝胆外科等6个学科申报卫生部国家级继续医学教育基地已获书面审核通过。

三、医疗业务放量增长，质量意识、安全意识深入人心

2007年全院门急诊量达424万人次（包括院本部、黄埔院区和东山院区及各社区卫生服务中心），首破400万大关，成为全国门急诊量最多的医院，相比2006年增长7.63%；日均门急诊诊疗人数达16826人次，增长7.63%；出院人次6.67万例，增长13.83%；住院手术人次4.47万例，增长14.63%；平均住院日12.53天，缩短0.81天；病床周转率28.34次/年，增长10.35%；病床使用率为97.60%，增长5.03%。全年实现收入170562万元，增长15.27%，完成年度预算108.25%；

全年支出166189万元，增长14.47%，完成年度预算107.7%。

2007年是巩固医院管理年活动成效的一年，医院响应上级“继续深入开展医院管理年活动、打造平安医院”等要求，积极优化服务流程，强化环节管理，提升医疗质量，促进医患和谐，确保医疗安全。

1. 严格考核强素质：2007年重新修订了《三基三严培训考核管理办法》，完善了考核流程；全院参加考核人数达2846人，合格率为99%以上，保证了广大医护人员的技能素质，提高了临床服务质量。2. “一勤二强三严”保安全：（1）“一勤”：勤检查，严格按医疗安全核心制度，对关键环节、重点部门和重要岗位进行严格检查。（2）“二强”：①强化各委员会智囊作用，有效促进了医院用血管理、医疗事件鉴定、医疗质量控制、医学伦理审核等各方面工作，其中医学伦理委员会全年共审核药物及临床研究项目27项、肾移植项目45项、肝移植项目19项。②强化会诊管理：全年共外派专家院外会诊2089人次；邀请外院专家到院会诊617人次；安排院内大会诊936人次。（3）“三严”：①严把医师准入关：全年共审核约千名医务人员医师资格、处方权的准入申报，并对全院医师依法行医进行了普检。②严把新技术准入：全年审批同意开展新技术项目26项，审查新项目15项。③严把医疗考核关：全年共完成98名医务人员晋升考核。3. 医保增长态势良好：建立医保质量管理标准，严控大额、超额费用，实现各项指标同比明显提高。全年全院共收治门诊特定项目、门诊慢性病医保病人37712人次，住院医保病人8482人次；医保发生费用达14568万元，再创历史新高；院本部和黄埔院区被评为广州市医保定点医疗机构信用等级“AAA”单位。4. 强化监控防感染：重新修订《传染病疫情管理规定》，全面实施传染病报告信息化；加大医院感染重点环节、易感环节的监控力度，加强手卫生管理、加强预防控制，有效避免医院感染流行。全年综合性监测住院病人51444例，感染发病率为4.4%，略有降低；上报传染病3484例，略有上升。5. 强化病案质量意识：开设病历书写咨询电话热线，加强病案维护建设，坚持季度交叉检查病区病历，质检覆盖率达88%，有效确保病历、处方书写合格率90%以上。6. 持续提升护理质量：试点推行“三八”制小组排班，组织学习与病人沟通技巧，丰富患者健康教育讲座内容，促进护理工作再上台阶。全年病房护理满意度高达98.24%，护理纠纷下降28%；荣获全省三基理论和护理技能考核竞赛团体第一名；囊括广东省直三级医院护理技能选拔赛第一名、第二名；获省直属医院三基理论抽查成绩排名第一；方海云被评为市红十字会第五届南丁格尔式优秀护士。

在保证医疗质量和安全的同时，坚持以病人为中心，以优质服务为先导，开展多项服务措施：1. 增设便民服务项目：在门诊大厅设立门诊咨询服务台、临床用药咨询服务台、验单统一发放服务台等。2. 增加专家、专科门诊：全年共安排教授主任出诊435人，出诊人数和单元稳步增长；安排专科门诊163个，增长25.1%。3. 积极开展义诊支农活动：先后组织专家256人次义诊36次，发放医疗宣传资料13650份；组织医疗保障队和扶贫医疗队34次，安排专家送医送药308人次；2007年共签订对外项目70个，其中医疗技术扶持及双向转诊项目43个。4. 做好医疗纠纷预案工作，完善解决纠纷系列措施，有效促进医疗纠纷的前期化解，促进医患和谐。

医疗工作的各项有效措施，使院本部医疗业务再上新台阶：2007年门急诊量约294万人次，增长8.98%；日均门急诊量为11679人次，增长8.98%；出院人次为4.9万例，增长11.88%；住院手术人次3.5万例，增长11.66%；平均住院日12.5天，缩短1天，创历史最低记录；病床周转率29.6次/年，增长9.63%；病床使用率为102%，增长3.55%。

四、巩固医院管理年活动成效，夯实医院科学管理长效机制

2007年医院结合省卫生系统民主评议政风行风工作，以群众满意为标准，以评议为推动力，以巩固治贿成效为切入点，以“医疗质量安全月”活动为载体，以科学发展观统领全局，继续深入开展医院管理年活动，确保医院各项事业取得发展。

1. 坚持以群众满意为标准，全方位推进行风评议工作

①以“查实查细问题，重点抓好整改”为原则，健全领导机构，将行风评议检查内容具体分解落实到各职能部门，以点带面，实时研究行评工作动态，保障了行评工作顺利开展。②多种形式、点线结合，层层发动，深入宣传行评工作重要性，为行评工作奠定良好思想基础。③坚持标本兼治、纠建并举，将行评工作推向深入：通过设立6个行评意见箱、发放病人满意度调查表、召开特邀社会监督员座谈会、住院病人及家属座谈会、走访服务对象座谈会等形式，畅通渠道，虚心听取意见和建议；组织开展党风廉政建设检查等多项督导，及时整改不足，深化各项举措，确保行评工作跃上新台阶。医院行评工作所获成效，赢得了省直行评团的高度认可，被评定为省行风评议“满意”医院。

2. 治本抓源，巩固成效，继续深入开展治贿专项工作

在巩固2006年治理商业贿赂工作成效的基础上，整体推进专项治理工作向纵深发展。①整理卫生系统典型案件展开警示教育，强化职工法律意识和纪律观念。②开展自查自纠“回头看”工作，成立药品采购监督委员会，启用设备、物资网上竞价采购系统，加大招投标工作监督力度，促进采购工作持续健康发展，巩固和扩大自查自纠工作成效。③结合纪律教育月活动，成立医院规章制度检查组，组织职工学习《服务行为管理办法》等制度，出台《科室民主管理实施方案》等30多个规定，加强职工廉洁自律教育；召开民主党派、教职工等代表座谈会，开展领导干部反腐倡廉教育，健全防治商业贿赂长效机制。④重视查办商业贿赂信访件，分

析薄弱环节，研究治本之策。全年医务人员拒收财物 114 人次，退还病人 104450 元，存入医院专用帐户 2250 元。

3. 以“医疗质量安全月”活动为契机，巩固医院管理年活动成效

①实施“四堂课”、“一反思”举措，营造“质量为上、安全第一”氛围：举办《典型医疗纠纷和诉讼案例点评》等四堂讲座，强化广大职工的质量意识、安全防范意识、服务意识和沟通意识；全面系统整理近 3 年的医疗纠纷、缺陷和服务投诉等材料 159 份，对口反馈临床重新反思学习，并提出改进措施，促进医院管理年活动深入开展。②完善全面质量管理评价体系，以五查（自查、抽查、季查、不定时查、突击查）形式加强事中控制；发挥医疗质量委员会作用，加强事后监控。目前基本实现质控工作“全院性、全员性、全方位”的目标。③围绕“质量、安全、服务、费用”四个重点环节，组织开展查依法执业等“十查”举措，进一步优化服务流程，提高临床合理用药水平，降低医药费用，营造关爱患者氛围，确保医院管理年活动成效获得新突破，并使各项活动逐步转入常态。

据统计，全年综合满意度为 98.8%，共获病人表扬的集体 332 个次，个人 1077 人次，锦旗 276 面，感谢信 272 封；每百名出院病人医疗纠纷数不断下降，2007 年为 0.1%；在各种报刊、电视、电台对外宣传报道 434 篇次（其中报纸报道 308 篇次），特别是《羊城晚报》的《龙头医院平价医疗》等专题报道，为医院赢得了极大的美誉度；在 39 健康网、《青年报》等多家媒体组织逾 300 万社会公众参与的评选活动中，医院被评选为最受欢迎三甲医院，体检中心被评选为最受欢迎体检机构；在卫生部 2007 年医院管理年活动督导检查中，医院以总分第一在广东省五家受督导单位中排名居首，卫生部医院管理年活动简报和《医院报》为此分别作了相关专题报道。

五、优化内部运行机制，加快数字化医院建设步伐

1. 继续深化人事改革，提升人力资源效能：①按期顺利完成 4091 人的工资套改，人均补发 11 个月增额工资，并调整一级薪级工资；②在合理定编基础上，出台《医院岗位聘用系列实施细则》，目前正按计划推进岗位聘用工作；③积极探索建立科学考核机制，完善了《劳动纪律管理办法》、《假期管理办法》、《离岗退养管理办法》等多个规章制度，严格规范考勤申报、加班费申报，夜餐费申报等流程，并根据新《劳动合同法》精神，完成劳动合同的改版，规范了合同人员管理；④完善职称评聘程序，做好 368 人年度专业技术职称评聘工作；⑤重新规划人事信息库，全面校对各项人力资源数据和信息，为人才队伍建设提供保障；⑥建立家属统筹医疗实时数据库，实施每月预警制度，杜绝家属统筹医疗证使用漏洞。

2. 继续加快数字化医院建设步伐，促使信息化建设再上平台：全年完成门诊医生工作站系统、深圳医保异地实时结算系统、省市公医直报系统的上线；完成门诊护士工作站、市医保门诊慢性病系统的试点上线；完成药库库存管理系统、门诊诊疗卡系统、自助挂号系统等 7 个系统的开发与实施；完成手术科大楼的信息建设规划，并初步落实 4000 多个信息点的布点设计；完成新机房装修、网络安全系统升级、存储系统扩容与优化项目招标、网络改造与优化项招标、“一卡通”消费系统建设及门禁考勤系统定点等工作；优化了医院网站新闻发布后台，推出了门诊检验结果查询等多个网页板块；被评选为中国医院协会信息管理专业委员会全国委员、省卫生信息网络协会第二届理事会常务理事，并获卫生部 2008 年度信息化建设专项资金资助；参与国家科技基础条件平台建设等 3 项信息科技项目建设。

3. 加强环境卫生整治，营造良好就医环境：以广州市创建国家卫生城市为契机，率先在华南地区创建首家“无烟医院”，实施以来 98% 的工作场所未发现吸烟现象，患者及其家属控烟知晓率达 95%；积极消除“四害”之患，加强污水处理排放监测，改善医疗废物存放配套设备，确保医院环境得到进一步优化；细致开展政保工作，狠抓消防工作的同时，挂牌成立“综治工作站”，建立联动机制，积极化解医疗治安事件，实现全年无重大刑事案件、无重大治安案件、无重大火灾害事故的“三无”目标。2007 年度医院荣获越秀区创卫工作优胜单位奖、广州市爱国卫生模范单位称号、学校综治工作先进单位称号等。

4. 加强所辖企业管理，拓宽经营渠道：盛亿公司年度新增三大经营项目　成立黄埔院区“健凯大药房”、接管“体外反搏器”科研项目、整体接收医院后勤社会化科室工作和人员。

六、院区创新自身发展模式，呈现良好发展态势

1. 黄埔院区立足内涵发展，各项业务取得新突破

2007 年黄埔院区基本完成了向三甲医院的蜕变，医疗工作量和经济效益增长指标双双跨越 10%，创历史新高。全年门急诊量约 55.7 万人次，增长 8.98%；日均门急诊量 2211 人次，增长 8.92%；出院人次 12701 例，增长 11.71%；住院手术人次 6537 例，增长 10.16%；平均住院日 11.9 天，缩短 0.2 天；病床周转率 28.40 次/年，增长 4.41%；病床使用率 93.10%，增长 6.04%。黄埔院区医疗工作指标均有不同程度增长，而平均住院日呈下降态势，说明院区工作量增长的同时，医疗水平亦同步增长。

2. 东山院区深化改革，融并工作初见成效

东山院区（含农林、东湖社区卫生服务中心）门急诊量在近四年持续下滑的状况下，2007 年出现反弹增长，门急诊量约 37.5 万人次，增长 2.07%；日均门急诊量 1489 人次，增长 2.06%；出院人次 4626 例，增长 53.08%；住院手术人次 2832 例，增长 99.58%；平均住院日 13.8 天，减少 2 天；病床周转率 20.8 次/年，增长

44.44%；病床使用率76.7%，增长20.82%；综合满意度达98%。东山院区主要医疗指标的复苏和提升，显示着东山院区的潜在活力和发展后劲。

七、积极开展文体活动，关心职工福利，夯实医院文化底蕴

1. 积极组织广大职工参加各项文娱体育活动，年度获得多项荣誉：院乒乓球队荣获学校教工乒乓球团体赛团体冠军；院广播操代表队荣获学校迎奥运全民健身广播操比赛一等奖；院羽毛球代表队参加校庆体育运动会荣获男双第二名、女双第五名、混双第五及第七名好成绩，荣获学校北校区校庆羽毛球比赛团体总冠军；组织参加广东省总工会举办的岭南杯书画摄影展，入选两幅作品在全省各地巡回展出；组织参加学校《妇女权益保障法规法律知识竞赛》，荣获一等奖二名、二等奖四名、三等奖九名及集体组织奖。

2. 积极开展“送温暖·献爱心”等多项公益活动，为粤东等灾区群众、见义勇为行为、市红十字会等慈善组织共计捐款6.5万多元；组织义务献血679人，完成任务238%，继续被评为广州市“无偿献血先进集体”。

3. 夯实医院文化底蕴：2007年医院加大文化建设力度，以院内刊物、宣传橱窗、网络宣传、专题简报、宣传教育片、标语口号等通讯渠道为媒介，积极开展十七大精神宣传、最佳党日、青年志愿者送医助学三下乡、评选先进典型、评选窗口之星、“构建和谐医患关系”演讲比赛、党员形象摄影大赛等多项活动，大力塑造医院“团结和谐，奋发向上”的整体形象；举办新形象礼仪、新型医患沟通、美的人生与医德教育等多项讲座，活跃职工的精神生活；举办中山一院精神与医院文化主题论坛首场论坛，挖掘医院文化精髓；举办青年文明号创建活动，传承百年人文精神。本年度医院团委荣获中山大学先进团委称号，多个团支部被评为校、院级红旗团支部称号，多人被评为校、院级先进团干、团员称号；MICU成功创建为省级青年文明号；1人荣获省级优秀青年志愿者银奖；刘焯霖教授顺利通过省卫生行业先进典型审核；王深明等20人被评选为院级医德医风标兵。

有追求方有开拓，无思索定无创新！必须树立忧患意识，增强责任感和使命感，团结一致，迎难而上，奋发图强，为全面促进医院各项事业可持续健康发展而努力！

（王深明）

重庆市垫江县中医院

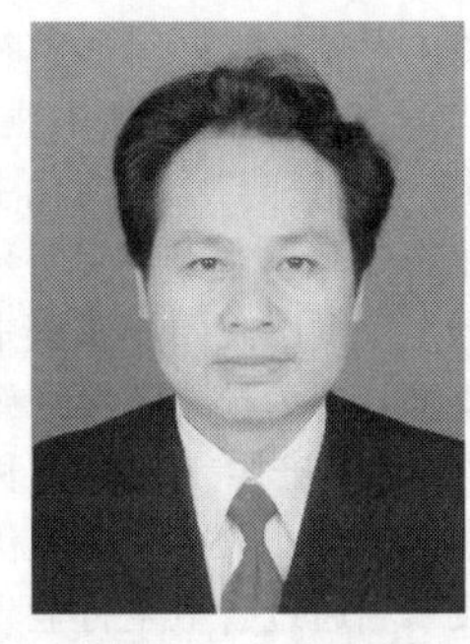

院　长：刘明怀

副院长：卢先彬、杨德钱

刘明怀　1963 年 1 月出生，本科学历、主任中医师。1990 年 2 月任重庆市垫江县中医院院长。

2007 年重庆市垫江县中医院完成门诊量 143580 人次，出院 12038 人次，实现总收入 5642 万元，病床使用率为 109.4%。出入院诊断符合率为 99.5%，治愈好转率为 96.2%，中医参与治疗率为 80.5%，住院病历甲级病案率为 97%。被人事部、卫生部、国家中医药管理局授予全国卫生系统先进集体称号。

一、以“三个代表”重要思想为指导，突出工作重心创建满意医院，推动各项工作的开展

2007 年，在垫江县卫生局的直接领导下，以“三个代表”重要思想为指导，全面贯彻落实科学发展观，切实履行为人民服务的宗旨，始终把医疗护理质量这一条生命线抓紧、抓好、抓落实、抓出实效。医院变被动为主动为病人服务，为全年目标任务的完成精心策划，确立目标，明确分工，层层落实责任，大胆尝试精细化管理，制度化管理，走依法治院、制度约束的路子，充分运用国家、市以及县政府发展中医、弘扬祖国传统医学相关政策，抓住机遇，发扬求实、拼搏、创新、锐意进取的精神，建设一流的现代化的中医医院。扎实推进“以人为本、一切为了病人、为了病人的一切、为了一切病人”的理念，切实推动医院各项工作的顺利开展。

二、坚持诚信立院，注重社会效益，保护患者利益

2007 年，医院始终把“诚信服务、透明医疗”做为医院核心竞争力的重要组成部分。一年来，医院根据上级相关部门的要求，结合医院的实际情况，积极开展职工思想教育和职业道德教育。一是在党员干部和医务人员中开展救死扶伤和全心全意为人民服务的宗旨教育，树立正确的世界观、人生观、价值观，自觉抵制拜金主义和医疗过程中的不正之风。二是结合医院特点，重点强化以人为本的职业责任、职业道德、职业纪律教育。三是开展“一切为了病人，一切方便病人，一切服务于病人”的理念教育，着力培育职工对患者的爱心、关心、耐心、细心和责任心。四是结合“五．五”普法教育活动进行纪律和法制教育，自觉做到学法、知法、懂法、守法，增强法制观念和纪律观念；五是结合创建市级最佳文明单位，突出抓医疗工作重点，规范服务行为，改善服务作风，提高服务质量，全面增强广大医护人员的服务理念、服务意识、责任感和集体荣誉感，开展不同形式的增强医院团结、提高医院凝聚力的活动，通过不同形式的宣传教育，形成了良好的创建氛围，同时也表明了医院千方百计为患者着想，诚心谋发展的决心。教育为先，制度保障，制定全年目标任务，并层层落实，签定目标责任书，全院职工朝着一个共同的目标奋斗。始终坚持科学发展观，以科学的态度决策每一件事，把开展医院管理年活动、民主评议政风行风工作与医院行政管理有机结合，把抓好医疗质量细化到每一个医疗环节，把工作的完成情况、目标内容的落实进行量化，并与职工经济效益挂钩，充分体现职工自行约束，全员参与医院管理，医院发展步入良性轨道，职工收入明显增长，社会效应显著提高。

三、认真开展医院管理年活动，狠抓医疗质量和医疗安全，不断推动医院各项工作向前发展

根据医院管理年活动内容制定了医疗质量管理、医疗安全管理措施和原则。始终坚持以病人为中心，以质量为核心，注重基础环节、终末质量并重，自我控制与全面监督并举，建立个人、科室、医院质控链，建立医疗质量、医疗安全与职工效益工资挂钩。医院全面引入与贯彻“以人为本”科学发展的管理与服务理念，坚持“医疗安全无小事，病人利益无小事”、“所有缺陷都是可以避免的”等质量和安全理念。医院根据医院管理年提出的“质量、安全、服务、控费”四大主题，规范文明服务、提高医疗服务质量，控制患者药费比重，并要求各部门、各科室结合医疗行为过程中的热点、难点、弱点问题，进行排查，制定具体的管理年计划。经过全院上下不懈努力，医院工作呈现出一派新气象。

四、抓继续医学教育，重视人才梯队建设

努力开创业务工作新局面。医疗市场的竞争核心是人才的竞争。一个医院医疗质量的高低取决于技术人才素质。只有拥有一批具有先进科学技术和具有创造能力的技术人才，医院才能办出成绩，才能适应快速发展的医疗科学水平。特别在医疗市场激烈竞争的年代，医院用战略的眼光，可持续发展的角度去考虑，去落实人才建设工作。多年来，医院重视人才建设，把好进人关，重视老队伍的培训和提高，对年轻队伍按着高起点、高要求、高素质、实用型、复合型人才标准建设。2007年，根据医院人才实际需求，引进硕士研究生2名，聘用本科学历人员5名，基本形成专业技术人员梯队建设。

五、积极开展民主评议政风行风和商业贿赂专项治理工作

为加强医德医风建设，纠正行业不正之风，构建和谐医患关系，努力提高医疗护理质量，牢固树立科学发展观，内强素质，外塑形象，始终把人民群众的利益放在首位，再创行风评议先进单位，根据县卫生局《关于2007至2008年卫生系统民主评议政风行风工作意见》和垫江县六局室联合下发《垫江县2007年纠正医药购销和医疗服务中不正之风工作实施意见》的要求，医院开展民主评议政风行风和医药购销领域商业贿赂、医疗服务中不正之风专项治理工作，按照“谁主管、谁负责、一岗双责”的要求，把解决损害人民群众利用的突出问题作为政风行风工作的主要内容。本着“揭露问题不怕丑，查摆问题不护短，整改问题不怕痛，处理问题不手软”的原则；围绕改善服务质量和减轻人民群众医药费用负担两大主题，坚持“标本兼治、纠建并举”的方针，针对提出的问题，制定切实有效的整改措施和方案，把重点放在整改提高、整改内容、整改时限、整改效果以及落实整改责任上，始终坚持以“人民群众关心的热点、难点和病员是否满意”为标准来衡量政风行风工作效果，以纠风专项治理为重点，加强领导，强化教育，严肃查处违规违纪，认真治理商业贿赂，有效推进廉政建设和医德医风建设，做到问题不查清不放过，问题不解决不放过，整改措施不落实不放过，不正之风不纠正不放过。同时将此项工作细化目标，量化管理，并纳入年度目标管理内容，层层落实责任，医院与科室、科室与个人签定目标责任书，实行三级网络负责制，各科室有专兼职人员负责具体工作实施，此项工作开展得有声有色。医院领导班子十分重视，经常深入科室调查研究，及时解决广大病员以及家属陪伴反映的医疗活动中的问题，把纠纷矛盾解决在萌芽中。转变服务观念，改善服务态度，变“被动服务”为“感动服务”，积极开展以“弘扬白求恩精神，做白求恩式医务工作者”为主题的职业道德、职业纪律、职业责任教育活动，大力培育“医心慈、医术精、医纪严、医志坚、医风正、医表端”的医务工作者。

六、加强重点专科建设，巩固市级重点专科成果

发挥市级重点专科骨伤科、心脑血管疾病专科特色优势，加大投入，完善科室建制，注重专业分组，充分突出各专业特色，完成国家级重点专科建设，将骨伤科打造成国家重点专科。

（刘明怀　向邦国）

新疆生产建设兵团医院

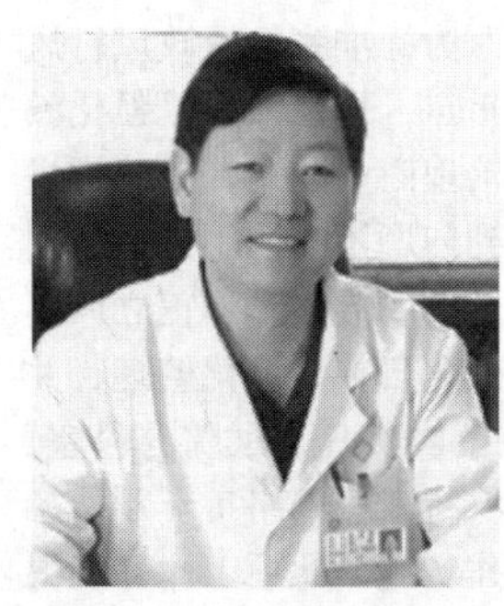

院　长：马集云

副院长：袁德安、李　森、刘俊明、吴燕子、纪自强

马集云　1954 年出生，主任检验师、硕士生导师。2005 年 9 月任新疆生产建设兵团医院院长。

2007 年，新疆生产建设兵团医院门诊量比 2006 年同期增长 15.48%；出院病人同期增长 16.75%；出院病人平均住院日同期缩短 0.53 天；床位使用率同期增长 4.28%；病床周转次同期增长 16.19%。

一、认真学习十六届六中全会和十七大精神，提高思想认识，不断加强党委班子建设，努力改进工作作风

在学习内容上，坚持将党的创新理论与现代科学技术、现代管理知识紧密结合起来，盯着形势任务学、贴近医院需要学、瞄准矛盾问题学，努力提高党委成员的能力素质，学会用科学的世界观和方法论来正确判断形势，统一思想认识，不断推动医院的创新和发展。一年来，医院着重组织学习了十六届六中全会和十七大精神、兵团卫生工作会议精神、梅连、乔淑萍、庄仕华的先进事迹、党风廉政建设方面及治理医药购销领域商业贿赂有关规定等。中心组每个成员认真学习，做好学习笔记，并结合自己的思想实际写出心得体会，从而有效地提高了班子成员政治学习的自觉性，加强了领导干部的政治理论修养。全年共组织中心组学习、讨论 14 次，收到心得体会 17 篇。

医院党政领导自觉地把党风廉政建设纳入目标管理考核中，落实“一岗双责”，执行“医院院、科两级廉政责任制”。班子成员注重学习，严以律己，严格执行领导干部廉洁自律的各项规定，贯彻落实领导干部个人重大事项报告、述职述廉、谈话、领导班子民主生活会等党内监督制度。围绕决策、执行、监督等重点环节，建立健全了各项制度，规范了工作程序，形成用制度管权、靠制度管人、按制度办事的工作机制。同时认真执行“三重一大”制度和党委议事规则，完善医院管理机制，注重贯彻重大决策的科学性、民主性与程序性，得到了干部职工的积极支持。

二、深入开展医院管理年活动，进一步规范了医疗行为，医疗质量和医疗安全得到加强

2007 年，医院以兵团卫生局和卫生部两次督查医院管理年活动为契机，加强了医疗质量的管理。根据管理年的要求和 ISO9000 质量管理体系文件的要求，完善了《作业文件》和相关工作流程，加强了对医疗质量的环节控制；严格执行新技术准入管理制度，规范了医疗技术和医务人员的准入程序；有重点地进行了医疗质量的环节检查和终末检查，日常对医疗服务质量采取监控、检查、考评，年终对医疗质量工作按质量体系要求进行了内部审核，促进了医院医疗质量的可持续发展；重点抓核心医疗制度的执行，尤其是疑难、危重、死亡病人的讨论，一年来，医院共组织院内外大会诊 24 次；医院进一步完善了《处方管理办法》、药品超常预警干预制度等，完成了《兵团医院药品通用名处方集》的编辑出版工作，积极开展了药品价格规范管理，获得兵团发改委等部门的好评。

在管理年检查中，督导考核组对医院抓管理、抓质量的 5 个亮点给予了充分肯定，这 5 个亮点分别为：

1. 结合 ISO9000 质量管理体系认证工作，编印了 3 整套作业文件，建立健全了全院各部门的工作制度、各类人员的岗位职责和各项诊疗技术的操作规程，坚持行政大查房和不定期检查，对检查中发现的问题在《医疗质量简报》上公布，和科室的综合目标考核挂钩。

2. 加大了对全院工作人员的培训力度，采取送出去、请进来的方式，加强对院领导、中层干部和全院职工的培训工作。

3. 建立了护士专业岗位技能培训的长效机制，做到了周有计划、月有重点、季有考核。

4. 抗菌药物动态监测程序符合国家有关要求。

5. 医院临床管理科学规范，室内室间质控开展得比

较好。

进一步完善了院内感染三级组织机构，加强了院感质量检查和院感教育培训工作力度，对医院重点部门、重点环节、重点流程加强了监督与考核，通过开展院感目标监测，进一步提高了感染监测效率。医院实验室管理工作进一步加强，成立了实验室管理委员会，实验室室内质控工作参加了卫生部、区卫生厅的室间质评，全部达标。实验室生物安全也通过中国疾病预防控制中心的现场调查。

三、科研、教学工作成绩突出

2007年是医院确定的科技创新年，各科室结合各自的实际情况，通过寻找适合自身情况的科技创新模式，在注重科技创新的先进性、实用性的前提下，有的通过引进外院的先进技术实现了自身的技术进步，有的通过技术移植和开发等方式提高自身现有的技术水平，有的通过不断探索新的诊疗方法，提高常见病、多发病的诊疗效果等，科技创新在医院取得了明显效果。在科技创新活动中，大多数科室发挥了多学科优势，注重科技创新中临床、医技科室的协调性、合作性，临床医技科室合作搞技术创新的工作效果尤为明显。通过开展科技创新活动，医院的医疗技术水平有了较大提高，各科室的诊疗范围进一步拓展。全年开展新技术新项目共26项。

根据“十一五”规划采取措施推行5年科研达标活动，医院院级课题和青年基金课题取得了进展。2007年获得兵团级科技进步三等奖1项；参与天坛医院两项国家“十一五”科技支撑项目的研究；兵团级科研立项课题6项，有2项进入兵团2007年度科技计划内项目，有4项进入科技指导性计划；院级科研立项3项。医院硕士生导师在原有2名的基础上又增加了4名。2007年在省级以上杂志发表论文56篇；参加疆内外学术交流89人次；完成4项兵团Ⅰ类学分继续教育项目，组织院内学术活动15次；全院2007年学分完成率达94%；2007年共接受进修实习216人，医院全年共承担新医厚博及高职学院临时授课3个班1300课时。

四、人才梯队建设逐步趋于合理化、科学化，成本核算更加规范化，信息化建设长促发展

医院制定了《兵团医院竞聘上岗实施方案》、《兵团医院深化分配制度改革试行方案》等一系列规章制度，细化和深化了相关工作。2007年，医院把引进高、精、尖人才、急需人才和具有硕士研究生以上学历者作为人才引进的重中之重。建立了送出去、请进来的人才培训学习机制，每个专业培训都有计划、有针对性，分批分期实施，全年外出培训的各类人员87人，其中医疗人员51人，护理人员29人，院感7人，是历年外派学习人数最多的一年。

举办医院中层干部管理培训班，提高中层干部的管理水平。2007年，医院举办了3期高质量的管理培训班，医院90余名中层干部和兵团部分师团医院的相关管理者参加了培训班，同时，派部分中层干部到山东省立医院挂职，使医院中层干部的全局意识、大局意识进一步加强，管理意识和对医院决策的执行力度进一步提高。根据医院“十一五”发展规划的要求，调整了医院科室设置和编制，规范了医院运行体制；通过调整和完善临床、医技科室科主任综合目标管理责任书，使考核更加贴近实际，达到了综合目标考核促进发展的目的；通过修改机关职能、辅助科室考核办法，加强了职能辅助科室效能建设。加大了对各类检查与考核中不合格项整改情况的检查、督促和落实；加大了医院院务公开、科务公开的实施力度。加强了对医院固定资产的管理力度，完成医院固定资产清查工作。通过管理加强内部成本核算，使后勤工作在质量、态度、实效等方面取得了新的进展。

认真落实医院财务管理和内部审计制度。严格规范医院财务管理，成立了审计科，制定了《兵团医院接受社会捐赠资助管理暂行办法》；全面推行院务公开，向上级申报创建院务公开示范医院，制定了《兵团医院院务、科务公开，加强民主监督、民主管理的实施办法》、《兵团医院关于全面推行医院院务公开的实施方案》，利用各种形式定期向社会公布医院的服务质量、门诊及住院平均费用和医德医风投诉处理情况等信息；完善了计算机收费管理系统，进一步加强了医疗服务价格和收费的公开，加强对收费各个环节的监督管理；继续实行费用清单制和费用查询制，进一步完善了临床诊疗技术规范，积极探索制定常见病、多发病和费用高的诊疗项目的临床路径，采取适宜技术，避免过度治疗。

医院信息化建设取得了进展。医院计算机管理软件换代工作是2007年重要工作，通过设备购置、新系统操作培训，基础数据系统切换等工作的实施，比较顺利地实现了门诊一卡通，门诊综合业务窗口、分诊台、门诊医生工作站、住院登记、结算、临床医生站、护士站等各部门新系统的运行。医院计算机管理的应用水平得到了提高，相关部门利用信息化软件升级提供的平台，进一步完善了管理，查堵了漏洞。随着病人费用“一日清单制”和费用查询等制度的进一步完善，新的信息化软件系统也为病人提供了更为优质、快捷的医疗服务。

五、落实惠民政策，构建和谐医患关系

优质服务工作进一步加强，医患关系更加和谐。2007年，医院进一步坚持“以病人为中心”的服务理念，努力为患者提供温馨、优质的服务。医院为每一位住院患者免费发放了病员服，免费提供了早餐，为住院

期间过生日的患者送上生日蛋糕和贺卡，为外地患者寄送检验报告单，实行了“一卡通”就医流程，在门诊大厅为患者免费测量血压等。各科室借鉴优质服务示范病区的服务经验，通过抓小事，抓细节，把服务做实、做细，以独具特色的服务赢得了广大患者的认可，让病人得到最大的实惠。在“争当服务明星，争创群众满意医院”的活动中，医院共有53人（次）获得服务明星称号，6个部门获得患者满意窗口的荣誉。

拓展领域、贴近群众，初探社区卫生服务体系。根据国家医疗卫生工作的发展方向，医院在乌鲁木齐市青年路设立青年路分院暨新民路社区卫生服务站，以此满足广大患者“大病进医院、小病进社区”的看病需求，为青年路附近的群众提供廉价、便捷的基本医疗服务。

关爱弱势群体，开展医疗扶贫。按照兵直党工委的安排，选派4名专家赴农二师部分团场，免费诊治病人1000余人次，免费送药5000元，受到了兵直党工委的表彰。第25年为乌鲁木齐市水磨沟区葛家沟村农牧民群众义诊义治，25年来共义诊患者1.3万人次，提供了10余万元的免费药品。为了更好地保障特困人群和低保户的医疗救治，完善了医院济困病房的管理，对于病情危重的进城务工人员，农村贫困患者，医院妥善安排救治，并及时告知相关政府部门解决。

继续开展了“万名医师支援农村卫生工程”。实施了“视觉第一中国行动”工程，为兵团90余名眼疾患者成功实施了白内障复明手术，为每一位手术患者减免了1000多元的手术费用。继续实施了“明天计划”德政工程，为141名残疾特困儿童实施了康复手术，为创建和谐社会作出了贡献，医院创伤外科、眼科、神经外科也获兵团“明天计划”先进集体称号。

2007年，医院通过提高医疗技术和质量，病人在医院就诊的构成比发生了变化，危重病人和手术病人增多，医院业务收入随即增长，但医院仍以提高医疗质量、控制医疗费用增长为基本点，推行诚信优质惠民的服务举措，使医院的患者平均住院费用和门诊费用均低于乌鲁木齐同级医院的平均水平，其中门诊费用为96.50元，比2006年度乌鲁木齐三级医院135.50元的水平低29%；另外，医院通过增收节支，减少运行成本，周密安排资金的运行，从而保证了职工的生活待遇有所提高。2007年，医院职工人均收入达3.5万元，同期增长30%以上，其中医院发放的劳务费、过节费、奖金等费用同期增长23.54%。

通过行风评议员们对医院服务的评议，对住院病人、门诊病人进行满意度调查，定期召开病人公休会，加强患者爱心联系卡和出院病人回访等制度的实施力度，有效地对医疗活动进行监督和自我约束。医院和科室从病人满意的地方做起，从病人不满意的地方改起，使医院取得了前所未有的良好的社会效益和经济效益。2007年患者满意度达93.4%，收到锦旗63面、感谢信131封，拒收红包16800元。

六、拓宽对外技术协作，加强与区内基层医院的交流与协作

靠强联大，加强对外技术协作，提高医院的医疗技术水平和影响力。2007年医院选派了30人赴山东省立医院进修培训，同时也接受了该院8位专家来医院指导工作。北京医院先后派遣2名专家来医院挂职，在外院专家的帮助下，相关科室开展新技术的力度增大，医疗质量和技术水平得到了提高。2007年，医院在对外交流中在以下几个方面取得了新的进展：和北京医院心胸外科成功地进行了合作，为医院心胸外科的发展注入活力；通过中医药管理局的搭桥，和北京广安门医院达成协作意向，医院将在肛肠科、风湿科、肿瘤内科等专业方面求得广安门医院的支持；和北京中日友好医院的关系进一步密切，该院将在内分泌科、放疗等业务方面对医院进行技术支持和人员培训；和中国医学科学院阜外医院合作组建新疆生产建设兵团“中国新建心脑血管病研究所”进行兵团心脑血管病防治工作取得了进展，已向兵团卫生局与兵团编办提出申请；海军总医院与医院的合作范围也进一步加大。

加强与区内基层医院的交流与协作。2007年，医院继续保持和各师医院、各师基层医院及自治区的部分基层医院的协作，加强了联系和沟通，先后赴各师医院进行了巡回医疗工作，利用医院的品牌技术、特色项目，有目的、有重点地加强了与基层医院的合作，基层危重患者转入医院就诊的人数增多。医院先后派5批医护人员赴基层团场进行巡回医疗，到12家医院开展了查房、手术、讲课等活动；哈密红星医院成为医院在东疆地区的协作医院。加强与兵团在乌市周边医疗机构的联系和技术支持。相关科室继续聘请区内一流专家定期查房，进一步提升医院专科诊治水平。

组建兵团乌鲁木齐医疗服务集团的工作引起兵团主管领导的高度重视，目前，组建申请报告已由兵团卫生局批复，集团章程已修改完毕。集团的组建，将使医院与兵团驻乌中小型医疗机构之间高效利用卫生资源，形成互补、协作的关系，实现医院、基层医疗服务机构和患者三方受益，最大限度地满足广大人民群众对优质医疗卫生资源的需求。

七、护理工作在上新台阶

护理工作加强了科学化、规范化管理，护理质量有所提高。各项护理管理制度进一步规范，护理质量监控得到强化，成立了7个护理质量检查QC小组，规范了护理质量标准和工作内容，加强护理质量二级质控，建立护理部听会制度，坚持护士长例会制度，及时反馈存

在问题；制定了医院护理安全措施，保证了病人安全，提高了卧床病人、危重和一级护理病人的护理质量。PICC外周静脉技术穿刺小组共对80余例危重病人、长期注射病人进行了置管治疗，受到病人及家属的好评。2007年，医院获兵团护士技术操作竞赛团体二等奖和自治区护理学会先进单位荣誉称号。

2007年护理查房共42次，业务学习242次，公休会185次，特护病人数922人次，一级护理人数2519人。全年送护理人员外出培训20余人次，50项护理操作院内培训451人次。举办国家级和省级护理继续教育学习班各1次，其它继续教育学习班4次。

八、规范医疗行为，纠建并举正行风

加强党风廉政建设，认真贯彻落实党内监督制度。班子成员严格执行领导干部廉洁自律的各项规定，认真执行“三重一大”制度和党委议事规则，注重贯彻重大决策的科学性、民主性与程序性，得到了干部职工的积极支持。按照卫生部的总体要求，对党员领导干部强化纪律观念，不断增强廉洁从政的自觉性。对广大医护人员深入开展医德医风教育，培养良好的职业道德，增强医护人员的社会责任感和廉洁从业意识，宣传教育覆盖面基本达到100%。

治理商业贿赂工作注重长效机制建设。医院整理编发了《兵团医院治理商业贿赂专项工作规章制度汇编》；通过播放预防职务犯罪专题电教片、请专家上法律大课、考试等形式，教育和引导广大医务人员认识商业贿赂的危害；对2001年以来的有关商业贿赂问题的举报线索进行认真梳理、排查；对重大招标项目、干部竞争上岗等由纪委进行全过程监督，对发现的问题及时提出纠正和处理意见；进一步改进药品和医用器材集中招标采购工作，规范采购行为；高值医用耗材及其他医用器材部分也纳入集中招标采购范围，保证了“阳光操作”。

（马集云　刘长志）

社会团体

中国医院协会

2007年中国医院协会工作

一、当好政府参谋助手，围绕卫生中心工作开展各项活动

（一）确定促进构建和谐医患关系为中国医院协会2007年工作重点

2007年卫生部将优化医疗执业环境、构建和谐医患关系作为医疗卫生工作和医院管理年活动的重点之一，根据行业实际情况和广大医院管理人员的呼声，中国医院协会确定“构建和谐医患关系”为中国医院协会2007年工作重点，将协会的各项活动与这一中心工作紧密衔接起来。

2007年6月，在上海召开了以“优化医疗执业环境，共建和谐医患关系”为主题的中国医院院长论坛。全国300多位院长和100多位医院管理者、法学界专家、新闻界人士等出席了会议，共同探讨构建和谐医患关系的对策。有关领导、专家、院长作了学术报告和介绍了经验。会议指出：造成医疗执业环境不佳的原因是多方面的。对于医院来说，应该着眼内部，从加强医院管理，提高医疗服务技术水平、尊重病人、理解患者入手，努力优化医院执业环境，共建和谐医患关系。会议就营造良好的医疗执业环境问题进行了讨论，也进一步确定了医院的努力方向。

2007年3月，在北京召开了“提高医疗服务质量构建和谐医患关系报告会”。北京市卫生局、北京市医鉴办、北京中级法院就医疗事故鉴定和医疗纠纷案件审理中医院应注意的问题作了报告，帮助医院提高医疗服务质量、防范医疗差错发生、处理好已发生的医疗纠纷，努力构建和谐医患关系。

2007年9月，在大庆市召开了以“解决群众看病就医问题构建和谐医患关系”为主题的座谈会。与会代表就临床路径、单病种限价、惠民医院、济困病房制度等开展了讨论。

2007年初，中国医院协会会同健康报社和卫生行业八大学（协）会共同开展了和谐中国十佳健康卫士评选活动，并在北京召开了弘扬正气、感动中国颁奖大会。

2007年中国医院协会各分支机构也在构建和谐医患关系方面开展了许多活动，例如：民营医院管理分会开展“全国诚信民营医院”活动；县（市）医院管理分会召开首届发展高峰论坛、万里行创建活动总结大会等，活动紧扣构建和谐医患关系这一主题。

（二）完成政府交办的各项任务，发挥行业职能，当好参谋助手

行业协会是政府的助手，为政府服务就是为行业服务，就是为人民群众服务，这是中国医院协会一贯的宗旨。

2007年中国医院协会完成政府交办的修订医院管理相关法规任务10件。主要有卫生部医政司交办的修订《全国医院工作制度与人员岗位职责（征求意见稿）》、《特殊诊疗技术管理规范（送审稿）》；国家质量监督总局交办的制定《商业服务诚信计量行为规范》；卫生部医政司交办的编写《国家处方集》；卫生部办公厅交办的建立《信访专家库》等任务。各分支机构完成的有《中国医院节能实施方案》、《急救中心建筑技术规范》、《人工关节置换技术管理规范》等8项。

参与卫生行政部门组织的对医院的检查工作。管理年督导是卫生部对医院管理和医疗质量进行的“国检”，中国医院协会派工作人员参加了三年的各次督导，还参加了卫生部卫生监督局和纪检组共同组织的大型医院巡查工作。受卫生部医政司委托，由中国医院协会组织的《北京地区大型综合医院年度评价》已进行了六年，2007年受检单位扩大到16家，检查报告已成为卫生行政部门了解大型医院运营状况的重要窗口。同时协会还受北京奥组委的委托制定了《北京奥运会定点医院评估标准（送审稿）》并参与了北京奥运定点医院的评估检查工作。协会还派人参加了卫生部政法司对“惠民中国医疗行动”的调研检查工作。

中国医院协会为配合政府政策法规出台，进行宣传和培训，协助政策法规的贯彻执行。2007年《处方管理办法》出台，受卫生部医政司委托，举办了系列研讨会，分别在成都、北京、杭州、郑州、南京等地宣讲《处方管理办法》，交流贯彻的实践和经验，直接受培训人员近千人。药事管理专业委员会还承办了卫生部临床药师培训基地的建立、考核、管理试点工作，承办了抗生素不良反应监测工作。

2007年12月，中国医院协会还承办了中国参加“全球患者安全倡议活动”启动仪式暨医院感染与患者

安全研讨会。卫生部副部长黄洁夫宣读了卫生部支持预防和控制医院感染、保障患者安全的声明。世界卫生组织患者安全联盟主席唐纳森爵士作了《全球患者安全倡议活动的执行情况》的主题报告。

（三）针对医院管理中的热点、焦点问题，代表行业向政府有关部门诉求，主动建言献策

2007年中国医院协会出席政府各部委及有关机构的征求意见会议近20次，主要有：发改委召开的药品定价问题讨论会、WHO驻华代表处征求关于国家基本药物政策建议座谈会、最高人民法院关于制定医疗纠纷处理司法解释座谈会，卫生部医政司医疗事故处理赔偿讨论会、卫生部信访处源头解决信访问题座谈会、国家中医药管理局中医立法座谈会、国家食品药品监督管理局医药代表自律行为规范讨论会、卫生部医政司器官移植管理研讨会等。

中国医院协会还举行了一系列研讨会、座谈会，征求医院对相关政策、法规的意见和建议，整理后向有关领导反映。例如：有关医药分开利弊问题、医院管理长效机制座谈会、医疗纠纷处理程序研讨会等。

二、加强行业管理，规范行业行为，促进行业发展

（一）推行《中国医院协会2007年患者安全目标》

世界卫生组织患者安全联盟推出患者安全目标以后，中国医院协会作为中国医院的行业协会，全面推出了中国的患者安全目标——《CHA2007年患者安全目标》，这是中国医院协会作为中国医院行业代表，公开提出的行业要求，是对患者安全的公开承诺。协会提出的患者安全目标，得到卫生部医政司的支持和认同，会员医院和一些省市医院协会纷纷响应推行，为加强行业管理、构建和谐医患关系做了一件实事、好事。

（二）开展创建百姓放心医院活动内容有突破

中国医院协会确定2007年百姓放心示范医院活动以率先实行《2007年患者安全目标》为主要活动内容。4月召开了全国百姓放心示范医院2007动态管理工作会议。此后分五批举办了全国百姓放心示范医院落实患者安全目标培训班。500所百姓放心医院正在认真贯彻执行《2007年患者安全目标》提出的各项措施，并准备接受2008年的检查。

（三）制定和推行行业规范，成绩显著

2007年中国医院协会制定行业规范主要有：《CHA医院管理与质量评价标准（征求意见稿）》（2007版）、《CHA医疗不良事件报告信息需求分析报告》、《CHA病种质量管理措施评价信息需求分析报告》。协会各分支机构也在2007年制定了相关的规范，例如：临床检验管理专业委员会的《CHA临床实验室安全管理》；血液净化中心管理分会的《血液透析质量控制管理规范》；急救中心（站）管理分会的《突发公共卫生事件院前急救和转运流程》；病案管理专业委员会的《病案管理专业技术职称考试指南》等共17项。编辑出版《医院信息中心主任使用手册》、《处方管理办法答疑》、《中国精神卫生机构概况》等书籍6种。

三、为会员医院服务更加完善

（一）维护合法权益，反映行业呼声

2007年福建某地妇幼保健院因医闹被迫停业，中国医院协会组织了医疗诊疗秩序谁来维护座谈会，向媒体和社会各界发出呼吁；北京环丙沙星致精神病巨额索赔案件发生后，协会召开专家咨询会，咨询专家的相关意见；齐二药事件庭审后，协会在健康报上公开表明立场。协会还多次在中央电视台、新华社内参等主流媒体上公开发表构建和谐医患关系的看法和建议。

（二）采取多种形式，为会员医院提供服务

第一，培训服务。中国医院协会根据医院的需求，开展各种培训活动。与杨森公司合办的《现代医院科学管理培训项目》北京Ⅱ期班、江苏班、广东班等陆续开班，已培训了920余名学员。《支援西部地区医院管理讲座》已举办了六年，2007年又组织北京、广东、江苏、上海的医院院长赴陕西、云南、甘肃、贵州等地区义务讲学六次，讲座听众达2854人。2007年又举办了《区域医院管理交流与合作项目》，组织西部地区医院院长赴发达地区参观交流，共举办5期，有440名西部地区院长参加活动。

第二，信息服务。中国医院协会网站于2007年全面改版，增设了协会重大活动、会员动态、政策法规等栏目，全年提供信息700余条，共计70余万字。定期出版《会讯》，寄至各级领导和会员单位，反映协会、分支机构、省市协会的动态。2007年协会内部刊物《中国医院法制》出版四期。截至2007年底，协会出版的报刊已达14种（包括内部出版物）。协会加强了出版物管理，2007年初提出了“实施精品战略”的要求，完成了期刊出版物审读和年度校验工作。中国医院协会还和中国联通、中国移动等联合组织了中国医院行业信息移动搜索活动。

第三，法律服务。2007年中国医院协会自律维权部为医院提供法律咨询百余次；打击假冒协会名义开展的非法活动；对百姓放心医院活动合法性的置疑出具律师意见书，维护了协会和会员医院的合法权益。

第四，外事服务。2007年中国医院协会组织会员单位出国（境）考察团9个，参团人员达225人，包括赴台湾考察医院管理、药事管理，赴美国考察医院评审，赴北欧考察医疗体制，赴印度考察医疗保险制度，赴韩国洽谈合作等。还接待了来自美国、法国、韩国、台湾等多批国际同行的访问团队。

第五，新闻服务。2007年中国医院协会建立了与重点媒体经常性联系的“主流媒体记者数据库”，接待媒体记者来访43人次，其中包括健康报、中国医学论坛报、中华英才杂志、财富中国电视栏目、光明日报、日本朝日新闻等。据不完全统计，仅网络媒体2007年刊发中国医院协会相关新闻信息就达2700多条。

四、继续办好医院管理学术研究与学术活动

（一）举办国际医院交流与合作论坛

2007年9月在北京举办了第二届“国际医院交流与合作论坛”。此次论坛的主题为“医疗质量与患者安全：国际经验—各国的实践”。来自美国、泰国、新加坡、卡塔尔和台湾、香港以及大陆各省的440位医院管理专家出席会议。与会者就提高医疗质量，保障患者安全达成了许多共识。

（二）继续开展学术交流活动

中国医院协会本着“突出重点、质量第一、讲求实效、加强管理”的原则，继续开展学术交流活动。2007年初协会成立了学术委员会，对协会的学术活动统一策划，加强指导。2007年协会组织学术活动48次，参与人员近7900人次，各分支机构组织学术活动144次，参与人员16800余人次。2007年中国医院协会共有16个单位获批准举办国家级继续医学教育项目39项。完成中国医院协会Ⅰ类学分继续医学教育项目46项。2007年协会组织的学术活动中影响比较大的项目有2007全国护理管理暨经验交流大会、医院管理长效机制研讨会、医疗法律知识培训班等，分支机构举办的学术活动影响较大的有第十四届医院感染管理学术年会、第三届妇幼卫生发展论坛、中国企业医院大会暨职工医院分会成立十周年大会、全国第八次精神病医院管理学术会议、传染病医院管理分会第五届年会、2007中国医院信息网络大会、全国应急救治体系建设学术研讨会、第四届全国医院文化建设经验交流会等。门急诊管理专业委员会、肿瘤医院管理分会、医院建筑研究会等二级机构的活动也很有特色。

（三）开展医院管理课题研究

2007年协会开展课题研究10项。承担卫生部等有关政府部门委托的课题有：《医疗安全（不良）事件报告系统》、《单病种质量管理评估报告系统》、《政府是否推行强制医疗责任保险课题研究》、《医疗知情同意权的法律研究》、《临床医学伦理规范研究》。合作开展的研究课题有：《CHA医院质量评价指标体系研究》（与北京大学公卫学院合作）、《医院绩效考核：缩短平均住院日研究》（得到拜耳公司资助）、《符合中国国情的医疗责任保险课题研究》（与香港合作）等。协会设立“现代医院科学管理项目科研基金”，2007年初招标，有8项课题中标得到资助。分支机构开展的课题研究有《中国基本药物可获得性研究》、《中国医院中文期刊论文综合评价报告》等6项。协会还在网上开展了“全国侵犯医院权益情况”的调查研究。

五、加强协会自身建设，不断提高协会核心竞争力

（一）加强二级机构管理和建设

2007年根据常务理事会议的决定，召开了工作联席会议和二级机构负责人会议，完善了二级机构组织管理办法，制定出一系列补充规定并下发执行。2007年协会新增设7个二级机构（已经民政部批准），分别是：大学附属医院分会、医院经济管理专业委员会、医院信息统计专业委员会、医院情报图书管理专业委员会、医院法制专业委员会、医院建筑系统研究分会、医疗康复机构管理分会。有7个二级机构完成了换届改选，3个机构召开了成立大会。截至2007年底，中国医院协会已有28个二级机构正式获得民政部批准。

（二）积极发展会员

在新成立的会员服务部的努力下，2007年对会员数据库进行了升级改造，新发展了一批会员，也清理了一批长期不缴会费、也不参加协会活动的单位。截至2007年底，中国医院协会共有团体会员1794家，企业会员47家，个人会员7780人。

（三）加强办事机构建设和机关工作人员管理

2007年中国医院协会工作部门进一步完善了规章制度，制定印发了《中国医院协会办公制度》、《办公工作流程》、《工作人员岗位职责》，实行了机关工作人员的聘任制度。

六、财务管理规范有序

在中国医院协会领导下，财务人员认真贯彻执行国家和主管部门颁发的各项规章制度，密切配合协会各部门、分支机构开展工作，管好日常性开支，按照国家税收政策向国家缴纳税款，如实做好账务登记，及时报送各种会计报表。与银行、税务、审计及财务主管部门建立良好的工作关系，保证了协会各项工作的开展。

（连晓敏）

全国百姓放心示范医院2007动态管理会议在重庆召开

2007年4月14日，中国医院协会在重庆召开全国百姓放心示范医院2007动态管理会议，全面总结全国百姓放心示范医院动态管理第一周期工作，部署安排动态管理第二周期工作，把贯彻落实《CHA患者安全目标》作为示范医院动态管理第二周期标准。中国医院协会会长曹荣桂出席大会并作了《发扬示范医院表率作用，贯彻落实患者安全目标，为构建和谐医患关系贡献力量》的工作报告。来自全国500余所百姓放心示范医

院的院长和管理者700余名代表认真听取了会议工作报告和经验交流以及《患者安全目标》专业辅导授课。

（魏式平）

2007中华医院信息网络大会在成都举办

2007年5月20—22日，2007中华医院信息网络大会在成都举办。本次大会围绕“融合信息技术，促进医疗服务”这一主题，进行了深入的研讨。中国医院协会会长曹荣桂就我国医院信息系统以及数字化医院建设问题提出：医院信息化建设要坚持“总体规划，分步实施”的原则。医院信息化建设要坚持适用性、标准化、一致性原则。要充分发掘利用信息数据资源，为临床、教学、科研和医院经营管理提供循证依据。

与会代表分享了关于医疗卫生信息化战略规划与区域医疗信息网建设、医疗信息集成与系统体系结构、医学信息标准化电子病历、医院信息系统——集成技术设计应用、医院信息系统与临床信息系统、新技术应用、网络安全以及医教研等论题的专题报告。会议期间还举办了拓导课、IBM专题会议、2007英特尔－CHIMA CIO领导力论坛，举行了HL7CHIMA成立发布会，相关IT厂商介绍了各自的新技术、新产品和新的服务。

（赵　淳）

2007年度院长法律知识培训班暨医疗法制专业委员会第一届常务委员会在重庆市召开

2007年11月2—4日，由中国医院协会主办、重庆三峡中心医院协办的2007年度院长法律知识培训班暨医疗法制专业委员会第一届常务委员会在重庆市万州区召开。中国医院协会常务副会长、医疗法制专业委员会主任委员潘学田等100余人参加此次会议。

（郑雪倩）

“中国数字医学论坛2007”在厦门市召开

2007年11月11—13日，“中国数字医学论坛2007”在厦门市召开。本次论坛的主题是“数字医学与医疗质量、安全”。中国医院协会会长、中国数字医学杂志编委会主任委员曹荣桂在论坛上发表讲话中指出，卫生信息化建设取得了一定成绩，但仍不能满足当前卫生改革与发展的总体要求，主要问题表现在：一是起步晚，投入少，基础设施薄弱。二是缺乏规划与管理，采用项目驱动建设投入方式，导致重复建设，管理分散，不能互通，形成“信息孤岛”。三是不同领域、不同地区的建设和应用发展不平衡，影响整体发展进度。四是信息标准化和规范化研究开发滞后，成为信息资源共享的瓶颈。

（杨玉山）

2007年中国医院协会工作记事

1月1日　中国医院协会会长曹荣桂发表新年献词《开拓创新求真务实》。

1月4日　2007年中国医院协会第一次办公例会。

1月5日　健康报社、中国卫生思想政治工作促进会、中华医学会、中华预防医学会、中国医院协会、中国医师协会、中华护理协会、中国农村卫生协会、中华中医药学会共同主办首届“和谐中国十佳健康卫士评选”活动。评选出医务人员中的杰出人物。

1月6日　中国医院协会评价与评估部带队，一行8人赴台湾进行为期一周的专项访问。台湾医务管理学会给予大力支持与协助，针对医院特有的管理模式进行了交流与探讨。

1月7日　受台湾医事协会联盟邀请，中国医院协会交流考察团一行18人出访台湾。此次活动考察了台北荣民总医院、长庚纪念医院、台北振兴复健医学中心和彰滨秀传健康园区。

1月10日　为了贯彻落实《医疗广告管理办法》，中国医院协会召开座谈会，征求各类医院对加强医疗广告管理的意见和建议。来自北京地区的部分公立医院、军队医院、职工医院、民营医院、合资医院的代表出席了座谈会。

1月10日　应卫生部邀请参加关于研究处理医院药房承包的定性和处罚问题会。

1月13日　应卫生部邀请参加《关于实行医务人员医德考评制度的指导意见（试行）（修改稿）》的征求意见会。

1月20日　中国医院协会医院文化专业委员会在海南省海口市召开了委员会工作会议暨倡导人文医学、构建和谐医院高层研讨会，约170余人参加了这次会议。

1月23日　中国医院协会评价与评估部受卫生部医政司委托组织专家，对北京协和医院等16所三级甲等医院，进行2006年度医院例行检查。

1月25日　2007年度新春工作联谊会，中国医院协会会长曹荣桂致新春贺辞。卫生部、解放军总后卫生部、北京各大医院、协会分支机构负责人等150余人出席会议。

2月5日　中国医院协会民营医院管理分会在深圳召开全国诚信民营医院万里行启动暨2006年诚信民营医院创建活动总结大会。东莞东华等47所民营医院被评为首批“全国诚信民营医院”。

2月6日　健康报社协同中国医院协会等8家卫生行业学（协）会开展和谐中国十佳健康卫士评选活动，表彰大会在北京人民大会堂召开。

2月6日　2007年中国医院协会第二次办公例会。

2月7日　经四川省卫生厅和四川省民政厅批准，四川省医院管理协会更名为四川省医院协会。新印章于2007年2月7日启用。

2月27日　中国医院协会2006年报刊管理工作会议在北京召开，中国医院协会会长曹荣桂、卫生部新闻办公室报刊管理负责人戚畅参会并作了重要讲话，副会长潘学田以及协会主办的8个报刊社和3个内部资料出版物编辑部负责同志出席了会议。

2月28日　中国医院协会第一届第二次常务理事会暨工作联席会在北京召开，中国医院协会会长曹荣桂和秘书长李月东分别主持了会议。协会常务理事，各二级机构负责人，各省、自治区、直辖市医院协（学）会会长130余人出席会议。副会长潘学田向大会做了题为《中国医院协会2006年工作总结及2007年工作设想》的工作报告。江苏省医院协会、医院感染管理专业委员会等六位代表作了经验介绍。会议通过了组织部主任王耀宗做的《中国医院协会组织工作情况汇报和人事调整意见》的报告，决定提名李月东担任协会秘书长，提交理事会表决。与会代表就医院管理和协会工作进行了讨论。

3月1日　中国医院协会第一届学术委员会第一次工作会议在北京召开。第一届学术委员会主任委员曹荣桂、协会顾问迟宝兰参会并讲话。中国医院协会组织外联部主任王耀宗宣读了中国医院协会第一届学术委员会组成名单并颁发了聘书。中国医院协会副会长潘学田、协会部门负责人以及中国医院协会第一届学术委员会54名成员出席了会议。与会代表就学术委员会2007年的工作计划进行了讨论。

3月2日　中国医院协会自律维权部“提高医疗服务质量、构建和谐医患关系”报告会在北京召开。会长曹荣桂、副会长潘学田出席会议。北京市二、三级医院的业务副院长、医务部主任、门诊部主任和主管医疗纠纷的负责同志200余人参加了会议。

3月6日　2007年中国医院协会第三次办公例会。

3月14日　卫生部医政司委托中国医院协会承担“临床医学行为伦理”专项研究工作，自律维权部组织专家提出了《临床医学行为伦理规范（原则）》，并召开了专项讨论会。与会人员对该伦理规范第二稿进行了讨论。

同日　中国医院协会协同中国联通、中国移动、中国网通、中国电信、中国连线联合组织“中国医院行业信息化移动搜索”活动，召开北京地区搜索平台启动会议。近50家大型医院院办的负责同志出席了会议。

3月16日　受卫生部医政司委托承担“临床医学行为伦理”专项研究工作，自律维权部组织专家，在中国医院协会对《临床医学行为伦理规范（原则）》第二稿进行了专项讨论。

3月20日　2007年医院例行检查总结报告会在北京召开。卫生部医政司副司长张宗久及北京协和医院等16家医院的主管院长、医务处长、护理部主任参加了会议。协会评价与评估部副主任张振伟汇报了检查结果。

3月25日　协会发〔2007〕002号文件《关于召开“全国百姓放心示范医院2007动态管理工作会议”的通知》。

3月29日　中国医院协会参加卫生部办公厅组织召开的关于2007年医院管理年及全国医政工作会议。

同日　中国医院协会应邀出席了在人民大会堂举行的医疗保险协会成立大会。

4月2日　中国医院协会发〔2007〕003号文件《关于举办“2007年中国医院协会院长论坛”的通知》。

4月3日　国家审计署对中央部委主管社会团体进行调研，卫生药品审计局派工作人员抽查中国医院协会。

同日　2007年中国医院协会第四次办公例会。

同日　中国医院协会发〔2007〕004号文件《关于在全国百姓放心示范医院贯彻“CHA医院患者安全目

标”并作为动态管理第二周期标准的通知》。

同日 中国医院协会出席2007年“万名医师支援农村卫生工程”项目工作电话会议。

4月6日 中国医院协会应邀参加2007年北京市卫生工作及中医工作会议。

4月7日 中国医院协会医院文化专业委员会主办的第四届全国医院文化建设经验交流大会在广州召开。来自全国各级各类医院的党政管理干部近200人参加了会议。

4月9日 中国医院协会副会长潘学田参加卫生部人体器官移植技术临床应用委员会第三次会议。

4月11日 中国医院协会向卫生部监督局推荐参加卫生部大型医院巡查专家名单。

4月13日 中国医院协会县（市）医院管理分会在浙江省天台县召开创建医院品牌研讨会，并表彰了长期工作在基层医院第一线的60名2006年度县（市）医院优秀医生。来自全国100余名医院管理者参加了会议。

同日 中国医院协会会长曹荣桂应邀出席卫生部人才交流服务中心举办的关于医疗质量与风险管理论坛。

4月14日 中国医院协会《全国百姓放心示范医院2007动态管理工作会议》在重庆市举行。来自全国百姓放心示范医院和百姓放心医院的领导和相关负责人，各省、自治区、直辖市医院协（学）会领导近700人参加了会议。曹荣桂会长作了《发挥示范医院表率作用，贯彻落实患者安全目标，为构建和谐医患关系贡献力量》的工作报告。协会秘书长李月东向大会宣布了“首批百姓放心示范医院动态管理第一周期考核结果”和“关于在全国百姓放心示范医院中贯彻‘CHA医院患者安全目标’并作为动态管理第二周期标准的通知”。

4月16日 北京协和医院、解放军总医院等22家医疗机构被指定为“北京2008年奥林匹克运动会定点医院”。受奥组委和北京市卫生局委托对定点医院进行评估，中国医院协会参与了评估检查。评估组肯定了各医院的准备工作，并找出了工作中的不足。

4月17日 以中国医院协会会长曹荣桂为团长，副会长刘国华为副团长的中国医院协会访美考察团对美国JCI、AHA及美国加州大学洛杉矶分校医学中心、夏威夷皇家医院进行考察。

4月18日 全国公共卫生应急救治体系建设学术研讨会在江苏省无锡市召开。中国医院协会秘书长李月东出席会议并致词。来自全国20个省、自治区、直辖市100余家急救中心及香港圣约翰救伤会专家，180余人出席会议。

4月23日 在北京人民大会堂举行了中国扶贫基金会紧急救援后援联盟启动暨合作签字仪式。目标是：“广泛动员社会力量，关注灾区民众的生存与尊严，实施紧急救援，减轻贫困灾民的疾苦与安全”。中国医院协会和其他60余个政府机构、行业协会、媒体等单位作为紧急救援后援联盟的发起单位。

4月24日 中国医院协会分支机构负责人座谈会在协会会议室召开。副会长潘学田、秘书长李月东、协会各部门负责人及各分支机构负责人近40人参加了会议。

同日 病案管理专业委员会北京市病案质量控制和改进中心召开了第二届专家委员聘任会，选聘新一届专家委员会。专家委员会由23家医院的36位病案管理、病案质控、医政管理专家组成。

4月25日 中国医院协会出席卫生部国际交流与合作中心举办的中国卫生发展论坛。

4月27日 中国医院协会发〔2007〕9号文件《关于举办“2007年国际医院交流与合作论坛”的请示》。

4月29日 中国医院协会发〔2007〕10号文件《关于转发<医疗卫生机构接受社会捐赠资助管理暂行办法>的通知》。

5月4日 中国医院协会副会长潘学田出访韩国。作为特邀嘉宾出席在韩国首尔举行的韩国医院协会第48届全体会员大会。

5悦7日 中国医院协会秘书长李月东出席香港2007年医院管理局研讨大会。大会全体会议的主要议题是可持续发展的现代医疗体系、医疗护理机制创新、改善素质及病人安全以及医护人力资源。1000余名海内外专业人员出席会议。

5月8日 2007年中国医院协会第五次办公例会。

5月9日 日本第一三共株式会社顾问铃木正先生及日本第一制药（北京）有限公司新任总经理烟信幸先生等来中国医院协会拜访。

5月11日 台湾区域医院协会理事长、联新国际医疗集团总裁张焕祯先生来访。

5月12日 应黑龙江省大庆市卫生局邀请，中国医院协会秘书长李月东参加了百姓放心医院贯彻CHA患者安全目标座谈会。

5月15日 中国医院协会发〔2007〕11号文件《关于同意增补王吉善同志为<中国卫生质量管理>副主编的批复》。

同日 中国医院协会发〔2007〕12号文件《关于中国医院协会秘书长人事调整事宜的报告》。

同日 中国医院协会发〔2007〕13号文件《关于引进韩国医院协会<BIO-AGE生理年龄测定系统>事宜的请示》。

同日 中国医院协会发出严正声明：近期发现有人假冒中国医院协会的名义，发出《关于开展“全国百姓示范医院”更换“全国百姓信誉、服务双保障医院”的通知》。此文件纯属假冒。

5月18日 中国医院协会发〔2007〕16号文件《关于加强<全国医药经济信息网>工作建立全国安全合理用药监测中心（网）的意见》。

5月19日 由中国医院协会协会自律维权部和科技发展部联合组织召开的2007年中国医院药师沙龙论坛暨医药分开利弊分析研讨会在北京举行。副会长潘学田、秘书长李月东参加了会议。参会的还有北京地区部分大医院的药剂科主任和药学专家50余位代表。

5月22日 中国医院协会信息专业委员会主办的2007中华医院信息网络大会在成都召开。本次大会围绕

“融合信息技术，促进医疗服务”这一主题，进行了深入的研讨。协会会长曹荣桂以及来自国内外的千余名医院信息专家、管理工作者和相关IT业厂商代表出席会议。

5月25日　中国医院协会传染病医院管理分会第五届年会在杭州市召开。来自全国60余家医院近190名代表参加了大会。会议期间还召开了常务理事会，部署了下一步分会工作任务。

5月26日　中国医院协会在重庆召开了以“2000床医院在中心城市的生存和发展暨论医院的适宜规模”为主题的研讨会。来自全国部分大医院院长约100名代表参加了会议，会议组织代表参观了第三军医大学附属大坪医院、新桥医院和西南医院。

同日　在江苏先声药业集团庆祝在美国纽约交易所成功上市的庆典活动中，中国医院协会会长曹荣桂与先声药业集团任晋生总裁签订协议，2008—2012年中国医院协会突出贡献奖和优秀院长表彰活动仍冠以“先声杯”，由江苏先声药业集团协助承办。

5月27日　中国医院协会在南京召开《2007年中国医院管理论坛——学习贯彻卫生部“处方管理办法”专题》会议。会长曹荣桂在开幕式上发表讲话，要求各级各类医院认真贯彻执行卫生部颁发的《处方管理办法》。

5月28日　德国明斯特大学医院管理中心冯·伊夫教授来中国医院协会拜访，秘书长李月东接待了德国客人。

5月31日　北京市卫生局、中国控制吸烟协会、中国医院协会等在北京京丰宾馆联合召开了北京市全面推动无烟医院启动大会。中国医院协会会长曹荣桂作了题为“远离烟草拥抱健康为构建和谐社会做出表率”的讲话。

6月2日　2007年度中国医院协会院长论坛在上海举行，来自全国各级各类医院的400多位医院管理工作者出席，共同探索优化医疗执业环境，共建和谐医患关系的对策。会长曹荣桂作了题为《优化医疗执业环境，共建和谐医患关系》的主旨报告。

6月5日　2007年中国医院协会第六次办公例会。

6月6日　中国医院协会与香港亚洲商务航空公司签订合作意向书，共建一个紧急救援空中运载网络，以便将紧急伤病员及时直接用专机转往国内外各地。会长曹荣桂代表中国医院协会签署框架协议。

同日　中国医院协会发〔2007〕17号文件《关于举办“2007年国际医院交流与合作论坛”的通知》。

6月8日　中国医院协会参加国际认证组织评审JCI电话会议。

6月12日　世界卫生组织驻华代表处，邀请中国医院协会等社会团体参加“WHO对中国卫生体制改革政策建议”征求意见会。会议就世界卫生组织驻华代表处提出的《WHO关于中国国家基本药物政策的若干建议》的报告进行了讨论。

6月13日　以中国医院协会会长曹荣桂为团长的中国医院协会医院院长代表团访问北欧。31名大型医院院长、副院长参观、考察了瑞典、芬兰两国医疗卫生机构、社区卫生中心，与瑞典卫生与社会事务部、乌普萨拉大学、芬兰赫尔辛基医药协会等进行学术交流。

6月14日　纪念《献血法》颁布十周年系列活动启动仪式在人民大会堂举行。活动由中国红十字总会、卫生部联合举办，中国医院协会等社会团体协办。

6月15日　中国医院协会急救中心（站）管理分会二届三次常委会在上海市召开。会议讨论通过了《突发公共卫生事件院前急救和转运流程》编写计划及具体工作安排以及全国学术大会问题；增补了常委。

同日　中国医院协会病案管理专业委员会在北京昌平召开了病案信息技术专家研讨会。对考试指南及考试大纲的修订方案进行了研讨。

6月16日　以中国医院协会副会长潘学田为团长的30余名医院院长，赴美国加州大学洛杉矶分校安德森管理学院参加“医院领导力培训项目”课程班。

同日　中国医院协会和湖南省医院管理协会在湘潭联合举办了首期全国百姓放心示范医院（中南片区）落实患者安全目标培训班。来自中南九省的示范医院院长、医务科长、护理部主任、门诊部主任、药剂科主任等300余人参加了培训。

6月18日　中国医院协会发〔2007〕18号文件《关于我会员医院储备、使用“达菲”有关问题的请示》。

6月22日　由《中国医院》杂志社、江苏省医院协会共同主办的第八届中国医院发展战略高级论坛在江苏无锡市召开。来自美国、日本等国家和我国香港、台湾地区、26个省、自治区、直辖市的1009名院长和医院管理者出席了论坛。论坛主题是“现代医院经营管理创新与医院发展”。中国网对会议实况进行全程直播。

6月23日　中国医院协会2007支援西部义务讲演活动启动仪式在西安市举行。协会副会长、卫生部医政司司长王羽参会并讲话，陕西等省医院的院长、副院长、医院管理者230余名参加了会议。协会支援西部义务讲演项目已实施七年。

同日　全国第八次精神病医院管理学术会议在兰州召开。来自全国280余名精神病医院管理者参会。会议以“医院文化建设与危机管理”为主题，采取专题学术讲座与工作经验交流相结合的方式进行。会议期间进行了换届选举，选举肖泽萍教任第四届委员会主任委员。

6月30日　中国医院协会受卫生部医政司委托在全国范围举办实施《处方管理办法》实践和经验交流研讨会，第一站在成都举办。会议邀请卫生部医政司副司长张宗久及其他专家进行讲座并为与会代表答疑。

7月2日　由韩国医院协会金喆洙会长为团长的韩国医院协会代表团一行21人访问中国，受到了中国医院协会会长曹荣桂、副会长潘学田、秘书长李月东等协会领导的欢迎和接待。次日举行了“关于《生理年龄测试系统》在中国医院试用事宜的协议”签约仪式。

7月3日　2007年中国医院协会第七次办公例会。

7月4日　中国社区卫生协会成立大会在京召开。中国医院协会副会长潘学田出席会议并代表卫生行业协会在成立大会上发言表示祝贺。

7月5日　实施《处方管理办法》实践和经验交流研讨会第二站在北京举办，150位代表出席会议。

7月6日　由中国医院协会职工医院管理分会主办的中国企业医院大会暨职工医院分会成立十周年庆祝大会在北京举行。会长曹荣桂到会并讲话，来自全国各省市包括煤炭、冶金、化工、电力、石油、钢铁等行业系统的近300位企业医院的院长参加了大会。职工医院分会第三届第二次全体会议同时召开。

同日　实施《处方管理办法》实践和经验交流研讨会第三站在杭州举办，近200位代表出席会议。

7月12日　中国医院协会医疗法制专业委员会在南昌举行成立大会，同时还举办了医疗法律法规培训班。

7月13日　实施《处方管理办法》实践和经验交流研讨会第四站在郑州举行，100余位代表出席会议。

7月14日　2007支援西部义务讲演活动第二站在云南省昆明市举行。云南县级以上医院中、高层管理者300余人参加了学习。

同日　国务院法制办公开征求对《公共场所卫生管理条例（修订草案）》的意见。中国医院协会致函法制办提出修改建议，希望将医院、中小学校等“非经营性”场所列入条例管辖范围，明确政府“推行在公共场所禁止吸烟”。

7月18日　中国医院协会学术与培训部召开组织申报2008年国家级继续医学教育项目工作会议。各分支机构负责学术与培训工作负责人18人参加了会议。秘书长李月东要求各分支机构继续医学教育项目的申报要按正规程序办理，加强管理，保证质量。

7月19日　应国家发展改革委的邀请，参加国家发展改革委对部分国家药品价格的研究报告听取意见会。

7月21日　2007支援西部义务讲演活动第三站在内蒙古呼和浩特市举行。活动采用报告会与电话会议的方式进行。来自当地部分医院和部队医院的管理工作者以及14个盟市地区卫生部门的管理人员近千人参加活动。

7月26日　中国医院协会自律维权部召开“医院诊疗秩序谁来维护”座谈会，对福建省武夷山市妇幼保健院因“医闹”被迫停业7天一事进行分析讨论。会议邀请首都多家大医院的高层管理人员以及卫生行政部门、法律界、行业协会、主流媒体等方面人士参会。会长曹荣桂参会并讲话，与会人员就如何维护医疗机构的正常诊疗秩序等问题进行了座谈。

7月27日　2007支援西部义务讲演活动第四站在贵州省贵阳市举行。来自当地部分医院的医务人员、医院管理者280余人参加了学习。

7月29日　以中国医院协会秘书长李月东为团长、12名大型医院院长为成员的中国医院协会医院院长代表团赴印度参观访问。共走访参观了德里、金奈的四家医院，中印双方院长就两国的医疗卫生保健体系、医院管理、医疗科技的发展等方面进行了交流。

8月4日　中国医院协会医院感染管理专业委员会第十四届全国医院感染管理学术年会在吉林省吉林市举行。会长曹荣桂参会并讲话。全国正式代表289人、列席代表130余人参会。本届年会邀请了20余名国内外知名专家进行了23个专题讲座。

同日　2007支援西部义务讲演活动第五站在甘肃省天水市举行。来自当地部分医院的医务人员、医院管理者400余人参加了学习。

8月7日　2007年中国医院协会第八次办公例会。

8月9日　中国医院协会发〔2007〕19号文件《关于开展建立中国医院协会“医疗安全（不良）事件”自愿报告系统工作方案的请示》。

8月11日　中国医院协会血液净化中心管理分会第二届委员会会议在北京召开，来自全国31个省、自治区、直辖市的68名代表参加。第一届委员会主任委员王梅作工作总结。会议选举产生了新一届委员会成员，王梅继续担任主任委员。委员会对今后工作进行了部署。

8月12日　江苏省医院协会在南京举行实施患者安全目标启动仪式。全省25所实施患者安全目标示范单位及有关医院的代表共160多人参加会议。中国医院协会会长曹荣桂作了题为《“患者安全”我们共同的责任》的重要讲话。

8月14日　健康报记者就齐二药假药案庭审采访了中国医院协会，自律维权部负责同志发表看法，希望维护医院合法权益。

8月17日　卫生部在北京举办中国器官移植论坛。中国医院协会副会长、卫生部人体器官移植技术临床应用委员会委员潘学田参加此次论坛，会议就器官移植的立法、工作体系建设等问题进行了讨论。

8月18日　经卫生部医政司同意，中国医院协会医疗康复机构分会筹备会议在北京举行。全国康复医疗机构近50位负责同志参会，与会代表一致同意由中国康复研究中心为牵头单位进行筹建工作。

8月19日　由中国医院协会主办、宁夏自治区医院管理协会承办的第四期全国百姓放心示范医院（西北片区）落实患者安全目标培训班在银川举办。来自陕西、宁夏、甘肃、新疆、河南、重庆、四川等省市120所医院的240多人参加了培训。

8月26日　卫生部对2007年医院管理年活动进行督导检查，从全国抽调了130多名管理专家，分成12个督导组赴全国各地进行督导。中国医院协会会长曹荣桂带领第四督导组赴黑龙江、吉林两省进行督导。协会评价与评估部同志也参加了其他组的督导检查工作。

8月30日　中国医院协会发〔2007〕21号文件《关于筹建吉林省医院协会的建议函》。

9月6日　由中国医院协会、卫生部国际交流与合作中心以及美国国际联合委员会联合主办的2007国际医院交流与合作论坛在北京举办。来自美国、泰国、新加坡、卡塔尔和我国大陆、港澳台地区的440多位医院管理专家学者出席了会议。论坛的主题是“医疗质量与患者安全：国际经验—各国的实践”。开幕式上卫生部部长陈竺发表了致辞，中国医院协会会长曹荣桂作了

《中国医疗质量与患者安全》的主题报告。部分国外代表还在北京协和医院组织了小型专题报告会并参观了协和医院。

同日　中国医院协会妇幼保健院管理分会和中国疾病预防控制中心妇幼保健中心在天津市联合举办了第三届妇幼卫生发展论坛。本次论坛的主题是“规范、协作、发展”，期间还组织参观了天津市妇女儿童保健中心。

9月10日　中国医院协会发〔2007〕22号文件《关于刊发陈竺部长在2007年国际医院交流与合作论坛开幕式讲话的请示》。

9月11日　2007年中国医院协会第九次办公例会。

9月12日　卫生部卫生监督局2007年对6所卫生部属大型医院开展巡查工作。中国医院协会指派工作人员参加赴山东大学第二医院为期15天的巡查工作。

9月14日　中国医院协会县（市）医院管理分会在秦皇岛市召开首届发展高峰论坛暨2007年学术年会。协会会长曹荣桂作了《优化医疗环境构建和谐医患关系》的报告。江苏江阴、山东即墨、安徽泾县、安徽桐城人民医院的院长分别介绍了管理经验。

9月18日　中国医院协会发〔2007〕23号文件《关于召开第二届医疗保险与医院管理院长沙龙——“2007医疗费用控制与医疗质量管理——我们共同的责任”的通知》。

9月20日　中国医院协会后勤管理专业委员会2007年学术研讨会在新疆乌鲁木齐举行。来自全国各级、各类医院的后勤院长及后勤管理工作者300余人参加了会议。本次会议的主题是“医院节能减排与医院后勤管理”。

9月22日　2007医院院长高层论坛暨解决群众看病就医问题座谈会在黑龙江省大庆市举行，来自全国各地的130余名医院院长参加了本次论坛。中国医院协会会长曹荣桂到会并致辞。

9月28日　由中国医院协会与辽宁省卫生厅联合主办的第六届全国临床技术应用管理高层论坛在大连举行。卫生部“人工关节植入技术管理规范”专家委员会成员以及来自全国各地的医院管理者、医疗专家60余人参加了会议。会议的主要议题是研讨制定卫生部《人工关节植入技术管理规范》等文件。

9月29日　由中国医院协会主办的缩短平均住院日研究项目启动会在上海举行，来自全国部分大型医院的院长出席了会议。会长曹荣桂发表讲话。与会的各位院长就该研究项目的具体实施进行了讨论。

10月9日　2007年中国医院协会第十次办公例会。

10月10日　应韩国医院协会金喆洙会长的邀请，中国医院协会副会长潘学田率领代表团赴韩国考察访问。代表团一行8人，在首尔和釜山两地共参观了5所医院，还实地考察了韩国医院协会的健康推介项目——《Bio－Age生理年龄测试系统》在韩国医院中的使用情况。

10月13日　由中国医院协会主办、重庆医科大学附属第一医院承办、西安杨森制药有限公司协办的现代医院科学管理培训项目—重庆班在重庆举行。重庆地区20多家大型医院院长及医院管理干部逾200人参加了开幕式。

10月15日　中国医院协会发〔2007〕24号文件《关于召开“医院管理年活动”研讨会议的通知》。

10月16日　中国医院协会发〔2007〕25号文件《建立<医疗安全（不良）事件报告系统>经费预算》。

同日　中国医院协会发〔2007〕26号文件《关于建立“医疗质量管理评价报告系统”的请示》。

10月18日　中国医院协会发〔2007〕27号文件《关于组织订阅2008年<中国医院>杂志的通知》。

10月19日　中国医院协会2007年区域医院管理交流与合作项目正式启动。来自湖北、江西、山东、河南、福建、湖南、四川、陕西、云南等地区50位各大医院院长及有关领导参加了北京站的活动。北京大学人民医院、北京大学第一医院、北京大学第三医院院长等进行专题报告。

同日　由卫生部医政司主办，中国医院协会药事管理专业委员会承办的卫生部临床药师制试点工作会议在北京召开。副会长潘学田以及来自全国15个省、自治区、直辖市卫生厅（局）医政处负责同志，38个试点医院的院长及药剂科主任出席了会议。

10月22日　中国医院协会应邀出席了卫生部政策法规司召开的关于医患纠纷法律适用研讨会。

10月25日　香港华俐仕集团陈成兴主席一行七人来北京拜访中国医院协会，经过友好协商，双方决定共同开展医疗责任保险课题研究。会长曹荣桂会见了香港客人。

10月27日　中华医学会主办、中国医院协会协办第四届中国健康产业论坛。

10月29日　第七届全国院前急救学术大会——灾害救援及急救管理学术研讨会在成都召开。会议由协会急救中心（站）管理分会主办，来自全国各地260余名代表出席了会议。卫生部医政司司长王羽在开幕式上讲话。急救中心（站）管理分会主任赵永春在会上作了《突发公共事件现场紧急医学救援中存在的问题与对策》的专题报告。

10月30日　由中国医院协会和北京市医疗保险事务管理中心主办的第二届医疗保险与医院管理大型院长沙龙在北京举行。北京各大医院院长、医保部主任以及新闻媒体记者共同就“医疗费用控制与医疗质量管理——我们共同的责任”的主题进行了座谈。协会会长曹荣桂出席会议。

11月2日　中国医院协会主办的2007年度院长法律培训班在重庆举办。协会副会长，医疗法制专业委员会主任委员潘学田参会并作了重要讲话。培训班邀请了最高人民法院行政审判厅、国家行政学院法学部等专家作了专题讲座。同期还召开了医疗法制专业委员会第一届常务委员会会议。

同日　中国医院协会药事管理专业委员会主办的第

三届临床药师论坛在西安举行，来自全国医疗机构和高等医药院校的200多位临床药学工作者参加了论坛。本次论坛的主题是“临床药学高等教育和在职临床药师培养”。

11月6日　2007年中国医院协会第十一次办公例会。

11月10日　由中国医院协会主办，西安杨森制药有限公司协办的现代医院科学管理培训项目北京二期班结业，协会副会长章友康作了总结发言。北京二期班正式报名学员148人，修完七个模块（含五门必修课）的学员106人，结业率为72%。

11月11日　中国医院协会信息管理专业委员会换届选举工作会在厦门举行。李包罗代表前一届委员会作了2003—2007年工作报告。选举产生了新一届专业委员会，梁铭会担任主任委员，李包罗等担任副主任委员。会长曹荣桂向名誉主任委员、主任委员、副主任委员和秘书长颁发了聘书。改选结束后召开了中国医院协会信息管理专业委员会第一届委员会常务委员会议。

11月20日　中国医院协会发〔2007〕29号文件《关于下发<中国医院协会系列期刊社长/主编考核办法>的通知》。

同日　中国医院协会发〔2007〕30号文件《报送<全国医院工作制度和人员岗位职责>送审稿》。

11月26日　应台湾中华药学基金会邀请，中国医院协会评价与评估部主任王吉善率领代表团出访台湾。代表团出席了两岸健康政策暨医药管理交流联合论坛，参观了中和纪念医院、人尚大药局、丁丁连锁药局等医药机构。

11月28日　中国医院协会发〔2007〕31号文件《关于建立<全国安全合理用药监测网>的通知》。

11月28日　中国医院协会发〔2007〕32号文件《关于建立<全国安全合理用药监测网>的请示》。

11月28日　中国医院协会发〔2007〕33号文件《关于制定<国家处方集>初步实施方案的请示》。

11月28日　中国医院协会发〔2007〕34号文件《关于<国家处方集>编委会邀请函》。

11月28日　中国医院协会应卫生部医政司医疗管理处的邀请，出席讨论国家发展改革委《关于改革药品和医疗服务价格形成机制意见》的会议。

11月29日　由卫生部主办，中国医院协会承办的中国参加“全球患者安全倡议活动”启动仪式暨医院感染与患者安全研讨会在北京举办。卫生部副部长黄洁夫宣读了卫生部支持预防和控制医院感染、保障患者安全的声明。中国医院协会会长曹荣桂致词。启动仪式结束后，召开了医院感染与患者安全研讨会，世界卫生组织患者安全联盟主席唐纳森爵士、中国卫生部医政司司长王羽作了主题报告。

11月30日　2007支援西部义务讲演活动第六站在广西壮族自治区南宁市举行。来自广西壮族自治区卫生厅领导、县级以上医院院长、副院长及医院管理干部416人参加了会议。

同日　应卫生部政策法规司的邀请，中国医院协会参加了“朝阳京西院区因患者拒绝签字，手术导致患者死亡一事，研究相关法律问题的专家研讨会”。

12月4日　关于医疗机构不良执业行为积分规定讨论会在北京举行，中国医院协会秘书长李月东出席并主持会议。

12月5日　医院竞争力提升管理考察团赴美国考察，中国医院协会副秘书长江耘担任团长，19位医院院长参加了出访，考察结束后获结业证书。

12月6日　中国医院协会应邀出席了北京大学医院管理研究中心诊断相关组（DRGs）国际论坛。

12月7日　中国医院协会医院经济管理专业委员会在北京召开换届改选会议，中国医院协会会长曹荣桂，副会长章友康参加了会议。选举产生了第二届医院经济管理专业委员会，许树强任主任委员。同期举行第六届医院经济管理高峰论坛。

同日　中国医院协会医疗质量管理专业委员会在福州市召开了2007年全国医疗质量学术年会及全体委员大会。选举产生了第二届医疗质量管理专业委员会，李学旺连任主任委员。会议讨论通过了第二届医疗质量管理专业委员会2008年工作计划。

12月8日　以中国医院协会副会长潘学田为团长的中国医院协会医院管理考察团对台湾医院管理进行了考察，考察团成员为大型医院院长共53人。在台期间参访了5所各具特色的医疗机构，参加了两岸健康政策暨医药管理交流联合论坛。

12月13日　中国医院协会民营医院分会举办的全国诚信民营医院万里行第二次会议及民营医院发展与税收问题论坛在温州召开，协会会长曹荣桂和秘书长李月东出席会议。

12月15日　由中国医院协会主办的2007全国护理管理暨经验交流会在北京召开。来自全国各级各类医院的550余名护理管理人员出席会议。中国医院协会会长曹荣桂在开幕式上致词，卫生部医政司司长王羽作了重要讲话。

12月16日　中华预防医学会医疗机构公共卫生分会成立大会在北京召开，中国医院协会会长曹荣桂出席。

12月18日　中国医院协会秘书长李月东与协会工作人员签订劳动合同，协会实行工作人员聘任制。

同日　中国医院协会出席卫生部治理商业贿赂领导小组办公室召开的关于治理医药购销领域商业贿赂长效机制建设理论与政策研讨会。

12月21日　上海市医院协会第一次会员代表大会暨成立大会在上海国际会议中心举行，中国医院协会会长曹荣桂应邀出席大会。大会讨论通过了《上海市医院协会章程》，选举产生了上海市医院协会第一届理事会，陈志荣任会长。

同日　中国医院协会自律维权部与香港合作课题项目医疗责任保险调研座谈会在广州举行，秘书长李月东出席并主持会议。

12月22日　中国医院协会医院情报图书管理专业委员会成立大会在北京召开，会长曹荣桂参加了成立大会并发表了重要讲话。经过选举产生了苏元福为主任委员的专业委员会。

12月25日　2007年中国医院协会第十二次办公例会。

12月28日　中国医院协会医院绩效考核——缩短平均住院日项目研讨会在三亚举行，协会会长曹荣桂、副会长潘学田、副会长章友康出席讨论。

（连晓敏）

2007年中国医院协会Ⅰ类学分继续医学教育项目（第一批）

项目编号	项目名称	主办单位	项目负责人	举办期限起止日期	举办地点	授予学员学分	教学对象	拟招生人数	备注
2007-001	医院管理区域双向交流与合作项目	中国医院协会学术与培训部	姚洪 陈同鑑	4月-10月 1.5天	北京 上海 广州	1.5/期	医院管理干部	300	
2007-002	2007年“涉及医院相关法律”管理干部培训班	中国医院协会自律维权部	郑雪倩	8月10-12日 3天	成都市	3	医务处主任	300	
2007-003	医院药师继续教育培训班：循证医学进展与药物安全性评价	中国医院协会科技发展部	胡茵	4月-5月 7天	北京或其他城市	7	科主任、主治医师	120	
2007-004	医院药师继续教育培训班：药物不良反应与药物不良事件防范	中国医院协会科技发展部	胡茵	5月-6月 7天	北京或其他城市	7	科主任、主治医师	120	
2007-005	医院药师继续教育培训班：药房服务的全方位改进	中国医院协会科技发展部	胡茵	9月-10月 7天	北京或其他城市	7	科主任、主治医师	120	
2007-006	医院药师继续教育培训班--中药现代化的思路与拓展	中国医院协会科技发展部	胡茵	10月-11月 7天	北京或其他城市	7	科主任、主治医师	120	
2007-007	“全成本核算、单病种限价、医疗费用控制、税缴实务、内部审计、财务管理”培训班	中国医院协会科技发展部	王楠	4月26-29日 8月3-6日 10月10-14日 4天	大连 长沙 新疆	4	主管院长、财务、纪检、审计等	100	

项目编号	项目名称	主办单位	项目负责人	举办期限起止日期	举办地点	授予学员学分	教学对象	拟招生人数	备注
2007-008	“妇产科、妇幼保健院《数字化妇产中心》项目暨科室管理”研修班	中国医院协会科技发展部	王楠	6月8-10日 3天	徐州	3	妇产科科主任	100	
2007-009	“人力资源管理科室业绩目标考核暨最新按工作量分配，绩效考核（平衡计分卡）”培训班	中国医院协会科技发展部	王楠	6月2-23日 11月8-11日 4天	北京 成都	4	各医院院长、财务、人事、考核办等负责人	100	
2007-010	“医疗质量管理新进展暨临床路径操作实务”演习现场会	中国医院协会科技发展部	王楠	5月24-26日 7月12-14日 3天	新疆	3	各医院院长、医务科主任、医保办负责人	150	
2007-011	“全国医院科室规范管理与科主任能力提升”研修班	中国医院协会科技发展部	王楠	5月24-26日 3天	昆明	3	各医院院长、医务科主任等	200	
2007-012	临床药师培训试点基地师资培训班	中国医院协会药事管理专业委员会	吴永佩	3月10-12日 3天	北京	3	临床药师培训试点基地带教药师	70	
2007-013	药事管理与药物治疗委员会学习班	中国医院协会药事管理专业委员会	颜青	5月20-24日 5天	南昌	5	主管院长与药学部门负责人	100	
2007-014	2007临床药师论坛-临床药师经验交流	中国医院协会药事管理专业委员会	颜青	10月15-19日 5天	西安	5	医院药学部门负责人	300	
2007-015	全国基层医疗机构抗菌药物合理应用“星火”培训项目	中国医院协会药事管理专业委员会	李喜西	5月10日-11月30日 6天	60个地区	6	基层医疗机构中级或以上医师与药师	600	
2007-016	静脉配置规范学习班	中国医院协会药事管理专业委员会	颜青	10月15-18日 4天	上海	4	中级以上药师	100	

项目编号	项目名称	主办单位	项目负责人	举办期限起止日期	举办地点	授予学员学分	教学对象	拟招生人数	备注
2007-017	2007年全国临床药学学术交流会	中国医院协会药事管理专业委员会	颜青	6月12-15日 4天	上海	4	医院中级或以上药师与临床医师	200	
2007-018	临床药师实践培训班	中国医院协会药事管理专业委员会	吴永佩	8月14-18日 5天	大连 济南	5	中级或以上临床药师	50	
2007-019	麻醉药品临床应用指南培训班	中国医院协会药事管理专业委员会	吴永佩	4月8-9日 2天	昆明	2	各地医政部门管理人员与医院有关人员	200	
2007-020	灾难性事故医疗救援与救治	中国医院协会急救中心（站）管理分会	赵永春	9月11-16日 6天	成都或杭州	6	院前专业急救人员	300	
2007-021	公共卫生应急救治体系建设学术研讨会	中国医院协会急救中心（站）管理分会华东地区专业委员会	赵永春	4月15-19日 5天	无锡	5	院前专业急救人员	300	
2007-022	精神病医院文化建设与微机管理	中国医院协会精神病医院管理分会	顾牛范	6月22-26日 5天	兰州	5	精神病医院管理者	150	
2007-023	全国企业医院大会	中国医院协会职工医院管理分会	王甫群	6月 3天	北京	3	企业医院管理者	150	
2007-024	企业医院护士学习班	中国医院协会职工医院管理分会	王甫群	第二季度 1天	北京	1	企业医院护士长	40-50	
2007-025	企业医院急救新进展学习班	中国医院协会职工医院管理分会	王甫群	第三季度 1天	待定	1	企业医院急救科	40-50	
2007-026	倡导人文医学构建和谐医院高层研讨会暨文化委工作会议	中国医院协会医院文化专业委员会	周凤鸣	1月20-24日 5天	海口	5	管理干部	150	

项目编号	项目名称	主办单位	项目负责人	举办期限起止日期	举办地点	授予学员学分	教学对象	拟招生人数	备注
2007－027	第四届全国医院文化建设经验交流大会	中国医院协会医院文化专业委员会	高金声	4月7－11日 5天	广东	5	管理干部	200	
2007－028	全国医院护理文化与护理管理经验交流会	中国医院协会医院文化专业委员会	田文军	4月7－11日 5天	广东	5	相关专业中级或以上人员	150	
2007－029	全国妇儿医院管理与文化工作高层研讨会	中国医院协会医院文化专业委员会	李学进	6月15－19日 5天	青岛	5	管理干部	150	
2007－030	全国卫生系统卫生文化与党建工作研讨会	中国医院协会医院文化专业委员会	田文军	10月26－30日 5天	重庆	5	管理干部	150	
2007－031	建设和谐社会与医院社会责任高层研讨会	中国医院协会医院文化专业委员会	高金声	12月14－18日 5天	深圳	5	管理干部	120	
2007－032	节能培训班	中国医院协会后勤管理专业委员会	刘晓勤	6月、7月 3天/期	深圳	3	各医院后勤技术人员	100/期	
2007－033	中国医院协会后勤管理专业委员会学术研究会	中国医院协会后勤管理专业委员会	刘晓勤	9月 3天	新疆	3	各医院后勤技术人员	260	
2007－034	病案管理专业理论培训班	中国医院协会病案专业委员会	刘爱民	3月5－10日 6天	北京	6	病案专业中级或以上人员	60	
2007－035	病案管理与相关学科知识培训班	中国医院协会病案专业委员会	刘爱民	3月5－10日 6天	北京	6	病案专业中级或以上人员	60	
2007－036	医院危机管理培训班（常委会）	中国医院协会县（市）医院管理分会	高晓林 郑海洋	4月 4天	天台	4	常委、院长及管理干部	150	
2007－037	县市医院管理流程规范化、优化	中国医院协会县（市）医院管理分会	高晓林 郑海洋	6月 4天	南京	4	医院中高层管理干部	100	

项目编号	项目名称	主办单位	项目负责人	举办期限起止日期	举办地点	授予学员学分	教学对象	拟招生人数	备注
2007-038	2007全国县市医院管理发展论坛（学术年会）	中国医院协会县（市）医院管理分会	高晓林 郑海洋	8月 4天	西宁	4	院长，副院长	300	
2007-039	中小医院服务创新（示范交流）活动	中国医院协会县（市）医院管理分会	高晓林 郑海洋	9月 4天	成都	4	各级医院中高层管理者	150	
2007-040	中小医院产权制度改革研讨班	中国医院协会县（市）医院管理分会	高晓林 郑海洋	11月 4天	深圳	4	院长、副院长	100	
2007-041	妇幼保健机构管理	中国医院协会妇幼保健管理分会	金曦	1月-12月	待定	1/期	妇幼保健机构业务管理人员	30/期	16期每期1天
2007-042	《医院信息系统基本功能规范》培训班	中国医院协会医院信息统计专业委员会	高燕婕	2天	待定	2	医院信息统计人员	200	共举办5-10次
2007-043	医院统计与信息化培训班	中国医院协会医院信息统计专业委员会	高燕婕	2天	待定	2	医院信息统计人员	200	共举办5-10次
2007-044	中心供应室	中国医院协会建筑系统研究分会	于冬	8月20-22日 3天	待定	3	CSSD人员、院感人员、医院管理者	100	
2007-045	《中国医院》高峰论坛暨《中国医院》杂志编委会议	中国医院杂志社/山东省医院协会	张宝库	8月17-19日 3天	威海	3	医院管理人员、《中国医院》杂志编委	300	
2007-046	《中国医院》发展战略论坛	中国医院杂志社/江苏省医院协会	张宝库	7月 3天	无锡	3	医院管理人员	200	

项目编号	项目名称	主办单位	项目负责人	举办期限起止日期	举办地点	授予学员学分	教学对象	拟招生人数	备注
2007-047	医院管理实务：纠纷防范、临床路径、科室运营	中国医院杂志社	李信春	4月 5天	杭州	5	医院管理人员	200	
2007-048	中国医院科室主任论坛（一）	中国医院杂志社	吴穷	5月中旬 8天	北京 上海 广州	8	医院中层管理人员	350	学科建设与科研管理
2007-049	中国医院科室主任论坛（二）	中国医院杂志社	吴穷	12月上旬 8天	北京 上海 广州	8	医院中层管理人员	350	科室绩效管理与评估
2007-050	现代医院质量管理与持续改进	中国卫生质量管理杂志社	刘勤社	4月13-16日 4天	西安	4	相关专业中级或以上人员	100	
2007-051	现代医院卓越绩效与医疗质量管理	中国卫生质量管理杂志社	刘勤社	6月8-11日 4天	桂林	4	相关专业中级或以上人员	100	
2007-052	现代医院业务流程再造与医疗质量管理	中国卫生质量管理杂志社	刘勤社	8月10-13日 4天	大连	4	相关专业中级或以上人员	100	
2007-053	国际标准体系与医疗质量体系建设	中国卫生质量管理杂志社	刘勤社	10月26-29日 4天	昆明	4	相关专业中级或以上人员	100	
2007-054	全国临床药师专科化工作实践与经验交流会	中国药房杂志社	岑远明	5月 7天	广州	7	相关专业中级或以上人员	150	
2007-055	全国中药创新与临床用药推广研讨会	中国药房杂志社 港、澳、台、粤药师学会	王嘉凌	4月 7天	石家庄	7	相关专业中级或以上人员	200	
2007-056	全国医院不合理用药干预与防范研讨会	中国药房杂志社	岑远明	4月 7天	北京	7	相关专业中级或以上人员	200	
2007-057	全国医院药房关系建立与维护暨港、澳、台、渝两岸四地医院药事工作高级研讨会	中国药房杂志社	张同明	5月 7天	重庆	7	相关专业中级或以上人员	180	

项目编号	项目名称	主办单位	项目负责人	举办期限起止日期	举办地点	授予学员学分	教学对象	拟招生人数	备注
2007-058	全国实施药品通用名开写处方的理论与实践研讨会	中国药房杂志社	黎志明	5月 7天	厦门	7	相关专业中级或以上人员	150	
2007-059	全国药物经济学与医院合理用药专题研讨会	中国药房杂志社	岑远明	6月 7天	上海或杭州	7	相关专业中级或以上人员	200	
2007-060	全国医药专题报告会暨《中国药房》杂志第5届编委会第一次全体会议	中国药房杂志社	黎志明	6月 7天	深圳	7	相关专业中级或以上人员	200	
2007-061	全国医院药剂科主任管理艺术与实践经验交流会	中国药房杂志社	张同明	7月 7天	成都	7	相关专业中级或以上人员	150	

（连晓敏）

2007年中国医院协会Ⅰ类学分继续医学教育项目（第二批）

项目编号	项目名称	主办单位	项目负责人	举办期限起止日期	举办地点	授予学员学分	教学对象	拟招生人数	备注
2007-062	医院重点基础质量研讨会	中国医院协会学术与培训部	姚洪	9月-10月 2天/期	大连 成都 厦门	2/期	医院管理干部	80/期	
2007-063	医院质量标准研讨会	中国医院协会评价评估部	王吉善	11月1-3日 3天	北京	3	医院管理干部	100	
2007-064	“临床工程师”高级培训班	中国医院协会科技发展部	王楠	7月-12月 12天/期	待定	10	医疗机构设备管理、维修人员、从业人员等	15/期	
2007-065	患者安全目标培训	放心医院办公室	赵淳	7月-9月 3天/期	华北 西北 东北 中南	3/期	放心医院中层管理人员	共1200	

项目编号	项目名称	主办单位	项目负责人	举办期限起止日期	举办地点	授予学员学分	教学对象	拟招生人数	备注
2007－066	医院管理论坛	北京大学医学部中国医院协会大学附属医院分会	王德炳 姜保国	11 月下旬或 12 月上旬 1.5 天	深圳	1.5	全国医院管理干部	100	
2007－067	麻醉药品临床应用指南培训班	中国医院协会药事管理专业委员会	吴永佩	7 月 30－31 日 2 天	西安	2	各地卫生行政部门组织师资	200	
2007－068	医院药事管理领导力培训班	中国医院协会药事管理专业委员会	颜青	7 月 13 日－10 月 13 日 4 天/期	北京 上海 广州	4/期	医院药剂科负责人	300	
2007－069	全国企业医院运行机制改革创新研讨会	中国医院协会职工医院管理分会	胡鸿藻	四季度 2 天	广州	2	企业医院管理者	100	
2007－070	医疗付费制度改革与临床路径管理	《中国医院》杂志社	李信春	8 月 24－26 日 10 月 26－28 日 3 天/期	北京	3/期	医院各级管理人员	100/期	
2007－071	2007 年医院情报图书管理学术会议暨中国医院协会医院情报图书管理专业委员会成立大会	中国医院协会医院情报图书管理专业委员会	郝秀兰	10 月 4 天	待定	4	医院情报图书管理人员	200	
2007－072	第一期全国医学论文写作提高班	中国血液净化杂志社	王梅 韦洮	8 月 3－7 日 5 天	北京	5	医护人员	300	
2007－073	心脑血管合理用药学术研讨会	中国药房杂志社	张庆	7 月 7 天	北京	7	医院医学、药学人员	80	
2007－074	消化系统临床用药不良反应学术研讨会	中国药房杂志社	张庆	9 月 7 天	北京	7	医院医学、药学人员	80	
2007－075	中国医院用药评价与分析学术研讨会	中国药房杂志社	张庆	10 月 7 天	北京	7	医院医学、药学人员	200	

项目编号	项目名称	主办单位	项目负责人	举办期限起止日期	举办地点	授予学员学分	教学对象	拟招生人数	备注
2007-076	洁净手术部新技术培训	中国医院协会建筑系统研究分会	许钟麟	9月15-17日 3天	西安	3	医院管理人员、护士长；工程公司、设计院技术人员	50	
2007-077	综合医院通风空调技术培训	中国医院协会建筑系统研究分会	许钟麟	10月20-22日 3天	杭州	3	医院管理人员、护士长；工程公司、设计院技术人员	50	
2007-078	《综合医院建设标准及设计规范》培训班	中国医院协会建筑系统研究分会	于冬	10月16-19日 12月4-7日 4天/期	河南 北京	4	医院管理人员、护士长；工程公司、设计院技术人员	100/期	

（连晓敏）

医疗卫生人物

卫生部系统

卫生部部长、副部长

部　长	高　强（2007年6月免）
	陈　竺（2007年6月任）
副部长	高　强（2007年6月任）
	王陇德（2007年9月免）
	王国强（2007年2月任）
	蒋作君（2007年9月免）
	佘　靖（女，2007年2月免）
	黄洁夫
	马晓伟
	陈啸宏
	刘　谦（2007年9月任）

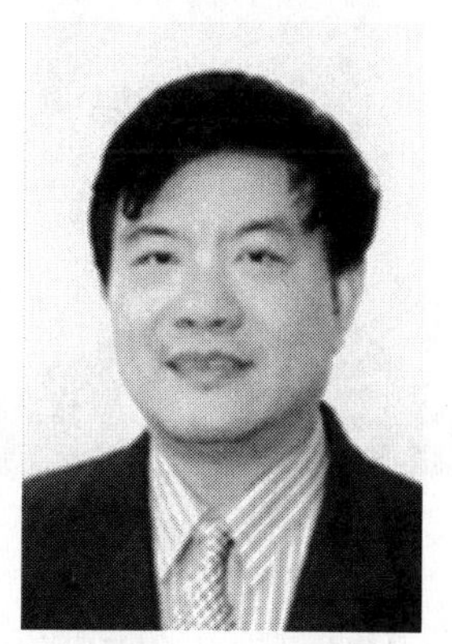

部长陈竺

陈竺，男，汉族，江苏镇江人，1953年8月生于上海，1970年参加工作，无党派，全国十届政协委员。1981年获上海第二医学院硕士学位，1989年获法国巴黎第七大学博士学位，1990年任上海第二医科大学（上海交通大学医学院）附属瑞金医院教授，1995年当选中国科学院院士，1998年任国家人类基因组南方研究中心主任，国家“973”计划首席科学家，在血液学、分子生物学等领域取得了突破性成果，曾获得法国抗癌联盟卢瓦兹奖、国家科技进步二等奖等多个奖项，是第三世界科学院院士、欧洲科学院外籍院士、美国科学院外籍院士、法国科学院院士。2000年10月任中国科学院副院长，2007年6月任卫生部部长。

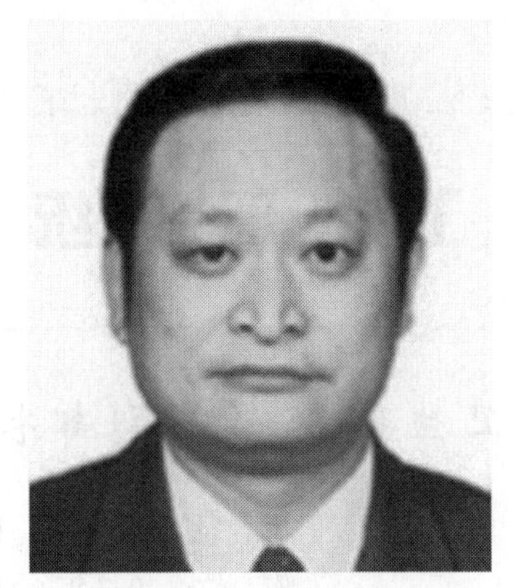

副部长　王国强

王国强，男，汉族，籍贯安徽，1955年3月出生于上海。1978年毕业于北京中医学院，2000年获吉林大学人口学专业法学硕士学位。先后在卫生部、国家医药管理总局工作，1983年调到国家计生委，历任秘书处副处长、处长、办公厅副主任、主任、政策法规司司长、计划财务司司长。曾在日本厚生省国立公共卫生学院留学做客座研究员，到河南省焦作市挂职担任市委副书记。2000年12月任国家计生委党组成员、副主任，2003年3月任国家人口计生委党组成员、副主任，2003年9月任国家人口计生委党组成员、副主任兼直属机关党委书记、机关党校校长，2002年6月兼任中国人口学会常务副会长。2007年1月任卫生部党组成员、副部长兼国家中医药管理局党组书记、局长。

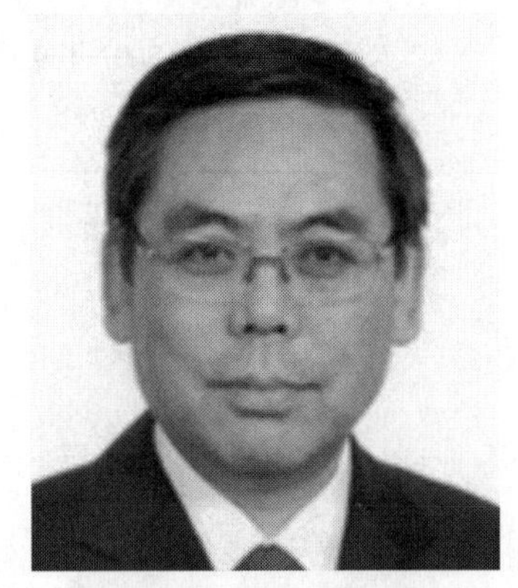

副部长　刘　谦

刘谦，男，汉族，云南昆明人，1956年2月出生于北京，1974年1月参加工作，1981年4月加入中国共产党，大学本科学历，研究员。1978年9月至1983年8月在山西医学院医疗系学习，获学士学位。1984年4月起历任卫生部科技教育司科员、主任科员、副处长、处长，曾赴美国波士顿大学医学院和美国麻省理工学院生物技术过程工程中心进修学习。1995年9月起历任科技部（原国家科委）中国生物工程开发中心主任助理、副主任、主任、研究员，2000年兼任中国生物工程学会副理事长。2001年7月任中国医学科学院、中国协和医科大学党委书记、常务副院（校）长，2004年11月兼任北京协和医院院长。2007年9月任卫生部党组成员、副部长。

卫生部正、副司（局）长、主任

办公厅

主　任	尹　力
副主任	毛群安
	孙家海
	薛晓林（兼，正司局级，2007年3月任）

人事司

司　长	秦小明（女）
副司长	王苏阳

张闽元

规划财务司

司　长　赵自林

副司长　于德志

何锦国

卫生政策法规司

司　长　刘新明

副司长　汪建荣

高卫中

卫生应急办公室（突发公共卫生事件应急指挥中心）

主　任　陈贤义

副主任　李建国（2007 年 10 月免）

梁东明

农村卫生管理司

司　长　徐　科（女）

副司长　张朝阳

聂春雷

卫生监督局

局　长　赵同刚

副局长　苏　志

于　军

王雪凝

妇幼保健与社区卫生司

司　长　杨　青

副司长　张　斌

普布卓玛（女，2007 年 3 月任，挂职半年）

秦　耕（2007 年 10 月任）

医政司

司　长　王　羽

副司长　张宗久

周　军

疾病预防控制局（全国爱国卫生运动委员会办公室）

局　长　齐小秋

副司长　肖东楼

于竞进

郝　阳

白呼群

孔灵芝（女）

科技教育司

司　长　刘雁飞（2007 年 10 月免）

副司长　孟　群

刘登峰（2007 年 10 月任）

张向阳（2007 年 3 月任，挂职半年）

国际合作司

副司长　任明辉

王立基

保健局

局　长　黄洁夫（兼）

常务副局长　王捍峰（女）

副局长　李　宁

杜治琴（女）

离退休干部局

局　长	訾乃庆
副局长	李林康

驻卫生部监察局

局　长	王大方
副局长	申红中
	关跃进（2007年8月任）

卫生部直属单位行政正、副职领导

中国医学科学院

院　长	刘德培
副院长	刘　谦（兼，2007年12月免）
	李立明（正司局级）
	宋学民
	何　维
	詹启敏
	赵玉沛（兼，2007年12月任）

北京协和医学院

院　长	刘德培
副院长	刘　谦（兼，2007年12月免）
	李立明（正司局级）
	宋学民
	何　维
	詹启敏
	赵玉沛（兼，2007年12月任）

中国疾病预防控制中心

主　任	王　宇
副主任	沈　洁（女，兼）
	侯培森
	杨功焕（女）
	杨维中
	刘剑君

卫生部卫生监督中心

主　任	南俊华
副主任	陈永祥

卫生部统计信息中心

主　任	饶克勤
副主任	高　军
	王才有（2007年10月任）

卫生部党校

校　长	高　强（兼）
常务副校长	王宇东
副校长	吴庆义
	唐剑安

卫生部干部培训中心

主　任	王宇东
副主任	吴庆义
	唐剑安

卫生部卫生经济研究所

所　长	张振忠
卫生部北京医院	
院　长	林嘉滨
副院长	张爱莉（女，兼）
	王建业
	韩绥生
	汪　耀
中日友好医院	
院　长	许树强
副院长	郑　宏（兼）
	姚树坤
	王云亭
	高海鹏
	彭明强
卫生部机关服务中心	
主　任	薛晓林
副主任	胡　光
	马爱宁
卫生部国外贷款办公室	
主　任	朱宝铎
副主任	刘运国
国家医学考试中心	
主　任	冯雪英（女，2007 年 10 月免）
	李建国（2007 年 10 月任）
副主任	王县成
健康报社	
社　长	王　硕（女）
副社长	赵书贵（兼）
	蔡顺利
总编辑	王　硕（女，兼）
常务副总编辑	黄泽民（正司局级）
副总编辑	邢远翔（女）
	周　冰
人民卫生出版社	
社　长	胡国臣
副社长	施妈麟（兼）
	程舜乾（女）
	韩立华（女）
总编辑	胡国臣（兼）
副总编辑	夏泽民
	杜　贤
卫生部医院管理研究所	
所　长	梁铭会
卫生部国际交流与合作中心	
主　任	李洪山
副主任	田　民
	马　杰（女）
	原晋林
	邢高岩（女）
卫生部人才交流服务中心	
主　任	李　峰

副主任　　张学高

卫生部医药卫生科技发展研究中心

主　任　　黄琼丽（女）

各省、自治区、直辖市正、副卫生厅（局）长

北京市卫生局

局　长　　金大鹏

常务副局长　　梁万年

副局长　　郭积勇

邓小虹（女）

于鲁明

赵春惠（女）

天津市卫生局

局　长　　程津新（2007 年 3 月任）

张　愈（2007 年 3 月免）

副局长　　田惠光（女）

张桂祥

张柏捷

林立军

申长虹

河北省卫生厅

厅　长　　王玉梅（女）

副厅长　　李建国

高春秋

梁占凯

山西省卫生厅

厅　长　　李俊峰

副厅长　　郝光亮

李书凯

王　峻

韩　敬

内蒙古自治区卫生厅

厅　长　　杨成旺

副厅长　　白宝玉

乌　兰（女）

贺丰奇

许宏智

辽宁省卫生厅

厅　长　　姜　潮

副厅长　　韩明惠

董德刚

曾晓非（女）

吉林省卫生厅

厅　长　　李殿富

副厅长　　杨明信（2007 年 4 月免）

张　义

邱德亮

黑龙江省卫生厅

厅　长　　李　斌（2007 年 2 月任）

	金连弘（2007年2月免）
副厅长	王恩海（2007年11月免）
	索天仁
	李　斌（2007年2月免）
	王国才（2007年9月任）
	赵忠厚（2007年9月任）
上海市卫生局	
局　长	徐建光（2007年8月任）
	陈志荣（2007年8月免）
副局长	韩慰军
	马　强
	夏　毅
	蔡　威
江苏省卫生厅	
厅　长	郭兴华
副厅长	吴坤平
	黄祖瑚
	姜锡梅（女）
	胡晓抒
	陈　华（女，2007年7月任）
浙江省卫生厅	
厅　长	李兰娟（女）
副厅长	杨　敬
	杨泉森
	叶　真
	张　平
	王国敬（2007年2月任）
	马伟杭（2007年12月任）
安徽省卫生厅	
厅　长	高开焰
副厅长	徐恒秋
	杜昌智
	李劲风
	武琼宇（2007年8月任）
福建省卫生厅	
厅　长	杨　平
副厅长	林才经
	陈秋立
	陈文加
	阮诗玮
	张守臣
江西省卫生厅	
厅　长	蒋如铭（2007年3月免）
	李　利（2007年3月任）
副厅长	李　利（2007年3月免）
	张建华（女）
	刘富林（2007年6月任）
	曹　麒
	关晏民（2007年9月任）
山东省卫生厅	
厅　长	王天瑞

副厅长	包文辉
	刘　奇
	刘玉芹（女）
	仇冰玉
河南省卫生厅	
厅　长	马建中
副厅长	夏祖昌
	刘学周
	秦　省（女）
	周学山
	黄　玮
湖北省卫生厅	
厅　长	朱忠华
副厅长	孙昌松（2007 年 7 月免）
	胡菊萍（女）
	黄利鸣
	姚　云
	杨绪春
湖南省卫生厅	
厅　长	刘家望
副厅长	肖策群
	陈小春
	刘　可（2007 年 9 月免）
	林安弟
	黄顺玲（女）
广东省卫生厅	
厅　长	姚志彬
副厅长	黄小玲（女）
	张寿生
	彭　炜（女）
	黄　飞
	廖新波
广西壮族自治区卫生厅	
厅　长	高　枫
副厅长	谭明杰（2007 年 2 月免）
	韦　波
	许亚南（女）
	王　勇（2007 年 4 月任）
	尤剑鹏（2007 年 4 月任）
海南省卫生厅	
厅　长	简梁盛
副厅长	白志勤
	隋枝叶（女）
	严朝君
重庆市卫生局	
局　长	屈　谦
副局长	陈卫平
	周英杰
	龚　智
	方明金
	刘克佳

四川省卫生厅
厅　长　　沈　骥
副厅长　　颜丙约
赵晓光
王正荣
赵万华（女）
王　雪（女，2007年11月任）

贵州省卫生厅
厅　长　　何崇远
副厅长　　周惠明（女）
杨克勤
朱征明
花继明

云南省卫生厅
厅　长　　陈觉民
副厅长　　段　鸿
付新安
杨鸿生
徐和平（女）

西藏自治区卫生厅
厅　长　　阿　登
副厅长　　张志全（2007年5月任）
普布卓玛（女）
代欣言（女）
喜　乐
秦　耕（2007年7月免）
李路平
金生国（2007年8月任）

陕西省卫生厅
厅　长　　李鸿光（2007年3月免）
刘少明（2007年3月任）
副厅长　　黄立勋
梁宝林
范　兵
杨芙英（女）

甘肃省卫生厅
厅　长　　侯生华
副厅长　　李存文
韩克茵（女）
王晓明
常继乐

青海省卫生厅
厅　长　　陈资全
副厅长　　牛惠民
张海明
王　炼
颉学辉
亢泽峰（2007年12月任）

宁夏回族自治区卫生厅
厅　长　　刘天锡
副厅长　　叶　旭（2007年6月任）

	李寿芬（女）
	马秀珍（女）
	李春虹（女）
	王　炜
新疆维吾尔自治区卫生厅	
厅　长	买买提明·牙生
副厅长	柯　丽（女）
	张咏中
	朱新安
	王小燕（女）
	刘殿奎
新疆生产建设兵团卫生局	
局　长	王国建

各计划单列市卫生局长

大连市	徐立新
宁波市	何一天
青岛市	曹　勇
深圳市	江捍平
厦门市	黄如欣

全国爱国卫生运动委员会系统

全国爱国卫生运动委员会主任、副主任、办公室正、副主任

主　任	吴　仪（女）
副主任	高　强
	汪光焘
	杜青林
	胡振民
	徐绍史
	王　谦
办公室主任	王陇德（兼）

各省、自治区、直辖市爱国卫生运动委员会主任

北京市	丁向阳
天津市	陈质枫
河北省	孙士彬（女）
山西省	胡苏平（女）
内蒙古自治区	罗啸天（2007年1月任）
辽宁省	滕卫平
吉林省	李　斌（女）
黑龙江省	程幼东

上海市	杨定华（女）
江苏省	何　权
浙江省	盛昌黎（女）
安徽省	何闽旭（2007 年 6 月免）
	赵树丛（2007 年 6 月任）
福建省	汪毅夫
江西省	胡振鹏
山东省	王军民（2007 年 7 月免）
	黄　胜（2007 年 7 月任）
河南省	王菊梅（女）
湖北省	罗清泉
湖南省	甘　霖（女）
广东省	雷于兰
广西壮族自治区	刘新文（女）
海南省	林方略
重庆市	谢小军
四川省	张中伟
贵州省	刘鸿庥（女）
云南省	高　峰
西藏自治区	德　吉（2007 年 6 月任）
陕西省	罗振江
甘肃省	李　膺（2007 年 9 月免）
	咸　辉（2007 年 9 月任）
青海省	邓本太
宁夏回族自治区	郑小明
新疆维吾尔自治区	司马义·铁力瓦尔地
新疆生产建设兵团	阿勒布斯拜·拉合木

各计划单列市爱国卫生运动委员会主任

大连市	夏德仁
宁波市	成岳冲
青岛市	胡绍军
深圳市	许宗衡
厦门市	郭振家

（张建兵）

国家食品药品监督管理局系统

国家食品药品监督管理局机关副司局以上行政领导

局　长、党组书记	邵明立
副局长、党组副书记	刘　怡（副部级）
副局长、党组成员	惠鲁生（女，2007.12 免）
副局长、党组成员	张敬礼
副局长、党组成员	吴　浈

中央纪委驻局纪检组组长、党组成员	曲淑辉（女）
办公室（规划财务司）	
主　任（司长）	秦怀金
副主任	江德元
	刘桂芬（女，2007.9免）
	谢冠超（兼）
	徐景和（2007.6任）
	陈枋为（2007.3任）
	王桂忠（2007.11任）
办公室秘书（副司长级）	孔繁圃（2007.10任）
巡视员	朱国富
副巡视员	赵恒林（2007.7免）
政策法规司	
司　长	刘　沛（女）
副司长	高　翔
	许嘉齐（2007.6任）
	颜江瑛（女，2007.3任）
副巡视员	张冀湘（2007.2免）
食品安全协调司	
司　长	孙咸泽
副司长	徐景和（2007.6免）
	张晋京
	赵黎力（女，2007.2任）
	周广能（2007.4任，2007.9免）
副巡视员	李　勤（女，2007.9免）
食品安全监察司	
司长兼国家食品安全监察专员	童　敏
副司长	谢晓余（女）
国家食品安全监察专员	王宝亭（2007.2免）
	毛振宾
	钟秀明
	贾建国
	冯树生（2007.2任）
巡视员	李洪生（女，2007.7免）
副巡视员	李　勤（女，2007.9任）
药品注册司	
司　长	张　伟
副司长	张志军（2007.2免）
	杨　威（2007.3任）
医疗器械司	
司　长	王宝亭（2007.2任）
副司长	王兰明
	王云鹤
副巡视员	常永亨（2007.8免）
	高国彪（2007.10任）
药品安全监管司	
司　长	边振甲
副司长	许嘉齐（2007.6免）
	陆　蓉（女，2007.4任，2007.9免）
	王者雄（2007.10任）
副巡视员	高　峰（2007.10任）

药品市场监督司	
司　长	王立丰
副司长	崔恩学
	邢　勇（2007.10任）
巡视员	韦建华（女）
副巡视员	卜长生
人事教育司	
司　长	徐幼军（女，2007.2免）
负责人	王双林（2007.2任）
副司长	郁正兵
副巡视员	廖沈涵（女，2007.10任）
国际合作司	
司　长	徐幼军（女，2007.2任）
副司长	赵黎力（女，2007.2免）
巡视员	常文佐（2007.2由司长转任）
副巡视员	陈星宇（女，2007.10任）
直属机关党委	
常务副书记	陶新时（女，2007.4免）
	张耀华（2007.4任）
直属机关纪委	
书　记	冯树生（2007.3免）
	冯俊钢（2007.3任）
中央纪委监察部驻国家食品药品监督管理局纪检组监察局	
副组长、监察局局长	王双林
离退休干部司	
司　长	陶新时（女，2007.2任）
副司长	王耀宗
	宁广荣（女）
	刘桂芬（女，2007.9任）
巡视员	林淥菡（女，2007.1免）
	晋小虎（2007.2由司长转任）

（陈宪保）

国家食品药品监督管理局直属单位领导

中国药品生物制品检定所	
所　长、党委书记	李云龙（2007.8聘）
所　长	桑国卫（2007.8解聘）
常务副所长	金少鸿
副所长	王军志
	雷殿良
党委副书记	丁丽霞（女）
纪委书记	张永华（女）
国家药典委员会	
秘书长	吴　浈（2007.8兼）
副秘书长	周福成
	王　平
	张象麟（女，2007.11聘）
国家食品药品监督管理局药品审评中心	
主　任	张象麟（女，2007.11解聘）

副主任	杜晓曦（女）
	张克坚（2007.8 解聘）
	张培培（女，2007.8 聘）
国家食品药品监督管理局认证管理中心	
主　任	张爱萍
副主任	曹　彩（女）
	刘　渊（2007.8 聘）
国家中药品种保护审评委员会办公室	
主　任	黄建生
副主任	张　晶（女）
	杨甲禄
	郭维加
国家食品药品监督管理局药品评价中心	
主　任	金少鸿（兼）
副主任	武志昂
	张承绪
国家食品药品监督管理局医疗器械产品审查注册（技术审评）中心	
主　任	张志军（2007.2 聘）
	刘吉英（女，2007.2 解聘）
副主任	张克坚（2007.8 聘）
	曹国芳（2007.8 聘）
国家食品药品监督管理局机关服务中心	
主　任	谢冠超
副主任	胡中文
	焦自力
	陈大雄（2007.1 解聘）
	楚威昆（2007.10 聘）
国家食品药品监督管理局信息中心	
主　任	肖　岩（女）
副主任	洪晓顺
国家食品药品监督管理局培训中心	
主　任	李武臣
副主任	曹立亚（女）
	刘吉英（女，2007.2 聘）
国家食品药品监督管理局执业药师资格认证中心	
主　任	吴闿云（2007.8 聘）
副主任	石绍起（2007.8 聘）
中国医药报社	
社　长	翟启运
总编辑	方贤业（2007.8 聘）
副社长	许　靖
	张冀湘（2007.2 聘）
副总编	郭云沛（2007.7 解聘）
	汪彦斌
中国医药科技出版社	
副社长	王温正（主持工作）
副总编	李松良
副社长	王应泉
中国医药国际交流中心	
主　任	赵亚军
副主任	薛　斌

	常永亨（2007.8 聘）
国家食品药品监督管理局南方医药经济研究所	
所　长	林建宁
副所长	陶剑虹（女）
国家食品药品监督管理局一四六仓库	
副主任	王余康
	张茂才
中国药学会	
秘书长	李少丽（女）
副秘书长	胡　茵（女）
	陈　兵（2007.11 聘）

（陈宪保）

国家中医药管理局系统

国家中医药管理局局长、副局长

局　长	佘　靖（女，2007 年 1 月免）
局　长	王国强（2007 年 1 月任）
副局长	房书亭
副局长	吴　刚
副局长	于文明
副局长	李大宁

国家中医药管理局司长、副司长、主任、副主任

办公室（财务司）	
主　任	王志勇
副主任	蒋　健（女）
副主任	徐皖生
人事教育司	
司　长	姜在旸
副司长	王明来（2007 年 3 月免）
副司长	洪　净（女）
政策法规与监督司	
司　长	闫树江
副司长	桑滨生
医政司	
司　长	孙塑伦（2007 年 3 月免）
司　长	许志仁（2007 年 10 月任）
副司长	查德忠
科技司	
司　长	高思华（2007 年 12 免）
副司长	苏钢强（女）
国际合作司	
司　长	张　奇

副司长	王笑频（女）
离退休干部办公室	
主　任	王新云（女）
机关党委	
机关党委常务副书记	杨　锐

（陈　伟）

军队卫生系统

总后勤部卫生部领导

部　长	李建华
副部长	袁永林
	陈新年

总后勤部卫生部机关业务局室领导

综合局局长	徐卸古
副局长	李瑞兴
	徐勤耕
科技训练局局长	彭东平
副局长	黄殿龙
	李云波
卫生防疫局局长	主　皓
副局长	刘久成
医疗管理局局长	李清杰
副局长	吕吉云
	王　扬
药品器材局局长	任国荃
副局长	石　虹
	滕光生
保健局局长	王文中
副局长	席立锁
计划生育局局长	王大龙
履约事务局局长	文　俭
副局长	程云松

总后勤部直属医疗卫生单位业务主要领导

第二军医大学校长	张雁灵
第三军医大学校长	王登高
第四军医大学校长	樊代明
军事医学科学院院长	孙建中
总后勤部副部长兼解放军总医院院长	秦银河
三零二医院院长	周先志

驻京部分医院院长

北京军区总医院院长　程齐波
海军总医院院长　段蕴铀
空军总医院院长　马中立
二炮总医院院长　姜合作
三零六医院院长　邹德威
武警总医院院长　郑静晨

各大单位卫生部主要领导

沈阳军区卫生部部长　张　践
北京军区卫生部部长　陈恒年
兰州军区卫生部部长　汪军武
济南军区卫生部部长　王清刚
南京军区卫生部部长　曹文献
广州军区卫生部部长　李灵杰
成都军区卫生部部长　张　为
海军卫生部部长　吴爱民
空军卫生部部长　朱丽莎
二炮卫生部部长　应勇江
武警部队卫生部部长　时立强

（郭　进）

社会团体

中国医院协会会长、副会长、秘书长名单

会　长　曹荣桂
常务副会长　潘学田
副会长　王　羽　王发强　石应康　刘　兵　刘　谦　刘国华　刘树涛　吕玉波　何梦乔　张衍浩　周英杰　金大鹏　钟道友　唐维新　秦银河　章友康　董先雨　戴建平
秘书长　李月东

中国医院协会28个分支机构名称及主任委员名单

中国医院协会病案管理专业委员会　刘爱民
中国医院协会医院感染管理专业委员会　朱士俊
中国医院协会药事管理专业委员会　颜　青
中国医院协会信息管理专业委员会　梁铭会
中国医院协会后勤管理专业委员会　刘晓勤
中国医院协会医疗质量管理专业委员会　李学旺
中国医院协会门（急）诊管理专业委员会　陈晓红

中国医院协会临床检验管理专业委员会	申子瑜
中国医院协会医院文化专业委员会	周凤鸣
中国医院协会医学影像中心管理分会	戴建平
中国医院协会血液净化中心管理分会	王　梅
中国医院协会口腔医院管理分会	赵铱民
中国医院协会儿童医院管理分会	李仲智
中国医院协会肿瘤医院管理分会	赵　平
中国医院协会精神病医院管理分会	肖泽萍
中国医院协会企业医院分会	王甫群
中国医院协会县（市）医院管理分会	韩子刚
中国医院协会民营医院管理分会	于宗河
中国医院协会急救中心（站）管理分会	赵永春
中国医院协会传染病医院管理分会	赵春惠
中国医院协会妇幼保健院管理分会	李长明
中国医院协会大学附属医院分会	王德炳
中国医院协会医院经济管理专业委员会	许树强
中国医院协会医院信息统计专业委员会	高燕婕
中国医院协会医院情报图书管理专业委员会	苏元福
中国医院协会医疗法制专业委员会	潘学田
中国医院协会医院建筑系统研究分会	于　冬
中国医院协会医疗康复机构管理分会	李建军

表　彰

卫生部表彰了2005—2006年度卫生部有突出贡献中青年专家

2007年1月9日，在2007年全国卫生工作会议上，卫生部表彰了2005—2006年度卫生部有突出贡献中青年专家，马依彤等79位专家获此殊荣。

从2001年起，卫生部在全国卫生系统公开选拔有突出贡献的中青年专家给予表彰，两年一次，已有230多人当选。

（罗　刚）

“和谐中国十佳健康卫士”评选揭晓

2007年2月6日，首届“和谐中国十佳健康卫士”评选在北京揭晓，颁奖仪式同时举行。担任本次活动总顾问的全国人大常委会副委员长何鲁丽、韩启德和全国政协副主席张梅颖为十佳健康卫士授奖。卫生部副部长王陇德、陈啸宏，总后卫生部部长李建华，武警总部后勤部副部长许世宽，中国医师协会会长殷大奎，中国医院协会会长曹荣桂等领导出席大会。王陇德号召广大医疗卫生工作者，以获奖的健康卫士为楷模，振奋精神，开拓进取，把医疗卫生行业建设成为全心全意为人民健康服务、让人民群众放心和满意的行业，为构建社会主义和谐社会作出更大贡献。

中国农村卫生协会会长朱庆生代表评委会宣布了2006年“和谐中国十佳健康卫士”评选结果，河南省通许县苏刘庄村卫生所马文芳、贵州省长顺县广顺镇中心卫生院王世洪、武警新疆总队医院庄仕华、吉林省通化市人民医院乔淑萍、湖北省黄冈县麻风病医院江志国、湖南省血吸虫病防治研究所李岳生、西藏自治区人民医院刘晓琴、哈尔滨医科大学附属肿瘤医院郝克强、解放军总医院烧伤整形专科医院柴家科、广东省中医院禤国维获此殊荣。评委会还特别将“和谐中国杰出健康卫士”荣誉称号授予北京军区总医院主任医师华益慰，以纪念这位医德高尚、医术高超、忠实为人民服务的好医生。

（谭　嘉　王燕松）

万名医师支援农村卫生工程先进集体和先进个人的决定

2007年3月25日，卫生部、国家中医药管理局对河南中医学院第一附属医院等10个先进集体和赵昌平等17名先进个人予以表彰。受到表彰的17名同志是众多参加万名医师支援农村卫生工程的医务工作者中的优秀代表。他们不忘组织重托，心系农民群众，全心全意为患者解除病痛，帮助受援医院提高医疗技术和管理水平。受到表彰的10个医院能够顾全大局，完成目标任务，为维护当地群众健康作出了贡献。

（林凡玉　摘）

卫生部、国家中医药管理局追授陈海新“人民健康好卫士”荣誉称号

2007年4月29日，卫生部、国家中医药管理局追授“轮椅上的白衣天使”——上海浦东新区周家渡社区卫生服务中心陈海新医生“人民健康好卫士”荣誉称号，并在全国卫生系统深入开展向陈海新同志学习的活动。

陈海新生前是上海市浦东新区周家渡社区卫生服务中心的一名中医师，自1993年从上海中医药大学毕业后，一直扎根基层服务社区，于2007年2月2日因病去世，终年37岁。自幼身患先天性小脑扁桃体疝和颈髓空洞症的陈海新，克服身体残疾的不便，以优异的成绩完成了学业。她14年如一日，用唯一能够活动的右手给病人切脉诊病，诊治病人23万余人次。她发挥中医简、便、廉、验的特色优势，减轻病人的经济负担；利用业余时间研究了大量中医典籍，收集了大量民间单方、验方、秘方，医疗技术深受患者好评。在生命的最后阶段，她捐献自己的遗体供医学研究。

（殷志发）

中国青年五四奖章评选揭晓

2007年5月2日，第11届中国青年五四奖章评选揭晓，在200名获奖者中，有5名卫生界人士。

获奖者是：天津市第一中心医院器官移植中心副主任朱志军、黑龙江中医药大学附属第二医院科技副院长王有鹏、上海中医药大学基础医学院中西医临床专业2006级学生孙悦礼、新疆医科大学一附院心脏中心副主任医师木胡牙提·乌拉斯汉（哈萨克族）、国家中医药管理局中国中医科学院中药研究所所长黄璐琦。

1997年开始颁发的中国青年五四奖章是共青团中央、全国青联授予青年的崇高荣誉。

（崔　芳　秦　秋）

第41届南丁格尔奖章颁奖大会在人民大会堂召开

2007年7月17日上午，中国红十字会代表红十字国际委员会在人民大会堂举行第41届南丁格尔奖章颁奖大会。国家主席、中国红十字会名誉会长胡锦涛出席大会，为5名中国获奖者颁发奖章，并代表党中央、国务院，向获奖者表示热烈的祝贺，向全国所有的护理工作者、红十字工作者和广大志愿者表示亲切的问候。

南丁格尔奖章是红十字国际委员会设立的护理界国际最高荣誉奖。我国自1983年首次参加第29届南丁格尔奖章评选以来，先后有48名优秀护理工作者获此殊荣。

2007年共有18个国家的35名护理工作者获得本届南丁格尔奖章。我国获奖的5名优秀护理工作者分别是：常年工作在青藏高原、用慈爱之心呵护麻风病人的青海省同仁慢性病防治院主管护师泽仁娜姆，“联合国和平一级勋章”获得者、北京军区总医院消化内科护士长陈海花，身患癌症、仍忘我投身护理事业的大连医科大学附属第一医院护理部主任丁淑贞，勇敢奋战在肝炎疫区、坚持为基层培养民族护理人员的新疆医科大学第一附属医院主任护师聂淑娟，为促进澳门护理事业的发展不遗余力的澳门镜湖医院护理部主任罗少霞。

（林凡玉　摘）

印发关于表彰全国民族医药工作先进集体和先进个人的决定

国家中医药管理局和国家民族事务委员会联合发出“关于表彰全国民族医药工作先进集体和先进个人的决定”，授予内蒙古自治区中蒙医医院等11家单位全国民族医药工作先进集体称号，授予黄福开等51人全国民族医药工作先进个人称号。

决定指出，民族医药是我国传统医药和优秀民族文化的重要组成部分，是各族人民长期与疾病作斗争的经验总结和智慧结晶。它不仅在历史上为各族人民的生存繁衍作出了不可磨灭的贡献，而且对提高人民群众健康水平、促进经济社会协调发展仍具有不可替代的重要作用。

决定要求，受表彰的先进集体和先进个人要再接再厉，作出新贡献。各省级中医药（民族医药）管理部门、民族事物部门在行业内组织学习、宣传、推广先进事迹和工作经验，以点带面，进一步推动民族医药事业的发展。

（刘燕玲）

（李天舒　王　丹　孙　梦）

卫生部部长陈竺当选为美国医学科学院外籍院士

2007年10月8日，卫生部部长陈竺当选为美国医学科学院外籍院士。

美国医学科学院成立于1970年，隶属于美国国家科学院，其涉及领域主要基于生命医学和健康事业，也包括相关的行为社会学、人类学、管理学、法学、物理学和工程学。陈竺1995年当选中国科学院院士，在血液学、分子生物学等领域有较高造诣，取得了突破性成果。他已是第三世界科学院院士、欧洲科学院外籍院士、美国科学院外籍院士、法国科学院院士。

（钱　峰）

第四届中国医师协会"中国医师奖"颁奖大会在北京召开

2007年11月16日，第四届中国医师协会"中国医师奖"颁奖大会在北京人民大会堂召开。中国医师协会名誉会长、全国人大常委会副委员长韩启德发来贺信。全国政协副主席张梅颖出席大会，卫生部副部长兼国家中医药管理局局长王国强、卫生部副部长刘谦等领导为获奖者颁发荣誉证书和奖杯。

中国医师奖是2003年卫生部批准中国医师协会设立的，至今已连续评选四届，共有238名医师获此荣誉。会上，中国医师协会发出倡议书，号召200万执业医师向获奖医师学习。

全国十大医德楷模评选揭晓

2007年12月25日，中国教科文卫体工会正式授予郎景和等10名医务人员全国医德楷模光荣称号，授予王忠诚等100名同志全国医德标兵光荣称号，授予北京市卫生局工会等38个单位全国医德建设先进集体光荣称号。中国教科文卫体工会还将报请中华全国总工会向10名全国医德楷模授予全国"五一"劳动奖章。

在这项由中国教科文卫体工会组织举办的评选活动中，获得医德楷模荣誉称号的医务人员有：中国医学科学院北京协和医院妇产科主任郎景和，广东省第二人民医院血液科主任王玲，大连市医科大学附属第一医院护理部主任丁淑贞，北京友谊医院热带医学研究所研究员李桓英，重庆市中山医院呼吸内科主任顾顺华，天津市人民医院肿瘤科首席主任李维廉，内蒙古呼和浩特市中蒙医研究所副所长特木其勒，青海省湟中县田家寨中心卫生院院长郭发海，复旦大学附属眼耳鼻喉科医院耳鼻喉科主任王正敏，武汉大学中南医院传染科主任桂希恩。

在表彰大会上，中纪委驻卫生部纪检组组长李熙表示，中国教科文卫体工会首次以工会组织的名义表彰卫生系统的先进模范人物，是对广大医疗工作者极大的鼓励和鞭策。广大医疗卫生工作者要认真向他们学习，做维护人民健康的忠诚卫士。郎景和代表10位医德楷模宣读了致全国医学同道的题为"眷顾医学人文，完美天使形象"的倡议书。

（孔令敏）

2007年全国医疗卫生系统先进人物

一、第四十一届南丁格尔奖获得者（5人）

丁淑贞（女）	大连医科大学附属第一医院护理部主任
陈海花（女）	北京军区总医院消化内科护士长
泽仁娜姆（女）	青海省同仁慢性病防治院主管护师
罗少霞（女）	澳门镜湖医院护理部主任
聂淑娟（女）	新疆医科大学第一附属医院护理质量管理专家组组长

二、荣获2006年度全国五一劳动奖章的医疗工作者（70人）

万福印	陕西省蒲城县医院院长
王明库	黑龙江省农垦总局红兴隆分局中心医院院长
王爱平（女）	河北省邢台市人民医院院长
王铭维（女）	河北医科大学第一医院神经内科主任、博导
王静恩	上海市南汇区中心医院副院长
王增涛	山东省立医院手足外科主任医师
叶　敏	广东省梅州市人民医院颅脑外科主任
田国良	山东省金乡县人民医院骨科主任
任　红	重庆医科大学附属第二医院院长

任龙喜	北京市垂杨柳医院骨与关节中心主任
刘友爱	江西省万年县人民医院院长
刘晓程	天津市泰达国际心血管病医院院长
刘朝启	云南省楚雄州楚雄市吕合镇卫生院院长
向巴格来（藏族）	西藏昌都地区藏医院副院长
庄　杰（女）	云南省大理学院附属医院护士长
江力勤	浙江省嘉兴市第一医院副院长
江学勤（女）	四川省第四人民医院针灸科主任
牟广义	吉林省蛟河市疾病控制中心主任
余　茜（女）	四川省泸州医学院附属医院医生
宋燕波（女）	江苏省人民医院护士长
张　钲	兰州大学第一医院心内科主任
张　斌	哈尔滨医科大学附属第二医院院长
张世清	河南大学淮河医院院长
张庆泉	山东省烟台毓璜顶医院主任医师
张法灿	广西壮族自治区人民医院院长
张培林	重庆市第九人民医院传染科主任
李　保	山西省心血管疾病医院心内科主任
李　萍（女）	上海市松江区中心医院科护士长
李玉峰	江苏省淮安市第一人民医院副院长
李芳雪（女）	浙江省苍南县马站医院院长
李洪丽（女）	河北省廊坊三河市妇幼保健院院长
杨丽明（女）	江西省樟树市中医院主管护师
杨洁芹（女）	吉林省辽源市中心医院心内科主任
杨培增	中山大学中山眼科中心副主任
沈　岩	中国医学科学院基础医学研究所所长
沈中阳	天津市第一中心医院器官移植中心主任
芮永军	江苏省无锡市手外科医院院长
陈义汉	同济大学附属同济医院心脏内科副主任
陈妍华（女）	河北省秦皇岛市妇幼保健院院长
陈家华	宁夏回族自治区人民医院心胸外科主任
麦　丹（女）	广西壮族自治区梧州市工人医院眼科主任
林本丹	广东省汕头市中心医院外科副主任
罗兰香（女）	江苏省苏州市吴中人民医院门诊部护士长
茅爱武	上海市长宁区同仁医院介入诊疗科主任
郑松振	河南省漯河市第二人民医院大外科主任
金　海（朝鲜族）	吉林省延边大学附属医院主任医师
侯子山	山东省临沂市人民医院内科主任
施　进	安徽省宿州市立医院内科主任
柏　和	辽宁省肿瘤医院肿瘤研究所所长
胡　冰（女）	安徽省亳州市华佗中医院妇产科主任
郝建榕（女）	河南省项城市妇幼保健院儿科主任
唐汇龙（土家族）	湖南省怀化市第二人民医院泌尿外科主任
夏国光（女）	北京积水潭医院呼吸科主任
徐倍倍（女）	上海市闸北区中心医院中医科主任
莫伟明	湖北省黄石市第二医院普外科主任
郭剑华	重庆市中医骨科医院病房主任
高　宏（女）	黑龙江省宾县人民医院院长
高宝华	吉林省农安骨科医院副院长
梅　莲（女）	新疆生产建设兵团农九师一六一团九连医生
黄力强	辽宁省本溪市中心医院院长

黄双月（女）	福建省福州市第一医院外科主任医师
黄木寿	广东省化州市妇幼保健院院长
黄健辉	广西壮族自治区柳州市人民医院心胸外科主任医师
傅维安	上海交通大学医学院附属瑞金医院卢湾分院副院长
喻艳林（女）	安徽省皖南医学院弋矶山医院感染性疾病科主任
蒋立虹（女，彝族）	云南省昆明市延安医院院长
谢　林	江苏省中医药研究院大外科主任
甄建壮	广东省台山市人民医院内科主任
谭勇明	广西壮族自治区贵港市中西医结合骨科医院大内科主任
戴玉芝（女，回族）	辽宁省抚顺市第五医院精神科主任

三、荣获“四五”普法先进个人的医疗工作者（47 人）

丁敏芝（女）	北京安贞医院纪检监察干部
刁九国	江苏省苏北人民医院党委书记
马　俊	山西省人民医院院长助理兼办公室主任
王天朝	云南省第一人民医院院长
王粤湘（女）	广西壮族自治区中医学院一附院党办、纪检监察室主任
刘兆顺	宁夏回族自治区第三人民医院保卫科科长、监察室主任
孙丽华（女）	上海交通大学医学院附属仁济医院精神文明办副主任
孙秀立（女）	青海省中医院党群工作部主任
成世雄	青海省地方病预防控制所党委书记
曲　华（藏族）	青海省藏医院院长助理
何亚南（女）	上海市第一人民医院党办主任
余　海	海南省海口市人民医院病人投诉接待处主任
吴立萱（女）	浙江省人民医院医务科科长
宋发彬	湖北省中山医院党委书记、院长
张　涛	新疆生产建设兵团医院保卫科干事
张文革	天津市天津医院法制办干部
张再兴	云南省寄生虫病防治所所长
张富霞（女）	天津市妇女儿童中心主任
李　强（女）	天津市第三中心医院副院长
李宝春	黑龙江省医院党委副书记、院长、主任医师
李淑珍（女）	山西医科大学第一医院信息科科长
杜欣柏	青海省第三人民医院院长
肖一星	福建省龙岩市第二医院感染科科长
苏新国	新疆生产建设兵团八十一团职工医院院长
陈容焕（女）	上海中医药大学附属龙华医院宣传科科长
罗志勇	云南省大理学院附属医院党委委员、副院长
范玉通	福建省莆田市涵江区白沙镇卫生院院长
郑尚维（女）	四川大学华西医院党委书记
姚泉林	福建医科大学附属第一医院党委副书记
段兴德（彝族）	云南省地方病防治所党委办公室主任
洪　梁（女、满族）	辽宁省人民医院护理部干事
胡祖斌	湖北省妇幼保健院院长
赵　莉（女）	贵州省人民医院党委书记、副院长
赵兰英（女）	新疆生产建设兵团农十三师红星医院党委书记
夏　欣（女）	贵阳医学院附属医院纪委书记
海　平（回族）	青海省心血管病专科医院副院长
崔小丽（女）	山西省儿童医院、妇幼保健院办公室主任
梁惠娟（女）	广西壮族自治区人民医院党委书记
盖小荣（女）	中国医学科学院北京协和医院医务处副处长

符艾芸（女）	海南省文昌市庆龄妇幼保健院院长
黄有发	江西省萍乡市第三人民医院院长助理
董　忠	宁夏回族自治区中医院党委副书记、院长
谢　鹏	宁夏回族自治区中卫市人民医院院长
暴树生	山西医科大学第二医院院长办公室主任
戴润明	复旦大学附属华山医院党办副主任、宣传科科长
魏治忠	青海省妇女儿童医院保卫科科长
魏亮瑜	卫生部北京医院医务处医患办公室副主任

四、荣获 2005 - 2006 年度“卫生部有突出贡献中青年专家”称号的医疗工作者（61 人）

马依彤	新疆医科大学第一附属医院
尹维田	吉林大学中日联谊医院
方剑乔	浙江中医药大学附属针灸推拿医院
王　辰	首都医科大学附属北京朝阳医院
王　硕	首都医科大学附属北京天坛医院
王大明	卫生部北京医院
王国斌	华中科技大学同济医学院附属协和医院
王冠军	吉林大学第一医院
王树锋	北京积水潭医院
王雪峰	辽宁中医药大学附属医院
史大卓	中国中医科学院西苑医院
申宝忠	哈尔滨医科大学附属第四医院
白靖平	新疆医科大学附属肿瘤医院
石应康	四川大学华西医院
刘嘉茵	南京医科大学第一附属医院
吕农华	南昌大学第一附属医院
孙诚谊	贵阳医学院附属医院
曲　鹏	大连医科大学附属二院
许　迅	上海市第一人民医院
吴晓牧	江西省人民医院
张　伟	山东中医药大学附属医院
张苏展	浙江大学医学院附属第二医院
张学军	安徽医科大学第一附属医院
张淑兰	中国医科大学附属第二医院
张富强	上海交通大学医学院附属第九人民医院
李　力	广西壮族自治区肿瘤医院
李　平	天津中医药大学第一附属医院
李　保	山西省心血管疾病医院
李　逊	广州医学院第一附属医院
杨大平	哈尔滨医科大学附属第二医院
杨惠林	苏州大学附属第一医院
邱海波	东南大学附属中大医院
陈绍良	江苏省南京市第一医院
陈规划	中山大学附属第三医院
庞声航	广西壮族自治区江滨医院
罗小平	华中科技大学同济医学院附属同济医院
罗和生	武汉大学人民医院
苗志敏	青岛大学医学院附属医院
胡盛寿	中国医学科学院阜外心血管病医院
贺大林	西安交通大学医学院第一附属医院
赵　平	中国医学科学院肿瘤医院

赵水平	中南大学湘雅二医院
赵正言	浙江大学医学院附属儿童医院
赵龙凤	山西医科大学第一医院
赵怡芳	武汉大学口腔医院
唐小平	广州市第八人民医院
唐仕波	中山大学中山眼科中心
徐建光	复旦大学附属华山医院
袁国华	川北医学院附属医院
贾伟平	上海市第六人民医院
郭光华	南昌大学第一附属医院
崔丽英	中国医学科学院北京协和医院
梁廷波	浙江大学医学院附属第一医院
温　浩	新疆医科大学第一附属医院
游伟程	北京肿瘤医院
董　蒨	青岛大学医学院附属医院
董福慧	中国中医科学院望京医院
路来金	吉林大学第一医院
裴福兴	四川大学华西医院
樊　嘉	复旦大学附属中山医院
滕皋军	东南大学附属中大医院

五、“白求恩奖章”获得者（6人）

王世康	青海省湟源县人民医院院长
王学诗	山西省临汾市永和县中医院院长
陈家祺	中山大学中山眼科中心主任医师兼教授
周宪梁	中国医学科学院阜外心血管病医院主任医师
桂希恩	武汉大学中南医院主任医师
梅　莲（女）	新疆生产建设兵团农九师一六一团九连卫生室医师

六、荣获“全国卫生系统先进工作者”称号的医疗工作者（402人）

（一）北京市

王　方（女）	北京大学人民医院护师
王拥军	首都医科大学附属北京天坛医院主任医师
王莒生（女）	首都医科大学附属北京中医医院院长
石　丽（女）	中国医学科学院阜外心血管病医院副主任护师
刘宝玲（女）	北京市朝阳区三间房第二社区卫生服务中心双柳巷社区卫生服务站站长
刘淑媛（女）	首都医科大学附属北京安贞医院主任护师
曲　波	航天中心医院主任医师
李汉忠	中国医学科学院北京协和医院主任医师
杜雪平（女）	首都医科大学附属北京复兴医院月坛社区卫生服务中心主任
花宝金	中国中医科学院广安门医院主任医师
周平安	北京中医药大学东方医院主任医师
孟彦苓（女）	中国医学科学院北京协和医院护师
郑一宁（女）	首都医科大学附属北京友谊医院副主任护师
荣　利（女）	首都医科大学附属北京妇产医院护师
赵晓维（女）	首都医科大学宣武医院主管护师
凌　锋（女）	首都医科大学宣武医院主任医师

（二）天津市

王树申	南开区中医医院主治医师
王鹏志	天津市医科大学总医院教授

吉　宁	天津市天津医院主任医师
孙兰军（女）	天津中医药大学第二附属医院主任医师
李　彤	天津市第三中心医院主任医师
李忠诚	天津市天和医院教授
周静敏（女）	天津市胸科医院主任医师
范玉强	天津市传染病医院院长
谭　明	武清区人民医院副主任医师
（三）河北省	
王学义	河北医大一院主任医师
刘翠青（女）	河北省儿童医院主任医师
张书栋	保定市第二中心医院院长
张文宜（满族）	滦平县两间房乡卫生院院长
张恒云	邯郸市中医院副主任中医师
张祥建	河北医大二院主任医师
胡万宁	唐山市人民医院院长
赵文清	河北省人民医院院长
晁景升	唐山市中医医院院长
高文田	保定市卫生局副局长兼保定市第二医院院长
崔　泽	河北省第六人民医院院长
崔福义	故城县辛庄乡中心卫生院院长
葛立三	唐山市丰润区人民医院院长
褚秀文	涿鹿县赵家蓬中心卫生院院长
潘进社	河北医大三院副院长
（四）山西省	
王斌红	太原市精神病医院主任医师
任　刚	吕梁市人民医院院长
吴秋旺	阳泉市第一人民医院主任医师
张培荣	忻州市妇幼保健院副院长
李树峰	山西晋城煤业集团总医院院长
赵芳琴（女）	运城市中心医院副主任医师
郗光霞（女）	山西医科大学第二医院副主任医师
郝解贺	山西医科大学第一医院主任医师
袁秋梅（女）	长治市城区五马中心卫生院院长
郭大	山西省心血管疾病医院副主任医师
程四新	晋中市榆次区人民医院院长
魏中海	山西中医学院第二中医院主任医师
（五）内蒙古自治区	
云文清（蒙古族）	呼和浩特市中蒙医院院长
尹秀凤（女）	乌海市妇幼保健院院长
关克勤（蒙古族）	乌兰察布市中心医院院长
吕　龙	内蒙古自治区医院副院长
张艳芬（女）	通辽市医院院长
李亚平	赤峰宝山医院院长
肖　镇	内蒙古医学院附属医院教授
陈秋霞（女）	兴安盟人民医院副主任医师
侍明宏	阿拉善中心医院主任医师
岳在文	包头市蒙医中医医院中医主任医师
范　强	巴彦淖尔市临河区双河镇卫生院院长
（六）辽宁省	
王云飞	辽宁医学院附属第一医院副主任医师
王立明	大连医科大学附属第二医院教授

田振国	辽宁中医药大学肛肠医院主任医师
吕德成	大连医科大学附属第一医院院长
张　刚	锦州市康宁医院副主任医师
张淑兰（女，蒙古族）	中国医科大学第二附属医院教授
李　勇	丹东市中心医院主任医师
李占全	辽宁省人民医院党委书记
李奎武	阜新市中心医院主任医师
李洪秀	盘锦市第二人民医院主任医师
李铁男	沈阳市第七人民医院主任医师
汪克非	大连市急救中心主任医师
陈全胜	营口市中医院主任医师
罗娅红（女）	辽宁省肿瘤医院主任医师
洪家铁	辽宁省妇幼保健院主任医师
闻德亮	中国医科大学附属第四医院院长
桑雅荣（女）	葫芦岛市中心医院主任医师
秦国东	辽阳市第三人民医院院长
黄雪梅（女）	鞍山市康宁医院护师
解　聪（女）	抚顺市眼病医院主任医师

（七）吉林省

于　一	白城市中心医院院长
王宏光	吉林市第二中心医院主任医师
刘玉石	吉林省人民医院主任医师
吴　江（女）	吉林大学第一医院教授
宋柏林	长春中医药大学附属医院院长
张付喜	北华大学附属医院主任医师
杨利军	通化市人民医院院长
陈祥义	蛟河市中医院中医师
金永焕（朝鲜族）	延边第二人民医院党委书记
金香淑（女，朝鲜族）	延边大学附属医院教授
赵国庆	吉林大学中日联谊医院副教授
高文信	吉林大学口腔医学院院长
高洪文	吉林大学第二医院主任医师

（八）黑龙江省

付增秋（满族）	呼玛县人民医院书记
田国华	黑龙江省结核病防治院院长
刘志敏	青冈县人民医院院长
孙　铁	黑龙江省牡丹江林业中心医院主任医师
孙凤英（女）	双鸭山市妇幼保健院副主任医师
宋立群	黑龙江中医药大学附属一院教授
张　俊	黑龙江省农垦总局医院副院长
张淑英（女）	齐齐哈尔医学院附属二院教授
李剑华（女）	北安市五官医院院长
李晓军	黑龙江省第二医院副院长
李晓捷（女）	佳木斯大学附属三院主任医师
周　晋	哈尔滨医科大学附属第一医院院长
周玉坤（女）	牡丹江医学院红旗医院主任医师
郭成建	牡丹江市第一人民医院副主任医师
潘丽春（女）	龙江县第一人民医院院长

（九）上海市

丁嘉安	上海市肺科医院主任医师
刘成海	上海中医药大学附属曙光医院研究员

邢光富	上海市第八人民医院主治医师
吴卫平	松江区新桥镇社区卫生服务中心主任
肖现明	复旦大学附属儿科医院教授
陆静波（女）	上海中医药大学附属岳阳中西医结合医院副主任护师
陈　贞（女）	华东医院主管护师
陈冬冬（女）	徐汇区华泾镇社区卫生服务中心主任
范先群	上海交通大学医学院附属第九人民医院主任医师
倪泉兴	复旦大学附属华山医院主任医师
戚珊红	金山区亭林医院主治医师
彭志海	上海市第一人民医院副院长
谢　青（女）	上海交通大学医学院附属瑞金医院主任医师
褚仁远	复旦大学附属眼耳鼻喉科医院教授
潘曙明	上海交通大学医学院附属新华医院副主任医师
薄海艳（女）	闸北区彭浦新村街道社区卫生服务中心主治医师
（十）江苏省	
于立耘（女）	江都市人民医院副主任医师
方如平	南京市儿童医院院长
王东进	南京市鼓楼医院主任医师
仲崇俊	南通市第一人民医院副院长
刘　艺	连云港市第一人民医院主任医师
张　琪（女）	常州市中医医院院长
张玉英（女）	张家港市妇幼保健所所长
张国辉	镇江市第一人民医院主任医师
时　坤	盐城市第一人民医院副院长
陆国础	无锡市第五人民医院副主任医师
陈　明（女）	徐州医学院附属医院主任医师
练　状	扬州市第一人民医院副主任医师
苗　毅	江苏省人民医院主任医师
姚　勇	无锡市第二人民医院院长助理
柏根基	淮安市第一人民医院副主任医师
夏桂成	江苏省中医院主任医师
夏福庆	溧城社区卫生服务站站长
韩良荣	淮安市妇幼保健院副主任医师
（十一）浙江省	
王黎梅（女）	嘉兴市第一医院副主任护师
叶碎林	丽水市人民医院主任医师
全仁夫	杭州市萧山区中医院院长助理
刘长文	杭州市第一人民医院主任医师
朱成楚	浙江省台州医院副院长
余传定	浙江省肿瘤医院院长
张　春	浙江省立同德医院主任医师
张力成	瑞安市人民医院院长
李白恩（女）	宁波市妇女儿童医院副主任医师
杜立中	浙江大学医学院附属儿童医院副院长
杨建民	浙江省人民医院主任医师
陈永平	温州医学院附属第一医院主任医师
陈江华	浙江大学医学院附属第一医院副书记
罗定存	温州市第二人民医院主任医师
俎德玲（女）	衢州市人民医院主任医师
姚永明	湖州市第一人民医院副主任医师
胡贤林	宁海县黄坛镇双峰卫生院院长

费小阳（女）	金华市人民医院主任医师
钟杏菊（女）	嵊泗县嵊山中心卫生院医师
（十二）安徽省	
田德明（女）	芜湖市第一人民医院主任医师
张　梅（女）	淮南市第一人民医院主任医师
张　锦	阜阳市中医医院院长
李晓春（女）	安庆市立医院主任医师
陈金保	铜陵市人民医院主任医师
郑传华（女）	巢湖市妇幼保健所所长
郑志新	黄山市人民医院副主任医师
胡宗宇	淮北市人民医院主任医师
徐绍莲（女）	六安市第二人民医院主管护师
都鹏飞	安徽医科大学第一附属医院副院长
陶永康	马鞍山市人民医院主任医师
曹根健	绩溪县扬溪镇红十字中心卫生院院长
戴秀珍（女）	滁州市中西医结合医院主任医师
魏广友	亳州市人民医院副主任医师
（十三）福建省	
马旭东（女）	漳州市医院院长
何利平（女）	福建省立医院主任医师
吴登蛟	南平市第一医院主任医师
杨　美（女）	三明市第二医院主任医师
邱秀珊（女）	龙岩市第二医院纪检副书记
周国英（女）	福建中医学院附属人民医院中医主任医师
翁　恒	福州肺科医院副主任医师
管昌益	厦门市中医院主任医师
（十四）江西省	
冯春古	上饶市人民医院主任医师
卢彦达	九江市第三医院副主任医师
余钢成	景德镇市第三人民医院副院长
吴晓牧	江西省人民医院副院长
陈日新	江西中医学院附属医院（江西省中医院）主任中医师
周连芬（女）	抚州市第三医院主管护师
洪　涛	南昌大学第一附属医院主任医师
胡正生	宜丰县中医院院长
曾渊平	于都县人民医院院长
熊佳华	新余市妇幼保健院主任医师
（十五）山东省	
马丽霞（女）	济南市儿童医院院长
任守功	潍坊市妇幼保健院党委书记
刘志敏	山东省胸科医院院长
吕长俊	滨州医学院附属医院院长
孙晓斐	济宁市第一人民医院主任医师
邢泉生	青岛市儿童医院主任医师
吴修荣（女）	枣庄市妇幼保健院院长
张树栋	烟台市烟台山医院主任医师
李庆涛	淄博市中心医院主任医师
陈增海	山东大学第二医院主任医师
岳庆祝	济南市第四人民医院院长
苗其云	东营市东营区人民医院院长
姜春英（女）	山东中医药大学附属医院主任医师

赵家军	山东省立医院主任医师
郝培来	临沂市沂水中心医院院长
唐茂芹（女）	山东省精神卫生中心主任医师
黎　莉（女）	山东大学齐鲁医院主任医师
（十六）河南省	
王平凡	河南省胸科医院主任医师
王武亮	郑州大学第二附属医院主任医师
卢金镶	郑州市中心医院副主任医师
乔素英（女）	新乡市 120 急救指挥中心主任
刘章锁	郑州大学第一附属医院主任医师
孙永强	河南省中医院主任医师
汤永德	信阳市中心医院副主任医师
祁玉英（女）	郑州大学第四附属医院副主任护师
张　梅（女）	平顶山市第一人民医院副主任医师
张菊新（女）	河南省人民医院主任医师
李　真	河南中医学院第一附属医院主任医师
李社会	济源市人民医院院长
陈绍宇	许昌市中心医院主任医师
孟玲玲（女）	安阳县第一人民医院护士
郭光俊	登封市大金店镇梅村卫生所所长
谢向东	焦作市第二人民医院副主任医师
韩广森	河南省肿瘤医院副主任医师
薛焕洲	河南省人民医院主任医师
（十七）湖北省	
刘丽华（女）	黄石市中心医院主任医师
孙卫平（女）	黄冈市妇幼保健院院长
朱小燕（女）	襄樊市第一人民医院主任医师
汤　彦（女）	东风汽车公司总医院副主任医师
何小飞	咸宁市中心医院院长
张大平	荆州市中心医院院长
张介眉	武汉市中西医结合医院院长
张记恩	荆州市第一人民医院主任医师
李耀彩	宜昌市中心人民医院主任医师
陈双郧（女）	十堰市太和医院主任医师
陈孝平	华中科技大学同济医学院附属同济医院主任医师
费兰波（女）	湖北省中医院主任医师
赵大海	荆门市妇幼保健院院长
黄　波	天门市第二人民医院院长
熊悦安	武汉市急救中心主任兼武汉市传染病医院院长
管晓峰（女）	孝感市中心医院主任医师
魏振义	神农架林区第一人民医院院长
（十八）湖南省	
王　毅	南华大学附属第二医院副院长
王爱民（女）	长沙市第一医院主任医师
邓　晖（女）	南华大学附属第一医院副教授
邓景贵	湖南省马王堆疗养院主任医师
刘晓鸣（女）	永州市人民医院主任医师
许萩琰（女）	衡阳市妇幼保健院党委书记
张五一	张家界市人民医院主任医师
李　云	湖南省人民医院主任医师
杨寿峨（女）	湘潭市中医院主任医师

杨坤云（女）	湖南省结核病防治所主任医师
陈方平	中南大学湘雅医院院长
武凤芝（女）	湘西自治州人民医院副主任医师
罗新松	湖南省血吸虫病防治所主管技师
黄绍华（回族）	常德市第一人民医院副主任医师
彭再科	岳阳市三人民医院主任医师
舒　畅	中南大学湘雅二医院教授
谢智敏（女）	株洲市攸县中医院副主任护师
解福平（女）	怀化市第一人民医院主任医师
熊林波	岳阳市中医院副主任医师
（十九）广东省	
孔抗美（女）	汕头大学医学院第二附属医院院长
邓永高	云浮市人民医院院长
邓卓恒	肇庆市第一人民医院主任医师
叶城永	韶关市乳源瑶族自治县人民医院院长
邝明子	东莞市人民医院院长
刘卓民	河源市龙川县妇幼保健院院长
刘珍才	湛江中心人民医院院长
朱洪全	中山市博爱医院院长
吴凡宇	英德市人民医院副院长
吴桂芳	台山市大衾医院院长
李　浩	深圳市中医院主任中医师
李利平（女）	梅州市人民医院副主任医师
李映桃（女）	广州医学院第三附属医院副主任医师
肖小敏（女）	暨南大学附属第一医院教授
陈阳生	普宁市人民医院院长
陈连珍（女）	阳江市人民医院护师
陈俊抛	广东省第二人民医院主任医师
麦智广	佛山市第一人民医院主任医师
周指明	深圳市宝安区公明医院院长
林明祥	汕头市中心医院主任医师
林绮丽（女）	潮州市潮州医院主任医师
金大地	南方医科大学南方医院主任医师
莫　蛮	汕尾市人民医院副主任医师
顾有守	广东省皮肤病性病防治中心主任医师
黄凤英（女）	惠州市中心人民医院主任医师
黄汉林	广东省职业病防治院院长
谢少龙	肇庆市端州区华佗医院院长
蓝惠兰（女）	广东省人民医院副主任护师
靳安民	南方医科大学珠江医院主任医师
樊粤光	广州中医药大学第一附属医院院长
（二十）广西壮族自治区	
于大海	广西医科大学附属口腔医院教授
韦秀英（女，壮族）	柳州市人民医院主任医师
史　伟（女）	广西中医学院第一附属医院主任医师
许妹英（女，壮族）	凭祥市妇幼保健院副院长
何雪明（女）	桂平市人民医院副院长
李雄文	梧州市红十字会医院副主任医师
陈桂丽（女）	桂林市人民医院主任医师
林寿宁	广西中医学院附属瑞康医院主任医师
赵晓琴（女）	广西医科大学第一附属医院主任医师

梁文石（壮族）	西林县人民医院院长
黄顺荣	广西壮族自治区人民医院常务副院长
蒙志好（壮族）	广西壮族自治区龙潭医院副主任医师
潘新年（女）	广西壮族自治区妇幼保健院主任医师
（二十一）海南省	
王海安	琼海市中医医院院长
关士鹏	五指山市毛阳中心卫生院院长
陈永武	海南省农垦三亚医院院长
段争跃	海南省皮肤性病防治中心主任医师
（二十二）重庆市	
吴清培（女）	重庆市精神卫生中心主管护师
张雨雷	开县人民医院院长
李兴琼（女）	永川区中医院副主任中医师
陈庆伟	重庆医科大学附属第二医院主任医师
项　颖	重庆市肿瘤医院副主任医师
唐德国	渝北区人民医院副主任医师
顾顺华	重庆市中山医院主任医师
黄文祥	重庆医科大学附属第一医院主任医师
（二十三）四川省	
万　平（女）	雅安市人民医院副主任医师
王绍培	泸州市叙永县江门镇石岗村卫生站站长
王晓莉（女）	绵阳市中心医院主任医师
刘　毅	泸州医学院附属医院主任医师
刘小芸（女）	德阳市人民医院主任医师
孙先禹	遂宁市人民医院主任医师
吴　俭（女）	成都市公共卫生医疗救治中心主任医师
宋玉伟	宜宾市第二人民医院党委书记
杨　宁	广安市人民医院主任医师
杨　林（藏族）	阿坝藏族羌族自治州人民医院主治医师
周启权	乐山市金口河区吉星乡卫生院院长
金沈蓉（女）	四川省第四人民医院主任医师
金家贵	成都医学院第一附属医院院长
唐承薇（女）	四川大学华西医院教授
徐　颖（女）	攀枝花市中心医院主任医师
韩盛玺	四川省医学科学院兼四川省人民医院主任医师
熊冠泽	四川省肿瘤医院副主任医师
（二十四）贵州省	
况时祥	贵阳中医学院第二附属医院主任医师
张湘燕（女）	贵州省人民医院主任医师
李春燕（女，苗族）	黔东南州从江县雍里乡大塘村卫生室乡村医生
束晓梅（女）	遵义医学院附属医院主任医师
杨　林（侗族）	铜仁地区万山特区黄道乡临湘村卫生室乡村医生
周　波（布依族）	黔西南州晴隆县碧痕镇卫生院院长
夏曙华（女）	贵阳医学院附属医院主任技师
符中柱	贵阳中医学院第一附属医院主任医师
蒋先文	六盘水市盘县人民医院副主任医师
（二十五）云南省	
白　松（哈尼族）	昆明医学院第一附属医院主任医师
匡宗军	景洪市人民医院院长
何云长	大理州宾川县中医院院长
张　娅（女）	红河州第二人民医院副主任医师

李　强	昭通市第一人民医院院长
李跃林	江川县人民医院副主任医师
苏　恒	云南省第一人民医院副主任医师
周曾全	云南省传染病专科医院副院长
(二十六）西藏自治区	
扎西次仁（藏族）	西藏自治区藏医院主治医师
次仁卓玛（女，藏族）	日喀则地区人民医院主治医师
罗　贡（藏族）	那曲地区班戈县北拉镇卫生院院长
春　花（女，藏族）	阿里地区人民医院护士
蒋宗华（藏族）	西藏自治区第二人民医院主任医师
(二十七）陕西省	
马东洋	西安市中心医院院长
马爱群	西安交通大学医学院第一附属医院院长
车玉侠（女）	渭南市富平县医院主任医师
韦俊荣	西安交通大学医学院第二附属医院党委书记
刘延生	延安市人民医院主任医师
刘新友	商洛市商南县医院院长
李　瑞	榆林市星元医院院长
苏旅明	咸阳市第二人民医院院长
郑宏志	陕西省妇幼保健院院长
姚建锋	西安市红十字医院主任医师
郭刚亮	宝鸡市扶风县中医医院院长
郭远华	汉中市西乡县人民医院院长
韩玉翠（女）	安康市中心医院主任医师
蔡长友	渭南市中心医院副院长
(二十八）甘肃省	
史葆光	甘肃省人民医院副主任医师
刘新成	甘肃省天水市第一人民医院院长
汤旭磊	兰州大学第一医院主任医师
张建生	兰州大学第二医院主任医师
杨加保（藏族）	甘肃省甘南藏族自治州碌曲县人民医院院长
杨晓娟（女，东乡族）	甘肃省临夏回族自治州人民医院主管护师
赵守健	甘肃省平凉市静宁县人民医院院长
郭　宇（女）	甘肃省妇幼保健院主管护师
廖志峰	甘肃省中医院主任医师
(二十九）青海省	
王华青	青海省民和县人民医院副院长
冯进和（土族）	青海省海北州祁连县央隆中心卫生院院长
徐安群（女）	青海省果洛州人民医院主任医师
桑　杰（蒙古族）	青海省藏医院副院长
(三十）宁夏回族自治区	
刘　杰（女）	固原市原州区人民医院主任医师
张忆华（女）	吴忠市妇幼保健院院长
杨明庭	宁夏回族自治区中医医院副主任医师
薛朝阳（回族）	银川市第一人民医院纪委书记
(三十一）新疆维吾尔自治区	
刘　宁（女）	乌鲁木齐市妇幼保健院副主任医师
刘玉莲（女）	哈密市二堡镇一村卫生所乡村医生
吐尔逊·吾甫尔（维吾尔族）	新疆维吾尔自治区维吾尔医医院副主任医师
吾哈斯·苏来曼（哈萨克族）	裕民县牧业医院主治医师
杨　飞（女）	伊犁州中医医院副主任护师

阿力甫·司马义（维吾尔族） 喀什地区疏勒县人民医院院长刘
陈　刚 阿克苏地区第一人民医院副院长
易　星 新疆维吾尔自治区第二济困医院院长
徐新娟（女） 新疆医科大学第一附院主任医师
（三十二）新疆生产建设兵团
高玲玲（女） 新疆石河子绿洲医院主管护师

七、“人民健康好卫士”称号获得者（1人）

陈海新 上海市浦东新区周家渡社区卫生服务中心

八、全国卫生系统2005－2006年度荣获“青年岗位能手”称号的医疗工作者（44人）

于　涛 天津中医药大学第一附属医院针灸部副部长兼副主任医师
马芙蓉 新疆石河子大学医学院一附院急诊科护士长
方卫纲 中国医学科学院北京协和医院主治医师
王　静 甘肃省第二人民医院护师
王小中 南昌大学第二附属医院科主任兼副主任医师
邓云坤 贵州省人民医院麻醉科副主任兼副主任医师
冯　玲 中国中医科学院广安门医院主治医师
田　海 哈尔滨医科大学第二医院临床医学院副主任医师兼副教授
艾比布拉江 新疆生产建设兵团农三师医院内二科主任兼主治医师
任仙琴 山西省第二人民医院护士长
关晓航 乌鲁木齐市口腔医院正畸科主任兼主治医师
刘小玲 甘肃省妇幼保健院主管护师
孙　慧 吉林省通化市人民医院科主任兼主治医师
祁　玲 青海省第三人民医院护师
米文杰 山东大学齐鲁医院静脉配置中心护士长
阮履强 四川省内江市中医院麻醉科主任兼主治医师
宋张骏 陕西省肿瘤医院乳腺中心主任兼副主任医师
宋锦 重庆医科大学附属口腔医院科主任兼副主任医师、副教授
张　瑾 克州人民医院内一科护士长兼护理师
李倡议 山东省泰安市中医医院院长助理兼办公室主任
李晓燕 平顶山市第二人民医院护士长
杨　勇 北京大学第一医院副教授
肖建辉 遵义医学院附属医院副教授
陆华文 广西梧州市工人医院眼科副主任兼主治医师
陈囡囡 黑龙江省医院脑神经外科护师
陈红松 北京大学人民医院副研究员
陈丽媛 钦州市第二人民医院主治医师
陈海燕 浙江省湖州市中心医院护士长兼主管护师
周广东 上海交大医学院附属第九人民医院组织工程研究中心主任助理兼副研究员
孟　强 云南省第一人民医院副主任医师
林海霞 吉林省辽源市中心医院护师
罗湘杭 中南大学湘雅二医院教授兼博士生导师
范　颖 福建省级机关医院病区护士长
胡碧花 广东韶关粤北人民医院科副护长
钟　伟 海南省海口市人民医院主治医师
夏　爽 天津市第一中心医院放射科神经放射学主任兼主治医师
钱　军 江苏省镇江市第一人民医院科主任兼副主任医师
梅迎雪 宁夏回族自治区人民医院护士长兼主管护师
普正武 云南省急救中心急救科主治医师

曾献军	南昌大学第一附属医院科负责人
董国菊	中国中医科学院西苑医院主治医师
嘎　多	西藏自治区急救中心护士长
魏　翔	华中科技大学同济医学院附属同济医院心胸外科主治医师
魏少君	汕大医学院附一院内七科主管护师

九、第八届贝利·马丁奖获得者（1人）

张建波	大理市第二人民医院皮肤科主任

十、第四届中国医师奖获得者（70人）

马炎炎	山西省肿瘤医院胸外科
马廉亭	广州军区武汉总医院神经外科、中国人民解放军神经外科中心主任
孔抗美（女）	汕头大学医学院第二附属医院院长
巴卓玛（女）	青海省中医院业务副院长
王　兴	北京大学口腔医院
王占祥	福建医科大学附属厦门第一医院神经外科科主任
王平凡	河南省胸科医院副院长、心血管外科主任
王传跃	首都医科大学附属北京安定医院临床四科主任
王志明	中南大学湘雅医院，普外科和器官移植中心副主任
王爱霞（女）	北京协和医院
王德昭	北京市门头沟区医院
王翰章	四川大学华西口腔医学院
丛黎明	浙江省疾病预防控制中心主任、党委副书记
刘长文	杭州市第一人民医院 ICU 科主任
刘　平	哈医大一院眼科医院院长
刘安生	西安市儿童医院血液科副主任
刘智胜	武汉市妇女儿童医疗保健中心神经内科主任、大内科主任
刘新光	北京大学第一医院
孙运波	青岛大学医学院附属医院副院长　ICU 主任
孙忠人	黑龙江中医药大学针灸推拿学院暨附属第二医院院长
孙雅芬（女）	哈尔滨市疾病预防控制中心
曲芃芃（女）	天津市中心妇产科医院妇瘤科主任
朱坤仪（女）	广东省江门市妇幼保健院
朱学骏	北京大学第一医院皮肤科、北京大学皮肤病与性病防治中心主任、北京大学皮肤性病学系主任
佟　伟（女）	大连市疾病预防控制中心艾滋病性病防治所所长
吴　江（女）	吉林大学第一医院神经内科主任
张　伟（女）	南昌大学第一附属医院　副院长，呼吸内科主任
张志愿	上海交通大学医学院附属第九人民医院院长
张国庆	新疆维吾尔自治区肿瘤医院暨新疆医科大学附属肿瘤医院业务副院长
张英泽	河北医科大学副校长、河北医科大学第三医院院长、河北省骨科研究所所长
张菊新（女）	河南省人民医院妇产科主任
张献忠	山东省寿光市人民医院院长
李占全	辽宁省人民医院党委书记兼副院长、心内科主任
李佃贵	河北省中医院院长、河北省中医药研究院院长
李剑平	沈阳中心血站副站长、辽宁省血液中心副主任
李倬珍（女）	湖北省妇幼保健院
杨艳平（女）	山东大学医学院诊断学研究所副所长、山东大学临床学院

	（济南市中心医院）内科主任、呼吸内科主任
杨惠林	苏州大学附属第一医院骨科主任
沈镇宙	复旦大学附属肿瘤医院外科名誉主任
苏　鲁	海南省农垦总局医院消化内镜科主任
苏素花（女）	广西壮族自治区职业病防治研究所
陈　苏（女）	湖北省新华医院主任
陈学明	北京市通州区潞河医院骨科脊柱组组长
陈明强	长春市妇产科医院院长
陈德兴	吉林省前卫医院院长、主任医师
周大桥	深圳市中医院
周有录	石河子大学医学院一附院老年病科
武　滨	山西省阳泉市疾病预防控制中心
罗惠民	云南省第一人民医院肾内科
范玉强	天津市传染病医院院长、党委副书记
郑树森	浙江大学医学院附属第一医院院长
郑静晨	武警总医院副院长
金　玫（女）	首都医科大学附属北京中医医院
柏本健	陕西省第二纺织医院心胸外科主任
赵　广	空军总医院
徐永清	成都军区昆明总医院全军骨科中心主任
殷凯生	南京医科大学第一附属医院呼吸科主任、呼吸病研究室主任、内科教研室主任、党支部书记
浦晓东	福建省立医院副院长
莫绪明	南京医科大学附属南京儿童医院院长助理、胸心外科主任
郭述良	重庆医科大学附一院呼吸内科副主任
郭树忠	第四军医大学西京医院整形外科主任
阎锡新	河北医科大学第二医院呼吸内科主任
彭勤建	总装司令部黄寺门诊部主任、北京黄寺美容外科医院院长
舒　畅	中南大学湘雅二医院血管外科主任
葛　坚	中山大学中山眼科中心主任、院长　眼科学国家重点实验室主任
董幼祺	宁波市中医院副院长、党委委员、儿科主任
蒋仲敏	山东省千佛山医院副院长
谢大志	佛山市禅城区中心医院院长
潘　革	广西南宁市第二人民医院儿科主任
魏本国	92132部队18分队

十一、首届中医药国际贡献奖获得者（1人）

陈可冀	中国中医研究院首席研究员，世界卫生组织传统医学顾问，北京大学医学部兼职教授，北京大学衰老研究中心学术委员会主任及中医药现代研究中心学术委员会主任，香港大学名誉教授，中国中西医结合学会会长，中华医学会老年医学学会主任委员

十二、2006“和谐中国十佳健康卫士”称号获得者（10人）

马文芳	河南省通许县大岗李乡苏刘庄村乡村医生
王世洪	贵州省遵义市长顺县广顺镇中心卫生院院长
乔淑萍	吉林省通化市人民医院儿科主任
刘晓琴	西藏自治区人民医院护理部主任
庄仕华	武警新疆总队医院院长
江志国	湖北省黄冈县麻风病医院院长

李岳生	湖南省血吸虫病防治研究所所长
郝克强	哈尔滨医科大学附属肿瘤医院骨科主任
柴家科	解放军总医院烧伤整形专科医院院长
禤国维	广州中医药大学首席教授兼广东省中医院皮肤科老中医专家

十三、荣获全国道德模范的医疗工作者（3 人）

刘玉莲（女）	新疆哈密市二堡镇二堡村乡村医生
李素芝	西藏军区副司令员兼西藏军区总医院院长
钟南山	中华医学会会长、广州呼吸疾病研究所所长、教授、博士生导师、中国工程院院士

十四、“万名医师支援农村卫生工程”先进个人（17 人）

王金根	江西省人民医院
田　旭	青海省妇幼保健院
吕　波	四川省人民医院
张良玉（女）	山西省太原市太钢总医院
杨洪昌	云南省第二人民医院
陈　曦	新疆生产建设兵团农四师医院
陈建林（女）	中南大学湘雅二医院
侯晓文（女）	吉林省人民医院
胡增军	甘肃省白银市第一人民医院
赵昌平	河北医科大学第三医院
党冯涛（女）	陕西省西安市中医医院
格日勒图	内蒙古自治区医院
曹来英（女）	湖北省人民医院
阎翠兰（女）	华北煤炭医学院附属医院
黄　炜	浙江省人民医院
黄孝英	广西壮族自治区人民医院
熊慧生	重庆市肿瘤医院

十五、首届全国医德楷模获得者（10 人）

丁淑贞	大连市医科大学附属第一医院护理部主任、主任护师
王　玲	广东省第二人民医院血液科主任、主任医师
王正敏	复旦大学附属眼耳鼻喉科医院耳鼻喉科主任、主任医师、教授、博士生导师、中国科学院院士
李桓英	北京市友谊医院热带医学研究所研究员、世界卫生组织麻风病专家委员会副主席
李维廉	天津市人民医院肿瘤科首席主任、主任医师
郎景和	中国医学科学院北京协和医院妇产科主任、主任医师、教授、博士生导师
桂希恩	武汉大学中南医院传染科主任、湖北省艾滋病培训中心主任、主任医师、教授、博士生导师
特木其勒（蒙古族）	内蒙古呼和浩特市中蒙医研究所副所长、副主任医师
郭发海	青海省湟中县田家寨中心卫生院院长、医师
顾顺华	重庆市中山医院呼吸内科主任、主任医师

北京市

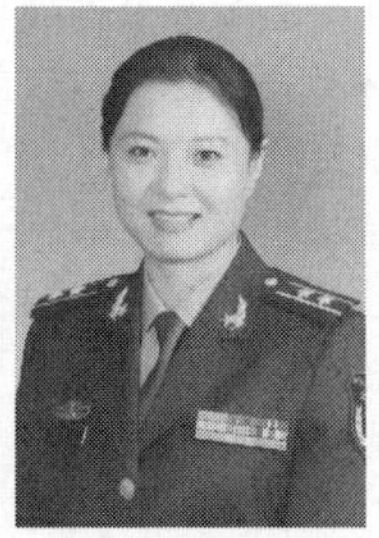

陈海花 女，1996年12月毕业于第三军医大学护理学专业，大专，现任北京军区总医院护理部主任，副主任护师。

陈海花在赴利比里亚执行维和任务期间，圆满完成了维和医疗保障任务，被联合国授予和平荣誉勋章，被国际社会、多国维和部队和当地群众誉为传播爱心的和平天使。荣获第四十一届南丁格尔奖。

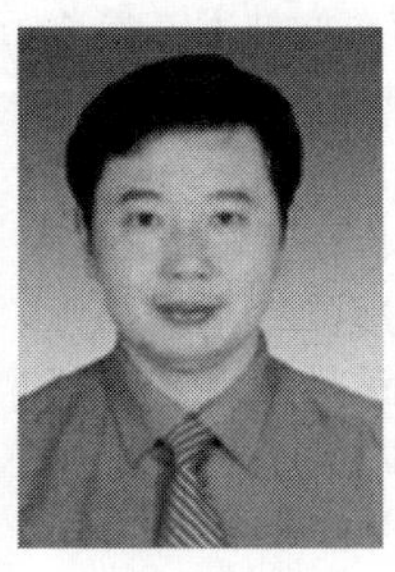

陈学明 男，1991年7月毕业于安徽医科大学医学系。1996年晋升为骨科主治医师；1998年9月考入首都医科大学；2001年7月毕业并取得硕士学位；2001年9月晋升骨科副主任医师，主要从事脊柱外科工作；2007年10月晋升骨科主任医师。

多次获得潞河医院的优秀先进个人；1998年至今连续四次当选为北京市通州区政协委员；2002年4月被评为首届通州区十佳杰出青年；2002年底当选为北京市第十二届人大代表，2006年7月被评为通州区科技带头人；2007年11月获得第四届中国医师奖；2007年当选北京市第十三届人大代表。

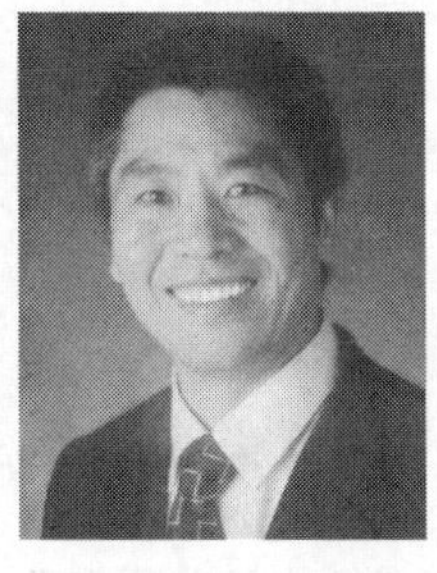

胡盛寿 男，湖北省武汉市人，主任医师、教授、博士生导师。1982年12月毕业于武汉同济医科大学，并开始在阜外心血管医院从事心血管外科工作；1986—1989年师从著名心血管外科专家郭加强教授，攻读硕士学位。多次赴美国、加拿大和澳大利亚进修心血管外科；1995年破格晋升为主任医师并任阜外心血管病医院外科行政副主任；1996年兼任阜外心血管医院瓣膜及辅助循环研究室主任；1999年获博士生导师资格。现任中国医学科学院阜外心血管病医院院长，心血管病研究所所长，卫生部心血管疾病防治研究中心主任，卫生部心血管疾病再生医学重点实验室主任。

2003年荣获北京市有突出贡献的科学、技术、管理专家称号；2004年获国家级“新世纪百千万人才工程”称号；2006年获卫生部有突出贡献中青年专家称号。

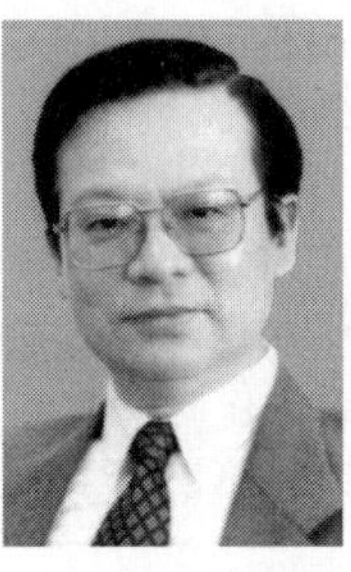

郎景和 男，吉林人，1964年毕业于白求恩医科大学。在中国医学科学院中国协和医科大学北京协和医院工作至今。现为妇产科主任、教授、博士生导师。1984年、1985年赴挪威、加拿大研修妇科肿瘤及妇科显微外科；1986—1993年任北京协和医院副院长；1993年至今任妇产科主任。

获中华科技进步奖及北京科技奖等3项；获2004年度何梁何利科技进步奖，被评为2005年北京市劳动模范；2007年荣获全国卫生系统先进工作者称号，被评为全国十大医德楷模；2008年获全国“五一”劳动奖章及樟树奖。

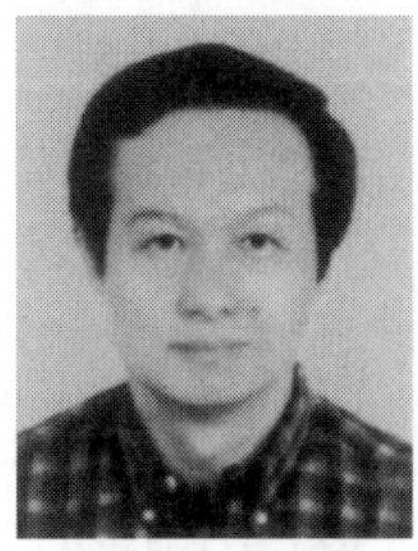

李汉忠 男，1977年毕业于上海第一医学院，同年进入北京协和医院外科工作，1990年赴美国纽约哥伦比亚大学长老会医学中心及康奈尔大学泌尿外科进修做访问学者。目前是中国医学科学院北京协和医院教授、主任医师、博士生导师，泌尿外科主任、学科带头人。

2006年被评为首都十大健康卫士、首都卫生系统先进工作者；2007年被评为全国卫生系统先进工作者。

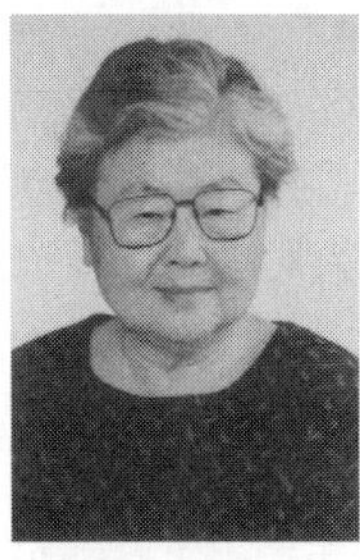

李桓英 女，国立同济大学医学系学士学位，美国约翰霍普金斯大学卫生研究院细菌系硕士学位，美国约翰霍普金斯大学卫生研究院助理研究员，联合国世界卫生组织专家，中国医学科学院皮肤病研究院主治医师，曾在英国伦敦大学热带医学研究所热带病专业进修，1978年12月至今为首都医科大学附属北京友谊医院热带医学研究所研究员。

1988年荣获全国“五一”劳动奖章；1989年被授予北京市劳动模范和全国优秀归国华侨称号；1990年被评为北京市有突出贡献的专家；1997年当选为全国优秀科技工作者；1998年被评为全国麻风病防治工作先进个人；1998年获中国医学基金会首届“圣洁杯”医德医风奖；1999年获全国卫生系统先进工作者称号；2000年获第一届首都精神文明建设奖荣誉称号；2000年被国务院授予全国先进工作者称号；2002年被评为全国杰出专业技术人才；2003年被评为北京市有突出贡献的专家；2005年获首都杰出人才提名奖；2005年11月8日“北京市李桓英医学基金会”成立；2006年获得何梁何利科学与技术进步奖；2008年荣获中国教科文卫体全国委员会颁发的全国医德标兵称号。

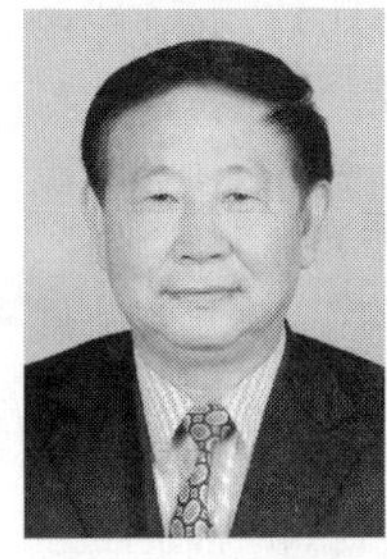

刘新光 男，1944年9月出生。北京大学第一医院消化内科教授。

"原发性小血管炎和抗中性粒细胞浆抗体靶抗原的系列研究"的成果，荣获2001年度中华医学会科技一等奖；2004年获北大医院优秀党支部书记的称号；荣获第四届中国医师奖。

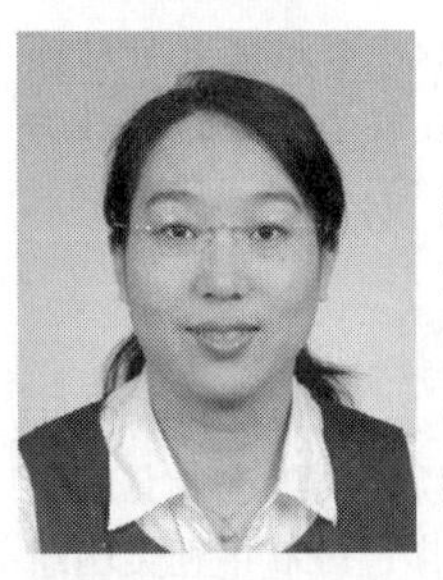

孟彦苓 女，1996年4月在协和医院加强医疗科工作，2003年任北京协和医院加强医疗科病房教学老师，2004年任北京协和医院加强医疗科西院病房护士长，2005年至今任北京协和医院任内科重症监护病房护士长。

2003年获英雄护士健康天使荣誉称号，被评为北京协和医院防治"非典"先进个人；2007年被评为首都十大白衣天使；2007年获得全国卫生系统先进工作者称号。

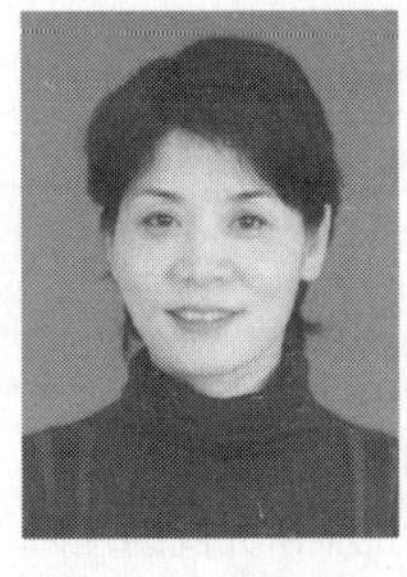

石　丽 女，1961年1月出生，北京人。1980—1982年就读于阜外心血管病医院护校；1982—1990年任阜外心血管病医院外科护士；1990—2003年任阜外心血管病医院成人外科恢复室护士；2003年至今任阜外心血管病医院成人外科恢复室护士长；2005年被聘为副主任护师。

2005年被评为阜外心血管病医院先进积极分子、中国医学科学院先进积极分子、北京护理工作创新标兵、北京护理工作创新标兵；2007年被评为全国卫生系统先进工作者、首都十大白衣天使。

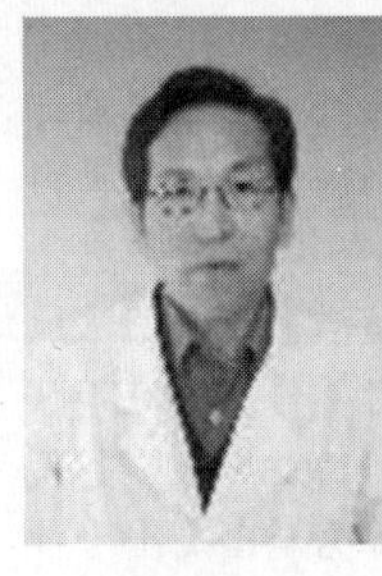

史大卓 男，医学博士，48岁。1990年师从中西医结合专家中国科学院院士陈可冀教授攻读博士，1993年获博士学位，1997年破格晋升教授，2000年被评为博士生导师。长期从事中西医结合心血管病临床和基础研究，作为访问学者先后两次到美国哈佛医学院进修学习。现为全国政协委员，国家中医药管理局西苑医院中医心血管病重点学科带头人。

先后获得国家中医药管理局科技进步一等奖1项、北京市科技进步二等奖1项、中国中西医结合学会科技进步一等奖1项；获省部级科技成果奖6项、中国中医科学院科技进步奖4项；研发国家5类新药2项，6类新药2项，获发明专利2项；1996年被评为全国中青年医学科技之星；2006年被评为卫生部中青年突出贡献专家。

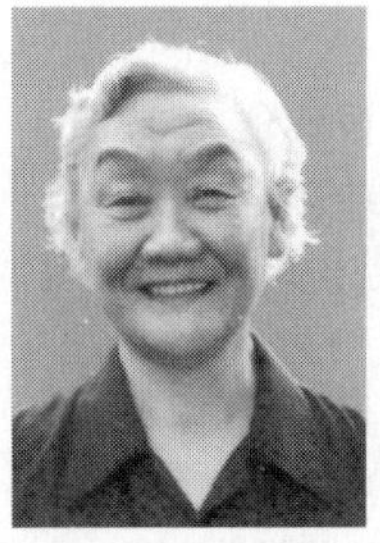

王爱霞 女，1932年出生，籍贯上海市，1956年毕业于上海市第一医学院，现任北京协和医院内科教授、感染病组专家，北京协和医院学术委员会资深委员。社会兼职有卫生部性病艾滋病专家咨询委员会顾问，2004年国家"基本医疗保险药品目录"和"工商保险药品目录"调整制定工作咨询专家，国家重点基础研究项目（973项目）人类免疫缺陷病毒生物和免疫应答机制研究项目专家组专家，国家药品监督管理局药品评价中心（SDA）评审员。

2000年获中央保健委员会特殊贡献奖；2002年获中华医学科技二等奖；2003年获北京市科学技术三等奖；2003年7月获北京协和医院防治"非典"工作先进个人；2005年12月获中央保健委员会先进个人称号；2005年获中央保健委员会先进个人；2000—2006学年的教学工作中成绩显著被中国协和医科大学临床学院评为优秀教师；2007年获全国妇女巾帼建功标兵荣誉称号；2007年9月获北京协和医学院名师荣誉称号；2007年11月获中国医师协会第四届中国医师奖；2008年1月获北京协和医院（新华联集团）杰出贡献奖。

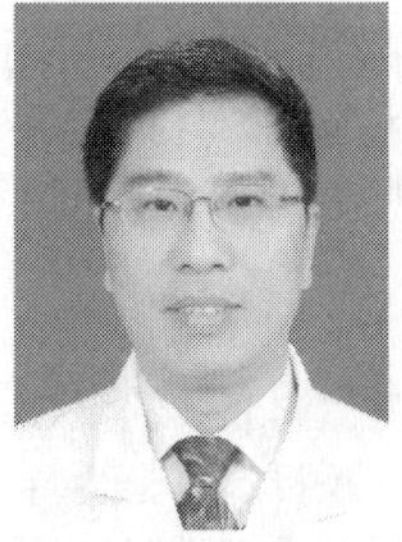

王传跃 医学博士，现任首都医科大学附属北京安定医院主任医师、教授、硕士生导师，临床科主任，所在单位国家药物临床试验机构精神专业主任和I期研究室主任、临床精神药理学学组组长。

2004年获北京市"新世纪十百千人才工程"百层次人选；荣获第四届中国医师奖。

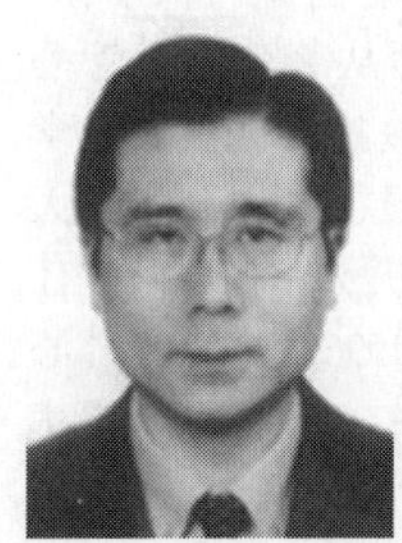

王大明 男，1962年10月出生于北京。1987年毕业于华西医科大学，获学士学位；1994—1997年在卫生部北京老年医学研究所获硕士学位；1995—1996年在法国南锡大学医院研修脑血管病的介入治疗与研究；1997—2000年在中国协和医科大学获博士学位；1989年起在卫生部北京医院神经外科工作。多年来主要从事脑与脊髓血管病的临床、教学和研究工作。现任卫生部北京医院神经外科主任、主任医师，中国协和医科大学、北京大学医学部教授、博士生导师。

2003年被中组部、中宣部、统战部、人事部、教育部和科技部联合授予全国留学回国人员先进个人称号；2004年享受国务院政府特殊津贴；2005年获中央保健工作先进个人光荣称号；2006年被授予卫生部有突出贡献中青年专家称号；2007年被评为北京卫生系统先进个人和北京地区百名优秀青年医师。

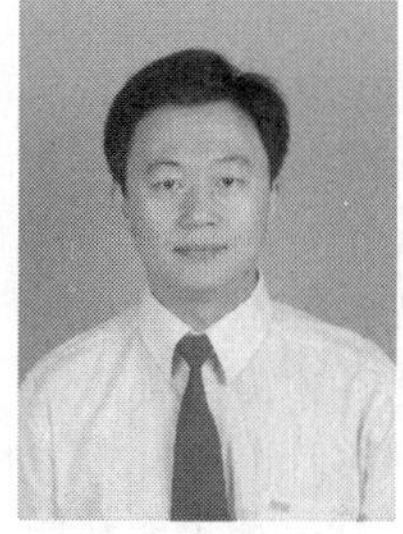

王德昭 男，中共党员，1973年出生，1999年毕业于白求恩医科大学医疗系，2004年师从中国著名心血管病专家胡大一教授，2006年获得首都医科大学硕士学位，现系心血管内科主治医师、全科医师。

2004年被北京市门头沟区委组织部评为十佳创业青年；2007年获第四届中国医师奖；2008年被北京市总工会评为经济技术创新标兵。

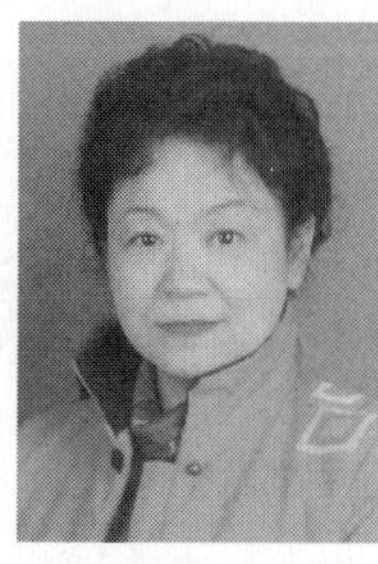

夏国光 女，49岁，中共党员，北京积水潭医院呼吸科主任、主任医师、北京医科大学兼职副教授。曾历任积水潭医院呼吸科行政副主任、主任，大内科行政副主任。

两次荣获北京大学医学部优秀教师奖，并荣获北京市优秀青年临床医师奖、中国科协及北京市统战系统防治“非典”优秀科技工作者、巾帼抗“非典”先进个人、院十佳共产党员、首都劳动奖章、北京市巾帼十杰、西城区卫生系统十佳医生、全国“五一”劳动奖章等荣誉。

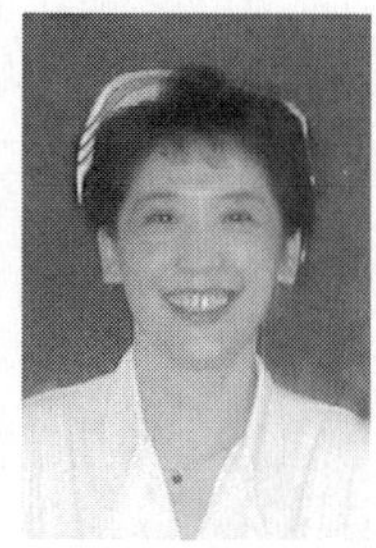

郑一宁 从1978年开始在北京友谊医院工作，历任急诊科护师，团委书记，护理部护师、干事，内科护士长、护师，护理部护师，综合科护士长、主管护师。现任首都医科大学附属北京友谊医院党委委员，护理部主任。

先后获得北京市优秀护士、北京市十大自学青年、全国卫生系统先进工作者等殊荣；2003年被宣武区授予抗击“非典”先进个人；2007年被北京市卫生局、首都卫生系统精神文明建设协调委员会评为首都十大白衣天使。

天津市

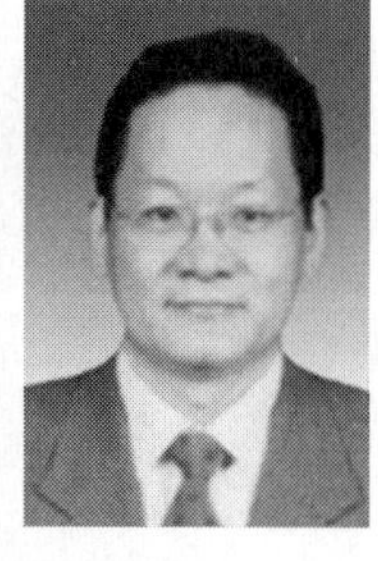

范玉强 男，1985年毕业于天津医科大学医疗系，1985—1989年在天津中医药大学任教，1989—2001年先后担任天津医院医师、医政科长、副院长，2001—2004年任天津市卫生局医政处副处长，2003—2005年在南开大学取得医院管理硕士学位，2004年至今担任天津市传染病医院院长、党委副书记。

先后被评为天津市抗击“非典”先进个人、2006年度天津市“五一”劳动奖章获得者和“先声杯”优秀院长和全国卫生系统先进工作者等，2007年获得第四届中国医师奖。

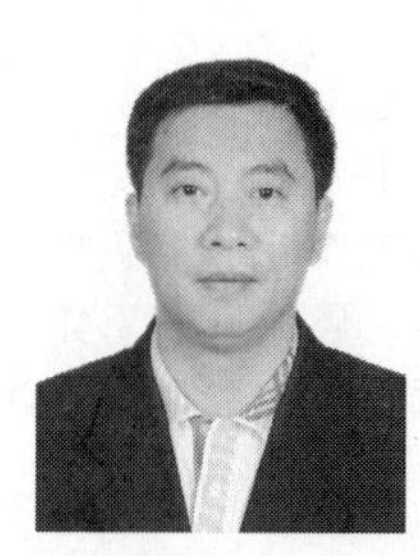

吉　宁 男，1957年生人，中共党员，天津医院脊柱科二病区主任医师、天津医科大学副教授、内蒙古民族大学医学院兼职教授。2007年荣获中华医学会第三届人文医学奖；2007年荣获全国卫生先进工作者称号。

1983年毕业于天津医科大学医疗系学士学位；1983年9月—2001年9月在天津医科大学第三医院骨科工作，2001年10月至今在天津市骨科医院工作。从事骨关节病、创伤、脊柱外科疾病的临床、教学、科研工作二十五年，主要研究方向脊柱外科疾病，对微创脊柱外科研究比较关注。发表论文十余篇，参与著书编写两部已出版，参加完成天津市科委成果一项，主持完成天津市卫生局新技术引进一项，参加完成天津市卫生局新技术引进三项，获国家实用新型发明专利一项。

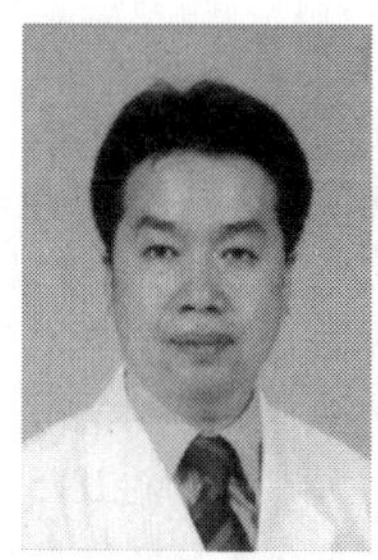

李　彤 男，1962年8月出生，中共党员，教授、主任医师、博士生导师，第三中心医院副院长、心外科主任，享受军队、国务院政府特殊津贴，天津市“131人才工程”第一层次人才。

获省部级科技进步一等奖一项，军队医疗、科技进步二等奖三项，荣获全国卫生系统先进工作者称号。

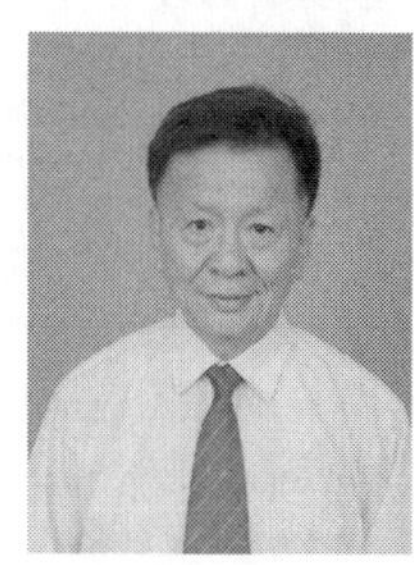

李维廉 男，本科毕业于上海第一医学院，1956—2003年在天津市第二中心医院历任副主任医师、主任医师、享受政府津贴专家、肿瘤科主任。2003年至今在天津市人民医院担任首席主任医师。首届全国医德楷模获得者。

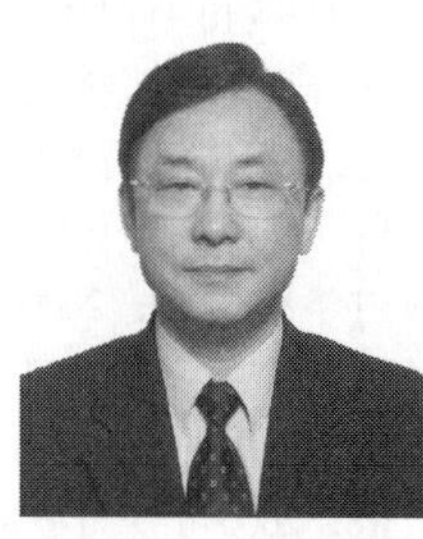

刘晓程 男，59岁，主任医师、教授，泰达国际心血管病医院院长，天津医科大学心血管病临床学院院长。

1987年、1988年两次获得全国卫生文明建设先进工作者称号；1988年获得国家级有突出贡献的中青年专家称号；1989获得全国先进工作者称号；1990获得全国卫生系统优秀留学回国人员称号；1991获得有突出贡献的回国留学人员称号；2005年获得中国名人称号；2006获得中国公益事业十大功勋人物、世界5000人、国际杰出领导名录、有影响的500领导人等称号；2007年获全国“五一”劳动奖章。

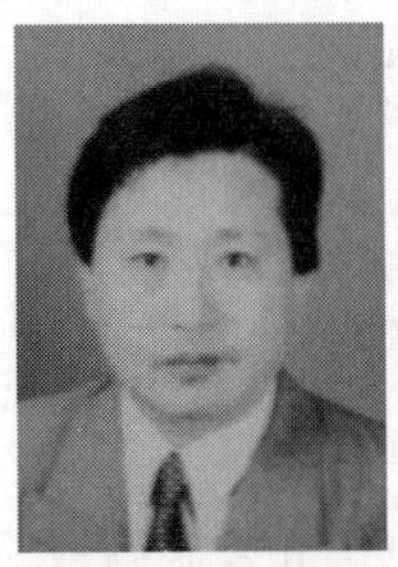

谭　明　男，武清区人民医院外三科主任，副主任医师，大专学历，从事临床外科工作近30年。连续20年被评为市、局级先进工作者。全国卫生系统先进工作者。

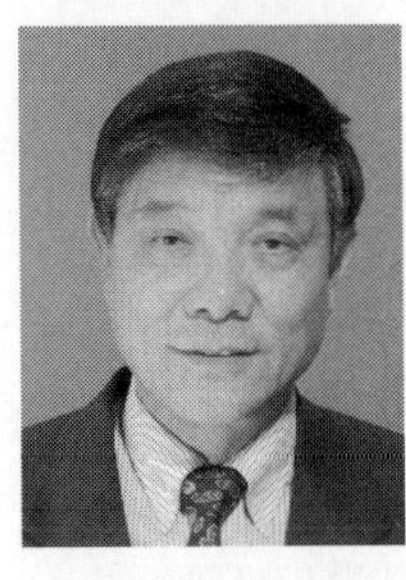

王鹏志　男，曾任天津医科大学总医院院长、普通外科科主任。4次获得天津市科技进步奖，天津市“八五”、“九五”立功奖，天津医科大学科技突出贡献奖，天津医科大学总医院伯乐奖。荣获全国卫生系统先进工作者称号。

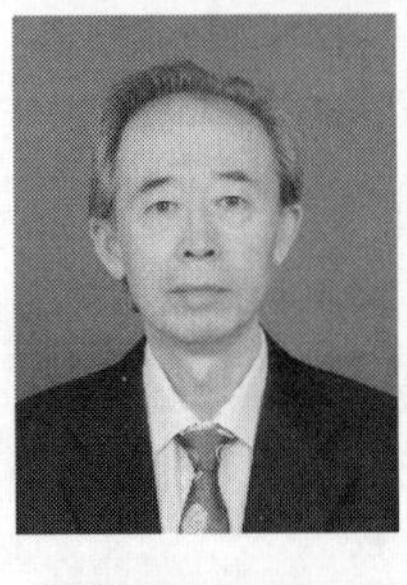

王树申　男，1949年3月出生，天津市人。1965年9月到兰州军区宁夏生产建设兵团三团；1965年10月—1975年3月先后在宁夏卫生学校和宁夏医学院医疗系学习，取得临床医学专业大专学历；1975年4月—1991年10月在宁夏回族自治区妇幼保健院工作；1985年任儿科副主任职务；1987年取得主治医师职称；1991年11在天津市南开区卫生局办公室工作；1993年4月—2002年11月先后在南开区三潭医院、理疗医院、向阳医院任副院长、院长职务；2002年1月至今在南开区中医医院任党总支副书记、院长；2006年10月取得高级政工师职称。

获得2006年度天津市南开区“四五”普法先进个人；获得2005年度天津市“十五”立功先进个人（“五一”劳动奖章）。

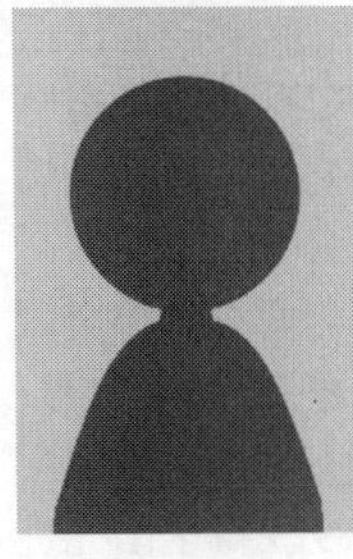

夏　爽　女，1975年10月出生，中共党员。1999年8月于中国医科大学医学影像系毕业后，就职于天津市第一中心医院放射科，从事影像诊断工作，现任神经放射学组组长；2000年9月考入天津医科大学影像医学与核医学专业的硕士研究生；2003年9月获得硕博连读资格；2005年7月获得医学博士学位。

被评为2006年度天津市第一中心医院优秀教师、2005—2006年全国卫生系统青年岗位能手。

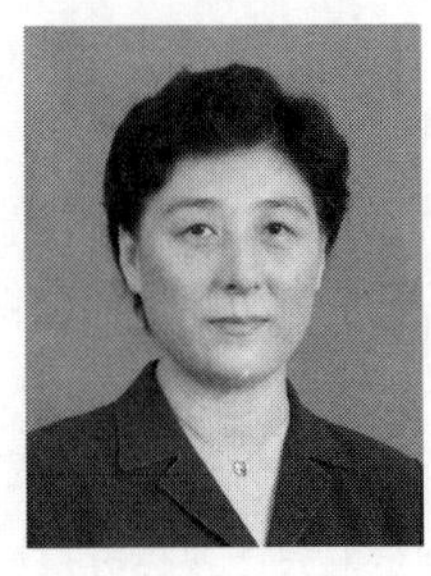

张富霞　女，1981年3月—1988年8月任天津市儿童医院团委书记；1988年10月—1992年3月任天津市儿童保健所办公室主任；1992年4月—2001年10月任天津市儿童保健所副所长；2001年12月—2002年10月任天津市妇女保健所所长、书记；2002年11月至今任天津市妇女儿童保健中心主任、党总支书记。荣获“四五”普法先进个人称号。

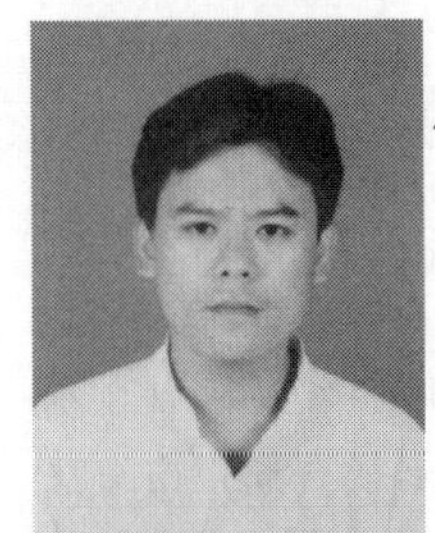

张文革　男，1966年9月出生，在天津市天津医院工作，医院法律事务负责人，政工师职称。2005年人大任命为法院首届人民陪审员。荣获卫生部2001—2005年全国卫生系统法制宣传教育先进个人称号。

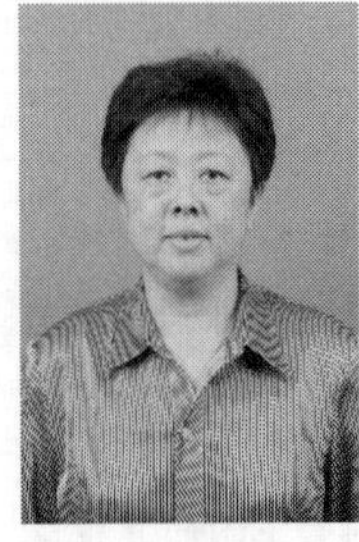

周静敏　1956年4月出生，1982年毕业于天津医学院医疗系。现任天津市胸科医院胸内三科主任，主任医师。天津市第十四届人大代表。

2002年被评为天津市卫生局“三八”红旗手、2003年荣获全国防治“非典”优秀科技工作者、全国卫生系统抗击“非典”先进个人称号，2007年获全国卫生系统先进工作者称号。

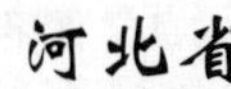

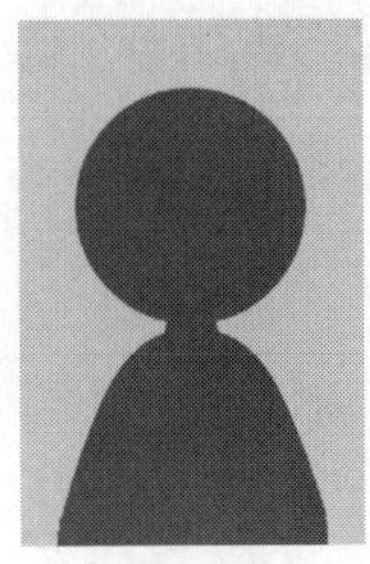

褚秀文　男，1973年毕业于张家口医学院医疗系，现任赵家蓬中心卫生院院长兼党支部书记。大学学历，副主任医师。荣获全国卫生系统先进工作者称号。

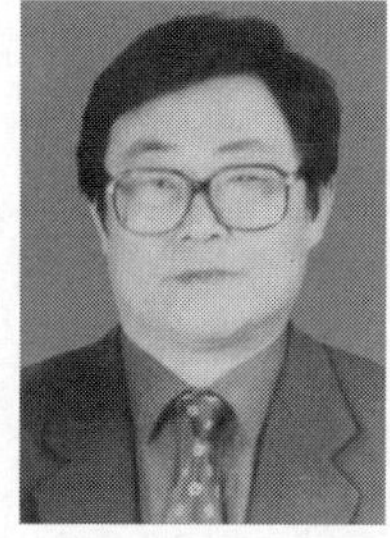

崔　泽　男，汉族，中共党员，大学本科学历，主任医师、教授。现任河北省第六人民医院院长、党委副书记。

2007年荣获全国卫生系统先进工作者称号，2008年荣膺全国优秀院长称号，连续7年被省卫生厅考核为优秀；连续2次荣获河北省卫生系统先进工作者称号，并于2003年荣获河北省红十字系统抗击非典斗争先进个人称号，连续3次荣获河北省省直机关工会支持工会工作党政领导干部称号，2005年荣获全省‘十五’期间疾病预防控制先进工作者称号。

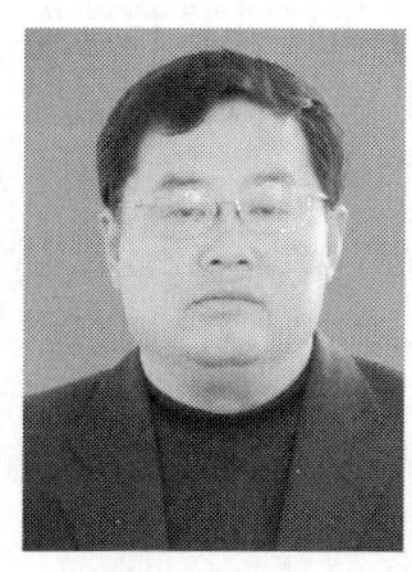

葛立三　男，1954年4月出生，中共党员，主任医师，1978年毕业于华北煤炭医学院，大本学历。1978年参加工作，1991年任河北省唐山市丰润区人民医院院长。

多次被评为市、区级劳动模范，优秀公仆；2002年被中华医院管理学会授予全国优秀医院院长荣誉称号；2007年被评为全国卫生系统先进工作者。

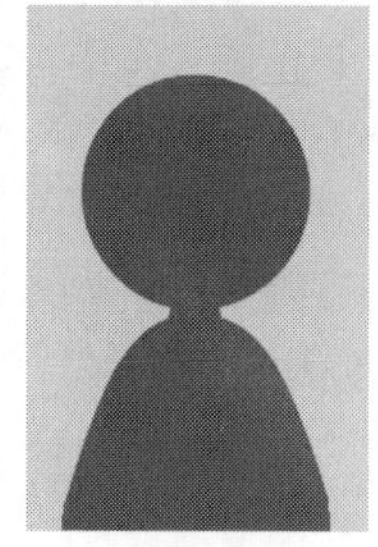

李佃贵　男，1950年8月出生。河北省蔚县人，中共党员，教授、主任医师、博士生导师。现任河北医科大学党委副书记、副校长，河北省中医院院长，河北省中医药研究院院长。全国劳动模范；享受国务院政府特殊津贴；河北省第五批省管优秀专家；河北省有突出贡献中青年专家；河北省优秀教师；河北省政协优秀委员；河北省第十届人大代表；河北省第六、七、八届政协委员；河北省第六、七届青联副主席，全国青联常委；全国优秀中医医院院长；首届全国中医药传承特别贡献奖；第三批国家老中医药专家学术经验继承工作指导老师。荣获第四届中国医师奖。

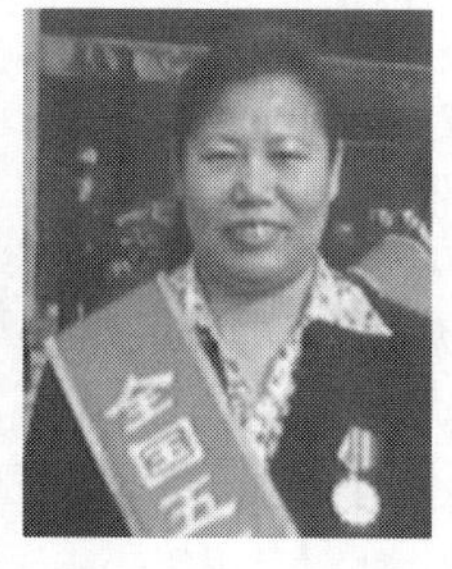

李洪丽　女，1962年5月出生，中共党员，大学文化，1983年7月参加工作，现任三河市妇幼保健院院长兼党支部书记。

先后被河北省、廊坊市和三河市授予河北省妇幼卫生先进个人、河北省先进工作者、廊坊市劳动模范、廊坊市巾帼建功明星、廊坊市巾帼十杰、抗击“非典”先进个人、三河市优秀党务工作者、三河市十佳共产党员等荣誉称号；荣获2006年度全国“五一”劳动奖章。

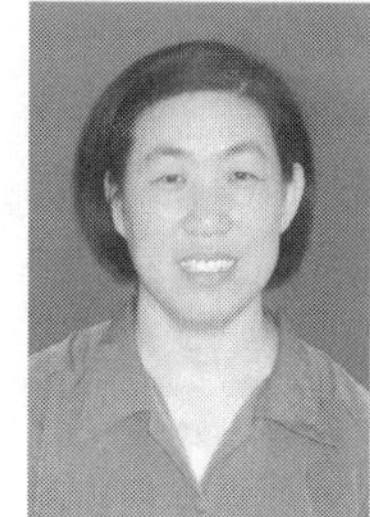

刘翠青　女，河北省儿童医院新生儿科主任，教授、主任医师。国务院政府特殊津贴专家，河北省有突出贡献中青年专家；荣获全国卫生系统先进工作者称号。

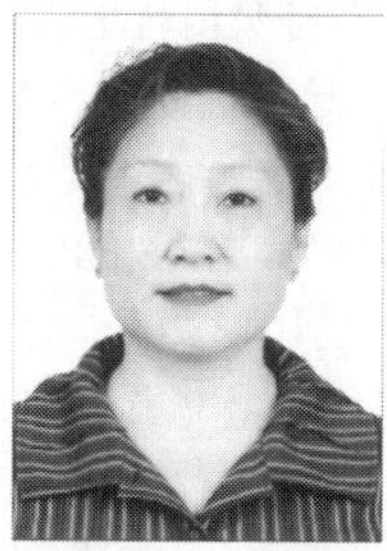

王铭维　女，现任河北医科大学第一医院副院长、神经内科主任，主任医师、教授、博士生导师，民盟中央委员，河北省政协常委。荣获2006年度全国“五一”劳动奖章。

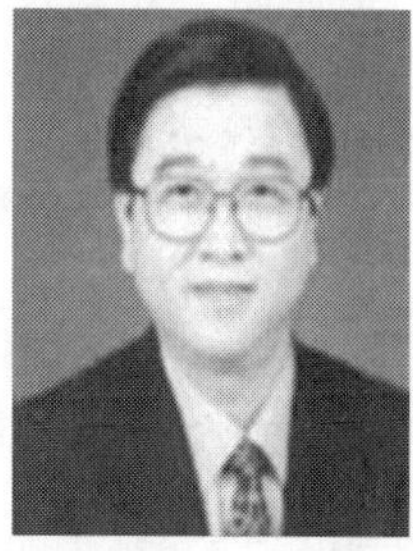

王学义　男，1979年10月—1983年12月任开滦精神卫生中心医师，1984年1月—1987年3月任开滦精神卫生中副院长、主治医师，1987年4月—2001年7月任开滦精神卫生中心院长、副主任医师、主任医师，2001年8月至今任河北医科大学第一医院精神卫生研究所主任、硕士生导师、主任医师、教授。

在国内外发表论文160余篇，主编合编著作19部，获省市科技进步奖6项。荣获全国卫生系统先进工作者称号。

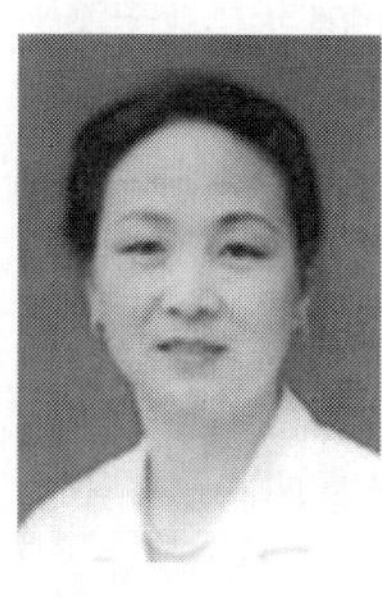

阎翠兰　女，满族，承德县人。1976年毕业于唐山煤矿医学院中医系，留校附属医院工作。现任河北唐山市华北煤炭医学院附属医院神经外科中医副主任医师、副教授。

获得2004感动河北年度人物提名奖；2005年获共青团河北省委及省项目办颁发的河北省青年志愿服务特别荣誉奖章两枚；2005年11月被团中央、卫生部、宣传部等十四部委授予全国文化科技卫生“三下乡”先进个人称号；获河北省卫生系统第五批医德医风标兵、河北省健康卫士楷模荣誉称号；被评为河北省高等教育优秀共产党员。两次被唐山市文明办给予学雷锋十佳事迹表彰；2007年荣获卫生部全国“万名医师支援农村为工程项目”先进个人。获唐山市文化科技卫生“三下乡”活动先进个人；2008年当选为新唐山白衣天使，被评为医学院、市直教育系统优秀共产党员；被评为华北煤炭医学院 2006—2008 年度、市直教育系统优秀共产党员。

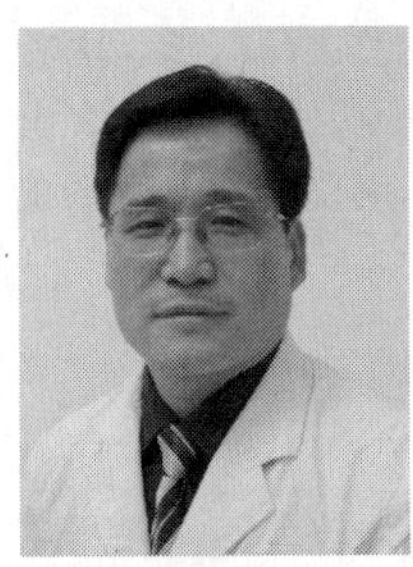

阎锡新 男，1984 年 7 月毕业于河北医科大学临床医学系；1991 年 6 月获河北医科大学临床医学呼吸专业硕士学位；1998 年 6 月—2001 年 9 月于美国纽约州立大学西奈山医学院研修；2006 年 7 月获河北医科大学药理学博士学位。2002 年 10 月至今担任河北医科大学第二医院呼吸内科主任；2002 年晋升为主任医师、教授、硕士生导师。2006 年获中国医师奖；获得省、市、厅级先进个人，2003 年度优秀科主任，河北医科大学中青年骨干教师等荣誉称号。

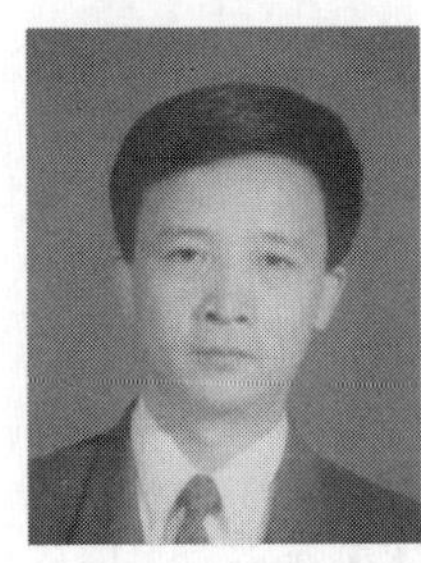

张恒云 男，1980 年在河北医科大学工作，1980—1986 年任中医师，1986—1997 年任主治中医师，1997—2007 年任副主任中医师，1997 年至今任邯郸市中医院骨科主任，2007 年至今任主任中医师。

连续多年被评为院优秀工作者及院优秀党员；被评为 2001 年邯郸市直机关优秀党员，2001 年邯郸市总工会经济技术创新带头人，2003 年、2004 年、2006 年、2007 年度邯郸市卫生局优秀党员，邯郸市卫生系统先进工作者；获得全国卫生系统先进工作者荣誉称号。

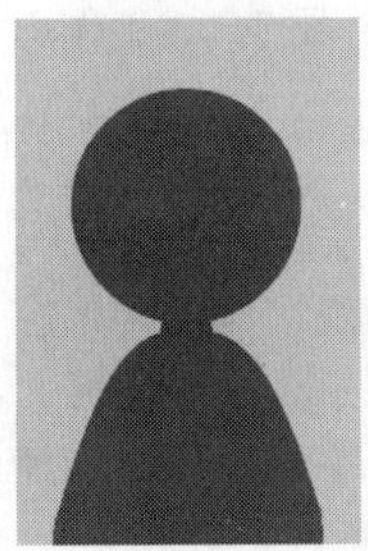

张文宜 男，满族，1948 年出生，河北省滦平县两间房乡人，中专学历，中共党员。1965 年毕业于滦平卫校；1965 年 10 月—1976 年 1 月在两间房乡土城村卫生所任医师；1976 年 2 月—1997 年 2 月在滦平县两间房乡卫生院任医师；1982 年任院长职务；1997 年 3 月—2002 年 12 月任滦平县长山峪中心医院院长职务；2002 年 12 月至今任滦平县两间房乡卫生院院长。

历年被承德市委市政府、滦平县委县政府评为优秀院长、优秀党支部书记，记大功、三等功、二等功等，获全国卫生系统先进工作者荣誉称号。

2005—2006 年在两间房乡卫生院被承德市人民政府授予“记二等功”奖励

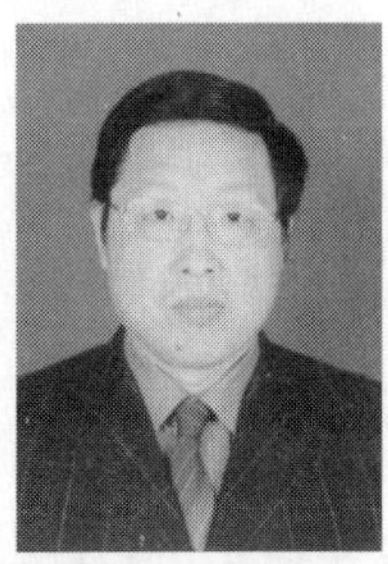

张祥建 男，河北医科大学第二医院神经内科教授、主任医师、博士生导师，行政副主任，医学博士，加拿大不列颠哥伦比亚大学访问学者。2007 年荣获全国卫生系统先进工作者。

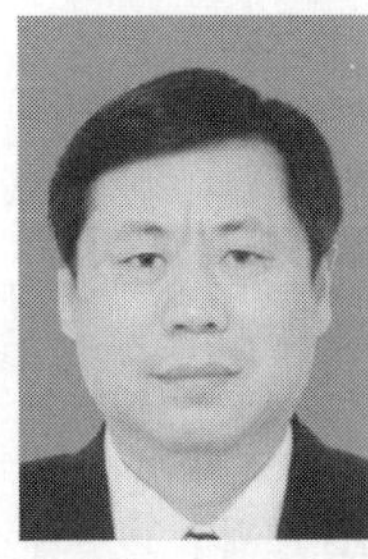

赵文清 男，1954 年 7 月出生，中共党员，主任医师、教授、博士生导师。1978 年 10 月毕业于北京大学医学系，同年被分配在中国医学科学院肿瘤医院工作；1983 年 12 月调入河北省人民医院，历任外科住院医师、主治医师、神经科副主任、神经科主任；1992 年兼任河北省人民医院健达公司总经理；1995 年 12 月兼任河北省人民医院后勤处处长、基建办公室主任；1997 年 12 月调任河北医科大学附属四院副院长，1998 年 12 月兼任河北医科大学附属四院神经外科主任；2002 年 5 月，任河北省人民医院院长兼党委副书记。

荣获河北省有突出贡献中青年科学技术管理专家、全国卫生系统先进工作者、2004 年度厅直优秀共产党员、2005 年度厅直优秀共产党院、河北省保健工作特殊贡献者称号。被评为抗击“非典”优秀医院管理工作者及优秀共产党员并荣立三等功，全国省级综合性医院优秀医生，全省卫生系统十佳院长，全国百姓放心示范医院优秀医院管理者，“先声杯”2004 年度优秀院长。

山西省

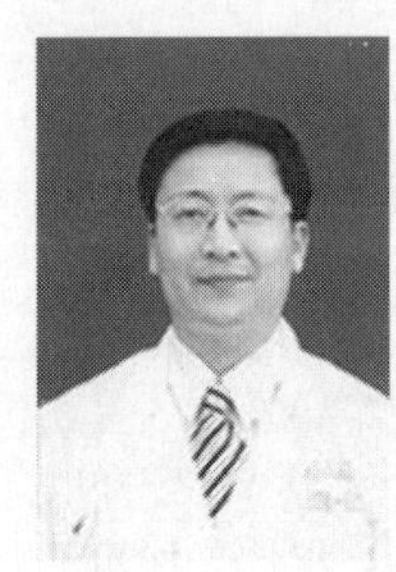

程四新 男，山西省晋中市榆次区人民医院院长，主任医师，内科系统总三级医师。晋中市中青年学术技术带头人，晋中市卫生系统首届跨世纪医学学科带头人，晋中市人大代表。

2003 年被省委组织部授予全省防治“非典”工作优秀共产党员称号；2003 年，被省社会主义劳动竞赛委员会授予“五一”劳动奖章称号；2006 年荣获山西省优秀院长；2006 年 10 月被卫生部授予“微创技术推广应用”三等奖；2007 年获山西省劳动模范称号；2007 年获全国卫生系统先进工作者称号。

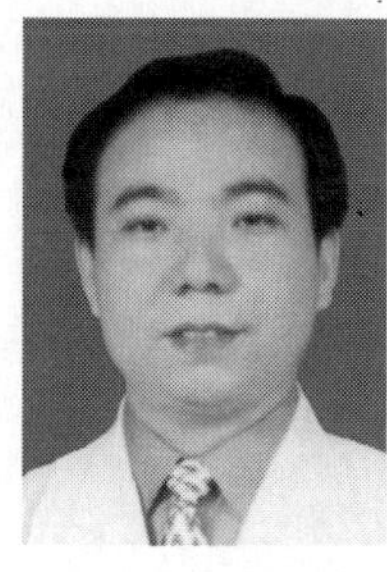

李　保　男，1979—1984年在山西医科大学上本科，1988—1991年在山西医科大学读硕士研究生，2002—2005年在同济医科大学读博士学位，从1991年起在山西省心血管病医院心内科工作。现任山西省心血管病医院副院长、心内科主任、主任医师、硕士生导师。

先后获全国“五一”劳动奖章、卫生部有突出贡献中青年专家、全国医德标兵、国务院政府特殊津贴、全国职工创新能手、中国青年科技创新优秀奖、山西省特级劳动模范、山西省科技奉献一等奖等荣誉。

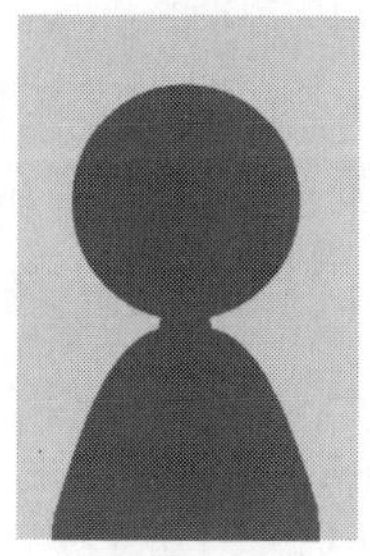

李淑珍　女，山西原平人，副主任医师，医学博士。1995年毕业于山西医科大学预科医学系，2005年获医学硕士学位，2008年获医学博士学位。现任山西医科大学第一医院信息管理科副主任。荣获“四五”普法先进个人称号。

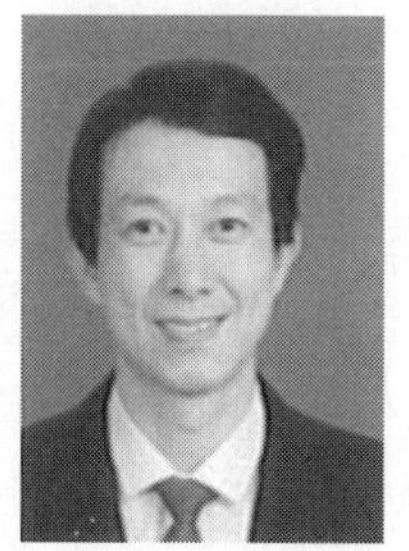

马炎炎　男，1953年6月出生，1975年参加工作，山西省肿瘤医院胸外科主任医师、山西医科大学外科学教授。荣获中国医师奖。

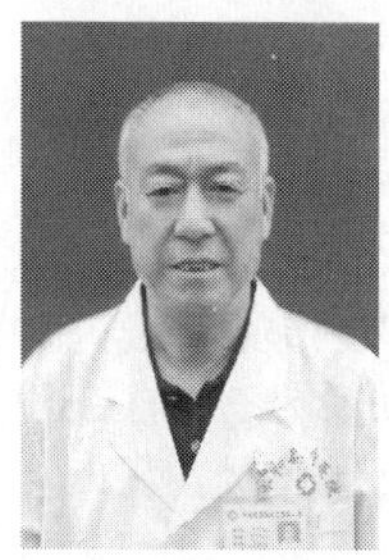

王学诗　男，1946年出生，山西省临汾市襄汾县陶寺乡人。1966年7月毕业于山西省中医学校；1967—1983年在永和县人民医院中医科工作；1984年至今在山西省临汾市永和县中医院工作。白求恩奖章获得者。

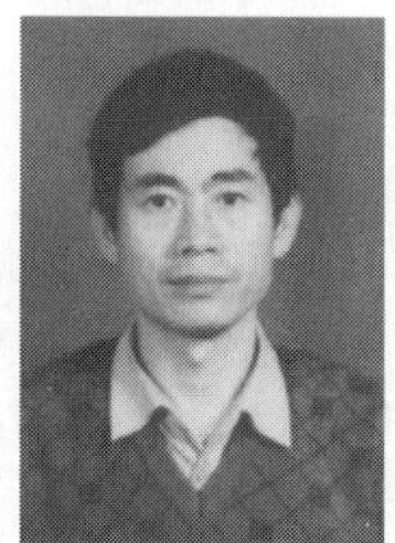

吴秋旺　男，山西省阳泉市第一人民医院普外科主任，主任医师，山西医科大学教授、硕士生导师，大学本科学历。

先后被评为阳泉市卫生系统标兵个人、阳泉市十佳医生、山西省卫生系统先进个人、阳泉市优秀共产党员、山西省优秀共产党员、享受阳泉市政府特殊津贴拔尖人才；被山西省卫生厅和山西省科教文卫体工会联合会授予山西省医德楷模称号；被山西省劳动竞赛委员会荣记个人一等功；被人事部、卫生部和国家医药管理局评为全国卫生系统先进工作者。

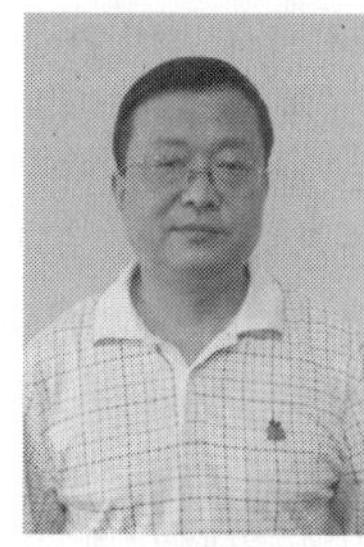

武　滨　男，1982年9月—1987年7月就学于山西医学院，获学士学位。1987年7月—2002年7月在阳泉市卫生防疫站工作，先后任副科长、科长，1998年被聘为副主任医师；2002年7月至今在阳泉市疾病预防控制中心工作，先后任中心主任助理、中心副主任，并于2003年被聘为主任医师。现任中心总支书记、主任医师。

被有关部门授予全国预防与控制艾滋病性病先进个人；全国消灭脊灰先进个人，被阳泉市政府授予有突出贡献的优秀人才；分别被省、市政府记抗击“非典”二等功和一等功，2007年获第四届中国医师奖。

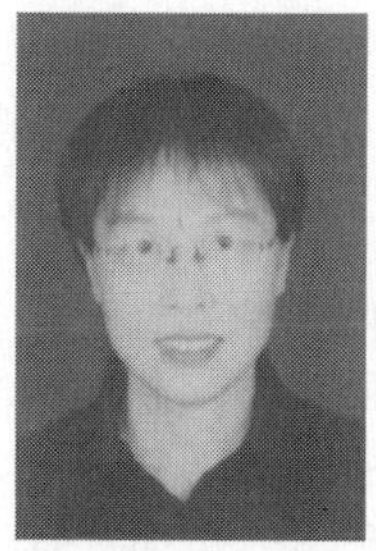

郗光霞　女，1983年9月—1988年7月毕业于山西医科大学临床医学系，本科；1993年9月—1996年7月工作于山西医科大学第二医院，硕士研究生；2002年在澳大利亚科廷大学研修学习；2005年9月—2008年7月在山西医科大学攻读博士研究生；1988年7月至今在山西医科大学内分泌科工作，现任主任医师，硕士生导师；2005年任山西医科大学第二医院内分泌、肾内科支部书记；2006年任山西医科大学第二医院诊断学教研室副主任。

荣获全国卫生系统先进工作者称号。2005年被评为山西医科大学第二医院目标化管理先进个人；2007年7月获得山西医科大学第二医院优秀党务工作者称号。2007年6月获得山西省“三八”红旗手荣誉称号；2008年1月获得山西省医德楷模，记个人一等功一次；2008年6月获山西医科大学第二医院抗震救灾优秀共产党员称号。

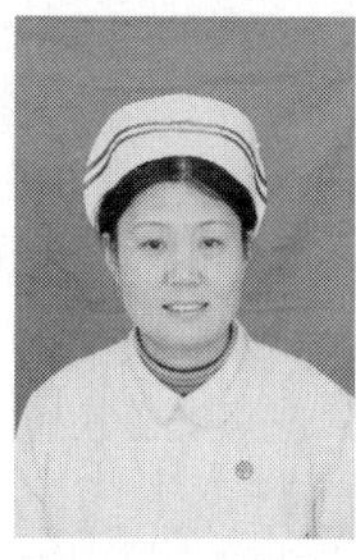

张良玉　女，太钢总医院服务站护士长。2004年被市卫生局授予优秀护理管理者称号；2003—2005年获公司“三八”红旗手称号；2004、2005年被授予太钢先进工作者等多项荣誉称号；2006年在市卫生局的星级护士评选中，荣获三星级这一最高荣誉并记二等功一次；2008年荣获山西省百佳护士荣誉称号。荣获“万名医师支援农村卫生工程”先进个人称号。

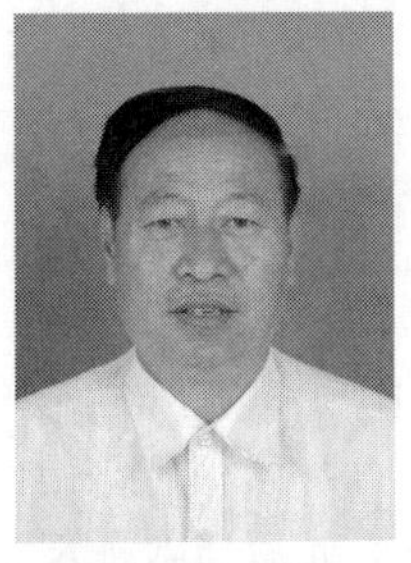

张培荣 男，中共党员，毕业于忻州地区卫生学校，从1978年开始在忻州市妇幼保健院工作，现任忻州市妇幼保健院副院长。

在1998年、2000年、2001年、2002年被医院、市卫生局党组、市直工委评为优秀共产党员，获全国卫生先进工作者荣誉称号。

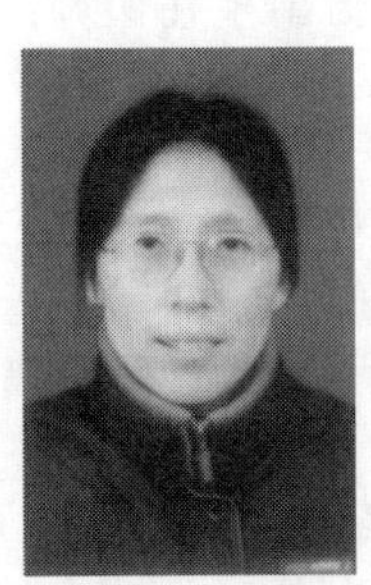

赵芳琴 女，硕士学历，中共预备党员，1990年12月至今在运城市中心医院工作，任市中心医院心血管内科副主任兼冠心病重症监护室副主任。

先后获得全国卫生系统先进个人、医院先进工作者、医院优秀青年专家、运城市卫生工作先进个人、运城市第三批青年学术技术带头人、全国医德标兵、山西省“五一”劳动奖章、山西省卫生系统先进个人等荣誉称号。

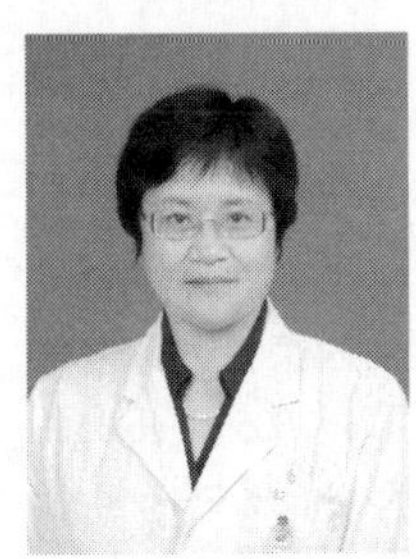

赵龙凤 女，教授，博士生导师。现任山西医科大学肝病研究所副所长，山西医科大学第一医院副院长、感染病科主任，山西医科大学传染病学教研室主任。2008年被推荐为享受国务院政府特殊津贴专家。

1999年被评为山西医科大学首批中青年学科带头人；2000年被评为山西省跨世纪医学学科带头人；2003年获山西省抗击“非典”、“三八”红旗手称号；2003年荣获中国科协全国防治“非典”优秀科技工作者称号；2004年被评为全国“三八”红旗手，2005年荣获山西省第三届优秀科技工作者称号；2006年荣获卫生部有突出贡献中青年专家称号；2006年荣获省教育厅2005年度山西省优秀硕士学位论文指导教师称号；2006年荣获山西省卫生系统有突出贡献人才称号。

内蒙古自治区

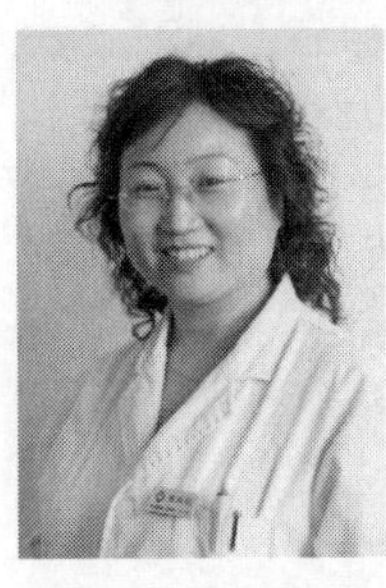

陈秋霞 女，43岁，毕业于西安医科大学医疗系，大学本科，副主任医师，现任内蒙古兴安盟人民医院急诊科主任。

在2003年5.21蒙古国入境大火战役中表现出色，被盟委盟行署授予三等功；在“非典”战役中表现出色，被医院授予防治“非典”先进个人，被盟委盟行署授予嘉奖；2005年被兴安盟盟委授予全盟有突出贡献的优秀科技工作者称号；2007年被自治区授予全区医德标兵、医德先进个人称号；荣获全国卫生系统先进工作者称号。

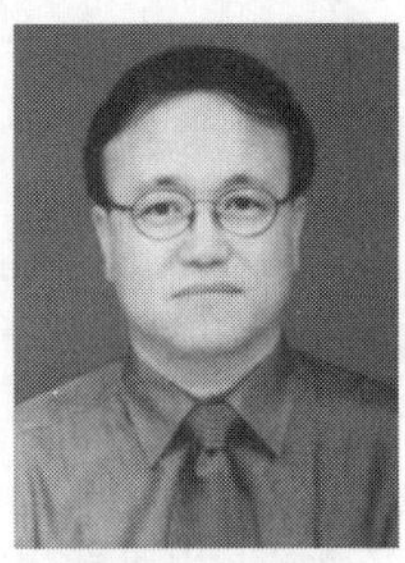

侍明宏 男，内蒙古阿拉善中心医院主任医师，2008年被评为全国卫生系统先进工作者。

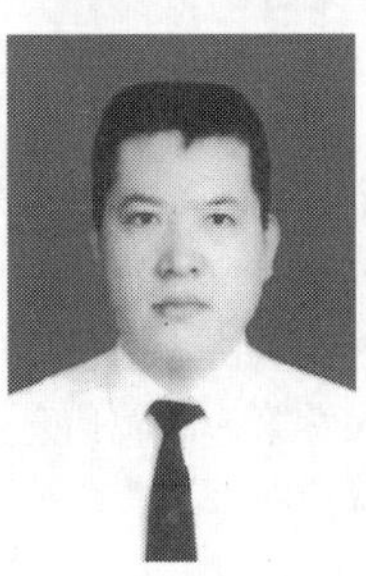

特木其勒 男，蒙古族，1987年9月—1990年7月在内蒙古蒙医学院蒙医专业读书，1990年7月至今在呼和浩特市中蒙医院（中蒙医研究）工作。先后任呼和浩特市市中蒙医院蒙医五疗科主任、蒙医病房主任。2001年12月至今任呼和浩特市中蒙医院蒙医五疗科主任、蒙医病房主任，呼和浩特市中蒙医研究所副所长。

先后荣获呼和浩特市职工职业道德先进个人、呼和浩特市第五届十大杰出青年、呼和浩特市十佳青年科技英才创新奖、全市卫生系统先进个人、呼和浩特市首届五四青年奖章、呼和浩特市级劳模、内蒙古十大医德标兵等荣誉称号；2005年被蒙古国政府授予功勋医生荣誉称号；2007年被推选为呼和浩特市政协委员、2008年奥运火炬手，获得全国总工会中国首届十大医德楷模（全国“五一”劳动奖章）荣誉称号。

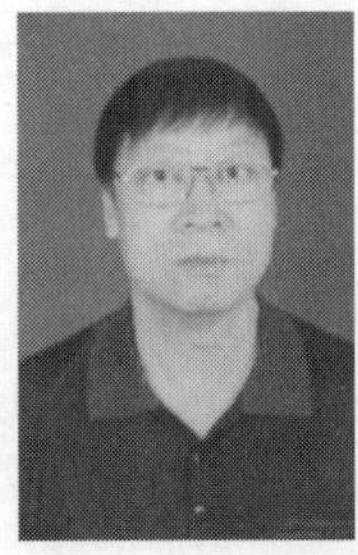

肖 镇 男，内科主任兼血液科主任，教授、主任医师、硕士生导师。内蒙古“321工程”第二层次人员，内蒙古自治区医疗卫生中青年学科技术带头人，2003年因抗击“非典”被卫生厅授予先进个人称号，被教育厅授予优秀党员称号，被自治区人民政府授予先进个人称号，荣获全国卫生系统先进个人工作者称号。

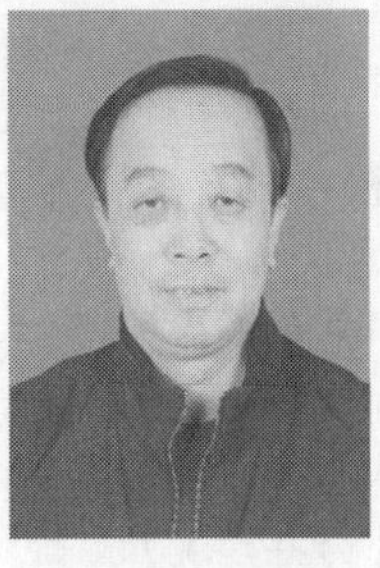

岳在文 男，1955年10月出生，1978年内蒙古医学院中医系毕业，大学本科学历，中医主任医师。1978—1988年在内蒙土右旗中医院工作；1988—2001年在包头医学院第二附属医院工作；2001年至今在包头市蒙中医院工作，现任中医系列主任。

1999年被内蒙卫生厅评定为内蒙古著名中医专家；2001年被人事部、卫生部、国家中医药管理局评定为第三批全国老中医药专家、学术经验继承导师；2005年被科技部聘为国家科学技术优秀评审专家；2006年被内蒙人事厅聘为内蒙古自治区中蒙医专业高级技术资格评审委员会委员；2005被包头市委市政府评为十佳医生；2007被卫生部、国家中医药管理局评选为全国卫生系统先进个人等。

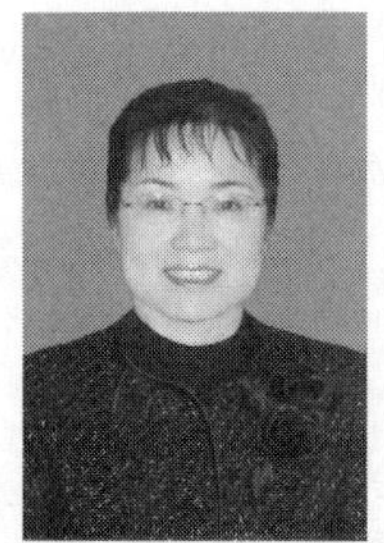

张艳芬 女，1981年8月—1989年10月担任哲里木盟药品检验所主任，1991年1月—1992年1月在北京东方日语培训中心进修学习，1998年8月—1999年12月在吉林大学政治经济学专业研究生班学习，1989年10月—2004年5月在通辽市红十字中心血站任站长、书记，2003年9月—2004年1月在内蒙古党校中青班学习，2004年5月至今任通辽市医院党委书记、院长。

2002年当选为中国共产党十六次代表大会代表；2004年被中华全国妇女联合会评为全国“三八”红旗手；2005年被内蒙古自治区人民政府授予自治区劳动模范称号；2006年被中华全国妇女联合会授予全国巾帼建功标兵称号；2007年被卫生部、人事部、中医药管理局评为全国卫生系统先进工作者；2007年被内蒙古自治区党委评为优秀党务工作者。

辽宁省

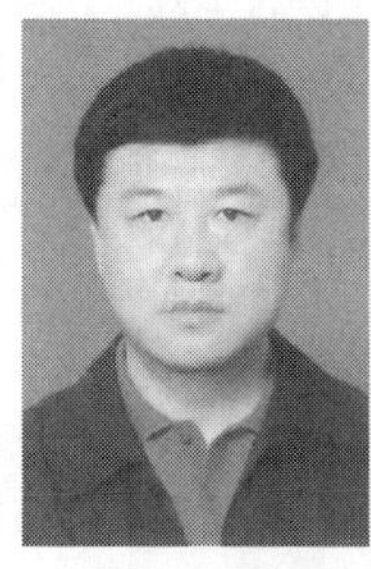

陈全胜 男，1963年1月出生，1986年7月毕业于锦州医学院医疗系，本科学历，学士学位，中共党员。1999—2004年任营口市中心医院院长助理、营口市中西医结合医院院长；2004年至今任营口市中医院院长，主任医师，辽宁中医药大学教授、硕士生导师。

获全国卫生系统先进工作者，省、市“五一”劳动奖章，省杰出岗位能手、省跨世纪青年岗位能手、省职业道德十佳、省医疗扶贫行动先进个人、省卫生系统优质服务先进个人，市十大杰出青年、市十大科技先锋、市第一届、第二届自然科学神经外科学科带头人、市卫生系统优秀共产党员、先进工作者、职业道德标兵等殊荣。

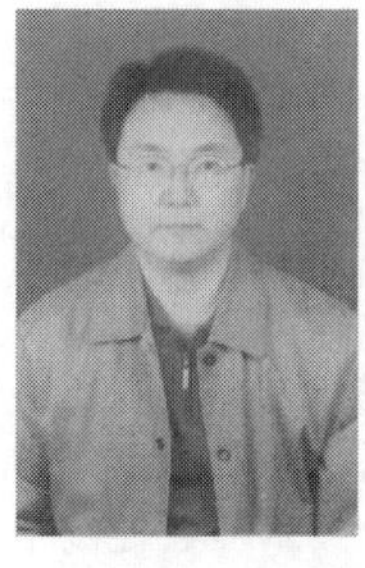

李洪秀 男，40岁，朝鲜族，籍贯辽宁省丹东市，1967年7月31日出生，中共党员，博士、主任医师。2002年6月起任盘锦市第二人民医院院长，党委副书记；2006年7月任盘锦市第二人民医院院长，党委书记。盘锦市第五届、第六届、党代表、人大代表。

1998年被评为盘锦市首批跨世纪拔尖人才；1999年被评为盘锦市青年岗位能手；2003年被评为辽宁省抗击“非典”先进个人；2003年被评为盘锦市第六届十大杰出青年；2004年被评为辽宁省十大优秀青年；2004年、2006年盘锦市第五届、第六届党代表、人大代表；2006年获盘锦市劳动模范称号；2006年获得国务院政府特殊津贴奖；2007年获全国卫生系统先进工作者称号。

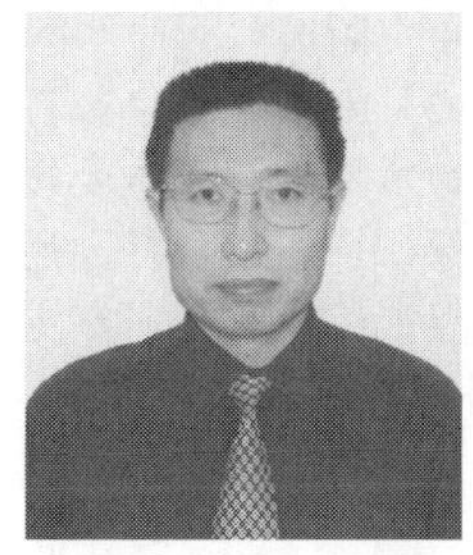

李剑平 男，1986年毕业于中国医科大学并留校任教。1991年研究生毕业获硕士学位。1994年因工作表现突出被公派到日本攻读博士学位，获得博士学位后立即回国投身于祖国建设中。2002年作为优秀科技人才被引进到辽宁省血液中心负责科研、教学和业务工作。现任辽宁省血液中心副主任（沈阳中心血站副站长），辽宁省输血医学研究所所长，辽宁省血液中心法医物证司法鉴定所所长，主任医师。

被授予中国医师奖、辽宁省首批健康卫士楷模、辽宁省卫生系统先进个人、沈阳市十大杰出青年科技工作者等10多项荣誉称号。

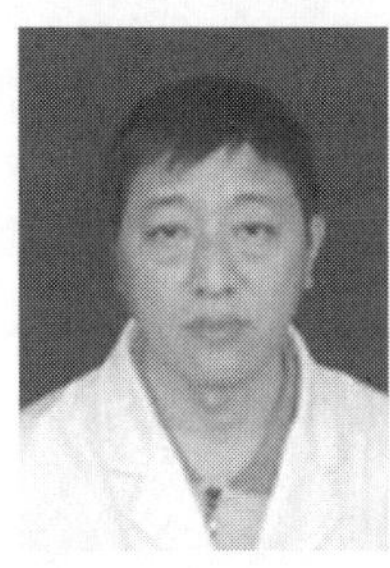

李奎武 男，1988年毕业于辽宁省医学院医疗系，毕业后一直在阜新市中心医院普外科从事临床工作，现任阜新市中心医院普外病房主任、主任医师。

2004年荣获辽宁省卫生系统优质服务先进个人称号；2005年荣获阜新市劳动模范称号；2006年荣获辽宁省优秀共产党员称号；2006年荣获辽宁省卫生系统健康卫士楷模称号（22佳）；2007年荣获辽宁省科教文卫体系统职业道德十佳标兵称号；2007年荣获辽宁省“五一”奖章；2008年荣获全国卫生系统先进工作者称号。

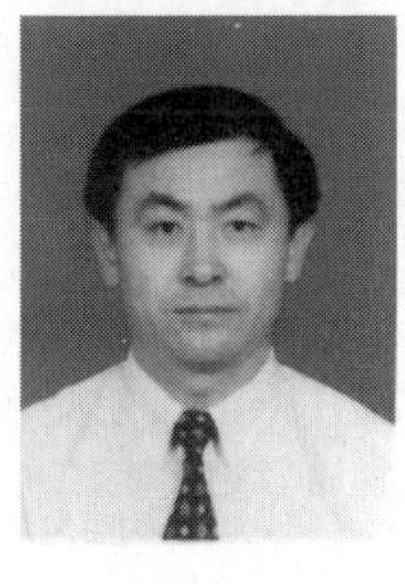

李占全 男，55岁，硕士学位，博士生导师，中共党员，辽宁省人民医院、辽宁省心血管病医院党委书记，副院长，辽宁省心脏病介入治疗中心主任，国家心血管药品临床研究基地主任，辽宁省心脑血管疾病防治办公室主任，辽宁省心血管病介入诊疗技术质量控制中心主任。

先后被评为省劳动模范、省优秀专家、全国省级综合性医院优秀医生、卫生部有突出贡献的中青年专家、国家"新世纪百千万人才工程"百人层次、全国卫生系统先进工作者，获优秀留学回国人员成就奖、第四届中国医师奖，享受国务院政府特殊津贴。

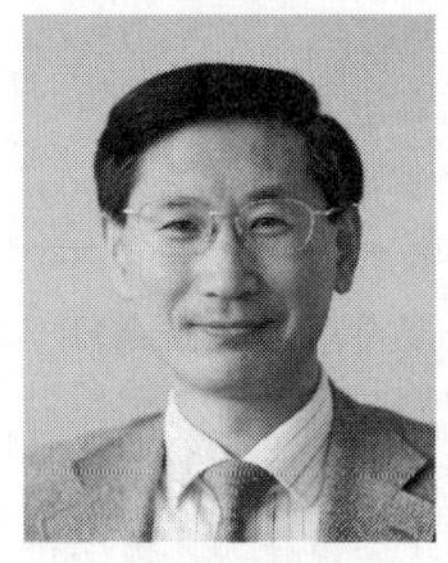

曲　鹏 男，1963年出生。1981—1989年中国医科大学本科及硕士；1992—1995年北京医科大学博士；1998年留学日本爱媛大学医学部第二内科。现任大连医科大学附属二院内科教研室主任、大内科主任、心内科主任、教授、博士生导师。享受国务院政府特殊津贴。

获大连市劳动模范、辽宁省十大中青年科技英才、2005—2006年度卫生部有突出贡献中青年专家等多种荣誉称号。

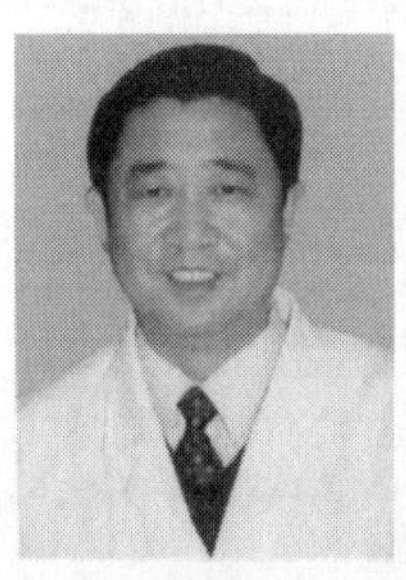

田振国 男，内蒙林西人。教授、主任医师、博士生导师，享受国务院政府特殊津贴，国家中医药管理局中医肛肠重点学科/重点专科学科及学术带头人，全国中医肛肠学科名专家。

获得全国卫生系统先进工作者、全国优秀中医院院长、辽宁省名中医、辽宁省优秀科技工作者、沈阳市政协委员、沈阳市劳动模范等荣誉称号。

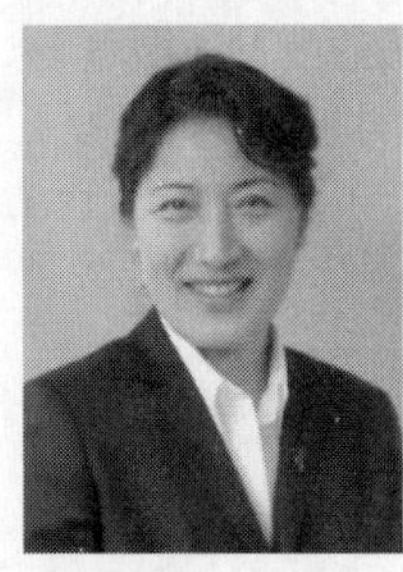

佟　伟 女，毕业于中国医科大学，1982年11月—2002年在大连市卫生防疫站工作，先后任医师、主管医师、副主任医师、主任医师，2002年至今在大连市疾病预防控制中心任主任医师。

1998年被辽宁省卫生厅授予防治性病、艾滋病工作先进个人称号；2003年被九三学社辽宁省委授予2003年度九三学社辽宁省优秀社员称号；2003年被大连市人事局、大连市卫生局授予大连市卫生系统抗击"非典"先进个人称号；2006年被辽宁省卫生厅授予辽宁省艾滋病性病防治工作先进个人荣誉称号；2006年被大连市医师协会授予优秀医师奖；2006年被政协大连第十届委员会授予大连市政协活动积极分子称号；2007年被中国医师协会授予中国医师奖。

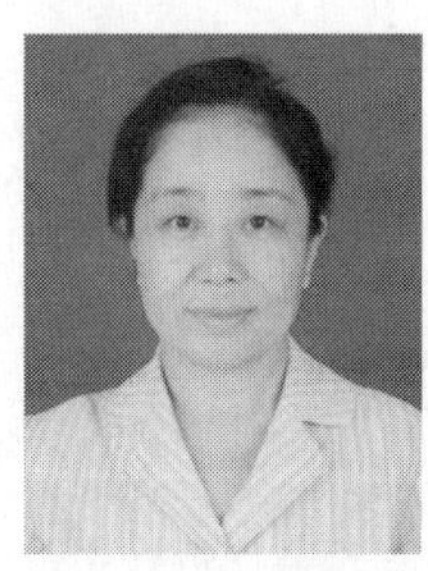

王雪峰 女，1982年毕业于辽宁中医学院中医系，获医学学士学位；1990年毕业于辽宁中医学院，获中医儿科硕士学位；2000年毕业于中国医科大学儿科系，获医学博士学位；2001年9月中国医科大学临床药理专业博士后。现为辽宁中医药大学附属医院儿科主任，国家中医药管理局重点学科和重点专科学科带头人，国家中医药管理局"十一五"重点专科儿科协作组组长，国家中医药管理局三级实验室病毒室主任，享受国务院政府特殊津贴。

入选"新世纪百千万人才工程"国家级人选百人层次，被评为卫生部有突出贡献的中青年专家；获辽宁省优秀科技工作者、辽宁省卫生系统健康卫士、辽宁省优秀专家、辽宁省高等学校优秀人才、沈阳市优秀共产党员、沈阳市杰出女职工等荣誉称号；2000年被中共沈阳市委、沈阳市人民政府评为"三·八"红旗手。

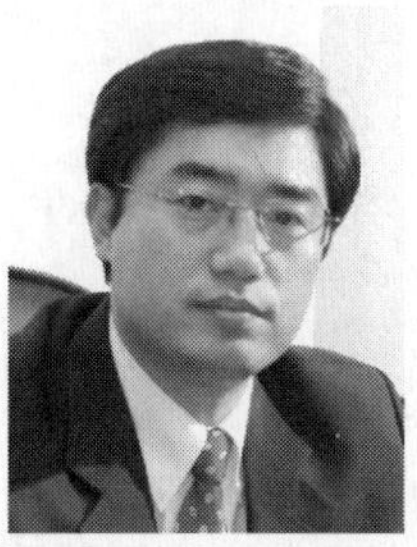

闻德亮 中共党员，医学博士、教授、研究员、硕士生导师。1989年毕业于中国医科大学；1997年开始从事医院行政管理工作，历任中国医科大学附属第二医院院长办公室主任、院长助理、副院长；2003年负责组建抗击"非典"专门医院——沈阳市虹桥医院，并出任沈阳市抗击"非典"医疗队常务副队长，成绩卓著，被授予沈阳市抗击"非典"先进个人光荣称号；2004年10月起担任中国医科大学附属第四医院院长。

荣获全国卫生系统先进工作者、沈阳市教科系统优秀共产党员、沈阳市十大杰出青年、中国医科大学优秀专家等光荣称号；当选为沈阳市人大代表和青联委员；在《中国医院院长》杂志组织的"2006—2007年度中国医院院长领导力奖"评选中，被评为25位最具影响力的院长之一，并荣获创新成就奖。

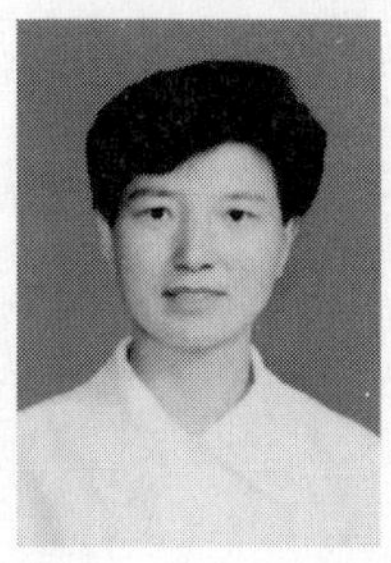

张淑兰 女，1975年12月—1985年8月在中国医科大学毕业留校从事妇产科医、教、研工作；1985年9月—1988年7月中国医科大学妇产科学医学硕士；1988年7月—1995年4月任中国医科大学附属二院妇产科讲师、副教授、硕士

生导师；1995年4月—1995年10月公派赴日本国东北大学妇产科研修；1996—1998年任妇产科教研室副主任；1998年至今任妇产科教研室主任、教授、博士生导师、享受国务院政府特殊津贴。

荣获卫生部中青年突出贡献专家、辽宁省教科文卫工会先进女职工称号、辽宁省巾帼建功标兵、沈阳市劳动模范、优秀博士生导师等多项荣誉称号。

吉林省

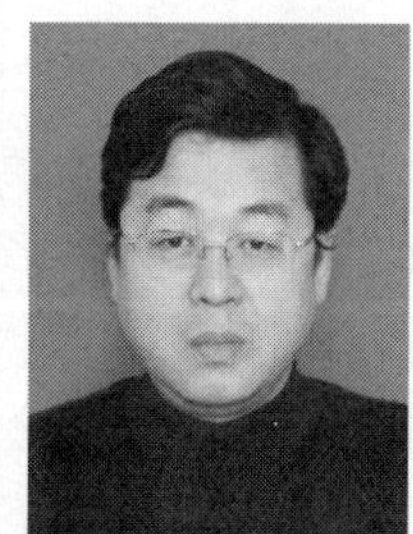

陈明强 男，1963年3月出生，1984年毕业于长春职工医科大学中医专业，大学本科学历，中共党员，主任医师，现任长春市妇产医院院长。

荣获第四届中国医师奖；当选第十三届长春市人大代表；荣获全国十佳男性、长春市劳动协调关系先进个人、长春市“五一”劳动奖章、长春市特级劳动模范、全国十大最具影响力人物等荣誉称号；享受长春市政府特殊津贴。

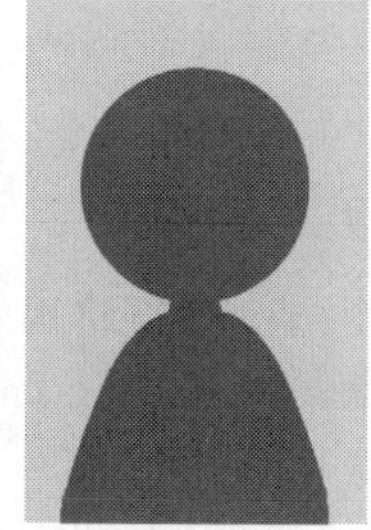

高宝华 男，1955年4月15日出生，中共党员，大学本科毕业，主任医师，现任农安骨科医院副院长。荣获2006年度全国“五一”劳动奖章。

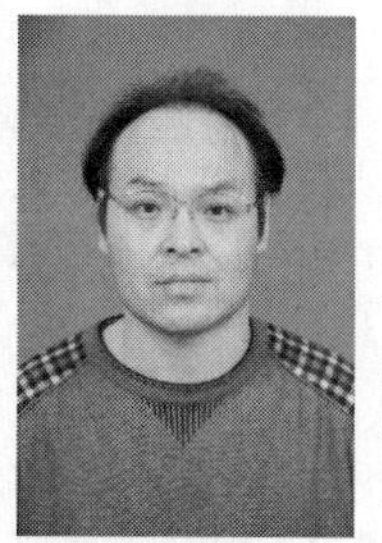

高洪文 男，1967年5月出生。1989年7月毕业于白求恩医科大学医学系，获医学学士学位。1999年7月及2003年7月获吉林大学病理与病理生理学医学硕士及医学博士学位；2006年6月东北师范大学生命科学院博士后出站。现任吉林大学第二医院病理科主任，教授、主任医师。荣获全国卫生系统先进工作者荣誉称号。

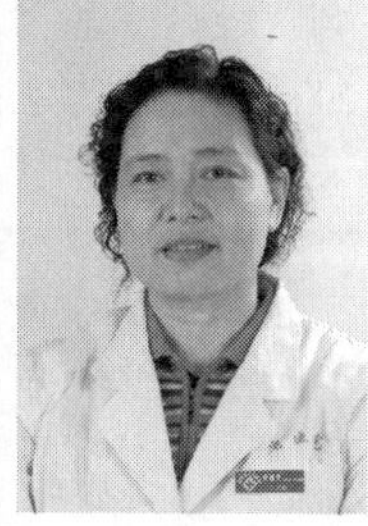

侯晓文 女，1978年毕业于白求恩医科大学医疗专业，从事妇产科临床30年。多次被评为院先进工作者、优秀党员、卫生厅优秀党务工作者。1997年任妇产科副主任。2000年晋升主任医师。被评为全国“万名医师支援农村卫生工程”先进个人。

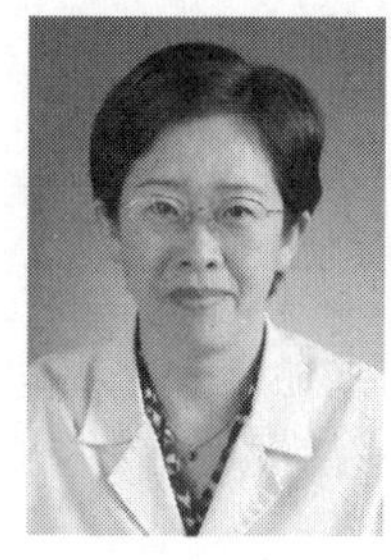

金香淑 女，硕士研究生毕业，延边大学附属医院中西医科主任，教授、主任医师、硕士生导师。

多次被医院评为先进工作者、先进工作者标兵，荣获吉林省教育系统先进个人、吉林省卫生系统医德标兵、全国卫生系统先进工作者等荣誉。

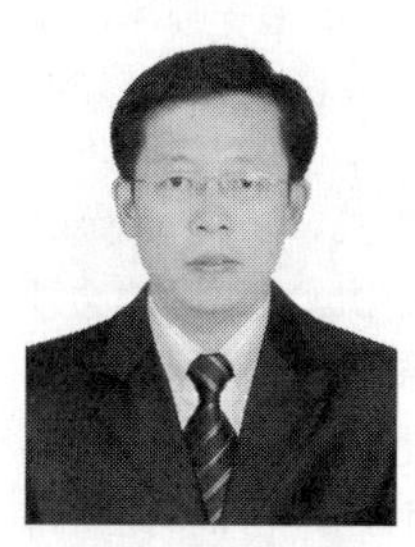

金永焕 男，朝鲜族，1966年2月出生，中共党员，现任延边第二人民医院党委书记兼副院长。荣获全国卫生系统先进工作者称号。

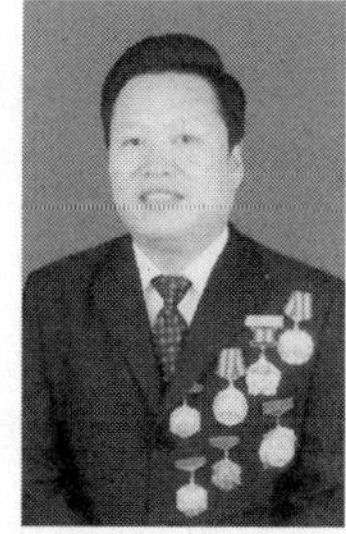

牟广义 男，1954年1月出生，毕业于中央党校，经济管理专业，山东医科大学医疗专业研究生，现任吉林省蛟河市卫生防疫站站长，高级政工师，高级经济师，副主任医师。先后获得省市县三级劳动模范称号，2007年获全国“五一”劳动奖章称号。

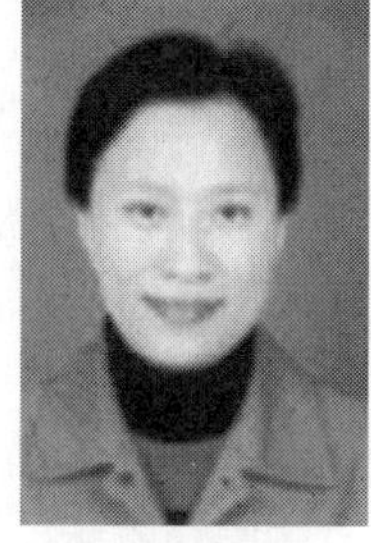

乔淑萍 女，1960年4月出生，中共党员，1984年8月毕业于白求恩医大儿科系。现任通化市人民医院儿科主任、主任医师。

被通化市委、市政府授予患者的利益高于一切的好党员、好医生称号，被吉林省委、省政府授予人民的好医生称号，被卫生部、人事部授予白求恩奖章。

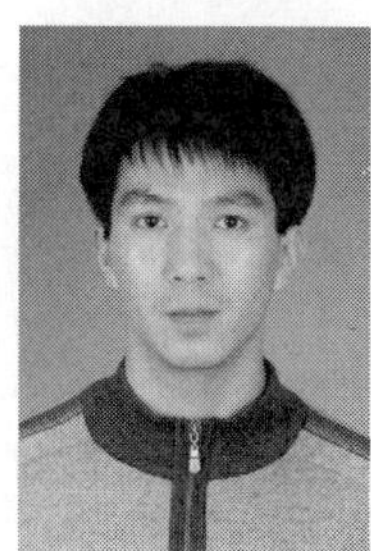

孙　慧 男，1974年出生，1995年毕业于长春中医学院，本科学历，主治医师，科主任，中共党员。毕业以来一直从事消化内镜工作。曾在北京协和医院、辽宁省医院、吉林大学第二医院进修学习消化内镜。

先后获得医院青年科技标兵、市直卫生系统优秀工作者、医院先进工作者、全国卫生系统2005—2006年度青年岗位能手称号。

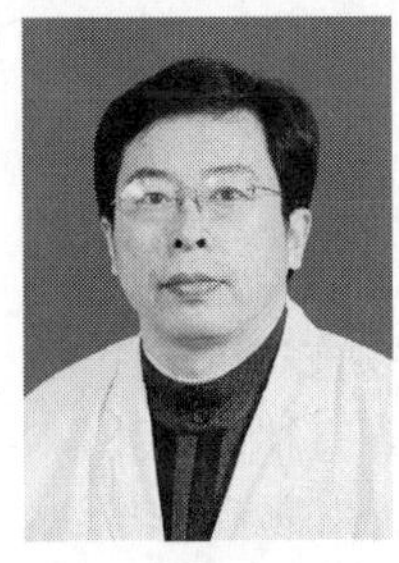

王宏光　男，从1982起开始在吉林市第二中心医院工作，先后任住院医师、消化内科主治医师、消化科主任、副主任医师、科主任、主任医师。期间到广州一军大消化内科和美国南卡洲医科大学国际消化内镜中心进修。荣获全国卫生系统先进工作者称号。

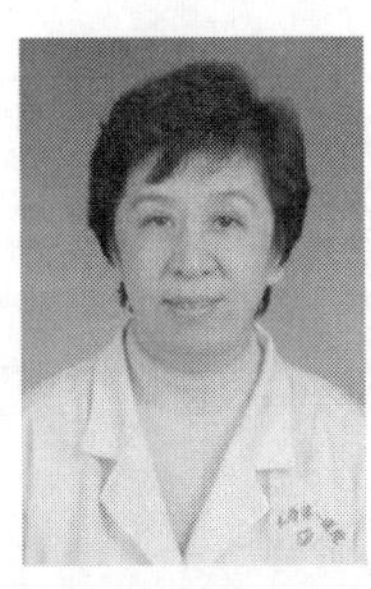

吴　江　女，1954年2月出生。吉林大学白求恩医学部第一临床医学院神经内科主任，教授、主任医师、博士生导师。

2001年被评为长春市优秀医务工作者；2003年被中国女医师协会评为全国医疗卫生系统巾帼模范医师；2004年被评为长春市医德标兵；2005年被评为吉林省优秀专业技术人才和长春市百名优秀科技工作者；2006年获第二届白求恩名医奖；2007年获第四届中国医师奖、全国卫生系统先进工作者称号。

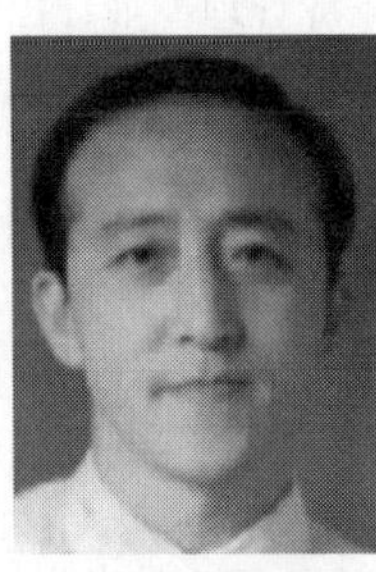

尹维田　男，从医近30年，任吉林大学教授、主任医师、博士生导师。被评为卫生部有突出贡献的中青年专家、吉林省高级专家、吉林省有突出贡献的中青年专家，享受国务院政府特殊津贴。

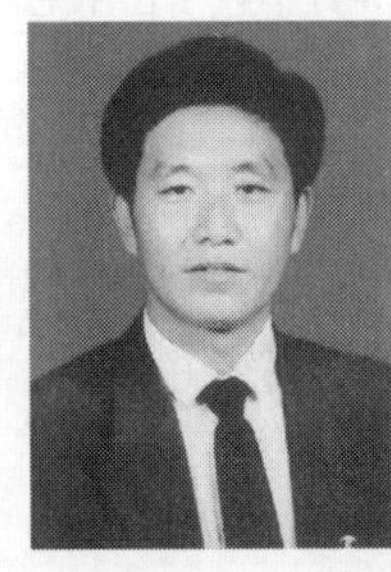

张付喜　北华大学附属医院大外科主任，普外一科主任，主任医师、硕士生导师。被评为北国江城吉林市人才精英、市劳动模范、吉林市卫生系统和北华大学学科带头人。获全国卫生系统先进工作者荣誉称号。

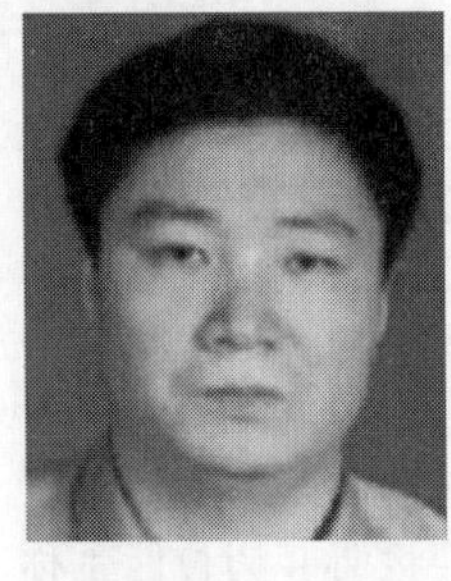

赵国庆　男，博士、副教授、副主任医师、硕士生导师，任吉林大学中日联谊医院麻醉科主任。

被评为人性化服务先进个人、白求恩式医务工作者、医德标兵、优秀党员、“医院诚信体系”活动诚信个人、吉林省医学会优秀人才、全国卫生系统先进工作者等荣誉称号。

黑龙江省

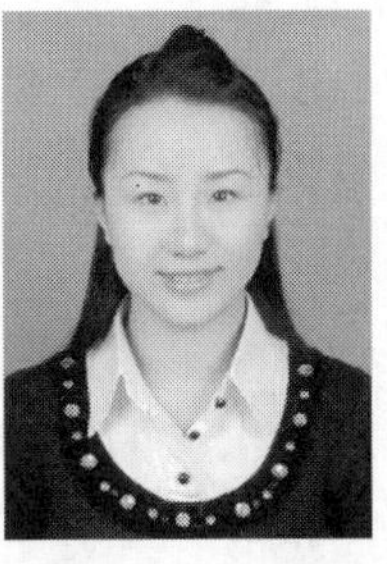

陈囡囡　女，1981年12月出生，本科学历，共青团黑龙江省第十二次代表大会代表。先后担任黑龙江省医院骨科、公费科、妇科、周围血管病科护士，现为黑龙江省医院周围血管病科护师。

荣获全国卫生系统2005—2006年度青年岗位能手光荣称号；2005年黑龙江省医院演讲比赛第一名；2006年黑龙江省青年职工岗位技能大赛卫生系统护理技能决赛第一名，被团省委授予全省杰出青年岗位能手称号；2005年、2006年度黑龙江省医院星级护士光荣称号；2006年哈尔滨市首届“超级护士”大赛亚军。

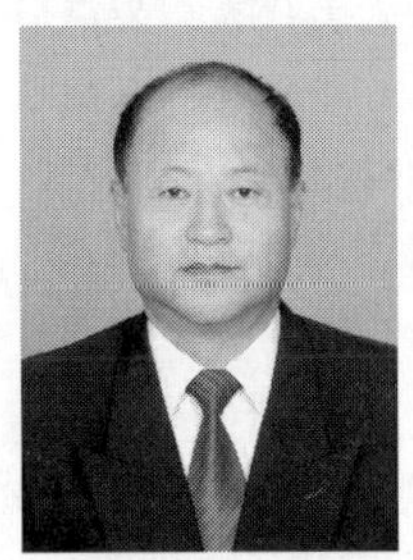

付增秋　男，1956年6月20日出生，1977年4月参加工作，毕业于黑龙江省中医学院，现任呼玛县人民医院书记、业务副院长、副主任医师，荣获全国卫生系统先进工作者荣誉称号。

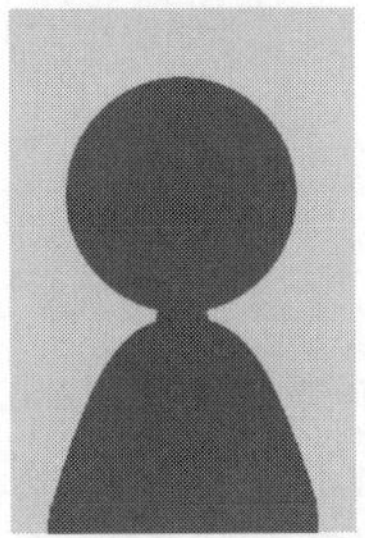

郝克强　男，1985年于同济医科大学硕士研究生毕业，获医学硕士学位。现工作于哈尔滨医科大学附属肿瘤医院，骨科主任。1996—1997年，赴日本北海道大学作为客座研究员从事骨肿瘤和脊柱外科的研究。

多次被授予校、系医德模范，优秀教师，优秀共产党员和优秀医务工作者称号；2005年被授予黑龙江省十大医德模范标兵称号；荣获2006和谐中国十佳健康卫士称号。

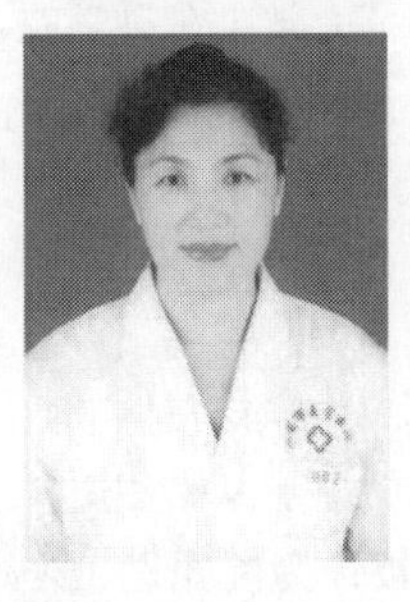

李剑华　女，1957年8月出生，中共党员，本科学历。1980年毕业于黑河卫校，在五官医院参加工作，1990年考入黑龙江省卫生管理干部学院医疗系。历任眼科主任、医院副院长、副主任医师、院党支部书记、院长等职务，2006年晋升为主任医师。是黑河及北安市眼科学科带头人。

六次荣获黑河及北安市科技进步奖，2000年以来连续七年被评为黑河市优秀科技工作者，2004年、2007年被选为黑河市党代会代表，2005年被评为黑河市优秀共产党员、“三八”红旗手标兵，2006年被评为省卫生系统廉洁先进个人，2007年被评为市首届十佳女杰、被选为黑龙江省第十届党代会代表，获得全国卫生系统先进个人称号。

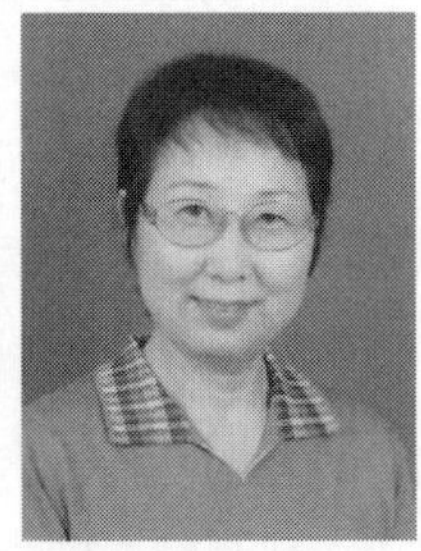

李晓捷　女，1951年8月出生，主任医师、教授、研究生主导师，佳木斯大学教学名师，黑龙江省中医药大学博士生导师，黑龙江省高校重点学科带头人，黑龙江省高校重点建设实验室主任，我国儿童康复暨小儿脑瘫康复医学界学术带头人。现任佳木斯大学附属第三医院暨黑龙江省小儿脑性瘫痪防治疗育中心院长，小儿脑瘫科主任。

代表黑龙江省出席95北京世妇会NGO论坛，是黑龙江省第九届党代会代表，获得黑龙江省优秀科技工作者、省政府特殊津贴、佳木斯市第四批具有特殊贡献知识分子、佳木斯大学优秀共产党员、佳木斯市劳动模范、佳木斯市优秀共产党员、全国卫生系统先进工作者等荣誉。

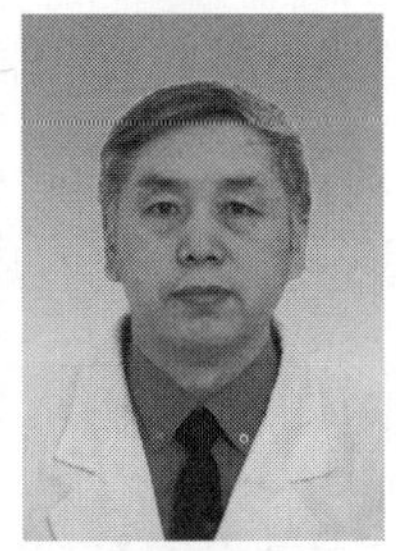

李晓军　男，毕业于黑龙江中医药大学，从1983年起开始在黑龙江省第二医院工作，历任医师、主任医师、科主任、副院长。

1993年被黑龙江省卫生厅列为职业中毒学科带头人，2002年被省人事厅确定为省级重点建设学科（职业中毒）带头人。荣获全国卫生系统先进工作者称号。

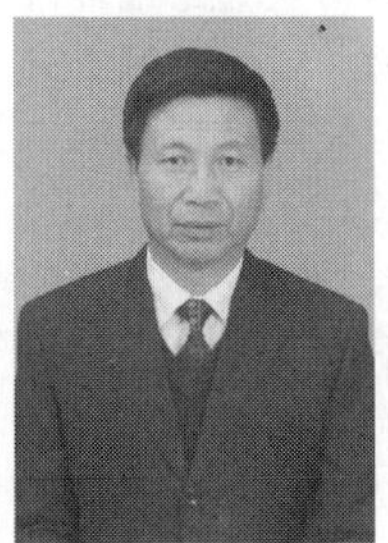

刘志敏　男，1954年出生，中共党员，曾任县人民医院外科主任、副院长，1998晋升为外科主任医师，现任青冈县人民医院党总支书记、院长。荣获全国卫生系统先进工作者称号。

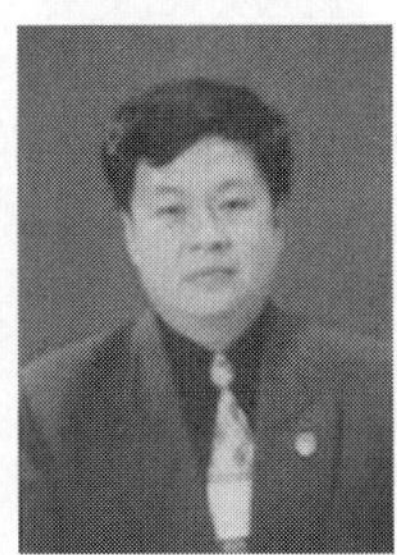

宋立群　男，1957年1月24日出生于海拉尔市，祖籍山东省黄县。1983年6月—1987年5月在黑龙江中医学院教务处教务科先后担任助教、科长，1987年5月—1998年6月在黑龙江中医药大学基础部伤寒教研室担任讲师，1998年6月—1999年12月在黑龙江中医药大学附属第一院一门诊部先后担任副主任、副教授，1999年12月—2000年9月在黑龙江中医药大学附属第一院肾病内科先后担任科主任、副教授，2000年9月至今在黑龙江中医药大学附属第一院肾病内科担任科主任、教授。现任黑龙江中医药大学临床医学院内科教研室主任、硕士生导师、博士生导师。

获得黑龙江省科学技术二等奖一项、三等奖一项，黑龙江省中医药科技进步一等奖二项、二等奖二项、三等奖二项，2004年度第七届哈尔滨市青年科技奖优秀奖，黑龙江省高等教育科学优秀成果三等奖一项，黑龙江中医药大学优秀教学成果奖一项，并获得全国卫生系统先进工作者称号。

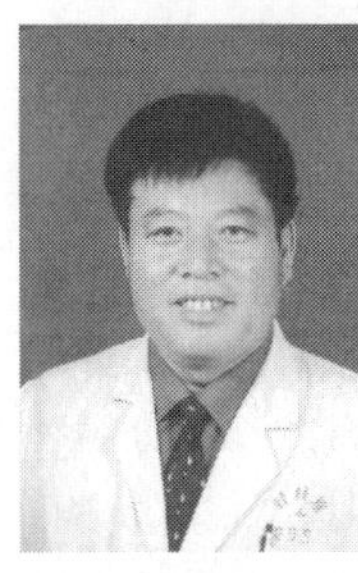

孙　铁　男，1982年毕业于哈尔滨医科大学，毕业后一直在牡丹江林业中心医院从事临床骨科专业。担任院长，主任医师，牡丹江医学院教授。

2007年被授予黑龙江省森林工业总局第四届劳动模范称号，享受黑龙江省政府特殊津贴，荣获全国卫生系统先进工作者称号。

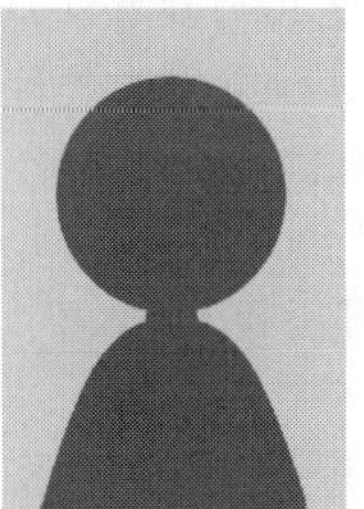

孙雅芬　女，1983年毕业于哈尔滨医科大学公卫学院，同年分配到哈尔滨市卫生防疫站至今。期间从事过计划免疫管理与研究、性病防治管理与指导。2003年哈尔滨市疾控中心成立后任预防保健门诊主任。

多次获黑龙江省卫生厅、哈尔滨市卫生局及疾控中心先进工作者称号。荣获第四届中国医师奖。

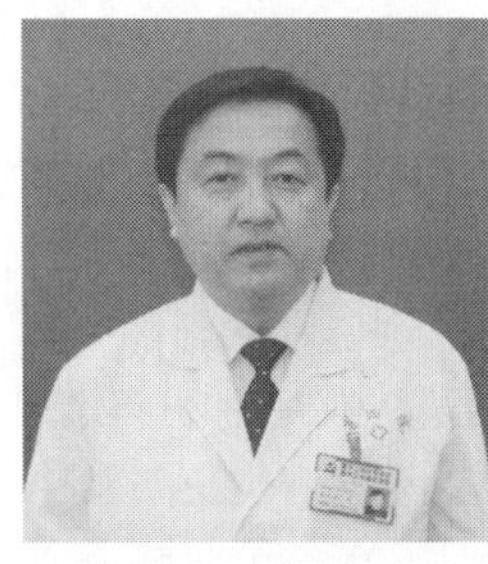

田国华　男，毕业于黑龙江省卫校，先后在黑龙江省卫生厅、黑龙江省结核病防治院、黑龙江省健康教育所、黑龙江传染病防治院工作。黑龙江省结核病防治院院长、党委副书记。

在2003年防治“非典”工作中，被省委、省政府授予防治“非典”先进个人；2004年被黑龙江省卫生厅授予全省卫生系统行风建设先进个人、全省卫生系统医院文化建设先进个人；多次被省卫生厅直属机关党委授予优秀共产党员、优秀党务工作者称号；荣获全国卫生系统先进工作者称号。

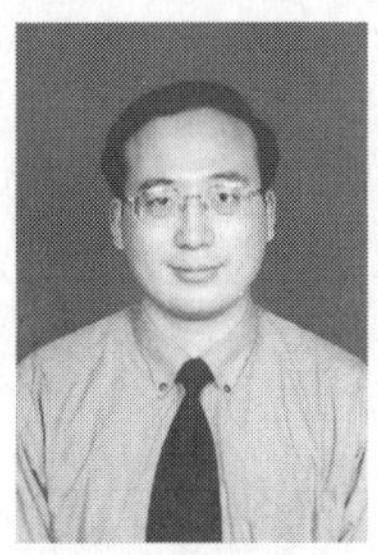

田 海 男，医学博士、博士后，哈尔滨医科大学附属二院（简称哈医大二院）心外科副主任医师、副教授，硕士生导师，心外科党支部书记。2002—2004 年、2007—2008 年两次公派到加拿大多伦多大学总医院心外科做访问学者。

2002 年、2003 年、2005 年、2006 年被评为哈医大二院优秀科技工作者，2005 年获得哈医大二院优秀教师称号，2006 年获得哈医大二院首届赵士杰青年基金，2007 年被评为全国卫生系统青年岗位能手。

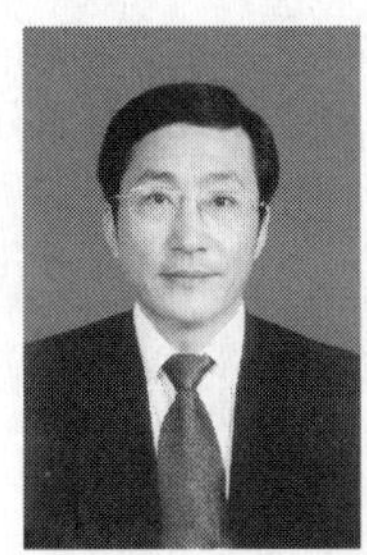

王明库 男，50 岁，中共党员，本科毕业，主任医师，现任红兴隆中心医院院长。1977 年 3 月为卫生员训练班学员，1978 年 4 月友谊一分场医院任医士，1982 年 3 月任红兴隆中心医院外科医士，1987 年 11 月任红兴隆中心医院外科医师，1991 年 3 月在北京中日友好医院脑外科进修，1991 年 10 月在北京天坛医院脑外科学习，1992 年 5 月任红兴隆中心医院外科主治医师，1996 年 4 月任红兴隆中心医院外三科主任，1997 年 2 月任红兴隆中心医院副院长，1998 年 9 月晋升为副主任医师，2003 年 9 月晋升为主任医师，2005 年 1 月任红兴隆中心医院院长。

先后被评为黑龙江农垦总局红兴隆分局优秀科技工作者、分局科技工作者标兵、佳木斯市优秀党员、总局“五四”奖章获得者、总局劳模、省劳模、省政府特殊津贴获得者，荣获 2006 年度全国“五一”劳动奖章等。

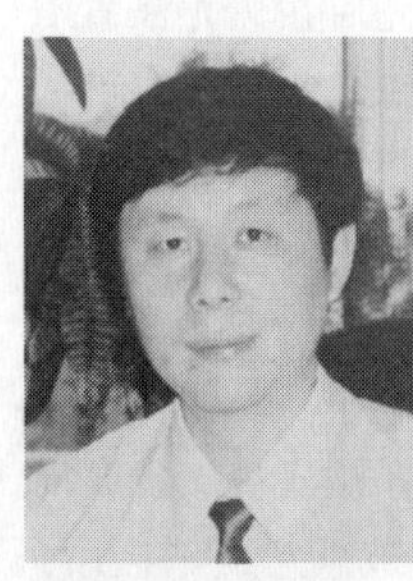

杨大平 男，49 岁，哈尔滨医科大学附属第二医院整形美容中心主任，教授，博士生导师。

国家杰出青年基金获得者，荣获 2006 年卫生部有突出贡献中青年专家称号，享受国务院政府特殊津贴。

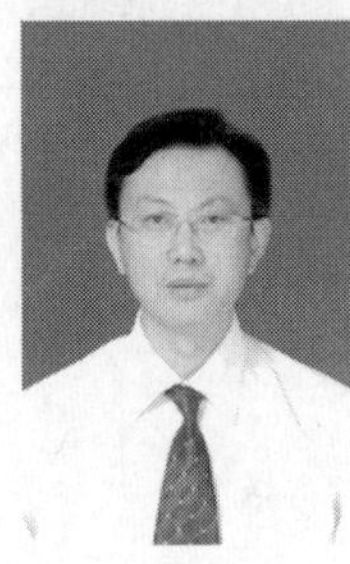

张 斌 男，哈尔滨医科大学附属第二医院院长，教授、主任医师、博士生导师，2007 年“五一”劳动奖章获得者。

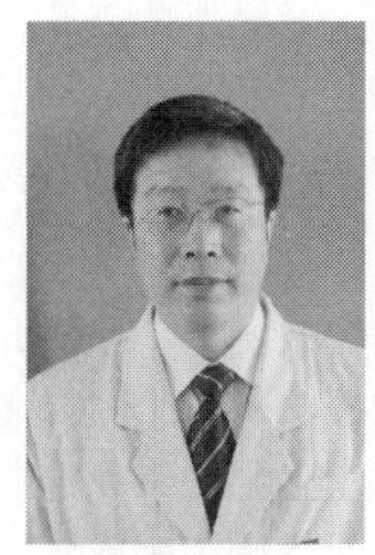

张 俊 男，1963 年出生，主任医师。1986 年毕业于黑龙江省中医学院。1998 年起享受黑龙江省政府特殊津贴待遇。现任黑龙江省农垦总医院业务副院长。获全国卫生系统先进工作者荣誉称号。

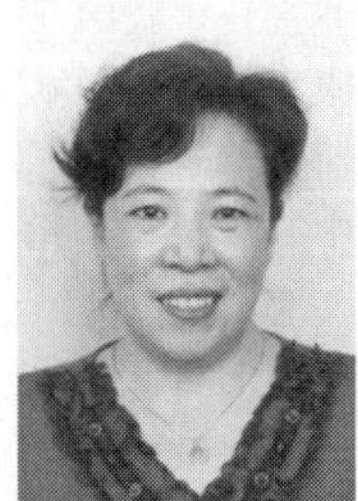

张淑英 女，1983 年毕业于哈尔滨医科大学医疗系，现任齐齐哈尔医学院附属二院副院长、血液科主任、主任医师、教授。

先后被评为全国卫生系统先进工作者，省“三·八”红旗手，齐齐哈尔市劳动模范，鹤城十大杰出青年，齐齐哈尔市第三届、第四届、第五届优秀科技工作者，齐齐哈尔市职工文明家庭标兵，齐齐哈尔市巾帼建功竞赛活动先进个人，第二届鹤城“十大女杰”提名奖，齐齐哈尔市“三八”红旗手，2002 年度齐齐哈尔市医疗保险标兵；连续多年获医院、医学院先进工作者，爱岗敬业女标兵，巾帼女英雄先进个人等称号。

上海市

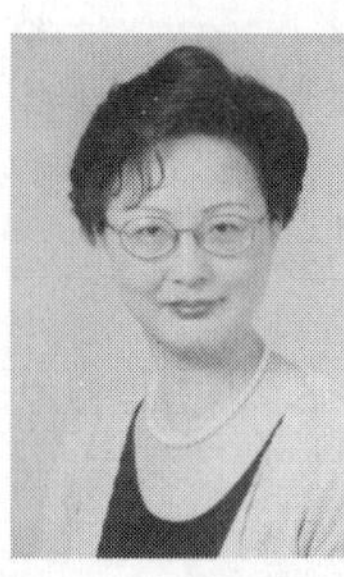

陈冬冬 女，中共党员，1974 年 11 月参加工作。1974—1995 年任上海市徐汇区天平路地段医院内科主任、医务科科长、院办主任、院长助理，1997—2000 年任上海市永嘉路地段医院副院长，2000—2002 年任上海市日晖医院副院长，2002 年至今任上海市华泾镇地段医院院长。

获得 1997 年度徐汇区巾帼建功奖，2003—2005 年度徐汇区“三八”红旗手，2005 年度上海市职工信赖的好厂长、好经理，2006 年度徐汇区卫生系统优秀共产党员，2006 年度徐汇区院务公开工作先进个人，2003—2005 年度上海市卫生系统先进工作者，2007—2009 年度徐汇区学科带头人等荣誉称号。

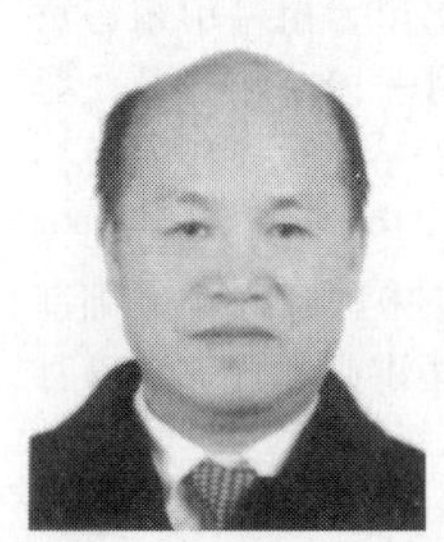

褚仁远 男，1939 年 6 月出生，浙江天台县人。1962 年 7 月毕业于上海第一医学院医疗系本科后，分配至附属眼耳鼻喉科医院眼科工作至今。现为复旦大学附属眼耳鼻喉科医院教授、博士生导师、卫生部近视眼重点实验室主任、上海市眼科质量控制中心主任、复旦大学眼科学系主任、复旦大学眼科研究所所长、复旦大学眼耳鼻喉科医院眼科主任。

2007年获全国卫生系统先进个人，2005年获上海市医务职工科技创新标兵，获2003—2005年度上海市卫生系统先进个人，1998年获卫生部有突出贡献的中青年医学专家称号，1997年获上海市育才奖等多项奖项。

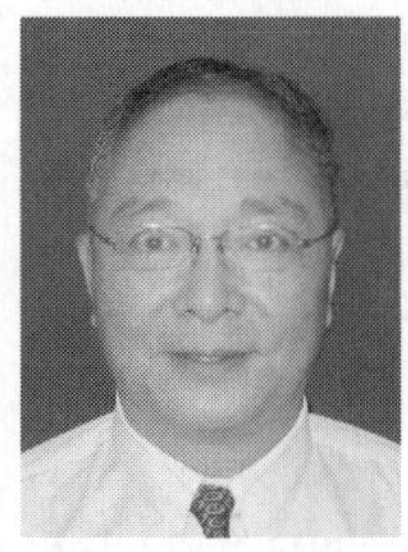

丁嘉安 男，1939年出生，上海市人，主任医师、教授。现任肺科医院胸外科研究室主任，上海市医学重点学科“胸外科学”学科带头人。

获市十佳医师提名奖，多次获卫生系统和市卫生局先进工作者称号。荣获全国卫生系统先进工作者称号。

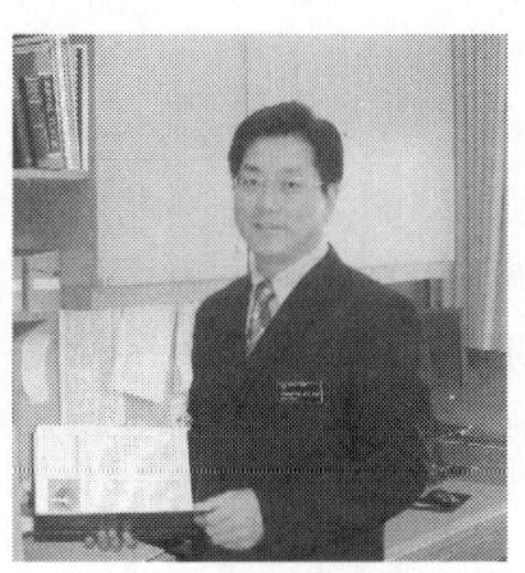

范先群 男，中共党员，医学博士，现任上海交通大学九院临床医学院院长，上海交通大学医学院附属第九人民医院党委副书记、眼科主任、主任医师、教授、博士生导师。

入选上海市科技“启明星计划”，上海市卫生系统“百人计划”，上海市优秀学科带头人计划；被评为上海市卫生系统先进工作者，上海市卫生系统银蛇奖，上海市高校优秀青年教师，上海市教育系统优秀共产党员，上海市育才奖；荣获全国卫生系统先进工作者称号。享受国务院政府特殊津贴。

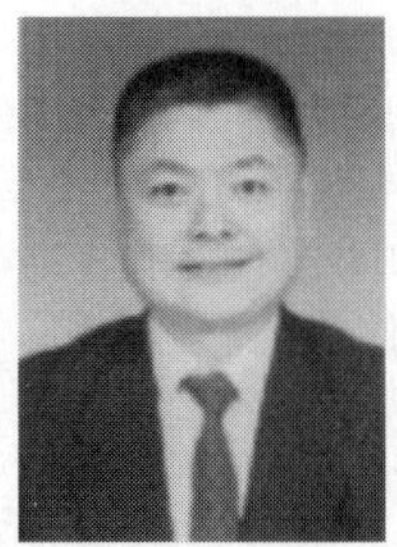

傅维安 男，毕业于上海交通大学医学院本科，1977年进入上海市卢湾区中心医院麻醉科从事临床麻醉工作（1998年改为瑞金医院卢湾分院），曾任麻醉科副主任、主任，现任瑞金医院卢湾分院副院长。

1983年、1995年被评为全国卫生先进工作者，1995年、1997年、2000年被评为上海市劳动模范，2007年获得全国“五一”劳动奖章。是第12届、13届上海市人大代表。

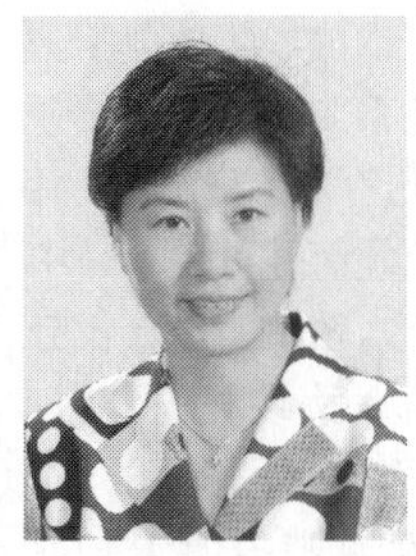

贾伟平 女，主任医师、教授、博士生导师。现任上海交通大学附属第六人民医院副院长，上海市糖尿病研究所所长，上海市糖尿病临床医学中心主任，内分泌代谢科主任。2004年获国务院政府特殊津贴。

1999年获全国优秀教师宝钢奖，2000年被评为上海市“三八”红旗手，2001年被评为上海市先进女职工标兵、全国先进女职工；2004年获第三届上海市级巾帼创新奖提名奖，2005年被评为国务院突出贡献专家，2006年被评为卫生部突出贡献中青年专家，2007年被评为上海市劳动模范。

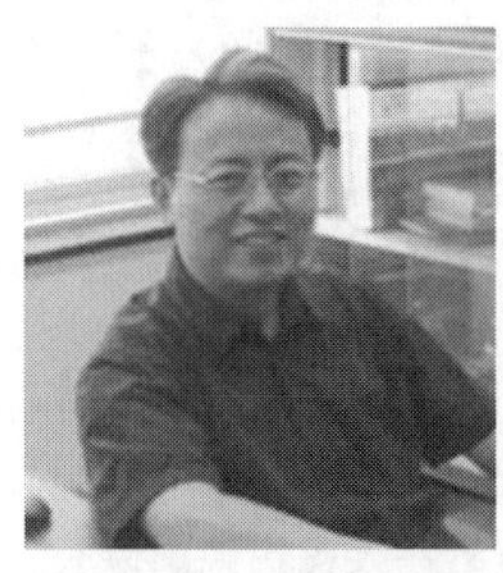

刘成海 男，医学博士、研究员、教授、博士生导师。1986年毕业于湖北中医学院，1989年获硕士学位，1989—1993年于湖北中医学院附属医院肝病中心任主治医师。1996年于上海中医药大学获博士学位，而后在上海中医药大学曙光医院、上海中医药大学肝病研究所工作至今。2000—2001年教育部公派赴美国耶鲁大学医学院访问学者暨博士后工作。现任肝病研究所副所长兼实验室主任，上海高校中医内科学E—研究院特聘研究员。荣获全国卫生系统先进工作者荣誉称号。

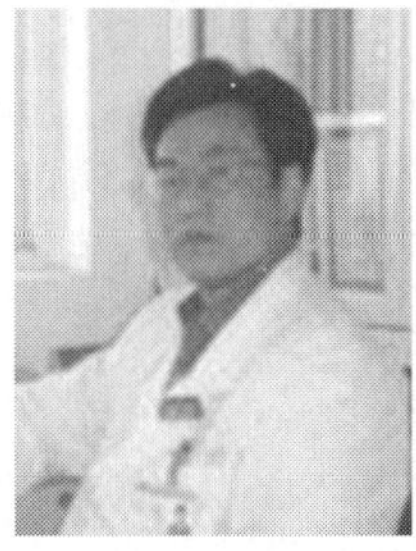

茅爱武 男，1956年6月出生，1976年参加工作，从事医学影像诊断16年，从事介入诊疗临床17年。1993年晋升主治医师，1998年晋升副主任医师、2003年晋升主任医师。现任上海市医学重点专科学科带头人，长宁区特色临床诊疗中心—同仁医院介入中心主任，主任医师，硕士研究生学位。

先后获上海市长宁区专业技术拔尖人才、上海市区县卫生系统“百人计划”、上海市优秀专业技术人才、上海市职工技术创新能手、上海市十佳医师提名奖、上海市劳动模范、全国卫生系统先进个人、全国“五一”劳动奖章及2008北京奥运上海段传递火炬手等荣誉，享受国务院政府特殊津贴。

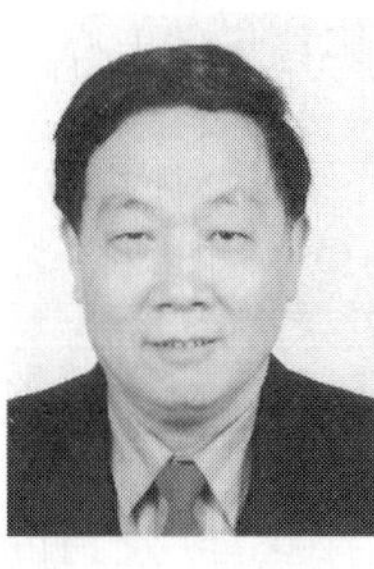

倪泉兴 男，中共党员，博士生导师。1969年毕业于上海第一医学院医疗系，1982年毕业于上海第一医学院研究生院（外科专业）。现任复旦大学附属华山医院普外科主任、复旦大学胰腺病研究所所长、华山医院胰腺癌诊治中心主任。全国卫生系统先进工作者。2006年被授予上海市高尚医德标兵荣誉称号。

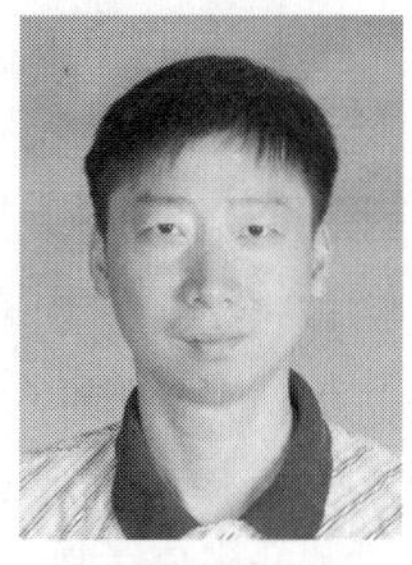

潘曙明 男，上海交通大学医学院附属新华医院急救中心副主任医师，科副主任。

2004年1月入选新华医院优秀青年教师培养计划；2005年11月入选新华医院优秀青年医学人才培养计划；荣获2003—2005年度上海市卫生系统先进工作者、全国卫生系统先进工作者称号。

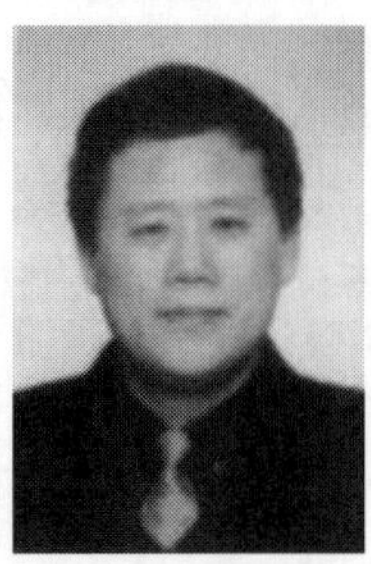

彭志海 男，1958年8月1日出生，47岁，医学博士、主任医师、教授、上海市第一人民医院副院长、博士生导师、博士后流动站指导教授。荣获全国卫生系统先进工作者称号。

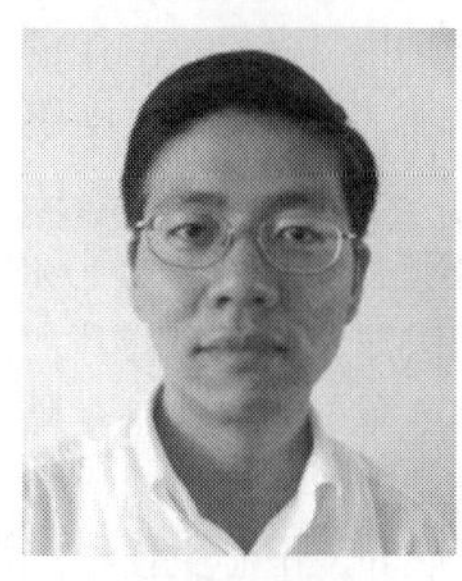

戚珊红 男，中共党员，1992年至今在亭林医院工作。历任外科住院医师、骨科住院医师、骨科主治医师、骨科副主任医师。荣获全国卫生系统先进工作者荣誉称号。

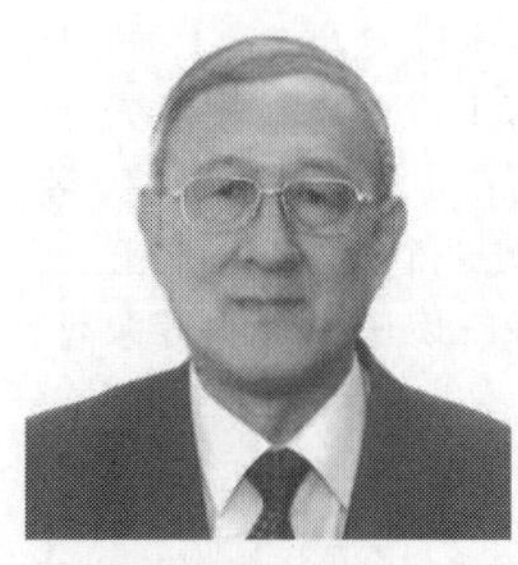

沈镇宙 男，1957年毕业于上海第一医学院医疗系以后即在上海复旦大学附属肿瘤医院工作。1961—1964年攻读肿瘤外科研究生。1992年在耶鲁大学进修。1989年起任肿瘤外科教授、主任、博士生导师。上海乳腺癌临床医学中心主任。荣获第四届中国医师奖。

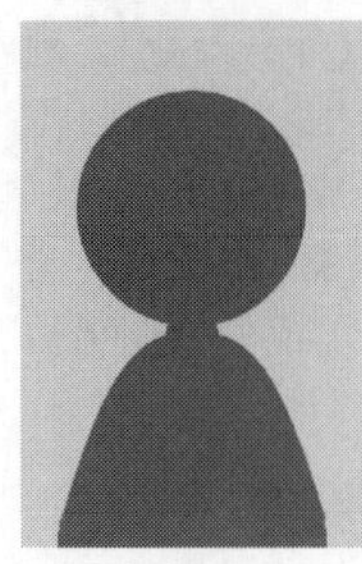

吴卫平 男，1955年出生，大专学历，上海市松江区新桥镇社区卫生服务中心主任，主治医师。

荣获2003—2005年度上海市卫生系统先进工作者，2006年度上海市爱国卫生先进工作者，2006年度松江区创建健康城区先进工作者，2006—2007年度全国卫生系统先进工作者。

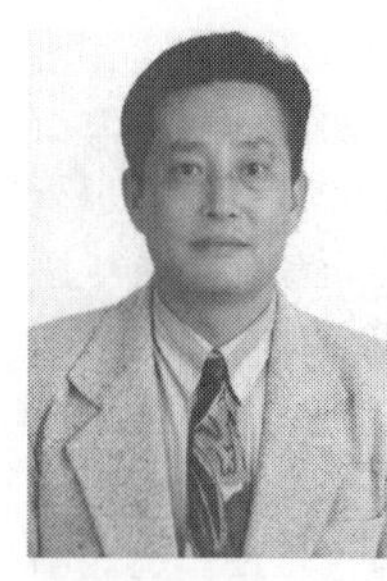

邢光富 男，1951年出生，籍贯江苏南京，中共党员，上海市第八人民医院的主任医师。

1997年2月获美国爱迪生发明金牌奖，国际新技术银奖；1997年5月获上海市第二届十大发明家称号；1998年4月获上海市十佳三学状元称号；1998年12月获上海市十大绝技高招称号；1999年10月获上海市“振兴中华读书”成才奖；2000年12月获全国“振兴中华读书”成才者称号；2005年1月获上海市卫生系统十佳医生提名奖；获全国卫生系统先进工作者荣誉称号。

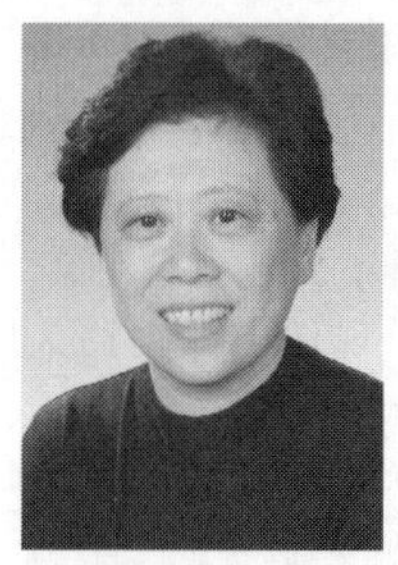

徐倍倍 女，1952年12月出生，中共党员，1978年12月毕业于上海中医药大学，本科学历，上海市闸北区中心医院中医科主任、主任医师。

1995年、2006年评为闸北区优秀党员，1998年被评为区卫生局优秀党员，2000年、2003年两次被评为区先进工作者，2001—2003年被评为上海市劳动模范，荣获2006年度全国“五一”劳动奖章。

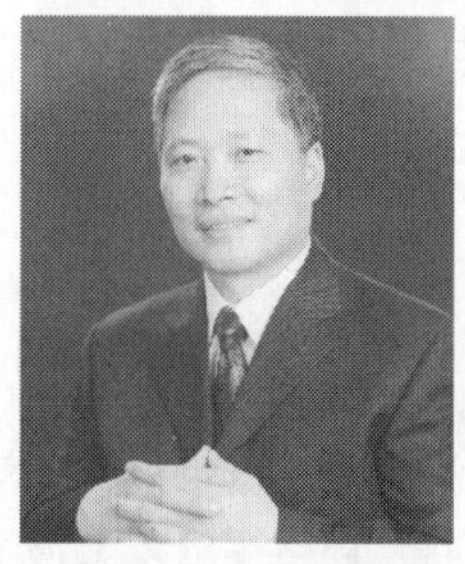

张富强 男，1951年出生于上海，1976年毕业于上海第二医科大学口腔医学院，1993年获医学硕士学位，1996年获医学博士学位。现为教授、博士生导师，上海交通大学医学院口腔修复教研室主任，上海交通大学医学院附属第九人民医院口腔修复科主任、主任医师，兼任上海口腔医学研究所副所长。

荣获上海第二医科大学校长奖，中央保健工作先进工作者称号，上海第二医科大学口腔医学院优秀教师称号，上海第二医科大学优秀党员称号，上海第二医科大学保持共产党员先进性教育活动优秀党员称号。1998年荣获国务院政府特殊津贴。2006年荣获卫生部有突出贡献中青年专家称号。

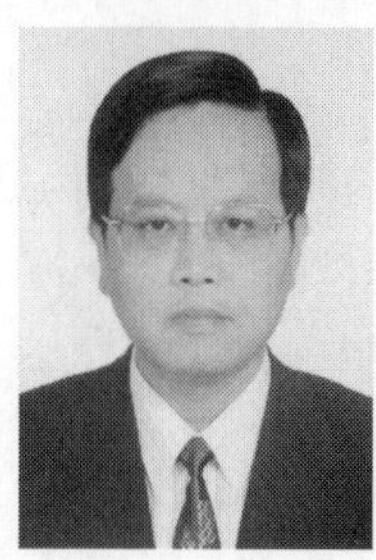

张志愿 男，中共党员，1951年出生于江苏吴江，1975年毕业于上海第二医学院口腔系，1986年攻读硕士学位，1991年获医学博士学位，师从我国著名的口腔颌面外科专家、中国工程院院士邱蔚六教授，1995年赴美国专攻口腔颌面、头颈肿瘤外科。1989年被破格晋升为副主任医师。1994年晋升主任医师、教授，1996年被聘为博士生导师。1996年、1998年、2001年先后被任命为上海交通大学学医学院（原上海第二医科大学）口腔医学院院长、附属第九人民医院院长、上海市口腔医学研究所所长，上海市重点学科—口腔颌面外科学科带头人。现为国务院学位评定委员会口腔学组成员。

1991 年被评为上海市优秀博士毕业生，1992 年被评为上海市优秀中青年医师，2002 年被卫生部评为卫生部有突出贡献的中青年专家，2004 年被评为全国优秀院长，2005 年被评为上海市领军人才，2006 年被评为上海市十佳医德医风奖，2007 年获得第四届中国医师奖、上海市名师奖，2007 年被评为上海市十大科技精英。

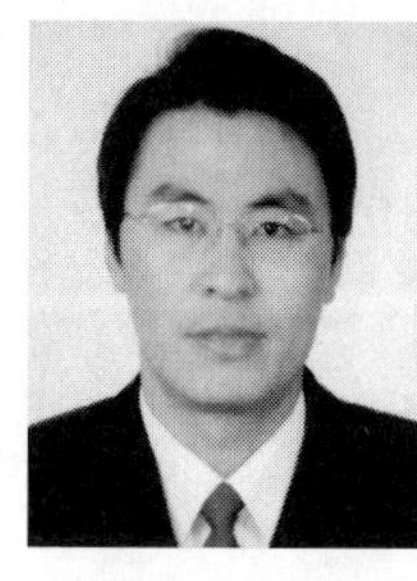

周广东 男，1972 年 10 月出生，组织工程专业博士，硕士生导师，上海交通大学医学院附属第九人民医院整形外科副教授，上海市组织工程重点实验室主任助理，组织工程国家工程研究中心（上海国睿生命科技有限公司）软骨产品研发部负责人。

曾荣获上海第二医科大学“百人计划”、上海市优秀青年教师、上海市青年科技“启明星”、上海市卫生系统银蛇奖、上海市卫生局先进工作者、上海市新长征突击手、明治乳业生命科学奖优秀奖、全国卫生系统青年岗位能手以及国家技术发明奖（二等）、上海市科技进步奖（二等）、上海国际工业博览会创新奖等多种人才培养计划、荣誉称号及科技成果奖励。

江苏省

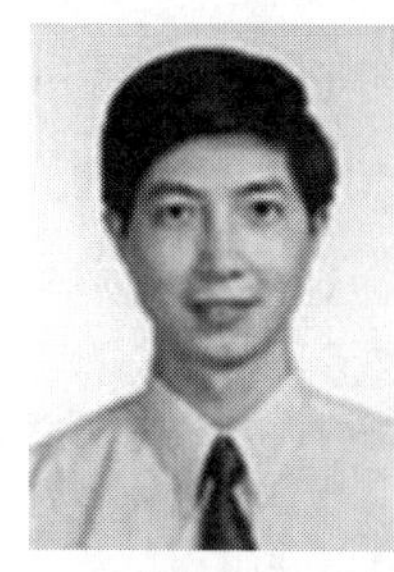

柏根基 男，江苏省淮安市第一人民医院影像中心主任兼磁共振室主任、副主任医师，1998 年 7 月毕业于南京医科大学，获医学硕士学位。

多次被医院评为先进工作者、优秀共产党员和青年服务标兵，2002 年被淮安市政府和团市委授予淮安市十大杰出青年荣誉称号，2005 年荣获淮安市劳动模范称号，2006 年荣获淮安市有突出贡献中青年专家称号和淮安市优秀科技工作者荣誉称号，荣获全国卫生系统先进工作者称号。

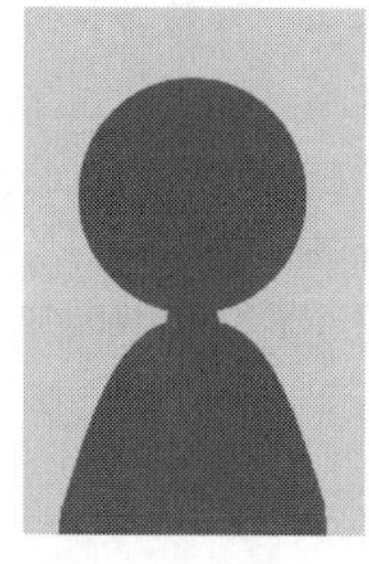

陈绍良 男，1964 年 1 月出生，现任南京市第一医院、南京市心血管病医院副院长兼心内科主任，主任医师、教授、博士生导师。1994—1997 年公派赴日本留学，就读于日本国立循环器中心和秋田组合综合病院，专攻心血管介入治疗技术。

获全国卫生系统先进工作者、卫生部（江苏省）有突出贡献的中青年专家、江苏省“333 创新人才工程”培养人才、江苏省留学回国人员先进个人、江苏省优秀科技工作者、南京市科技功臣、南京市“五一”劳动奖章荣誉称号。享受政府特殊津贴。

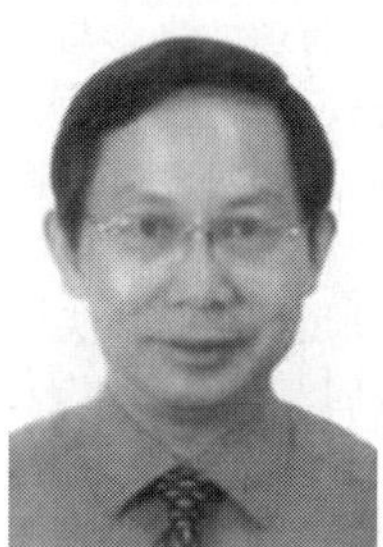

方如平 男，1977 年 2 月—1998 年 3 月先后担任南京市第一医院医师、科主任、主任医师；1998 年 3 月—2004 年 8 月担任南京市口腔医院院长、主任医师；2004 年 8 月至今担任南京市儿童医院院长、主任医师。

被中共南京市委授予优秀共产党员称号，荣获全国卫生系统先进工作者荣誉称号。

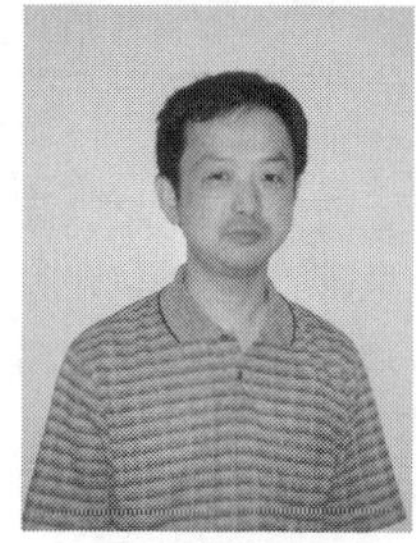

韩良荣 男，1991 年毕业于南京医科大学，是江苏省淮安市“十百千人才工程”培养对象。毕业后一直从事儿内科临床工作，2003 年晋升为副主任医师。2004 年任淮安市医学重点专科—新生儿科副主任。2006 年起任新生科主任。2007 年被评为淮安市卫生局、淮安市妇幼保健院的优秀党员。2005 年、2006 年、2007 年当选淮安市妇幼保健院十佳服务明星、先进工作者。2006 年被淮安市总工会评为淮安市“两争一树”知识型先进个人。2007 年获淮安市卫生系统、淮安市妇幼保健院的优秀党员。荣获全国卫生系统先进工作者称号。

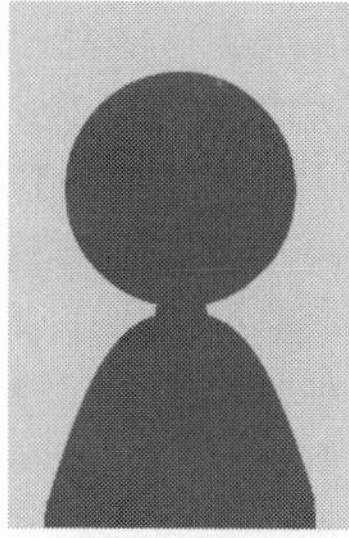

陆国础 男，江苏无锡市人，中共党员，呼吸科副主任医师，无锡市人民医院呼吸科主任。2003 年起任无锡市防治“非典”专家组组长，兼任禽流感防治专家组组长。荣获全国卫生系统先进工作者称号。

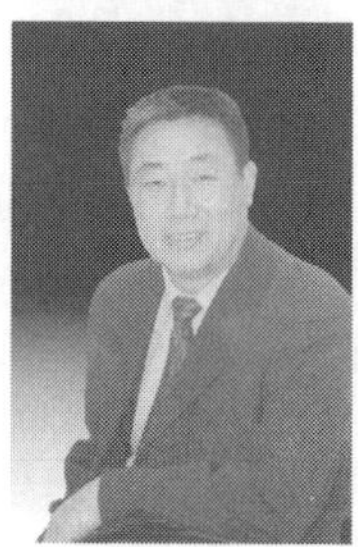

苗　毅 男，1954 年出生，现任南京医科大学第一附属医院普外科主任，南京医科大学特聘教授，博士生导师。1995—2001 年赴比利时鲁汶大学留学，获医学博士学位。2005 年获卫生部中国医师奖，2008 年获国家全国卫生系统先进工作者称号。

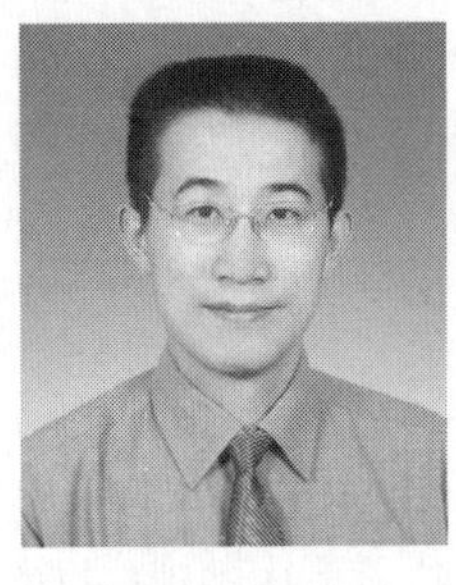

邱海波 男，1966年出生，1989年毕业于南京铁道医学院临床医学专业，先后于1995年和1998年获得中国协和医科大学硕士和博士学位。现任东南大学附属中大医院院长助理，急诊与危重病医学科主任、主任医师、教授、博士生导师，东南大学危重病医学研究所所长。

先后被评为全国师德先进个人、铁道部科技拔尖人才，詹天佑科技青年奖及铁道部“五四”奖章获得者，江苏省“五四”青年奖章及“五一”劳动奖章获得者，江苏省、全国卫生系统以及中组部防治“非典”先进个人和江苏省白求恩式卫生工作者。2005年入选教育部“新世纪优秀人才支持计划”，2006年入选江苏省医学领军人才，2006年被卫生部评为有突出贡献的中青年专家。

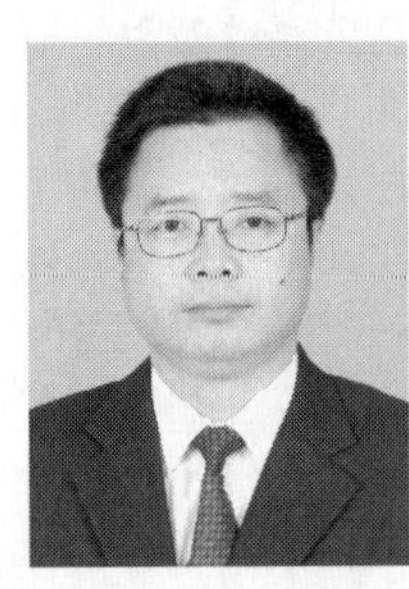

滕皋军 男，现任东南大学特聘教授、博士生导师，附属中大医院放射科主任医师；并兼任东南大学医学院副院长、医学影像系主任，江苏省分子影像与功能影像重点实验室主任。荣获全国卫生系统2005—2006年度青年岗位能手称号。

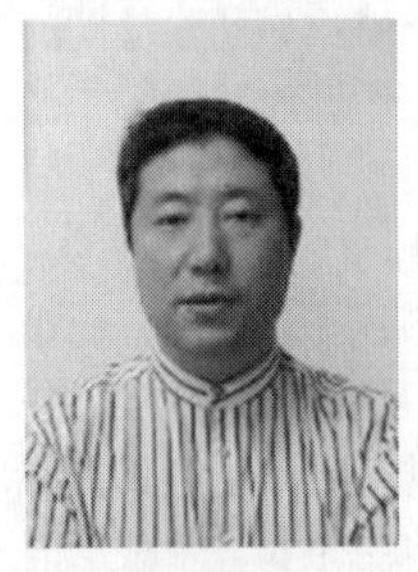

王东进 1986年8月—1996年2月在中国医学科学院阜外心血管病医院任外科医师，1996年3月—2001年11月在中国医学科学院阜外心血管病医院任病区主任，1998年11月—1999年3月在美国科罗拉多大学丹佛儿童医院小鼠心脏移植免疫排斥研究及心脏外科临床训练。1999年4月—1999年10月在美国华盛顿大学医学中心心脏病基础研究及心脏外科临床工作训练，1999年5月—2000年5月在北京中铁建医院阜外医院联合心脏中心任中心主任、副院长，2001年12月至今任南京大学医学院附属鼓楼医院心胸外科主任，2005年起兼任南京市胸科医院副院长。

2003年获得了南京市十大杰出青年称号，被推选为中华医学会江苏省心胸血管外科专业组付主任委员。2005年成为国务院政府特殊津贴专家。2007年获得全国卫生系统先进工作者称号，荣获中国医师协会心血管医师分会组织评选的中国医师协会心血管外科医师奖。

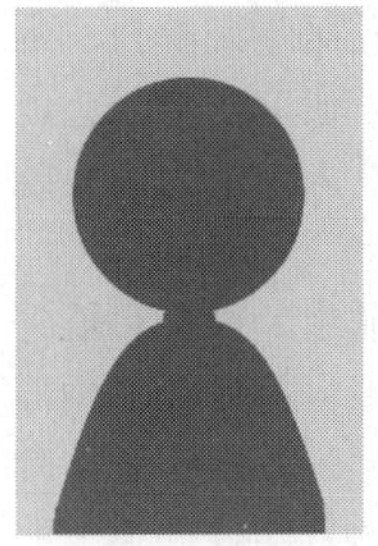

夏福庆 男，1948年10月出生，中共党员，中专学历，保健医师。1966—1968年于溧阳半农半医培训班学习，1970—2001年任共联合作医疗站任乡村医生，2001年任溧城镇共联社区门诊部保健医师。

1992年加入中国共产党。连续5年被溧城镇授予优秀共产党员称号。连续12年被溧城镇政府评为优秀乡村医生。2005年底被卫生部评为全国优秀乡村医生，荣获全国卫生系统先进工作者称号。

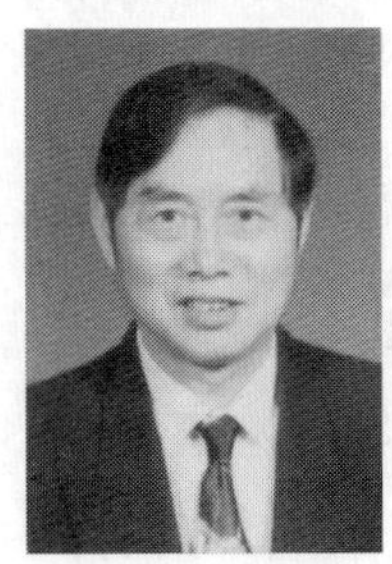

夏桂成 男，江苏省江阴人，中共党员，主任医师、教授、研究生导师，全国老中医药专家师带徒老师，江苏省名中医，享受国务院政府特殊津贴专家。多次被评为先进工作者及医院十佳医务人员，获中国医师奖。

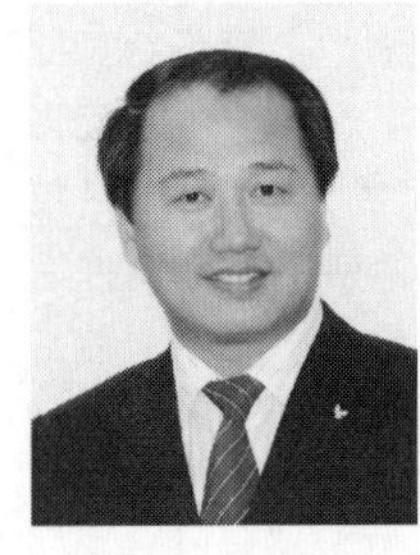

姚　勇 男，43岁，眼科学硕士，主任医师、副教授、硕士生导师，无锡市第二人民医院院长助理。

被评为江苏省“333创新人才工程”人选、无锡市卫生系统拔尖人才、首批无锡市中青年科学技术带头人。荣获全国卫生系统先进工作者、江苏省新长征突击手、江苏省十大杰出志愿者、无锡市“五一”劳动奖章、白求恩式优秀医务工作者等荣誉。

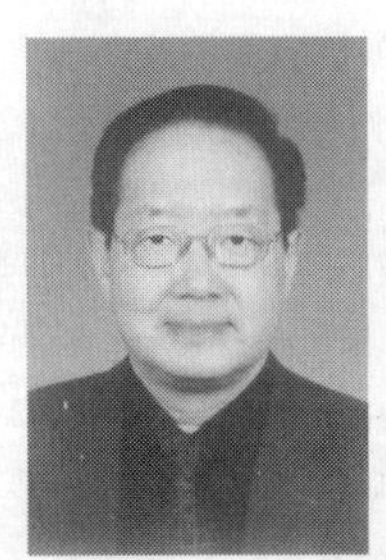

殷凯生 男，主任医师、教授、博士生导师、享受国务院政府特殊津贴专家，现任南京医科大学第一附属医院（江苏省人民医院）内科学教研室主任、呼吸科主任、呼吸病研究室主任、党支部书记。

分别被江苏省医院管理协会、省医学会、省中西医结合学会评为先进工作者。他被中组部评为全国优秀共产党员，被卫生部评为全国卫生系统抗击“非典”先进个人。获得省“五一”劳动奖章。2次被评为三育人先进个人，连续5年获先进工作者称号，多次被评为优秀科技工作者、优秀骨干教师、优秀研究生导师和优秀临床教师等称号。2006年获得首届中国呼吸医师奖，2007年获得中国医师奖。

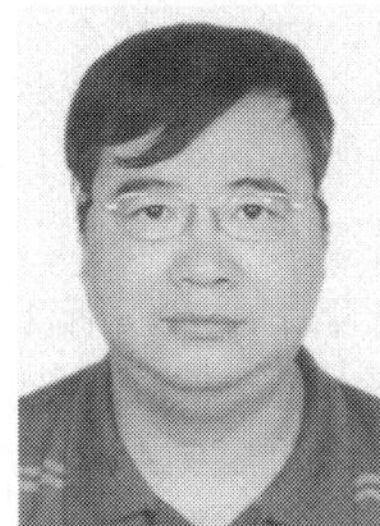

张国辉 男，江苏省镇江市人，1960年8月出生，中共党员，主任医师、副教授，系镇江市第一人民医院大内科兼心内科主任，江苏大学医疗二系内科学和诊断学教研室主任，江苏大学硕士生导师。全国卫生系统先进工作者，江苏省有突出贡献的中青年专家，江苏省“六大人才高峰”项目培养对象，镇江市重点人才，镇江市“169工程”学术带头人，镇江市心血管专业委员会主任委员和镇江市内科学专业委员会副主任委员，镇江市有突出贡献的中青年专家。

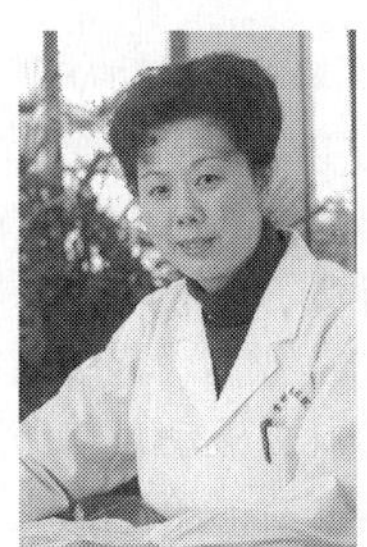

张　琪 女，1961年1月出生，医学博士，主任中医师，博士生导师、教授，江苏省名中医，孟河医派第四代传人，江苏省新世纪科学技术带头人培养工程“333创新人才工程”人选和常州市“831人才工程”人选，常州市百名人才系统工程对象。现任常州市中医医院院长、心血管科主任，常州市孟河医学研究所所长。

先后荣获全国卫生系统先进工作者、市十佳优秀青年医生、市新长征突击手、市优秀医务工作者、市“三八”红旗手标兵、卫生系统先进个人等光荣称号，多次受常州市卫生局嘉奖，2006年被授予全国中医药优秀科技管理工作者称号，2007年荣获全国百名杰出女中医师称号、江苏省“五一”劳动奖章。

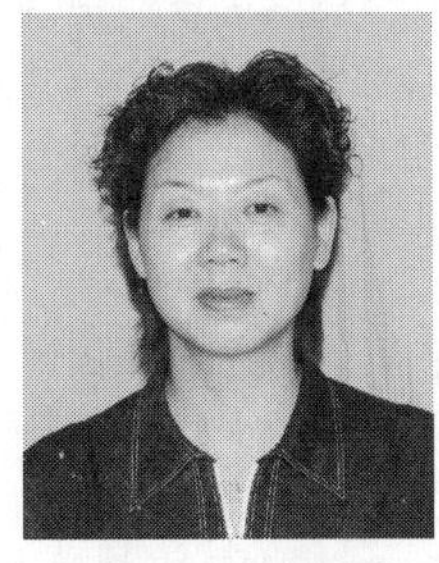

张玉英 女，江苏丹阳人，1958年8月出生，大专学历，副主任医师。1981年8月参加工作，1988年5月由江苏省高淳市人民医院妇产科调张家港市妇幼保健所，1991年担任妇女保健科主任，1994年10月任张家港市妇幼保健所副所长，1997年10月任张家港市塘市卫生院院长，2000年10月任张家港市妇幼保健所所长、党支部书记。张家港市十佳巾帼标兵、苏州市劳动模范、江苏省政治思想工作优秀个人、全国卫生系统先进工作者。

浙江省

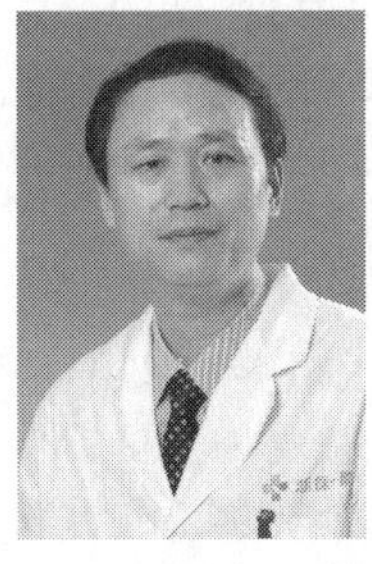

陈江华 男，1977—1980年就读于浙江医科大学，毕业后从事肾脏病临床工作。1986—1989年毕业于天津医学院获硕士学位。现为浙江大学医学院附属第一医院党委副书记，肾脏病中心主任，主任医师，浙江大学医学院肾脏病学科学术带头人，教授、博士生导师。

1997年享受国务院政府特殊津贴，入选浙江省“151人才工程”第一层次人员；1999年入选全国“新世纪百千万人才工程”人员，分别获全国首届百名优秀医生和浙江省优秀共产党员称号，获浙江省有突出贡献中青年专家称号；2004年获卫生部有突出贡献中青年专家称号；2005年获浙江省白求恩式医务工作者称号；2007年获全国卫生系统先进工作者称号。

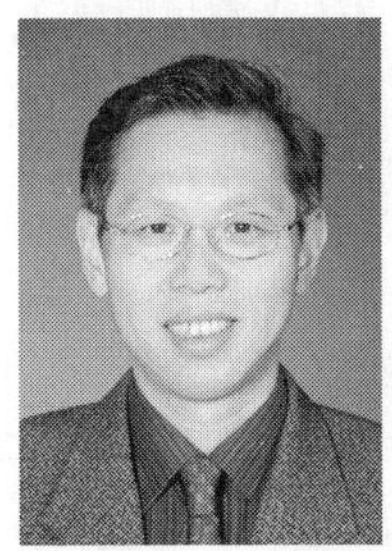

方剑乔 男，1961年出生，留日医学博士，教授、主任中医师、博士生导师。浙江中医药大学第三临床医学院（浙江中医药大学附属第三医院、浙江省针灸推拿医院）院长。

2004年被评为浙江省优秀教师，入选浙江省“新世纪151人才工程”第一层次；2006年被评为卫生部有突出贡献中青年专家；2007年被评为浙江省高校教学名师、浙江省海外留学英才。

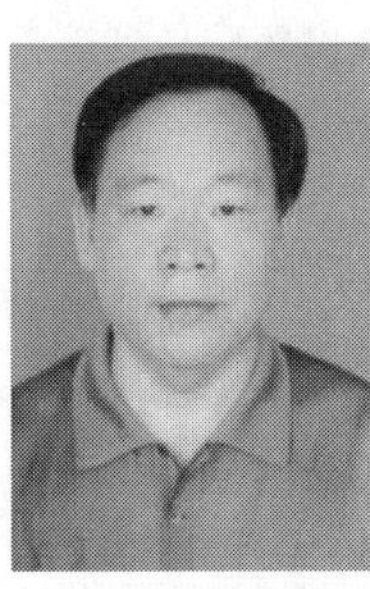

胡贤林 男，1968年3月参加中国人民解放军，1973年退伍。1974年6月到双峰卫生院工作至今。1980年5月至今任双峰卫生院院长、党支部书记。多次被评为县市优秀党员、先进工作者、县十佳医生、宁波市白求恩式医务工作者、浙江省基层优秀卫生工作者。2007—2008年被评为浙江省优秀党员、省行风建设先进个人、宁波文明之星、省劳模、全国卫生系统先进工作者，获全国“五一”劳动奖章。

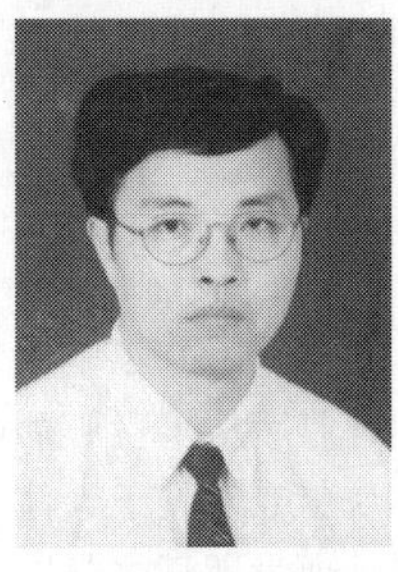

黄 炜 男，浙江省人民医院口腔科主任医师、硕士生导师。毕业于浙江大学医学院。多次评为先进工作者。2006年获浙江省省级医院“万名医生支援农村卫生工程”先进个人称号。2007年获卫生部“万名医生支援农村卫生工程”全国先进先进个人。

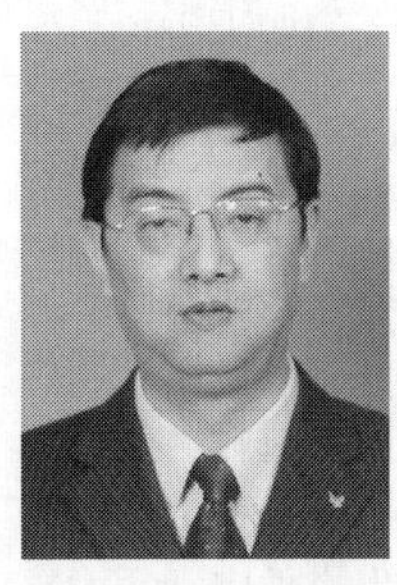

江力勤 男，1961年1月出生，现为医院副院长、院党委委员、心内科主任。主任医师职称，医学教授，是温州医学院硕士生导师。历任ICU主任、大内科主任、院长助理。1982年12月温州医学院医疗系本科毕业，医学学士，同年分配至浙江水泥厂职工医院任内科医师，1986年7月调入嘉兴市第一医院从事心内科临床工作至今。

多次被嘉兴市人民政府授予嘉兴市专业技术带头人；获得嘉兴市优秀专业人才、嘉兴市十大突出贡献人才、嘉兴市十佳医务工作者、浙江省第三批“新世纪151人才工程”人选等荣誉称号。2005年被评为嘉兴市优秀共产党员。2006年获得全国“五一”劳动奖章和浙江省劳动模范称号。

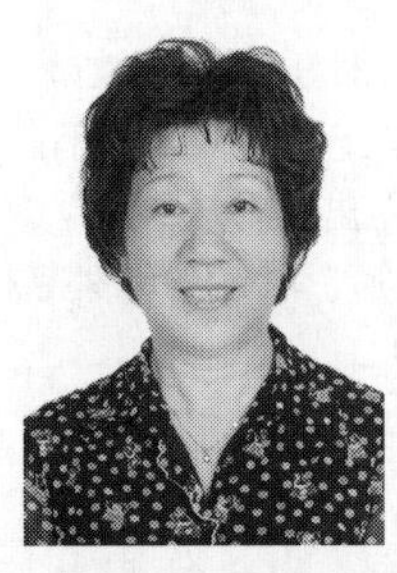

李芳雪 女，1953年1月出生，浙江省苍南县人，中共党员，1975年8月毕业于温州医学院，副主任医师。1975年8月—2001年4月在苍南县马站中心卫生院工作，先后任院长、书记；2001年4月—2004年3月在苍南县人民医院任副院长兼马站中心卫生院院长；2004年5月至今任苍南县马站中心卫生院长兼书记，苍南县马站镇社区卫生服务中心主任。

多次被评为县优秀共产党员，连续数年被评为系统先进个人。获过温州市“三八”红旗手、县首届十佳女性、温州市劳动模范、温州市先进女职工、温州市职业道德十佳标兵、2006年浙江省抗台救灾先进个人、“浙江骄傲”2006年度最具影响力人物、浙江省劳动模范、全国道德模范温州市道德模范提名奖、2006年度全国“五一”劳动奖章等荣誉。

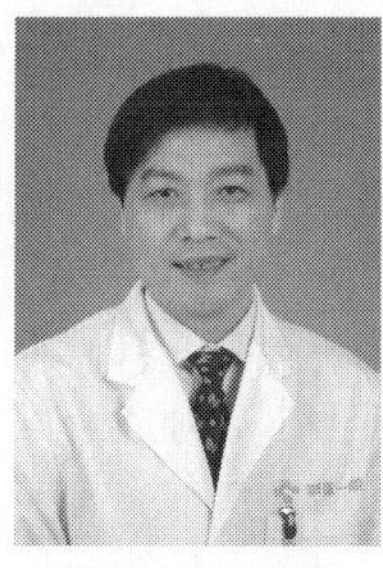

梁廷波 男，1981年9月—1984年7月就读于河南新乡医学院医疗系，1989年9月—1992年7月攻读浙江医科大学外科学硕士，1999年9月—2002年7月攻读浙江大学医学院外科学博士，1992年至今在浙江大学医学院附属第一医院外科工作。荣获全国卫生系统2005—2006年度青年岗位能手称号。

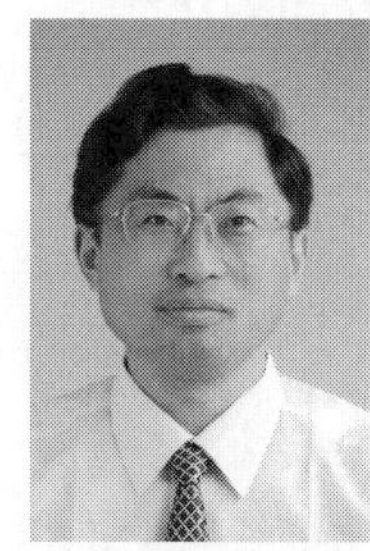

刘长文 男，1956年3月出生，1983年毕业于安徽蚌埠医学院医学系，杭州市第一人民医院危重病医学科主任，主任医师。

著有《危重症脏器支持与护理》一书，获浙江省医药卫生科技创新三等奖；“低潮气量加呼气末正压通气对急性肺损伤患者呼吸、血液动力学和氧代谢的影响”获安徽省科学技术二等奖；“容量血液滤过对脓毒症合并急性呼吸窘迫综合征血液动力学和氧代谢的影响”获2007年浙江省医药创新二等奖，荣获第四届中国医师奖。

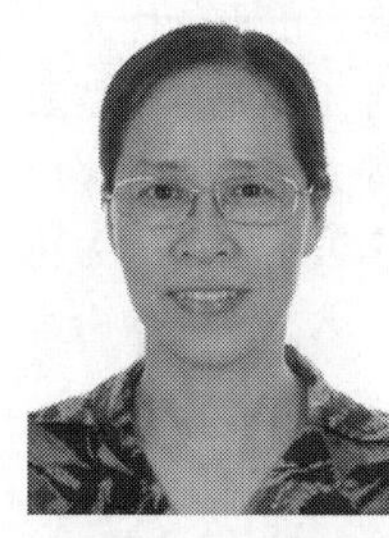

王黎梅 女，1961年10月出生，本科，中共党员，主任护师。1980年护理中专毕业进入嘉兴市第一医院工作，先后在急诊科、传染科、呼吸科、心内科、干部病区等部门从事临床护理；1992年被抽调进刚组建的ICU，先后担任责任组长、嘉兴市护理学会急危重症护理学组组长、嘉兴医学院急危重症护理教室主任，2003年开始被嘉兴医学院正式聘任为护理学副教授，2005年开始担任ICU护士长。全国卫生系统先进工作者。

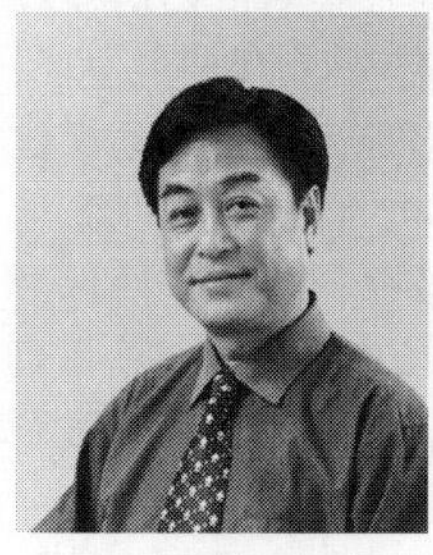

余传定 男，浙江省肿瘤医院院长。荣获全国卫生系统先进工作者称号。

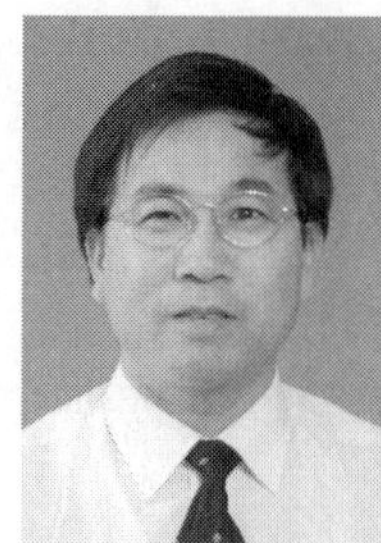

朱成楚 男，中共党员，台州恩泽医疗中心（集团）党工委副书记、副主任，浙江省台州医院执行院长，心胸外科主任医师、教授、硕士生导师。

先后荣获全国卫生系统先进工作者、全国优秀百名医生、浙江省优秀共产党员、浙江省有突出贡献中青年专家、浙江省优秀科技工作者等荣誉称号。

安徽省

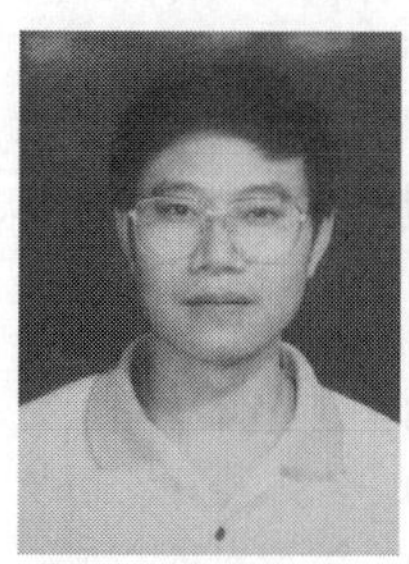

陈金保 男，1987年大学毕业后分配到铜陵市人民医院工作至今，历任医师、主治医师、副主任医师、主任医师，现任医院大外学科主任兼麻醉科主任。

先后数次被医院、卫生局、市人事局、市政府、卫生部等部门授予先进个人、优秀共产党员、精神文明十佳、最佳医生、全市卫生系统先进个人、全市卫生工作十佳、全国卫生系统先进工作者等各种荣誉称号。

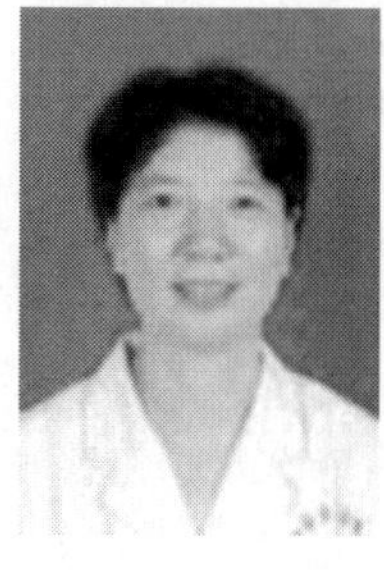

戴秀珍 女，52岁，中共党员，主任医师，安徽省滁州市中西医结合医院大内科主任，脑病科主任。

2002年被评为滁州市优秀党员，2006年被评为市“三八”红旗手、行业十佳、院优秀党员，2007年获得全国卫生系统先进工作者荣誉称号。

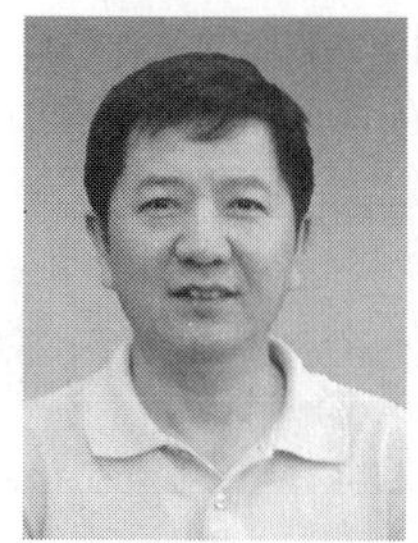

都鹏飞 男，1982年7月毕业于安徽医科大学医学系，毕业后工作于安徽医科大学第一附属医院，先后任党委副书记、纪委书记、常务副院长等职务。

先后荣获安徽省高教系统优秀党务工作者、全国城市医院政研会先进个人、全国卫生系统先进工作者等多项荣誉，并两次荣获全国卫生系统优秀纪委书记光荣称号。

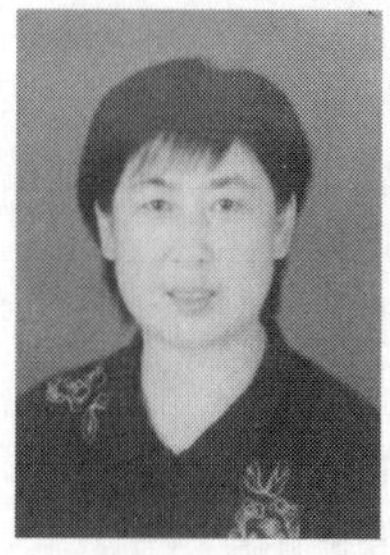

胡　冰 女，1978—1980年就读于亳县卫校，1985—1987年就读于安徽省滁州卫校，1997—1999年就读于蚌埠医学院医疗系，1972年4月至今一直在亳州市华佗中医院妇产科工作。

在工作考核中连续七年被评为优秀，2001年度评为亳州市发展创新工程先进个人，2002年被安徽省政府授予全省先进工作者称号，2005当选亳州市总工会女工委员，2005年4月被授予全国“五一”劳动奖章。

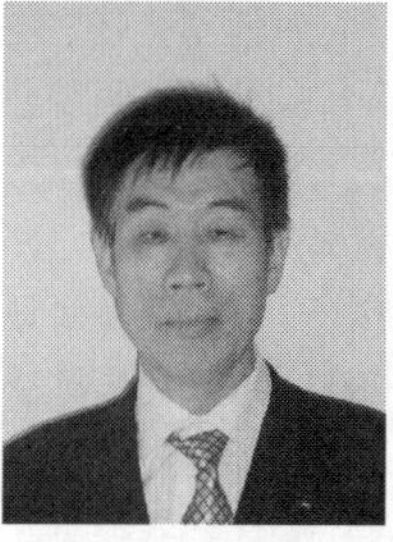

胡宗宇 男，淮北市人民医院主任医师。1996年、1997年、1998年获市政府嘉奖；1997年被评为安徽省“三下乡”先进个人；2000—2002年被评为安徽省中医学院优秀教师；2004年被评为卫生系统先进工作者；2004年获淮北市市委、市政府优秀科技人才称号；2005年获淮北市人民医院优秀医师称号；2006年淮北市卫生系统行风建设先进个人；2004年、2006年获淮北市一、二届淮北名医称号；2007年淮北市劳动模范。

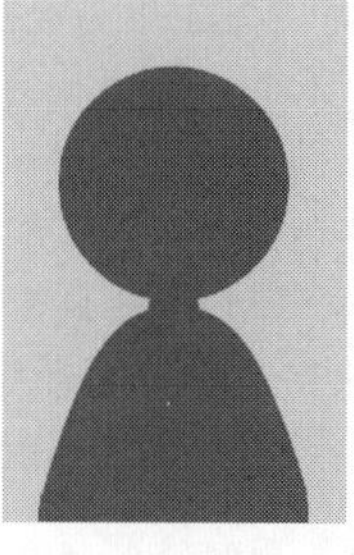

施　进 男，1975年9月—1978年9月于安徽医科大学医疗系实习，1978年9月为宿县地区人民医院内科住院医师，1986—1987年在上海瑞金医院进修消化内科，1987年晋升内科主治医师，1992年任内科副主任兼内窥镜中心主任，1996年晋升消化内科副主任医师，2000年任内科主任，2003年至今任宿州市立医院副院长、消化内科主任医师。2003年被评为安徽省先进工作者，2006年获市政府特殊津贴，2007年获全国“五一”劳动奖章。

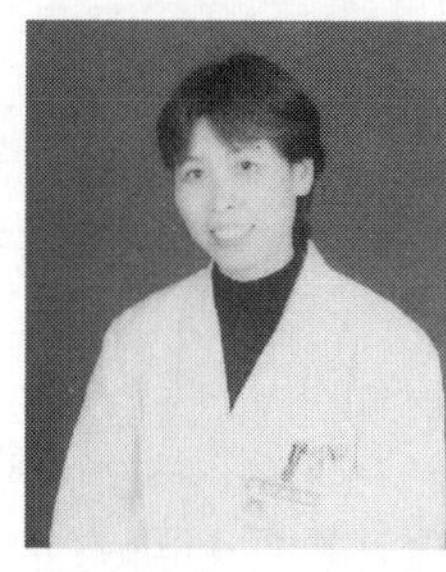

田德明 女，1954年出生，1979年毕业于皖南医学院医疗系，同年分配至芜湖市第一人民医院，从事妇产科一线医疗工作至今。1992年担任科室行政工作。1998年晋升妇产科主任医师，并受聘于皖南医学院临床教授。

主持的“Rb途径相关基因蛋白在子宫内膜癌中表达意义的研究”在2004年获市科技进步三等奖。“经阴道镜对女性宫颈病变行局部药物注射治疗的临床研究”科研项目已顺利通过专家鉴定，被评为省内领先技术。荣获全国卫生系统先进工作者称号。

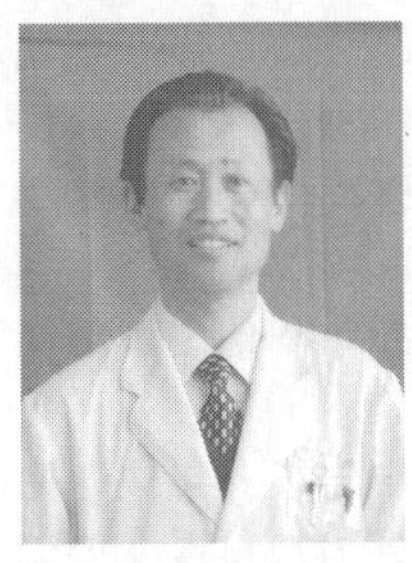

魏广友 男，44岁，农工民主党党员，1989年毕业于蚌埠医学院临床医学专业，副主任医师，现任亳州市人民医院儿科主任。

多次被评为院先进工作者，所在科室2005年度被评为亳州市巾帼文明岗、亳州市青年文明号。荣获全国卫生系统先进工作者称号。

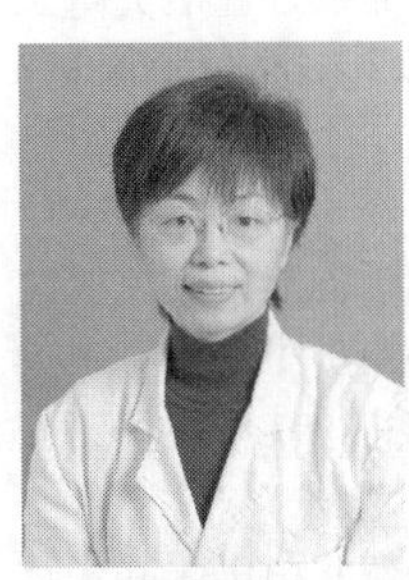

喻艳林 女，本科毕业于蚌埠医学院，1982—1984年在安徽全椒县医院任内科医师，1984—2004年在弋矶山医院急诊内科先后任副主任、主任医师，2004年至今在弋矶山医院感染性疾病科任主任、主任医师。

2007年在医院组织开展的“八荣八耻”教育、树立卫生行业新风活动中被评为优秀工作者；被评为2007年度优秀科主任；在安徽省总工会组织的省女职工“学比创争”活动中被特授予先进女职工称号；2007年4月中华全国总工会决定授予全国“五一”劳动奖章。

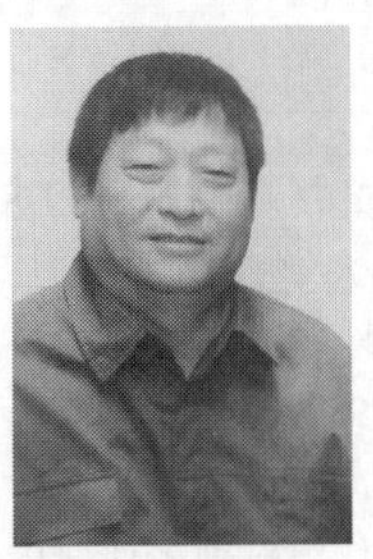

张　锦 男，中共党员，1955年10月出生，1978年10月参加工作，本科学历，主治医师，1984年入党，1984年任阜南柴集中心医院院长；1992年任阜南县卫生局副局长兼卫生学校校长；1997年任阜阳市中医医院长至今。

先后荣获安徽省卫生系统劳动模范、阜阳市优秀党务工作者、全国卫生系统先进工作者等荣誉称号。

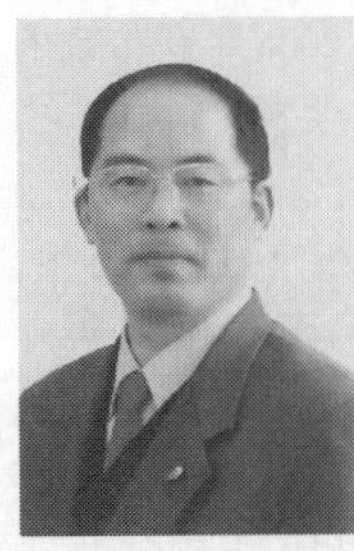

张学军 男，主任医师、教授、博士生导师，现任安徽医科大学校长、教育部重要遗传病基因资源利用重点实验室主任。

被评为国家“新世纪百千万人才工程”第一、二层次人选、卫生部有突出贡献的中青年专家、国家“973计划”首席科学家。

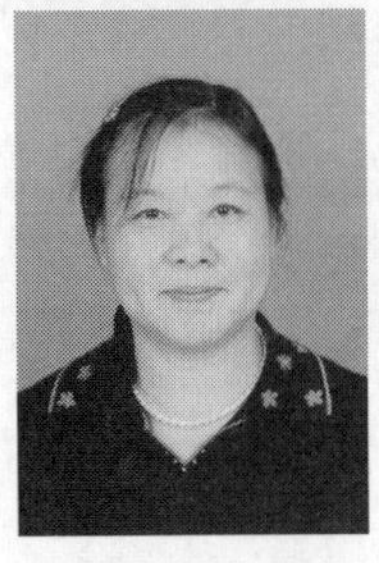

郑传华 女，1981年分配到巢湖市妇幼保健所工作，2000年底任巢湖市妇幼保健所所长。荣获全国卫生系统先进工作者称号。

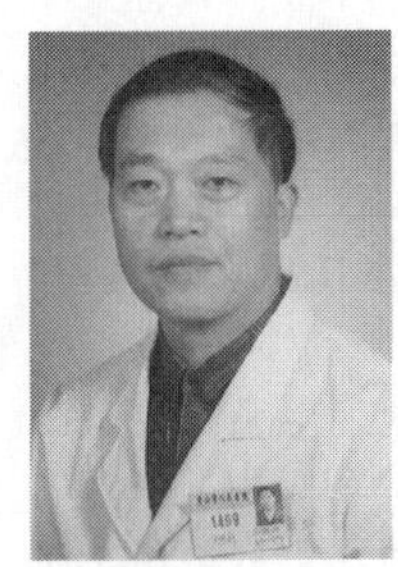

郑志新 男，1982年毕业于蚌埠医学院，同年分在石台血防站，1987年调入黄山市人民医院工作至今，脑外科行政主任，副主任医师。被人事部、卫生部和国家中医药管理局联合授予全国卫生系统先进工作者荣誉称号。

福建省

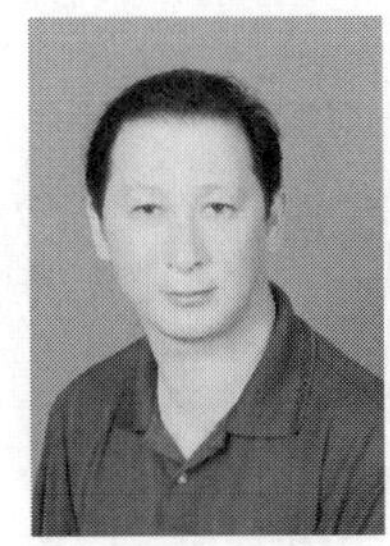

范玉通 男，1963年6月出生，福建莆田人，中共党员。毕业于福建省妇幼卫生学校，现为副主任中医师，莆田市涵江区白沙镇卫生院院长、书记。

2006年被区委评为优秀共产党员，2006年被卫生部、卫生政策法规司评为2001—2005年全国卫生系统法制宣传教育先进个人。荣获“四五”普法先进个人。

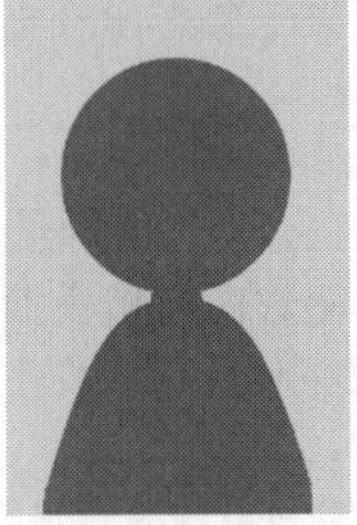

管昌益 男，1998年于山东中医药大学获医学博士（心血管专业）学位，现任福建中医学院附属厦门中医院和厦门华侨医院主任医师、硕士生导师、心血管内科主任、心脑血管病区主任。2008年被推荐为厦门市卫生系统中医、中西医结合学科带头人，多次被评为厦门市直工委、市卫生系统优秀共产党员，获厦门市卫生系统林巧雅精神奖，医院优秀员工奖。荣获全国卫生系统先进工作者称号。

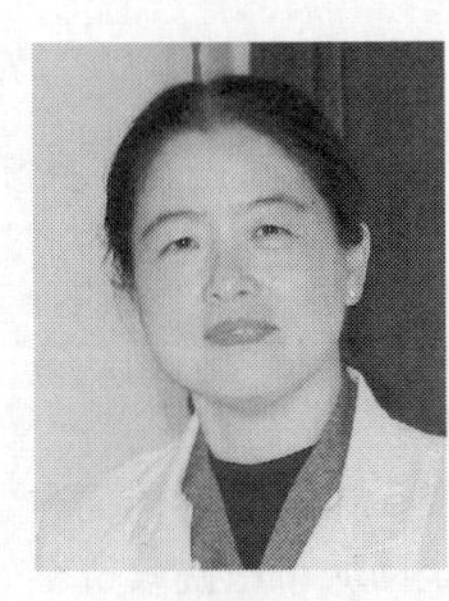

马旭东 女，中共党员，毕业于福建医科大学医疗系，1982年至今先后担任漳州市医院医师、主治医师、副主任医师、主任医师、医院党委委员、院长助理、医务科长、副院长、院长，福建省第七、八次党代会代表。全国卫生系统先进工作者。

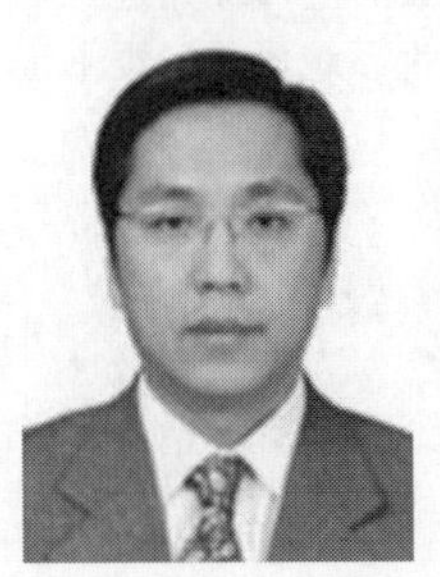

王占祥 男，留学归国人员，主任医师，医学博士、博士后、教授、硕士生导师，享受国务院政府特殊津贴。厦门市重点引进人才，厦门市首批学术与技术带头人。林巧稚奖章获得者，中国医师奖获得者。

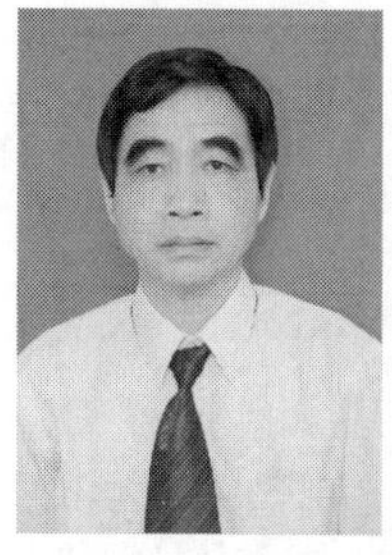

吴登蛟 男，福建南平市第一医院主任医师，福建医科大学南平教学医院内科教研室主任 教授。

2003年被市总工会授予南平市十佳职业道德标兵称号；2004年、2006年二度被医院评为十佳医生；2006年被福建省卫生厅授予先进医院工作者称号；2007年被南平市人民政府评为首届闽北名医；2008年1月被授予全国卫生系统先进工作者称号。

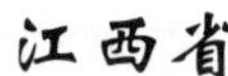

江西省

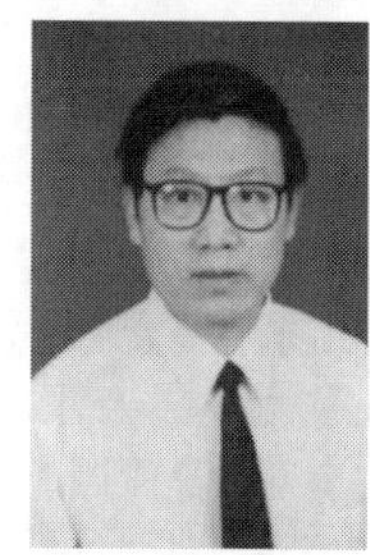

冯春古 男，上饶市人民医院主任医师。1996—2006年连续被评为医院先进工作者，2004年至今连续被评为医院十佳医生。荣获全国卫生先进工作者荣誉称号。

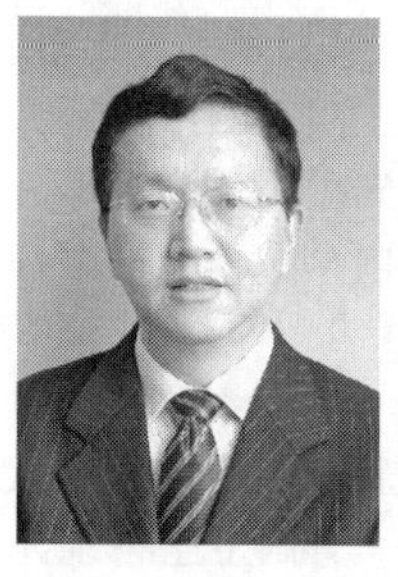

郭光华 男，1986年江西医学院医疗系本科毕业，1986年7月－1989年8月在江西医学院第二附属医院呼吸内科任住院医师。1989年考取江西医学院烧伤外科硕士研究生，1992年获医学硕士学位。1992年7月－1993年6月在江西医学院第一附属医院烧伤科任助教，住院医师。1993年7月－1998年7月任烧伤科讲师、主治医师。1998年8月破格晋升烧伤科副教授、副主任医师。1999年7月至今被聘任为江西医学院外科学（烧伤）硕士生导师。2000年—2001年在美国麻省大学医学院医疗中心进修烧伤和整形。2001年破格晋升烧伤科教授、主任医师，任江西医学院烧伤研究所副所长兼秘书。2001年至今被聘任为江西医学院外科学（烧伤）博士生导师。2002年任江西医学院第一附属医院烧伤科副主任。2006年任南昌大学医学院烧伤研究所所长。2008年任南昌大学第一附属医院烧伤科主任。

先后入选江西省主要学科学术和技术带头人、江西省卫生系统高层次学术和技术带头人、首批“新世纪百千万人才工程”国家级人选、卫生部有突出贡献的中青年专家，享受国务院政府特殊津贴。

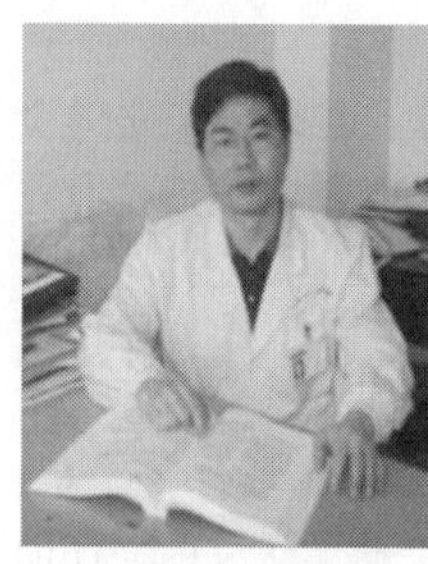

洪 涛 男，45岁，1963年6月23日出生于江西兴国，中共党员，教授、主任医师、博士生导师。1981年毕业于赣南医学院医疗系，1986年考入江苏南通医学院攻读神经外科硕士学位，1989年硕士研究生毕业后分配到南昌大学第一附院神经外科科工作（原江西医学院第一附属医院），1996年上半年破格晋升为副主任医师、副教授，2002年晋升为主任医师、教授，从事神经外科工作20余年。现为南昌大学第一附属医院神经外科科主任，江西省重点学科和卫生厅领先学科带头人。

先后获全国卫生系统先进工作者、江西省首届青年科学家、卫生系统高层次学术技术带头人称号。被评为江西省“新世纪百千万人才工程”人选。

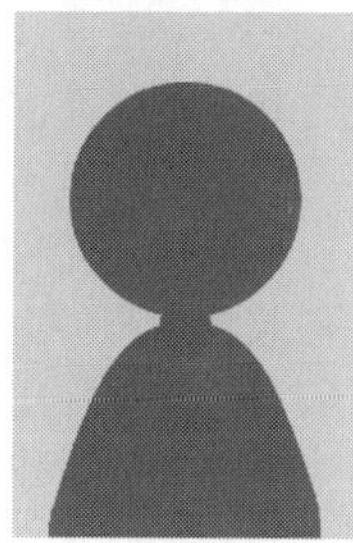

胡正生 男，毕业于宜春卫校，后参加江西省高等教育自学考试，获江西师大行政管理专业大专毕业证书。1999年起开始在宜丰县中医院工作，2000年起全面主持宜丰县中医院工作，2002年1月—2007年12月任宜丰县中医院院长，2007年12月至今任宜丰县卫生局副局长。荣获全国医院文化建设先进工作者、全国卫生系统先进工作者称号。

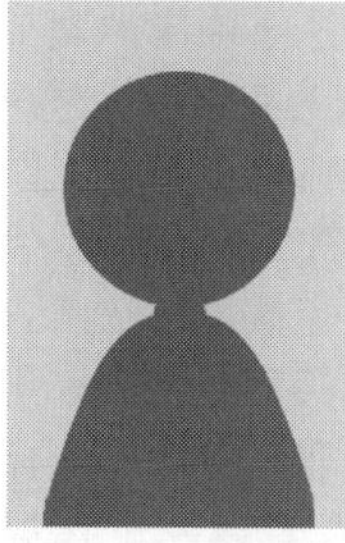

黄友发 男，1963年1月出生，大学学历，中共党员，现任萍乡市第三人民医院院长助理。1983年萍乡卫校毕业分配到萍乡市第三人民医院工作，先后在内科、医务科、办公室工作，担任医师、科主任、主任。2005年宜春学院本科毕业，同年任院长助理。2005年荣获萍乡市十佳医务工作者，2006年荣获萍乡市“四五”普法先进工作者，2006年荣获卫生部“四五”普法先进个人称号。

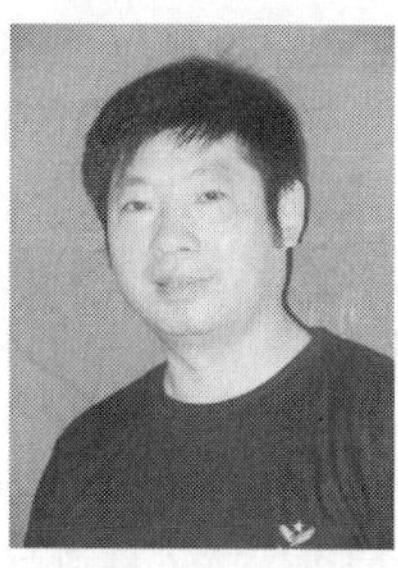

刘友爱 男，1957年出生，江西省万年县人，毕业于江西医学院，中共党员，外科主任医师，万年县卫生局党委副书记，人民医院院长兼党支部书记、上饶市第二届党代表、县人大常委委员。

2003年被县委授予优秀共产党员称号，被市委授予抗击“非典”优秀党员。2004年被市政府授予上饶市劳动模范，被省总工会授予江西省“五一”劳动奖章及江西省经济技术创新能手。2005年：县委、县政府评为全县精神文明建设工作先进个人。2007年被省政府授予江西省劳动模范称号，被中华全国总工会授予全国“五一”劳动奖章。2008年被县委、县政府评为抗冰雪灾电力抢修先进个人，被县人大授予优秀县人大代表，被县委、县政府评为新农村建设干部服务类先进个人。

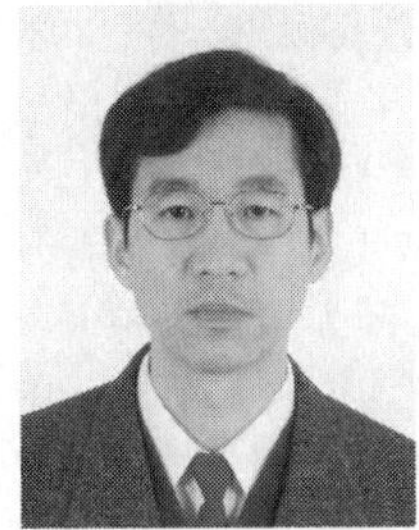

吴晓牧 男，1982年毕业于江西医学院医疗系，获学士学位，在南昌大学第一附属医院内科任助教、住院医师。1988年任讲师、主治医师。1998年在日本九州大学分子医学系获博士学位（PhD）；在日本九州大学神经病学研究所及美国CCF医学研究所博士后5年。2003年回国任教授，主任医师，硕士生导师，副院长，神经内科主任，研究所所长，博士后科研工作站主任，干细胞重点实验室主任。2005—2006年度卫生部有突出贡献中青年专家，2007年度全国卫生系统先进工作者。

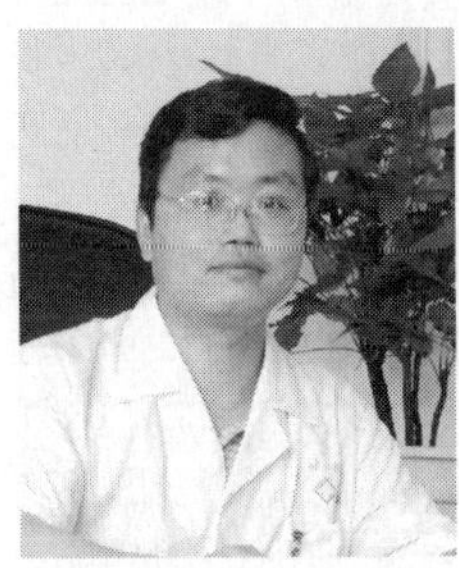

熊佳华 男，毕业于江西医学院，从1985年开始在新余市妇幼保健院工作，先后担任儿科医师，儿科副主任兼新生儿科主任，医务科主任，新生儿科主任。获得全国卫生系统先进工作者荣誉称号。

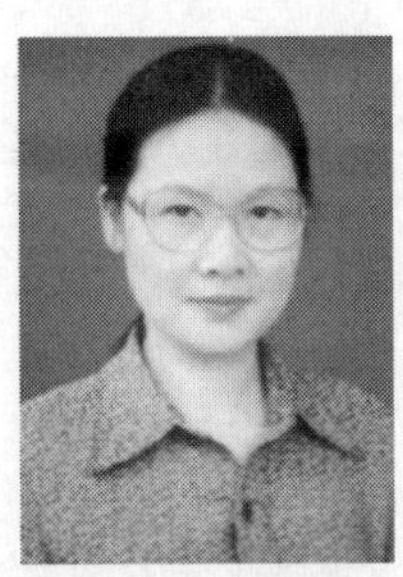

杨丽明 女，从事临床护理工作25年，先后被评为宜春市优秀护士、创新女标兵，樟树市先进工作者、抗击“非典”先进工作者、优秀政协委员。2004年被授予江西省女职工建功立业标兵称号；2006年授予全国总工会女职工建功立业标兵称号，江西省总工会授予首届“五一”巾帼奖；2007年被全国总工会授予全国“五一”劳动奖章称号。

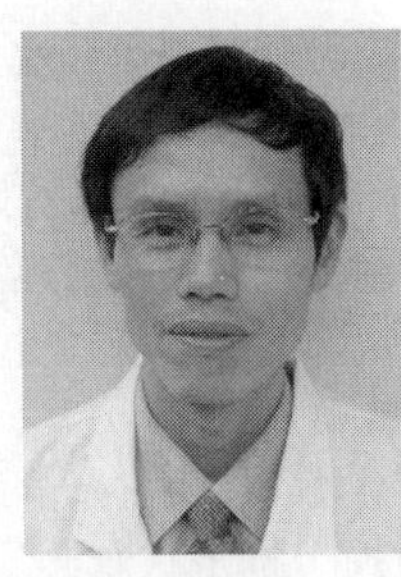

余钢成 男，1986年毕业于江西医学院医疗系，获学士学位，现任景德镇市第三人民医院内科主任医师、业务副院长。1992年在上海长海医院进修学习“异基因骨髓移植”。1997年在上海长征医院学习血液透析技术。2005年在华中科技大学同济医学院同济医院进修血液及干细胞移植。

被评为江西省和景德镇市青年岗位能手，全市卫生工作先进个人，景德镇市卫生系统“百十工程”优秀中青年人才培养对象，2001—2002年度景德镇市“新世纪百千万人才工程”人选等十余项荣誉称号。2004年获得全市卫生工作先进个人。2007年荣获全国卫生系统先进工作者称号。

山东省

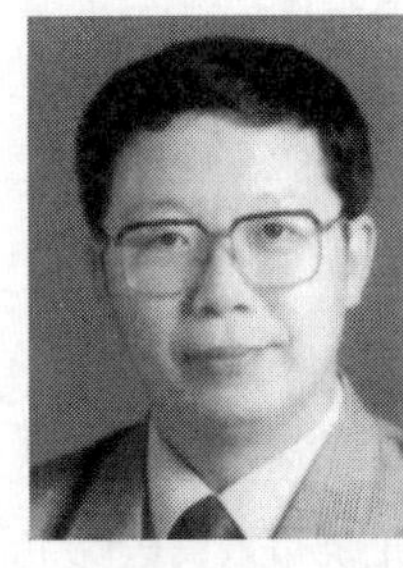

董 蒨 男，现任青岛大学医学院附属医院副院长，山东省“十一五”重点学科（儿科学）负责人，主任医师，教授、博士生导师。为第八、九届山东省政协委员，九三学社青岛市委副主委。1991年获上海医科大学与日本国立德岛大学联合培养医学博士学位。

先后荣获全国百名优秀医生、山东省优秀青年知识分子标兵称号，获第五届山东省青年科技奖，还因其在涉外医疗工作中的重大贡献获日本国驻华大使奖；入选山东省医药卫生系统杰出学科带头人、山东省高校青年学术骨干和学科带头人、青岛市专业技术拔尖人才；2006年被评为卫生部有突出贡献中青年专家，享受国务院政府特殊津贴。

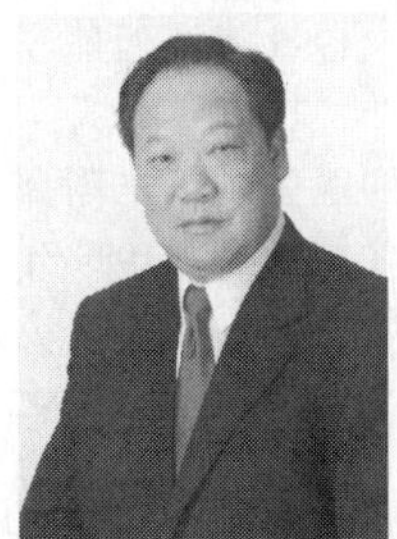

郝培来 男，1953年1月出生，中共党员，青岛医学院医疗系毕业，1981年4月至今先后担任临沂市沂水中心医院神经内科主任、科教科科长、副院长、党委书记、院长等职务。

先后被授予全国百姓放心示范医院优秀管理者、全国卫生系统先进工作者等称号。

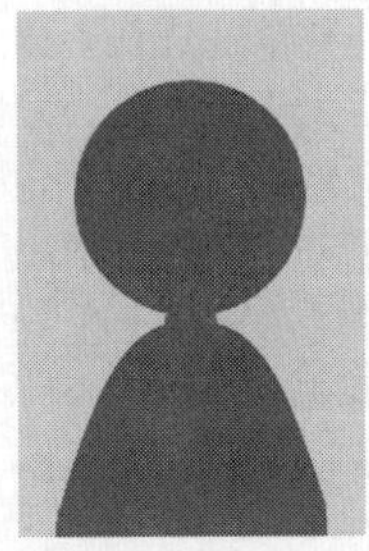

姜春英 女，现任山东中医药大学附属医院肛肠科主任、主任医师，博士生导师。

主持承担省级、国家级科研项目10项，获省医学科技进步二等奖1项，省科委科技进步三等奖2项，成果鉴定2项；目前继续进行科研课题4项。荣获全国卫生系统先进工作者称号。

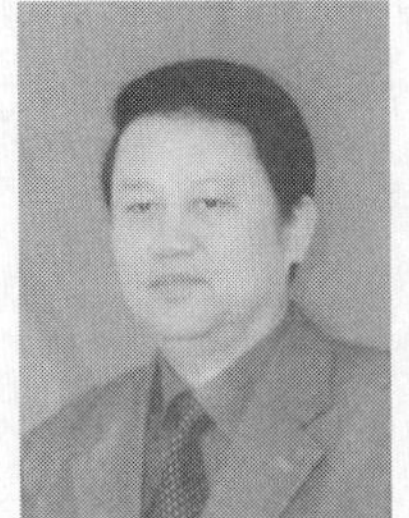

蒋仲敏 男，1982年至今在山东省千佛山医院工作，1988—1989年在北京进修学习，2001年赴美国匹兹堡大学医学院附属医院做访问学者，2003年赴新加坡国立医院做学术交流。荣获中国医师奖。

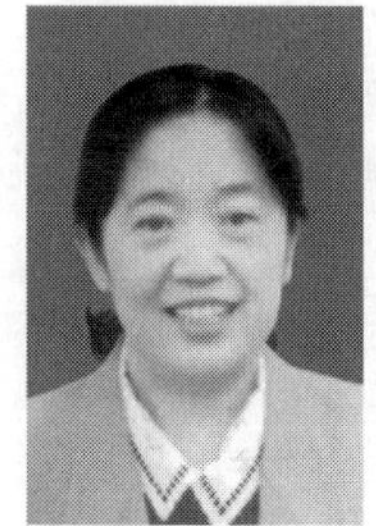

黎　莉　女，中共党员，1978年毕业于山东医科大学医疗系，最后学历山东大学医学博士研究生。现任山东大学齐鲁医院心内科教授，副主任，主任医师，博士生导师，心内科党支部书记。

多次被评为先进科主任和先进个人，是第六、七、八届山东省青年联合会委员，山东省女医师协会常务理事，第十五届人大代表。2006年被评为山东省十佳医师并授予山东省“三·八”红旗手及全国卫生系统医德标兵称号；2007年被评为全国医德标兵，荣获人文医学荣誉奖；荣获全国卫生系统先进工作者称号。

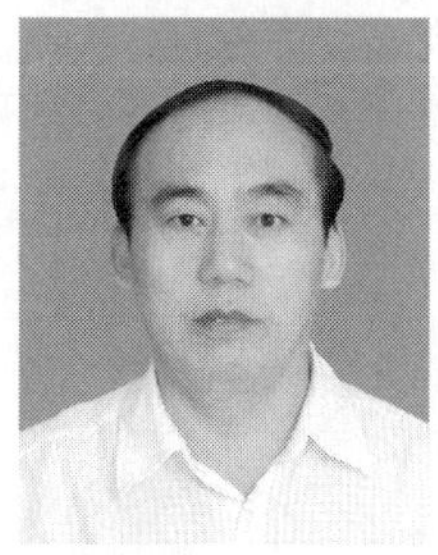

李庆涛　男，1979年8月毕业于青岛医学院医疗系，从事骨外科临床工作。现任淄博市中心医院骨科主任，主任医师，滨州医学院教授，硕士生导师。

获得的荣誉包括：市级科技拔尖人才，市学科带头人，淄博名医，省卫生厅三等功，全国卫生系统先进工作者等。

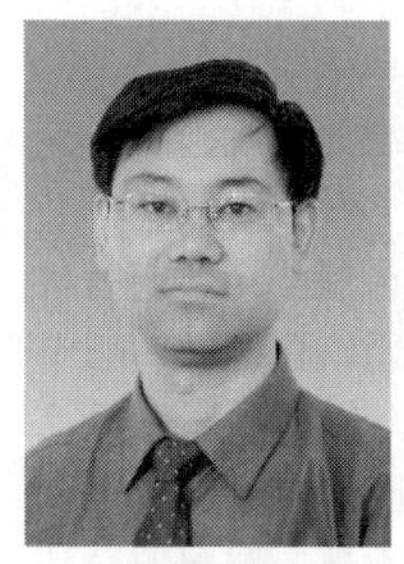

苗其云　男，1964年6月出生，大学学历，现任东营区人民医院党支部书记、院长，兼任东营区新区医院院长，获全国卫生系统先进工作者、东营市卫生系统拔尖人才、东营市十佳医生、山东省医保工作先进个人等荣誉称号。

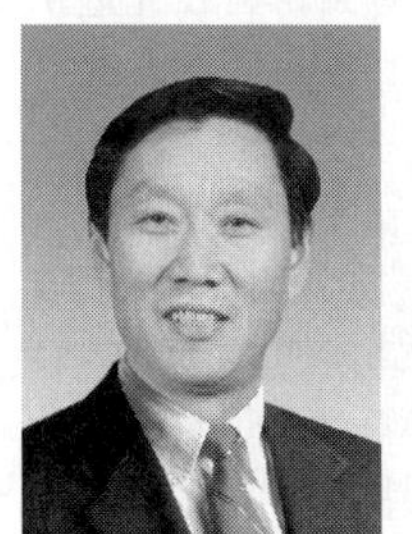

苗志敏　男，现任青岛大学党委委员、校长助理、医学院常务副院长，青岛大学医疗集团总院长、附属医院院长，主任医师，教授，内分泌及社会医学与卫生事业管理专业硕士生导师，内分泌及药学专业博士生导师。

先后获全国卫生系统先进工作者、全国医院优秀院长、卫生部战略型管理人才、卫生部有突出贡献中青年专家、享受国务院特殊津贴专家、全国“五一”劳动奖章、山东省富民兴鲁劳动奖章、山东省先进工作者、山东省卫生系统杰出学科带头人、青岛市劳模、青岛市专业技术拔尖人才等荣誉。

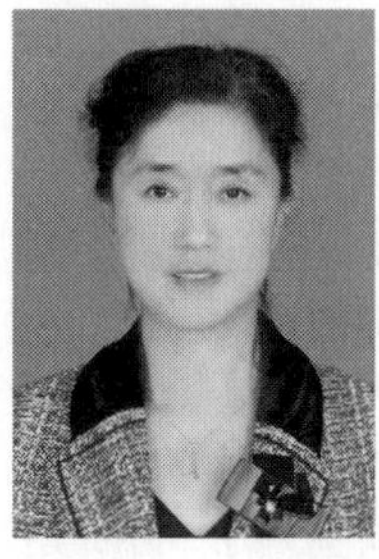

唐茂芹　女，1982年12月毕业后被分配于山东省精神卫生中心，一直从事精神疾病与精神卫生的临床和教学科研工作。先后被聘为医师、主治医师、副主任医师、主任医师山东省精神卫生中心临床二科主任；山东大学兼职讲师、副教授、教授，山东大学精神疾病与精神卫生专业第一批硕士生导师。山东省医疗事故鉴定专家。

1995年至今连续12年被评为优秀和先进工作者，2001年至今连续8年被评为优秀科主任，2006年被评为优质服务标兵；2002年、2007年两次当选为济南市历下区人大代表，2006年3月被评为山东省巾帼岗位明星，2006年当选全省第五届第十一次妇女代表大会代表，2008年被评为第二届山东省十佳医师，山东省卫生系统感动山东候选人物并记三等功一次，同年被评为全国卫生系统先进工作者。

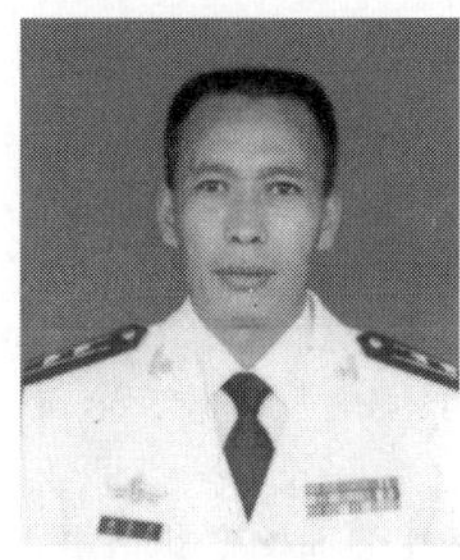

魏本国　男，1987年9月—1990年7月在南京市海军医学高等专科学校学习；1990年7月—1998年12月在92132部队17分队工作；1998年12月至今在92132部队18分队工作。获得第四届中国医师奖。多次被评为优秀共产党员，荣立三等功一次。

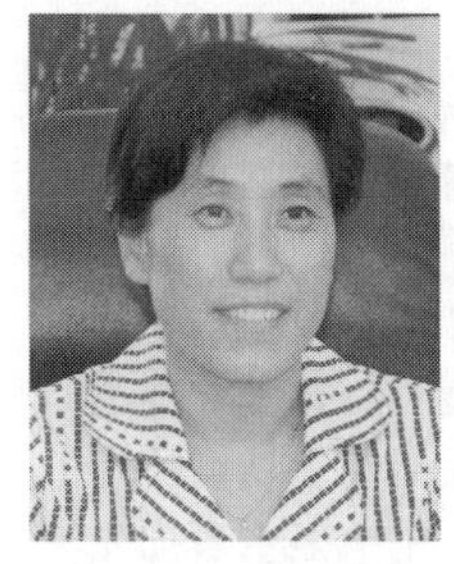

吴修荣　女，1962年11月出生于枣庄，大学本科学历，中共党员，主任护师。1981年枣庄卫校毕业后在枣庄市立医院工作，先后任外科护士、护士长、供应室护士长、门诊部副主任、护理部主任等职，1998年8月任枣庄市立医院副院长，2005年1月任枣庄市妇幼保健院院长、党委书记至今。荣获全国卫生系统先进工作者称号。

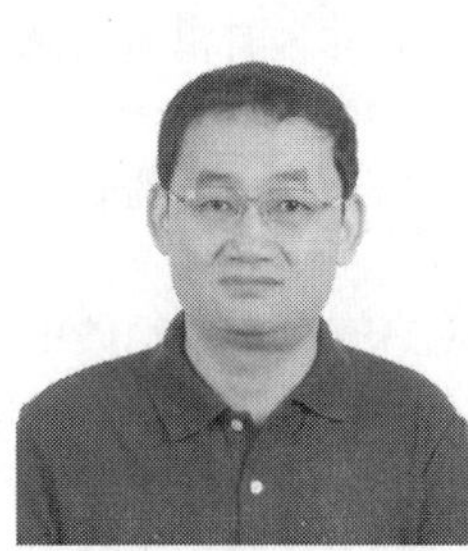

邢泉生　男，教授，博士生导师。现任青岛儿童医院副院长、心脏中心首席专家。山东省重点专业和青岛市重点学科带头人。享受国务院政府特殊津贴。

先后入选卫生部优秀青年科技人才、山东省省级中青年学术骨干、山东省“1020人才工程”重点中青年人才、山东省首批医药卫生中青年重点科技人才、青岛市专业技术拔尖人才、青岛市首批优秀临床医学专家，青岛市著名好医生及青岛市高级专家协会成员，2005年荣获第二届中国医师奖，2007 年获首届中国心脏外科医师奖，2008 年荣获全国卫生系统先进工作者称号、全国人文医学荣誉奖。

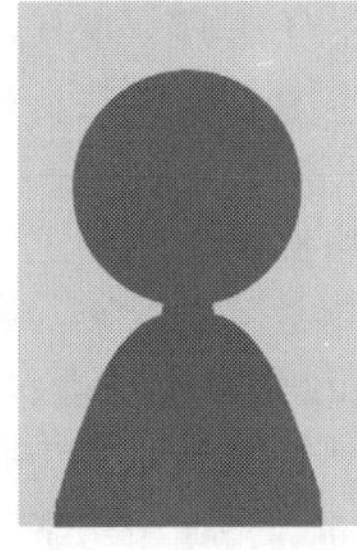

杨艳平 女，1958 年 10 月出生。医学博士，主任医师，山东大学教授，研究生导师。山东大学临床学院内科主任、内科教研室主任、呼吸内科主任，山东大学诊断学研究所副所长。1982 年毕业于山东医科大学医学系（现山东大学医学院），1993—1995 年赴意大利巴维亚大学医学院留学。

连续两届被评为院级中青年学术带头人，连续五年获院级奖励，多次获得省市级优秀医务工作者、优秀教师、“三八”红旗手等称号，获得 2007 年度中国医师奖。

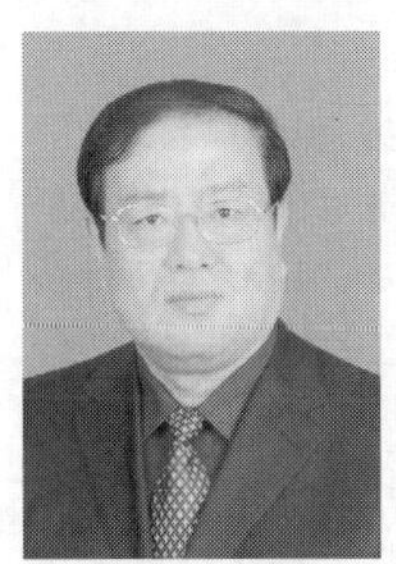

岳庆祝 男，中共党员，研究生学历，主任医师，济南市第四人民医院党委书记、院长，泰山医学院兼职教授，济南市人大代表，济南专业技术拔尖人才。

荣获全国卫生系统先进工作者、全国医药管理十佳模范院长、全国救死扶伤十佳优秀院长、全省职工最满意的优秀院长、山东省富民兴鲁劳动奖章获得者、济南市劳动模范、济南市建功立业标兵等荣誉称号。

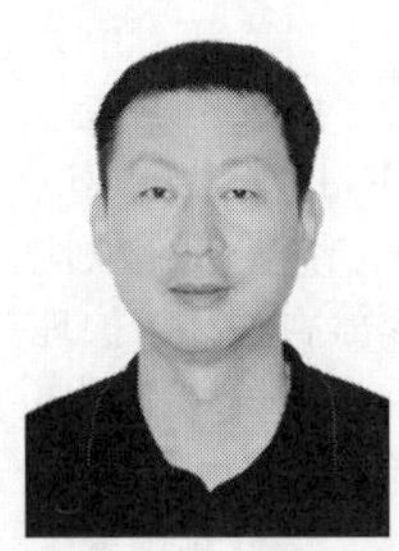

张树栋 男，烟台山医院院长、教授、硕士生导师、主任医师，兼任香港大学——山东烟台人工关节置换外科中心主任。是山东省优秀骨外科专家和烟台市首批有突出贡献青年专家，先后荣获烟台市“五一”劳动奖章、全国卫生系统先进工作者等 20 多项市级以上荣誉称号。

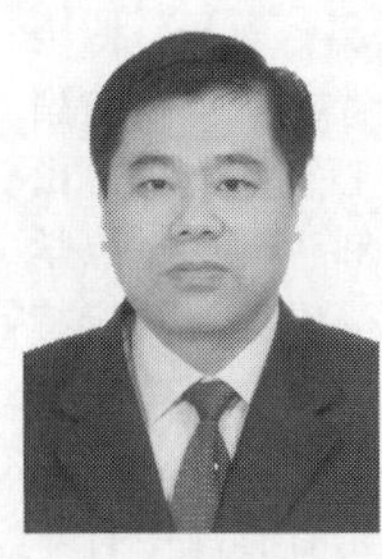

张　伟 1963 年 5 月出生，博士、博士生导师、主任医师、教授，九三学社社员。山东省中医院副院长。

被评为山东省有突出贡献的中青年专家、山东省优秀科技工作者并被政府记二等功，因在科研方面的突出成就而荣获山东省青年科技奖。2005 年被评为首届中国中医药十大杰出青年。荣获 2005—2006 年度卫生部有突出贡献中青年专家称号。

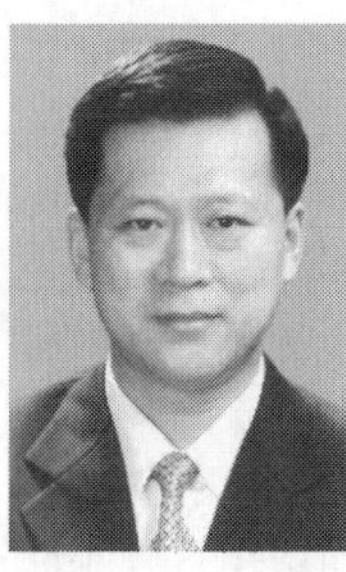

赵家军 男，47 岁，1961 年 5 月出生，山东省立医院内分泌科主任、内科副主任、科技教育外事处副处长，山东省临床医学研究院内分泌代谢研究所所长，教授、主任医师，博士生导师。1977 年上山下乡，1983 年毕业于泰山医学院，1983—1989 年泰山医学院附属医院工作，1994 年毕业于上海第二医科大学（现上海交通大学医学院）获博士学位，2004 年加入中国致公党。现任致公党山东省委副主委，致公党济南市委主委，第八届山东省政协委员，第九届山东省政协常委，第十一届全国人民代表大会代表。从 2003 年起享受国务院政府特殊津贴。

2002 年获山东省富民兴鲁劳动奖章，2003 年被评为山东省突出贡献中青年专家，2003 年被评为首届山东省卫生系统十大杰出学术带头人，2005 年被评为济南市专业技术拔尖人才，2006 年被评为泰山学者，2007 年被评为全国卫生先进工作者。

河南省

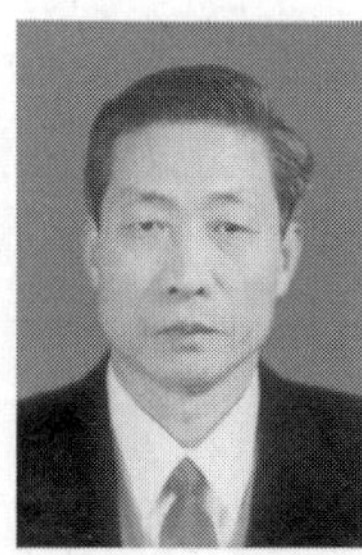

郭光俊 男，1952 年 6 月出生，河南省登封市大金店镇梅村人。登封市大金店镇卫生协会副主任，大金店镇梅村卫生所中医偏瘫防治专科主治医师。全国卫生系统先进工作者，全国优秀乡村医生，全国模范乡村医生，河南省优秀乡村医生，河南省优秀中医，郑州市文明市民，郑州市劳动模范，郑州发展创优先进个人，郑州市助残先进个人，郑州市优秀乡土拔尖人才，郑州市残疾人康复工作先进个人，登封县、市连续四届政协委员，登封市政协先进工作者，登封市优秀乡村医生，登封市科技先进工作者，登封市优秀拔尖人才，登封市“五一”劳动奖章获得者。

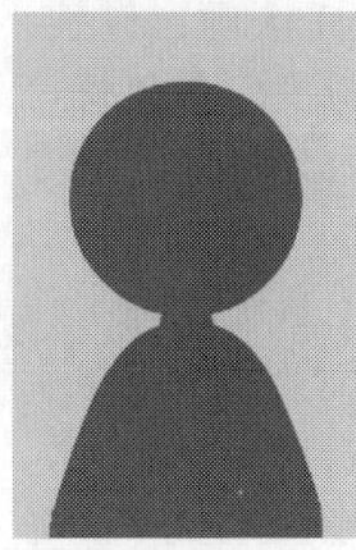

郝建榕 女，1978 年 9 月于河南省周口地区卫校毕业，1997 年 12 月于河南医科大学自学考试临床专业毕业，1978 年 10 月在项城市郑郭镇卫生院工作，1981 年调至项城市妇幼保健院工作至今。

先后荣获全国“五一”劳动奖章、河南省优秀共产党员、周口市人民健康好卫士、周口市劳动模范、项城市十大女杰、项城市专业技术拔尖人才、项城市首届华佗杯十大名医等荣誉称号。

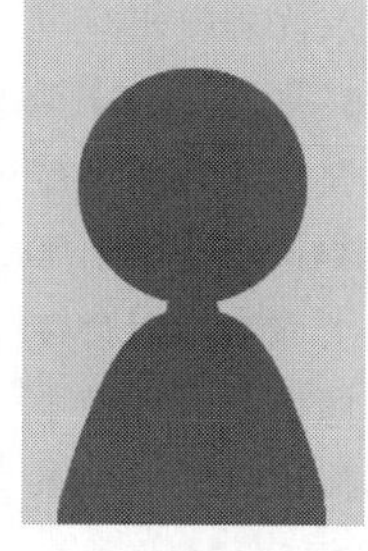

李晓燕 女，毕业于平顶山市卫生学校，1991年至今在平顶山市第二人民医院工作。

1995年获得平顶山市卫生系统护理知识竞赛二等奖；1996年、1999年分别获得全市卫生系统护理知识、护理技术操作竞赛优秀奖；1996年获市卫生系统优秀团员荣誉称号；1994年、1998年、2001年获得医院先进个人；1999年被评为医院十佳护士；2001年被评为医院优秀党员；2002年、2003年、2004年获得市级优秀护士荣誉称号；2004年获全市十佳护理标兵总分第一名，同年获市“三八”红旗手称号；获得2007年度全省护士岗位技能竞赛三等奖；被评为全国卫生系统2005—2006年度青年岗位能手。

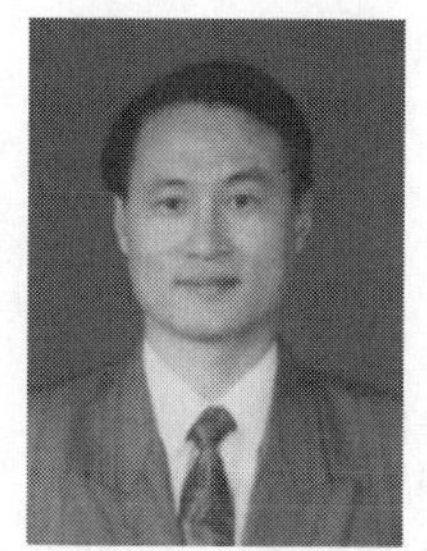

刘章锁 男，河南省林州市人，1961年9月出生，医学博士，中共党员，1984年毕业于河南医科大学医疗系，留校分配到第一附属医院工作至今，郑州大学第一附属医院肾内科主任、主任医师、教授、博士生导师。

荣获郑州大学优秀共产党员、郑州大学“三育人”先进个人、医院先进工作者、2007年度全国卫生系统先进工作者、2008年度河南省优秀科技工作者等称号。

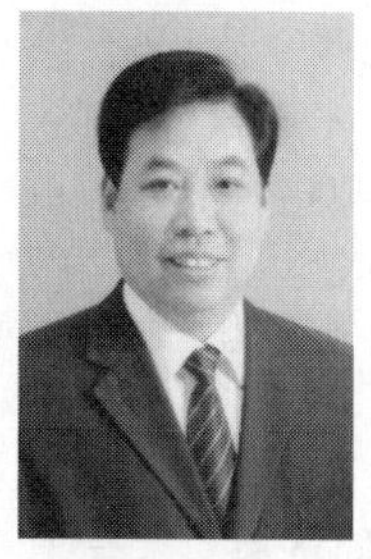

马文芳 男，河南省通许县大岗李乡苏刘庄村“爱心诊所”大夫，中共党员。先后被评为河南省劳动模范、河南省优秀共产党员、全国模范乡村医生、河南省优秀乡村医生、河南省防“非典”优秀共产党员、河南省百佳慈善家、开封市十大新闻人物等荣誉称号。2007年2月，被卫生部评为和谐中国十佳健康卫士。2008年10月，被卫生部选为全国健康卫士楷模，在全国范围内巡回演讲。

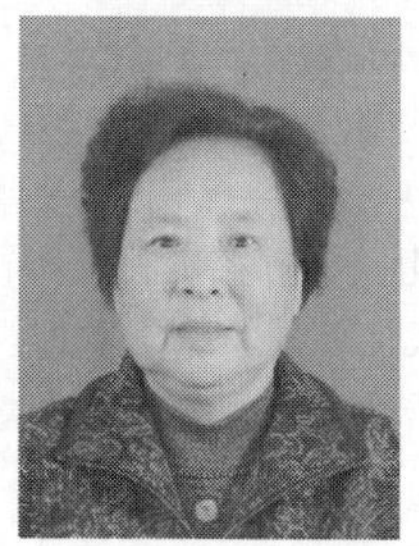

祁玉英 女，中共党员，郑州大学第四附属医院护理部主任，副主任护师。荣获全国卫生系统先进工作者称号。

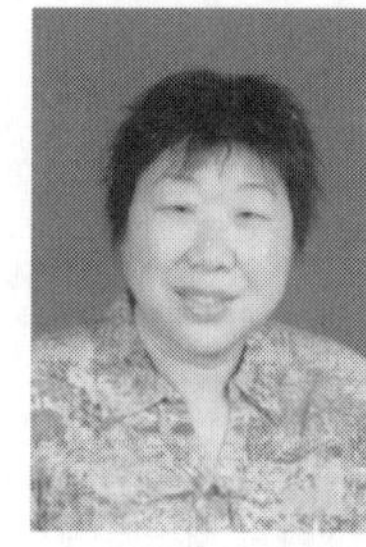

乔素英 女，1975—1980年在新乡县洪门乡卫生院任医师；1980—1986年在新乡地区卫生局任科员、副科长；1986—1996年在新乡市卫生局任科长；1996—2003年在新乡市中心血站任书记、副站长；2003年至今在新乡市120急救指挥中心任中心主任。被评为全国卫生系统先进工作者。

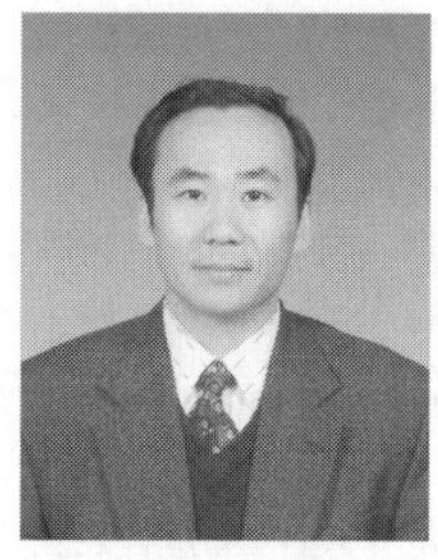

王平凡 男，1961年出生，山西沁水人。1983年毕业于河南医科大学。先后在河南省人民医院和河南省胸科医院工作，历任住院医师、主治医师、副主任医师、主任医师，2001年任河南省胸科医院副院长兼心血管外科主任。

先后荣获省直“五一”劳动奖章、河南省优秀医师奖、河南省学科技术带头人、第四届中国医师协会中国医师奖、全国卫生系统先进工作者等荣誉。享受国务院政府特殊津贴。

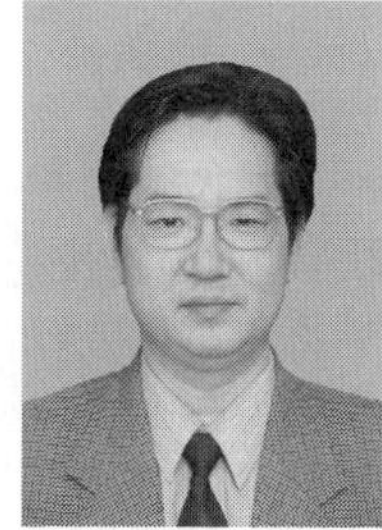

王武亮 男，1984年毕业于河南医科大学医学系，现任郑州大学第二附属医院妇产科主任，主任医师。2007年被评为河南省医德先进个人。全国卫生系统先进工作者。

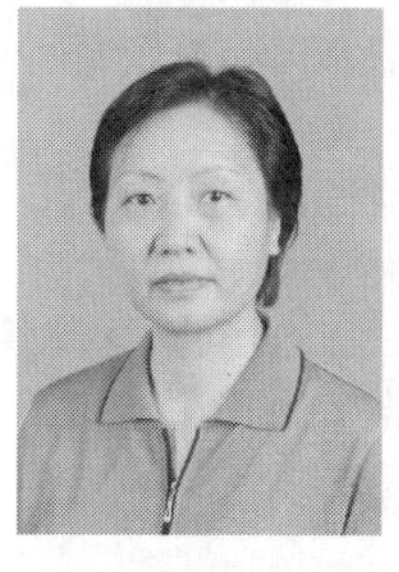

张菊新 女，河南省人民医院妇儿临床医学部主任，主任医师，硕士生导师，妇产科主任，党支部书记，享受政府特殊津贴专家。

荣获中国医师奖，中国医院协会“医患携手、共赢健康”先进个人，河南省巾帼建功标兵，河南省“三八”红旗手，河南省医德标兵，省直优秀共产党员，厅直优秀共产党员，医院优秀共产党员，医院首席感动服务标兵等荣誉。

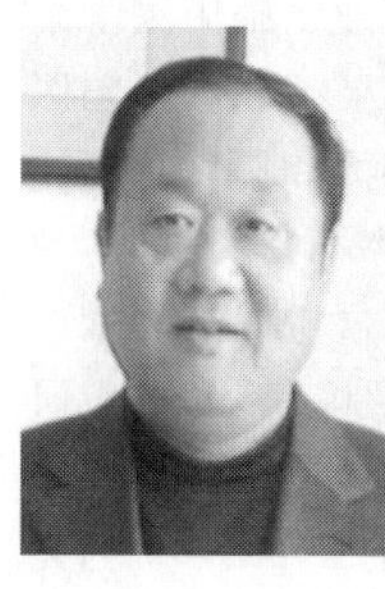

张世清 男，1982年12月在河南大学淮河医院工作，副主任医师、教授、副院长，1999年7月至今任河南大学淮河医院院长。荣获2006年度全国“五一”劳动奖章。

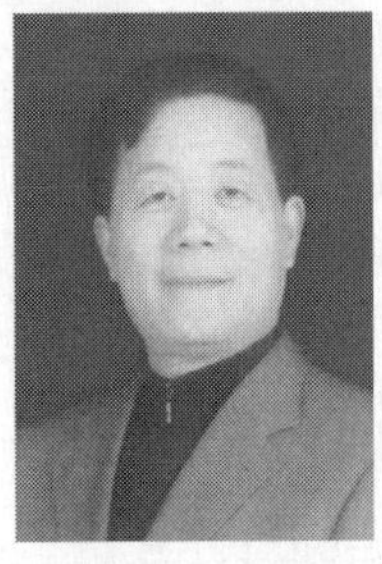

郑松振 男，1951年11月出生，中共党员，外科主任医师。1976年8月毕业于河南医科大学医疗专业，同年分配到临颍县人民医院外科，任外科主任；1985—1990年底任临颍县人民医院业务副院长、党总支委员；1990年12月调入漯河市第三人民医院任外科主任；1993年晋升为外科副主任医师；1997年5月调漯河市第二人民医院任外科主任、业务副院长、党委委员；1998年晋升为外科主任医师；2001年11月任漯河市第二人民医院党委书记、院长。

2000年被市总工会授予"五一"劳动奖章，并获2000年度市技术创新突出贡献奖；2002年被市政府授予专业技术拔尖人才；2004年被评为河南省科技创新先进个人，并享受漯河市政府特殊津贴；2006年7月被漯河市委市政府授予漯河市科技工作先进个人；2007年荣获全国"五一"劳动奖章。

湖北省

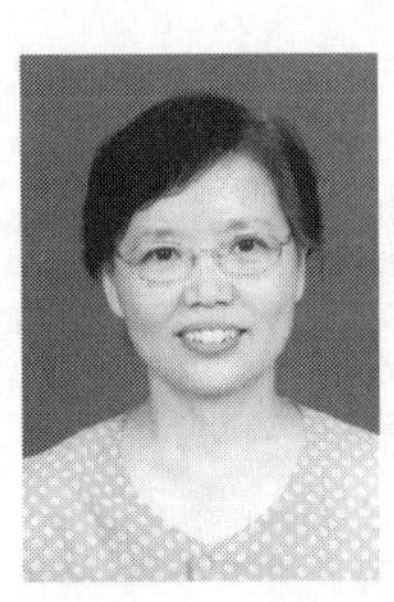

曹来英 女，1953年生，湖北黄石人，中共党员，本科学历，1976年从武汉大学医学院医学系毕业后一直在武汉大学人民医院妇产科从事临床医疗、教学、科研工作。1991—1993年赴阿尔及利亚从事妇产科医疗工作；2005—2006年参加湖北省首批"万名医师支援农村卫生工程"，负责指导咸丰县实施"降消"项目（降低孕产妇死亡、消除新生儿破伤风）工作；现任武汉大学人民医院妇产科副主任、产科主任、主任医师、教授、硕士生导师。

连续18年年度考核优秀，8次被评为医院先进工作者，7次荣获武汉大学医学院、武汉大学人民医院优秀共产党员称号。2006年被评为湖北省"万名医师支援农村卫生工程"项目先进个人并获得第三届中国医师奖，2007年获荆楚十大健康卫士。

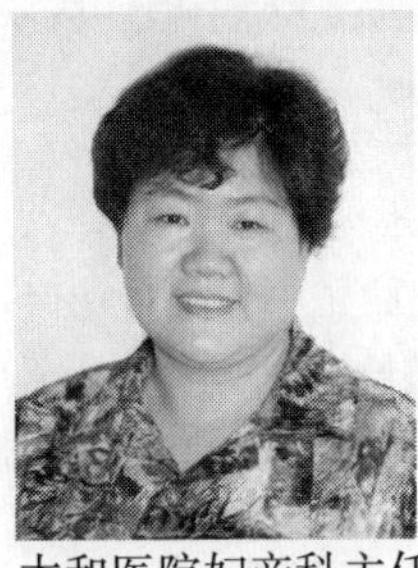

陈双郧 女，1962年出生，本科，主任医师、教授、硕士生导师，1983年毕业于郧阳医学院医疗系，同年分至湖北省郧阳医学院附属十堰市太和医院从事妇产科临床、教学及科研工作。现任湖北省郧阳医学院附属十堰市太和医院妇产科主任、支部书记、院学科带头人、教研室主任。

连续多年被医院、医学院评为先进工作者、优秀党员、优秀女职工、优秀医生，优秀教师及优秀教研室主任，连续多年考核优秀，获优秀教师标兵称号。2004年获得郧阳医学院第二届优秀教学奖一等奖，连续两年被评为郧阳医学院最受学生欢迎的教师，2007年获郧阳医学院临床教学查房一等奖。2005年获得十堰市总工会授予的"五一"劳动奖章，2007年又被十堰市政府授予十堰市劳动模范荣誉称号，同年被卫生部授予全国卫生系统先进工作者。

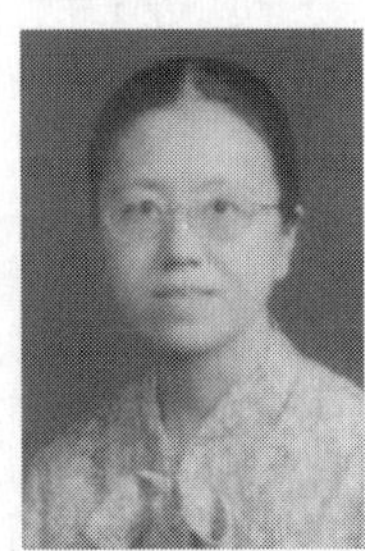

陈　苏 女，1982年12月毕业于同济医学院医疗系，1982年12月—1992年7月任湖北省新华医院内一科医师、主治医师、副主任，1992年7月—1998年7月任湖北省新华医院医务科副主任医师、副主任、主任，1998年7月至今任湖北省新华医院内一科副主任医师、主任医师、主任。荣获中国医师奖。

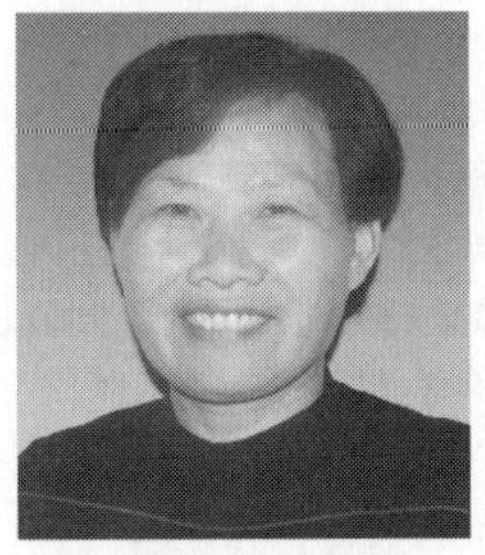

管晓峰 女，1951年1月出生，中共党员，主任医师。1978年7月毕业于华中科技大学同济医学院医疗系；1978年8月分配至孝感市中心医院工作，现任孝感市中心医院大内科主任兼内分泌科主任、主任医师。

多次被评为医院先进工作者、优秀共产党员、优秀带教老师、优秀中层干部、廉洁行医标兵，多次获年度优秀专业技术考核优秀奖，2003年获孝感市优秀专业技术人才奖，2004年获孝感市劳动模范称号，2006年获湖北省十大女杰提名奖，2007年获孝感市突出贡献专家称号，2008年被评为全国卫生系统先进工作者。

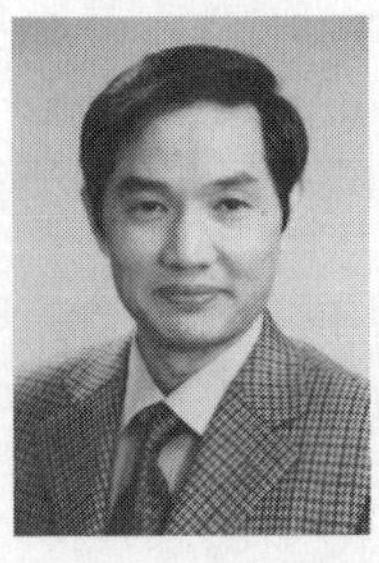

胡祖斌 男，同济医科大学卫生事业管理硕士研究生。1988年8月—2000年6月在湖北省卫生厅中医处、科教处、疾病控制处工作，1998年任省卫生厅疾病控制处副处长，2000年6月至今任湖北省妇幼保健院院长。

2001年获湖北省委省直机关工作委员会优秀青年称号，2004年获省医院管理学会优秀院长称号，2006年获中国医院协会全国优秀院长称号，荣获"四五"普法先进个人称号。

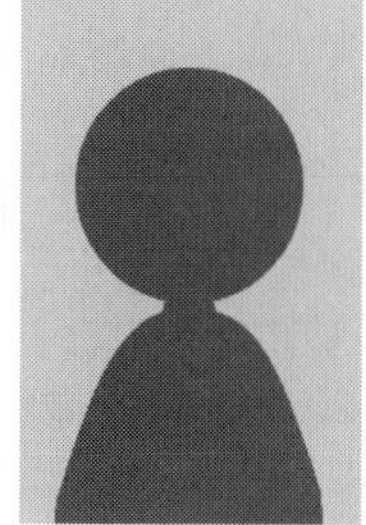

黄　波　男，毕业于武汉医学院荆州分院医疗专业，1982年起在天门市第二人民医院从事外科医生工作，先后任天门市第二人民医院外科主任、业务副院长，1999起任天门市第二人民医院院长。

1993年获天门市卫生系统十佳医生称号，1995年、1996年获天门市卫生局先进工作者称号，1997年天门市人民政府办公室授予卫生工作先进工作者的称号，1999年被岳口镇人民政府评为十佳公仆，2000年中共岳口镇委评为行业标兵，2002年获中共岳口镇委优秀共产党员、二个文明建设先进工作者称号，2003年获中共岳口镇委优秀党务工作者称号，荣获全国卫生系统先进工作者称号。

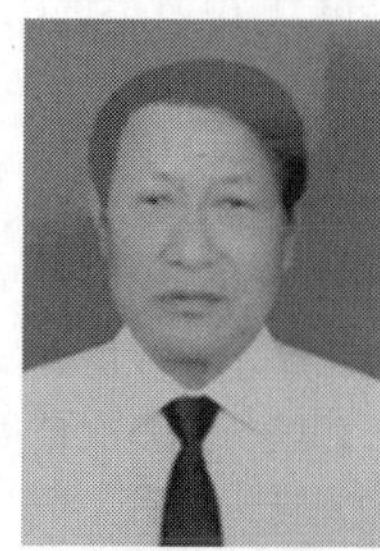

江志国　男，1948年5月出生，中共党员，副主任医师。1963年参加工作，1970年9月从总路咀镇卫生院调入黄冈县麻风病医院工作，1972年任黄冈县麻风病医院院长至今。荣获和谐中国十佳健康卫士荣誉称号。

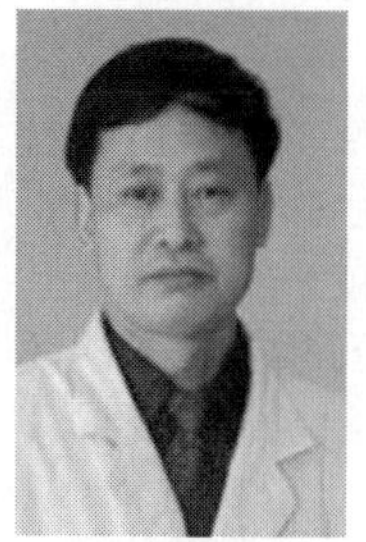

李耀彩　男，中共党员，1977年毕业于三峡大学医学院。教授、主任医师、硕士生导师，现任宜昌市中心人民医院（三峡大学第一临床医学院）内科主任兼神经内科主任、内科教研室主任，三峡大学医学部主任。

多次被宜昌市委、市直宣教战线、市卫生局以及医院评为优秀共产党员和先进工作者；2007年被评为全国卫生系统先进工作者称号。

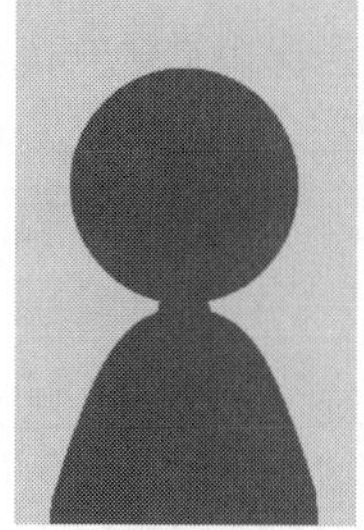

李悼珍　女，中共党员，1970年7月毕业丁武汉医学院医疗系，主任医师、华中科技大学同济医学院兼职教授，卫生部生殖保健专家组成员，2006—2010年卫生部—联合国儿童基金会母子系统保健项目国家级专家。享受国务院政府特殊津贴。湖北省妇幼保健院前任院长、党委书记。

荣获湖北省八届优秀人人代表、湖北省妇幼医生先进工作者、湖北省创建爱婴医院先进工作者、湖北省政治思想工作先进个人、思想政治工作中作出突出贡献的优秀党委书记等称号，2007年荣获中国医师协会第四届中国医师奖。

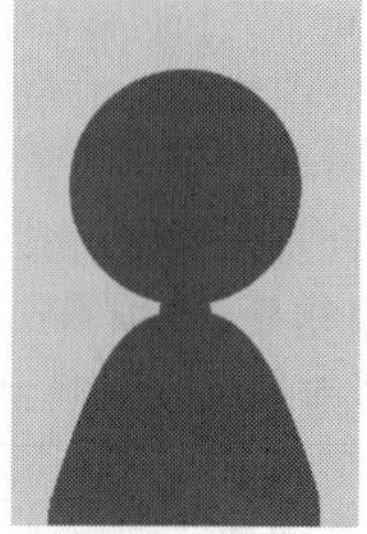

孙卫平　女，1954年5月出生，籍贯山东，中共党员。1974年9月—1976年10月在黄冈卫校学习；1976年10月—1999年9月在黄冈市卫生局工作，历任科员、医政科副科长、科教科长、办公室主任；1999年9月至今在黄冈市妇幼保健院工作，任支部书记、院长。被评为全国卫生系统先进工作者。

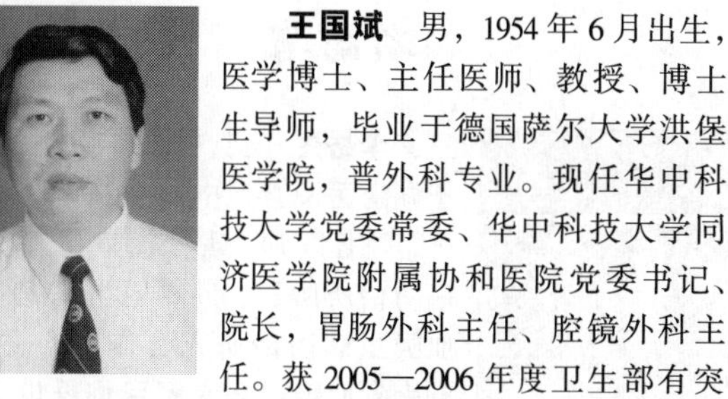

王国斌　男，1954年6月出生，医学博士、主任医师、教授、博士生导师，毕业于德国萨尔大学洪堡医学院，普外科专业。现任华中科技大学党委常委、华中科技大学同济医学院附属协和医院党委书记、院长，胃肠外科主任、腔镜外科主任。获2005—2006年度卫生部有突出贡献中青年专家、全国优秀医院院长、全国医德标兵、湖北省劳动模范、中国侨联创新人才等荣誉称号。享受国务院政府特殊津贴。

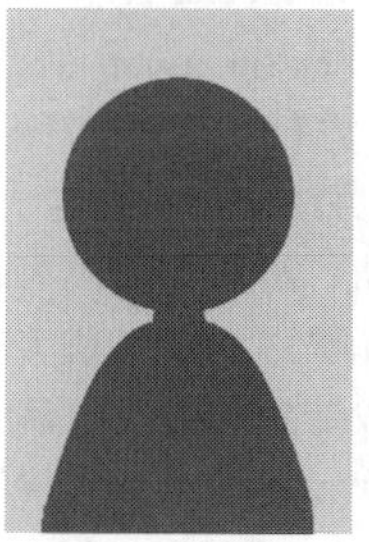

魏振义　男，1953年出生于神农架林区，中共党员。1971年卫校毕业从事医疗工作；1985—1999年期间先后担任乡镇卫生院长、林区妇幼保健所所长、卫生局医政科长以及卫生局纪检组长；1999年担任林区第一人民医院党总支书记、院长。

2003年以来先后被神农架林区人民政府授予劳动模范、项目工作先进工作者荣誉称号，被中共神农架林区委员会授予优秀共产党员荣誉称号，被湖北省医院协会授予湖北省优秀院长荣誉称号；荣获全国卫生系统先进工作者称号。

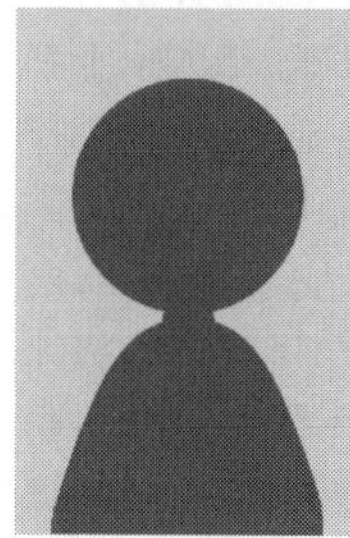

张记恩　男，1982年大学毕业分配到湖北省荆州市一医院骨科工作至今。多次在国内、外优秀教学医院学习、进修。现任主任医师、外科主任、骨科主任。多次被各级党委、卫生系统授予先进个人、先进党员等荣誉称号。

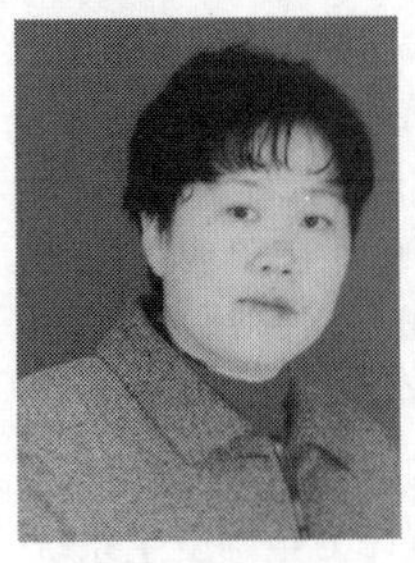

朱小燕 女，46岁，1985年毕业于郧阳。多次荣获医院先进工作者、十佳医生、优秀共产党员、襄樊市十大健康卫士和全国卫生系统先进工作者等光荣称号。2003年，被同济医科大学聘为硕士生导师；2004年，被聘为武汉大家医学院副教授；2005年，入选为湖北省高科技人才库高层次人员。

湖南省

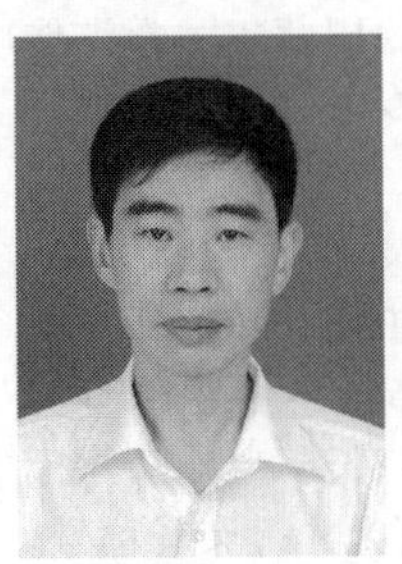

李岳生 男，1952年6月出生于湖南岳阳县，中共党员，医学博士，主任医师。现任湖南省血吸虫病防治所所长、世界卫生组织湖区血吸虫病防治研究合作中心主任，湖南省血吸虫病专家咨询委员会主任，中南大学湘雅医学院兼职教授、硕士生导师，澳大利亚昆士兰大学博士生导师。

1999年获美国 American Tropical Medicine and Hygiene Award奖；1999年获澳大利亚 AMRAD Student Award奖；2002年获卫生部全国地方病跨世纪优秀科技工作者称号；2002年湖南省卫生厅记三等功；2003年、2004年、2005年连续三年湖南省卫生厅记二等功；2004年获澳大利亚 Population Health Career Development奖；2005年获美国霍华德·休斯医学研究院（HHMI）传染病和寄生虫病国际研究学者奖；2006年被中共湖南省委授予湖南省优秀党员光荣称号；获中国医师协会的中国医师奖；获中国医院协会大医精诚先进个人称号；获岳阳市科技创新突出贡献奖；获湖南省2006年度十大新闻人物奖；2006年度全国健康卫士楷模、和谐中国十佳健康卫士；获2006年度全国“五一”劳动奖章。

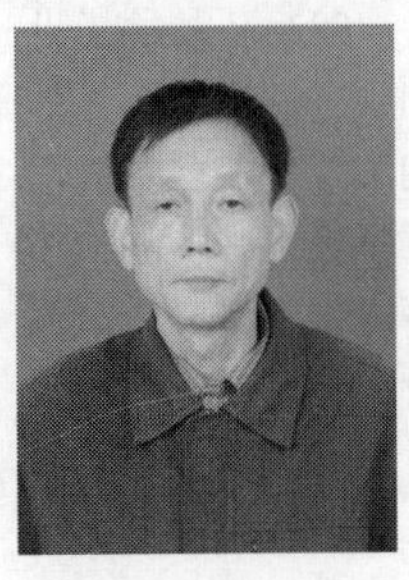

罗新松 男，1952年出生于湖南省沅江县，中共党员，主管技师。1975年毕业于益阳地区卫生学校医士专业；1979—1985年在湖南医学院进修学习并参与寄生虫病免疫诊断的科研协作工作；1990年在上海医科大学公共卫生学院进修预防医学；2004年在法国国立卫生与健康研究院U399研究室学习免疫遗传学研究方法和技术。1975—1992年在湖南省沅江市血吸虫病防治站从事血吸虫病防治工作，1993年起在湖南省血吸虫病防治所任主管技师，从事血吸虫病免疫诊断研究工作。全国卫生系统先进工作者。多次被评为单位优秀党员和先进工作者；2002年荣获湖南省卫生厅个人三等功。

广东省

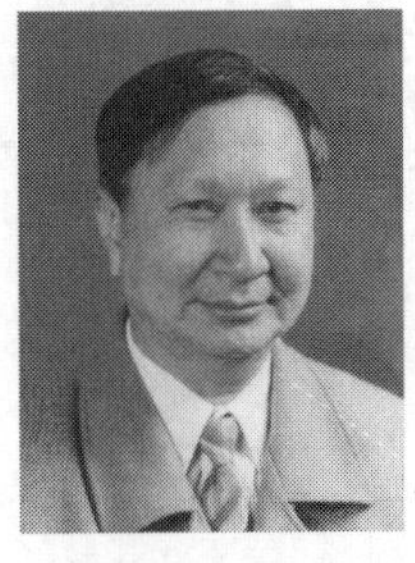

陈家祺 男，教授，博士生导师，俄罗斯自然科学院外籍院士。中华眼科学会角膜病学组组长、教育部和卫生部眼科学重点实验室学术委员会副主任、中山大学中山眼科中心角膜病专科主任。

获广东省劳动模范、卫生部有突出贡献中青年专家、白求恩奖章、全国百名优秀医生以及美中眼科学会金钥匙奖等多项荣誉。

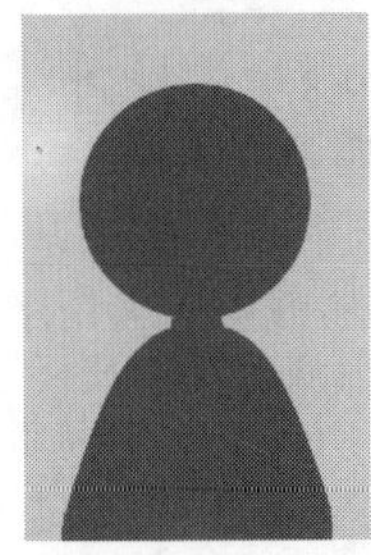

陈阳生 男，1961年10月出生，1984年汕头大学医学院毕业。外科副主任医师、医学管理硕士。1984年10月参加工作，历任普宁市人民医院外科主任、普宁市卫生局副局长。现任广东省政协委员、普宁市政协副主席、普宁市人民医院院长。多次被揭阳市、普宁市评为先进工作者、劳动模范；2007年被人事部、卫生部、国家中医药管理局授予全国卫生系统先进工作者荣誉称号。

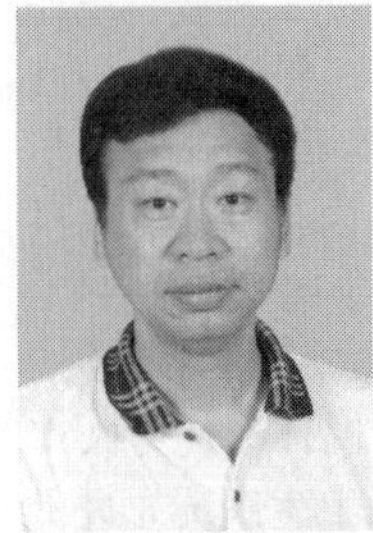

樊粤光 男，1954年生，教授、主任中医师、博士生导师，享受国务院政府特殊津贴。1988—1990年获卫生部公派作为高级访问学者到美国伊利诺斯州立大学医学院进修学习2年。现任广州中医药大学第一附属医院（第一临床医学院）院长。

获教育部全国高等学校优秀骨干教师、广东省抗击“非典”突出贡献三等功、南粤优秀教师等荣誉称号；2003年被广东省中医药管理局授予全省优秀院长称号；2004年被卫生部授予有突出贡献中青年专家荣誉称号；2007年被中华中医药学会授予全国中医医院优秀院长称号；2008年被人事部、卫生部、国家中医药管理局授予全国卫生系统先进工作者称号。

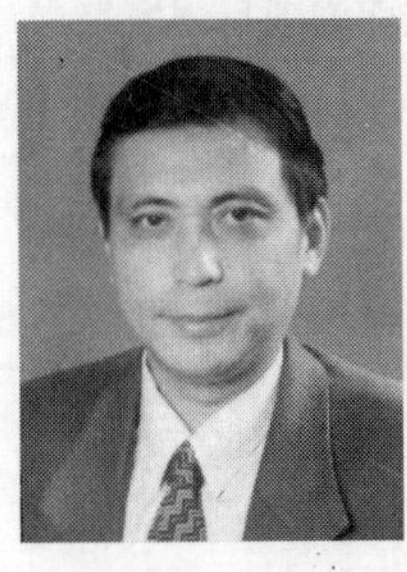

葛　坚 男，54岁，教授，博士生导师，中山大学中山眼科中心主任、国家眼科学重点实验室主任、眼科医院院长。荣获第四届中国医师奖。

1991年被国家教委和国务院学位委员会授予作出突出贡献的中国博士学位获得者荣誉称号；1993年起享受国务院政府特殊津贴；1997年获广东省南粤教书育人优秀教师奖；1999年被评为广东省白求恩式先进工

作者；2002年被评为广东省"千百十人才工程"先进个人优秀奖；2004年被评为全国优秀院长。

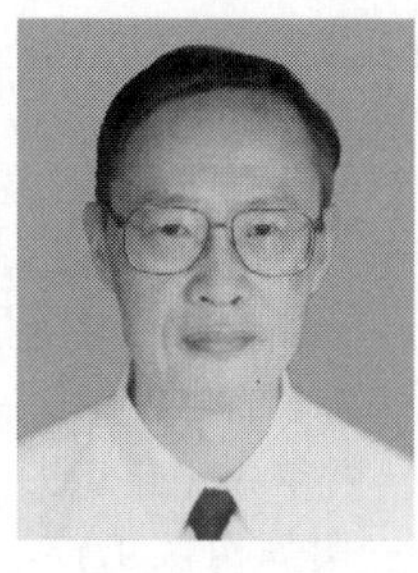

顾有守 男，1960—1992年在北京和南京中国医学科学院皮肤病研究所历任皮肤科医师、主治医师、副主任医师，1988—1992年任该所副所长（其中文革期间和文革后曾一度在苏州市立医院工作）；1993年至今在广东省皮肤性病防治中心任主任医师，兼中山大学第三附属医院皮肤科指导教授。

获中国医师协会皮肤科分会杰出贡献奖、全国卫生系统先进工作者称号。

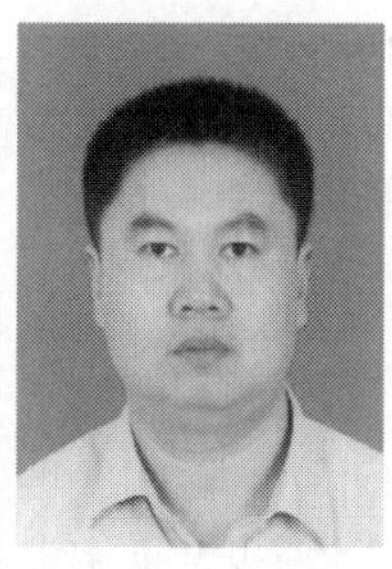

黄汉林 男，1961年12月出生于广东省潮州市，现任广东省职业病防治院院长、主任医师。主要从事职业病和中毒的预防、控制、急救、治疗等工作，是《中华人民共和国职业病防治法》主要起草者之一，《职业性正己烷中毒诊断标准》的研制者。全国卫生系统先进工作者。

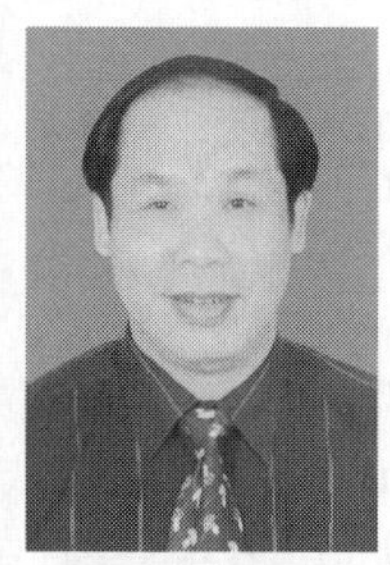

黄木寿 男，本科学历，中共党员，广东化州市妇幼保健院党支部书记，院长、外科副主任医师。

连续多年被评为省市医疗先进工作者、优秀党务工作者、优秀党员、优秀院长、百姓放心示范医院优秀管理者；1988年被冈比亚共和国总统授予国家骑士勋章；2003年和2006年分别被化州市、茂名市评为劳动模范；2007年被中华总工会授予"五一"劳动奖章。

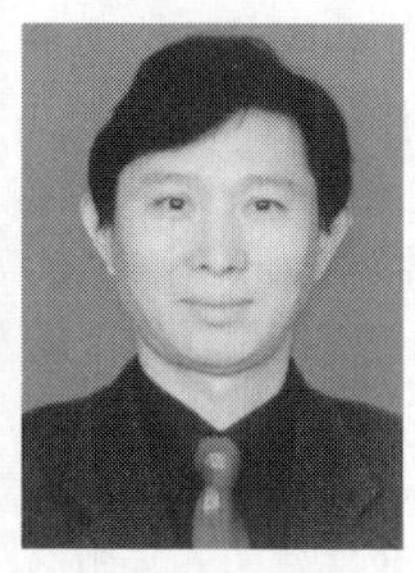

金大地 男，1952年10月出生，江苏苏州籍，中共党员、教授、主任医师、博士生导师。我国著名脊柱外科专家，毕业于第三军医大学，曾留学于瑞士苏黎世大学。原任南方医科大学（原第一军医大学）南方医院脊柱骨病外科主任。现任南方医科大学第三附属医院（骨科医院）院长，党委副书记，教授、主任医师、博士生导师，广东省"五个一"重点学科带头人，广东省丁颖科技奖获得者，享受国务院政府特殊津贴。

获总后勤部个人二等功、通令嘉奖、基层建设标兵、广东省五好家庭等荣誉；多次被评为学校医院的优秀科室主任，先进个人等；2007年获全国卫生系统先进工作者称号；2008年获广东省抗震救灾先进个人称号。

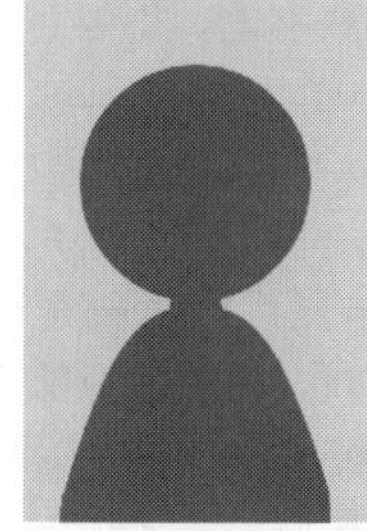

孔抗美 女，1953年1月出生，江苏常州人，医学硕士、高级工商管理硕士、汕头大学医学院第二附属医院院长、骨外科教授、主任医师、博士生导师。荣获第四届中国医师奖。

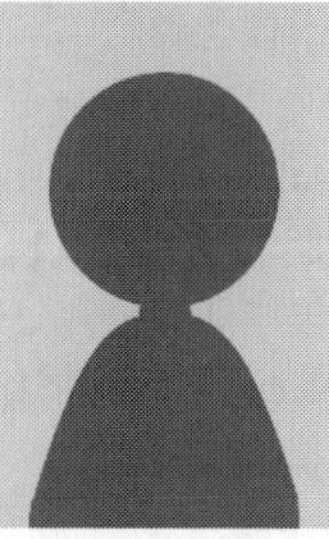

李利平 女，本科毕业于广东医学院，1989年7月至今在梅州市人民医院妇产科工作，历任住院医师、主治医师、副主任医师、妇产科主任。

1999年获得梅州市科技三等奖；2003—2005年获梅州市人民医院优秀科主任奖；2005年获梅州市优秀科技工作者奖；2006年获市优秀医生奖，2007获市"五一"劳动奖；2008年获全国卫生系统先进个人称号。

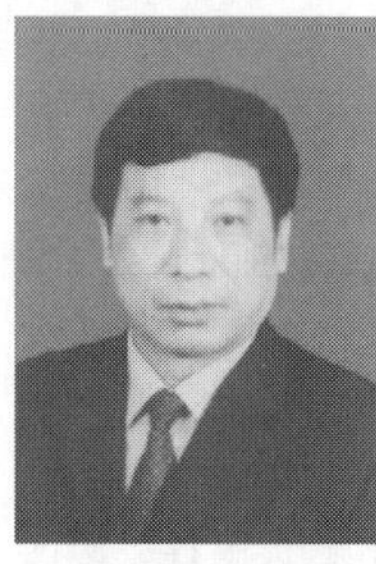

刘珍才 男，1956年12月出生，广东省廉江市人，中共党员。1980年广东医学院临床医疗系大学本科毕业；2005年12月获高级管理人员工商管理硕士学位，同时修读美国加州伯克利大学技术管理课程，并获相应资格证书。现任湛江中心人民医院院长兼党委书记，主任医师，湛江市第八届党代会代表，湛江市第十一届人大代表。

获得全国白求恩式先进工作者、全国医院文化建设先进个人、全国卫生系统先进工作者等荣誉称号。

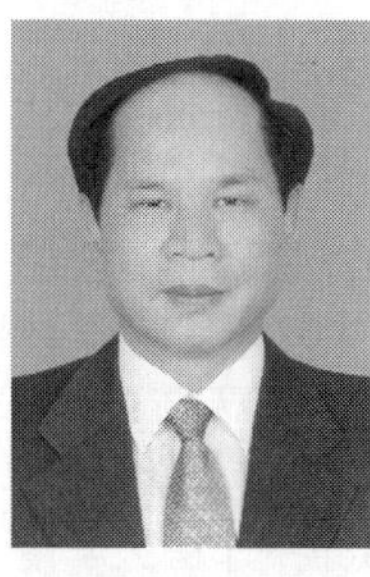

刘卓民 男，48岁，中共党员，外科主治医师，大专学历，1983年参加工作，历任广东省河源市龙川县上坪卫生院院长、县卫生局副局长，2007年5月始任龙川县妇幼保健院院长。

1994年以来，多次被市、县授予优秀共产党员、优秀党务工作者、创建文明单位积极分子、先进工作者等称号；1997年被省人事厅、卫生厅授予全省山区建设优秀人才称号；2002年被省卫生厅授予全省卫生系统行业作风建设先进工作者称号；2007年8月被龙川县委授予龙川县第三批县管科技优秀人才称号；2008年1月被人事部、卫生部、国家中医药管理局授予全国卫生系统先进工作者称号；2008年3月被河源市委市政府授予廉洁从政先进工作者称号。

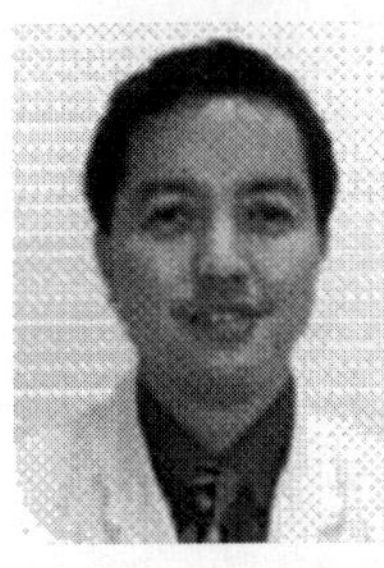

麦智广 男，中山医学院本科、暨南大学研究生毕业，医学硕士，内儿科党支部副书记、儿科主任、主任医师、中山大学兼职教授、硕士生导师。

2007年被评为全国卫生系统先进工作者；2003年获广东省抗击“非典”三等功；2006年被评为佛山市直卫生系统优秀党员；2000年、2007年2次被评为医院十佳医生；2004年、2005年2次获医院葛兰素优秀青年医师奖；连续10年被评为医院优秀党员和医德高尚者；2006年被评为医院健康教育讲座十佳老师。

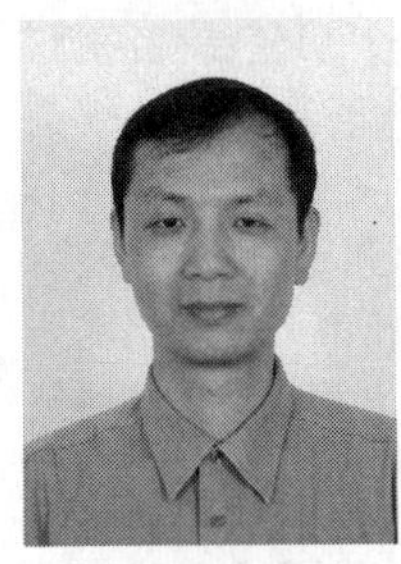

莫　蛮 男，1959年4月出生，中共党员，1978年考入遵义医学院医疗系，1983年毕业，获学士学位，同年分配到贵州省遵义市人民医院儿科工作。1989年11月调入广东省汕尾市人民医院儿科工作。现任汕尾市人民医院门诊部党支部书记、门诊部主任、小儿内科副主任医师。全国卫生系统先进工作者。

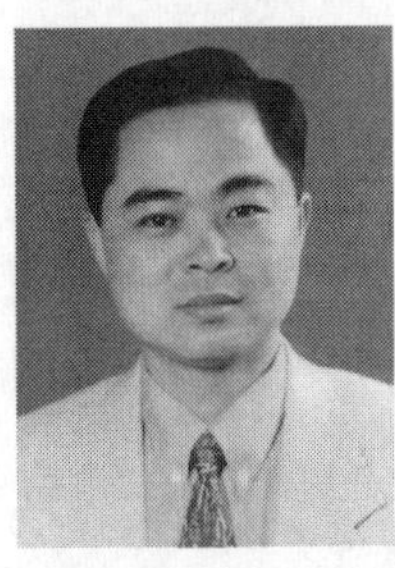

唐仕波 男，47岁，中共党员，教授、博士生导师，中山大学中山眼科中心副主任兼眼科医院副院长、眼科学国家重点实验室玻璃体视网膜研究室主任、眼底外科主任，是国家杰出青年基金获得者、国务院政府特殊津贴获得者、德国洪堡基金获得者、卫生部有突出贡献中青年专家、“千百十人才工程”国家级学科带头人培养对象、卫生部德育先进工作者。

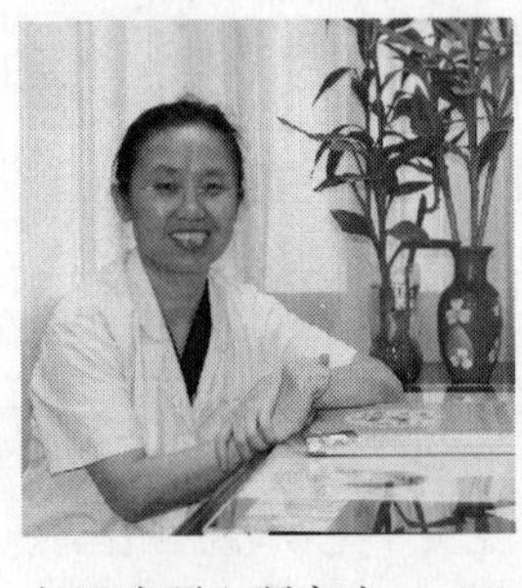

王　玲 女，1951年12月出生，中共党员，现任广东省第二人民医院（原广州军区第177医院）专家组组长、主任医师、医学博士。1968年3月入伍；1977年进入第一军医大学学习；1985年就读第一军医大学南方医院硕士研究生；1989年在武汉同济医科大学攻读博士，并于1992年获博士学位；获博士学位后回广州军区第177医院儿科，开始展开小儿血液病的收治工作；1993年12月开始负责全院骨髓像诊断工作；1996年1月，创建广州军区第177医院血液病实验室；1998年12月，随医院集体转业，任广东省177医院血液科主任、主任医师；2004年6月，医院改名为广东省第二人民医院，任广东省第二人民医院血液科主任。被评为广东省医疗卫生系统行风建设先进个人，省、市“三八”红旗手；2003年在抗击“非典”斗争中被省委、省政府记二等功一次；2005年5月被评为全国劳模，首届全国医德楷模；2007年6月当选全国党的十七大代表。

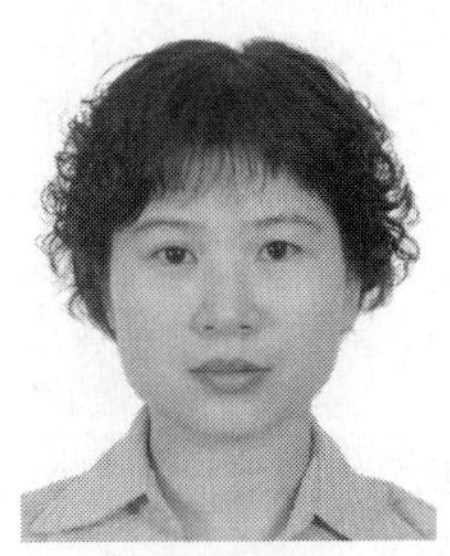

魏少君 女，1974年9月出生，共青团员，本科学历，主管护师，1993年毕业于汕头大学医学院护理专业，同年分配到汕头大学医学院第一附属医院工作，1994年分配到心血管一病区从事临床护理工作至今。汕大医学院一附院心血管一病区“全国青年文明号”副号长。

1997年被评为汕头市优秀护士；1999年被评为医学院优秀护士；1997—1998年被评为汕头大学优秀青年志愿者；连续多年被评为汕头大学及医院优秀团干部、优秀团员、三星护士、青年岗位能手；荣获2005—2006年度全国卫生系统青年岗位能手称号。

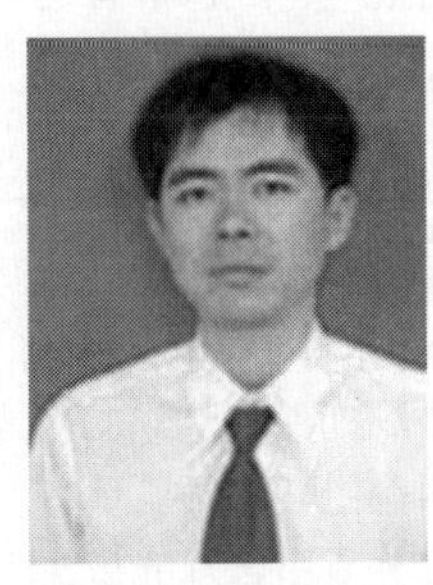

吴凡宇 男，1970年11月出生，中共党员，本科学历，获学士学位，现任英德市人民医院副院长、兼大外科主任、兼泌尿外科主任、副主任医师。

1996年度、2004年度被评为英德市委评为优秀共产党员；近3年来，多次被评为全程优质服务标兵、青年岗位能手、先进工作者、年度考核优秀等次；2006年被评为首届医院科技拔尖人才；2004年、2006年被英德市委评为优秀共产党员；2006年被清远市委评为优秀共产党员，荣获清远市第五届十大杰出青年光荣称号；2007年荣获全国卫生系统先进工作者光荣称号。

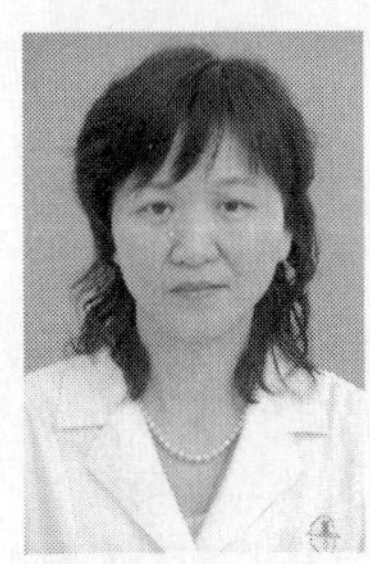

肖小敏 女，1979—1984年广州医学院医疗系本科毕业，获学士学位；1984—1987年任广州市第六人民医院妇产科医师；1987—1990年暨南大学医学院妇产科硕士研究生毕业，获硕士学位；1990—1993年任暨南大学医学院妇产科主治医师；1993—1997年暨南大学医学院妇产科博士研究生毕业，获博士学位；1997—2004年任暨南大学附属第一医院妇产科副主任医师；1998—2005年任暨南大学附属第一医院妇产科副教授；2004年至今任暨南大学附属第一医院妇产科主任医师；2005年至今任暨南大学附属第一医院妇产科教授；2006年至今任暨南大学第一临床学院妇产科博士生导师。被评为全国卫生系统先进工作者。

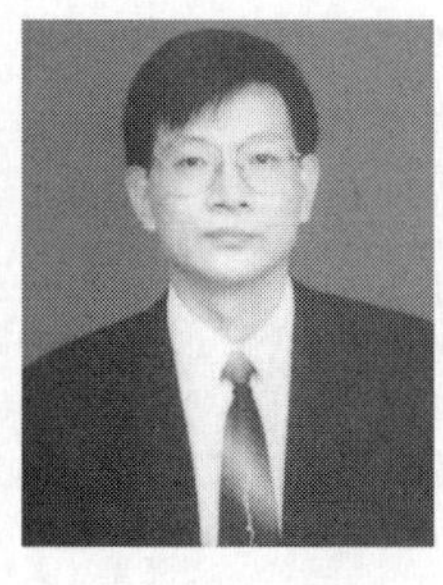

杨培增 男，教授、博士生导师，第五届国务院学科评议组成员。教育部“长江学者”特聘教授，卫生部有突出贡献中青年专家，享受国务院政府特殊津贴，全国模范教师，国际葡萄膜炎研究组成员，“千百十人才工程”国家级学科带头人培养对象。

获卫生部科技进步二等奖、国家科技进步三等奖；获得全国“五一”劳动奖章。

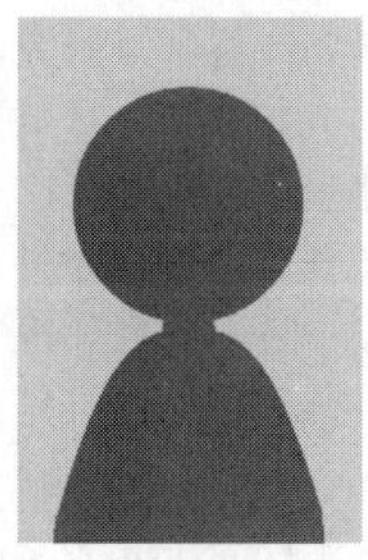

甄建壮 男，36岁，中共党员，副主任医师，广东省台山市人民医院神经内科主任。1993年7月毕业于中山医科大学六年制临床医学专业，同年7月分配于台山人民医院内科工作；1998年考取内科主治医师资格职称；2001年起担任台山人民医院神经内科区长；2003年考取神经内科副主任医师职称；2005年起担任台山人民医院神经内科主任；2003年被评为江门市青年科技工作者；2004年被评为台山市十大杰出青年；2005年被评为江门市劳动模范；2007年被评为全国总工会劳动模范。获得全国“五一”劳动奖章。

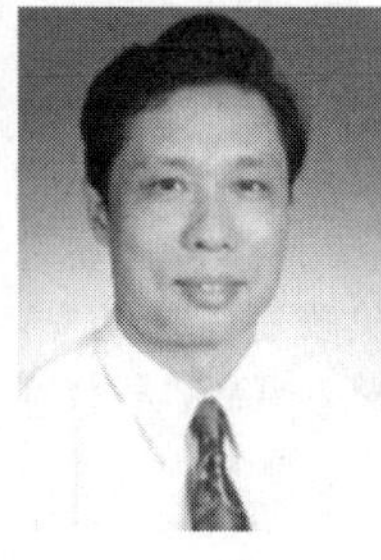

钟南山 男，1955—1960年就读于北京医学院医疗系；1960—1971年任北京医学院放射教研室助教；1971—1976年任广州医学院第一附属医院内科医师；1976年至今任广州呼吸疾病研究所所长；1986—1992年任广州医学院第一附属医院院长；1992—1995年任广州医学院院长、党委书记；1992—2002年任广州医学院院长；1979—1981年任英国爱丁堡大学医学院和伦敦医学院访问使者。

获广东省科技进步特等奖一项、国家科技三等奖一项、卫生部科技进步二等奖及三等奖各一项、省科技进步一等奖一项、国家教委科技进步三等奖一项，并获得2004年广东省和广州市科技进步个人特等奖、2005年广东省科技进步特等奖。被评为全国道德模范。

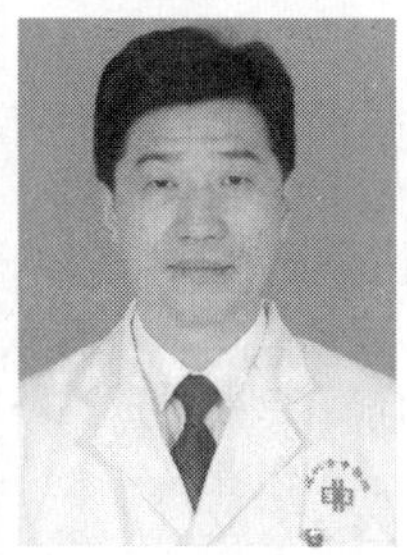

周大桥 男，毕业于湖北中医学院中医专业。1983年7月—1987年8月在湖北中医学院肝病研究所任中医师、助教；1987年9月—1990年6月在湖北中医学院研究生部读硕士研究生；2002年9月—2005年6月在广州中医药大学研究生部读博士研究生。1990年7月至今在深圳市中医院工作，历任主治中医师、副主任中医师、主任中医师、教授，享受国务院政府特殊津贴专家，广州中医药大学博士生导师，肝病专科主任。

先后荣获全国卫生系统先进工作者，全国“五一”劳动奖章，广东省白求恩式先进工作者，广东省优秀中医药工作者，广东省优秀医药科技工作者，深圳市劳动模范，深圳市青年科技带头人，深圳市先进中医药、中西医结合工作者等称号。

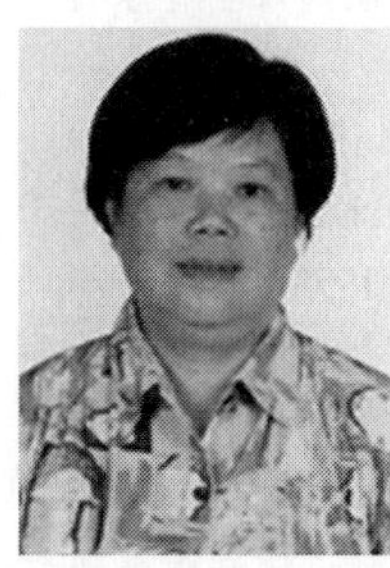

朱坤仪 女，1937年12日出生，广东南海人，妇产科主任医师。1957年毕业于佛山医士学校；1957—1961年在佛山地区第二人民医院（现江门市中心医院）妇产科工作；1962年至今在江门市妇幼保健院妇产科工作；1981年晋升妇产科主治医师；1988年晋升妇产科副主任医师；1993年晋升妇产科主任医师。1973年任妇产科负责人；1982年任妇产科主任；1984年任副院长（主管业务）；1990年3月—1998年4月任院长；1998年5月—1999年12月任院长顾问。

先后获全国卫生文明建设先进个人、全国计划生育先进个人，全国计划生育手术万例无事故先进个人奖等荣誉；两次被评为广东省白求恩先进工作者；1992年起享受国务院政府特殊津贴；2007年4月被评为第一届“爱在江门”十佳人物；2007年11月获第四届中国医师协会中国医师奖。

广西壮族自治区

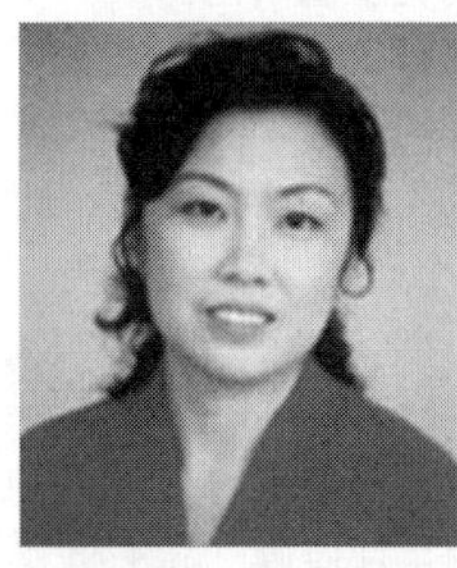

陈桂丽 女，1975年毕业于广西医学院医疗系本科，毕业后在广西桂林市人民医院工作至今。1984年5月广西医学院进修西医基础理论1年；1987年7月到北京协和医院内分泌科进修1年；2001年晋升为内科主任医师；现任该院大内科主任、内分泌科主任。

近年先后荣获广西壮族自治区巾帼建功标兵、自治区学习型文明家庭标兵户、自治区科技工作先进个人；桂林市劳动模范、桂林市“三八”红旗手、亚洲博鳌论坛会医疗保健先进个人、桂林市科技进步三等奖等荣誉称号；2008年获全国卫生系统先进工作者和全国“三八”红旗手荣誉称号。

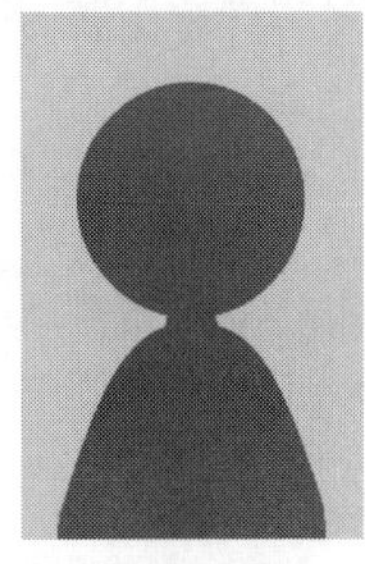

陈丽媛 女，毕业于广西右江民族医学院，医学学士学位，主治医师。毕业后分配到钦州市二医院心内科工作至今。

历年来被评为自治区青年岗位能手、十佳员工、优秀团干、优秀党员、医院先进工作者、优秀带教老师和卫生部有突出贡献中青年专家等。

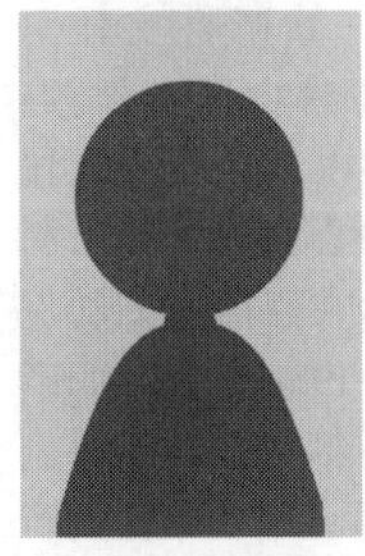

何雪明 女，1985年毕业后一直在桂平市人民医院工作，先后于1991年、1997年、1998年、2004年、2008年在广西医科大学、北京协和医院、北京儿童医院、北京阜外医院进修，并两次获得优秀进修医生奖。2004年5月任桂平市人民医院业务副院长。荣获全国卫生系统先进工作者称号。

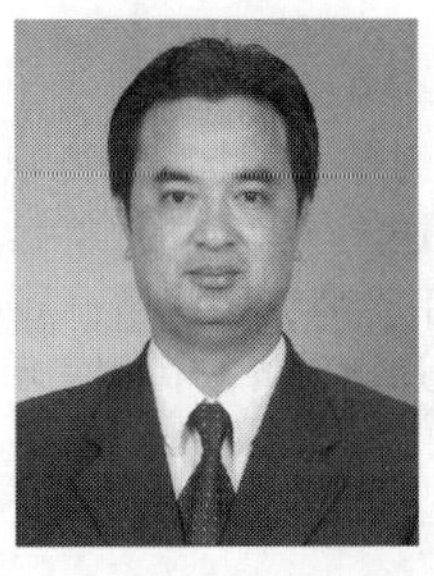

黄健辉 男，1961年11月出生，河南潢川人，中共党员，大学本科毕业，主任医师。1983年7月广西医科大学医疗系毕业后，分配到柳州市人民医院工作；1994年4月—1996年8月任柳州市人民医院胸心外科病区副主任兼外科党支部书记；1996年8月—1997年11月任柳州市人民医院业务副院长；1997年11月至今任柳州市人民医院院长兼党委副书记。

先后荣获全国“五一”劳动奖章、全国卫生系统先进工作者、全国百姓放心示范医院优秀管理者、第六届广西青年科技奖、广西壮族自治区先进生产工作者、柳州市科技拔尖人才、柳州市第三届十大杰出青年等称号。

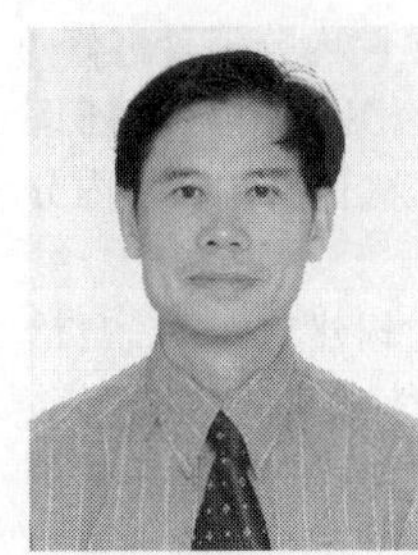

黄顺荣 男，1950年12月出生，中共党员，大学学历，广西著名普外专家，主任医师、硕士生导师。1998年3月至今任广西人民医院常务副院长、院党委委员、普外科主任。

先后获得广西有突出贡献的科技人员、广西“五一”劳动奖章、区直机关优秀共产党员、区人民医院首届十佳医师、医院先进工作者、先进科主任、科技拔尖人才等荣誉称号；1986年、1994年两次率队参加中国援非医疗队赴非洲工作，获援外工作先进个人称号；2000年度受广西陆军预备役步兵师嘉奖一次；2002年、2003年被评为中华医学会广西分会先进工作者；荣获全国卫生系统先进工作者称号。

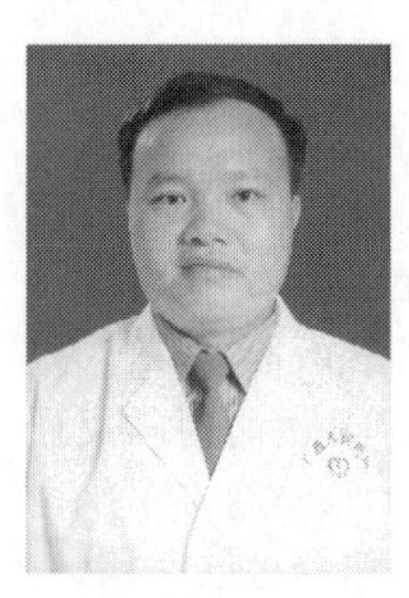

黄孝英 男，39岁，广西壮族自治区人民医院骨科主治医师。荣获“万名医师支援农村卫生工程”先进个人。

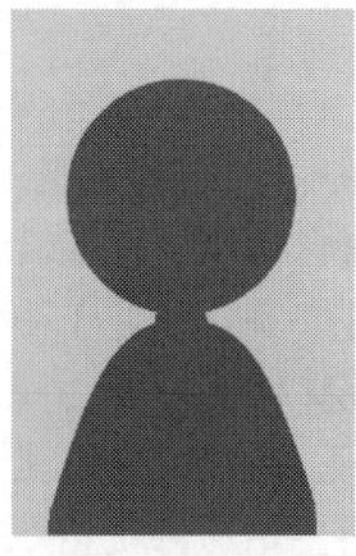

李　力 男，1959年2月出生，四川成都市人。1984年9月—1987年7月在广西医科大学妇产科学读研究生，获医学硕士学位。1987年7月至今在广西医科大学附属肿瘤医院、广西肿瘤防治研究所工作，历任妇瘤科医师、主治医师（讲师）、副主任医师（副教授）、主任医师（教授）。先后担任科室副主任、科长、副院（所）长，院（所）长。其中1998年1月—2001年4月英国Edinburgh大学医学院临床肿瘤研究中心高级访问学者、博士研究生；2001年4获英国医学博士学位；2003年6—9月加拿大渥太华大学肿瘤中心高级访问学者。有突出贡献中青年专家。

1995年获广西青年科技奖以及广西区团委和科委授予广西青年科技标兵称号；1996年卫生部、解放军总后勤部和国家中医药管理局联合授予第二届全国中青年医学科技之星，被广西区党委和政府授予广西优秀专家称号；1998获广西区党委和政府广西革命和建设突出贡献荣誉证书；1999年获广西区党委和政府“十百千人材工程”第2层次人选；2000年获国务院政府特殊津贴。2003年中央组织、宣传部、统战部以及人事部、科技部和教育部联合授予全国留学回国先进个人称号。

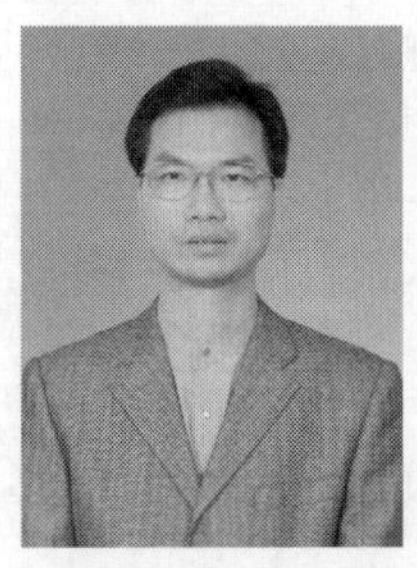

李雄文 男，梧州市红十字会医院急诊科暨市120急诊科主任。到广州军区广州总医院进修急诊和危重病医学专业（ICU）；接受全国救护人员培训中心、中国红十字会总会和广西道路交通事故救护师资培训；接受过美国Johns Hopkins医院急救中心和新加坡国际管理学院现代医院高级管理项目的培训。

获梧州市卫生局颁发的成功诊断、抢救危重疑难病例二等奖和三等奖；荣获梧州市优秀共产党员、梧州市双文明建设先进个人、梧州市优秀青年岗位能手、市八桂先锋行先进个人、梧州市（劳模）先进工作者、梧州市卫生系统首届十佳医生、“工作勤奋、急救尽责”好党员等称号；被评为全国卫生系统先进工作者。

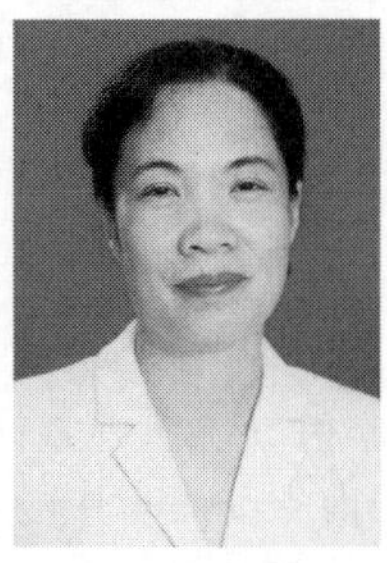

梁惠娟 女，广西壮族自治区人民医院党委书记，副主任管理医师。先后荣获全国省级综合性医院文化建设先进个人、全国省级综合性医院政研会第三届优秀党委书记、自治区直属机关先进思想政治工作者、自治区直属机关优秀党务工作者、广西医学会先进工作者、“四五”普法先进个人等称号。

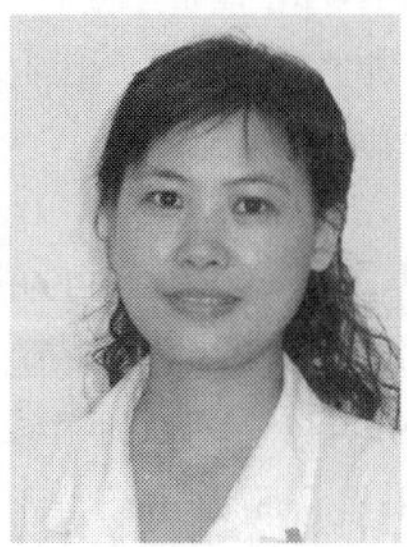

陆华文 女，1995年广西桂林医学院毕业，毕业后分配到广西梧州市工人医院眼科工作至今。2000年在广东省中山医科大学眼科中心进修；2004—2005年在美国耶鲁大学眼科中心进修学习；2004年获眼科主治医师资格；2003年至今担任眼科副主任。

先后获得梧州市优秀科技人员、梧州市青年岗位能手、广西青年岗位能手、全国青年岗位能手等称号。

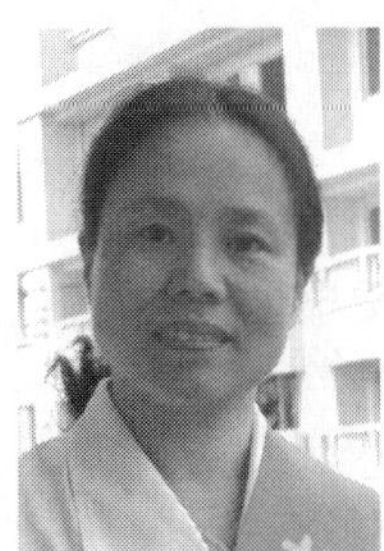

麦　丹 女，1977年考入广西医学院，1982年毕业分配在广西梧州市工人医院工作，从事眼科临床20余年，2001年获眼科主任医师资格。

2000年以来先后获梧州市优秀科技人员、梧州市卫生系统行风建设先进个人、梧州市先进工作者以及广西壮族自治区卫生系统先进工作者、广西壮族自治区“三八”红旗手、广西壮族自治区“视觉第一中国行动”工作先进个人、广西壮族自治区先进工作者和全国卫生系统先进工作者、全国“五一”劳动奖章等荣誉。

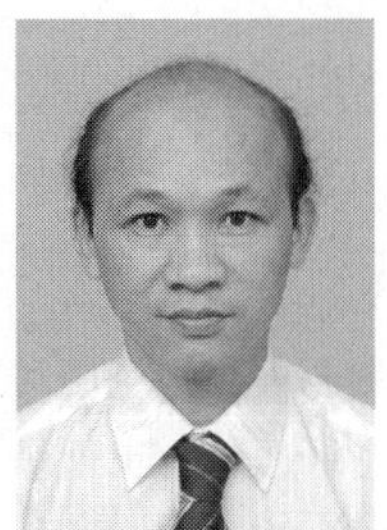

蒙志好 男，毕业于广西医科大学医疗专业。1987年7月—2003年9月在结核科工作；1994年晋升为肺内科主治医师；1999年8月—2003年9月任内四科、内六科副主任；2003年10月—2006年1月任医务部副主任；2003年12月晋升内科副主任医师；2006年2月至今任内六科、内七科（艾滋病）主任。2007年荣获全国卫生系统先进个人光荣称号。

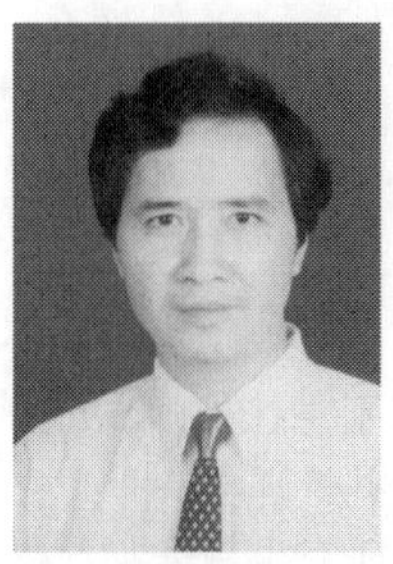

潘　革 男，大学本科，主任医师、教授、硕士生导师。现任广西南宁市第二人民医院院长助理兼医务科科长、儿科主任。

先后多次获得医院先进工作者、广西医科大学优秀教师、南宁市卫生系统优秀共产党员、先进工作者、南宁市先进工作者、南宁市专业技术拔尖人才、广西优秀医师奖和中国医师奖等荣誉称号。

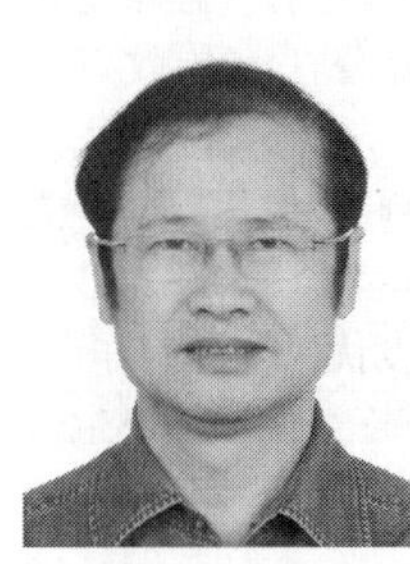

庞声航 男，1955年12月出生，研究生学历，主任医师、教授、硕士生导师，壮医学资深专家，广西名中医，享受国务院政府特殊津贴专家。原任广西民族医药研究所长，广西壮医医院创办者。现任广西壮族自治区江滨医院院长，2005—2006年度卫生部突出贡献中青年专家获得者。

2003年获广西名中医称号；2003年被评为广西科普先进工作者；2006年被授予2005—2006年度卫生部有突出贡献中青年专家荣誉称号2006年度享受政府特殊津贴专家。

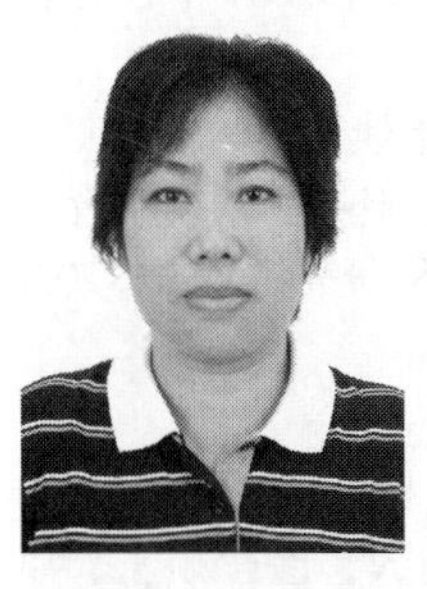

史　伟 女，48岁，广西中医学院第一附属医院主任医师，硕士生导师，全国优秀中医临床人才，广西名中医。1983年广西中医学院本科毕业，从事中医内科临床工作25年，从事肾病专业工作15年，2002年晋升为主任医师。

2003年被评为广西名中医；2006年获广西优秀医师提名；2007年获全国优秀中医临床人才、全国首届杰出女中医师、2007年度感动邕城十大好医生、2007年度全区德技双馨好医生等称号；2008年被人事部、卫生部、中医药管理局授予全国卫生系统先进工作者称号。

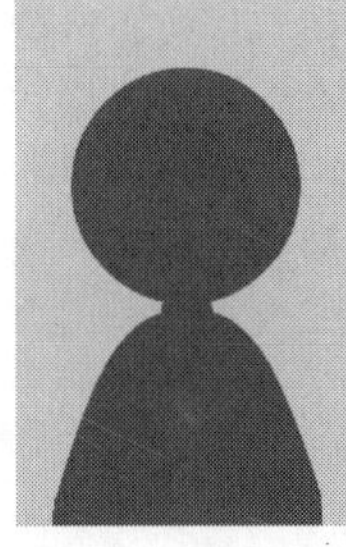

苏素花 女，1965年云南省大理卫校毕业分配到广西，从事医疗卫生工作四十余年。1976年毕业于右江民族医学院医疗系，留校任教；1985年到上海化工职防院进修一年；1992年晋升为副主任医师。现任广西职业病防治研究院中毒病区主任，所党委委员，自治区职业病诊断鉴定委员会委员，广西中毒急救中心医疗组组长。多次被研究所、厅直和自治区直机关党委评为十佳标兵和优秀共产党员；荣获自治区职业卫生先进工作者、广西毒鼠强专项整治工作先进个人、广西优秀医师奖、中国医师奖等荣誉。

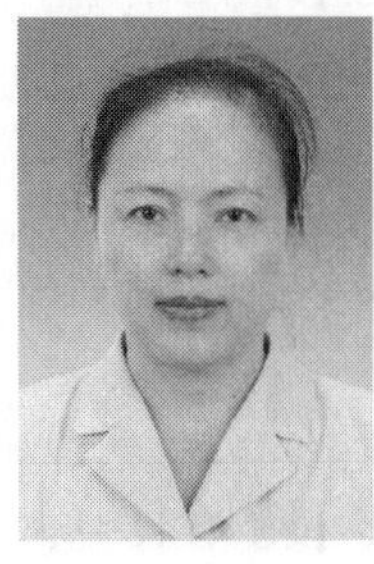

王粤湘 女，49岁，广西中医学院第一附属医院副主任护师。2001年广西医科大学公共管理学专业（卫生事业管理方向）研究生班毕业，在职研究生学历。2001年开始从事医院党务、纪检、监察及普法宣传教育工作，担任医院党办、纪检、监察室主任，具体负责医院普法宣传教育工作。

先后荣获广西中医学院1998—2000年度优秀共产党员，2003年和2006年度优秀卫生工作者，2001—2003年度、2004—2005年度、2006—2007年度优秀党务工作者，2006—2007年度广西高校工委优秀党务工作者，卫生部“四五”普法先进个人的医疗工作者等称号。

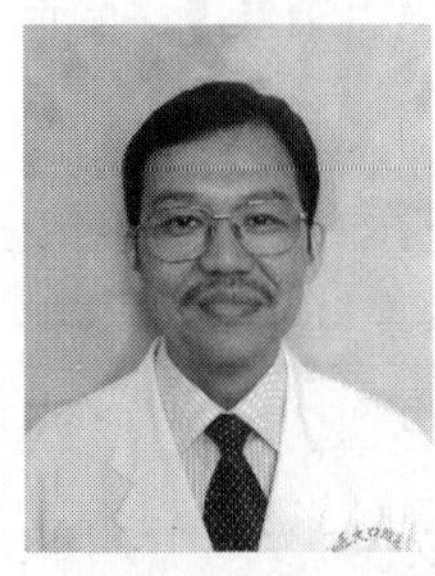

于大海 男，1968年出生，教授，中共党员，综合第二门诊主任，硕士生导师。1992年本科毕业于华西医科大学口腔医学院；1997年广西医科大学口腔系硕士毕业；2000年华西医科大学口腔医学院博士毕业；2004年晋升教授。

2003年度被评为广西医科大学十佳青年学术研究标兵，2005年获得国家留学基金资助，赴芬兰访问学者一年；2004年、2005年被评为卫生厅科研先进个人；2007年被评为全国卫生系统先进工作者。

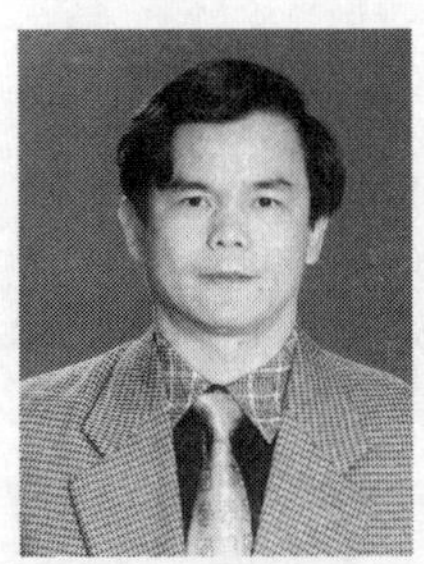

张法灿 男，1958年11月出生，广西荔浦人，医学硕士、硕士生导师、主任医师。1982年参加工作，1987年硕士研究生毕业分配到广西壮族自治区人民医院工作至今。1998年3月至今任医院院长兼党委副书记。

先后获全国优秀院长、全国省级医院思想政治工作创新奖、首批全国百姓放心示范医院优秀管理者、全国“五一”劳动奖章、自治区优秀共产党员、精神文明建设先进个人、广西保健工作优秀专家等荣誉；多次被评为区直工委、医院级优秀共产党员、先进工作者等。

海南省

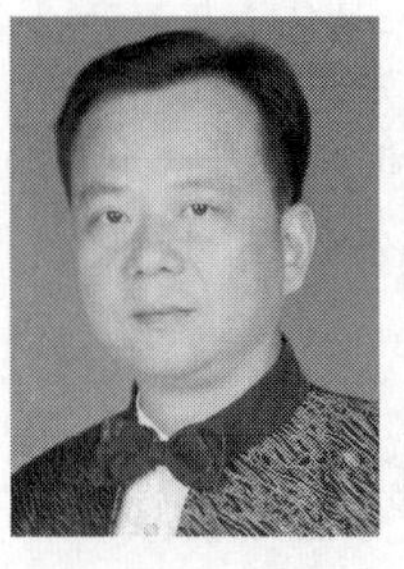

段争跃 男，1978—1983年就读于中南大学湘雅医学院医疗系；1983—2002年在湖南省娄底市中心医院皮肤科工作；从2002开始在海南省皮肤性病防治中心工作，任海南省皮肤性病防治中心皮肤性病科副主任、主任医师。荣获全国卫生系统先进工作者荣誉称号。

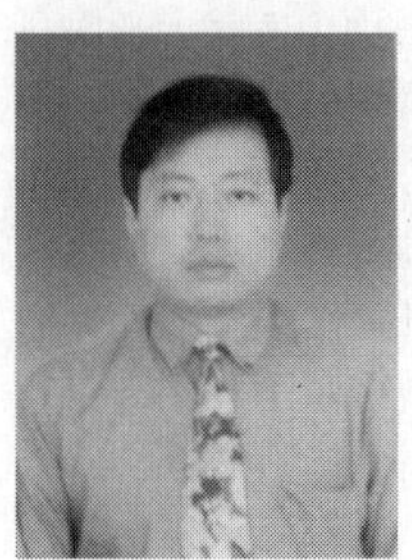

余　海 男，1985年7月—1991年3月在贵州省遵义医学院附属医院口腔科工作，1991年3月—1999年2月在贵州省贵阳市口腔医院工作；1999年2月至今在海南省海口市人民医院工作。荣获“四五”普法先进个人称号。

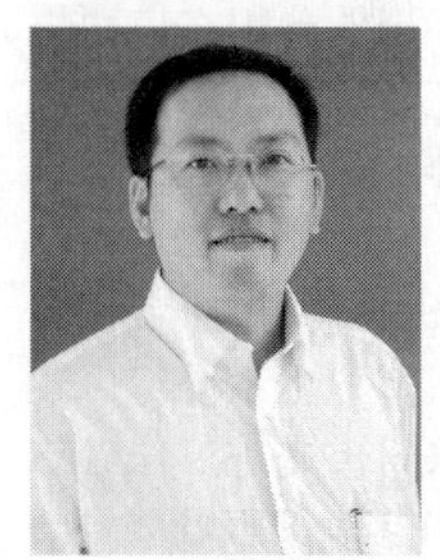

钟　伟 男，35岁，中共党员，大专学历，主治医师，海口市人民医院口腔医学中心口腔外科负责人。2000—2001年在北京大学口腔医学院进修；2004年成为海南省口腔医学会理事及医学会办公室副主任。

先后被评为学习白求恩先进个人、海口市先进团员、海南省希望工程优秀志愿者、海口市先进团干部、海口市青年岗位能手、海南省青年岗位能手、海口市征兵工作先进个人；2006年被卫生部、团中央评为全国青年岗位能手。

重庆市

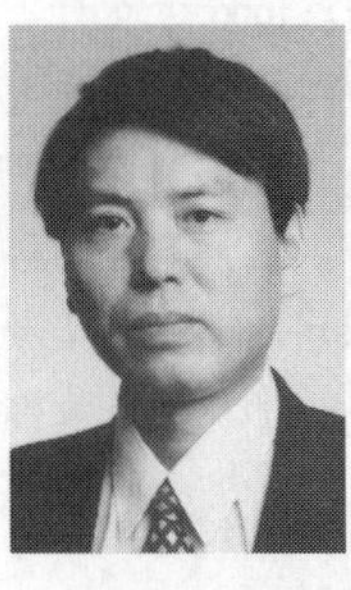

顾顺华 男，55岁，大学文化。1977年毕业于四川泸州医学院，历任住院主治医师、副主任医师、主任医师、临床科主任；1981—1992年期间，先后在重庆医科大学、解放军三军医大及国内呼吸专业权威机构研修学习，现为重庆市中山医院呼吸内科主任。

2003年被指定参加重庆市抗击“非典”医疗专家组工作，因完成任务优异，被评为重庆市抗击“非典”工作先进个人；2006年获重庆市市级宣传系统优秀共产党员；荣获全国卫生系统先进工作者称号。

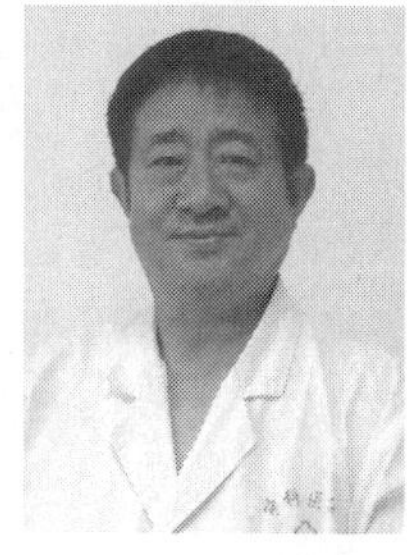

郭剑华 男，1945年4月16日出生，四川荣县人。1984年6月加入中国农工民主党；1963年7月毕业于泸州医学专科学校中医专业；1986年7月调重庆市中医骨科医院工作。现担任重庆市中医骨科医院软伤病房主任，主任中医师，享受国务院政府特殊津贴。

先后获得重庆市渝中区首批中青年拔尖人才、四川省有突出贡献的优秀专家、重庆市优秀科技工作者（荣立二等功）、全国卫生系统先进工作者、重庆市十佳优秀医务工作者、重庆市劳动模范（先进工作者）、全国首批百名中医药科普专家等称号；2007年获全国“五一”劳动奖章；2007年被中共重庆市委确定为首批直接掌握和联系的专家。

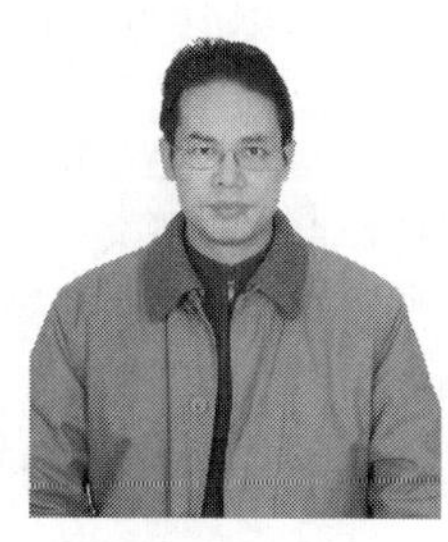

郭述良 男，1967年9月生，四川德阳人，医学博士。重庆医科大学附一院呼吸内科主任医师，科室副主任，硕士生导师。第四届中国医师奖获得者。创建“重庆市中青年呼吸医师沙龙”。1999年获重庆市卫生局科技进步三等奖，2001年获重庆市政府科技进步二等奖。

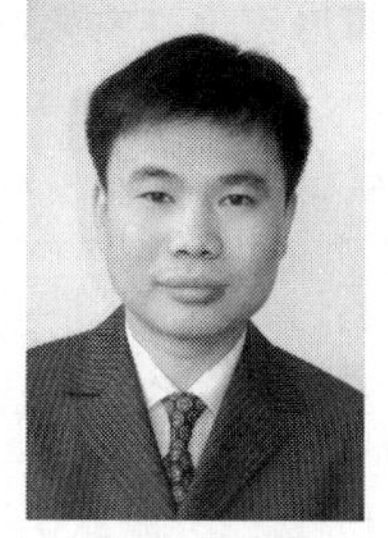

宋锦璘 男，1973年9月出生，博士后，副教授、副主任医师，重庆医科大学附属口腔医院正畸科主任、正畸教研室主任。重庆市第二届高校中青年骨干教师、重庆市第三届卫生系统十大杰出青年医务工作者、重庆医科大学附属口腔医院首届十佳医务工作者。荣获全国卫生系统2005—2006年度青年岗位能手称号。

四川省

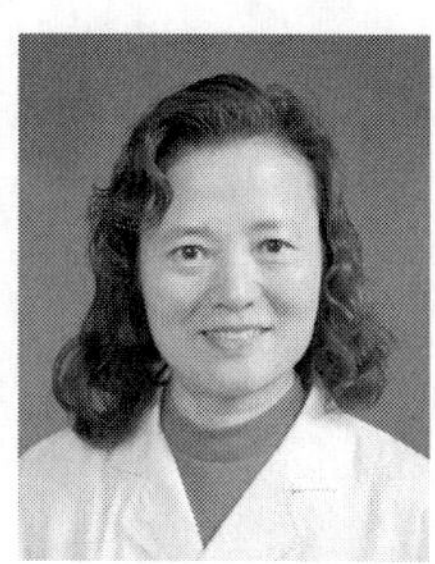

江学勤 女，四川省第四人民医院针灸科主任。荣获2006年度全国“五一”劳动奖章。

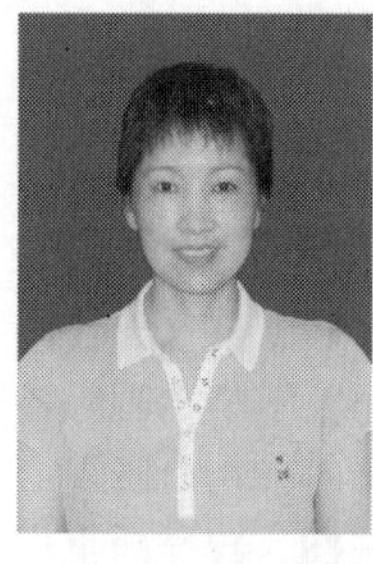

金沈蓉 女，47岁，中共党员。1983年7月从成都中医药大学本科毕业分配到四川省第四人民医院工作至今。1989年4月晋升为主治医师，1995年4月破格晋升为副主任医师，2000年4月晋升为主任医师。现担任医院副院长、门诊部党支部书记、女工委员会主任等行政职务。

先后荣获由医院党政、省府管理局、省卫生厅、省人事厅、省中医药管理局、团省委、省直工委、卫生部、人事部、中医药管理局等部门授予的优秀共产党员、先进工作者、四川省名中医、四川省优秀青年技术创新带头人、四川省中医管理局学术技术带头人后备人选、四川省发展中医药工作先进个人、争创省直单位职业道德十佳标兵、四川省中医管理局学术技术带头人、全国卫生系统先进工作者等称号。

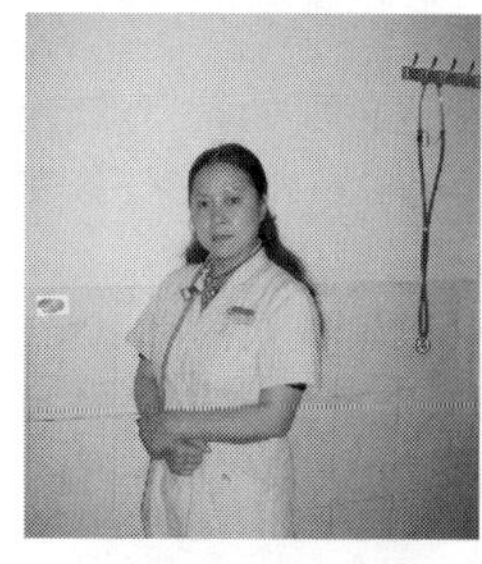

刘小芸 女，1984年毕业于重庆医科大学儿科系，四川省德阳市人民医院儿科学科带头人，现任儿科主任、华西医大兼职副教授。全国“三八”红旗手、全国卫生系统先进工作者、全国城乡巾帼建功标兵、四川省脊髓灰质炎防治先进个人、德阳市卫生系统优秀医务工作者、德阳市行风建设先进个人、德阳市优秀学科带头人、德阳市优秀共产党员、德阳市共产党员“保持共产党员先进性教育”先进典型。

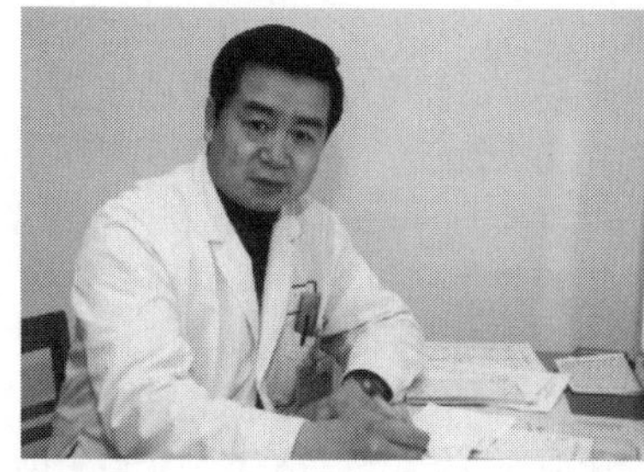

裴福兴 男，1951年12月出生，中共党员，医学硕士。现任四川大学华西医院骨科主任，教授、博士生导师。有突出贡献中青年专家。

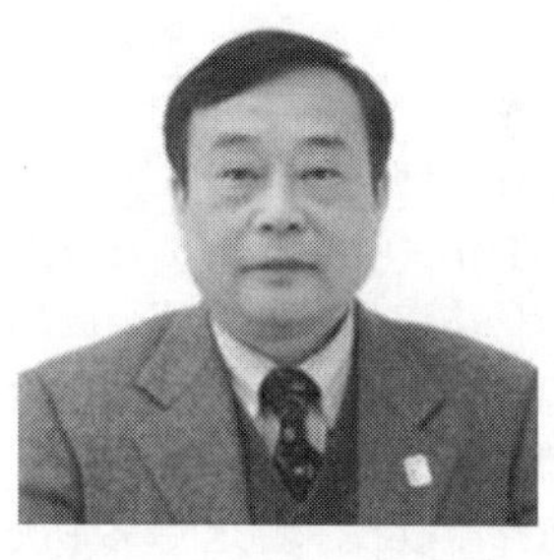

石应康 男，1951年5月出生，中共党员，医学硕士。现任四川大学华西临床医学院、华西医院院长，博士生导师、教授。1999年被卫生部评为全国优秀医院院长；1999年12月被卫生部、人事部评为全国卫生系统先进工作者；2003年10月获中华医院管理学会2003年度医院管理突出贡献奖；2006年12月被卫生部授予

2005—2006 年度有突出贡献中青年专家荣誉称号。

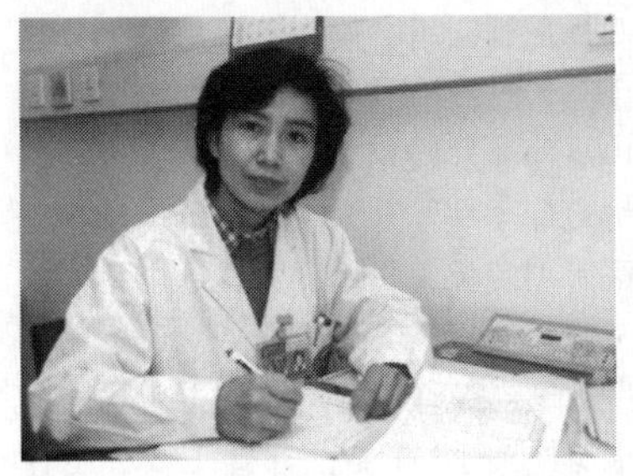

唐承薇 女，1957 年 10 月出生，中共党员，现任四川大学华西医院消化内科及内镜中心主任、教育部重点实验室“人类疾病生物治疗实验室”相关多肽研究室主任。中国共产党第十六次代表大会代表，医学博士、教授、博士生导师。国家自然科学基金杰出青年科学基金获得者，全国巾帼建功立业标兵，人事部中青年有突出贡献专家，国家“新世纪百千万人才工程”入选者，教育部高校骨干教师，四川省学术带头人和全国消化学科的学术带头人，成都市“三八”红旗手，全国卫生系统先进工作者。

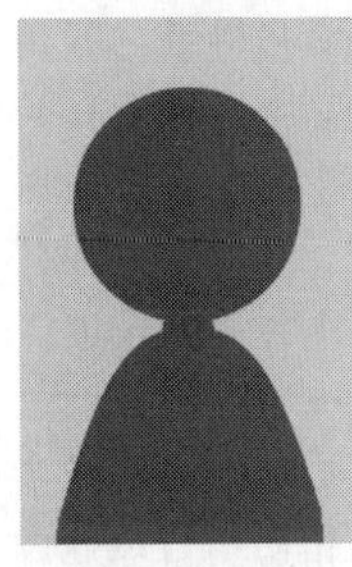

万 平 女，1977—1982 年就读于四川医学院，1982—1990 年任雅安地区人民医院眼科医生，1990—1996 年任雅安地区人民医院眼科副主任，1996 年至今任雅安市人民医院眼科主任。被评为全国卫生系统先进工作者。

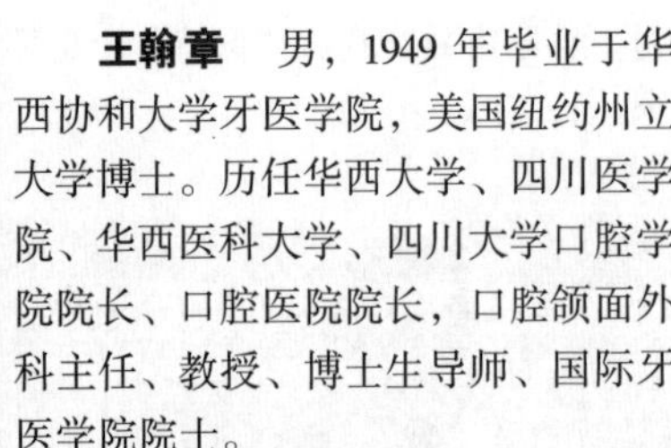

王翰章 男，1949 年毕业于华西协和大学牙医学院，美国纽约州立大学博士。历任华西大学、四川医学院、华西医科大学、四川大学口腔学院院长、口腔医院院长，口腔颌面外科主任、教授、博士生导师、国际牙医学院院士。

1978 年获得全国卫生部科学大会奖（口腔颌面外科手术学），获得部、省、市科学进步二、三等奖共 4 项；1990 年获得全国优秀教师奖；2005 年获得中国口腔颌面外科华佗奖；2006 年获得中国口腔颌面外科杰出贡献奖；2007 年获得杰出口腔医师奖；2007 年获得中国医师奖。

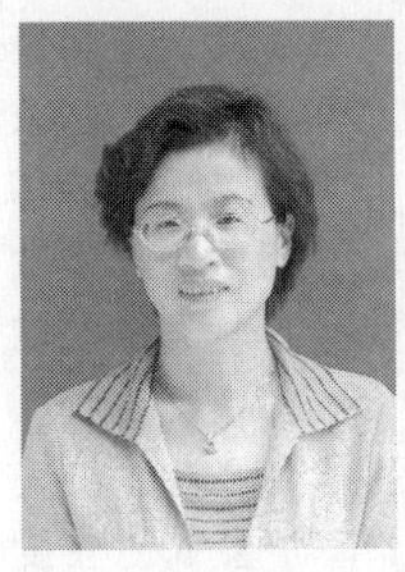

吴 俭 女，46 岁，大学本科学历，主任医师，副院长，1977 年 8 月参加工作，中共党员。为四川省成都市传染病专委会委员，成都市“非典”、人禽流感、人感染猪链球菌病医疗救治专家组成员，省、市医疗事故技术鉴定专家库成员。

曾多次参与了处置霍乱、“非典”、甲肝、炭疽、人感染猪链球菌病等突发公共卫生事件的医疗救治工作、组织协调工作及预案制定工作。

学术成就：撰写学术论文十余篇，分别在国家、省、市级学术刊物上发表并交流；参与省厅级科研课题 1 项，市局级科研课题 5 项，其中两项分别获得 2001 和 2004 年度成都市科技进步二等奖，一项获得 2004 年局级优秀新技术二等奖。

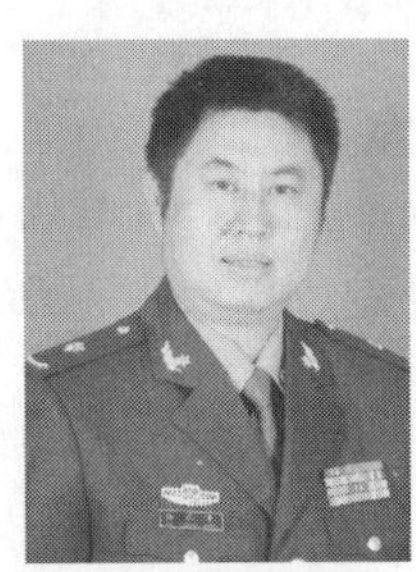

徐永清 男，1984 年毕业于西安第四军医大学，1991 年获第三军医大学硕士学位，1999 年获第一军医大学博士学位。现任解放军昆明总医院附属骨科医院院长，全军骨科中心主任，教授、主任医师、博士生导师。

获军队及云南省二等奖 6 项军队及云南省科技进步三等奖 11 项；2001 年被评为成都军区联勤部政治部学习成才标兵，3 次荣立三等功；2004 年被军区联勤部评为优秀基层主官；享受 2004 年、2006 年度军队优秀专业技术人才岗位津贴（Ⅲ类）；获 2004 年军队杰出人才基金；2006 年享受国务院政府特殊津贴；2007 年荣获第四届中国医师奖，是成都军区首位获此殊荣的优秀专家；2008 年荣获成都军区首批杰出人才称号。

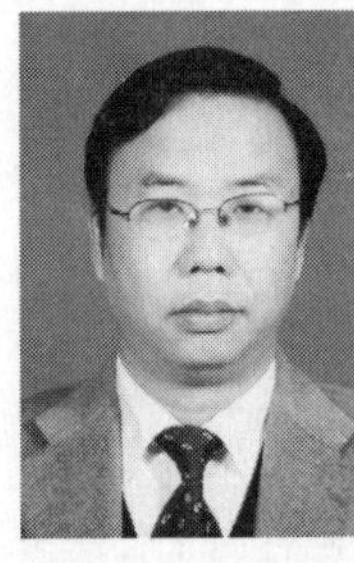

杨 宁 男，广安市人大代表，人大常委会委员，四川省政协委员。1979 年 9 月—1984 年 7 月在重庆医学院学习临床医学，获医学学士学位；1984 年 8—1987 年 8 月在川北医学院附属医院外科任助教；1987 年 9 月—1990 年 8 月在华西医科大学第一附属医院胸心外科读研究生，获外科硕士学位；1990 年 9 月—1992 年 11 月任川北医学院附属医院胸心外科助教；1992 年 12 月—1993 年 11 月任川北医学院附属医院胸心外科讲师；1993 年 12 月—2001 年 11 月任川北医学院附属医院胸心外科副教授，1995 年 6 月—1996 年 6 月，在阆中市人民医院任胸外科主任、实习队长，1998 年 3 月起担任心脏外科负责人；2001 年 11 月—2002 年 12 月任德国国家心脏中心（柏林）高级访问学者、客座医生；2003 年 1 月—2004 年 12 月任川北医学院附属医院教授、硕士生导师；2005 年 1 月—2006 年 12 月任江苏省江阴市人民医院胸心外科副主任、主任医师；2007 年 1 月至今任广安市人民医院外科主任、胸心外科主任、主任医师。

多次被医院评为先进工作者、优秀医生；1998 年被遴选为四川省卫生厅首届学术技术带头人后备人才；2007 年被广安市人民政府授予十佳医生称号；2008 年被评为全国卫生系统先进工作者。

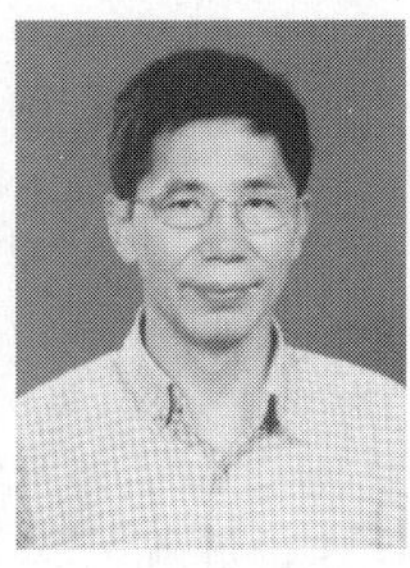

袁国华 男，江苏丹阳人，1962年出生，医学博士、教授。1985年毕业于上海第二军医大学；1995年7月毕业于解放军进修学院风湿病专业，获博士学位；1995年7月—1999年4月在解放军总医院风湿科工作；1999年5月—2002年5月在日本圣玛里安那医科大学免疫、风湿和基因研究中心任研究员；2002年6月至今在川北医学院附属医院风湿免疫研究所工作。现任风湿免疫研究所（省重点学科）所长，四川省风湿病治疗中心主任，川北医学院附属医院副院长。

先后被评为全国卫生系统先进个人、卫生部有突出贡献中青年专家、四川省首批有突出贡献卫生人才、南充市十大杰出青年、南充市有突出贡献的中青年拔尖人才、川北医学院优秀教育工作者、川北医学院先进个人、川北医学院附属医院十佳优秀专家，是南充市科技发展突出贡献奖、国务院政府特殊津贴、四川省2006年“五一”劳动奖章、四川省优秀博士后称号获得者。

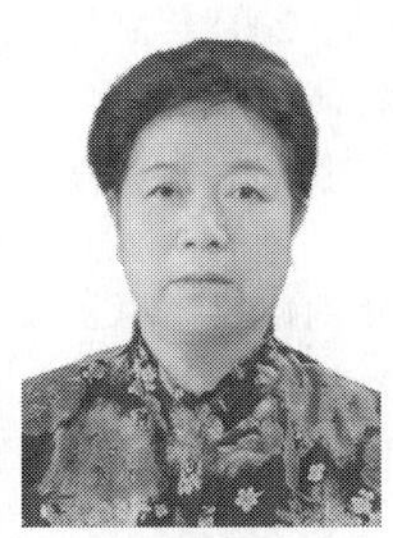

郑尚维 女，1951年10月出生，研究员，现任四川大学华西医院党委书记。1977年毕业于四川医学院医学系，长期从事医学教育、医院管理及临床超声诊断工作。荣获“四五”普法先进个人称号。

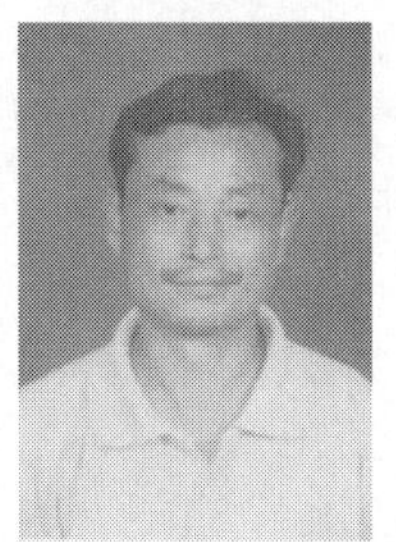

周启权 男，1949年6月出生。1969年6月在永胜卫生院工作；1981年8月调吉星乡卫生院工作；1984年任吉星乡卫生院院长至今。

1984年、1985年被评为全区卫生工作先进个人；1986年、1987年、1989年三次被评为全区防疫工作先进个人；2006年被评为市级先进工作者；2007年被评为省级先进工作者；荣获全国卫生系统先进工作者称号。

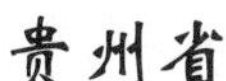

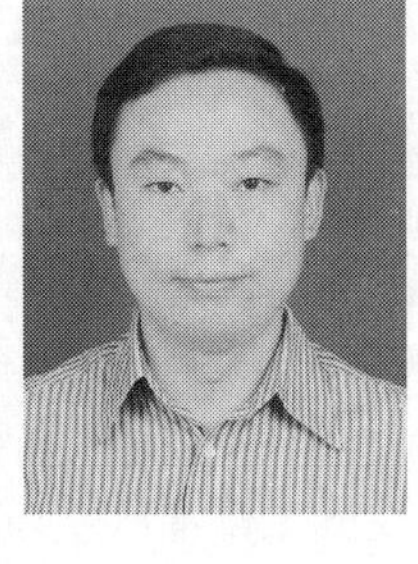

邓云坤 男，1971年3月出生，贵州遵义人，中共党员，硕士研究生、贵州省人民医院副主任医师、硕士生导师，贵州省直属机关十大杰出青年，全国优秀共青团干部。荣获全国卫生系统2005—2006年度青年岗位能手称号。

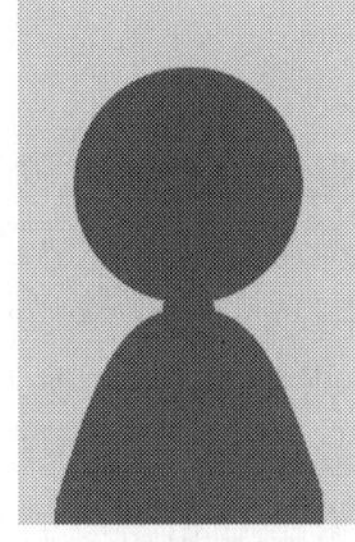

符中柱 男，62岁。1970年毕业于贵阳医学院医疗系，毕业后一直在外科工作，从事肛肠专科近30年。工作中分别在省人民医院外科、贵阳中医学院、上海第二军医大学大肠肿瘤学习班进修学习。目前担任外科教研室主任、硕士生导师、肛肠专业学科带头人、贵州省肛肠病医院常务副院长、科室主任。多次荣获优秀代教老师、优秀教育工作者、优秀共产党员、先进工作者等称号。2007年获全国医德标兵称号及全国卫生系统先进工作者称号。

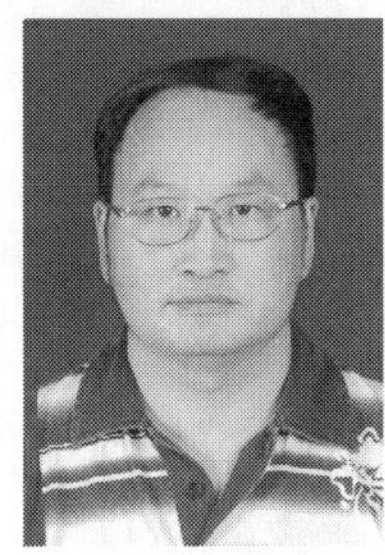

况时祥 男，1990年7月毕业于陕西中医学院，获医学硕士学位。1990年7月以后一直在贵阳中医学院第二附院从事神经内科临床教学及科研工作，先后任住院医师、主治医师、副主任医师、主任医师。荣获全国卫生系统先进工作者称号。

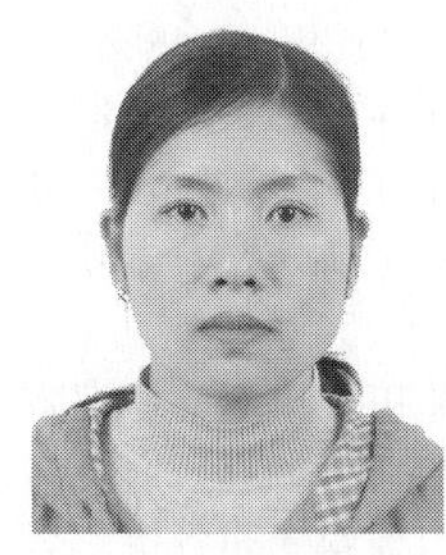

李春燕 女，1977年3月28日出生，中共党员。于1997年初中毕业，同年9月被选派到黎平县卫校三年制“爱德基金班”学习社区医学，2000年7月毕业后于苗族村寨大塘村孟家从事村级卫生员工作至今。

2004年底，被评选为《南风窗》“为了公共利益”年度人物；2005年5月被贵州省人民政府评为省劳动模范和全省优秀共青团员称号；2005年被贵州都市报评为十大都市人物；2006年被中央电视台授予感动中国2005年度人物称号，被从江县政府评为从江优秀共产党员称号，被黔东南州团州委评为十佳杰出青年，被中央统战部评为中国十大杰出青年，被团省委评为全省十佳青年，分别被卫生部、省卫生厅评为全国优秀乡村医生、全省优秀乡村医生；2007年当选为省人大代表、贵州省人大常委委员；荣获全国卫生系统先进工作者称号。

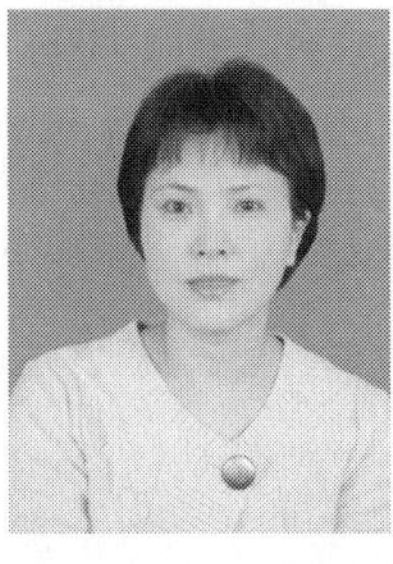

束晓梅 女，45岁，博士，教授。现任遵义医学院第一附属医院儿科主任，硕士生导师。1984年毕业后留校工作，在附属医院儿科从事临床、教学及科研工作；1999年攻读硕士学位；2001年考入重庆医科大学儿科学院，2004年获儿童神经专业博士学位并回校主持儿童神经专业及儿童神经电生理室的科研及临床工作。

2007年被遵义市人民政府特聘为遵义市形象大使，

获全国卫生系统先进工作者称号。

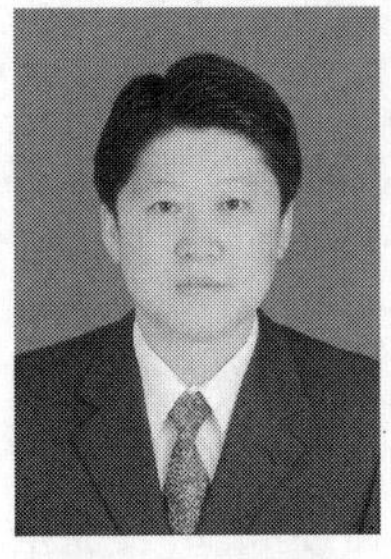

孙诚谊　男，45岁，博士、教授、博士生导师，第十届、十一届全国人大代表，中国致公党中央委员、中国致公党贵州省委副主委，贵阳医学院附属医院副院长，享受国务院特殊津贴专家、贵州省省管专家、贵州省首批跨世纪人才。

2006年被评为卫生部有突出贡献中青年专家，获得第三国际内镜恩德思奖。

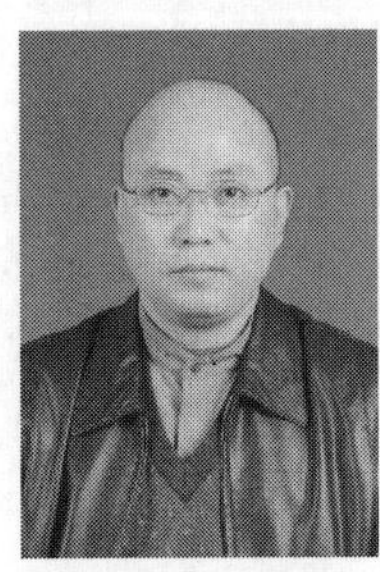

王世洪　男，1964年4月出生，1989年8月参加工作，2001年7月加入中国共产党，现任长顺县县广顺镇中心卫生院党支部书记、院长。被评为和谐中国十佳健康卫士。

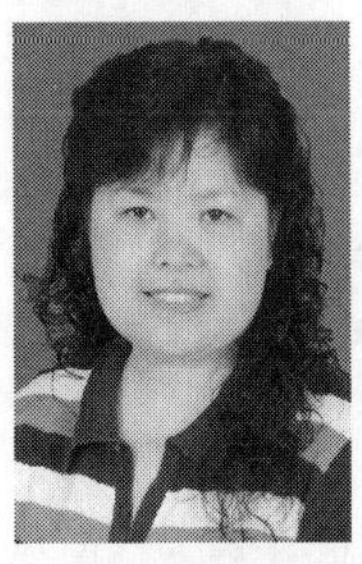

夏曙华　女，53岁，中共党员，主任检验师、硕士生导师，现任贵阳医学院附属医院临床检验科主任、贵阳医学院医学检验系临床检验学教研室主任。

主持的“贵阳市健康人群血细胞和尿沉渣各参数参考值调查研究及临床应用”科研项目获得贵州省医学会科技一等奖，参与国家自然科学基金项目，参与的“贵州省遗传病细胞缺陷的研究”获得贵州省科学技术进步三等奖和荣誉证书；荣获全国卫生系统先进工作者称号。

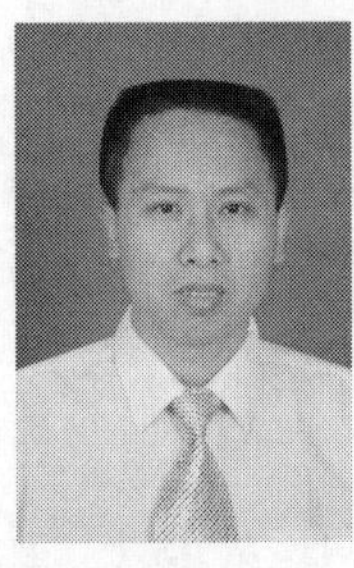

肖建辉　男，江西人，中共党员，教授、硕士生导师，在职博士研究生。1996年7月毕业于西南大学，获得学士学位，同年分配到江西农业大学从事教学和科研工作；2002年6月毕业于贵州大学，获得硕士学位后，一直在遵义医学院附属医院贵州省细胞工程重点实验室从事教学科研工作。

先后获得贵州省优秀青年科技人才（贵州省跨世纪人才）和卫生部、团中央全国卫生系统青年岗位能手荣誉称号。

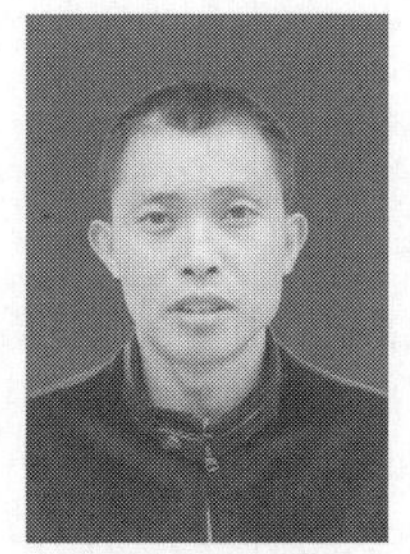

杨　林　男，侗族，38岁，中共党员，中专文化，贵州省铜仁地区万山特区黄道侗族乡（以下简称黄道乡）苟楼溪组人。1997年9月—2000年6月就读于玉屏县卫生职业技术学校；2001年2月—2004年9月任大榜村计生专干；2004年10月—2005年10月任大榜村副支书；2005年10月—2008年3月任临湘村支部副书记、村委委员；2008年4月至今任临湘村村两委委员兼大榜片区支部书记。

2002年被万山特区计生局评为先进工作者；2005年被铜仁地区评为抗击“非典”先进个人；2005年被卫生部评为全国优秀乡村医生；2007年被卫生部评为全国卫生系统先进工作者；2008年被万山特区组织部评为十佳优秀村干部。

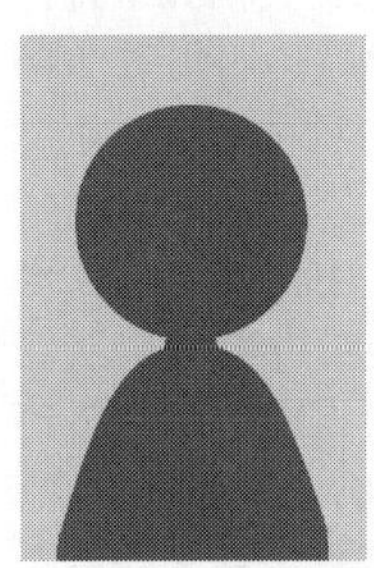

张湘燕　女，1984至今在贵州省人民医院呼吸内科工作，2003年晋升主任医师、教授，贵阳医学院和遵义医学院硕士生导师；2004年9月兼任贵州省呼吸疾病研究所副所长；2008年5月被卫生厅任命为贵州省呼吸疾病研究所所长。

2004年、2008年两次被省直机关工委授予优秀共产党员称号；2007年被人事部、卫生部、中医药管理局评为全国卫生系统先进工作者称号殊荣。

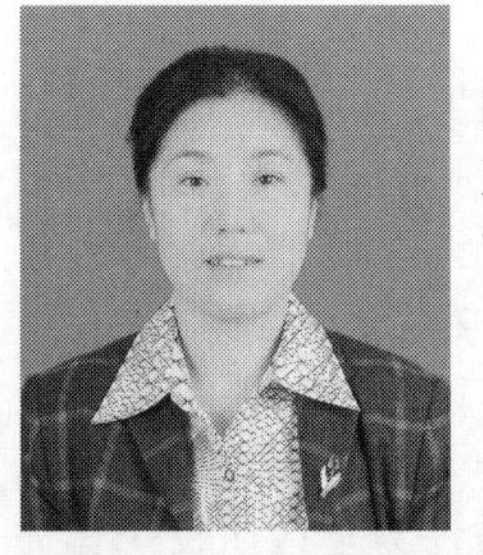

赵　莉　女，贵州省人民医院党委书记、副院长，医院“四五”普法领导小组组长。荣获“四五”普法先进个人称号。

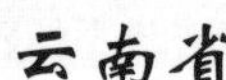

云南省

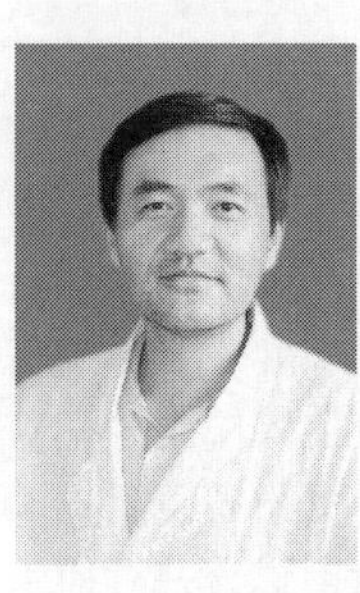

白　松　男，哈尼族，44岁，中共党员，在读医学博士、主任医师、教授、硕士生导师，云南省干部保健专家小组成员。1985年7月毕业于昆明医学院医疗系，获医学学士学位。现任昆明医学院第一附属医院医疗科主任兼党支部书记、昆明医学院第一临床学院外科教研室副主任。

荣获全国卫生系统先进工作者称号；荣获昆明医学院优秀教师称号两次，昆明医学院优秀共产党员称号两次，昆明医学院第一附属医院优秀党务工作者称号两次；荣获昆明医学院优秀党务工作者称号；被评为云南省干部保健工作先进个人，云南省教卫科工会先进个人；是中共昆明医学院第四、五次代表大会代表，中共昆明医学院第一附属医院第六、七、八次代表大会代表。

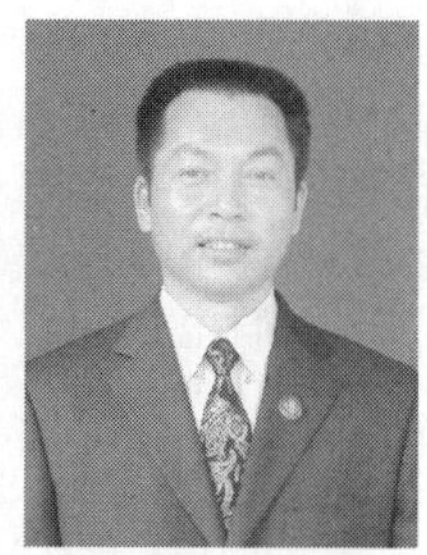

段兴德　男，彝族，1985年参加工作，大学本科，中共党员，副主任医师，云南省地方病防治所党委办主任兼平安工作办主任等。荣获“四五”普法先进个人。

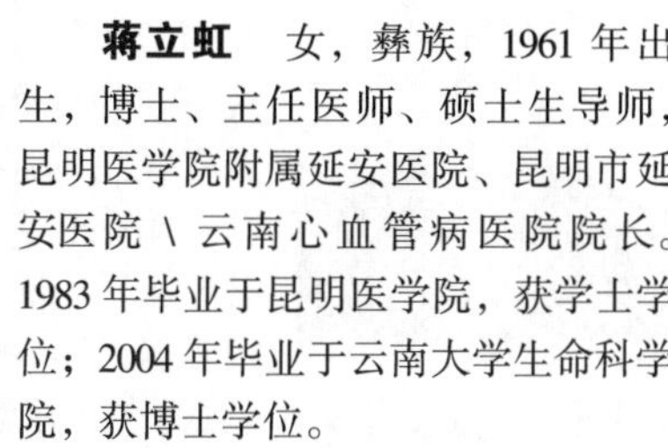

蒋立虹　女，彝族，1961年出生，博士、主任医师、硕士生导师，昆明医学院附属延安医院、昆明市延安医院＼云南心血管病医院院长。1983年毕业于昆明医学院，获学士学位；2004年毕业于云南大学生命科学院，获博士学位。

1999年经昆明市政府评审为学术和技术带头人后备人选；2001年评审为昆明市学术和技术带头人；2000年被评为昆明市有突出贡献的优秀专业技术人员；2004年享受国务院政府特殊津贴；2005年荣获全国“五一”劳动奖章。

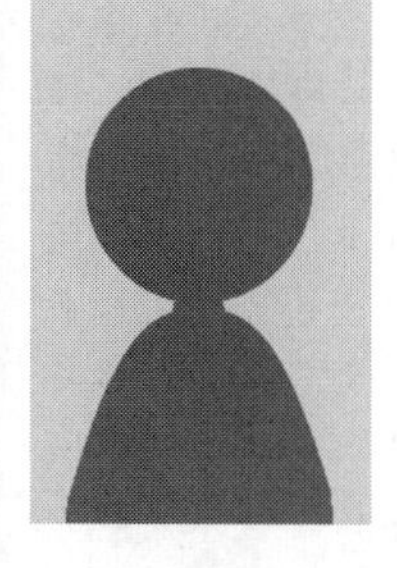

匡宗军　男，1983年9月—1988年8月在昆明医学院医学系就读，获学士学位；1988年9月—1989年12月在景洪市山区民族工作队工作；1990年1月至今在景洪市人民医院工作。

1995—2006年分别荣获15项州、市科技成果奖；1997年荣获景洪市十大杰出青年称号；1999年荣获西双版纳州十大杰出青年称号；2000年荣获景洪市有突出贡献专业技术人才称号；2001年荣获西双版纳州有突出贡献专业技术人才称号；2005年荣获云南省政府特殊津贴奖；2008年荣获全国卫生系统先进工作者称号。

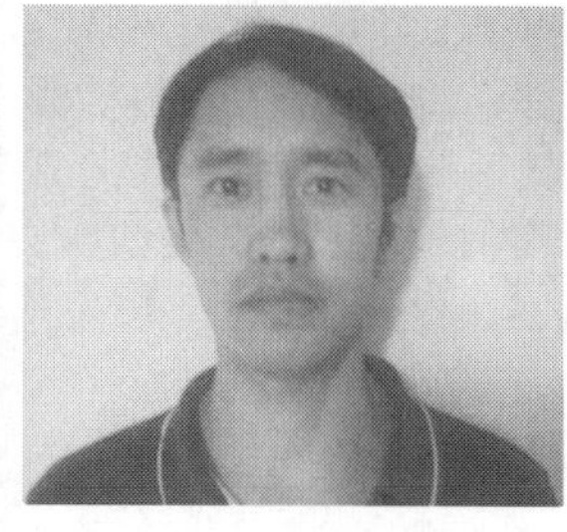

李跃林　男，1965年5月出生，中共党员，本科学历，学士学位，1992年8月至今在江川县人民医院从事内科工作，担任内科副主任医师。

多次被医院评为先进工作者、优秀员工，多次被医院和江川县卫生局评为优秀共产党员；2006年4月，被玉溪市委、市政府表彰为玉溪市第二届劳动模范，同年6月被云南省委表彰为云南省优秀共产党员；2008年1月被人事部、卫生部、国家中医药管理局联合授予全国卫生系统先进工作者称号；2008年3月被云南省总工会劳动保护部授予云南省劳动模范称号。

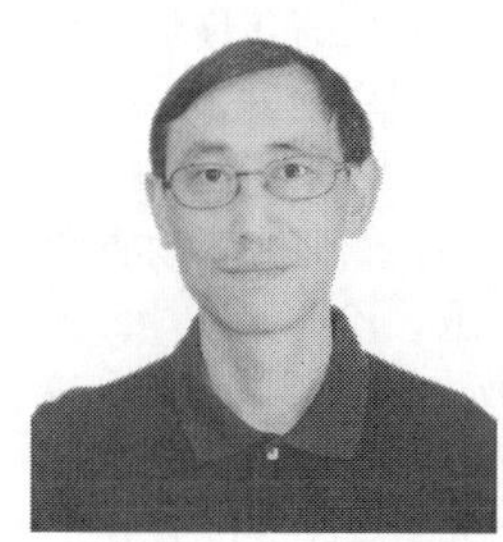

罗惠民　男，1980年9月—1985年7月在昆明医学院医学系学习，获学士学位；1985年7月—1992年9月在云南省第一人民医院内三科、普内科从事临床工作，任住院医师、主治医师；1992年9月至今，在云南省第一人民医院肾内科从事临床工作，任主治医师、副主任医师、主任医师。2007年11月荣获第四届中国医师奖。

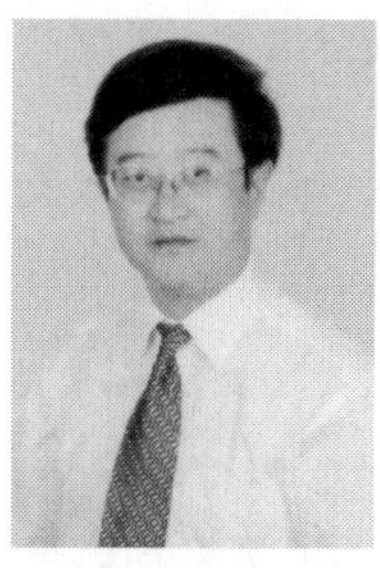

罗志勇　男，中共党员，医学学士，研究生班结业，外科学教授、主任医师、硕士生导师。1984年7月毕业于华西医科大学医学系；1993年任大理医学院教务科科长；1997年5月任大理医学院临床医学系副主任、常务副主任主持工作；2002年3月任大理学院临床医学院常务副院长兼党总支副书记；2003年6月任大理学院附属医院和临床医学院副院长（正处级），附院党委委员；2007年6月调任昆明医学院第一附属医院临床教学管理部副主任主持工作；2008年9月任临床教学管理部主任。连续八年被评为院级教学效果优秀教师。

先后多次被评为学院先进工作者、教书育人先进个人、优秀班主任、优秀党员等；1998年9月被云南省教委、省人事厅、省教育工会等共同评为云南省优秀教师；2006年8月被卫生部评为2001—2005年全国卫生系统法制宣传教育先进个人；2008年2月被昆医附一院党委、行政评为职业道德先进个人；2008年7月被中共云南省委评为抗震救灾优秀共产党员；荣获“四五”普法先进个人。

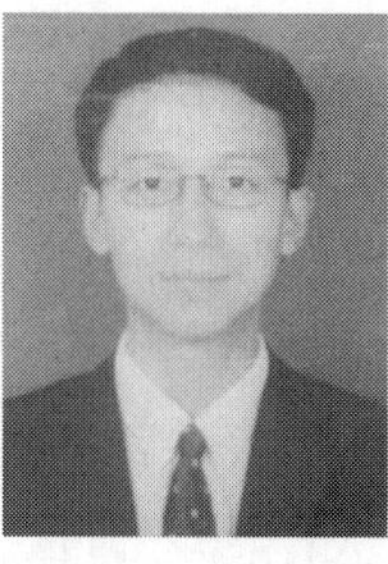

孟　强　男，1991年9月—1995年9月获延安医学院临床医学专业学士学位。1995年9月—1998年7月获昆明医学院病理生理学硕士学位。1998年9月—2001年7月获中国人民解放军总医院（301医院）神经病学临床医学博士学位。2001年8月—2003年8月任云南省第一人民医院神经内科主治医师，讲师。2003年8月—2005年12月任云南省第一人民医院神经内科副主任医师，副教授，硕士生导师。2006年1—12月在加拿大Alberta大学神经内科访问1年。2007年1月至今任云南省第一人民医院神经内科副主任医师、副教授、硕士生导师。

荣获2004年度云南省第一人民医院医德医风奖；入选2007年度云南省第一人民医院五好文明家庭；获得2007年度云南省第一人民医院先进工作者称号；2007年5月获得2005—2006年度全国卫生系统青年岗位能手称号；当选云南省青年联合会第九届青联委员。

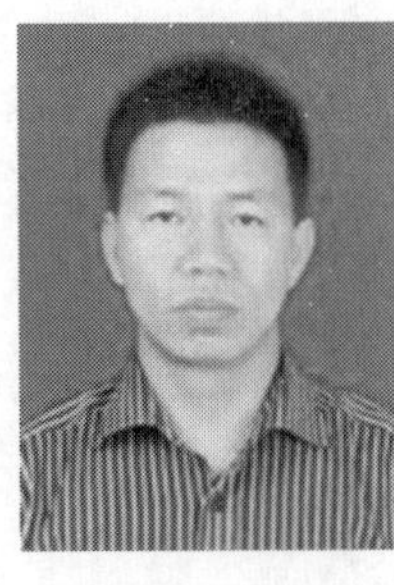

普正武 男，毕业于云南省楚雄卫校医士专业，1992年7月至今在云南省急救中心工作。1997年7月—1999年7月在昆明医学院医疗系专科就读；2000年6—12月在上海市第一人民医院进修；2002年9月—2005年7月在北京大学医学部医疗系本科就读。

2003年在抗击“非典”工作中成绩突出，被云南省急救中心评为先进个人；2005年获得云南省急救技术能手称号，同年被评为优秀工作者；2006年荣获全国急救技术能手称号；2007年11月被卫生部、共青团中央联合授予全国青年岗位能手称号。

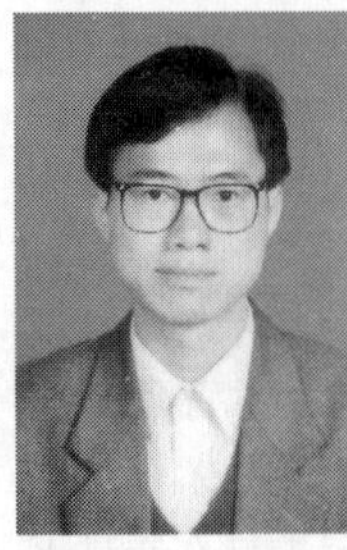

苏　恒 男，1972年5月出生，博士、副教授、副主任医师、硕士生导师，赴美国德克萨斯大学圣安东尼奥医学中心研修2年。擅长糖尿病、甲状腺疾病、垂体—肾上腺疾病等的诊断与治疗。第二届昆明市青年科技奖获得者，2007年全国卫生系统先进工作者，云南省中青年学术和技术带头人后备人才，享受云南省政府特殊津贴。

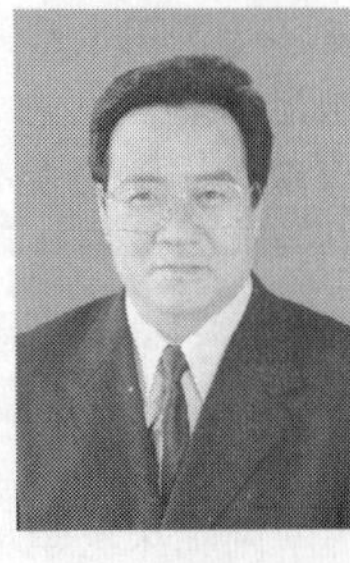

王天朝 1975年9月—1993年2月在云南省第一人民医院工作；1993年2月—1997年7月任云南省卫生人员培训中心主任；1997年7月—1999年6月任云南省卫生厅科教处处长；1999年6月—2002年12月任云南省卫生厅厅办主任；2002年12月—2004年12月任云南省第一人民医院党委书记，2004年12月至今任云南省第一人民医院院长。

获云南省卫生厅直属机关党委优秀党务工作者；被云南省卫生厅授予“中国99昆明世界博览会”卫生保障先进个人、云南省社会治安综合治理嘉奖等荣誉称号；并被省委办公厅、省政府办公厅、省人事厅、省委、省政府办公厅信访局评为优秀个人；荣获“四五”普法先进个人。

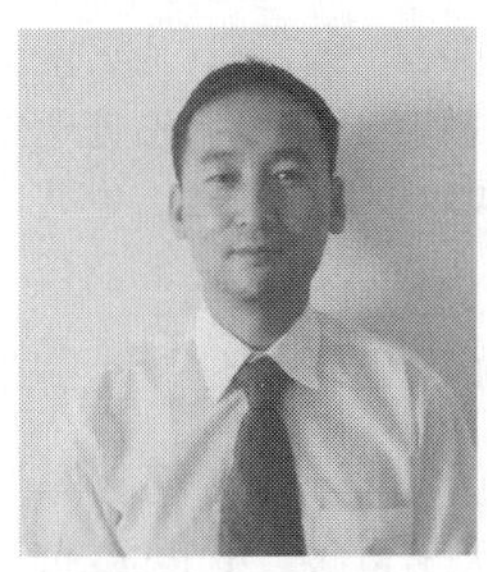

杨洪昌 男，1971年7月1日出生，中共党员，副主任医师。现任云南省第二人民医院外科三支部副书记，主持工作，创伤中心三级医师。

多次被医院评为优秀党务工作者、优秀共产党员和先进工作者；2006年被省卫生厅、云南省教育卫生科研工会评为云南省卫生系统医德先进个人；2007年被中华人民共和国卫生部、国家中医药管理局评为“万名医师支援农村卫生工程”项目工作先进个人。

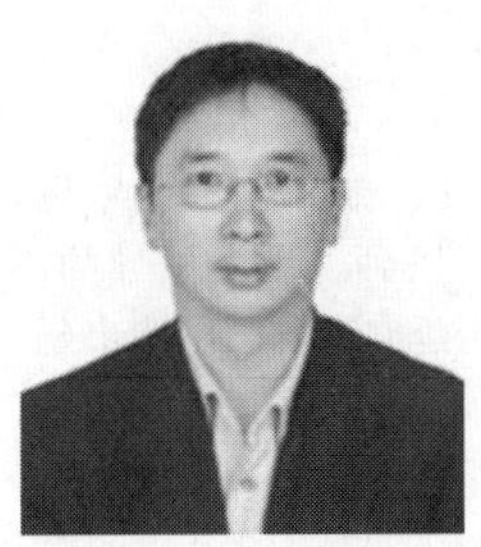

张建波 男，1987年9月—1990年7月就读于云南省大理市卫生干部进修学校、药剂专业；1993年4月—1994年4月在昆明医学院、云南省中医学院附属医院、皮肤性病科进修学习；1995年9月—1997年7月就读于山东省中医药大学、中西医系；2000年9月—2003年7月就读中国人民解放军第三军医大，函授临床医学；2004年4月通过了美国医学伦理学考试（NIH）；1990年12月至今在云南省大理市第二人民医院从事皮肤性病工作。

2007年获得艾滋病教育、预防特殊贡献奖——马丁奖，12月1日获得由八部委颁发的抗击艾滋病20周年纪念奖；2008年1月被评为2007年度云南十大新闻人物；2007年6月获得了大理州第二届大理州先进工作者荣誉称号；2008年5月获云南省19届云南省先进工作者称号；2002—2007年因工作突出连续获得大理市卫生系统先进工作者称号；2003年获大理州艾滋病防治先进工作者称号；2004年获大理州红十字会先进志愿工作者称号；2005年获大理州防治艾滋病重点先进工作者称号；2008年6月获云南省三年防艾禁毒人民战争先进工作者称号；2005—2006年被评为大理市科学技术协会先进个人。

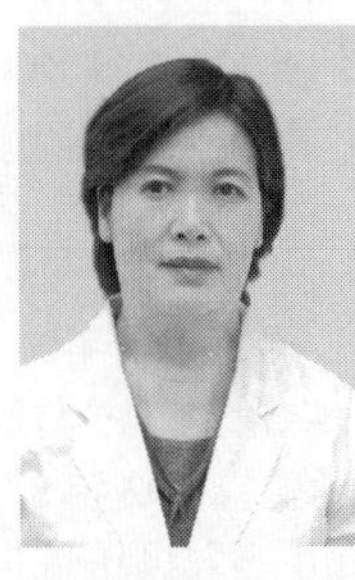

张　娅 女，1978年云南省红河卫校毕业后参加红河州抗疟医疗队到金平县抗疟一年；1979年起在建水县医院工作，多篇论文在省级及国家级杂志上发表。2000年调入红河州第二人民医院工作，2002年晋升为内科副主任医师。先后获红河州抗疟先进工作者称号，获州科技进步奖四项。2007年被评为全国卫生系统先进工作者。

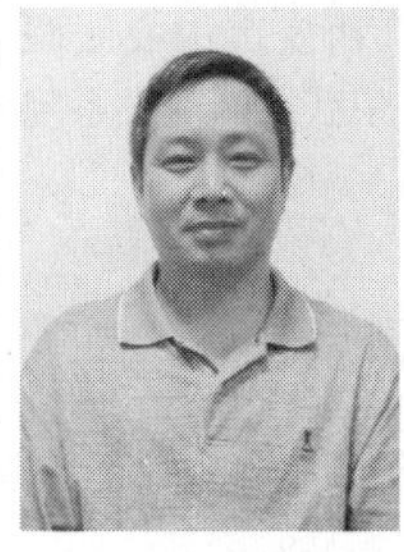

张再兴 1964年6月出生，中共党员。1985年7月毕业于昆明医学院预防医学系，同年分配到云南省疟疾防治研究所（2001年更名为云南省寄生虫病防治所）工作至今；1997年10月获英国伦敦大学热带病学医学卫生学院流行病学硕士学位；1998年8月晋升副主任医师；2002年8月破格晋升主任医师。1991年9月—1998年8月任副所长；1998年9月至今任所长。2003年12月，获云南省政府特殊津贴。

2000年2月获云南省卫生厅“中国99昆明世界园艺博览会”卫生保障先进个人；2000年3月获云南省卫生厅“八五”、“九五”期间云南省传染病地方病防治先进工作者称号；2001年1月获国家档案局“为本单位达以科技事业单位国家档案管理标准作出突出贡献”荣誉证书；2002年4月获云南省卫生厅“八五”、“九五”期间疟疾防治先进工作者称号；2004年10月获省卫生厅老干部工作先进个人表彰；2005年获国务院全国民族团结进步模范个人表彰，2006年获卫生部政法司法制宣传教育先进个人表彰；2007年4月获云南省教育卫生科研工会“创建学习型组织，争做知识型职工”先进个人称号；荣获“四五”普法先进个人称号。

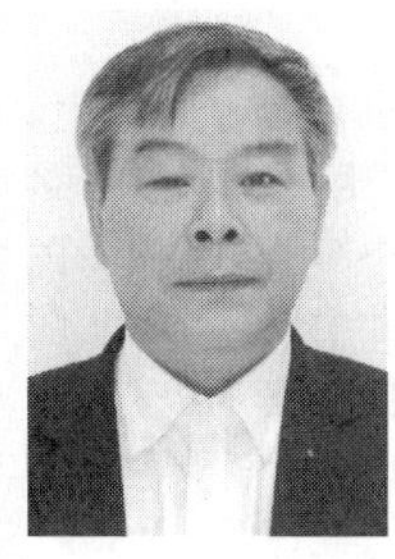

周曾全 男，1947年8月出生。云南省艾滋病关爱中心副院长，感染病专业主任医师，卫生部艾滋病专家咨询委员会委员、卫生部艾滋床专家工作组成员，全球基金第四轮云南艾滋病项目专家工作组副组长。获全国卫生系统先进工作者荣誉称号。

西藏自治区

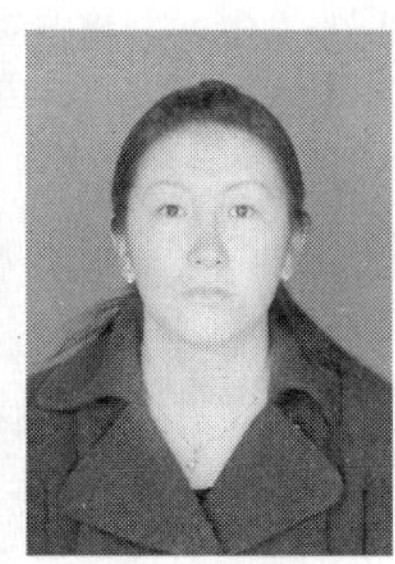

春　花 女，藏族，初中学历，现为西藏阿里地区人民医院的一名护士。荣获全国卫生系统先进工作者称号。

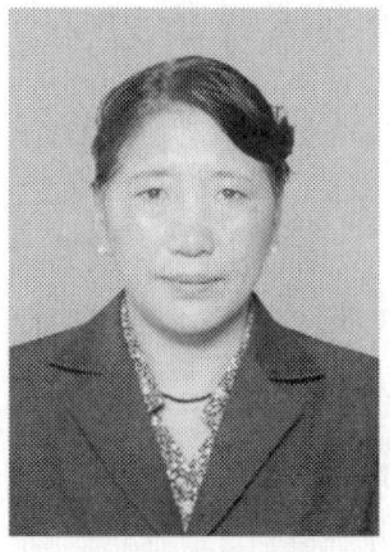

次仁卓玛 女，藏族，1956年出生，西藏日喀则地区人民医院职工，中共党员，中专学历，1978年参加工作，毕业于河南开封卫校，先后任西藏日喀则地区人民医院妇产科副主任、妇产科医师，现任日喀则地区人民医院妇产科主任、主治医师等职。2008年荣获全国卫生系统先进工作者荣誉称号。

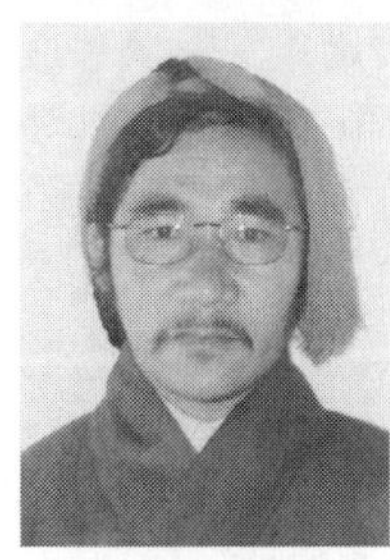

罗　贡 男，1982—1995年在西藏班戈县青龙乡当村医，1995—2000年在青龙乡卫生所工作，2000—2002年在培达乡卫生所工作，2002—2007年在北拉镇卫生所工作，2004—2007年在北拉镇卫生所工作。获得全国卫生系统先进工作者荣誉称号。

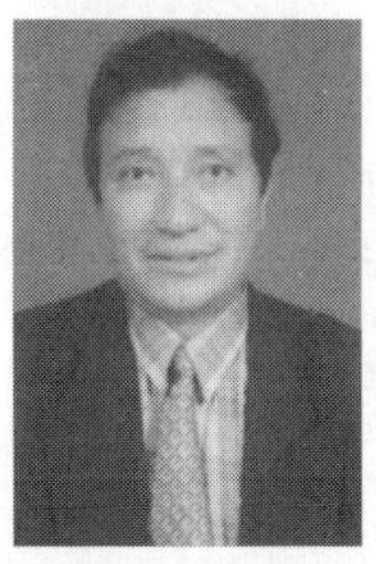

向巴格来 男，1989年1月至今在西藏昌都地区藏医院工作。工作期间分别担任乡卫生员、卫生所所长，县人民医院主治藏医师、副院长，地区藏医院门诊部主任、党委委员、副院长等职。

1986年12月西藏自治区端正党风中被评为模范党员；2001年10月被评为优秀共产党员；2007年5月1日被中华全国总工会授予全国“五一”劳动奖章荣誉称号。

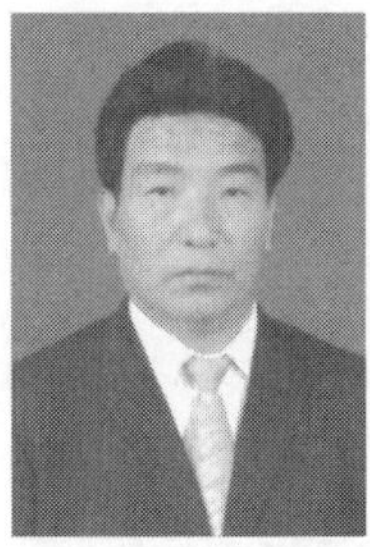

扎西次仁 男，藏族，1964年6月8日出生，西藏日喀则地区南木林镇人，大专学历，主治医师。1982－1986年在西藏自治区医专医学专业学习，现任西藏自治区藏医院骨科主任。

2000—2006年连续被评为医院先进科主任；2005—2007年被评为医院优秀党务工作者称号；荣获全国卫生系统先进工作者称号。

陕西省

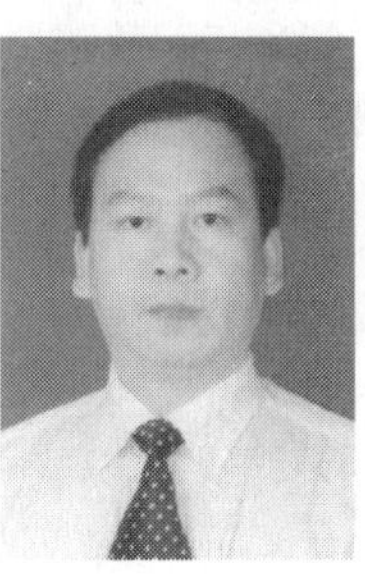

柏本健 男，43岁，副主任医师、医学硕士，湖南省宁远县人。1987年毕业于湖南医科大学医疗系。原山东省青岛海慈医疗集团思达国际心脏（中心）医院心外科主任、副院长，现任陕西中医学院第二附属医院心外科主任。

陕西省授予柏本健辉煌“十五”

有突出贡献人物。2007 年被中国医师协会授予第四届中国医师奖。

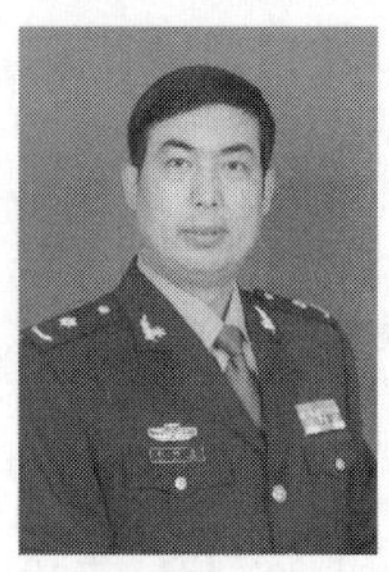

郭树忠 男，主治医师、教授、博士生导师。1983 起在第四军医大学西京医院整形外科工作；2006 年起担任整形外科研究所所长。

先后获得包括三项国家自然科学基金（其中近五年两项）在内的 27 项科研基金资助；获得 14 项学术奖励和科研成果奖励；发表学术论文 306 篇，主（副）编或参编专著 21 部；2003 年因科研工作成绩突出荣立个人三等功一次；荣获第四届中国医师奖。

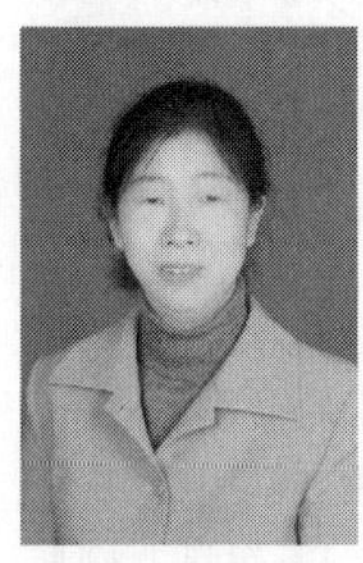

韩玉翠 女，51 岁，中共党员，本科学历，主任医师，现任安康市中心医院病理科主任。

先后被评为先进工作者、优秀共产党员等荣誉称号；1997 年入选安康市"512 人才工程"和首批学科带头人；1998 年入选省卫生厅"215 人才规划"；1999 年获安康地区"三八"红旗手；2006 年被评为陕西省科协优秀学会工作者、安康市十大女杰；2007 年获得卫生部授予的全国卫生系统先进工作者称号。

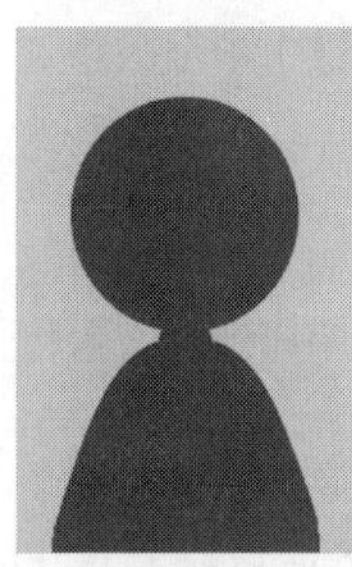

李 瑞 男，榆林市星元医院院长。荣获人事部、卫生部全国卫生系统先进工作者，省委省政府全省卫生文明建设先进工作者，省卫生厅全省卫生系统创佳评差先进个人等二十多项奖励。

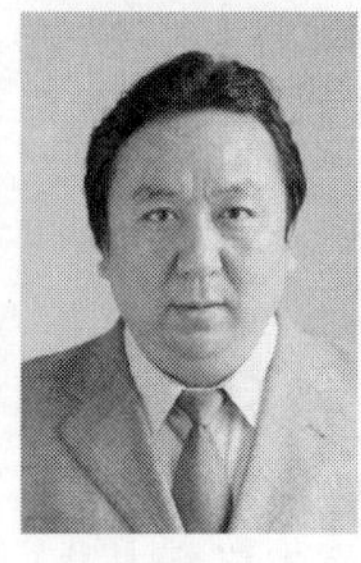

刘安生 男，1964 年 4 月出生，毕业于延安医学院临床医学专业，大学学历，1988 年 9 月参加工作，现任西安市儿童医院血液科副主任、副主任医师。

多次被评为西安市儿童医院先进工作者和服务明星；2006 年荣获陕西省卫生厅白求恩精神奖；2007 年获得中国医师奖。

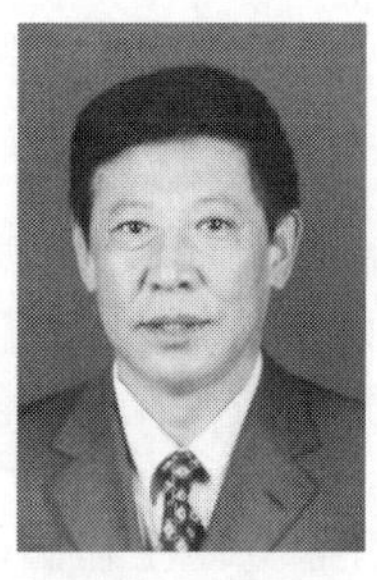

马东洋 男，西安市中心医院院长、党委书记。荣获全国卫生系统先进工作者称号。

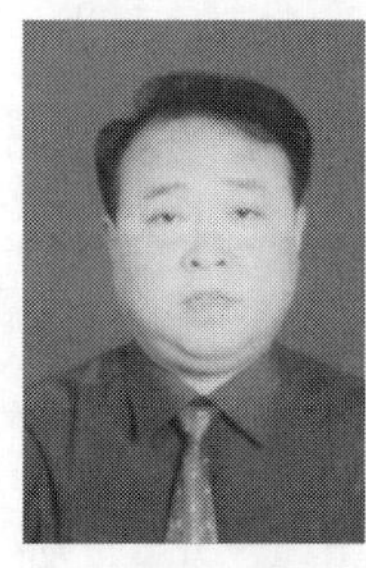

苏旅明 男，陕西省扶风县人，1956 年 8 月出生于辽宁省大连市，中共党员。1982 年毕业于西安医科大学医疗系临床医学专业，获学士学位。现任外科主任医师、教授、咸阳市中心医院（咸阳市第二人民医院）院长、南方医科大学附属咸阳医院院长。

2003 年被咸阳市委、市政府授予防治"非典"先进个人，被市卫生局评为防治"非典"优秀共产党员；先后获得了咸阳市首批"三五人才"、咸阳市优秀跨世纪学术技术带头人、陕西省"215 创新人才工程"人选、咸阳市第六批有突出贡献专家等荣誉称号；2008 年被人事部、卫生部、国家中医药管理局授予全国卫生系统先进工作者荣誉称号。

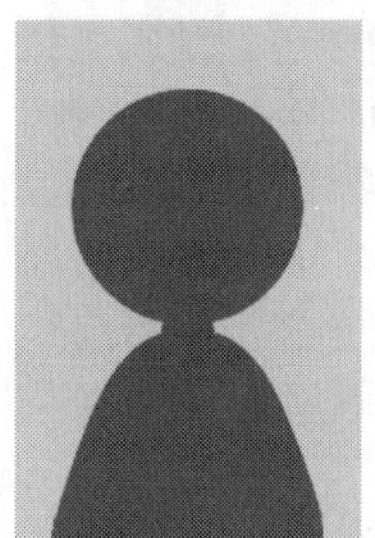

万福印 男，1962 年 9 月出生，陕西蒲城人，研究生学历，中共党员，毕业于陕西省中医学校，先后在西安医科大学、中共中央党校、北京大学经济管理系研究生班学习，历任主任、副院长，现任院长、卫生局副局长等职。

先后荣获全国"五一"劳动奖章、中华全国百姓放心示范医院优秀管理者、渭南市"三三人才工程"人选、蒲城有突出贡献的县管拔尖人才、十佳科技人才、蒲城青年英才、先进工作者、模范党员等多项荣誉。

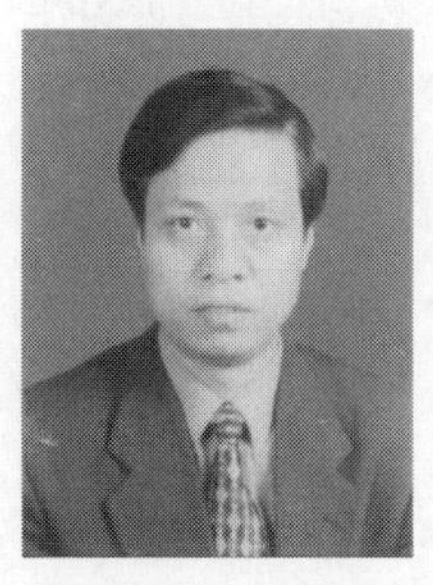

韦俊荣 男，1978 年毕业于西安医学院并获医学学士学位，1988 年获西安医科大学医学硕士学位。现为院党委书记，耳鼻咽喉科教授、主任医师、硕士生导师。获国家自然基金、省基金等多项科研基金资助，获省、厅级科技成果奖多项；多次荣获校、院两级优秀共产党员，优秀党务工作者称号；2007 年被评为全国卫生系统先进工作者。

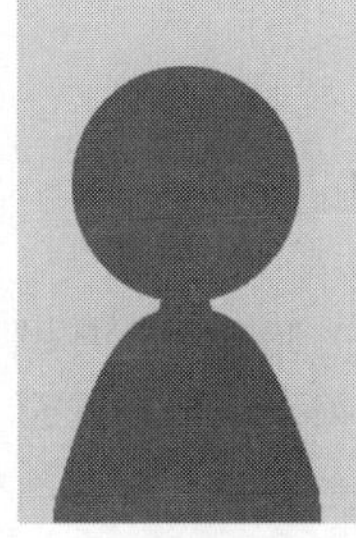

姚建锋 1958年出生，中共党员，主任医师。1984年毕业于原西安医科大学医疗系，毕业后在西安市红十字会医院骨伤科、中骨科、骨关节科工作至今，先后任中骨科行政副主任、关节科行政副主任。现任西安市红十字会医院骨关节科主任。获得全国卫生系统先进工作者荣誉称号。

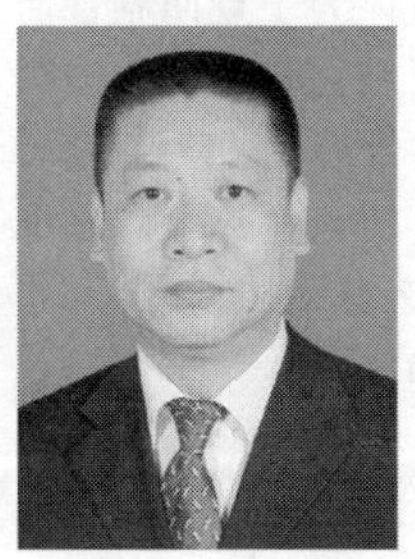

郑宏志 男，研究生学历。1981年参加工作，先后在渭南市卫生局、渭南市妇幼保健院工作，2001年至今在陕西省妇幼保健院工作。现任陕西省妇幼保健院院长、党委书记。

2006年被全国医院协会评为全国优秀院长；2007年成为陕西省第十一次党代会代表；2008年被人事部、卫生部、国家中医药管理局授予全国卫生系统先进工作者荣誉称号。

甘肃省

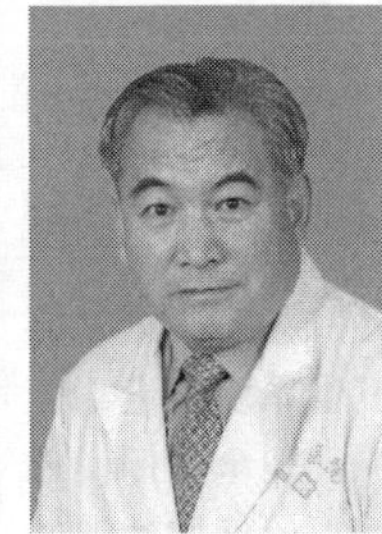

廖志峰 男，1946年8月出生，甘肃永登人。中医内科主任医师，甘肃省中医院首席主任医师、消化科主任，甘肃省第二、第三批老中医经验继承指导老师，甘肃省名中医。2006年被评为甘肃省优秀医务工作者；2007年被评为全国卫生系统先进工作者。

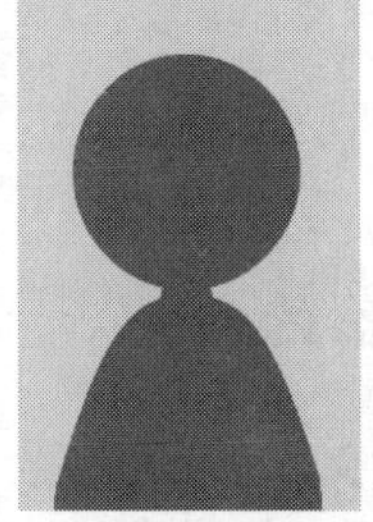

刘新成 男，1979年毕业于兰州医学院临床医疗专业，骨科主任医师，现任天水市第一人民医院院长、党委书记。先后被评为全国优秀医务工作者、全国百姓放心示范医院优秀管理者、全国卫生系统先进工作者、全省医德医风先进个人、全省医院管理先进个人。

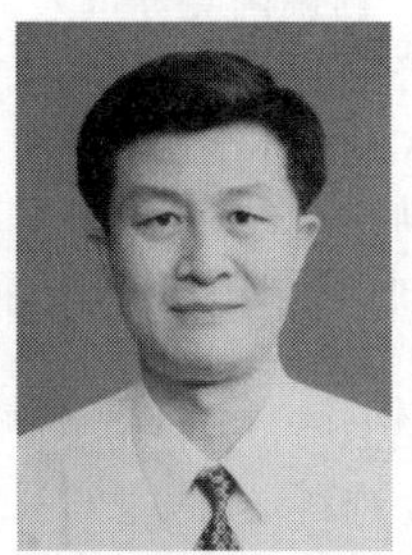

汤旭磊 男，1958年2月出生，中共党员。1983年兰州医学院医疗系毕业；1996年中国协和医科大学、北京协和医院内分泌科医学硕士研究生毕业；2005年兰州大学生命科学学院细胞生物学博士研究生毕业。兰州大学教授、硕士生导师。兰州大学第一医院内分泌科主任、主任医师。甘肃省“333创新人才工程”人选；甘肃省卫生厅中青年学术技术带头人；荣获全国卫生系统先进工作者称号。

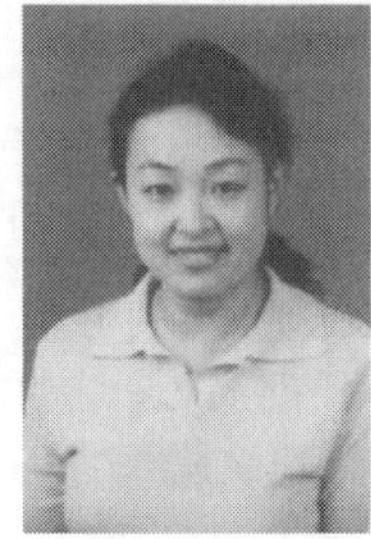

王　静 女，1991年毕业于甘肃省联合中专，1997年毕业于兰州医学院高级护理班，现就读于兰州大学护理本科。先后在铁道第一勘察设计院兰州分院卫生所、职工医院、甘肃省第二人民医院内科、外科、急诊科任护士、护师。2005年通过了国家技术中级职称考试，现任心血管内科护士长。荣获全国卫生系统2005—2006年度青年岗位能手称号。

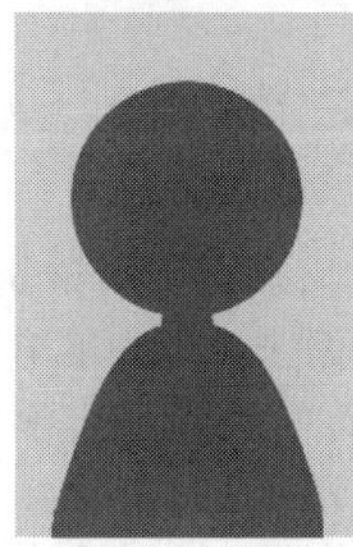

夏　欣 女，中共党员，现任贵阳医学院附属医院纪委书记。主持院纪委工作，分管纪检监察、行业作风、工会及部分党支部工作。曾获全国“三八”红旗手、全国总工会优秀女职工称号，先后获优秀党员、优秀党务工作者、纪检监察干部优秀个人、“四五”普法先进个人等称号。

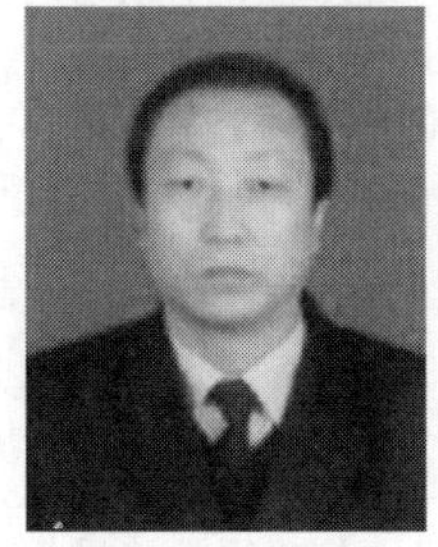

杨加保 男，藏族，1984年8月—1986年10月在迭部阿夏卫生院工作；1986年11月—1994年10月在碌曲县郎木寺卫生院工作；1994年至今在碌曲县人民医院工作。被评为全国卫生系统先进工作者。

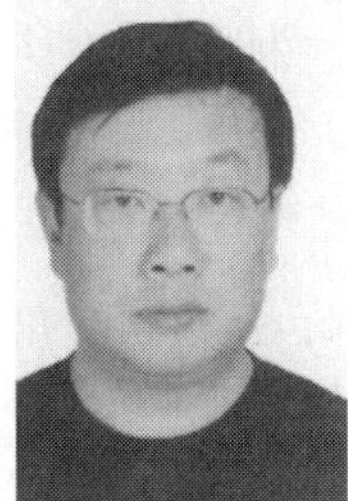

张　钲 男，1962年出生。本科学历，主任医师、教授、硕士生导师。现任甘肃心血管医院院长，兰州大学第一医院心血管内科主任，内科教研室主任。

2006年荣获全国“五一”劳动奖章；2006年荣获甘肃省劳动模范称号；2006年被评为全国省级综合性医院优秀医生、甘肃省健康卫士楷模；2004年被评为兰州大学第一医院经营管理先进个人；2001年荣获甘肃省“五四”青年奖章；1999年被评为甘肃省卫生厅学术带头人，甘肃省“333创新人才工程”、“555创新人才工程”人选。

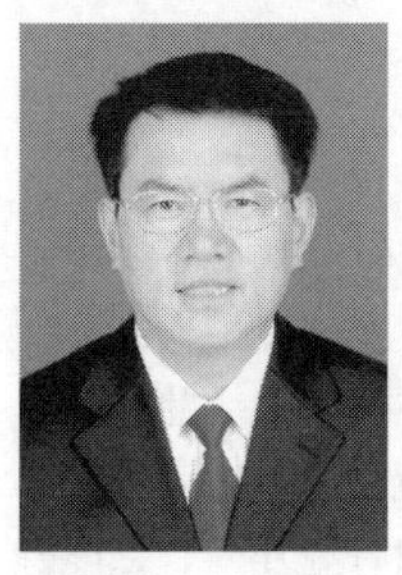

赵守健 男，1983年毕业于兰州医学院临床医学系，2004年毕业于四川大学华西公共卫生学院社会医学与卫生事业管理研究生班，病理科主任医师。1983年7月—1984年10月在静宁县威戎中心卫生院工作；1984年10月—1989年5月在静宁县卫生局工作，任副局长；1989年6月至今在静宁县人民医院工作，历任副院长、院长。

为甘肃省“555创新人才工程”第二层次人选和第五批甘肃省优秀专家；被评为全国卫生系统先进工作者。

青海省

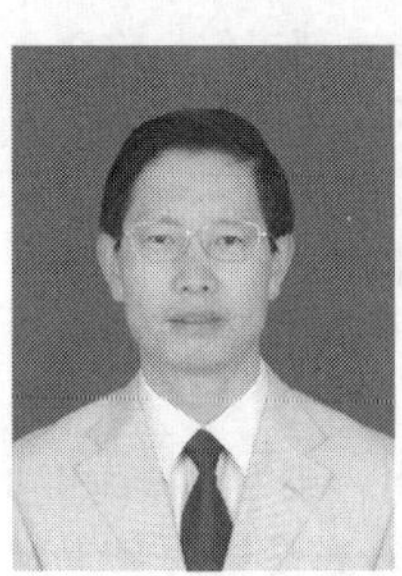

海　平 男，回族，1964年6月7日出生于青海西宁。1985年毕业于山东医学院药学系，学士学位。毕业后一直在青海省高原医学研究所（现改为青海省心血管病专科医院）工作，主要从事中藏药药理研究及新药和营养保健食品开发研究工作，为青海省医学学科带头人。担任团委副书记、科室主任，2000年开始任副院长至今。荣获“四五”普法先进个人。

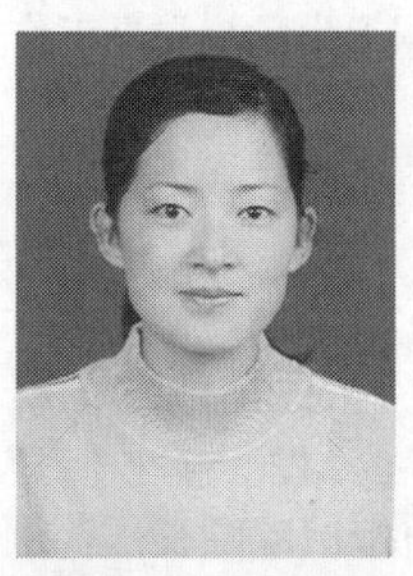

祁　玲 女，青年岗位能手。1996年至今在青海省第三人民医院门诊部、女病房、美沙酮维持治疗门诊从事护理工作；2008年3月任美沙酮维持治疗门诊护士长。荣获全国卫生系统2005—2006年度青年岗位能手称号。

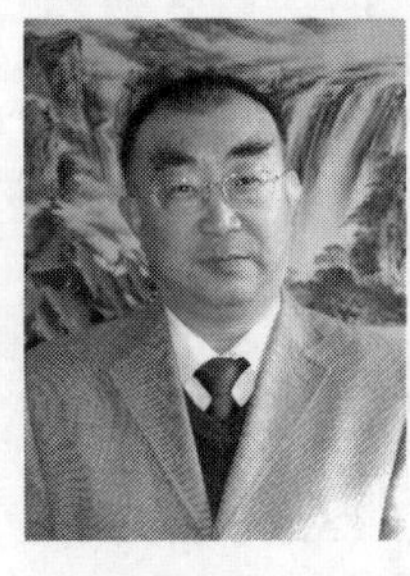

王华青 男，1954年1月出生。1971年2月参加工作于民和镁厂；1975年7月调厂职工医院工作；1988年6月在青海职工工业学校口腔班学习；1994年3月任民和镁厂职工医院副院长；2002年12月—2003年9月任民和县二医院副院长；2003年9月—2006年11月任民和县官亭中心卫生院院长；2006年11月任民和县人民医院副院长（主持工作）院长。被评为全国卫生系统先进工作者。

宁夏回族自治区

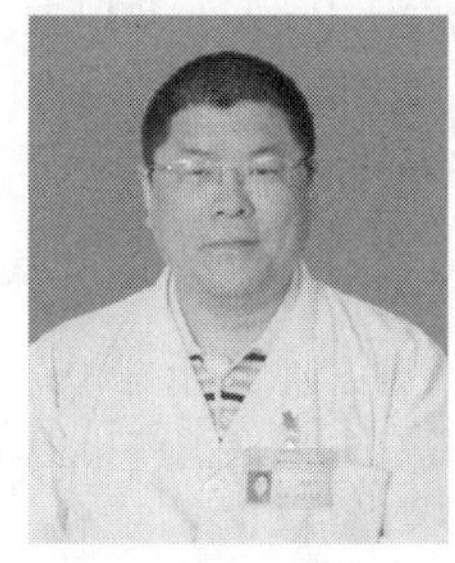

陈家华 男，1963年1月出生，宁夏回族自治区人民医院院长助理，心胸外科主任，主任医师。

2006年被评为宁夏回族自治区十佳卫生科技先进个人，被医院推选为学科带头人，建院30周年十佳医生；2007年被全国总工会授予全国“五一”劳动奖章，入选自治区“313人才工程”，被评为2007年感动宁夏人物。

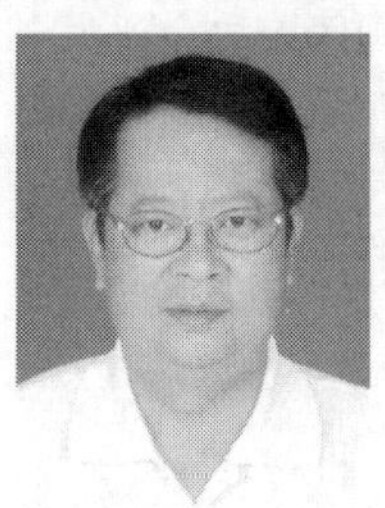

刘兆顺 男，毕业于中央广播电视大学汉语言文学专业和中央党校经济管理专业，高级政工师，宁夏回族自治区第三人民医院的监察室主任、保卫科科长。

被卫生部评为2001—2005年全国卫生系统法制宣传教育先进个人；。2005年被宁夏区政府评为安全生产工作先进个人荣誉称号；荣获“四五”普法先进个人称号。

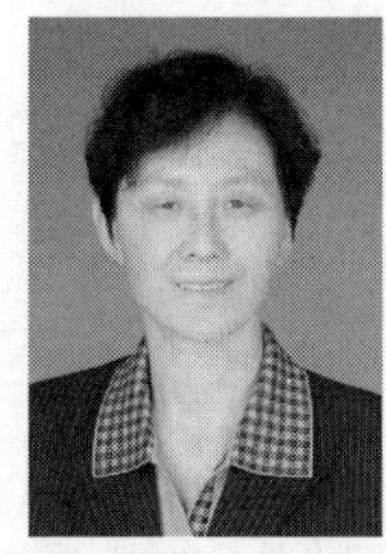

张忆华 女，吴忠市妇幼保健院院长。荣获全国卫生系统先进工作者、全国巾帼建功标兵、全国杨崇瑞妇幼基金先进个人、自治区妇幼保健工作先进个人、自治区行业作风建设先进个人、自治区医院管理优秀院长等称号。

新疆维吾尔自治区

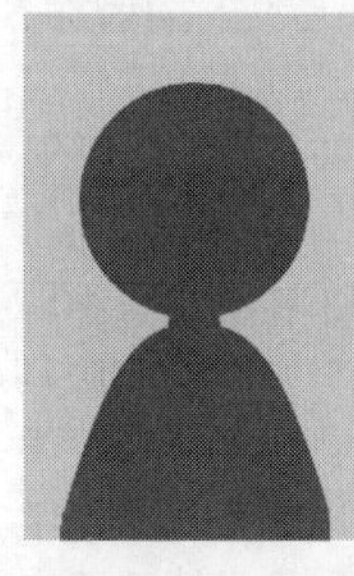

阿力甫·司马义 男，维吾尔族，中共党员，内科主任医师，1960年7月1日出生，新疆阿克苏市人，1984年6月毕业于新疆医科大学临床医学系；1984年7—8月作为选调生在自治区党校培训学习；1984年9月分配至疏勒县人民医院工作；1989年加入中国共产党；1984—1990年历任疏勒县人民医院内科住院医师、主治医师、内科副主任医师、内科主任医师、内科副主任、内科主任、急诊科主任职务，1991年—2003年2月任疏勒县人民医院业务副院长；2003年3月任疏勒县人民医院院长。荣获全国卫生系统先进工作者称号。

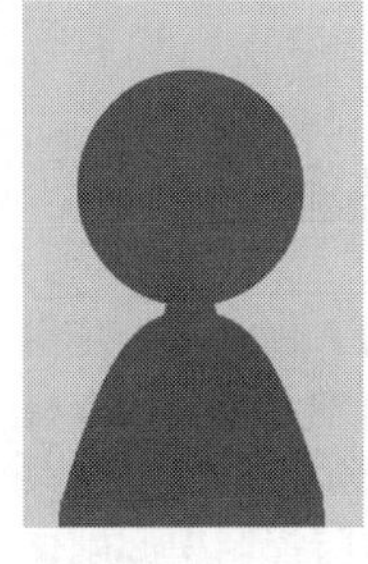

关晓航 男，1995年9月—1996年9月在乌市口腔医院颌面外科工作，1996年9月—1996年12月在乌市口腔医院口腔内科工作，1997年1月—1997年2月在乌市口腔医院自治区牙防办工作，1997年3月—2003年2月在乌市口腔医院正畸科工作，2003年3月至今任乌市口腔医院正畸科主任。

1998—1999年，未萌尖牙双尖牙总冠宽的预测研究获乌鲁木齐市人民政府科技进步二等奖；2001年6月—2003年9月，直丝弓矫治技术研究在乌鲁木齐市科委立项；2003年3月—2004年6月，平直弓丝矫治技术的应用及推广在乌鲁木齐市卫生局立项；2004年获乌鲁木齐市青年岗位能手称号；2004年获乌鲁木齐市卫生局有突出贡献中层领导奖；荣获全国卫生系统2005—2006年度青年岗位能手称号。

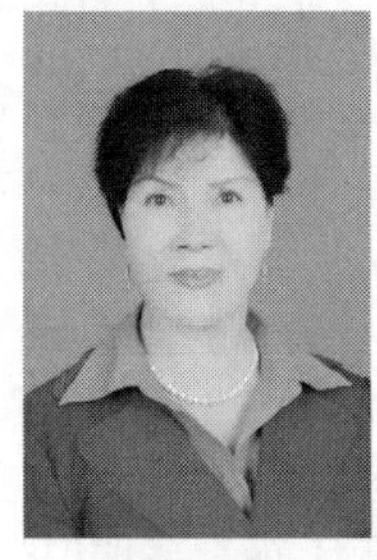

刘玉莲 女，新疆哈密市二堡镇一村卫生所医生。1987—1988年被二堡乡评为民族团结先进个人；1989—1990年被二堡乡镇评为优秀共产党员；1991—1994年被哈密市卫生局评为防疫妇幼保健先进工作者；1996年被二堡镇评为医疗卫生工作先进个人；1997年被二堡镇评为遵纪守法先进个人；2000年被中国北京民间名医大全编委会评为中国民间优秀名医；2001年被市卫生局评为模范乡村医生；2002年被哈密行政公署评为民族团结先进个人；2002年被地区评为民族团结先进个人称号；2002年被哈密市卫生局评为十佳卫生工作者；2003年被哈密市卫生局评为优秀乡村医生、先进工作者；2003年被哈密市卫生局评为优秀乡村医生荣誉称号；2005年被新疆维吾尔自治区人民政府评为自治区劳动模范荣誉称号；2007年5月被评为哈密市民族团结进步先进个人；2007年5月被评为2003—2007年度哈密地区民族团结进步先进个人；荣获全国卫生系统先进工作者称号。

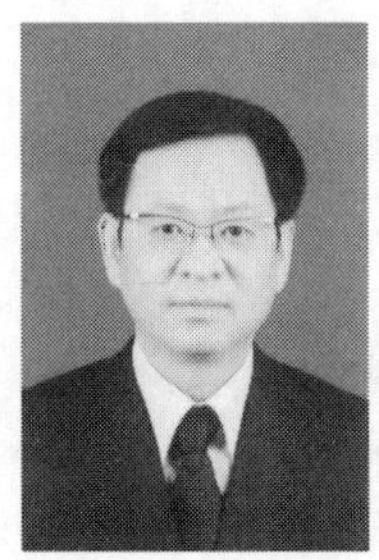

马依彤 男，本科毕业于新疆医学院临床医疗系。1983年7月—1990年9月任新疆医学院第一附属医院住院医师、助教，硕士生；1990年9月—1996年9月任新疆医学院第一附属医院主治医师、讲师，博士生；1994—1995年在日本大学医学部心内科研修；1998年10—12月在荷兰Catharina医院心脏中心研修冠心病介入治疗；1996年9月—2000年9月在新疆医学院第一附属医院担任副主任医师、副教授；2000年9月至今在新疆医科大学第一附属医院担任主任医师、教授；2002年起享受国务院政府特殊津贴专家；2003年被评为博士生导师。

被评为2005—2006年卫生部有突出贡献的中青年专家；2005年获中国医师协会颁发第二届中国医师奖；2006年获“新世纪百千万人才工程”国家级人选及新疆维吾尔自治区教育工会颁发的自治区师德先进个人、新疆维吾尔自治区总工会开发建设新疆奖等多项荣誉。

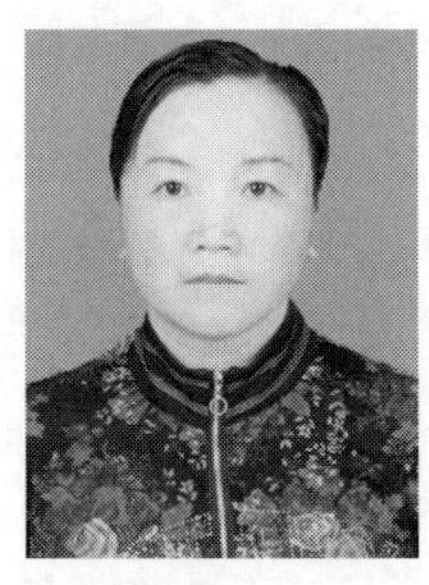

梅　莲 女，毕业于兵团电大临床医学系。1984年11月—1987年8月任十四连工人；1987年9月—1991年3月任十四连卫生员；1991年4月至今任九连、十三连卫生员。

2006年获全国优秀乡村医生、兵团民族团结进步模范个人荣誉称号，被评为感动兵团年度人物；2007年获全国“五一”劳动奖章、全国各族青年团结进步优秀奖、全国道德模范提名奖以及新疆青少年民族团结十大标兵、兵团优秀共产党员、兵团十大杰出青年等荣誉称号；2008年获全国白求恩奖章、全国“三八”红旗手荣誉称号及新疆维吾尔自治区道德模范荣誉称号。

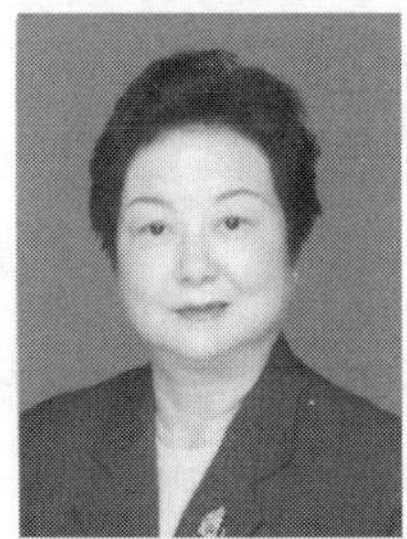

聂淑娟 女，1965年8月—1982年3月任新疆医学院第一附属医院儿科护士、护士长；1982年3月—1985年1月在沈阳医学院高护专修班学习；1984年—2003年6月任新疆医科大学第一附属医院护理部副主任、主任、教研室副主任、副教授、硕士生导师、主任护师；2003年6月至今任新医大一附院护理质量管理委员会副主任委员、护理专家督导组组长、主任护师、硕士生导师，新疆医科大学学科带头人。

荣获新疆科学技术协会先进工作者称号、第五届全国护理科技进步奖二等奖等。2005年荣获全国卫生系统护理岗位巾帼建功先进工作者称号；2007年荣获第四十一届南丁格尔奖。

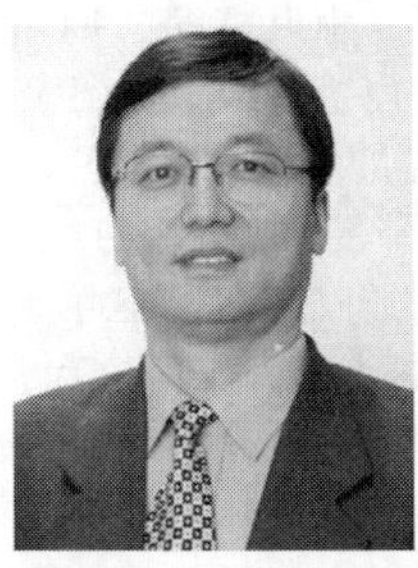

温　浩 男，1983年7月—1990年12月任新疆医学院一附院普外科住院医师、助教；1990年12月—1995年12月任新疆医学院一附院主治医师、讲师，1990年12月—1994年4月就读英国利物浦大学热带病学院和萨尔福德大学博士，获医学博士；1994年5月—1995年12月在英国萨尔福德大学生命科学和法国贝藏松医院肝移植中心医学进行博士后学习研究工作；1995年12月—1998年11月任新疆医学院一附院副教授、副主任医师；1998年11月—2001年11月任新疆医科大学一附院党委委员、副院长；2001年11月至今任新疆医科大学第一附属医院党委副书记、院长。

1998年荣获新疆十杰青年科技创业奖和全国优秀青年科技创业奖；1999年被评为国务院政府特殊津贴专家和自治区优秀留学归国科技人员；2000－2004年被聘为自治区有突出贡献专家；2000年被聘为国家人事部专家服务中心专家顾问委员；2000年获自治区科技进步奖二等奖；2002年获自治区科技进步奖三等奖；2002年被评为全国优秀医院院长；2005年获得自治区先进工作者称号；2006年荣获全国"五一"劳动奖章，获卫生部全国卫生系统中青年特殊贡献专家称号。

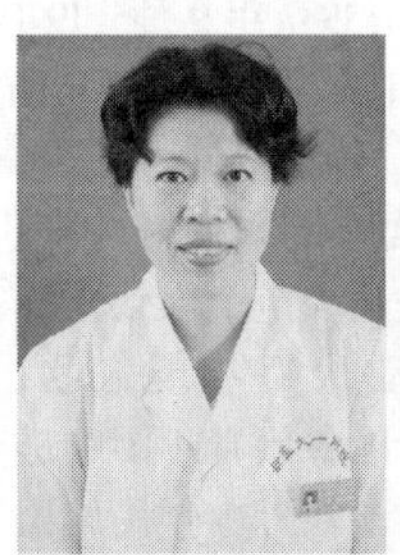

徐新娟 女，1984年新疆医学院医学系本科毕业，获学士学位，留院任心内科住院医师。1992年任主治医师、讲师；1997年任副教授、副主任医师；1999—2000年在新疆医学院读硕士学位，并于2000年在日本大学医学部学习高血压基础研究；2001—2004年在新疆医科大学读博士学位。2000年任硕士生导师，2003年任主任医师，2004年任教授，2005任博士生导师。2001年任新疆医科大学第一附属医院心内科副主任，2003年任新疆医科大学第一附属医院心脏中心副主任，高血压科主任，高血压研究室主任。2001年任诊断学教研室主任，2003年任新疆医科大学临床技能考核培训中心主任。全国卫生系统先进工作者。

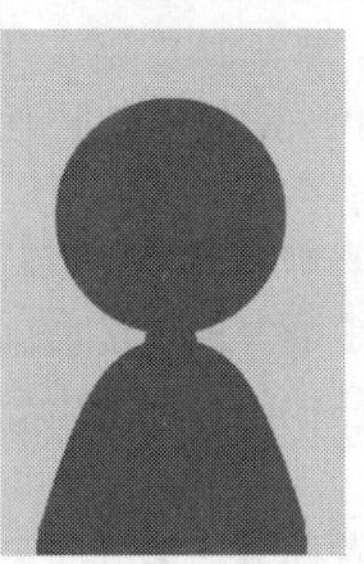

张国庆 男，1958年12月出生，江苏扬州人，中共党员。1982年本科毕业后，曾先后在新疆医学院一附院肿瘤科及新疆医科大学附属肿瘤医院工作至今，主任医师、教授、博士生导师，自治区突出贡献优秀专家、现任医院副院长。

被评为自治区优秀专业技术工作者、新疆医科大学肿瘤学学科带头人、新疆医科大学中青年专家、医院胸肝外科学科带头人；多次获得新疆维吾尔自治区卫生厅、教育厅奖励，获中国医师奖。

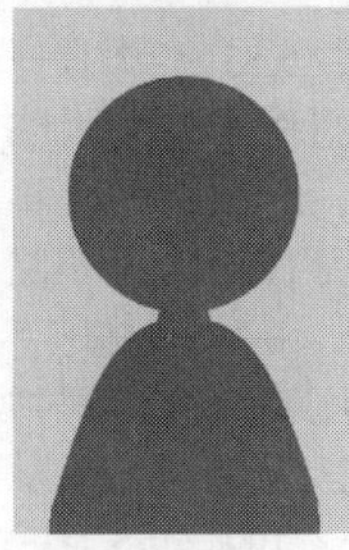

庄仕华 男，中共党员，四川简阳人。1973年12月入伍，2002年9月任武警新疆总队医院院长至今，主任医师，大校警衔，2005年12月达专业技术5级。当选为自治区第十届人大代表和党的十七大代表。荣立一等功，享受军队优秀技术人才岗位津贴，荣获2006年和谐中国十佳健康卫士称号。

新疆生产建设兵团

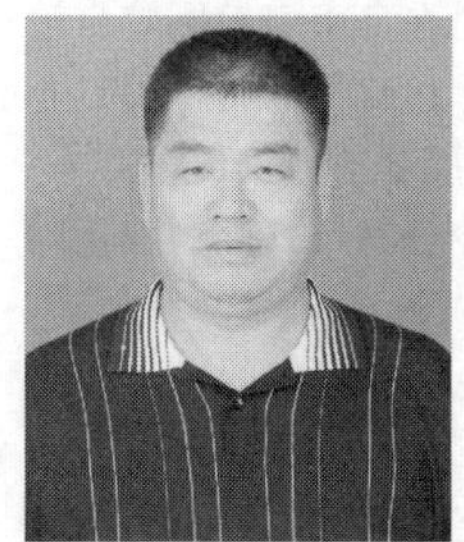

苏新国 男，1956年6月出生于新疆哈密，中共党员，本科学历，副主任医师，现任新疆兵团农五师疾病预防控制中心副主任。

多次获得兵团牙防先进个人、兵团初保先进个人、师行业十大标兵、师优秀共产党员、卫生部"四五"普法先进个人。

港、澳、台地区

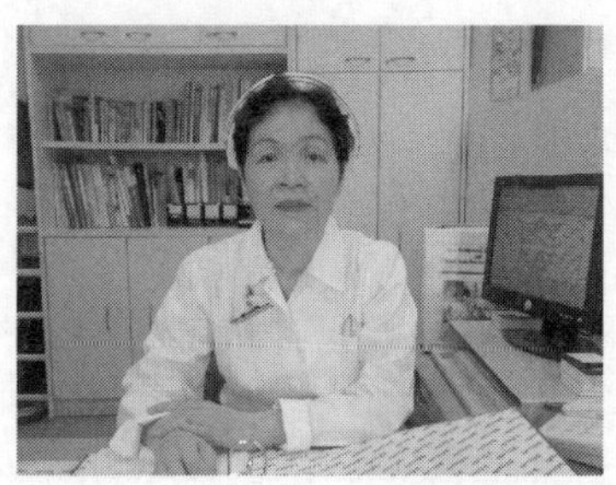

罗少霞 女，1950年8月2日出生，1969—1981年任镜湖医院产科护士、助产士、副护士长，1982—1994年任镜湖医院外科护士长、督导，1995年至今任镜湖医院护理部主任。现任澳门镜湖医院护理部主任。1969年获澳门镜湖护士助产学校毕业证书，1997年获暨南大学护理学大专毕业文凭，2000年获澳洲University of Ballarat护理学学士学位，目前就读于广州华南师范大学"应用心理学"硕士学位课程。

1999年6月获得当时澳葡政府颁授专业功绩勋章；荣获第四十一届南丁格尔奖。

医院工作纪事

2007年医院工作纪事

1月4日　卫生部和中国红十字会总会联合印发《关于医疗机构冠名红十字（会）的规定》。

1月5日　健康报社、中国卫生思想政治工作促进会、中华医学会、中华预防医学会、中国医院协会、中国医师协会、中华护理协会、中国农村卫生协会、中华中医药学会共同主办首届“和谐中国十佳健康卫士评选”活动。评选出医务人员中的杰出人物。

1月8—9日　卫生部在北京召开2007年全国卫生工作会议。中共中央政治局委员、国务院副总理吴仪致信强调，要充分认识加快医疗卫生事业发展的重要性和紧迫性，努力解决群众看病难、看病贵问题，为实现人人享有基本卫生保健服务的目标，进一步提高人民群众的健康水平作出新的贡献。卫生部党组书记、部长高强出席会议并作题为《全面贯彻落实六中全会精神探索中国特色卫生发展道路》的工作报告，并在会议结束时作总结讲话。会议由卫生部副部长蒋作君主持。卫生部副部长佘靖、黄洁夫、马晓伟、陈啸宏等出席会议。

1月9日　全国乙肝病人教育基地在解放军302医院成立。这是中国肝炎防治基金会在我国设立的首个乙肝病人教育基地。该基地的成立，标志着我国乙肝病人的健康教育工作步入正轨。

1月11日　卫生部印发《涉及人的生物医学研究伦理审查办法（试行）》。

1月15日　卫生部印发《关于在全国卫生系统开展向乔淑萍同志学习活动的通知》。

同日，解放军总医院心血管外科成功为一名女患者实施了国内首例全机器人不开胸心脏手术。该手术的成功标志着我国在微创心脏外科领域已达到国际领先水平。

1月16日　卫生部印发《群体性不明原因疾病应急处置方案》（试行）。

1月17日　卫生部发布《全国临床检验操作规程》（第三版）。

1月19日　卫生部印发《关于建立医药购销领域商业贿赂不良记录的规定》。

1月22日　北京地坛医院举行了北京中医药大学、北京地坛医院预防医学教育基地揭牌仪式。

1月23日　卫生部印发《关于进一步做好停止使用广东佰易药业有限公司静注人免疫球蛋白有关工作的紧急通知》、《癌症早诊早治项目管理办法》（试行）和《部分癌症早诊早治技术方案》。

1月25日　卫生部印发《麻醉药品临床应用指导原则》和《精神药品临床应用指导原则》。

1月28日　第54个世界防治麻风病日，主题为“消除麻风歧视，共建和谐社会”。

1月29日　卫生部印发《关于做好使用广东佰易静注人免疫球蛋白患者临床观察和随访工作的通知》。

1月31日　我国科学家在世界上首次对多发性家族性毛发上皮瘤进行基因定位，首次克隆出汉族人多发性家族性毛发上皮瘤的致病基因，并且从分子水平上证实其具有遗传异质性。由安徽医科大学张学军教授等完成的这一成果获得中华医学会授予的2006年度中华医学科技奖一等奖。

1月　经中国疾病预防控制中心、美国疾病预防控制中心历时6个月的合作研发，中国高致病性禽流感病毒人用疫苗株研制成功。该疫苗株是基于我国南方地区分离病毒的代表株所研制。全球所有研究机构和疫苗生产厂家都可以签约获得该疫苗株，用于疫苗研究和生产。

2月5日　国务院任命王国强为卫生部副部长、国家中医药管理局局长。

同日，中国医院协会民营医院管理分会在深圳召开全国诚信民营医院万里行启动暨2006年诚信民营医院创建活动总结大会。全国政协科教文卫体委员会副主任孙隆椿、中国医院协会会长曹荣桂出席会议并发表讲话。东莞东华医院等47家民营医院被评为首批“全国诚信民营医院”。

2月6日　卫生部印发《孕前保健服务工作规范（试行）》。

同日，健康报社协同中国医院协会等8家卫生口学（协）会开展和谐中国十佳健康卫士评选活动，表彰大会在北京人民大会堂召开。

2月9日　卫生部印发《医师定期考核管理办法》。

2月10日　中国生命科学家徐荣祥教授带领研究人员，率先完成了利用成体组织细胞在体内和体外直接克隆组织器官技术，并实现了人体皮肤、胃肠等功能器官的原位自身克隆复制，使损伤的器官生理性复原，恢复功能，这一系列的技术已经在美国获得了四项专利权。

2月14日　卫生部部长、党组书记高强签发第53号部长令《处方管理办法》，并自2007年5月1日起施行。

同日，卫生部印发《慢性丝虫病患者关怀照料工作方案》和《出国医护专业技术人员资格认定管理办法（试行）》。

2月27日　卫生部印发《关于对人体器官移植技术临床应用规划及拟批准开展人体器官移植医疗机构和医师开展审定工作的通知》。

2月28日　中国医院协会第一届第二次常务理事会暨工作联席会在北京召开，协会常务理事，各二级机构负责人，各省、自治区、直辖市医院协（学）会会长130余人出席了会议。

3月2日　卫生部、国家中医药管理局联合印发

《2007 年“以病人为中心，以提高医疗服务质量为主题”的医院管理年活动方案》。

同日，中国医院协会自律维权部“提高医疗服务质量、构建和谐医患关系”报告会在北京召开。协会会长曹荣桂、副会长潘学田出席了会议。北京市二、三级医院的业务副院长、医务部主任、门诊部主任和主管医疗纠纷的负责人员 200 余人参加了会议。

3 月 3 日　第 8 个全国爱耳日，主题为“城乡联动，共同关注青少年听力健康——珍爱听力，快乐成长”。

3 月 5 日　国务院总理温家宝在十届全国人大五次会议上作政府工作报告时说，要加快卫生事业改革和发展，着眼于建设覆盖城乡居民的基本卫生保健制度，2007 年重点抓好四件事：一是积极推行新型农村合作医疗制度；二是加快建设以社区为基础的新型城市卫生服务体系；三是启动以大病统筹为主的城镇居民基本医疗保险试点，政府对困难群众给予必要的资助；四是做好重大传染病防治工作。

3 月 6 日　卫生部、铁道部和中华健康快车基金会共同举办的“健康快车 2007 光明行”发车仪式在北京西客站举行。中共中央政治局委员、国务院副总理、中华健康快车基金会名誉主席吴仪出席发车仪式，并视察健康快车，看望随车出诊的医护人员。

同日，卫生部决定成立专科医师准入制度筹备委员会，卫生部副部长黄洁夫任筹备委员会主任委员。

3 月 8 日　第 2 个世界肾脏日，主题为“了解您的肾脏”，口号是“您的肾脏健康吗”。

同日，卫生部印发《淮河流域癌症综合防治工作方案》。

3 月 14 日　卫生部委托中国医院协会承担“临床医学行为伦理”专项研究工作，自律维权部组织专家提出了《临床医学行为伦理规范（原则）》，并召开了专项讨论会。

3 月 16 日　卫生部公布第一批人类辅助生殖技术及人类精子库培训基地名单。

3 月 20 日　卫生部、国家发改委联合印发《全国伽马射线头部立体定向放射治疗系统配置规划》。

同日　国务院办公厅成立国务院中医药工作部际协调小组，中共中央政治局委员、国务院副总理吴仪任组长，卫生部部长高强、国务院副秘书长徐绍史、卫生部副部长兼国家中医药管理局局长王国强任副组长，外交部、国家发改委、教育部、科技部、国家民族事务委员会、财政部、人事部、劳动社会保障部、农业部、商业部、文化部、国家林业局、国家食品药品监督管理局、国家知识产权局、国务院法制办等部门共同参与。其主要职责为负责对中医药工作的宏观指导；研究拟订促进中医药事业发展的方针政策；协调解决中医药事业发展中的重大问题；督促检查有关政策措施的落实。

3 月 21 日　第 6 个世界睡眠日，主题为“健康睡眠与和谐社会”。

3 月 22 日　国务院城市社区卫生工作领导小组召开会议。中共中央政治局委员、国务院副总理吴仪出席会议并强调，医疗服务是重大的民生问题，搞好社区卫生服务是政府义不容辞的责任。要切实增强责任感和使命感，把发展社区卫生服务作为当前和今后一个时期城市卫生工作的重点，摆到优先发展的位置，加大工作力度，落实政策措施，扎实推进，努力为社区居民提供安全、有效、方便、经济的公共卫生和基本医疗服务。

3 月 24 日　第 12 个世界防治结核病日，主题为“结核流行广泛，控制从我做起”。

3 月 25 日　卫生部和国家中医药管理局决定，对“万名医师支援农村卫生工程”项目实施过程中涌现的河南中医学院第一附属医院等 10 个先进集体和赵昌平等 17 名先进个人予以表彰。

3 月 26 日　卫生部印发《处方常用药品通用名目录》。

3 月 27 日　卫生部印发《疟疾防治技术方案》（试行）。

3 月 31 日　国务院总理温家宝签署第 491 号国务院令《人体器官移植条例》，并自 2007 年 5 月 1 日起施行。

4 月 3 日　卫生部、财政部、国家中医药管理局、解放军总后勤部卫生部联合召开 2007 年“万名医师支援农村卫生工程”电视电话会议。中共中央政治局委员、国务院副总理吴仪致信，卫生部部长高强出席会议并讲话。

同日，卫生部印发《关于台湾地区居民和获得国外医学学历的中国大陆居民参加医师资格考试有关问题的通知》。

4 月 4 日　卫生部印发《血吸虫病病人数调查及推算方案（试行）》。

4 月 5 日　卫生部印发《包虫病防治技术方案（试行）》。

4 月 6 日　卫生部、国家中医药管理局联合印发《医疗卫生机构接受社会捐赠资助管理暂行办法》。

4 月 7 日　第 58 个世界卫生日，主题为“国际卫生安全”，口号是“投资卫生，构建安全未来”。旨在呼吁国际社会和各国政府关注卫生与安全日益密切的联系，并采取切实措施，应对“非典”、禽流感、艾滋病、自然灾害、生物恐怖事件等对公共卫生造成的威胁。

同日，中国医院协会医院文化专业委员会主办的第四届全国医院文化建设经验交流大会在广州召开。来自全国各级各类医院的党政管理干部近 200 人参加了会议。

4 月 9 日　卫生部印发《人感染高致病性禽流感尸体解剖查验技术规范》。

4 月 13 日　中国医院协会县（市）医院管理分会在浙江省天台县召开创建医院品牌研讨会，并表彰了长期工作在基层医院第一线的 60 名 2006 年度县（市）医院优秀医生。来自全国的 100 余名医院管理者参加了会议。

4 月 14 日　中国医院协会全国百姓放心示范医院 2007 动态管理工作会议在重庆市举行。来自全国百姓放心示范医院和百姓放心医院的领导和相关负责人，各省、自治区、直辖市医院协（学）会领导近700人参加了会议。中国医院协会会长曹荣桂作了题为《发挥示范医院表率作用，贯彻落实患者安全目标，为构建和谐医患关系贡献力量》的工作报告。中国医院协会秘书长李月东向大会宣布了“首批百姓放心示范医院动态管理第一周期考核结果”和“关于在全国百姓放心示范医院中贯彻‘CHA医院患者安全目标’并作为动态管理第二周期标准的通知”。

4月15—21日　第13个全国肿瘤防治宣传周，主题为“拒绝烟草，远离癌症”。

4月16日　卫生部印发《关于进一步加强流行性出血热防治工作的通知》。

同日，北京协和医院、解放军总医院等22家医疗机构被指定为“北京2008年奥林匹克运动会定点医院”。

4月18日　卫生部印发《关于做好疟疾防治工作的通知》。

同日，全国公共卫生应急救治体系建设学术研讨会在江苏省无锡市召开。中国医院协会秘书长李月东出席会议并致词。来自全国20个省、自治区、直辖市100余家急救中心及香港圣约翰救伤会专家等180余人出席会议。

4月23—30日　《职业病防治法》宣传周，主题为“劳动者健康与企业社会责任”。宣传的重点对象是“农民工和企业法定代表人或负责人”。

4月23日　中国扶贫基金会紧急救援后援联盟启动暨合作签字仪式在北京人民大会堂举行。目标是“广泛动员社会力量，关注灾区民众的生存与尊严，实施紧急救援，减轻贫困灾民的疾苦与安全”。中国医院协会和其他60余个政府机构、行业协会、媒体等单位作为紧急救援后援联盟的发起单位。

4月25日　第21个全国儿童预防接种宣传日，主题为“让每个儿童都能按时接种疫苗是各级政府的责任”。

4月26日　卫生部和国家中医药管理局决定，追授陈海新人民健康好卫士荣誉称号，并在全国卫生系统深入开展向陈海新学习的活动。

4月27日　卫生部、科技部、公安部、监察部、国家人口计生委、国家食品药品监督管理局、国家中医药管理局、解放军总后勤部卫生部联合召开全国打击非法行医专项行动和非法采供血专项整治工作电视电话会议。卫生部副部长马晓伟和全国打击非法行医专项行动领导小组组长、卫生部副部长陈啸宏出席会议并讲话。

4月28日　卫生部、中央综治办、中宣部、公安部、民政部、国家工商总局、国家中医药管理局等部门联合印发《关于开展创建“平安医院”活动的意见》。

4月29日　卫生部印发《关于立即暂停使用西安西京医疗用品有限公司生产的人工心肺机体外循环管道的通知》和《关于进一步加强登革热防控工作的通知》。

4月30日　卫生部印发《关于加强以霍乱为重点的肠道传染病防治工作的通知》。

5月1日　第9个世界哮喘日，主题为“控制哮喘你能行”。

5月10日　卫生部印发《全国不明原因肺炎病例监测、排查和管理方案》。

5月11日　卫生部、共青团中央联合印发《关于命名和认定卫生系统2005—2006年度全国青年文明号、青年岗位能手的决定》。

5月12日　第96届国际护士节，主题为“营造优良执业环境，提供优质护理服务”。

5月15日　第14个全国防治碘缺乏病日，主题为“坚持食用碘盐，预防出生缺陷”。

同日，卫生部印发《高致病性病原微生物实验室资格审批工作程序》和《关于加强人类辅助生殖技术和人类精子库设置规划和监督管理的通知》。

5月17日　卫生部印发《全国卫生资源与医疗服务调查制度》和《全国卫生监督调查制度》。

同日，第3个世界高血压日，主题为“健康膳食、健康血压”。

5月20日　第18个中国学生营养日，主题为“均衡营养，适量运动”，副标题为“营养、健康，和谐同行”。

5月22日　中国医院协会信息专业委员会主办的2007中华医院信息网络大会在成都召开。大会围绕“融合信息技术，促进医疗服务”这一主题进行了深入的研讨。协会会长曹荣桂以及来自国内外的千余名医院信息专家、管理工作者和相关IT业厂商代表出席了会议。

5月23日　卫生部发布第一批通过卫生部人体器官移植技术临床应用委员会审核医院名单。

5月24日　中国医学科学院阜外心血管病医院组建“国家心血管病防治中心”工作正式启动。

5月25日　中国医院协会传染病医院管理分会第五届年会在杭州市召开。来自全国60余家医院近190名代表参加了大会。

5月26日　中国医院协会在重庆召开了以“2000床医院在中心城市的生存和发展暨论医院的适宜规模”为主题的研讨会。来自全国部分大医院的约100名代表参加了会议，会议组织代表参观了第三军医大学附属大坪医院、新桥医院和西南医院。

5月27日　中国医院协会在南京召开2007年中国医院管理论坛——学习贯彻卫生部“处方管理办法”专题会议。

5月31日　第20个世界无烟日，主题为“创建无烟环境”，口号是“创建无烟环境，构建和谐社会”。

同日，卫生部修订《医疗机构诊疗科目名录》部分科目。印发《道路交通事故受伤人员临床诊疗指南》和《化妆品生产企业卫生规范（2007年版）》。

同日，北京市卫生局、中国控制吸烟协会、中国医院协会等在北京联合召开北京市全面推动无烟医院启动大会。来自北京市医疗卫生系统、疾病预防控制系统、各区县爱卫会以及全市各级医院的院长、医务处（科）长1400余名代表参加了会议。中国医院协会会长曹荣桂作了题为《远离烟草拥抱健康为构建和谐社会做出表率》的讲话。

6月1日　卫生部、科技部、中国科协共同主办“卫生科技进社区”项目活动。

同日，卫生部、公安部、监察部、国家食品药品监督管理局联合印发《2007年全国非法采供血专项整治工作实施方案》。卫生部印发《医疗机构临床检验项目目录》。

6月2日　2007年度中国医院协会院长论坛在上海举行，来自全国各级各类医院的400多位医院管理工作者出席，共同探索优化医疗执业环境，共建和谐医患关系的对策。中国医院协会会长曹荣桂作了题为《优化医疗执业环境，共建和谐医患关系》的主旨报告。与会人员分享了上海、湖北、江苏等地共建和谐医患关系的经验，就如何预防和处理医患纠纷和如何营造良好的医疗执业环境和政策环境等问题进行了现场专题讨论。

6月6日　第12个全国爱眼日，主题为“防盲进社区，关注眼健康”。

6月13日　卫生部启用社区卫生服务机构标识。

6月14日　第4个世界献血日，主题为“安全血液促进母亲安全”。

同日，卫生部、中国红十字会总会和中国人民解放军总后勤部卫生部召开全国无偿献血表彰电视电话会议。卫生部部长高强出席会议并讲话。

6月15日　中国医院协会急救中心（站）管理分会二届三次常委会在上海市召开。会议讨论通过了《突发公共卫生事件院前急救和转运流程》编写计划及具体工作安排以及全国学术大会问题，增补了常委。

同日，中国医院协会病案管理专业委员会在北京昌平召开了病案信息技术专家研讨会。对考试指南及考试大纲的修订方案进行了研讨。

6月16日　中国医院协会和湖南省医院管理协会在湘潭联合举办了首期“全国百姓放心示范医院（中南片区）落实患者安全目标培训班”。来自中南九省的示范医院院长、医务科长、护理部主任、门诊部主任、药剂科主任等300余人参加了培训。

6月18日　卫生部发布《工作场所空气中粉尘测定》等5项推荐性国家职业卫生标准，并自2007年12月30日起实施。

6月19—20日　国务院在四川成都召开全国城市社区卫生工作会议。中共中央政治局常委、国务院副总理吴仪出席会议并作重要讲话。卫生部部长高强出席会议并做会议总结。会议期间，吴仪到成都市青羊区新华社区卫生服务中心考察社区卫生工作。

6月20日　卫生部印发《突发急性传染病预防控制战略》。

同日，亚洲首个心血管疾病“一站式杂交手术中心”在阜外心血管病医院成立，并于当天召开手术中心启用媒体见面会。中心拥有完善配套的手术设备，能够完成心血管疾病影像诊断、ICU监护和所有的介入治疗及心外科手术。

6月21日　卫生部、国家中医药管理局、中国保监会联合印发《关于推动医疗责任保险有关问题的通知》。

6月23日　全国第八次精神病医院管理学术会议在兰州召开。来自全国280余名精神病医院管理者参会。会议以“医院文化建设与危机管理”为主题，采取专题学术讲座与工作经验交流相结合的方式进行。

6月25日　卫生部印发《全国疾病控制调查制度》和《全国妇幼保健调查制度》。

6月26日　卫生部印发《关于境外人员申请人体器官移植有关问题的通知》。

6月29日　国家主席胡锦涛签署第67号主席令，全国人大常委会第28次会议决定任命陈竺为卫生部部长。

7月2日　卫生部发布《地方性甲状腺肿诊断标准》和《地方性砷中毒病区判定和划分标准》等2项标准为强制性行业标准，并于2007年12月1日起实施。

7月4日　中国社区卫生协会成立大会在北京召开。中国医院协会副会长潘学田出席会议并代表卫生行业协会在成立大会上发言表示祝贺。

7月7日　卫生部印发《关于暂停使用上海医药（集团）有限公司华联制药厂注射用甲氨喋呤的通知》。

7月8日　第3个世界过敏性疾病日，主题为“控制过敏、远离哮喘”。

7月10日　卫生部印发《卫生部卫生标准“十一五”规划》。

同日，卫生部决定开展2007年全国优秀乡村医生评选表彰活动。

7月12日　中国医院协会医疗法制专业委员会在南昌举行成立大会，同时举办了医疗法律法规培训班。

7月13日　卫生部印发《心血管疾病介入诊疗技术管理规范》和《关于逐步停止使用甲磺酸培高利特制剂的通知》。

7月16日　卫生部决定在《医疗机构诊疗科目名录》中增加一级诊疗科目“疼痛科”。“疼痛科”的主要业务范围为慢性疼痛的诊断治疗。

7月17日　卫生部下发《关于停止使用标示新加坡新日制药厂有限公司生产的“大蚕镇痛片”的通知》。

7月18日　中国医院协会学术与培训部召开组织申报2008年国家级继续医学教育项目工作会议。各分支机构负责学术与培训工作负责人18人参加了会议。

7月26日　中国医院协会自律维权部在协会会议室召开“医院诊疗秩序谁来维护”座谈会，对福建省武夷山市妇幼保健院因“医闹”被迫停业7天一事进行分析讨论。会议邀请首都多家大医院的高层管理人员以及卫生行政部门、法律界、行业协会、主流媒体等方面人士参加会议。

8月1日　卫生部公布审核批准的94家开展人类辅助生殖技术机构和10家设置人类精子库机构名单。

8月1—7日　第16个世界母乳喂养周，主题为“母乳喂养——第一个小时拯救100万个婴儿”。

8月4日　中国医院协会医院感染管理专业委员会第十四届全国医院感染管理学术年会在吉林省吉林市举行。全国正式代表289人，列席代表130余人参会。年会邀请了20余名国内外知名专家进行了23个专题讲座，会议共收到论文近200篇。

8月10日　卫生部印发《关于做好输入性登革热疫情防控工作的通知》。

8月11日　中国医院协会血液净化中心管理分会第二届委员会会议在北京召开，来自全国31个省、自治区、直辖市的68名代表参加了会议。

8月13日　卫生部通报5家医疗机构违法行为查处情况。卫生部要求各地认真吸取教训，加大执法力度，严肃查处非法行医案件：重庆市涪陵区中医专科医院对外承包科室案、重庆市涪陵区极康医院违法行医案、山西省霍州市中医院非法从事性病诊疗活动案、山西省太原市中医院使用非卫生技术人员案、安徽省合肥市杏花镇中心卫生院对外承包科室案。

8月18日　中国医院协会医疗康复机构分会筹备会议在北京举行。全国康复医疗机构近50位负责人员参加会议，与会代表一致同意由中国康复研究中心为牵头单位进行筹建工作。

8月19日　国务院总理温家宝到新疆第二济困医院就解决城镇困难群众看病难问题进行调研。

同日，由中国医院协会主办、宁夏自治区医院管理协会承办的第四期全国百姓放心示范医院（西北片区）落实患者安全目标培训班在银川举办。来自陕西、宁夏、甘肃、新疆、河南、重庆、四川等省市120所医院的240多人参加了培训。

8月26日　中日笹川医学奖学金项目实施纪念大会在北京举行。全国人大常委会副委员长韩启德出席纪念大会。卫生部部长陈竺出席纪念大会并致辞。会后，卫生部副部长蒋作君与日本财团会长笹川阳平签署新一期的笹川医学奖学金项目合作协议。

8月29日　卫生部印发《关于加强肠道传染病防控工作的紧急通知》。

9月2日　2007年世界药学大会暨国际药学联合会第67届年会在北京开幕。国务院副总理吴仪出席开幕式并致辞。

同日，卫生部印发《关于进一步做好销注甲氨喋呤和盐酸阿糖胞苷患者医疗救治工作的通知》。

9月4日　卫生部印发《关于彻底清查甲氨喋呤和盐酸阿糖胞苷在医疗机构流向的紧急通知》。

9月6日　卫生部、国家中医药管理局联合印发《社区卫生服务机构用药参考目录》。

同日，由中国医院协会、卫生部国际交流与合作中心以及美国国际联合委员会联合主办的2007国际医院交流与合作论坛在北京举办。来自美国、泰国、新加坡、卡塔尔和我国大陆、港澳台地区的440多位医院管理专家学者出席了会议。论坛围绕“医疗质量与患者安全：国际经验－各国的实践”这一主题开展。

同日，中国医院协会妇幼保健院管理分会和中国疾病预防控制中心妇幼保健中心在天津市联合举办了第三届妇幼卫生发展论坛。本次论坛的主题是“规范、协作、发展”，期间还组织参观了天津市妇女儿童保健中心。会议共收到的论文近百篇。

9月14日　卫生部印发《关于加强急性出血性结膜炎防控工作的通知》。

同日，中国医院协会县（市）医院管理分会在秦皇岛市召开首届发展高峰论坛暨2007年学术年会。中国医院协会会长曹荣桂作了题为《优化医疗环境构建和谐医患关系》的报告。

9月20日　第19个全国爱牙日，主题为“口腔健康促进，面向西部，面向儿童”。

同日，中国医院协会后勤管理专业委员会2007年学术研讨会在新疆乌鲁木齐举行。来自全国各级、各类医院的后勤院长及后勤管理工作者300余人参加了会议。本次会议的主题是“医院节能减排与医院后勤管理”。

9月27日　卫生部印发《上海医药有限公司华联制药厂生产的甲氨喋呤及盐酸阿糖胞苷鞘注导致脊髓经根神经病变诊疗原则》。

同日，卫生部印发《国际化妆品原料标准中文名称目录》、《次氯酸钠类消毒剂卫生质量技术规范》和《戊二醛类消毒剂卫生质量技术规范》。

9月28日　由中国医院协会与辽宁省卫生厅联合主办的第六届全国临床技术应用管理高层论坛在大连举行。卫生部“人工关节植入技术管理规范”专家委员会成员以及来自全国各地的医院管理者、医疗专家60余人参加了会议。会议的主要议题是研讨制定卫生部《人工关节植入技术管理规范》等文件。

9月29日　卫生部印发《关于做好淮河流域癌症综合防治工作的通知》。

同日，由中国医院协会主办的缩短平均住院日研究项目启动会在上海举行，来自全国部分大型医院的院长出席了会议。

10月10日　第15个世界精神卫生日，主题为“健康身心，你我同行”。

10月11日　国务院任命刘谦为卫生部副部长。

10月13日　由中国医院协会主办的现代医院科学管理培训项目－重庆班在重庆举行。重庆地区20多家大型医院院长及医院管理干部逾200人参加了开幕式。

10月19日　中国医院协会2007年区域医院管理交流与合作项目正式启动。来自湖北、江西、山东、河南、福建、湖南、四川、陕西、云南等地区50位各大医院院长及有关领导参加了北京站的活动。

同日，由卫生部医政司主办，中国医院协会药事管理专业委员会承办的卫生部临床药师制试点工作会议在北京召开。副会长潘学田以及来自全国15个省、自治区、直辖市卫生厅（局）医政处负责人员、38个试点医院的院长及药剂科主任出席了会议。其目的是通过试点工作，研究制定适合我国国情的临床药师工作制度，促进临床药师制的健康发展。

10月20日　2007中国外科周暨第十六届亚洲外科年会在北京开幕。国务院副总理吴仪致信祝贺。

10月29日　第七届全国院前急救学术大会—灾害救援及急救管理学术研讨会在成都召开。会议由中国医院协会急救中心（站）管理分会主办，来自全国各地260余名代表出席了会议。

10月30日　由中国医院协会和北京市医疗保险事务管理中心主办的第二届医疗保险与医院管理大型院长沙龙在北京举行。北京各大医院院长、医保部主任以及新闻媒体记者共同就“医疗费用控制与医疗质量管理－我们共同的责任”的主题进行了座谈。

11月1—7日　第12个全国食品卫生宣传周，主题为“关注餐饮卫生，预防食物中毒”。

11月2日　中国医院协会主办的2007年度院长法律培训班在重庆举办。培训班邀请了最高人民法院行政审判厅、国家行政学院法学部等专家作了专题讲座。同期还召开了医疗法制专业委员会第一届常务委员会会议。

同日，中国医院协会药事管理专业委员会主办的第三届临床药师论坛在西安举行，来自全国医疗机构和高等医药院校的200多位临床药学工作者参加了论坛。论坛的主题是“临床药学高等教育和在职临床药师培养”，从收到的105篇论文中选取9篇论文作了大会发言。

11月9日　世界卫生组织遏制结核病合作伙伴组织2007年高川奖颁奖仪式在南非开普敦举行。卫生部被世界卫生组织遏制结核病合作伙伴组织授予2007年高川奖。

11月14日　首届联合国糖尿病日，联合国决定从2007年起将每年11月14日“世界糖尿病日”更名为“联合国糖尿病日”，并要求所有会员国、联合国各相关组织、其他国际组织和民间团体，以适当方式开展“联合国糖尿病日”活动。2007年“联合国糖尿病日”主题为“糖尿病和儿童青少年”。

同日，卫生部、国家发改委、国家工商总局、国家质检总局联合印制《全国碘缺乏病监测方案（试行）》。

11月17日　卫生部、农业部联合印发《关于加强布鲁氏菌病防治工作的通知》。

11月27日　国家工商总局、中宣部、国务院新闻办、公安部、监察部、国务院纠风办、信息产业部、卫生部、新闻出版总署、国家广电总局、国家中医药管理局、国家食品药品监督管理局联合下发《关于进一步治理整顿非法“性药品”广告和性病治疗广告的通知》。

11月29日　卫生部召开专题新闻发布会，发布《中国艾滋病防治联合评估报告（2007年）》。卫生部部长陈竺、中华预防医学会会长王陇德、联合国驻华系统协调代表马和励、联合国艾滋病规划署驻华代表施贺德博士及世界卫生组织等国际组织代表出席发布会。

同日，由卫生部主办、中国医院协会承办的中国参加“全球患者安全倡议活动”启动仪式暨医院感染与患者安全研讨会在北京举办。卫生部副部长黄洁夫宣读了卫生部支持预防和控制医院感染、保障患者安全的声明。中国医院协会会长曹荣桂致词。

11月30日　北京地坛医院中西医结合科被批准为“北京市中西医结合肝病诊疗中心”。这是中西医结合科继成为“北京市中西医结合传染病重点学科”、“北京市综合医院示范中医科”和“国家中医药管理局传染病临床基地”后又承担的一项新任务。

12月1日　第20个世界艾滋病日，主题为“遏止艾滋，履行承诺”。

12月4日　第7个全国法制宣传日，宣传活动主题为“弘扬法治精神，推进依法治国”。

12月7日　卫生部、国家中医药管理局联合印发《关于建立医务人员医德考评制度的指导意见（试行）》。

同日，中国医院协会医疗质量管理专业委员会在福州市召开了2007年全国医疗质量学术年会及全体委员大会。选举产生了第二届医疗质量管理专业委员会，李学旺连任主任委员。

12月12日　卫生部公布了首批20家数字化试点示范医院名单。

12月13日　中国医院协会民营医院分会举办的全国诚信民营医院万里行第二次会议及民营医院发展与税收问题论坛在温州召开。

12月14日　卫生部启用中国卫生应急标识并发布《中国卫生应急标识使用管理规定》。

12月15日　由中国医院协会主办的2007全国护理管理暨经验交流会在北京召开。来自全国各级各类医院的550余名护理管理人员出席了会议。

12月18日　卫生部印发《食品营养标签管理规范》、《关于进一步加强医疗机构麻醉药品和精神药品管理的通知》和《血站执业许可证》及其副本统一样式。

12月19日　中宣部、卫生部、国家中医药管理局和总后卫生部在北京人民大会堂举行全国卫生系统先进典型事迹报告会。国务院副总理吴仪会见报告团全体成员并强调，广大医疗卫生工作者要以先进典型为榜样，全心全意为人民健康服务，全社会都要尊重医务人员的劳动，支持医疗卫生事业发展。卫生部部长陈竺出席会议并讲话，卫生部副部长、国家中医药管理局局长王国强出席报告会。

12月22日　中国医院协会医院情报图书管理专业委员会成立大会在北京召开。

12月23日　卫生部决定授予韩桂琴等199名乡村医生2007年全国优秀乡村医生荣誉称号，并奖励每名优秀乡村医生人民币5000元。

12月27日　卫生部发布《救护车》为推荐性行业标准，并于2008年4月1日起实施。

12月28日　卫生部印发《全国新型农村合作医疗统计调查制度》和《国家免费艾滋病抗病毒药物治疗手册（2007版）》。

同日，中国医院协会医院绩效考核——缩短平均住院日项目研讨会在三亚举行，协会会长曹荣桂、副会长潘学田、副会长章友康出席讨论。

12月29日　卫生部印发《2007年扩大国家免疫规划项目管理方案》和《扩大国家免疫规划实施方案》。

12月30日　卫生部部长陈竺、商务部部长陈德铭联合签发第57号部长令《〈中外合资、合作医疗机构管理暂行办法〉的补充规定》，并自2008年1月1日起施行。

医院统计信息

说　明

一、为确保印刷时效，2007年部分数据为初步统计数，调整数据见《中国卫生统计年鉴-2008》。

二、全国性统计指标均未包括香港、澳门特别行政区和台湾省数据。

三、卫生机构、卫生人员和诊疗人次等均不包括村卫生室数据。

四、本资料主要来源于统计年报和抽样调查。附录以及香港、澳门特别行政区和台湾省数据摘自《中国统计年鉴》和《世界卫生统计》。

五、符号使用说明："-"表示无数字；"..."表示数字不详；"#"表示其中的主要项。

六、东部包括北京、天津、河北、辽宁、上海、江苏、浙江、福建、山东、广东、海南11个省、直辖市，中部包括黑龙江、吉林、山西、安徽、江西、河南、湖北、湖南8个省，西部包括内蒙古、广西、重庆、四川、贵州、云南、西藏、陕西、甘肃、青海、宁夏、新疆12个省、自治区、直辖市。

医疗服务

医疗机构诊疗人次及入院人数

Number of Visits and Inpatients in Medical Institutions

年份	诊疗人次（亿次） Number of Visits（100 Million）			入院人数（万人） Number of Inpatients（10 000）		
		医院 Hospital	卫生院 Health Center		医院 Hospital	卫生院 Health Center
1980	25.53	10.53	…	2247	2247	…
1985	24.11	13.11	11.00	4331	2560	1771
1990	25.59	14.94	10.65	5140	3182	1958
1991	26.14	15.32	10.82	5292	3276	2016
1992	25.69	15.35	10.34	5222	3262	1960
1993	22.05	13.07	8.98	4921	3066	1855
1994	22.42	12.69	9.73	4992	3079	1913
1995	21.90	12.52	9.38	5033	3073	1960
1996	22.39	12.81	9.58	5023	3100	1923
1997	21.57	12.27	9.30	5044	3121	1923
1998	21.25	12.39	8.86	4995	3238	1759
1999	20.82	12.31	8.51	5073	3379	1694
2000	21.23	12.86	8.37	5297	3584	1713
2001	20.87	12.50	8.37	5464	3759	1705
2002	21.45	12.43	7.30	5991	3997	1654
2003	20.96	12.13	7.10	6092	4159	1626
2004	22.03	13.05	7.03	6676	4673	1621
2005	23.05	13.87	6.99	7184	5108	1641
2006	24.46	14.71	7.25	7906	5562	1858
2007	28.42	16.38	7.87	9827	6487	2699

注：①1993 年以前诊疗人次及入院人数系推算数字；②2002 年以前医院含妇幼保健院和专科疾病防治院数字；③本表医疗机构不含诊所、医务室、卫生所和村卫生室数字，下表同。

2007 年各类医疗机构诊疗人次及入院人数

Number of Visits and Inpatients in Medical Institutons in 2007

	诊疗人次数（亿次）Visits（100 Million）			入院人数（万人）Inpatients（10 000）		
		非营利 Nonprofit	营利 Profit		非营利 Nonprofit	营利 Profit
总计 Total	28.42	27.19	1.15	9827	9514	285
医院 Hospital	16.38	15.59	0.77	6487	6208	269
#综合医院 Genaral Hospital	12.33	11.79	0.52	5190	5005	177
中医医院 TCM Hospital	2.54	2.49	0.05	750	734	16
专科医院 Specialized Hospital	1.26	1.08	0.17	476	408	67
疗养院 Sanatorium	0.02	0.02	–	38	37	1
社区卫生服务中心（站） Health Service Center for Community	2.26	2.15	0.09	107	101	6
卫生院 Health Center	7.87	7.83	0.01	2699	2683	3
#乡镇卫生院 Township Health Center	7.59	7.54	0.01	2662	2646	2
门诊部 Outpatient Department	0.51	0.23	0.27	12	6	6
妇幼保健院（所、站） MCH Center	1.21	1.21	–	458	455	–
专科疾病防治院（所、站） Specialized Disease Prevention & Treatment Institute	0.18	0.17	–	26	25	–

综合医院分科门诊人次构成（%）

Percentage of Outpatients by Department in General Hospitals

	2000	2005	2006	2007
合计 Total	100.0	100.0	100.0	100.0
#内科 Internal Department	30.9	30.7	30.5	30.8
外科 Surgical Department	12.3	13.5	13.8	13.5
妇产科 Gyn.& Obs.Department	8.4	10.4	10.8	11.3
儿科 Pediatric Department	6.9	8.1	8.3	9.0
中医科 TCM Department	8.3	6.3	6.0	4.5

2007 年医院分科门诊人次、出院人数及构成

Number and Percentage of Outpatients & Inpatients by Department in Hospitals in 2007

	门诊人数（万次） Outpatients（10 000）	构成%	出院人数（万人） Inpatients（10 000）	构成%
总计 Total	145425	100.0	6451	100.0
# 内科 Internal Department	34115	23.5	1559	24.2
外科 Surgical Department	15104	10.4	1381	21.4
儿科 Pediatric Department	12580	8.7	637	9.9
妇产科 Gyn.& Obs.Department	13707	9.4	925	14.3
眼科 Ophthalmology Department	4685	3.2	144	2.2
耳鼻咽喉科 Otorhinolaryngology Department	4632	3.2	121	1.9
口腔科 Stomatological Departmen	4777	3.3	28	0.4
精神科 Psychiatry Department	1716	1.2	79	1.2
传染科 Infectious Disease Department	1728	1.2	117	1.8
肿瘤科 Tumor Department	817	0.6	175	2.7
中医科 TCM Department	30129	20.7	798	12.4

医院医生人均每日担负诊疗人次和住院床日

Daily Visits and Inpatients Per Doctor in Hospital

	医生人均每日担负诊疗人次 Daily Visits Per Doctor	医生人均每日担负住院床日 Daily Inpatients Per Doctor
合计 Total		
1995	4.4	1.5
2000	4.8	1.4
2005	5.3	1.6
2006	5.5	1.7
2007	6.0	2.0
卫生部属 Hospital of MOH		
1995	5.2	1.6
2000	8.5	1.8

	医生人均每日担负诊疗人次 Daily Visits Per Doctor	医生人均每日担负住院床日 Daily Inpatients Per Doctor
2005	7.8	2.3
2006	8.4	2.4
2007	8.4	2.4
省属 Province Hospital		
1995	4.5	1.6
2000	6.2	1.8
2005	6.6	2.1
2006	6.8	2.2
2007	6.9	2.2
地级市属 Hospital of City at Prefecture		
1995	4.7	1.7
2000	5.0	1.5
2005	5.7	1.9
2006	5.8	1.9
2007	6.4	2.2
县级市属 Hospital of City at County Level		
1995	4.5	1.4
2000	4.7	1.2
2005	5.0	1.4
2006	5.2	1.4
2007	6.0	1.7
县属 County Hospital		
1995	4.1	1.5
2000	3.9	1.2
2005	4.3	1.4
2006	4.4	1.5
2007	5.1	1.8

注：本表系卫生部门综合医院数字。

2007年各地区医院诊疗人次及入院人数

Number of Visits and Inpatients in Hospitals by Region in 2007

地　区 Region	诊疗人次（万次） Visits（10 000）	住院人数（万人） Inpatients（10 000）	地　区 Region	诊疗人次（万次） Visits（10 000）	住院人数（万人） Inpatients（10 000）
总　计 Total	163769.6	6487.2	河　南 Henan	8437.8	410.8
北　京 Beijing	7187.7	133.0	湖　北 Hubei	6031.7	274.6
天　津 Tianjin	2853.6	66.8	湖　南 Hunan	4674.2	302.2
河　北 Hebei	6221.0	363.8	广　东 Guangdong	23198.7	501.7
山　西 Shanxi	2951.0	146.9	广　西 Guangxi	5158.8	193.4
内蒙古 Inner Mongolia	2333.6	107.1	海　南 Hainan	900.7	35.5
辽　宁 Liaoning	5711.9	271.6	重　庆 Chongqing	2765.3	122.7
吉　林 Jilin	3097.9	151.4	四　川 Sichuan	7868.2	359.5
黑龙江 Heilongjiang	3737.7	194.5	贵　州 Guizhou	2029.2	124.5
上　海 Shanghai	7611.0	157.8	云　南 Yunnan	4331.6	205.1
江　苏 Jiangsu	11656.4	391.8	西　藏 Tibet	255.1	7.5
浙　江 Zhejiang	11870.6	326.8	陕　西 Shaanxi	3796.4	194.4
安　徽 Anhui	4382.7	238.7	甘　肃 Gansu	2203.5	96.3
福　建 Fujian	4674.6	167.1	青　海 Qinghai	560.1	27.8
江　西 Jiangxi	3575.8	174.5	宁　夏 Ningxia	953.6	39.6
山　东 Shandong	9685.1	523.9	新　疆 Xinjiang	3054.3	176.0

2007 年各地区非营利性医院诊疗人次及入院人数

Visits and Inpatients in Non－profit Hospitals by Region in 2007

	诊疗人次（万次） Visits（10 000）	入院人数（万人） Inpatients（10 000）		诊疗人次（万次） Visits（10 000）	入院人数（万人） Inpatients（10 000）
总　计 Total	155856.9	6207.8	河　南 Henan	8066.8	397.2
北　京 Beijing	6958.1	128.4	湖　北 Hubei	5818.5	265.5
天　津 Tianjin	2758.4	66.5	湖　南 Hunan	4486.9	293.5
河　北 Hebei	5742.4	342.0	广　东 Guangdong	21961.5	471.7
山　西 Shanxi	2758.8	138.0	广　西 Guangxi	5002.6	189.7
内蒙古 Inner Mongolia	2180.6	102.1	海　南 Hainan	867.8	34.9
辽　宁 Liaoning	5510.5	262.1	重　庆 Chongqing	2615.9	113.3
吉　林 Jilin	2931.6	143.5	四　川 Sichuan	7413.3	340.9
黑龙江 Heilongjiang	3560.7	188.7	贵　州 Guizhou	1822.0	113.4
上　海 Shanghai	7436.9	155.3	云　南 Yunnan	3982.2	190.2
江　苏 Jiangsu	11034.7	370.5	西　藏 Tibet	255.1	7.5
浙　江 Zhejiang	11564.1	318.0	陕　西 Shanxi	3557.4	184.5
安　徽 Anhui	4261.6	232.9	甘　肃 Gansu	2146.0	93.9
福　建 Fujian	4398.3	158.1	青　海 Qinghai	554.6	27.5
江　西 Jiangxi	3434.2	169.8	宁　夏 Ningxia	873.7	35.1
山　东 Shandong	9144.2	507.3	新　疆 Xinjiang	2757.5	165.9

2007 年医疗机构病床使用情况

tilization of Beds in Medical Institutions in 2007

	病床使用率（%）Utilization Rate（%）			出院者平均住院日 Average Stay Days in Hospital		
		非营利 Non－profit	营利 Profit		非营利 Non－profit	营利 Profit
总计 Total	70.9	71.8	48.7	8.9	8.9	8.2
医院 Hospital	78.2	79.9	48.9	10.8	10.8	8.7
#综合医院 Genaral Hospital	78.6	80.0	47.9	10.1	10.2	7.5
中医医院 TCM Hospital	73.0	73.9	48.0	10.6	10.6	11.7
专科医院 Specialized Hospital	81.7	86.4	50.4	18.0	19.1	11.2
疗养院 Sanatorium	45.3	45.1	22.9	9.7	9.8	1.0
社区卫生服务中心（站）Health Service Center for Community	58.0	58.1	55.7	9.1	9.6	2.1
卫生院 Health Center	48.5	48.4	38.4	4.8	4.8	3.9
#乡镇卫生院 Township Health Center	48.4	48.3	36.6	4.8	4.8	4.2
门诊部 Outpatient Department	37.8	41.3	31.6	4.1	8.1	1.8
妇幼保健院（所、站）MCH Center	67.8	67.9	83.8	5.3	5.3	8.3
专科疾病防治院（所、站）Specialized Disease Prevention & Treatment Institute	55.4	55.5	35.6	16.5	16.7	19.0

卫生部门医院和卫生院病床使用率（%）

Utilization Rate of Beds in Hospitals and Health Centers of Health Sector（%）

	1985	1990	1995	2000	2005	2006	2007
医院 Hospital	87.9	85.6	70.2	64.5	75.3	77.9	84.3
综合医院 General Hospital	87.0	85.7	70.8	65.0	76.6	79.2	85.6
中医医院 TCM Hospital	83.9	73.6	57.4	50.7	65.7	67.7	73.2
口腔医院 Stomatological Hospital	…	…	30.5	26.3	42.5	46.1	55.6
肿瘤医院 Tumor Hospital	86.2	96.8	85.7	80.7	97.4	99.7	107.0
妇产（科）医院 Obs. & Gyn. Hospital	…	…	57.2	61.5	70.9	78.7	86.0
儿童医院 Children Hospital	91.6	88.1	79.3	73.4	96.6	96.9	109.6
精神病医院 Psychiatric Hospital	98.2	95.3	82.2	73.6	87.0	89.6	94.3
传染病医院 Hospital for Infectious Disease	76.9	83.4	57.5	50.4	64.7	68.5	73.6
结核病医院 Tuberculosis Hospital	94.0	86.3	56.8	51.5	67.6	69.0	75.2
卫生院 Health Center	46.0	43.4	40.3	33.1	37.8	39.6	48.8
#乡镇卫生院 Township Health Center	46.0	43.4	40.3	33.2	37.7	39.5	48.8

注：2000年及以前医院包括妇幼保健院和专科疾病防治院。下表同。

卫生部门医院和卫生院出院者平均住院日

Average Stay Days in Hospitals and Health Centers of Health Sector

	1985	1990	1995	2000	2005	2006	2007
医院 Hospital	15.4	15.5	14.2	11.6	10.6	10.5	10.5
综合医院 General Hospital	13.3	13.5	12.6	10.5	9.8	9.8	9.8
中医医院 TCM Hospital	23.3	18.0	13.9	11.4	10.8	10.4	10.4
口腔医院 Stomatological Hospital	…	…	14.3	13.4	12.1	12.0	12.2
肿瘤医院 Tumor Hospital	44.8	42.4	35.5	26.7	20.6	19.1	19.0
妇产（科）医院 Obs. & Gyn. Hospital	…	…	9.0	7.7	7.2	7.4	7.1
儿童医院 Children's Hospital	11.9	11.1	9.5	8.0	7.7	7.6	7.9
精神病医院 Psychiatric Hospital	92.2	80.9	66.9	52.4	44.2	44.9	46.0
传染病医院 Hospital for Infectious Disease	29.5	34.1	28.1	23.7	21.9	21.8	20.9
结核病医院 Tuberculosis Hospital	82.9	67.0	39.4	24.3	24.3	24.3	23.5
卫生院 Health Center	5.9	5.2	4.6	4.6	4.6	4.6	4.8
#乡镇卫生院 Township Health Center	5.9	5.2	4.6	4.6	4.6	4.6	4.8

2007 年各地区医院病床使用情况

Utilization of Beds in Hospitals by Region in 2007

地 区 Region	病床使用率（%） Utilization Rate（%）	平均住院日 Average Stay Days	地 区 Region	病床使用率（%） Utilization Rate（%）	平均住院日 Average Stay Days
总 计 Total	78.2	10.8	河 南 Henan	74.8	10.3
北 京 Beijing	83.0	15.2	湖 北 Hubei	83.2	10.7
天 津 Tianjin	77.0	13.8	湖 南 Hunan	80.8	10.6
河 北 Hebei	74.4	9.1	广 东 Guangdong	81.7	9.6
山 西 Shanxi	68.5	11.4	广 西 Guangxi	79.1	9.9
内蒙古 Inner Mongolia	68.0	12.1	海 南 Hainan	68.2	9.8
辽 宁 Liaoning	71.7	12.0	重 庆 Chongqing	79.7	10.6
吉 林 Jilin	65.5	10.7	四 川 Sichuan	83.0	10.3
黑龙江 Heilongjiang	63.5	11.4	贵 州 Guizhou	75.7	10.1
上 海 Shanghai	99.1	15.8	云 南 Yunnan	83.8	11.0
江 苏 Jiangsu	89.4	11.7	西 藏 Tibet	65.3	10.8
浙 江 Zhejiang	88.6	11.6	陕 西 Shanxi	70.0	10.8
安 徽 Anhui	81.2	10.5	甘 肃 Gansu	65.7	10.4
福 建 Fujian	87.9	10.7	青 海 Qinghai	58.1	10.7
江 西 Jiangxi	69.4	9.0	宁 夏 Ningxia	78.0	11.1
山 东 Shandong	78.0	9.8	新 疆 Xinjiang	79.8	10.6

2007年各地区非营利性医院病床使用情况

Utilization of Beds in Non－profit Hospitals by Region in 2007

地　区 Region	病床使用率（%） Utilization Rate（%）	平均住院日 Average Stay Days	地　区 Region	病床使用率（%） Utilization Rate（%）	平均住院日 Average Stay Days
总　计 Total	79.9	10.8	河　南 Henan	76.0	10.4
北　京 Beijing	86.0	15.4	湖　北 Hubei	85.5	10.7
天　津 Tianjin	77.9	13.8	湖　南 Hunan	82.0	10.8
河　北 Hebei	76.3	9.1	广　东 Guangdong	83.3	9.6
山　西 Shanxi	69.4	11.6	广　西 Guangxi	80.0	9.9
内蒙古 Inner Mongolia	68.2	12.2	海　南 Hainan	70.2	9.8
辽　宁 Liaoning	72.7	12.1	重　庆 Chongqing	81.7	10.8
吉　林 Jilin	67.5	10.9	四　川 Sichuan	85.4	10.5
黑龙江 Heilongjiang	64.7	11.5	贵　州 Guizhou	78.3	10.3
上　海 Shanghai	101.0	15.9	云　南 Yunnan	87.0	11.2
江　苏 Jiangsu	91.4	11.9	西　藏 Tibet	65.3	10.8
浙　江 Zhejiang	90.1	11.3	陕　西 Shanxi	72.0	10.9
安　徽 Anhui	81.0	9.9	甘　肃 Gansu	65.9	10.4
福　建 Fujian	90.5	10.9	青　海 Qinghai	58.5	10.6
江　西 Jiangxi	70.0	9.1	宁　夏 Ningxia	82.6	11.7
山　东 Shandong	80.3	9.9	新　疆 Xinjiang	83.7	10.8

2007 年东中西部地区医院和乡镇卫生院工作量

Amount of Medical Services in Hospitals and Township Health Centers by East，Midlle and West Region in 2007

	合计 Total	东部 East	中部 midlle	西部 West
医院 Hospital				
诊疗人次（万次） Number of Visits（100 Million）	16.4	9.2	3.7	3.5
入院人数（万人） Number of Inpatients（10 000）	6487.2	2939.7	1893.7	1653.9
病床使用率（%） Utilization Rate（%）	78.2	82.0	74.1	76.8
平均住院日 Average Stay Days	10.8	11.0	10.5	10.6
乡镇卫生院 Township Health Center				
诊疗人次（万次） Number of Visits（100 Million）	7.6	3.2	2.1	2.3
入院人数（万人） Number of Inpatients（10 000）	2662.2	820.9	917.0	924.3
病床使用率（%） Utilization Rate（%）	48.4	45.7	50.5	49.1
平均住院日 Average Stay Days	4.8	4.7	5.7	4.1

2007 年三级医院工作量

Amount of Medical Services in Hospitals by Different Levels in 2007

	诊疗人次（万次）Visits（100 Million）	住院人数（万人）Inpatients（10 000）	病床使用率（%）Utilization Rate（%）	医生人均每天担负诊疗人次 Daily Visits Per Doctor	医生人均每天担负住院床日 Daily Inpatients Per Doctor
医院总计 Total	16.4	6487.2	78.2	6.0	1.9
# 三级医院 Third Level	5.5	2033.7	97.6	6.9	2.3
# 甲等 1st Class	4.2	1467.2	100.3	7.3	2.4
乙等 2st Clas	1.0	434.3	93.4	6.1	2.3
二级医院 Secondary Level	7.4	3476.2	75.6	5.6	1.8
# 甲等 1st Class	5.4	2579.7	80.2	5.8	1.8
乙等 2st Class	1.5	678.4	65.0	5.0	1.6
一级医院 Primary Level	1.4	333.2	52.5	6.5	1.2
# 甲等 1st Class	1.0	234.5	55.9	7.0	1.3
乙等 2st Class	0.1	17.6	44.5	6.1	1.0

2007 年政府办医院收入和支出

Income and Expenditure of Government Hospitals in 2007

	医 院 Hospital	综合医院 General Hospital	中医医院 TCM Hospital
医院数 Number of Hospitals	9565	5693	2209
平均每所医院总收入（万元） Income Per Hospital（10 000 yuan）	5125.2	6594.1	2610.3
# 业务收入 Business Income	4689.4	6092.7	2362.6
# 医疗收入 Medical Income	2486.6	3259.4	1142.4
药品收入 Drug Income	2115.5	2726.7	1171.8
平均每所医院总支出（万元） Expenditure Per Hospital（10 000 yuan）	5003.5	6432.8	2577.8
# 业务支出 Business Expenditure	4886.0	6310.3	2506.5
# 医疗支出 Medical Expenditure	2835.2	3677.9	1363.3
药品支出 Drug Expenditure	1992.6	2561.2	1120.2
年内病人欠费率% % of Outstanding Payment among Patients	0.99	0.96	1.19
门诊病人人均医疗费（元） Medical Expense per Visit（yuan）	128.3	131.2	101.3
出院者人均住院医疗费（元） Medical Expense per Inpatient（yuan）	4911.5	4901.6	3775.0

2007 年卫生部门综合医院收入与支出

Income and Expenditure of Genaral Hospitals of Health Sector in 2007

	合计 Total	卫生部属 Hospital of MOH	省属 Province Hospital	地级市属 Hospital of City at Prefecture	县级市属 Hospital of City at County Level	县属 County Hospital
平均每所医院总收入（万元） Income per Hospital (10 000 yuan)	7506.5	105096.7	38984.9	12647.2	4343.0	2873.2
# 业务收入 Business Income	6955.2	98684.8	36436.2	11636.3	4044.1	2643.4
医疗收入 Medical Income	3713.9	51083.1	19420.8	6247.6	2131.4	1433.2
药品收入 Drug Income	3127.6	45560.6	16497.4	5216.9	1838.6	1159.5
其他收入 Others	113.6	2041.1	518.0	171.8	74.2	50.7
平均每所医院总支出（万元） Expenditure per Hospital (10 000 yuan)	7327.2	104530.4	38225.3	12368.3	4211.7	2775.2
# 业务支出 Business Expenditure	7190.3	101624.5	37332.7	12119.3	4157.4	2743.6
医疗支出 Medical Expenditure	4191.5	59145.1	21682.5	7115.5	2396.8	1601.9
药品支出 Drug Expenditure	2930.2	41631.3	15423.1	4897.4	1716.6	1099.1
其他支出 Others	68.6	848.0	227.1	106.4	44.0	42.6
门诊病人人均医疗费（元） Average Medical Expense per Outpatient (yuan)	136.1	281.5	200.0	139.2	112.5	93.2
# 药费 for Drug	68.0	159.3	104.4	70.0	54.6	42.1
出院者人均医疗费（元） Average Medical Expense per Inpatient (yuan)	4973.8	13117.4	10200.6	5892.5	3774.9	2491.9
# 药费 for Drugs	2148.9	5360.8	4340.5	2515.5	1693.3	1107.6
检查治疗费 for Examination & Treatment	1231.7	3326.4	2462.8	1568.9	873.5	574.5

统计范围：4757 个卫生部门综合医院。

综合医院门诊病人人均医疗费用

Average Medical Expense Per Outpatient in General Hospital

	人均医疗费用（元）Medical Expense per capita（yuan）	药费 Drug	检查治疗费 Examination & Treatment	占医疗费用% % of Medical Expense	
				药费 Drug	检查治疗费 Examination & Treatment
合计 Total					
1995	39.9	25.6	9.1	64.2	22.8
2000	85.8	50.3	16.8	58.6	19.6
2005	126.9	66.0	37.8	52.0	29.8
2006	128.7	65.0	39.9	50.5	31.0
2007	136.1	68.0	42.4	50.0	31.2
卫生部属 Hospital of MOH					
1995	82.7	55.4	14.4	67.0	17.4
2000	140.9	86.3	24.9	61.3	17.7
2005	247.1	136.7	61.8	55.3	25.0
2006	251.5	139.0	62.6	55.3	24.9
2007	281.5	159.3	66.5	56.6	23.6
省属 Province Hospital					
1995	65.8	43.1	13.5	65.5	20.5
2000	134.5	84.2	26.0	62.6	19.3
2005	192.5	102.0	52.9	53.0	27.5
2006	189.7	99.8	53.1	52.6	28.0
2007	200.0	104.4	56.8	52.2	28.4
地级市属 Hospital of City at Prefecture					
1995	43.3	27.9	10.2	64.4	23.6
2000	92.2	54.9	17.6	59.5	19.1
2005	130.7	69.3	38.9	53.0	29.8
2006	132.3	67.4	41.7	50.9	31.5
2007	139.2	70.1	43.8	50.4	31.5
县级市属 Hospital of City at County Level					

	人均医疗费用（元）Medical Expense per capita（yuan）	药费 Drug	检查治疗费 Examination & Treatment	占医疗费用% % of Medical Expense	
				药费 Drug	检查治疗费 Examination & Treatment
1995	34.6	22.2	8.2	64.2	23.7
2000	68.9	38.4	12.7	55.8	18.4
2005	105.2	53.5	33.3	50.9	31.7
2006	105.8	52.1	34.3	49.2	32.4
2007	112.5	54.6	37.1	48.5	33.0
县属 County Hospital					
1995	24.8	15.2	6.3	61.3	25.4
2000	54.9	29.3	12.7	53.4	23.1
2005	84.2	41.0	27.9	48.7	33.1
2006	84.7	38.6	29.9	45.6	35.3
2007	93.2	42.1	32.7	45.2	35.1

注：本表系卫生部门综合医院数字。

综合医院出院病人人均医疗费用
Average Medical Expense Per Inpatient in General Hospitals

	人均医疗费用（元）Medical Expense per capita（yuan）	药费 Drug	检查治疗费 Examination & Treatment	占医疗费用% % of Medical Expense	
				药费 Drug	检查治疗费 Examination & Treatment
合计 Total					
1995	1667.8	880.3	507.3	52.8	30.4
2000	3083.7	1421.9	978.5	46.1	31.7
2005	4661.5	2045.6	1678.1	43.9	36.0
2006	4668.9	1992.0	1691.3	42.7	36.2
2007	4973.8	2148.9	1734.6	43.2	34.9
卫生部属 Hospital of MOH					
1995	5026.5	2787.0	1271.0	55.4	25.3
2000	8584.2	3710.8	2828.9	43.2	32.9
2005	12650.9	5089.9	4797.2	40.2	37.9
2006	12434.2	4909.1	4653.9	39.5	37.4

	人均医疗费用（元） Medical Expense per capita（yuan）	药费 Drug	检查治疗费 Examination & Treatment	占医疗费用% % of Medical Expense 药费 Drug	占医疗费用% % of Medical Expense 检查治疗费 Examination & Treatment
2007	13117.4	5360.8	4728.9	40.9	36.1
省属 Province Hospital					
1995	3915.9	2070.1	1224.9	52.9	31.3
2000	6513.8	3043.8	2199.5	46.7	33.8
2005	9871.2	4186.1	3573.4	42.4	36.2
2006	9686.0	4059.5	3437.2	41.9	35.5
2007	10200.6	4340.5	3548.4	42.6	34.8
地级市属 Hospital of City at Prefecture					
1995	2205.8	1136.5	691.1	51.5	31.3
2000	3718.0	1697.5	1207.0	45.7	32.5
2005	5452.4	2374.6	1994.3	43.6	36.6
2006	5351.6	2254.2	2007.7	42.1	37.5
2007	5892.5	2515.5	2109.1	42.7	35.8
县级市属 Hospital of City at County Level					
1995	1291.1	687.3	443.3	53.2	34.3
2000	2279.6	1062.6	663.9	46.6	29.1
2005	3380.9	1544.6	1187.4	45.7	35.1
2006	3387.4	1523.0	1166.3	45.0	34.4
2007	3774.9	1693.3	1257.6	44.9	33.3
县属 County Hospital					
1995	880.6	472.5	261.6	53.7	29.7
2000	1592.3	751.1	473.0	47.2	29.7
2005	2266.5	1057.8	780.9	46.7	34.5
2006	2241.3	993.3	798.9	44.3	35.6
2007	2491.9	1107.6	851.0	44.4	34.2

注：①本表系卫生部门综合医院数字；②检查治疗费内含手术费。

卫生部门城市医院住院病人前十位疾病构成

Percentage of 10 Main Diseases of Inpatients in City Hospitals of Health Sector

顺序 Rank	1990		2000		2006		2007	
	疾病种类 Disease (ICD-9)	构成%	疾病种类 Disease (ICD-9)	构成%	疾病种类 Disease (ICD-10)	构成%	疾病种类 Disease (ICD-10)	构成%
1	消化系病 Diseases of the Digestive System	18.16	损伤及中毒 Injury & Poisoning	14.81	呼吸系病 Diseases of the Respiratory System	12.88	损伤、中毒和外因 Injury, Poisoning & External Causes	12.82
2	呼吸系病 Diseases of the Respiratory System	17.7	消化系病 Diseases of the Digestive System	14.15	消化系病 Diseases of the Digestive System	12.63	呼吸系病 Diseases of the Respiratory System	11.49
3	损伤及中毒 Injury & Poisoning	11.37	呼吸系病 Diseases of the Respiratory System	14.00	损伤、中毒和外因 Injury, Poisoning & External Causes	12.03	消化系病 Diseases of the Digestive System	10.55
4	妊娠病、分娩病及产褥期并发症 Complications of Pregnancy, Childbirth & the Puerperium	8.21	妊娠病、分娩病及产褥期并发症 Complications of Pregnancy, Childbirth & the Puerperium	8.05	妊娠、分娩和产褥期病 Pregnancy, childbirth & the Puerperium	9.70	妊娠、分娩和产褥期病 Pregnancy, childbirth & the Puerperium	9.96
5	传染病和寄生虫病 Infestious & Parasitic Diseases	6.48	泌尿和生殖系病 Disease of the Genitourinary System	6.23	泌尿和生殖系病 Disease of the Genitourinary System	6.17	恶性肿瘤 Malignant Neoplasms	6.31
6	泌尿和生殖系病 Disease of the Genitourinary System	6.32	恶性肿瘤 Malignant Neoplasms	5.63	恶性肿瘤 Malignant Neoplasms	5.66	泌尿生殖系病 Disease of the Genitourinary System	5.52
7	心脏病 Heart Disease	4.36	心脏病 Heart Disease	5.49	脑血管病 Cerebrovascular Disease	4.70	脑血管病 Cerebrovascular Disease	5.25
8	恶性肿瘤 Malignant Neoplasms	4.30	脑血管病 Cerebrovascular Disease	4.94	传染病和寄生虫病 Certain Infestious & Parasitic Diseases	3.11	缺血性心脏病 Ischaemic Heart Disease	4.06

顺序 Rank	1990		2000		2006		2007	
	疾病种类 Disease (ICD－9)	构成%	疾病种类 Disease (ICD－9)	构成%	疾病种类 Disease (ICD－10)	构成%	疾病种类 Disease (ICD－10)	构成%
9	良性肿瘤 Benign Neoplasms	2.87	传染病和寄生虫病 Infestious & Parasitic Diseases	4.47	内分泌、营养和代谢疾病 Endocrine, Nutritional & Metabolic Diseases	3.04	内分泌、营养和代谢疾病 Endocrine, Nutritional & Metabolic Diseases	3.14
10	脑血管病 Cerebrovascular Disease	2.53	骨折 Fracture	4.40	缺血性心脏病 Ischaemic Heart Disease	3.03	传染病和寄生虫病 Certain Infestious & Parasitic Diseases	2.91
	十种疾病合计 Total	83.20	十种疾病合计 Total	82.17	十种疾病合计 Total	72.95	十种疾病合计 Total	72.01

卫生部门县医院住院病人前十位疾病构成

Percentage of 10 Main Diseases of Inpatients in County Hospitals of Health Sector

顺序 Rank	1990		2000		2006		2007	
	疾病种类 Disease (ICD－9)	构成%	疾病种类 Disease (ICD－9)	构成%	疾病种类 Disease (ICD－10)	构成%	疾病种类 Disease (ICD－10)	构成%
1	消化系病 Diseases of the Digestive System	21.51	损伤及中毒 Injury & Poisoning	21.05	损伤、中毒和外因 Injury, Poisoning & External Causes	18.00	损伤、中毒和外因 Injury, Poisoning & External Causes	17.39
2	呼吸系病 Diseases of the Respiratory System	19.12	消化系病 Diseases of the Digestive System	16.80	妊娠、分娩和产褥期病 Pregnancy, childbirth & the Puerperium	15.50	妊娠、分娩和产褥期病 Pregnancy, childbirth & the Puerperium	17.35
3	损伤及中毒 Injury & Poisoning	14.09	呼吸系病 Diseases of the Respiratory System	16.28	消化系病 Diseases of the Digestive System	14.93	呼吸系病 Diseases of the Respiratory System	14.64

顺序 Rank	1990		2000		2006		2007	
	疾病种类 Disease (ICD－9)	构成％	疾病种类 Disease (ICD－9)	构成％	疾病种类 Disease (ICD－10)	构成％	疾病种类 Disease (ICD－10)	构成％
4	传染病和寄生虫病 Infestious & Parasitic Diseases	9.84	妊娠病、分娩病及产褥期并发症 Pregnancy, Childbirth & the Puerperium	8.51	呼吸系病 Diseases of the Respiratory System	14.88	消化系病 Diseases of the Digestive System	12.95
5	妊娠病、分娩病及产褥期并发症 Complications of Pregnancy, Childbirth & the Puerperium	8.11	传染病和寄生虫病 Certain Infestious & Parasitic Diseases	5.89	泌尿和生殖系病 Disease of the Genitourinary System	4.79	脑血管病 Cerebrovascular Disease	5.18
6	泌尿和生殖系病 Disease of the Genitourinary System	5.35	泌尿和生殖系病 Disease of the Genitourinary System	5.32	脑血管病 Cerebrovascular Disease	4.40	泌尿生殖系病 Disease of the Genitourinary System	4.48
7	心脏病 Heart Disease	3.42	心脏病 Heart Disease	4.27	传染病和寄生虫病 Certain Infestious & Parasitic Diseases	3.84	传染病和寄生虫病 Certain Infestious & Parasitic Diseases	3.45
8	脑血管病 Cerebrovascular Disease	1.92	脑血管病 Cerebrovascular Disease	3.87	恶性肿瘤 Malignant Neoplasms	2.48	缺血性心脏病 Ischaemic Heart Disease	2.94
9	恶性肿瘤 Malignant Neoplasms	1.91	神经系统和感觉器官疾病 Disease of the Nervous System & Sense Organs	3.04	缺血性心脏病 Ischaemic Heart Disease	2.18	恶性肿瘤 Malignant Neoplasms	2.36
10	良性肿瘤 Benign Neoplasms	1.52	恶性肿瘤 Malignant Neoplasms	2.30	围生期病 Disease Originating in the Perinatal Period	2.16	围生期病 Disease Originating in the Perinatal Period	2.36
	十种疾病合计 Total	86.61	十种疾病合计 Total	87.33	十种疾病合计 Total	83.16	十种疾病合计 Total	83.10

居民医疗保障方式（%）

Medical Secure System（%）

	合计 Total		城市 Urban		农村 Rural	
	2003	1998	2003	1998	2003	1998
基本医保 Basic Insurance	8.9	–	30.4	–	1.5	–
公费医疗 Government	1.2	4.9	4.0	16.0	0.2	1.2
劳保医疗 Labor Insurance	1.3	6.2	4.6	22.9	0.1	0.5
合作医疗 Cooperative Insurance	8.8	5.6	6.6	2.7	9.5	6.6
其他社保 Others	1.4	5.0	2.2	10.9	1.2	3.0
纯商保 Commercial Insurance	7.6	1.9	5.6	3.3	8.3	1.4
自费 Self Payment	70.3	76.4	44.8	44.1	79.0	87.3

资料来源：1998、2003 年国家卫生服务调查，以下 5 表同。Source：National Survey on Health Service in 1998 & 2003. The following 5 tables are also from this Survey.

居民两周患病率（‰）

Two – week Morbidity Rate（‰）

	合计 Total		城市		农村	
	2003	1998	2003	1998	2003	1998
两周患病率 Two – week Morbidity Rate	143.0	149.8	153.2	187.2	139.5	137.1
男性 Male	130.4	136.2	135.5	170.7	128.7	125.1
女性 Female	155.8	164.1	170.2	203.5	150.6	150.1
年龄别两周患病率 Two – wee Morbidity Rate by Age						
0 – 4	133.0	201.8	104.2	221.4	139.5	197.5
5 – 14	72.2	100.6	60.9	116.2	74.5	97.4
15 – 24	49.8	64.7	40.4	79.6	52.4	60.8
25 – 34	82.5	106.8	59.5	93.3	90.4	110.9
35 – 44	126.2	154.3	100.0	156.2	135.9	153.2
45 – 54	191.5	196.0	163.1	217.3	202.6	187.6
55 – 64	251.8	259.1	258.1	312.1	249.0	230.5
65 +	338.3	294.1	396.9	379.4	302.1	242.0

2003年疾病别两周患病率

Two – week Morbidity Rate by Disease in 2003

顺序 Rank	合计 Total		城市 Urban		农村 Rural	
	疾病名称 Disease	患病率 MR (‰)	疾病名称 Disease	患病率 MR (‰)	疾病名称 Disease	患病率 MR (‰)
1	急性上感 Acute Upper Respiratory Infections	20.4	高血压 Hypertension	21.9	急性上感 Acute Upper Respiratory Infections	21.3
2	急性鼻咽炎 Acute Nasopharyngitis	17.8	急性上感 Acute Upper Respiratory Infections	18.0	急性鼻咽炎 Acute Nasopharyngitis	19.8
3	高血压 Hypertension	11.9	急性鼻咽炎 Acute Nasopharyngitis	12.0	胃肠炎 Gastroenteritis	11.3
4	胃肠炎 Gastroenteritis	10.5	胃肠炎 Gastroenteritis	8.3	高血压 Hypertension	8.4
5	流行性感冒 Flu	5.8	脑血管病 Cerebrovascular Disease	6.4	流行性感冒 Flu	6.4
6	类风湿关节炎 Rheumatoid Arthritis	5.1	糖尿病 Diabetes Mellitus	6.3	类风湿性关节炎 Rheumatoid Arthritis	5.4
7	慢性阻塞肺病 COPD	3.8	缺血性心脏病 Ischaemic Heart Disease	4.9	慢性阻塞性肺病 COPD	3.8
8	脑血管病 Cerebrovascular Disease	3.7	类风湿性关节炎 Rheumatoid Arthritis	4.2	脑血管病 Cerebrovascular Disease	2.7
9	椎间盘疾病 Intervertebral Disc Disorders	2.8	椎间盘疾病 Intervertebral Disc Disorders	4.2	脱位扭伤劳损 Dislocation / Sprain / Injury	2.7
10	胆结石胆囊炎 Cholelith & Cholecystitis	2.5	流行性感冒 Flu	4.1	椎间盘疾病 Intervertebral Disc Disorders	2.4

2003 年居民慢性病患病率

Morbidity Rate of Chronic Diseases in 2003

	合计 Total	城市 Urban	农村 Rural
慢性病患病率（‰）Morbidity Rate of Chronic Diseases（‰）			
按人数计算 Computed by Patients	123.3	177.3	104.7
按例数计算 Computed by Cases	151.1	239.6	120.5
居民前十种慢性疾病患病率（‰） Morbidity Rate of 10 Main Chronic Diseases（‰）			
高血压 Hypertension	26.2	54.7	16.4
胃肠炎 Gastroenteritis	10.3	9.8	10.5
类风湿性关节炎 Rheumatoid Arthritis	8.6	8.4	8.7
慢性阻塞肺病 COPD	7.5	8.2	7.3
脑血管病 Ccerebrovascular Disease	6.6	13.0	4.4
胆结石胆囊炎 Cholelith & Cholecystitis	5.7	8.5	4.7
糖尿病 Diabetes Mellitus	5.6	16.3	1.9
椎间盘疾病 Intervertebral Disc Disorders	5.0	8.1	4.0
缺血性心脏病 Ischaemic Heart Disease	4.6	12.4	2.0
消化性溃疡 Pepeic Ulcer	3.7	3.4	3.8

居民两周就诊情况

Two - week Visits

	合计 Total		城市 Urban		农村 Rural	
	2003	1998	2003	1998	2003	1998
两周就诊率（‰） Two - week Visit Rate（‰）	133.8	163.9	118.1	161.9	139.2	164.6
男性 Male	121.5	149.5	102.6	148.5	127.8	149.8
女性 Female	146.2	179.1	132.9	175.1	151.0	180.5
两周未就诊率（%） Two - week Non - visit Rate（%）	48.9	38.5	57.0	49.9	45.8	33.2
男性 Male	48.8	38.2	57.1	49.6	45.8	33.3
女性 Female	49.0	38.6	56.8	50.2	45.8	33.0
自我医疗病人% % of Self - treating Patients	35.7		47.2		31.4	

居民住院情况

Status of Hospitalization

	合计 Total		城市 Urban		农村 Rural	
	2003	1998	2003	1998	2003	1998
住院率（%） Hospitalization Rate（%）	3.6	3.5	4.2	4.8	3.3	4.0
男性 Male	3.2	3.8	4.1	5.0	2.9	3.3
女性 Female	4.0	3.9	4.4	5.0	3.9	3.3
平均住院天数（天） Average Stay Days in Hospital	12.6	16.0	18.1	22.7	10.2	12.6

农村和社区卫生

乡镇卫生院医疗服务及病床使用情况

Medical Services and Utilization of Beds in Township Health Centers

	诊疗人次（万次） Visits（100 Million）	入院人数（万人） Inpatients（10 000）	病床周转次数（次） Turnover of Beds（times）	病床使用率（%） Utilization Rate（%）	平均住院日（日） Average Stay Days
1985	11.00	1771	26.4	46.0	5.9
1990	10.65	1958	28.6	43.4	5.2
1995	9.38	1960	29.9	40.3	4.6
1996	9.44	1916	28.6	37.0	4.4
1997	9.16	1918	25.8	34.5	4.6
1998	8.74	1751	24.2	33.2	4.6
1999	8.38	1688	24.2	32.8	4.6
2000	8.24	1708	24.8	33.2	4.6
2001	8.24	1700	23.7	31.3	4.5
2002	7.10	1625	28.0	34.7	4.0
2003	6.91	1608	28.1	36.2	4.2
2004	6.81	1599	27.0	37.1	4.4
2005	6.76	1622	25.8	37.7	4.6
2006	7.01	1836	28.8	39.4	4.6
2007	7.59	2662	36.7	48.4	4.8

2007 年各地区乡镇卫生院诊疗人次及入院人数
Visits & Inpatients in Township Health Centers by Region in 2007

地 区 Region	诊疗人次（万次）Visits（10 000）	入院人数（万人）Inpatients（10 000）	地 区 Region	诊疗人次（万次）Visits（10 000）	入院人数（万人）Inpatients（10 000）
总 计 Total	75855.9	2662.2	河 南 Henan	5349.1	254.1
北 京 Beijing	834.5	4.2	湖 北 Hubei	3081.3	88.2
天 津 Tianjin	534.6	11.3	湖 南 Hunan	3318.8	162.7
河 北 Hebei	3323.3	124.7	广 东 Guangdong	7080.9	156.7
山 西 Shanxi	1236.3	33.5	广 西 Guangxi	3191.3	166.5
内蒙古 Inner Mongolia	1119.6	32.9	海 南 Hainan	554.3	14.1
辽 宁 Liaoning	5711.9	271.6	重 庆 Chongqing	2765.3	122.7
吉 林 Jilin	859.5	37.8	四 川 Sichuan	7322.4	305.4
黑龙江 Heilongjiang	897.1	42.8	贵 州 Guizhou	1472.6	106.2
上 海 Shanghai	46.2	0.3	云 南 Yunnan	2587.2	76.2
江 苏 Jiangsu	5872.5	123.3	西 藏 Tibet	273.2	2.3
浙 江 Zhejiang	5516.5	28.3	陕 西 Shaanxi	1695.0	43.6
安 徽 Anhui	3653.6	143.6	甘 肃 Gansu	1426.9	40.6
福 建 Fujian	1857.9	114.7	青 海 Qinghai	251.5	11.3
江 西 Jiangxi	2191.7	154.2	宁 夏 Ningxia	377.5	3.6
山 东 Shandong	5195.8	183.0	新 疆 Xinjiang	1059.6	49.5

2007 年各地区乡镇卫生院病床使用情况

Utilization of Beds in Township Health Centers by Region in 2007

地区 Region	病床使用率（%） Utilization Rate（%）	平均住院日 Average Stay Days	地区 Region	病床使用率（%） Utilization Rate（%）	平均住院日 Average Stay Days
总计 Total	48.4	4.8	河南 Henan	54.6	7.4
北京 Beijing	31.0	6.7	湖北 Hubei	49.1	5.8
天津 Tianjin	54.3	3.8	湖南 Hunan	54.6	6.4
河北 Hebei	43.8	4.8	广东 Guangdong	52.5	4.4
山西 Shanxi	33.6	5.1	广西 Guangxi	60.2	3.2
内蒙古 Inner Mongolia	38.8	4.0	海南 Hainan	34.2	4.2
辽宁 Liaoning	38.9	3.9	重庆 Chongqing	62.5	4.8
吉林 Jilin	32.2	3.6	四川 Sichuan	54.8	3.9
黑龙江 Heilongjiang	58.7	12.1	贵州 Guizhou	55.8	3.2
上海 Shanghai	79.2	28.4	云南 Yunnan	43.9	5.1
江苏 Jiangsu	47.7	6.6	西藏 Tibet	30.3	3.2
浙江 Zhejiang	33.6	6.3	陕西 Shanxi	34.5	6.3
安徽 Anhui	46.0	4.0	甘肃 Gansu	23.9	4.4
福建 Fujian	55.2	2.8	青海 Qinghai	49.7	2.5
江西 Jiangxi	58.8	2.6	宁夏 Ningxia	35.6	4.6
山东 Shandong	44.9	4.7	新疆 Xinjiang	60.2	5.1

社区卫生服务中心（站）医疗服务及病床使用情况

Medical Services and Utilization of Beds in Health Service Centers for Community

	社区卫生服务中心 Health Service Centers for Community				社区卫生服务站诊疗人次（万次） Visits in Health Service Stations for Community（10 000）
	诊疗人次（万次） Visits（10 000）	入院人数（万人） Inpatients （10 000）	病床使用率（%） Utilization Rate（%）	平均住院日（日） Average Stay Days	
2002	3588.0	10.6	68.1	19.1	
2003	3804.4	10.3	67.1	23.8	3611.9
2004	4615.6	15.2	61.2	21.0	5095.5
2005	5938.5	26.6	60.7	17.2	6281.5
2006	8285.5	43.6	57.9	15.5	9378.9
2007	12712.4	74.3	59.6	13.1	9875.0

2007 年各地区社区卫生服务中心诊疗人次及住院人数

Number of Visits and Inpatients of Health Service Center for Community by Region in 2007

地区 Region	诊疗人次（万次） Visits（10 000）	住院人数（人） Inpatients	地区 Region	诊疗人次（万次） Visits（10 000）	住院人数（人） Inpatients
总计 Total	12712.4	743186	河南 Henan	56.9	5877
北京 Beijing	642.5	3908	湖北 Hubei	674.9	44490
天津 Tianjin	516.6	10820	湖南 Hunan	174.3	1872.5
河北 Hebei	131.0	36330	广东 Guangdong	396.2	12367
山西 Shanxi	24.7	9464	广西 Guangxi	4.5	770
内蒙古 Inner Mongolia	117.4	8429	海南 Hainan	2.8	40
辽宁 Liaoning	250.7	11016	重庆 Chongqing	39.5	10619
吉林 Jilin	24.8	242	四川 Sichuan	395.8	92716
黑龙江 Heilongjiang	53.4	3771	贵州 Guizhou	69.2	10668
上海 Shanghai	4724.1	152973	云南 Yunnan	112.2	11925
江苏 Jiangsu	2001.6	157341	西藏 Tibet		
浙江 Zhejiang	1404.2	24308	陕西 Shaanxi	13.6	624
安徽 Anhui	144.0	37213	甘肃 Gansu	44.2	3719
福建 Fujian	330.6	27463	青海 Qinghai	5.2	1517
江西 Jiangxi	163.1	38141	宁夏 Ningxia	1.5	0
山东 Shandong	42.2	5350	新疆 Xinjiang	105.7	2360

2007年各地区社区卫生服务中心病床使用情况

Utilization of Beds in Health Service Center for Community by Region in 2007

地 区 Region	病床使用率（%） Utilization Rate（%）	平均住院日 Average Stay Days	地 区 Region	病床使用率（%） Utilization Rate（%）	平均住院日 Average Stay Days
总 计 Total	59.6	13.1	河 南 Henan	47.8	10.8
北 京 Beijing	42.6	15.6	湖 北 Hubei	43.8	11.2
天 津 Tianjin	29.5	21.0	湖 南 Hunan	42.2	6.2
河 北 Hebei	47.5	6.5	广 东 Guangdong	79.2	20.0
山 西 Shanxi	50.2	2.8	广 西 Guangxi	16.4	5.4
内蒙古 Inner Mongolia	28.9	4.7	海 南 Hainan	32.9	3.0
辽 宁 Liaoning	45.7	11.6	重 庆 Chongqing	39.7	7.3
吉 林 Jilin	19.1	1.0	四 川 Sichuan	63.0	6.5
黑龙江 Heilongjiang	21.2	6.1	贵 州 Guizhou	35.9	4.6
上 海 Shanghai	80.6	31.5	云 南 Yunnan	39.2	6.9
江 苏 Jiangsu	44.8	8.4	西 藏 Tibe		
浙 江 Zhejiang	64.8	19.0	陕 西 Shanxi	20.5	8.6
安 徽 Anhui	51.9	5.2	甘 肃 Gansu	57.6	8.4
福 建 Fujian	62.2	2.6	青 海 Qinghai	62.9	11.6
江 西 Jiangxi	46.1	4.6	宁 夏 Ningxia		
山 东 Shandong	47.1	15.5	新 疆 Xinjiang	59.8	11.7

妇幼保健

新法接生及住院分娩率

Percentage of New－method Delivery and Hospitalized Delivery

年份 Year	新法接生（%） % of New－method Delivery			住院分娩率（%） % of Hospitalized Delivery		
	总计 Total	市 Urban	县 Rural	总计 Total	市 Urban	县 Rural
1985	94.5	98.7	93.5	43.7	73.6	36.4
1990	94.0	98.6	94.0	50.6	74.2	46.0
1995	89.3	…	87.6	58.1	70.7	50.2
2000	96.6	98.9	95.2	72.9	84.9	65.2
2001	97.3	99.0	96.1	76.0	87.0	69.0
2002	96.7	98.8	96.0	78.8	89.4	71.6
2003	96.4	98.7	94.8	79.4	89.9	72.6
2004	97.5	99.2	96.4	82.8	91.4	77.1
2005	97.8	99.2	96.9	85.9	93.2	81.0
2006	97.8	98.7	97.2	88.4	94.1	84.6
2007	98.4	99.1	97.9	91.6	95.8	88.8

监测地区孕产妇死亡率（1/10万）

Maternal Mortality Rate in Surveillance Region（per 100 000 Live Births）

年份 Year	总计 Total	城市 Urban	农村 Rural
1991	88.9	46.3	100.0
1995	61.9	39.2	76.0
2000	53.0	29.3	69.6
2001	50.2	33.1	61.9
2002	43.2	22.3	58.2
2003	51.3	27.6	65.4
2004	48.3	26.1	63.0
2005	47.7	25.0	53.8
2006	41.1	24.8	45.5
2007	36.6	25.2	41.3

补充资料：解放前孕产妇死亡率为150/万。

Note：The Maternal Mortality Rate before 1949 was 150 per 10000 live births.

2007年监测地区孕产妇死亡原因

Cause of Maternal Death in Surveillance Region in 2007

疾病名称 Disease	合计 Total			城市 Urban			农村 Rural		
	位次 Rank	孕产妇死亡率 Maternal Mortality Rate 1/100000	构成%	位次 Rank	孕产妇死亡率 Maternal Mortality Rate 1/100000	构成%	位次 Rank	孕产妇死亡率 Maternal Mortality Rate 1/100000	构成%
总计 Total		36.6	100.0		25.2	100.0		41.3	100.0
产科出血 Obstetrics Hemorrhage	1	13.5	36.8	1	6.4	25.3	1	16.2	39.1
羊水栓塞 Amniotic Fluid Embolism	2	4.7	12.9	3	3.1	12.1	2	5.4	13.0
妊高征 Pregnancy Induced Hypertention	3	4.2	11.3	4	2.5	10.1	3	4.8	11.6
心脏病 Heart Disease	4	4.0	11.0	2	3.6	14.1	4	4.3	10.4
肝病 Liver Disease	5	1.8	4.8	6	1.0	4.0	5	2.1	5.0
静脉血栓形成及肺栓塞症 Plumonary Embolism in Pregnancy	6	1.1	3.1	5	1.3	5.1	6	1.1	2.7

监测地区 5 岁以下儿童死亡率（‰）

Mortality Rate of Children Under 5 – year in Surveillance Region（Per 1000 Live Births）

	1991	1995	2000	2005	2006	2007
总计 Total						
新生儿死亡率（‰）Newborn Mortality Rate	33.1	27.3	22.8	13.2	12.0	10.7
婴儿死亡率（‰）Infant Mortality Rate	50.2	36.4	32.2	19.0	17.2	15.3
5 岁以下儿童死亡率（‰）Mortality Rate of Children Under 5 – year	61.0	44.5	39.7	22.5	20.6	18.1
城市						
新生儿死亡率（‰）Newborn Mortality Rate	12.5	10.6	9.5	7.5	6.8	5.5
婴儿死亡率（‰）Infant Mortality Rate	17.3	14.2	11.8	9.1	8.0	7.7
5 岁以下儿童死亡率（‰）Mortality Rate of Children Under 5 – year	20.9	16.4	13.8	10.7	9.6	9.0
农村 Rural						
新生儿死亡率（‰）Newborn Mortality Rate	37.9	31.1	25.8	14.7	13.4	12.8
婴儿死亡率（‰）Infant Mortality Rate	58.0	41.6	37.0	21.6	19.7	18.6
5 岁以下儿童死亡率（‰）Mortality Rate of Children Under 5 – year	71.1	51.1	45.7	25.7	23.6	21.8

节育手术情况
Cases of Sterilization Operation

年份 Year	节育手术总次数 Cases of Sterilization Operation	放置宫内节育器人次数 IUD	取出宫内节育器人次数 Removal of IUD	输精管结扎人数 Ligation of Deferens	输卵管结扎人数 Tubal Ligation	人工流产例数 Cases of Abortion
1976	22385435	11625510	1812590	1495540	2707849	4743946
1980	28628437	11491871	2403408	1363508	3842006	9527644
1985	25646972	9576980	2278892	575564	2283971	10931565
1990	36692923	12853355	2460427	1549310	5561097	14268734
1995	24446045	9337864	2012633	505107	2812403	9778038
1996	22760874	8791608	1993163	541020	2723639	8711444
1997	21448717	8347699	1989184	444446	2467952	8199436
1998	19460996	7664969	2088533	329093	1993330	7385071
1999	18209721	7159823	2138951	318858	1827732	6764357
2000	17720620	6833181	2235434	312538	1680917	6658550
2001	17070650	6627130	2354747	254229	1549700	6284844
2002	17671279	6539550	2395709	209006	1372535	6812317
2003	18644537	6808186	2607231	272608	1478979	7215440
2004	18524918	6661851	2807888	192751	1466742	7140588
2005	19388510	6803959	2788035	199372	1418789	7105995
2006	19010352	6955904	2786171	259433	1422983	7308615
2007	19682051	7242095	2784691	206103	1576399	7632539

疾病控制与公共卫生

法定报告传染病发病及死亡率

Reported Incidence and Death Rate of Infectious Diseases

年份 Year	发病率 Incidence Rate（1/100 000）	死亡率 Death Rate（1/100 000）	病死率（%） Deaths per 100 Patients
1985	872.33	2.00	0.23
1990	292.22	1.15	0.40
1995	176.24	0.34	0.19
1996	167.05	0.34	0.21
1997	192.11	0.33	0.17
1998	194.80	0.31	0.16
1999	197.63	0.27	0.14
2000	185.98	0.26	0.14
2001	188.62	0.29	0.15
2003	192.18	0.48	0.25
2004	244.66	0.55	0.22
2005	268.31	0.76	0.28
2006	266.83	0.81	0.30
2007	272.39	40.99	0.36

注：1990 年以前报告的传染病包括鼠疫、副霍乱、白喉、流脑、百日咳、猩红热、麻疹、流感、痢疾、伤寒副伤寒、病毒性肝炎、脊髓灰质炎、乙脑、疟疾、黑热病、森林脑炎、恙虫病、出血热和钩端螺旋体病 19 种；1990 - 1995 年包括 24 种传染病（病种见后页，不包括新生儿破伤风和肺结核）；1996 - 2002 年包括 26 种传染病（病种见后页，不包括传染性非典型肺炎）。

Note: The reported infectious diseases before 1990 included plague, paracholera, diphtheria, pertusis, epidemic encephalitis, scarlet fever, measles, influenza, dysentery, typoid & paratyphoid fever, viral hepatitis, poliomyelitis, encephalitis B, malaria, kalaarza, forest encephalitis, tsutsugamushi disease, hemorrhage fever & Leptospirosis. The reported infectious diseases from 1990 to 1995 were 24 kinds (listed in the next page, except newborn tetanus & pulmonary tuberculosis). The reported infectious diseases from 1996 to 2002 were 26 kinds (listed in the next page, except SARS).

2007年27种法定报告传染病发病及死亡率

Reported Incidence & Death Rate of 27 Infectious Diseases in 2007

疾病名称 Disease	发病率 Incidence Rate（1/100 000）	死亡率 Death Rate（1/100 000）	病死率（%） Deaths per 100 Patients
总计 Total	272.39	0.99	0.36
鼠疫 The Plague	0.00	0.00	50.00
霍乱 Cholera	0.01	0.00	0.00
病毒性肝炎 Viral Hepatitis	108.44	0.09	0.08
痢疾 Dysentery	27.99	0.01	0.02
伤寒副伤寒 Typhoid & Paratyphoid Fever	1.55	0.00	0.03
艾滋病 AIDS	0.74	0.30	40.14
淋病 Gonorrhea	11.08	0.00	0.00
梅毒 Syphilis	15.88	0.00	0.03
脊髓灰质炎 Poliomyelitis	*	*	*
麻疹 Measles	8.29	0.01	0.06
百日咳 Pertussis	0.22	0.00	0.00
白喉 Diphtheria	*	*	*
流脑 Epidemic Encephalitis	0.09	0.01	10.35
猩红热 Scarlet Fever	2.55	0.00	0.00
出血热 Hemorrhage Fever	0.84	0.01	1.31
狂犬病 Hydrophobia	0.25	0.25	100.00
钩端螺旋体病 Leptospirosis	0.07	0.00	3.80
布氏杆菌病 Brucellosis	1.50	0.00	0.01
炭疽 Anthrax	0.03	0.00	0.24
乙脑 Encephalitis B	0.33	0.02	5.24
血吸虫 Schistosomiasis	0.21	0.00	0.04
疟疾 Malaria	3.55	0.00	0.03
登革热 Dengue Fever	0.04	0.00	0.00
新生儿破伤风 Newborn Tetanus	0.13	0.01	9.80
肺结核 Pulmonary Tuberculosis	88.55	0.28	0.32
传染性非典型肺炎 SARS	*	*	*
人禽流感 HpAI	0.00	0.00	50.00

①新生儿破伤风发病率和死亡率单位为1/‰；②＊系无报告病例。

2007年部分市县前十位疾病死亡专率及死因构成（合计）

Death Rate of 10 Main Diseases in Certain Region in 2007（Total）

顺位 Rank	市 City 死亡原因 Cause	市 City 死亡专率 Death Rate 1/100000	市 City 构成%	县 County 死亡原因 Cause	县 County 死亡专率 Death Rate 1/100000	县 County 构成%
1	恶性肿瘤 Malignant Neoplasms	176.28	28.53	恶性肿瘤 Malignant Neoplasms	144.15	24.80
2	脑血管病 Cerebrovascular Disease	111.47	18.04	脑血管病 Cerebrovascular Disease	119.69	20.59
3	心脏病 Heart Disease	100.61	16.29	呼吸系病 Diseases of the Respiratory System	100.20	17.24
4	呼吸系病 Diseases of the Respiratory System	80.94	13.10	心脏病 Heart Disease	86.01	14.80
5	损伤及中毒 Injury & Poisoning	37.63	6.09	损伤及中毒 Injury & Poisoning	52.07	8.96
6	内分泌营养和代谢疾病 Endocrine, Nutritional & Metabolic Diseases	20.38	3.30	消化系病 Diseases of the Digestive System	15.62	2.69
7	消化系病 Diseases of the Digestive System	17.46	2.83	内分泌营养和代谢疾病 Endocrine, Nutritional & Metabolic Diseases	8.82	1.52
8	泌尿生殖系病 Disease of the Genitourinary System	7.93	1.28	泌尿生殖系病 Disease of the Genitourinary System	7.12	1.22
9	神经系病 Disease of the Nervous System	5.86	0.95	神经系病 Disease of the Nervous System	4.45	0.77
10	精神障碍 Mental Disorders	5.35	0.87	精神障碍 Mental Disorders	3.50	0.60
	十种死因合计 Total		91.28	十种死因合计 Total		93.19

2007年部分市县前十位疾病死亡专率及死因构成（男）

Death Rate of 10 Main Diseases in Certain Region in 2007 (Male)

顺位 Rank	市 City			县 County		
	死亡原因 Cause	死亡专率 Death Rate 1/100000	构成%	死亡原因 Cause	死亡专率 Death Rate 1/100000	构成%
1	恶性肿瘤 Malignant Neoplasms	219.42	32.04	恶性肿瘤 Malignant Neoplasms	188.61	28.05
2	脑血管病 Cerebrovascular Disease	115.18	16.82	脑血管病 Cerebrovascular Disease	132.09	19.64
3	心脏病 Heart Disease	102.10	14.91	呼吸系病 Diseases of the Respiratory System	106.41	15.83
4	呼吸系病 Diseases of the Respiratory System	92.48	13.50	心脏病 Heart Disease	89.30	13.28
5	损伤及中毒 Injury & Poisoning	45.75	6.68	损伤及中毒 Injury & Poisoning	69.44	10.33
6	内分泌营养和代谢疾病 Endocrine, Nutritional & Metabolic Diseases	20.03	2.93	消化系病 Diseases of the Digestive System	19.88	2.96
7	消化系病 Diseases of the Digestive System	17.82	2.60	内分泌营养和代谢疾病 Endocrine, Nutritional & Metabolic Diseases	8.51	1.27
8	泌尿生殖系病 Disease of the Genitourinary System	8.56	1.25	泌尿生殖系病 Disease of the Genitourinary System	7.78	1.16
9	神经系病 Disease of the Nervous System	6.30	0.92	神经系病 Disease of the Nervous System	4.49	0.67
10	精神障碍 Mental Disorders	4.67	0.68	精神障碍 Mental Disorders	3.19	0.47
	十种死因合计 Total		92.33	十种死因合计 Total		93.66

2007 年部分市县前十位疾病死亡专率及死因构成（女）

Death Rate of 10 Main Diseases in Certain Region in 2007（Female）

顺位 Rank	市 City 死亡原因 Cause	死亡专率 Death Rate 1/100000	构成%	县 County 死亡原因 Cause	死亡专率 Death Rate 1/100000	构成%
1	恶性肿瘤 Malignant Neoplasms	142.75	25.04	脑血管病 Cerebrovascular Disease	107.09	21.92
2	脑血管病 Cerebrovascular Disease	114.98	20.17	恶性肿瘤 Malignant Neoplasms	98.98	20.26
3	心脏病 Heart Disease	111.33	19.53	呼吸系病 Diseases of the Respiratory System	93.90	19.22
4	呼吸系病 Diseases of the Respiratory System	64.78	11.37	心脏病 Heart Disease	82.67	16.92
5	内分泌营养和代谢疾病 Endocrine，Nutritional & Metabolic Diseases	28.09	4.93	损伤及中毒 Injury & Poisoning	34.42	7.05
6	损伤及中毒 Injury & Poisoning	26.29	4.61	消化系病 Diseases of the Digestive System	11.30	2.31
7	消化系病 Diseases of the Digestive System	16.10	2.83	泌尿生殖系病 Disease of the Genitourinary System	9.87	2.02
8	泌尿生殖系病 Disease of the Genitourinary System	7.79	1.37	内分泌营养和代谢疾病 Endocrine，Nutritional & Metabolic Diseases	5.70	1.17
9	神经系病 Disease of the Nervous System	6.14	1.08	神经系病 Disease of the Nervous System	4.41	0.90
10	精神障碍 Mental Disorders	5.23	0.92	精神障碍 Mental Disorders	3.82	0.78
	十种死因合计 Total		91.85	十种死因合计 Total		92.55

2004－2005 年前十位恶性肿瘤死亡率（1/10 万）

Mortality Rate of 10 **Main Malignant Neoplasms From** 2004 **to** 2005（**per** 100 000 **Persons**）

顺位 Rank	合计 Total		男 Male		女 Female		城市 Urban		农村 Rural	
	疾病名称 Disease	死亡率 Death Rate	疾病名称 Disease	死亡率 Death Rate	疾病名称 Disease	死亡率 Death Rate	疾病名称 Disease	死亡率 Death Rate	疾病名称 Disease	死亡率 Death Rate
1	肺癌 Lung Cancer	30.61	肺癌 Lung Cancer	41.14	肺癌 Lung Cancer	19.63	肺癌 Lung Cancer	39.94	肝癌 Liver Cancer	26.93
2	肝癌 Liver Cancer	26.06	肝癌 Liver Cancer	37.36	胃癌 Stomach Cancer	16.43	肝癌 Liver Cancer	24.41	肺癌 Lung Cancer	25.71
3	胃癌 Stomach Cancer	24.52	胃癌 Stomach Cancer	32.29	肝癌 Liver Cancer	14.30	胃癌 Stomach Cancer	22.5	胃癌 Stomach Cancer	25.59
4	食管癌 Oesophagus Cancer	15.04	食管癌 Oesophagus Cancer	20.46	食管癌 Oesophagus Cancer	9.38	食管癌 Oesophagus Cancer	10.63	食管癌 Oesophagus Cancer	17.34
5	结直肠癌 Colon & Rectum Cancer	7.35	结直肠癌 Colon & Rectum Cancer	8.32	结直肠癌 Colon & Rectum Cancer	6.34	结直肠癌 Colon & Rectum Cancer	9.72	结直肠癌 Colon & Rectum Cancer	6.11
6	白血病 Leukemia	3.82	白血病 Leukemia	4.24	女性乳腺癌 Female Breast Cancer	5.86	胰腺癌 Pancreatic Cancer	4.29	白血病 Leukemia	3.68
7	脑瘤 Brain Cancer	3.11	脑瘤 Brain Cancer	3.50	子宫癌 Uterus Cancer	4.32	白血病 Leukemia	3.9	脑瘤 Brain Cancer	2.8
8	女性乳腺癌 Female Breast Cancer	2.88	胰腺癌 Pancreatic Cancer	2.91	白血病 Leukemia	3.39	女性乳腺癌 Female Breast Cancer	3.71	女性乳腺癌 Female Breast Cancer	2.35
9	胰腺癌 Pancreatic Cancer	2.59	膀胱癌 Blandder Cancer	2.12	脑瘤 Brain Cancer	2.72	脑瘤 Brain Cancer	2.06	子宫癌 Uterus Cancer	2.32
10	骨癌 bone Cancer	1.69	鼻咽癌 Nasopharunx Cancer	2.04	宫颈癌 Cervix Uteri Cancer	2.84	胆囊癌 Gallbladder Cancer	1.28	胰腺癌 Pancreatic Cancer	1.7
	总计 Total	134.80	总计 Total	169.19	总计 Total	98.97	总计 Total	146.57	总计 Total	128.63

资料来源：2004－2005 年中国恶性肿瘤死亡抽样回顾调查。

Source：Retrospective Sampling Survey on Malignant Tumor in China from 2004 to 2005.

一岁儿童免疫报告接种率（%）

Immunization Rate of Infants (%)

	1990	1995	2000	2006	2007
卡介苗 BCG	96.0	92.0	97.8	99.2	99.0
百白破 DPT	95.0	92.0	97.9	99.0	99.0
脊　灰 OPV	96.0	94.0	98.0	99.0	99.1
麻　苗 MV	95.0	93.0	97.4	98.6	98.6

2007 年血吸虫病防治情况

Schistosomiasis Control Status in 2007

	流行县（市、区）个数 Number of Endemic Areas	流行村人口数（万人） Population in Epidemic Villages (10 000)	年底实有病人数（万人） Number of Patients (10 000)	期内治疗病人数 Number of Treated Patients	累计达到传播消灭标准县（市/区） Cumulative Areas Reaching Criteria of elimination
总计 Total	449	6735.0	51.6	607320	276
上海 Shanghai	9	311.2		1	9
江苏 Jiangsu	71	1301.1	0.3	89	53
浙江 Zhejiang	55	944.2	0.1	985	55
安徽 Anhui	49	661.3	4.6	126263	16
福建 Fujian	16	79.0	0.0		16
江西 Jiangxi	39	471.1	10.3	82817	21
湖北 Hubei	63	982.0	22.2	313787	29
湖南 Hunan	35	643.2	12.8	62904	5
广东 Guangdong	13	41.5			13
广西 Guangxi	19	101.2			19
四川 Sichuan	62	1028.7	1.0	19240	28
云南 Yunnan	18	170.5	0.3	1234	12

2007 年地方性氟中毒防治情况

Endemic Fluorosis Control Status in 2007

	病区县数 Number of Epedemic Counties	病区县人口数（万人） Population in Epedemic Counties (10 000)	氟斑牙人数（万人） Cases of Dental Flurosis (10 000)	氟骨症人数（万人） Cases of Skeletal Flurosis (10 000)	控制县数 Number of Counties in Control	累计防治受益人口（万人） Cumulative Population Benefited (10 000)
饮水型 Drinking Water	1119	55669.8	2102.0	136.0	182	4228.3
煤烟污染型 Burning Coal Pollution	178	9327.5	1620.3	186.3	24	1063.6

2007 年克山病、大骨节病、碘缺乏病防治情况

Keshan Disease, Kashin - Beck Disease, Iodine Deficiency Disorders Control Status in 2007

	病区县数 Number of Epedemic Counties	病区县人口数（万人） Population in Epedemic Counties (10 000)	现症病人（万人） Current Patients (10 000)	累计控制（消除）县数 Cumulative Counties under Control
克山病 Keshan Disease	327	13136.3	4.07	257
大骨节病 Kashin - Beck Disease	363	10484.3	72.25	208
碘缺乏病 Iodine Deficiency Disorders	2791	124370.8	46.54	

注：①克山病现症病人数为潜在型、慢型、亚急型及急型克山病现症病人之和；②碘缺乏病病区县数和人口数指开展碘缺乏病防治工作的县及人口数，并非碘缺乏病历史病区县及人口数；③碘缺乏病现症病人数为Ⅱ度甲状腺肿患者、克汀病人之和。

卫生资源

卫生机构数

Number of Health Institutions

	1950	1980	1990	2000	2005	2006	2007
总计 Total	8915	180553	208734	324771	298997	308969	298408
医院 Hospital	2803	9902	14377	16318	18703	19246	19852
综合医院 Genaral Hospital	2692	7859	10424	11872	12982	13120	13372
中医医院 TCM Hospital	4	678	2080	2591	2620	2665	2720
专科医院 Specialized Hospital	85	694	1362	1543	2682	3022	3282
其他 Others	22	671	511	312	419	439	478
卫生院 Health Center	–	55413	47749	49777	41694	40791	40679
街道卫生院 Urban Health Center	–	–	–	548	787	816	803
乡镇卫生院 Township Health Center	–	55413	47749	49229	40907	39975	39876
疗养院（所）Sanatorium	60	470	650	471	274	264	237
门诊部（所）Outpatient Department & Clinic	3356	102474	129332	240934	207457	212243	197083
妇幼保健院（所/站）Maternal & Child Health Center	426	2745	3148	3163	3021	3003	3051
专科疾病防治机构 Specialized Disease Prevention & Treatment Institute	30	1138	1781	1839	1502	1402	1365
疾病预防控制中心 Center for Disease Control & Prevention	61	3105	3618	3741	3585	3548	3585
医学科研机构 Medical Research Institute	3	282	337	405	263	248	237
其他 Others	2176	5024	7742	8123	22498	28224	32319

注：①2005 年起卫生机构数不再包括高中等医学院校和药检机构，1990 年及以前卫生机构数不含私人诊所；②门诊部（所）包括门诊部、诊所、卫生所、医务室和护理站。

2007 年各地区卫生机构数（1）

Number of Health Institutions by Region in 2007（1）

地区 Region	合计 Total	医院 Hospital	卫生院 Health Center	社区卫生服务中心（站）Health Service Center for Community	门诊部（所）Outpatient Department & Clinic	妇幼保健院（所、站）MCH Center	专科疾病防治院（所、站）Specialized Disease Prevention & Treatment Institute	疾病预防控制中心（防疫站）Center for Disease Control & Prevention	卫生监督所 Health Supervision Institute	其他 Others
总　计 Total	298408	19852	40679	27069	197083	3051	1365	3585	2553	3171
东　部 East	118895	7608	11157	17812	77494	939	588	1084	713	1500
中　部 Middle	83387	6237	12586	6297	53918	995	567	1134	777	876
西　部 West	96126	6007	16936	2960	65671	1117	210	1367	1063	795
北　京 Beijing	6210	535	151	1126	4188	18	28	31	20	113
天　津 Tianjin	2334	230	180	228	1576	23	16	24	13	44
河　北 Hebei	19425	1122	1962	958	14808	186	7	193	153	36
山　西 Shanxi	9780	963	1773	305	6246	148	13	162	81	89
内蒙古 Inner Mongolia	9076	527	1638	631	5713	134	54	160	110	109
辽　宁 Liaoning	14819	903	1065	722	11516	111	96	133	60	213
吉　林 Jilin	9683	584	804	2367	5589	72	53	70	34	110
黑龙江 Heilongjiang	8464	934	945	405	5493	140	117	200	133	97
上　海 Shanghai	2678	292	6	370	1876	23	20	22	20	49
江　苏 Jiangsu	19116	1085	1384	6969	8990	106	49	166	108	259
浙　江 Zhejiang	15669	632	2034	5018	7351	87	30	103	98	316
安　徽 Anhui	8502	690	1862	808	4649	118	48	129	96	102
福　建 Fujian	4556	324	867	213	2839	85	28	81	42	77

2007 年各地区卫生机构数（2）

Number of Health Institutions by Region in 2007（2）

地区 Region	合计 Total	医院 Hospital	卫生院 Health Center	社区卫生服务中心（站） Health Service Center for Community	门诊部（所） Outpatient Department & Clinic	妇幼保健院（所、站） MCH Center	专科疾病防治院（所、站） Specialized Disease Prevention & Treatment Institute	疾病预防控制中心 Center for Disease Control & Prevention	卫生监督所 Health Supervision Institute	其他 Others
江　西 Jiangxi	9456	482	1547	509	6406	113	109	127	103	60
山　东 Shandong	15270	1276	1780	818	10725	149	132	171	60	159
河　南 Henan	11888	1192	2089	491	7481	165	22	185	122	141
湖　北 Hubei	11093	580	1213	1089	7677	100	118	113	83	120
湖　南 Hunan	14521	812	2353	323	10377	139	87	148	125	157
广　东 Guangdong	16488	1019	1417	1329	11977	126	152	132	127	209
广　西 Guangxi	10060	452	1267	247	7676	99	47	109	95	68
海　南 Hainan	2330	190	311	61	1648	25	30	28	12	25
重　庆 Chongqing	6293	371	1076	105	4567	40	13	43	42	36
四　川 Sichuan	21380	1176	4857	555	14023	202	38	209	206	114
贵　州 Guizhou	5956	482	1462	263	3379	90	8	105	95	72
云　南 Yunnan	9693	668	1399	161	6887	148	30	152	145	103
西　藏 Tibet	1322	97	666	14	415	58	0	68	1	3
陕　西 Shaanxi	9708	839	1733	214	6442	117	5	124	99	135
甘　肃 Gansu	12024	380	1340	291	9641	99	7	106	87	73
青　海 Qinghai	1619	119	383	158	822	21	0	51	48	17
宁　夏 Ningxia	1530	140	242	71	977	22	1	26	23	28
新　疆 Xinjiang	7465	756	873	250	5129	87	7	214	112	37

2007年医疗机构数

Number of Medical Institutions in 2007

	合计 Total	非营利性 Non－profit	营利性 Profit	合计中：Among Total 政府办 Govern－ment	社会办 Society	私营 Private
总计 Total	289538	135105	151863	74429	68357	146752
#医院 Hospital	19852	15759	4019	9832	6446	3574
综合医院 General Hospital	13372	11062	2269	5854	5460	2058
中医医院 TCM Hospital	2720	2404	314	2257	171	292
中西医结合医院 TCM－WM Hospital	245	137	106	98	58	89
民族医院 Monority Hospital	200	184	16	180	6	14
专科医院 Specialized Hospital	3282	1951	1302	1432	738	1112
护理院 Nursing Hospital	33	21	12	11	13	9
疗养院 Sanatorium	237	229	3	110	126	1
社区卫生服务中心（站） Health Service Center for Community	27069	24577	1465	9650	14450	2969
卫生院 Health Center	40679	40516	81	39289	1090	300
街道卫生院 Urban Health Center	803	788	12	757	28	18
乡镇卫生院 Township Health Center	39876	39728	69	38532	1062	282
门诊部 Outpatient Department	7124	3052	4018	496	3303	3325
诊所（卫生所、医务室、护理站）Clinic	189959	46545	142262	10674	42723	136562
妇幼保健院（所、站）MCH Center	3051	3006	2	2952	95	4
专科疾病防治机构 Specialized Disease Prevention & Treatment Institute	1365	1250	11	1254	95	16

2007 年医院等级

Number of Hospitals by Grade in 2007

	医院 Hospital	综合医院 General Hospital	中医院 TCM Hospital	中西医结合医院 TCM – WM Hospital	专科医院 Specialized Hospital	妇幼保健院 MCH Center	专科疾病防治院 Specialized Disease Prevention & Treatment Center
总计 Total	19852	13372	2720	245	3282	3051	1365
三级 Third Level	1182	728	194	19	237	63	19
#甲等 1st Clas	704	439	122	13	127	32	2
乙等 2nd Class	326	223	56	5	41	18	1
丙等 3rd Class	15	8	0	0	7	1	2
二级 Second Level	6608	4306	1553	60	612	478	91
甲等 1st Class	3521	2322	901	28	243	228	23
乙等 2nd Class	2187	1495	478	20	165	130	23
丙等 3rd Class	95	63	14	2	11	6	1
一级 First Level	4685	3867	214	44	524	684	67
甲等 1st Class	2563	2287	66	18	175	524	21
乙等 2nd Class	430	356	22	3	46	57	7
丙等 3rd Class	93	67	13	3	9	1	4
其他 Others	7377	4471	759	122	1909	1826	1188

按床位数分组医院数

Number of Hospitals by Beds

	1990	2000	2005	2006	2007
医院合计 Total Hospital	13489	15446	18703	19246	19852
<100 张（Beds）	7787	7898	11156	11516	12075
100－199 张（Beds）	2872	3976	3746	3803	3700
200－499 张（Beds）	2389	2762	2777	2832	2869
500－799 张（Beds）	441	661	740	764	814
≥800 张（Beds）	–	149	284	331	394
# 综合医院 General Hospital	9760	10781	12982	13120	13372
<100 张（Beds）	5442	5505	7524	7618	7951
100－199 张（Beds）	2163	2667	2526	2498	2346
200－499 张（Beds）	1872	2042	2060	2085	2072
500－799 张（Beds）	283	496	620	624	658
≥800 张（Beds）	–	71	252	295	345
中医医院 TCM Hospital	2037	2461	2620	2665	2720
<100 张（Beds）	1571	1396	1483	1461	1455
100－199 张（Beds）	342	807	773	813	834
200－499 张（Beds）	122	243	317	338	367
500－799 张（Beds）	2	13	37	42	46
≥800 张（Beds）	–	2	10	11	18

卫生机构床位数

Number of Beds in Health Institutions

	1950	1980	1990	2000	2005	2006	2007
床位总数（张） Number of Beds	119119	2184423	2925390	3177000	3367502	3511779	3701076
医院 Hospital	99800	1195750	1868905	2166739	2445012	2560402	2675070
# 综合医院 General Hosptal	84617	941143	1369014	1640885	1834747	1902894	1971551
中医医院 TCM Hospital	119	49977	175655	259253	287732	303155	321597
专科医院 Specialized hospital	7401	128711	219500	250800	292079	320503	343743
卫生院 Health Center	–	775413	722877	741224	689918	710308	763190
街道卫生院 Urban Health Center	–	–	–	6417	11678	14077	16034
乡镇卫生院 Township Health Center	–	775413	722877	734807	678240	696231	747156
疗养院（所）Sanatorium	6000	67941	123048	96884	51550	45851	42838
门诊部（所） Outpatient Department & Clinic	–	81695	94454	25231	10891	10405	10533
妇幼保健院（所、站） MCH Center	2840	16431	46567	71153	94105	99291	106189
专科疾病防治机构 Specialized Disease Prevention & Treatment Institute	–	27276	30977	28377	33437	28013	25939
其他卫生机构 Other Institution	10479	19917	38562	47392	42589	57509	77317
每千人口医疗机构床位（张） Beds of Medical Institute Per 1000 Population in					2.62	2.70	2.83
每千人口医院和 卫生院床位（张） Beds of Hospital & Health Center Per 1000 Population	0.18	2.02	2.32	2.38	2.45	2.53	2.63

医院分科床位数及构成

Number and Percentage of Beds by Departments in Hospitals

	实有数（张）Number of Beds			构成（%）		
	2000	2005	2007	2000	2005	2007
总计 Total	2206669	2541833	2779219	100.0	100.0	100.0
内科 Internal Department	553924	602817	646908	25.1	23.7	23.3
外科 Surgical Department	469350	586097	604005	21.3	23.1	21.7
儿科 Pediatric Department	128621	162657	183564.5	5.8	6.4	6.6
妇产科 Gyn.& Obs. Department	208096	254909	292025.5	9.4	10.0	10.5
眼科 Ophthalmology Department	44296	47156	49737	2.0	1.9	1.8
耳鼻咽喉科 Otorhinolaryngology Department	33496	36376	40171	1.5	1.4	1.4
口腔科 Stomatological Department	14509	16129	15994	0.7	0.6	0.6
精神科 Psychiatry Department	109105	135558	151588	4.9	5.3	5.5
传染科 Infectious Disease Department	93572	81424	86055	4.2	3.2	3.1
结核病科 Tuberculosis Department	26506	22161	22341	1.2	0.9	0.8
肿瘤科 Tumor Department	48808	70247	83505	2.2	2.8	3.0
中医科 TCM Department	317537	347770	400335	14.4	13.7	14.4
其他 Others	158849	178532	202990	7.2	7.0	7.3

注：①本表包括妇幼保健院和专科疾病防治院床位数；②中医科包括民族医学科和中西医结合科。

2007 年医疗机构床位数

Number of Beds in Medical Institutions in 2007

	合计 Total	合计中：Among Total				
		非营利性 Non - profit	营利性 Profit	政府办 Govern - ment	社会办 Society	私营 Private
总计 Total	3701076	3514785	174528	2995229	544664	161183
# 医院 Hospital	2675070	2504921	164383	2052235	481019	141816
综合医院 General Hospital	1971551	1868540	99893	1466921	418174	86456
中医医院 TCM Hospital	321597	309436	12039	299003	9979	12615
中西医结合医院 TCM - WM Hospital	25856	21128	3975	18485	3624	3747
民族医院 Monority Hospital	8175	7871	304	7656	271	248
专科医院 Specialized Hospital	343743	294957	47013	258404	47429	37910
护理院 Nursing Hospital	4148	2989	1159	1766	1542	840
疗养院 Sanatorium	42838	41736	190	20742	22006	90
社区卫生服务中心（站） Health Service Center for Community	76588	73278	2966	52915	17468	6205
卫生院 Health Center	763190	758928	1240	739046	16596	7548
街道卫生院 Urban Health Center	16034	15701	333	14965	657	412
乡镇卫生院 Township Health Center	747156	743227	907	724081	15939	7136
门诊部 Outpatient Department	10446	4918	5515	1984	3426	5036
妇幼保健院（所、站） MCH Center	106189	105468	100	104694	1275	220
专科疾病防治机构 Specialized Disease Prevention & Treatment Institute	25939	24760	123	22970	2712	257

2007 年各地区医疗机构床位数

Number of Beds by Region in Medical Institutions in 2007

地区 Region	床位总数（张） Number of Beds	医院卫生院 Hospital & Health Center	每千人口医疗机构床位 Beds Per 1000 Population in Medical Institutions	医院卫生院 Hospital & Health Center
总 计 Total	3701076	3438260	2.83	2.63
东 部 East	1588223	1460811	3.27	3.00
中 部 Middle	1126198	1052727	2.53	2.37
西 部 West	986655	924722	2.61	2.43
北 京 Beijing	83925	80238	6.90	6.60
天 津 Tianjin	44335	39668	4.60	4.11
河 北 Hebei	195637	180302	2.78	2.56
山 西 shanxi	108742	102765	3.21	3.03
内蒙古 Inn Mongolia	73900	65850	3.06	2.73
辽 宁 Liaonin	179952	165373	4.52	3.91
吉 林 Jilin	94373	89242	3.50	3.31
黑龙江 Helongjiang	126058	117100	3.30	3.07
上 海 Shanghai	95960	75742	6.96	5.49
江 苏 Jiangsu	220369	204489	3.00	2.78
浙 江 Zhejiang	154663	143907	3.32	3.09
安 徽 Anhui	139625	132043	2.09	1.98
福 建 Fujian	79645	73698	2.31	2.14
江 西 Jiangxi	94862	85502	2.09	1.89
山 东 Shangdong	278791	260836	2.98	2.79
河 南 Henan	239511	226054	2.31	2.18
湖 北 Hubei	150633	138324	2.48	2.27
湖 南 Hunan	172394	161697	2.51	2.35
广 东 Guangdong	234179	216951	2.87	2.66
广 西 Guangxi	105223	98267	2.08	1.94
海 南 Hainan	20767	19607	2.45	2.31
重 庆 Chongqing	74635	70965	2.31	2.19
四 川 Sichuang	214512	202976	2.43	2.30
贵 州 Guizhou	79150	72929	1.99	1.83
云 南 Yunnan	119038	110661	2.72	2.53
西 藏 Tibet	6750	6549	2.47	2.39
陕 西 Shaanxi	117851	109606	3.12	2.90
甘 肃 Gansu	70290	66451	2.65	2.51
青 海 Qinghai	16050	15234	3.08	2.92
宁 夏 Ningxia	18927	18103	3.09	2.95
新 疆 xinjiang	90329	87131	4.42	4.27

注：全国及各地区人口数系推算数。

卫生人员数

Number of Health Personnel

	1950	1980	1990	2000	2005	2006	2007
总　计 Total Personnel	611240	3534707	4906201	5591026	5426851	5619515	5907052
卫生技术人员 Health Professional	555040	2798241	3897921	4490803	4460187	4624140	4787610
医生 Doctor & Assistant Doctor	380800	1153234	1763086	2075843	1938272	1994854	2012914
#医师 Doctor	327400	709473	1302997	1603266	1555658	1610781	1644467
护师（士）Senior Nurse & Nurse	37800	465798	974541	1266838	1349589	1426339	1543257
药剂人员 Pharmacist	8080	308438	405978	414408	349533	353565	325212
检验人员 Laboratory Technician	–	114290	170371	200900	211495	218771	206487
其他 Others	128360	756481	583945	532814	611298	630611	699740
其他技术人员 Other Technical Personnel	–	27834	85504	157533	225697	235466	243460
管理人员 Manager	21877	310805	396694	426789	312826	323705	356569
工勤人员 Support Service Worker	34323	397827	526082	515901	428141	436204	519413

注：①2005年起，卫生人员数不包括高中等医学院校本部和药检机构人员数，医生系执业（助理）医师数，医师系执业医师数，护师（士）系注册护士数，故四类人员数有所减少；②2007年起，卫生人员包括返聘本单位半年以上的人员，药剂员和检验员等技能人员从卫生技术人员划归工勤技能人员中。以下各表同。

分市县卫生技术人员数

Health Professionals of City and County

	1980	1990	2000	2005	2006	2007
卫生技术人员数 Number of Health Professional	2798241	3897921	4490803	4460187	4624140	4787610
市 City	1313493	2185285	2834757	3006222	3148237	3315851
县 County	1484748	1712636	1656046	1453965	1475903	1471759
医生 Doctor & Assistant Doctor	1153234	1763086	2075843	1938272	1994854	2012914
市 City	526828	977635	1267888	1291209	1343773	1374189
县 County	626406	785451	807955	647063	651081	638725
#医师 Doctor	709473	1302997	1603266	1555658	1610781	1644467
市 City	349136	803033	1059405	1098196	1148360	1189113
县 County	360337	499964	543861	457462	462421	455354
护师（士）Senior Nurse & Nurse	465798	974541	1266838	1349589	1426339	1543257
市 City	299561	633988	897774	1003604	1067681	1165456
县 County	166237	340553	369064	345985	358658	377801
每千人口卫生技术人员 Health Professionalper 1000 Population	2.85	3.44	3.63	3.48	3.58	3.66
市 City	8.03	6.59	5.17	4.96	5.14	5.35
县 County	1.81	2.15	2.41	2.16	2.17	2.13
医生 Doctor & Assistant Doctor	1.17	1.56	1.68	1.51	1.54	1.54
市 City	3.22	2.95	2.31	2.13	2.20	2.22
县 County	0.76	0.98	1.17	0.96	0.96	0.92
#医师 Doctor	0.72	1.15	1.30	1.21	1.25	1.26
市 City	2.14	2.42	1.93	1.81	1.88	1.92
县 County	0.44	0.63	0.79	0.68	0.68	0.66
护师（士）Senior Nurse & Nurse	0.47	0.86	1.02	1.05	1.10	1.18
市 City	1.83	1.91	1.64	1.66	1.74	1.88
县 County	0.20	0.43	0.54	0.51	0.53	0.55

注：市包括直辖市、地级市和县级市。

2007 年各地区卫生人员数

Number of Health Personnel by Region in 2007

地区 Region	卫生人员 Total Personnel	卫生技术人员 Health Personnel	执业（助理）医师 Doctors	注册护士 Nurses	每千人口 Per 1000 Population 执业（助理）医师 Doctors	每千人口 Per 1000 Population 注册护士 Nurses
总　计 Total	5907052	4787610	2012914	1543257	1.54	1.18
东　部 East	2630000	2126078	884026	713421	1.82	1.47
中　部 middle	1835249	1476534	610234	465059	1.37	1.05
西　部 west	1441803	1184998	518654	364777	1.37	0.97
北　京 Beijing	183050	139706	55285	50955	4.55	4.19
天　津 Tianjin	81570	63579	26045	21325	2.70	2.21
河　北 Hebei	298945	243209	108224	65714	1.54	0.93
山　西 shanxi	175088	145162	64661	44628	1.91	1.32
内蒙古 Inn Mongolia	126155	105790	48403	29732	2.01	1.23
辽　宁 Liaonin	272720	215491	90631	78172	2.14	1.85
吉　林 Jilin	160724	125776	56960	40615	2.11	1.51
黑龙江 Helongjiang	200346	158726	66984	48629	1.75	1.27
上　海 Shanghai	155809	120903	48855	46771	3.54	3.39
江　苏 Jiangsu	355668	286482	118814	94630	1.62	1.29
浙　江 Zhejiang	273823	228425	98016	71944	2.10	1.54
安　徽 Anhui	214121	174724	69132	55081	1.04	0.83
福　建 Fujian	113467	94563	40114	33833	1.17	0.98
江　西 Jiangxi	153238	126598	51828	42508	1.14	0.94
山　东 Shangdong	401946	340519	147162	109596	1.57	1.17
河　南 Henan	384844	297854	115900	90187	1.12	0.87
湖　北 Hubei	278205	227116	92242	76868	1.52	1.26
湖　南 Hunan	268683	220578	92527	66543	1.34	0.97
广　东 Guangdong	452061	360656	138293	128037	1.70	1.57
广　西 Guangxi	178396	145579	58160	51704	1.15	1.02
海　南 Hainan	40941	32545	12587	12444	1.48	1.47
重　庆 Chongqing	103563	83650	38718	23933	1.20	0.74
四　川 Sichuang	311364	255332	117155	73456	1.33	0.83
贵　州 Guizhou	101094	85282	37873	26503	0.95	0.67
云　南 Yunnan	149403	123732	56586	41040	1.29	0.94
西　藏 Tibet	10152	8069	3853	1798	1.41	0.66
陕　西 Shaanxi	177666	141687	59313	42515	1.57	1.12
甘　肃 Gansu	101796	85348	35144	24014	1.33	0.91
青　海 Qinghai	23936	20337	8713	6841	1.67	1.31
宁　夏 Ningxia	30657	25521	11185	8579	1.82	1.40
新　疆 xinjiang	127621	104671	43551	34662	2.13	1.70

中高级卫生技术人员数

Number of Middle and High level Health Professionals

	1990	1995	2000	2002	2005
总计 Total	729070	974678	1139664	1182449	1280293
主任医、药、护、技师 Chief Health Professional	11792	28516	30938	37748	45667
医师 Doctor	10879	26393	28848	34790	42206
护师 Senior Nurse	116	223	250	889	1051
药师 Pharmacist	467	1155	1008	833	1244
技师 Technician	330	745	832	1236	1166
副主任医、药、护、技师 Assistant Chief Health Professional	91778	139432	182726	196063	216025
医师 Doctor	82339	123206	161063	172061	187775
护师 Senior Nurse	1640	4698	6449	8791	12815
药师 Pharmacist	4174	5847	8205	6407	7128
技师 Technician	3625	5681	7009	8804	8307
主治（管）医、药、护、技师 Health Professional in Charge	625500	806730	926000	948638	1018601
医师 Doctor	459030	553777	546336	508743	539479
护师 Senior Nurse	91664	145396	240018	282649	337840
药师 Pharmacist	39689	55154	68263	60888	65558
技师 Technician	35117	52403	71383	96358	75724

2005 年卫生技术人员年龄及学历构成

% of Health Professionals By Age and Educational Level in 2005

	合计 Total	医院 Hospital	乡镇卫生院 Township Health Center	妇幼保健院（所、站） MCH Center	疾病预防控制中心 CDC
总计 Ttotal	100.0	100.0	100.0	100.0	100.0
按年龄分 By age					
25～	7.0	7.4	6.1	7.8	3.7
25～34	37.9	36.5	45.2	40.0	29.3
35～44	31.2	32.6	26.7	30.7	35.9
45～54	19.7	19.9	16.4	19.4	26.2
55～59	3.1	2.6	4.4	1.8	4.2
60＋	1.1	1.0	1.2	0.3	0.7
按学历分 By Educational Level					
博士 Doctor's Degree	0.3	0.5	–	0.1	0.1
硕士 Master's Degree	1.3	1.9	–	0.7	0.9
大学 University	15.5	20.3	2.2	14.6	14.6
大专 Junior College	29.0	31.2	20.3	32.5	34.5
中专 Secondary Technical School	43.9	38.8	59.0	46.6	40.0
高中及以下 High School and Below	10.0	7.3	18.5	5.5	9.9

2005年执业（助理）医师年龄及学历构成

% of Doctors By Age and Educational Level in 2005

	合计 Total	医院 Hospital	乡镇卫生院 Township Health Center	妇幼保健院（所、站） MCH Center	疾病预防控制中心 CDC
总计 Ttotal	100.0	100.0	100.0	100.0	100.0
按年龄分 By age					
25～	2.5	2.6	2.6	2.7	1.6
25～34	36.7	36.3	42.6	37.5	24.9
35～44	32.8	34.7	27.9	32.9	37.3
45～54	20.8	19.9	18.5	23.5	29.7
55～59	5.1	4.4	6.6	2.9	5.6
60＋	2.1	2.1	1.9	0.5	0.9
按学历分 By Educational Level					
博士 Doctor's Degree	0.8	1.3	–	0.1	0.1
硕士 Master's Degree	2.8	4.4	–	13	0.9
大学 University	29.3	42.1	3.9	26.3	16.9
大专 Junior College	32.2	32.0	29.0	37.2	36.0
中专 Secondary Technical School	29.5	17.6	54.4	33.1	39.5
高中及以下 High School and Below	5.5	2.7	12.7	2.0	6.6

分科医师数及构成

Number and Percentage of Doctors by Departments

	医师数（人） Number of Doctors			构成（%）		
	1990	2000	2005	1990	2000	2005
总计 Total	1298062	1408787	1607673	100.0	100.0	100.0
内科 Internal Department	387730	338985	301023	29.9	24.1	18.7
外科 Surgical Department	154715	207264	189803	11.9	14.7	11.8
儿科 Pediatric Department	56661	65995	63704	4.4	4.7	4.0
妇产科 Gynecology and Obstetric Department	92359	127864	163449	7.1	9.1	10.2
眼科 Ophthalmology Department	20262	23606	18460	1.6	1.7	1.1
耳鼻咽喉科 Otorhinolaryngology Department	17619	20335	22325	1.4	1.4	1.4
口腔科 Stomatological Department	23725	36378	51012	1.8	2.6	3.2
精神科 Psychiatry Department	11570	14875	19130	0.9	1.1	1.2
传染科 Infectious Disease Department	22954	24109	36218	1.8	1.7	2.3
结核病科 Tuberculosis Department	10002	11729	7840	0.8	0.8	0.5
皮肤病科 Dermatology Disease Department	10752	16086	14088	0.8	1.1	0.9
肿瘤科 Tumor Department	6950	12428	14140	0.5	0.9	0.9
影像科 Radiation Department	32397	46087	66191	2.5	3.3	4.1
中医科 TCM Department	239602	228943	229910	18.5	16.2	14.3
其他 Others	210764	234103	410380	16.2	16.6	25.5

注：①中医科包括民族医学科和中西医结合科；②2005年预防保健科96048人，全科医疗科51065人。

妇幼保健机构及床位、人员数
Number of MCH Institutions, Beds and Personnel

	1990	1995	2000	2005	2006	2007
儿童医院数（个）Number of Children Hospitals	33	35	36	58	67	69
床位数（张）Beds	7866	9407	9835	14353	15378	17184
人员数（人）Number of Personnel	15730	18279	18219	25109	26819	28951
#卫生技术人员 Health Professional	11551	13476	13642	19507	20983	23119
#医生 Doctors & Assistant Doctors	3818	4585	4812	6719	7339	7917
护师（士）Senior Nurses & Nurses	5262	6128	6193	8752	9316	10242
妇产医院数（个）Number of Gyn. & Obs. Hospitals	…	49	44	127	176	214
床位数（张）Beds	…	8665	7532	11961	15036	17188
人员数（人）Number of Personnel	…	13829	12455	18789	24833	29376
#卫生技术人员 Health Professional	…	10403	9570	14590	19218	22715
#医生 Doctors & Assistant Doctors	…	3436	3379	5378	7098	8069
护师（士）Senior Nurses & Nurses	…	4504	4270	6268	8346	9651
妇幼保健院（所／站）数（个）Number of MCH Centers	3148	3178	3163	3021	3003	3051
床位数（张）Beds	46567	51321	71153	94105	99291	106189
人员数（人）Number of Personnel	120333	134395	168302	187633	192142	206529
#卫生技术人员 Health Professional	96945	108484	136843	153153	157017	167605
#医生 Doctors & Assistant Doctors	49164	55859	70176	73288	74930	76555
护师（士）Senior Nurses & Nurses	19788	27544	37753	44949	47014	53769

农村乡镇卫生院及床位、人员数
Number of Township Health Centers, Beds and Personnel

	1990	2000	2005	2006	2007
乡镇数 Number of Town and Township	55838	43735	35509	34675	34369
机构数（个）Number of Centers	47749	49229	40907	39975	39876
中心卫生院 Town Health Centers	10054	9631	10025	10178	10396
乡卫生院 Township Health Centers	37695	39598	30882	29797	29480
床位数（张）Number of Beds	722877	734807	678240	696231	747156
中心卫生院 Town Health Centers	293963	285638	281456	296189	317022
乡卫生院 Township Health Centers	428914	449169	396784	400042	430134
人员数（人）Number of Personnel	889219	1169826	1012006	1000112	1032921
卫生技术人员 Health Professional	776925	1026244	870500	859945	863662
医生 Doctors & Assistant Doctors	358770	514119	398848	393251	396181
护师（士）Senior Nurses & Nurses	115884	182208	164412	165729	175713
平均每院床位数 Beds Per Center	15.1	14.9	16.6	17.4	18.7
平均每院人员数 Personnel Per Center	18.6	23.8	24.7	25.0	25.9
卫生技术人员 Health Professional	16.3	20.8	21.3	21.5	21.7
医生 Doctors & Assistant Doctors	7.5	10.4	9.8	9.8	9.9
护师（士）Senior Nurses & Nurses	2.4	3.7	4.0	4.1	4.4
每千农业人口乡镇卫生院床位 Beds Per 1000 Rural Population in Township Health Centers	0.81	0.80	0.78	0.81	0.85
每千农业人口乡镇卫生院人员 Personnel Per 1000 Rural Population in Township Health Centers	0.99	1.28	1.16	1.16	1.18

2007 年各地区农村乡镇卫生院及床位、人员数

Number of Township Health Centers, Beds and Personnel by Region in 2007

地区 Region	机构数（个） Number of Centers	床位数（张） Number of Beds	人员数（人） Number of Personnel	每千农业人口 Per 1000 Rural Population		乡镇数（个） Number of Township
				床位 Beds	人员 Personnel	
总　计 Total	39876	747156	1032921	0.85	1.18	34369
东　部 East	10690	266661	381831	0.96	1.37	9260
中　部 middle	12380	247827	379558	0.79	1.21	10387
西　部 west	16806	232668	271532	0.82	0.95	14722
北　京 Beijing	150	3323	6716	1.17	2.36	183
天　津 Tianjin	180	2366	4948	0.62	1.30	137
河　北 Hebei	1962	42759	44497	0.88	0.92	1961
山　西 Shanxi	1727	21500	28092	0.93	1.21	1196
内蒙古 Inner Mongolia	1616	13170	19435	0.91	1.35	641
辽　宁 Liaoning	1008	21916	24194	1.02	1.12	942
吉　林 Jilin	791	13243	25459	0.89	1.72	621
黑龙江 Heilongjiang	920	12675	21418	0.64	1.08	899
上　海 Shanghai	6	360	406	0.20	0.22	110
江　苏 Jiangsu	1352	52187	74063	1.31	1.86	1055
浙　江 Zhejiang	1857	18626	42399	0.56	1.28	1203
安　徽 Anhui	1842	41122	54571	0.79	1.05	1273
福　建 Fujian	853	16938	20237	0.73	0.88	929
江　西 Jiangxi	1531	21748	33126	0.66	1.00	1396
山　东 Shandong	1677	64019	82839	1.08	1.40	1388
河　南 Henan	2084	58493	86088	0.72	1.06	1892
湖　北 Hubei	1160	33143	65087	0.89	1.75	944
湖　南 Hunan	2325	45903	65717	0.86	1.23	2166
广　东 Guangdong	1336	39167	73294	1.00	1.87	1148
广　西 Guangxi	1266	27212	37781	0.66	0.92	1126
海　南 Hainan	309	5000	8238	0.96	1.58	204
重　庆 Chongqing	1049	19877	26309	0.84	1.12	897
四　川 Sichuan	4834	65838	73549	0.99	1.10	4409
贵　州 Guizhou	1453	19162	19290	0.57	0.58	1449
云　南 Yunnan	1397	27412	23884	0.75	0.66	1305
西　藏 Tibet	666	2207	1873	0.97	0.82	682
陕　西 Shaanxi	1701	22339	29169	0.82	1.06	1581
甘　肃 Gansu	1333	15955	16684	0.80	0.84	1222
青　海 Qinghai	381	2323	2769	0.64	0.76	366
宁　夏 Ningxia	242	1615	3439	0.42	0.89	191
新　疆 Xinjiang	868	15558	17350	1.34	1.50	853

社区卫生服务中心（站）及床位、人员数
Number of Township Health Centers, Beds and Personnel

	2004	2005	2006	2007
街道数（个）Number of Street Community	5904	6152	6355	6434
社区卫生服务中心（个）Health Service Center for Community	1128	1382	2077	3160
床位数（张）Number of Beds	18137	25018	41194	56298
人员数（人）Number of Personnel	35269	44426	66432	106098
#卫生技术人员 Health Professional	29177	36730	55035	86934
#执业（助理）医师 Doctors & Assistant Doctors	14109	17220	25335	39142
社区卫生服务站（个）Health Service Stations for Community	13025	15746	20579	23909
卫生技术人员（人）Health Professional	48945	59138	76500	62813
#执业（助理）医师 Doctors & Assistant Doctors	18237	22744	28635	27694

村卫生室及人员数
Number of Village Clinics and Personnel

	1985	1990	1995	2000	2005	2006	2007
行政村数（个）Number of Villages	940617	743278	740150	734715	629079	624428	612712
#设置卫生室的村数 Villages with Clinic	625992	646529	655105	652923	583209	550365	543360
占行政村% % of Villages	66.6	87.0	88.5	89.8	85.8	88.1	88.7
村卫生室数（个）Number of Village Clinics	777674	803956	804352	709458	583209	609128	613855
村办 Set－up by Village	305537	266137	297462	300864	313633	333790	340082
乡卫生院设点 Branch of Township Health Center	29769	29963	36388	47101	32396	34803	33797
联营 Joint	88803	87149	90681	89828	38561	36805	33726
私人办 Private	323904	381844	354981	255179	180403	186524	186841
其他 Others	29661	38863	24840	16486	18216	17206	19409
执业（助理）医师 Doctors	–	–	–	–	103863	104210	117238
乡村医生和卫生员数 Village Doctors & Assistants	1293094	1231510	1331017	1319357	916532	957479	931761
#乡村医生 Village Doctors	643022	776859	955933	1019845	864168	906340	882218
平均每村乡村医生和卫生员 Village Doctors & Assistants Per Village	1.80	1.64	1.81	1.81	1.40	1.53	1.52
每千农业人口乡村医生和卫生员 Village Doctors & Assistants Per 1000 Rural Population	1.55	1.38	1.48	1.44	1.05	1.11	1.06

2007 年各地区村卫生室及人员数

Number of Village Clinics and Personnel by Region in 2007

地区 Region	行政村（个）Number of Village	村卫生室（个）Number of Village Clinics	设卫生室的村占行政村% % of Villages with Clinic	乡村医生和卫生员（人）Village Doctors & Assistants	每千农业人口乡村医生和卫生员 Village Doctors & Assistants Per 1000 Rural Population
总　计 Total	612712	613855	88.7	931761	1.06
东　部 East	236309	216362	79.6	340286	1.22
中　部 middle	198489	212654	94.5	331176	1.05
西　部 west	177914	184839	94.2	260299	0.91
北　京 Beijing	3954	2834	71.7	3612	1.27
天　津 Tianjin	3840	1893	49.3	4681	1.23
河　北 Hebei	49162	60271	100.0	76126	1.57
山 西 Shanxi	28167	24538	87.1	31473	1.36
内蒙古 Inner Mongolia	11433	15025	100.0	16393	1.14
辽　宁 Liaoning	11760	21346	100.0	25938	1.20
吉　林 Jilin	8838	8825	99.9	13905	0.94
黑龙江 Heilongjiang	9054	12746	100.0	22347	1.13
上　海 Shanghai	1830	1577	86.2	2204	1.21
江　苏 Jiangsu	17080	12336	72.2	40889	1.02
浙　江 Zhejiang	30978	14842	47.9	12291	0.37
安　徽 Anhui	18106	20642	100.0	44433	0.85
福　建 Fujian	14803	17470	100.0	29452	1.27
江　西 Jiangxi	16866	22367	100.0	35827	1.08
山　东 Shandong	80866	57464	71.1	110495	1.87
河　南 Henan	47533	60792	100.0	109101	1.34
湖　北 Hubei	25722	23714	92.2	38180	1.03
湖　南 Hunan	44203	39030	88.3	35910	0.67
广　东 Guangdong	19493	24308	100.0	32175	0.82
广　西 Guangxi	14361	21818	100.0	35420	0.86
海　南 Hainan	2543	2021	79.5	2423	0.46
重　庆 Chongqing	9065	10102	100.0	21530	0.91
四　川 Sichuan	48919	50748	100.0	61139	0.92
贵　州 Guizhou	18091	19154	100.0	25070	0.75
云　南 Yunnan	11036	13040	100.0	34083	0.94
西　藏 Tibet	5746	3418	59.5	2220	0.98
陕　西 Shaanxi	27526	24505	89.0	33163	1.21
甘　肃 Gansu	16239	13768	84.8	15807	0.79
青　海 Qinghai	4164	3568	85.7	4329	1.18
宁 夏 Ningxia	2370	2718	100.0	3748	0.97
新　疆 Xinjiang	8964	6975	77.8	7397	0.64

注：北京、天津、浙江等地区部分农村基本医疗服务由社区卫生服务站提供。

疾病预防控制中心机构及人员数

Number of Centers for Disease Control and Prevention and Their Personnel

	机构数（个）Number of CDC	人员数（人）Number of Persennel	卫生技术人员 Health Professional	医生 Doctors
1980	3105	103592	80874	50072
1990	3618	179498	143648	95903
2000	3741	219144	170868	113713
2005	3585	206485	158450	91943
2006	3548	202377	154196	87821
2007	3585	197209	148512	83697
省属 Province CDC	31	11844	7878	3560
地级市属 CDC of City at Prefecture	377	41065	30554	17888
县级市属 CDC of City at County Level	1102	56706	43449	24492
县属 County CDC	1614	74609	57291	32327
其他 Others	461	12985	9340	5430

注：本表包括预防保健中心数字。

卫生总费用

Total Health Expenditure

	1980	1990	1995	2000	2005	2006
卫生总费用（亿元）Total Health Expenditure (100 million yuan)	143.2	747.4	2155.1	4586.6	8659.9	9843.3
政府预算卫生支出 Government Health Expenditure	51.9	187.3	387.3	709.5	1552.5	1778.9
社会卫生支出 Social Health Expenditure	61.0	293.1	767.8	1171.9	2586.4	3210.9
个人卫生支出 Personal Health Expenditure	30.3	267.0	1000.0	2705.2	4521.0	4853.5
卫生总费用构成（%）% of Health Expenditure	100.0	100.0	100.0	100.0	100.0	100.0
政府卫生支出 Government Health Expenditure	36.2	25.1	18.0	15.5	17.9	18.1
社会卫生支出 Social Health Expenditure	42.6	39.2	35.6	25.5	29.9	32.6

	1980	1990	1995	2000	2005	2006
个人卫生支出 Personal Health Expenditure	21.2	35.7	46.4	59.0	52.2	49.3
卫生总费用占 GDP% % of GDP	3.15	4.00	3.54	4.62	4.73	4.67
人均卫生总费用（元） Per Capita Health Expenditure	14.51	65.4	177.9	361.9	662.3	748.8
城市 Urban	…	158.8	401.3	828.6	1122.8	1248.3
农村 Rural	…	38.8	112.9	209.4	318.5	361.9

注：①卫生总费用为测算数；②按当年价格计算。

Note：① Health expenditure is estimated; ② The date are calculated at current prices.

卫生事业费和卫生基建投资

Funds and Construction Investment in Health Sector

	卫生事业费（亿元） Funds Allocated to Health Sector（100 Million Yuan）	中医事业费 Funds Allocated to TCM Institution	卫生事业费占财政支出比例（%） % of Total Expenditure	预算内卫生基建投资（亿元） Construction Investment in Health Sector（100 Million Yuan）
1990	86.08	6.61	2.79	7.73
1995	176.92	13.66	2.59	11.55
1996	203.10	15.53	2.56	21.61
1997	227.34	18.14	2.46	22.82
1998	243.13	18.08	2.25	20.10
1999	269.52	21.64	2.04	34.67
2000	296.05	23.88	1.85	29.34
2001	341.34	27.82	1.81	48.35
2002	381.66	31.22	1.73	46.42
2003	473.79	34.51	1.92	65.60
2004	511.71	37.52	1.80	101.63
2005	628.14	34.92	1.85	121.01
2006	794.26	41.21	1.96	91.24

注：①卫生事业费系财政决算数，包括中医事业费，不含公费医疗经费、医学教育与科研经费；②本表按当年价格计算。

香港和澳门特别行政区与台湾省卫生状况

香港、澳门特别行政区和台湾省居民健康状况

Health Status in Hong Kong, Macao Special Administrative Region and Taiwan Province

	人口数（万人）Total Population（10，000）	出生率 Crude Birth Rate（‰）	死亡率 Crude Death Rate（‰）	婴儿死亡率 Infant Mortality Rate（‰）	期望寿命（岁）Life Expectancy（Year）	
					男性 Male	女性 Female
香港 Hong Kong						
1990	571	12.0	5.2	6.2	74.6	80.3
1995	616	11.2	5.1	4.6	76.0	81.5
2000	667	8.1	5.1	3.0	78.0	83.9
2005	681	8.4	5.7	2.3	78.8	84.6
2006	688	9.6	5.4	1.8	79.5	85.6
澳门 Macao						
1990	34	20.5	4.4	8.4	…	…
1995	42	14.1	3.2	5.6	…	…
2000	44	8.8	3.1	2.9	76.1	80.5
2005	48	7.8	3.4	3.3	77.5	82.1
2006	47	8.1	3.1	2.7	77.6	82.3
台湾 Taiwan						
1995	2136	15.5	5.6	…	…	…
2000	2228	13.8	5.7	7.0	72.6	78.4
2005	2277	9.1	6.1	6.0	73.8	79.9
2006	2288	9.0	6.0	5.8	74.1	80.2

资料来源：《中国统计年鉴》。

Source: *China Statistical Yearbook*.

香港特别行政区医疗卫生条件
Conditions of Health in Hong Kong Special Administrative Region

	1990	1995	2000	2005	2006
医师数（人）Number of Doctors	6260	8122	10130	11505	11739
牙科医师（人）Number of Dentists	1532	1625	1826	1941	1976
护士数（人）Number of Nurses	28660	35051	40388	35465	36444
每千人口医师数（人）Doctors per 1000 Persons	1.1	1.3	1.5	1.7	1.7
医疗机构（所）Number of Medical Institutions	88	88	102	99	103
医院病床数（张）Number of Hospital Beds	25282	29328	35100	34119	34532
每千人口病床数（张）Hospital Beds per 1000 Persons	4.4	4.7	5.2	4.9	5.0

资料来源：《中国统计年鉴》。
Source: *China Statistical Yearbook*.

澳门特别行政区医疗卫生条件
Conditions of Health in Macao Special Administrative Region

	1990	1995	2000	2005	2006
医师数（人）Number of Doctors	537	…	997	1105	1235
护士数（人）Number of Nurses	594	684	943	1134	1212
每千人口医师数（人）Doctors per 1000 Persons	1.6	…	2.3	2.1	2.2
医院数（所）Number of Hospitals	2	2	2	2	3
医院病床数（张）Number of Hospital Beds	974	880	923	984	980
每千人口病床数（张）Hospital Beds per 1000 Persons	3.5	…	2.1	2.0	1.9

资料来源：《中国统计年鉴》。
Source: *China Statistical Yearbook*.

台湾省医疗卫生条件
Conditions of Health in Taiwan Province

	1990	1995	2000	2004	2005
从业医务人员（人）Number of Health Personnel	91153	118248	159212	192611	198534
每千人口医务人员（人）Health Personnel per 1000 Persons	4.48	5.54	7.15	8.5	8.7
医疗机构（所）Number of Medical Institutions	12902	16109	18082	19240	19433
医院病床数（张）Number of Hospital Beds	89151	112379	126476	143343	146382
每千人口病床数（张）Hospital Beds Per 1000 Persons	4.38	5.26	5.68	6.03	6.32

资料来源：《中国统计年鉴》。
Source: *China Statistical Yearbook*.

附　　录

附录 1：主要国家卫生状况

人口状况
Population Status

	人口数 Population （1000）2005	人口年增长率 Annual Growth Rate（%）1995－2005	城镇人口比例（%） % of Urban Proportion 2005	期望寿命（岁） Life Expectancy at Birth 2005	
				Male	Female
澳大利亚 Australia	20155	1.2	88	79	84
巴西 Brazil	186405	1.5	84	68	75
加拿大 Canada	32268	1.0	80	78	83
中国 China	1307560	0.8	43	71	74
埃及 Egypt	74033	1.9	43	66	70
法国 France	60496	0.4	77	77	84
德国 Germany	82689	0.1	75	76	82
印度 India	1103371	1.7	29	62	64
意大利 Italy	58093	0.1	68	78	84
日本 Japan	128085	0.2	66	79	86
墨西哥 Mexico	107029	1.5	76	72	77
尼日利亚 Nigeria	131530	2.4	48	47	48
波兰 Poland	38530	0.0	62	71	79
俄罗斯 Russian	143202	－0.3	73	59	72
南非 South Africa	47432	1.2	59	50	52
泰国 Thailand	64233	1.0	32	67	73
土耳其 Turkey	73193	1.6	67	69	74
英国 UK	59668	0.3	90	77	81
美国 USA	298213	1.0	81	75	80

资料来源：2007 年《世界卫生统计》。Source：*World Health Statistics* 2007.

妇幼卫生状况

Status of Maternal and Child Health

	总和生育率 Total Fertility Rate2005	婴儿死亡率（‰） Infant Mortality Rate（Per 1000 Live Births） 2005	孕产妇死亡率（1/10万） Maternal Mortality Rate（Per 100000 Live Births）2005	1岁儿童疫苗接种率 Immunization Coverage Among 1 - year - olds 2005		
				麻苗 Measles	百白破 DTP3	乙肝 HepB3
澳大利亚 Australia	1.7	5	6	94	92	94
巴西 Brazil	2.3	28	260	99	96	92
加拿大 Canada	1.5	5	5	94	94	…
中国 China	1.7	19	48	86	87	84
埃及 Egypt	3.1	28	84	98	98	98
法国 France	1.9	4	17	87	98	29
德国 Germany	1.3	4	9	93	90	84
印度 India	2.9	56	540	58	59	8
意大利 Italy	1.3	4	5	87	96	96
日本 Japan	1.3	3	10	99	99	…
墨西哥 Mexico	2.3	22	83	96	98	98
尼日利亚 Nigeria	5.6	101	800	35	25	…
波兰 Poland	1.2	6	10	98	99	98
俄罗斯 Russian	1.4	11	65	99	98	97
南非 South Africa	2.7	51	230	82	94	94
泰国 Thailand	1.9	18	44	96	98	96
土耳其 Turkey	2.4	26	70	91	90	85
英国 UK	1.7	5	11	82	91	…
美国 USA	2.0	7	14	93	96	92

资料来源：2007年《世界卫生统计》。*Source*：*World Health Statistics* 2007.

卫生设施
Health Facility

	农村安全饮用水普及率（%）% Of Improved Drinking Water Sourcesd in Rural 2004	农村卫生厕所普及率（%）% of Improved Sanitation in Rural2004	每千人口 Per 1000 Population 2001 – 2005		
			医师 Doctors	护士 Nurses	病床 Beds
澳大利亚 Australia	100	100	3.6	9.1	4.0
巴西 Brazil	57	37	2.3	3.8	2.6
加拿大 Canada	99	99	2.7	10.0	3.6
中国 China	61	28	1.2	1.1	2.2
埃及 Egypt	97	58	0.7	2.0	2.2
法国 France	100	…	4.1	7.2	7.5
德国 Germany	100	100	4.2	9.7	8.4
印度 India	83	22	0.7	0.8	0.7
意大利 Italy	…	…	4.8	5.4	4.0
日本 Japan	100	100	2.7	7.8	12.9
墨西哥 Mexico	87	41	2.8	0.9	1.0
尼日利亚 Nigeria	31	36	0.3	1.0	1.2
波兰 Poland	…	…	2.8	4.9	5.3
俄罗斯 Russian	88	70	4.6	8.1	9.7
南非 South Africa	73	46	0.9	4.1	
泰国 Thailand	100	99	0.5	2.8	2.2
土耳其 Turkey	93	72	1.6	1.7	2.6
英国 UK	100	…	3.3	12.1	3.9
美国 USA	100	100	4.2	9.4	3.3

资料来源：2007 年《世界卫生统计》。*Source*：*World Health Statistics* 2007.

卫生费用
Health Expenditure

	卫生总费用占 GDP% Total Health Expenditure as % of GDP 2004	卫生总费用构成（%） % of Health Expenditure 2004		政府卫生支出占财政支出% Health Expenditure % of Government Expenditure 2004	人均卫生费用（美元） Per Capita Health Expenditure （US＄）2004
		政府卫生支出 Government Health Expenditure	个人卫生支出 Private Health Expenditure		
澳大利亚 Australia	9.6	67.5	32.5	18.5	3123
巴西 Brazil	8.8	54.1	45.9	14.2	290
加拿大 Canada	9.8	69.8	30.2	17.1	3038
中国 China	4.7	38.0	62.0	4.5	71
埃及 Egypt	6.1	38.2	61.8	7.9	66
法国 France	10.5	78.4	21.6	15.4	3464
德国 Germany	10.6	76.9	23.1	17.3	3521
印度 India	5.0	17.3	82.7	2.9	31
意大利 Italy	8.7	75.1	24.9	13.7	2580
日本 Japan	7.8	81.3	18.7	17.2	2823
墨西哥 Mexico	6.5	46.4	53.6	12.9	424
尼日利亚 Nigeria	4.6	30.4	69.6	3.5	23
波兰 Poland	6.2	68.6	31.4	10.0	411
俄罗斯 Russian	6.0	61.3	38.7	9.8	245
南非 South Africa	8.6	40.4	59.6	10.8	390
泰国 Thailand	3.5	64.7	35.3	11.2	88
土耳其 Turkey	7.7	72.3	27.7	14.3	325
英国 UK	8.1	86.3	13.7	15.9	2900
美国 USA	15.4	44.7	55.3	18.9	6096

资料来源：2007 年《世界卫生统计》。Source：World Health Statistics 2007.

附录 2：我国主要人口与社会经济指标

2006 年底全国行政区划

Division of Districts in China（End of 2006）

地　区 Region	地级区划数 Number of Regions at Prefecture Level	县级区划数 Number of Regions at CountyLevel				
		地级市 Cities at Precture Level	合计 Total	县级市 Cities at County Level	市辖区 Districts under the Jurisdiction of Cities	县数 Number of Counties
总　计 Total	333	283	2860	369	856	1635
北　京 Beijing	–	–	18	–	16	2
天　津 Tianjin	–	–	18	–	15	3
河　北 Hebei	11	11	172	22	36	114
山　西 Shanxi	11	11	119	11	23	85
内蒙古 Inner Mongolia	12	9	101	11	21	69
辽　宁 Liaoning	14	14	100	17	56	27
吉　林 Jilin	9	8	60	20	20	20
黑龙江 Heilongjiang	13	12	128	18	64	46
上　海 Shanghai	–	–	19	–	18	1
江　苏 Jiangsu	13	13	106	27	54	25
浙　江 Zhejiang	11	11	90	22	32	36
安　徽 Anhui	17	17	105	5	44	56
福　建 Fujian	9	9	85	14	26	45
江　西 Jiangxi	11	11	99	10	19	70
山　东 Shandong	17	17	140	31	49	60
河　南 Henan	17	17	159	21	50	88
湖　北 Hubei	13	12	102	24	38	40
湖　南 Hunan	14	13	122	16	34	72
广　东 Guangdong	21	21	121	23	54	44
广　西 Guangxi	14	14	109	7	34	68
海　南 Hainan	2	2	20	6	4	10
重　庆 Chongqing	–	–	40	–	19	21
四　川 Sichuan	21	18	181	14	43	124
贵　州 Guizhou	9	4	88	9	10	69
云　南 Yunnan	16	8	129	9	12	108
西　藏 Tibet	7	1	73	1	1	71
陕　西 Shaanxi	10	10	107	3	24	80
甘　肃 Gansu	14	12	86	4	17	65
青　海 Qinghai	8	1	43	2	4	37
宁　夏 Ningxia	5	5	21	2	8	11
新　疆 Xinjiang	14	2	99	20	11	68

注：县包括自治县（旗）、2 个特区（贵州）和 1 个林区（湖北）。

人口数
Population

年份 Year	总人口（万人）Total Population (10000)	按城乡分 By Residence		按性别分 By Sex		城镇人口% % of Urban Population	性比例 Sex Ratio
		城镇 Urban	乡村 Rural	男 Male	女 Female		
1978	96259	17245	79014	49567	46692	17.9	106.2
1980	98705	19140	79565	50785	47920	19.4	106.0
1985	105851	25094	80757	54725	51126	23.7	107.0
1990	114333	30195	84138	58904	55429	26.4	106.3
1991	115823	31203	84620	59466	56357	26.9	105.5
1992	117171	32175	84996	59811	57360	27.5	104.3
1993	118517	33173	85344	60472	58045	28.0	104.2
1994	119850	34169	85681	61246	58604	28.5	104.5
1995	121121	35174	85947	61808	59313	29.0	104.2
1996	122389	37304	85085	62200	60189	30.5	103.3
1997	123626	39449	84177	63131	60495	31.9	104.4
1998	124761	41608	83153	63940	60821	33.4	105.1
1999	125786	43748	82038	64692	61094	34.8	105.9
2000	126743	45906	80837	65437	61306	36.2	106.7
2001	127627	48064	79563	65672	61955	37.7	106.0
2002	128453	50212	78241	66115	62338	39.1	106.1
2003	129227	52376	76851	66556	62671	40.5	106.2
2004	129988	54283	75705	66976	63012	41.8	106.3
2005	130756	56212	74544	67375	63381	43.0	106.3
2006	131448	57706	73742	67728	63720	43.9	106.3
2007	132129	59379	72750	68048	64081	44.9	106.2

注：①总人口和按性别分包括现役军人，按城乡分现役军人计入城镇人口；②2007 年 0－14 岁人口 25660 万人，15－59 岁人口 91129 万人，60 岁及以上人口 15340 万人。

各地区人口数

Population By Region

地区 Region	总人口（万人） Total Population （10000）		按城乡分 By Residence 2006		城镇人口% % of Urban Population 2006	性比例 Sex Ratio 2006
	2000	2006	城镇 Urban	乡村 Rural		
总　计 Total	126583	131448	57706	73742	43.9	106.3
北　京 Beijing	1382	1581	1333	248	84.3	97.2
天　津 Tianjin	1001	1075	814	261	75.7	96.8
河　北 Hebei	6744	6898	2652	4246	38.4	102.2
山　西 Shanxi	3297	3375	1452	1923	43.0	102.3
内蒙古 Inner Mongolia	2376	2397	1166	1231	48.6	104.1
辽　宁 Liaoning	4238	4271	2519	1752	59.0	102.0
吉　林 Jilin	2728	2723	1442	1281	53.0	102.4
黑龙江 Heilongjiang	3689	3823	2045	1778	53.5	103.2
上　海 Shanghai	1674	1815	1610	205	88.7	98.7
江　苏 Jiangsu	7438	7550	3918	3632	51.9	94.9
浙　江 Zhejiang	4677	4980	2814	2166	56.5	101.9
安　徽 Anhui	5986	6110	2267	3843	37.1	103.7
福　建 Fujian	3471	3558	1708	1850	48.0	102.0
江　西 Jiangxi	4140	4339	1678	2661	38.7	105.1
山　东 Shandong	9079	9309	4291	5018	46.1	100.9
河　南 Henan	9256	9392	3050	6342	32.5	102.8
湖　北 Hubei	6028	5693	2494	3199	43.8	102.5
湖　南 Hunan	6440	6342	2455	3887	38.7	103.9
广　东 Guangdong	8642	9304	5862	3442	63.0	105.1
广　西 Guangxi	4489	4719	1635	3084	34.6	109.2
海　南 Hainan	787	836	385	451	46.1	109.9
重　庆 Chongqing	3090	2808	1311	1497	46.7	102.6
四　川 Sichuan	8329	8169	2802	5367	34.3	103.2
贵　州 Guizhou	3525	3757	1032	2725	27.5	107.0
云　南 Yunnan	4288	4483	1367	3116	30.5	107.2
西　藏 Tibet	262	281	79	202	28.2	95.8
陕　西 Shaanxi	3605	3735	1461	2274	39.1	101.2
甘　肃 Gansu	2562	2606	810	1796	31.1	102.5
青　海 Qinghai	518	548	215	333	39.3	103.2
宁　夏 Ningxia	562	604	260	344	43.0	103.8
新　疆 Xinjiang	1925	2050	778	1272	37.9	102.4

人口年龄构成（%）
Composition of Population by Age

年龄组 Age Group	合计 Total			男 Male			女 Female		
	1990	2000	2006	1990	2000	2006	1990	2000	2006
合计 Total	100.00	100.00	100.00	51.45	51.53	50.67	48.55	48.47	49.33
0 – 4	10.30	5.55	5.08	5.39	3.03	2.78	4.91	2.52	2.30
5 – 14	17.40	17.35	13.39	9.00	9.15	7.30	8.40	8.20	6.09
15 – 24	21.84	15.90	15.20	11.23	8.12	7.78	10.61	7.79	7.41
25 – 34	16.63	19.71	14.04	8.58	10.11	6.85	8.05	9.61	7.20
35 – 44	13.26	15.32	19.26	6.89	7.92	9.50	6.37	7.41	9.77
45 – 54	8.38	11.97	14.01	4.41	6.18	7.04	3.97	5.80	6.98
55 – 59	3.69	3.73	5.72	1.94	1.94	2.90	1.75	1.80	2.83
60 – 64	3.01	3.36	4.10	1.55	1.74	2.09	1.46	1.61	2.01
65 – 69	2.33	2.80	3.35	1.14	1.41	1.72	1.19	1.39	1.64
70 – 74	1.59	2.06	2.74	0.73	1.00	1.35	0.86	1.06	1.39
75 – 79	0.97	1.28	1.73	0.44	0.58	0.83	0.53	0.70	0.90
80 – 84	0.48	0.64	0.91	0.18	0.26	0.39	0.30	0.39	0.52
85 +	0.21	0.31	0.46	0.06	0.11	0.17	0.15	0.21	0.30

人口文化程度
Population by Educational Level

	1964	1982	1990	2000
绝对数（万人）Population（10 000）				
大专及以上 Junior College & Above	288	602	1613	4402
高中和中专 Senior Secondary/Secondary Technical School	912	6648	9113	13828
初中 Junior Secondary School	3235	17828	26465	422387
小学 Primary School	19582	35516	42011	44161
文盲人口 Illiter	25805	22996	18003	8699
每十万人口（人）Per 100 000 persons				
大专及以上 Junior College & Above	416	615	1422	3611
高中和中专 Senior Secondary/Secondary Technical School	1319	6779	8039	11146
初中 Junior Secondary School	4680	17892	23344	33961
小学 Primary School	28330	35237	37057	35701
文盲率（%）Illite rate（%）	33.6	22.8	15.9	6.7

补充：2005 年 1%人口抽样调查结果，大专及以上人口为 6764 万人，高中和中专人口为 15083 万人，初中人口 46735 万人，小学人口 40706 万人。

五次全国人口普查数

Number of Population on National Population Census in 1953, 1964, 1982, 1990 **&** 2000

	1953	1964	1982	1990	2000
总人口 Total Population	601938035	723070269	1031961384	1160017381	1295330000
大陆 Mainland	582603417	694581759	1008175288	1133682501	1265830000
台湾省 Taiwan Province	7591298	12041544	18272749	20155830	22280000
香港、澳门特别行政区 Hong kong & Macao Special Administrative Region	…	3867000	5457500	6130000	7220000
性比例 Sex Ratio	107.6	105.5	106.3	106.6	106.7
各年龄组人口（%）% of Population By Age Group					
0 – 14	36.3	40.7	33.6	27.7	22.9
15 – 64	59.3	55.7	61.5	66.7	70.1
65 +	4.4	3.6	4.9	5.6	7.0
民族人口% % of Nationality Population					
汉族 Chinese	93.9	94.2	93.3	92.0	91.6
少数民族	6.1	5.8	6.7	8.0	8.4
城乡人口（万人）Population By Residence（10 000 persons）					
城镇 Urban	7726	12710	21082	29971	45844
乡村 Rural	50534	56748	79736	83397	80739

2006年按人口分组城市数

Number of Cities by Population Size in 2006

	市数（个）Number of Cities	人口数（万人）Population（10 000）	人口数构成 % of Population
按总人口分组 Group by Total Population	657	61194	100.0
< 100 000	7	44	0.1
100 000 –	67	1458	2.4
300 000 –	126	5223	8.5
500 000 –	270	19211	31.4
1 000 000 –	148	19604	32.0
2 000 000 –	26	6524	10.7

	市数（个） Number of Cities	人口数（万人） Population （10 000）	人口数构成 % of Population
4000 000 +	13	9130	14.9
按非农业人口分组 Group by Non – agriculture Population	657	30880	100.0
< 100 000	65	473	1.5
100 000 –	339	6223	20.1
300 000 –	113	4321	14.0
500 000 –	85	5829	18.9
1 000 000 –	33	4597	14.9
2 000 000 –	13	3579	11.6
4000 000 +	9	5858	19.0

注：本表系户籍人口数。

国内生产总值和财政收支

Gross Domestic Product，Budgetary Revenue and Expenditure

年份 Year	国民总收入 （亿元） Gross National Income （100 million yuan）	国内生产总值（亿元） Gross Domestic Product （100 million yuan）	人均国内生产总值（元） GDP per capita（yuan）	财政收入 （亿元） Government Revenue （100 million yuan）	财政支出 （亿元） Government Expenditure （100 million yuan）
1952	679	679	119	…	…
1960	1457	1457	218	572	654
1965	1716	1716	240	473	466
1970	2253	2253	275	663	649
1975	2997	2997	327	816	821
1980	4546	4546	463	1085	1213
1985	9041	9016	858	1866	1845
1990	18718	18668	1644	3313	3452
1995	59811	60794	5046	6242	6824
1996	70143	71177	5846	7408	7938
1997	77653	78973	6420	8651	9234
1998	83024	84402	6796	9876	10798
1999	88189	89677	7159	11444	13188
2000	98001	99215	7858	13395	15887
2001	108068	109655	8622	16386	18903

年份 Year	国民总收入 （亿元） Gross National Income （100 million yuan）	国内生产总值（亿元） Gross Domestic Product （100 million yuan）	人均国内生产总值（元） GDP per capita（yuan）	财政收入 （亿元） Government Revenue （100 million yuan）	财政支出 （亿元） Government Expenditure （100 million yuan）
2002	119096	120333	9398	18904	22053
2003	135174	135823	10542	21715	24650
2004	159587	159878	12336	26396	28487
2005	184739	183868	14103	31649	33930
2006	211808	210871	16084	38760	40423
2007		246619	18665	51304	49565

资料来源：2007 年数字摘自《2007 年国民经济和社会发展统计公报》和《2007 年中央和地方预算执行情况及 2008 年中央和地方预算草案的报告》。

居民消费价格与商品零售价格指数（上年＝100）

Consumer Price and Retail Price Index（preceding year＝100）

	1995	1998	2000	2005	2006
居民消费价格指数 Consumer Price Index	117.1	99.2	100.4	101.8	101.5
医疗保健品 Medical Articles	111.3	102.8	100.3	99.5	100.2
医疗器具及保健品 Medical Instrument & Articles	115.7	101.3	99.5	97.4	97.2
中药材及中成药 Traditional Chinese Medicine	111.2	107.5	105.2	96.5	99.9
西药 Western Medicine	111.0	99.5	97.0	97.7	98.4
医疗保健服务费 Health Care Services	111.1	117.2	111.1	105.2	103.0
商品零售价格指数 Retail Price Index	114.8	97.4	98.5	100.8	101.0
中西药品及医疗保健用品 Traditional Chinese & Western Medicines	111.5	102.8	100.0	99.5	99.1
中药及中成药 Traditional Chinese Medicine	111.6	108.1	104.6	96.5	100.0
西药 Western Medicines	111.0	99.1	97.3	97.7	98.4
医疗用品 Medical Articles	114.9	101.0	99.6	100.0	98.3

补充：2007 年全国居民消费价格指数为 104.8，商品零售价格上涨 3.8%。

医疗卫生行业风采录

中国医院年鉴理事单位

第四军医大学西京医院

承德医学院附属医院

澳门镜湖医院

大庆油田总医院

兰州大学第一医院

香港生物梅里埃中国有限公司

黄石市中医医院

三亚市人民医院

新疆兵团农二师焉耆医院

淮安市肿瘤医院

郑州市中医院

泰达国际心血管病医院

大庆龙南医院

天津市北辰区中医医院

第四军医大学西京医院

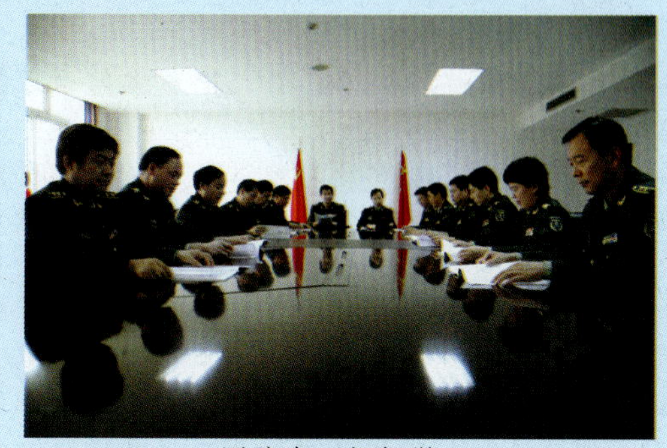
医院中心组织学习

西京医院隶属于第四军医大学，是一所有着光荣历史和革命传统的军队医院。医院始建于1939年11月，1984年对外始称“西京医院”，是一所学科专业齐全、医疗技术精湛、师资力量雄厚、科研实力强劲的融医疗、教学、科研为一体的大型现代化综合性医院。1993年被评为三级甲等医院，并先后获得全国百佳医院、全国百姓放心示范医院、全国拥政爱民模范单位等多项殊荣。

医院占地面积29万平方米，建筑总面积44万平方米，医疗业务用房29万平方米，拥有诸多国际一流的诊疗设备，仪器设备总值7.1亿元。展开床位3000张，年门急诊量158万人次，年收容量6.9万人次，年手术量3万台次，平均住院日小于12天，医疗质量指标达到或超过“三甲”医院标准。有9个国家级重点学科，8个全军医学专科中心，8个全军医学专科研究所，全军医学专科中心、专科研究所和“重中之重”建设学科的数量位居全军同类医院前列。

全体医护人员在不断加强基础医疗质量建设的同时，勇于创新，开拓进取。20世纪50年代，全国首例体外循环心内直视手术，在医院获得成功。60年代，成功救治烧伤总面积96%，III度烧伤面积68%的病人在全国引起轰动。70年代骨科在全国首创“肌力平衡手术”治疗先天性马蹄内翻足取得成功，为大批的患儿解除了痛苦。80年代，世界首例十指离断再植手术在医院获得成功，全国首例冠状动脉腔内成型术成功开展。90年代初，在全国首创重组合异种骨移植术获得成功，该项成果已在全国400多家医院推广应用。1997年，全国首例具有血缘关系，部分活体肝脏移植术在医院获得成功，患者健康生活11年。1999年，全国首例部分活体小肠移植术获得成功，于2006年举行婚礼。

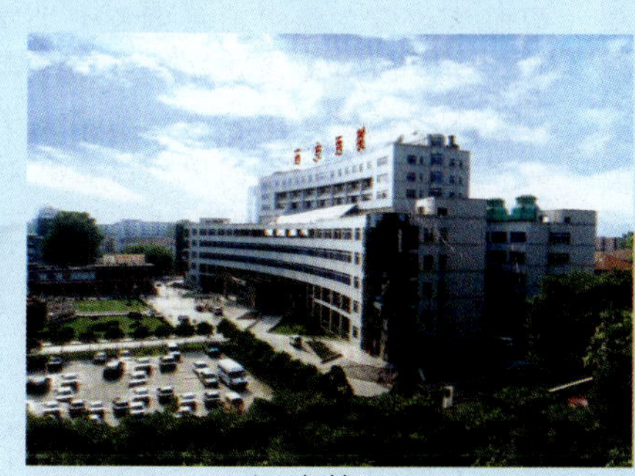
门诊楼

医疗创新技术的开展，积蓄了强大的创新动力。进入新世纪，移植医疗技术在医院深入开展，成为西京医院的一大临床特色。2000年1月，在西北首先开展心脏移植，目前共完成33例。开创了一天同时完成3例心脏移植手术的先例。2000年6月，完成国内首例、世界第5例成人间血型不符活体辅助性肝移植，患者已健康生活8年。2001年5月，完成国内当时年龄（3岁）最小的活体肝移植，已健康存活7年。2005年1月，完成世界第6例肝、胰、肾联合移植，目前为亚洲存活时间最长的病例。2005年10月，在西藏军区总医院，成功开展国内首例高原背驮式肝移植。开创了在3400米高原缺氧条件下的肝脏成功移植的先例。2007年6月，完成世界首例异位辅助性活体肝移植，目前患者已健康存活近一年。2006年4月成功完成了世界第2例，国内首例“换脸”手术。目前，肾脏移植术、角膜移植术、异基因造血干细胞移植术等，都在医院常规开展。

在科学研究方面，医院2000—2003年连续4年，国内源期刊发表论文数量，在全国医疗机构排名第一。2006年医院在国际期刊发表论文获全国医疗机构第一。2005—2007连续三年获国家自然科学基金项目，名列全国医院第一。

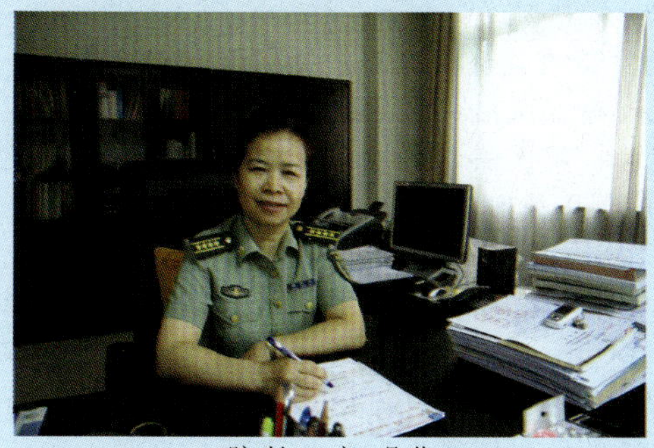
院长：郭明华

院长简介：

郭明华，女，1955年1月出生，汉族，医院管理硕士，教授、主任医师，中共党员。1979年从第四军医大学毕业后，曾先后担任西京医院传染科医师，医教部主任、及副院长等职务。2006年9月任第四军医大学西京医院院长。兼任教育部国家生命科学与人才培养基地教学指导委员会委员、中国女医师协会理事、陕西医学会常务理事、陕西卫生经济学会常务理事、及《中国高等医学教育》杂志副主编等职务。

在近30年的工作中，郭院长发表医院管理论文30余篇，出版专著5部，先后承担全军“九五”医学科研管理软科学研究《军队医院科技工作的性质任务发展战略评估研究》、“十五”《军队医院医疗成本管理和生产要素与分配政策研究》、“十一五”《构建军队医院内部激励机制的基础研究》的课题研究。先后荣获1991年三等功，2003年中国女医师协会巾帼建功模范院长称号，2004年和2006年军队科技进步三等奖，2005年度总后院校教育转型理论研究成果一等奖。

在医院管理年活动中，郭明华院长认真贯彻落实科学发展观，以患者需求为牵引，以加强医疗质量内涵建设为重点，谋长远、抓关键、强根本，有力地推动了医院建设又好又快发展。医院先后被评为全国百姓放心示范医院、全国拥政爱民模范单位、总后贯彻科学发展观先进单位、总后先进师旅团单位、总后先进党委。

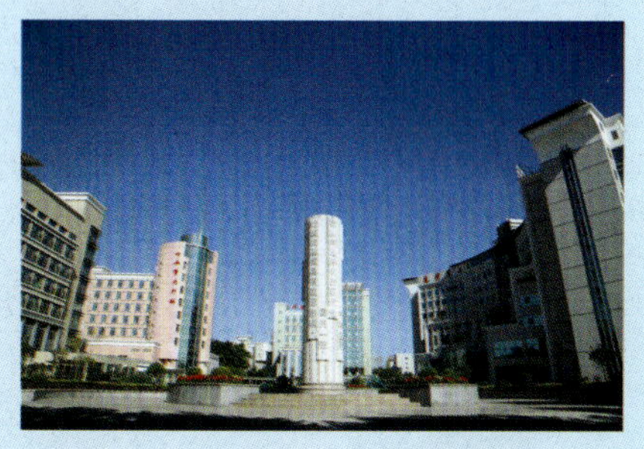
一主三辅的医疗楼群

第四军医大学西京医院

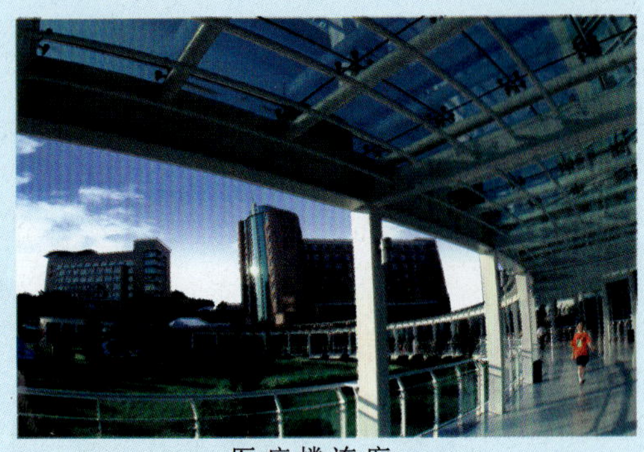
医疗楼连廊

一、着眼长远发展，从整体上筹划医疗质量建设

医疗质量是医院的生命。在谋求医院发展中，必须把质量问题摆在先位置，通盘考虑，全面建设。

实践中郭明华院长体会到，就事论事抓质量，难以保证医疗质量建上水平、上台阶。为此，她注意更新观念，在质量建设的思路上，既重医疗质量的基本指标，又按照医疗质量形成的规律，着力抓好影响医疗量的主要因素；在管理职能上，一方面强调医疗质量管理部门加强管控另一方面，协调四部机关通力合作，齐抓共管；在衡量质量建设成效上不仅注重具体的医疗质量指标，而且对人才储备、技术升级、科技创新要素进行全面考量。近年来，西京医院呈现出在更高起点上抓医疗质量设的态势，形成了全员参与、全程管理、全面监控的局面，医院各项建与医疗质量建设相互促进、协调发展。

发展不足或盲目扩张从长远上都会危害医疗质量建设。为此，郭院长在谋划医院发展中始终坚持规模服从质量、构服从效益，走“质量效益型”发展道路。根据国家医疗卫生改革的新走向，编制体制调整带来的新变化，“战场”“市场”的新需求，结合医院学科的实力地位，人力和技术的储备情况，坚持质量优先、规模适度的原则，为每个科测定了实际展开床位数，在实践中认真落实，杜绝任意扩张，随意加床。确定了“国际知名、国内一流、军队特色鲜的‘中华名院’”的建设目标。制定了“学科立院、人才强院、特色办院、科技兴院、文化塑院”发展战略。突出指器官移植、微创介入等“临床效果好、技术含量高、市场前景广”的优势项目。医院建设步入了科学发展的轨道。

学科是医院发展的基础，也是医疗质量建设的依托。在实践中，郭院长特别重视重点学科的示范带动作用。医院立了学科建设指导委员会，定期对学科质量建设成效以及学科研究方向、临床技术发展等方面进行评估和督导。启“学科建设助推工程”，设立了学科建设专项基金，每年将医院毛收入的1.5%-2%用于学科建设。坚持“有所为，所不为”，分层次重点建设和支持6个国家级重点学科、6个有望进入“国家队”的骨干学科、6个发展潜力大的后学科。突出重点学科“一体化”模式，整体规划建设重点学科病房、手术室、监护室及实验室，提升重点学科的综实力。加强优势学科群建设，实施学科优化重组，建成了骨科、脑科、心血管3个“院中院”；国内规模最大、设施最先进的消化病大楼即将竣工，为西京医院消化病学科冲击世界领先地位奠定了坚实基础。目前，医院有全军“重中之重”建设学科4个、全军医学专科研究所8个、全军医学专科技术中心8个，居全军同类医院第一。雄厚的学科实力为医院医疗质量建设注入了强大的动力。

二、注重科技创新，从关键点推动医疗质量建设

影响医疗质量建设的因素很多，只有紧紧抓住重点，持续用力，才能加快推动质量建设向更高层次发展。

国内首例活体肝移植患者与护士们在一起

依据“差异化发展”理念，郭明华院长带领全院医务人员紧跟国际医学技术前沿，大力发展高新技术。围绕重大疑难危重疾病诊治，实行跨学科“强强联合”，抢占技术制高点，在器官移植、整形修复、微创介入等方面形成技术特色。着眼军事斗争卫勤准备，积极开展颅脑、胸腹、四肢战创伤救治等具有军事医学特色的新技术、新疗法，形成战创伤救治品牌。医院先成功开展了全国首例部分活体肝脏移植、部分活体小肠移植、肝胰肾联合移植、辅助性部分活体异位肝脏移植等术，均产生了较大影响。2006年，成功开展全国第一、世界第二例“换脸术”，入选当年“中国医药科技十大新闻”。现在，医院以移植为龙头，在骨不连骨缺损治疗、心脏病介入治疗、消化系疾病内镜诊治技术等多个领域均于国内领先水平。新特技术开展促进了医疗质量水涨船高。

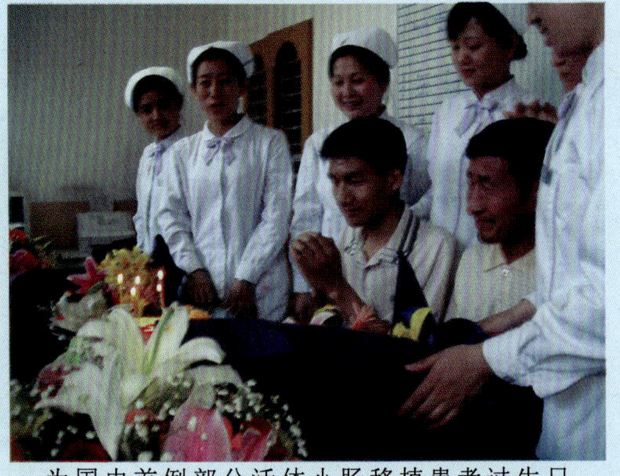
为国内首例部分活体小肠移植患者过生日

只有科研创新实力强，医院质量建设的后劲才会足。在“科技兴院”的实践中，郭院长坚持军事医学研究成果用于战场救治，临床医学研究成果用于病人诊疗。设立科研创新基金、临床新技术新业务研究基金，加强医学科技前沿和技术储备性研究，推进原始创新、集成创新、引进消化再创新。“重组合异种骨新型植骨材料研究”等3项成果先后入选年度“中国医药科技十大新闻”。实施“精品讲座”工程，每月举办，专家讲授，军网直播，连续42场，受众百万，浓厚了学术氛围。采取项目牵引、重点投入、开放合作等办法改善科研条件，目前拥有肿瘤生物学国家重点实验室1个，军队医学重点实验室2个，数量位居军队同类医院第一。2000-2003年连续四年国内论文发表数量列全国医疗机构之首；2004年和2005年连续两年国外SCI论文发表数量居全国医疗机构第二；2005-2007年连续三年国家自然科学基金项目数位居全国医

第四军医大学西京医院

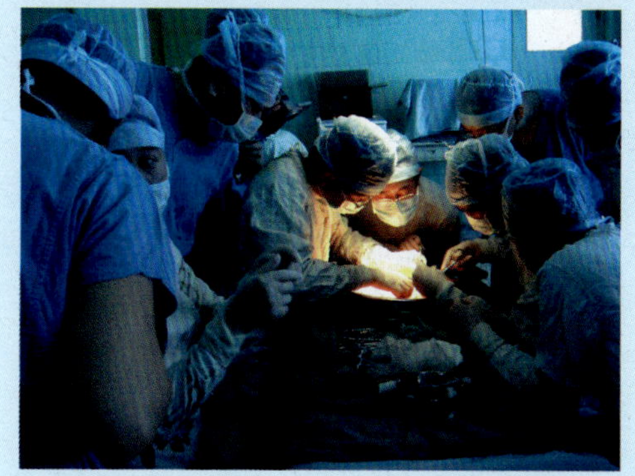
成功实施亚洲第二例肝肾胰联合移植手术

第一。“九五”以来，获得省部级二等奖以上成果100余项，其中国家级科技奖励19项。强劲的科研实力使医院始终能够紧跟国际医学发展，站在更高的技术起点上，高标准抓好医疗质量建设。

医院制定出台《医疗环节及医疗安全管理规定》等10余类、60余项规章制度，引入ISO9000质量认证标准化体系，做到质量管理有法可依、有章可行。结合新情况新特点，注重机制创新，推行综合绩效考核、全成本核算、临床药师下科室处方点评制等激励机制，充分调动全体医务人员自觉执行制度的积极性和主动性。开展临床路径管理研究，规范诊疗过程，缩短住院时间。实施数字化管理，积极应用军卫1、2号系统，自主研发PACS系统、全面质量监测考核系统、电子病历实时监控系统等，实现信息共享，提高工作效率和管理水平。为防止问题出现反弹，医院坚持经常抓、反复抓、严格抓，落实“周检查、月考核、季讲评”，实行管理责任制和科主任问责制，保证了医疗质量层层有人抓、有人管。管理出质量、出水平，在卫生系统组织的历次检查中，主要医疗质量指标均名列前茅，医院被评为全国百姓放心示范医院，在陕西省医院管理年综合评比中荣获第一。

三、落实以人为本，从根本上强化医疗质量建设

医疗单位落实以人为本，既要眼睛向内，坚持人才强院，全面发展教职员工的能力素质；又要面向病人，把患者至上落到实处。这也是医疗质量建设的出发点和落脚点。

近年来，在郭明华院长的倡导下，西京医院加强全员培训，把质量教育贯穿始终，引导全体人员做质量建设的主人翁。针对聘用人员增多的实际情况，成立医院职业教育培训中心，严格岗前培训及规范化培训，集中对临床医护人员进行临床“三基”训练，保证了一线医护队伍整体素质与医院发展要求相适应。加大优秀科技人才的培养力度，出台“星级人才助推计划”，实施“优秀人才储备工程”，促进了骨干和优秀人才的成长。坚持高标准建设科主任队伍，学科带头人90%以上具有博士学历、留学经历，86%是博士导师。通过分层培训，重点育才，医院保持了人才队伍的整体优势。目前，医院有中国工程院院士1人，国家杰出青年基金获得者5人，国家基金委科技创新团队1个，长江学者特聘教授4人，“科技金星”2人，全军育才金奖、银奖23人，全军及总后优秀教师11人，研究生导师118人，82%医教主系列人员具有硕士以上学历，人才队伍质量位居全军同类医院前列。

人是质量建设的决定因素，要保证医疗质量建设长盛不衰，根本在于焕发全院人员主动性创造性。医院坚持用先进和谐的医院文化凝聚发展力量，用人文关怀体现每个“西京人”的价值肯定。在医院教职员工中广泛开展医院文化核心理念的征集、策划、提炼和表达活动，举起了“患者至上，质量第一”的聚众旗帜；叫响了“忠于使命，精于术业，甘于奉献，敢于超越”的精神口号；医院先后建设了西京广场、精神支柱、历史长廊、“教授林”等人文景观，使营院变成“凝固的教材，生动的课堂”，让大家在潜移默化中感受和培育医院精神。为老一辈专家教授颁发了“创业先驱奖”、“终身贡献奖”及“特别成就奖”，且树碑铭记，以此褒奖先者，激励后人。改善聘用人员的工资待遇，设立学习和培训基金，极大地增强了他们的归属感和责任感。目前，“热爱西京、建设西京，立足岗位、争先创优”已成为全院各类人员的共同追求。

患者满意是对医疗质量的最高评价。郭院长坚持从患者最关心、反映最强烈的具体问题入手，下大力提高和改进医院的服务水平。针对患者抱怨就诊难的问题，她带领相关人员一个点一个点的观察，一条线一条线的感受，一个环节一个环节的研究。通过提前挂号、网上预约、增加收费取药窗口、改进服务流程、完善环境标识系统和配套设施等，方便患者就诊。针对个别工作人员服务态度问题，医院从窗口单位抓起，在收费室、药房、检查窗口等服务单元安装服务质量电子测评仪，设立了患者投诉箱，规范了服务文明用语，聘请了18名院外同志担任医德医风监督员，利用门诊信息台做好患者追踪随访，强化职业道德。开展“爱心工程”、“微笑行动”等公益活动，每年为老少边穷患者减免费用500余万元。为了让病人来院就诊感到温暖舒心，受到关爱，医院在每个候诊室都摆放茶水、针线包和阅报栏，每个病区配备微波炉，炎热季节还为患者准备了解暑绿豆汤，通过点滴小事把“患者至上”的理念落到实处。

由于医院按照医疗质量内在规律，使真劲、下苦功、求实效，各项医疗质量指标始终保持高水平：入出院诊断符合率98%，疑难病症好转率94%，甲级病历率92%，平均住院日11.4天，病床使用率95%，患者满意度96%。优良的技术，优质的服务，赢得了患者信赖。外埠患者比例达到40%，80%省市医保患者首选西京医院。2007年，门急诊量158万人次，收容量7万人次，手术量3.1万台次，同比均大幅增长，年末日门急诊量再创7819人次的历史新高。

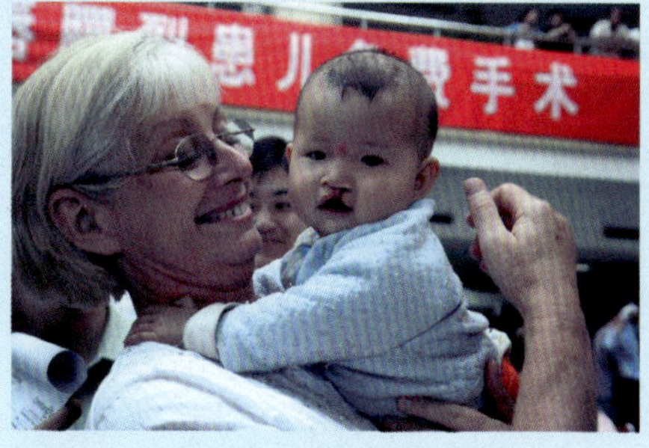

微笑行动—为兔唇儿童免费手术

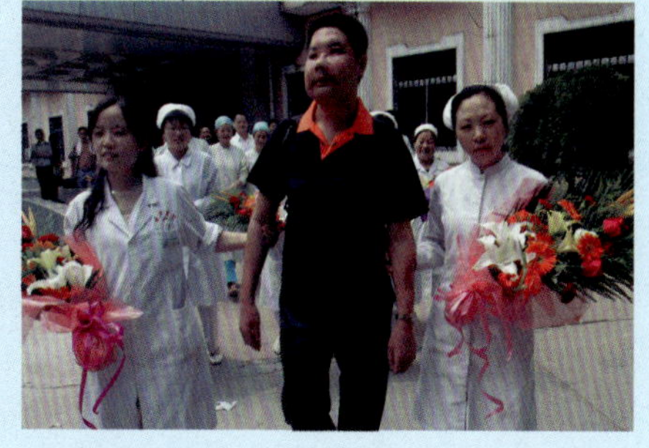
国内首例世界第二例换脸手术患者李国兴返乡探亲

第四军医大学西京医院

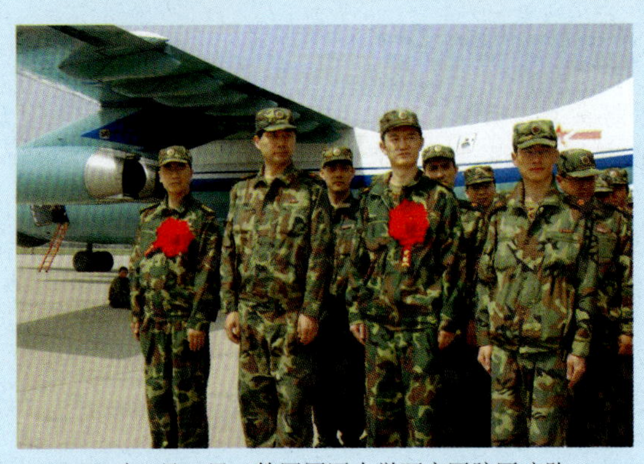

2008年5月14日，第四军医大学西京医院医疗队准备开赴四川灾区

为生命撑起一方平安天空
第四军医大学西京医院抗震救灾纪实

"5.12"地震当天，西京医院党委一班人敏锐地意识到，这是一场重大灾难，伤亡一定很大。在国家大灾、人民大难的紧急关头，一定要为党分忧、为民解难。当即决定：一是迅速启动应急预案，随时赴灾区救人；二是制定收治预案，做好救治准备。当晚，建立了救治体系，组建了赴川医疗队和医院救治伤员专家会诊组、医疗救治组、护理组、保障组，随后腾出500张床位，集中了600万元设备耗材、900多万元药品、20万毫升血浆。医院就建起了伤员转运、入院、检查、抢救和手术的"生命绿色通道"，做好了收治后送伤员的各项准备。

2008年5月14日，西京医院三支医疗队、131名队员奉命紧急飞抵成都，连夜急速向重灾区北川挺进。15日凌晨，在距北川仅20公里的安县中学，迅速搭建起一所在第四责任区技术力量最雄厚、医疗设备最齐全的野战救护医院。不顾一天一夜的颠簸劳累，队员们立即展开抢救，伤员一个接着一个，手术一台连着一台，几天几夜连续作战。他们连续作战、百折不挠，克服重重困难，与灾情、与死神、与艰险展开了一场场殊死搏斗，圆满完成了上级赋予我们的各项任务。

西京医院很多专家教授、医生护士，在创造生命奇迹的同时，谱写着一曲曲奉献之歌。心脏内科副主任李伟杰教授，曾参加过对越自卫反击战和小汤山抗击"非典"的战斗，几个月前才做完腰椎间盘手术，来灾区后夜以继日，在搬运伤员时腰部严重扭伤，重重地摔在地上；儿科副主任成胜权教授，到前线时患有急性喉炎，不能说话，每次与伤员交流他都疼痛难忍，高考在即的女儿在与他视频连线时，成教授深情地说："爸爸这里是战斗，高考也是一场战斗，虽然远隔千里，让我们一起并肩战斗！"屏幕里的女儿不住点头，泪水喷涌而出；麻醉科副教授王强到达前线的第15天，他的岳父，一位研究核能的金牌教授，在执行任务中不慎坠入悬崖，因公殉职，遗体用了3天时间才找到，家中只有3位女人——岳母、妻子、女儿哭成一片，王强忍着悲痛，仍然坚持在手术台前……

几十个日日夜夜里，在北川、在南坝、在安县、在青川，西京医院医疗队共救治7364名伤员，抢救危重伤员1113人，开展手术2196例，无一例死亡，用忠诚和智慧，用汗水和鲜血，用刚强与仁爱，演绎新一代人民军医的无限风彩！

在后方，21日一大早，西京医院就紧急收治了来自北川、青川等重灾区首批169名伤员。在学校统一指挥下，全院医护人员热情相迎，有序送到骨科、肝胆外科、神经外科等各个"爱心病房"，178名伤员家属妥善安置在"爱心宿舍"里。看到精心准备的温馨病房、配置齐全的生活用品和免费饭卡、电话，伤员张永芳的妈妈动情地说："没想到西京医院条件这么好，还为我们想得这么周到，连小孩玩具都准备了，到了这里真像是回到了家一样！

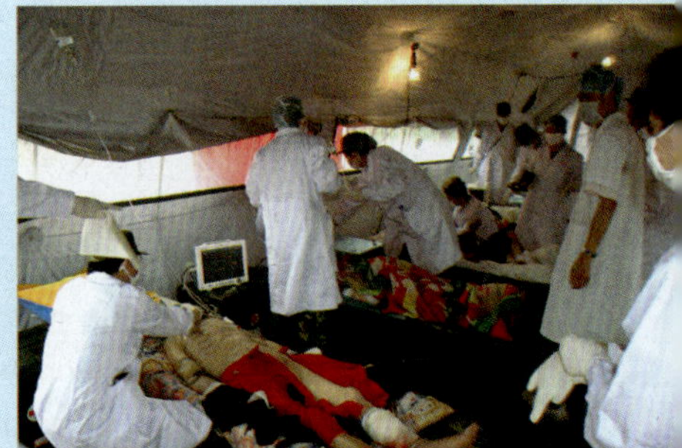

2008年5月18日，医疗队在南坝镇迅速展开伤员救治工作

伤员95%以上是抬进病房的，大多是复合性骨折、颅脑损伤、四肢挤压伤等重伤员，伤情复杂，救治难度大。面对这些劫后余生、伤痕累累、失去亲人、一无所有的伤员，西京党委一般人只有一个念头，就是一定要组织最强的专家力量，献出最精湛的医术和最精良的物资设备，让这些从死神手里挣脱出来的伤员，得到最好的救治，不能让他们再有任何损失！

在精心救治伤员的同时，医院还让他们享受到优质服务、真情关爱和心灵温暖。他们为每位伤员和家属准备了全套全新的服装和生活用品，后勤部门专门聘请了川菜厨师，每天安排营养充足又美味可口的饭食，帮助他们恢复健康，组织了会讲四川话的服务志愿者，用乡音温暖远方的客人；政治部幼儿园每天接3岁的小伤员王思宇到园里和小朋友们做游戏，举办"山水相依，川陕情深"联谊会安慰伤员们受伤的心灵，六一儿童节还组织14个灾区孩子到海洋馆与海豚亲密接触，度过了一个快乐而又难忘的节日。

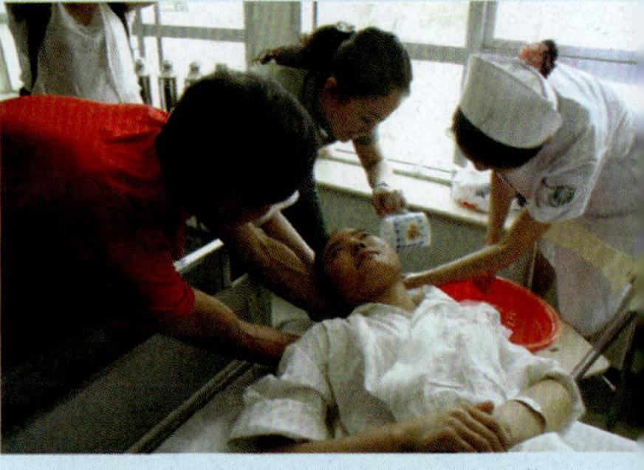

西京医院川籍志愿者悉心照料灾区伤员

西京医院全院同志情系伤员，视病房为战场，把伤员当亲人，全力救治，精心护理。先后收治伤员198名、手术135台次、心理疏导476人次，目前195名伤员已康复出院，在院伤员也基本痊愈，真正实现了零死亡、零截肢、零感染。用人民军医的无限忠诚，扛起了伤员的生命重托，兑现了西京医院"信守生命、在乎所托"的庄严承诺。

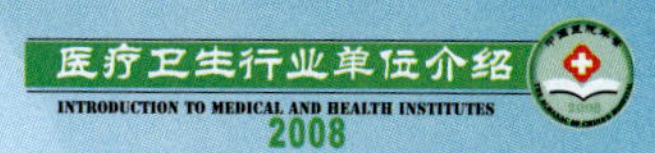

承德医学院附属医院

河北省承德医学院附属医院建于1949年，其前身为热河省立医院，经过50余年的发展，已成为集医疗、学、科研、预防保健于一体的综合性三级甲等医院。

医院占地面积26654平方米，建筑面积94000平方米，固定资产6.1亿元，编制床位1008张。在职职工34人，其中专业技术人员934人（博士、硕士135人，硕士研究生导师17人），高级技术职称人员253人，级技术职称人员431人；设临床、医技科室53个，职能科室24个。2007年，医院门、急诊71万余人次，出病人27000余人次，手术14000余例。

2005年10月—2006年5月，综合病房楼（北楼）、医技楼新建工程及病房楼（南楼）改建工程先后顺利成并投入使用。综合病房楼设施完善，功能齐全，设置有层流净化手术间18间（百级3间、千级4间、万级间），拥有气动物流传输、楼宇自控、中心供氧、中央负压吸引、中央空调等先进系统，供应室配备有全瑞典洁定全自动洗涤灭菌设备。与此同步，医院陆续引进了64排螺旋CT、ECT、大型数字化C型臂X光机、数字化高能电子直线加速器、1.5T核磁共振、准分子激光治疗仪等大型医疗设备，使医院的硬件环境产生质的飞跃，就医流程得到彻底改造。配合硬件环境的改善，医院大力加强软件环境建设，2005年10月，顺通过了ISO9001质量管理体系认证，初步搭建起既适合医院实际情况又符合国质量管理标准的科学化管理平台。

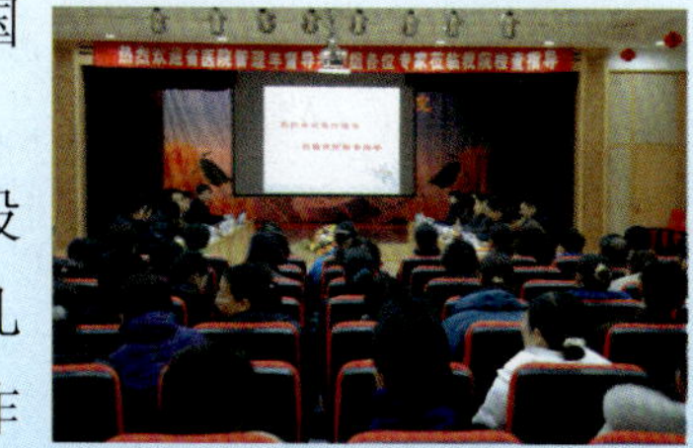
深入开展医院管理年活动

几年来，院领导班子带领全院干部职工，解放思想，更新观念，以学科建设主线，以软硬件建设为两大支撑点，开拓创新，锐意进取，使医院在短短的几时间里实现了跨越式发展。医院规模不断扩大，经济效益逐年提高，各项工作面进步，整体面貌焕然一新，从而顺利走上了良性发展的快车道，为医院的建奠定了坚实基础、拓展了广阔空间。医院先后被评为河北省十大发明单位、河省卫生系统先进基层党组织、河北省卫生系统先进单位、全国百姓放心示范医、河北省卫生系统行风建设先进集体、河北省创建诚信医院活动先进单位。08年，又荣获了全国卫生系统先进集体荣誉称号。

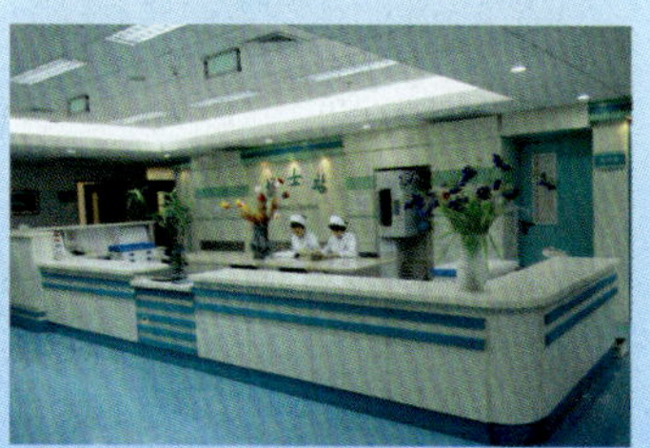
整洁、温馨的病区

今后，医院将继续秉持“诚信、沟通、和谐、卓越”的医院精神，以科学发观为统领，向着建设大型综合性医院的宏伟目标不断迈进。

地址：河北省承德市南营子大街36号　　电话：0314-2279312
传真：0314-2274895　　网址：www.cyfy.cn
E-MAIL：cyfy00@vip.sina.com

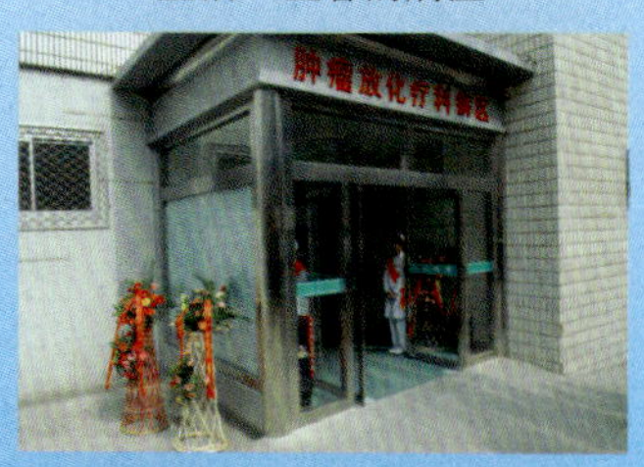
加强学科建设，整合医疗资源

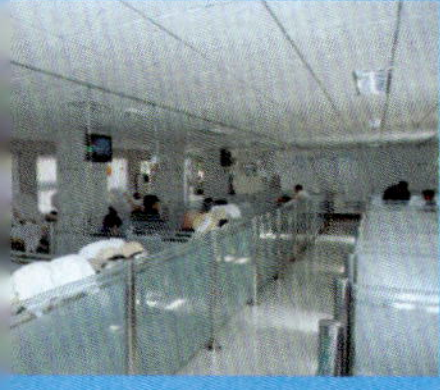
用的门诊输液大厅

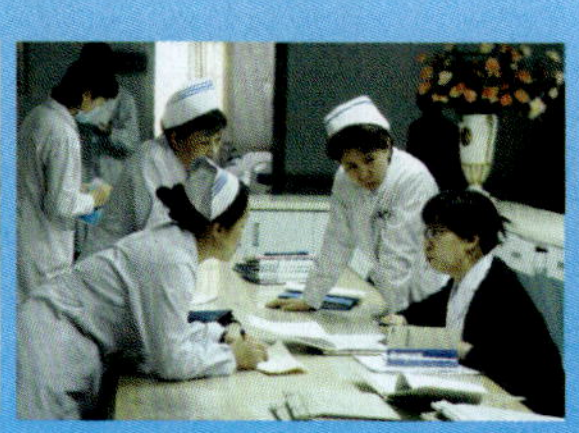
顺利通过国家本科教学水平评估

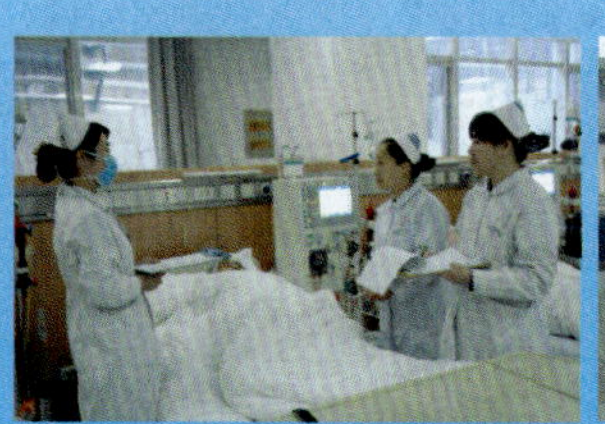
SO90001质量体系内部审核

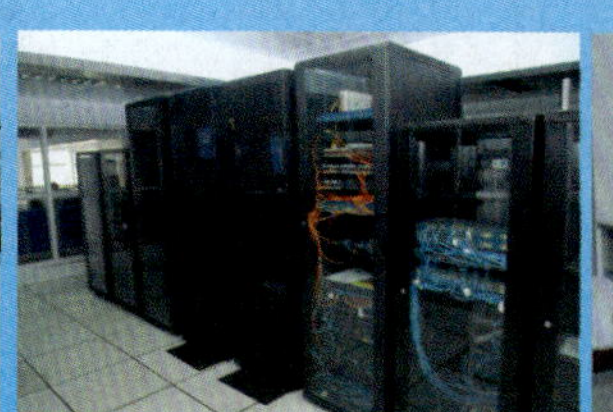
高带宽、高拓展性的网络环境

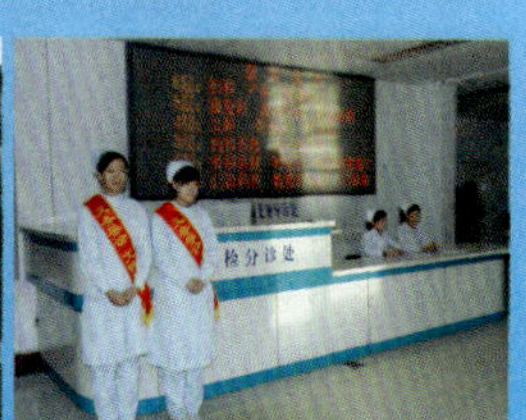
科学、快捷的门诊流程

澳门镜湖医院

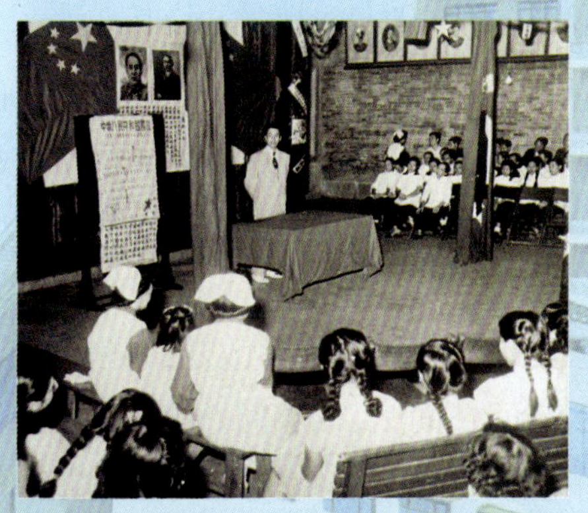
1949年10月10日，镜湖员工庆祝中华人民共和国成立(当时广东尚未解放)。图为时任镜湖医院院长柯麟医生在庆祝大会上致辞

澳门镜湖医院是澳门较大的民办慈善机构，是镜湖医院慈善会属下一间不牟利医院，创办于1871年，始建于中国灾难之秋，成长在中华民族求生存、求振兴的风雨之年，尤其在殖民统治下的恶劣环境中，历沧桑而渡万难。能在逆境中得以生存发展，有其众多原因，其中重要因素之一是一直坚持稳健的集体领导和严谨健全的管理制度。医院上级领导机构是慈善会，属具法人资格的民间组织，决策机关是最高会务委员会，现任主席马万祺先生，副主席何鸿燊、彭彼得、许世元、廖泽云先生，慈善会通过执行机关理事会领导属下各机构，现任理事长为马有礼先生，副理事长冯志强、何华添、胡顺谦、贺一诚先生，又通过监察机关监事会监察重大事务和财政，现任副监事长颜延龄、张立群先生；慈善会设秘书长（现任秘书长为吴培娟女士），执行理监事会决定，统筹、监督慈善会各机构（包括镜湖医院）的运作。澳门回归祖国后，为迅速提高医院整体水平，理事会专门设立医院管理委员会（召集人为冯志强、贺一诚先生）。镜湖医院管理层包括：院长张旭明教授，副院长吴培娟女士（兼）、霍文逊医生、刘小林教授、陈泰业医生，院长助理霍惠兰女士、贾伟民医生、洪滨医生。

镜湖医院占地约2万余平方米，草创时期，以中医中药为民众疗疾，是一所传统的中医院。直至成立21年后（即1892年），孙中山先生到镜湖医院担任义务西医，引进西方先进医疗技术，开创了镜湖医院西医先河。新中国成立、祖国改革开放及澳门回归祖国，为镜湖医院注入新的活力，国家对镜湖医院的发展给予极大的关注与支持。医院领导锐意改革，逐步扩展专科医疗服务，充实医疗专业人才，购置先进的诊疗器械，医疗质量获得明显提高。回归后，新住院大楼落成启用，继而改造、扩大门诊大楼，新建放疗中心大楼，为医疗服务发展拓展了空间。新设的临床部门，如康复科、肿瘤科、康宁中心、健检中心、中医科、高压氧疗中心、凼仔医疗中心等陆续投入使用。医院的专科医疗技术应用获得迅速的发展，临床各科紧紧跟随世界医学发展的脚步，积极引进国际先进的专科医疗技术。通过选派人员外出进修，资深医生及顾问医生悉心指导与严格训练，许多中青年医生已具备独立开展新技术的能力，成为该专科的骨干。如今，微创外科手术已广泛应用于临床。外科微创手术数量约占全年大中型手术的一半以上，取代了传统的开放手术，成为主流手术方式。心脏外科在全面开展成人各种心脏手术的同时，近几年在开展婴幼儿先天性心脏病手术治疗方面获得迅速

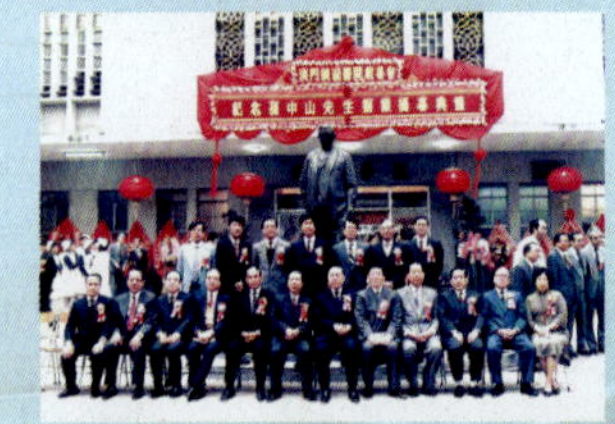
1892年孙中山先生担任镜湖医院义务西医。1986年慈善会塑立孙中山先生铜像，供众瞻仰。图为铜像揭幕典礼上慈善会主席霍英东、马万祺与会董合照

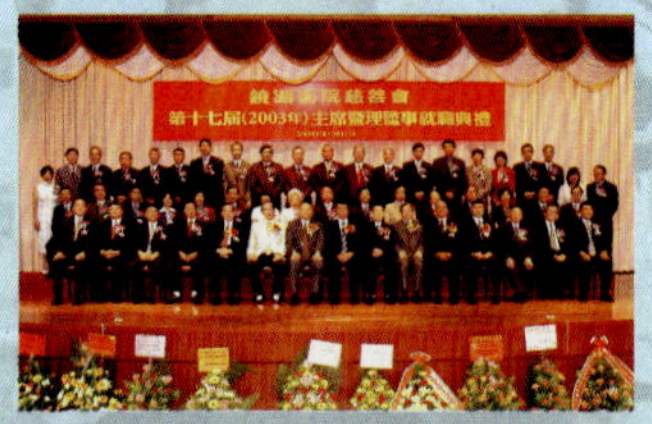
镜湖医院慈善会举行第17届主席暨理监事就职典礼，澳门特区行政长官何厚铧、中央人民政府驻澳联络办公室主任白志健与会董合照

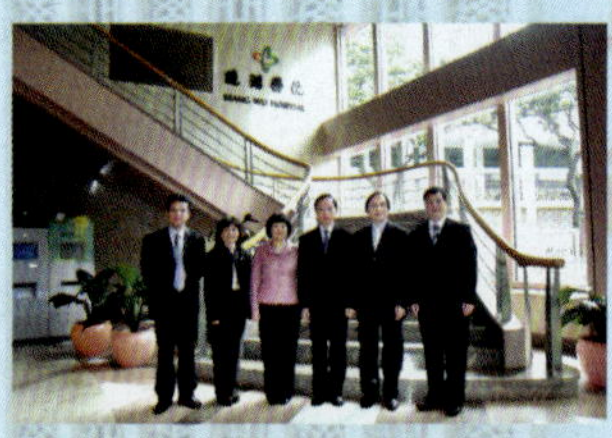
镜湖医院负责人合照：院长张旭明(右三)、副院长吴培娟(左三)、副院长霍文逊(右二)、院长助理霍惠兰(左二)、院长助理陈泰业(右一)、院长助理贾伟民(左一)

澳门镜湖医院

的发展。冠心病与儿童先天性心脏病介入治疗，均取得显著成果。其它临床手术科如妇科、耳鼻喉科开展内窥镜手术、眼科开展视网膜手术、口腔科开展植牙手术都取得优良效果。内科加强专科建设，推动了各专科的发展。各专科规范了医疗活动与培训工作，加强了专科之间的合作，提高了对危重病人的综合救治能力。成立至今只有几年的放射治疗中心，为癌病患者开展了调强放疗与三维放疗等高级放疗技术，取得良好效果。现正兴建的镜湖医院霍英东专科大楼可于2009年投入服务，将为市民提供更优质与多元化的医疗服务，也将进一步推动医院专科医疗技术的发展。

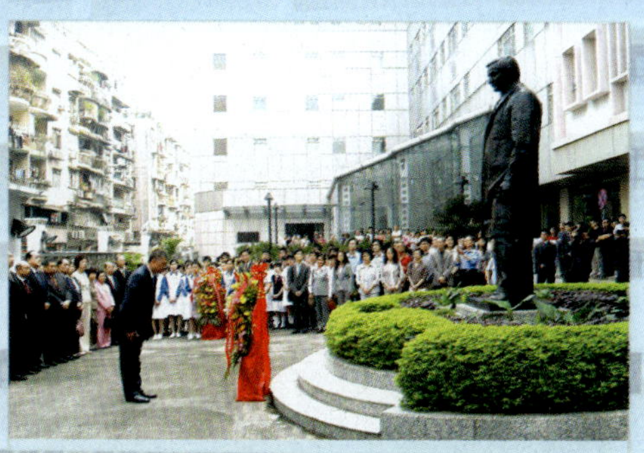
镜湖医院每年都邀请澳门各界代表纪念辛亥革命，缅怀孙中山先生。图为澳门行政长官何厚铧先生在集会上向孙中山先生铜像献花篮

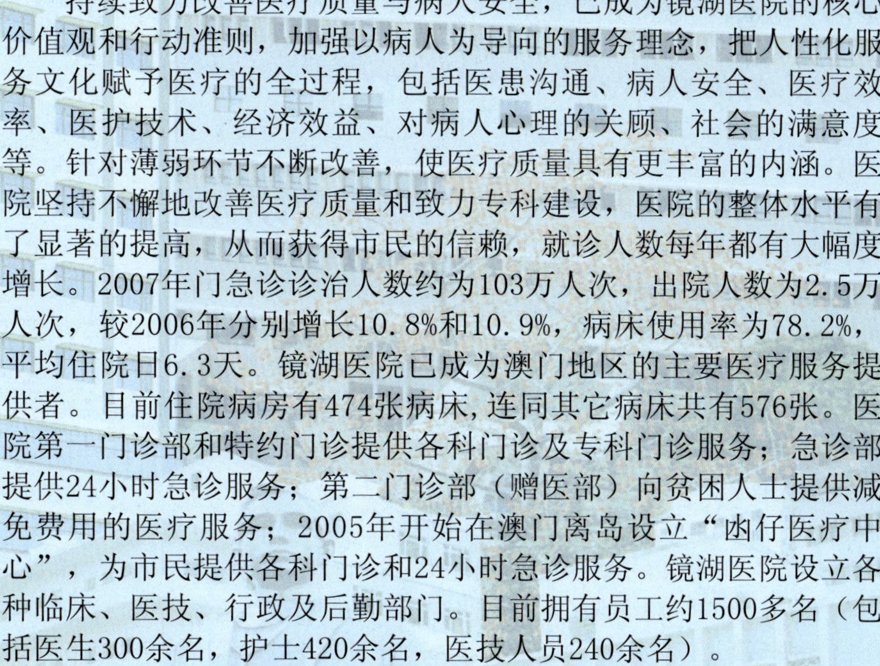

持续致力改善医疗质量与病人安全，已成为镜湖医院的核心价值观和行动准则，加强以病人为导向的服务理念，把人性化服务文化赋予医疗的全过程，包括医患沟通、病人安全、医疗效率、医护技术、经济效益、对病人心理的关顾、社会的满意度等。针对薄弱环节不断改善，使医疗质量具有更丰富的内涵。医院坚持不懈地改善医疗质量和致力专科建设，医院的整体水平有了显著的提高，从而获得市民的信赖，就诊人数每年都有大幅度增长。2007年门急诊诊治人数约为103万人次，出院人数为2.5万人次，较2006年分别增长10.8%和10.9%，病床使用率为78.2%，平均住院日6.3天。镜湖医院已成为澳门地区的主要医疗服务提供者。目前住院病房有474张病床，连同其它病床共有576张。医院第一门诊部和特约门诊提供各科门诊及专科门诊服务；急诊部提供24小时急诊服务；第二门诊部（赠医部）向贫困人士提供减免费用的医疗服务；2005年开始在澳门离岛设立"凼仔医疗中心"，为市民提供各科门诊和24小时急诊服务。镜湖医院设立各种临床、医技、行政及后勤部门。目前拥有员工约1500多名（包括医生300余名，护士420余名，医技人员240余名）。

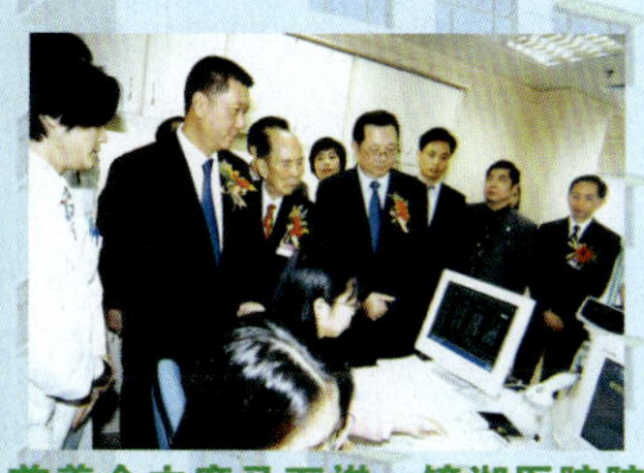
慈善会主席马万祺、镜湖医院院长张旭明陪同澳门特区行政长官何厚铧等嘉宾参观医院门诊信息科技系统

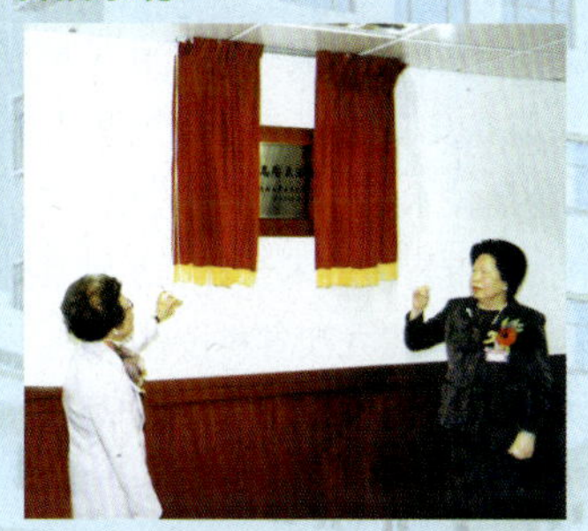
2001年镜湖医院设立"高压氧疗中心"，为慈善会名誉理事何陈琼捐建。图为慈善会顾问梁秀珍和名誉理事何陈琼主持启用仪式

镜湖医院重视开展以预防为中心的保健工作，积极开展医学知识的普及宣传工作和免费健康检查；2003年为抗击SARS的袭击，医院密切配合特区政府的部署，肩负社会责任，为抵御疫症的侵击作出了贡献；医院重视教学和科研，与中山大学医学院、暨南大学医学院、广东医学院等高等院校合作，建立教学关系，成为这些高等院校的教学医院。通过不断的努力和全方位发展，镜湖医院在医疗、科研、教学等方面取得了同步发展。

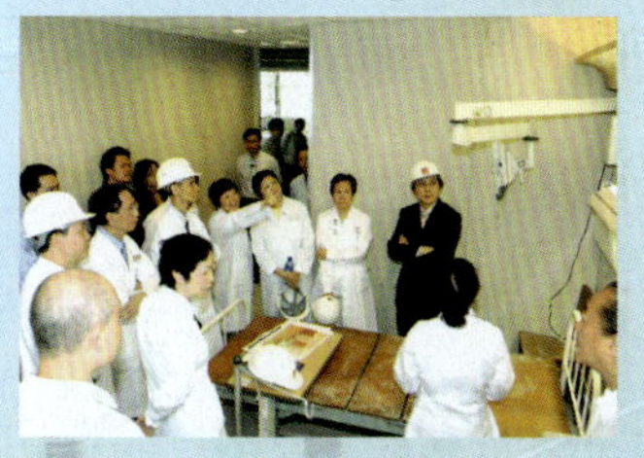
镜湖医院霍英东专科大楼正在兴建之中，图为秘书长吴培娟、院长张旭明、副院长霍文逊等负责人在工地现场研究住院病房的内部装修

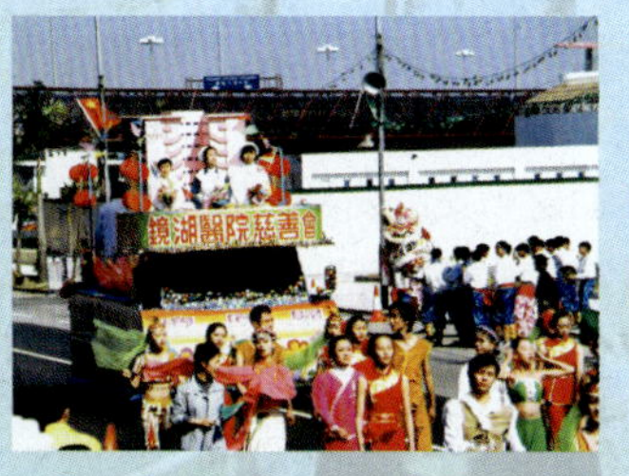

1999年12月20日澳门回归祖国。镜湖员工自制花车参加全澳庆祝回归游行活动

大庆油田总医院

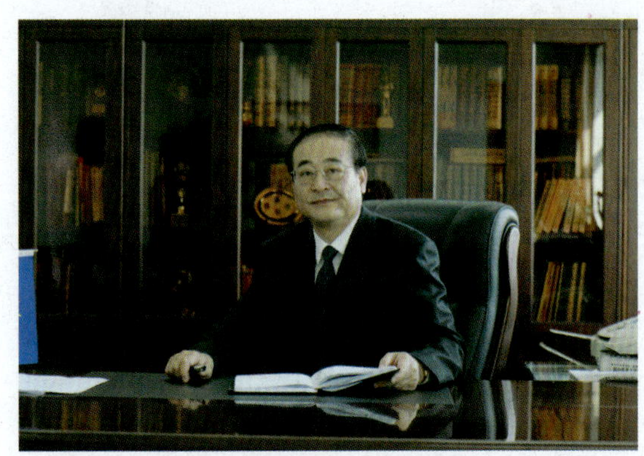
院长、党委书记:张晓友

黑龙江省大庆油田总医院(大庆市第一医院)始建于大庆油田开发建设初期的1960年，是黑龙江省西部地区规模最大的一所集医疗、科研、教学、预防保健于一体的综合性三甲医院，是哈尔滨医科大学大庆临床医学院、齐齐哈尔医学院非隶属关系的附属教学医院。医院占地面积21万平方米，设置病床1066张，现有职工2177人，其中卫生技术人员1667人。拥有PET-CT和64排CT、DSA等国内领先的大型医疗设备2000余台件。医院先后被授予全国百佳医院、全国百姓放心示范医院、 全国卫生系统先进单位、全省卫生系统政风行风建设最佳单位、全国医院文化建设先进单位和首批省医德医风示范医院等多项荣誉，2008年获得卫生部医院管理年先进单位、全国精神文明建设先进单位等荣誉。医院年门诊量200余万人次，住院患者4.5万余人次，门诊手术3.1万余例，住院手术1.45万余例，平均术前待床日为2.93天，平均住院日为8.4天。

大庆油田总医院高度重视人才培养，不断加强对外合作与交流。在巩固与加拿大卡尔加里医学院等众多医学院校合作的基础上，进一步开辟了美国威廉•宝马医院、丹佛医院和范登堡大学医学中心的国际化培训新渠道，邀请国内外知名教授、专家来院讲学，选派数十名优秀中青年医生到国内外进修学习，带回来一大批国际先进的医疗技术应用于临床。医院每年都举办全国介入心脏病论坛、黑龙江省眼科年会等各类学术讲座、学术会议几十次，并积极开展全员技能大比武活动，促进了医护人员素质的整体提高，多次在省、市技能大赛中夺得冠军。目前，医院拥有教授、副教授等高级医疗技术人员269人，博士、硕士研究生等高学历人员247人，自美国、加拿大等国家留学归国的医疗与护理专家40人。

医院将科研创新作为医院发展不竭动力源泉。2007年成功开展了全市首例心脏移植手术，获得巨大成功，填补了黑龙江西部地区心脏移植的空白，心脏学科水平跃居国内先进水平。为满足患者的就医需求，医院每年开展近百项的实用型新技术，其中硬膜外腔镜诊断和治疗技术、应用皮层电刺激定位技术结合术中唤醒治疗脑功能区肿瘤技术在东北三省率先开展，甲状腺良性肿瘤微创及美容手术的临床应用实现了医疗与美容术的完美结合，腹腔镜下可调节捆扎带胃减容术开辟了东三省外科手术应用于人体减肥的先河。《第一鳃弓外胚间充质细胞分离培养及干细胞特性的研究》等项目获得黑龙江省科技进步奖。

医院坚持“以病人为中心”，不断创新服务模式，落实服务举措，夯实医院和谐发展的基石。根据患者需求，医院在原有25个专病门诊的基础上增设了脂肪肝、不孕不育、小儿眼病、骨质疏松、心脏康复、更年期等专病门诊，发展、完善了疼痛科、乳腺病科，将专家门诊“一分为二”，对中西医结合科等门诊科室重新布局，扩充了B超室。在患者量不断上升的情况下，医院增加了专家出诊人数和频次，强化“两诊两陪”服务，合理调配岗位人员，持续改进工作流程，推行辅助检查“分时段精确分诊”，较好地解决了服务“瓶颈”问题。推行了以制定“高价辅助检查、高值材料、高价自费药品使用知情同意书”和132种疾病宣教书为内容的“三高一宣”服务举措，增加了服务的透明度，受到患者的广泛赞誉。医院倡导亲情化服务，开展了“微笑服务，情满医院”主题活动。并在门诊各护理单元全面推行“三语开诊”，开展了“护患结对子”活动，进一步提升了护理服务的档次和外延。

医院以医疗安全为核心，全面加强质量控制，努力创建平安医院。在国内首创了160余种临床路径并不断改进，有力促进了医疗行为的规范，防止了违规检查、违规开药等行为，降低了患者的费用。医院注重加强终末质量控制，开展了出院病案质量评比活动，实施了病案每日审核制度，使医院病案甲级率不断提高。医院不断强化院内感染控制，开发了医院感染信息监测系统，开展了医院“感染现患率”调查，编发了《感染管理手册》，医院感染性疾病控制再上新水平。针对门诊各科室手术室“单兵为战”、安全存在隐患的现状，医院整合了门诊手术室、观察病房，新建了门诊化疗静点室、

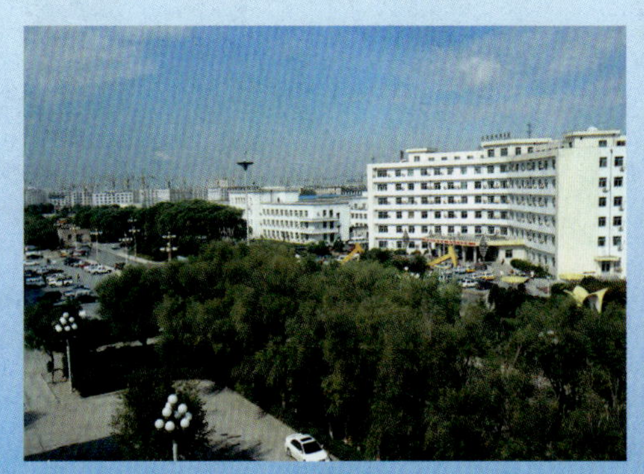
院区俯瞰

大庆油田总医院

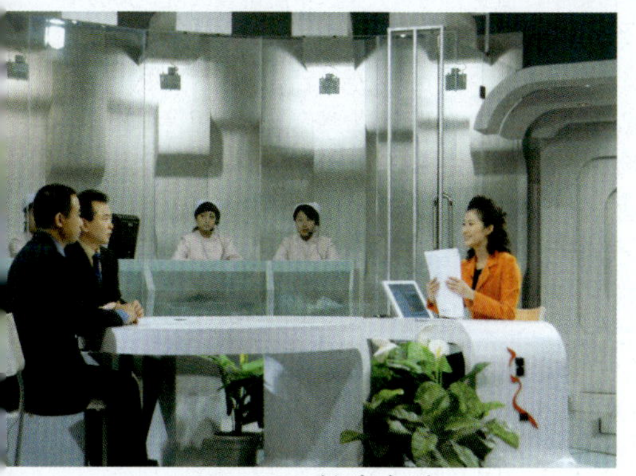
2007CCTV健康之路

手术准备室和麻醉恢复室，进一步提升了医疗安全水平。特别是医院逐步完善了ISO9000质控体系，通过不断改版、改进每季度的审核方式，使质量督导落到实处，强有力的促进了医疗质量的提高，确保了医疗安全。

医院坚持以群众满意为目标，不断加强行风建设，努力创建百姓放心满意医院。近年来，医院印发了《廉洁行医制度汇编》手册，每月对各单位患者满意度进行"公开排名"，每季度兑现一次考核结果，同时开展最感人的人（事）、年度感动人物及文明示范窗口等评选活动，大力弘扬医德高尚的服务思想和廉洁观念，近年来先后有10余人先后获"廉洁从政、廉洁行医标兵等市、局级荣誉。医院增加沟通渠道，聘请10名离退休老同志担任服务质量督察员，每月进行大规模的医德医风调查问卷，及时解决服务中存在的问题，发挥基层组织作用，使临床许多医患矛盾得到缓解，医院每年都收到患者感谢信、锦旗500余封（幅）。

大庆油田总医院不断创新载体，提升文化品位，培育核心竞争力，为医院发展提供强大的精神支撑。医院创办了《大庆油田总医院报》，编辑出版了《油田总医院优势技术导引》，改版医院互联网页，加强医患互动，发挥院内宣传的优势，同时，联合市内多家媒体，以多种形式全方位出击，先后14次走进央视《健康之路》节目，"阳光院务"经验在央视《晚间新闻》黄金时段播出，优质服务的做法被请进央视《讲述》栏目，经腔镜甲状腺肿瘤切除术等优势技术点亮央视《科技之光》圣火，总医院品牌走进千家万户，誉满全国。

大庆油田总医院以优质服务和精细管理，赢得了患者和社会的满意，得到了上级部门和社会各界的认可与关注。医院先后被授予全国综合医院中医药工作示范单位、中国安全文化管理示范单位、黑龙江省医疗卫生系统行风建设先进集体、大庆市行风建设示范单位等荣誉称号，被大庆市医保局评为信誉A级单位和医疗保险免检单位。

作　者：马春峰　　联系方式：0459-5805260（办）
负责人：谭雪梅　　联系方式：0459-5805216（办）

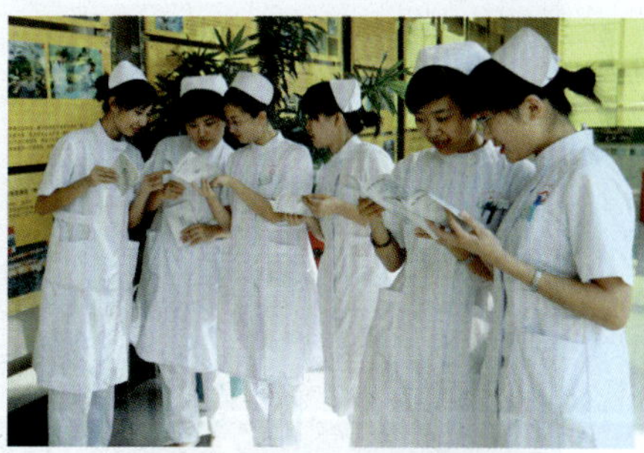
共同学习，不断进取

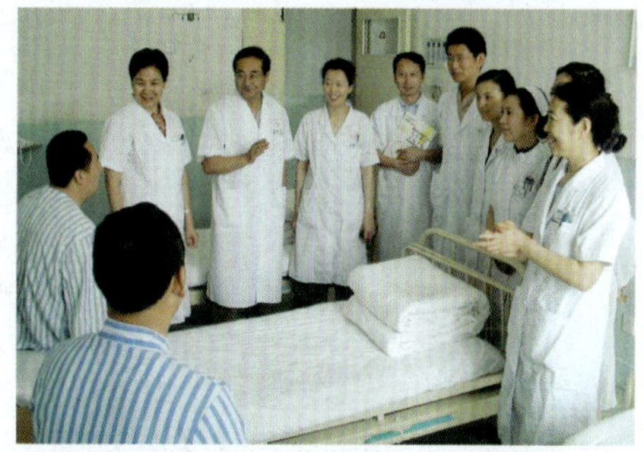
院长行政查房

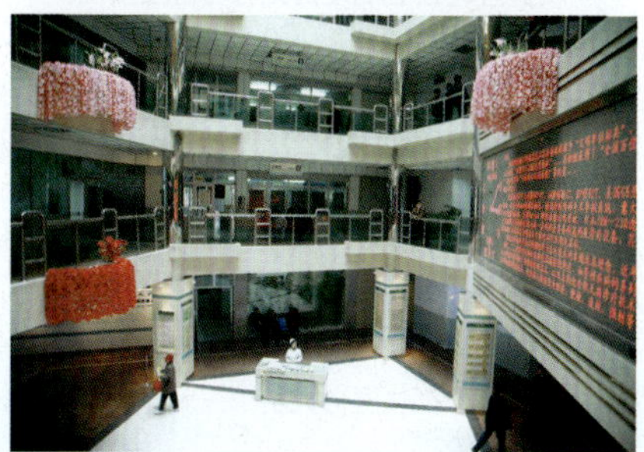
医院大厅

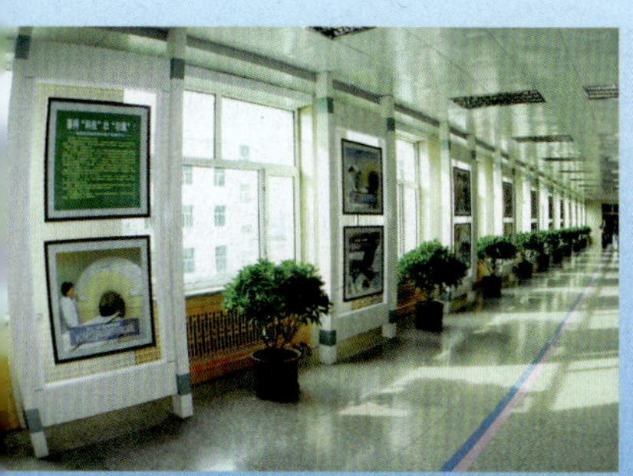
医院大厅

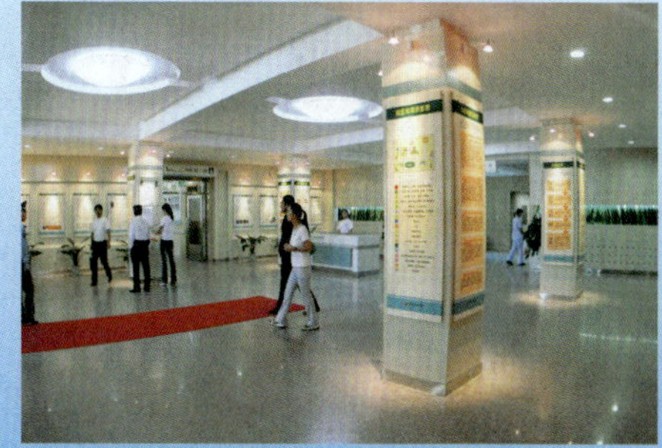
住院二部大厅

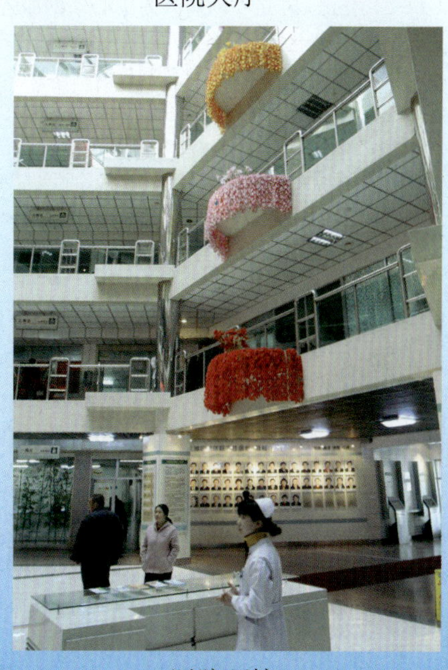
医院环境

兰州大学第一医院

——医院管理年工作汇报

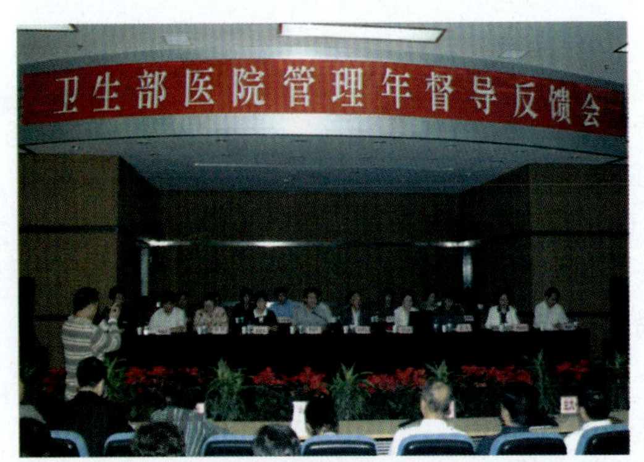

听取医院管理年督导反馈会

兰州大学第一医院始建于1948年，前身为兰州大学医学院附设医院。1954年随兰州医学院独立建院，命名为兰州医学院第一附属医院，2004年并入兰州大学，更名为兰州大学第一医院。经过半个多世纪的发展，已成为一所集医疗、教学、科研、预防、保健、康复、急救为一体的大型综合性全国三级甲等医院。医院占地面积10万平方米，建筑面积逾16万平方米，设有39个临床科室，9个医技科室，编制床位741张，实际开放床位逐步达到1090张，门诊部设有107个专科专病门诊。甘肃省心血管医院、甘肃省男科医院、甘肃省眼科复明中心、甘肃省糖尿病咨询中心、甘肃省准分子激光治疗中心、甘肃省肝胆胰外科研究所、甘肃省辅助生殖医学研究所均设在医院。

医院血液病科、心脏外科、内分泌科、感染病科、呼吸科、药剂科、普通外科、小儿外科、心电生理介入科、辅助生殖医学中心、小儿内科、危重病学（ICU）、妇科肿瘤等13个科室被省卫生厅命名为全省重点医学专业科室。经过多年的努力，医院先后获得卫生部三级甲等医院、全国百佳医院、国家级爱婴医院、全国百姓放心示范医院、全国精神文明建设先进单位、全国残疾人康复工作先进集体、全省教育系统先进单位、省级职业道德建设先进单位、甘肃省卫生系统医德医风建设先进单位、省卫生厅十佳医院、甘肃省妇幼保健先进单位、全省思想政治工作先进集体、省级文明单位、全省文明行业先进单位、甘肃省文化科技卫生三下乡先进集体等荣誉称号，几届医院领导班子中多人被评为全国优秀党委书记、全国优秀院长。

一、严格贯彻执行医疗卫生管理法规，做到依法执业、行为规范、确保安全

医院把持续提高医疗质量和保障医疗安全作为医院管理工作的重中之重，成立了兰大一院医疗质量管理委员会和兰大一院医疗、教学质量督导组，各科室成立了医疗质量管理小组，形成了院、部、科三级质量监控网络，层层负责，狠抓落实，把科室自查自纠自改和医院定期抽查监督处理相结合。组织院医疗质量管理委员会和医疗、教学质量督导组对全院49个业务科室进行了两次全面检查和督导，重点检查医疗质量管理核心制度的执行与落实情况。

医疗质量监控办公室对运行病历、终末病历进行每日检查、每月抽查以及每半年一次的全院病历质量大检查，并将检查结果在全院公示。分别对优秀病历、问题病历进行奖励和处罚，乙级病历与医师个人的绩效、晋升挂钩。

二、狠抓医疗管理核心制度的落实，不断加强基础医疗和护理质量管理

医院在医院管理年活动中，要求全院职工认真落实各项医疗服务规范。根据《兰大一院临床科室医疗质量标准考核评分细则》的40余项指标。2005年又增加了工作质量、工作效率、工作效益、服务质量、团队精神等五项一级指标和十六项二级指标，更为全面地评价科室管理成效，并将考核结果和科室收入分配挂钩。医疗质量监控办每季度进行一次医院管理年活动核心制度督查工作。从2006年开始，医院采用人事代理的方式，引进优秀本科学历人员72名，在一定程度上缓解了医院人员短缺的困难，同时进一步规范临床医师和护士规范化培训考核制度，大力强化医务人员“三基三严”训练，严格医护人员资格准入制度，对未按期取得《执业医师资格证》和《护士资格证》的人员予以辞退。

三、树立“以病人为中心”的服务理念，为患者提供温馨、优质、高效的医疗护理服务

1.优化医疗服务流程，改善就医环境，为患者提供便捷、舒适、温馨的就医环境

制定了入院服务流程和门诊就诊服务流程。按方便病人就诊的原则调整了各诊室布局，将妇科、产科、男科医院、生殖中心、妇科B超室、计划生育室等集中在门诊三楼；将检验科、放射科、心电图、脑电图、经颅内多普勒等辅助检查科室集中在门诊二层；大厅设有专家门诊日程表、专家照片及专业介绍，通过大屏幕及触摸屏将医院的所有收费项目向患者公示；门诊大厅的大屏幕上滚动显示医院各种药品价格，增加了就医的透明度；在门诊和住院部实行护送病人的制度，安排部分导医人员接待病人咨询、护送病人；在医疗区域设立了多处指示牌，引导病人就医；在门诊大厅设置了候诊椅、电话、饮水机、轮椅，方便病人就医；药剂科已连续开展四期百日无差错服务竞赛活动，提高药房服务水平。医院新外科大楼现已投入使用，各楼层均设候诊椅、饮水机、开放中央空调，彻底改善了医院的就医环境。

2.缩短各种等候和检查预约、报告时间，方便患者，提高医疗服务的质量和效率

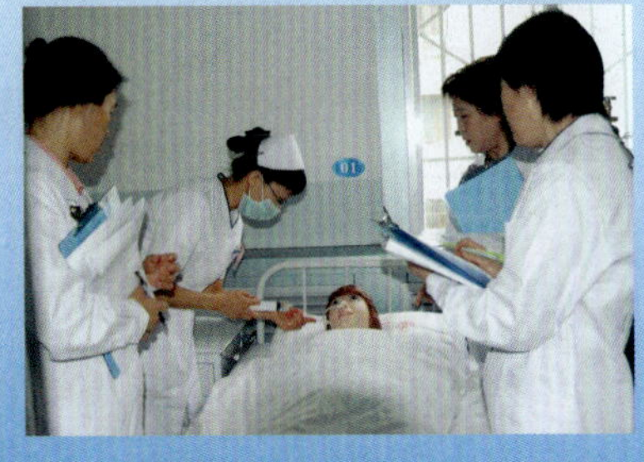
医院管理年督导专家组在兰大一院开展护理技能操作考核

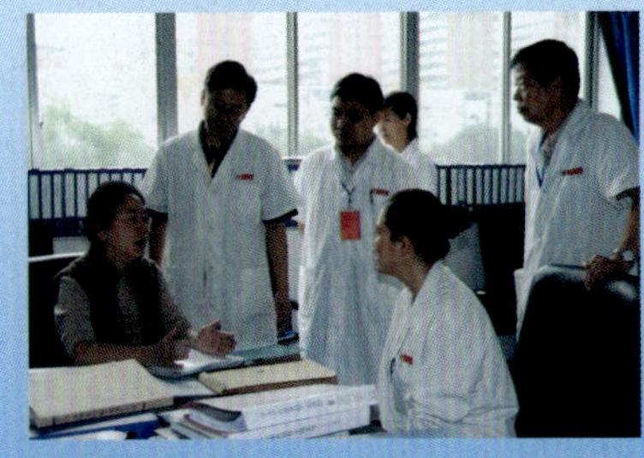
医院管理年督导组专家在兰大一院督导检查工作

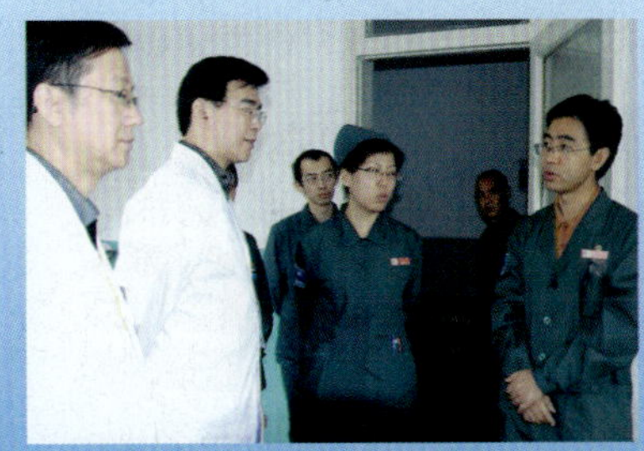
医院管理年督导组专家在兰大一院急诊科督导检查工作

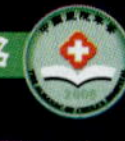

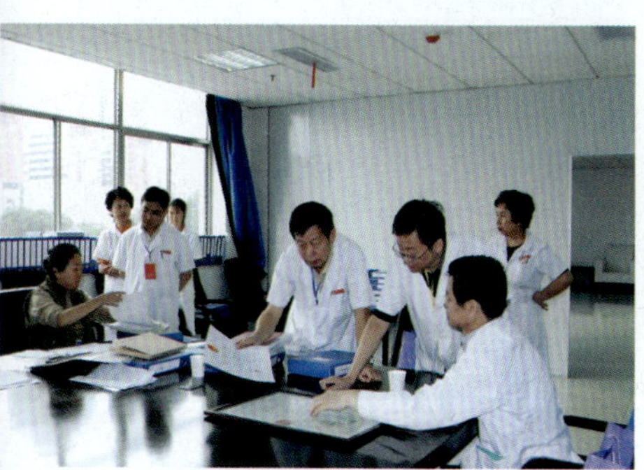

医院管理年督导组专家在兰大一院进行督导检查工作

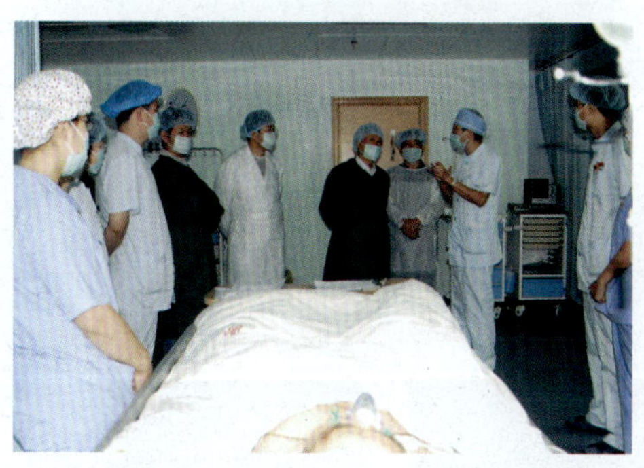

医院管理年督导组专家在兰大一院ICU病房督导检查工作

为了缩短患者等候时间，在门诊1—6层设有挂号、收费窗口26个，一楼大厅设有便民门诊，缩短挂号、看病、交费、取药时间，优化服务流程；各类门诊检验、病理标本由专人收取，大厅总服务台设有报告发放处，集中发放检验、病理报告。医院规定放射科平片半小时出报告；B超室取消预约，随到随做检查，即时发报告；检验科则调整了工作时间和内容，上午集中时间为门诊病人做各种检查，及时发出报告。

3. 积极推行医务公开，加强医患沟通

坚持推行住院病人告知制度等措施，积极推行医务公开，让病人明白医药费用结算清单、明白所患疾病、明白应做检查项目、明白疾病治疗方法、明白病情转化注意事项。医院把对病人的承诺印制在收费押金收据上，制作了更为详实的医生简介，在门诊部和住院部公示，方便病人选择医生；制作了医院简介及健康教育处方，在门诊服务台对就医者宣传科学的健康观念和疾病预防知识，共发放健康教育处方12500份；参编了由省医学会主编的《甘肃寻医问药手册》，向群众提供就医导向；成立了医疗客户服务中心，组织专职护理人员为住院患者预约各种特殊检查，并陪送行动困难的病员前往检查；开展无陪护病房的试点工作，加强门诊部导医和住院部接诊力量，解决老百姓就医时的具体困难；印发了门诊病人及出院病人满意度调查表，定期征求病人意见，及时改正存在的问题，近年来出院病人及门诊病人满意度保持在90%以上。各临床科室举办了各类健康专题讲座，如生殖中心的佳韵俱乐部系列活动、妇产科的准爸爸学习班、内分泌科糖尿病防治知识讲座等，定期向就医者提供专业知识和咨询服务。

四、加强财务管理，完善经济核算与分配制度，控制医疗成本，降低医药费用

1. 加强财务管理工作

多年来，医院严格执行《医院财务制度》和《医院会计制度》，坚持“统一领导、集中管理”的财务工作原则，一切财务收支活动均纳入财务科统一管理。财务部根据医院管理年活动要求制订了财务部工作制度、财务电算化管理制度、经费预决算制度、经费开支审批制度、收支管理制度、银行支票管理制度、财务档案管理制度、药品管理和核算工作制度。建立了医院财会人员档案，组织参加继续教育培训学习，提高财务人员工作能力。严禁各部门、各科室设账外账、“小金库”。财务科每月定期进行银行分类账户存款对帐工作；认真查对医院物资、设备、材料、药品明细账目与各库房账目，加强医院物资管理；定期与收费科、核算办、设备科、医保办核对账目，发现问题，及时纠正。

2. 严格医药费用管理

建立了病人费用审查制度，定期对住院患者费用清单进行审查，发现问题及时纠正。对各科室申报的新增收费项目进行严格审查，逐级上报主管部门批准后方可录入收费系统开始执行。在门诊大厅设立电子显示屏，在门诊和各病区设置收费价格公示牌20多个，所有收费项目和标准向病人公示，接受社会监督。在门诊部和住院部建成了局域网，由电脑划价、记账，实行住院患者费用一日清单制度，在门诊大厅设置计算机触摸屏，病人可随时了解自己的住院费用开支情况，真正做到让每一位患者明明白白就医。

3. 完善成本核算办法，逐步建立科学规范的考核和分配制度

医院的一切经济收支全部纳入经济管理办公室进行考评，制定了医院绩效考核方案，通过工作数量指标、工作质量指标、人才梯队的培养、科室发展与创新、成本控制、各项常规医疗指标等全面考核科室管理成效。对临床医生、护理人员、行政后勤人员分类按照不同的指标进行绩效考核，确定超劳务提成的分配。在经济核算中不把药品收入计入各科室收入，并对药品比例采取超标扣分来进行比例控制。在科室成本核算中突出床位利用率、平均住院日、病床周转次数、人均门诊量、人均出院人数、甲级病案率、手术例数等医疗质量指标的基础性地位，同时将科室的材料、购置费、房屋占用费、水费、电费、取暖费及人员费用和管理费用纳入科室成本进行核算。医院还制定了出差进修人员差旅费报销规定，严格外出开会的审批和报销程序；制定了全院电话使用管理规定。经过几年的实践，全院职工的成本意识明显增强，全院各科室成本大幅度下降。医院初步形成了勤俭节约、勤恳工作的良好氛围。

五、加强职业道德和行业作风建设，努力提高医院医护人员的医德医风水平，维护医疗行业的社会声誉

多年来，医院坚持行风建设工作长抓不懈，成立了行风建设领导小组，抽调精兵强将组成办公室，与院纪委一道负责行风建设工作。2004年，医院认真落实国务院纠风办及卫生部在全国卫生系统开展的纠风专项治理工作，进一步促进医院行业作风建设。2005年结合保持共产党员先进性教育活动，积极创建医德医风示范医院，巩固行风建设工作成果。

医院大力弘扬正气，宣传先进典型。积极开展了“弘扬抗非精神，向抗非英雄学习”的活动，将全国青年文明号——生殖中心、监护中心作为先进典型集体，倡导各科室向他们学习、取经，共同搞好科室管理和医疗服务工作。面向全院护理人员举办了护理服务文化培训班，提高他们的服务水平和沟通技能，加深全院职工对行风建设重要性的认识。按照卫生部进行社会服务承诺的要求，医院印制了承诺书，向每位病人进行郑重承诺：“医院拒绝接受‘红包’、回扣、提成，文明服务、礼貌待人，实行医务公开，主动履行告知义务，落实病人知情权，选择权”。

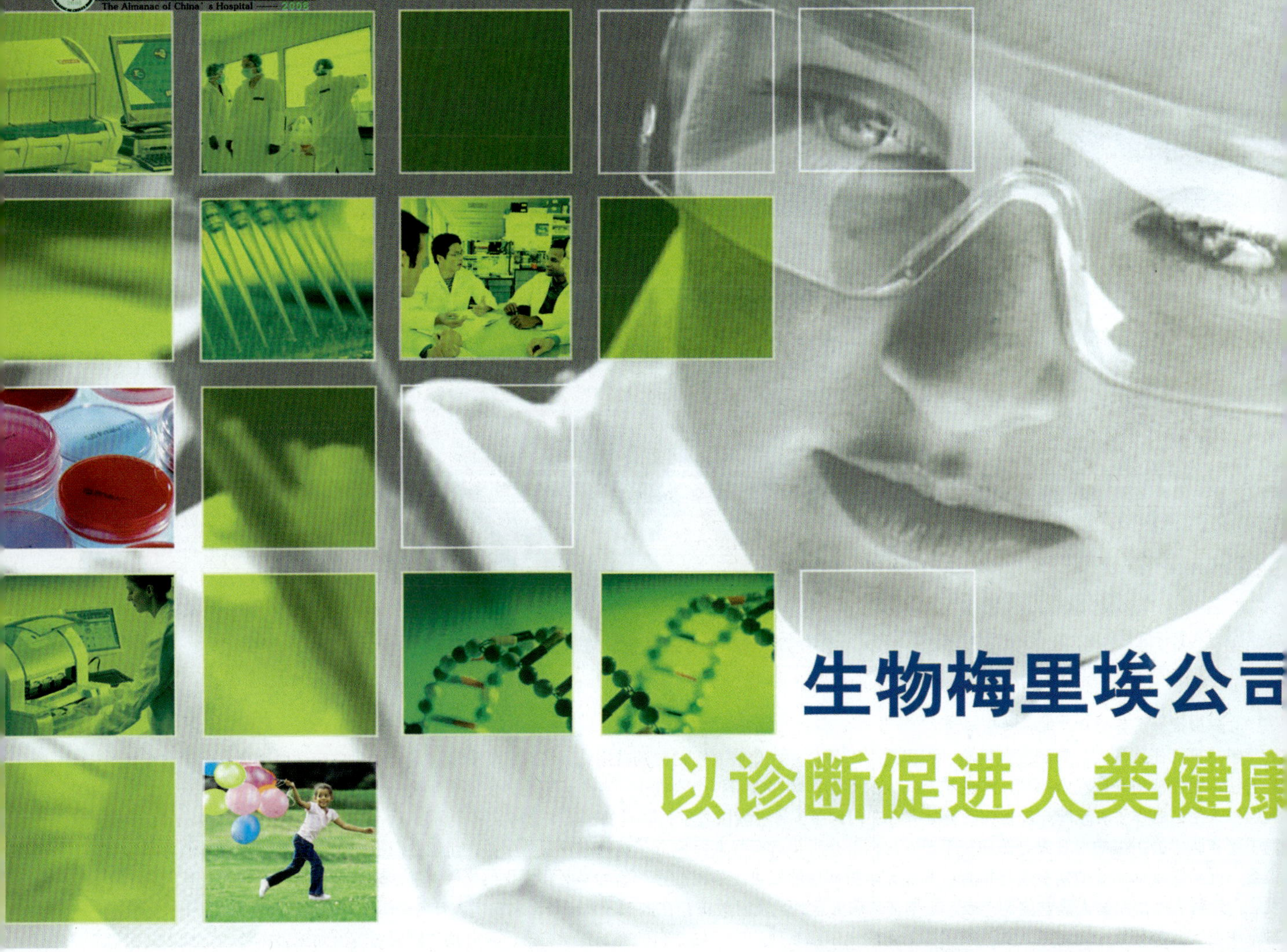

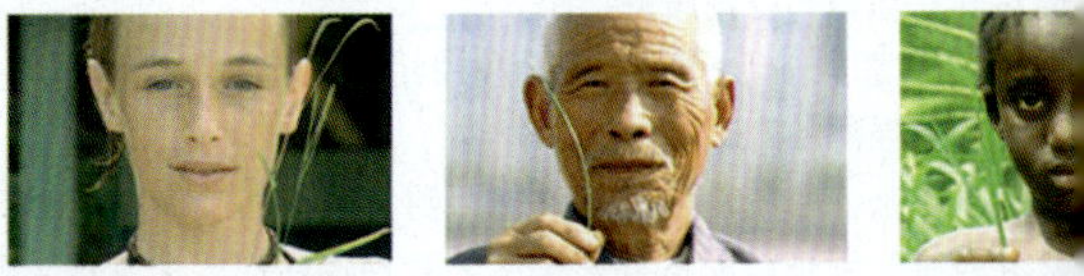

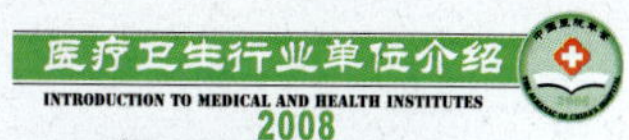
医疗卫生行业单位介绍
INTRODUCTION TO MEDICAL AND HEALTH INSTITUTES
2008

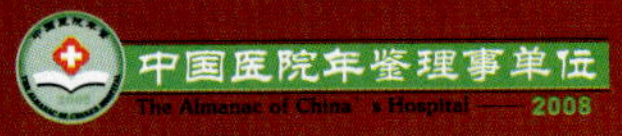

50周年 1958–2008

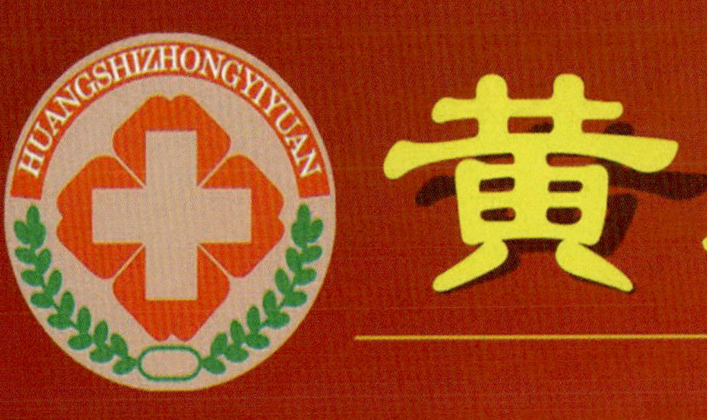

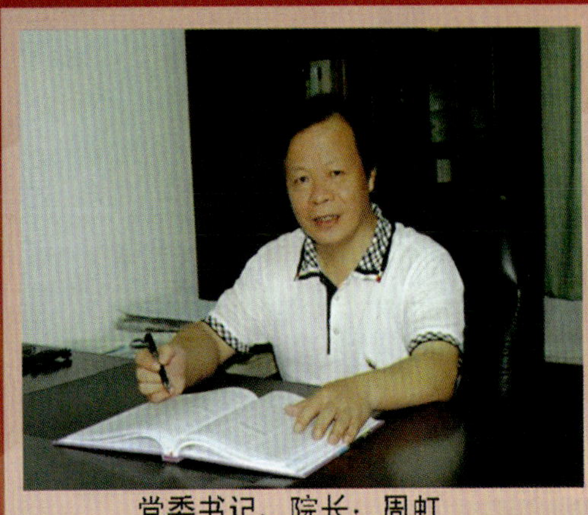
党委书记、院长：周虹

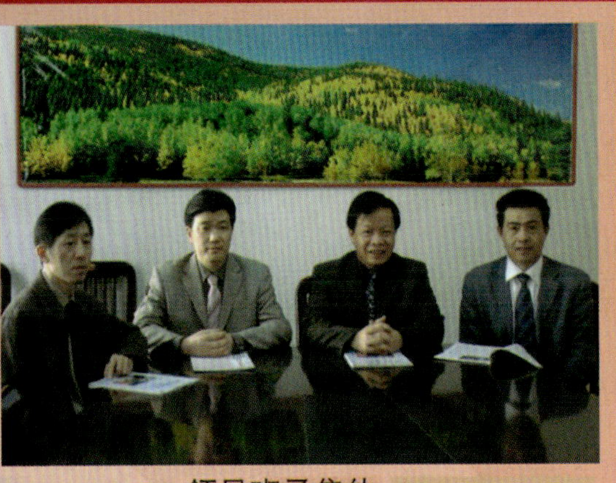
领导班子集体

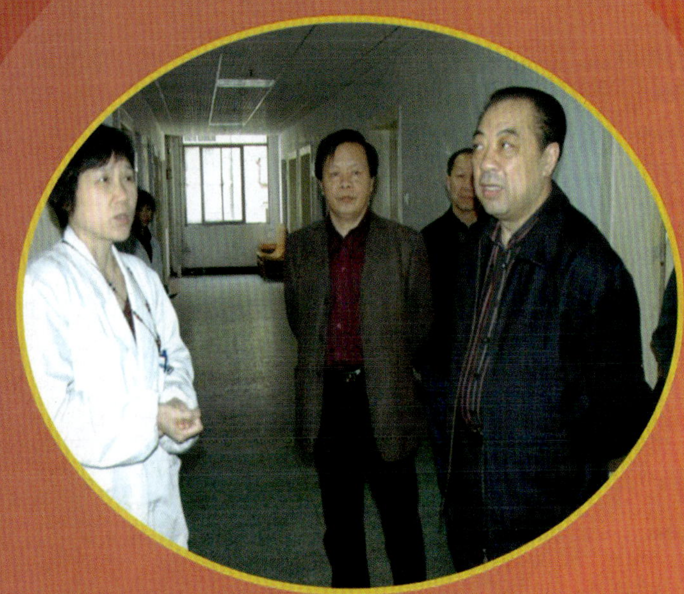
省卫生厅党组书记杨有旺莅临国家"十一五"重点专科建设单位儿科视察

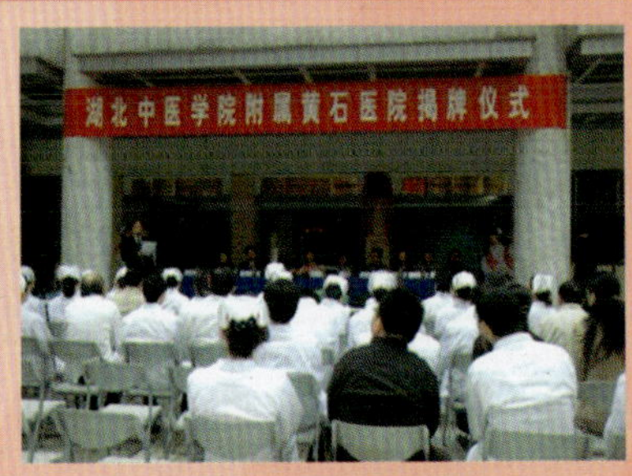

湖北中医学院附属黄石医院正式挂牌

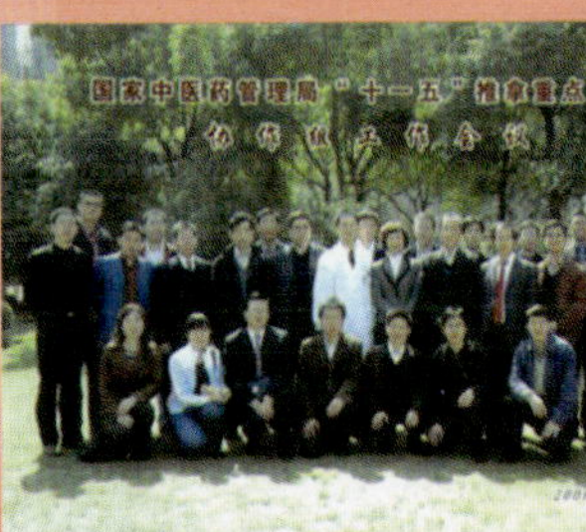
市中医院推拿科牵头国家"十一五重点专科腰椎间盘突出症专病协作组

湖北省黄石市中医院

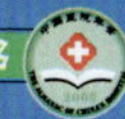

市中医医院

ANGSHISHIZHONGYIYIYUAN

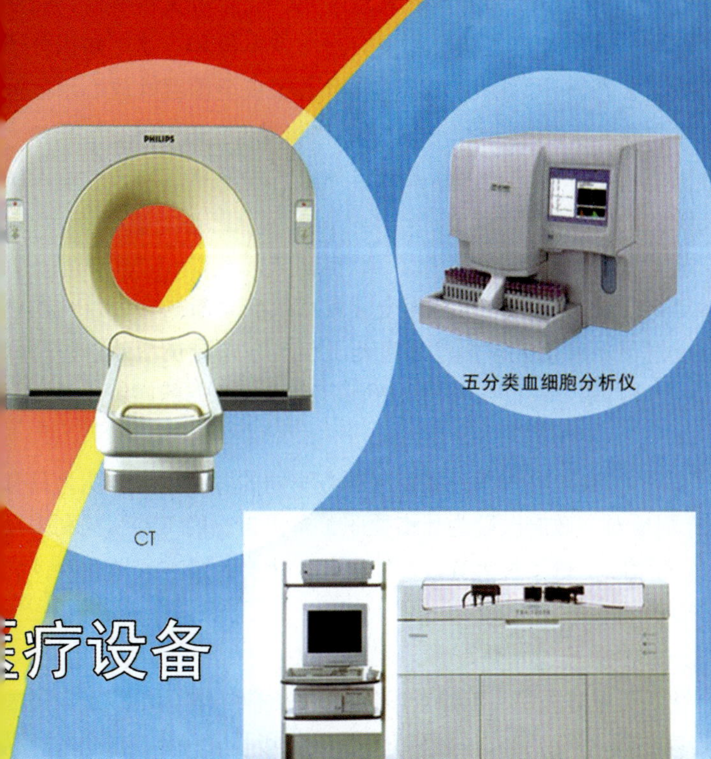

CT

五分类血细胞分析仪

全自动生化分析仪

疗设备

湖北省黄石市中医院始建于1958年，前身是黄石市卫生局组建的公费医疗门诊部。现已发展壮大为一所融医疗、教学、科研、保健、急救于一体、具有浓郁中医特色的综合性三级甲等中医医院、湖北省知名中医院、湖北中医学院附属黄石医院、国家中医肝病治疗中心协作医院、亚洲心脏病医疗协作医院、新西兰纳尔逊医院友好医院。医院多次被评为省、市文明单位，荣获全国中医药医学继续教育先进单位，全国消费者明明白白消费十佳放心单位，中国医疗卫生行业人民放心、患者满意十佳医院，湖北省卫生先进单位，湖北省安全文明单位，黄石市消费者满意单位，黄石市十佳环境友好单位，黄石市科技先进单位等称号。

医院地处黄石港区繁华的广场路东段利，通便利，环境舒适，开放病床350张，设有内、外、妇、儿、针灸、推拿、骨伤、肛肠、肝胆、肾病、急诊等15个临床科室和10个医技功能科室。其中推拿科为国家级重点中医临床专科、湖北省知名中医专科，儿科为国家中医药管理局“十一五”重点专科建设单位、湖北省重点中医临床专科建设单位、黄石市优秀重点临床专科，骨伤科为黄石市重点临床专科。医院坚持中医药的继承和创新，积极开展新技术、新项目的研究，近年来，已完成的37项科研成果中达国际先进水平2项，达国内领先28项，获省、市级科技进步奖7项，形成了院有优势、科有特色、人有专长、中医特色为主、中西医并重的办院特色。

医院技术力量雄厚，现有在职职工456人，其中专业技术人员409人，高级职称90人，在读博士生2人，硕士研究生17人，国家省、市级名医、专家5人，有3人被聘为湖北中医学院硕士研究生导师，32人被湖北中医学院聘为兼职正、副教授，荟萃了鄂东南中医药专科人才。

医院拥有CT、CR、彩超、PCR基因扩增室、全自动生化分析仪、ICU监护室、潘太克斯胃镜及图文处理系统、动态心电图分析系统、动态．血压分析系统、彩色智能经颅多普勒诊断系统等万元以上医疗设备151台(套)，全方位的诊疗体系为人民群众提供安全、有效、便捷的医疗保障。

医院党委坚持以病人为中心，以中医“三名”、“三进”为重点，发扬“严谨、求实、敬业、创新”的医院精神，不断完善服务功能，改善服务态度，提高服务质量，优化服务环境，夯实内涵、健康发展，医院三个文明、两个效益协调发展，跻身全省地市州先进中医院行列，成为湖北省地市级中医院发展速度最快的单位之一。

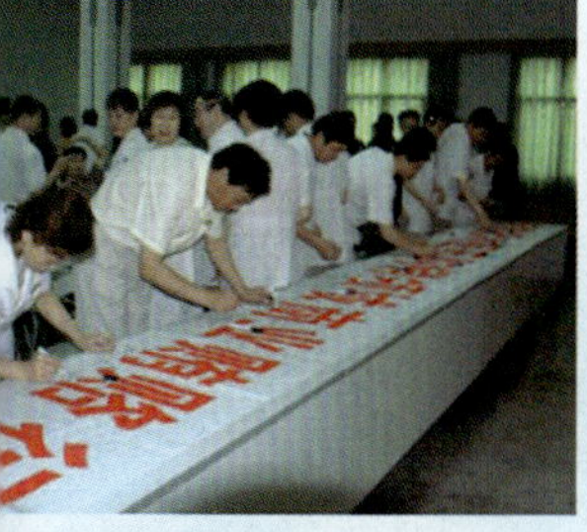

≷入开展医药购销领域商业贿赂专
，医务人员纷纷在横幅上签名

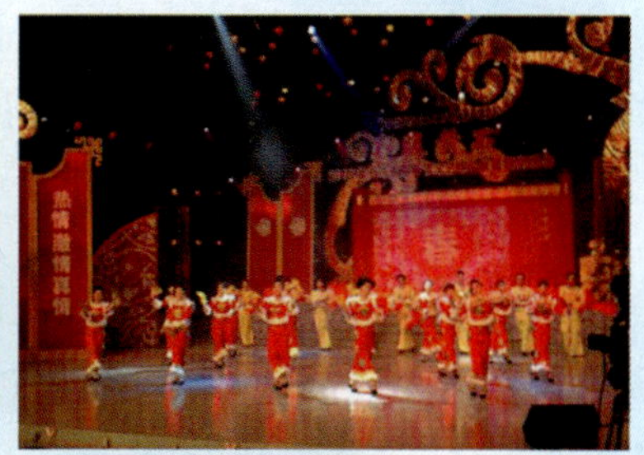

市中医院组织的舞蹈《欢乐中国年》
获得2007年黄石春晚优秀节目

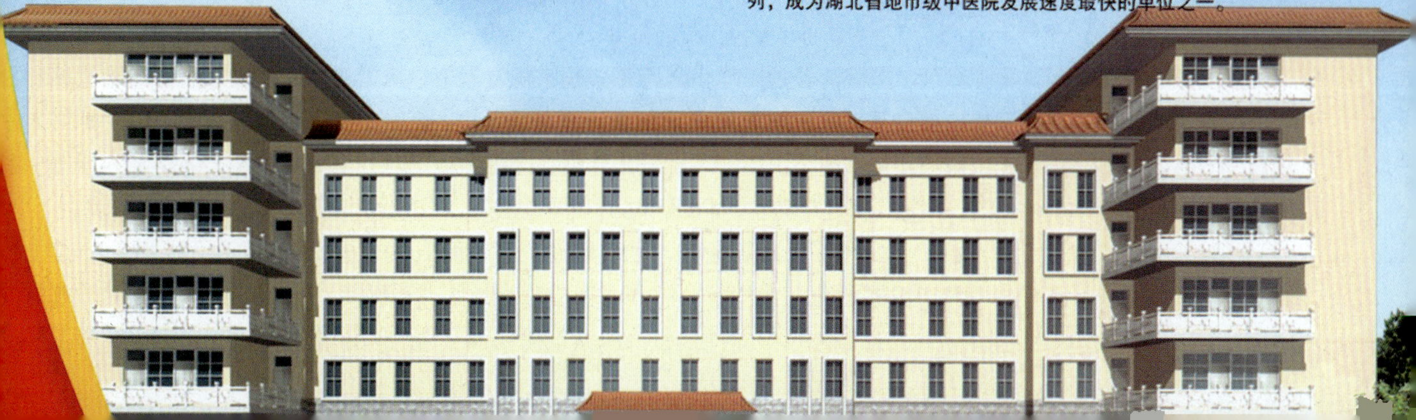

一线天里撑起一片天空

——前进中的三亚市人民医院

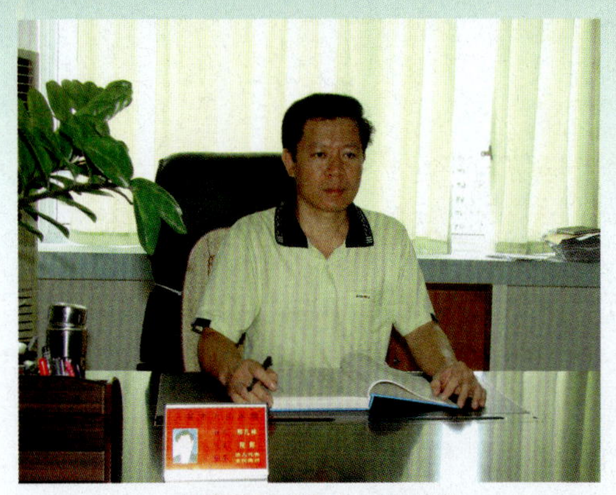
医院法定代表人：邢孔祥

核心提示：近几年，三亚市人民医院先后被评为全国百姓放心示范医院、海南省卫生先进单位、海南省优质服务十佳模范单位、海南省优质服务先进单位，海南省百姓满意医院、三亚市文明单位、三亚市抗击“非典先进单位、三亚市科技突出贡献单位和三亚市知识分子先进单位等诸多荣誉；医院法人邢孔祥个人荣获全国百姓放心示范医院优秀管理者和海南省服务业十大领军人物称号。

“希望哪怕是一粒种子，也要把它种成一片森林。”三亚市人民医院法人代表邢孔祥如是说。

一、背景

1999年，三亚市人民医院作为全国首家政府“断奶”公益性医疗卫生单位，面临着一个让全院职工十分敏感的问题——发展。时值人事制度和医药卫生改革，减员增效，医药分开，成本核算，医院的收入明显降低，政府“断奶”，工资自筹，医院收入两头断源，原本不暴露的问题随即无止休地摆上了会议桌。

医院要发展，发展靠什么？这个问题关系到全院职工的切身福利，于是激发起两方不同的意见：一方认为只有发展，勒紧腰带，困难是暂时的，发展是时机；另一方则反对，政府医院为什么要职工拿出自己的工资和福利来发展，可以选择等待政府来发展。几十次的会议，几十次的争吵，班子扩大会议，职工代表大会，最终投票表决：同意自求发展，不发展则是一种后退。

终于，医院的发展虽历经艰辛痛苦，但收获的喜悦一样让人掩饰不住。

三亚市人民医院是三亚市人民政府举办的一家综合性二级甲等医院，创建于1948年，1988年升格为地级市人民医院。医院现有高级职称专家53人，主任医师8人，市优专家3人，博士后1人，硕科室，16个一级临床科室，12个医技科室和24个二级专业及ICU、CCU病床，新增5个特色医疗服务区，医院占地面积73.6亩，全院医疗建筑面积达57233平方米，绿化率43%。

二、求真务实勤政敬业

时值中国改革开放30周年，也是三亚市人民医院发展标志性的一年。医院各项业务和工作指标都开创了医院发展史上同期水平的新高，实现业务和总收入增长率翻一翻的好成绩，受到同行和社会各界的广泛赞誉和好评。

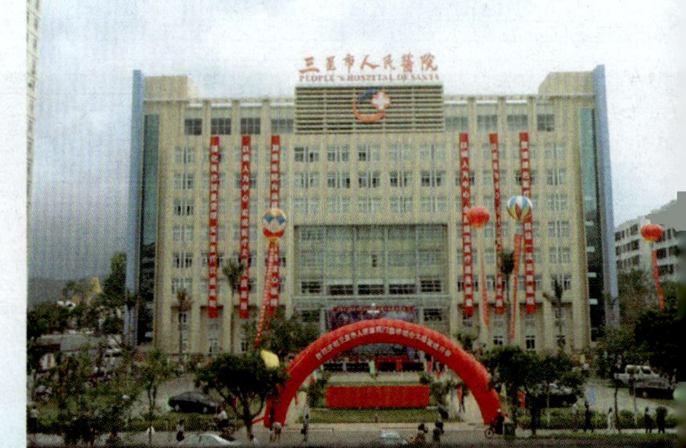

医院门急诊综合大楼

医院坚持和落实科学发展观，以发展为第一要务，强化医院管理，大力发展人才战略，突出专科优势，加强医疗行业作风建设，转变服务理念。以人为本，以病人为中心，以提高医疗服务质量为核心，为广大人民群众和国内外宾客提供全程优质的医疗服务，与国际医疗急救网络接轨，为三亚市建设国际性热带滨海旅游城市提供强有力的医疗急救保障，实现医院跨越式超常规发展。

医院班子勇于创新，狠抓管理，医院的各项工作步入跨越式超常规发展中。班子对医院的发展有着清晰思路和目标，创新医院管理理念，深化内部改革，解决发展与职工利益问题，建立起一套行之有效的管理运行机制，抓好人才建设、专科建设、医疗水平、服务质量、医德医风、基础设施建设、医院环境、对外交流和合作、教学和科研等一系列工作，使医院的医疗、急救、预防、保健、教学、科研和医疗管理等各项工作取得突出的成绩和长足的进步。

医院领导班子制定两个目标，一项承诺，求真务实，勤政敬业，高效廉洁。一是改善职工福利，让职工过上体面的生活；二是力争两年时间内创建现代化三级甲等医院和海南省琼南地区龙头医院；三是建立起与国际医疗急救网络接轨的医疗急救服务体系，为三亚市建设国际性热带滨海城市提供强有力的医疗急救保障。以目标推进工作，

一线天里撑起一片天空

——前进中的三亚市人民医院

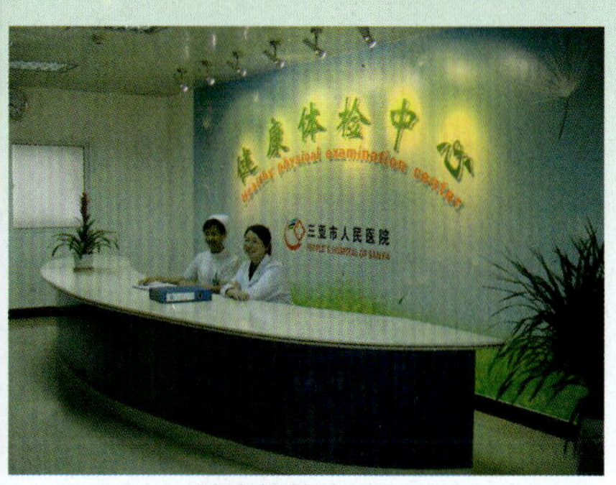

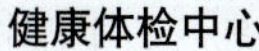
健康体检中心

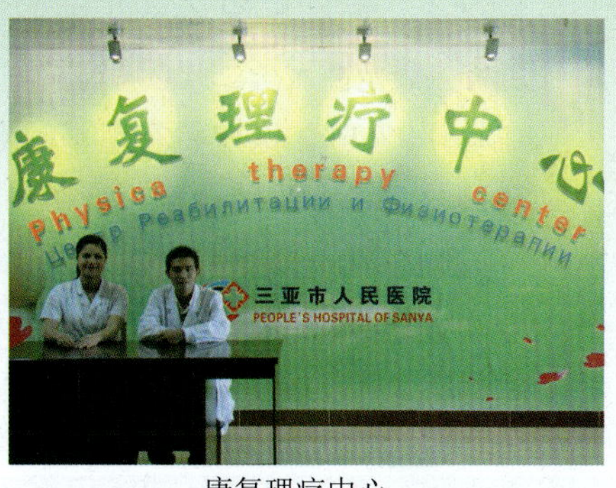

康复理疗中心

并逐步实现，凝聚人心，大大地提高了职工的积极主动性，积极、全力推进医院各项工作向前发展。

三、开拓创新与时俱进

以创建现代化三甲医院和琼南地区龙头医院为契机，全面提升医院职工的凝集力和综合竞争力。创建三甲医院是一项庞大的系统工程，实现医院质的飞跃的关键步骤，是能否担负起为三亚市建设国际性热带滨海旅游城市提供强有力医疗急救保障的要举措。医院班子提出了创建三甲医院和琼南地区龙头医院的目标，召开全院职工动员会，要求人人参与，尽心职，充分发挥主人翁精神、团队精神、奉献精神、拼搏精神，把满腔热情投入到医院的大建设和大发展中去，努为打造一所技术一流、服务一流、设备一流、管理一流、环境一流，集医疗、急救、预防、保健、教学、科、康复、疗养于一体的国际化、现代化的综合性三甲医院多做贡献，提升全院干部职工的凝聚力和医院综合竞力，为建设琼南地区龙头医院打下坚实的基础。

开拓创新，与日俱进，积极有效推进医院各项工作。实施人才战略，大力引进和培养人才。为迅速提高医院疗技术水平和整体实力，人才是关键，必须加大人才引进和培养力度。一是在全省、全市范围内招聘医护人员名，现已在临床工作中发挥了积极的作用。二是在全国范围内招聘学科带头人，为提高医院专科水平和整体实，医院狠抓软件建设，在全国范围内招聘一批学科带头人。制定了详细的招聘方案，并在《健康报》和中国医人才网上刊发了招聘启事，自启事刊登以来，共收到来自全国各地500多封求职应聘信，目前该项工作正在进行，一批高素质的优秀人才即将进入医院，为医院发展注入新鲜省活力。现已有放射科专家、腹腔镜专家、心脑管专家、心胸外科专家、颅脑外科专家和骨科专家等一批专家引进或即将引进到医院工作。三是实施“借脑工”，把一批刚从国内三甲医院以上退下来的著名老专家聘用到医院工作，增强和提升医院的技术水平。同时，加医院后备力量培养，定期和不定期选派业务骨干进修学习，人才的引进和培养，为医院人才结构的完善、技术和理水平的提高打下了坚实的基础。

四、突出优势打造品牌

医院要发展，硬件是基础，软件是关键，打好了基础就是成功的一半。为保证医疗日常工作需要，以及为创建级甲等医院做好硬件配备，近一年来，医院购置16层螺旋CT、核磁共振、大C臂X光机、全自动数字化摄片机DR、维彩超、高档血透机、腹腔镜、全自动生化分析仪等一批高新医疗设备，增强了医院综合实力，促进诊疗技术水不断提高。同时，继续推进医院整体改扩建，从规模上加大投资，目前建筑面积已达57233平方米，门诊楼建成并入使用，医技楼和外科住院大楼已封顶装修，一期工程完成后，病床数将从原来的350张增至600张床位。门诊新5个特色医疗服务区，有效地缓解群众看病难和高端客人的医疗服务问题。硬件建设的加强将完善医院功能配套，善就医环境，为医院创建三级甲等医院创造了良好的条件。

在专科方面，三亚市人民医院除开设肝病、肾病、哮喘、皮肤美、性病、儿童营养健康检查和心理咨询等7个优势专科外，还开展复的颅脑肿瘤摘除术、左肝叶切除术、肺叶切除术、全胃切除术、全肠切除术、介入治疗；骨科开展脊柱外科手术，如腰椎间盘手术；血管内科开展心房调搏术，24小时动态血压监测，急性心肌梗塞早静脉溶栓、心脏临时起搏、有创血压监测；泌尿科开展经尿道气化切术；妇产科开展无痛分娩、无痛人流手术；外科开展恶性肿瘤新止痛、颅脑显微镜外科手术、脑立体定向手术、颅内介入治疗术、

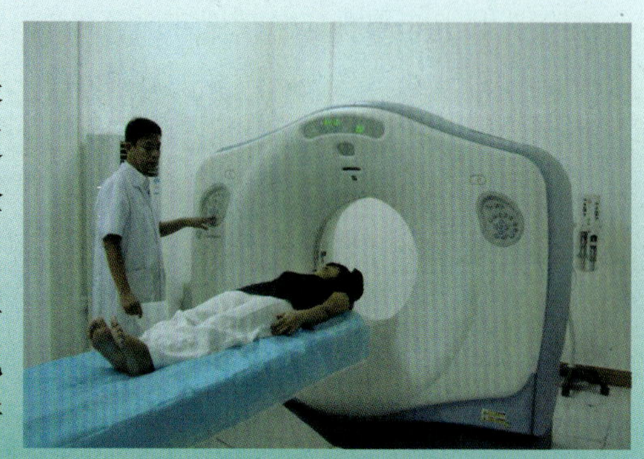
16层螺旋CT

一线天里撑起一片天空

——前进中的三亚市人民医院

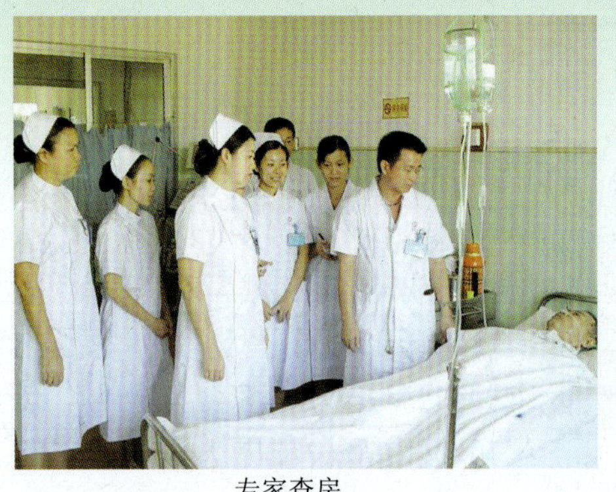
专家查房

微创术、断腕再植术、阴道成形术等高难精细手术，对心脑血管疾病和心肺肾三衰及高血压、冠心病等危重疾病的治疗具有显著疗效，危重病人抢救成功率92.6%。医院将在现基础上按照三甲医院科室设置的标准要求，增设肿瘤科、中西医结合科、烧伤科、血液科、肾内科及康复中心等科室，建立心脑血管治疗中心、内窥镜中心、介入治疗中心、老年病研究与治疗中心、心理咨询与治疗中心等，努力打造一批品牌专科，使这些专科达到国内先进水平。

医院积极参加医院管理年及全国百姓放心示范医院第二周“CHA患者安全目标”和ISO9000认证资格活动，获得全国百姓放心示范医院称号。通过活动找准差距，找出问题，解决问题，逐步接近和实现目标，以活动促进医疗各项工作的顺利开展，促使医院功能、管理、技术、服务水平等各方面全面提升，为打造品牌医院奠定了基础，社会效益和经济效益同步增长，业务收入逐月提高，医院2007年业务收入和总收入是2006年同比增长的22.7%和22.5%。临床科室病床使用率开创历史最高纪录，病床使用率由原来的69.15%提升到现在的98%，个别科室达139%。2007年各项医疗业务增长数据，是医院步入跨越式超常规发展的一个例证，为医院全面发展开创了崭新的局面。

五、合理检查合理收费创建全国百姓放心示范医院

加强医药费用管理，杜绝不合理收费。严格执行国家有关药品集中招标采购的有关规定，将应招标药品全部纳入集中招标采购，做到公开、透明、公正。严格执行国家药品价格政策和医疗服务项目价格。向社会公开收费项目和标准。在显著位置通过公示栏、价目表等多种方式，公示医疗服务价格、常用药品和主要医用耗材的价格。严格执行住院患者费用每日清单制度，将药品、医用耗材和医疗服务名称、数量、单价、金额等告知患者。患者出院时，为患者提供详细的总费用清单。接受患者价格咨询和费用查询，如实提供价格或费用信息，及时处理患者对违规收费的投诉。完善医疗服务项目的病历记录和费用核查制度，定期对患者费用进行核查，做到合理检查，合理用药，因病施治。严格控制不必要的大型医疗设备检查，实行三级医院及同级医院的医学检验、医学影像检查一单通。严格执行海南省新的医疗检查收费标准。规范了用药原则，为患者选用价格低效果好的药品，减轻病人的经济负担，很好地控制了药品比例。

积极开展新技术新项目。选派工作勤奋、业务精湛、上进心强的医务人员到国内著名院校进修学习，学成回来后，结合医院实际，开展“带锁钉内固定术”的新技术新项目共16项。投入使用DR和TTM，拓宽新项目的开展；积极增设特色医疗服务项目，建立健康体检中心、贵宾医疗服务区、中医特色治疗区贵宾门诊和国际门诊等业务。与各大宾馆、企业、公司以及国内外形成网络联系，提供热情周到的全程医疗服务。新技术新项目的开展，进一步提高医院的医疗技术水平，拓宽了业务范围，为广大患者提供更优质的医疗服务，取得了良好的社会效益和经济效益。

六、完成政府指令性任务设立惠民病房百姓受惠

抓好急救应急处理和保健工作，认真完成政府指令性任务。重视突发性公共卫生事件应急处理工作，修订完善突发公共卫生事件应急预案和应急机制。针对三亚市作为国际滨海旅游城市的特征，国际赛事、大型会议等活动保健，以及突发性公共卫生事件的应急处理工作，做好各项应急物资储备工作，配备交通、通讯、人员和现场医疗救护设备，确保应急工作的正常进行。组建各类突发事件专家组和

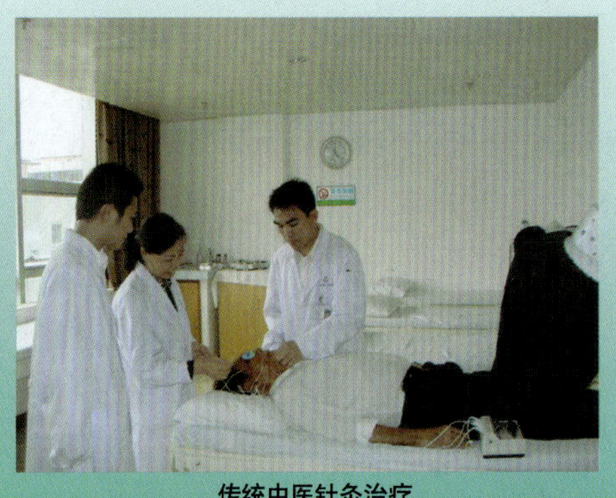
传统中医针灸治疗

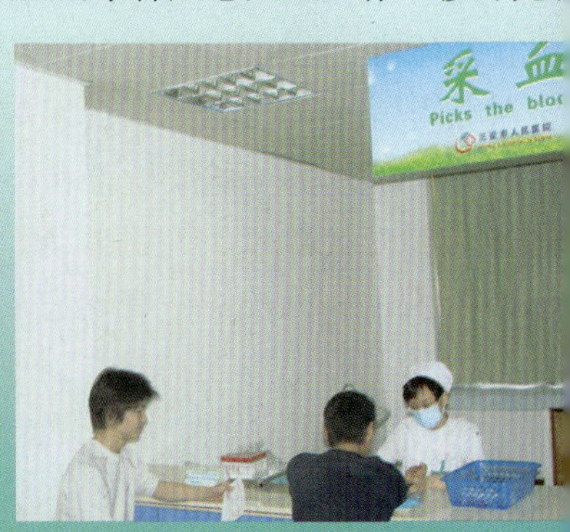

健康体检采血

一线天里撑起一片天空

——前进中的三亚市人民医院

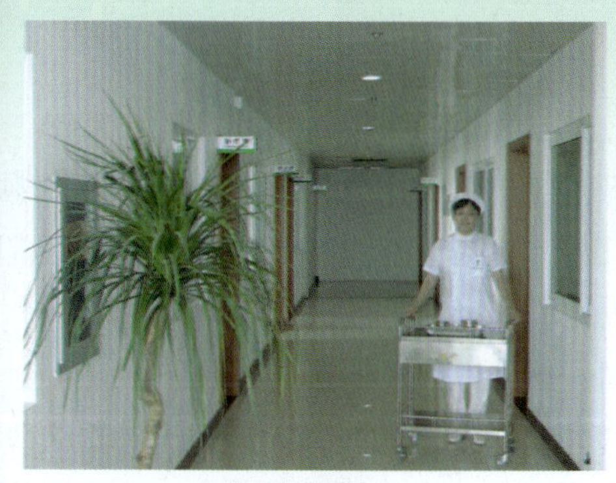
微创外科病房

专业队伍，加强呼吸道传染病、消化道传染病、食物中毒等应急队伍规范化建设，强化业务培训，组织模拟演练，提高应急处置能力，确保应急工作及时准确无误。2006年9月至2007年，完成政府指令性任务55起，参加人员188人次，执行任务121天次，计投入资金26万多元用于应急物资购置。参加大型活动、赛事有：第七届全国青少年航海模型竞赛总决赛，首届中国（三亚）国家热带兰花博览会开幕式，三亚城市名片揭晓会，海南三亚国际沙滩音乐节，世界先生总决赛，海南省文明生态村建设等。

设立惠民病房和单病种限价管理，让百姓受惠。根据临床各科室病床数量，要求每一科室开设惠民病床2—4张，全院10个临床科室共开设惠民病床30张，约占全院病床总数的10%。并确定惠民病房扶助对象为参加新型农村合作医疗的农民、城市下岗职工、失业人员、低保人员和伤残退伍军人等。这些特困人员和农民在医院就诊时将享受除药品费用以外，其它费用一律减免10%，治疗和住院病种不限，对疑难病种将由医院组织相关专家共同会诊等优惠政策，确保低价不低质。同时制定单病种限价管理，让老百姓真正得到实惠。

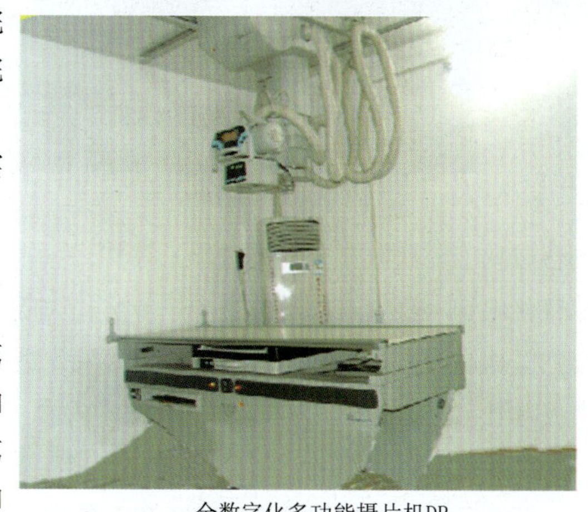
全数字化多功能摄片机DR

七、加强业务交流抓好教学科研

加强对外交流和合作，为医院寻找坚强的技术后盾。2006年11月与广州医学院第二附属医院建立了友好合作关系，挂牌广州医学院第二附属医院技术指导医院；2007年 4 月挂牌辽宁医学院教学医院；和广东省人民医院、广州南方医院建立合作医院关系，和中山大学第一、二附属医院、北京安贞医院、北京积水谭医院、上海瑞金医院和台北市立万芳医院初步达成两院协作的意向;和意大利都灵医科大学建立两院学术交流的良好关系，使医院危重疑难病症抢救、会诊、手术等得到大医院名家的指导和支持。2007年6月与哈萨克斯坦阿拉木图传统医学研究所和三亚太极康体养生中心联合举办的第一届东方传统医学学术交流会，开辟医院对外交流的新篇章。

承担海南医学院、海南省第一、二卫校、辽宁医学院和湖南岳阳护理学院等国内高等中专医学院校的临床教学和实习任务。在临床带教中，医院医务人员以身作责，从严要求，理论联系实际，认真带教好每位学生，使学生们圆满完成规定的临床实习任务，受到带教学校的充分肯定和表彰。医院积极开展科研工作，省部级重点攻关课题立项3个，已通过省部级鉴定达到国内先进水平1项，获市厅级科技进步一等奖1项、二等奖5项、三等奖6项、四等奖8项。在国际国家级医学刊物上发表学术论文500多篇。

八、加强信息网络建设落实便民措施

购置先进的医院软件管理系统，实行全院电脑化、信息化管理。引进远程医疗会诊系统，构建国内外学术交流、会诊、远程医学教育平台，建设现代化数字化医院。

落实便民措施，为广大病患者提供便捷、高效、热情、周到的医疗服务。加强门急诊管理，积极开展“一站式”服务，建立挂号、咨询、导诊综合服务中心，为重病患者提供各种检查、交款、取药、办理入院手续等全程陪诊服务，优化门诊流程，简化环节，提高挂号、收费、取药等窗口人员工作效率，缩短患者等候时间。开展就诊流程指导，增加专家门诊数量，缩短各项检查预约、报告等候时间。统一医院标识等，为患者提供清洁、温馨的诊疗环境和便民服务措施，提供导诊咨询服务。更新住院系统，为患者提供一卡通服务；设立电子显示屏，让群众看明白病，花放心钱。

三亚市人民医院取得的成绩有目共睹，而且它正以饱满的精神阔步前进。三亚市人民医院这支技术精湛、医德优良的医务工作队，将会以更昂扬的斗志投入到卫生工作，做出更出色的成绩！

求真务实开拓进取的新疆兵团农二师焉耆医院

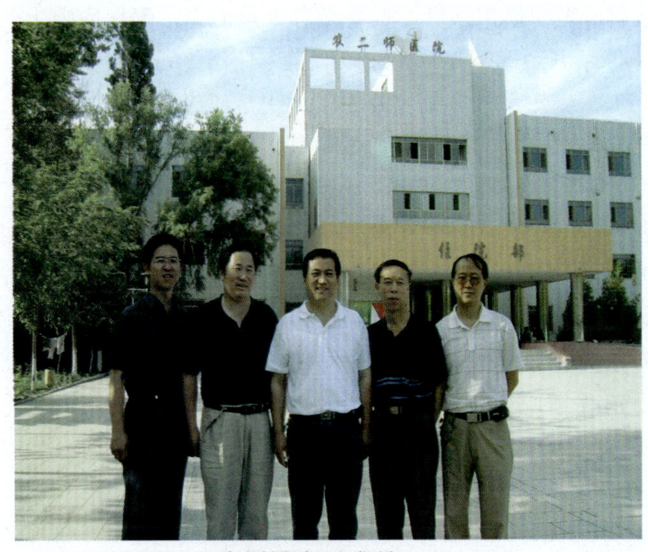
院领导班子成员

院长简介：

张兴华，男，汉，1957年3月出生，中共党员，主任医师现从事普外科专业工作和医院管理工作。任农二师焉耆医院长，党委副书记。

专业特长：普外、胸外、肿瘤外科、腹腔镜外科。

参加的学术团体：兵团医院协会常务理事、兵团医学会事、兵团药学会常务理事。

工作37年来一直从事普外科医疗工作。现为医院普外科科带头人。张兴华先后在国家级、省级医学刊物上发表医学文45篇，其中《低位结直肠吻合置管预防吻合口漏》获农二塔里木医院三等奖；《保留肛门括肌直肠癌根治术》获农二科技进步三等奖；《残胃底外荷包缝合扩大吻合口防止食管吻合口狭窄》获农二师科技进步三等奖；《体外冲击波碎石》获兵团科技进步三等奖、农二师科技进步二等奖；《前腺气化电切》获农二师科技进步三等奖；《低位直肠癌人工肛门改良术》获农二师科技进步二等奖。张兴华由于工作出、医德高尚先后获地州级、师级、医院先进工作者称号15次，1993年被评为兵团优秀知识分子，1998年获库尔勒市民称号，1999年被评为农二师拔尖技术人才，1999年被评为拥军支前先进工作者，2006年获兵团医院协会优秀院长称号。

医院简介：

新疆兵团农二师焉耆医院位于巴音郭楞蒙古自治州焉耆县美丽的开都河南岸，南疆铁路和314国道沿院而过，交通十分便利。医院前身为中国人民解放军步兵六师休养所，组建于1947年2月，1950年3月18日正式建院，经过50多年的设和发展，现已发展成为一家集医疗、护理、急救、教学、科研、预防、保健、康复于一体的地州级二级甲等医院。有专业技术人员348人，正高职称1人，副高职称36人，中级职称116人。

医院占地面积24万平方米，建筑面积5万平方米，现有固定资产6200余万元，其中万元以上的医疗设备138件，价3154余万元，编制床位300张，实际开放床位375张，设有外科、内科、妇产科、儿科、五官科、传染科、急诊科、精病科等13个临床科室及检验、放射、CT、功能、康复、药械、病理等10个医技科室。农二师紧急救援中心、农二师临药品不良监测中心、农二师临床检验中心、农二师焉耆中心血站均设在院内，建筑面积5000平方米的精神心理康复中和层流手术综合大楼正在修建之中。年均门诊量90000余人次，收治住院病人年均12000余人次，床位使用率102.5%，均业务收入4500万元。

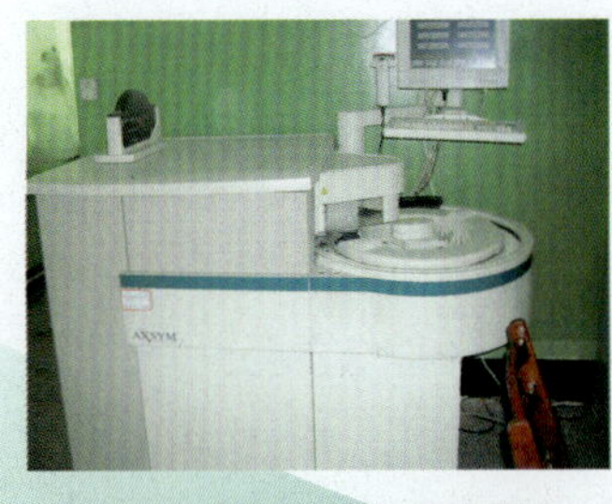
日本奥林帕斯AV——400大型全自动生化分析仪农二师焉耆医院

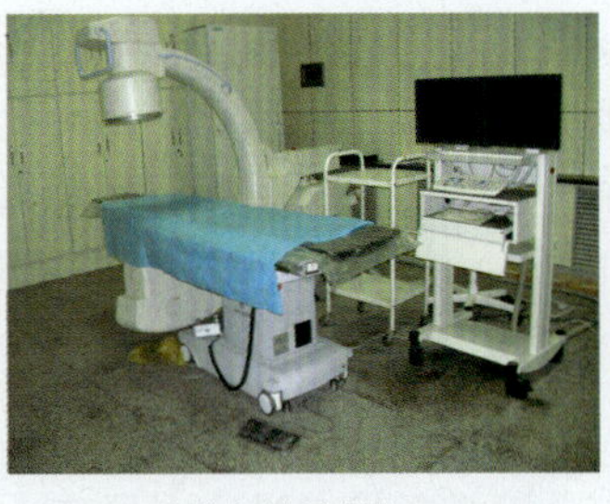
C型臂血管造影机

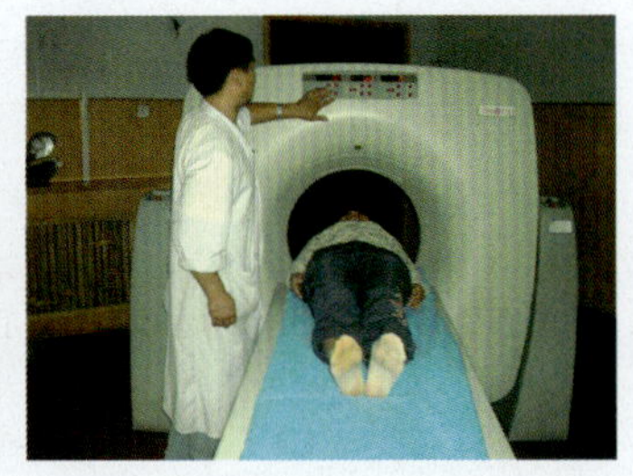
以色列螺旋CT农二师焉耆医院

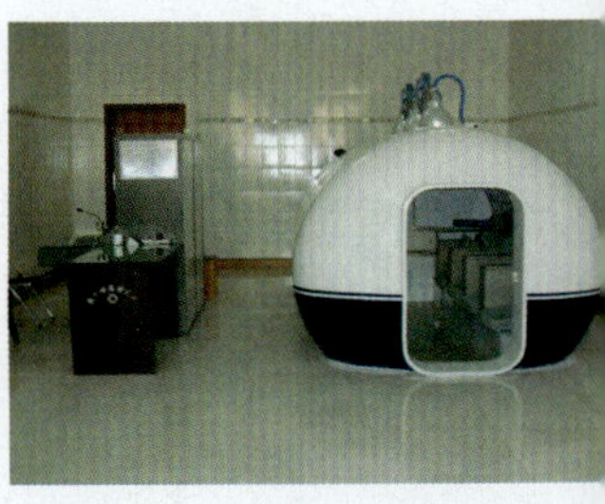
国产冰轮牌6人高压氧

求真务实开拓进取的新疆兵团农二师焉耆医院

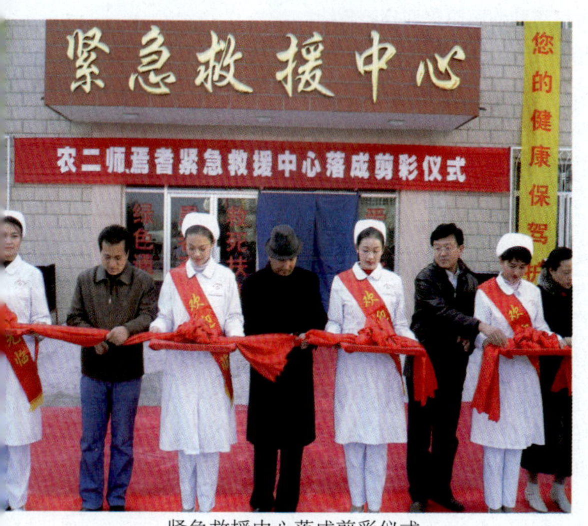

紧急救援中心落成剪彩仪式

医院拥有以色列螺旋CT、美国800MA全智能数字X光机、西门子800MA中型C臂血管造影机、蔡氏显微镜、GE骨科小型C臂X光机、日本奥林帕AV——400大型全自动生化分析仪、麦迪逊6000C数字化全身彩超、西门子ISPEN心腹两用彩超、富士能电子胃镜、德国狼牌腹腔镜、奥林帕斯膀胱镜、宫腔镜、多功能麻醉机、呼吸机、眼科超乳机、眼科手术显微镜、超声刀、离子刀、膀胱电切镜、血液透析机、体外振波碎石机、6人高压氧舱等一批先进医疗设备。目前已向兵团申请购买核磁共振并更新16排CT。

经过50多年的发展，医疗技术水平得以长足的进步。从建院的战伤外科已发展到如今的多学科综合性医院。可常规开展复杂疑难手术如颅脑肿瘤切除术，脑出血简易定向锥颅吸术，精神分裂症脑立体定向手术，肺叶、肺段切除术，食管各段切除术，全胃切除术，肝叶切除术，肾上腺瘤切除，肾癌根治术，全膀胱切除尿路改道代膀胱术，尿道下裂膀胱粘膜代尿道成形术，保留肛门或会阴部肛门成形直肠癌根治术。腹腔镜胆囊切除、妇科肿瘤切除、经尿道前列腺汽化电切除等，微创外科手术在本地区处于先进水平。能规范开展各种肿瘤的根治手术、白内障摘除人工晶体植入术、人工关节置换术、骨肌瓣移植、小儿麻痹后遗症矫形、断指（趾）再植等疑难病种的手术、心脑血管造影、支架植入术以及肿瘤病人的放射介入治疗，CT对上消化道肿瘤的诊断，食管静脉曲张硬化剂治疗。

内科学如呼吸、循环、消化、泌尿、内分泌、血液、神经内科系统按其自身规律已形成完整的防治体系。神经内科、消化内科在本地区处于领先水平，特别是精神病科，是巴州地区唯一一家从事精神、心理疾病防治的专业学科，在本地区独树一帜、独具特色。

医院实施科教兴院的战略，不断加大科技投入，在巴州地区率先实施全院计算机网络化管理。重视人才培养，不断扩大服务范围和服务内容，近几年相继开展了一批在自治区、巴州地区领先的医疗项目，共获农二师科技成果二等奖六项、三等奖十二项，发表国际交流论文10篇、国家级论文210篇、省级论文336篇。

1995年被评为国家二级甲等综合医院；1996年获国际爱婴医院称号；1998年被评为优质服务示范医院；2005年，医院普外科护理组被卫生部、全国妇联授予巾帼文明示范岗；2005年5月，医院被国务院授予第四次全国民族团结进步模范集体的光荣称号。多年来被当地群众亲切地喻为“开都河畔的母亲医院”。

50多年可歌可泣的发展史，就是一部兵团三代人艰苦创业的见证史！迎着新世纪的曙光，为建设小康社会，构建和谐的医患关系，农二师焉耆医院将为各族人民的健康事业作出新的更大的贡献！

地　址：新疆焉耆县永兴路2号　　邮　编：841100
电　话：0996--6032489　　24小时咨询电话：0996—6030153
传　真：0996—6030537　　电子邮箱：nrsyydb@126.com

淮安市肿瘤医院
淮安市楚州医院

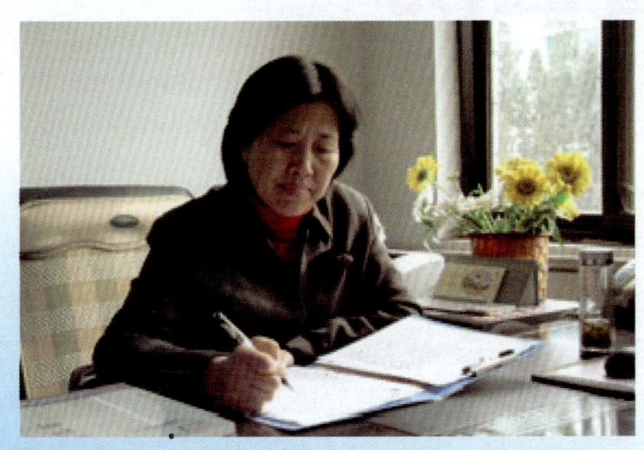
院长:刘兰亭

江苏省淮安市肿瘤医院（淮安市楚州医院），位于全国历史文化名城淮安市楚州区(原县级淮安市)镇淮楼东路东首南侧，原为综合性二级甲等医院，现已规划为三级肿瘤医院正迎接验收。

医院前身始于民国16年(1927年)，1946年经组合正式建院，定名淮安县人民医院。1987年淮安撤县建市，医院改称淮安市人民医院。2001年，因行政区划调整，县级淮安市改为淮安市楚州区，医院随之更名淮安市楚州医院。2002年，根据当地人民群众疾病谱的改变和医院业务发展的特色，淮安市卫生主管部门决定在楚州医院增挂“淮安市肿瘤医院”牌子，实行两块牌子一套班子。

截至2007年底，医院占地面积5.5万平方米，建筑面积6.46万平方米。其中医疗用房占70%，全院在职职工989人，离退休人员236人。在职卫技人员733人，占职工总数74..1%，其中具有高级职称的132人，中级职称361人，研究生及在职研究生110人。医院开放床位879张，开设46个临床科室，28个医技科室。肿瘤科（化疗科、放疗科、肿瘤外科、介入微创科、物理治疗科等）、心脏内科、神经内科、神经外科和影像科为市级重点专科。急诊科、心胸外科、泌尿外科、骨科、肛肠科、妇瘤科、ICU、腔镜科等近20个专科为医院特色专科。全院拥有美国产瓦里安23EX直线加速器、美国通用超高速64排螺旋CT、SPECT(四排诊断型螺旋CT)、DS型数字化钼铑双靶乳腺机、　CR;德国西门子Tim技术1.5T磁共振、数字化胃肠机、DSA、DR;美国产美墩力脊柱镜、瑞典产尤斯特拉体外循环机、高能聚焦超声刀、放射性粒子植入治疗机、冷极射频治疗机、肿瘤介入热疗机、体腔热灌注治疗机、体外高频热疗机;各种电子内窥镜：喉镜、鼻窦内窥镜、胃镜、肠镜、膀胱镜、汽化电切镜、胸腔镜、腹腔镜、胆道镜、宫腔镜、阴道镜;生化分析仪、流仪细胞仪、细菌培养仪、基因扩增仪（PCR）免疫发光仪、干式急诊生化仪以及多台彩超等各种设备。其中50万元以上大型医疗设备40余台（套）、万元以上医疗设备400台（套）。

2007年医疗业务指标完成情况：全院完成门急诊40万人次，出院2万余人次，床位使用率117.7%。完成大手术5451人次（含门诊），全麻手术1715人次;腹腔镜手术497人次，心脏介入手术250人次，放射介入手术402人次。白内障复明手术286人次;肛肠手术564人次。人工肾治疗4334人次。CT检查20483人次;彩超检查68887人次;放射检查64860人次;检验242180人次;阴道镜检查2530人次。体检36452人次。接生1141人次。肿瘤治疗方面：手术917人次;放疗710人，共照35500余野;化疗1992人次。院内会诊149人次，院外出诊163人次，“120”接送病人3321人次，应对突发事件8起，抢救门诊病人5054人次。

2007年主要经济指标完成情况：全院实现业务总收入1.46亿元，比2006年增长32.47%;资产总值18843.21万元，比2006年增加6189.33万元，同比增长48.91%;全年人员经费支出3338.4383万元，比2006年增加720万元，同比增长28.9%。

质量技术指标完成情况：全年门诊与出院诊断符合率99.70%，入院与出院诊断符合率99.91%，抢救危重病人343人次，抢救成功率87.76%，手术前后诊断符合率99.96%，无菌切口感染率“0”，“三基”考核合格率100%。全年开展新技术、新项目15项。

加强质量管理，继续深入开展医院管理年活动。2007年，医院坚持实行季度过堂会、院周会、院办会、院早会、院查房以及医务科每天参加临床科室早会、护士长二值班等制度，积极开展平安医院创建活动。全年举办医疗法规讲座4次，组织临床病例教学16次，全院性死亡病例讨论一次，抽查住院病区规范用药400份、归档病历1723份、在院病历2238份、门诊处方2000张，护理质量检查26次、护理三级查房4次、临床护士日查房和护士长周查房观摩4次、病员健康教育现场会4次、差错分析4次，举行护理“三基”理论知识竞赛和操作竞赛各一次。

扎实的医院管理年活动取得了较好的效果。2007年市卫生局举办全市“三基”竞赛，楚州医院获护理组一等奖、医疗组二等奖。

重视人才培养和引进，提升医院竞争力。由区委组织部组织实施的公开选拔楚州医院2名副院长的工作已顺利结束，新选拔的一名业务副院长和一名行政副院长已正式上岗，充实了院领导班子的力量。2007年，引进硕士生3名，新进本科生15名。院组织近40名科主任、护士长和院中层管理干部分别去北京、青岛参加“如何当好一个护士长”、“如何当好一个中层干部”及“科主任如何从经营的角度做好工作”等培

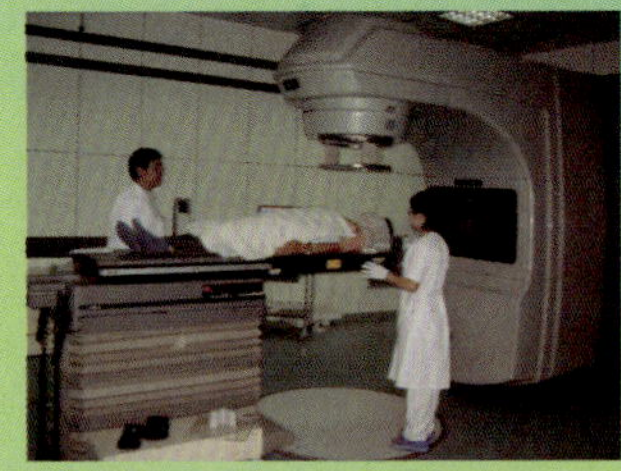
美国瓦里安23EX直线加速器

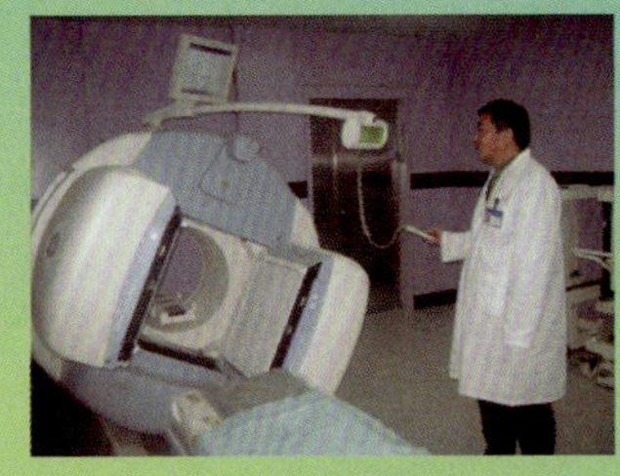
美国通用SPECT（四排诊断型螺旋CT）

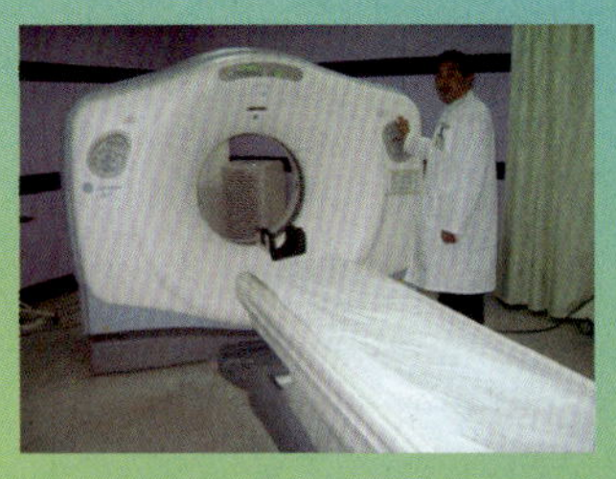
美国通用超高速64排螺旋CT

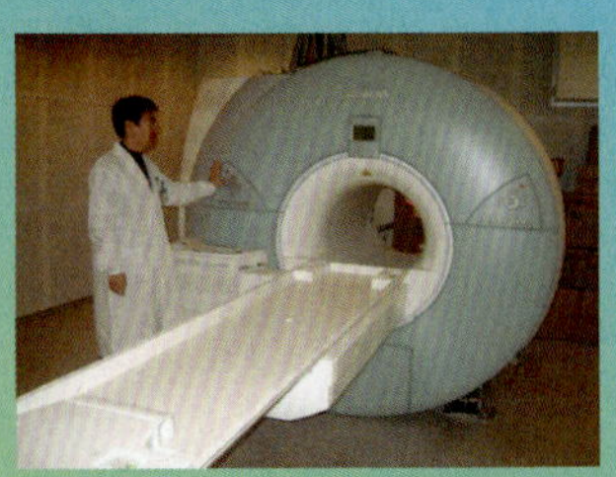
德国西门子TIMTM技术1.5T磁共振

淮安市肿瘤医院
淮安市楚州医院

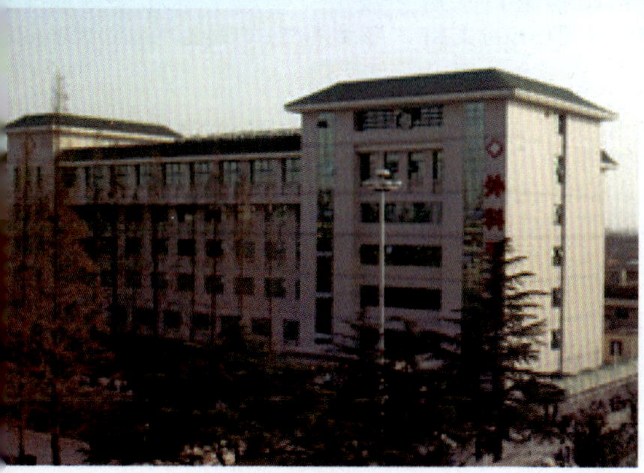
外科手术楼外景

训班培训学习。全年先后选送43名高年资医生去北京、上海、广州、南京等地大医院进修学习。苏州大学在职研究生楚州医院班的44名学员已全部结业。牛尚甫、胡永军、刘洪道等8名医务人员被列入市“十百千”培养对象。人才的培养和引进，提升了医院的核心竞争力。

新技术获奖情况：2007年，全院共14项医疗新技术获上级表彰。其中，经皮穿刺植入放射性粒子治疗实体瘤的临床应用、高强度超声聚焦热疗仪治疗晚期恶性肿瘤和室上性心动过速的射频消融治疗三项新技术分别获2007年市医学新技术引进二等奖，另有11项新技术获区科技进步一至四等奖。

党建工作：2007年，全院新发展预备党员3人，预备党员转正4人。至此，全院共有中共党员289人、基层支部6个。院党总支组织党员、干部学习《楚州区对损害经济发展软环境行为实行责任追究的暂行规定》，观看市反腐倡廉巡回展并组织座谈，教育党员严格要求自己，立足本职为地方经济发展出力。内支部连续18年坚持每月25日组织党员医护人员到区华亭敬老院为老人义诊，因而受到上级组织和社会的赞誉。年底，院党总支再次被楚州表彰为2007年度先进党总支。

行风职业道德建设：自设立行风接待处后，行风办现场接待受理投诉，医患纠纷明显减少。从每天发放的病员满意度调查问卷可以看出，满意度不断提高。据不完全统计，2007年全院共有17人退“红包”计10650元，共收到锦旗、锦匾155面、感谢信17封。

2007年，楚州医院获中华医药协会所授全国十强肿瘤医院称号、市消费者协会所授2007年度诚信单位称号、淮安市总工会所授学习型组织单位称号，被区卫生主管部门评为综合目标考核先进单位。

2007年工作回顾：

1. 4月24日，2007年全国防癌抗癌宣传周暨淮安市第八届癌友联谊会在淮安市肿瘤医院举行。来自全市的癌友、市区相关部门领导、市直医市肿瘤医院以及楚州区其他医疗单位的医务工作者300多人参加了会议。

2. 7月28日，全国百支博士团“三下乡”南京医技大学医疗服务队到淮安市肿瘤医院开展活专家、教授一行18人在该院讲学、查房、坐诊、手术、义诊。

3. 11月，作为区政府为民办实事项目之一的医院新外科楼竣工。各相关病区筹备搬迁进入新楼。

4. 11月23日，国家级继续医学教育Ⅰ类学分项目——全国核心脏病学临床应用和进展学习班分会场（与江苏省人民医院联合举办）在该院举办。来自全国各地医疗机构的200多位专家区域乡近300名医务工作者参加了学习和交流活动。

5. 12月22日，淮安市医学会医学影像专科学术研讨会（国家继续医学教育Ⅱ类学分分项目）院召开。全市各相关医疗单位的医学影像专家和专业影像工作者240人参加了学术交流活动观了医院的医学影像科及有关设备。

6. 西班牙政府贷款项目已全部落实到位。

7. 医院纳入三级肿瘤医院规划。

8. 成立了肿瘤综合治疗科。

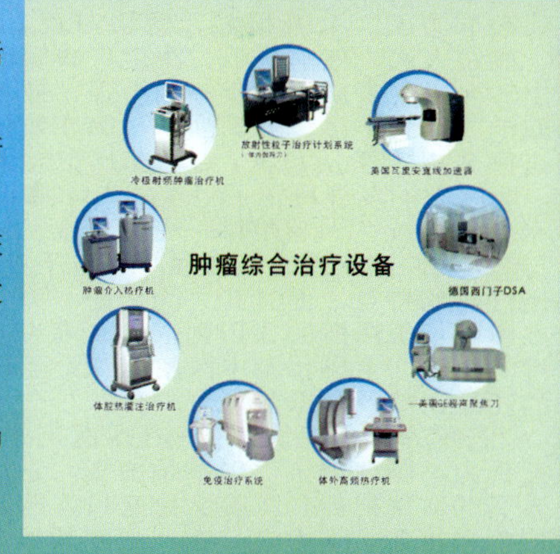

肿瘤综合治疗设备

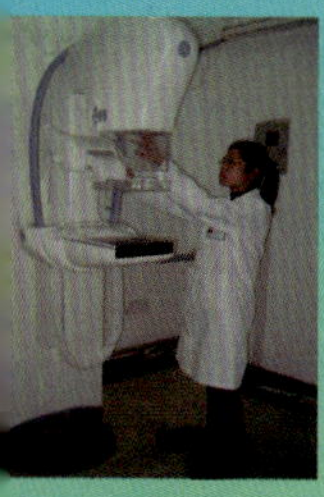
通用DS型数字化双靶乳腺机

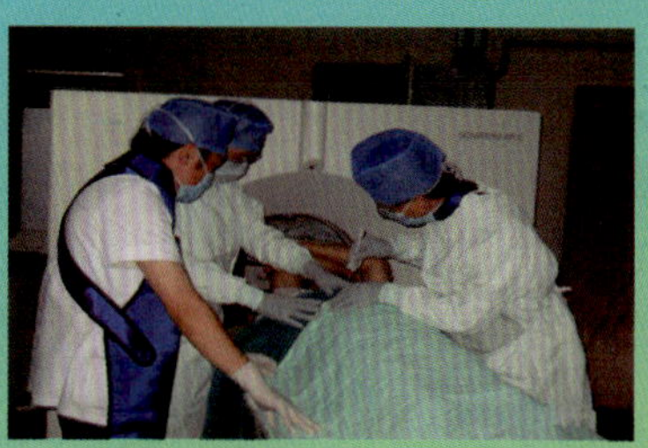
肝癌晚期粒子植入术

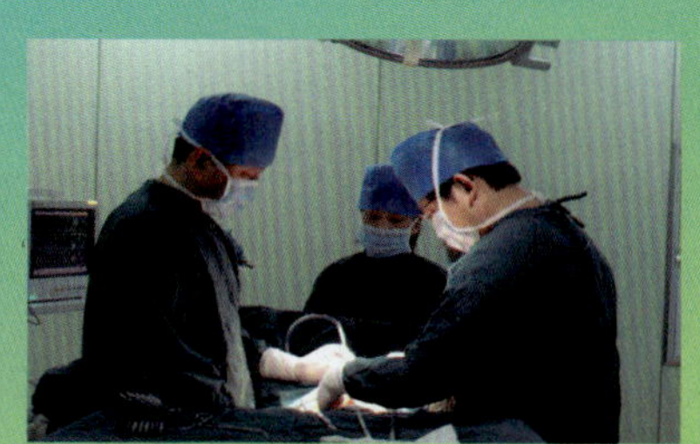
食道癌手术

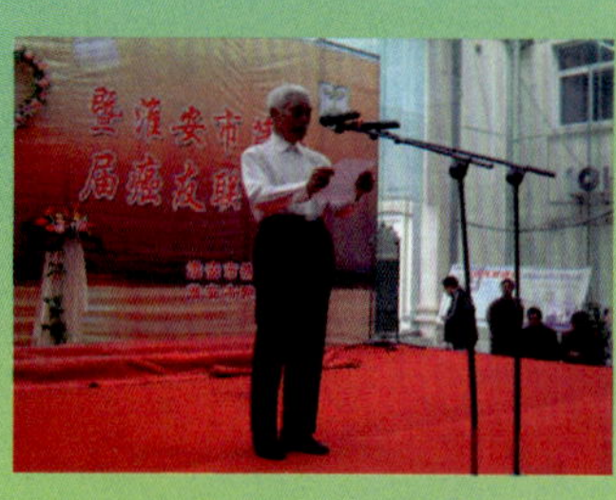
癌友代表在癌友联谊会上发言

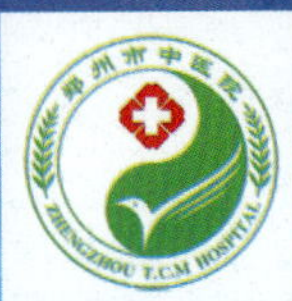

坚持科学发展　引领医院登攀

——记“中国医院优秀院长”虞婕

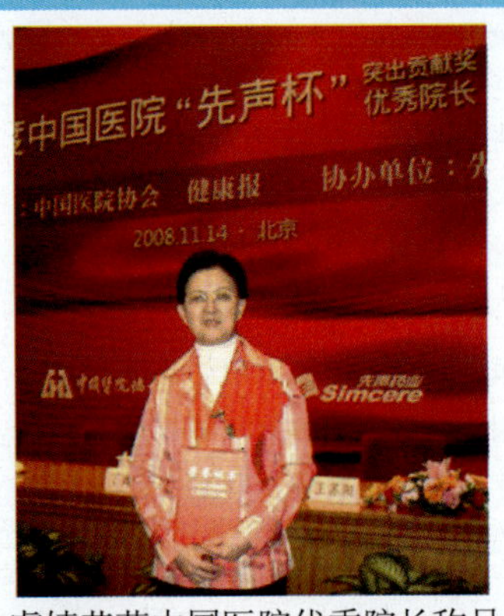

虞婕荣获中国医院优秀院长称号

2008年11月14日，中国医院协会在北京人民大会堂隆重举行了2008年度中国医“先声杯”突出贡献奖和优秀院长表彰大会。当郑州市中医院院长虞婕手捧优秀院荣誉证书和胸戴荣誉奖牌时，她想的是荣誉来自于班子成员、中层干部和全体职工共同努力，来自于上级领导的关心和广大群众的支持，感到欣慰的是医院近年来取了辉煌的成就，实现了跨越式的发展。

创新管理　谋划发展

虞婕院长在多年医院管理的探索和实践中，面对医疗卫生事业快速发展的新势，把创造性的管理模式和创新型的管理方式当成一剂良药，把创新看作是管理的髓。作为管理者她不仅有敏锐的眼光和深入的思考，更是主动承担起了教育改革引者的角色。这是虞婕院长凭借她果敢的工作作风和丰富的领导经验，通过多年的实后而形成的工作主导思想。

健全规章制度，强化基础管理。管理就要抓制度落实、责任落实、考核落实，是郑州市中医院创新管理模式的“法宝”。医院通过三级医师查房制度、会诊制度术前讨论制度、疑难病例讨论制度、死亡病例讨论制度等的落实，从源头上防止了疗差错的发生。同时，医院不断建立健全责任制，明确各级管理责任，形成一级抓级、层层抓落实的管理体系。此外，医院还不断完善院科两级负责制，加强科室管队伍建设，落实科室管理责任，做到既扩大科室管理权，又有规范约束，真正使责权利相符，达到了管理与制度的谐。

在实际工作中，医院领导班子集思广益，结合实际不失时机地制定并实施了一系列改革方案，在改革发展中逐步炼出“四严、四气、四实”的医院精神。“四严”即严出责任心，严出战斗力，严出好作风，严出高标准。“四气即中医院班子有锐气，中医院干部有骨气，中医院职工有朝气，中医院技术有名气。“四实”即重实际，讲实话，实事，求实效。这些文化精髓已成为促进医院快速发展的精神动力。

对于未来的发展，虞婕有着更为深刻而清醒的认识。要想在激烈的医疗市场竞争中获胜，人才是不可或缺的核心量。医院要发展，不仅要有一个和谐的环境，关键还要有一个好的团队，而一个团队的决策水平在很大程度上取决他们的思想水平。郑州市中医院的市场突围，也正是从团队成员思想观念上的“突围”开始的，为此，医院按照“用好现有人才、稳定关键人才、引进急需人才、培养未来人才”的工作思路，提倡引进有经验有能力的人才，充分发挥“能人”的作用。

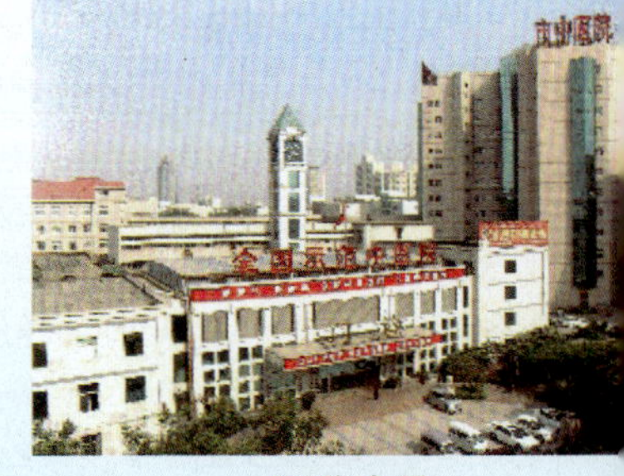

医院全景

“人都是有潜力的，而这个潜力要激发出来，关键就在于量化，量化的出发点就是激励。”虞婕首先在这个思路上开始了郑州市中医院的人事变革。2006年7月，医院将竞争机制引入干部队伍管理中，实行“双向选择聘用”，经过组织动员、公布方案、公开报名、资格审查、理论考试、民主测评、演讲答辩、组织考察、确定人选、任前公示、决定任命等环节，顺利完成中层干部竞争上岗工作，选拔出59名思想素质好、业务能力强、技术水平高、有一定组织能力、管理水平、精力充沛、干劲十足、勇于创新、德才兼备、群众公认的干部走上了领导岗位。先后引进硕士以上学历11人，2名郑州市专业技术拔尖人才，1名郑州市学术技术带头人，为医院的发展奠定了坚实的人才基础。

继承传统　开拓创新

随着人们健康观念的增强，有着千年文化底蕴的中医越来越受到欢迎，其原因就是中医适应了我国人口老龄化、病慢性化的特点，而且其‘简、便、廉、验’的特点也更加符合普通群众的需求。面对每天车水马龙、门庭若市的景，虞院长很清醒的认识到，这么多患者来这里就诊，就是冲着郑州市中医院的牌子和水平来的。对于这样的国家级甲等医院、全国示范中医院来说，不断用创新推动医院的发展和壮大，把医院做大、做强、做精、做优，而最终目的还是让每一个患者满意。

中医院的核心竞争力应该在中医，中医博大精深，它不单纯是一种学术、一种技术，也是一种哲学、一种文化。医被称为“国之瑰宝”也不是虚誉，它潜在的市场价值十分巨大。弘扬中医传统的许多理念对增强服务意识，加强务人员的道德修养和医院文化建设，构建和谐医院有着天然的助益。国之瑰宝即院之瑰宝，中医是郑州市中医院最的特色和优势。求木之长者，必固其根本。在传统与嬗变之间，虞婕院长敏锐地意识到，没有创新，就没有改变；有改变，就没有未来。理智的创新一定是一个美好的设想，并在实践中时时加以校正，经过耐心培育，最终导向功。只有不断创新，才能永远立于不败之地。才能在激烈的医疗市场竞争中赢得患者，赢得市场，赢得更大的发展。

除了保持原有特色，还要满足百姓就医的特殊需求，这就赋予了中医院新的内涵。虞婕院长认为，中医重点专科设是保持和发挥中医特色优势的重要载体和有效途径，是提高中医临床疗效的重要手段和有效措施，为此，医院适推行实施“名院、名医、名科”的三名战略，打造“医院有特点，科室有特色，医生有特长”的三特亮点，开始成郑州市中医院业务的建设指导思想，按照有条件、有能力、有市场的原则，抓住两个要素：把学科带头人的培养使用为重点专科建设的关键，把特色技术作为重点专科建设的基石。本着整体规划、分步实施、择优汰劣、公平竞争的

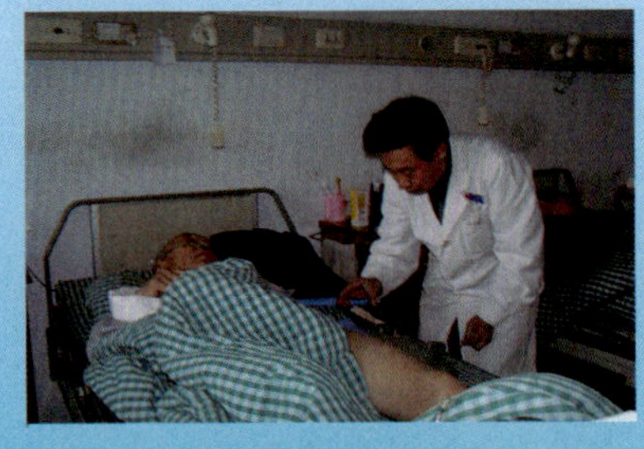

飞针技术

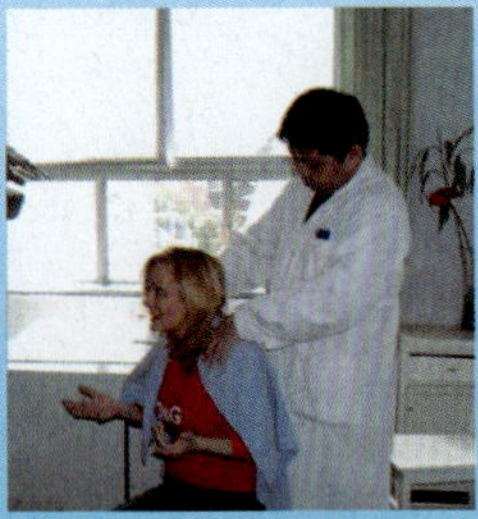

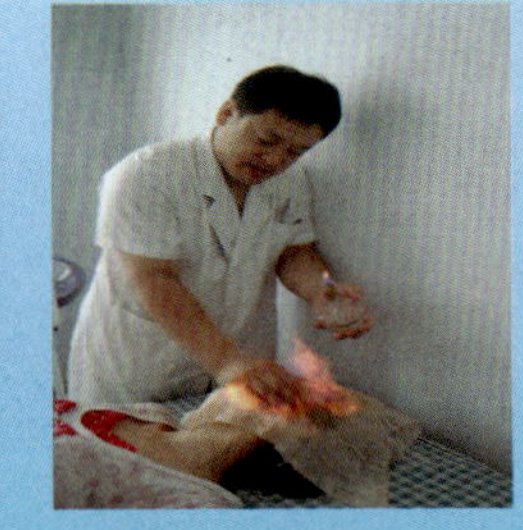

推拿按摩

火攻疗法

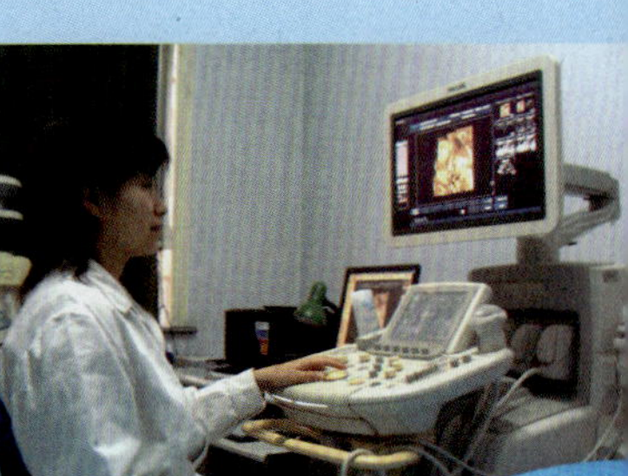

四维彩超

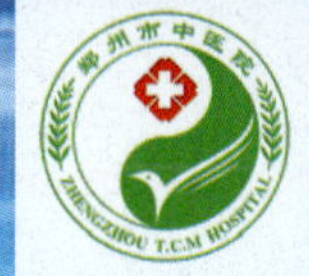

坚持科学发展 引领医院登攀

——记"中国医院优秀院长"虞婕

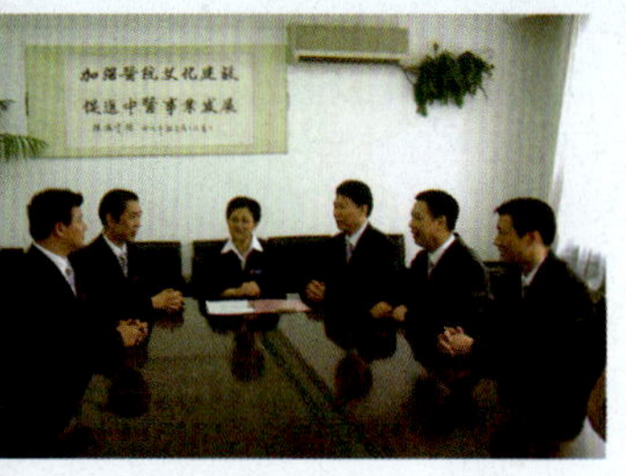

加强医院文化建设
促进中医事业发展
领导班子合影

法推进重点专科建设。

几分耕耘，几分收获。通过努力医院的脑病科成为国家级重点中医专科建设单位和省、市两级重点专科，该科在河南省率先建立起了中风病从急性期到康复期的全程康复治疗，特别是引进的矫形支具治疗，解决了中风后致残病人的功能锻炼和康复；心病科被确定为省级重点专科；小儿科、消化科、骨科、呼吸科被确定为郑州市重点专科；针灸科有着自身独特的针刺手法，因其进针快、痛苦小、得气明显而独树一帜，被国内外的朋友誉为"飞针"；国术点穴是我国现存的唯一既不同于针灸穴位理论，又不同于推拿按摩的传统诊疗手法，它的"点"、"拨"技术独特，"药酒火攻"别具一格，以药借酒力，酒借火力，使药物迅速渗透到病变部位，达到治疗颈肩腰腿痛、脱发、痘痕等多种疾病的目的；产科独具中医特色，采用中药预防和治疗新生儿黄疸，帮助和促进产妇乳汁分泌及子宫恢复得到了群众的认可。

医院通过科学管理，环境更加优美、服务更加优质、秩序更加优良、群众更加满意。先后荣获全国示范中医院、全国文明示范岗，河南省卫生系统先进集体，河南省中医管理先进单位，河南省行风评议先进单位，廉医、诚信、为民、医院，郑州市收费公示示范医院，爱心医院等80余项荣誉称号。

细节决定成败。作为与百姓生活密切相关的医院，应时时重视标准化、规范化、精细化。因此，医院在不断创新管理的同时，通过强化"无缝隙"质量和安全管理理念，来提升管理水平。利用每周党政联席会、晨交班会、院周例会、督导检查、月汇总等时机，不断强化中层干部遵循"告知-培训-服务-管理"的循环链条，当好"运动员、裁判员、员"三重角色，规范管理意识，相互学习找差距，交流管理心得，在服务中实现管理，在管理中体现服务，使管理工到"五化"，即常规工作程序化、日常工作制度化、各项要求标准化、技术操作规范化、监督检查经常化。

精心诊疗 温情服务

医院要想在医疗市场竞争中获胜，求生存、促发展，就必须不断地提高技术，不断，永远保持技术水平的领先地位，这样才能吸引病人，赢得患者，从而在市场竞争于不败之地。作为院长提出自己的治院理念固然重要，然而更重要的是如何将理念下去并发展创新。对于医院所处的激烈的竞争环境，要想抢占医疗市场竞争的制高使医院始终处于优质、高效、低耗的良性运行状态，最重要的是要突破传统办院的方式，打破以往封闭性的缺乏竞争的思维定势，注重创新性思维方式的培养。医院创新应该是医院建设与医院管理的永恒主题。本着"以人为本"的精神，郑州市中将"彻底为患者服务"的理念深深植根于医院的每个角落，不断创新服务措施，在物细无声"般的感召下郑州市中医院积极探索围绕病人的人性化管理，将整体服务性服务有机结合起来，叫响了医院服务的品牌，医院实行对无名病人实行先抢救，费的制度，保证及时诊断，及时治疗，把治病救人放在首位。并推出了"双十温情"活动，从而确保了每一位患者能够"安心、放心、舒心"地接受治疗。虞婕院长对医务人员讲的最多的就是："以院为家"、"把病人当朋友"、"只要设身处一想，如果是自己的亲友来看病，你会怎样对待他们呢？"。任何患者从就诊、、出院到院后康复，都希望得到医院全方位、全过程的优质服务。优质服务不仅供良好的医疗技术服务，还应在服务过程中时时处处体现以人为本的思想，尊重、关爱病人、方便病人、服务病人的人文精神要在医疗服务全过程中得以体现。种观念的影响下，医务人员开始把为病人"全心服务"的理念贯穿于工作中的每细节，受到了病人的一致好评。

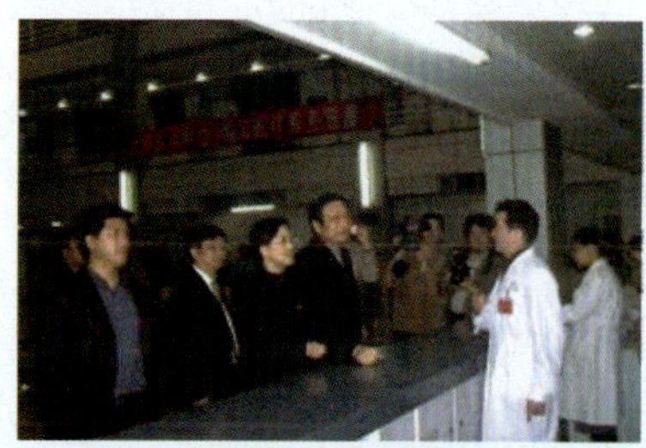

卫生部副部长、国家中医药管理局局长王国强到中医院视察

为了不断满足人民就医和保健的需求，近年来，郑州市中医院转变服务理念，改变模式，拓宽服务内涵，把对病人由单一医疗的救治转化为生理、心理、健康教人文关怀等方面的综合性服务，把人性化的东西渗透到医疗服务的各个环节。处体现了工作人员对病人的真情和博爱。开展了对门诊老弱伤残、行动不便的病人全程陪伴医疗服务，对住院病人实行所有手续护士办等服务措施。

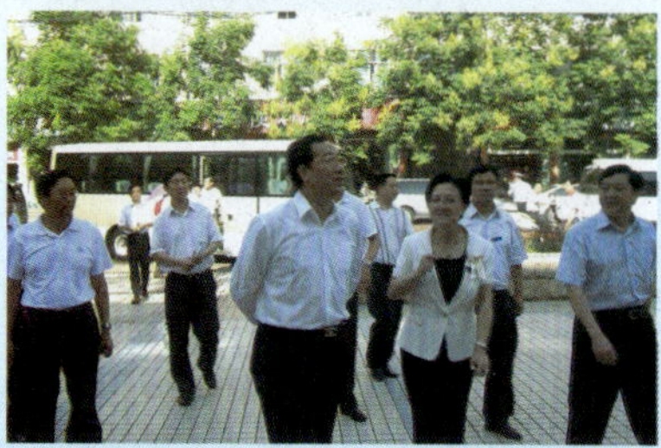

市委书记王文超到中医院视察

为了尽量控制医疗成本，切实减轻病人负担，郑州市中医院坚持"为民、惠民"的目标，全力打造惠民医院。紧紧抓住影响医疗费用水平的几个关键性环节，严格控品收入比例、平均处方值和住院总费用，定期抽查功能检查阳性率，以目标合约的防止乱检查、滥用药、高收费现象的出现。通过落实百元处方签字制度，药物分析制度，使门诊和住院费用增长得到有效控制，人均门诊费用、日均住院费用明显降平均住院日缩短，减轻了群众医药费用负担，因而赢得了广大患者的信赖。真正实为民、惠民的目标。

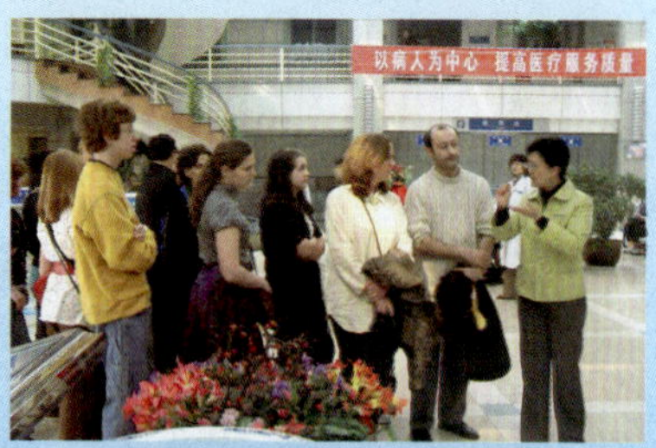

以病人为中心 提高医疗服务质量
美国考察团参观中医院

虞婕院长是一个喜欢营造意境的人，你只要置身于郑州市中医院就能体会到和谐与、优美与温馨，她把人性化服务与加强医院文化建设有机地结合起来，渗透到创建型医院中，在病区内设置健康教育宣传栏，在病房内挂有温馨的壁画，使病人进入就能感受到一种文化的气息，有一种进家的感觉，医院有集邮协会、诗书画学会等组织，使病人在医治疾病的同时能得到一种文化的享受和熏陶。在各病区设立了开吧台式护理站，实行站立、微笑式服务，同时针对不同症状病人的情况进行特殊护特殊照顾、心理疏导，健康教育等服务。门诊实行划价、收费、取药一站式服务和形柜台模式，实现了"零"距离服务，既增进了医患之间的沟通，又拉近了医患之距离。"三优一满意"在郑州市中医院正在实现。

面对荣誉的光环，虞婕院长不骄不躁，追求卓越，用理性谋划医院健康快速的发展蓝图，带领着每一位郑州市中医院人开拓进取，再攀高峰。

热烈祝贺郑州市中医院建院五十周
创建"全国百姓放心示范医院"
暨建院50周年庆典
院庆全景

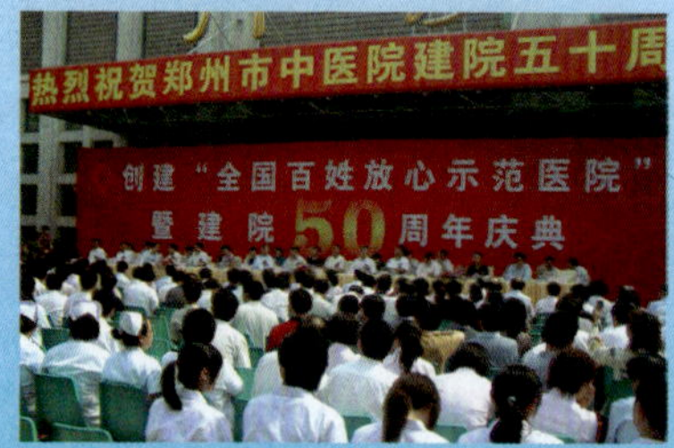

引领医改潮流的泰达国际心血管病医院

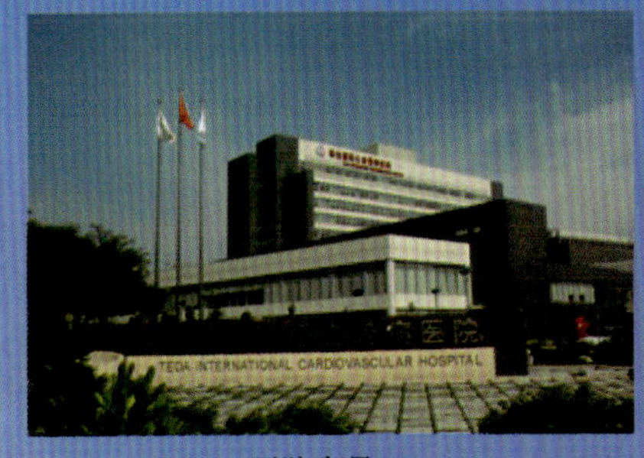

医院全景

全新的医院，全新的体制

泰达国际心血管病医院是由天津开发区投资兴建的公有制三级甲等专科医院，于2003年9月26日开院。医教研主体楼投资7.2亿元，建筑面积7.6万平米，设病床600张、手术室16间、术后监护室80床、导管室5间、心脏重症监护室40床。医院装备了双梯度核磁共振、64排CT、“E－Speed”最新型电子束CT、ECT、平板式数字减影心导管机、心磁图机、三维实时成像心脏超声仪以及高倍电子显微镜等大型诊断、治疗和科研设备。医院药剂科在国内率先采用自动包药机，打破传统的药房工作模式和发药程序，从根本上提高了工作效率和工作质量，极大地方便了病人。检验科也在国内首次采用有全自动前处理系统支撑的通过条码扫描自动运送、离心、去盖、分注、取样的检验线，使检验工作准确而高效。四通八达的自动物流传输系统提高了医院的物品传输效率。影像传输系统（PACS）和医院信息系统（HIS）使之成为国内第一家无胶片并能做到无纸张的现代化医院。

医院以开展从常规心血管手术到心、肺移植在内的各类先、后天心脏病及大血管病的外科手术和心内科手术介入治疗为核心技术。医院注重以人为本、以病人为中心的理念。病房虽有多个档次，但在基本生活和医疗水准上一视同仁。即使在普通的小两人间病房也有中央空调，配备了进口病床、无障碍卫生间和高级静音滑动门，并为每个患者配备了电话和薄屏彩电，还免费提供三餐。为了让低收入病人看得起病，这种病房只收50元病床费。医院的服务定位首先是最广大的普通民众，在人道主义面前人人平等的前提下，也按照市场经济的规律细分医疗消费人群，满足多层次舒适程度的需求，为各个阶层的国内外病人提供不同星级标准的消费环境和套餐式服务，从而实现“雅俗共赏”。

医院建立了所有权与经营权分离的法人治理结构，实行院长负责制，实行全员聘任制。通过建立符合医院性质和工作特点的管理制度，用岗位管理取代身份管理，从而破除了终身制的干部管理制度。医院设置扁平高效的管理机构，提高运行效率，减少人力成本。医院后勤实行全面社会化，后勤部仅有4人，却承担起了监督物业公司服务质量和保障医院良性运行的重任。其他行政管理部门的人员同样精干、高效：院办2人、人力资源部2人、质控中心2人、护理部2人、医务部4人……，使医院绝大部分编制用于临床和医辅部门。

医院鼓励医护人员提高技术和服务品质，不收红包，不吃回扣，以合法的方式有尊严地获得物质利益。通过招标降低虚高的耗材采购价格，从而降低了医疗成本，减轻了病人负担。

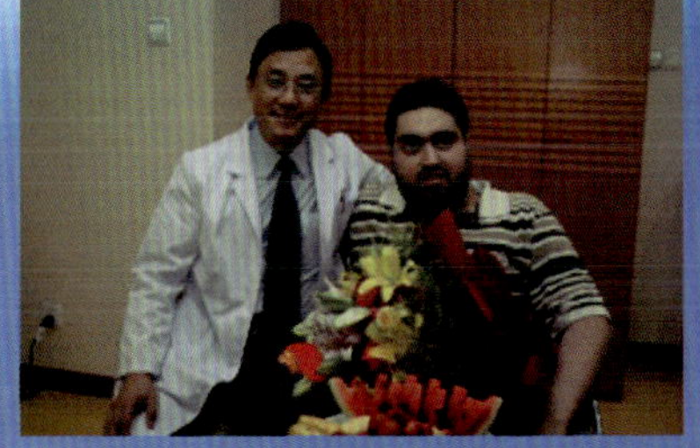

2006年4月28日，医院成功实施我国第二例长期存活心肾联合移植手术

“博爱、济世”是医院服务的宗旨

医院确定“博爱、济世”为其院训，既是庄严的自勉，又是郑重的承诺。

一、优化医疗和管理流程，解决百姓“看病难、看病贵”问题

（一）社会医保工作实施单病种结算。2004年，医院与市社保基金管理中心签署了三个心外科病种单病种结算的协议，在全国率先实行冠脉搭桥术、单瓣膜置换术和双瓣膜置换术按病种付费的结算方式。实践证明，医保统筹支付金额比天津市其他医院平均降低了19.6%，而患者个人担负金额平均降低了37.6%。

（二）建立和运行临床路径管理模式。其目的一是进行单病种费用控制，二是进行医疗护理流程和质量控制，三是进行住院时间控制。

（三）坚持合理用药，各部门药品收入不与奖金挂钩。介入手术后不用抗菌素，心脏手术后也仅用两天抗菌素。2007年，医院药品收入只占总收入的13%，平均住院日降到9.3天，大大减轻了患者的经济负担。

二、执行“明天计划”及其他助弱扶贫项目

2004年9月22日，民政部副部长李立国亲临医院签署协议，使医院成为国内首家“残疾孤儿手术康复明天计划”国家级定点医院。截至到2007年底，医院已成功地为来自21个省、自治区的2200多名孤儿实施心脏手术，他们最小的1个月，最大的18岁，除汉族外，还有藏、蒙、回、土、撒拉、哈尼和布朗族。2007年5月30日，在民政部召开的“明天计划”总结大会上，医院被授予突出贡献奖。

2007年9月，民政部下属的中国社会工作协会，将其救助贫困家庭先心病儿童的“爱心•希望”基金项目办公室设在医院，这是全国第一家设在医院的国家级基金项目办公室。截至2007年年底，医院共完成该项目12例手术。

此外，医院还与民政部中国社工协会“爱心助医行动”和“爱心2008”、天津市政府“爱心救助”、国内民营慈善机构华夏基金会“爱佑童心”、国际慈善组织扶轮社“生命的礼物”等慈善项目开展全方位合作救助先天性心脏病孤贫患儿。

三、与防保部门合作进行全面先心病筛查

医院与市妇儿保健中心合作，在国内率先开展儿童先心病筛查工作。从2004年8月至2007年12月共筛查60，160名儿童，阳性率达5‰（文献报道为6－9‰）。已有部分患儿入院手术。及时救治先心病患儿的同时，为先心病流行病学、儿童心脏发育状况普查和统计取得详实的资料作出重大贡献，受到市政府和卫生部妇幼司的关注和赞扬。

2007年8月17—18日，第三届中日德心血管病研讨会在医院召开

引领医改潮流的泰达国际心血管病医院

院长介绍

院长：刘晓程

刘晓程，1982年毕业于中国医学科学院心血管病研究所，心血管外科专家、主任医师、教授、博士生导师、中共十四大党代表。现任泰达国际心血管病医院院长和天津医科大学心血管病临床学院院长，兼任中华医学会常务理事、中国医师协会常务理事、中国医师协会心血管外科分会副会长、北美胸外科医师会（STS）国际会员、艾森豪威尔基金项目高级访问学者等职务。

刘晓程长期从事心血管外科的临床实践和科研工作，已完成心血管手术9000余例，有扎实的理论基础和丰富的临床经验。1984年赴澳大利亚查理王子医院专修心外科。学业期满后，他谢绝了导师的盛情挽留，回国效力。1987年创建了我国第二所心血管病专科医院——牡丹江心血管病医院。1994年，奉调回京，担任中国医学科学院和中国协和医科大学副院校长和党委书记等领导职务。2000年，主动辞去了在中国医学科学院和中国协和医科大学的所有领导职务。2001年创建泰达国际心血管病医院。不到一年半时间建成医院，创造了国内医院建筑工程史上的奇迹。

为了早日拯救孤儿，刘晓程率领全院上下日以继夜地工作。他本人有冠心病，经常在手术台上吃速效救心丸。但不管工作多么忙、多么累，他每天都至少要为一个孤儿做心脏手术。2005年，因当地血站没血，孩子做不上手术，刘晓程多次带领大家登上了采血车。2006年，听说孤儿术后得不到复查，不能上学、不能上体育课，刘晓程亲自率医疗队奔赴青海、西藏，足迹达15个州县、行程达5000多公里，共筛查178名孤儿，复查109名术后孤儿，并为3名重症先心病孤儿作了示范性根治术，把爱献给雪域高原。

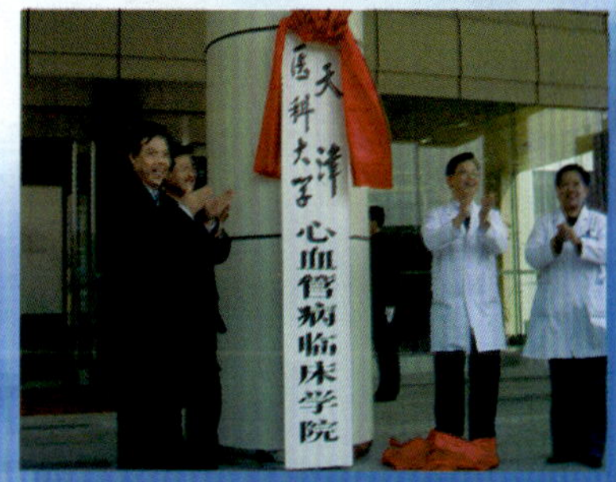

2005年2月19日，医院被授予天津医科大学临床学院挂牌仪式

刘晓程一贯注重科技创新。经他多年精心设计和主导的“机械钻孔心肌血运重建”课题已被列为天津市重点科技攻关项目，目前进展顺利。

七年来，刘晓程作为医院管理者，锐意进取，积极探索出公有制医院的管理新体制。这所国内唯一按现代企业制度运营的公有制医院，在体制改革、治理结构、用人制度、文化建设、服务社会诸方面为我国公有制医院改革开了先河。

2007年，中华全国总工会授予刘晓程全国五一劳动奖章先进个人荣誉称号。

事业蓬勃发展

开院四年以来，医院已经为上万名位患者做了心脏手术和介入治疗。他们来自开院四年以来，医院已经为上万名位患者做了心脏手术和介入治疗。他们来自全国所有31个省、自治区，还有的来自美国、英国、德国、加拿大、俄罗斯、卡塔尔等国家。患者中有工人和农民，也有共和国的部长；有1个月的婴儿，也有82岁的老人。共完成5例心脏移植手术，其中第一例为国内第二例长期存活的心肾联合移植。2007年，医院的心外科手术量已达1640例，再次创造天津市单体医院心外科年手术量新纪录；介入诊断与治疗突破3000例。医院工作效率进一步提高，平均住院日由2006年的9.8天下降到2007年的9.3天。

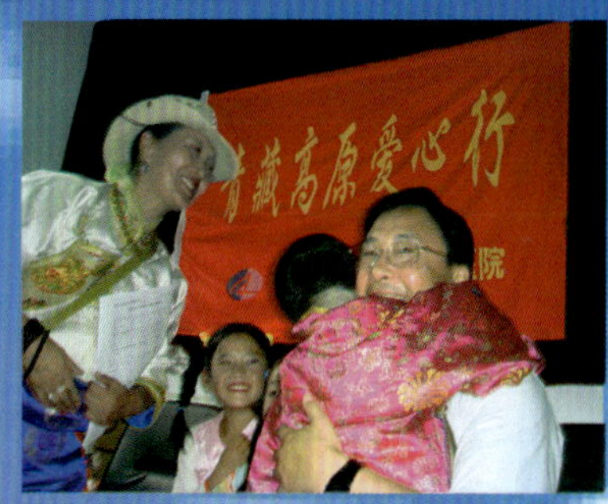

2006年7月28日，刘晓程院长在青海与在医院手术治疗过的孤儿喜相逢

合理的价格、优秀的服务使泰心受到了外地医保部门的关注。唐山市医保局、辽河油田医保局等纷纷将泰心定为医保定点医院，创下了我国跨省医保的先河。继2006年成为唐山市首家跨省异地医保转诊定点单位，2007年医院成为唐山市首家跨省直接就诊医保定点医院。

医院积极开展教学和科研工作，作为天津医科大学心血管病临床学院，设立了心血管相关专业的博、硕士研究生点，其中包括天津市第一个心外科博士点。医院同时开展了一批科研项目，其中心肌血运重建项目被列为天津市重大科研课题，并取得了突破性进展。2007年，医院与美国福特恩公司签约CRO项目，成为四部一市（科技部、商务部、卫生部、国家食品药品监督管理局和天津市政府）联合开发的滨海新区国家生物医药国际创新园首家签约项目，并被列入天津市二十项自主创新产业化重大项目。与瑞典卡罗林斯卡大学医学院展开联合研究。

医院十分重视国内外学术交流。开院以来，来自美国、澳大利亚、日本、德国、台湾等10多个国家和地区的医疗界同仁来院进行各种形式的学术交流访问。医院已成功举办5届泰达中日介入治疗研讨会、第三届中日德三国联合心血管病研讨会、中芬心血管病研讨会、2007年长城会议部分介入治疗手术卫星实况转播及天津市第五届胸心血管外科年会。

经过了四年的努力，医院已经得到了社会各界的广泛认可。2006年底，在由国家统计局天津调查总队对天津市48家大型医院的出院患者进行的入户满意度调查中，医院以100%的综合满意度名列全市榜首。美国第一大报《华尔街日报》首次大篇幅整版正面报道医院。《健康时报》通过广大网民投票，将医院评为全国最具实力特色的心血管病医院。

开院四年以来的实践证明，按现代企业制度经营的公有制医院有着广阔的前景和强大的生命力。泰达国际心血管病医院将勇敢地迎接机遇和挑战，在城市大医院体制改革的尝试中，在解决百姓“看病难、看病贵”的实践中，在构建和谐社会的努力中，义无反顾、勇往直前，为迎来神州大地杏林中的春天作出应有的贡献。

大庆龙南医院

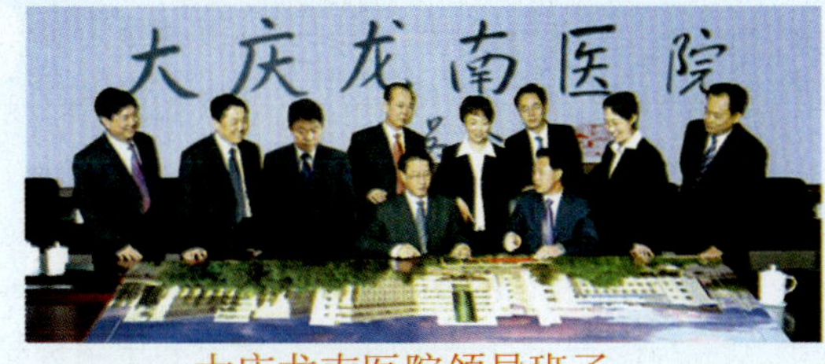

大庆龙南医院领导班子

黑龙江省大庆龙南医院位于大庆市西城区，是一所集医疗、教学、科研、急诊急救、康复、预防保健于一体的综合性国家三级医院。医院于1997年建院，开放床位700张，设有38个临床科室。年门诊量97万余人次，出院患者2万余人次，年产值近3亿元。现有职工1319人，卫生技术人员1065人，具有硕博士研究生学历人员107人，副高职以上人员137人，集团名医15人以及一大批奋发有为的医学青年精英。

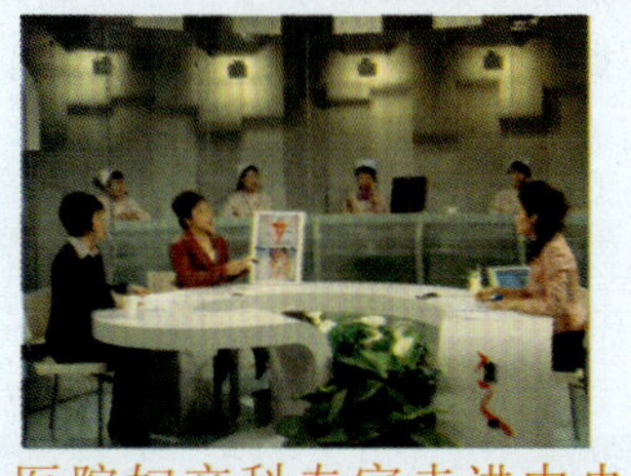
医院妇产科专家走进中央电视台《健康之路》栏目

医院拥有64排螺旋CT，MRI、数字减影X光机、大型全自动生化分析仪、绿激光治疗仪、眼科OCT、腹部实时四维B超仪、德国诺道夫腔镜系统等国内外先进的高精尖医疗设备1000多台套。胸腔镜、腹腔镜、宫腔镜、关节镜、间盘镜、脑室镜等为多学科微创技术的开展奠定了基础。目前医院已形成以外科微创技术为龙头，以神经外科、骨科、神经内科、循环内科、妇产科为依托的一批重点专科和特色专科。CCU、ICU病房的内部设施、技术实力达到了国内先进水平。医院急诊绿色通道健全完善，全程陪诊体系通畅、便捷、高效。医院致力于医学科学研究，并承担培养高级医学人才的任务，作为齐齐哈尔医学院第五附属医院，承担着医疗本科临床教学工作。

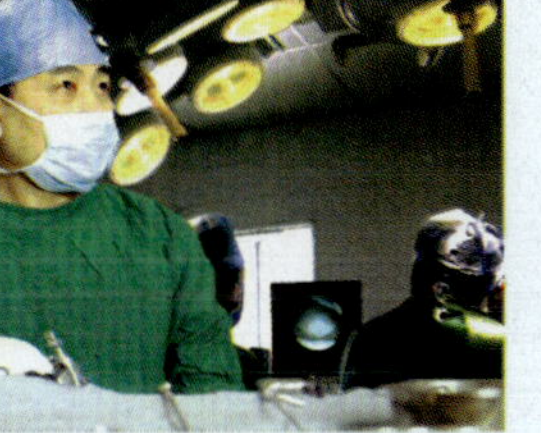
神经外科神经内镜下经单鼻孔垂体瘤切除术

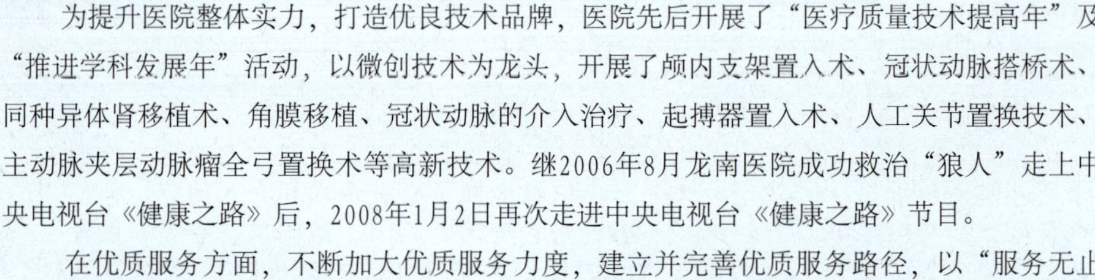

2007年医院“创新优质服务年”之后，将“医院文化建设年”作为2008年发展主题，通过不断弘扬医院文化，提高医疗技术水平、服务水平和管理水平，推动医院医疗、科研、教学等各项工作协调发展。

为提升医院整体实力，打造优良技术品牌，医院先后开展了“医疗质量技术提高年”及“推进学科发展年”活动，以微创技术为龙头，开展了颅内支架置入术、冠状动脉搭桥术、同种异体肾移植术、角膜移植、冠状动脉的介入治疗、起搏器置入术、人工关节置换技术、主动脉夹层动脉瘤全弓置换术等高新技术。继2006年8月龙南医院成功救治“狼人”走上中央电视台《健康之路》后，2008年1月2日再次走进中央电视台《健康之路》节目。

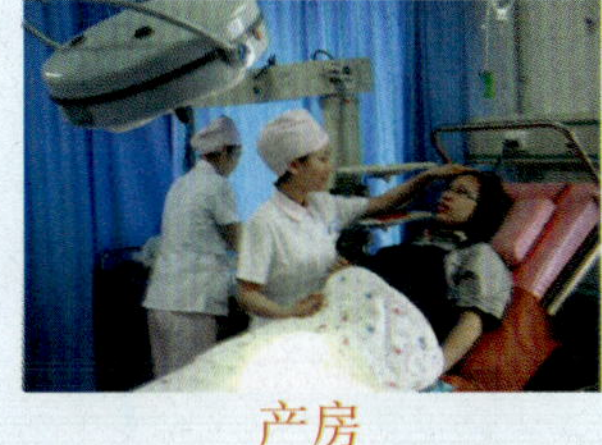
产房

在优质服务方面，不断加大优质服务力度，建立并完善优质服务路径，以“服务无止境、创新到永远”的理念，为患者提供优良的服务。把创新优质服务延伸到全方位、全过程、全员化，转变服务观念，改善服务流程，改进服务态度，提高患者及相关人群的忠诚度和满意度。全面推行限时服务、差异化服务、一体化服务、无缝隙服务、选择性服务，通过选树“优质服务明星”，引领行业服务标准。

这些年来，龙南医院对管理的认识不断深化，通过优化管理流程，提升医院医疗服务水平。实施ISO9001：2000质量管理体系，做到靠制度管人，用机制约束。借鉴国内外先进经验，在国内率先实施了“临床路径”管理模式，现有160种常见多发病纳入路径管理，提升了内部管理水平，控制了医疗费用，探索出了一条有效解决百姓“看病贵、看病难”问题的新途径。2008年7月完成HIS系统升级，为实现数字化医院奠定了基础。

医院凭借日臻成熟的独特医院文化，正以创新的锐气，不断拓宽发展空间，提升医疗水平，铸就医院发展新的辉煌。作为企业医院，以“服务油田、服务人民”为已任，为创建百年油田、确保石油稳产4000万吨做好医疗卫生保障。

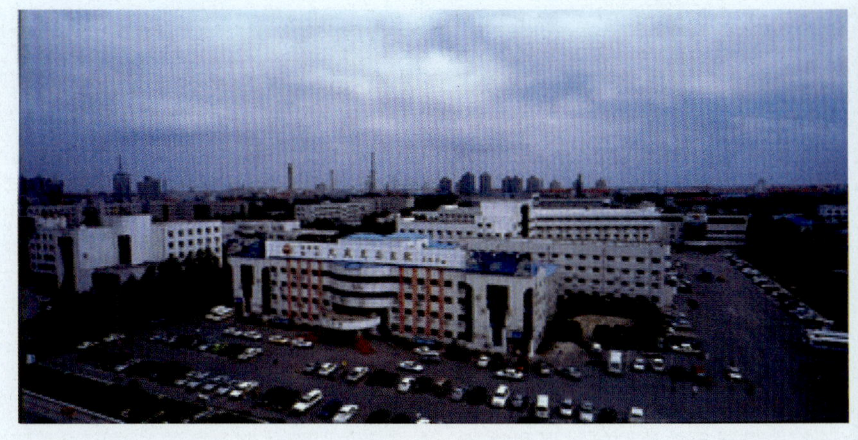
龙南医院

天津市北辰区中医医院
天津中医药大学附属北辰中医医院

天津市北辰区中医医院成立于1989年，医院坐落于北辰区京津公路与集贤道交口，地处北辰区政治、经济、文化中心地带。是一所以中医特色为主，中西医结合的二级甲等和全国示范中医院,2008年被天津中医药大学批准为附属医院。医院连续多年被评为市级文明单位，市级卫生红旗单位，物价、计量信得过单位，明明白白看病百姓放心医院等诸多荣誉称号；2007荣获全国卫生系统先进集体称号。现为天津市120急救指挥中心站点医院、交通事故急救定点医院、城镇职工、城镇居民医疗保险，商业保险定点医院和农村合作医疗定点医院。

医院建筑面积3万多平方米，由制剂楼、门诊A楼、门诊B楼、急救中心、住院楼组成。住院楼内开放病房320张，病区主要以中西医结合治疗心脑血管疾病为主，另外设有综合内科、综合外科、妇产科病区。楼内建立了具有国际水准的4 个净化手术间及康复中心、体检中心、手术中心、ICU重症监护室、肿瘤研究室等。

医院现有职工500余人，卫生专业技术人员389人，其中高级职称46人。设立专业科室20多个，其中脑血管专科、心血管专科、糖尿病专科、肿瘤专科、骨伤专科采用中西医结合的治疗方法，不断开发应用中药制剂，效果明显，患者认可，已初步形成中西医结合的专科特色，在当地享有很高的知名度。其中脑血管专科为医院的重点专科，采用腹部针灸疗法应用临床效果显著。并总结出包括亚低温疗法、董氏奇穴疗法、头皮针疗法、康复疗法等十余种治疗方案开展个体化治疗。

医院不断引进新技术、开发新项目，腹腔镜、宫腔镜、关节镜、介入等微创手术技术在医院广泛应用。现拥有美国GE核磁共振、螺旋 CT、彩色B超、德国DWL彩色经颅多普勒、美国GE遥控胃肠诊断系统、德国鲁道夫腹腔镜、鲁夫曼X光机、西门子介入治疗设备、高压氧舱等一批国内外精密医疗设备。

医院始终重视人才和科研工作，先后成功引进和调入包括博士生、硕士研究生在内的副高级以上职称专业技术人员20多名，均在临床上发挥学科带头人的作用。医院注重科研立项工作，职工每年都均撰写大量的学术论文在国家、省市级核心期刊上发表。“前列腺液白细胞定量计数及参考值测定”、“心复康丸对冠心病心功能及心室重塑的影响的研究”、“人凋亡生精细胞、胀亡生精细胞和精子形态学研究”等科研课题一次性通过市级科技成果鉴定。

“关注百姓健康，真诚服务百姓”是天津市北辰中医医院始终坚持的办院宗旨。北辰中医人正在以“爱院、敬业、创新、乐群”的理念，狠抓医疗、服务质量，正向着一流管理、一流人才、一流设备、一流技术、一流信誉的目标迈步前进！

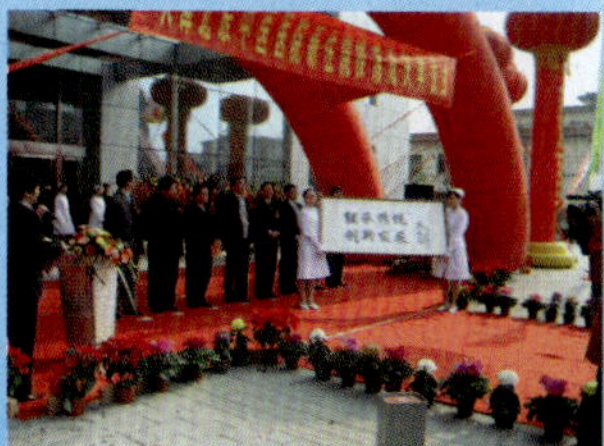
新住院大楼落成庆典

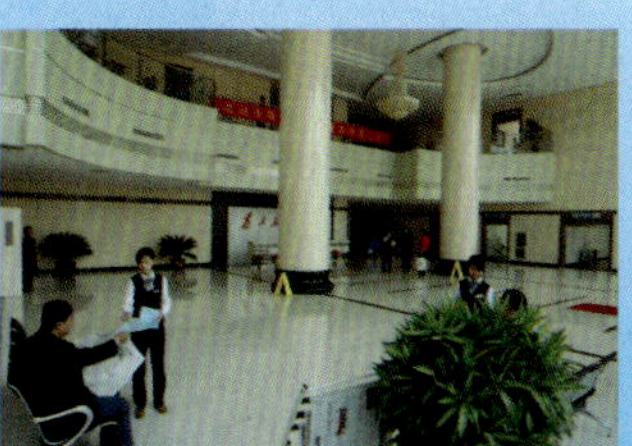
住院大厅

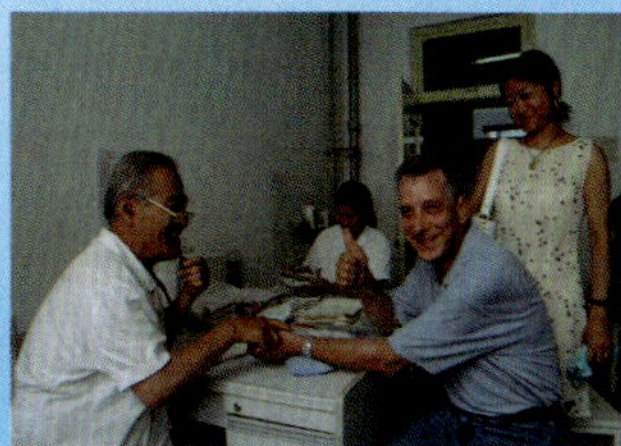
外籍患者来院看中医

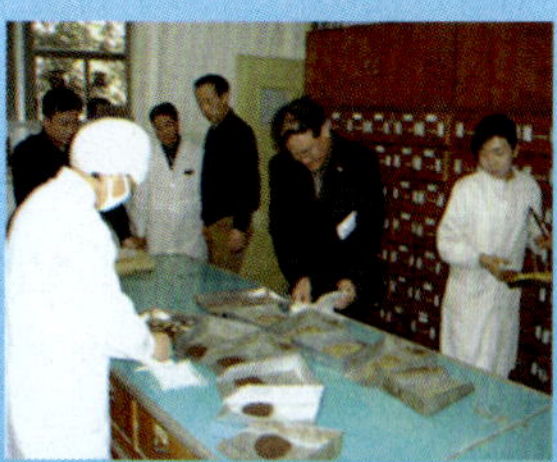
每月考核严把药品质量

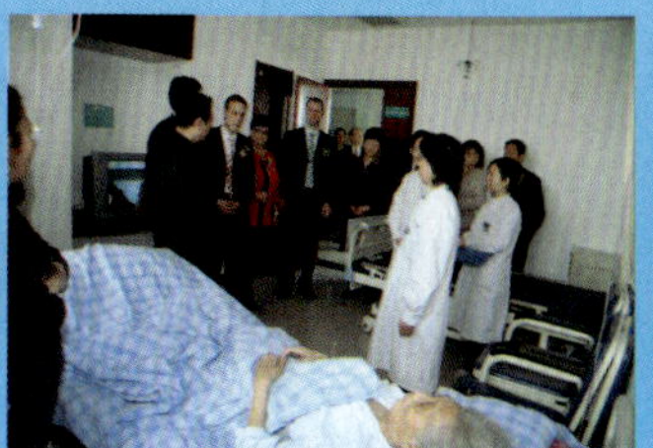
国际间的学术交流

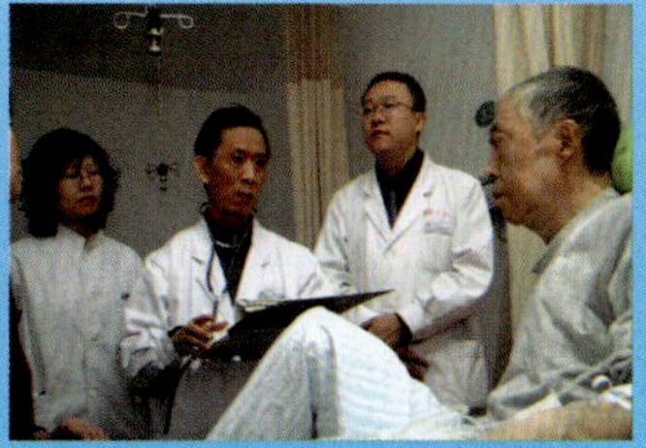
规范的三级医师查房

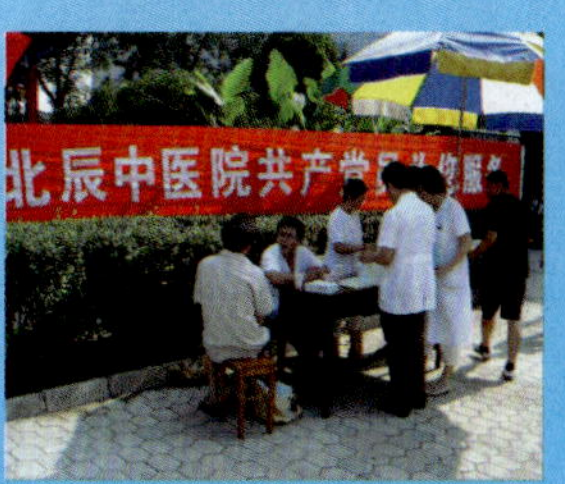

党员义务下乡咨询

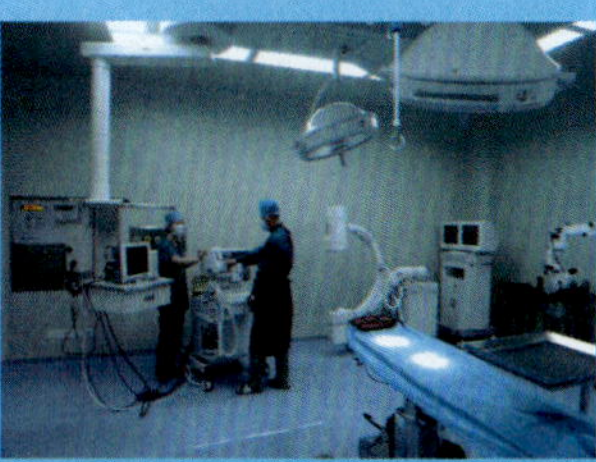
国际水准的净化手术室

地址：天津市北辰区京津公路集贤道口　邮编：300400　电话：022-26391338 022-26822000　网址：www.bczhongyi.com

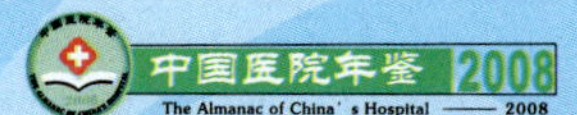

辽宁省人民医院

打造"大专科、强综合"的一流人民医院

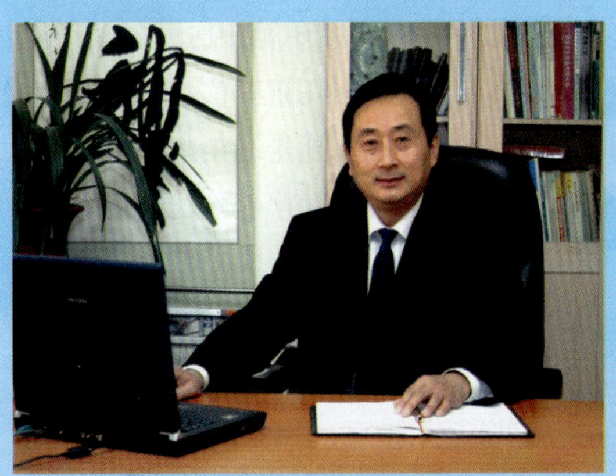
院长：董齐

辽宁省人民医院暨辽宁省红十字会医院、辽宁省心血管病医院，是一所综合性三级甲等医院。承担着辽沈地区的医疗、保健、科研、教学和急救任务，是大连医科大学的教学医院和辽宁中医学院高级职业技术学院的临床学院。医院开放床位888张，职工1228人，其中高级技术人员319人，博士、硕士研究生77名，25名专家享受政府特殊津贴，有28名教授被聘为中国医科大学、大连医科大学的博士、硕士研究生导师。临床医技科室69个，日门诊量2000余人次。配置了菲利浦数字减影仪、螺旋CT等高科技医用设备。医院固定资产总投资为3.7亿元，为建设现代化医院提供了硬件设施，同时也标志着高水准的医疗服务。荣获全国医药文化委授予的医院文化建设先进单位、辽宁省文明标兵单位、辽宁省诚信服务单位及沈阳地区十佳医院等多项荣誉称号。在这里救治的病人有我国著名导弹专家、有身为沈阳城市发展顾问的中国工程院院士、有旅居海外的华人华侨、外国人士以及来自国内22个省、3个直辖市、4个自治区的众多百姓。

医院热心支持社会公益事业，积极参加支援农村卫生工程，并建立了长效扶贫机制。仅2006年、2007年，医院就派出15批医疗队到桓仁、辽中、灯塔、西丰、康平、铁岭、沈阳等地进行扶贫义诊活动，为解决群众就医难做出了积极的努力。近几年组织了红十字进百家乡镇社区义诊活动，行程6260公里，走访全省60个乡镇、18所敬老院、40个社区，免费诊治患者5000余人，免费咨询万余人次，赠送药品价值十余万元。2001年组建的辽宁省人民医院医疗集团，现已发展至52家成员单位，集团发挥省医院的人才、技术、设备优势，整合、优化了医疗资源，已经逐步建立起城乡互补的医疗联动机制，在很大程度上降低了农民看病费用特别是非医疗费用。近几年共接收集团医院转诊病人19200余人，减免患者各种医疗费用约457万元。

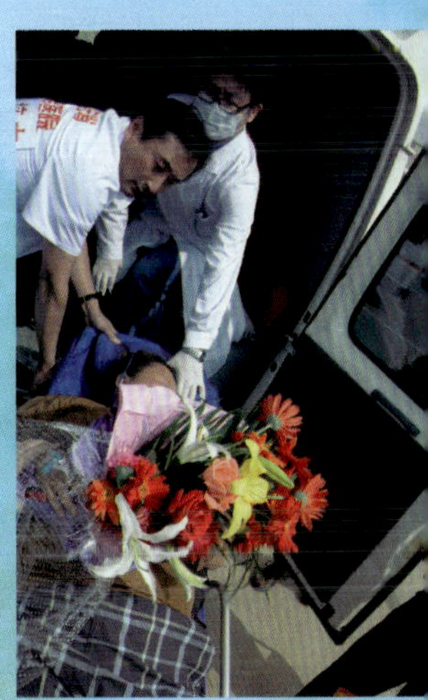
董齐院长（左）同医生一起转运伤员

2008年5月12四川发生大地震后，医院党政领导班子立即召开会议，抽调优秀医生、护士组建抗震救灾医疗队，分别派出三批医疗队共18名队员到四川绵阳参加救治伤员，并为灾区带去8万余元的急救药品、装备。接收了20名四川地震伤员。医院为伤员调配了20张骨科牵引床，配备了新床单、新被褥。为每张病床的伤员及家属各准备了一套生活必备品，充分做好伤员的饮食和营养配餐以及医疗护理等等，目前20名伤员已康复出院。医院全体职工主动向灾区捐款，总计192055元，全院党员交纳"特殊党费"149646元。

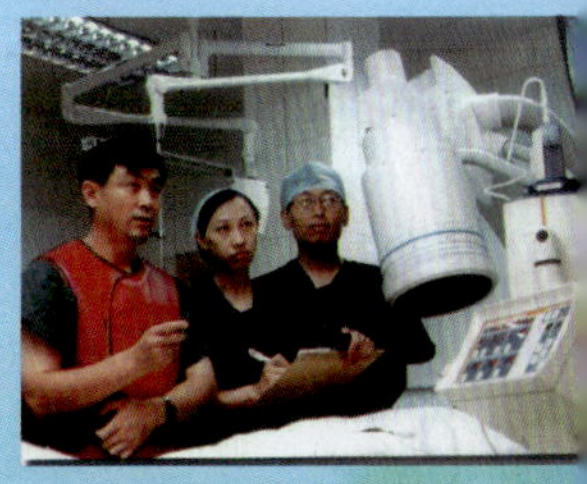
院党委书记李占全教授（左）指导手术

医院严格收费管理，实施医疗收费"阳光工程，建立和完善方便群众、便于

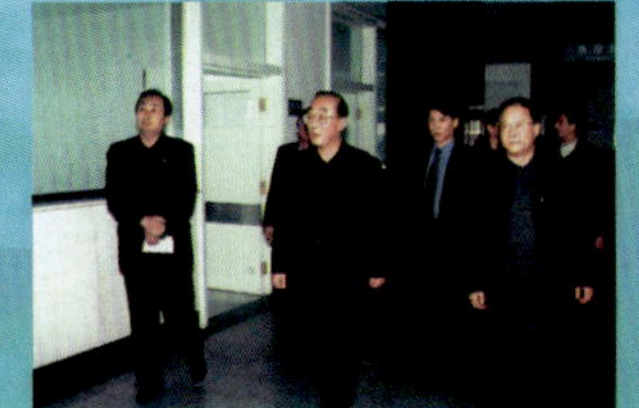
卫生部领导来院视察工作

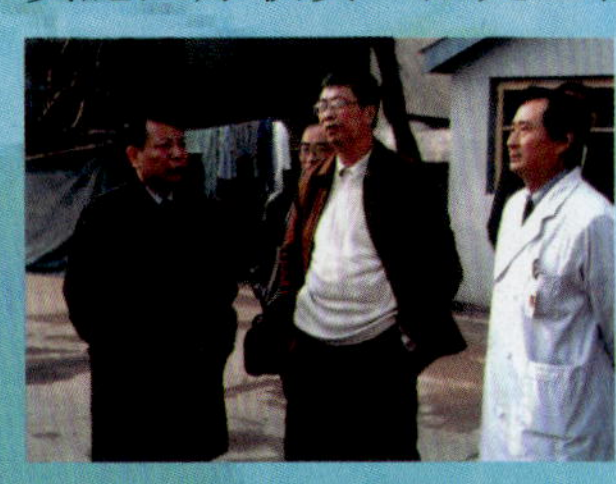
省卫生厅厅长姜潮（中）陪同副省长滕卫平（左一）来院视察

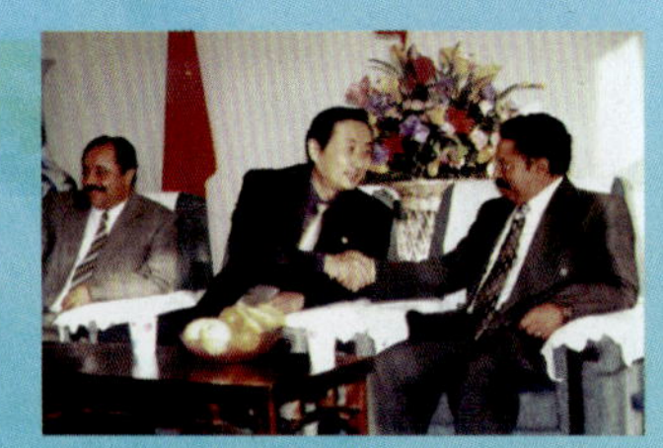
董齐院长（中）与外国专家交流

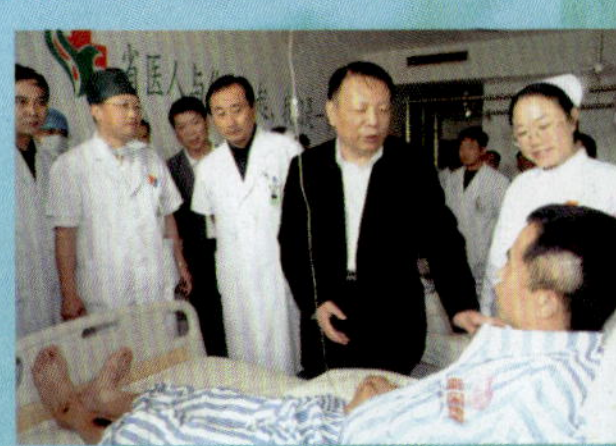
董齐院长（左四）陪同副省长滕卫平看望伤员

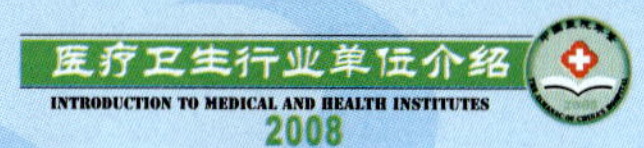

辽宁省人民医院

打造"大专科、强综合"的一流人民医院

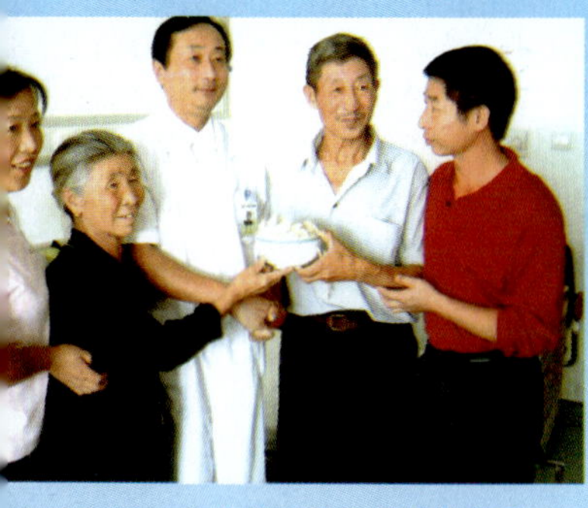
中秋之际，患者家属送碗感谢的饺子

操作的医疗费用查询系统；坚持住院患者一日清单制度；建立住院患者医疗费用双复核制度。服务环境优良，服务水平不断提高。医院门诊推出"一号通"服务，即患者来院就诊，免除挂号费、诊查费，可以在多个门诊就诊，而且全年有效，为患者节省了费用和时间。为改善就诊环境，近两年医院的老病房楼重新进行了装修，对医院整体环境进行了改造。为患者创建温馨的就医环境，使医院环境公园化、病房宾馆化、病区人文化。

医院秉承"人道、博爱、奉献、诚信"精神，开展了一系列人性化服务，如为住院患者过生日，送鲜花及贺卡；为出院患者邮寄新年贺卡；节为患者打慰问电话、赠送礼物；采取一系列措施保护病人隐私等。医院采用多种形式开展院务公开工作，药品采购公开、大型设备采购公开、基建工程公开、人事制度改革、薪酬分配制度改革公开、医疗服务信息公开等，得到了国家级等媒体的关注，受到卫生部、省、市等各级领导的赞扬和肯定。

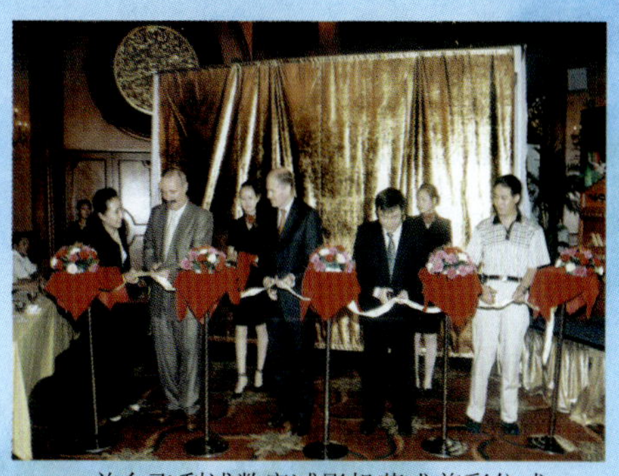
首台飞利浦数字减影机落成剪彩仪式

医院在加强同国内一流医院进行技术交流的同时，也不断加强与国外同行好往来及技术协作，近年来有22个国家的医疗机构与医院建立了友好关并且每年都有知名专家学者来院讲学或技术示范。医院也相继派出数百人国研修、考察、参加学术会议、讲学。医院始终重视科研创新，实施了科果双奖制、科研经费匹配制。几年来，承担了各级科研课题130余项，其中国家科技进步二等奖，18项获省政府科学技术进步奖。举办国内、国际学议50余次。医院主办的国内外极有影响的《中国整形美容外科》杂志，被《化学文摘》等国际著名期刊数据库收录。

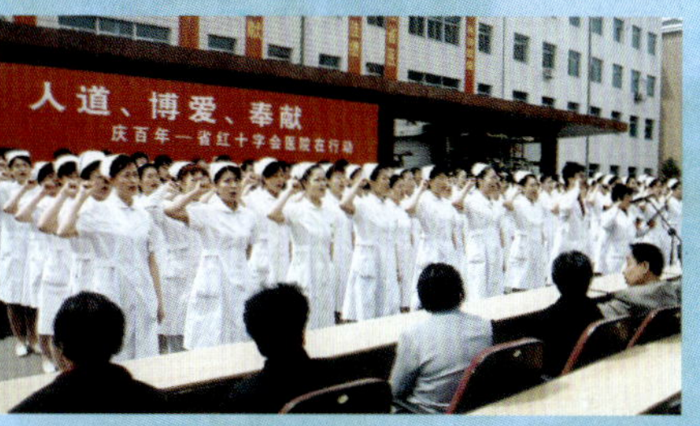

"庆百年——省红十字会医院在行动"庆典上，百余名医务工作者宣誓

为了促进医院可持续性发展，医院经过反复论证提出"大专科、强综的医院发展目标。所谓大专科，就是要把心血管病介入治疗中心这样的牌有规模的科室打造成专科医院水平，让患者享受到一流质量一流服所谓强综合，就是科科有专长。医院坚持科技兴院、人才立院的办院方已培养出一批医界精英，他们以高尚的医德、精湛的医术，不断创造出首例、亚太首位、全国首例、东北首例等多项新技术，医院拥有闻名全心血管病治疗中心以及以三叉神经痛介入治疗为特色的神经二外科外，骨外科、骨肿瘤科、整形外科、脑血管病治疗中心、普外科、周围血管等辽宁省重点学科，医院的医疗水平、科研水平、服务能力等逐年提目前辽宁省重点专科由五年前的3个增至5个。2006年首批通过了辽宁省系统三级甲等医院复核，经济效益和社会效益稳步提高。2007年与2006比，门诊量增加21%；住院病人增加42%；全年总收入增加31%。

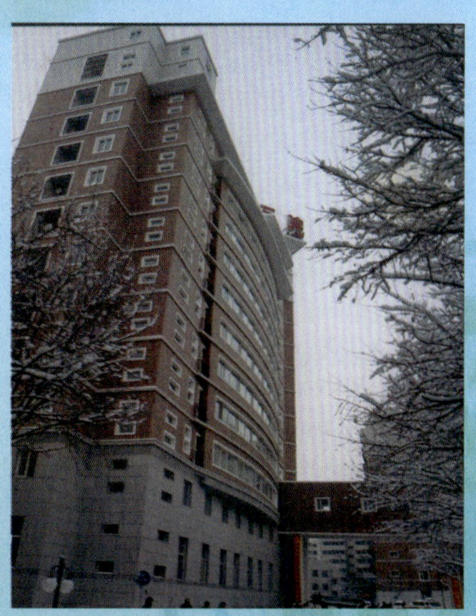
医院外科住院部一角

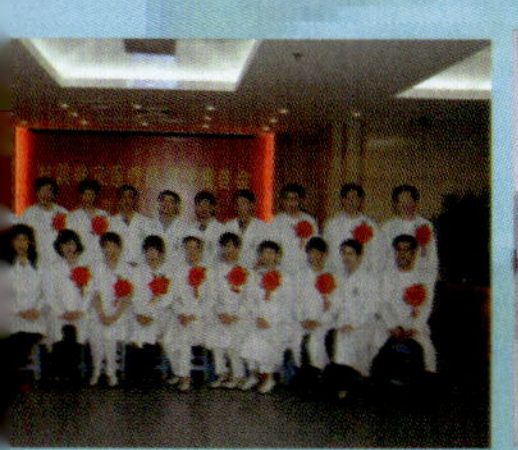
领导与医疗队员合影

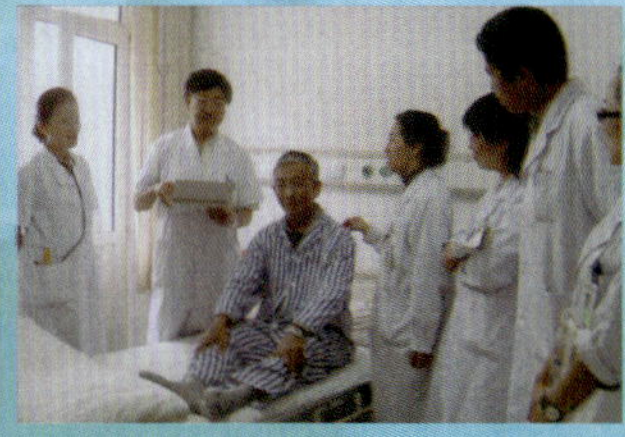
脑血管治疗中心专家正在会诊疑难病人

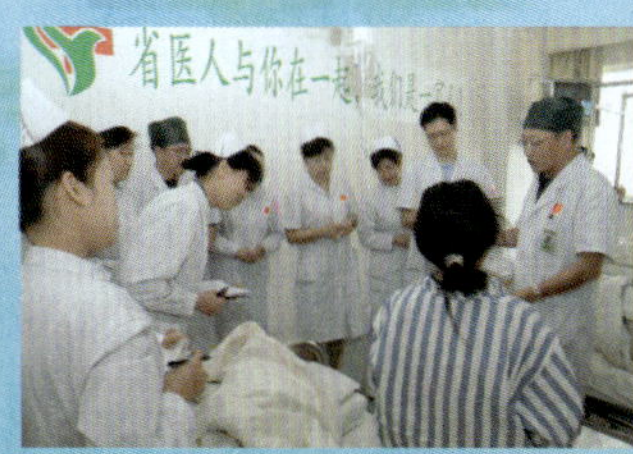
主任郭庆生（右一）组织医疗组和护理组查房

河南省人民医院

深入开展医院管理年活动　全面提高医疗服务水平

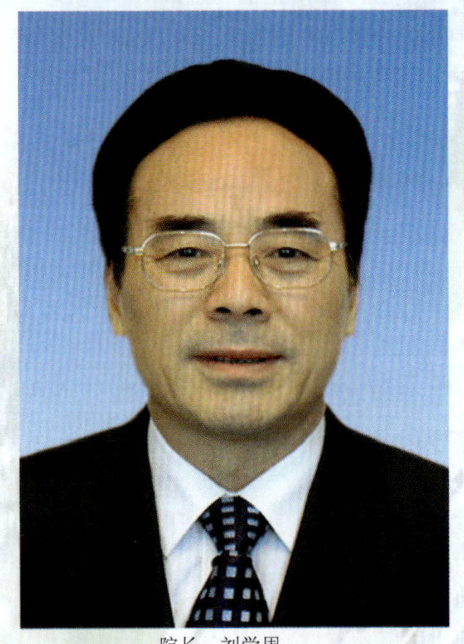
院长：刘学周

河南省人民医院始建于1904年，前身是开封教会医院，1955年迁移至郑州，更名为河南省人民医院，是河南省最大的省级综合性医院，集医疗、预防、急救、科研、教学、保健、康复为一体的大型综合性医院，卫生部首批命名的“三级甲等”医院和“百佳医院”。在职职工2700多人，其中，高级专业技术人员500多人，医学博士、硕士400多人，享受政府特殊津贴专家、卫生部突出贡献中青年专家和省管优秀专家40多人。开设固定床位2700多张。临床医技科室54个，其中，省重点医学专科8个、省特色医学专科3个。拥有核磁共振、64排螺旋CT等10万元以上大型医疗检查设备300多台（件）。

2005年以来，在省卫生厅的正确领导下，按照卫生部、国家中医药管理局关于开展“以病人为中心，以提高医疗服务质量为主题”的医院管理年活动的统一部署，紧紧围绕“质量、安全、服务、费用、绩效”五大要素，全面落实科学发展观，医院深入全面地开展了医院管理年活动，取得了显著成效，被卫生部评为2005—2007年度医院管理年先进单位。

一、建立组织机构，明确目标任务

医院对管理年活动高度重视，成立了以院长、书记为组长，其他领导班子成员为副组长，相关职能部门负责人为成员的管理年活动领导小组和8个自查自纠督导组。按照医院部署，认真对照卫生部、卫生厅管理年检查评价细则，结合医院实际和各自岗位职责，逐条、逐项认真自查，严格督导，找准问题，分析原因，快速整改。院领导亲临一线，进行重点检查指导，现场办公，督促解决问题。

二、广泛宣传动员，人人积极参与

全院干部职工认真学习有关医院管理年活动的文件及《河南省医院管理评价细则》，领会精神实质。50名医学专家向全院医务人员发出倡议：构建和谐医患关系，从我做起！千余名医务人员积极响应，踊跃签名，表达了认真落实医院管理年活动要求的决心。医院充分利用简报、院报、网站等载体，及时宣传活动安排及要求，报道各部门活动进展情况和典型人物与经验。在医院显著位置悬挂宣传条幅，国家及省市20多家媒体对医院的活动情况给予大量报道，营造了浓厚氛围，鼓舞了职工士气，达到了活动内容人人皆知、目标要求人人皆知、具体工作积极参与。

三、完善规章制度，确保工作质量

制度是执行路线的保证。三年来，河南省卫生厅结合卫生部医院管理年活动的总体要求，制定了《关于加强医患沟通，构建和谐医患关系的指导意见》、《河南省卫生厅关于进一步规范院务公开工作的通知》等100余个指导性文件。医院也结合行风评议医院活动，狠抓制度建设，加强科学化、规范化管理，有效提高了管理水平和工作质量。

（一）健全医院管理相关制度。坚持院长办公会议制度、院领导查房制度和院务公开制度，强化各级各类人员岗位职责，推行基本建设审批、收费管理及资金支付等医院管理相关制度，提高了工作效率。

（二）强化医疗护理管理制度。完善质量控制体系，加强环节质量和终末质量控制。出台疑难危重病人及重大手术报告等一系列管理制度，加强临床一线的巡视制度，对于医疗隐患做到早发现、早介入、早处理；修订医患沟通、院内会诊和感染报告等制度；开展护理质量联合教学查房制度，认真执行三级护理业务查房制度，建立医疗、护理差错报告制度，有效保证了医疗质量的提高。

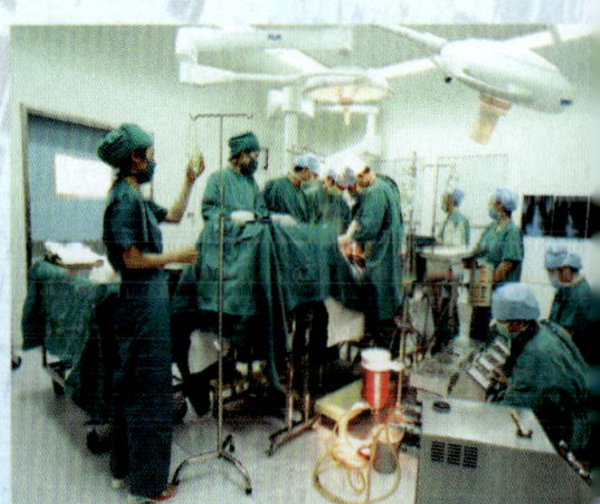
新业务新技术不断开展

1.坚持医护质量控制，确保核心制度落实。将核心制度落实纳入医院综合目标管理和医师考核档案；深入开展医疗差错和医疗事故案例警示教育，开展医疗质量检查评比；建立医疗缺陷防范改进机制，完善院内感染三级管理体系；制定了《医疗专业技术人员考核办法》。

成立护理质量管理委员会，健全了院、部、科三级管理体系；制定了《护理专业技术人员考核办法》；修订了13项护理质量检查标准，将质量检查与督导相结合，规范执业行为。开展“关注护理安全、关爱患者生命”主题月活动；创建特色护士站，推广特色护理等新型模式，鼓励护理人员改进工作流程，充分体现人性化服务。

2.强化三基三严训练，夯实临床基本功。加强患者入院接诊、病历书写、临床诊疗等环节控制，严格基础医疗护理质量管理，采取学术讲座、现场演示等形式，定期对医务人员进行“三基三严”培训，并实行学分制，考核成绩与职称晋升挂钩。以临床医学部为单位举行“三基三严”知识竞赛、技术大比武。院领导在查房中，随机抽查医护人员的基本技术操作，督促大家苦练基本功。按照《医师定期考核管理办法》，对全院医师分批进行培训，做到人人过关考核。开展护理人员“三基三严”训练，组织全体护士长、护士岗位技能竞赛，激励技术和管理创新。

3.普及法律知识学习，增强依法执业意识。将医疗法律法规重点内容汇编成册，发至全院每一个职工和进修实习人员。通过集中培训和到科室举办讲座等多种形式，提高职工法律法规和感染知识知晓率，增强依法行医、规范操作的意识。仅2007年，医院就组织了3次全院性法律法规培训考试，累计有近1000人参加了现场培训，近7000余人次参加了考试；3次传染病知识培训，27次感染知识培训，累计参加人员4000人次。

（三）规范临床用药与检查。认真执行《河南省卫生厅、河南省中医管理局关于在全省二级以上医疗机构实行门诊辅助检查结果互认的通知》。坚持临床药师督导制度，实行临床药师查房，发现问题及时与医生沟通，对错误严重者做出相关处理。积极执行单病种限价，努力减轻病人负担。

（四）规范招标采购制度。医院相继出台了采购工作实施办法、物品采购审批制度等一系列规章制度，使招标采购工作职责更明确、程序更严谨、操作性更强。在招标活动中，坚持公开、公正、透明的原则，组建评标专家库，由医务处负责随机抽取评标专家，采供处提供招标平台，不参与评标，招标管理更加规范，有效堵塞了

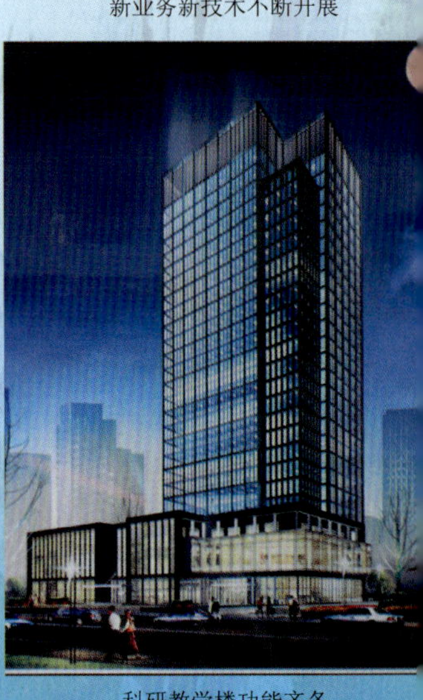
科研教学楼功能齐备

河南省人民医院

深入开展医院管理年活动　全面提高医疗服务水平

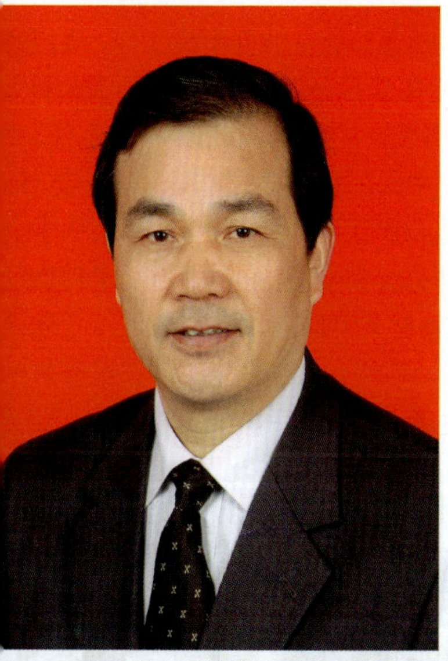
党委书记、副院长:马保根

漏洞，降低了医疗成本。

（五）严格财务管理制度。严格执行国家药品价格政策、医疗服务收费标准和药品收支两条线制度，实行价格公示、适时实地查询、住院病人“一日清单”制和收费情况月查巡制度，违规者将追究责任，给予相应处罚。2007年6月，国家发改委对医院药品和医疗服务价格进行严格检查后，给予高度评价：能抓住当前老百姓最关心、最直接、最现实的利益问题，从解决群众看病贵的实际出发，千方百计降低一次性耗材价格，认真执行医疗收费标准，切实减轻了患者负担。

四、营造良好氛围，全面优化服务

医院牢记全心全意为人民健康服务的宗旨，紧紧围绕“抓内涵强素质苦练硬功，创品牌树形象诚信为民”的要求，加强职工素质教育，提高服务和责任意识，切实转变观念和工作作风，以忠诚的服务精神和人道的服务文化感动病人，以热情细致的服务措施造福病人，以过硬的职业道德和行业作风取信病人，医患关系日益和谐，医院社会形象显著提升。

（一）加强思想政治教育。结合社会主义荣辱观教育、争创“廉医、诚信、为民、和谐医院”、“爱岗位、献爱心，争做人民健康好卫士”、“依法执业集中教育”等活动，在全院深入开展医德医风教育、职业道德教育和服务意识强化教育。2006年医院开展了“感动服务年”活动；2007年定为“形象年”，开展了“省医为我搭舞台，我为省医添光彩”竞赛活动，引导职工充分认识“医院处处都是文明服务窗口，人人都是医院形象使者”。

（二）坚持先进典型引路。榜样的力量是无穷的，医院坚持用身边事激励身边人，形成比、学赶帮的强大动力，使大家见贤思齐，学有榜样，赶有目标。医院外请全国优秀乡村医生马文芳来院行医体会，交流服务感受；内树先进典型人物，使涌现出的张菊新、高传玉等一批先进工作者成为职工行动的标杆。其中，突发心肌梗死倒在手前仍惦记病人的妇儿临床医学部主任、妇产科党支部书记张菊新主任医师的先进事迹得到了中央首长的批示，人民日报、中央电视台等权威媒体了集中报道，并参加全国卫生系统先进人物事迹报告团巡回报告。成为全国卫生系统一面鲜艳的帜。

（三）加强医院文化建设。通过广泛开展院徽、院歌、医院精神征集，举行“我为党旗添光彩”演讲比赛、“加强医患沟通、构建和谐省医”富多彩、寓教于乐的活动，重申医院精神、明确办院宗旨，引导职工正确的价值取向。制定了《河南省人民医院职工行为规范》，从言谈举止疗行为都做了明确界定，做到仪表端庄、语言文明、行为规范、服务周到，增强职工的荣誉感和自豪感，并演化为全心全意为患者服务的自觉，大大增强了凝聚力，提高了战斗力。

（四）创新服务流程，拓宽服务领域。2008年4月，建筑面积6万多平方米的新门诊医技大楼投入运行，患者的诊疗环境和职工的工作条件发生本性变化。同时，积极引进现代化的信息管理系统和3.0TMRI、64排CT、16排CT、ECT等医疗设备。患者就采用“健康行一卡通”模式，减少挂号、划价、交费等繁杂环节，使医院的服务功能明显增强，诊断手段增多，服务领域明显拓宽，工作效率明显提高，病人的就诊时间大大缩短，医疗秩序明显改善，使“一切人为中心”的服务理念落到了实处。

各科室争相开展具有专业特色的温馨服务：血液内科医务人员为患儿讲故事成为一种风尚；内分泌科长年健康讲座；神经内科开展“亲情服务”；骨科开展给病人信心的“赞赏式”服务；高血压病区建立全省高网络，网上指导病人生活；门诊综合服务处为病人邮寄化验单。优质的服务换来了病人满意的笑脸和众多扬。2006年病人投诉率下降66%，表扬率上升60%；2007年在患者就诊量以30%的幅度攀升的情况下，病人诉率又下降了60%，表扬率上升了54%，住院病人满意度达99%。

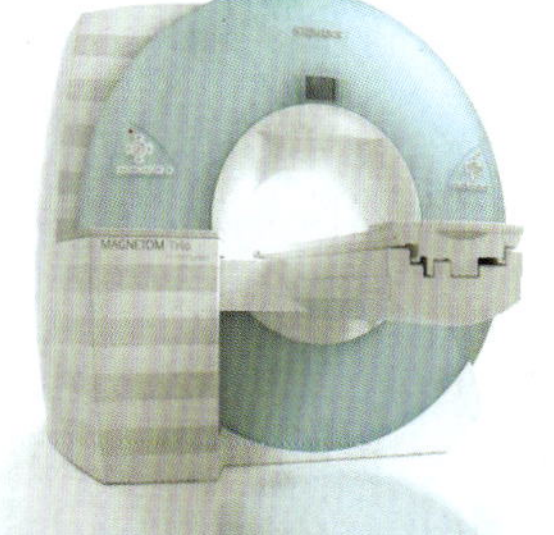

拥有一批以3.0T核磁共振为代表的高、精、尖设备

五、强化质量监督，实行责任追究

为增强医院与患者、与社会的沟通，院领导走进报社、电视台、电台公开承诺，诚请社会监督；在全省首患者代表为医院工作“挑刺”的先河，引导医务人员换位思考；坚持每周医德医风查房，主动到一线发解决医疗服务中存在的不足；完善住院病人访问、出院病人随访、服务承诺督导、行风巡查等制度；不断创人座谈会和社会监督员督查形式；根据不同人群设计住院、出院、门诊等不同类型的问卷调查表，广泛、全征求群众对医院的评价、意见和建议。坚持职能处室和临床科室双向测评，对排名后5位的处室，主管院领导与其负责人进行诫免谈话，分析原督促整改，对违反制度者视情节给予必要处理。

2006年以来，结合河南省行风评议活动，医院把管理目标细化到每一个环节，上下联动、整体推进。发放门诊患者调查问卷6000余份，住院患查问卷近8万份；深入走访100多家单位和社区，发放6000多份问卷调查表广征民意。对收集整理的100多条意见和建议及时反馈，进行认真整使医疗水平和服务质量得到持续改进，受到社会各界普遍好评。连续两年以省直医院第一名的成绩获得河南省行风建设先进单位荣誉称号。

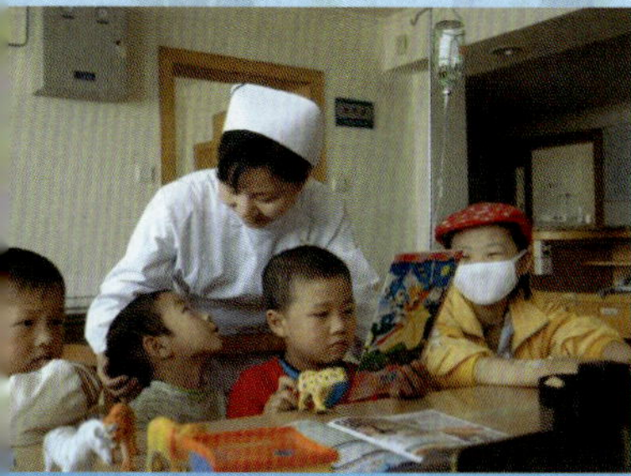
科室竞相开展特色服务

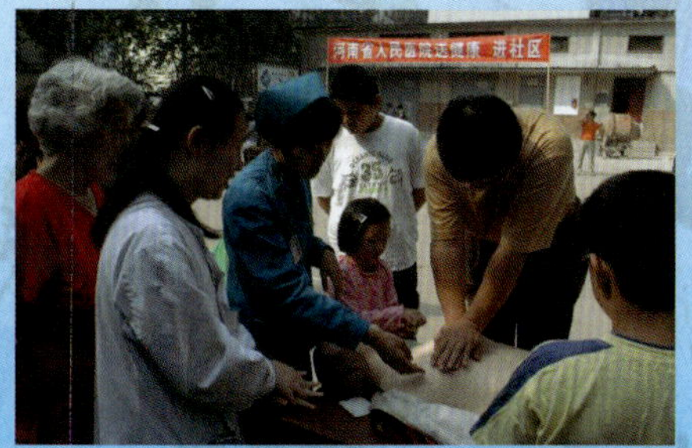

大力开展送健康进社区活动

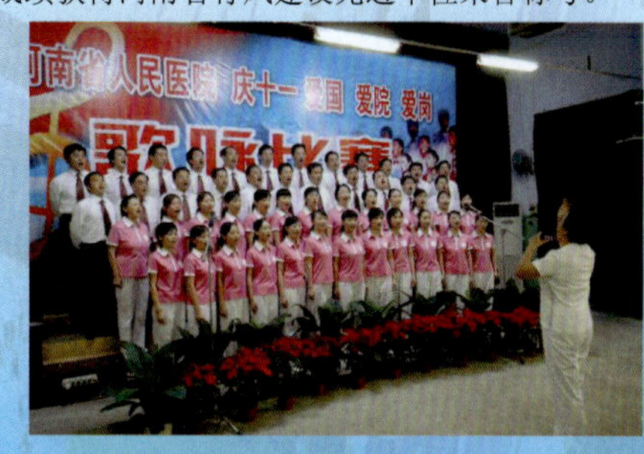

职工文体活动丰富多彩

在改革开放中成长壮大的 中国医科大学口腔医学院

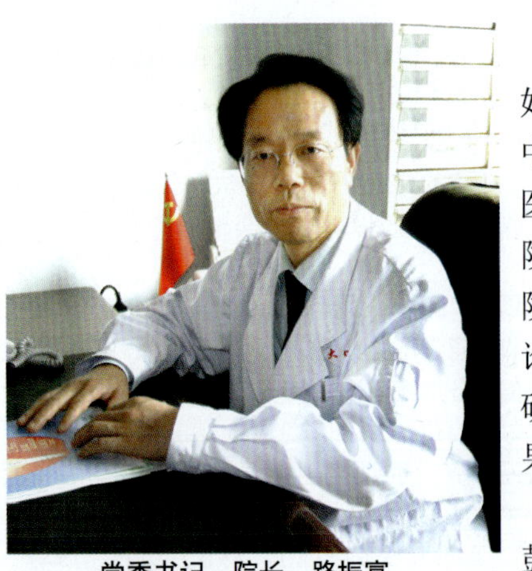
党委书记、院长：路振富

院长简介:

路振富，男，1978年毕业于中国医科大学医疗系口腔专业并留校工作，从1986始多次赴日本研修医学教育、医院管理和参加相关学术会议。曾并现任中国医科大中日医学教育中心处长，日本医学教育研究所所长，卫生部日语培训中心主任，中医科大学教务处处长等职务。2004年7月至今任中国医科大学口腔医学院党委书记院长。担任中华口腔医学院会常务理事、辽宁省口腔医学会会长、中华口腔医学会院管理专业委员会常委、中国医师协会口腔医师分会常委。先后在中外学术刊物发论文70余篇，以副主编和编委出版专著、辞书、教材共9部，参与完成省级以上软课研究11项，主持完成4项，获国家优秀教学成果一等奖、二等奖各1项，省优秀教学果特等奖等奖项5项，国务院政府特殊津贴获得者

自党的十一届三中全会以后，党的知识分子政策逐步落实，广大医务工作者深鼓舞，钟宝民教授等老前辈，鉴于辽宁省乃至于东北地区口腔事业与国内外的差距提出了筹建口腔医学系的设想，1977年开设了本科口腔医学专业，建院前，共招收9期。伴随着中国改革开放和卫生事业的断深入发展，1986年中国医科大学正式成立口腔医学系，第二年即1987年，经国家卫生部批准，中国医科大学建立附属口腔院。1998年成立口腔医学院。建院初期，口腔医院设有口腔内科、口腔颌面外科、儿童牙医预防、口腔正畸、口腔组织病理、腔解剖等6个教研室、6个相应临床科室；随着口腔医学的发展，增设了口腔预防、麻醉、口腔生物学、口腔材料学等4个教室，临床科室增加到10个。现有员工320人，其中硕、博士占师资总数的83.1%。建院二十多年来，口腔医学事业的发展充满竞争、挑战和机遇，中国医科大学口腔医学院的发展道路同样布满荆棘、坎坷与光明。建院后不久由于楼房老化破损致使正常的医教研工作举步维艰，口腔颌面外科被迫迁至附属第一医院。在长达近十年的时间里，由于种种原因医院发展速度比较缓慢。

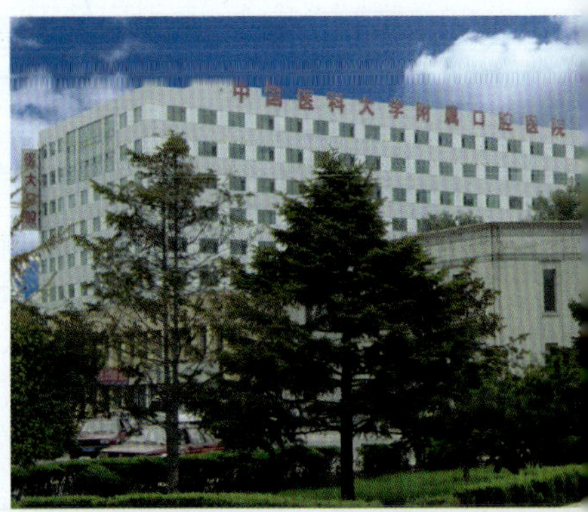

大楼全景

2003年8月崭新的口腔医院综合楼竣工并投入使用，门诊综合治疗椅达105张，病床70张。2004年7月中国医科大学党委对口腔医院领导班子进行了重新组建，党委书记、院长路振富同志上任并逐渐搭建了新的领导班子。路振富院长上任后，为了尽快掌握情况，解决长期遗留的历史问题，全身心地投入到医院的发展和建设之中，重大节日几乎没有休息过，每个除夕夜，都是在巡视了医院的各个角落，慰问了医务人员，看望没能出院的患者之后才回家。新领导班子精干高效，寻求公平公正的处事原则，主张按制度办事，医院召开了首届职工代表大会，产生"院务委员会"，医院重大事项、重大招标采购、基本建设等均需院务委员会讨论通过。并逐步建立了"院情通报会"等制度，力求院务公开透明，建立了一整套的《中国医科大学附属口腔医院岗位职责及规章制度》，通过实施多项顺应民心的举措，员工的精神面貌出现了很大改观。

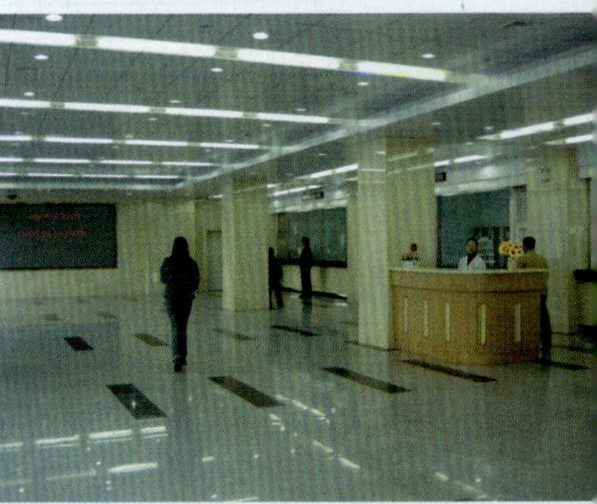
宽敞明亮的门诊大厅

2004年8月，口腔颌面外科从一院回归。口腔外科回归为医院的全面振兴和快速发展注入了生机和活力，医院医、教、研所需的完整学科体系得以实现，同时带动了检验、药局、病理等相关科室的业务量，在较短时间里，医院运营出现了扭亏为盈的局面。2004年下半年以来，医院业务量和收入在连续翻两番的基础上保持20%左右的速度稳定增长，目前日门诊量达800人次左右。四年过去了，不仅消除了财务账面上的赤字，而且已经开始按约定偿还建楼贷款，医院总资产成倍增长，出现了可持续发展的良好势头。

医院领导大胆起用一批中青年学术骨干担当学科带头人。四年来，医院先后派出20余人次有针对性地到国内外院校学习深造，极大地促进了医院人才培养和新技术的迅速开展。2006年医院被中华口腔医学会确定为全国七个、东北地区唯一的国家临床执业医师口腔颌面外科培训基地。2008年4月，口腔临床医学被评定为辽宁省重点学科。目前口腔颌面外科、牙周病科、口腔病理、种植中心等已成为东北地区的龙头学科。

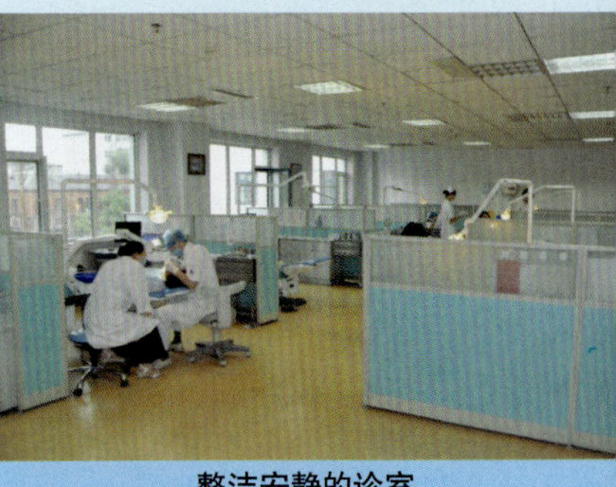
整洁安静的诊室

在改革开放中成长壮大的中国医科大学口腔医学院

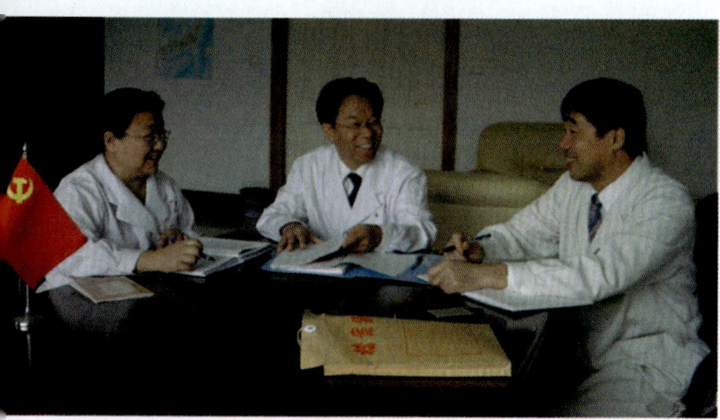
医院领导班子(左起 党委副书记：张扬、党委书记院长：路振富、副院长：卢利)

从建院始便成为沈阳市、辽宁省乃至东北三省的口腔疑难病症诊疗中心，同时还承担着辽宁省老干部口腔医疗保健任务，辽宁省医学会、沈阳医师协会口腔专科分会挂靠在该医院。医院拥有先进的医疗检查设备，如牙周内窥镜系统、根管显微镜、数字全景X光机、超声骨刀、手术显微镜、摆动据、颞下关节镜等。医院不断开展“三新”技术，在国内较早开展口腔及头颈肿瘤的综合治疗、唇腭裂序列治疗、复杂颌骨骨折等颌面部重症创伤救治及颅颌面畸形整复、正颌外科等，省内率先开展根管显微镜的应用，机用镍钛抗扭力马达用于根管预备，热力胶垂直加压填充系统，Florida牙周探针，各种精密附着体义齿普遍开展，种植牙技术和质量不断提高，应用最新技术矫治各类错牙合畸形等。医院不断开展质量管理和“三基三严”训练，技术实力持续提升。2007年6月中国医科大学附属口腔医院被批准为辽宁省口腔医院。

为了促进教学及科研工作，医院采取了很多扶持政策，设立医院青年科研启动基金、教学研究基金等，鼓励年轻教师科技创新；通过增加教学设施投入，大幅度增加教师课时费等办法，不断提高教学水平，保证教学质量。经过三年多的努力，多年不见的国家自然基金等重大课题和省科学进步奖连年获得，停顿多年的全国规划教材编委得以新增，“SCI”论文逐年增加，连续两年获得两门省“精品课程”，创办了东北地区唯一的专业杂志——《中国实用口腔科杂志》，创刊以来，受到业界高度肯定。2008年9月，医院通过国家食品药品监督管理局认定，获得药物临床试验机构的资格，为医院开展药物临床试验以及多出成果和论文提供很好的科研平台。近年来，医院加强国际交流与合作，每年有10余人次日本、美国专家来院讲学，并且该院专家也应邀赴国外讲学，医院与日本北海道大学、冈山大学和德岛大学等签订了校际间合作协议，并付诸实施各项内容。

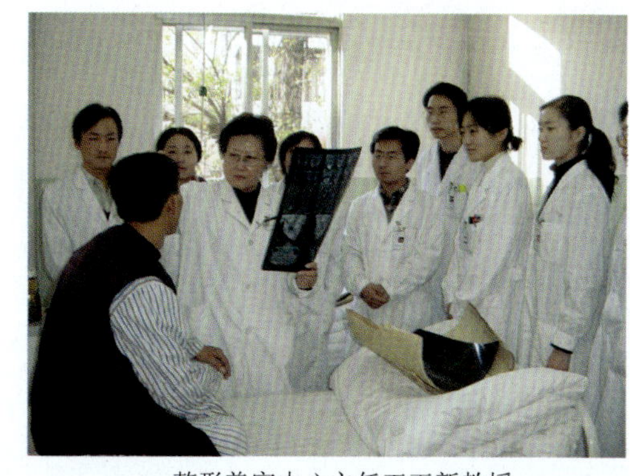
整形美容中心主任王玉新教授

从2004年底开始积极构建医院文化体系，开展医院的制度文化、精神文化和物质文化建设，不断开展提高服务质量、服务于社会的实践活动。2005年上半年，探索不同的管理模式，积极筹建了综合急诊科，成为全省惟一24小时诊治口腔及颌面急重症的医院，取得良好的社会效益和经济效益，极大地缓解了广大患者看病难，看“急”病更难的社会问题；医院承担了多年的“微笑列车”慈善项目，被辽宁省民政厅、辽宁慈善总会评为2006感动辽宁优秀慈善单位；2008年又承担了国家民政部、李嘉诚基金会的“重生行动”项目。此外医院不断改善门诊和病房的医疗环境，增设陪诊员、门诊采取分楼层挂号和收费等一系列以人为本、方便患者的措施。医院设立了职工活动室，配备了娱乐健身设施；建立了探访、慰问、祝贺制度；定期举行形式多样、内容丰富的文化活动，职工凝聚力不断增强，激发了职工爱岗敬业精神。患者表扬信、锦旗逐年增加，全省卫生系统开展的“诚信服务杯”竞赛活动中，在连续两年先进单位的基础上，2007年获得标兵单位称号。

20余年来，中国医科大学口腔医学院共培养了口腔医学本科毕业生761人；硕士学位毕业生332人；博士学位研究生3人。医院现有国际牙医师院士4人。在中华口腔医学会担任常务理事1人，中华口腔医学会各专业委员会和省、市口腔医学会及其它专业学会担任理事（委员）以上职务近130人次。在各类学术刊物分别担任主编、副主编、常务编委、编委53人次。建院以来，获国家自然基金、国务院、卫生部、教育部、省和市级科研课题180项；科研成果和省、市政府科学进步奖等43项，发表科技学术论文1075篇。

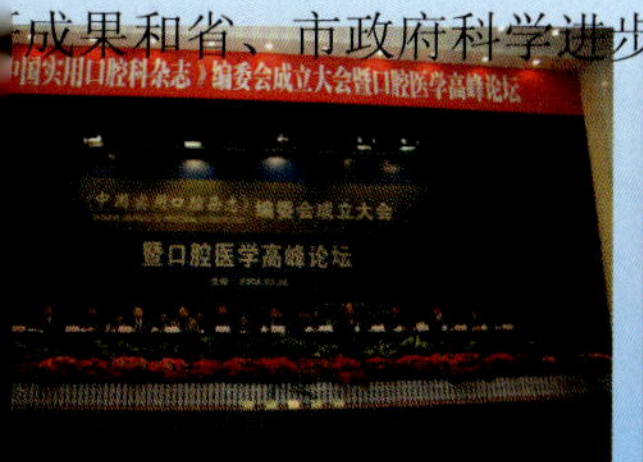
国实用口腔科杂志》编委会成立大会

护理技能比赛

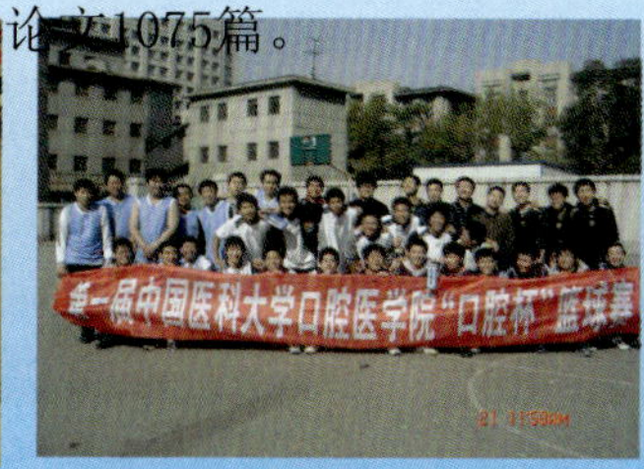
首届“口腔杯”篮球赛

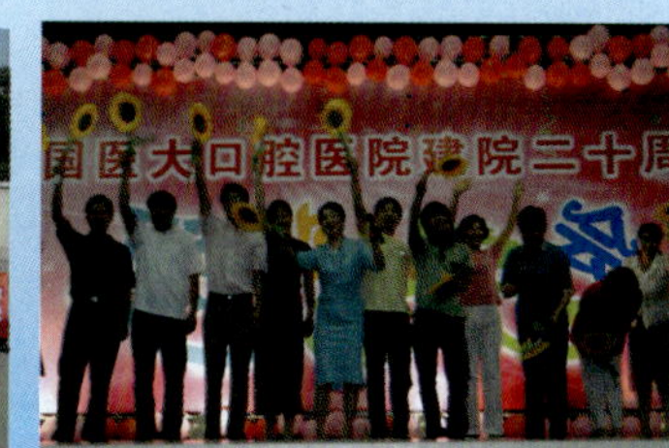

丰富多彩的文化生活

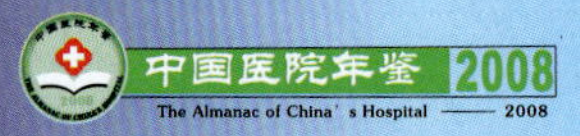

潜心钻研 科学管理 建功立业

——陕西总队医院院长李广琪优秀事迹

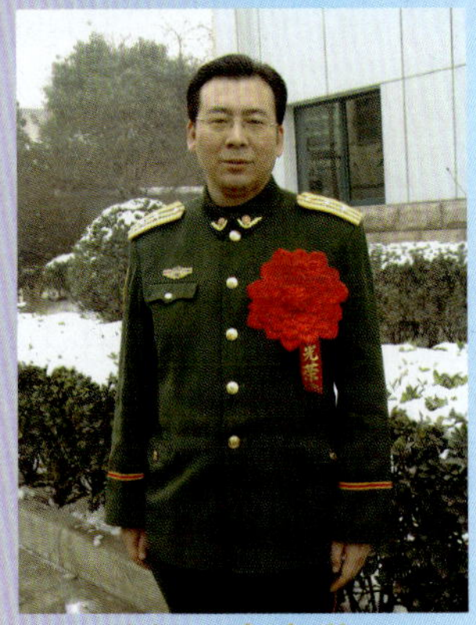
院长：李广琪

李广琪，武警陕西省总队医院院长，上校警衔，技术7级，武警部队放射学会主任委员。1985年7月入伍，历任医师、主治医师、主任、院长等职。2002年7月任院长以来，把着眼新世纪新使命、立足本职岗位研医疗、谋发展作为落实科学发展观的具体实践，带领全院官兵在科技练兵的实践中，学科技、谋发展，实现医院整体建设的跨越式发展。

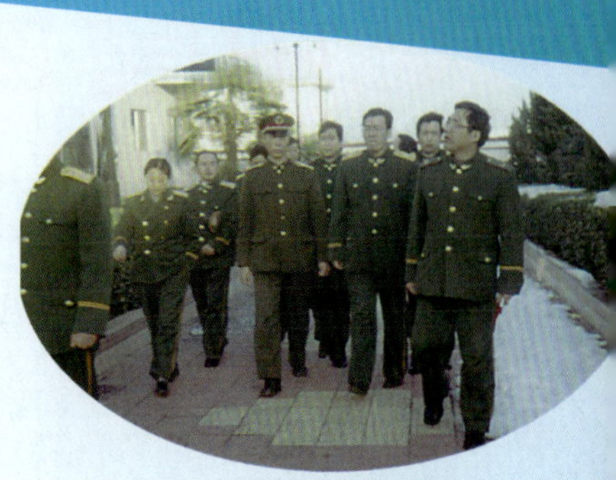
外出考察

昔日的农家子弟，今天的知名专家

二十年前，刚从陕西省医学专科学校放射专业毕业的李广琪，踌躇满志的来到武警医院，他怀着极大的求知欲望，抓紧一点一滴的业余时间自学，完成了大专、本科阶段的所有课程，逐渐成长为大家公认的技术骨干。

要实现医院技术上的突破，必须另辟蹊径，他瞅准了介入疗法-----这一放射专业的新兴学科。听说太原一家医院开展了介入治疗输卵管再通，他和一名妇产科医师来到太原取经，回院后，经过反复试验，熟练掌握了这项技术，在西安市首次开展了放射介入治疗输卵管再通，当年开展百余例。

在治疗过程中，他又结合中国妇女的生理特点，对进口的导丝和设备进行了大胆的革新，使再通率达到了94%，受孕率达到了60%。这项技术达到了西北地区及武警部队先进水平，获武警部队科技进步二等奖。作为该学科的学术带头人，又把目光盯在了全身各部位恶性肿瘤、血管栓塞术、急性脑梗塞、股骨头无菌性坏死等的介入治疗上。近5年来，完成输卵管再通术2800余例，获陕西省及武警部队科技进步奖近10项，在国内外学术期刊发表论文50余篇，是武警部队放射学会主任委员、陕西省放射介入学会常委、陕西省医保学会常委。

积极探索，科学管理，特色建院之路越走越宽

李院长时时刻刻把医院的建设放在心头，独辟新径，使医院旧貌换新颜，一跃发展成为极具活力和竞争力的特色专科医院，成为当地三甲医院的排头兵。

大胆管理，勇于创新，积极探索医院管理和发展的新路子。他总是亲自带队到兄弟单位进行实地考察，学习先进经验；围绕医疗工作确立了"引进一套先进设施，学习一项先进技术，培养一批专业人才，形成一个新的亮点，带动其它科室发展"的工作思路，大力倡导科研攻关，近年来全院获武警部队科技进步和医疗成果奖10余项；坚持把医疗服务质量作为医院建设和发展的生命线来抓，开展了医疗质量服务月、感动服务等活动，努力实现医患零距离；成立了网络质控小组，制定质控细则，要求各个层次进行医疗质量分析，认真查找医疗工作中的薄弱环节和存在问题，对全院各科室实行量化管理和全程控制，保证了医疗质量和医疗安全。

树立特色品牌、走特色建院的战略

他始终坚持"以特色带全局"的发展思路，把抓特色作为全院工作的切入点和着力点，广开思路，做到"人无我有，人有我新，人新我精，人精我特"；积极培育新的经济和技术增长点，立足现有的技术力量，依托外聘知名专家教授，大力开展合作，成立了心脏中心、透析中心、腔镜中心、超声乳化中心、妇产科微创中心等新的特色，并大力给予扶持。

在特色发展的基础上，他还十分重视对传统科室潜力的挖掘。总结推广好的经验和做法，适时对一些条件比较成熟的科室进行分科，使传统科室的潜力得到很好发挥，神经内科在仅有22张床位的情况下，床位使用率常年保持在100%以上，年纯收入突破百万元。呼吸、消化，骨科和肝胆、胃肠分科后，你追我赶，形成了良好的竞争态势。

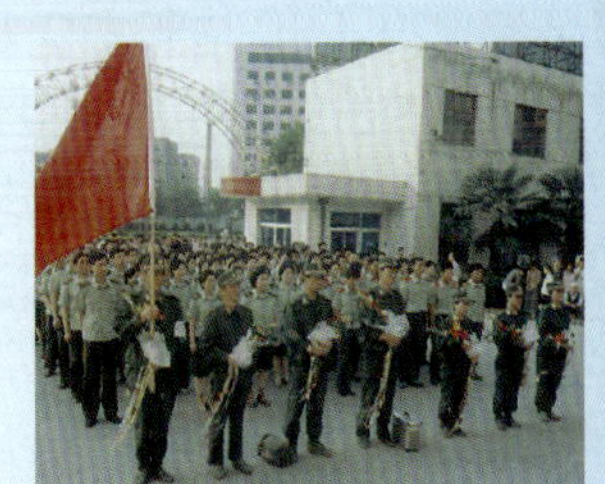
整装待发

医院要发展，关键在人才

在医疗科技不断进步的今天，人才就是战斗力，他自觉把培养一支过硬的人才队伍作为首要职责。提出了依托四医大、交大医学院等教学科研单位加快培养人才的思路，与四医大研究生院达成了每年为医院代培3至5名硕士研究生的协议。在用人机制上不断创新，他求贤若渴，先后聘任专家名医7名，引进博士后、知名专家和研究生6名，邀请省、市知名专家教授来院会诊、手术、现场指导，不但有效扩大医院影响，而且极大地带动了学科建设，培养了大批人才，为医院实现可持续发展提供了不竭的智力支持和后备力量。

医院率先在武警部队推行高、中、初级专业技术干部任期制工作，打破了技术干部专业技术职务的"终身制"，先后对12名工作平庸者作了退休、转业处理，对15名年轻优秀者晋升使用；在干部福利方面制定科学合理的经济目标管理方案，严格实行多劳多得，制定吸引人才的优惠政策，如：设立了突出贡献奖，给在医院不同岗位上作出突出贡献的个人给予重奖，极大增强了人才队伍立足本职建功立业的积极性。

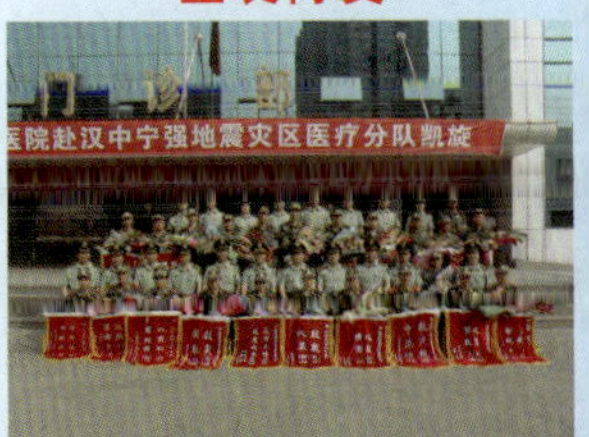

赴汉中地震灾区医疗分队凯旋

严人先严己，清廉作表率

还是在他担任放射科副主任时，就有很多民营医院慕名想把他挖走，开口就是年薪30万。面对诱惑，他婉言谢绝：我是部队培养的，成果是部队的，技术我不带，你们还会这样吗？担任院长后，医院的基建工程、投资项目比较多，不时有人找他说情，请他吃饭娱乐，他从未答应。药品购销一直是个比较敏感的问题，他积极主动在省内首家对抗菌素类药品进行了公开招标，2002年扩大到全部药品，价格平均下降33.6%，大大降低了成本，节约了资金。平时有些干部有事向他请吃送礼，他都讲明道理，一一谢绝，许多人称他为"请不动、送不进的人"。有人说：你为医院出了那么大的力，也该为自己想想了。他却总是说：部队培养了我，又给我这个施展才华的平台，我已经非常满足了，我别无所求。

在他的带领下，医院特色专科由原来的4个扩大为9个，年收益增长率达30%以上，纯收入从2002年的743.57万元，增长为2007年的2147万元，医疗设备总值由2002年的1751万元增长到目前的7701万元，增幅为339.8%，短短5年实现了经济收益翻两番。他个人被卫生部中华医院管理学会评为优秀医院管理者，先后3次荣立个人三等功。

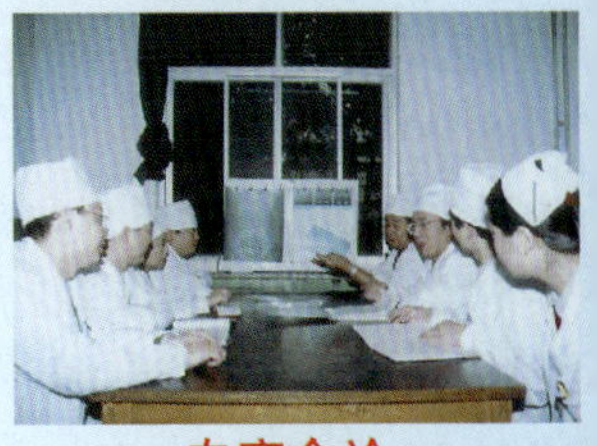
专家会诊

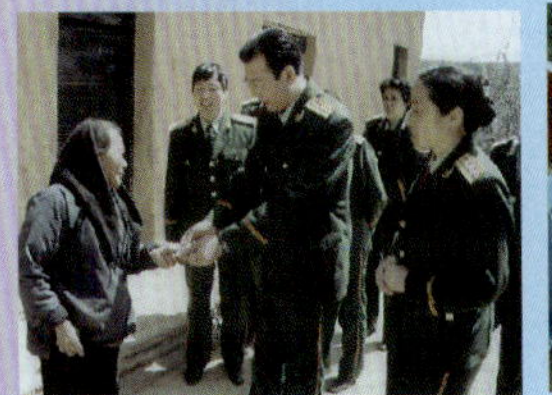
慰问贫困孤寡老人

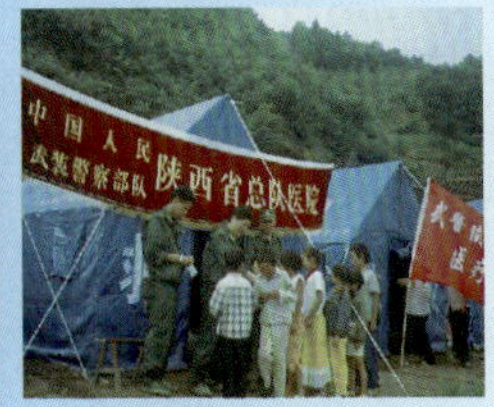

发放药品

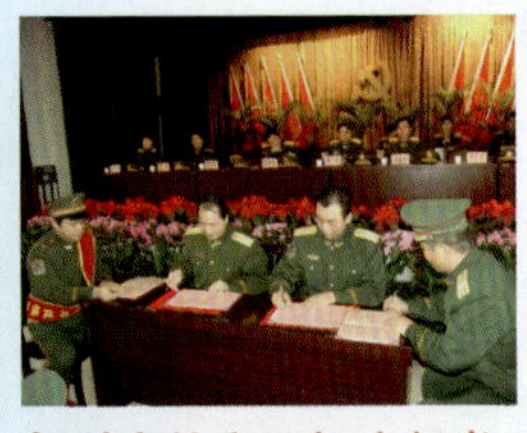
与科室签定目标责任书

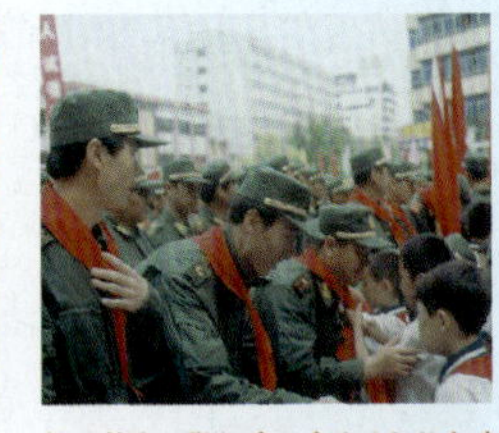
抗震救灾卫勤保障医疗分队凯旋归来

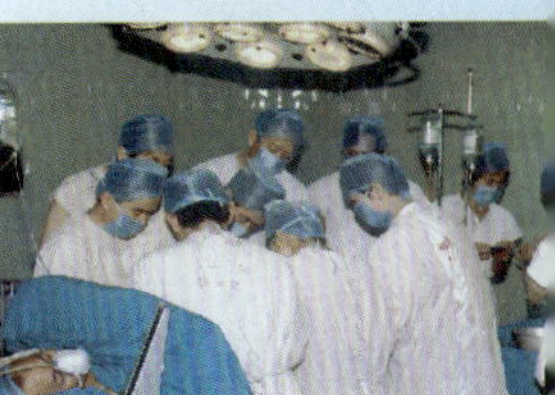
实施手术

第四军医大学口腔医学院

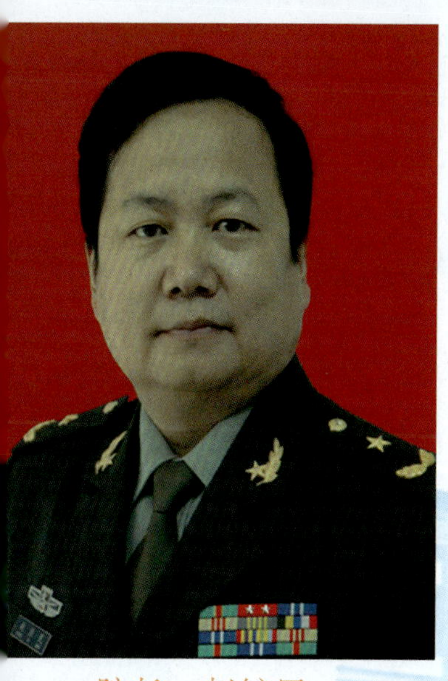
院长：赵铱民

第四军医大学口腔医学院暨口腔医院、中国人民解放军口腔医学研究所坐落在古城西安。医院创建于1935年，前身系中国人自己最早创办的国立南京中央大学牙医专科学校，现已发展成为中国人民解放军唯一集口腔高等医学教育、口腔医疗、口腔医学研究为一体的口腔医学、教育、科研的重要基地。

医院设有9个教研室，24个专业科室。医院的口腔临床医学、口腔基础医学均是国家级重点学科和培训学科，是国家“长江学者奖励计划”特聘教授岗位学科，是国家“211工程”重点建设项目和博士后流动站。

医院现有教授、副教授80余名，博士导师24名，硕士导师28名。拥有毛天球、刘宝林、郭天文、赵铱民、金岩、徐礼鲜等国内外著名口腔医学专家，有15位专家教授在全国二级以上专业学会担任副主任委员以上职务，有18人担任20种专业期刊的主编或副主编，有38人享受国务院政府特殊津贴。

医院占地5万平方米，建筑面积8.37万平方米，其中，医教研工用房5．28万平方米。开设牙科综合治疗椅280张，住院床位146，拥有价值6000余万元的先进医教研设备和最先进的医疗、教学和研设备。年门诊量近40余万人次，年收治住院病人3000余人次。995年被评为三级甲等医院，1998年被批准为卫生部临床药理基地，000年被确定为全军优生优育儿童口腔医学技术中心。

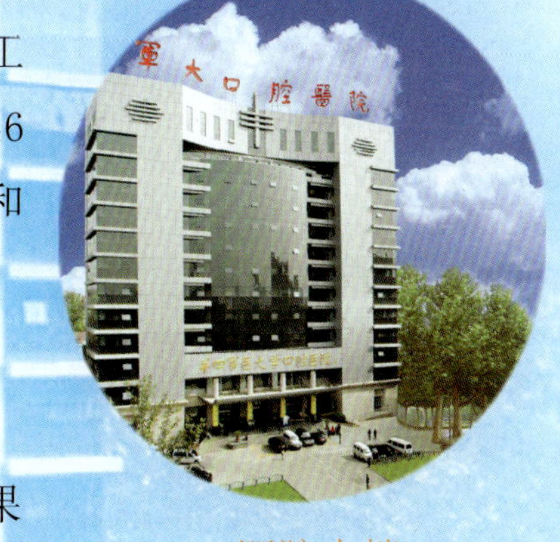
医院大楼

70多年来，医院为我国培养了数千名口腔医学人才。其科研成果我国口腔医学发展史上填补了数十项空白，其医疗技术在牙髓尖周的治疗、颌面赝复、残根残冠的保存修复、颌面战创伤救治、颌面颈部肿瘤治疗、颅颌面畸形复、种植义齿、牙齿美容、牙颌畸形矫治等方面居国内领先地位。近年来，医院敢于挑战医学题，先后成功研制出了组织工程人造皮肤，并成功实施了世界首例“坑面女”、“缺面男”手和颌面部巨大神经纤维瘤手术，被国内外媒体广泛报道。

医院长期竭诚为患者提供一流的服务，已连续16年保持省级文明单位荣誉称号。

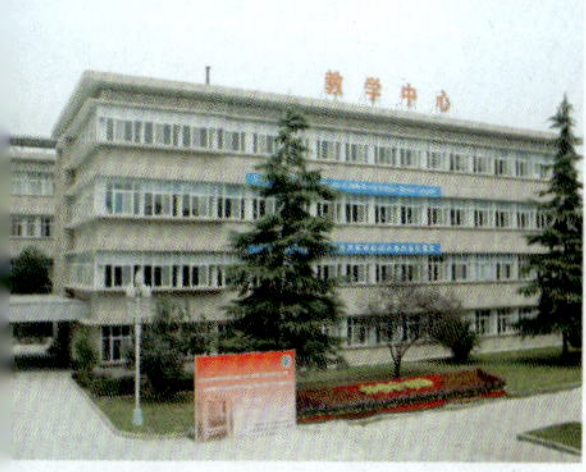
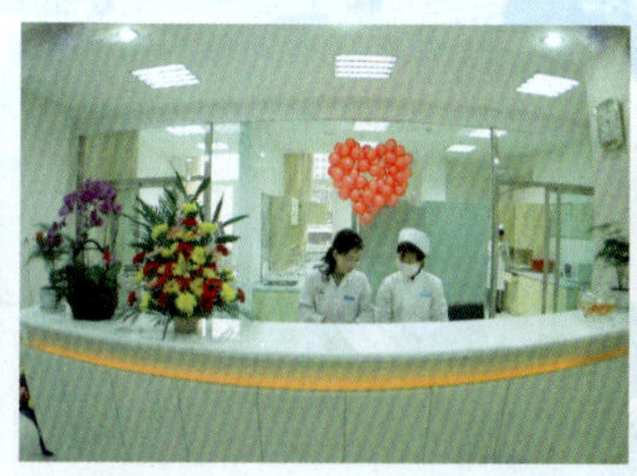
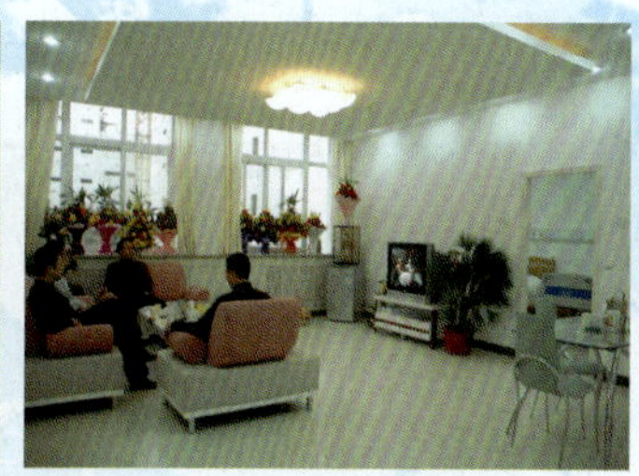
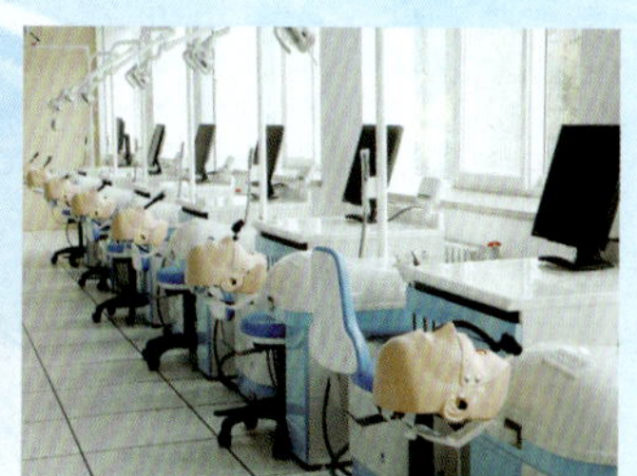

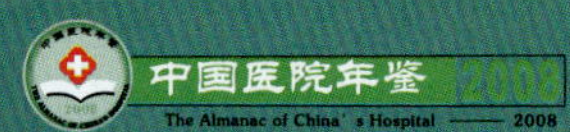

十载春秋 书写辉煌篇章
——辽宁省血液中心无偿献血工作10年回眸

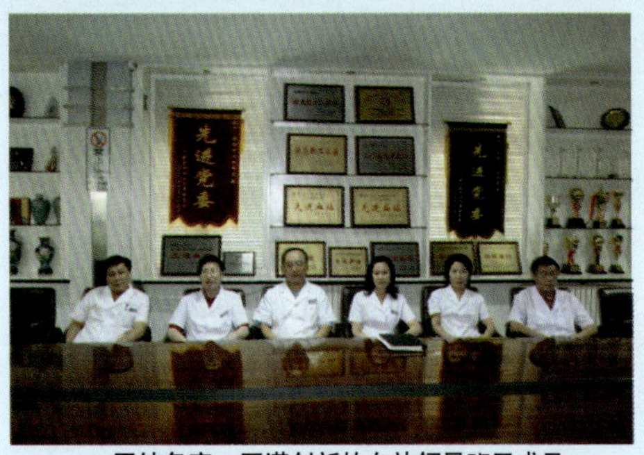
团结务实、严谨创新的血站领导班子成员

1998年10月1日《中华人民共和国献血法》正式颁布实施，标志着我国将无偿献血工作纳入法制化管理的轨道，为沈阳市无偿献血工作开辟了新的发展道路，提供了强有力的保证，吹响了迈向新征途的号角。10年来，辽宁省血液中心在省、市各级卫生行政部门的正确领导与大力支持下，坚持“以采供血为中心，以血液质量为重点，以科技兴站为先导，以优质服务为目的”的办站方针，脚踏实地、开拓进取，努力发展输血事业，使一个普通的中心血站发展成一个集采供血、辅助医疗、教学、科研四位一体的大型综合性血液中心，各项工作跻身全国采供血系统的前列。

一、实现临床用血100%来自愿无偿献血

1998年《献血法》颁布实施前,辽宁省血液中心年供血仅7.6吨，成分输血率23.9%，机采血小板285个单位；全市用血17吨,由血液中心、中国医大一、二院等8家单位共同采集供应,96%采集于有偿卖血者。《献血法》颁布实施后， 通过大力实施“四个转变，一个延伸”战略目标，强有力地推动了全市无偿献血工作新局面。2002年实现了采供血“三统一”，为全市输血工作的进一步规范管理，奠定了良好的基础。2004年月，在辽宁省卫生厅和沈阳市卫生局的正确决策和强有力的领导下，在社会各界特别是新闻媒体的大力支持下，在中心全体工作人员的共同努力下，沈阳市完全取消计划指标献血，实现临床用血100%来自自愿无偿献血,完成了沈阳市采供血工作历史性的转变。2008年1—11月无偿献血总人次 69478人，采血总量24.94吨，供血总量23.72吨，无偿捐献机采血小板达6847单位。

二、宣传引导，打造温馨环境，营造良好社会氛围

10年来，血液中心以无偿献血工作为主线，广泛深入地开展了多渠道、多层次、全方位的立体宣传活动，营造出良好的无偿献血氛围，不断促进人们观念意识的转变，推进了沈阳无偿献血工作的蓬勃发展。一是充分利用各种媒体传播无偿献血知识与信息，形成了电台有声音、电视有图像、报纸有字的立体化宣传格局；二是建立有效的无偿献血组织，如成立无偿献血义工队、RH阴性献血者联谊会等；三是改进无偿献血服务措施。中心以调查问卷、电话回访等方式，做好献血信息反馈，开展各种温馨回访活动，让献血者感受到尊重和温暖；四是举办形式多样的活动:定期开放血站请市民参观， 举办讲座、有奖答题、运动会、联欢会,举行二人转、交响音乐会专场演出、发放爱心礼物等活动,使无偿献血利民利己的观念以一种寓教于乐的方式深入人心。

10年来，辽宁省血液中心发展壮大了固定献血者队伍，做到献血前动员宣讲、献血中细心关怀与护理、献血后跟踪服务及热情感召，为广大献血者提供了一站式服务。截至目前中心已为1万多人次提供了电话预约上门采血服务,为献血者发送短信 30余万条,拨打献血后回访电话10万多次,邮寄感谢信、生日卡十几万张,发送锦旗百余面等。

于此同时，中心更加注重加强软硬件建设,为献血者提供更加温馨舒适的献血环境。几年来,完成了采供血环境的装修改造,购置设施优良的采血车,2005年在繁华的商业街中街、北行兴建了总面积为720平方米的国内面积最大、设施最好的两处爱心献血屋。献血屋内宽敞明亮,温馨舒适,不仅配备常规的采血设备,而且还安装了空调和液晶电视,建有儿童乐园、书吧等服务设施,给无偿献血者提供了一个更加安全、便捷、舒适的献血环境。10辆流动采血车合理布局于不同采血点，大大方便了市民献血需求。它们的启用不仅完善了沈阳市的采血布局,同时也体现了沈阳市文明进步程度和良好形象。

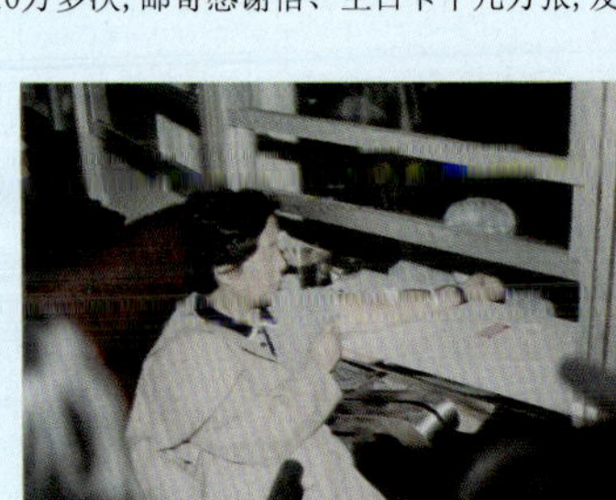
全国政协副主席张榕明在辽宁工作期间到中心视察并献血（1999年）

三、高度重视质量管理，提供安全血液保证

血液安全是关系到人民身体健康和社会文明与进步的大事，在卫生工作中具有重要的地位。1999年，辽宁省血液中心进行血液质量标准化管理，致力于为临床提供安全的血液和优质的服务。2000年，中心通过了ISO9000质量体系认证。

2006年，《血站管理办法》、《血站质量管理规范》和《血站实验室管理规范》的发布和实施，使国内采供血机构有了可依据的、操作性较强的质量管理体系标准，结束了采供血机构质量管理无统一标准要求的状态。中心及时抓住全面提升质量管理水平的有力契机，果断决策，采取有力措施，在原有ISO9000质量管理体系的基础上，按照国家“一个办法，两个规范”的标准要求，建立了《血站质量管理体系》、《血站实验室质量管理体系》等两个质量管理体系，把血站的各项工作纳入了全面质量管理的范围。截至目前，共完成了文件的评审培训17次，建立质量手册2个，编写、评审、发布了程序文件47个，第三层次的文件376个，四层次文件467个。2007年12月，卫生部召开的全国采供血机构督导总结大会上，介绍了中心实验室质量管理体系建立与持续改进的先进经验，受到了与会代表的广泛赞誉。

四、输血科研取得了跨越式的发展

人才是科技发展的根基，几年来血站采取外部引进和内部培养相结合的方式，不断加大人才队伍建设，先后引进博士后1名，博士2名，接纳相关专业硕士毕业生5名。通过培养和引进人才，不断完善人才培养制度，提高血站专业技术人员的知识结构，形成了设置合理的人才梯队，为科研工作的腾飞奠定了坚实的基础。2007年，血站院士工作站还邀请了浙江大学的李连达院士来血站进行了讲学，极大的鼓舞了血站向着“科技兴站，科技强站”的宏伟目标不断前进。

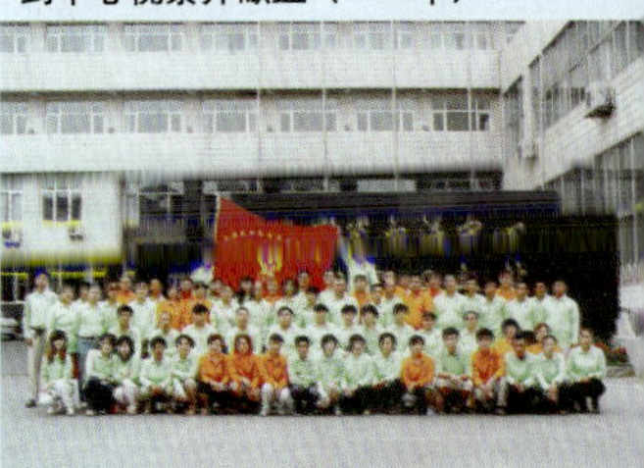
无偿献血义工服务队

通过多年的不懈努力，中心的科研实力得到全面提升，取得了令人瞩目的成绩：建立中国造血干细胞资料库辽宁分库组织配型实验室，迄今为止，共检测捐献者38144例，检索配型成功260例；两项成果通过省级科研成果鉴定，两项成果正在申请省级科技成果鉴定，目前已通过初审；先后发现14例HLA新等位基因，均被世界卫生组织确认命名；荣获辽宁省科学技术进步一等奖一项（自体外周血干细胞移植治疗急性心肌梗死的临床应用研究），辽宁省科学技术进步三等奖一项（辽宁地区造血干细胞捐献者HLA基因分型及其应用），沈阳市科学技术进步三等奖一项（脐血造血干细胞移植治疗小儿恶性肿瘤的实验与临床研究）。与军事医学科学院、中国医科大学以及上海血液中心等单位合作开展国家973课题1项、国家自然科学基金项目1项、国家“十五”科技攻关课题1项、辽宁省科学技术基金项目1项、沈阳市科学技术计划项目2项。发表科研、学术论文175篇，其中国际级SCI期刊论文7篇，国家级期刊122篇。

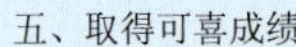
五、取得可喜成绩

通过多年的不懈努力，中心先后荣获全国无偿献血先进城市、全国卫生系统先进集体、全国医院文化建设先进单位、中华全国总工会授予的模范职工之家、全国科教文卫体先进工会、全国“五四”红旗团支部、辽宁省先进血站、辽宁省卫生系统诚信服务杯竞赛先进单位、沈阳市先进集体、沈阳地区卫生系统“纠正行业不正之风”夺杯单位、“白求恩杯竞赛”夺杯单位、卫生局先进党委、平安单位、沈阳市卫生系统奥运卫生保障工作先进集体等多项荣誉称号。

回首过去，辽宁省血液中心经历了10年发展历程取得了可喜的成绩；展望未来，无偿献血事业仍旧任重道远，面对机遇、面对挑战，中心将会发扬“奉献、拼搏、进取的精神，用自己的爱心、耐心、专心、细心去服务沈城人民，以辛勤劳动继续书写无偿献血事业的壮丽篇章。

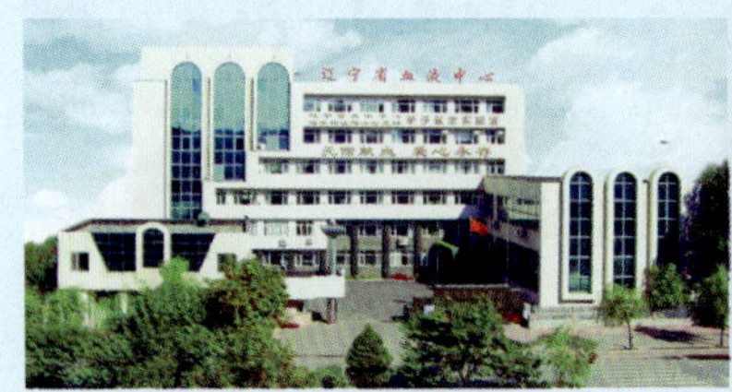

沈阳中心血站主楼外观

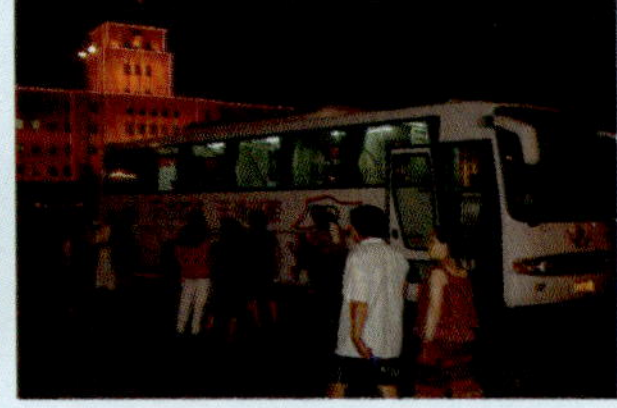
街头采血车夜间采血

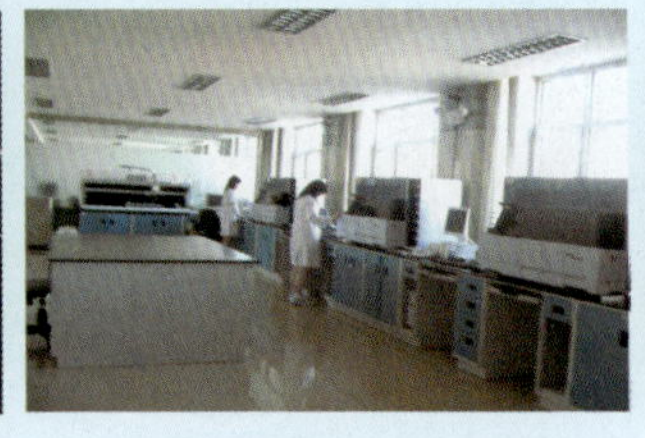
全自动化检验的中心检验室

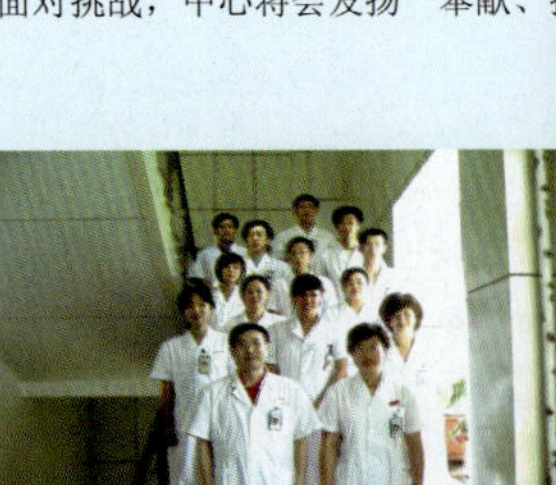
年富力强的科研队伍

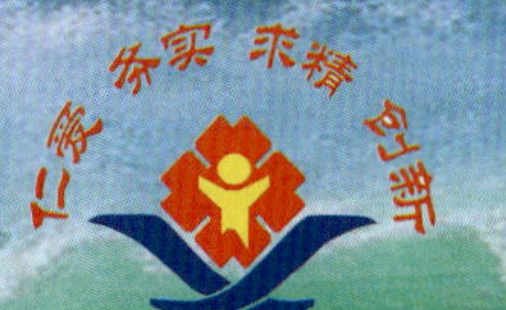

江西省儿童医院

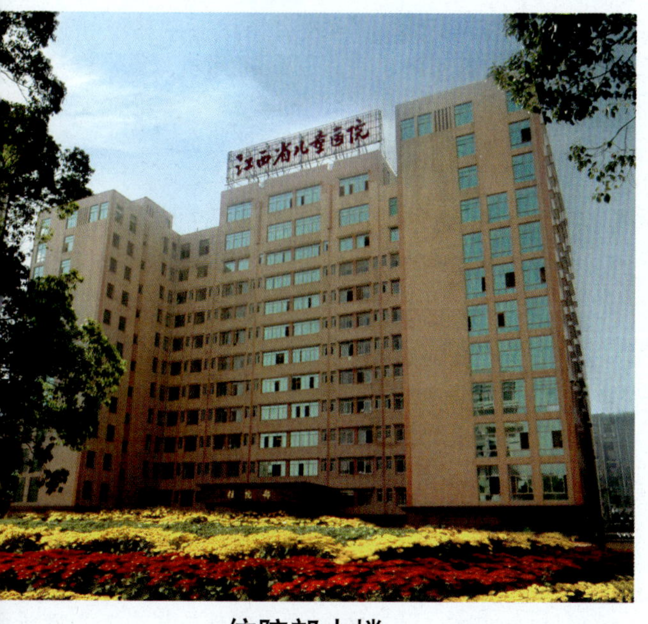

住院部大楼

江西省儿童医院创建于1955年6月1日，是一所集医疗、科研、教学、保健职能为一体的三级甲等、省级综合性儿童医院，是江西省儿科医学人才培养、教学基地，是充满活力的江西儿童健康的摇篮。

医院占地面积35200平方米，编制床位数为700张，现有768名在编职工、242名离退休人员。在岗医技人员占职工总数的82%，其中128名是高级医务人员，9名医学专家享受国务院政府特殊津贴、17名主任医师任江西医学院医学硕士研究生导师，4名医学博士。8名中、青年科技骨干分别被省卫生厅、省人事厅等六个厅级单位和省科协确定为学科带头人培养对象、评为江西省“新世纪百千万工程”人选和授予江西省优秀青年科技工作者荣誉称号。

医院设有23个临床科室以及8个医技科室。其中，小儿普外科、小儿重症监护科、小儿神经内科、骨是省卫生厅确定的江西省医学领先专业，检验科(遗传)、呼吸科、肾脏病科是江西省医学领先专业建设科，小儿心脏病治疗中心和小儿康复中心是省卫生厅批准的儿科防治技术中心。医院拥有一批现代化的疗设备。长期以来，医院注重临床与科研相结合，实施科教兴院发展战略，近6年来有39项科研成果分达到国际先进、国内领先平或先进水平；30项科研成果分别获得省、厅级科技成果奖。

50余载风雨历程，经过几代儿院人的不懈努力，医院不断发展壮大。在精神文明、物质文明、政治文建设上取得了丰硕的成果，被政府确定为三级甲等医院、爱婴医院；先后被授予全国卫生系统先进单、第十届全国职工职业道德建设先进单位、全国厂务公开民主管先进单位、全国首批百姓放心示范医院、全国医院感染管理先进位、全国医院文化管理先进单位、全国医院感染管理抗击“非”先进集体、全国教科文卫体系统先进工会组织、省级群众满意院、全省防治“非典”工作先进单位、省直基层党建红旗单位、直文明单位、省模范职工之家、江西省第十届职工职业道德建设佳单位、江西省职工职业道德建设先进单位、全省老龄工作先进位等荣誉称号。

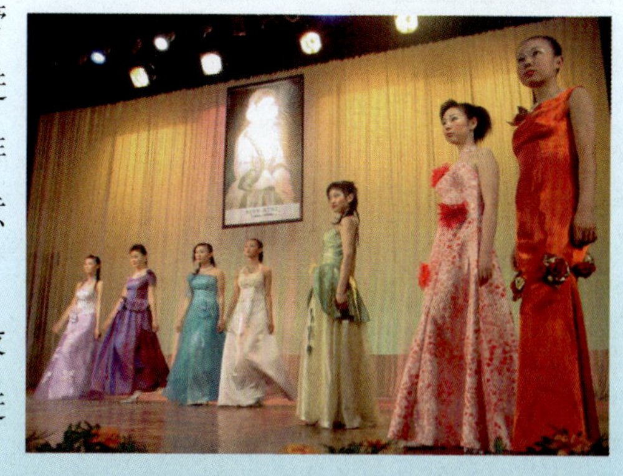
丰富多彩的文化生活

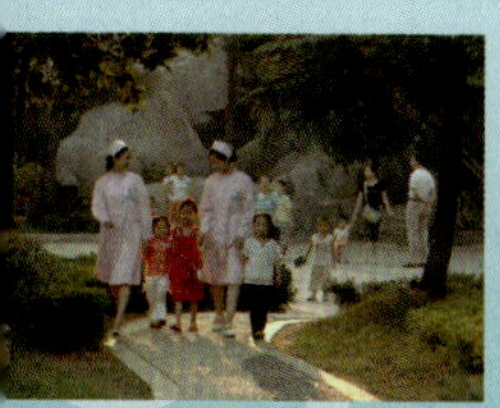
医患一家亲

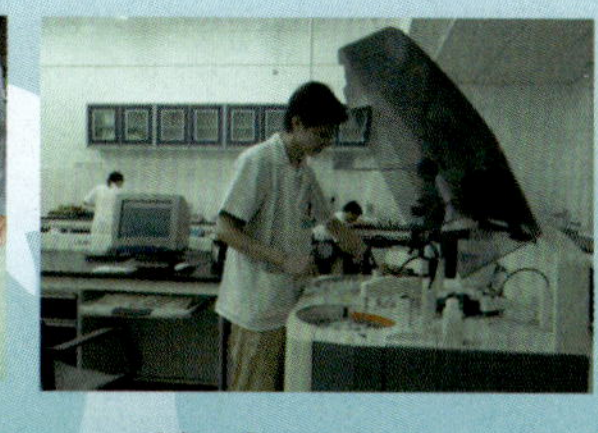
成功分离连体女婴

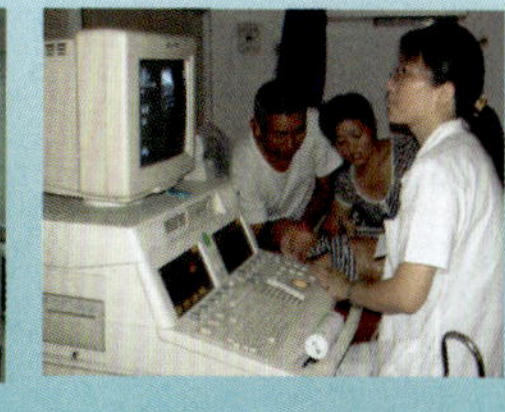
检验设备

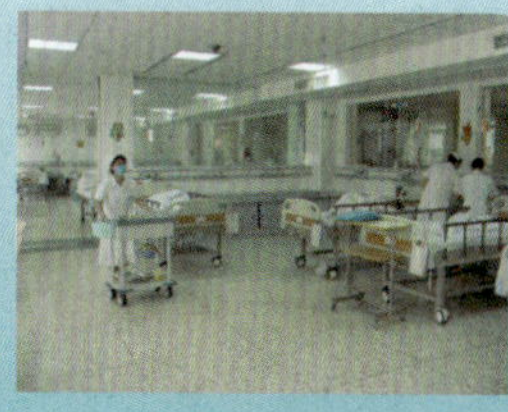
彩色B超

重症病房

上海市胸科医院
上海交通大学胸科医院

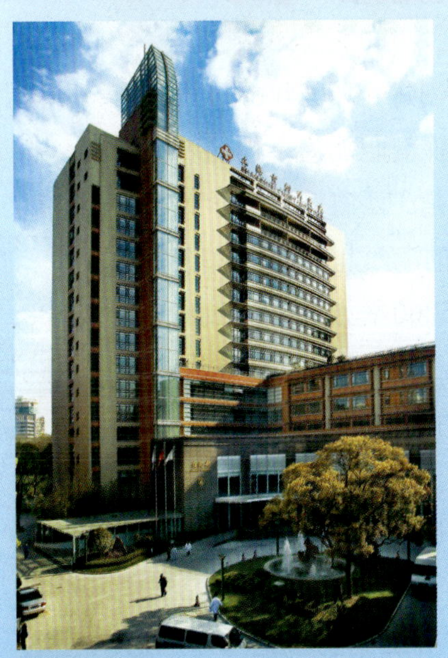

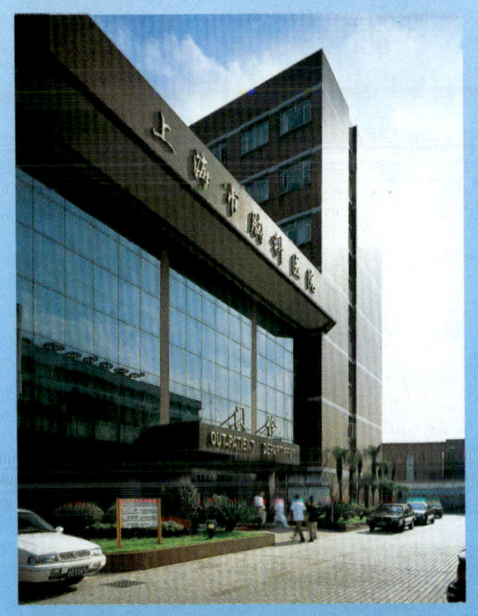

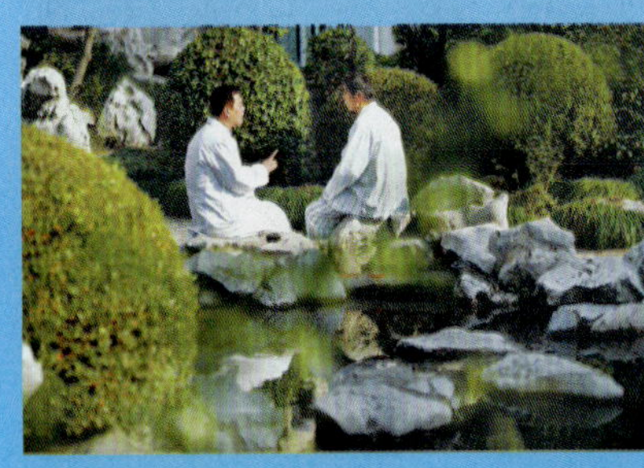

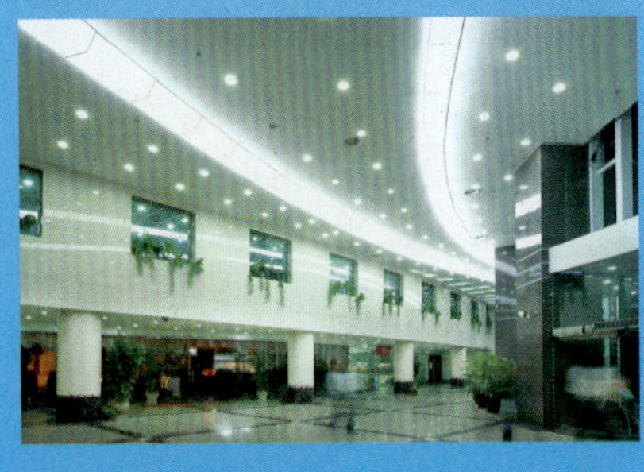

上海市胸科医院创建于1957年，为我国最早建立的集医疗、教学、科研为体的，以诊治心、肺、食管、气管、纵隔疾病为主的专科医院，首任院长为我著名医学家、医学教育家、中科院院士黄家驷教授，副院长兰锡纯、顾恺时1957年起被卫生部指定为全国心胸外科进修基地，1988年起成为原上海第二医大学教学医院，1994年被评为三级甲等医院。2004年成为上海市红十字胸科院，2005年成为上海交通大学附属胸科医院。医院先后荣获全国卫生系统先进体、上海市职业道德建设十佳单位、市文明单位四连冠等项殊荣。

1981年，医院从原址北京西路361号迁至现址淮海西路241号，现占地面2.6万平方米，建筑面积5.4万平方米；设有心内、心外、肺内、胸外、肺部肿临床医学中心、中西医结合、急诊、放疗、麻醉及重症监护等12个临床科室和射、病理、核医学、超声诊断等10个医技科室；核定床位580张，有病区17个包括2个特需病区、1个干部病区，另设ICU和CCU；附设上海市胸部肿瘤研究所

医院现有职工1000余名，其中正副主任医师105名、正副教授50余名、博士导师、硕士生导师18名、享受国务院政府特殊津贴28名。有数百人次分别在市以上学术团体和省市级以上学术刊物任职。

医院医疗设备先进，拥有DSA、64排螺旋CT、ECT-CT、直线加速器、三维形调强治疗计划系统、多叶准直器、CT模拟定位系统、立体定向放射治疗系统彩色多普勒心动超声仪、全自动生化分析仪及ICU、CCU监护系统等。

建院以来，医院创造了无数个"第一"。我国第一架鼓泡式人工心肺机的制和应用、国内首例塑料无缝人造血管、毛绒型涤纶人造血管及涤纶毡型心脏补材料的研制和临床应用、自动快速心血管造影换片机及二尖瓣扩张器、动脉管钳闭器的研制、国内第一株人体肺腺癌细胞株的建立、世界首例非血缘供体人单侧肺叶移植术、国内首例冠脉搭桥并行心脏瓣膜置换术、气管移植术、肺移植术以及代表国内领先水平的各种气管术式的创新，我国第一个肺癌研究心，皆诞生于此，并在国内医疗机构中第一个拥有高新技术转化园区及全国重新产品证书。

目前医院开展的单肺、双肺移植术，冠心搭桥术，心脏单、双瓣膜置换术瓣膜成形术，各种心脏复杂畸形的诊治，各类肺、食管、气管、纵隔手术，各心脏疾病的介入诊治，恶性心律失常和急性心肌梗塞的救治，气管镜的诊疗技以及病理细胞、组织学检测等均居国内先进水平；射频消融治疗房颤，其手术量与技术为亚太地区之首；肺癌的早期发现和综合治疗等居国际先进水平；还成功施行同种异体原位心脏移植术。建院以来，我院已施行各类心胸手术8万例，心脏介入治疗逾1万例，每年收治的门急诊和住院病人逾15万人次，成功医治和抢救了数以万计的疑难重危病人。

建院以来医院先后承担"六五"、"七五"、"八五"国家级重点科技项目的研究，已获国家级、部级、市级等科技成果62项，科研奖项43项；获得专利20项。在完成上海市首批医学领先专业"胸心外科学"与"肺部肿瘤学"个周期建设的基础上，目前医院正承担着国家重点学科"心血管病学"、上海肺部肿瘤学临床医学中心及上海市医学重点学科"胸外科"的建设；并承担"十一五"、"863"重大项目及多项国家、部、市、局级课题的研究。

医院已举办全国心胸外科进修班36期，还每年承担包括"肺癌多学科诊断治疗"、"胸心外科学进展"、"射频消融治疗心律失常"等多项国家级继续教育项目的培训任务，以及各高等院校的教学任务。

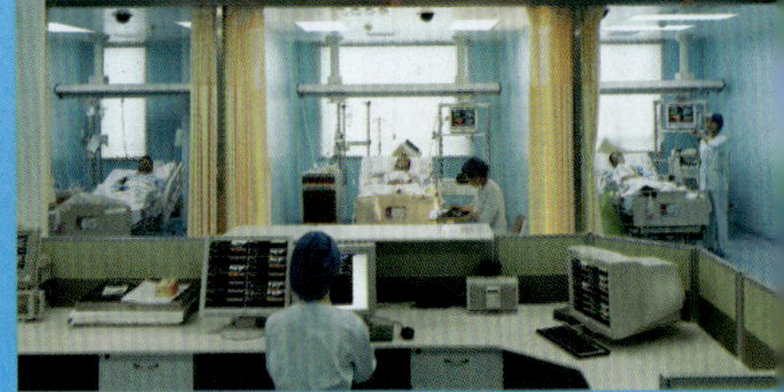

开拓创新　精益求精

——记徐汇区中心医院院长朱建民

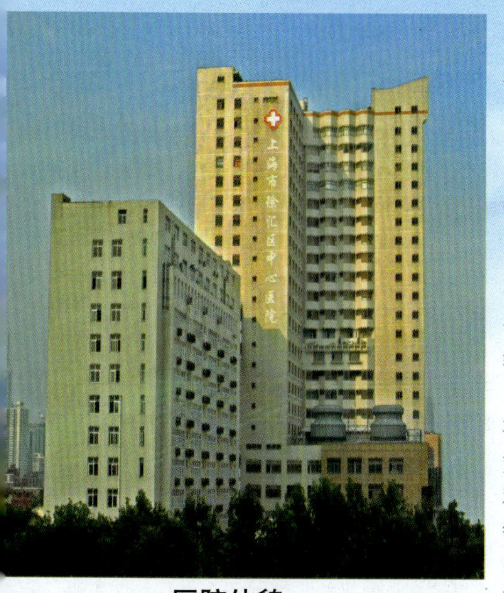

医院外貌

朱建民，男，1955年出生，毕业于第二医科大学医疗系，大学本科，骨科主任医师，硕士生导师。现任上海市徐汇区中心医院院长，中国农工民主党上海市委常委、徐汇区委主委。2003—2006年连续两届当选为徐汇区人大代表，2007年当选为上海市人大代表。2003年起攻读EMBA课程。先后荣获徐汇区十佳科技青年称号，徐汇区第二、三届专业技术拔尖人才，上海市优秀青年医师、徐汇区十佳医师等荣誉称号，曾荣获美国科学名人传记学会[AASB]世界科学名人称号、首届世界创新医学大会一等奖（金杯）。1998年享受国务院政府特殊津贴，目前是全国手外科学会委员会委员，中国中医研究院骨伤科研究所骨不连治疗中心秘书长，上海手外科学会副主任委员，江苏大学硕士生导师和兼职教授，中华医院管理学会理事，上海市康复医学会理事，上海市医院协会理事，徐汇区医学会副理事长，徐汇区行业协会副会长，《实用骨折固定手册》专著主编，《骨折愈合学》专著副主编，《临床骨科杂志》编委，《徐汇医学》副主编。

朱建民从事临床骨科工作30余年，对技术他精益求精，善于学习，勇于探索，不懈追求，在骨科和手外科疾病的诊治方面积累了丰富的临床经验，在骨折愈合和骨质疏松症基础理论研究、创伤骨科和手外科等领域有很高的建树，在国内首创经皮自体骨髓移植治疗骨折延迟愈合和不愈合，发明了新型迭形接骨板和可卸式接骨铆钉。荣获上海市优秀发明选拔赛职务发明三等奖和国家专利各一项，徐汇区临床成果奖一项。

朱建民于1998－2003年担任上海市徐汇区卫生局副局长，2003年5月起担任徐汇区中心医院院长。对医院他全心投入，呕心沥血，任劳任怨，开拓创新，时刻谋划医院的建设和发展，人强化精细管理入手，在规范医疗行为、提高医疗质量、加强内涵建设、提高医院综合竞争力等方面倾注了大量的心血和辛劳，逐步形成了以科研为抓手，促进人才和学科建设，走科技兴院和精兵强院之路的战略方针，为医院的可持续发展作出了积极贡献。

一、深化改革，加强内涵，积极探索医院管理新思路

根据政府倡导的二、三级医院医疗资源纵向整合，促进基本医疗服务重心下移的要求，医院已先后与四家三级专科医院建立了双向合作关系，引进专科医院的技术优势，以进一步满足病人需求，推动医院发展。近五年来，医院每半年召开一次医疗护理质量专题会议，出台了多项举措，修改完善了数十项医疗质量管理制度，医院整体医疗质量有较大幅度提高。在朱院长的带领下，在连续3年的“以病人为中心，以提高医疗服务质量为主题”的医院管理年活动督查中，医院均取得优异成绩。

二、以科研为抓手，全面提高医疗技术水平

朱院长是个学者型的领导，高度重视科研工作，强调科研可以促进人才培养，围绕学科抓科研又促进了学科发展。近几年实施新订的科研奖励条例以鼓励医务人员撰写论文、参加院外学术交流，收到明显效果。医院每半年召开一次科研工作会议，每年设立院级科研课题基金，充分发挥国家药物临床试验机构作用。2007年在ISSN杂志上发表论文125篇，其中刊登在国家核心期刊上的有76篇，SCI收录6篇。

三、强化制度，危机管理，确保医院持续健康发展

医院一向以严格管理闻名，每月医院奖惩评审小组召开例会一次，奖惩依据是《医院奖惩条例》，评审结果报院党政联席会议讨论并最后决定，该条例每年经过职代会修订一次。为保证公正、公平、公开，还制定了回避制度和听证制度。

在行风建设上，采取有力措施监督医疗行为和服务流程，使所有的工作环节都紧密相联，使质量建设落实到医院的每个科室。2007年新制订和修订完善的防控商业贿赂的管理制度和措施近20项，如徐汇区中心医院药品、医疗器械（耗材）、医用试剂和总务物资采购遴选制度，徐汇区中心医院关键岗位轮岗制度，医德医风档案和实施细则，新药审批制度，医院重大经济事项领导负责制和责任追究制，医院议事决策会议制度。医院物资采购质量，价格监管制度，医院领导干部行风巡查值班制度等。2008年医院成立内部审计科，从组织架构上实施监控。一系列举措的有效实施，推进了医院的健康持续协调发展进程。

朱院长时常强调要居安思危，实行危机管理，时刻牢记自己所面临的挑战和压力，扎扎实实地把医院工作做好。大力倡导尊重知识、尊重人才，鼓励冒尖，给人才以充分施展才华的舞台。在他的领导下，医院加大人才引进和培养的力度，近五年人才培养已初具成效。为提高医务人员晋升积极性，打造精兵强将，凡取得相应职称资格，人事部门原则上都予以聘任，但可以低用。对于取得了中高级职称却连续三年无论文或课题者实行低聘。为了在全院形成浓厚的学习氛围，全面提高和增强全体员工的人文素养，医院举办的医院论坛定期邀请著名的专家教授到医院作专题讲座，该论坛不仅坚持了整整五年，而且以其视野广、知识宽、针对性强而好评不断。为进一步深化干部人事制度改革，探索新型的用人机制，制订了《上海市徐汇区中心医院竞争上岗工作办法》，增强了医务人员的竞争意识和上进心。近两年通过实行岗位挂职交流，使临床与职能科室联系更加紧密，加强了医院管理力度和制度的执行力，同时发现和培养了一批管理人才。

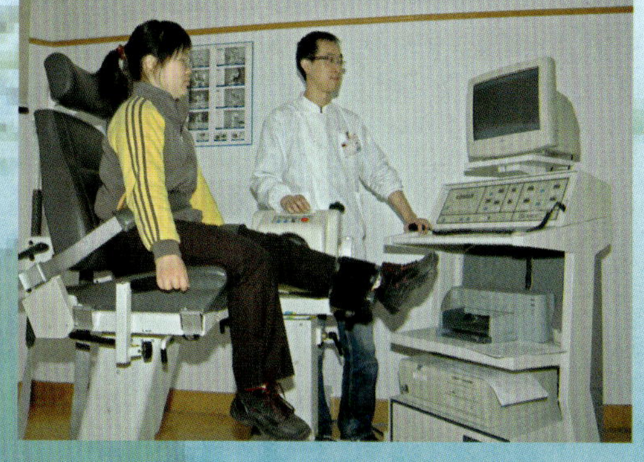

康复科功能锻炼

中心实验室

上海复旦大学附属中山医院

探寻医院健康发展之路

——记复旦大学附属中山医院院长王玉琦

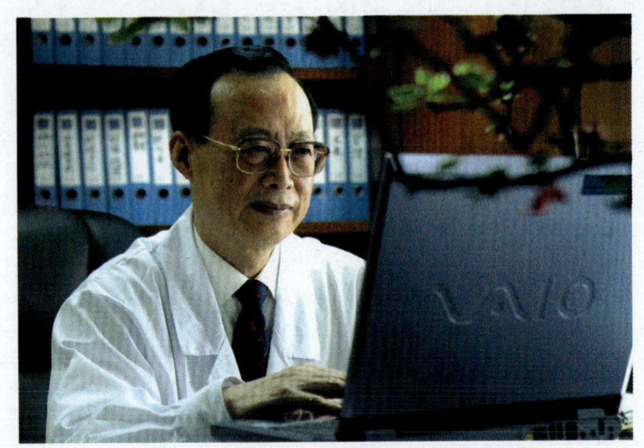
院长：王玉琦

如何让医院的发展更加“健康”，是当今医院管理者们孜孜求解的难题之一。在众多探索者之中，复旦大学附属中山医院院长王玉琦以其先进的理念、敏锐的眼光、创新的勇气和务实的作风，找到了一条医院良性运行发展的“健康”之路，赢得了同行的尊敬和社会的赞誉。

2003年伊始，有着多年行政管理经验的王玉琦教授成为复旦大学附属中山医院这一有着1700余张病床和3000名职工的大型综合性医院的“新当家”。同时他还兼任中山医院青浦分院院长，并担任复旦大学血管外科研究所所长、器官移植中心主任、中华医学会外科分会血管外科学组组长、亚洲血管外科学会主席等多个学术职务。短短几年，中山医院的医疗、教学、科研各项事业在原有基础上取得了显著的突破。他本人也被评为上海市职工信赖的好领导和全国优秀院长。

“病人多看一点”——着力缓解看病难与贵

“病人多看一点”，这是王玉琦院长医院管理哲学的首要一条。“医院就是要老老实实看病，把医疗工作做好”，王院长经常把这句话挂在嘴边。面对近年社会上“看病难、看病贵”的强烈呼声，他提出，一定要通过内部挖潜，尽最大努力多看病人，为缓解老百姓“看病难、看病贵”作出医院应尽的责任。

在他的推动下，医院相继出台了一系列便民利民措施：规定全院非手术科室、副高职称以上的医师，每周至少参加4个半天的门诊，同时必须做到亲自询问病情、亲自检查病人、亲自开处方、亲自解答病人疑问；积极开设脂肪肝、起搏器、癫痫、乳腺专科、胆道专科、肛肠专科、尿石症、鼾症、移植后糖尿病、高原旅行等特色门诊和专病专科门诊数十个；适当调整病区布局和床位，增加了心内科、心外科、肝外科、胸外科、消化科等病人数量多、入院等候时间长的科室的床位，缓解了病人看病难、住院难的矛盾。这些措施收到了良好的社会效益。与2003年相比，2007年医院门急诊量、出院人数、住院手术人数等主要业务指标分别增长92.2%、113.2%和108.9%，病人住院天数则下降了5.7天。

“态度好一点”——精心营造病人放心的温馨家园

“态度好一点”，在王玉琦院长看来，医院是为病人而存在的，医务人员作为个体要尊重每一个病人，医院作为一个整体也要真心关爱病人，尽可能为病人提供温馨、便捷的就医环境和服务。

中山医院新门急诊综合楼启用之初，在流程、标识、便民措施等方面出现了一些问题。王院长几乎天天到门诊观察，认真询问、听取意见。在充分调研的基础上，临床诊室得到合理调整，将病人数量最多的心内科，以及病人上下不便的神经内科、呼吸科等诊室下移，将辅助检查部门安排在相关诊室附近，同时开设便民门诊，减少了病人来回往返现象。他还要求“现代化的建筑要有现代化的服务”，此后，门诊导医和标识、医生工作站、电子排队系统等服务设施得以逐步完善，一个现代化的门急诊服务模式正在中山医院逐步成型。

“双层连廊”是中山医院人性化服务的又一象征，也是王玉琦院长等医院决策者关爱病人的重要体现。为减少病人风吹雨淋之苦，医院投入700多万元，建成了连接全院9幢楼宇的封闭式玻璃双层连廊。这一实事工程被病人亲切地称为“风雨长廊”，该长廊已成为医院内一道美丽的风景线，并荣获2005年度上海市精神文明创新奖。

“质量高一点”——大力推进人才培养与科技兴院

“质量高一点”，王玉琦院长认为医院不仅要做到多看病人、善待病人，还要切实做到看好病，而要看好病，就离不开强大的医疗科研和技术支撑。他瞄准世界医学前沿，下大力气推进医院的学科梯队建设和技术创新。他抓住“211工程”和“985工程”建设的大好契机，按照以重点学科建设为突破口、辐射周围学科、带动相关学科群发展的思路，提强扶弱，形成了医院有重点、科室有特色、人才有特长的良好局面，使中山医院整体学科建设水平得到了很大的提升。他提议设立的“中山医院中青年人才出国培养计划”，九年来已资助了近百位优秀骨干出国学习。他们回院后开展了一大批新业务、新技术和多项重大科研项目，发表多篇影响因子在5分以上的SCI论文。目前，中山医院有国家级重点学科11个。近三年获得国家科技进步一等奖1项、二等奖3项。

“严格管理”——求索医院健康发展的持久动力

“严格管理”，是王玉琦院长反复强调的管理原则。他认为，无论是“病人多看一点”，还是“态度好一点”、“质量高一点”，如果没有严格管理做保证，都只能坚持一时，而不可能维持长久。

上任伊始，王院长就从建章立制着手，大刀阔斧地开始了医院管理系统的重塑，从门急诊流程规范，到建立药品、试剂、设备、耗材、财务等方面的管理质量内控机制，到率先实现医院后勤和医疗耗材的社会化管理，医院管理体系得到了进一步的规范。他重视制度的订立，更重视制度的贯彻执行。首先是整顿干部会风，抓会议纪律，增强干部的紧迫感和使命感；继而是狠抓科主任队伍建设，实行科主任管理目标责任制和精神文明一票否决制，并辅之以激励政策。2005年，王院长又抓住卫生部开展医院管理年活动的契机，全面梳理、逐一改进医院管理工作的薄弱环节。在长期的管理实践中，他始终坚持集体领导原则，发挥领导班子集体的智慧和力量；他始终关心群众工作和生活，职工的福利待遇逐年改善，留住了人心，留下了人才；他始终强调医院的经济管理,目前中山医院已形成了较为完善的成本核算体系。王玉琦院长还注重及时总结管理经验，先后发表了《关于医院改革的几点看法》等多篇管理学术论文，引起了同行们的反响和共鸣。

“病人多看一点，态度好一点，质量高一点”和“严格管理”，简单中透着深刻，朴实中蕴含哲理，一如王玉琦院长的为人那样实实在在。在他的引领下，中山医院把“三个代表”重要思想和科学发展观融入医教研事业中。这所具有70多年辉煌历史的大型医院正焕发新的生机，朝着亚洲乃至国际上知名医院的目标顺利迈进。

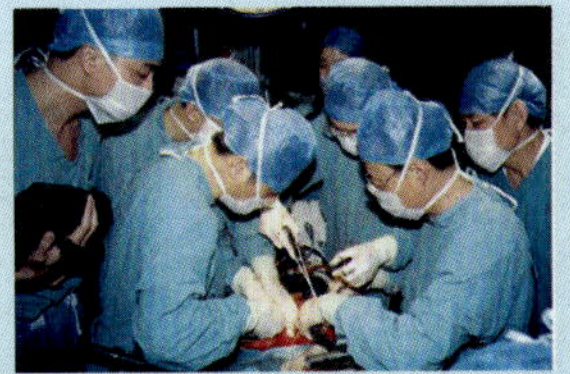
中山医院能完成心、肝、肾等多种脏器移植手术

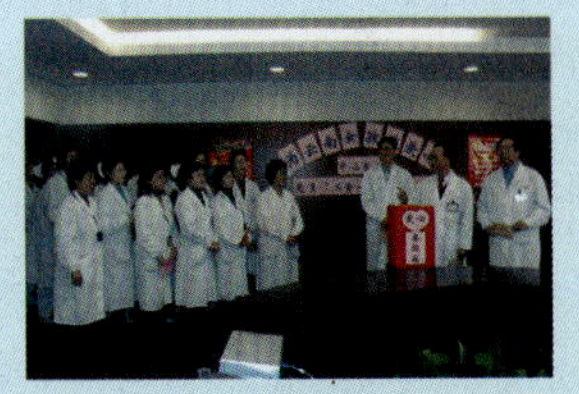
为云南女孩献爱心——工资一日捐活动

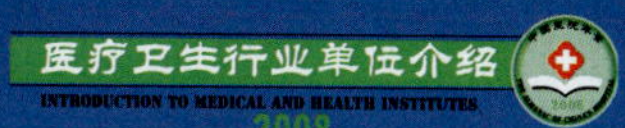

上海复旦大学附属中山医院

探寻医院健康发展之路

——记改革开放后的中山医院

复旦大学附属中山医院是卫生部部管的大型综合性三级甲等医院。院本部位于上海市徐汇区，经过70年的发展，目前占地73188平方米，建筑面积133687 平方米。核定床位1700张，员工2679人，高级职称362人，中国工程院院士2人，医师859人，护士1028人，医技人员437人。年门急诊201万人次，住院5.2万人次，手术2.3万人次。

医院科室齐全、实力雄厚、设备先进。心血管病、肝肿瘤、普外科、泌尿外科、骨科、肾内科、呼吸科、医学影像、麻醉是医院的重点和特色。上海市心血管病研究所、复旦大学肝癌研究所、上海市影像医学研究所、上海市中西医结合康复研究所、复旦大学呼吸病研究所、复旦大学血管外科研究所、复旦大学普通外科研究所、复旦大学核医学研究所和复旦大学器官移植中心也设在院内。

党的十一届三中全会以来，特别是进入新世纪，中山医院坚持以三个代表重要思想为指导，解放思想，更新观念，开创了医、教、研和管理工作的新局面，实现了医院发展的新飞跃。

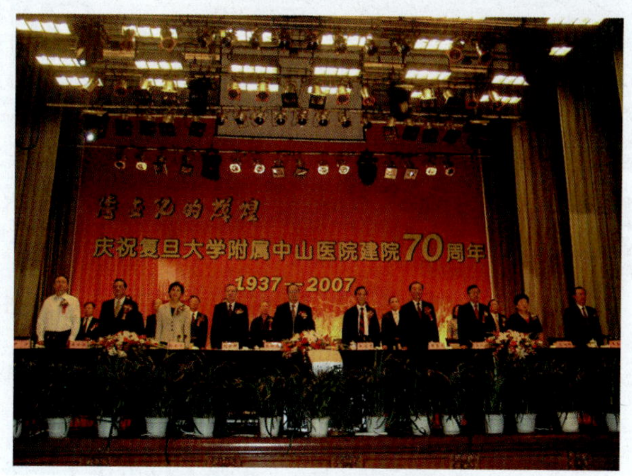

中山医院70年院庆庆典大会

一、医疗技术走在前沿

中山医院在历史上创造了许多全国第一。20世纪50年代林兆耆教授首创骨髓细菌培养诊断伤寒及败血症；吴肇光教授等在全国率先开展全肠道外营养、重症监护和休克机制的研究；崔之义和冯友贤教授等开展真丝人造血管的研究。改革开放以来，医院医疗工作进一步发展，诸多领域走在了现代医学前沿。

肝癌研究所长期致力于小肝癌的研究、肝癌导向治疗、不能切除肝癌的缩小后切除、肝移植、肝癌转移复发的研究，分别于1985年、2006年两次获得国家科技进步一等奖，这一系列研究解决了肝癌早期发现、早期和转移复发问题。肝肿瘤外科以肝肿瘤的诊断和治疗、门静脉癌栓的综合治疗、肝移植手术和术后并发症的治疗为特色。曾完成亚洲第一例心肝联合移植、上海市第一例成人－成人活体肝移植、上海市第一例成人－儿童活体肝移植。肝肿瘤内科以非手术诊疗为主，以不宜手术的大肝癌经肝动脉化疗栓塞治疗、小肝癌的瘤内无水乙醇注射、射频消融、微波固化及氩氦靶向诊疗等为特色。肝癌实验研究方面的论文发表在Nature Medicine, Journal of Clinical Oncology等国际著名的、高影响因子的杂志上。

心内科致力于心血管病流行病学和防治方面的研究；冠心病的发病机理、诊断和介入性治疗；心律失常的电生理诊断治疗等，曾两度（2004年和2006年）获得国家科技进步二等奖。在国内率先开展了一系列冠心病介入诊疗新技术，如冠状动脉内旋磨术、切割球囊术、带膜支架植入术等，提高了复杂冠心病介入治疗的效果。在上海率先开展了急性心肌梗死的24小时急诊介入治疗（绿色通道）。心外科把握国际心脏外科发展动态，在国内率先开展了无支架生物瓣的应用、儿童心脏移植，心脏移植成功率及效果达到国际先进、国内领先水平，微创冠状动脉搭桥术在国内居于前3位。

此外，放射科、普外科、血管外科、泌尿外科、骨科、消化科、呼吸科、肾病科、内分泌科、麻醉科等学科亦取得较大发展。

二、教育工作一丝不苟

中山医院自创办伊始就是当时的国立上海医学院最大的教学医院。目前除承担本科生的临床教学任务外，还拥有博士后流动站4个，博士点15个，硕士点21个。医院重视毕业后医学教育工作，1988年率先开展住院医师规范化培养，目前已形成了一套系统、规范、科学的轮转培训和考核体系；1972年开展进修教育，每年举办国家级继续教育学习班30期，招收进修医生300余名。作为复旦大学最大的临床教学基地，近年来中山医院不断深化教学改革，提高教学质量，为国家培养了许多医学人才。

三、科学研究开拓创新

中山医院一贯重视医学科技的发展，力求以最新的医疗科技成果服务大众，除了承担繁重的医疗和教学工作外，还承担国家、上海市、复旦大学等部门的大量科学研究工作，同时也是上海市知识产权试点单位。多年来，医院已形成了严谨、求实、创新的科研风气，获得了众多各级奖项。1985年至今，共获得国家科技进步一等奖2次、二等奖3次、三等奖5次；卫生部和教育部的科技进步奖56项；上海市科技成果奖91项；获得专利9项；每年发表论文900余篇，其中SCI收录70余篇。

四、管理工作精益求精

中山医院是上海市第一批、第一家被评审通过的三级甲等医院。在卫生部2005年开展的“医院管理年活动”中多次获得上级部门的表扬，并形成了规范执业行为、提高医疗质量和服务水平的长效机制。向管理要质量、向管理要秩序、向管理要纪律、向管理要效率、向管理要效益已成为医院管理工作的特点。继1987年首次被评为“上海市文明单位”后，2007年医院连续第十次获得该称号。

今后，中山医院将继续坚持“一切为了病人”的中山精神，恪守“严谨、求实、团结、奉献”的院训，以严谨的医疗作风、精湛的医疗技术和严格的科学管理，努力为国内外病人提供更多更好的医疗服务。

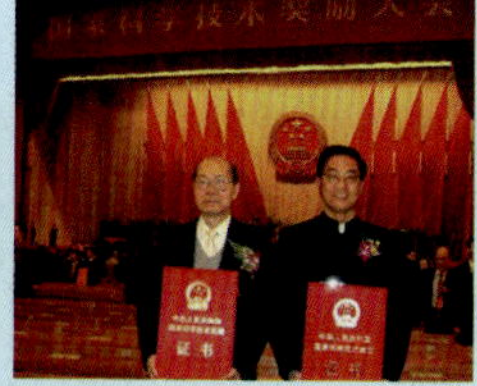

汤钊猷院士和葛均波教授领衔的课题分获2006年度国家科技进步一等奖、二等奖

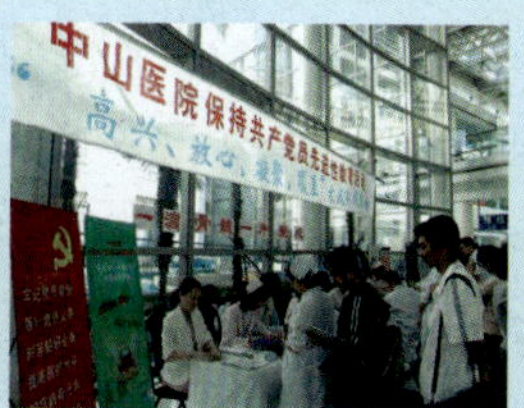

捐骨髓、献爱心

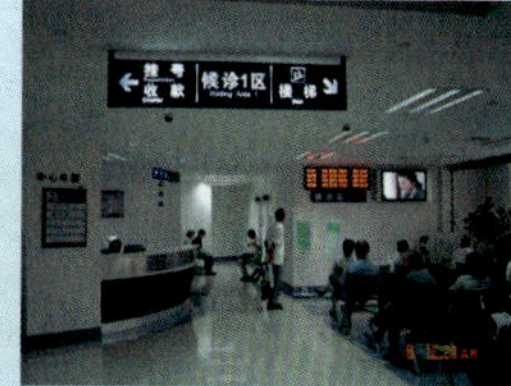

门诊候诊室

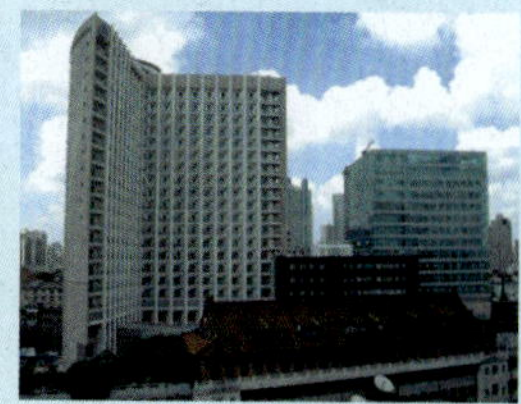

门急诊大楼外观

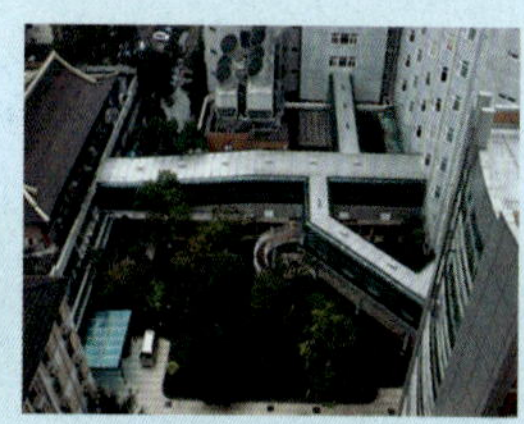

医院连廊

上海交通大学医学院附属第三人民医院（原宝钢医院）

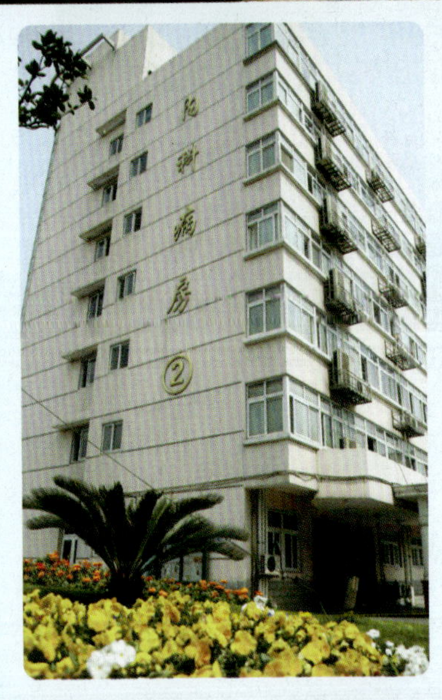

上海交通大学医学院附属第三人民医院(原宝钢医院)位于长江入海口的宝山区，是上海北翼地区唯一的一所集医疗、教学、科研于一体的三级综合性医院。

第三人民医院始建于1980年，经过20余年的建设与发展已成为一所管理科学、设施先进、专科齐全、以创伤急救等为主要特色的综合性医院，1997年被卫生部首批认定为卫生部国际紧急救援网络医院。医院目前核定床位502张，临床科室31个，在职员工900余名，高级职称100余名，拥有一批医术精湛、医德高尚的专家学者。

作为宝山地区唯一的一所三级医院，医院十分重视学科建设和人才培养，近年来不仅引进了一批专家和学科带头人，并为许多年轻的医护人员提供出国进修和攻读硕、博士的机会，在全院范围内形成良好的学术和竞争氛围。在学科建设方面努力打造以创伤急救为中心的一批专业学科群，如普外科、神经外科、骨科、ICU、心胸外科、烧伤整形科、放射科等，使这些学科成为地区优势明显的品牌科室，吸引新老患者慕名而来，医疗特色的发展已成为区域医疗行业的亮点。

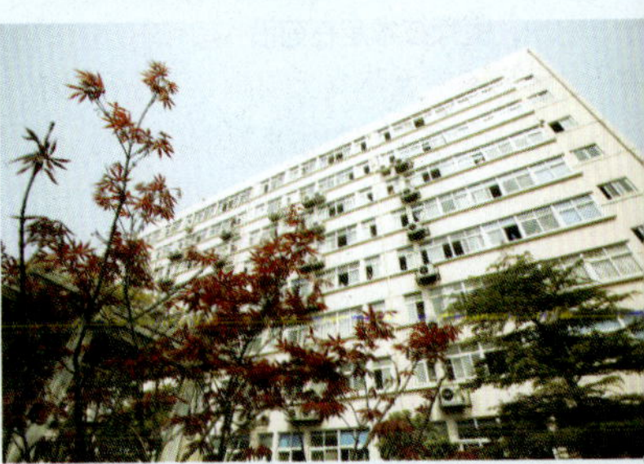

医院着力于开拓创新、不断求进，最大限度地满足地区群众的医疗需求。近几年里，医院在硬件建设上，不仅对病房大楼、门急诊楼、ICU等进行了改扩建，还先后配置了先进的1.5T双梯度磁共振、多排螺旋CT、DSA、血液净化机、DR、X刀、三舱七门高压氧舱等大型仪器。在完善创伤急救中心的总体框架下，建立了心胸外科、手外科、脊柱外科等学科，形成一个比较完整的、基本达到可以涵盖各类范围的创伤急救，成为区域医疗项目新的亮点。近年来医院开展的如冠状动脉造影、支架置入、射频消融、ERCP、肿瘤介入治疗、放射治疗等新诊疗项目为宝山人民的就医带来了切实的方便和实惠。另外，心胸外科、神经外科、妇产科的微创手术，五官科的高难度内窥镜手术在专业领域都具有较大的影响力。

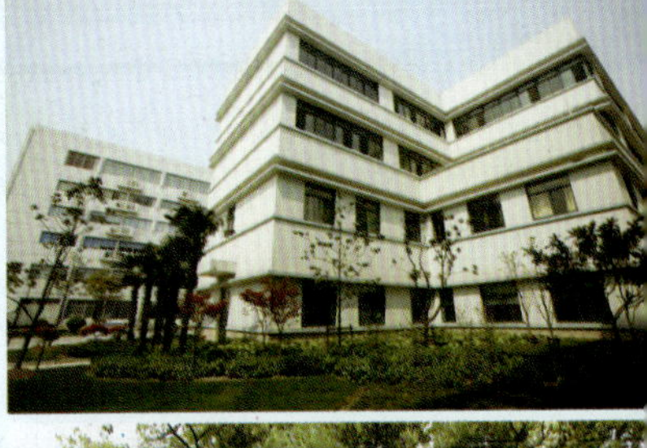

在教学、科研方面，医院紧紧依托交大医学院优势，坚持走科技兴院的方针，目前承担着多项科研课题项目，每年发表论文百余篇，并有多篇论文被SCI收录。医院还积极拓展对外医学交流，与法国、以色列、日本、意大利等医疗机构建立了良好协作关系。

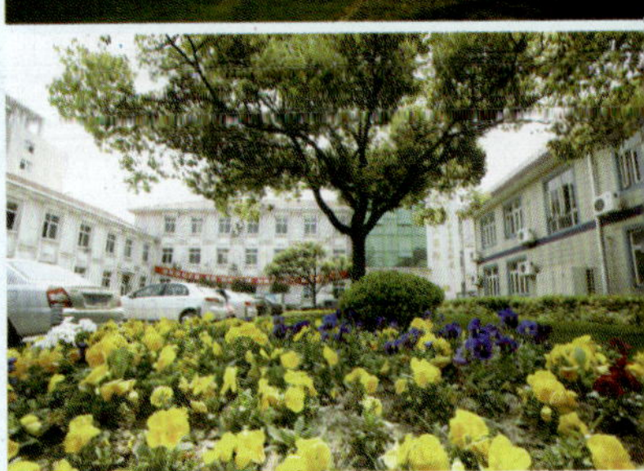

医院坚持“公立、公益、基本”的办院宗旨，积极追求社会效应为主导的办院方向，努力挖掘医院可利用资源，建立了一支以党员、团员为骨干的志愿者队伍。医院与15家社区卫生服务中心建立双向转诊协议，并定期派员到卫生服务中心坐诊、带教。医院始终坚持提供优质、低廉医疗服务理念，着力解决“看病难、看病贵”的社会矛盾，在历次的各项精神文明检查和万人满意度问卷抽查中均取得了好成绩，连续三届被评为上海市文明单位。

目前，第三人民医院正在全面贯彻、落实医院“十一五”发展规划，坚持以“质量建院、人才强院、科教兴院”的办院宗旨，重点加强对医疗服务质量的管理，积极探索更新的、更优质的、更便捷的服务模式，使广大患者能在医院享受到一流的优质医疗服务。

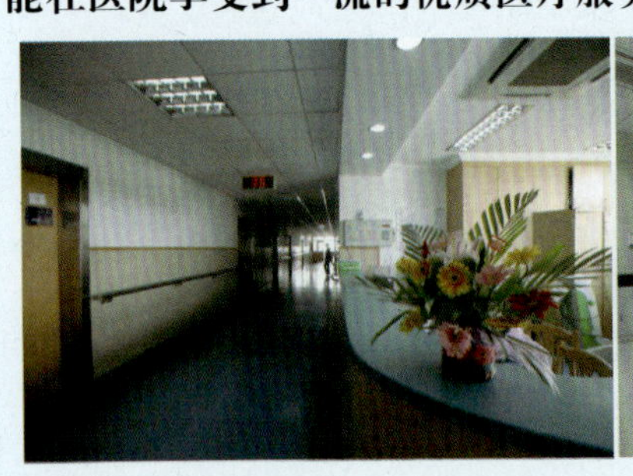

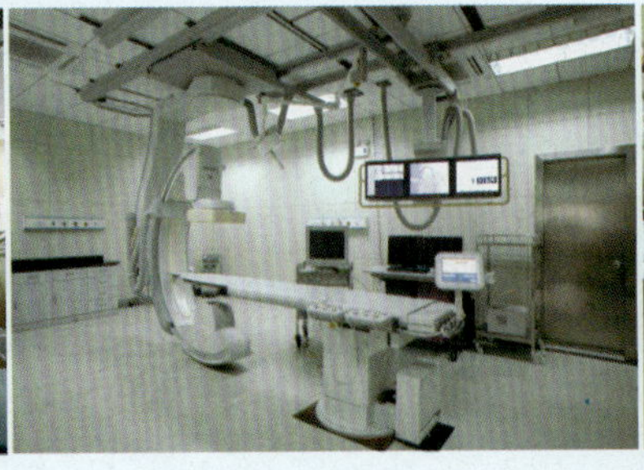

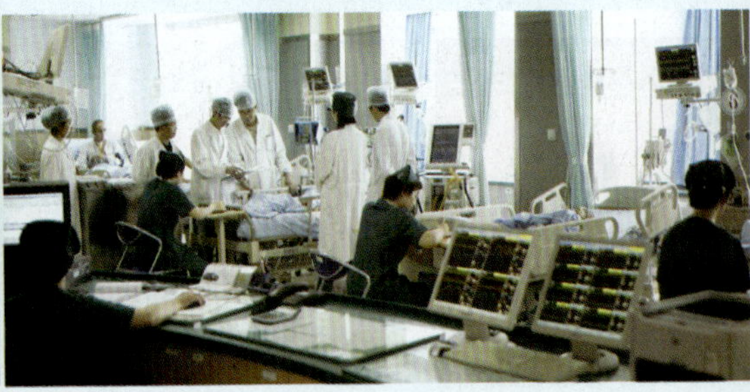

天津中医药大学第一附属医院

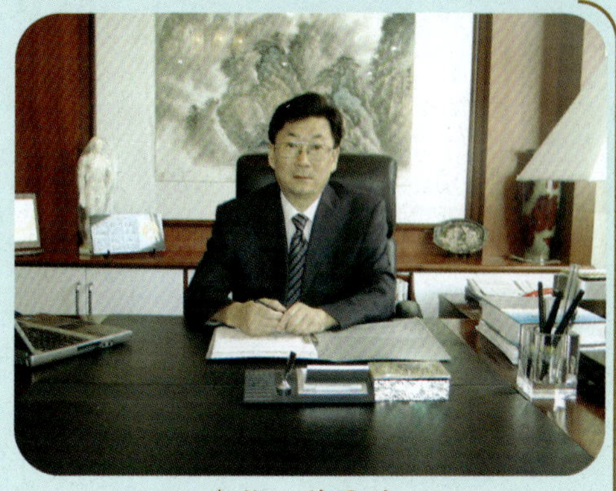
院长：韩景献

院长简介：韩景献，天津中医药大学第一附属医院院长、教授、主任医师、博士生导师、卫生部有突出贡献中青年专家，享受国务院政府特殊贡献津贴专家；天津市政府授衔实验针灸学专家，天津市十佳医务工作者，天津市市级劳动模范。兼任中国针灸学会常务理事、中国针灸学会脑病科学委员会主任委员、中国中西医结合学会神经科专业委员会主任委员、中国老年学会衰老与抗衰老科学技术委员会副主任委员、中华中医药学会医院管理分会副主任委员、天津市医院协会副会长、天津市针灸研究所所长等职。

自1970年毕业于天津医科大学医学系，后始终从事中西医结合及中医针灸学医疗、教学、科研工作，是知名的专家。多年来一直致力于中西医结合针灸临床及基础实验研究工作，尤其对老年医学实验研究和脑老化、脑卒中的临床及基础实验研究有较深造诣。在老年医学实验研究方面的成绩突出，在针灸治疗老年期痴呆、中风、老年骨质疏松症、及针灸延缓脑老化、日本自然快速老化鼠的引进开发及应用性研究等方面做了大量卓有成效的研究工作。取得一批富有创新性的成果。在针灸界及中西医结合老年医学界享有较高的学术声望。

为了开发老年医学的实验研究，先后前往日本京都大学、北里大学进行科研协作达两年之久。1993年6月将日本京都大学快速老化模型小白鼠（SAM）及其相关理论技术引进中国，填补了中国老化模型动物空白，为中国的老化实验动物研究开辟了新路。他在国内率先提出“三焦气化失司导致衰老”的创新病因病机学说，创立了“益气调血、扶本培元”治疗法则，形成了完善的老年痴呆治疗理法方药体系，临床疗效肯定，基础实验亦深入到基因、蛋白水平，证实此法可延寿，此项研究获得天津市科技进步二等奖，以此学说为核心的课题获国家自然基金重点项目资助。

在临床实践中，擅长以针灸治疗老年期痴呆、脑血管疾病及其合并症、运动系统疾患、神经痛、支气管哮喘、前列腺疾患等多种疾病，并注意发挥中西医结合优势解决临床中多种疑难病症。

近五年来主持国家“十五”、国家自然基金重点项目及国家973等国家级科研项目4项，获得国家级、省部级科技奖励9项；发表论文30余篇，其中SCI收录9篇，出版专著4部。培养博士、硕士生30余名。

医院简介：

天津中医药大学第一附属医院是全国百佳医院、全国省级示范中医院、三级甲等医院和百姓放心医院。始建于1954年，于1985年重新扩建，是一所技术门类齐全，具有一定规模的综合性教学医院。被国家中医药管理局确立为全国针灸临床研究中心、全国针灸专科医疗中心。2002年，针灸专科、儿科专科、肾病专科被国家中医药管理局确立为“十五”重点专科。同年，针灸学科被教育部确立为全国针灸学科中的唯一重点学科，被国家中医药管理局确立为中医药重点学科建设单位，中医儿科学、中医眼科学、中医内科肾病学科、中医内科心血管学科为全国中医药重点学科协作建设单位。2007年，针灸推拿学科、中医内科学科被教育部确立为全国重点学科。针灸科、儿科、肾内科、肿瘤科、推拿科、血液病科、风湿病科被确立为国家中医药管理局“十一五”重点专科，急症部被确立为中国中医、中西医结合急诊临床基地。2001年医院被天津市政府确立为天津市中医医学中心。

医院总建筑面积8万平方米，主要由A、B、C、D四座大楼组成，日均门诊量5000余人次，最高达7325人次，年门诊量自1987年起始终超过100万人次，最高达到1460838人次。固定住院病床1300张，分29个病区及ICU、CCU病房，连续17年病房使用率超过百分之百，日最高住院人数为1902人，经常保持在1700-1800人左右。

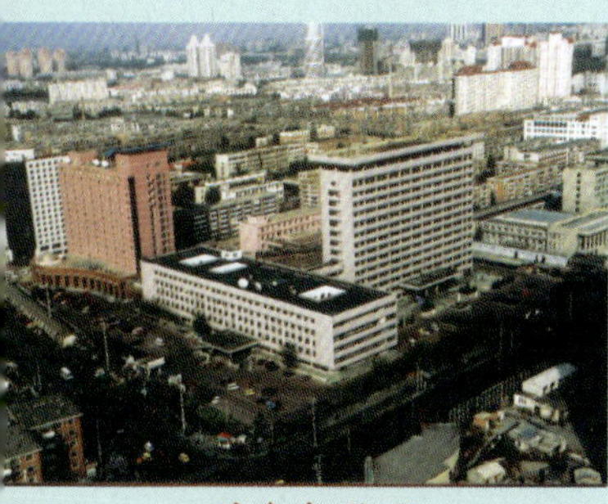
一附院鸟瞰图

目前全院职工总数1800人，其中医、护、技、药人员1200名，正副教授、正副主任医师300名。有中国工程院院士2名，国家有突出贡献专家2名，政府授衔专家12人，博士生导师20人，硕士生导师113人，天津市十佳医务工作者3人。医院设有针灸部、急症部、针灸特需、心内科、风湿科、肝胆科、血液科、肾内科、呼吸科、肿瘤科、内科门诊、内科特需、内分泌科、西医外科、急救外科、中西医结合乳腺外科、中西医结合肛肠外科、中西医结合创疡外科、心身中心、康复科、骨伤科、推拿科、体检中心、消化科、儿科、眼科、脑外科、介入中心、妇科、耳鼻喉科、皮肤科、口腔科、麻醉科、营养科、药剂部、中心实验部、功能检查科、放射科等临床技术科室37个，专病门诊69个，并在全国建立33个针灸临床研究分中心。医院注重现代技术的应用，拥有居于世界领先的1.5T核磁共振、16层全身螺旋CT、CR、800ma遥控X线机、数字减影、中心监护系统、全自动生化分析仪、全自动血栓与止血分析仪、全自动酶免分析仪、原子吸收器、人工肾、高压氧仓、彩超、骨密度仪、经颅彩色多谱勒、动态心电图仪、多媒体彩色病理图文分析系统等现代设备千余台（架）。

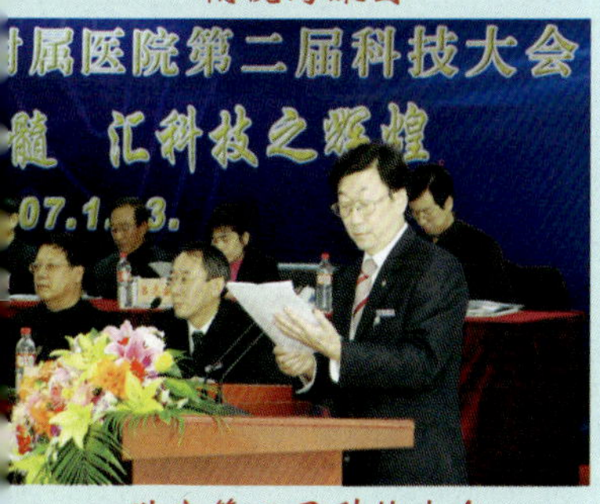

一附院第二届科技大会

医院是中医诊疗手段特色鲜明的多学科中医医疗、教学、科研基地，是国家培养中医博士研究生、硕士研究生的定点单位。医院以“突出中医特色，发挥中医优势，走中西医结合道路并拥有现代医学优势学科”的办院思路，走“医教研、涉外、产业”三足鼎立的办院模式，已发展成为我国综合性多学科、医疗、教学、科研实力雄厚的现代化大型中医医院之一。中国工程院院士、名誉院长、博士生导师石学敏教授创立的“醒脑开窍”针刺法，治疗中风病疗效卓著而名扬海内外。临床各科对治疗心脑血管病、神经系统病、肾病、血液病、风湿病、小儿病毒性心肌炎、糖尿病足坏疽、颈椎病、腰椎间盘突出、眼底病等治疗体现了中医独到的专长。而且在脑血管外科、心血管外科、介入疗法、骨伤微创手术等现代医学领域占有制高点。另外截至目前医院已获得233项科研成果，6项专利，获国家级、部市级、局级以上获奖课题157项。

医院设有特需病房，世界上20余个国家和地区的患者慕名前来求医。同时还担负国内外进修生的培训工作。自1989年以来每两年主办一届中国·天津国际针灸暨中医临床学术大会，有来自几十个国家的学者千余人参加。现已同德国、美国、瑞士、日本、韩国、印尼、阿曼等国家的医疗机构结成友好医院，促进了医疗的海外交流。近年来派出多名医、护、技人员次赴美国、日本、德国、英国、韩国、南斯拉夫等近40多个国家讲学或开展医疗工作。

1997年医院建立石天产业集团，按照国际GMP标准组建了现代化杏林制药厂，开发生产商品药丹芪偏瘫胶囊及200种院内中药制剂。中合资生产卫生材料用品的白十字公司，生产10种卫生材料及高档棉球和纱布，现已远销国外。龙石胜峰科技发展有限公司，从事洗衣、制外，开发制造的健脑带、益肾带等保健品疗效显著，远销海内外。

天津市宁河县医院

——记宁河县医院医院管理年工作概况

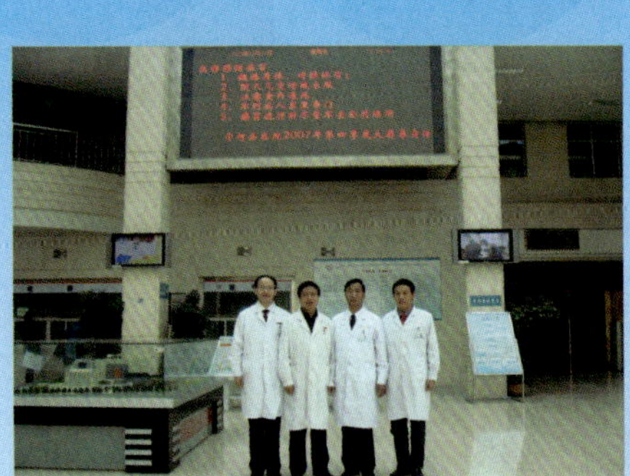

宁河县医院领导班子

天津市宁河县医院是一所二级甲等综合性医院，经过半个多世纪的创建、发展和设，目前已成为一所集医疗、教学、科研、预防为一体、综合实力较强的医疗机构。医历来十分重视医疗质量和医疗安全，把抓医疗质量、医疗安全工作纳入医院管理的重要事日程。特别是自2005年开展医院管理年活动以来，奉行"坚持以病人为中心，以提高疗服务质量为主题"的宗旨，确立了"服务立院、人才强院、科技兴院"和"培育名医发展名科、创建名院"的发展战略。在院领导的领导和支持、全院干部职工的积极努下、做了大量卓有成效的工作，取得了骄人的成绩，得到广大患者和社会的广泛赞誉。

一、狠抓病历质量，促进病历质量的不断提高

病历是医务人员在医疗活动中对病人的诊疗经过所形成的文字（包括图表、影像切片等）材料。不但是临床教学、科研和总结临床工作经验的宝贵材料，而且是公安司法、保险取证的重要依据，所以抓好病历质量的提高显得非常重要。医院在狠抓病质量方面非常重视、舍得投入。第一投资20余万元改建装修了450平方米的病案室及病库，购置了制式手摇式病案架，配备了微机和复印机，做到了病案微机管理。第二成了院、科病案质量管理领导小组，各科设立1—2名高年资医师进行本科室的病历初检与此同时，定期请县卫生局每月对病历质量进行督查，形成了上级卫生行政部门、院、科室、初检医师四级管理网。第三对在检查中发现的缺陷和问题采取专题分析、历展评，以及多媒体形式进行曝光等多种方式进行沟通反馈，并与个人利益挂钩。通上述管理，使医院的病历质量不断提高。2006年质检终末病历14141份，甲级病历率95.3%；2007年质检终末病历17916份，甲级病历率为98%；2008年1—10月质检终末病15704份，甲级病历率达100%。

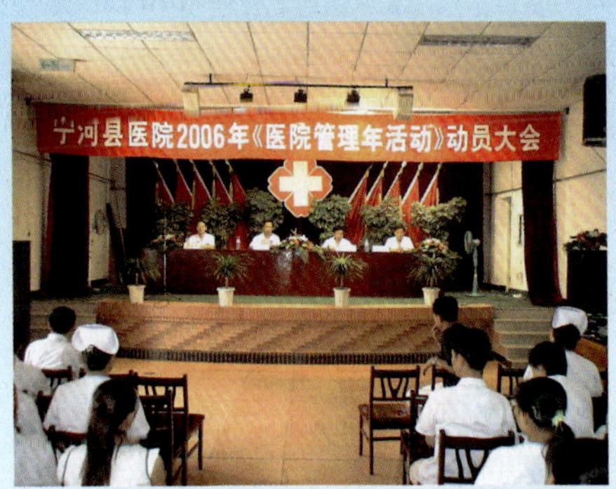

宁河县医院2006医院管理年动员大会

二、狠抓主治医师查房、促进查房质量的不断提高

医师查房是了解病人病情、确定治疗方案、检查治疗效果、掌握患者信息的重要段。特别是主治医师查房起着对下级医师指导和对上级医师负责的举足轻重的作用。所主治医师查房作为重点检查和考核内容。召开了主治医师论坛会，请天津市知名专家进点评；现场观摩查房、请天津知名专家进行评判；对主治医师查房记录进行检查排序等系列措施。促进了查房质量的提高。使过去主治医师查房不太重视得到了重视，使过去治医师查房时间不能很好的落实现在得到了落实。

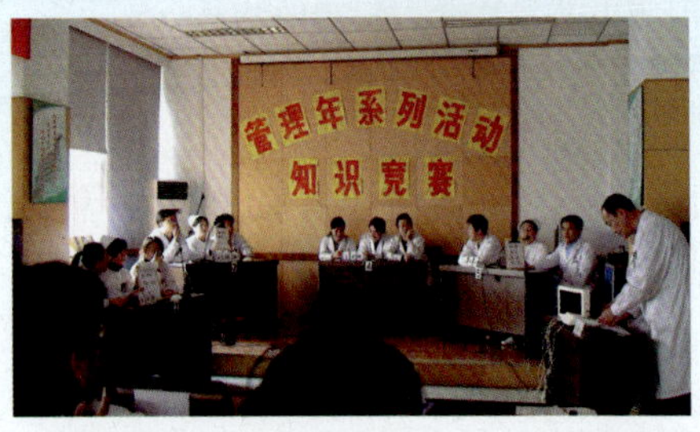

宁河县医院管理年系列活动知识竞赛

三、狠抓基础医疗质量的提高，不断提高看病能力

医院历来重视抓基础医疗质量的提高，采取外派专科进修、举办专题学术讲座、组"三基"训练，组织理论考试、技术竞赛等多种形式不断提高广大医务人员的理论水平利用病历讨论、疑难病例会诊，专家指导等方式不断提高医务工作者看病能力。目前，院能成功开展脑膜瘤切除术、人工晶体置换术、胰、十二指肠切除术、腹腔镜胆囊切术，人工全关节置换术、各种癌症病人癌肿（食道癌、肺癌、肝癌、乳腺癌、直肠癌等切除加淋巴结清扫术等高难手术以及脑血管造影、心血管造影及支架治疗等均处宁河县先水平，做到了大病不出县。

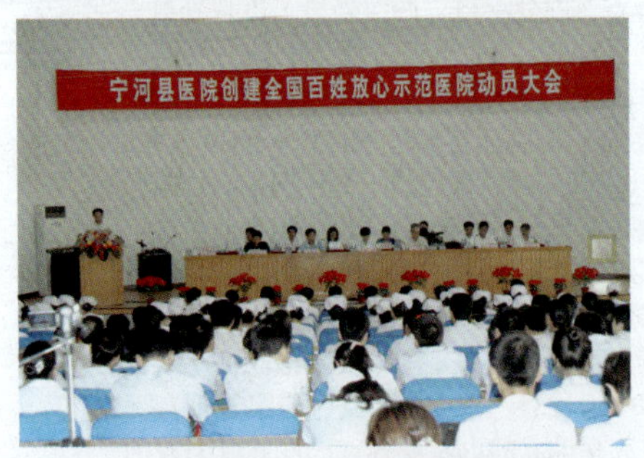

创建百姓放心示范医院动员大会

四、狠抓人才培养和特色专科建设、服务质量不断上水平

服务立院、人才强院、科技兴院是医院发展的战略目标，同时也是立院之本，历年医院非常重视人才培养和专科建设。近几年每年投入几十万元选送拔尖人才和技术骨干全国知名医院进修学习。学人之长、补己之短。学到的经验、技术用于医院的发展建设近3年外派学习、进修60余人次。新建立泌尿、肿瘤、消化等专科5个，开展和引进新的术项目30余项。使医院在发展中不断壮大，在壮大中不断完善。目前骨科、脑外科、妇科、眼科、神经内科、儿科等8个科室为医院的重点科室。有9位科室主任和业务院长分担任天津市口腔医学会、天津市医学会、放射学分会、ICU分会、内科学分会、护理学会等9个分会副主任委员和委员。2005—2008年市级科研立项12项。气管插管引光器的床应用、禽流感病毒的单克隆抗体ELISA检测技术、连续胺穿治疗新生儿脑出血等6项课获市级科研成果。在2007年天津市卫生局、津市放射质控中心组织的对全市46家二级以医院检查评比中，医院获得CT胶片质量、诊质量和普通放射胶片质量三个优秀奖。其他控中心如病案质控中心、高压氧质控中心、醉质控中心、护理质控中心等检查中受到表和肯定。通过抓质量、抓服务、抓人才、抓色抓出了成效。目前医院是华北煤炭医学院学医院、山东医科大学研究生院教学实践地。

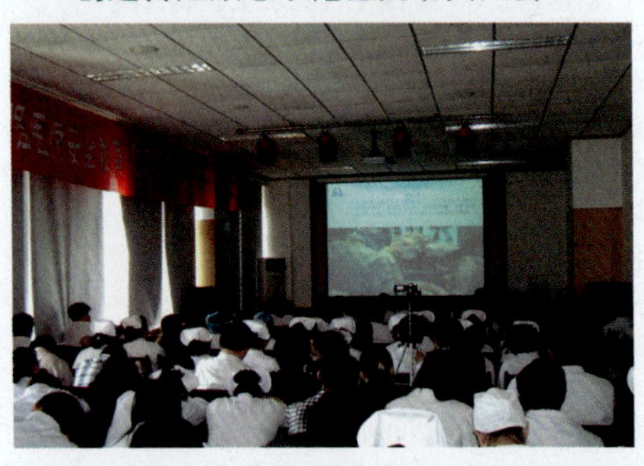

王吉善教授到院就落实"患者安全目标"进行讲座

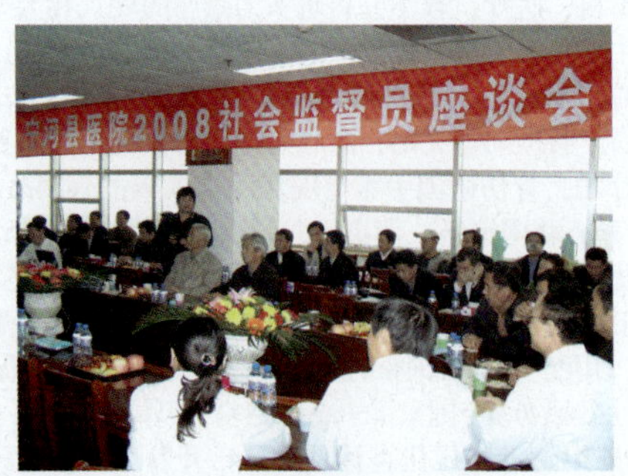
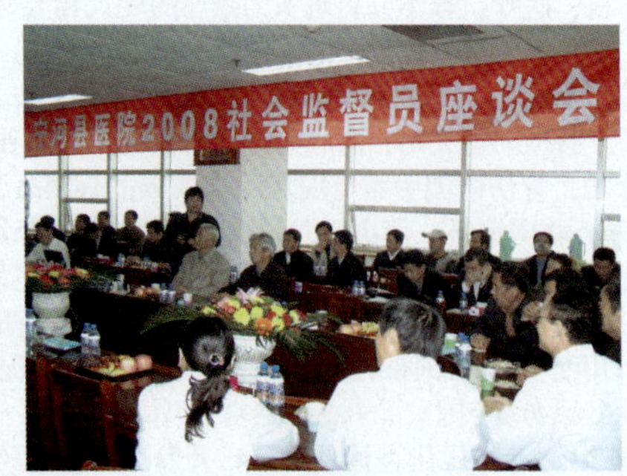

社会监督员座谈会

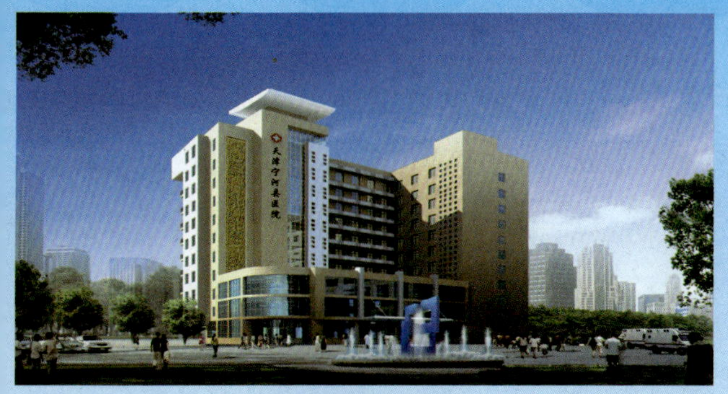

宁河县医院外科大楼

2006年至2008年10月分别对医疗服务质量和服务满意度进行了调查。2006年分别为76%和88%。2007年分别为82.6%和93.4%，2008年1—10月分别为95.3%和96.5%。

五、根据卫生部和天津市卫生局医院管理年活动方案要求，开展了管理年系列活动并取得了成效

根据医院工作计划，2007年开展了医院管理年系列活动，一是为提高病历质量对医师进行了病历书写知识培训和考评，纳入科室和个人"记分考核办法"，与科室和个人利益挂钩；二是狠抓了三级医师查房工作，将全院各科查房工作进行检查排序，在全院中层干部会上进行通报；三是加强了会诊工作管理，危重、疑难病例由科室提请院内会诊。特殊病例由医院聘请天津等地知名专家会诊。会诊费用由医院担负；四是认真组织好院长质量查房、将领导的职能前移，真正为临床解决实际问题；五是由业务院长带队。轮流参加各科室早晨"交班会"，有针对性的提出科室存在的问题和改进要求；六是加强外科系统围手术期管理，确保手术安全；七是及时召开医疗质量委员会等"九委会"会议。对医院管理年系列活动实施监控；八是组织全院医护人员进行了"三基"训练和考试，不断夯实理论基础；九是组织全员进行"心脏按压"、"心肺复苏"训练，使全体医护人员熟练掌握急诊抢救、心肺复苏的基本功，提高救治能力和水平；十是狠抓医疗安全管理，杜绝医疗事故、保证患者安全。采取专家医疗安全讲座、"纠纷病历"原因分析、查找安全隐患等多种形式对医务人员进行警示教育，收到了较好的效果。连续3年未发生重大医疗事故。医疗纠纷由2006年的23起、2007年的18起下降到2008年的9起，同比分别下降了22%和36%。医疗安全工作基本落到了实处。

六、不断完善自我，力创全国百姓放心示范医院

为不断完善管理，巩固取得的成果，医院于2008年参与创建第三批全国百姓放心示范医院活动。医院成立了创建百姓放心示范医院工作领导小组。制定了创建百姓放心示范医院实施方案。分别召开了创建工作中层干部启动会和全院动员大会。对创建全国百姓放心示范医院的标准和要求进行明确和布置；对创建全国百姓心示范医院的目的和意义进行宣教和贯彻。根据创建工作的具体要求，医院成立领导小组并下设办公室和医疗组、护理组、门技组、宣传教育组、行政后勤组和财务管理等到六个专业组。根据目标要求分解指标公别开展工作，定期组织汇报和检查。目前根据创建全国百姓放心示范医院落实《患者安全目标》的8条标准（制订重大医疗过失行为、医疗事故防范预案，及时分析、处理过失行为和医疗事故；严格执行查对制度，提高用药安全；建立与完善在特殊情况下医务人员之间的有效沟通，做到正确执行医嘱；防止手术患者手术部位错误；手部卫生符合医院感染控制基本要求；防范与减少患难与共者跌倒与压疮事件；鼓励主动报告医疗不良事件）已积极开展了医疗安全警讯教育，制定了重大医疗过失行为和差错，事故报告制度；患者身份识别制度，并采取"腕带"的形式对患者进行识别；制定了药品使用、管理、不良反应观察制度，已在临床工作中认真执行；建立了急诊与ICU、急诊与手术室抢救程序，为急、危、重症患者开辟了"绿色通道"；建立了围手术期病人管理规范、保证手术病人安全；制定了手部卫生管理制度和规范，杜绝因手卫生不合格而造成院内感染；制定了医务人员临床操作规范，确保临床操作安全；制定了防患者跌倒、坠床、压疮制度和措施并认真遵照执行；制订了医疗不良事件报告制度，鼓励医务人员主动报告不良事件。与此同时，在门诊及辅助检查等科室、卫生间等处设置了防跌倒等提示；所有重病人加设床挡，防患者坠床；为方便患者就医，在门诊大厅设电脑触摸屏和显示屏；加强门诊技术力量，主治医师以上人员出门诊，提高看病质量；双休日、节假日不休息，方便患者就医；门诊一至四楼分别设挂号、收费窗口，实行划价、交费"一站式"服务；急诊24小时开放接诊，为急症病人提供方便；超声、心电图、胃镜、普通化验当日出报告，采用电子处方、缩短病人等候时间；门诊各诊室安排导医引导病人就诊；采取电话或到病人家走访的形式对出院病人进行随访和健康指导，融洽了医患关系，提高了患者对医疗服务的满意度。

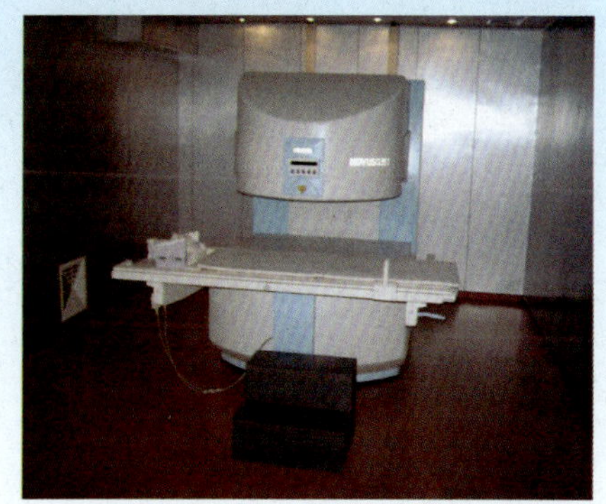

核磁

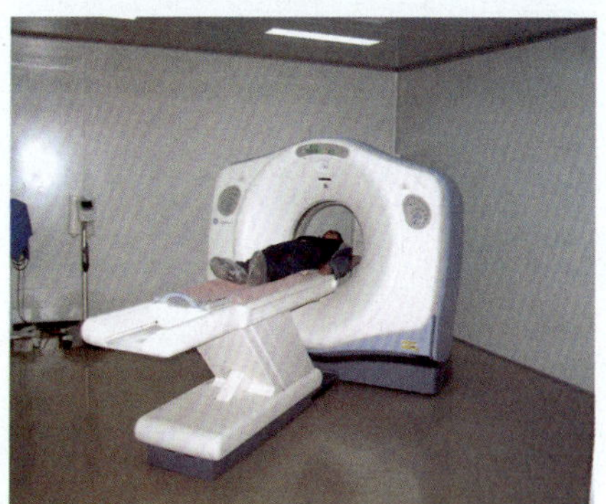

16排螺旋CT

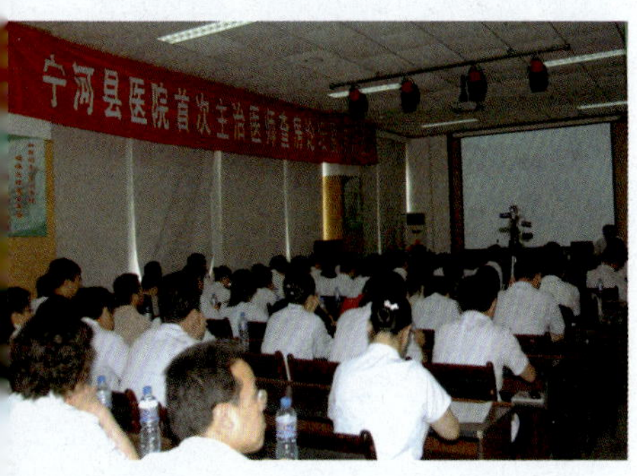

霍士生院长在主治医师论坛会上讲话

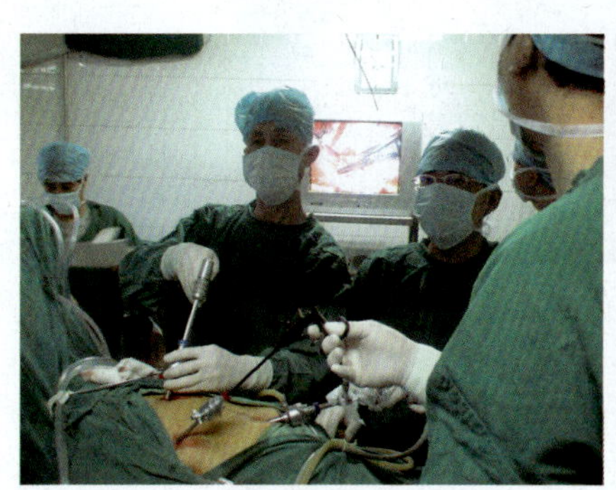

腹腔镜胆囊切除术

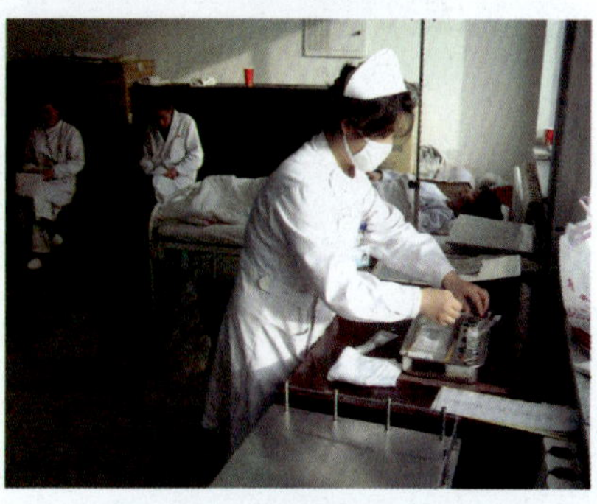

护士技能比武

天津市黄河医院

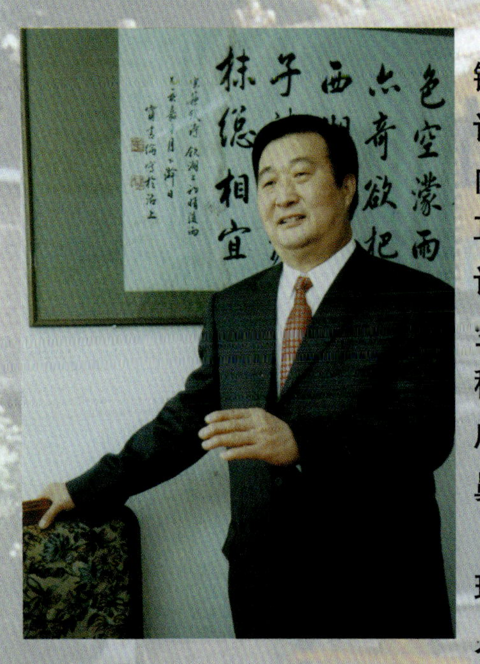

天津市黄河医院是一所二级甲等综合性医院，是天津市城镇职工、城镇居民基本医疗保险和道路交通事故、工伤保险、计划生育保险定点医院。医院开设内、外、妇、儿、骨伤、心内、神经内、神经外、泌尿外、中医、康复、皮肤性病、眼、耳鼻喉、肿瘤、中西医结合内分泌等临床科室，拥有螺旋CT、计算机X线摄影系统（简称CR）、DR、彩普、B超、高压氧舱、全自动生化仪器等设备，在急救医学和复合性外伤的抢救方面积累了丰富的经验，将无数急危重患者抢救生还。目前已经形成了腹腔镜治疗急腹症、超声乳化治疗白内障、鼻内窥镜治疗鼻部疾病、脑外科微创手术等特色专科。

医院现已拥有一个技术过硬、政治可靠的高素质人才库。现有专业技术人员652人，其中高级职称79人，中级职称16[illegible]人。医院一贯注重职业道德建设和提高医疗服务质量，1993年向社会承诺创建“四不”（即不收红包，不吃请受礼，不乱收费，不以物充药）医院，为卫生系统行风建设竖起了诚信为民的旗帜；1995年初又推出单病种双向监测制度；1996年以来为方便广大群众就医，坚持实行“无假日医院”和中午连诊制度。2001年底以来，黄河医院想病人之所想，主动克服资金困难，将方便留给患者，坚持实行医保“三日结算”制度。1994年以来医院先后被评为全国卫生系统先进集体、全国十家文明优质服务示范医院、全国百佳医院、全国创建文明行业工作先进单位、全国百姓放心示范医院和天津市医保诚信“A级”医院等荣誉称号。

多年来黄河医院闯出了靠服务增效益、走正路求发展之路，在广大患者中享有较高的声誉，已经成为天津市卫生系统精神文明建设的一支先行军。

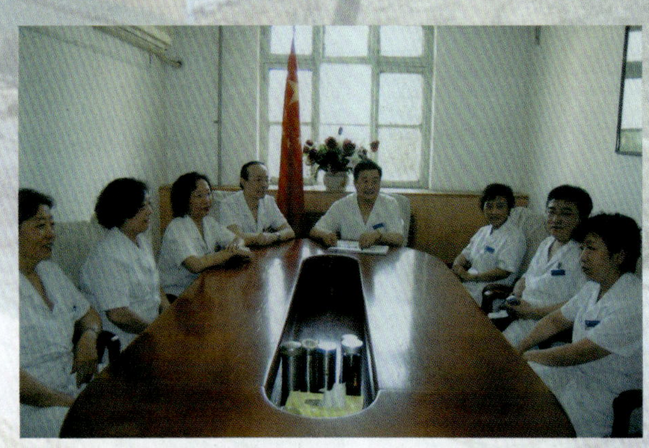

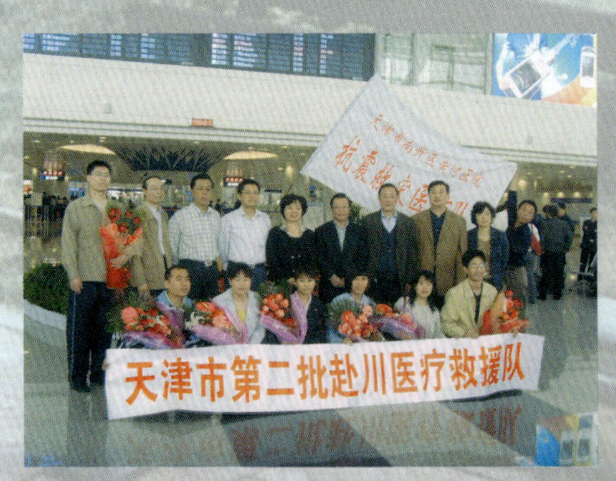

单位全称：天津市黄河医院　　联系电话：022—27365987　　院　长：黄松茂
地　　址：天津市南开区黄河道420号　　邮政编码：300110

天津市蓟县人民医院

天津市蓟县人民医院是一所集医疗、教学、科研、预防、保健于一体的综合性医院，始建于1949年，1985年迁至城华大街16号，现占地面积47173平方米，建筑面积28222平方米，开设病床506张，有职工1093人，卫生技术人员934正高19人，付高119人，中级职称448人，硕士研究生7名，在读研究生4名，在读博士研究生1名。有32项科研成果通卫生局鉴定，其中5项获市级科技进步奖、两项获国家专利。2007年收治病人22190人次、门诊量304007人次、大型例数5657人次。2007年1月晋升为国家三级乙等医院。

医院现有大型医疗检查设备：磁共振成像系统、64排CT机、“C”型臂X光机、数字胃肠机、CR成像系统、彩色超诊断仪、体外碎石机、血液透析机、高压氧舱、胃镜、腹腔镜、美国GE四维立体彩超、乳腺机等医疗设备价值6100元。

科室设置：临床科室21个，辅助科室17个，职能科室18个。临床科室及专业设置主要有：呼吸、消化、心内、内分血液、普外、肛肠、乳腺、肝胆胰、微创、心胸外、泌尿外、神经外、神经内、妇、产、儿、眼、口腔、耳鼻喉、、肿瘤、急救中心、手术室麻醉科等。

主要技术能力：脑系科开展的大脑及小脑半球的脑瘤手术切除；脊髓肿瘤手术切除；脑梗塞去骨瓣减压术；普外、开展的胰十二指肠根治术，甲状腺大部切除术，乳腺癌传统和改良根治术，肝段、肝叶切除术，胆囊癌根治疗术，腹腔镜开展微创技术，二尖瓣、主动脉瓣置换术及联合置换术，冠状动脉旁路移植（搭桥）等高难度手术；心内科展的经皮冠状动脉腔内成形术及冠脉支架、冠状动脉造影、周围血管介入术；骨科新开展的假关节置换术，多指断植术，腰椎间盘髓核溶解微创手术均居国内水平。

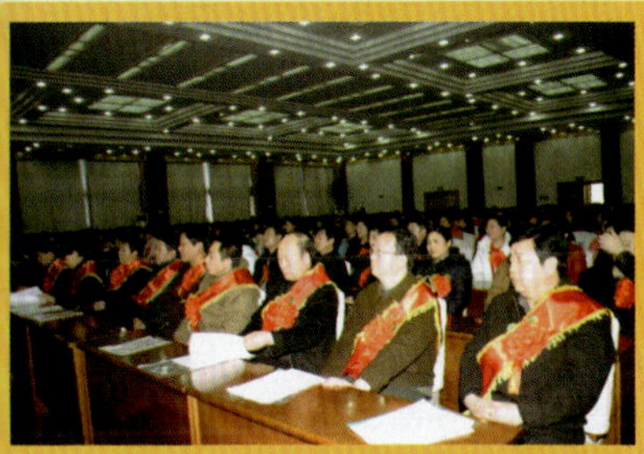
弘扬白求恩精神，典型人物表彰大会

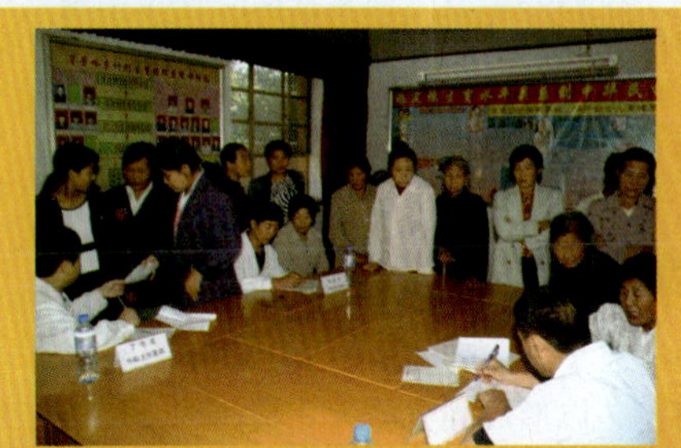
为山区百姓义诊

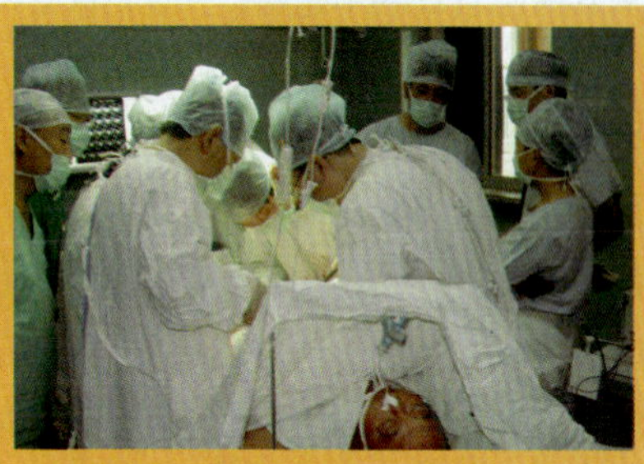
手术中

为蓟县人民托起一片健康的蓝天
——天津市蓟县人民医院党委书记、院长魏云志

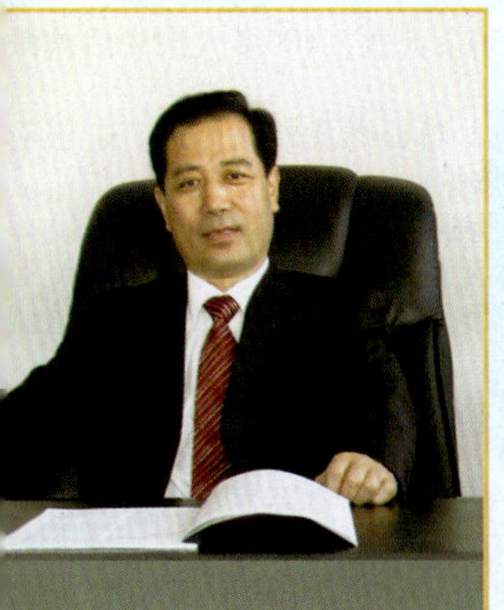
长、党委书记：魏云志

魏云志现任蓟县人民医院党委书记、院长，主任医师，本地区外科领域学术带头人。荣获蓟县“十佳”公仆称号，蓟县技术拔尖人才，中国县(市)医院第二届优秀院长，“十五”立功奖章获得者，天津市劳动模范。

他对事业孜孜以求、无怨无悔。自担任院长以来，带领院党委一班人，团结全院广大干部职工，励精图治，坚持思维创新、工作创新、制度创新、科技创新的理念，有计划、有步骤地层层进行改革，一年迈一个大步，一年上一个新台阶，一年一个亮点。社会效益、经济效益呈跳跃式发展。病人对医院的满意度一直保持在95%以上，医院的经济效益也从2004年的8000多万增长到2007年的1．4个亿；医院的整体水平居周边地区领先地位。先后荣获市科委、市卫生局科研成果奖35项，其中两项获国家专利。

一所医院事业的发展最关键的因素是要有德才兼备的优秀院长，地处基层，举步为艰的县级医院更需要有胆有识，更多付出的领头人，年轻而又才华横溢的魏云志院长正是这样一位出色的领导者，医院的每一步发展，都无不倾注着魏院长和他率领的院领导班子以及全体员工的智慧、心血和汗水。

科学管理，完善内部运营机制，实现质的飞跃，造福百姓

魏院长1961年出生于蓟县，是生于斯、长于斯的家乡人。对于故乡的一草一木，父老乡亲，他怀有深挚的感情。他从医院的普通医生做起，一步步成长为外科主任，副院长到党委书记兼院长。天降大任于斯人！魏院长自知身上肩负的责任重大。他凭着自己多对医院管理知识的学习和领悟，凭着外科医生的胆大心细和科学精神，以战略的眼光统筹医院的发展进程，科学决策，锐意改自2004年上任院长以来，带领院党委一班人，团结全院广大干部职工，奋发图强，坚持思维创新、工作创新、制度创新、科技创理念，有计划、有步骤地层层进行改革，积极推行院科两级成本核算，形成了比较完整的成本管理网络和成本核算体系，大大减医院开支，使医院净资产逐年大幅递增。实行科室综合目标岗位责任制，坚持综合效益评价、量化管理，提高了工作效益，调动工的工作积极性，建立起切实可行的内部运营机制。

“珍惜老百姓的血汗钱，把医药费、医疗费降下来！”最大限度让患者得到实惠，为家乡父老服务好，造福一方百姓，这始终是魏云志长的最大心愿。为此，他带领院领导班子，进一步健全和完善了医院规章制度，积极引导医护人员为病人着想，合理检查、

天津市蓟县人民医院

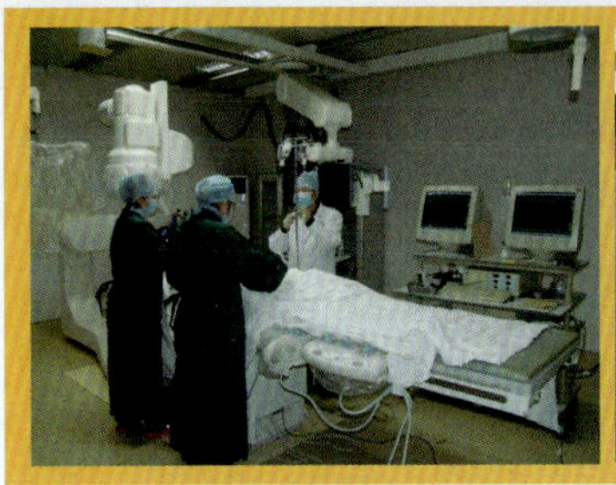
介入手术

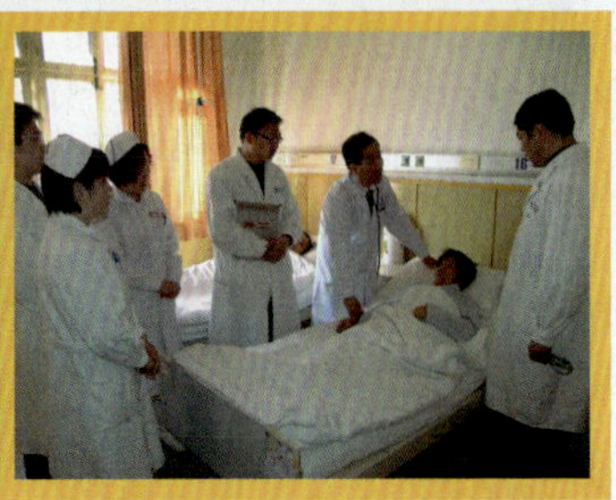
魏云志院长在查房中

合理用药，推出了单病种收费18项，推行了住院费用一日清和查询制度，并公开检查、治疗、服务等价格，增强医疗费的公开性和透明度，让患者明明白白看病、放放心心治病。少患者不必要的花费首先必须严把药品关。然而药海茫茫，目繁多，如何选择？魏云志院长的原则是，哪一种药最能维患者的利益就选哪种药。为此，他和药剂科的工作人员严把品进货渠道，查访药品来源、同类产品比质量，同质量产品价格，确保患者吃得安心，吃得放心。

近几年，卫生行业不合理用药、药品“回扣”、“大方”等损害老百姓利益的行为成了社会关注的焦点、热点题。对此，魏院长带领全院不断加大药品管理的整治力度。而，这些问题存在的根源具有社会性、复杂性，全面治理有很大难度。对此，魏院长的态度很坚决，他说，患者的利益高于一切，定要严、查、堵！有再大的难度，也要将这个问题拿下！在魏院长眼里，这是关系到百姓切身利益的大问题，是解决看病贵问题的关环节，一定要认真加以解决。魏院长是这样承诺的，他说：“患者认可的就是我们所追求的，即使有再大的难度，我们也会无条件无理由地克服。”

紧接着，他亲自制定治理方案、与其他院领导商讨决策，广纳群众意见。很快，医院对科室业务收入中药品比例、医生用药量门急诊处方用药等做出了明确规定，不定期地对全院的处方。医嘱进行抽查，对违规金额较大或者多次违规者按规定给予严肃处理在严格的制度管理下，杜绝了不合理用药和大处方等问题。蓟县医院的药品收入占医院业务总收入的35%，这在全国也是十分领先的。

蓟县医院自1949年建院。一直是区县级医院，在1993年卫生部首批医院评审中蓟县医院被评为二级甲等医院。十几年来，一直挥着二级甲等医院的功能，承担着为全县及周边区县的广大患者解除疾病痛苦的责任。随着县医院的规模不断壮大，技术水平不断高，技术力量不断增强，医疗设备不断更新，魏院长和院领导班子决心更上一层楼，力争使医院再上一个新台阶！率领全院进一步全提升管理和技术水平。通过全院的不懈努力，在天津市卫生系统医院等级复审工作中，市卫生局将蓟县人民医院列入三级医院行列进行三级医院评审，成为国家三级乙等医院。这是蓟县医院一次质的飞跃，医院的规范化管理程度全面跃上一个新的台阶。

● 注重人才培养，加强专业队伍建设，实施人才建院

魏院长认识到，当今世界的竞争是科技的竞争、人才的竞争，谁拥有人才，谁将获胜。医院要在竞争中求生存、求发展，关键加强对人才的科学管理，尽快使优秀人才脱颖而出，以形成强大的人才资源综合优势。为此，他坚持高标准、高水平、高起点培养业技术人员，实施“人才工程”，完善梯队建设。他自上任伊始，就带领党委一班人首先在人才队伍建设上形成了高度共识，并结医院的近期目标和长远规划，在对全院人才现状和未来做出科学评估的基础上，详细制定了分层次人才培训计划，确立了培养医学才，首先要重视人才的群体效应的工作思路，着力把握好了四个层次人员的教育培养。

一是把高级技术人员的在职教育列为人才培养的重点来抓。要求高级技术人员除了要做好对中、初级人员的“传、帮、带”外，重点解决知识更新、观念更新问题，通过参加各级学术会议、短期专业技术培训及国内外短期专业研修、考察等形式，学习新识，引进新技术，不断提高自身素质，从而带动学科整体水平提高。近几年，医院共派出360多人次参加了国内各类学术会议，先后出10名高科技人员到德国、日本等国进行短期医学考察。

二是对中级人员加强专科技术培训。开设新知识、新技术和医用统计学讲座，加强相关学科和边缘学科理论学习。开办外语学班，强化外语训练。对优秀中级人员根据专业需要选送外地进修学习，作为未来的学科带头人的后备力量培养。2004年以来，共举各类医学理论和技术讲座30余次，参加人员2000余人次。办脱产及业余英、日学习班4期，参加学习450余人次。400多人次先后被派天津、北京、上海等市级医院进修深造。

三是强化初级人员的规范化培训。以新毕业分配的大学生为重点，加强基础理论，基本知识和基本功训练及外语培训。加强对级各类专业技术人员的技术考核工作，将考核结果记入个人技术档案，作为职称晋升提拔任用的重要依据。

四是充分发挥老知识分子、老专家的作用。对到退休年龄的副高级职称以上的专业技术人员实行返聘政策，让他们充分发挥热。设专家门诊，参加查房，兼当科里的技术顾问，工资、奖金、待遇不变，或略有提高，这样既体现了对知识分子的关怀，又保了医院的总体技术力量。一位老专家感慨地说：“这就是医院管理者的艺术，这也是我们许多老同志能谢绝众多院外的高薪聘请留医院发挥余热的重要原因。”

五是加强重点人才培养，造就跨世纪医学人才。魏院长深知，医院要发展，科技是基础，人才是关键。对于优秀的科技人才既善于使用，更要善于发现和培养。魏院长在人才战略上运筹帷幄，坚持高标准、高水平、高起点培养专业技术人员。在人才培养方实施“人才工程”，完善梯队建设，建立一支以硕士人才为主导、本科人才为主体的医疗卫生队伍。坚持对拔尖人才重点培养，首制定优惠政策，鼓励在岗职工攻读研究生。目前蓟县医院已有硕士研究生7人，在读博士生1人、在读硕士研究生4人，同时打破论资辈的旧框子，每年派出20多名德才兼备、能够适应科技竞争环境、思想活跃、富于创新的中青年技术骨干到北京、天津等全国著名医院进修、学习、重点培养。他们归来后成为了各自学科带头人，成为医院的中流砥柱。同时，医院还设立了论文奖和突出贡献奖医院每年用于对突出贡献的专业技术人员奖励资金就达5万元以上。另一方面，注重青年人才培养，避免人才断档。近年来，魏院长调有关部门，为全院大部分科室配备了优秀中青年科技干部，鼓励基层科室大胆使用，重点培养，促使他们尽快成材。目前全院中领导干部中90%以上为中青年，为医院发展积攒了后劲，奠定了坚实的基础。

● 加强技术设备引进，不断增强科技含量实施科技兴院

魏院长作为优秀的医院管理者，注重科室设置的优化和齐全，以更好地满足患者的要求。医院科室设置齐全，技术力量雄厚，科室逐步形成了自己的医疗特色，内科有呼吸、消化、心血管、内分泌、血液、泌尿。外科有普外、烧伤、心胸、普胸、泌尿，还神经外科、神经内科、妇科、产科、眼科、耳鼻喉科、口腔科、皮肤科、儿科、中医科、传染科、肿瘤科、保健科、中心血库、急中心等专业科室。

为了进一步适应医疗工作和科研工作的发展需要，满足患者医疗需求，充分发挥新技术、新设备的优势，增强医院的竞争力，院长及时捕捉世界医学技术信息，加快新技术、新设备的引进步伐，为全院科技术水平的提高奠定了坚实的基础。近几年来，医院

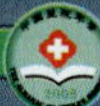

天津市蓟县人民医院

资6000余万元，先后引进了磁共振成像仪、64排CT机、数字胃肠机、四维立体彩超、人工肾、C型臂X光机、CR系统等设备。在购大型设备时，始终坚持“集体论证、集体谈判、集体决定”的原则，充分进行市场调研和科学论证，使蓟县医院购置的医疗设备在能、价值等方面都趋于合理。在增添设备的同时，魏院长积极倡导和鼓励各科室研究新项目、应用新技术，鼓励专业人员理论应用临床。于临床。目前医院眼科开展的视网膜脱离手术等5项技术已位于周边地区领先水平。神经外科开展的脑梗塞去骨瓣减压术等4高难技术项目已达到国内先进水平并成功完成了“枕大孔区至颈4脊膜瘤”和“桥脑小脑角区巨大脑膜瘤”两例高难度手术。骨科开的多指断指再植、血管、神经吻合术，关节镜手术及假关节置换术，已经达到国内水平。其中多指断指再植术的成功填补了周边郊地区的空白，在国内郊县医院也处于领先地位，外一科成功开展的首例巨大肝脏血管瘤切除术，增补了蓟县医院在肝脏疑难手术治方面的空白。外二科开展的体外循环下二尖瓣、主动脉瓣联合置换术、非体外循环下冠状动脉旁路移植术(冠状动脉搭桥术)已成功施了50余例。保留尿道前列腺摘除术、膀胱全切回肠代膀胱术，在周边地区位于领先水平。心内科开展的心血管介入治疗项目、提了冠心病的诊断和治疗水平，到目前为止已完成心血管介入治疗400余例，成功率100%，极大地方便了本地区患者。妇科开展的广性子宫切除及盆腔淋巴清扫术等7项技术达到市级先进水平。产科开展的中央型胎儿监护系统及远程胎儿监护达到了国内先进水平。

先进的医疗仪器设备和领先的医疗技术水平，使蓟县人民医院走在了津、京、唐地区郊县医院的前列，并产生了较大社会影响，引了许多外地患者前来就诊、住院治疗。

建章立制，加强行风建设，开展全程优质服务

魏院长从医院的实际出发，建立和完善了各项规章制，严格奖惩、公开曝光，他常说：“管理医院不能以人治，要以规章治院，规章制度就是‘铁板’一块，无论涉及谁，违规了就要付出代价。”各项制度出台至今，已有6职工先后因违规受到了处罚，其中有3位医生因私收费被岗一年。

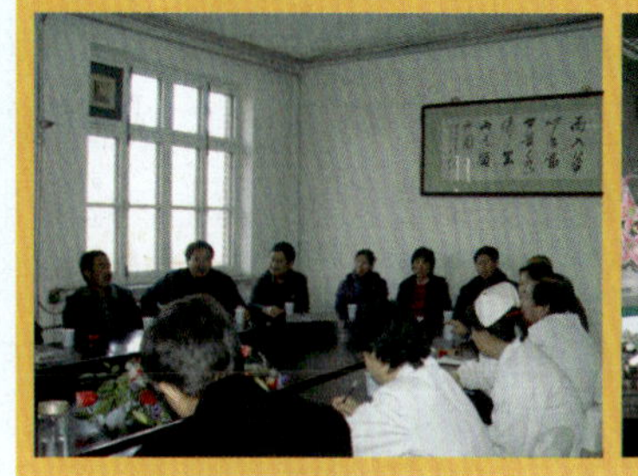

医患座谈会

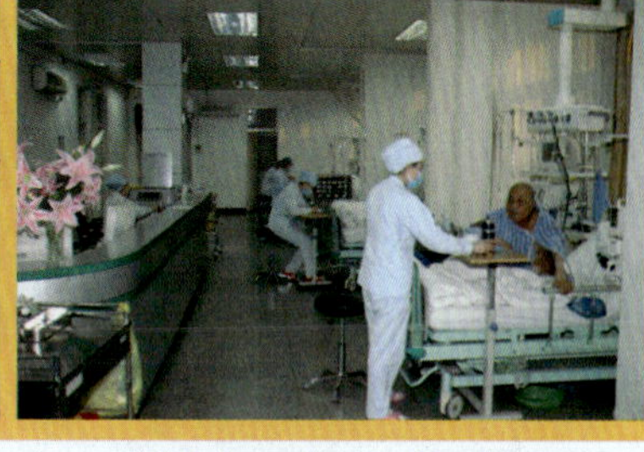

ICU重症监护病房

在行风建设上，魏院长在抓好医院物质文明建设的同，一直狠抓精神文明建设，真正做到了“两手抓，两手都硬”。首先坚持对职工进行全心全意为人民服务的教育，工道德教育和法律、法规、法纪的教育，引导职工树立正的人生观、价值观。设立了院长接待日、门诊服务台、举箱、举报电话，定期召开工休座谈会、社会监督员座谈会并进行病人出院问卷调查，推行社会医疗服务承诺制度，在全院上下形成弘扬正气、文明行医的行业风尚。

以病人为中心，全程优质服务，在门诊配备了导诊护士；推行首诊负责制；实施文明规范服务、规范服务行为；建立急危重病人色生命通道，为赢得抢救时间，对手续不齐全的急诊病人实行“先抢救、先治疗、先检查、先手术、先住院、后付款”的原则。取辅助检查的预约规定，化验、投照、特检随到随做。病人用药严禁大处方。所有收费实行微机管理，收费项目明码标价，让病人花心钱、看放心病。开展整体护理，使护理服务进一步规范。

魏院长在蓟县医院的建设和发展过程中，始终把医疗质量和医德医风作为医院的工作重点，在医疗护理质量上力求精益求精，制了综合质量检查标准，并按标准定期进行质量检查或抽查，把终末质量检查和环节质量检查有机地结合起来，奖优罚劣，在不断提医疗服务质量的同时，医院还努力构建良好的医德信誉。严格执行“六条禁令”，禁止酒后上岗，取消各种开单子费和药品回扣，回扣的药品，坚决清除出医院。同时，医院主动接受病人及社会的监督，设立了举报电话、意见簿和院长电子信箱。聘请社会各界督员，对医院的工作给予随时建议和反馈，定期召开病人和社会监督员座谈会，征求他们对医院各项工作的意见和建议，对出院病进行跟踪调查，受到病人和社会的一致好评。医院还加强医疗管理，缩短了平均住院天数，达到6天左右，大大节省了患者的住院费，同时也一定程度上缓解了住院压力，多年来病人对医院服务质量、服务态度、满意度均在95%以上。

魏院长认为，县级医院的发展要在增强自身实力的前提下，借助外力才能更好更快地发展，以他人所长，补己之短。蓟县医院在身实力过硬的基础上积极“借船出海”，与国内代表尖端技术的医院实行联合协作，打造名牌。骨科与北京304医院协作；妇产科与京大学人民医院、天津总院联合建立协作关系，促进了医院的品牌建设，更加造福于蓟县地区的广大人民，使重大疾病的患者既免奔波之累，又不受高花费之苦，便可享受国家最高水平的医疗技术服务。通过内合外联、优势互补，在增强和改进薄弱环节的同，也提高自身的造血功能，产生了名牌效应，有力地推动了医院的长足发展。

抓特色、树形象、立品牌，这是蓟县人民医院在服务上形成的独树一帜的风格；以病人为关注焦点，从病人不满意的地方改进，病人满意的地方提高。蓟县医院把让患者满意当成自己永恒的追求。

与此同时，魏院长带头树立和谐向上的院风，促进医院形成和谐发展的氛围。在班子建设上，他光明正大、充分发扬民主。他：“能在背后说的话，也能在会上说”，从而树立了襟怀坦白，精诚团结，个人服从集体，和谐向上的领导作风。他注意讲究领导术，尊重和团结班子成员，形成合力，共同为蓟县医院的发展而努力。他光明磊落，胸怀宽广，儒雅中蕴涵着刚毅和原则性，但又怀厚道和仁爱，深受全院职工和患者的爱戴和尊敬。

魏院长不仅是一位年轻博学优秀的医院管理者，同时还是一位优秀的外科专家。他在做院长的同时，一直担任外科主任医师，多来在外科学科领域潜心研究，他首创的新术式，应用于临床，受到同行专家的一致认可，是本地区外科领域的技术尖子、学科带头。1998年以来，他主持完成的4项科研课题均获天津市科研成果，达国内先进水平。他深有体会地说：医生是一个特殊职业，“如临渊，如履薄冰”是大多数医学专家对自己职业的共同感受。而作为医生出身的医院管理者，魏院长更是秉承了医生的天赋。医院出的每一项制度，每一个规则，每一个流程都不是随随便便制定出来的，都要经过魏院长缜密的思考和院领导班子慎重的研究。他深，作为管理者的每一项决策，都是无数成功经验和失败教训的总结，都是关乎医院发展的关键环节，都要严谨慎重。他对医院，对己服务的一方百姓像对自己诊治的患者一样满怀深重的责任感和深厚的情意。

他热爱自己所从事的职业，淡泊名利，一身正气，从不以权谋私，对自己高标准严格要求，善于接受新事物，使医院在医院管、技术水平、服务质量和医疗质量建设方面发生了质的飞跃，为蓟县人民托起一片健康的蓝天，造福蓟县人民！

广州白云精神病康复医院

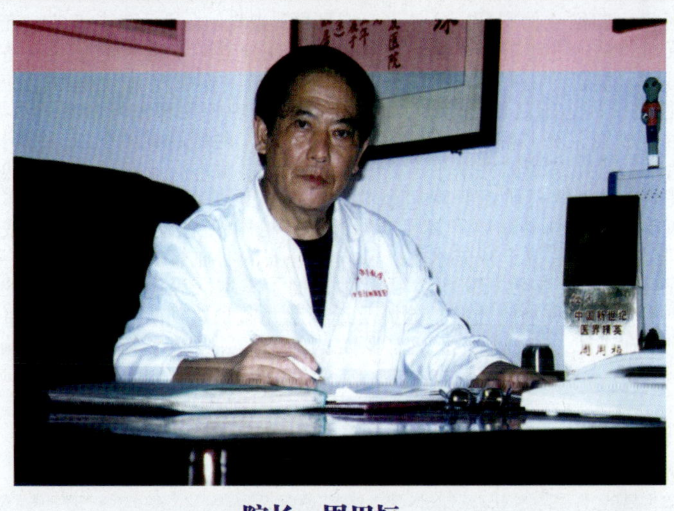

院长：周用桓

院长简介：

周用桓，男，主任医师，教授。1961年毕业于同济医科大学医疗系。

曾任湖北省团风市人民医院院长；湖北省黄冈市卫生局局长、局党委书记。

现任广州白云精神病康复医院（南方医科大学教学医院）院长、院党支部书记。

兼任海南省三亚市精神病院、三亚市戒毒所管理委员会主任；珠海白云康复医院院长；南方医科大学教授。

是湖北省老年学会副会长；中国社会工作协会康复医学工作委员会副主任；中国中西医结合学会第一届急救学会全国社区医学会副主任委员；广东省预防医学会精神卫生专业委员会常务委员；广东省残疾人康复协会精神残疾康复专业委员会常务委员；《卫生管理信息系统》副主编。

著有《老年心理保健》、《老年人常见疾病防治对策》、《老年人脑心肝肾功能保护》、《老年人用药有讲究》、《老年营养与保健》、《健康长寿度百岁》等专著并在国内外公开发行，在全国杂志上发表论文80余篇。

在广州市精神文明委员会和市委宣传部举办的第二届“羊城公德公益百星”评选活动中荣获“扶弱助残”之星称号，2003年6月25号被授予广州市抗击“非典”先进个人称号。经40余年临床实践，是一位经验丰富的精神病医学、老年病学专家，并擅长于医院管理。

医院简介：

广州白云精神病康复医院坐落在风景绮丽的白云山风景区，医院为南方医科大学（原第一军医大学）、暨南大学医学院、广州中医药大学、广州药学院等知名院校的教学医院；南方医院定点协作医院，现有病床800张。医院由单一的传统精神科拓展为精神科、心理科、老年科、康复科等多科并存，集临床、教学、科研、预防于一体的大型精神疾病、心理疾病专科医院，其传统精神科在省内外已久负盛名，两个重点建设科室（心理科和老年科）也已展现出强劲的优势和良好的发展前景。为满足现代化医院发展需要，医院配置了彩色脑（电）地形图仪、眼动仪、心理CT、心理测试仪、彩超等精神科专业设备和适宜精神病康复、健身、娱乐、音乐治疗的先进器材。由一批博学资深、医德高尚、乐于奉献的专家、教授率领中青年技术骨干及全体员工贯彻生物-心理-社会医学模式的治疗方针，努力营造医院的社会化人文环境，逐步把医院办成开放式的精神（心理）康复社区，由单一的药物治疗拓展到以药物治疗为基础，心理治疗为主导、工作治疗、娱乐治疗（音乐治疗）和体育治疗等多种治疗方式相结合的综合治疗，取得良好的临床效果，使医院的知名度和整体综合实力得到了迅速提高。医疗服务以白云区为轴心覆盖广州市。

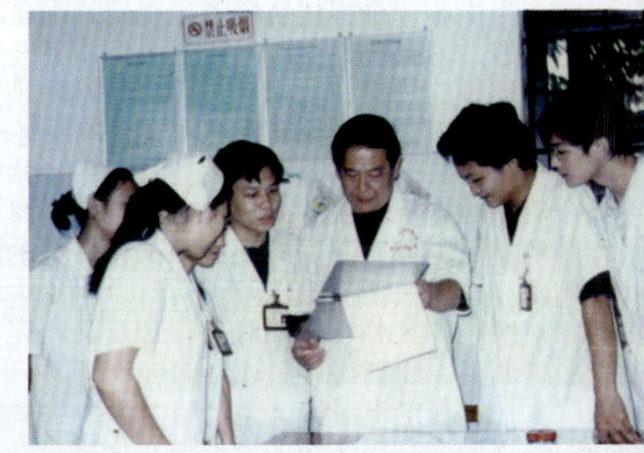

院长、主任医师周用桓在进行查房示教

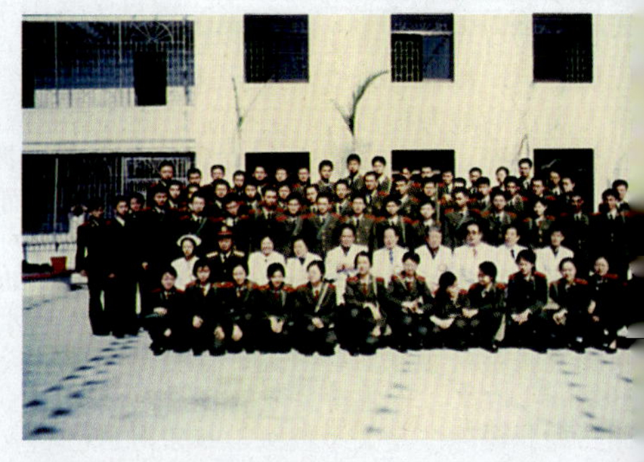

南方医科大学大四学生与医院领导班子合影

广州白云精神病康复医院

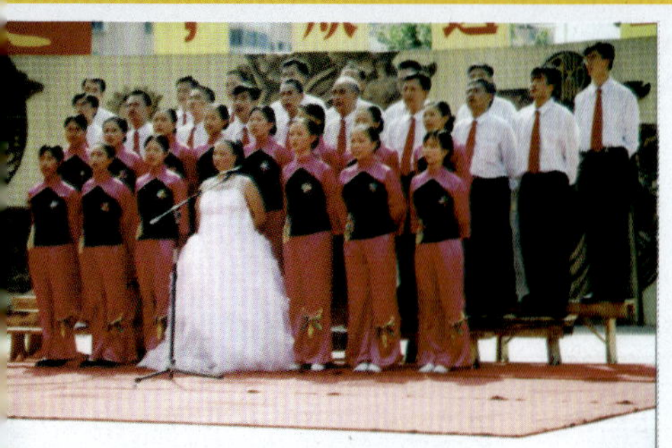
一、二病区音乐心理学和音乐社会学内容的合唱表演

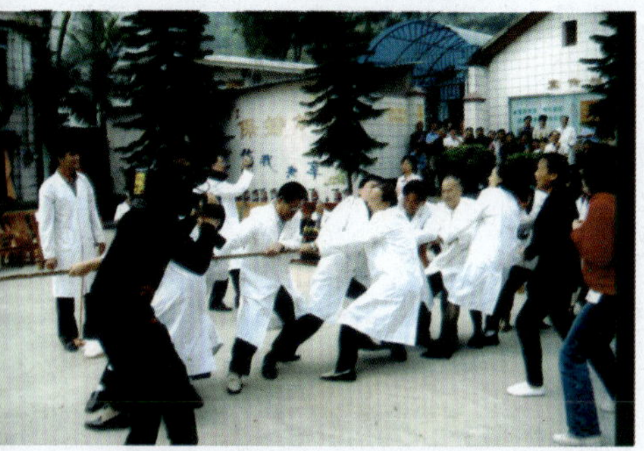
医护患正在举行拔河比赛

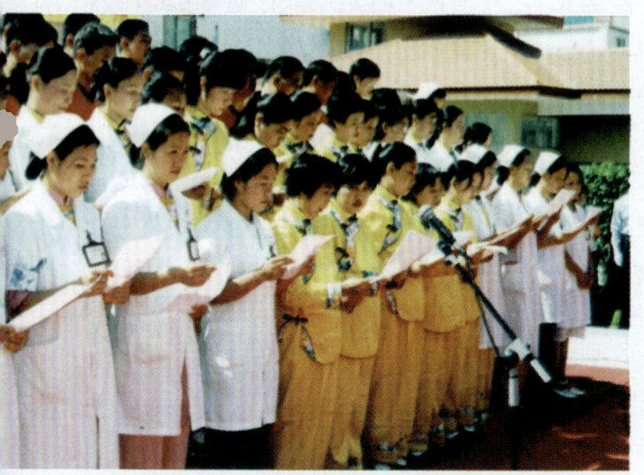
医护患在激情歌唱

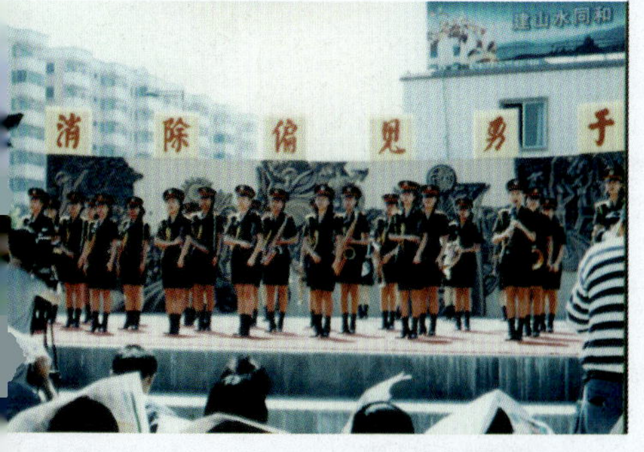

第一军区大学女子军乐队来院慰问关爱病人

医院还设有心理咨询门诊、精神科门诊和专家门诊，住院部设有10个病区（5个普通精神科病区、1个心理病区、3个老年病区、1个救助病区）。

医院依白云山而建，院内建筑布局合理、环境幽雅舒适、绿化面积占空地面积的90%以上，是符合绿色环境要求的园林化医院。病区内生活和各类康复设施齐备，医务人员服务热情、医德高尚、技术精湛，医疗服务满意率始终保持在90%以上。

建院15年来，共收治各类精神病人、病残老人、救助无家可归的精神病人共22836人次（其中解除农村无钱就医长期关锁的病人632人次）。常见病种有精神分裂症、躁狂症、抑郁症、神经官能症（包括神经衰弱、焦虑症、恐怖症、疑病症、癔症、强迫症、植物神经功能紊乱）各种药物依赖、人格障碍、心因性精神障碍、精神发育迟滞、癫痫及其精神障碍、儿童性精神病等精神疾患，治愈和好转率高达90%，医院老年科收治老年痴呆、脑血管病所致痴呆、脑炎后遗症、脑外伤所致痴呆等各类老年精神患者，为广州市精神康复事业了突出的贡献，连续15年受到广州市、区卫生局，残联等上级作出有关部门的表彰。

医院又是华中科技大学广州校友会同济医学院分会专家校友爱心服务点，由40多位专家、教授凝聚社会各界专家及热心人士组成“专家义工组”，并由富有业务、管理经验的各类优秀人材组成顾问组，参与支持医院各项工作。

医院是广州市社保局首批定点医院；省、市公费医疗挂钩医院；农村合作医疗定点医院。

2001年，医院先后成立了党、团、工会等党群组织为本院精神文明建设和增强职工队伍凝聚力起到了积极的作用。

当前医院在市、区卫生局的领导下，认真学习贯彻胡锦涛同志《高举中国特色社会主义伟大旗帜，为夺取全面建设小康社会新胜利而奋斗》报告和十七大精神，紧紧围绕“以病人为中心，以提高医院服务质量为主题”的活动，团结全院职工，同心同德、奋力开拓、加强服务、狠抓基本建设，彻底改变“硬件”环境，受到了患者及其家属和社会的广泛好评。

医院文化：

医院努力创办温馨医院；落实“形象工程”；开展“献爱心见行动 由我做起”活动，实行“一帮三”、“五教育”责任制，带领病人坚持不懈地进行体能训练、音乐舞蹈治疗，丰富多彩的文体活动赢得了病人及其家属（单位）的交口称赞。

医院奉行“同舟共济、造福社会”，“给单位排忧解难、为家属减轻负担、让病者早日康复”的原则，除按公费医疗、“医保”规定最低标准收费之外并为数以千计的贫困病人累计减免费用2000余万元，为解决贫困精神病人就医困难、为营造和谐社会作出了有益的贡献，受到社会和病人及其家属的广泛认可和好评。

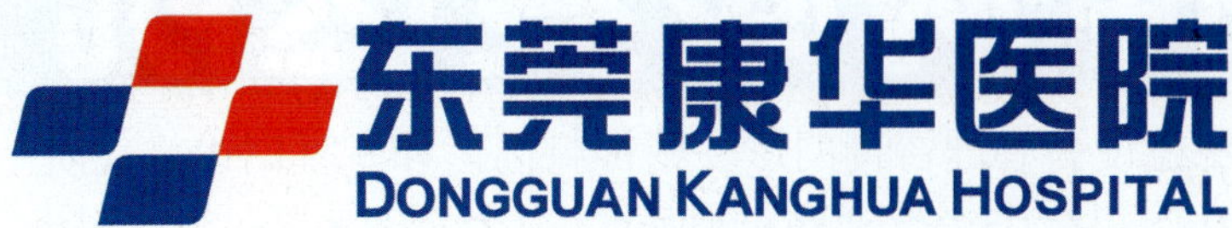

东莞市社保定点医院
公务员体检定点医院

医院概述

东莞康华医院于2002年9月筹建，2006年11月1日正式开诊，历时4年建成，是全国建筑规模最大的民营医院。

第一任院长由中国工程院院士、著名心血管专家朱晓东担任。

现任院长由原北京协和医院院长、整形外科首席专家戚可名担任。其带领一大批来自国家、省级以上三甲医院，在国内拥有较高学术地位和较强影响力的学科带头人和高级医学人才，致力把康华建设成为集医疗服务、科研与临床教学为一体的医学中心。

东莞康华医院是以三级甲等医院的标准建立，医师队伍庞大，以心血管病医学中心、整形美容激光中心、妇产中心为特色学科的高科技现代化综合医院。

医院秉承“苍生为念 厚德载医”的办院宗旨，致力于为平民大众提供高水平的医疗服务。以一流的医疗技术、一流的服务质量、一流的医疗设备以及与国际接轨的先进经营管理模式，力求成为国内现代化星级医院的典范。其数字化医院的高效管理，采用数字化信息系统，集医疗管理、影像、检验以及临床系统于一体，简化患者就医流程，实现快速、精准的诊断，准确用药，准确治疗。

2007年，医院被东莞市卫生局评为医院管理一等奖。

医院规模

东莞康华医院位于广东省东莞市中心区南城，面向广深高速公路石鼓出入口处，南连深圳、香港、澳门，北接广州，西通粤西，东连惠州粤东，内设2000个停车位及公交车站，方便患者就医。

医院占地563亩，建筑面积32万平方米，其中医疗区26万平方米，生活区6万平方米，内设2000张普通病床，100张重症监护病床，63间外科手术室，6间介入导管室，可接待逾万门诊病人。并设VIP病区为有需要的人群提供高端服务。

在2007年度国家优质工程颁奖大会上，医院荣获2007年度国家优质工程银奖，成为东莞市首家获得国优工程奖项的单位。

科室齐全

医院临床科室齐全，设有心血管病医学中心、整形美容激光中心、骨科创伤手外科中心、神经医学中心、儿童医学中心、内分泌免疫风湿病中心等特色医学中心以及妇产科、普外科、泌尿外科、胸外科、急诊科、肿瘤内科、血液内科、消化内科、新生儿科、五官科、中医科、麻醉科等40多个临床科室。医院还设有健康检查中心，为广大客户提供体检及健康管理服务。

先进设备

医院配备大批先进设备，1.5TMF
断仪，64层螺旋CT，小平板DSA，大
DSA，数字X光机（DR），数字X光
(CR)，数字乳腺X光机，数字胃肠X光机
数字口腔摄影和牙片X光机，飞利浦
IE33超声彩色多普勒、飞利浦HDI500
SONOCT彩色多普勒超声诊断仪，心
仪等各种先进设备，可以处理各种复
罕见、危重急症。医院还配备全国一
全自动流水线检验系统及样本传输系
为临床提供快捷、高质的服务。

专家团队

医院专家力量雄厚，拥有来自全
地，有着丰富临床经验的高级专业技
才约130人。其中，享受国务院政府特殊津
家5人，教授30人，博士生、硕士生导
17人，拥有国家级、省部级专业学会
30余人。依托院内的优秀人才，医院
功申办国家级继续医学教育项目3项，
了东莞市在此方面的空白。获准开办
继续医学教育项目4项，并承担省市级
项目多项。

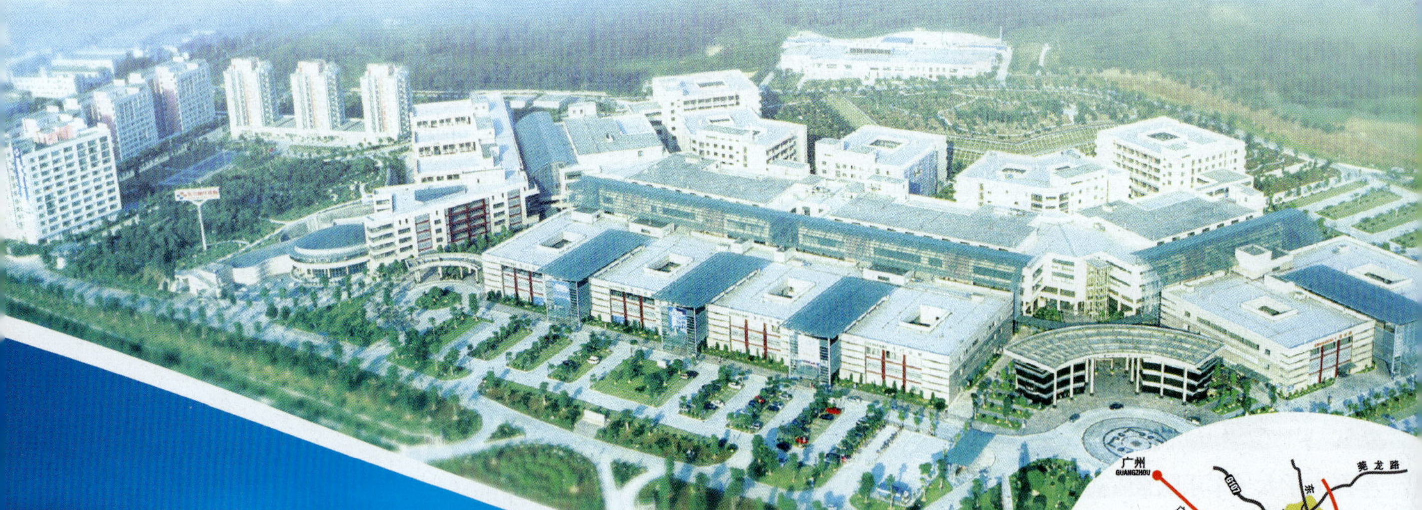

健康热线：

0769 2282 3333

地址：广东省东莞市东莞大道1000号（广深高速东莞石鼓出入口处）

http://www.khhospital.com

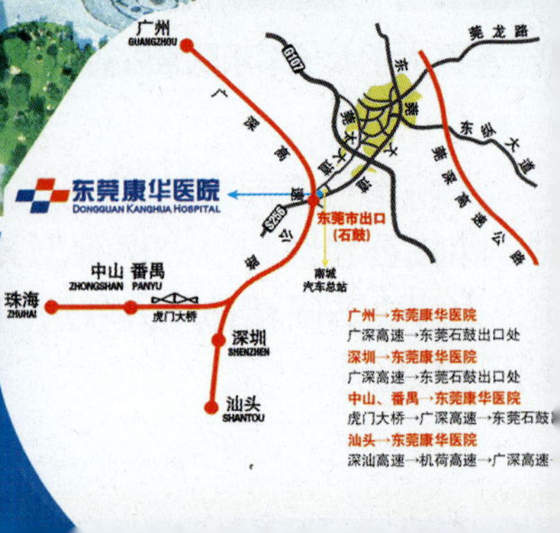

广州 GUANGZHOU
莞龙路
G107
东莞大道
东城大道
莞深高速公路
广深高速公路
S256
东莞康华医院 DONGGUAN KANGHUA HOSPITAL
东莞市出口（石鼓）
南城汽车总站
中山 ZHONGSHAN
番禺 PANYU
珠海 ZHUHAI
虎门大桥
深圳 SHENZHEN
汕头 SHANTOU

广州→东莞康华医院
广深高速→东莞石鼓出口处
深圳→东莞康华医院
广深高速→东莞石鼓出口处
中山、番禺→东莞康华医院
虎门大桥→广深高速→东莞石鼓
汕头→东莞康华医院
深汕高速→机荷高速→广深高速

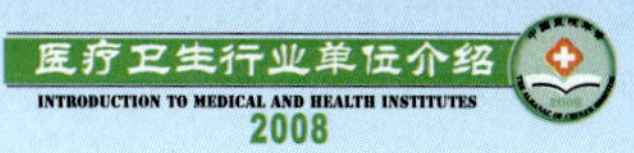

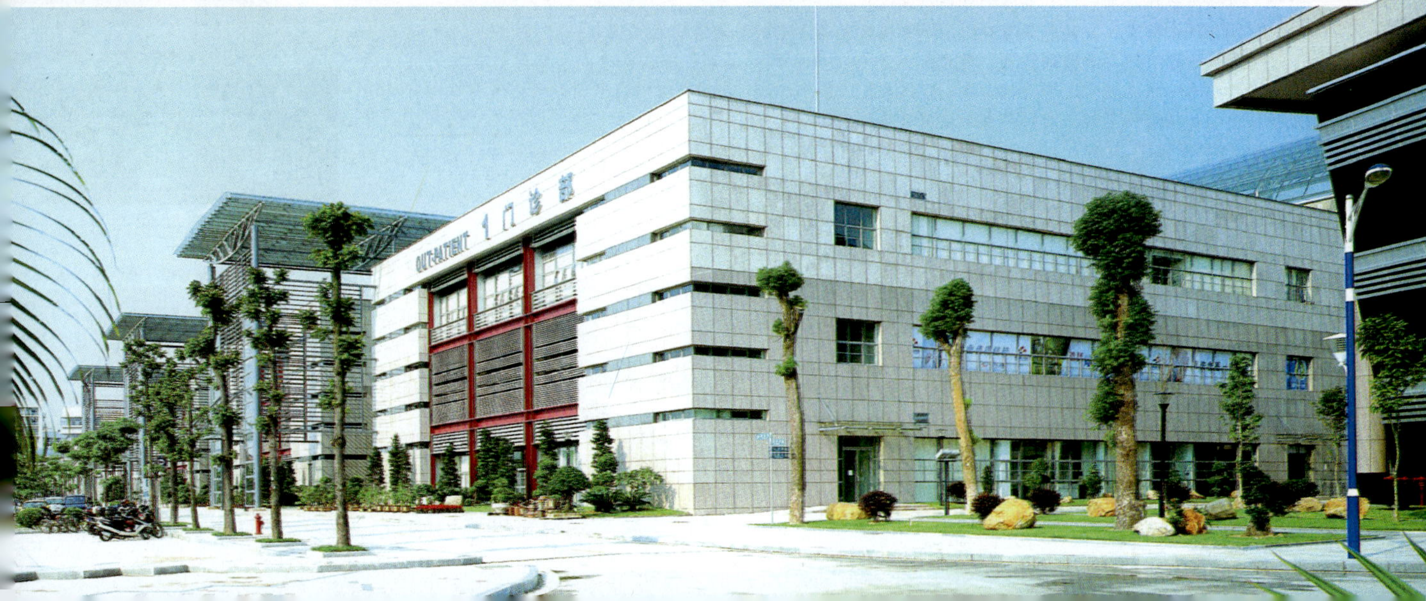

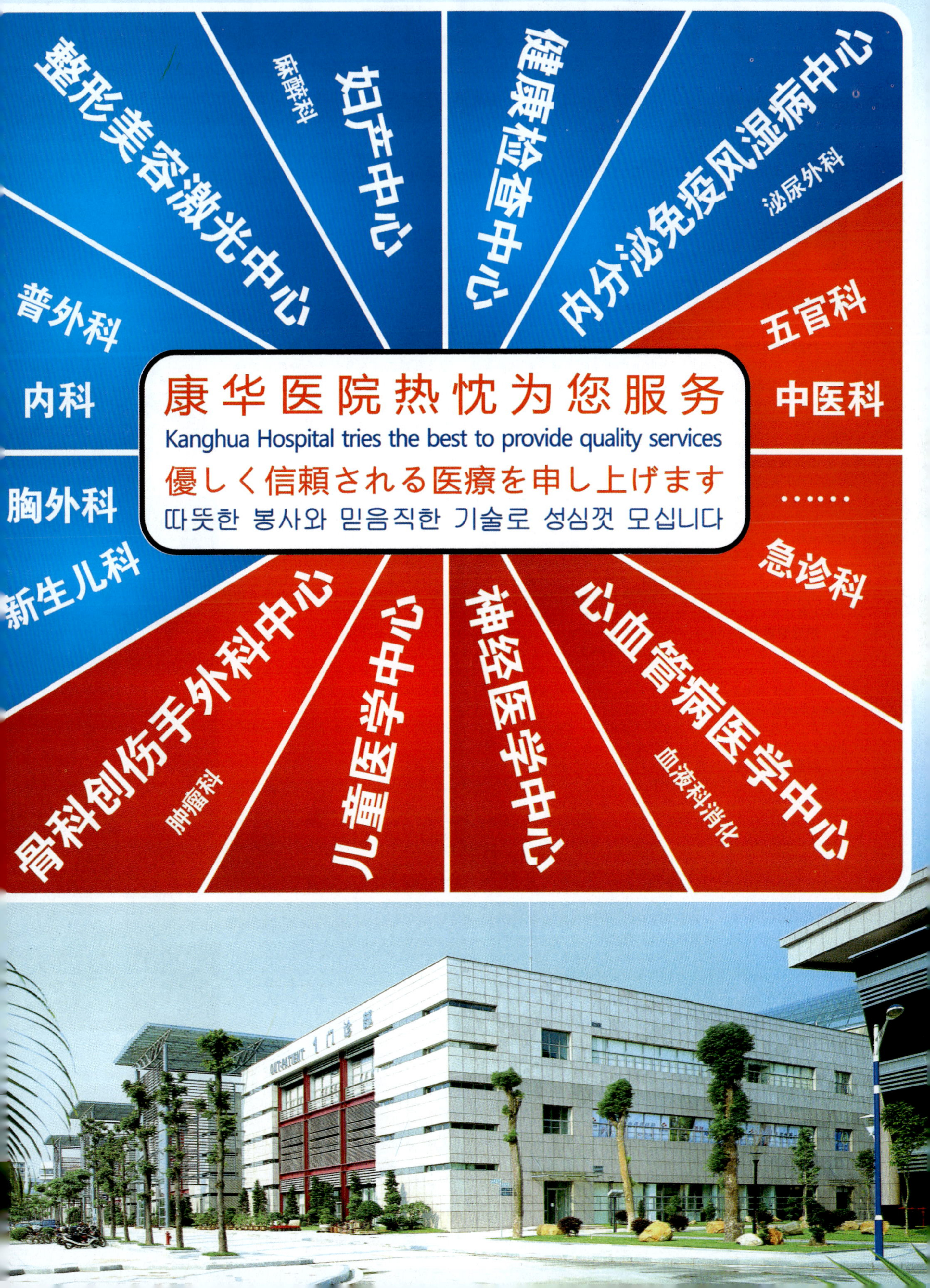

广东省廉江市人民医院

——百姓医院、平安医院、和谐医院

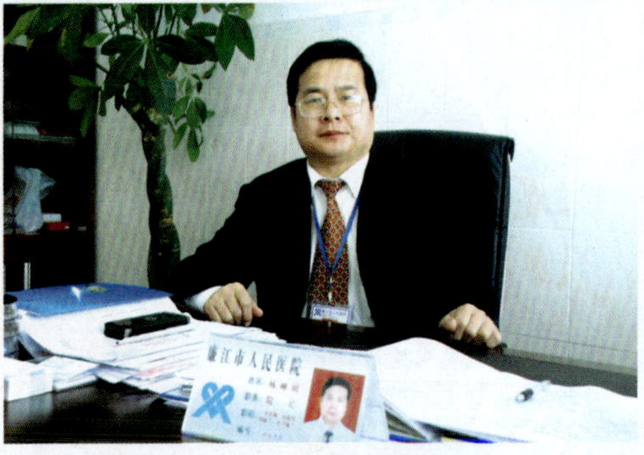

院长：杨柳明

院长简介：

杨柳明，1963年3月出生，医学硕士，医院管理硕士（MHA在读），主任医师，中共党员，廉江市人民医院院长，廉江市第四届专业技术拔尖人才，廉江市第十四届人大代表、廉江市第十四届人大常务委员会委员。广东省高级职称评审委员会专家库成员，湛江市科技评审专家库成员，湛江市医学会医疗事故鉴定委员会成员；广东省医师协会理事，中国医院管理杂志常委理事。承担省、市科技攻关课题13项，在国家、省级以上期刊发表研究论文20余篇，获广东省科技进步3等奖1项，湛江市科技进步2等奖2项，廉江市科技进步一等奖1项，出版专著3部（均为第一作者）。

个人专业方面：擅长消化电子胃，肠镜诊断检查；消化道息肉病的介入治疗；消化道动力障碍性疾病反流性胃，食道疾病，慢性便秘，慢性肝病等；研究方向：幽门螺杆菌相关性疾病的诊疗；胃肠功能性疾病；消化道激素；肝纤维化中西医结合诊疗。

行政管理方面：积极推进医院的改革，在2002年的广东省医疗卫生单位试点改革工作中积极主动、协调配合、排除阻力和困难，争取上级领导的了解、理解和大力支持。目前医院人事制度和分配制度的改革正逐见完善和发展，也突显生机和活力。改革发展了医院的业务：2005年业务增长28.9%、2006年业务7800万元，增长20%；2007年业务达1.01亿元，改革使人事管理人性化，充分调动员工的积极性，提高工作效率；改革不但流住了人才，而且还吸引了人才，改革前的大量的人才流出的状况已经停止，又有一些特需人才正不断的吸引过来，现有人才也积极进修、深造，稳定从业。

医疗管理方面：从医疗组织管理、医疗技术管理、医疗质量管理三方面强化医务管理，树立牢固的服务意识，服务病人，服务临床，提高质量与效率，保证医疗安全。坚持以法行医的原则、根据目前的医疗形势和实际情况制定工作思路，采用人性化的管理，实事求是，结合医院和地方的实际出台一些方案。

如针对当前医关系紧张的实际强调首问负责制，未能找到主管医生就找到主治医生或科主任为病人解决问题。

为减少医疗纠纷，杜绝医疗事故，设立医疗纠纷处理程序和纠纷代理委托处理制度，医疗纠纷在5个工作日内完成医疗处理并答复患者或家属，使患者及家属认识到医疗纠纷处理是认真负责的，依法依据的，并非是闹事才会处理，令绝大部分纠纷按程序处理，家属的无理取闹大大减少。今年的纠纷个案较去年大幅减少，经济赔偿大量从2003年的30余万降低到1.2万元。效果非常显著。

护理管理方面：主要突出人性化服务的主题。放手和鼓励职能部门去大胆管理，给她们思考的空间，支持她们的工作，为她们分担压力和责任，使她们的工作积极性提高。

在2007年护理工作也上了一个新的台阶，特别是在湛江地区医院中率先开展护理星级服务活动的试点工作，为全院开展这项工作开了好头，星级护理活动开展的科室患者的满意度从95%生到99%，护理方面的变化对医疗方面也是一个较大的促进。

其它开展物品、药品、器械等下送科室活动大大减少临床一线的时间，解放了临床上的护理人员，使她们有更多的时间和精力投入护理患者方面，提高了服务质量。

科研管理方面：规范了科研行为和思路，为科技兴院做出了重要贡献；

1. 实现了医院科研立项零的突破，主持和参与的省市各级资助立项科研课题20余项， 目前多数已结题并申报成果；

2. 实现了我院获省级立项和省级成果的重大突破；《蝎毒有效组分基础及临床实验研究》成果获2002年广东省科技进步三等奖；《乙型肝炎组织病理化及中西医抗乙肝纤维化系列研究》获湛江市科技进步二等奖。

3. 院首次成功承办全国性学术会议—2002年7月全国肝病诊疗进展研讨会，提高了我院学术地位和影响，他作为会议秘书长起到关键的作用；

4. 2007年申报湛江市科委课题8项，其中5项通过湛江市科委评审同意立项。；

5. 作为一名学科、学术带头人，建设和发展消化病专科，国家中医药管理局科研等级实验室廉江内窥镜诊疗技术一级实验室，并于2003年8月份通过了省级验收；成立中国中西医结合消化学会全国肝病研究协作中心并被聘任主任，消化科成为我院重点科室。

社会主要兼职：

1.《中国医院管理杂志》全国理事管理委员会　常务理事
2.湛江市医院管理学会医疗管理专业委员会　常委
3.湛江市医院管理学会药务管理专业委员会　委员
4.广东省抗癌协会肿瘤影像介入专业委员会　委员
5.广东省医师协会消化内镜专业委员会　委员
6.广东省中西医结合学会脾胃消化专业委员会　委员
7.湛江市医学会消化专业委员会　副主任 委员
8.中国中西医结合学会消化专业委员会全国肝病研究协作组廉江胃肠诊疗中心、肝病基地　主任
9.国家中医药管理局科研等级实验室廉江内窥镜诊疗技术一级实验室　主任
10.广东省医师协会委员会　理事

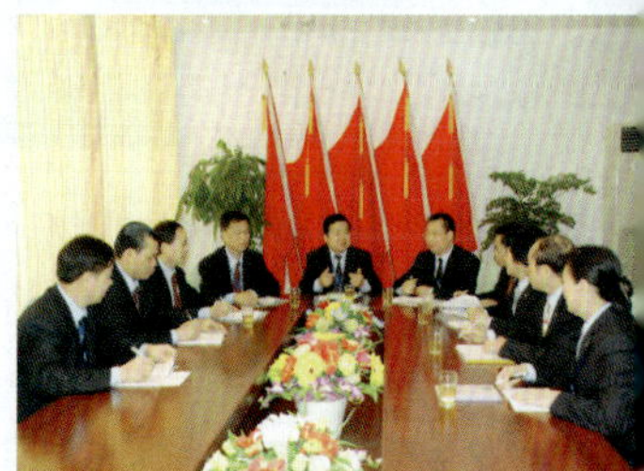

院务工作会议

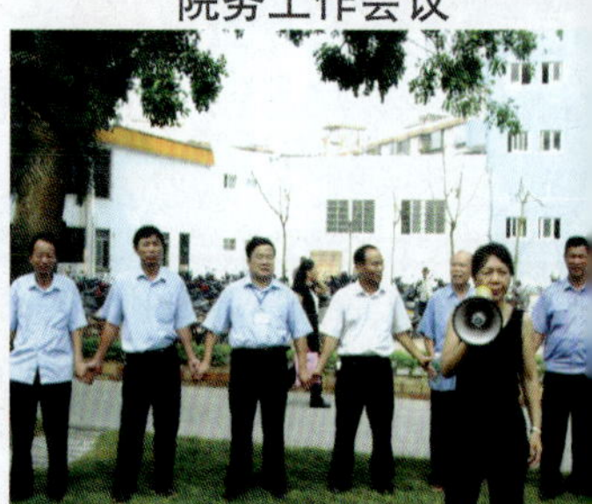

科间协作与服务礼仪培训

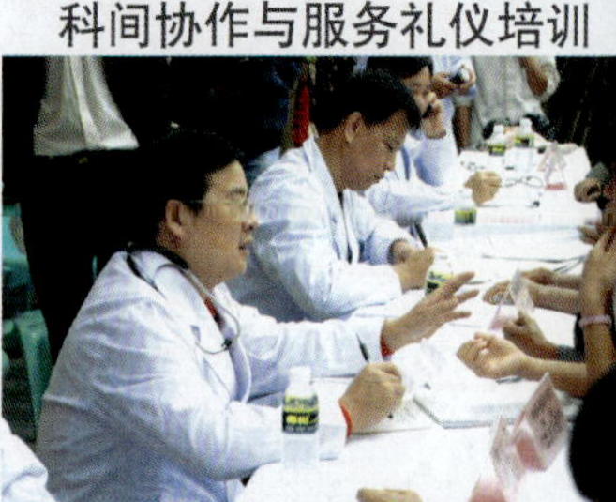

下乡义诊现场

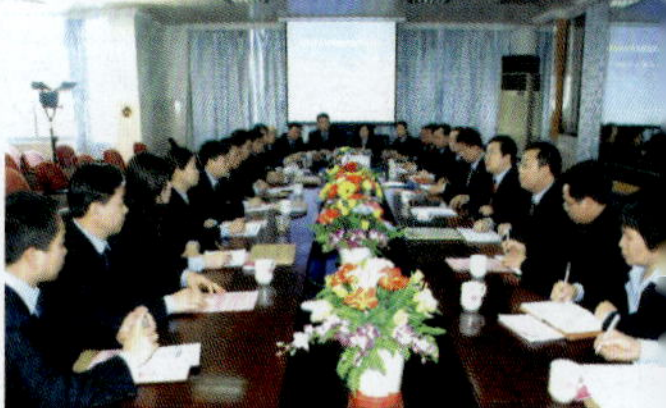

中层干部会议

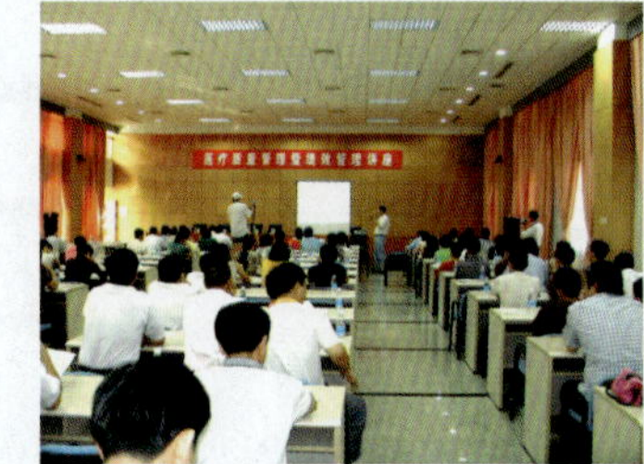

医疗质量暨绩效管理培训场面

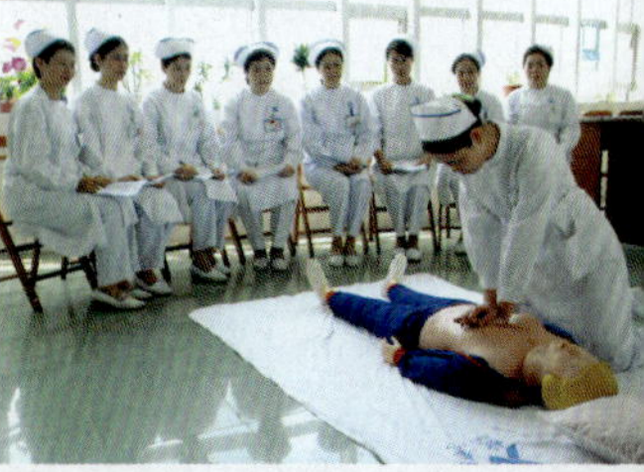

护理人员在进行急救技术操作考

广东省廉江市人民医院

——百姓医院、平安医院、和谐医院

医院简介：

广东省廉江市人民医院是一家拥有600张病床，集医疗、科研、教学、预防保健于一体的二级甲等综合性医院。现有员工830人。其中硕士研究生4人，在读硕士研究生2人，本科学历180人；高级职称61人，中级职称170人。开设内、外、妇产、儿等21个临床科，开设消化、呼吸、心血管、神经、内分泌、胸外、普外等40个专业。年门诊30万人次，住院病人2.3万例。固定资产1.5亿元。

医院拥有德国西门子1.0T超导磁共振，美国GE双排螺旋CT、C臂数字减影X光诊断系统、菲利普平板探测器数字化X光机（DR）、双靶乳腺机、美国HDI3000彩色B超、全自动生化分析仪、北美最佳麻醉机、奥林巴斯膀胱镜、德国WOLF电视汽化电切镜、德国WOLF电视输尿管镜、电子胃镜、电子肠镜、体外震波碎石机、气压弹道碎石机、多参数尿流率计、PCR检测仪、全自动血球计算仪、血气分析仪，支纤镜、胆道镜、生物反馈便秘治疗仪、高压氧舱、进口膀胱镜、尿流率计、放免测定、微循环诊断仪、激光电刀、显微手术镜、动态心电图、血压仪、电测听仪、体外反搏仪、彩色脑地形图检查仪、妇科疾病电脑治疗仪、乳腺红外线B超、宫腔镜、新生儿抚触仪、新生儿监护仪、德国莱卡1850冰冻机、莱卡DM2000显微镜病理设备等仪器设备。有11层门诊大楼，面积6200平方米；13层住院大楼，面积12500平方米；8层，面积6500平方米。住院病房按三星级宾馆式标准管理，病区24小时供应热水，独立卫生间，特别开设"温馨病房"，以一流设备、精湛技术为患者服务。

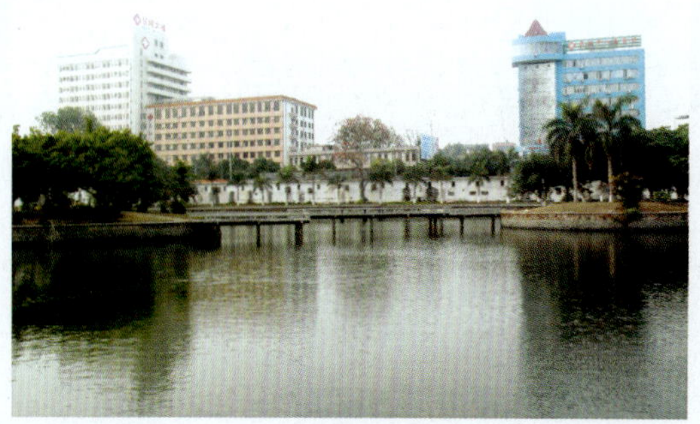

医院全景

医院是广东省高等医学院校教学医院，承担广西医科大学、广西右江民族医学院、广东医学院、湛江卫校、肇庆卫校、廉江卫校教学实习工作。

医院为患者提供幽静舒适的治疗康复环境，坚持以病人为中心，以提高医疗质量为主题，狠抓内涵建设，近10年来医疗质量评比名列湛江地区同级医院前茅。先后获得全国首批管理创新示范单位、广东省文明单位、广东省白求恩式先进集体等荣誉称号。目前着力构建百姓医院、和谐医院、平安医院，为人民的卫生建康事业作出积极的贡献。

医院发展战略规划：（定位·目标·思路）

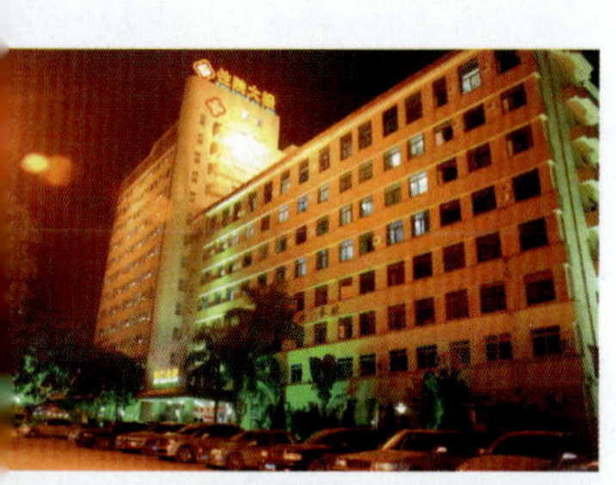

住院楼夜景

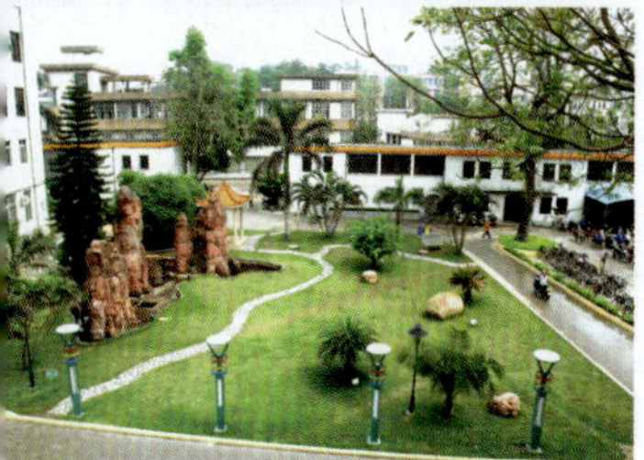

环境

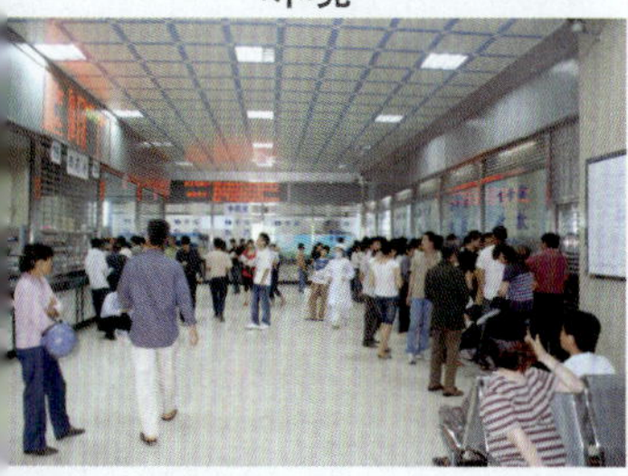

药房收费大厅

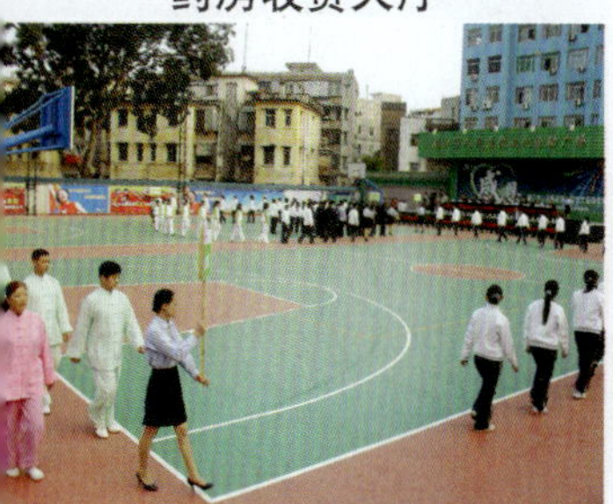

员工文化活动广场

（一）医院未来发展定位

1.强化廉江市区域医疗中心地位；

2.创建平民化医院；

3.引进新技术和新设备，满足当地医疗市场的需求；

4.发展湛江地区重点专科，建立医疗专科品牌；

5.加强基础设施建设，改善环境条件；

6.建立具有公平激励和管理监控效应的绩效管理体系。

（二）医院未来5年战略发展目标

1.年门诊量达到60万人次（现30万），平均年增长15%；

2.年出院量达到3万人次（现2.3万），平均年增长10%（目前可推算廉江市住院病人总量8.28万/年）；

3.年住院手术量达到8千人次（现4千），平均年增长15%；

4. 年收入达到1.8—2.0亿元（现1.01亿），平均增长率18%—20%（随着社会平均消费价格指数上涨和病种结构的变化，收入要高于业务量增长水平）；

5. 住院床位：900张。

（三）思路与计划：

1.1个中心：科学规划，确立发展医院成为区域性诊疗技术中心的地位，承担起农村县—镇—村三级初级医疗卫生保健网络的龙头作用。

2. 2个依靠：依靠多层次的培训来强化员工的思想文化素质；依靠多元文化建设来提升人气和凝聚力。

3.3个坚持：坚持国有公立医院的公益性质；坚持以病人为中心的服务理念；坚持以社会效益优先的经营理念。

4. 4个感恩：感恩父母给我身体；感恩单位给我工作；感恩患者给我信任；感恩社会给我尊重。

5.5个满意：满意的员工——领导的责任；满意的客户——员工的责任；满意的患者——医护的责任满意的家属——医护的责任；满意的政府——大家的责任。

6.6 个谋化：①目标平民化——创百姓医院，面向全廉江160万多百姓；②管理职业化——适应市场，职业规划，员工成长，医院规划，分步实现；③质量安全化——以提供百姓安全为标准的各环节，细节、流程的质量体系及评价体系；④服务人性化——领导为职工提供人性化服务；临床一线为患者提供人性化服务；⑤保障效能化——行政工勤人员提高效率和工作重心下移，前移变修为检，主动服务；提高保障能力，包括药品、理疗、耗材及其他 方面；降低成本，力行节约，防止浪费。⑥文化多元化——五湖四海皆兄弟姐妹；员工来自20个省市区；天南地北廉医人；十几个民族组成大家庭；鼓励多元文化的交融、提升；倡导家和万事兴的理念。

7. 7个优势：①医院业务基础（1亿元业务）；②政策与市场（医改＋新农合）；③员工的激情与热情；④领导班子决心；⑤医院的发展定位（初级医疗卫生保健龙头）；⑥政府的责任逐步到位；⑦和谐社会民生主题：医疗是基础。

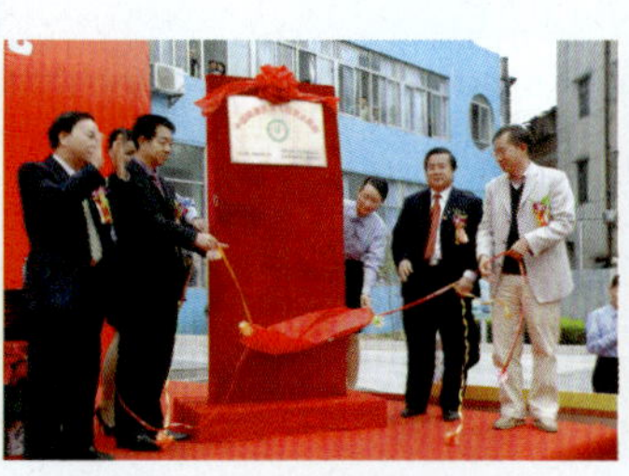

中国扶贫定点医院揭牌仪式

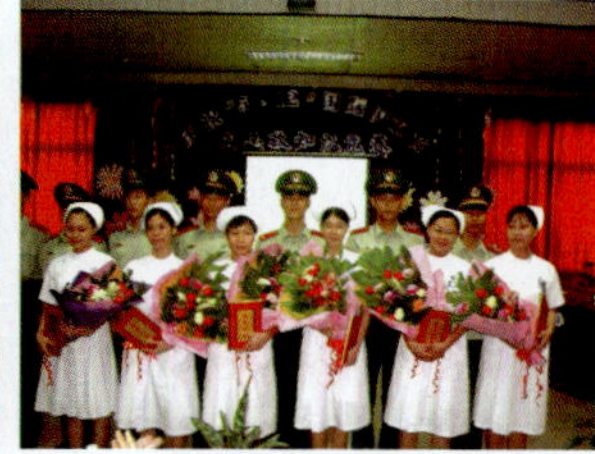

警民共建活动

地址：广东省廉江市人民大道中30号
邮政编码：524400
电话：0759 － 6623129（院办）6613115(人事科)
传真：0759-6628166
网址：http://www.ljrmyy.com
电子信箱：ljrmyy@yahoo.com.cn

为基层人民卫生事业的崛起贡献青春和智慧
—— 普宁市人民医院院长陈阳生先进事迹

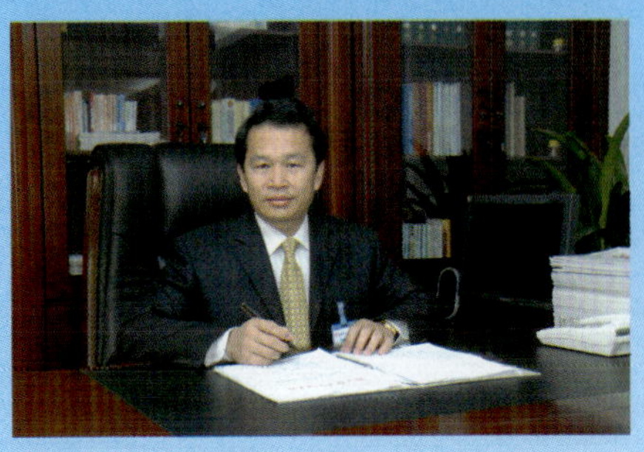

院长：陈阳生

陈阳生，外科副主任医师、工商管理硕士。1984年毕业于汕头大学医学院，历任市人民医院外科主任、市卫生局副局长，现任广东省政协委员、普宁市政协副主席、普宁市人民医院院长。20多年来，他一直在医疗第一线工作，先后荣获揭阳市劳动模范，揭阳市、普宁市卫生系统先进工作者，普宁市十佳青年，普宁市优秀专业技术人才等荣誉称号，2007年被国家人事部、卫生部、国家中医药管理局授予全国卫生系统先进个人光荣称号。

扭亏为盈，效益显著

2003年5月，陈阳生受命担任普宁市人民医院院长。他以对人民医疗卫生事业的无限热爱之情，以其本人的高尚品质和人格魅力，以其多年卫生行政管理和长期参与医院管理、医疗实践积累的经验以及对人民群众医疗需求的深切了解，团结带领班子一班人投身医院建设。通过积极稳妥解决历史遗留问题，大刀阔斧开展医院内部改革，加强医疗质量管理和狠抓医德医风建设等一系列艰苦的工作，扭转了医疗业务连续四年徘徊不前，经济运转困难，队伍人心涣散的局面，医院建设走上良性发展的轨道。主要表现在：社会效益显著，医院坚持以病人为中心，减轻病人负担取得明显效果，受到社会好评。医疗业务快速增长，与2002年相比，2007年门、急诊病人为39.9万人次，增长83%；（下同）收治住院病人24539人，增长88.5%；开展住院手术6867例，增长138.6%。业务收入稳步提高，2007年医疗业务收入为16322万元，增长137%。综合院力大大增强，2007年固定资产为23000万元，增长269%；同时建成一支技术过硬，事业心强的专业人才队伍，形成学科配套齐全的医疗格局。行风建设取得显著成效，病人满意度和社会公信力不断提高。在实现医院根本性的转变中，陈阳生倾注了他全部的心血。

实事求是，正确定位

陈阳生把“忠实于科学、服务于健康”作为自己的座右铭。他为医院作出“以病人为中心，把社会效益放在首位，为普宁市及周边群众提供优质、高效、便捷、廉价的基本医疗服务”的基本定位。一是在服务范围和方向上，以解决常见病、多发病为为重点，为老百姓提供基本医疗服务，缓解群众看病难、看病贵的问题；二是在学科建设和服务项目设置上按照区域卫生规划，坚持有所为有所不为的原则，不搞重复建设，不搞恶性竞争，扬长避短、共同发展；三是在医疗设备配置上以满足基本医疗服务为目的，降低医院运行成本，减轻病人负担；四是在基本设施建设上，坚持一次规划、分期实施、量力而行、逐步推进的原则，不搞超过医院经济承受能力的大跨越；五是在办院方向上，坚持“人民医院为人民”的办院宗旨，建设良好医德医风、构建和谐医患关系、优化发展环境。为贯彻医院基本定位的思路，陈阳生同志主持制订了便民、利民、为民的管理制度和措施，受到社会的欢迎和好评。五年来，门诊病人年均增长16.6%，住院病人年均增长17.7%，在扭转医疗业务徘徊不前的同时，老百姓得到了实惠，医院得到了发展。

强化改革，激发活力

陈阳生深知管理出质量、管理出效益，管理出人才。他常说：怎样评价管理的重要作用都不为过。为使自己成为医院管理的行家，他参加中国医院院长EMBA深造，不断提高自己的管理水平。同时，他认真贯彻执行卫生部关于深入开展医院管理年活动的决定，针对医院管理存在的问题，制订制度，完善管理，坚持从严治院。一是突破体制束缚，改革分配制度，打破“大锅饭”。根据岗位职责，工作数量、技术水平、承担风险的不同拉开分配距离，体现尊重知识，尊重人才的管理思路，调动了医疗一线工作人员的积极性；二是抓培训制度的落实，建设学习型的医院。在广医附二院设立培训基地，轮流培训科主任、护士长和医疗业务骨干；聘请国内知名管理专家、医学专家和院内专家在本院每周举行一次学术讲座，提高基层干部的管理水平和医务人员的技术水平；三是抓医疗质量管理规章制度的完善和落实。亲自主持和制订了落实医疗质量管理核心制度和传染病管理报告制度、成分输血及血液管理等规章制度，改革行政、业务查房制度，强化监督检查等，提高了医疗质量；四是抓行风管理和医德医风建设。制订出台了八个行风管理规范性文件。公开接受社会监督，严肃查处违规违纪人员。五年来，查处违规人员50多名，促进了医德医风建设，树立了“人民医院为人民”的良好形象；五是致力医院精神文化建设。亲自多次为全院职工作《医院文化、医院精神与医院发展》的学术讲座，提高医院员工的精神文化素质。通过深化改革，强化管理，提高了医疗服务质量，促进了医疗业务的增长，取得显著的社会效益、医疗效益和经济效益，受到上级主管部门的肯定。2006年6月，揭阳市卫生局在普宁市人民医院召开揭阳市医院管理现场会，陈阳生关于《深入开展医院管理年活动，促进医院健康、协调、可持续发展》的经验发言受到同行的尊敬和赞誉。

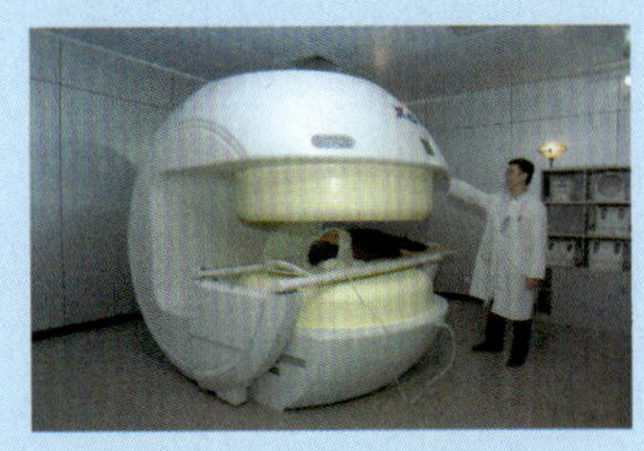

核磁共振（MRI）

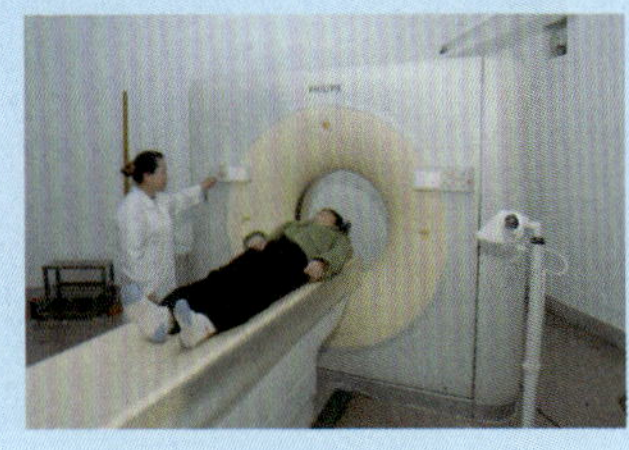

荷兰菲利普16排CT

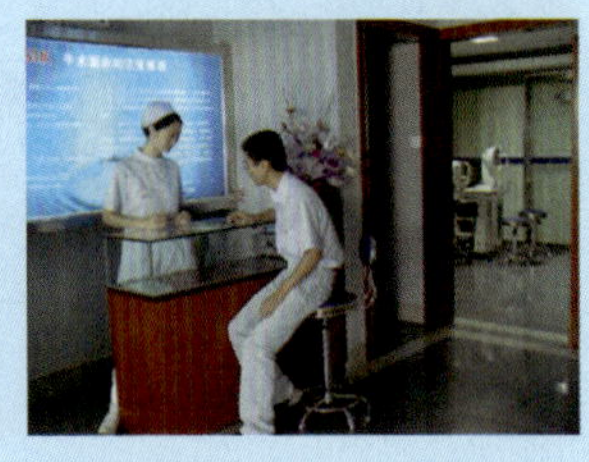

热情服务

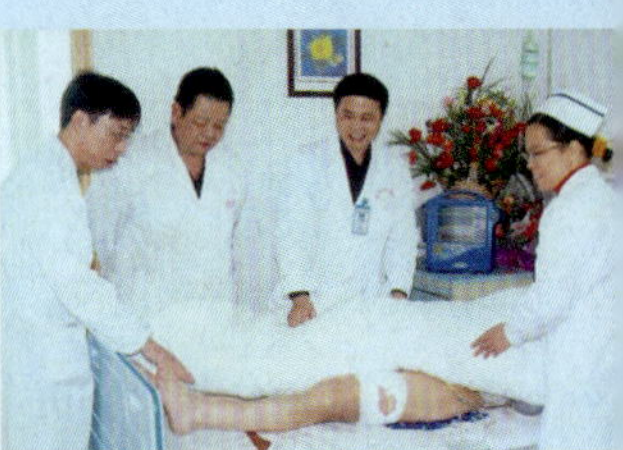

医生查房

励精图治谋发展 开拓创新铸华章

—— 普宁市人民医院发展札记

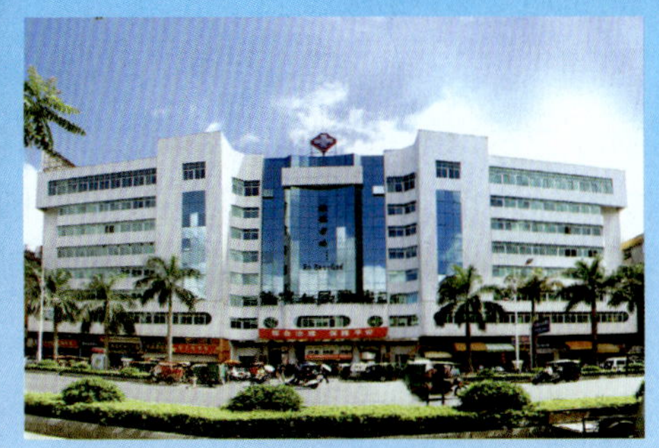
门诊楼

广东省普宁市人民医院创办于1950年。现有员工760多名，设置病床650张。经历了半个多世纪的风雨历程，已成长为普宁市规模最大、集医疗、教学、科研、保健等功能为一体的二级甲等综合医院，在粤东地区享有较高声誉。尤其是2003年以来，普宁市人民医院在陈阳生为班长的新一届领导班子带领下，团结协作，励精图治，敢为人先，紧紧抓住发展这一核心问题，以科学发展观统领全局，不断深入探索，破解发展难题，以更坚定更强大的活力奋力拼搏，推进了医院的全面协调可持续发展，使普宁市人民医院进入了有史以来发展最快的时期。

坚持科学态度，正确定位医院

准确定位医院，是医院战略决策必须解决的首要问题。2003年5月，普宁市人民医院新一届领导班子成立，陈阳生受命担任院长。院领导班子坚持实事求是的科学态度，依据普宁市是粤东地区经济欠发达的县级市的实际情况，为医院作出“以病人为中心，把社会效益放在首位，为普宁市及周边群众提供优质、高效、便捷、廉价的基本医疗服务”的基本定位，并根据医院基本定位，调整医院建设发展策略。一是在服务范围和方向上，以解决常见病、多发病为重点，为老百姓提供基本医疗服务，缓解群众看病难、看病贵的问题；在满足群众基本医疗服务的基础上，根据社会需求和医院可能可及的原则，开展科技含量较高的服务项目。二是在学科建设和服务项目设置上按照区域卫生规划，坚持有所为有所不为的原则，不搞重复建设，不搞恶性竞争，扬长避短、共同发展。三是在医疗设备配置上，以满足基本医疗服务为目的，降低医院运行成本，减轻病人负担。四是在基本设施建设上，坚持一次规划、分期实施、量力而行、逐步推进的原则，不搞超过医院经济承受能力的大跨越。五是在办院方向上，坚持“人民医院为人民”的办院宗旨和忠实于科学、服务于健康的医院精神，建设良好医德医风，构建和谐医患关系，优化发展环境。为贯彻医院基本定位，陈阳生主持制订了为民、便民、利民的管理制度和措施，受到社会的欢迎和好评，到院就医就诊的病人不断增多，促进了医疗业务的增长。五年多来，门诊病人年均增长16.6%，住院病人年均增长17.7%，医院事业得到迅猛发展的同时，老百姓得到了实惠，医院声誉越来越高。

坚持创新管理，激发发展活力

创新是管理的永恒主题。医院通过积极稳妥解决历史遗留问题，大刀阔斧开展医院内部改革，加强医疗质量管理，深入开展医院管理年活动等一系列创新举措，激活了机制，使医院建设走上良性发展的轨道。

一是突破体制束缚，建立与医院发展相适应的机制。改革分配制度，打破“大锅饭”。根据岗位职责，工作数量、技术水平、承担风险的不同拉开分配距离，体现尊重知识、尊重人才的管理思路，调动了医疗一线工作人员的积极性；实施经济管理精细化策略，推进全成本核算，降低医院运行成本；设立内控机构监督室，常年监督检查卫生法律法规和医院管理规章制度落实。二是抓培训制度的落实，建设学习型的医院。在广医附二院设立培训基地，轮流培训科主任、护士长和医疗业务骨干；与卫生部干部培训中心联合举办医院中高层干部管理培训班，聘请国内著名管理专家、医学专家和法学专家为该院进行为期一年共12个专题的强化培训，提高基层干部的管理水平和医务人员的技术水平。三是强化医疗质量管理，提高医疗服务质量。制订了落实医疗质量管理核心制度和传染病管理报告制度、成分输血及血液管理等规章制度。规范交班、查房程序和方法，落实交班制度和三级医师查房制度；规范病历书写，采取抽查、点评、处罚的综合措施，促进病历书写规范。完善会诊制度，落实死亡病例讨论制度。同时健全行政大查房制度，通过促进核心制度落实，防范医疗差错，提高了医疗质量。四是抓行风管理和医德医风建设。制订出台了八个行风管理规范性文件。五是致力医院精神文化建设。院长陈阳生多次为全院员工作《医院文化、医院精神与医院发展》的学术讲座，提高医院员工的精神文化素质。

坚持科学规划 稳步推进基本设施建设

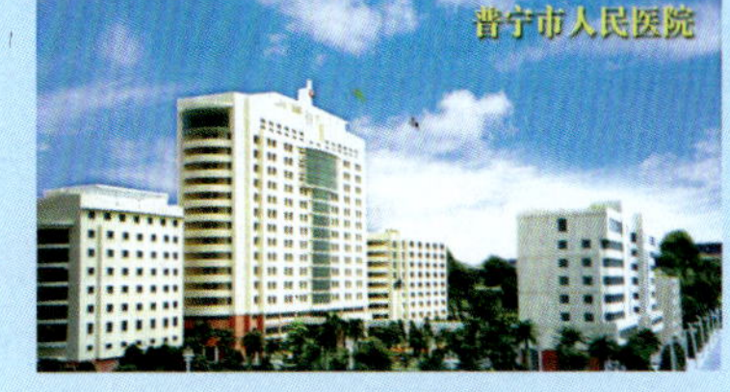

医院全景

随着医疗业务量的日益增长，医院原有的基础设施已显得严重滞后并与业务发展不相适应，为解决制约医院业务发展的瓶颈，给患者一个温馨舒适的就医环境，院领导班子立足当前，着眼未来，果断调整完善医院建设总体规划，扎实推进医院基本设施建设。5年来，他们克服重重困难，筹集资金13000多万元对医院进行大规模的改造建设。与此同时，医院投入资金5400万元，购置万元以上各种仪器设备191台套，其中在粤东地区最先进的16排螺旋CT、数字减影血管造影系统(DSA)、磁共振成像系统(MRI)等精良设备也落户医院，为病人进行科学准确的诊断和治疗提供了强有力的技术支持。这些硬件设施的建成和投入使用，标志着普宁市人民医院全面完成了医院建设总体规划，彻底告别了原来残旧落后的面貌，一所具有现代化气息、现代化技术、现代化管理的医院，以全新面貌崛起，标志着普宁市人民医院步入持续快速健康发展的新时期。

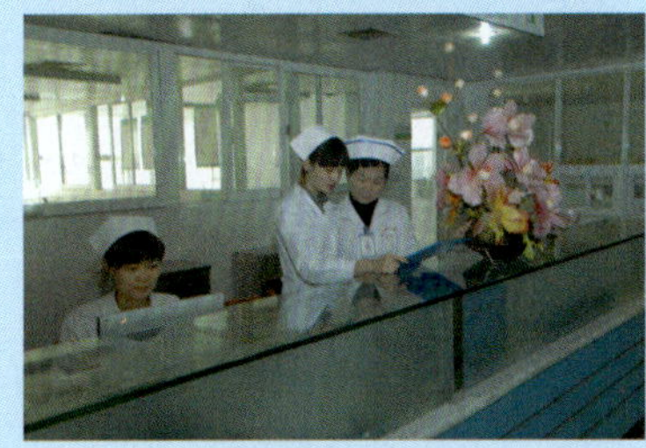
住院部护士站

在抓好基本设施建设的同时，医院坚持人文关怀，为病人提供温馨、整洁、便利的就诊就医环境。走进普宁市人民医院，在这里感受到的始终是春天般的温暖。宽敞明亮的大厅，真诚微笑的导医人员，体贴周到的服务。住院楼、门诊楼均配套中央空调、中心供氧、中央吸引、自动消防喷淋洒水系统、实时监控系统、电视广播、背景音乐等；住院部病房配套高档多功能病床和独立卫生间、阳台；门诊部设有宽敞明亮的候诊大厅、分诊台、以及电视、饮水机等便利设施；导诊导医小姐提供热情咨询和导引，专业保洁公司提供高水平的卫生保洁和运送服务等，让病人在宽敞、明亮、整洁的环境中，感受关爱、热情、便利的服务和人文关怀的温馨。

撰稿人：陈汉波 陈映辉

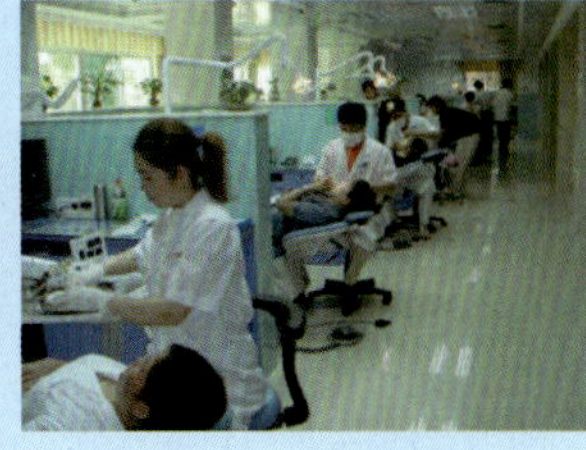
门诊一角：口腔科

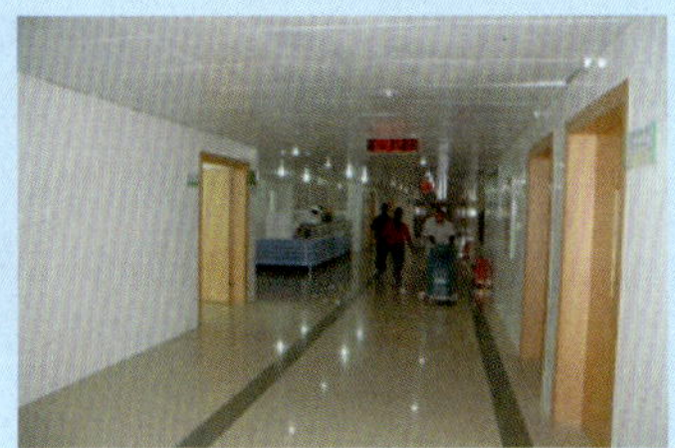
住院部走廊

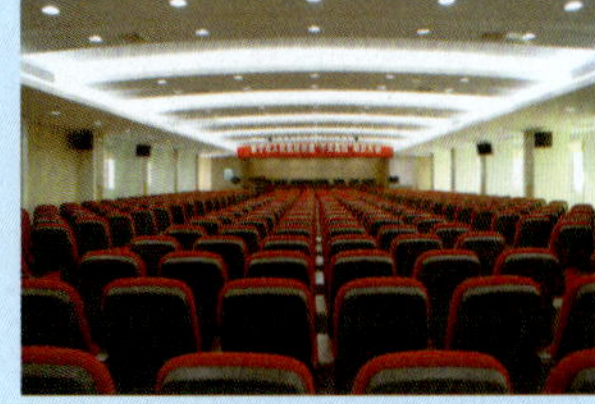
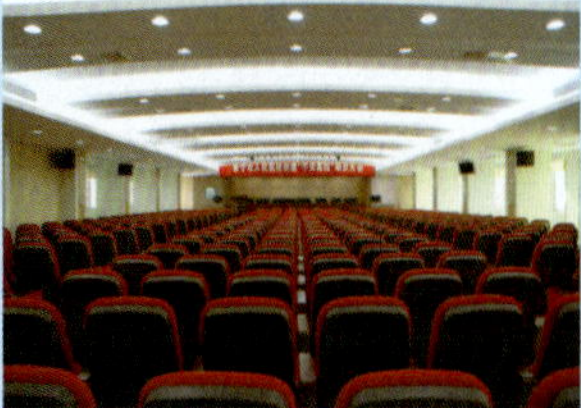
大会议厅

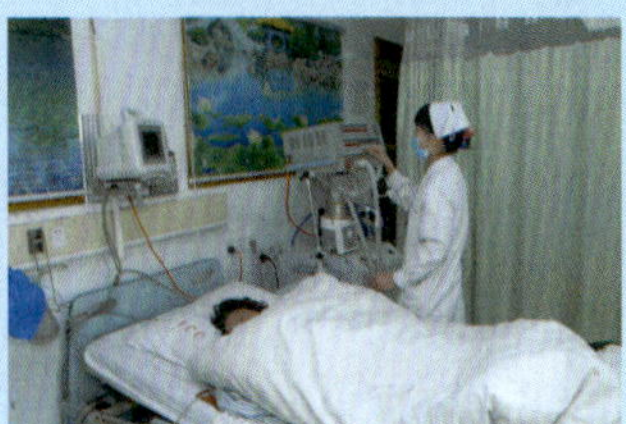
无微不至的护理

他的"累！"与"值！"

——记湛江中心人民医院院长、党委书记刘珍才

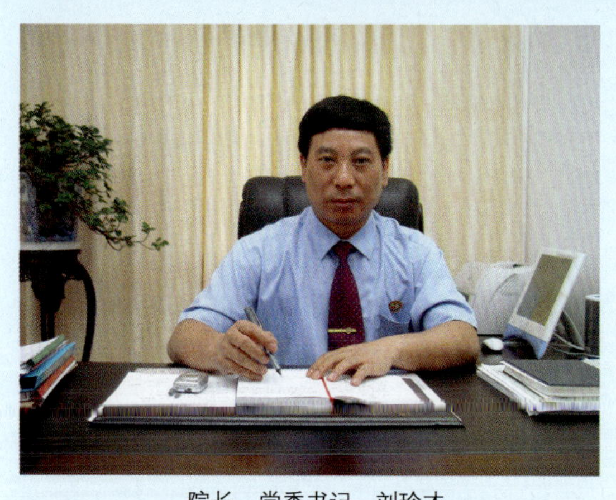

院长、党委书记：刘珍才

对湛江中心人民医院所取得的可喜成就，记者采访该院长、党委书记刘珍才时问他："您这几年当院长最大的感受是什么？"刘珍才说了一个字："累！"接着，他补充说，当他看到全院上下团结一致，奋发向上的精神面貌，看到患者康复出院的一张张笑脸，什么辛劳、烦恼早已跑得无影无踪，然后他用一个字概括："值！"

湛江中心人民医院是一家大型综合性医院，然而，许多人都不会料到，2002年之前已连续亏损6年。当年8月，刘珍才调任湛江中心人民医院院长兼党委书记。面对医院诸多困难，刘珍才迎难而上，带领医院全院上下职工同心同德，努力拼搏，医院当年首次扭转了连续6年亏损的被动局面。从此，医院业务不断扩展，每年以增加100张住院床位的速度增长，近几年来医院病人量年年创历史新高。

目前，医院的住院病人比两年前增加了一倍多，门诊量也大幅度增加，相当于多办了一间相当规模的医院。医院先后被授予中国文化管理示范单位、全国和省市医院文化建设先进单位、省文明医院、湛江市文明标兵单位、行风建设满意单位和诚信建设先进单位等荣誉称号。在医院获得一系列殊荣的同时，刘珍才也连续两次荣获全国卫生系统先进工作者，此外还先后获得湛江市劳动模范、湛江市优秀党员、优秀党务工作者、广东省"抗非"三等功、广东省"五一"劳动奖章、中国文化建设先进个人、中国文化管理先进个人、全国和省市医院文化建设先进个人、中国改革百名优秀人物等光荣称号。

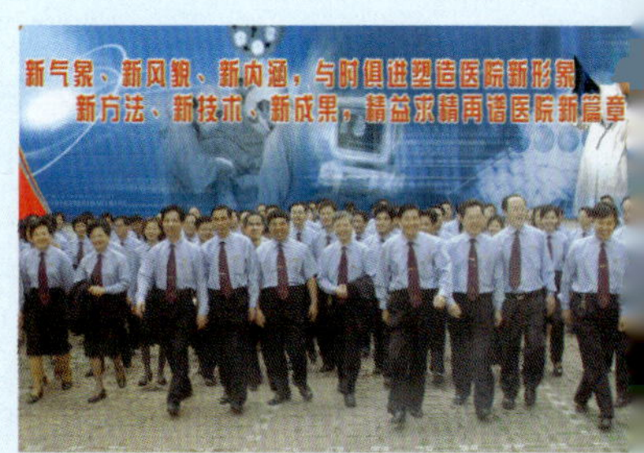

新气象、新风貌、新内涵，与时俱进塑造医院新形象
新方法、新技术、新成果，精益求精再造医院新辉煌
医院风采

敬业苦干　一心扑在事业上

"敬业爱岗是由责任感而产生的，是完成使命、履行职责的精神力量，是一个共产党员党性观念的重要体现"。

刘珍才在院长的岗位上任职了10多年，他深感责任与使命重于泰山。他从茂名调任湛江中心人民医院院长、党委书记后，事事以身作则，处处率先垂范。为了把医院做强做大，他心里只有一个念头：加倍努力学习，不断提高自己的思想道德素质和经营管理水平；加倍努力工作，按照科学发展观的要求，把发展医院作为带好队伍的头等要务；加倍努力搞好改革，把改革作为医院发展的重要动力。为了聚精会神地搞好工作，他一直没有把家属从茂名调来湛江。虽然从湛江到茂名只有一个小时的车程，因忙于工作，他两三个月才回家一次，夜以继日地工作。一年365天，他几乎以医院为家，没有节假日和公休日。在外地出差，会议一结束，他就连夜往回赶，参加医院第二天的工作。

他说："不是信不过我的同事，而是心里实在有一份牵挂。在班子成员中，我年轻一些，更应该多做一些工作。"

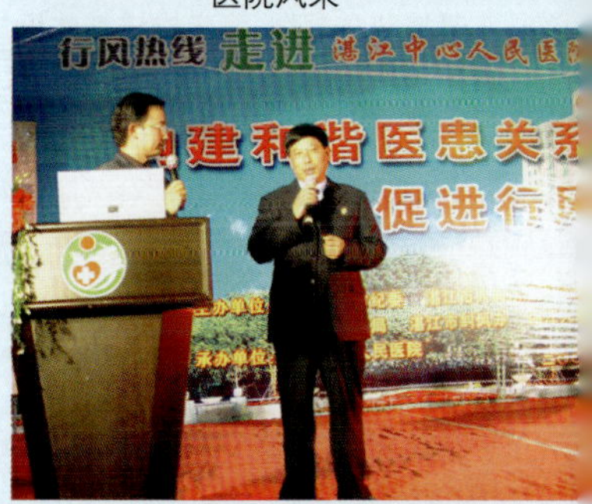

行风热线 走进湛江中心人民医院
建和谐医患关系
促进行
刘珍才院长（右）在市"行风热线"节目现场介绍医院行风建设的先进事迹

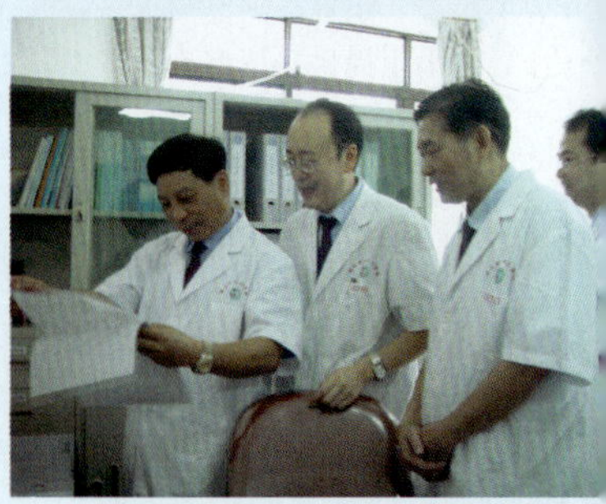

刘珍才院长（左1）带领院领导班子到科室进行行政查房

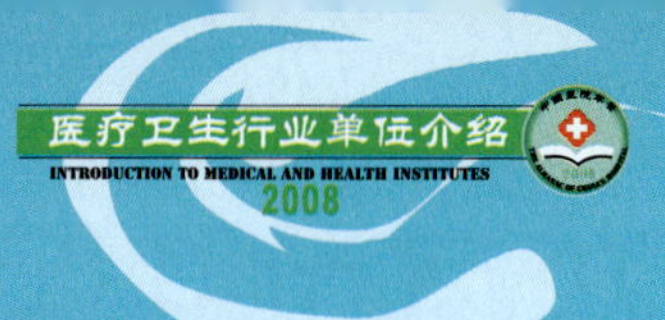

他的"累！"与"值！"

——记湛江中心人民医院院长、党委书记刘珍才

责任激励着刘珍才努力干事业，事业却让他忘却了自己。人到中年，上有老，下有小，哪一头都需要照顾。他的老父亲身患心脏病，早几年做过搭桥手术，特别喜欢这个从医的儿子照看。有一次，满怀孝心的刘珍才正驱车前往老家看望重病住院的父亲，可是途中一位市领导的电话里传来一个突发消息：一辆面包车发生车祸，当场死亡4人，还有4名重伤员在中心医院抢救，请全力组织救治。听到这个消息，他立即调转车头往回赶。在路上，打完了几个组织人员抢救伤员的电话后，才给守护在父亲身旁的老妈妈打了一个电话："对不起，改日我再去看望老父亲。"当盼望已久的老妈妈听到儿子的这一句话后，难过得说不出话来。

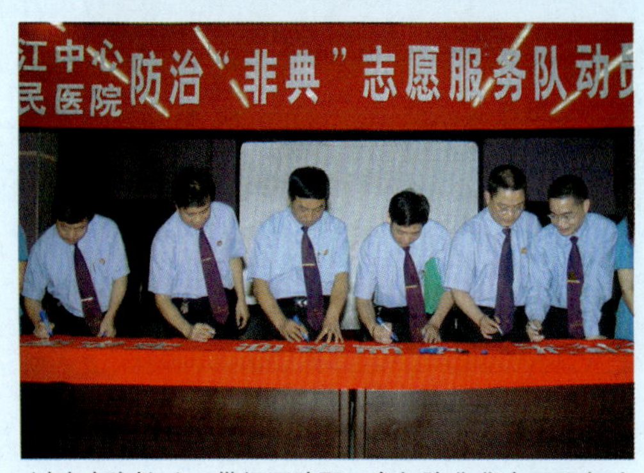

刘珍才院长(左3)带领医院职工参加防非典志愿服务队

作为一院之长，刘珍才就是这样通过自己的一言一行影响职工，使员工在潜移默化间调整步伐，跟上医院不断发展的节奏。由于刘珍才一心扑在事业上，带动了全院职工团结拼搏，使医院社会效益和经济效益大增，实现了跨越发展。

创新巧干　勇当时代排头兵

刘珍才常说："苦干还要加上巧干，干事业才能成功。"他认为，创新是医院发展的永恒动力，只有不断创新，才能实现人无我有、人有我优、人优我强的良性发展，才能提高医院的核心竞争力。因此，他在实际工作中十分注重创新，并与党政班子成员一起积极带领广大员工创新巧干，取得了令人瞩目的显著成绩。

——医院管理创新。刘珍才自到任之日起，就与党政领导班子成员一起，带领全院职工从转变观念入手，励精图治，大刀阔斧进行了一系列改革，狠抓医院规范管理，狠抓医疗、护理、服务质量和医疗安全，有效地促进了医院核心制度的落实，使医院管理更好朝着科学化、规范化、制度化的方向发展。他坚持做到严管与引导相结合、规范管理与创新模式相结合，雷厉风行，真抓实干。他进一步明确中层干部的责、权、利，从严治院，赏罚分明，充分发挥他们的主观能动性和带头作用，有效地调动了全院职工的积极性，实现了以权管人到以制度约束人的观念更新和管理创新。

——医院文化创新。刘珍才大力倡导和带头实践六种文化（领导文化、服务文化、营作文化、表征文化、活动文化和品牌文化）。他第一个提出"院领导要以员工为中心"的新理念，增强院领导成员的公仆意识，千方百计为职工排忧解难，真心实意为职工办实事、办好事，减少职工后顾之忧。他把思想政治工作与医院文化建设紧密结合起来，在培养造就"四有"职工队伍上下功夫。

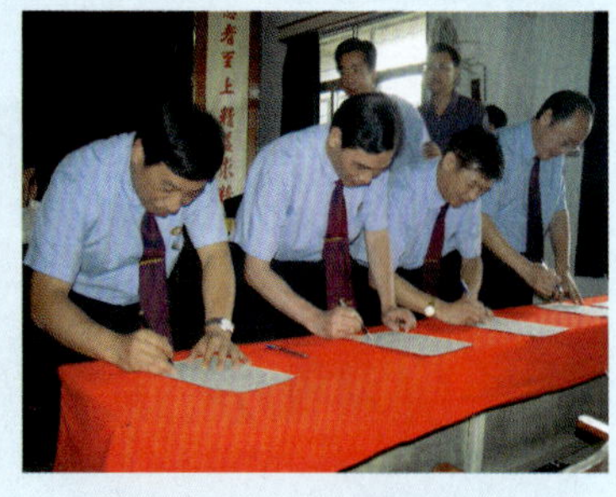
刘珍才院长(左1)带领医院领导签定"廉政承诺书"

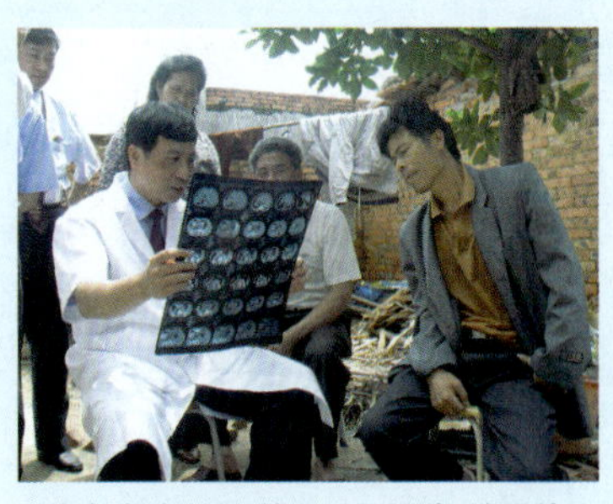
刘珍才院长（前左1）经常利用休息时间组织医护人员下乡为民义诊

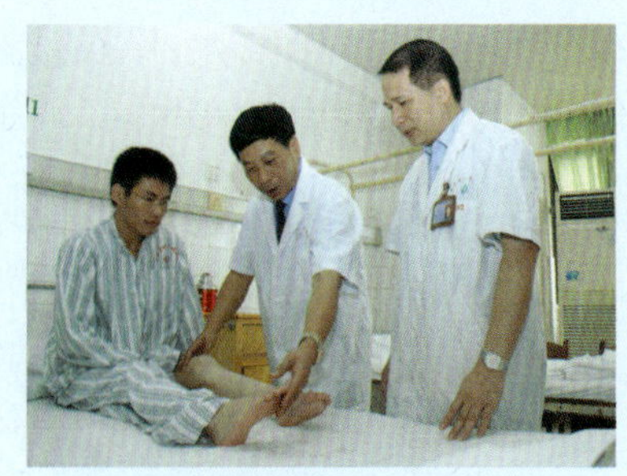
刘珍才院长（中）经常深入临床一线指导工作

他的“累！”与“值！”

——记湛江中心人民医院院长、党委书记刘珍才

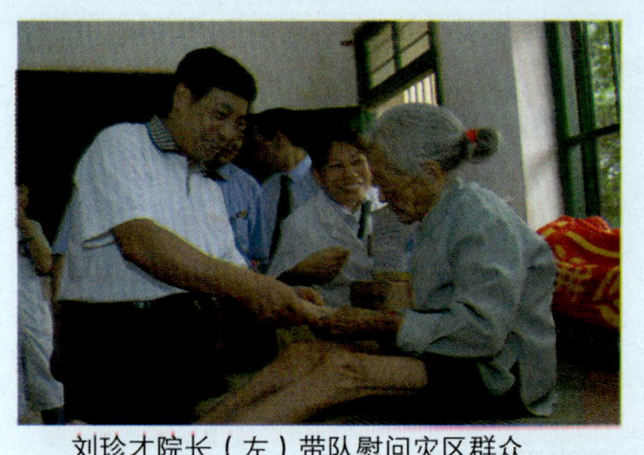
刘珍才院长（左）带队慰问灾区群众

在服务文化方面，他首先提出了“十个一点、五个不”的人性化服务新理念，还提出形象建设的18字总体思路、“十大形象建设目标”，全面推行人性化服务，倡导和实践质量和安全文化。通过系统地开展医院文化建设，不但让全院职工在医院文化的熏陶下增强了爱院兴院的责任感和以人为本、救死扶伤的使命感，培养了团结拼博、奋发向上、勤作为民的团队精神，而且促进了服务观念的转变，为提高诊疗护理质量、构建和谐平安医院奠定了重要的基础。

——卫生支农创新。刘珍才经常深入基层医院“访贫问苦”，想方设法为他们排忧解难。200年，他了解到全市148家基层医院中，90%以上单位尚未配备救护车。基层群众中急重危患者要进入县级以上医院抢救治疗，往往因当地无救护车上送而丧失了最佳的抢救时机。在医院资金并不宽裕的情况下，他先后拍板拿出200多万元购置21辆救护车发送给21家乡镇医院使用。与此同时，他还拍板给基层医院赠送了价值近300万元的医疗设备。赠送的21辆救护车，至今出动了10多万辆次为急重危病人服务，使10多万名病人从中受益。

为方便群众就医，刘珍才组织专家在周末下乡义诊，先后安排专家长期到30家基层医院驻点，近四年来已有16多万群众受益。

走出去迎进来，免费培训基层医生。近四年来，医院共免费培训了临床、医技、护理等专业进修生820多人次，为基层医院节省了384多万元的进修经费。在湛江地区建立了6个授课点，组织医院专家下乡免费给近90个基层医院的医生每周讲两次医学专业课，让1900多人次医务人员接受了免费培训。

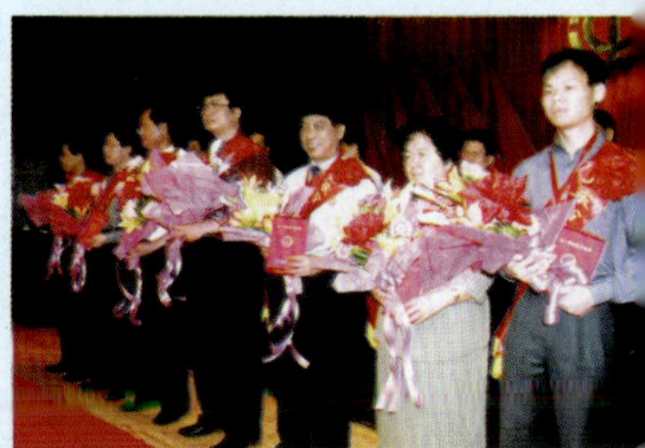
刘珍才院长（右3）2004年被授予广东省“五一”劳动奖章

——党建工作创新。刘珍才建议并实行把党支部建设在科室，率先在全市进行差别化级别管理考核，扩充“五到位”考核标准和内容，完善考核制度，明确党务工作者的职责权，强化了党支部管理。在抓好院内党建的基础上，他还主张与寸金街道办、市社会福利院等单位开展党建结对共建，支持和帮助基层单位搞好党建工作。

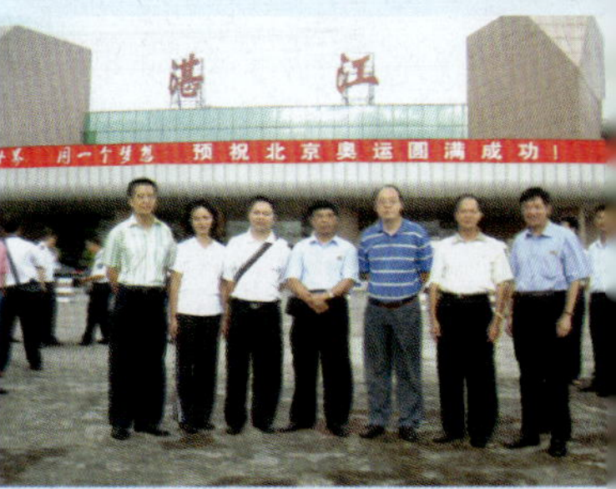

形象工程

——科研工作创新。刘珍才坚持科技兴院方针，主张实施“重点专科带动全院发展”的品牌战略，并主持制订开展新技术、新项目管理激励制度，积极组织技术力量攻关，把国内先进诊疗技术引进来，有效地促进医院诊疗水平的提高。尽管行政事务十分繁忙，刘珍才也千方百计抽时间看书学习，著书立说。近几年来，他作为主编或副主编编写出版专著11部，获市科技进步二等奖2项、三等奖6项，省、市科研课题立项和科技基金资助各1项，申报国家专利1项，发表论文16篇，其中国家A级杂志9篇，国家级论文2篇、省级3篇。

廉洁实干 做良好行风典范

刘珍才上任伊始，就开始整治行业不正之风，早防早治。他常说，“作为医院的领导干部，掌握着医院人、财、物的支配权和决策权。

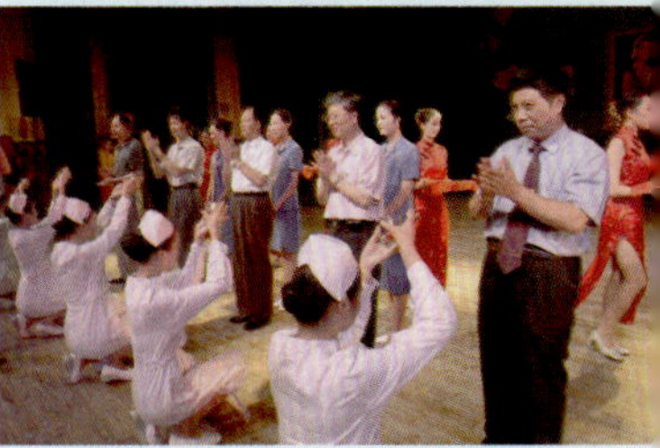
为传承南丁格尔精神，刘珍才（右1）等医院领导为新护士授帽

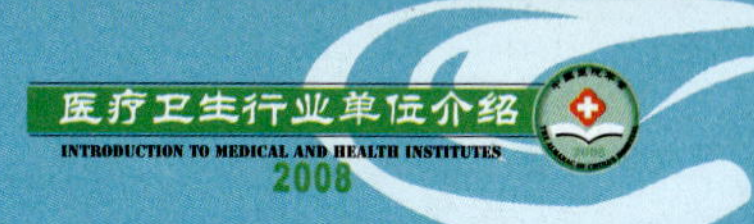

他的“累！”与“值！”

——记湛江中心人民医院院长、党委书记刘珍才

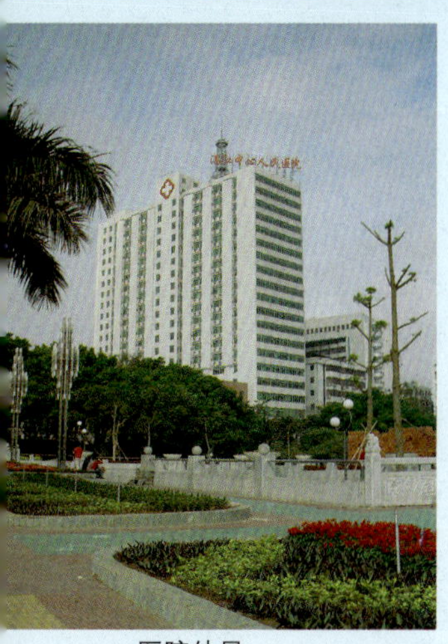
医院外景

要搞好医院的行风建设，必须率先垂范，凡是要求员工做到的，领导首先做到；凡是要求员工不违反的，领导首先不违反。”他是这样说的，也是这样做的。他把医院的人、财、物大权都分给副手负责；凡是涉及人、财、物等重大问题，均主持召开党政领导班子扩大会议或院长办公会议研究解决，除院领导班子成员外，还吸收10多名中层干部参加，把院领导置于院内外群众的监督之下。在医疗设备采购方面，除分管领导外，还请监察科、财务科、设备科和使用科室等部门的负责人参加议标。在药品管理方面，由医院160多名临床和药理专家组成的药品网上阳光采购选标小组，专门负责医院药品采购事项。他反复强调，凡是来医院联系基建、装修和药品、设备等采购业务的，请找分管院领导和职能部门商量，他本人一律不见。但不少商家还是通过各种关系硬要找他，结果都碰了钉子。这年，每年都有10多家医药或设备公司发函、派员来邀请刘珍才同志参加活动，他都一一谢绝。

刘珍才注重抓好医院关键环节、关键岗位的管理监督，建立从源头上保证廉洁行医的长效机。为了防范于未然，避免腐败现象的发生，他坚持在医院实行重要岗位、重要部门轮岗制度。

刘珍才非常注重发挥制度在行风建设中的作用。在湛江中心人民医院，刘珍才作为院长兼党委书，但医院的大小事务不是他一个人说了算，而是医院的制度说了算。他不把院长的权利凌驾在制度上，而是善于用制度去管人管事。因此，他被广大职工称为“制度院”。早在2004年5月，他就和各科室领导签订了“廉洁行医拒收红包诺书”，率先在湛江市医疗单位中开展承诺活动，并通过新闻媒体向会公开。他明确表态：“谁拿红包、吃回扣，就砸谁的饭碗”。这对江市医疗卫生单位及医院开展行风整顿起了带头作用。

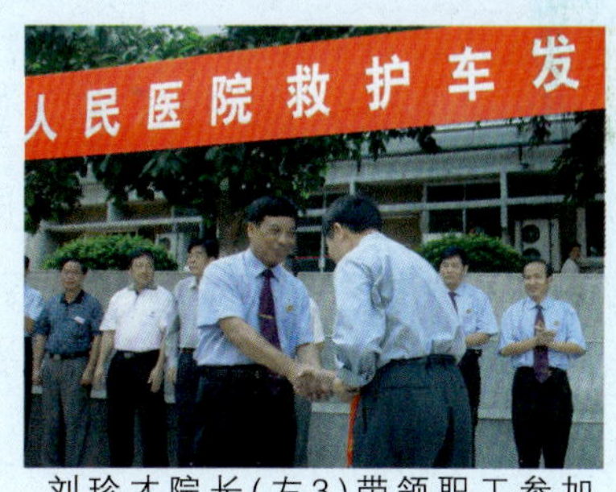

刘珍才院长(左3)带领职工参加防“非典”志愿服务队

刘珍才抓行风建设的成效，获得了上级领导的充分肯定和广大群的高度赞扬。2007年，湛江中心人民医院治理商业贿赂的经验还被东省检察院主办的《当代检察官》杂志和湛江市检察院主办的《湛检察》杂志作特别推介。

刘珍才敬业奉献的显著成绩，受到各方面的充分肯定。卫生部医政司原司长、中国农村卫生学会长张自宽，广东省医院管理学会会长张衍浩，卫生部著名卫生政策研究专家朱子会慕名专程到湛调，撰写了专题调研文章《坚持以民为本的发展观——关于刘珍才振兴湛江中心人民医院的思路与与做法的调查》刊登在国家级A级杂志《中国医院》和省级杂志《现代医院》上作重点推介，提出要全国各基层医院，特别是经济欠发达地区基层医院进行认真学习借鉴。《南方日报》、《湛江日报》分别以《人情味最浓　服务最到家》、《彰显文化建设特色》、《撑开杏林一片蓝天》、《以先进文化提升竞争力》、《策马扬鞭正奋蹄》等为题，对刘珍才的事迹作了跟踪报道，吸引了省内外众多医院组织人员来参观学习。反映刘珍才振兴湛江中心人民医院医院文化创新成果的《医院文化丛书》，已被省内外130多个单位索取。

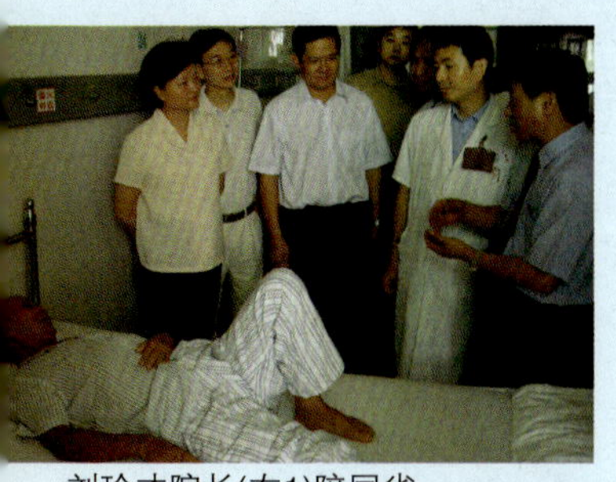
刘珍才院长(右1)陪同省、市领导到病房视察工作

广州紫荆医院

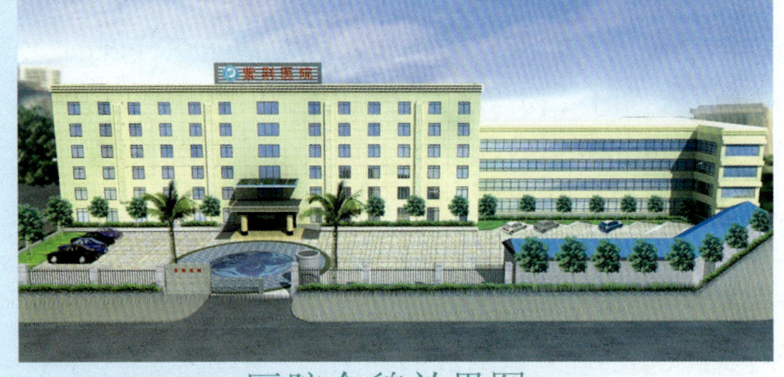

医院全貌效果图

广州紫荆医院是海珠区规模最大的一所综合性民营医院。创建于1999年，其前身是成立于1994年的新海医疗专科中心。医院位于广州市南出口，交通方便，占地5000平方米，建筑面积8000平方米，开设医疗床位200张。病房宽敞舒适,设有卫生间，空调、彩电、太阳能热水器等设施，门诊设有内、外、妇、儿、五官、口腔、皮肤、中医、泌尿、哮喘、脉管炎、脊柱、核医学、白癜风等10多个专业诊室。

医院设备齐全，有大型医疗设备30多台，如美国GE公司生产的CT机，500mAX光机、彩超、全自动生化分析仪、全自动细胞分析仪、麻醉机、呼吸机、牙科综合治疗机、宫腔镜、腹腔镜、微创脊柱内镜、椎间盘复位机、激光治疗机等诊疗设备。经过多年的发展，医院的品牌影响力、经济实力等日益增强，吸引来自省市各地的大量病人。

医院人才济济，从全国各地聘请了各类专业人才，医务人员中有主任医师、副主任医师、教授级高级人才20多名，主治医师数十名，各专科均由临
验丰富的中高级职称医师主诊。

医院坚持科技兴院、质量建院，经过多年努力已
成专业特色，创伤手外科已收治各类患者一万多例
实施各类断肢（指）再植、指（拇）再造、各类游
皮瓣移植等手术近万例，再植成功率达96%以上，
组织移植成功率达100%。烧伤专科已收治各类烧烫
数千例，成功救治多例大面积烧伤病人，并开展各
烧伤疤痕的整形矫治手术，其专业技术水平达到国
先进水平。妇产科有设施完善的手术室、分娩室、
症监护室、爱婴病区、婴儿洗浴室、现代化的家
房等，能开展各种术式的剖宫产、子宫肌瘤、卵巢
肿、附件肿物切除、输卵管再通、会阴修补、阴道
缩术、宫腔镜、腹腔镜、电子阴道镜、激光、微波
疗仪等。

微创脊柱外科已开展颈椎前路手术、脊柱椎体成
术、椎间盘脱出切除术、脊柱转移癌根治术、全髋
换术等400多例。

医院是广东省、广州市工伤定点医院，广州市
定点医院。病人满意高于一切是医院的服务宗旨。
点特色专科外，医院实施平价医疗政策，平价为人

聚首紫荆门，医患赛亲人，医院全力为各界人
护健康，关爱生命。

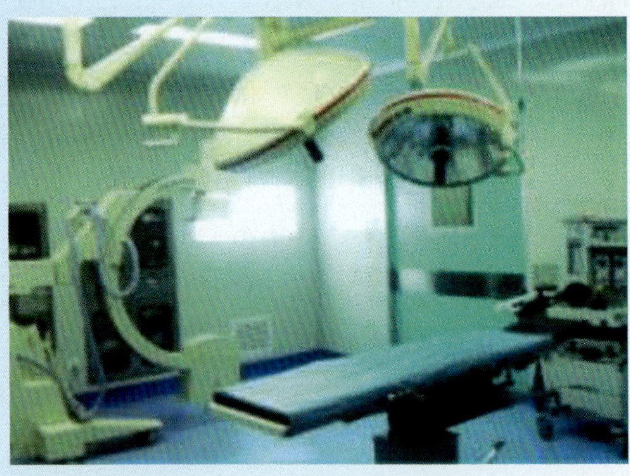

手术间

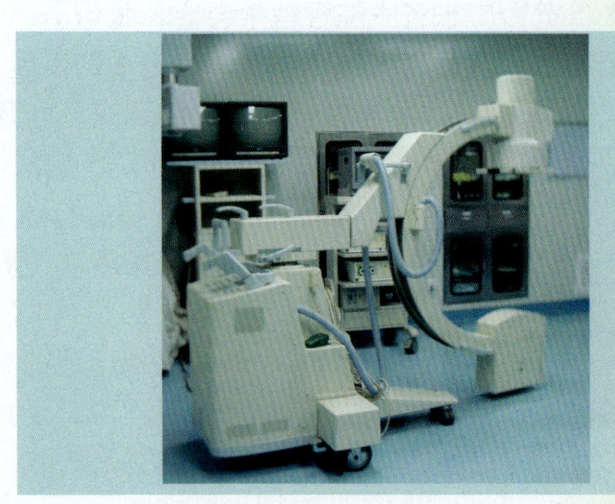

C臂机

海口市人民医院
中南大学湘雅医学院附属海口医院

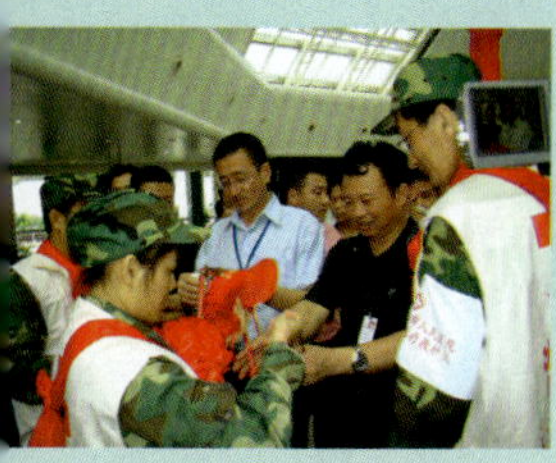

院长白志明，党委书记、副院长饶世立送医院医疗队员赴四川地震灾区救灾。

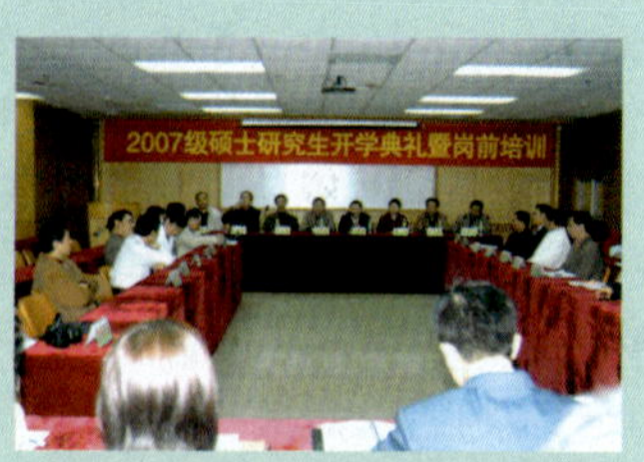

医院通过卫生部及中国医师学会内镜医师分会腔镜培训基地专家的现场验收，创建了海南唯一的腔镜培训基地。

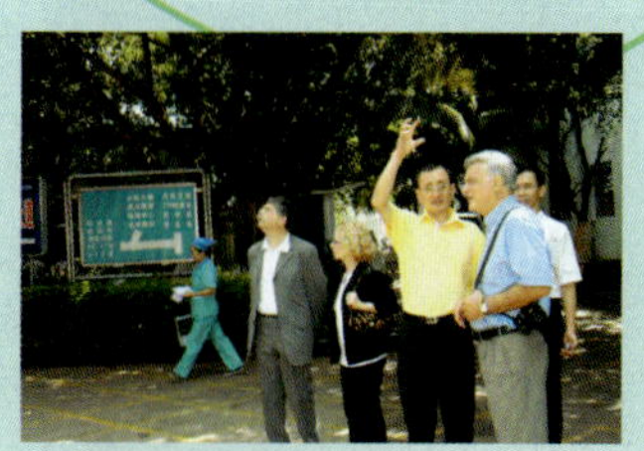

法国亨利·蒙道尔医院米歇尔.比利斯院长一行来医院参观交流、签订合作意向书。

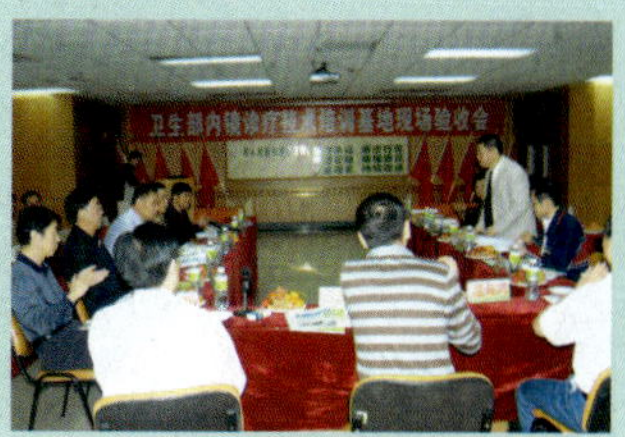

2008年2月，举行首届硕士研究生开学典礼仪式。

海南省海口市人民医院是始建于1901年的百年老院，是卫生部三级甲等医院，中南大学湘雅医学院的附属医院。

全院职工1560余人，其中正高职称62人，副高职称131人，中级职称337人。

有国务院政府特殊津贴专家6人，省优专家8人，市拔尖人才11人，硕士研究生导师19人，博士8人，硕士46人。

设临床科室31个，医技科室13个，综合门诊部3个。骨科、急救危重病专科是省重点优势专科。达到国际先进水平的颅脑“锁孔”技术和非血缘干细胞移植治疗白血病为省内唯一开展的特色技术。

开放病床817张，年手术近5000台，住院病人数25000余人，门诊病人约50万人次。

医疗设备总价值约2.2亿元，大部分达国内较高水平。

现有内科学、外科学、影像医学与核医学、急诊医学、口腔医学、麻醉学共6个二、三级学科为中南大学硕士研究生培养点，2007年纳入教育部全国招生计划，首次面向全国统招硕士研究生 。

为适应社会发展的需要，市政府立项建设面积106192平方米，床位1200张的现代化医院医疗综合大楼，已进入装修和设备安装起始阶段，计划2009年投入使用。

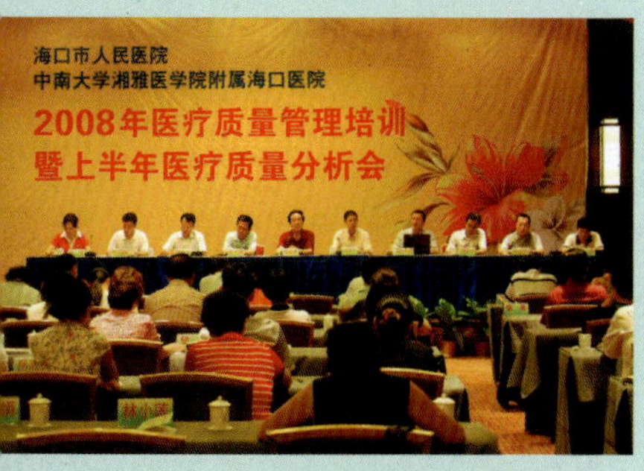

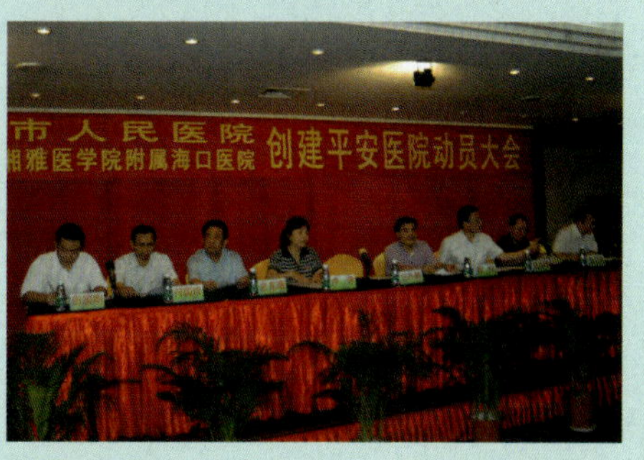

医疗质量和医疗安全是海口市人民医院永恒追求的主题

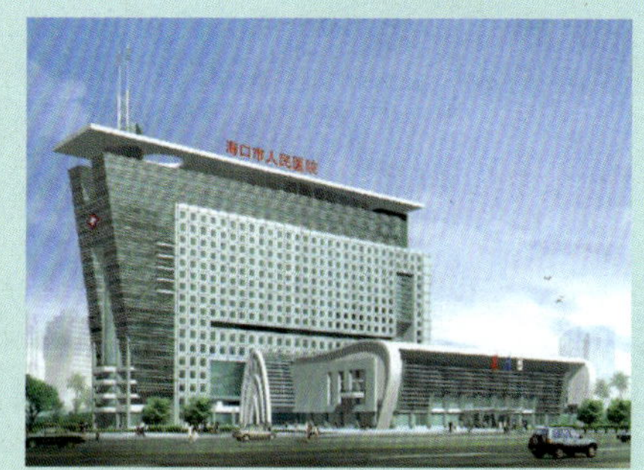

建设中的医疗综合大楼

文昌市庆龄妇幼保健

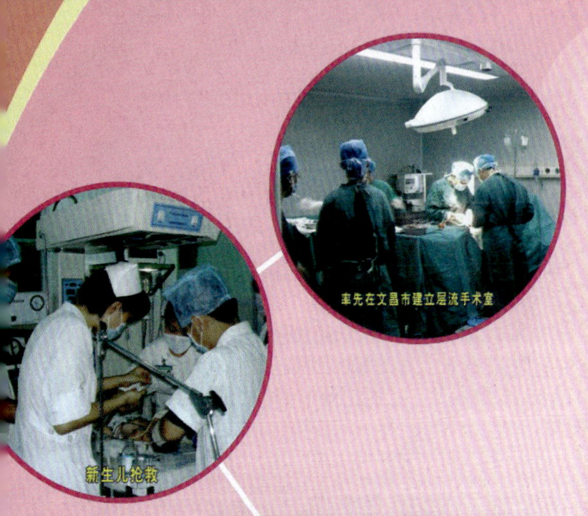
率先在文昌市建立层流手术室

新生儿抢救

海南省文昌市庆龄妇幼保健院是一家专门为妇女儿童提供的公共卫生
本医疗服务的专业医疗保健机构，是具有公共卫生性质的公益性事业单位
建于1952年，为纪念宋庆龄毕生致力于妇女儿童事业的崇高精神，经文昌
府批准于1994年更名为文昌县庆龄妇幼保健院，现为文昌市庆龄妇幼保健
经过50多年的艰苦创业，已成为全市妇幼医疗保健服务和技术指导中心，
市唯一一家集医疗、保健和教学为一体的，以妇产科、儿科为重点的非营
二级医疗机构。保健院始终遵循党的妇幼工作方针，切实履行公共卫生职
积极开展与妇女儿童健康密切相关的基本医疗服务。

坐落在水涯新区的保健院，交通便利，环境优美。占地1800平方米，
面积5500平方米，历经多次变迁、改建、扩建而成。现有在岗职工96人，
高级职称3人，中级职称15人，医技人员占83%，开设保健科、妇产科、儿
检验科等10个科室，开放住院病床75张，第一个在文昌地区建立一个符合
部颁标准的250平方米层流洁净手术室，拥有四维彩超诊断仪、新生儿蓝光
仪、小儿呼吸机、早产儿培育箱、新生儿辐射抢救台、全自动化分析仪、
动血细胞分析仪、TCT分析仪等医疗设备。主要开展孕产期保健、接生助产
产科疾病诊治、计划生育手术和妇女保健、婚前保健、儿童保健、儿科疾
治等妇女儿童医疗保健项目；开展无痛人流术、各式剖宫产术、全子宫
术、子宫肌瘤剔除术、卵巢囊肿切除术、子宫外孕手术、无痛分娩、术
痛；并开设宫颈疾病门诊，应用Leep刀、阴道镜、微波等治疗宫颈疾病；
儿科开展重症监护、早产儿喂养和新生儿抚触等业务，具备对疑难、急、
病人的抢救治疗能力，为广大妇女、儿童身心健康提供优质的医疗服务，
上海宋庆龄基金会资助下开通了"母婴平安快车"，免费接送危重孕产妇
幼儿。2007年门诊量8.9万多人次，住院分娩1253例，出院3139人次，年
过10万元，是文昌地区初具规模的妇幼保健专科医院。

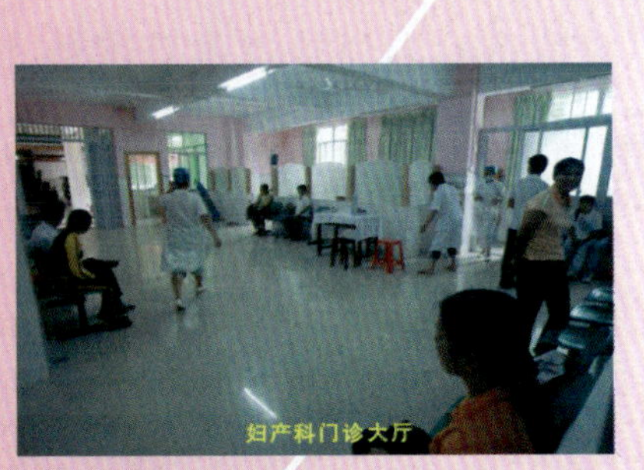
新生儿抚触

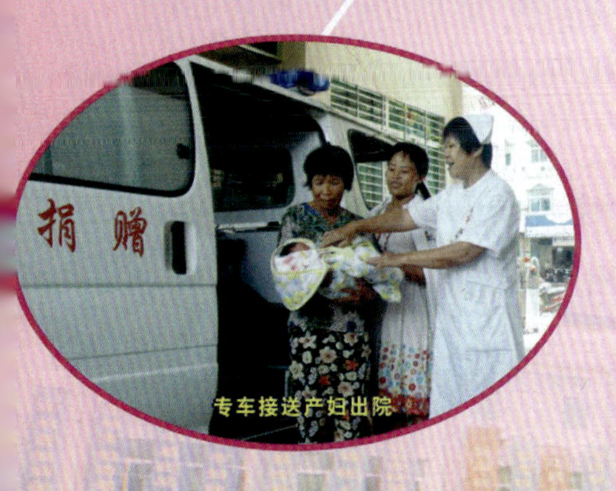
妇产科门诊大厅

保健院遵循以保健为中心，保健与临床相结合的原则，不断开拓创新
常规发展各科业务，率先在文昌市建立新生儿重症监护室和层流洁净手术
具备了产科和儿科各种急危重症的诊断与抢救能力，达到二级专科医院水
能够为广大妇女儿童提供优质安全的医疗保健服务，并为全市妇幼卫生保
作奠定了坚实的技术基础。多年来，文昌市妇幼卫生事业处于全省先
列，2004年获得中华全国妇女联合会颁发的全国"三八"红旗集体称号；
年获得省妇女联合会颁发的"三八"红旗集团称号；2006年被文昌市政府
卫生行风建设工作先进单位称号；2008年被海南省卫生厅授予全省妇幼工
作先进单位称号，被海南消费者协会授予消费者满意服务单位称号。

文昌市庆龄妇幼保健院始终坚持以人为本的服务理念，不断改善就
境，提高医疗质量和医疗安全，为广大妇女儿童提供优质、安全、便利的
保健服务，欢迎广大患者咨询、就诊。

专车接送产妇出院

地址：海南省文昌市文城镇庆龄路81号
电话：0898-36916789　63228847（传真
母婴平安快车服务热线：0898-36903666
母乳喂养热线：0898-36911103

三亚市妇幼保健院
三亚市妇女儿童医院

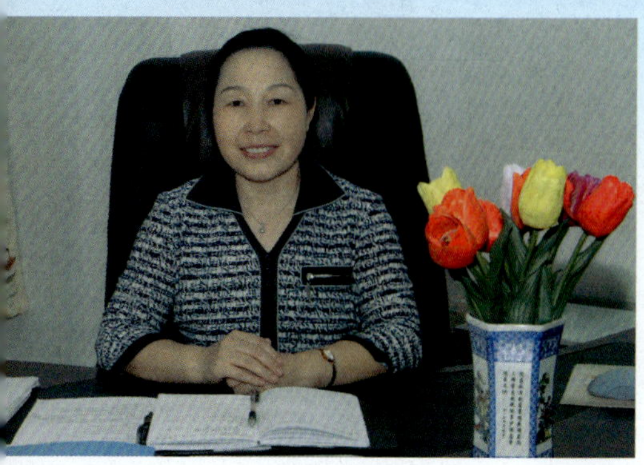
院长：王萍

海南省三亚市妇幼保健院始建于1952年，原名崖县妇幼保健站。1984年更名为三亚市妇幼保健所，1995年升格为地级市妇幼保健院。2007年加挂“三亚市妇女儿童医院”和“海南医学院教学医院”牌子。医院占地面积3785平方米，建筑面积12470平方米。现有职工235人，卫生技术人员188人，其中高级职称9人，中级职称50人。设置职能科室10个，一级业务科室8个，临床保健二级科室18个。开放床位96张（其中产科50张、儿科16张、妇科30张）。设有妇科、产科、儿内科、儿外科、新生儿科、乳腺专科、儿保科和妇保科等临床保健科室，是三亚市唯一一所集医疗、保健、教学、科研为一体的地级市妇幼保健院。

医院拥有四维彩B超及黑白B超、光电子阴道镜、腹腔镜、宫腔镜、利普刀、500MA双床双管X光机、钼靶乳腺诊断仪、乳腺诊断扫描仪、可视人流技术系统、胎儿监护系统、产后康复及不孕症诊断治疗仪、婴儿培养箱、新生儿抢救台、小儿高压氧治疗舱、新生儿听力测定仪、蓝光治疗仪、经皮黄疸测定仪、儿童智力测定仪、化学免疫发光分析仪、血细胞分析仪、全自动生化分析仪、微量元素测定仪、尿分析仪、宫颈液晶细胞学检测等一批先进的专科设备。目前妇产科、妇保科不仅负责全市孕产妇保健管理，而且在临床开设了妇科内分泌、不孕不育和更年期、青春期、围产期保健等专科门诊，能开展妇科、产科各种手术，具有对各种妇产科危急重症抢救的能力。儿科、新生儿科、儿保科不仅负责全市儿童保健系统管理，还设有NICU病房，具有诊治、抢救危、重、急患儿的技术能力。同时还开展孕妇学校、孕妇体操、孕妇营养指导、优生咨询指导、新生儿及婴幼儿（婴儿）游泳、导乐陪伴分娩、“生命剪彩”工程，亲子园、感统训练、婴幼儿喂养指导、儿童早期教育等妇幼保健特色服务。

医院地处风光旖旎的三亚市中心，环境优美，交通方便。全院工作人员奉行“以人为本，患者至上”的服务宗旨，坚持“以保健为中心，以保障生殖健康为目的，保健和临床相结合，面向群体、面向基层和预防为主”的妇幼卫生工作方针，连续多年创佳绩，先后荣获爱婴医院，海南省妇幼保健工作先进单位，全国、省、市巾帼建功先进单位，省、市儿童工作先进单位，杨崇瑞医学基金奖，海南省实施两纲两规先进单位和市文明行业先进单位等荣誉称号。王萍院长获全国“三八”红旗手、海南省“三八”红旗手、海南省妇幼卫生工作先进个人光荣称号；陈川碧获海南省妇幼卫生工作先进个人光荣称号；韦辉获海南省妇幼卫生工作先进个人光荣称号。

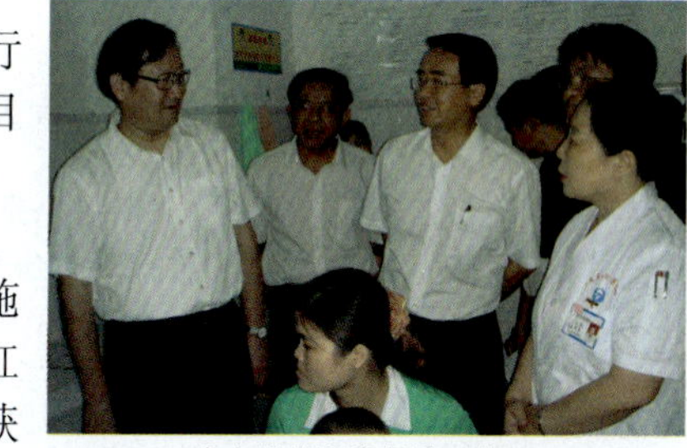
省市领导视察医院工作

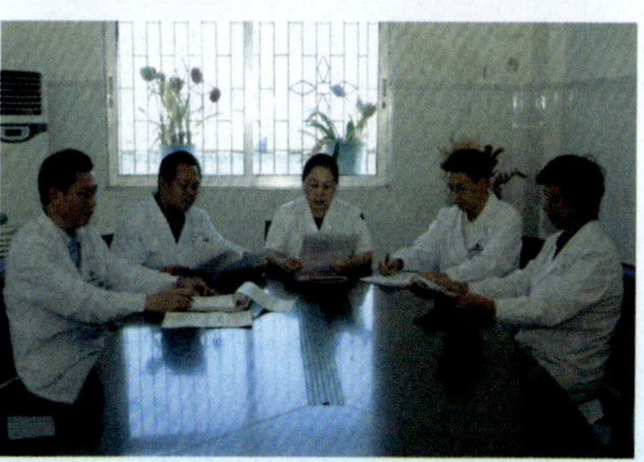
领导班子在共商医院发展大计

近年来，市委、市政府对三亚市妇幼保健工作高度重视，把“三亚市妇幼保健院整体搬迁项目”列入《三亚市国民经济和社会发展第十一个五年规划纲要》和《三亚市“十一五”卫生事业发展规划》，建成后的三亚市妇幼保健院将是一所拥有完备的基础设施，先进的医疗设备，优良的医疗保健技术和温馨，充满人性化住院环境，集医疗、保健、教学、科研、康复、疗养为一体的花园式地级市妇幼保健院，既可为三亚及琼南地区妇女儿童提供不同层次的医疗保健服务，又能适应国内外游客的医疗保健需求。

网址：www.syfybjy.com　　地址：海南省三亚市解放3路
邮编：572000　　电话：0898-88272562

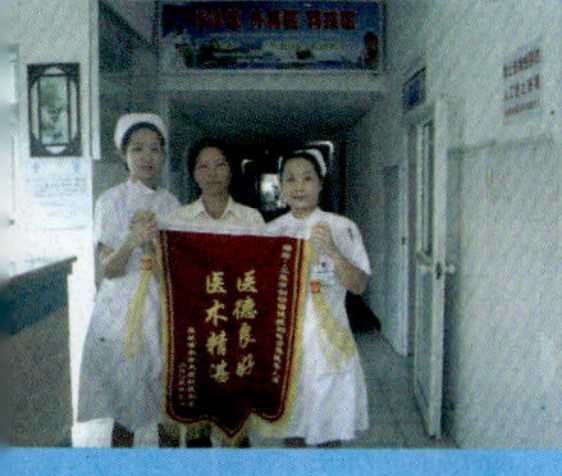
患者给医务人员送锦旗

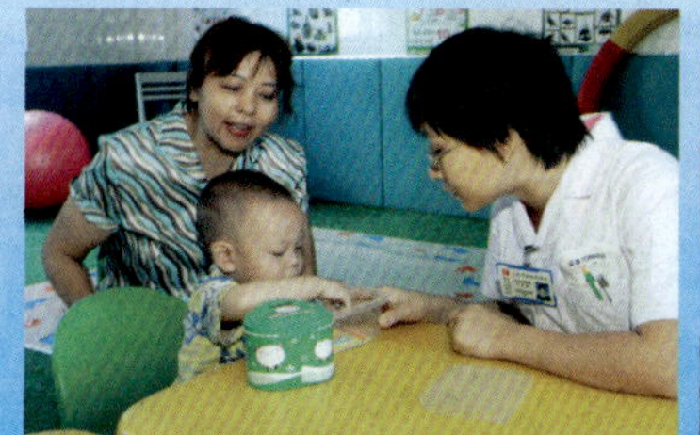
儿保人员在做智测

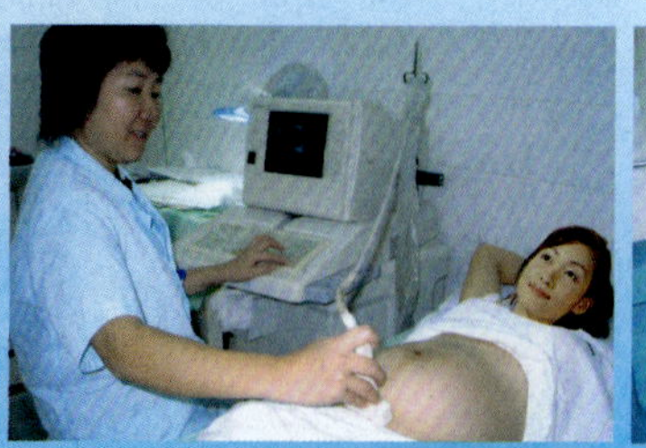
B超人员在给病人作B超检查

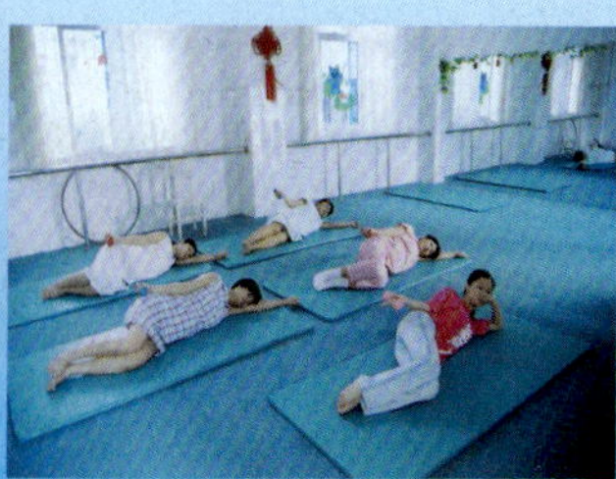
特色服务项目——孕妇体操

直面灾难 拯救心灵

——开滦精神卫生中心赴汶川地震灾区心理救援事迹

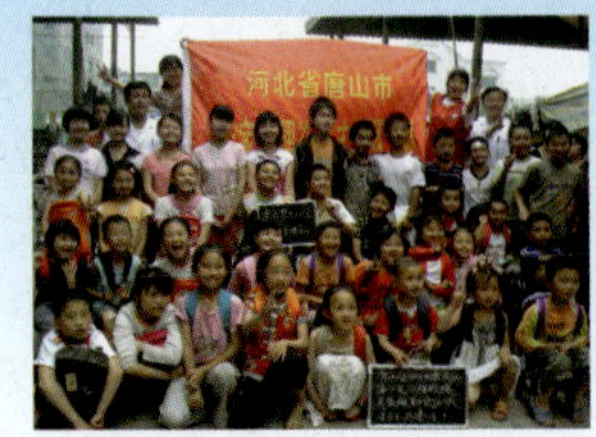

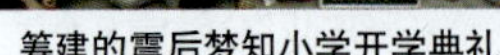
筹建的震后梦知小学开学典礼

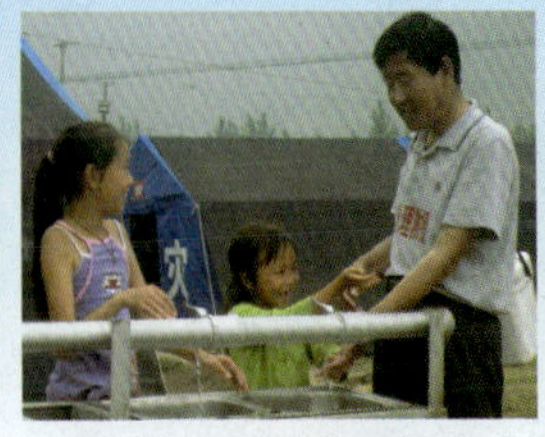
灾区小朋友为张院长洗手

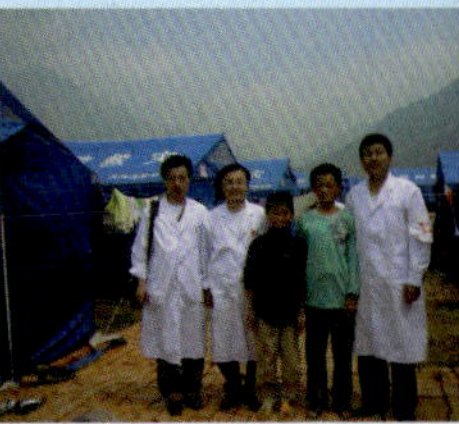
灾后重建心灵家园

四川汶川地区发生8.0级强烈地震后，千里之外的巨大灾难，深深地牵动了开滦精神卫生中心全体员工的心，没有命令，没有组织，没有犹豫，没有观望，更没有等待，他们迅速地投入到了抗震救灾这场没有硝烟的战争中，为灾区群众献上了他们精湛的医术和无私的大爱。

心系灾区，情系灾民

作为曾经遭受过唐山大地震灾难的唐山人，曾接受过全国人民救助的唐山人，地震发生后，强烈的使命感和责任感使开滦精神卫生中心院领导坐如针毡，寝食难安，他们在第一时间向唐山市委市政府递交了赴地震灾区进行心理救援请战书，并迅速成立了心理救援小组。在等待批复的日子里，全体员工又展开了一幕幕感人的抗震救灾活动：请战书象雪花一样，一封封地飞到了总支书记的办公桌上；灾区急需O型血，同志们争先恐后地伸出了胳膊；全体员工捐款10920元，交纳特殊党费5120元；组织了“心理干预知识培训”及“心理干预技能”系列实战演练，为奔赴灾区进行心理救援做好了充足的准备。

与困难抗衡，积极施救

2008年5月19日，开滦精神卫生中心心理救援小分队被编入唐山市第二支赴四川抗震救灾心理救援专家服务队，启程奔赴四川地震灾区，20日上午被安排到地震重灾区安县开展工作。

在抗震救灾的28个昼夜里，救援小分队驻地的帐篷内一直没有电，这给救援工作带来了很大不便。每天晚上，他们都得到附近居民的危房走廊内工作，面对闷热、潮湿的天气，成群的蚊子、蟑螂，队员们经常是一只手驱赶蚊虫、挥散热气，一只手进行紧张的记录总结工作，他们的腿上、胳膊上被叮满了大大小小、又红又痒的红包，即使这样，大家依然在危房内坚持工作了28个夜晚，及时地总结一天的工作、安排研究第二天的工作计划，向后方传送日记、图片、汇报工作，几乎每天都要工作到凌晨两、三点钟，风雨无阻。

四川盆地，天气变化多端，帐篷内又潮又湿，被褥都可以拧出水来。每次暴雨降临时，雨水都会不停地打入帐篷内，打湿被褥及日常工作、生活用品，尤其是晚上，一整晚队员们都不敢睡觉，每隔一个小时，就必须起来用毛巾往向外沾水。天亮了，雨停了，太阳也出来了，室外温度很快就会上升到40多度，帐篷内温度也可高达50多度，人呆在哪里都非常难受，真是应了那句话“藏也没处藏，躲也没处躲”，有的队员胳膊上被太阳晒出了大水泡，疼痛难忍；有的队员因出汗太多，出现了虚脱和中暑症状……但大家却丝毫没退缩，没叫苦，没喊累，坚持深入一个又一个帐篷。在帐篷内，他们与老乡们席地而坐，手拉着手，亲切地交谈，细心地聆听，为受伤孕妇送上营养品，为生病的群众送医送药，问寒问暖。与受伤群众共同面对灾难的痛苦，共同承担巨大的心理压力，真诚地倾听他们的心里悲声，用悲伤的眼泪与他们进行最真诚的心灵交流，鼓励他们重新树立生活的勇气和信念，开始重建新的生活，用精湛的医术和浓浓的爱感染、救助着一个又一个心理受创伤的灾民。每天他们都是最后离开灾民安置点的救援队，而每一次离开时，都会看到老乡们留恋的眼神和孩子们拉着他们的手和衣襟依依不舍的场景。

关注儿童心理健康，建立“梦知小学”

在受灾群众安置点，面对心情恐慌、紧张害怕、少语、沉默、忧郁悲伤、夜间噩梦的孩子们，队员们对孩子们给予了亲情般的关爱：与因地震受到惊吓的、孤僻少语的四岁小男孩陈双手拉手唱儿歌，读歌谣，做游戏，教小陈双学拼音；对怯懦、自闭的三岁小女孩尚超超进行抚摸、鼓励、表扬；亲手为孩子上药；与孩子们合影、做游戏……

为了满足孩子们求知的欲望，帮助孩子们尽快走进教室，队员们捐款1300余元在秀水镇组建了一所梦知小学，并为孩子们举行了开学典礼，用爱心抚慰孩子们受伤的心灵。“六•一”儿童节到来之际，队长张本又主动捐款800余元，亲自为孩子们挑选了书包、笔、本、黑板、糖果、食品等礼物，为孩子们举办了一场别开生面的、灾后第一个“六•一”儿童节联欢会。在联欢会上，队员们与孩子们一起跳舞、唱歌，朗诵诗歌……以此来鼓励孩子们要坚强，要相信党和人民会让他们重新过上幸福的生活，让孩子们感受到他们被爱暖暖地包围着。

重视心理救援，普及心理干预知识

心理救援是一项长期、坚持不懈的工作，为了能让大家尽早掌握灾难后心理干预技巧，更好地为灾区人民服务，队员们将随身带去的二十余本《心理应激与精神医学》全部免费送给灾区的心理卫生工作者作为培训教材。省委常委、唐山市委书记赵勇赴川慰问队员时，他们将《心理应激与精神医学》赠送给赵书记，赵书记看后给予了高度评价，并鼓励大家一定要认真学习专业技术，做好受灾群众的心理干预工作，更好地为灾区人民服务。

为了更好地宣传心理救援工作，在抗震救灾的日子里，他们先后接受了香港电视台、中央电视台、天津人民广播电台，唐山电视台，开滦电视台、绵竹电视台等新闻媒体的采访，对遭受灾难的群体及实施心理干预的重要意义、儿童心理健康问题、精神创伤的近期和远期后果，唐山大地震远期的心理后果等问题回答了记者的提问，为普及心理健康知识和心理创伤后的心理问题等方面做了积极的工作。

在抗震救灾的日子里，开滦精神卫生中心全体员工以饱满的工作热情、高度的政治责任感、求真务实的工作作风，圆满完成了党和人民交给的任务，他们精湛的医术和无私的爱温暖了灾区人民，用实际行动诠释了开滦人、唐山人对四川灾区人民的大爱，践行了白衣天使的神圣使命和开滦精神卫生中心“关爱患者、抚慰心灵、温暖家庭、奉献社会”的服务理念！

后记：由于在抗震救灾工作中表现突出，开滦精神卫生中心被中国教科文卫体工会授予抗震救灾重建家园工人先锋号称号；张本院长被评为中国科协抗震救灾先进个人。

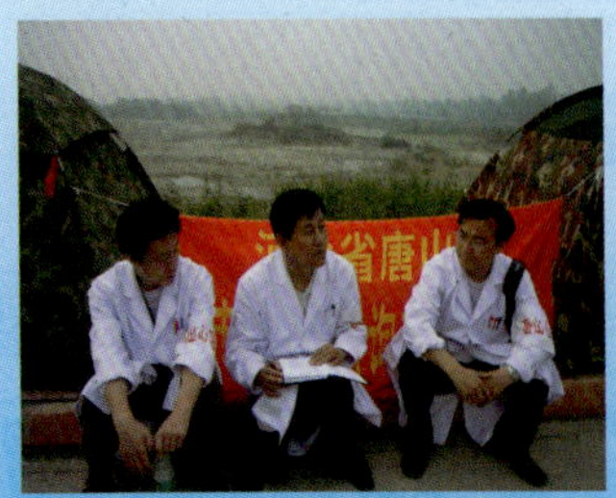
午间马路边的小组会议

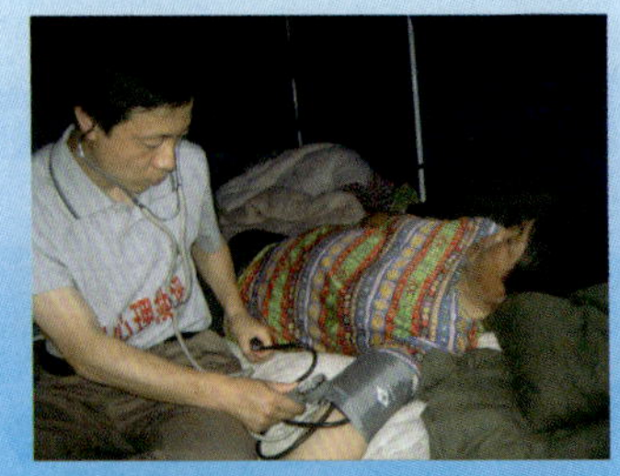
王刚医生为受灾群众检查身体

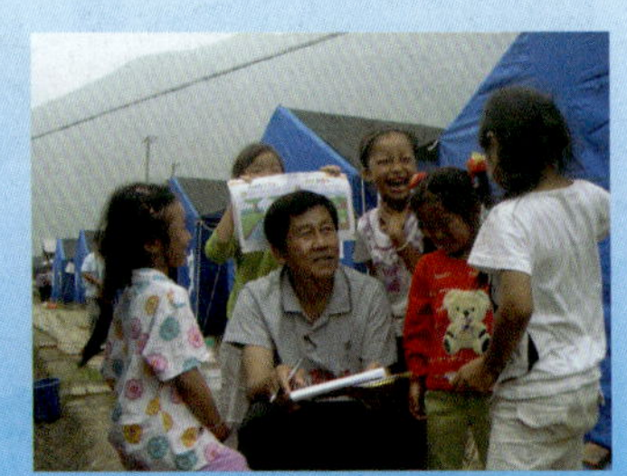
张院长和孩子们一起学习

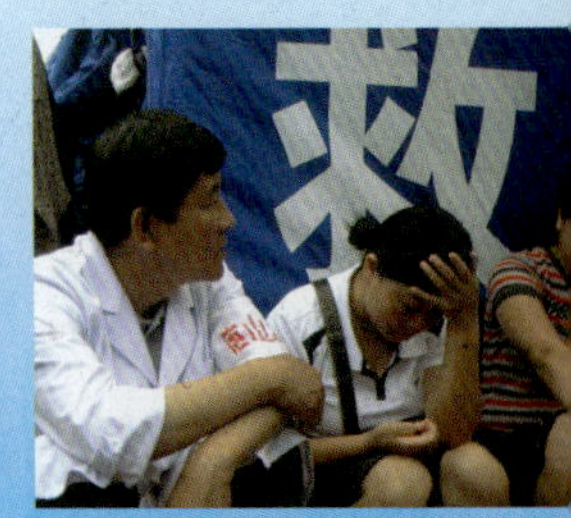

张院长为两位失去儿子的母亲进行心

牢记宗旨 不辱使命

—河北省秦皇岛市第一医院院长冯继

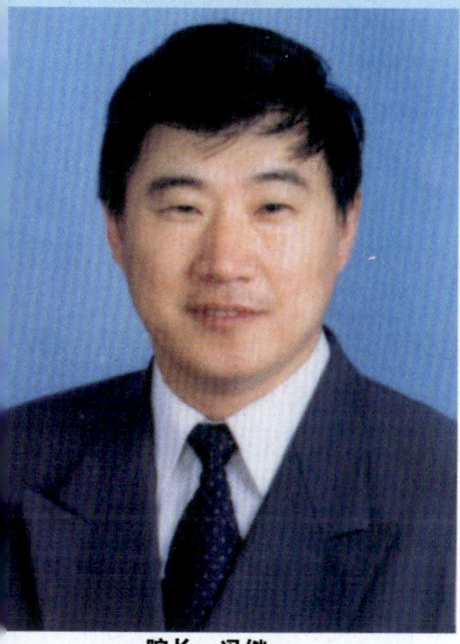
院长：冯继

冯继，男，1956年8月出生，汉族，中共党员，1983年毕业于南京铁道医学院医疗系，2001年毕业于河北医科大学卫生事业管理研究生班，现任秦皇岛市第一医院院长、主任医师、河北医科大学硕士生导师、国务院政府特殊津贴专家。担任河北省政协委员，秦皇岛市人大常委，秦皇岛市科协副主席，全国激素应用指导委员会委员，河北省医学会神经外科分会常委，河北省医院管理学会常委，秦皇岛市医学会副会长，市医学会神经外科分会主任委员，市医学专业科技委员会委员，市第五、六届拔尖人才。获秦皇岛市首届学术技术带头人奖，享受国务院政府特殊津贴。

冯继院长时刻牢记救死扶伤的服务宗旨，推动医院跨越式发展，医院面貌发生了天翻地覆的变化，为此他先后荣获全国先进工作者、全国优秀院长等20余项荣誉称号，医院被评为全国精神文明建设工作先进单位、全国卫生系统先进集体、全国职工职业道德建设先进单位、2008奥运定点医院等30余项荣誉称号。2008年8月又被省文明委推荐为全国文明单位。

冯继院长以其远见卓识和领导魅力，带领医院“以科学发展观为指导，坚持以病人为中心，依法治院，实施人才兴院战略，打造诚信服务品牌，构建社会主义和谐医院”，赢得了全市人民群众的信赖和赞誉。

2001年11月冯继接任秦皇岛市第一医院院长，当时医院开设的床位600张，远远不能满足广大人民群众就医的需要。他紧密结合医院实际，从着力解决病人“看病难、住院难”入手，千方百计挖掘潜力，增加病床，先后装修改造和新建了35000余平方米的住院楼、亚健康中心等，使病床由原来的600张扩展到1000张，扩大了近一倍。目前已经封顶的22层37000平方米新外科大2009年即可竣工投入使用，总床位将达到1500张，进入国内、省内大医院规模行列。医院的门诊量、出院患均呈快速上升之势，2007年门诊就诊患者达到76万余人次，是2001年的2.7倍；出院患者2007年达到2.6万人，是2001年的2.6倍；大中型手术例数由原来的4584例，增长到9794例，增长113%；医院固定资产由原来的1个多亿变为现在的4.8个多亿，是2001年的4倍还多，增长了310%；患者治愈好转率达到96%以上，取得了社效益和经济效益双丰收，进入省内先进医院行列。

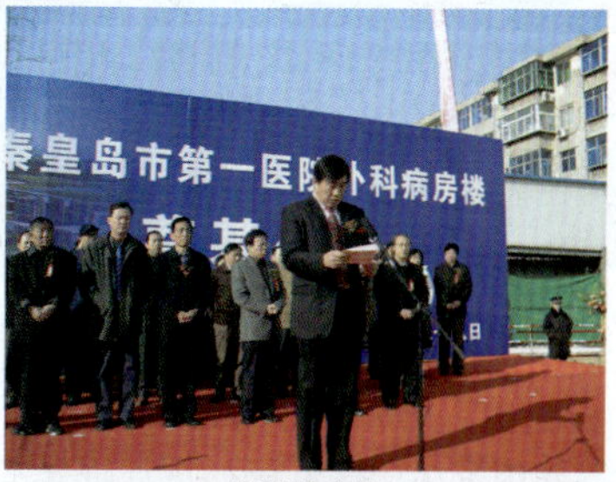

外科楼奠基

冯继院长用战略的眼光加快人才队伍建设，他上任初期，医院专家基本上都是中等学历者担大梁，人才队出现断层，他大力培养和引进高学历、有才干的高层次人才。目前已引进培养学科带头人、博士、硕士150。拥有各学科专家254人，特贴专家、拔尖人才等29人，形成以学科带头人为龙头，以博士、硕士为骨干的人队伍新结构，使医院的发展充满生机与活力。

他坚持科教兴院的方针，与高校强强联手，18名硕士生导师、34位教研室主任脱颖而出，走“树名医、建科、创名院”的发展道路，如今医院已有10个省市级重点学科，逐步形成“院有重点，科有特色”的发展格，先后成功开展的心、肝脏移植，介入、腔镜、显微等微创手术项目达到先进水平。近几年来，医院共获得级以上科技进步奖43项，发表在核心刊物上的学术论文503篇，发表国际论文2篇，医院的医、教、研水平已提高到了一个新的层次。

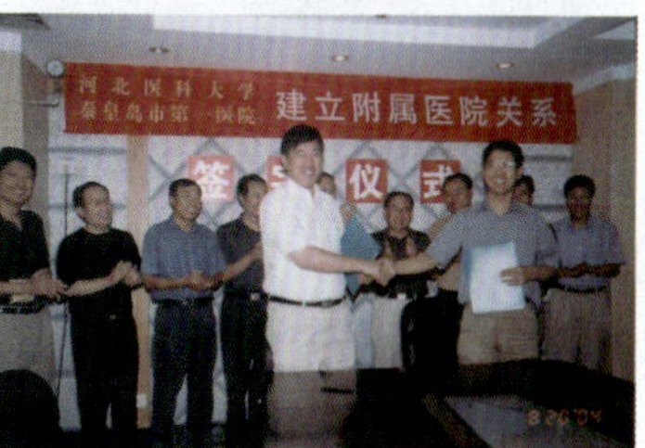

附属医院签字仪式

注重文化创新 提升科学管理水平

冯继院长十分注重管理创新，在医院管理各方面有着独到见解，他努力建设以病人为中心的服务文化，提医院的凝聚力和创造力，达到“人院合一”的最高境界。为此，他组织全院干部职工，提炼出具有医院特色文化理念，形成“病人第一，诚信为本”共同的核心理念和“技术一流、服务一流、质量一流”的发展愿，在全国范围内征集并确定了院徽、院歌，努力实现从制度到文化的管理充分调动了广大干部职工的积极，做到思想上同心、目标上同向、行动上进步、事业上同干，职工由被动服从管理转变成自觉地执行，心情扬，斗志昂扬，形成了市第一医院人特有的医院精神。采取了一系列有效措施：一是为患者提供星级服务；是为患者提供礼仪服务；三是为患者营造温馨环境；四是为患者提供明白服务；五是为患者提供便捷服务；是为患者提供优惠服务。通过一系列文化创新措施，培育全院职工“生死与共”的价值观，能与医院同呼同成长、同发展，凝聚智慧、凝聚力量，做到把医院的精神人格化，圆满完成了各项艰巨任务，使医院的学管理跃升到新的水平。

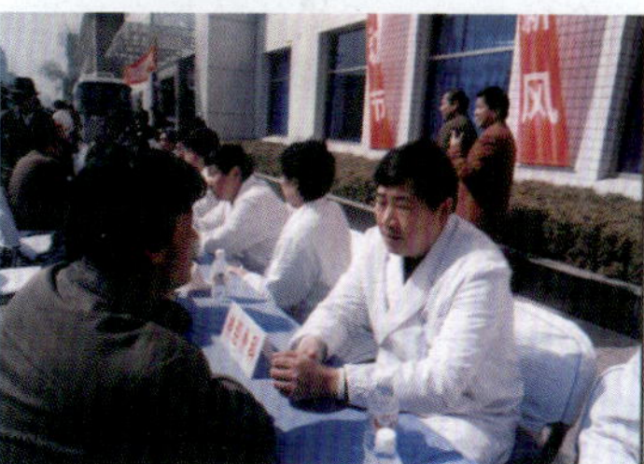
冯院长义诊

心系人民群众 打造诚信服务品牌

冯继院长心中始终装着群众，时刻从患者的利益出发，努力降低病人负担。一是严格遵守物价政策，全部实了微机联网管理；二是收费项目均公示上墙，病房实行一日清单制；三是药品、医用耗材全部实行招标采购；是加强合理用药，每月进行“双排序，双公示”制度，有力地控制了“大处方”，使药品收入占业务收入的比处于全省较低水平；五是尊重病人的选择。被省物价局、省卫生厅授予河北省医药购销和医疗服务诚信单位称2007年被评为秦皇岛市民主评议优秀单位。

同时，冯继院长大力推行人性化服务，实行人道主义关怀，推出多项医疗惠民政策，在全市率先实行检查结果认制度，对69个单病种实施限价，对优扶对象实行“一免三减”，2002—2007年间，共为380名住院患者减免费用.29万元。冯继院长总是掂记着贫困山区的人民，他每年20多次亲率专家队伍进行义诊，送医送药，在青龙山区立了医疗扶贫基地，长年派专家坐诊服务，深受当地人民的称赞，为港城医疗事业作出了杰出的贡献。

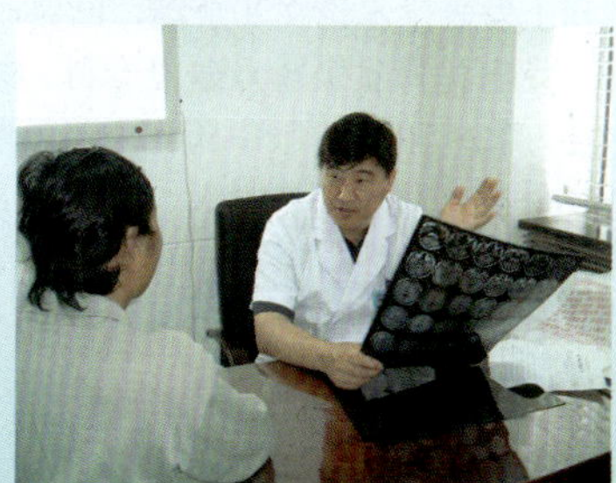
冯院长出知名专家门诊

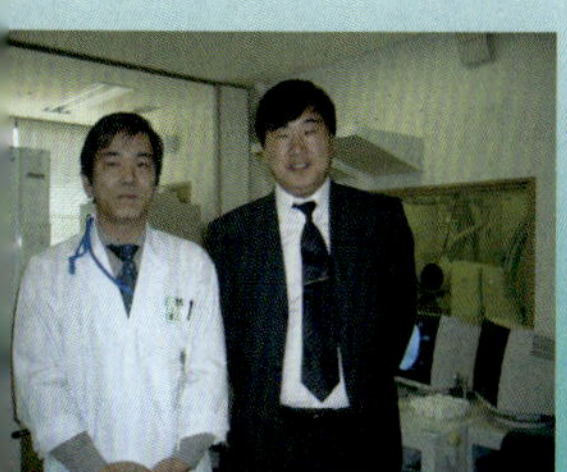
赴日期间与日本医者合影

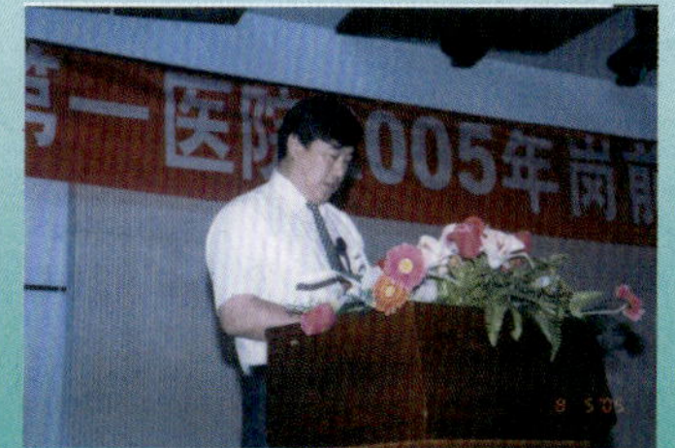

岗前教育动员讲话

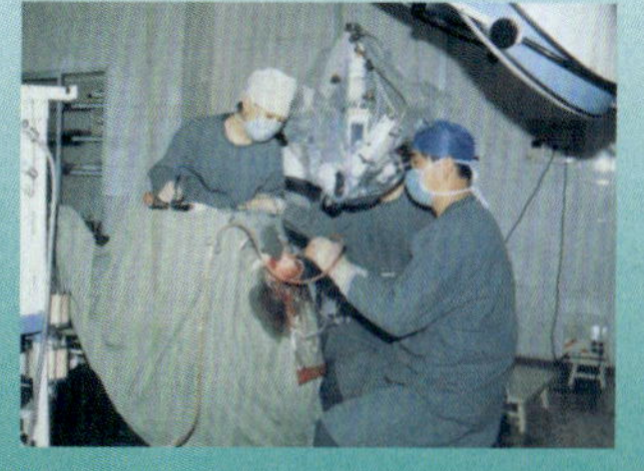
显微镜下手术

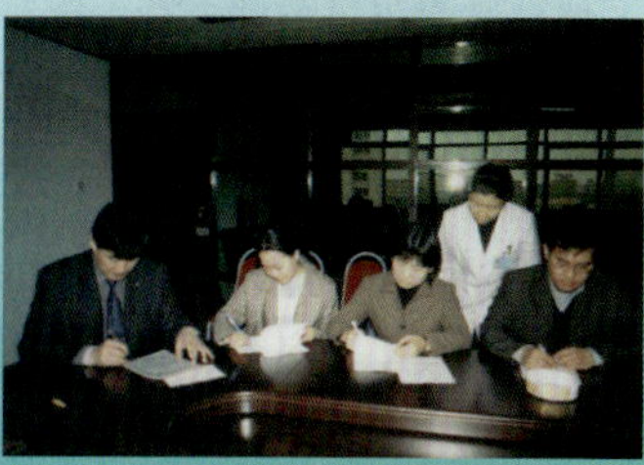
与招聘人员签合同

石家庄市中医院

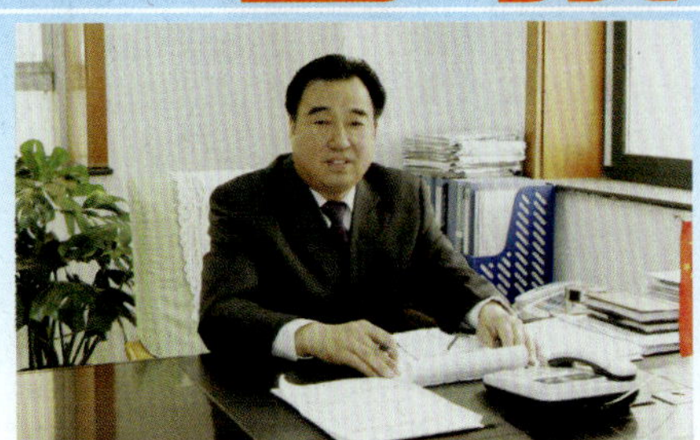
院长：刘玉来

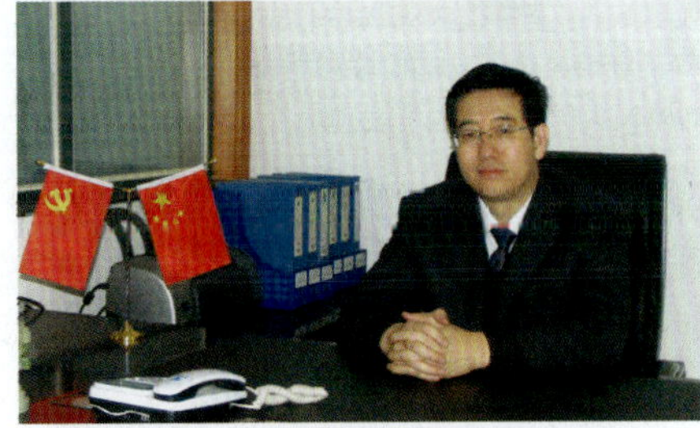
书记：徐 勇

河北省石家庄市中医院位于河北省石家庄市中山西路233号，始建于1956年。经过多年的努力发展成为一所集医疗、教学、科研、预防、保健为一体的三级甲等综合性中医院，是河北医科大学附属医院和河北省示范中医院。

医院投资1.27亿、建筑面积28160平方米的新综合门诊楼已于2007年10月投入使用，院总建筑面积达到4.6万平方米。医院现设床位600张，临床科室27个（病房科室17个、诊科室10个），医技科室8个。医院总资产达到了2.56亿，固定资产为1.9亿，医疗技术水和医院的综合实力不断提高。

医院继承发扬祖国传统医学，突出中医特色，坚持以中医为主、中西医并举的发展向，医疗技术水平和医院的综合实力不断提高，拥有国家、省、市级重点专科7个，皮科被评为国家级重点建设专科，肛肠科、心血管科、脑血管科被评为省、市级重点中医科，消化科、脉管科科评为省级重点专科，肾病科被评为省级重点建设专科。

国家级重点建设专科皮肤科是中医治疗皮肤病的专业科室，目前门诊设有专科诊室过敏原检测室、激光室和中药面膜室、刺络拔罐室等，病房设有中药熏蒸室、中药药室、中药涂擦室、理疗室。拥有大、中、小激光设备，对各类疣、痣、瘤、斑等均可以无痛条件下给予治疗，对于解决常见病、多发病、疑难杂症方面具有独特的见解，在治皮肌炎、疱类疾病、红皮病、带状疱疹、各种疣类、痤疮、黄褐斑、银屑病、皮炎、疹、白癜风等疾病方面积累了丰富的临床经验，并研发了痤疮净胶囊、凉血止痒丸、硫软膏等皮肤病系列制剂。

省市级重点中医专科肛肠科是医院的龙头科室，于 1959年建科，2008年正式挂牌为石家庄市中西医结合肛肠病诊疗中心，现正极筹建国家级中医肛肠病重点研究室。在长期的医疗实践中形成了一整套中西医结合治疗各种肛肠疾病的方法，创建了无痛病区，展了手术治疗肠道肿瘤、直肠前突、便秘、排便困难等疾病的治疗，吻合器痔上粘膜环形切除吻合术（PPH手术）等技术居国内领先平。拥有消炎止痛栓、万灵痔疮膏、诺尔康洗剂、紫草膏等十多种系列自制药，形成自己的特色，提高了临床疗效，受到了患者好评。

脑血管科是省、市级重点专科，开展了脑血管病卒中单元的治疗，从急诊的抢救、开颅手术，急性期的中西医结合治疗系列药，恢复期、后遗症期的针灸、康复、理疗、按摩、外敷药物等中西医结合全方位，对顽固性头疼、头晕、失眠、抑郁等神经内科难杂症有独特疗效，提高了脑血管病及疑难杂症治疗的有效率，降低了死亡率、致残率。2007年最早诊断、成功救治铊中毒患者，起国内外广泛反响。

心血管科是省、市级重点专科，是石家庄市中医学会心病专业委员会的龙头单位。科室坚持“中医要领先，西医不滞后”的发展方向，发挥中医药优势解决了一些单靠西药不能解决的心脏急、难重症的抢救及治疗问题。在应用中药治疗冠心病、各种心律失常、急慢性心衰、高血压病、扩张型心肌病、心脏病的康复等方面积累了丰富的临床经验，研究出系列治疗方案，取得了多项研究成果，并承担了“国家十五攻关课题”。

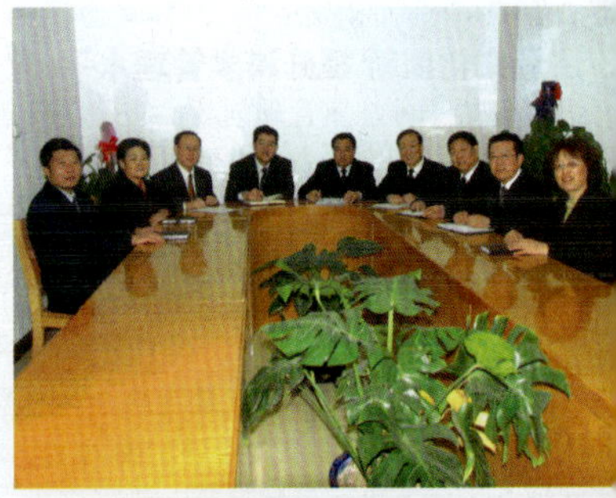
团结奋进的领导班子

消化科是省级重点专科，拥有电子胃肠镜、X线遥控胃肠造影机、螺旋CT、三维B型彩色超声仪、大型生化指标检测仪等医疗科研所需设备。对慢性胃炎、顽固性消化性溃疡、溃疡性结肠炎、胃肠道功能性疾病、胃肠道肿瘤、胆囊炎、胆石病、各类肝炎、脂肪肝、肝硬化等常见消化系统疾病的治疗方面积累了丰富的临床经验，受到广大患者的一致好评。学科带头人郭光业主任是国家优秀中医临床人才，慕名就诊者遍及省内外。近5年来，全科在各级期刊上发表学术论文20余篇，已完成和正在承担的科研课题5项，出版学术论著5部。

肾病科为省级重点建设专科，采用新的医疗技术，突出中医特色，研制出一整套规范性治疗方案。采用口服中药、中药外敷、中药熏蒸、中药灌肠、结肠透析、针灸、血液透析等治疗手段，在急慢性肾炎、肾病综合证、糖尿病肾病、尿路感染、过敏性紫癜性肾炎、狼疮性肾炎、急慢性肾衰治疗方面，取得了满意的疗效,并获得多项科研成果。

医院坚持科技兴医人才建院的道路，现有在职职工557人，专业技术人占职工总人数的80%以上，拥有国家级名老中医2人，省级名中医3人，市级知名专家、名中医和优秀青年中医22人，市管拔尖人才3人，市医学重点学科学科带头人3人，有硕士生导师6人，副高以上专业技术人员100余人，博士3人，研究生50余人。

拥有血管数字造影系统、螺旋CT、CR、DR全自动生化、肾透析机等大型医疗设备200余台（件）。

建有大型制剂室，研制生产丸、散、颗粒、胶囊、洗、栓、膏7种剂型的60余个院内制剂，其中润降利隔丸被评为省重点制剂，消炎止痛栓、羚珖息风丸、柴郁利胆颗粒、水蛭通络胶囊4种制剂被评为石家庄市知名制剂。

医院推行了“病人选医生”、“一站式”门诊服务流程、预约门诊等服务模式，努力为患者提供便捷、高效的服务。连续9年评为河北省文明服务“三星级”医院、连续12年评为市级文明单位。

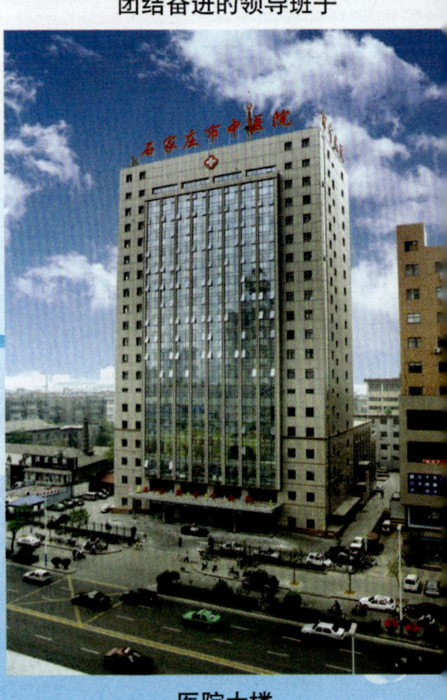

医院大楼

安阳市肿瘤医院

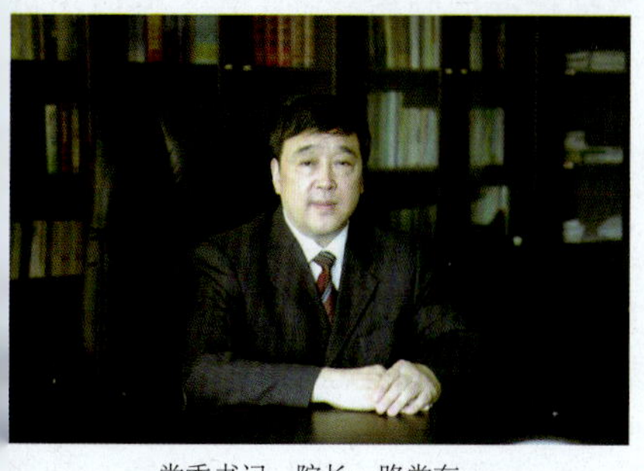

党委书记、院长：路常东

河南省安阳市肿瘤医院建于1972年，是党和政府在食管癌高发区建立的第一个食管癌防治基地，是全国建院最早的地市级肿瘤专科医院和全国第一批三级甲等肿瘤专科医院。建院30多年来，在各级领导的关怀和社会各界的大力支持下，经过全院职工的不懈努力，现已建设成为一所集医、教、研、防为一体的大型肿瘤专科医院，安阳市肿瘤防办、安阳市肿瘤研究所、抗癌协会挂靠医院合署办公，医院长期和挪威国立肿瘤医院、中国医科院肿瘤医院、北京大学肿瘤医院开展高层合作，并相继经批准成立了安阳市放射治疗中心、河南省肿瘤诊疗网络中心、中挪（国际）合作安阳市乳腺肿瘤诊疗中心、北京大学肿瘤中心、安阳食管癌临床科研基地等。医院开放床位1000张，拥有高级技术人员120名，技术力量雄厚。医院购置引进了多种现代化诊疗设备，主要有64排CT、国际最新型“陀螺旋转式Y射线放射外科治疗系统”（陀螺刀）、大型直线加速器、头部及体部X刀、核磁共振、进口高档彩超、钼靶乳腺机、多种高档内镜及手术、麻醉、监护设备等，为临床诊断和治疗提供了强有力的技术保障。

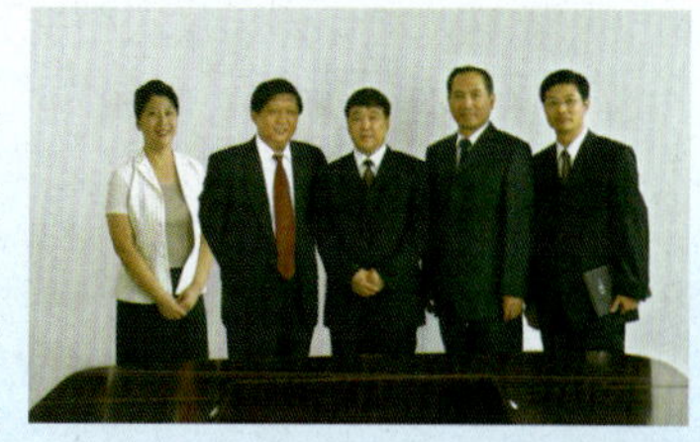

领导班子

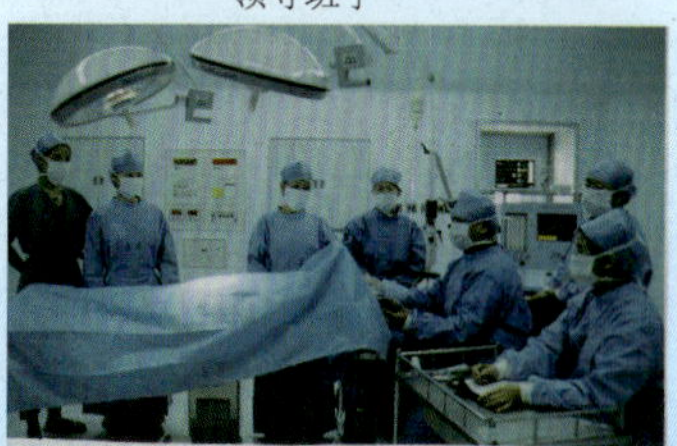

百级层手术间

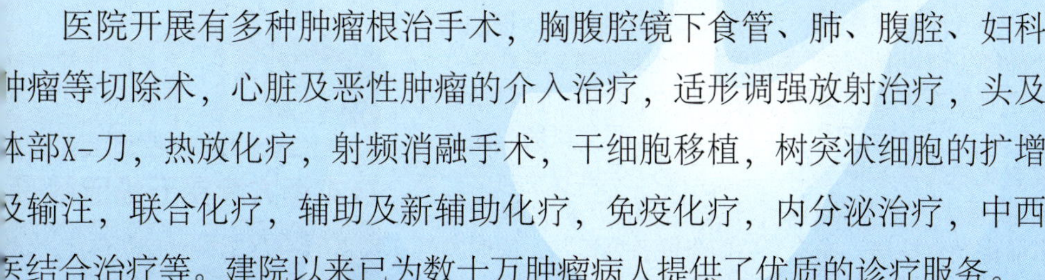

医院开展有多种肿瘤根治手术，胸腹腔镜下食管、肺、腹腔、妇科肿瘤等切除术，心脏及恶性肿瘤的介入治疗，适形调强放射治疗，头及体部X-刀，热放化疗，射频消融手术，干细胞移植，树突状细胞的扩增及输注，联合化疗，辅助及新辅助化疗，免疫化疗，内分泌治疗，中西医结合治疗等。建院以来已为数十万肿瘤病人提供了优质的诊疗服务。

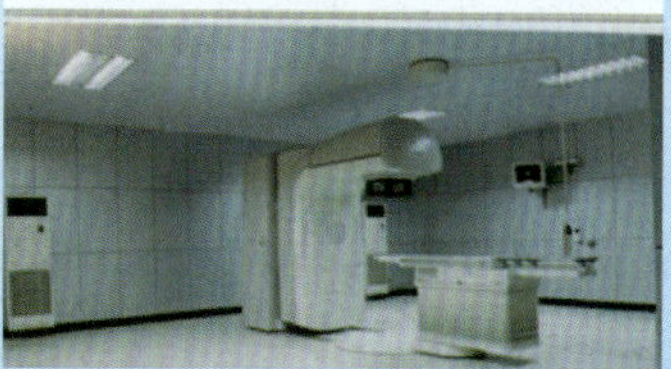

双光子直线加速器

作为医保和新农合定点医疗单位，医院专门开设了绿色通道、惠民病房，对部分病种实行最高限价，让广大患者享受到最优的服务、最好的技术、最低的价格。

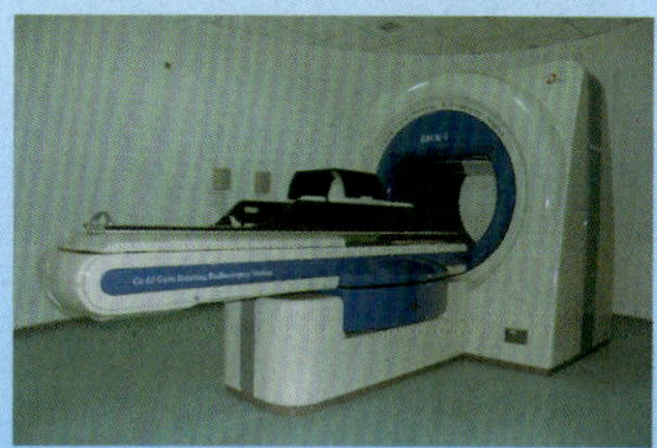

陀螺旋转式Y射线放射外科治疗系统(陀螺刀)

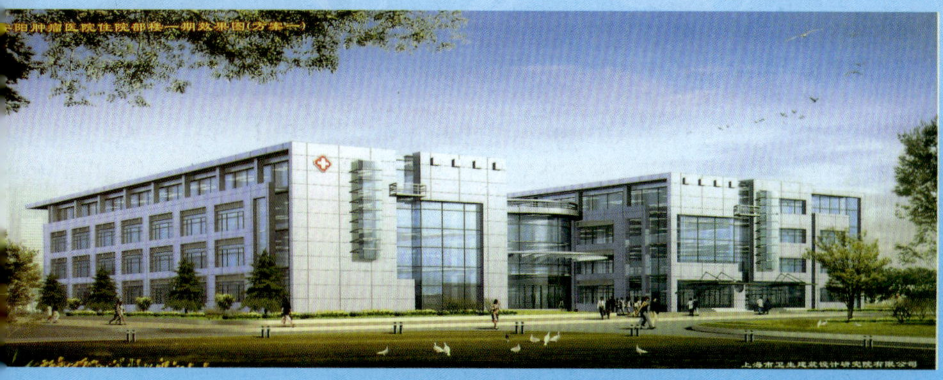

新医院住院部大楼效果图

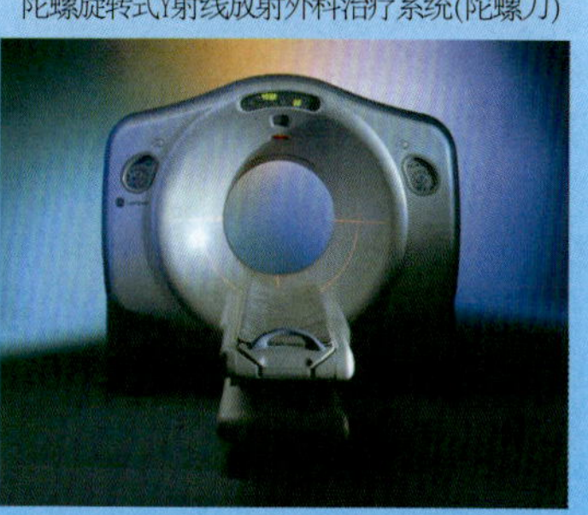

64排 CT

佳木斯市妇幼保健院
佳木斯大学第五临床医学院

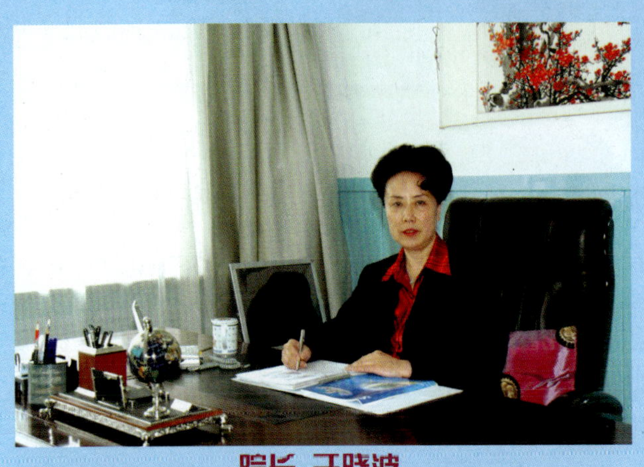

院长：于晓波

黑龙江省佳木斯市妇幼保健院始建于1982年，是集医疗、保健、教学、科研、康复于一体的大型妇女和儿童专科医院。目前是黑龙江省内同行业中医疗技术、医疗设备、医疗环境和医疗服务均处于一流水平的全国爱婴医院；是佳木斯大学第五临床医学院，承担着妇幼医疗保健的临床教学工作，同时担负着所辖四区六县（市）妇幼保健机构的业务技术指导培训和管理监督职能。

医院总建设面积为22200平方米，固定资产7949万元，编制床位350张。全院职工636名，其中高级职称97名，中级职称151名，设临床、保健、医技、机关职能科室66个。医院拥有0.45T美国新奥博维核磁共振、德国西门子16层螺旋CT、德国LC臂大型数字化血管造影机（DSA）、法国太空CCD数字X光摄影机（DR）、数字化胃肠机、日本东芝Aplio数字化全身彩色超声多普勒、美国奥林巴斯全自动生化分析仪、智能化高频乳腺X光诊断机、美国史赛克宫腔镜、腹腔镜、关节镜日本东芝Aplio彩超机、全自动生化分析仪、800MA日本津岛电视遥控X光机、全数字全身彩色超声多普勒、智能化高频乳腺X光诊断机、宫腔镜、腹腔镜、自凝刀、利普刀和病理图文分析仪、运动功能分析仪等360余套，价值6910万元的医疗设备。

做好“专科品牌”战略和“科教兴院”战略，把专科品牌的特色化建设做精。全面提升技术内涵，创新发展，在技术、设备上均有新的提高。加大科研研发力度，完善新技术、新项目管理奖励机制，提高医院综合竞争力。在专科项目系列化、专业化的基础上，目前医院已开展和引进妇科各种腹腔镜技术，恶性肿瘤根治术、阴式子宫切除术、回肠末端小肠坏死保留回盲瓣肠吻合术、宫颈病筛查、阴道镜、宫腔镜的诊断和治疗、产科急救、小儿疑难病诊治、无痛分娩、无痛人流、妇科自凝刀手术门诊治疗、乳腺科、中医妇科、儿科、新生儿科、小儿外科、中医儿科、眼科、医疗整形美容、儿童铅中毒防治、皮瓣移植阴道成形术、新生儿换血疗法、精辟给药治疗小儿遗尿症、乳腺癌保乳根治术、晚发性佝偻病的血生化基因分析、人工授精技术的临床应用、单株毛发移植术、高危儿神经运动发育监测及早期干预、D-二聚体的乳胶凝集试验、阴式非脱垂子宫多发肌瘤核除术、关节镜微创手术、脊椎、腰椎间盘微创手术、全膝关节置换术、脑脊髓瘤切除术等项技术和项目。同时拓宽医院发展领域，全面提高医院综合实力。

具有高科技含量，处于国内先进水平的东北三省唯一的“妇女健康中心”、“骨与关节健康中心”先后成立，同时新生儿急救中心、宫颈疾病筛查中心、乳腺病防治中心、新生儿疾病筛查中心、儿童铅中毒防治中心、聋儿听力康复中心、高危儿监测康复中心、婴幼儿早期发展中心、医学整形美容美体中心的崛起进一步促进了医院医疗保健事业的飞速发展。

几年来，全院员工本着“以医疗质量求生存，以转变服务模式求发展，向科学管理要效益，开源节流，滚动式发展”的原则。坚持落实科学发展观；加强党风廉政建设、职业道德教育、治理医药购销领域商业贿赂等多项工作。坚定创建“无红包”医院，成为全市第一家“无红包”医院，不断强化内外监督机制，做好医德医风和行风建设工作；在全省率先完成了医院后勤市场化经营格局，成立了“阳光服务公司”，同时推行人事制度改革，实行全员岗位竞聘，进一步增强了广大员工的危机感和竞争意识；同时重视人才工程建设，与国内最先进的专家团队合作，资源组合为家乡人民服务；对原有专家队伍的培训和提高；交流引进一批优秀的学科带头人，并先后为两批专家配备工作用小轿车；聘请德高望重的老专家来院工作；为医院的发展注入新鲜血液。

医院坚持“一切工作有利于患者就医、一切工作有利医院发展、一切工作有利于员工利益”的办院宗旨，加强执行力。严肃各项规章制度执行，内部管理实行院务公开、政务公开、奖惩公开。坚持患者选医生，住院患者选药制度。医院还在全市率先对12个单病种实行最高限价，用临床路径控制医疗护理质量，并把药价低、药效好的药品，作为医院的常用药。通过计算机、电子触摸屏、宣传板、新闻媒体等措施，公开服务项目、药品价格、收费标准、住院支付费用、医护人员基本情况等，让群众明明白白看病。一直坚持患者出院后，医院每周、每季分别对出院患者进行电话回访和上门回访，征求意见。

在进行医院建设的同时，积极拓展市场服务领域，开展大营销市场战略。如产科高间病房；阳光关爱工程、把健康保健送入家庭、阳光家园安老院、月嫂护理服务等，成为全市品牌服务。开辟新农合服务市场，延伸社区服务功能。

坚持办节约型医院，院里两次为专家购车，各位班子成员都名列前茅，但领导班子集体决议，领导不参加专家配车，这种姿态得到了广大员工的认可。班子谨遵“发展才是硬道理”的医院文化理念带好队伍，在创新中求发展，让医院快速增强实力。

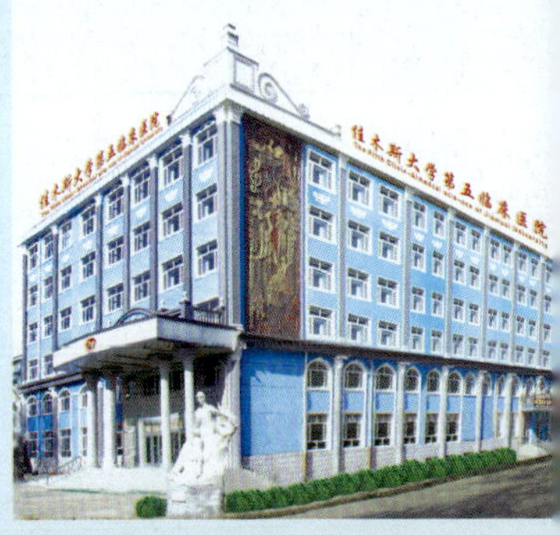

佳木斯大学第五临床医院

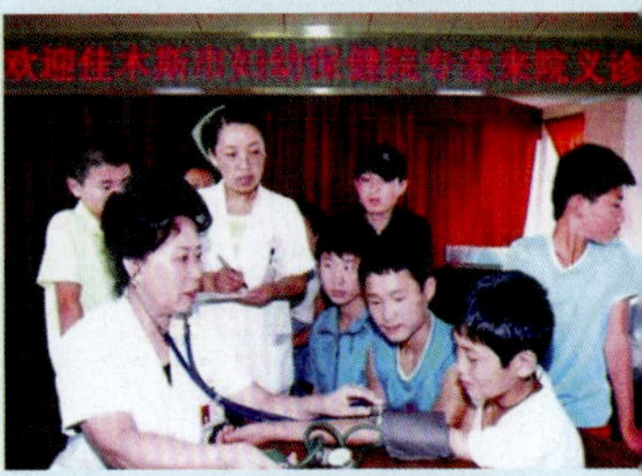

于院长在义诊

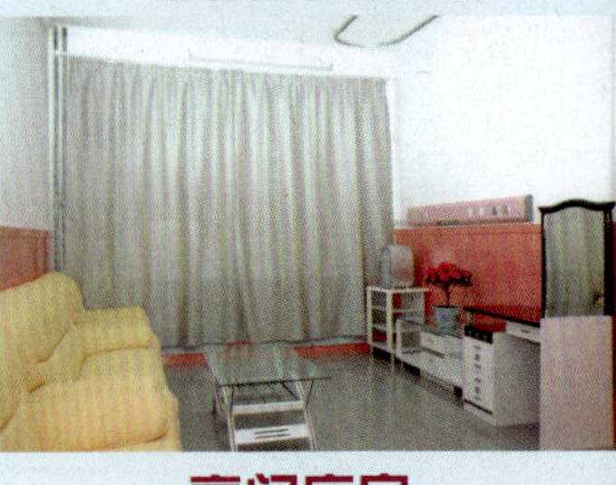

高间病房

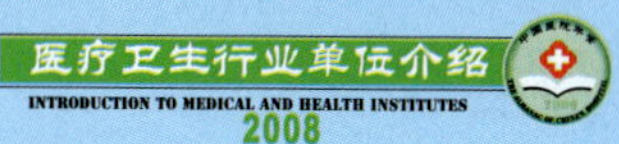

佳木斯市妇幼保健院
佳木斯大学第五临床医学院

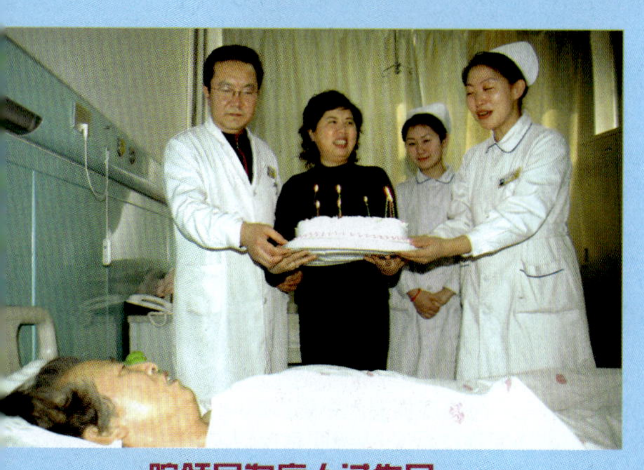
院领导为病人过生日

2007年6月8日，建筑面积8000多平方米的佳木斯大学第五临床医院（妇幼保健院一分院）落成并投入使用。员工160人，正副高职医务人员46名，床位150张。医院引进了全国范围内知名的专家担任各专业学科带头人，开设了神经内科、神经外科、内分泌科、综合内科、骨关节内、外科等23个临床、医技科室。医院拥有优美的医疗环境，先进的医疗技术和现代化管理模式，患者满意度达99.6%，在佳木斯地区人民群众中拥有很高威望。

医院致力于追求卓越、突出特色的办院方向。在脑血管疾病防治上与北京复兴三博脑科医院、中美脑中风协作组、卫生部医网中心建立了医疗合作定点关系。建立了北京远程会诊。从脑血管早期预防、介入干预治疗，到各种脑肿瘤、脑血管畸形、癫痫、帕金森疾病等高难疾病的手术治疗，并引进了风靡全球的卒中单元管理理念，将医院的资源全方位有机整合起来，使血管病患者在不同阶段得到最充分合理的治疗和干预，可以降低急性脑卒中患者的病死率，减少致残程度。开辟了治疗新模式，在开展脑肿瘤手术治疗方面多次填补全省东部地区的空白。

在骨与关节疾病治疗方面，除开展四肢、骨盆、颈腰椎骨折脱位、髋关节及膝关节置换术外，引进了关节镜微创技术，仅需2个0.5厘米小切口就可以完成膝关节的各种手术。采用离子刀和介入技术治疗腰椎间盘突出症，痛苦小、费用低；突出“软伤”治疗特色,配备了60余万元全套日本产牵引床、电脑中频治疗仪、智能化薰蒸机、三维微波、下肢被动训练仪、顺序循环仪等设备。对慢性骨关节的治疗开辟了新途径。

在治疗糖尿病方面与北京医网中心合作，引进美国哥伦比亚大学现代治疗模式，预防、治疗、康复相结合，在最短时间内，使血糖恢复正常值，并具有糖尿病各种心、脑、肾等合并症及糖尿病足等治疗优势。同时对各种心脏病的治疗也有独到之处。

医院建造了三江地区规模最大、设施完善、环境温馨的重症监护病房，设置床位14张，安装了中央空调及中央供氧、负压吸引系统、全套吊塔，配备了进口高档呼吸机、中央监护系统、除颤起博器、血气分析仪等，能极大地满足重症病人的救治。

搭建目前国内最先进的数字化网络平台（His系统），使医院资源得以优化整合，完善管理流程及查询网络，同时装备了医学影像系统（pacs）,可以将医学影像在第一时间内通过网络传输到医院工作站，减少患者等待时间，从而及时准确为病人诊断。

医务工作者们履行博爱、奉献的理念，救助贫困产妇，为农村贫困儿童免费做唇腭裂手术，免费为全市企业家体检，免费为全市出租车司机体检，为全市妇女免费作乳腺检查，为低保及郊区几万妇女免费作妇女病普查。建立基金会资助福利院孤儿、农村女童读书及社区低保儿童读书，下乡免费义诊、送医送药。两年中，医院为贫困患者减免医药费130余万元；免费义诊50余次，花费520余万元为弱势群体免费体检；为农村及郊区医疗机构捐赠各种医疗保健设备20余台（件）；为福利院及贫困乡村捐赠90余万元的钱物、药品；义务为基层培训业务技术人员1100人次。医院已经成为高质医疗服务、低廉收费模式、为人民健康保驾护航、老百姓认可的惠民医院。

在院长、党委书记于晓波的带领下，通过技术团队整合、管理机制创新、服务理念更新，医疗保健服务环境明显改善，各项业务获得快速突破。2007年，业务总收入实现连续四年年增长1000万元的目标，达到了5400万元，比2006年同期增长了6.32%，较2003年增长了302%；全院门诊诊疗人次236444人次，与四年前相比年增长146174人次，增长179.38%；住院人数10745人，比2003年增加8956人，年增长率321.12%；床位使用率134.56%，比2003年增加101个百分点；全院出入院诊断符合率达到99.11%，危重病人抢救人数331人，抢救成功318人次，成功率96.07%，临床病理诊断符合率100%，三日确诊率99.48%，治愈好转率98.31%，病案甲级率100%，门诊处方合格率98%以上，门诊病案合格率98.9%，成分输血75%，B超检查阳性率71%。已发展成省内同行业一流规模、一流水平、并正在和国内先进水平靠拢的一家妇女儿童医疗保健专科医院。

医院谨尊“博爱、诚信、严谨、创新”的宗旨，坚持走专科之路，抓特色品牌，得到各界人士的好评和各级领导的认可。被批准为卫生部十年百项PCC项目示范基地、中国健康扶贫工程定点医疗单位，先后荣获全国“三八”先进集体、全省精神文明单位标兵、全省卫生系统医德医风示范医院、全省卫生系统行风建设先进集体、黑龙江省文明单位、黑龙江省卫生系统先进单位、全国妇幼卫生先进单等荣誉称号。

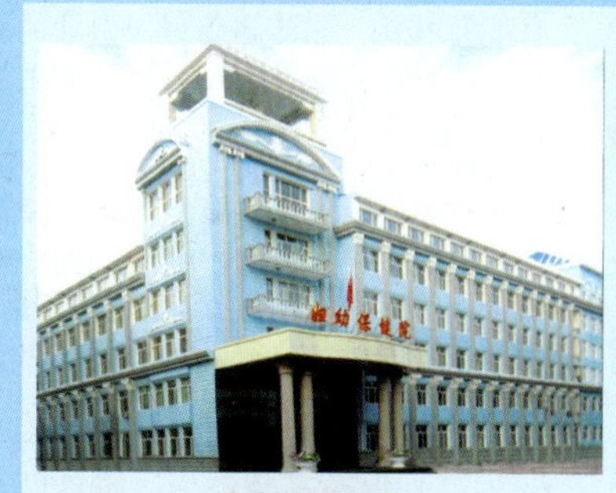
总院照片

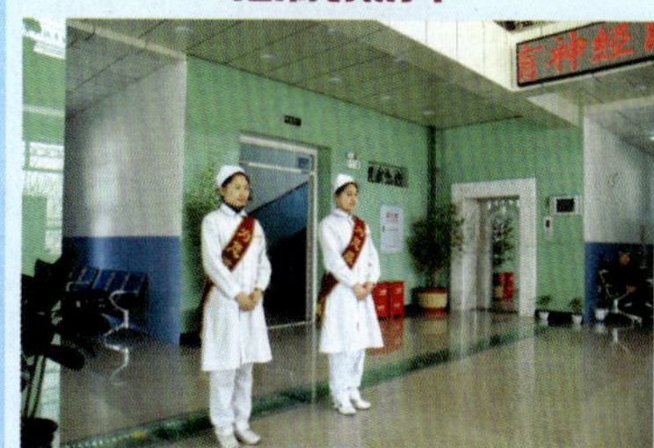
礼仪迎宾

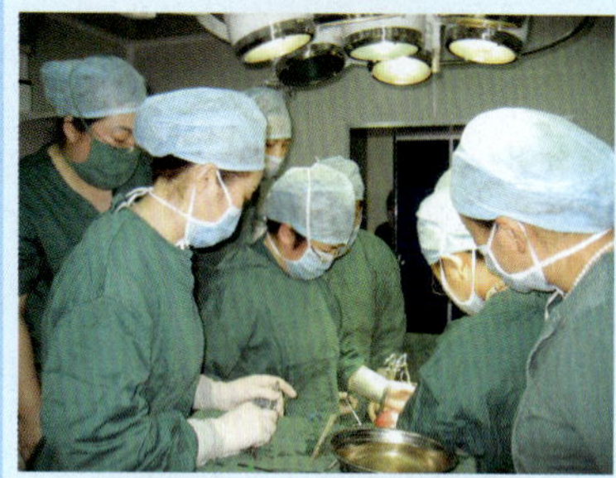
副院长王忠英在做子宫肌瘤手术

哈尔滨市阿城区人民医院

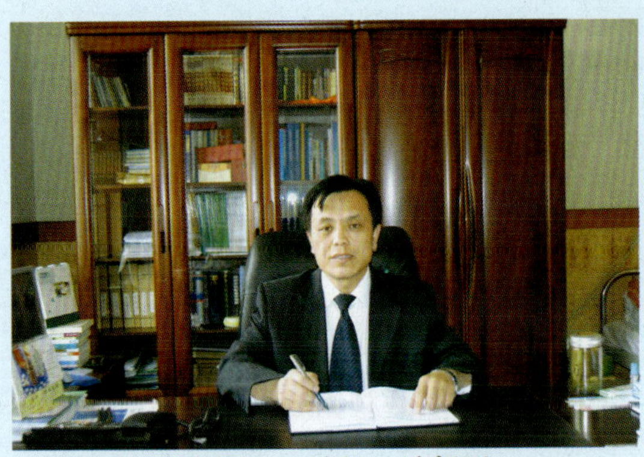
总支书记、院长：孙新刚

黑龙江省哈尔滨市阿城区人民医院座落在美丽的金代古都阿城，是一所设500张床位的二级甲等综合性医院，是哈尔滨市阿城区的集医疗、急救、教学科研、康复、保健、体检于一体的医疗救治中心，建院于1949年1月。医院在孙新刚院长为首的领导班子的带领下，坚持科学发展观，秉承要做“对患者负的医院，令患者满意的医院，让患者信任的医院”为办院思想，以“改革兴院管理兴院，科技兴院，人才兴院”为医院战略，深化医院管理年活动，医疗技水平及管理水平日益提高，医院各项工作取得了丰硕的成果，取得全国百姓放医院、国家级巾帼文明岗、黑龙江省文明单位、全省卫生系统行风建设先进体、省级诚信维权单位、哈尔滨市企事业民主管理工作先进集体、哈尔滨市先基层党组织、哈尔滨市医德医风示范医院、哈尔滨市五星级团支部、哈尔滨市秀青年志愿服务集体等荣誉称号。连续七年在阿城区卫生系统年终检查中，“务”和“党建”工作排名第一。医院现拥有固定资产8168万元，建筑面积264平方米，在岗职工580人，高级职称114人，中级职称124人。

医院现设呼吸消化内科、神经内科、心血管内科、血液肾病内分泌内科、外科、神经外科、骨外科、泌尿外科、妇产科、儿科、感染性疾病科、急诊科、麻醉科、病理科、眼科、耳鼻咽喉科、口腔科、皮肤性科、中医科、肛肠科、输血科、体检科、120急救站等60个科室。

医院有先进大中型设备：GE磁共振、双层螺旋CT、高压氧舱、三维彩超、血液透析机、腹腔镜、关节镜、膀胱镜、膀胱电切镜、胱碎石镜、电子胃镜、肠镜、电子支气管镜、脑科显微镜、骨科显微镜、眼科显微镜、电子阴道镜、利普刀、数码放射线、钼靶放射线曲面断层全颌放射线、GE骨科C型臂放射线、碎石机、全自动生化分析仪、全自动血球分析仪、全自动微生物鉴定和药敏分析仪、心电作站、骨密度测量仪等200余件。医院是城镇职工、居民基本医疗保险、新型农村合作医疗、铁路医疗保险、公安局外伤鉴定指定医院、驶员体检定点医院；担负6个商业保险公司的体检治疗任务；承担阿城区58万人口和邻近市县病人的急诊急救及医疗保健工作。

一、坚持以人为本，注重职业道德建设，打造优秀团队

多年来，医院对职工的职业道德建设常抓不懈，思想教育时刻不放松，把《中华人民共和国医务人员道德规范》、《哈尔滨市医院类人员岗位职业道德规范》、《卫生工作人员服务规范》、《卫生系统文明服务用语规范及禁语》、《中华全国医院自律公约》等作为日常的学习内容，对于新参加工作的同志和新调入医院的职工开展以职业道德培训为重点的岗前培训，建立医德医风档案，把职业道德和晋升职称挂钩。常年进行爱岗敬业的教育，提出了“院兴我荣，院衰我耻”、“我靠医院生存，医院靠我发展”的口号，提出“内强素质，外树形象，创一流医院”的发展目标。引导广大医务工作者树立正确的世界观、人生观、价值观，让大家认识到职业道德建设对于医院生存的意义，“以病人为中心，以服务求效益，以质量求生存，以创新求发展”的理念贯穿于工作始终。医院把病人“满意不满意、赞成不赞成”作为评定标准，看医德医风状况，重点抓好窗口单位建设，做到医德医风年年讲，月月讲，天天讲，医德医风无小事，事事都代表医院的形象。开展多项便民服务措施，开展无假日医院，开辟120急救绿色通道和危重患者抢救绿色通道，免费送本区产妇出院，增加医疗收费透明度，各种物价收费标准上墙，改变患者的住院环境，每楼层安装IC卡电话，设立陪护凳，增加导诊员，免费发放健康处方，设立健康咨询台，减免特困人群的检查费用，开展义诊。

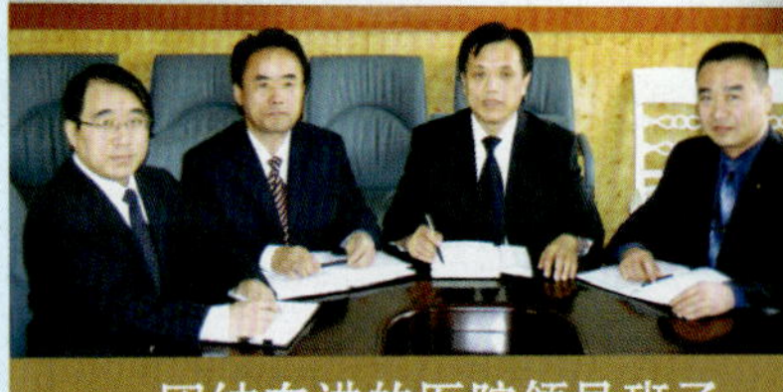
团结奋进的医院领导班子

二、以改革为动力，推动两个文明建设健康发展

近年来，医院始终把改革创新作为推动医院发展的动力，医疗市场的竞争日益激烈，医院的生存与发展日益严峻，阿城区人民医院成功的进行了人事制度改革和分配制度改革，推行了全员聘用合同制，中层干部竞聘上岗，专业技术人员和工勤人员择优聘用，一批年青干部走上了中层领导岗位。

医院还以良好的服务态度和低廉的价格，使阿城的广大患者受益，并且吸引了阿城周边市县的患者来就诊。单纯性阑尾炎手术和剖官产800元的价格，解决了老百姓看病贵、看病难的问题，深受广大患者的赞誉，取得社会效益、经济效益双丰收。在分配上，医院不断的完善，坚持分配公开透明，向科技含量高岗位倾斜，向临床一线倾斜，并且不断完善内部管理机制，最大限度的调动职工的积极性，职工们早来晚走，尽职尽责，通过改革，体现出不但“人人有事干”，而且“事事有人管”的良好氛围，员工为集体着想，医院处处体现着团结友善，努力奉献的新局面。

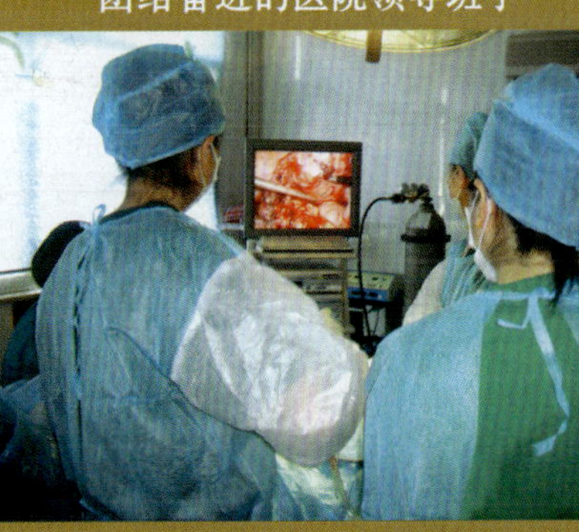
妇二科腹腔镜下卵巢瘤切除术

三、不断提高技术水平，规范医疗行为

医疗质量是医院的核心，医疗技术是医院的生存之本，不断提高医疗技术水平是医院前进发展的最佳动力。医院始终把提高医疗服务质量、提高技术水平、规范医疗行为放在首位，使得医院的医疗水平有了很大提高，结合医院管理年的要求，完善了各项规章制度。近年来，阿城区人民医院的医疗活动、学术活动广泛开展，新技术、新疗法的广泛引进并投入应用。医疗技术水平稳步提高，患者量与日俱增，医院秉承着“医疗技术是最大的生产力”来开展业务工作，服务于患者百姓。内科方面近年来，糖尿病专科治疗已达省内较高水平；胃肠道内窥镜技术广泛开展，成功的抢救并治疗了无数重危患者，神经科的腰大池引流术、颈内动脉溶栓开展得熟能生巧，卓有成效。外科方面：外妇科腔镜技术是近几年来新生掘起的新学科，微创手术及各种肿瘤根治术的开展均达三级医院水平。

每月举行业务学习，规范抗生素的使用，重视学科队伍建设，每年拿出几十万元培养专业技术人员，外派到上级医院学习进修，钻研技术，几年来全院开展了上百项新技术，新疗法，撰写省级和国家级论文300余篇，脑外、普外、骨外、泌尿外科手术在阿城处于领先地位，患者说：“有病还得上区医院，到这心里才有底”。

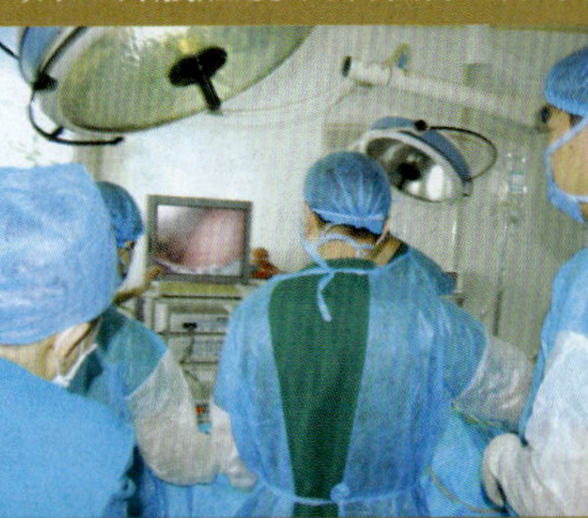
普外四科腹腔镜下肾囊肿切除术

哈尔滨市阿城区人民医院

四、不断改善医院环境，创建绿色医院

人民生活水平的逐步提高，广大患者对医院环境的要求也越来越高，几年来，医院舍得花钱，不断的改善医院环境，医院装修了门、病房，增加了高档病房，建立了宽敞明亮的门诊静点大厅和儿科静点大厅，在儿科静点大厅建立了儿童乐园，配有电子娱乐器材，建了多功能厅，配有多媒体的大会议室。

五、向管理要效益，不断创新管理方法

医院的生存和发展离不开医院管理上的追求和创新，“向管理要效益，不断创新管理方法”的管理理念贯穿医院的日常管理工作当，在医院管理上，医院不断总结成功经验，不断完善内部管理机制和制约机制。总带班制度不断改进，由原来的二十四小时总带班发展现在的行政管理检查、医疗管理检查、护理管理检查、感染管理检查等小组，成立行风领导小组、物价领导小组、审计小组等十几个领小组，对全院的日常工作不定期的进行管理、监督、检查、指导，使医院的管理质量不断提高，医疗秩序井然，确保了医疗质量，保证医疗安全，使整个医院有条不紊的发展，稳步向前，更好的服务于患者，回报于社会。实行院务公开，民主管理，严格物价管理，规范费行为，设立举报电话，药品实行了公开招标，每年都降低药价，药品实行低来低走，最大限度让利患者，几年药品让利达千万元。

医院注重抓中层干部的素质提高，每年都对其进行培训，定期召开会议对工作既布置又检查，既压担子，又充满关心，中层干部进行次拓展训练，使广大中层在训练中磨炼了意志，适应了环境，团队精神得到发扬和提升，医院凝聚力大大加强。共产党员公开挂牌上，让群众监督，让患者监督，整个医院人心齐、讲学习、讲工作、讲奉献、讲文明、讲团结，2007年年末对领导班子和中层干部进行了次考核，满意率达到95%以上。

六、开展系列的文化活动，提升员工素质内涵

阿城区人民医院近几年始终把医院文化建设摆在医院工作的重要位置，构建了健康强大的医院文化体系，增强了医院内部的凝聚力。先从物质文化建设入手，加强医院基础设施和环境建设，加大对先进设备的引进和投入，同时加强服务品牌的创建，推出了诚信服务、动服务、人性化服务，2006年又开展了导诊服务、回访电话，这些服务的开展，使医院的医院文化得到了进一步升华。为塑造具有医院色的团队精神，制定了医院理念、服务理念，确立了院标、院歌，成立了礼仪队、合唱队、舞蹈队、篮球队，并多次参加哈尔滨市、阿区的各项大型活动，成功的举办过首届职工运动会，每两年举办一次职工篮球赛，曾两次组织中层干部拓展训练。经常组织各科专家到社区、学校、厂企、乡镇、福利院等义诊，取得了良好的社会效益。

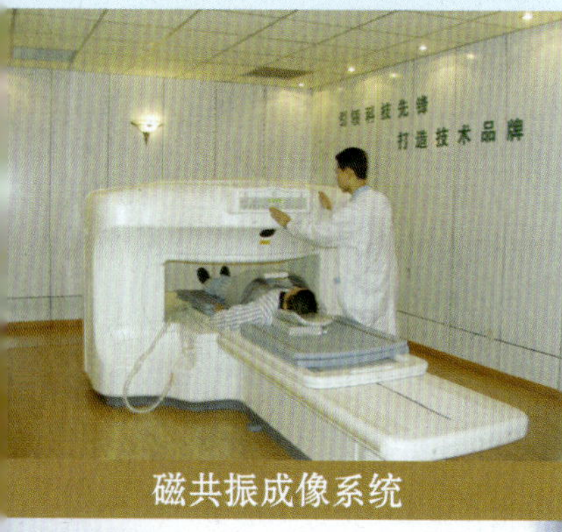

磁共振成像系统

全自动生化分析仪

全身双层螺旋CT

几年来，围绕医院文化的创建，开展了一系列的丰富多彩的活动，年年有新内容，年年有新创意。

（一）开展国家级巾帼文明岗的创建活动

2007年医院获得全国巾帼文明岗殊荣，并将以此为契机，更好的增强女职工的竞争意识，激发女职工的创造力，提升女职工的凝聚力与战斗力。

（二）开展了创“百姓放心医院”活动：从2002年起医院主动参与了由全国人大指导、全国政协监督、中华医院管理学会主办的创百姓放心医院活动。2005年通过三个主题的全部验收，被授予全国“百姓放心医院”称号。

（三）开展文明单位创建活动

经过精心准备，安排，于2006年成功创建为黑龙江省文明单位。

（四）开展各类志愿者活动

医院开展青年志愿者、巾帼志愿者、健康志愿者等活动，制定了规划措施，把广大团员青年、妇女、知识分子等组织起来，充分发挥志愿者的作用，在各节日作好服务工作，收到了良好的社会效益。

（五）变满意服务为感动服务开展人性化服务

几年来医院的服务和环境达到了患者满意，赞扬声越来越多，但医院的领导和职工不满足现状，2003年又提出了变满意服务为感动服务的理念。近两年在全院范围内开展人性化服务，注重服务的每一个细节，提高了服务质量。

（六）开展了读书、演讲、征文和业余文体活动

为了活跃职工文化生活，增强医院的凝聚力和向心力，教育职工树立正确的理想、信念，陶冶情操，医院开展了多项活动：演讲比赛活动，并参加哈市总工会举办的演讲比赛；医院两年举办一次篮球赛、职工运动会；2007年卫生系统篮球赛中双双获得男、女冠军，并获优秀组织奖。医院的百人大合唱多次获奖，举办卡拉OK大奖赛等等，这些活动在阿城区是极有影响的。医院有自己的院歌、院标、院报，成立了合唱队，舞蹈队，不断活跃职工生活，在区里的各项文化节活动中，起了突出作用。

（七）积极参与社会公益事业，开展扶贫、助学活动

医院院与交界镇建立扶贫助学对子，每年广大职工团员青年都举办“爱心献春蕾”活动，捐款捐物，帮助困难同学完成学业。2007年医院阿城两名困难学生上大学。几年来，医院共为社会捐款6000万元，捐衣物17000件。通过这些奉献社会的活动，陶冶了干部职工的情操，激发了工作热情和干劲，也使大家增强了集体荣誉感。

（八）积极开展品牌教育和品牌的创建工作，加强学习营销和礼仪

医院各级领导和职工充分认识到了品牌的重要性，近两年利用时间学习品牌，学习营销，学习礼仪，组织全院职工听讲课，听辅导，看音像资料，使得职工的精神面貌发生了很大的变化，理解沟通，营销服务产生良好的社会形象和效益。通过医院文化活动的开展，职工的凝聚力增强了，向心力和团队精神得以体现，医院文化的建设展现了区医院团结、务实、开拓、创新的精神风貌，树立了良好的医院社会公众形象。

近几年，医院发展了，患者认可了，百姓满意了，圆满的完成了阿城区人民的医疗保健任务，医院正在健康良好的发展，不断转变观念，不断创新服务水平，更好的为人民的健康服务。

阔步前行的领路人

——记郑州第一人民医院党委书记、院长裴国梁

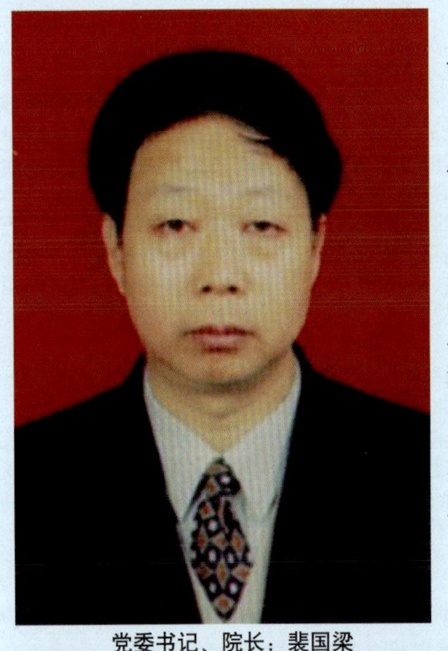
党委书记、院长：裴国梁

裴国梁，中共党员，在职研究生，现任河南省郑州第一人民医院党委书记、院长。

一、忠诚无私，甘当“三个代表”践行人

1970年参军，历任班长、排长、副指导员、指导员、副教导员、教导员；转业后历任郑州市妇幼保健院副院长、党委书记。2005年7月调任郑州第一人民医院院长、党委副书记，2007年任郑州第一人民医院党委书记、院长。

裴国梁是部队转业干部，在部队多次立功受奖，曾荣立三等功一次。到地方工作后，1995年被评为郑州市劳动就业先进个人；1998年被省档案局评为目标管理先进个人，2005年荣获省“道德规范进万家，诚实守信万人行”活动先进个人称号；被评为2006郑州市卫生系统行风先进个人、2007郑州市卫生系统优秀组工干部。2008年被评为河南省第三届优秀院长，并连续四次被评为郑州市卫生系统优秀共产党员、优秀党务工作者；连续八年年度考核优秀。30多年来他受党教育，又长期担任领导职务，有较高的政治素养和管理水平。他始终保持着清醒的头脑，坚守着一个共产党人的理想信念，恪守着“立党为公、执政为民”的信条，践行着“三个代表”重要思想。

二、勇于拼搏，创造老牌医院新辉煌

裴国梁自2005年到郑州第一人民医院任职以来，使医院各方面工作一年一个新台阶，在短短三年时间里，实现了整体工作又好又快的发展，形成了“三年二大步翻一番”的发展态势。2006年、2007年、2008年业务收入增幅达45.0%以上。门诊接诊人（次）增幅达31%以上；出院病人数增幅达41.2%以上。门诊治疗人次增幅达41.8%以上；总资产评估值为30579.21万元，其中：土地使用权评估值为14340.69万元，商誉评估值为3320万元。商誉评估值居全市卫生系统第一名。各项指标均创下了建院以来历史最高水平。

三年来，他带领医院在卫生部医院管理年检查中和目标管理检查中，两次荣获第一名，多次荣获目标管理先进单位，并获得河南省行风建设先进单位、郑州市职业道德建设十佳单位、河南省群众最满意的十佳医院、郑州市卫生系统先进单位等荣誉称号。

三、严格管理　坚持创新性开展工作

（一）转变观念，解放思想谋发展

裴国梁自2005年到郑州第一人民医院工作以来，创下了医院超常规发展的一个又一个奇迹。首先带领院领导班子深入科室，与干部职工促膝交谈，召开座谈会，广泛征求干部职工意见。在深入调研的基础上，带领医院领导班子统一了思想，统一了认识，明确了医院发展的思路和目标：“解放思想，更新观念，抢抓机遇，加快发展；以服务、观念、专科、管理、品牌等“五个带动”促进医院发展；以超常规的思路、超常规的措施、超常规的作风，实现领导班子“四新”（新姿态、新观念、新思路、新举措）和职工“四新”（新面貌、新形象、新效益、新举措），最终实现医院超常规、跨越式发展。”并分层次开展理念教育培训，使医院职工的精神面貌有了大幅度的提高，进取心、责任感和凝聚力明显增强。医院正以快速、高效、有序的发展态势飞速前进。

（二）创新模式，亲情化服务暖人心

裴院长深知医院的荣辱兴亡根植于百姓，为使人民群众更加满意、放心，他加强监督指导，推出了主动服务、细节服务、温馨服务、真情服务等服务新模式。导医服务、爱心小分队、义务沟通员已成为服务品牌和亮

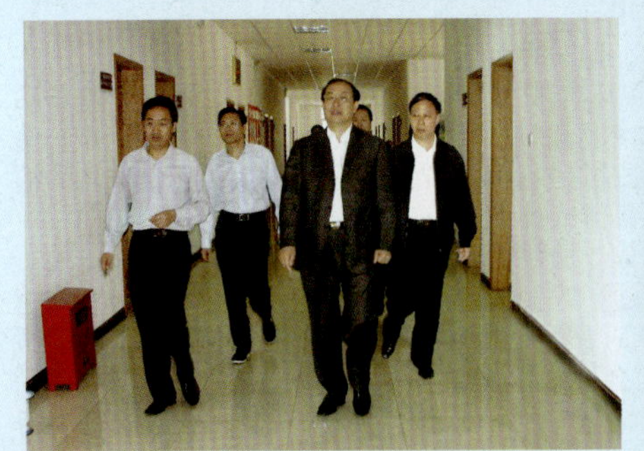
河南省省委常委、市委书记王文超来郑州第一人民医院视察

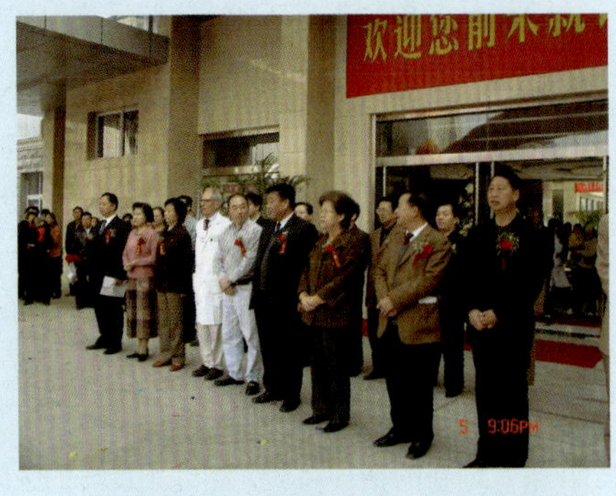

河南省省人大副主任吴全智出席郑州一院举办的国际微笑行动

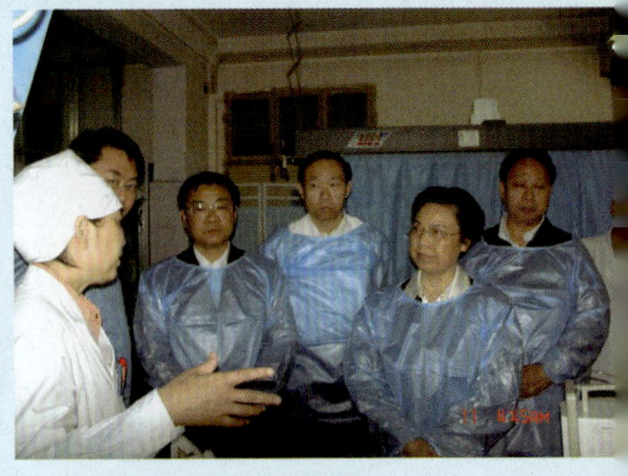
河南省副省长王菊梅视察郑州第一人民医院烧伤中心

阔步前行的领路人

——记郑州第一人民医院党委书记、院长裴国梁

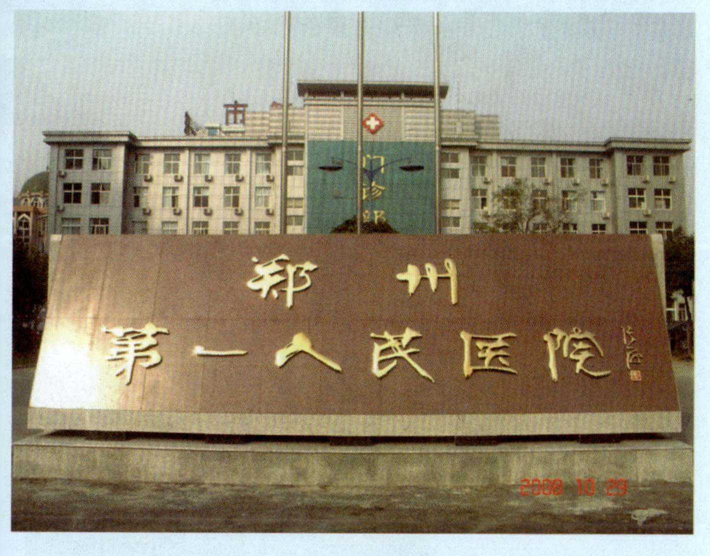

点，开展的天气预报等服务项目深得社会好评；制定和编印了医院各级各类人员《优质服务200条》，发放至全院每一个职工手中；狠抓细节，规范文明用语和服务行为，要求职工做到“十个多”和“一二三四五”服务；增加了专家门诊坐诊密度，合理安排专家坐诊，推行“五步接诊法”，始终坚守“凡在工作期间与病人发生口角者一律先待岗，被举报投诉者直接下岗”的铁纪，实行“三三查房制”、“二六二查房方法”；缩短病人等候时间，落实门诊弹性工作制等。并按照《河南省便民利民惠民医疗服务40条》的规定和“三优一满”活动要求，进一步完善了服务设施，方便患者。

（三）“六进社区”，共谱和谐新篇章

创新性的开展“六进社区”活动，并与落实市局“六进六服务”活动相结合。医院已连续三年开展“六进社区”活动，并形成长效机制，坚持每周两次为社区、乡镇、农村群众送医、送药、送文艺、送健康，并在河南省人民会堂等重要场所、繁华地段举行大型义诊活动多次。仅2007年一年就组织义诊和健康教育宣传讲座86场，派出医务人员2000余人次，为16万多名群众进行了免费医疗咨询服务，测血压6万余人，测血糖8000余人，做心电图6500余人，同时还免费发放价值百万元的药品及医院精心制作的挂历、围裙、雨伞等，深受群众的好评。投资300余万元建立航海东路社区卫生服务中心（主办），为社区居民提供便利的医疗服务。成功举办了五次郑州国际微笑行动，为省内外600名患儿实施了免费手术，被国际微笑行动组织确定为郑州诊治基地。

（四）细分科室，全面发展建设专科

在人才、技术、设备到位的情况下，将原来的12个临床科室细化为26个，并拥有20个医技科室，60余个专业学科。坚持每年围绕医疗质量开展2－3个主题月活动，狠抓医务人员基本知识培训和基本技能操作，同时鼓励技术创新，涌现出全省首例悬吊腹腔镜手术等一大批达到国内先进、省内领先水平的新业务、新技术。

（五）注重人才，外引内培树品牌

坚持“以人才为依托，以质量求生存”的方针，在短短三年多时间内，引进了以省著名心血管专家余宏伟为代表的一批副高以上专业技术骨干60余人，面向全国引进了博士5名，优选硕士研究生80余名。这些技术人才的引进为医院注入了新的活力，为医院的发展提供了有力的技术保障。同时实施了“361”人才梯队培养工程，即科主任外出进修学习3个月、副主任6个月、业务骨干1年的人才培养计划。派往全国知名医院学习进修百余人。全面提高了医院专业技术水平。

（六）夯实基础，跨越式发展立形象

近三年来医院购置了新一代全兼容数字化平板大型C臂、核磁共振、16排数字平板螺旋CT、大型螺旋CT、四维彩超、全省唯一的超级电子胃镜、国际先进的胶囊内镜、流式细胞术、尿沉渣分析仪、电化学发光免疫分析仪等大型设备500余台（件）。完善、改建、扩建和新建了核磁室、导管室、透析室、体检中心、门诊楼、影像楼、输液中心、儿科、内科楼和烧伤楼等基建项目，使医院布局、流向更加合理，改善了群众的就医环境，重塑了医院形象。

裴国梁自2005年到郑州一院以来，以其雷厉风行的工作作风、不断创新的工作理念、精益求精的工作要求、与时俱进的工作方向、身先士卒的工作精神，推动了医院的超常规跨越式发展；以其果敢、干练、严格、负责的人格魅力成为医院阔步前行的领路人！

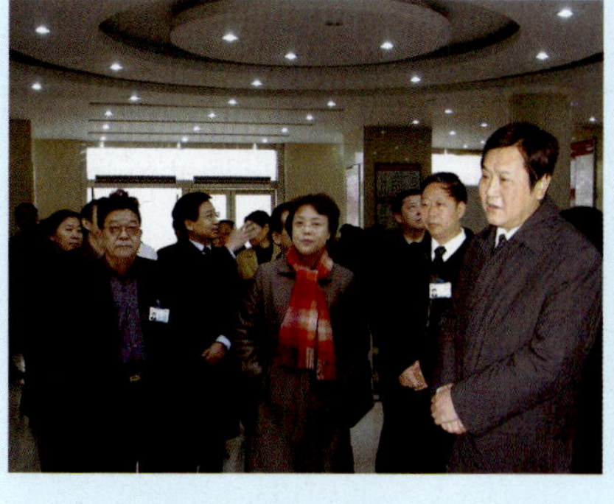

郑州市市长赵建才来市一院调研

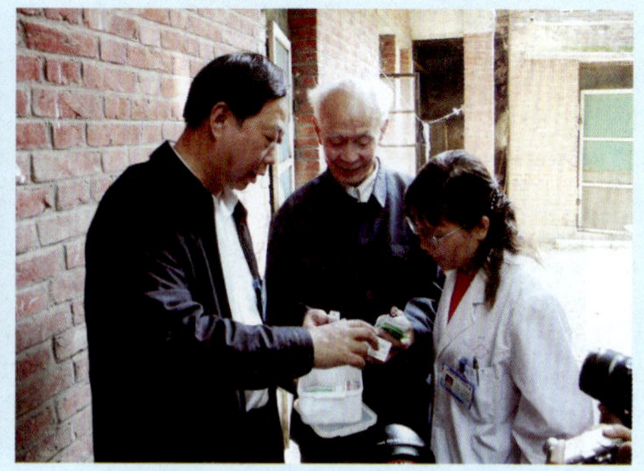

长期坚持为社区居民送医送药送健康

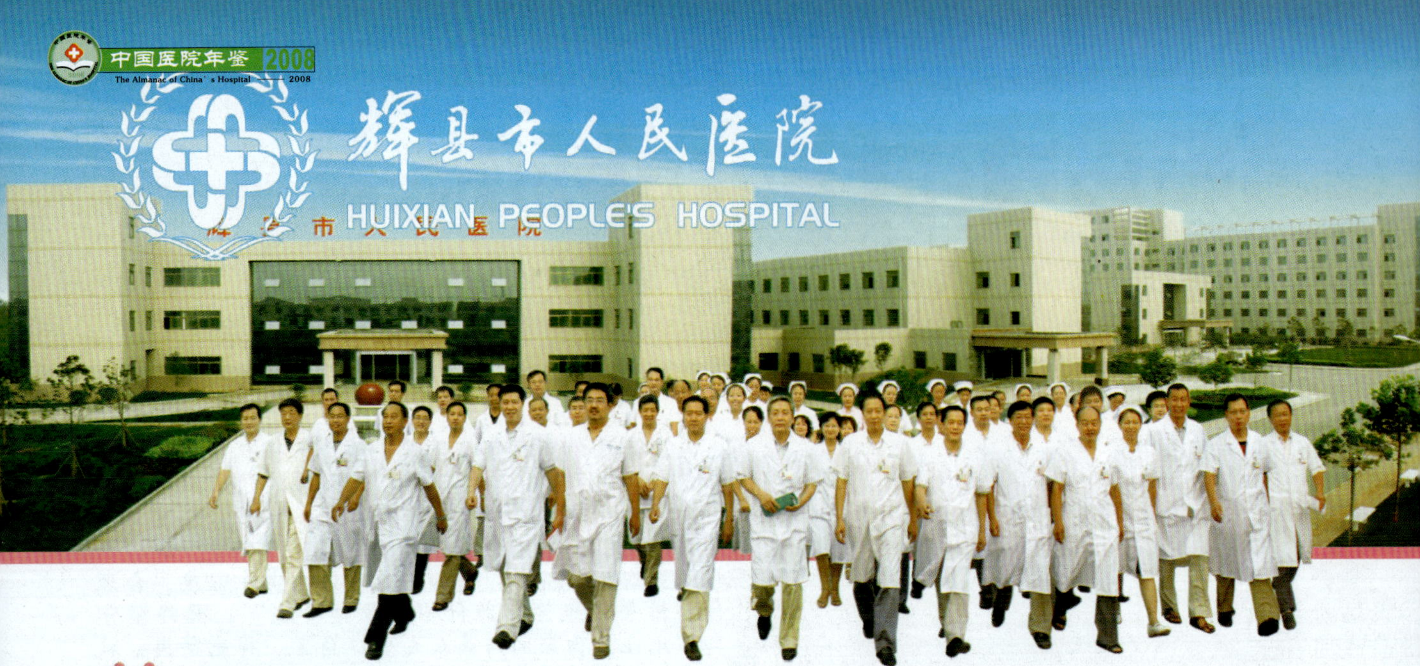

医院简介

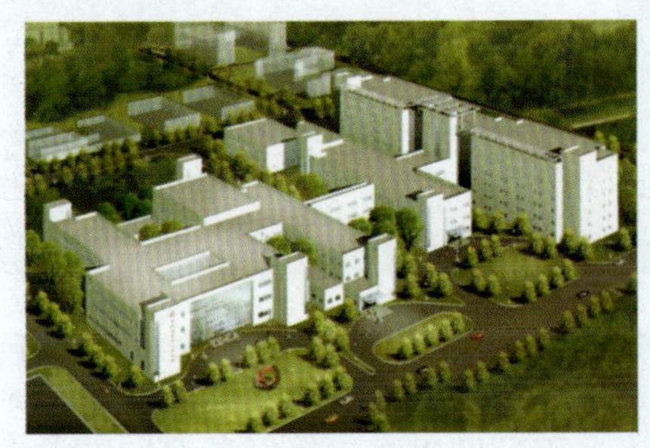
新院鸟瞰图

河南省辉县市人民医院创建于1949年，是集医疗、教学、科研、预防为一体的综合性“二级甲等”医院，是辉县市80万人民的医疗保健中心。

医院于2007年9月28日乔迁新址。新院位于辉县市东环路中段，建筑面积5.4万平方米，占地140亩，开放病床520张，设置13个住院病区、21个临床科室和11个医技科室。现有职工603人，具备高级职称50人，中级职称130人。年门诊量约25万人次，年出院病人约12000人次。

医院以肿瘤和心、脑血管病为重点专科，各专业技术力量雄厚，在本市医疗系统享有盛誉。通过十余年来推行科技兴院战略，接收本、专科医学生220余名，培育了42个三级学科专业组，临床主治医师以上人员78%均经国家三级医院专业进修。近年来，医院引进和开展新技术、新项目360余项，填补了辉县市医疗领域专业技术空白，保持了各学科在本区域的专业优势和学术地位。

医院拥有西门子磁共振成像系统、飞利浦多排CT扫描仪、飞利浦DR摄影系统、飞利浦OD数字胃肠机、西门子大C臂血管造影机、医用直线加速器、东芝彩超、日立7060型全自动生化分析仪，及光电五分类血球计数仪、美国雅培血气分析仪、德国德尔格麻醉机及呼吸机、迈瑞远望1+8ICU中央监护系统及1+6CCU中央监护系统等万元以上大、中型设备270余台（件），为临床新技术项目开展打下了良好基础。

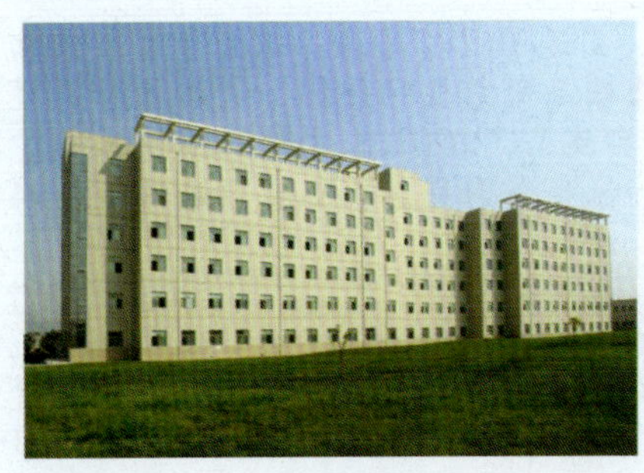
住院大楼

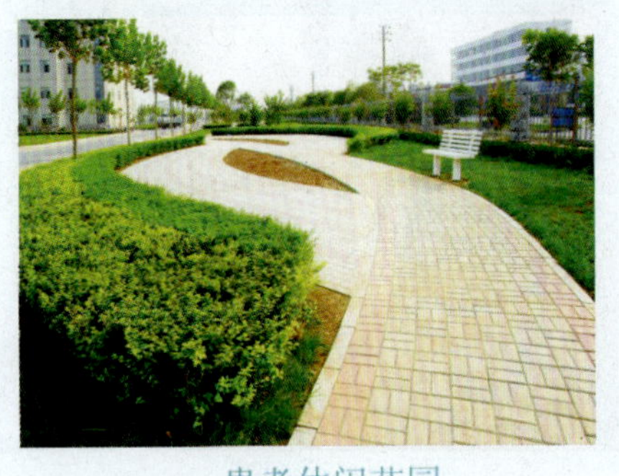
患者休闲花园

辉县市人民医院新院由北京中元国际规划设计，为半集中式多层建筑，分门诊部、医技部、急诊部、住院部及后勤保障部，符合国家建设部、卫生部《综合医院建筑设计规范》和《综合医院建筑设计标准》要求。

新院总体规划体现了长远发展的理念，对医技部和住院部留有充分的发展空间。新院基本设施充分体现了现代化医院功能设计的理念，在土建上全部采用框架结构、九度设防；在建筑布局上利用立体交通，充分表达了医患分流和洁污分流；在医院医疗气体提供方式上，采用设备带和吊塔，实现集中供氧和中心负压；在网络化信息技术上通过铺设光纤、无纸线网络系统，初步实现了全院的信息化管理，并为日后院内影像传输的实

辉县市人民医院
HUIXIAN PEOPLE'S HOSPITAL

现做好了硬件准备；遍布全院的电话、广播和医疗信息系统工作站成为日常医疗活动的“血管和神经”；自动化的安防和消防联动系统为患者提供了安全保证；闭路电视示教系统为抢救、教学提供了极大的方便；在供应、产房、重症监护和手术部采用层流技术，使临床诊疗质量提高有了重要保证。

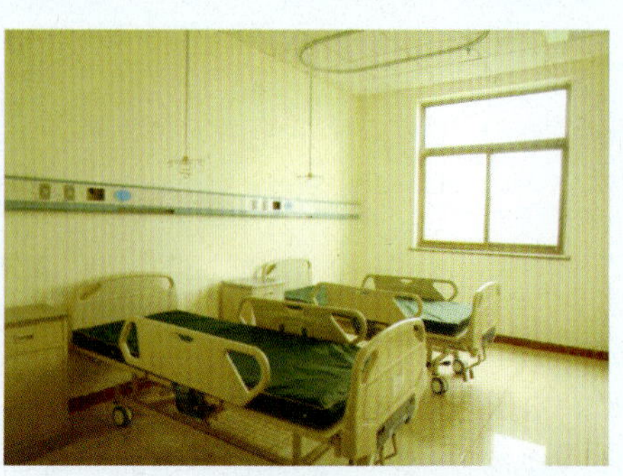
二人间病室配置

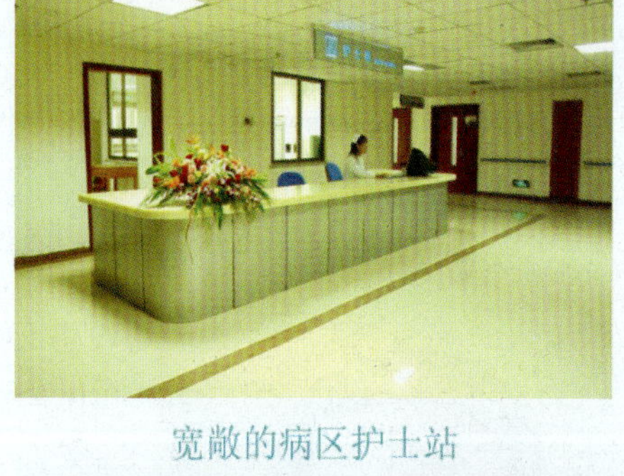
宽敞的病区护士站

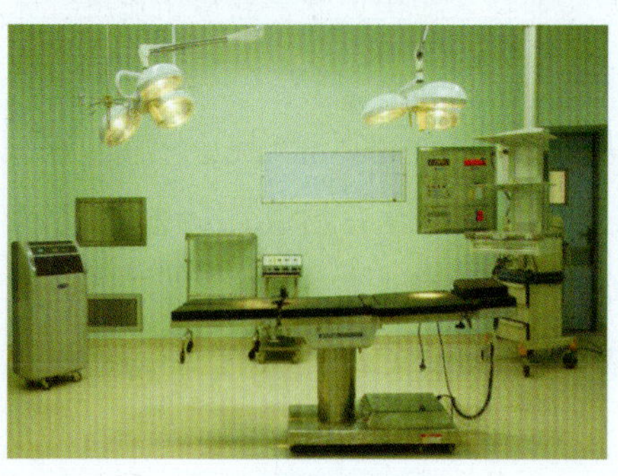
层流手术间

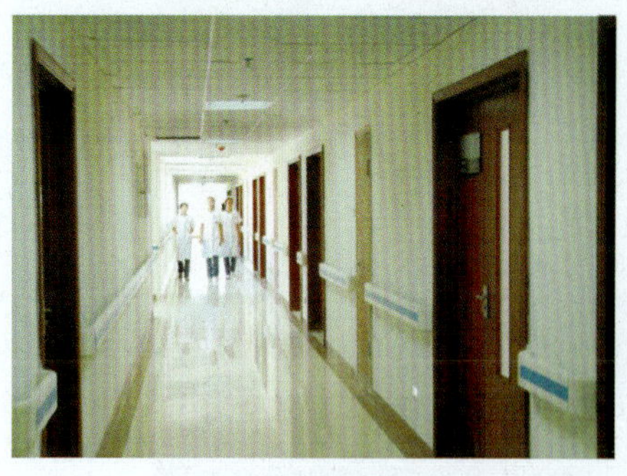
病区一隅

新院设计同时也体现了人性化理念和“把阳光绿地送给患者”这一新的标准要求。院区绿化面积达到42%，精心建造了方便患者休息的休闲花园，配备了30个供患者休息的休闲椅、凳；各诊区配置了候诊椅；住院病区安装了供患者活动的扶手；病室配备有带轮双摇床；所有患者活动区域均采用无障碍设计，为活动不便和残疾患者提供医疗和生活方便。

医院领导班子年富力强，富有开拓创新精神，班子成员不仅具有医院管理的实践经验，同时又是各临床专业的学科带头人。

在医院管理工作中，医院班子始终坚持正确的办院方向，遵循“厚德、精医、笃行、竞进”的院训，科学管理，扎实工作。坚持集体领导、团结协作，具有较强的凝聚力和向心力。

医院牢记为民宗旨，教育和引导员工认真履行岗位职责，恪守职业道德，把亲情化服务体现在工作的每一个细节。让“以病人为中心、提高医疗服务质量”的理念贯穿于医院的每一项工作，植根于每位员工的行为之中。

医院注重规范化管理。建立、完善了各项规章制度和工作岗位职责及各种诊疗常规。通过制度建设，以制度约束人，培养职工的质量意识、服务意识和竞争意识，使医院各项工作逐渐纳入规范化管理轨道。

医院注重医疗质量管理。坚持在全院职工中树立以质量求发展的意识，把“质量第一”的理念贯穿于整个工作中。严格遵守诊疗常规，加强业务学习，强化“三基”、“三严”训练，提高服务意识，确保医疗服务质量。

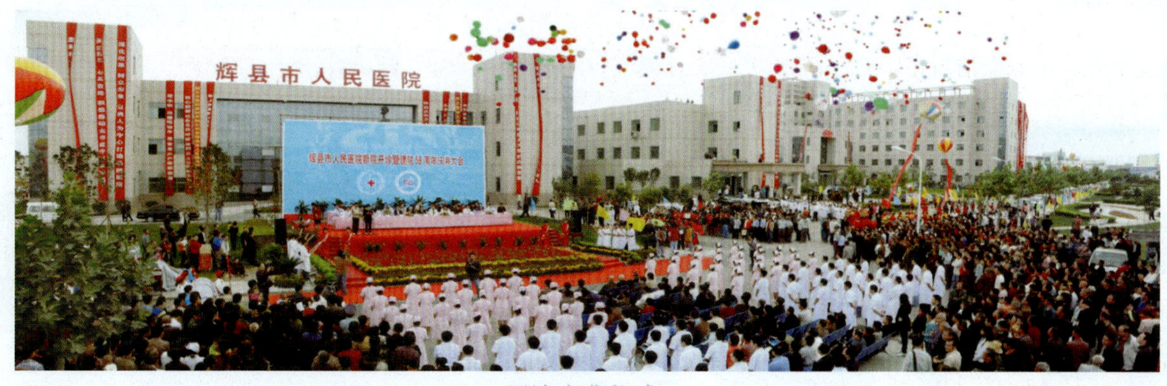

开诊庆典仪式

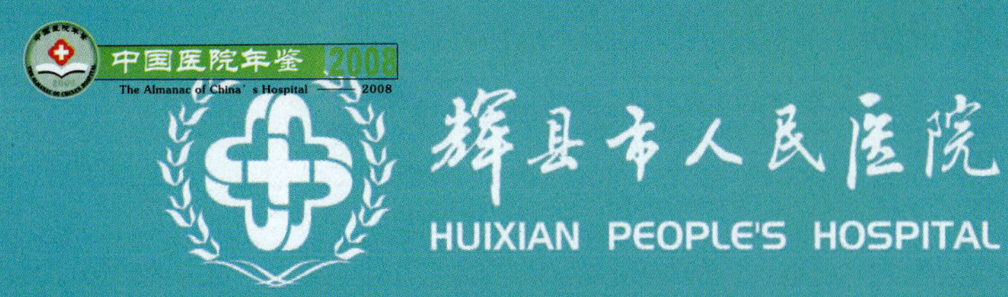

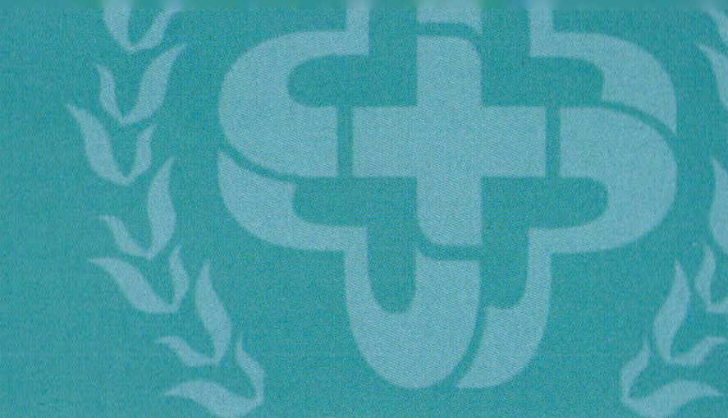

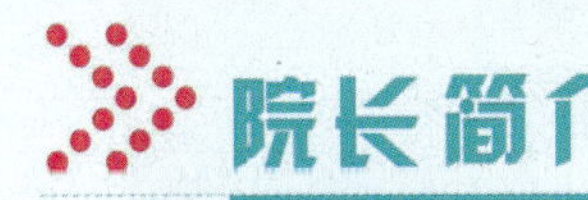

院长简介

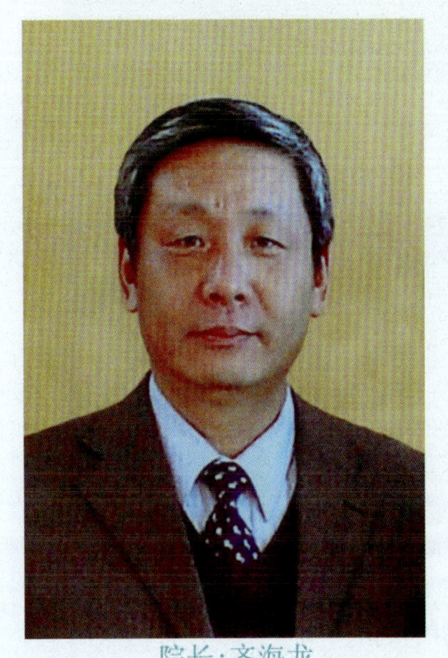
院长:齐海龙

齐海龙，男，汉族，1953年出生，1970年参加工作，1975年在职深造，1978年毕业于新乡医学院医疗专业，大学学历、外科主任医师，现任辉县市人民医院院长、党总支书记。系辉县市第四、五届政协委员，第六、七届政协常委，辉县市专业技术拔尖人才，新乡市第九、十届人大代表，新乡市跨世纪学术和技术带头人。

齐海龙1984年担任辉县市人民医院院长以来的24年间，在医院管理中坚持以现代科技为先导，以医疗质量为准绳，励精图治，开拓创新，清正廉洁，从严治院，始终保持清醒头脑、坚持科学的管理理念，使医院各项工作逐步纳入科学化、规范化管理轨道。

他在工作中重视民主管理，提倡决策群体不断更新管理观念，并能够针对医院技术队伍培养、专业学科建设、临床与医技发展的关系、医疗设备引进原则、新技术项目开发以及领导成员如何做到廉洁自律等方面，保持独特的见解和决策个性。在专业人才培养上他首先倡导“选修为主，阶梯培训”，并制订了临床研究生委培制度，鼓励在职临床研究生返院建功立业；在学科建设上他主张“三级分科，兼顾边缘，注重协作”；在临床医疗和医技发展的关系上，他提出“医疗质量上台阶，医技科室要先行”；在安排新技术项目和支持临床科研方面，他科学的确定重点，实行“四个优先”，坚持“四不批准”：一是按照医疗质量标准填补的空白项目优先，二是重点专科新技术项目在资金投入上优先，三是根据医疗需求和疾病谱变化，经科学预测确定的新项目、新课题优先，四是跨专业的临床科研和协作项目优先。对各专业拟引进的项目，不符合医疗需求的项目不批准；未经充分论证，脱离实际的项目不批准；缺乏竞争能力、科技含量低的项目不批准；靠广告招徕病人、单纯以赚钱为目的的项目不批准。

他自己率先垂范、廉洁自律，对班子成员严格要求，提出在人事管理、基建项目、设备购置、药品营销等重要管理活动中要做到“阳光操作”，严格以集体研究、公示、招标等方式进行。使一系列重大决策充分体现了公开、公正、公平的原则，为

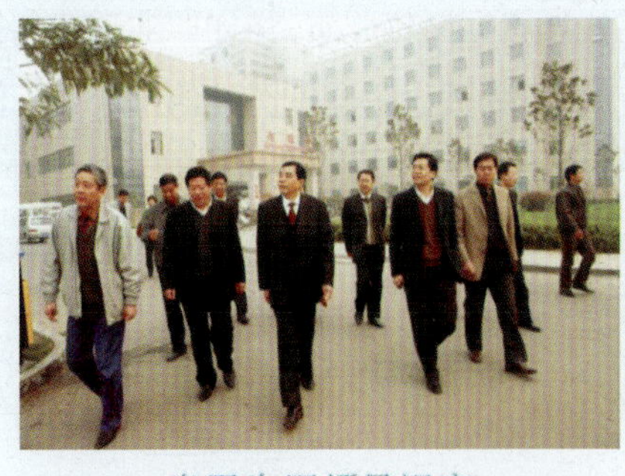
省卫生厅领导视察

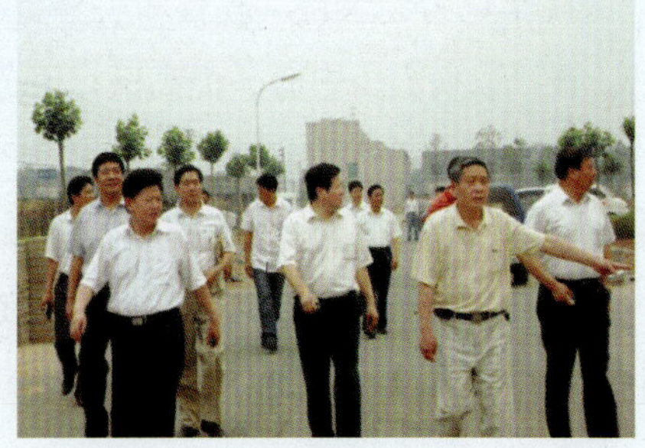
市领导现场调研

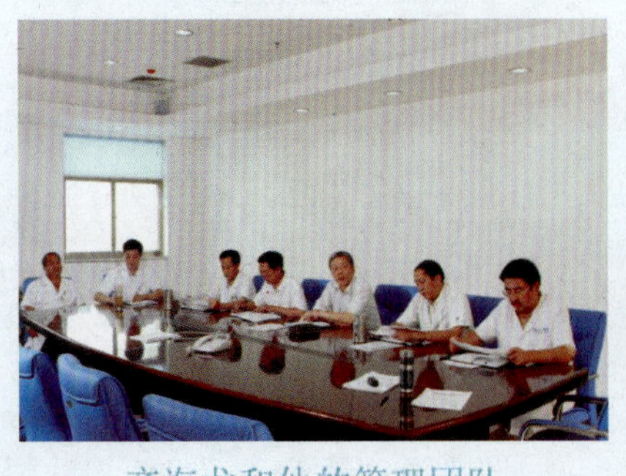
齐海龙和他的管理团队

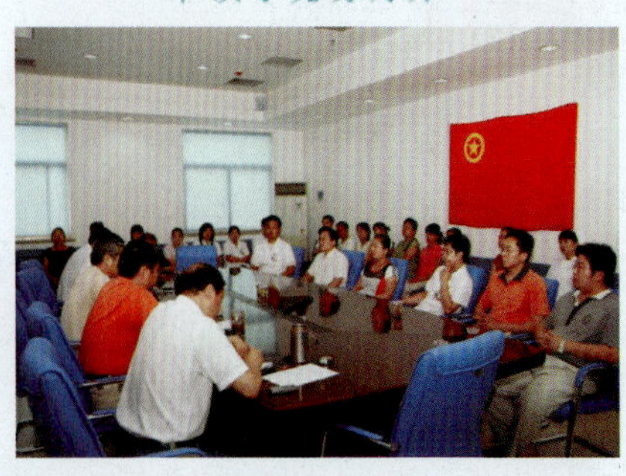
青年座谈会

辉县市人民医院
HUIXIAN PEOPLE'S HOSPITAL

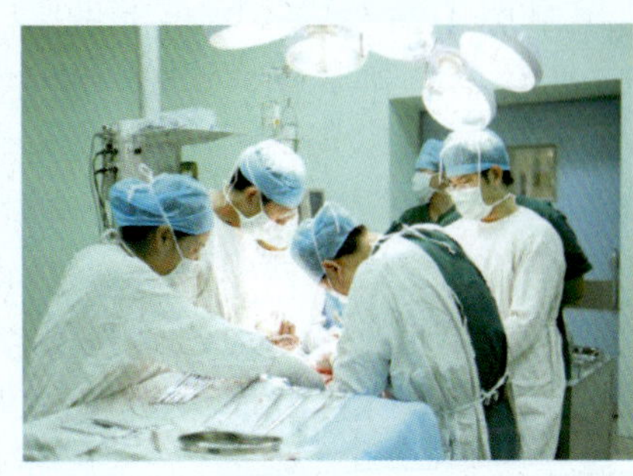
手术中

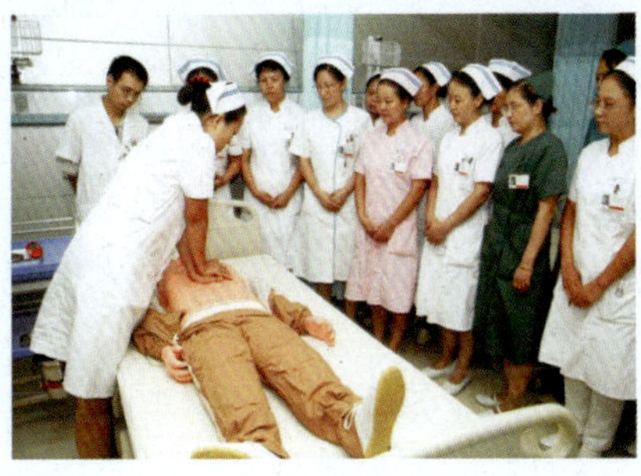
急救培训

医院节约了大量资金。在他的管理思路影响下，通过院、科两级领导成员和全体员工的不懈努力，辉县市人民医院通过系统规范的人才培养，造就了专业精道的技术队伍；现代化诊疗设备的大量引进，满足了临床医疗需求；新技术项目开发，使医护质量稳步提高；超前的管理思路，引导了专业学科健康发展；持久的行风教育，促进了医德医风明显改善。

医院坚持推行“科技兴院”战略，使辉县市人民医院各方面工作迈进河南省县（市）级医疗单位先进行列。医院多次被评为河南省、新乡市文明医院建设先进单位；1995年被卫生部命名为二级甲等医院；1999年3月被省文明委、省政府纠风办、省卫生厅联合授予服务承诺试点先进单位；2001年在全省医疗服务质量百项考评中荣获二甲医院医疗服务质量总分第一名的好成绩；2006年在全省医院管理年评比中获新乡市（县）级医疗单位第一名；同年被河南省政府、省卫生厅授予河南省医院行风建设先进单位称号民；2007年被河南省卫生厅授予河南省卫生系统思想政治工作先进单位称号，并被新乡市纠风办、新乡市卫生局授予民主评议医院行风工作先进单位称号民。

院长齐海龙在2008年获河南省卫生系统人民健康好卫士及河南省优秀院长荣誉称号。

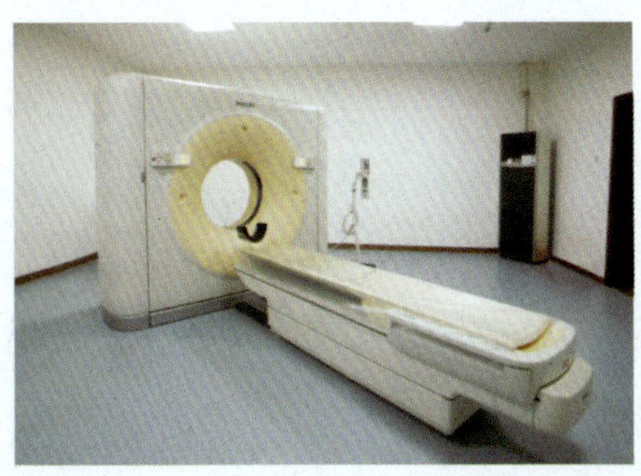
多排CT

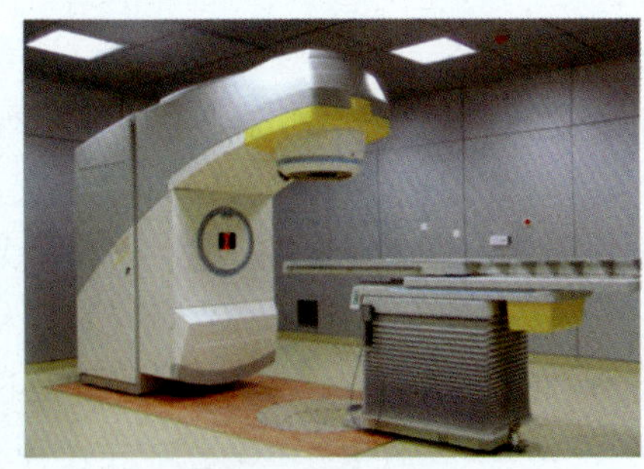
直线加速器

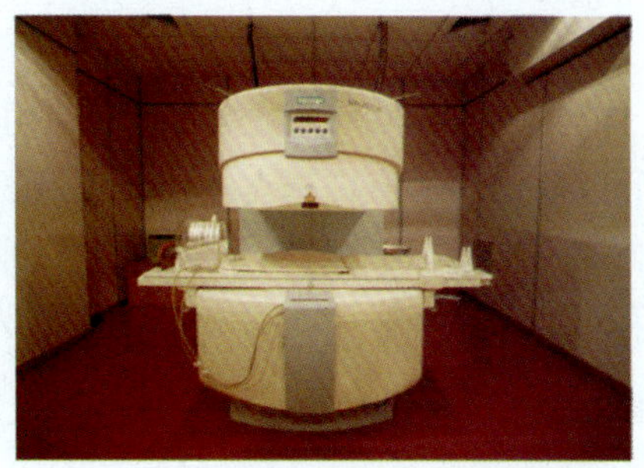
磁共振成像系统

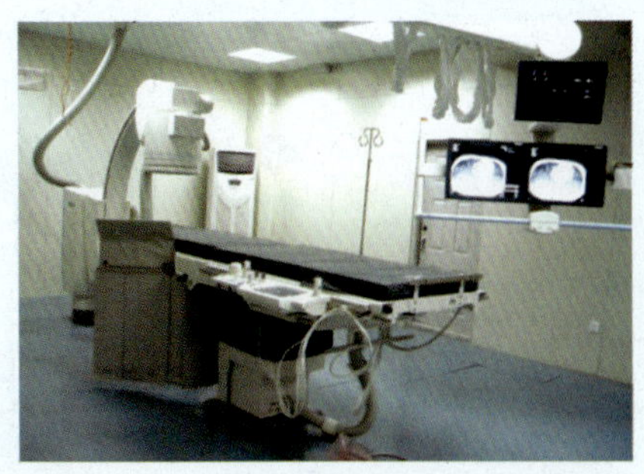
大C臂血管造影机

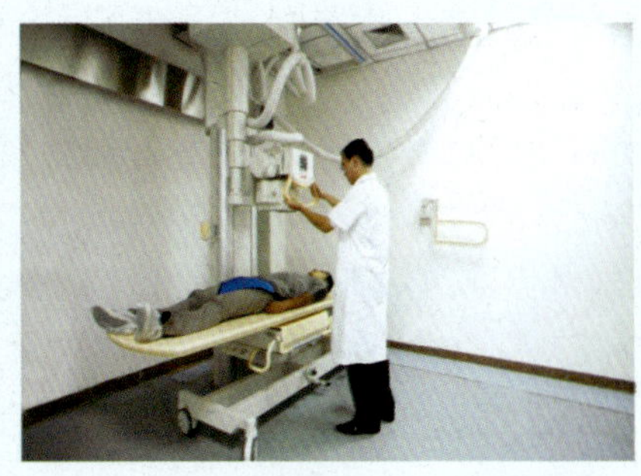
Dr数字摄影系统

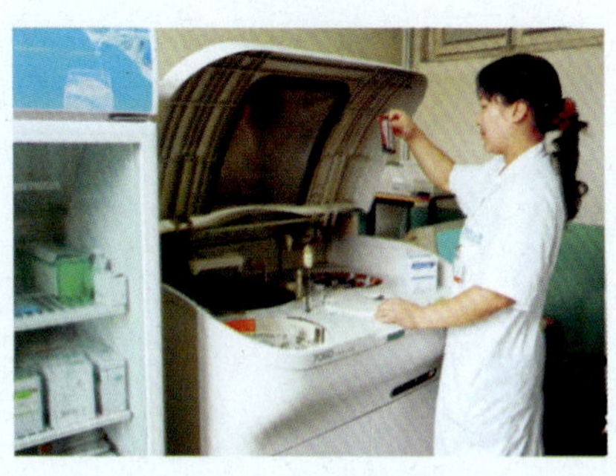
全自动生化分析仪

河南省西华县人民医院

——中原大地上一颗冉冉升起的医院新星

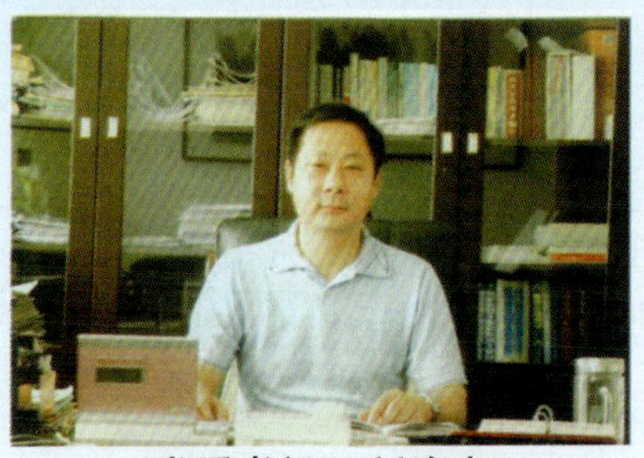

党委书记：刘连杰

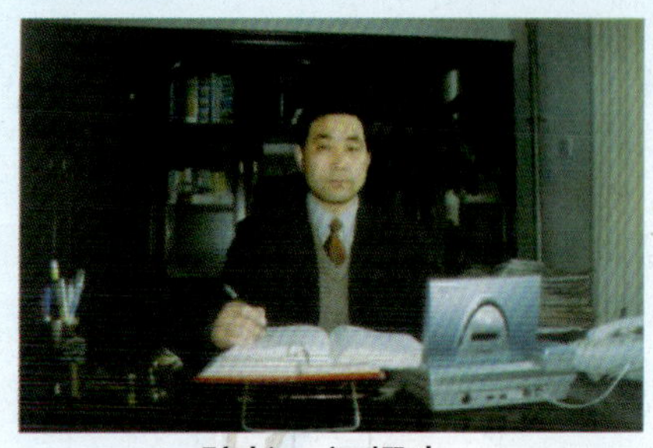

院长：闫耀生

河南省西华县人民医院是全县唯一所综合性二级医院，全面担负着全县乡80多万人民群众的医疗、保健和急任务，是全县的医疗、保健、科研和教中心。医院分南北两个院区，总占面积80亩，建筑面积36000平方米，在职职工650人，其中高级职称40人，中级职称218人，开放正规病床450张。拥有直线加速器、X刀、核磁共振、进口彩超、螺旋CT、大型全动生化仪、CR、大型数字胃肠机、气化电切镜、电子胃镜、肠镜、支气管镜、宫腔镜、腹腔镜、血液透机等大中型设备200余台件，资产总值达7000万元，是目前周口市规模最大的县级医院。

医院2004年初完成合并重组后，建立起了产权明晰的现代法人治理管理体系，管理上进行了大胆的探索和创新通过调整管理结构，加大科技投入力度，改革人事分配制度，更新经营服务理念等举措，不断降低医疗成本，提高术水平，改善服务态度，医疗条件、医疗技术显著提高，服务质量、院容院貌可与省级医院相媲美，被病人称为家口的“省级医院”。

几年来医院门诊人次、收治住院人次、开展手术人次每年平均增幅达30%以上，业务收入由2003年的2700万突飞猛增到2008年的1亿元，药品收入占总收入的42%，实现了社会效益和经济效益的同步增长。2006年以来先获得河南省集体“五一”劳动奖章、河南省文明单位、河南省行风建设先进单位、河南省医院管理年活动先进位、河南省增强团员意识教育活动组织奖，连续三年荣获周口市二级医院综合评比第一名，并获得周口市急救技比武二级医院第一名、周口市卫生医疗法律法规知识竞赛二级医院第一名、周口市病历质量评比第一名以及周口五四红旗团委、周口市女工先进集体、周口市消费者信得过单位等荣誉称号。

医院管理年活动开展以来西华县人民医院坚持以“质量、安全、服务、管理、绩效”为指导思想，把追求社会益、维护群众利益、构建和谐医患关系放在首位，进一步加强管理，提高质量，改善服务，取得了显著的成绩。

针对当前群众反映强烈的医疗费用和医疗安全问题，在全院提出了“既让老百姓看起病，又让老百姓看好病的工作目标，一方面通过采取二次招标，减少中间环节的办法，有效降低了药品材料的购进价格，使新特药品价平均下浮30%，普药价格下浮6%，全面让利患者。同时，医院还推出了近百种零利润销售药品，成为全县病人的选药品。2008年医院门诊人次达到30万人次，住院病人达到3万人次，但人均门诊和住院人费用均处于周口市同医院的最低水平，更是远远低于全省和全国的平均水平。另一方面，医院在建章立制，狠抓规范，加强内部医护量管理的同时，通过资源整合，在全市县级医院率先开展了二级分科，投资400多万建成了高标准手术室，开设了市一流的ICU、CCU、NICU病房，进一步提高了医疗质量。并与河南省人民医院、郑大一附院、武汉亚洲心脏病院、河南省中医学院一附院建立起了长期全面的医疗技术协作关系，省级专家定期来院讲学、坐诊、手术、查房在他们的支持和带动下，医院医疗技术显著提高，逐步建成了康复、肿瘤、肝病、疼痛等一批辐射全市的特色专科。医院还与郑大一附院联合开通了远程会诊网络中心，让全县老百姓足不出西华，便可享受到省级专家的医疗服务。

在省卫生厅组织的2007年管理年千分制考评中西华县人民医院再次跨入900分先进医院行列，实现了医院“全市争第一，全省争先进，全国争影响”的战略目标，也实现了“社会群众满意、党委政府满意、医院职工满意”的办院宗旨。如今西华县人民医院正开展以“患者安全”为主题的第三批“全国百姓放心示范医院”创建工作，相信在新一届领导班子的带领下西华县人民医院必将昂首走向更加辉煌的明天！

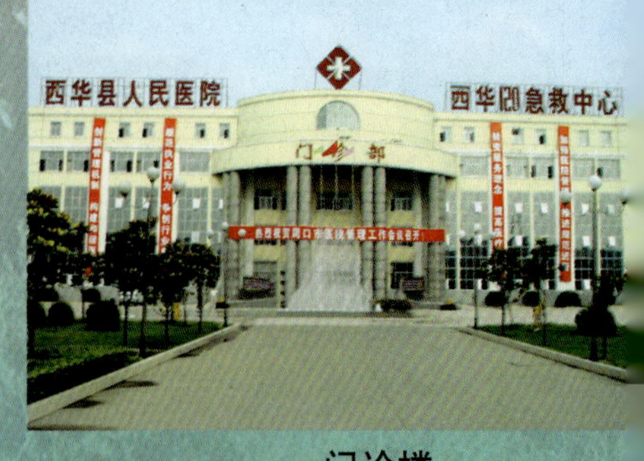

门诊楼

湖北省谷城县人民医院

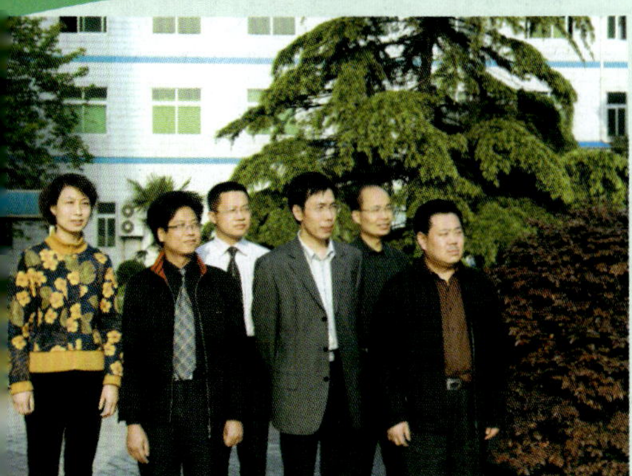
院领导班子

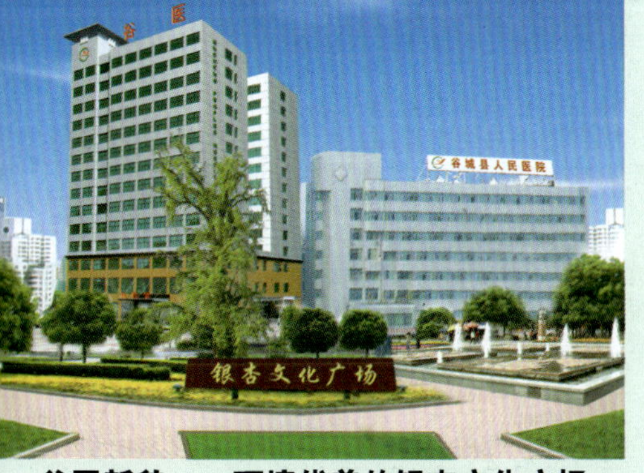

谷医新貌——环境优美的银杏文化广场

解放思想，抢抓机遇，全力打造全国知名县医院

湖北省谷城县人民医院座落于美丽的汉江之滨，地处谷城县县城东部。医院创建于1950年9月，迄今已走过半个多世纪的风雨历程。医院占地面积100余亩，拥有固定资产2.5亿元，是国家二级甲等医院、国际爱婴医院和国际急救网络医院，是华中科技大学同济医学院、武汉科技大学医学院、郧阳医学院、咸宁医学院、襄樊职业技术学院等院校的教学实习基地，是湖北省人民医院、东汽公司总医院技术协作医院。

医院建院以来，秉承 “扶伤济困、关爱生命”的办院宗旨，肩负着全县55万人民群众保健就医的重任，为山区谷城的卫生事业作出了应有的贡献。全院现有职工640余人，其中具有中高级技术职称的专业技术人员518人，医院设有开放病床850张，内设16大病区、30多个专业科室，外设两个社区医疗部和一家惠民医院。全院年出院患者20000余人次，年门诊量18万人次，年完成手术逾6000台次，患者满意率长期保持在98%以上。

坚持解放思想，为医院持续快速发展“导航”

谷医从1998年发展至今，在医院发展史上经历了三次大的思想解放，实现了医院三次大的跨越式发展。1998年，谷医综合实力在襄樊同级医院中位列倒数第二。新一届领导班子上任后，迅速确定了“解放思想，扭转落后形势，把谷城县医院建成全市知名县医院”的发展目标。经过三年的努力，谷医终于实现了这一目标。2001年，谷医从出院患者人数、年手术台次、医疗设备实力和业务收入等业务指标方面迅速上升到全市同级医院前列位次，一举成为襄樊市名副其实的市级知名医院。随后，院领导班子并没有“躺”在“功劳薄”上坐享其成，而又结合医院实情，先后提出了“建设全省知名县医院”和“打造区域医疗中心”的两级发展目标。截至目前，经过近十年卧薪尝胆、励精图治地发展，谷医“建设全省知名县医院”和“打造区域医疗中心”的发展目标已初步实现，医院综合实力已跃居全省同级医院前列。目前，医院投资6000余万元建设，总面积余2万平方米，具有层流手术室、中央空调、中心供氧、物流系统等现代化设施的新住院大楼已竣工并投入使用，占地面积4万余平方米的银杏文化广场也在紧锣密鼓地筹建之中---

思想决定行动，思路决定出路。英姿勃发、斗志昂扬的谷医人正高唱着解放思想的旋律，在建设“诚信谷医、人文谷医、数字谷医、和谐谷医”，打造“全国知名县医院”的宏伟蓝图中一路高歌奋进。

坚持科学管理，为医院持续快速发展强“身”健“体”

多年来，谷医坚持推行科学化、民主化、制度化管理，使医院管理形成了具有谷医特色的管理模式。

一是医疗质量管理日趋规范。近年来，医院持续深入地开展了“医院管理年”和“医疗安全100天”活动，全面加强了医疗质量管理。院党委在重落实常规医疗质量管理制度的同时，重点推行了《院领导分片下科室查房制度》、《科主任晚查房制度》等一系列切合医院实情，确保医疗安全管理制度。

二是民主化管理已融入了医院管理的每一个角落。在认真落实《党委会议事制度》、《职工代表大会制度》等民主管理制度的同时，医院党委充发挥动态股权制优势，让每一名职工都参与到医院重大事项的决策中来。

三是动态股权制管理日益彰显新活力。2005年以来，医院试行了动态股权制管理模式，动态股权制试行三年来，不仅使广大职工的主人翁意识大增强，而且有力地推动了医院发展，实现了医院、职工双赢的目的。

坚持创新科技，为医院持续快速发展打造核心竞争力

1998年新一届院领导班子上任后，把人才问题放到了事关医院生死存亡的重要位置，实施了医院的“人才工程”和“人才规划”。

医院在人才引进上变“伯乐相马”为“赛场赛马”。十年来，医院虽然发展迅猛,但在岗职工总数却由553人下降为490人,而医学硕士研究生、本生则分别由空白和不足10人上升为25人和193人，并且成为医院科技创新的中坚力量；医院学科带头人、业务骨干的平均年龄则由50岁下降为36；医院先后从国内知名医院聘请了14位在全国具有一定学术影响的专家、教授担任医院技术顾问，定期来医院讲课、带教、手术指导，其中，全“五一”劳动奖章、白求恩奖章获得者、全国知名外科专家、博士生导师戴宗晴教授被聘为名誉院长，每月定期来院开展临床带教和手术指导。

为了给各类人才发挥作用创造良好的硬件条件，医院先后花巨资购进了核磁共振、螺旋CT、三维彩超、DR、血管机、直线加速器、准分子激光等大批前沿医疗设备。为了留住人才，医院设立了专业技术人员津贴；开展科技进步奖评选；为专业技术人才新建住房200多套。医院在向各类专业术人才倾斜物质待遇的同时，还坚持以事业留人、感情留人。1998年以来，先后有50余名德才兼备的专业人才通过公开竞聘走上科室领导岗位，有余名政治素质好、业务能力强的职工加入了党组织。

近几年，医院开展新业务、新技术340多项，其中肿瘤患者体内伽玛刀治疗技术、肾移植技术、冠状动脉造影及支架置入术、断肢再植术和各类镜技术的广泛开展不仅填补了谷城县医疗高科技领域的空白，而且部分新业务、新技术的科技含量处于襄樊市乃至全省县级医院领先水平。近两年，医院学术氛围也空前高涨，40多项科技新成果榜上有名，各类专业人才发表在省级以上医学杂志的论文就有260余篇。

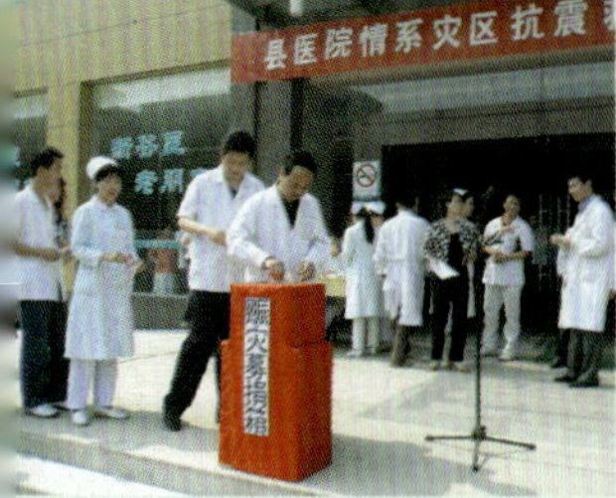

情系灾区捐款现场

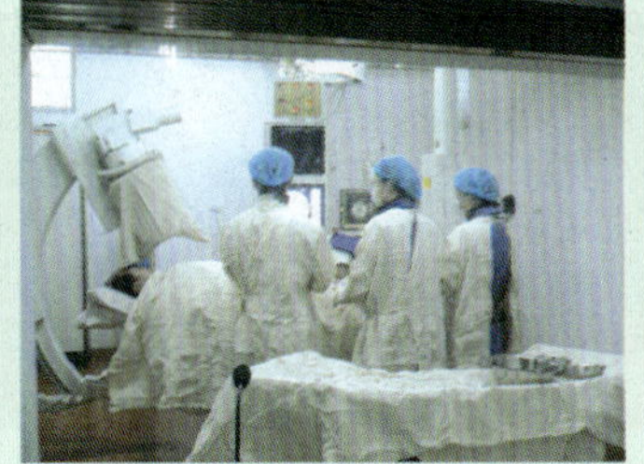
心脏冠脉造影%2B支架置入术

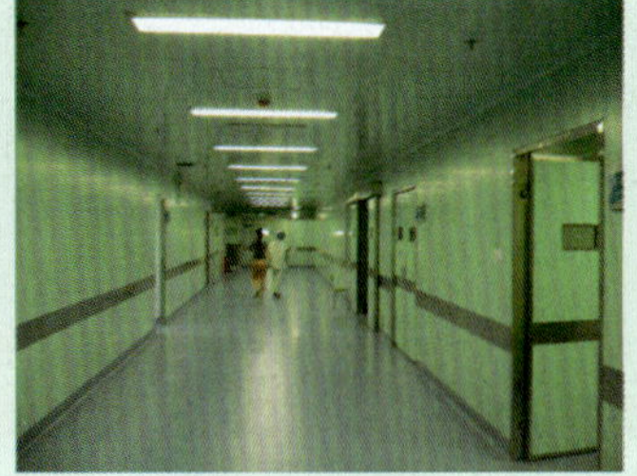
层流手术室

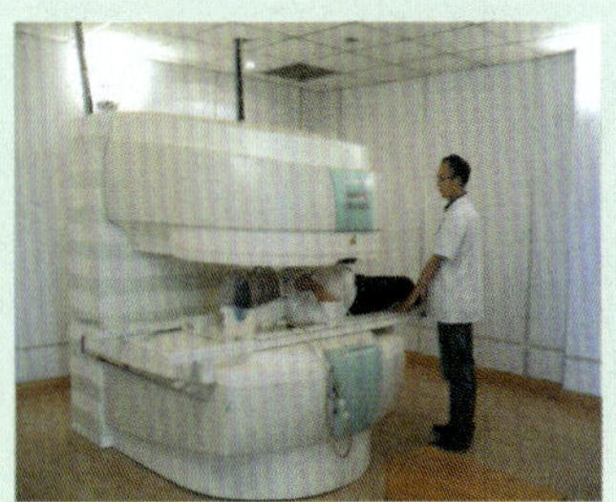
MRI（磁共振）

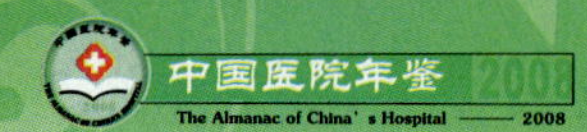

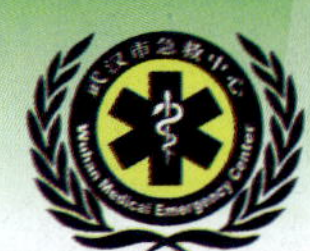

改革开放促发展 急救事业谱新篇

——武汉市急救中心

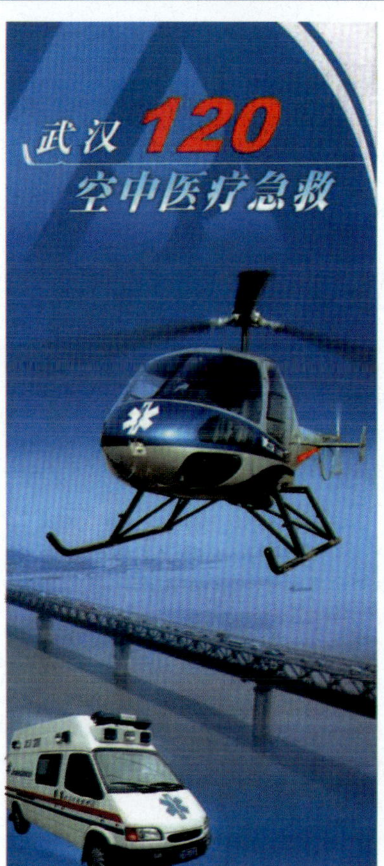

构建水陆空立体急救网络

湖北省武汉市急救中心始建于1958年，是我国大城市中最早建立的院前急救专业医疗机构之一。近十来，武汉市急救中心建设得到长足发展，紧急医疗救援能力不断提高，为城市保障体系建设打下了坚实础，紧急救援建设网络实现了急救资源、服务能力、救治水平三个同步增长，先后荣获全国抗震救灾先进层党组织、全国卫生系统先进集体、武汉市雨雪冰冻灾害天气应对工作先进单位、武汉市"五一"劳动状、武汉市防治"非典"立功单位等荣誉。

一、创新机制盘活资源，建立全市急救网络，满足市民服务需求

武汉市急救中心拟定了以改革与发展为主题，从内部挖潜，盘活市场入手，以创建市级急救中心为准，以促进医疗急救事业的发展为目标，有计划、分步骤地稳定推进急救事业的发展。

九年来，武汉市急救中心已与全市二级以上医疗机构建立绿色通道；与110、119、122建立联动机制；武汉通用航空公司建立空中急救合作机制；与公安局水警建立了水域急救体系。通过多层面的合作机制，聚了一大批院内急诊医生和公安警种加盟的急救资源。同时采取多种形式与中心城区医疗机构合作共建急站点，有效缩短了城市急救半径，提高了应急反应能力。

武汉市急救中心在武汉地区已经形成1个现代化的紧急救援中心指挥体系，包括武昌、汉口2个急救分心，覆盖中心城区的21个急救站点、6个远城区急救站、52家网络医院的一体化、具备水陆空立体急救功能网络格局，基本符合卫生部提出的"急救半径8公里、应急反应时间15分钟"的建设标准，使伤患者能够得基本的急救医疗服务。

二、抢抓改革发展机遇，增强急救基础建设，建立城市医疗屏障

通过投资改造，武汉市急救中心"120"指挥调度系统具备了全程计算机指挥调度、急救车GPS全球卫定位、无线集群系统等功能，实现了急救信息动态管理，使武汉市急救指挥能力和通讯调度水平得到快速高。同时建立了以省市卫生行政部门、市急救中心、医疗机构和社会联动部门组成的武汉市三级急救网网。

"非典"后，抢抓新一轮公共卫生体系建设机遇，充分利用财政资金，加强市急救中心基础设施建设先后完成武汉市急救中心大楼改造项目和急救站新建项目，共新建建筑面积7367平方米，并具备全市急救指挥调度、急救车消洗、急救培训、突发卫生事件应急集结地等多种功能，在防治手足口疫情等医疗救援工作中发挥了重要功能。

2007年完成急救5万余人次，突发事故紧急医疗救援163次，大型社会活动保障112次，"110"联动1.人次，充分发挥了政府职能，展示了武汉市公共卫生医疗救治队伍快速反应、救治有力的实战能力。

三、加强重点学科建设，打造急救人才队伍，提升院前救治水平

自2000年以来，武汉市急救中心就确定了院前急救重点学科发展方向，并提出了武汉市院前急救重点科要以创新急救网络建设、创新急救网建设、创新急救人才网建设、加强急救装备现代化步伐和建立突发共事件紧急医疗救援体系五大方面入手，促进急救能力的提升，不断塑造武汉急救品牌。

2001年，武汉市急救中心完成市级急救中心创建达标；2002年，在全国院前急救行业中创造性提出开展直升机空中急救业务，并成功完成首例空中急救转运任务，被中央电视台及省市媒体誉为"开创全国商业空中急救之先河"，成为全国首家市民拨打"120"急救电话可直接调用直升机的急救中心。截止2007年底，武汉市急救中心已成功完成13例直升机急救工作；2005年，武汉市急救培训中心创建挂牌；2007年市级重点学科单位评审达标，使武汉市急救中心成为全国首家院前急救重点学科单位，完成二项科研课题研究，其中一项达国内领先水平，一项获武汉市重大科技成果奖。

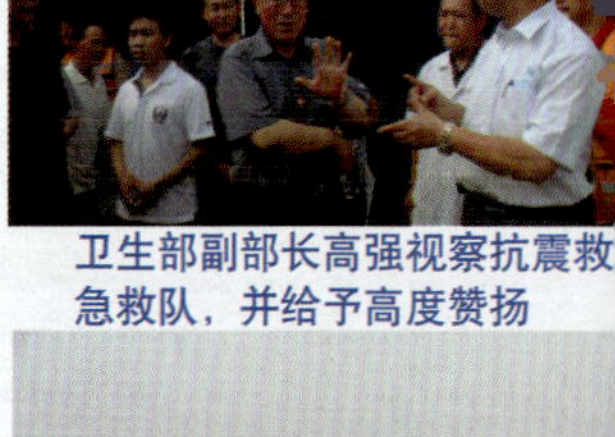

卫生部副部长高强视察抗震救急救队，并给予高度赞扬

四、充分发挥行业地位，创新1+8城市圈急救，加快标准化建设

为加快湖北省的院前急救发展，提高全省的急救中心（站）的管理水平和服务质量，探求全省院前急救发展的新路子，2005年，武汉市急救中心经省民政厅和省医院协会批准，适时组建成立了湖北省医院协会急救中心（站）管理专业委员会，由武汉市急救中心熊悦安担任主任委员。

自2007年12月武汉城市圈被国务院批准为"两型社会"综合配套改革试验区以来，为适应急救一体化发展需要，武汉市急救中心率先与孝感市紧急救援中心启动"1+8"城市圈院前急救网络化建设，在急救领域建立了人员互动、资源共享、信息互通、友好往来、制度化合作的武汉城市圈院前急救网络化建设协作机制。这也是院前急救率先在全省卫生行业中就建立公共资源共享、完善区域公共服务功能、建立以武汉为中心、辐射8个城市的急救网络体系进行了有益探索，将共同推进全省院前急救事业快速发展。

五、以创建提升服务，完成四个同步增长，实现急救事业和谐可持续发展

近年来，武汉市急救中心并制定了"以伤患者意愿为第一"的急救转送原则，大力推行120全程调度制度，加大急救服务回访，建立收费督察制度，健全和完善服务监督机制和投诉反馈机制。

九年来，武汉市急救中心三个文明建设取得了协调发展，硬件建设、软件建设均有了较大提高，120知名度不断提升。实现了急救人次、业务收入、职工收入、固定资产的"四个同步增长"——急救人次增长10倍，业务收入增长9倍，职工收入增长5倍，固定资产增长3.7倍。急救服务得到广大市民和社会各界的广泛称赞。

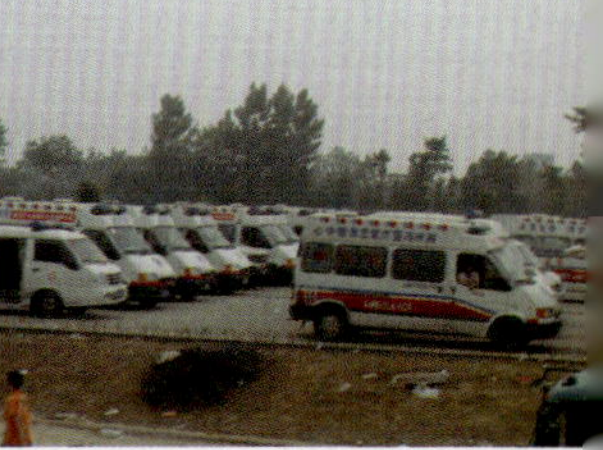
汶川地震中位于绵竹的急救队集

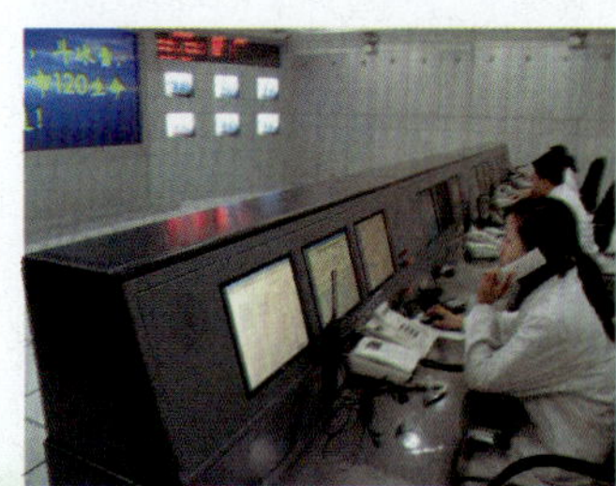
120急救调度指挥大厅

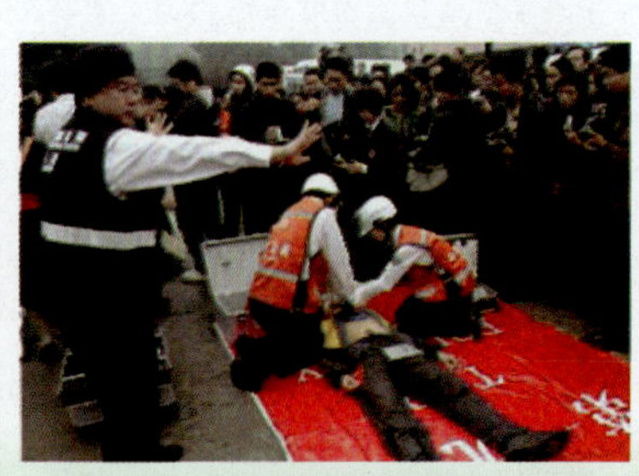
开展大型交通事故伤员急救演练

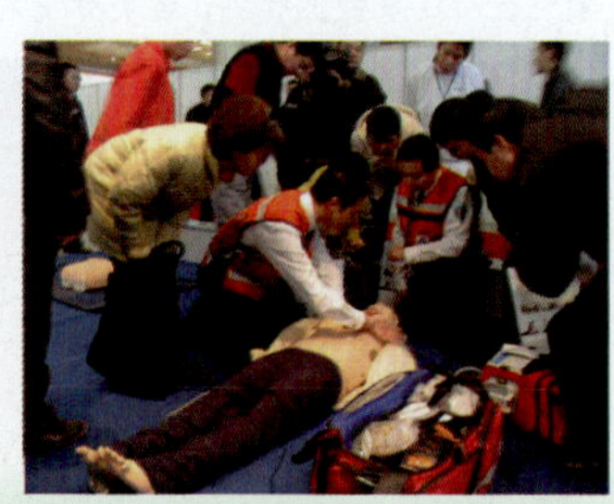
2007第二届健博会上对市民进行急救知识培训

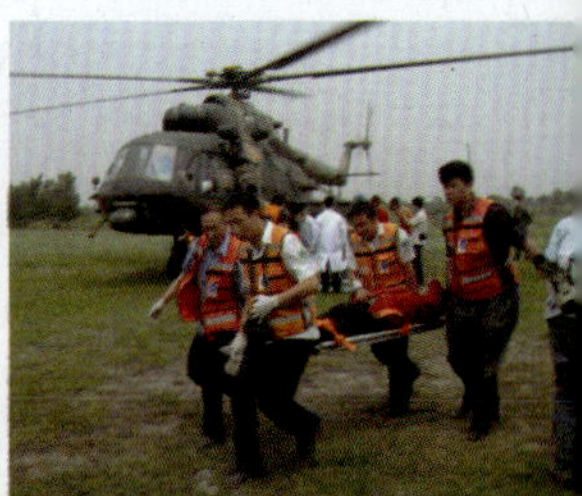
空陆对接转送汶川地震伤员

弘扬国粹 创新发展

医疗卫生行业单位介绍
INTRODUCTION TO MEDICAL AND HEALTH INSTITUTES 2008

湖南省永兴县中医院

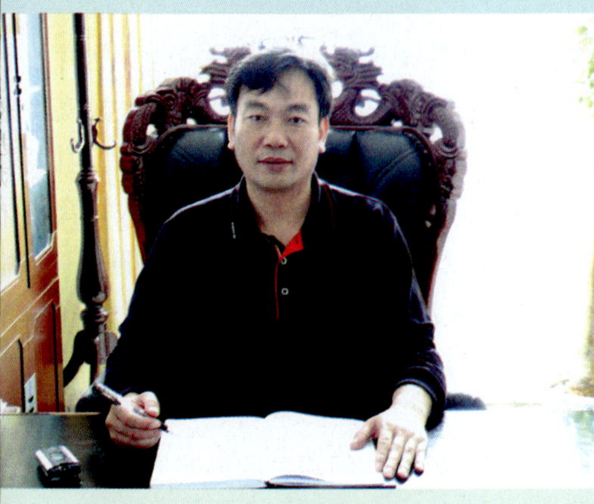
院长：王文斗

湖南省永兴县中医院始建于1956年，是该县唯一一所国有非盈利性中医医疗保健及防病治病医疗机构。同时为永兴县职工医疗保险、新型农村合作医疗、城镇女职工生育保险、多家商业保险、交通事故救治及全市公伤定点医院。医院创建至今已有五十多个春秋，随着市场经济体制改革的深入，医院于2001年在永兴县委、县政府的大力支持下，由老院址整体搬迁至县城开发区龙山路。新建医院占地面积16000平方米，依山傍水，环境优雅，按二甲医院配置标准建设，房屋建筑面积18298平方米，其中业务用房12370平方米，职工住房5928平方米。医院设备齐全，拥有CT、CR、500mAX光机、C臂机、彩色B超、电子胃镜、电子阴道镜、多功能心电监护仪、经颅彩色多普勒、超声化乳仪、全自动血球分析仪、碎石机、婴儿游泳池等一批大、中型设备。医院设有职能、临床及医疗保障共34个科室，现有职工277人，其中在职职工235人，退休职工42人，高级职称4人，中级职称27人，卫生技术人员占职工总数73%，医院编制床位200张，担负着永兴县64万人口及邻近县市人民群众的中医医疗保健、综合医疗、急诊及中医教学培训任务。

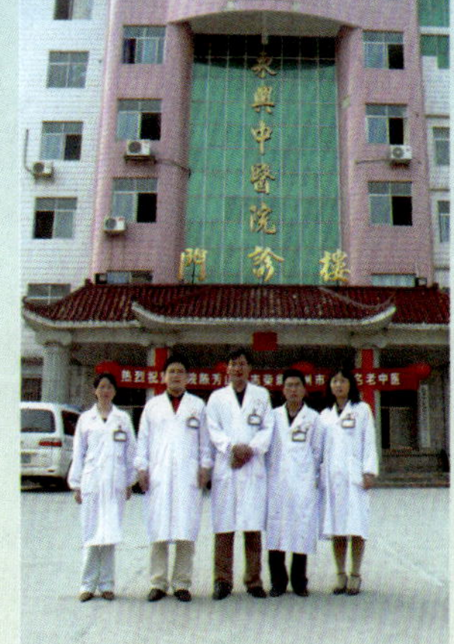
中医院领导班子

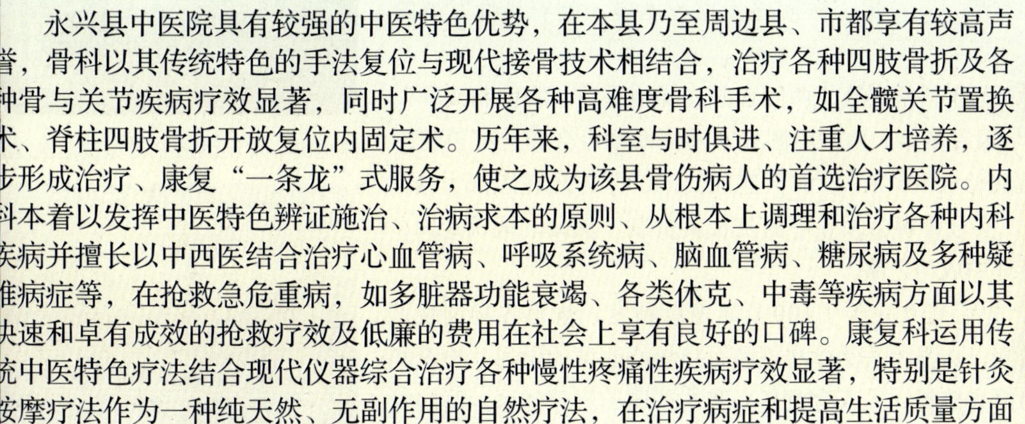

永兴县中医院具有较强的中医特色优势，在本县乃至周边县、市都享有较高声誉，骨科以其传统特色的手法复位与现代接骨技术相结合，治疗各种四肢骨折及各种骨与关节疾病疗效显著，同时广泛开展各种高难度骨科手术，如全髋关节置换术、脊柱四肢骨折开放复位内固定术。历年来，科室与时俱进、注重人才培养，逐步形成治疗、康复“一条龙”式服务，使之成为该县骨伤病人的首选治疗医院。内科本着以发挥中医特色辨证施治、治病求本的原则、从根本上调理和治疗各种内科疾病并擅长以中西医结合治疗心血管病、呼吸系统病、脑血管病、糖尿病及多种疑难病症等，在抢救急危重病，如多脏器功能衰竭、各类休克、中毒等疾病方面以其快速和卓有成效的抢救疗效及低廉的费用在社会上享有良好的口碑。康复科运用传统中医特色疗法结合现代仪器综合治疗各种慢性疼痛性疾病疗效显著，特别是针灸按摩疗法作为一种纯天然、无副作用的自然疗法，在治疗病症和提高生活质量方面疗效独特，对于颈椎病、颈腰椎间盘突出、坐骨神经痛、腰腿疼痛及风湿等疾病的治疗，越来越受到广大患者的推崇和肯定。

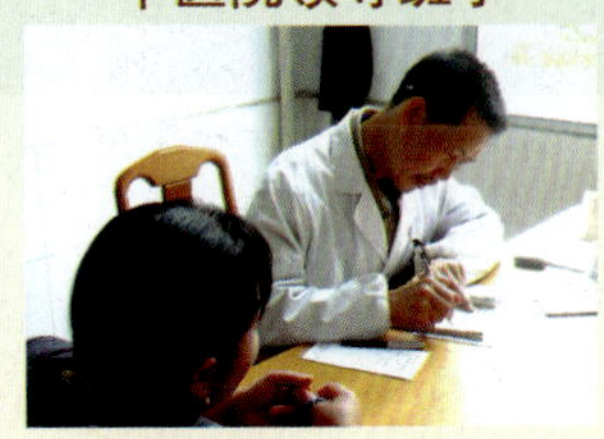
郴州市十大名中医陈芳山医师

百胜数字彩色B超

永兴县中医院坚持中西并举，以病人为中心，以质量为核心，推崇星级服务的办院方针，将不断加强人才培养和专科建设，不断提高医疗水平，树立医疗品牌和技术优势，始终把病人放在第一位，为构建和谐社会，保障广大人民群众身体健康恪尽天职而作出更大的贡献。

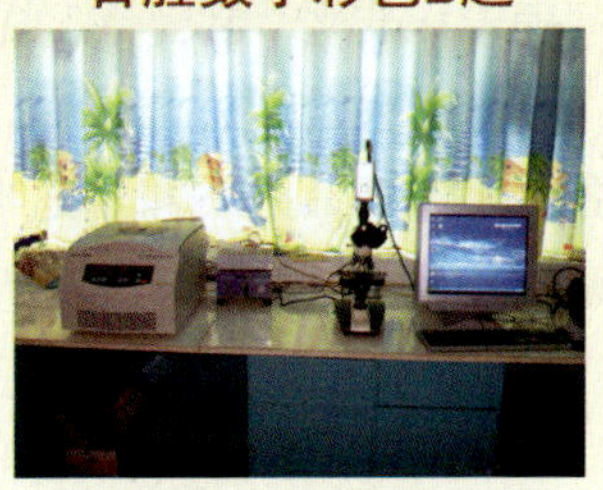
脱落细胞检测仪

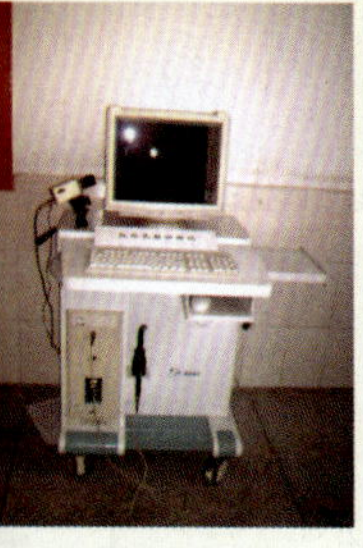
乳透仪

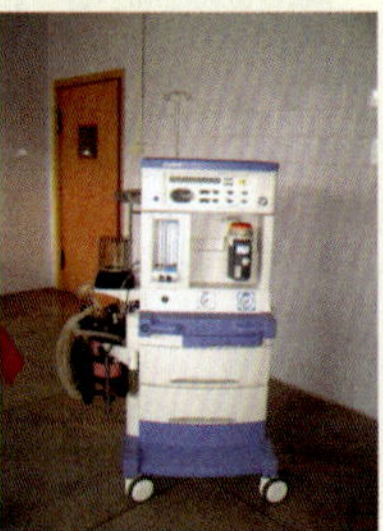
多功能麻醉机

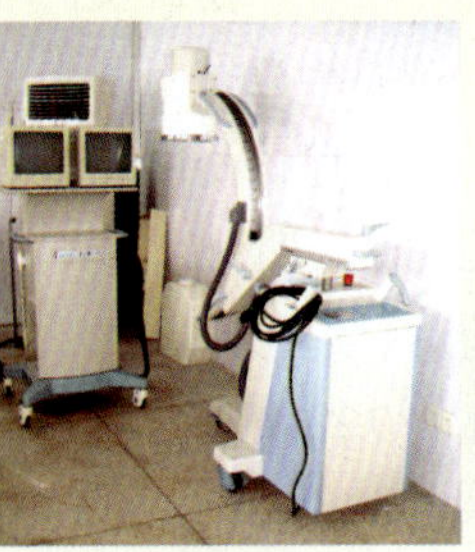
C型臂机

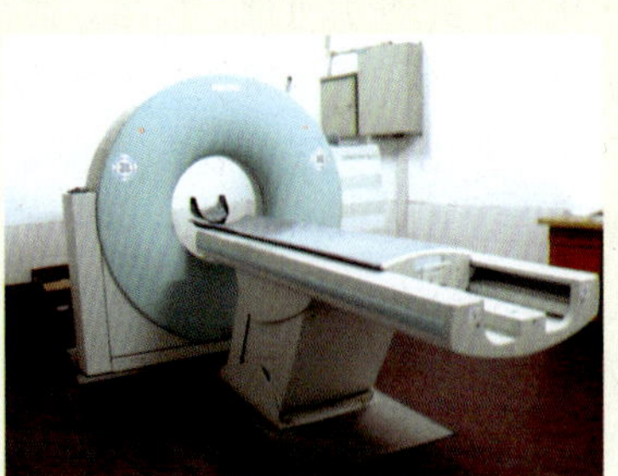
双排螺旋CT

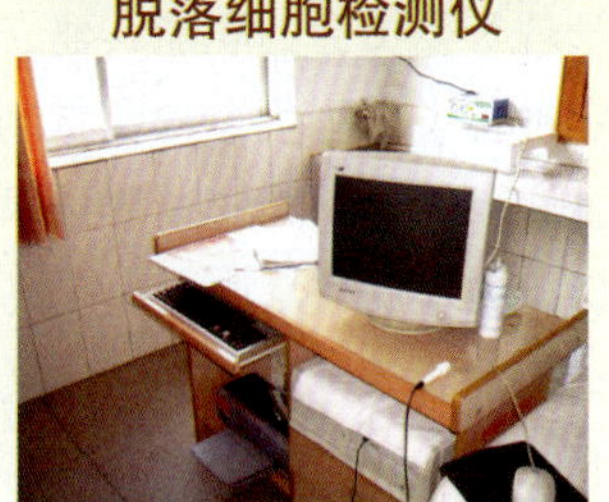
彩色经颅多普勒

地址：湖南省永兴县开发区龙山路 邮编：423300
电话：0735—5536628 5538320 医院急救电话：0735—5999999

梅河口市医院 爱民医院

——科学管理 创新发展 全力构建群众放心满意医院

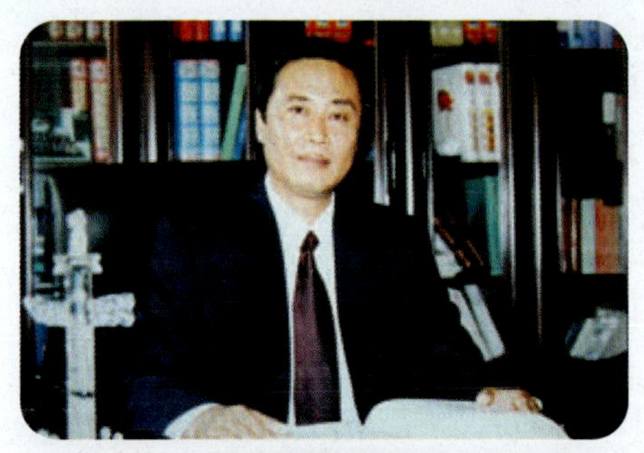
董事长、院长兼党委书记：王升平

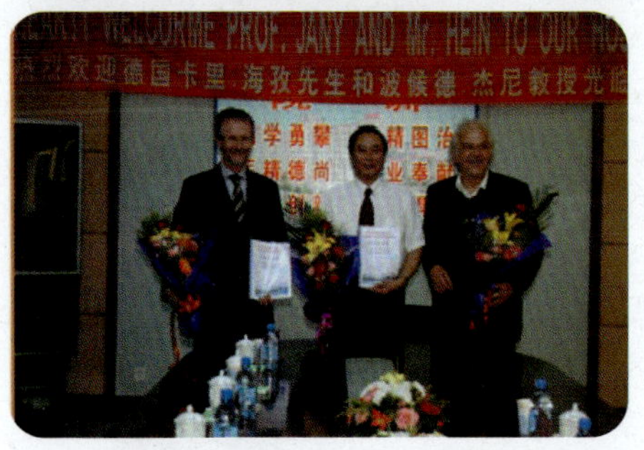
王升平院长与德国维尔茨堡医院海孜院长、杰尼医疗院长签署合作备忘录

吉林省梅河口市医院始建于1948年，几经变迁，现已发展成为集医疗、教学、科研、保健、康复、急救为一体的具有中外合作特色和公立医院实行股份制管理的二级甲等医院。是延边大学、北华大学教学医院。医院占地面积万平方米，建筑面积3.8万平方米，开放床位600张，在岗职工820人，离退休人员234人，其中外籍专家9人，高级职称92人，中级职称265人，拥有37个临床、医疗、医技科室，年门诊量44.8万多人次，年住院1.9万多人次，年手术5,300多例，年业务收入1.2亿多元，拥有万元以上设备310台（件），其中百万元以上设备20多台（件）。

几年来，医院始终坚持“发展、改革、提高、创新”的办院方针，由当初的全省落后医院一跃成为省内同级医院的先进典型，实现了跨越式发展。

一、从严治院谋发展，构建现代医院管理体系

兴利除弊、依法治院。1998年9月新班子上任后，顶住重重压力，从治乱入手，取消承包租赁科室，取消开单提成、药品提成、输血提成等违规行为，实行“严格执行规章制度、严格检查、严厉处罚”的管理措施。通过内抓管理、外树形象，医院逐步摆脱困境，朝着良性发展的轨道发展。

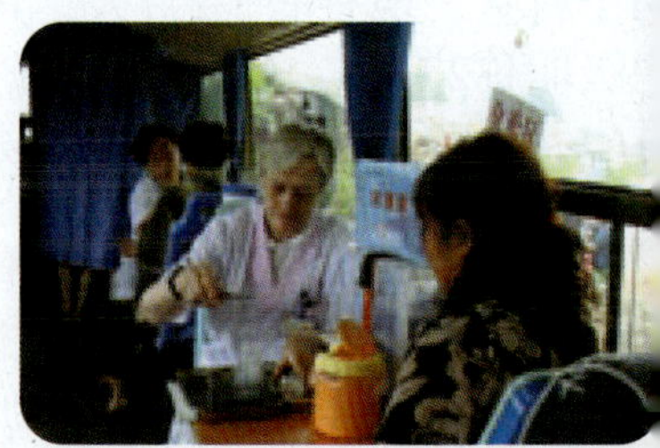
健康快车常年深入农村免费送医送药

开阔思路、创新发展。2000年科学实施“两院合并、异地重建、股份制改革”三步走战略，2000年9月，与闲置多年、由国际图延本笃修女联合会和圣奥蒂利恩修士联合会援建的爱民医院门诊合并，经过180天建成21,000平方米住院部大楼，2001年9月实施股份制改革，实行董事会领导下的院长负责制，从此，医院走向了一条公立医院内部股份制管理的成功之路。

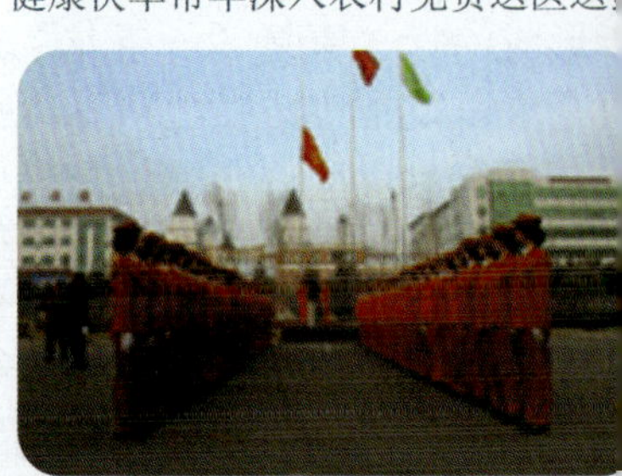
每周一和重大节日、重要活动都举行升旗仪式

建章建制、规范管理。先后建立完善了100多项规章制度，规范各项岗位职责，量化、细化各项管理细则，加强相关法律法规和医疗核心制度的学习、检查和落实，形成事事有制度，岗岗有监督，人人有责任，奖罚严明的管理体系。医院管理朝着标准化、制度化、规范化、科学化、信息化、法制化方向迈进。

阳光采购、公开透明。深化财务管理和院务公开力度，在药品、大型医疗设备、大宗商品采购和基建维修工程中，一律实行公开招标，纪检、工会、财务、审计、相关科室等部门参加，集体定价，层层把关，确保公开、民主、透明。

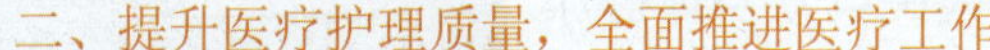

二、提升医疗护理质量，全面推进医疗工作

规范医疗行为，狠抓医疗质量。完善了质量、病案、感染、药事、输血及护理管理等委员会的职能。建立了院、科两级医疗质量管理体系。2003年在省内率先制定推行了“医生全程负责制”和“护士全优服务制”，编写了《医疗核心制度及相关知识手册》、《医疗技术操作规范及医生必读》等工具书，实行定期处方点评和病历质量反馈，加大医疗核心制度的检查和处罚力度，医疗质量持续提升。

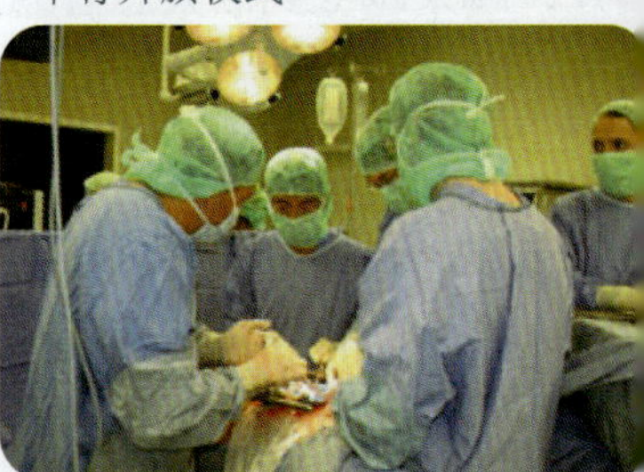
医院医生在德国维尔茨堡医院与德国同行同台手术

加强人才培养，着力专科建设。先后投入400多万元选派130多名业务骨干赴北京、上海、广州等大医院进修学习；与德国维尔茨堡医院、韩国大邱法替玛医院结为友好医院，先后派出27名各类人员出国学习交流、进修深造；邀请国内外知名专家来院讲学坐诊，9名外籍专家常年在院工作。几年来，开展新技术、新项

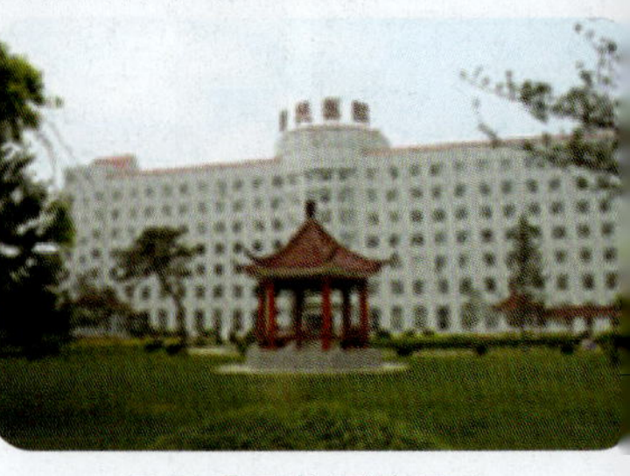
风景秀丽的医院风光

梅河口市医院 爱民医院

——科学管理 创新发展 全力构建群众放心满意医院

目150多项，很多技术和诊疗项目达到三级医院水平，涌现了普外科、妇产科、心血管内科、耳鼻喉科等多个辐射周边的特色专科。新农合、城镇职工医疗保险转诊率分别为4%和2%，在全省同级医院中最低，解决了患者跑大医院看病难、看病贵的问题。

加强技能培训，深化护理管理。完善各项护理规章制度，通过各种方式加强护理人员全科理论技能的训练，提高护理人员的整体专业素质，同时不断转变服务观念，规范护理流程，制定护理礼仪规范，加强护患沟通，深化“护士全优服务制”，强化护理环节质量的检查和考核，以服务和质量打造现代化护理服务品牌，护理服务向人文化、人性化方面发展。

加强硬件建设，提升服务能力。近几年先后投入6800多万元购入各种高精尖医疗设备，同时不断改善医疗环境、优化服务流程，切实解决“三长一短”等问题，医院实现了绿化、硬化、亮化和美化，硬件设施在全省同级医院中处于领先水平。

三、加强医院文化建设，增强职工主人翁意识

制作了院旗、院徽、院歌、院训、院雕，创办了院报，成立了院史馆，每周一和重要活动举行庄严的升院旗仪式，每年春节举办医院文化展示，经常开展丰富多彩的文体活动，形成了医院的系列文化体系。独特的医院文化内涵，凝聚了人心，增强了职工的爱院意识、奉献意识和团队精神，促进了医院健康和谐发展。

四、加强精神文明和行风建设，努力减轻患者负担

1999年医院确立了“以思想政治工作带动医院各项工作；以精神文明建设促进职工素质的提高；以精湛的医疗护理技术和优质服务赢得广大患者信赖”的工作思路。先后开展“说实话、干实事、求实效”和“讲良心、讲道德、讲自觉、讲奉献”以及“不要奖杯、要口碑，不要重利、要信誉，不要满足、要发展”的“三实”、“四讲”和“三要三不要”教育。2005年开展创建“和谐、诚信、特色、平安”医院活动。2006年开展“比谁的门诊量多，比谁的住院率高，比谁的患者满意度优，看谁的社会效益好”的三比一看活动。医院每年用于社会救助和抢救无主患者的费用达150多万元；为减轻患者负担，对6种常见疾病手术实施最高限价，减轻了患者的经济负担；先后18次对700多种药品主动降价，让利与患者；坚持合理检查、合理用药的原则，制定了《合理用药监督管理办法》、《三线药品审批制度》和常见病诊疗常规，药品收入始终控制在总收入的43%以下。药事管理在2007年医院管理年和医院等级复核评价（评审）检查中受到卫生部专家组和省卫生厅领导的高度评价。为解决农民看病难、看病贵问题，从2003年起，开通了“健康快车”，常年深入村屯免费送医送药，几年来累计投入160多万元，受益农民10万多人，得到了良好的社会效益。

医院的跨越式发展多次得到了各级政府和上级卫生行政部门的赞誉和表彰，先后荣获吉林省精神文明建设先进单位、园林式单位、诚信单位等30多项荣誉。医院的快速发展也得到了国内同行的瞩目，每年都有七、八十家外地医院来院参观学习。

面对医疗改革发展的新形势，全院中外员工正以饱满的激情、高昂的斗志，遵循“发展才是硬道理”的宗旨，以创建吉林省东南部特色区域医疗中心和三级医院为目标，坚持以病人为中心，全面提高医疗护理质量和医疗技术水平，全力实现医院的快发展、大发展，为把医院建设成为广大人民群众放心满意医院而不懈努力！

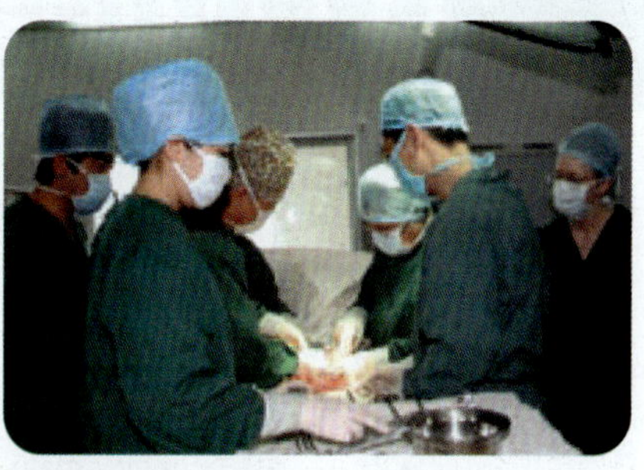

德国维尔茨堡医院专家来院为患者手术

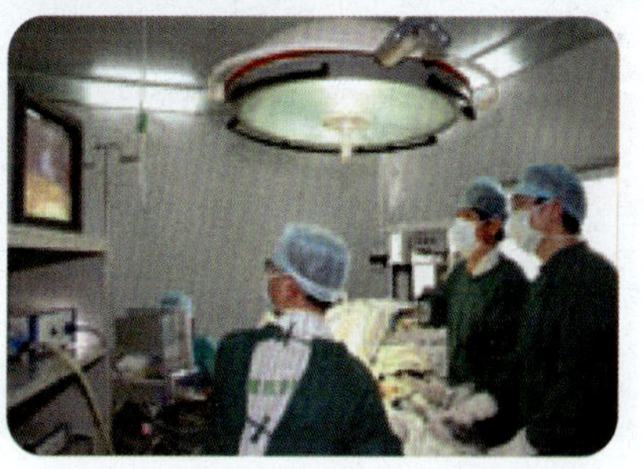

腹腔镜下手术

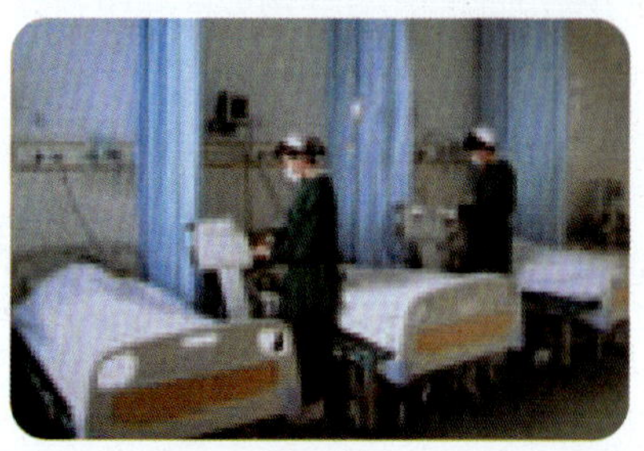

重症监护病房(ICU)

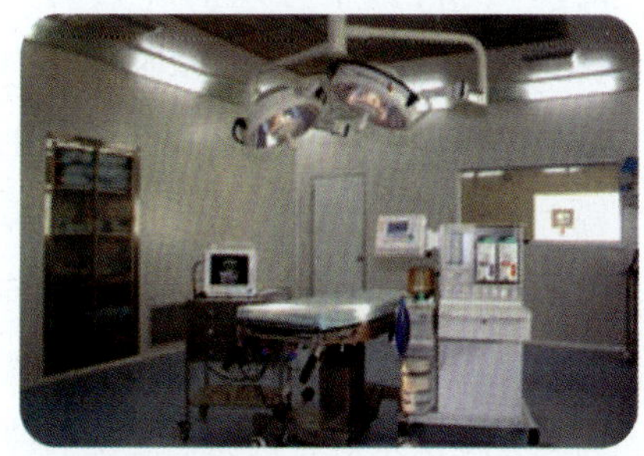

百级层流洁净手术室

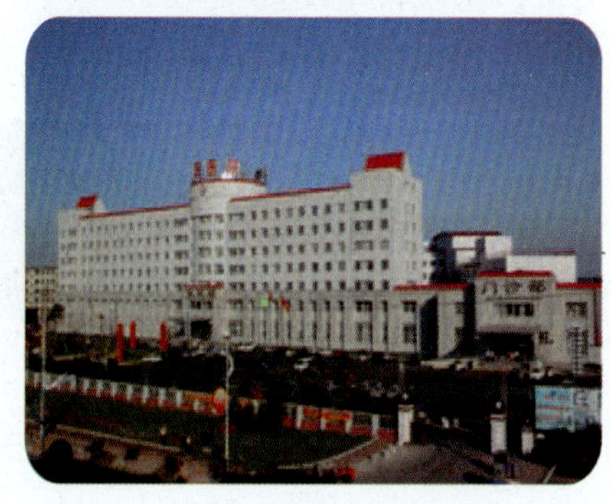

发展中的梅河口市医院

双辽市第一人民医院（铁路医院）

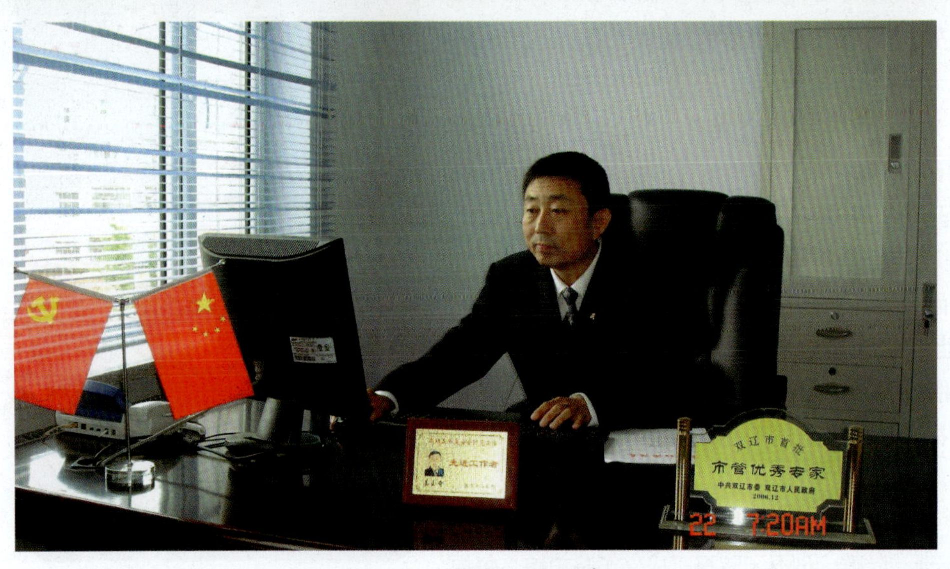

院长：姜玉奇

吉林省双辽市第一人民医院创建于1948年3月，原为郑家屯铁路医院，2004年4月18日正式移交双辽市政府，直属双辽市卫生局，2004年10月26日改名为双辽市第一人民医院。建院50多年来，医院走出了一条艰苦创业、励精图治、改革创新、开拓进取的跨跃式的发展建设道路。医院始终坚持“以病人为中心”的办院宗旨，努力为广大患者提供优质、高效、价廉、便捷的医疗服务，三个文明建设都取得令人瞩目的成果，现今医院已发展成为集医疗、教学、康复、预防、保健为一体的大型综合性医院。

医院占地面积1.6万平方米，建筑面积1.6万平方米，固定资产近3000万元。现开放床位150张，年门诊病人10万多人次，收治住院病人7000余人次，年手术1500多台。现有员工300余人，中高级卫生技术人员120多人。

为完善基础设施建设，提高医院的综合实力，医院先后投资建成设施齐全的2200平方米内科病房楼和1万平方米的外妇科大楼，700平方米的洁净手术室可同时开展6台大中型手术，改善和满足了患者就医需求和临床工作需要。

医院医疗设备先进。现有BTI磁共振成像系统，全身螺旋CT机，体外碎石机，胃镜，结肠镜，支气管镜，胆道镜，膀胱镜，阴道宫腔镜，彩超，12人、4人高压氧治疗仓，氧吧，血液透析机，酶标仪，多功能麻醉机，全自动生化分析仪，激光仪，微波治疗仪，前列腺电解治疗仪，日本光电全自动五分类血球计数仪，乳腺红外线检查仪，心脏监护系统，计算机影像处理系统等设备，为医院的全面发展奠定了基础，可为患者提供全面、快捷、准确的检查报告和最先进的治疗手段。

医院科室设置齐全。其中妇产科、影像科为沈阳铁路局特色专科。近年来，医院开展了大量的新技术、新项目，如胃癌根治、股骨头置换、子宫、卵巢肿瘤的广泛切除，阴式子宫切除等。

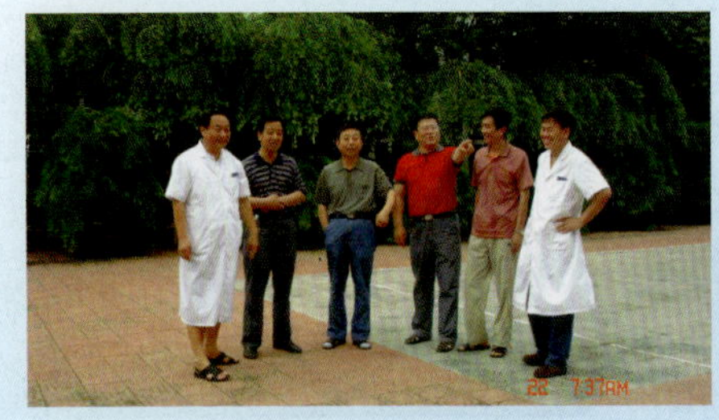
和谐向上的领导班子

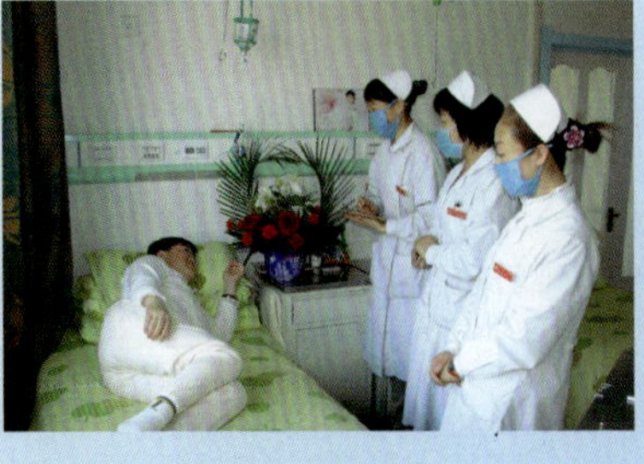
舒心的环境　温馨的服务

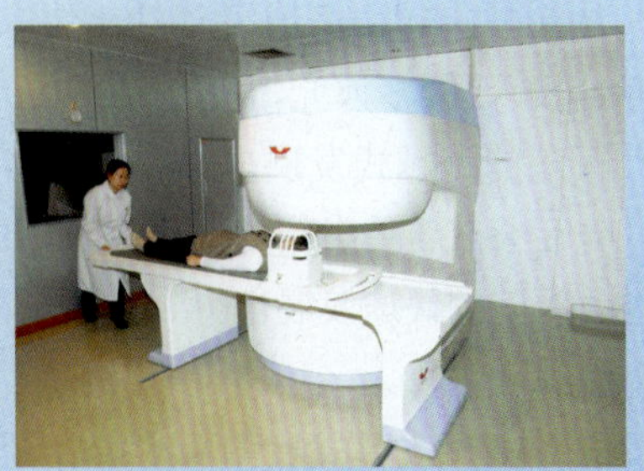
磁共振

双辽市第一人民医院（铁路医院）

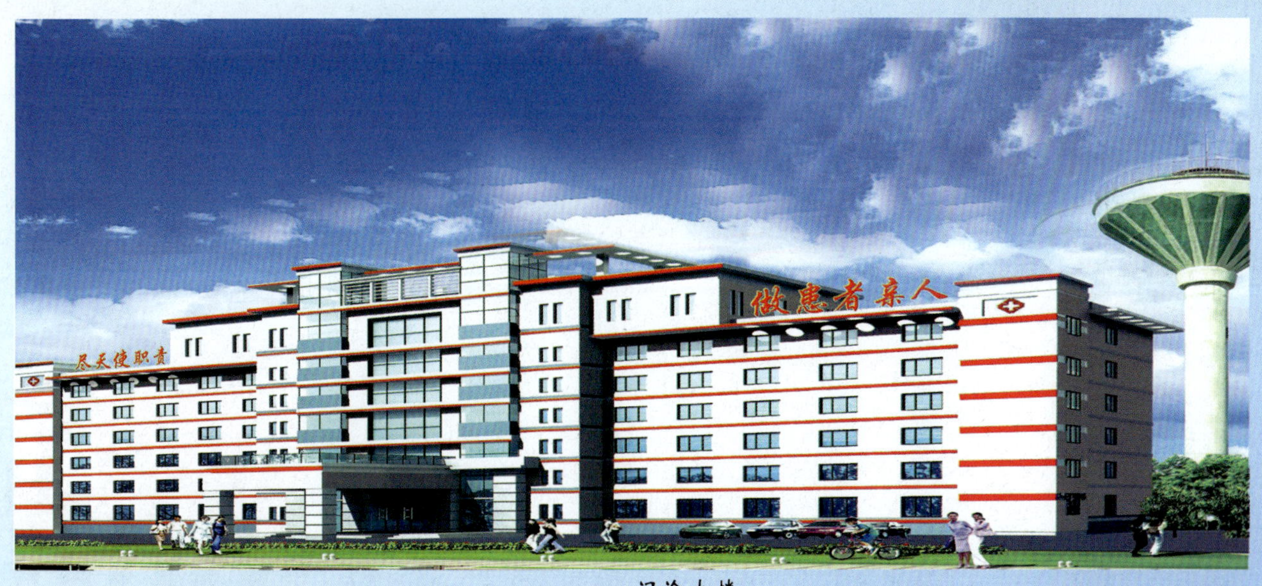

门诊大楼

医院信息化建设不断完善。建立了医生工作站、护士工作站、门诊管理系统、病房管理系统、综合办公系统等，实现了医院信息最大限度的采集、传输、存储、利用、共享，为向数字化、智能化医院迈进奠定了基础。

在医院建设和发展过程中，始终把提高医院质量和加强医德医风建设作为医院工作的重点。在医疗护理质量上力求精益求精，在管理上坚持制度化管理、标准化管理。辛勤努力换来丰硕的果实，近几年来，医院先后荣获国家价格监测定点单位，吉林省优质服务先进单位，患者满意医院，物价信得过单位，全国首批医德、医术、信誉百姓三满意示范单位，中国社会公认信誉单位，吉林省精神文明建设先进集体，四平市卫生局优质服务十佳医院，优质服务标兵单位，四平市文明单位，四平市医德医风示范医院，四平市质量管理年先进单位，四平市安全防范先进集体，四平市精神文明创建工作先进单位，四平市先进职工之家，模范工会，双辽市新型农村合作医疗先进单位，双辽市慈善捐赠工作先进单位，双辽市先进党总支，卫生局先进党组织等荣誉称号。是城镇职工、农村合作医疗、铁路职工、平安保险、人寿保险公司的定点医疗单位。

医院拥有一批高素质的职工队伍和一个团结务实、真抓实干的领导班子。院领导一班人思想解放，锐意改革，大胆实践，不断开拓，主动适应社会主义市场经济的需要，牢固树立"以病人为中心"的宗旨，强化医疗质量和医德医风建设，强化医院的内涵建设，使医院各项工作稳定上升。医院舒适的环境、精湛的技术、优质的服务、低廉的收费赢得了广大患者和业界的广泛称赞。

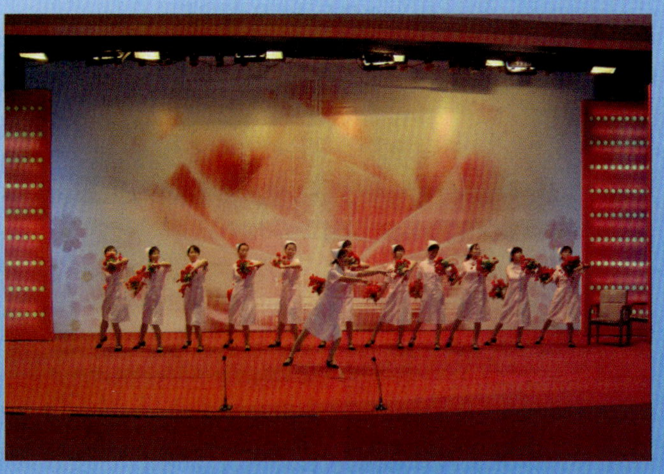

"凝聚每一份爱参加中医中药中国行"
吉林省四平站大型科普宣传文艺演出

辽源矿业集团总医院

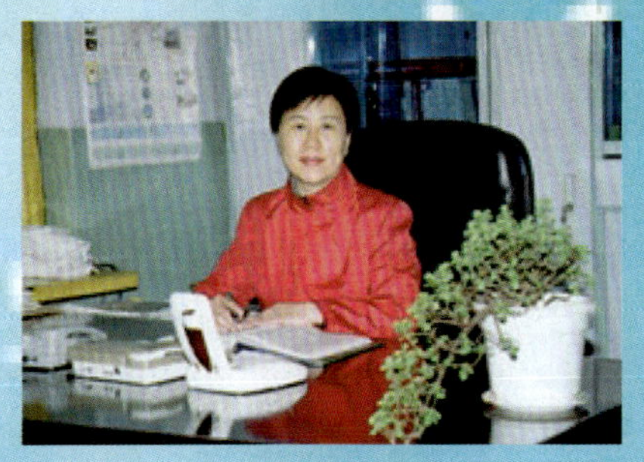
院长：傅宏婕

始建于1931年的吉林省辽源矿业集团公司总医院，是集医疗、护理、康复、教学、科研、预防、保健为一体的综合二级甲等医院，是辽源地区唯一一家开总院、分院、社区服务站一条龙服务的大型医疗集团，是国际紧急救援中心网医院、国家爱婴医院、国家矿山医疗救护中心辽源分中心、中国煤矿创伤学会源创伤研究所。

总医院跨吉、蒙两省五市，辖5个分院，仅总院占地面积7.1万平方米，建面积4.3万平方米，固定资产1.18亿元。床位660张，拥有万元以上设备26（件）。自1994年起连年被吉林省委、省政府命名为精神文明先进单位、标兵位，被授予省诚信单位、省精神文明创建活动示范点。自2005年开始在全省医管理年活动中，连续两年荣获省优秀医院暨全省企业医院排名第三，在全省民主议百家医院行风工作中荣获先进单位暨辽源地区组第一名的好成绩。院长傅宏婕荣获中国企业改革与创新百名杰出业家、全国职工医院优秀院长、中国巾帼建功模范院长、省巾帼建功活动先进工作者、辽源女杰、辽源矿业集团公司劳动模范、优秀共产党员等称号。

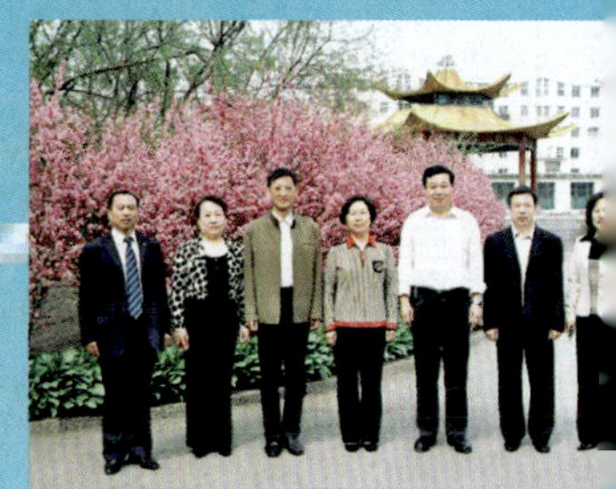
医院领导班子

加强管理，创建百姓医院

制定了总医院"创百姓满意医院10项承诺"，明确了百姓满意这一办院目标。围绕目标，坚持药品招标采购，药比三家，每月通报，阳光操作。医院加强内部管理，依靠管理，降低医疗运行成本；依靠降低成本，缓解看病难、看病贵，减轻患者负担，打造平民医院。医院仅2007年组织专家深入矿厂、社区、农村114人次，义诊受益达5000余人次，发放咨询单13000余张；近年来先后4次降低285个药品品种价格，让利于患者达300余万元，在全省检查的6种药品中，有5种药价居全市最低，受到患者欢迎。

以人为本，创建和谐医院

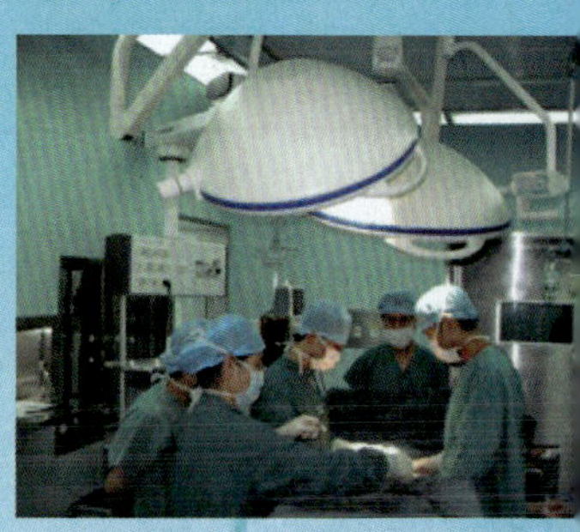
医务人员在进行紧张的手术

医院坚持践行以病人为中心的人性化服务，从2005年开展的温馨服务的六种形体语言、八种护理语言，2006年亲情服务的"多一份尊重、看病有人引"的"六多六有"活动，2007年感动服务的"入院诚心接、住院真心待"的"八个心"活动，到2008年开展的关爱病人，无缝护理活动，人性化服务很好地起到了弥合医患之间的润滑作用，促进了医患关系的和谐。涌现了骨科中心、神经内科和付患田、杨晓琳、史时、赵树发等全省卫生系统诚信科室、诚信个人和赵静杰等模范护士。带着感情医疗，处处体现出"人道敬业、求精创新"的总医院精神，患者满意度达到98.%以上。

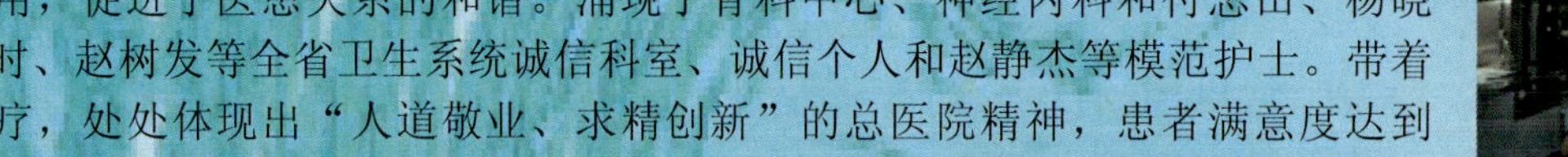

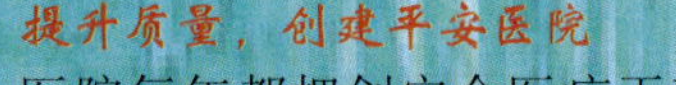

提升质量，创建平安医院

医院每年都把创安全医疗无事故当作首要任务，严格落实查房、会诊、病历书写、交接班等核心制度，依法执业和行医，强化沟通和告知，保障患者知情同意权，尊重患者隐私权，连续10年安全医疗。在消防安全上健全制度，舍得投入，在原门诊地址兴建9层外科大楼，修建500吨蓄水池，实现了24小时常供水，以解决消防隐患，提供安全的就医条件，被市、集团公司表彰为安全工作先进单位。

科技创新，创建精品医院

医院每年都对科技进步工作提出以实现新技术、新成果等"五个新"为载体的的科技工程规划，每年都召开科技作总结表彰大会，重奖科技进步人才。人人争当技术标兵，科技兴院氛围浓厚。经省卫生厅命名的市骨科中心开展腰椎滑脱"RF"复位固定植骨融合术等达到国内先进水平。近年来医院获得省科技进步三等奖3项，市科技进步项，开展新技术10项，刊登在国家级杂志论文29篇。医院急诊急救能力高超，仅去年抢救重危患者1300余人。目前一个致力于打造"平民精品、诚信放心"品牌的老字号医院正在不断地创建新的辉煌。

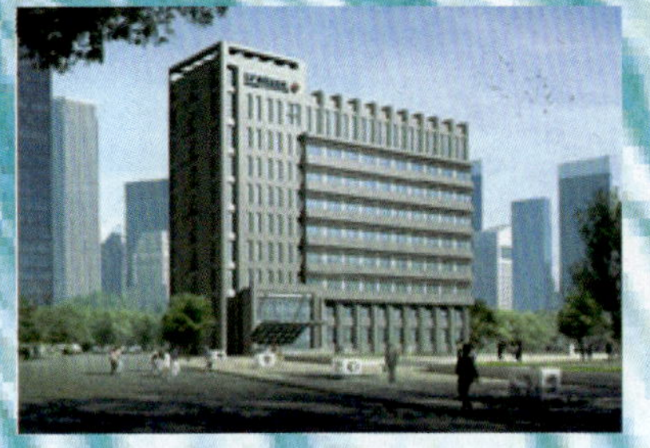
新外科楼效果图

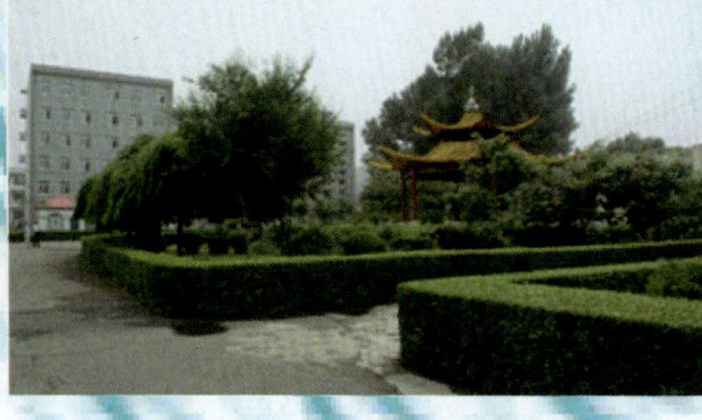
医院内景大观

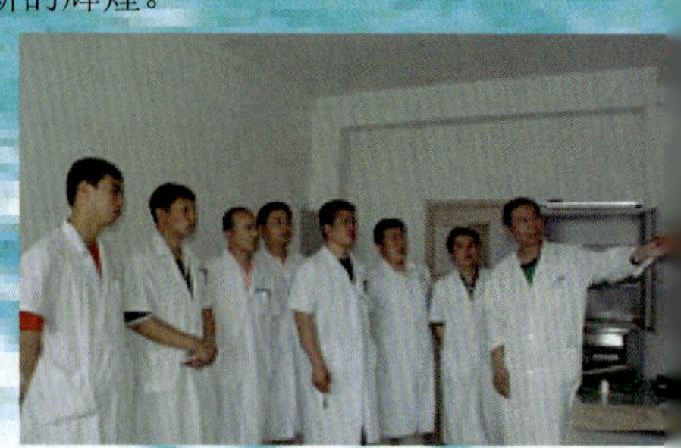
骨科中心病情会诊

潜心钻研 科学管理 建功立业

—无锡市人民医院吉建伟院长优秀事迹

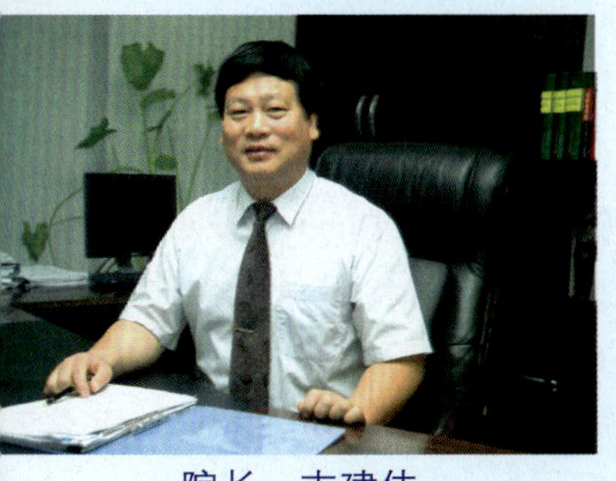
院长：吉建伟

无锡市人民医院于2007年12月由原无锡市第一人民医院、无锡市儿童医院、无锡市第五人民医院全建制整合而成，集医疗、教学、科研、保健、康复于一体，是无锡市内规模最大、重点学（专）科最多、服务功能最现代、流程最合理、设施最先进的现代化三级甲等综合性医院。

医院正式运行半个月，住院病人就达1601人，门急诊数达3655人次，均创新医院开业的记录。2008年上半年，门急诊量66万余人次、出院21931人次、手术例数6089人次，其中日最高门急诊量4525人，日最高住院量1759人。医院先后被评为省医院管理活动先进单位（目前已被江苏省卫生厅推荐为全国医管年活动先进单位）、省医院管理年医疗服务质量专项检查全省第一、省卫生行风建设先进单位、省医院管理创新奖、市基层党建示范点、市创建“三型”党组织先进单位、市先进基层党组织，成为全国药物临床试验机构、卫生部普外科内镜诊疗技术培训基地。

医院在短短9个月内就顺利完成了两家医院及病人的搬迁，新院的开办、运行，迅速步入了创新和谐科学发展的轨道，初步实了“1+1>2”的整合目标，得到了各级领导、同行和市民的一致赞，缘于有一位不畏艰难，善于开拓，勇于创新，率先垂范的领人：人民医院院长—吉建伟。

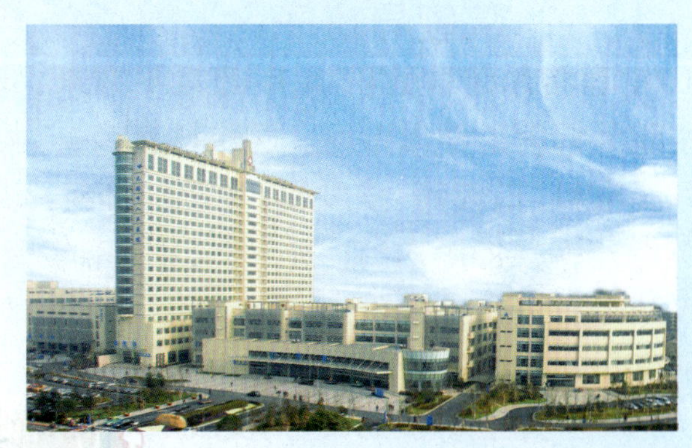
崛起中的无锡市人民医院

现任无锡市人民医院院长、党委副书记吉建伟，兼任江苏省院协会常务理事、信息管理学组副主任委员、南京医科大学授、硕士生导师、无锡市医学会副会长、无锡市医院管理学会会长，曾被评为江苏省优秀院长。

作为医院改革的探索者，吉建伟被同行称为“扭亏院长”，在多年的医院管理实践中，他使多家医院扭亏为盈，跨越式发展。了让医院迅速崛起，吉建伟以改革者的胸怀、胆识和魄力，大刀斧，真抓实干：改革机制，创新实施院科二级托管制，激发运行活；明确“三按”原则（按制度、按职责、按流程），在质量、节管理中成功实现了从循证医学向循证管理的延伸；确立“对外不断满足患者需求”、“对内始终保持协调一致”的作目标，推出了原则性与人性化并重的《员工奖惩条例》，不断规范员工行为；优化医院效能建设，实行“双增（增工作量、增加含金量）、双降（降低成本、降低不良收入）、双控（控制药比、控制医保超支）”的经营举措，实现了医院济效益和社会效益的同步提升。

在医院的建设发展中，吉院长始终强调“医院要走内涵发展之路”：在专科建设上，坚持“有所为、有所不为”原则，加大对重点专科的扶持，两年来医院新增省级重点专科3个、市级重点学科3个、市级重点专科4个；在人才培养，坚持“走出去、引进来”，设立300万元的人科基金，培养了数名享誉国内外的专家；在科技创新上，实施了“尖端术、院控技术、标志性技术、适宜技术、一科两技”的宝塔型科技创新体系，医院成功开展了亚洲首例双肺移植、新“适形放疗”技术、苏锡常地区首例“基因”治癌术、华东地区首例记忆合金二期成形人工气管置换术、心脏移植，并获得了江苏省自然科学基金项目，近年来，科研获奖数量保持全市第一；在完善质控体系上，狠抓12项核心制，强调规范制度的落实，在国内首创了肿瘤首诊会治制度，心理护理查房制度、新型岗位问责制、听查房制度，行政、疗、护理三位一体的总值班制度、医疗质量专家督查制度，并先后累计完善各项医疗制度100多项。2008年上半年，医投诉同比下降20%，纠纷同比下降50%。

被职工称为理念院长的吉建伟，注重理念渗透，授人以渔的管理方式，在提升干部职工能力、素质的同时，更树立医院的优质品牌，保证了医院的良性发展。如：在医疗服务上，他强调三化服务（深化服务理念，细化工作职责，简服务流程），探索总结并在全市率先推出了八大释疑、生命救护绿色通道、45把金钥匙、门诊一站式服务、门诊常见用药套餐等一系列创新服务举措，使医院的知名度、美誉度、忠诚度的三维结构日益凸显，在近两年的省厅三级医院意度测评中医院分别名列第一、第二。

吉建伟院长还非常善于总结、提炼自己多年的管理经验，将它上升为理论更好地指导实践。由他设计研究并出台了锡市首部《心理护理规范》、《32种专病护理规范》，对临床服务具有现实指导意义；指导制定的《医院肿瘤化疗指》，对规范肿瘤化疗、提高医疗质量、保证医疗安全起到了极大的推动作用。近年来，他在省级以上核心期刊上发表理论文30余篇。

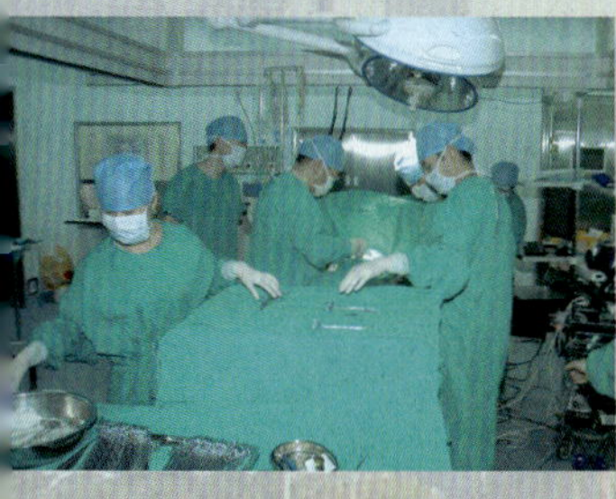
江苏省重点学科肺移植外科
成功进行非体外循环下双肺移植术

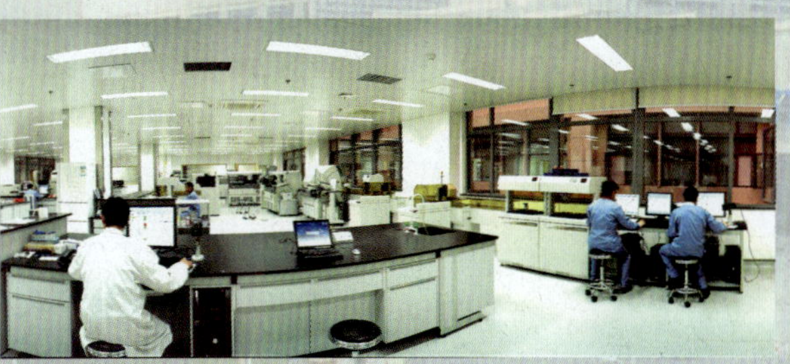
贝克曼实验室自动化系统

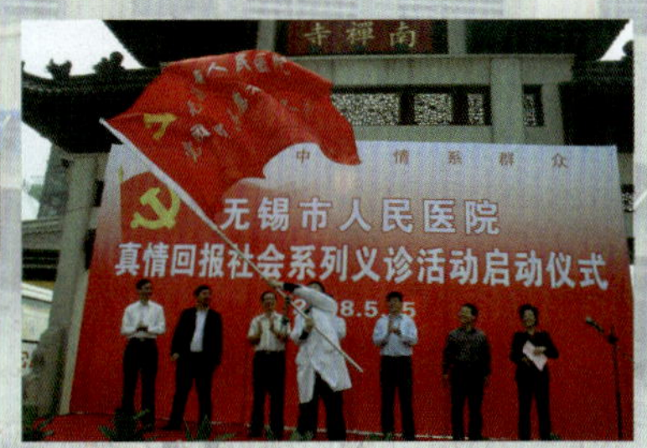

创新开展“党在心中 情系群众”党团员志愿者活动

常熟市第二人民医院

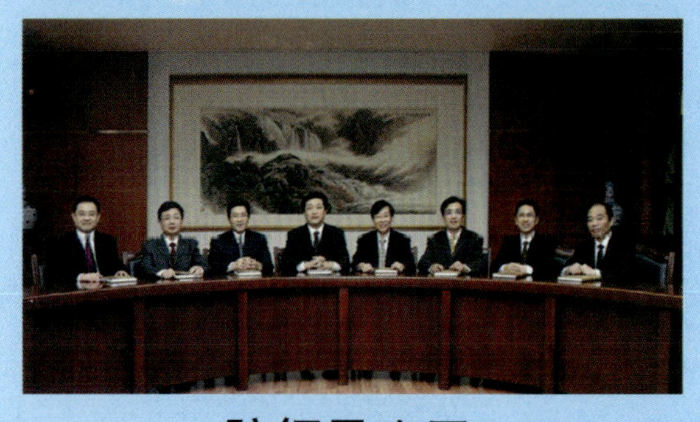

院领导班子

江苏省常熟市第二人民医院暨扬州大学第五临床医学院是一所集医疗、教学、科研、预防保健为一体的综合性医院。现实际开放床位 1000 张；职工 1100 余人，其中中高级医技人员 200 余名；年收治住院病人 3 万余人次，门急诊 88 万余人次，完成各种正规手术 1.4 万余台，无论是医院规模还是工作量均居省内同级同类医院前列。

医院总建筑面积 5.6 万余平方米，现已形成以总院为核心，两所分院为侧翼，四所卫生院为幅射的整体布局。医院科室完备，共设脑科中心、骨科中心急救中心、内科、外科、眼科、耳鼻喉科、口腔科、皮肤科、中医肿瘤科、感染科等 23 个临床专科，16 个医技科室。其中骨科、神经外科、神经内科、眼科是苏州市临床重点专科，急救中心？心血管内科、呼吸内科、感染科是常熟市临床重点专科，泌尿外科、肾内科、腹腔镜中心、介入中心、口腔科、核医学科等是常熟市优势学科。

医院坚持科教兴院的发展战略，积极开展学术交流，加强与国内外医院的交流和互访，已先后成为日本绫部市立病院友好医院、上海市第六人民医院合作医院，复旦大学医院管理高级研修项目“名院之旅”优秀合作单位；同时狠抓技术培训，抢筑人才高地，造就出一批专科人才和学科带头人，优化了人才队伍的知识结构和梯次配备，加快了医学技术与国内先进水平接轨的步伐，医疗技术上“新品”叠出。已开展脑血管病的介入治疗、脑肿瘤的显微手术、颅内肿瘤的切除术、断指再植术、胸腹腔镜术、关节镜手术、脊柱手术、经皮冠状动脉成形加内支架植入术、血细胞分离血浆置换术、肾脏疾病的腔镜手术治疗、尿路结石的腔内手术。建院 20 年来，先后有 85 个项目分别获省市科技进步奖，在省级以上专业杂志学术刊物发表论文 1300 余篇，出版医学专著 7 部。

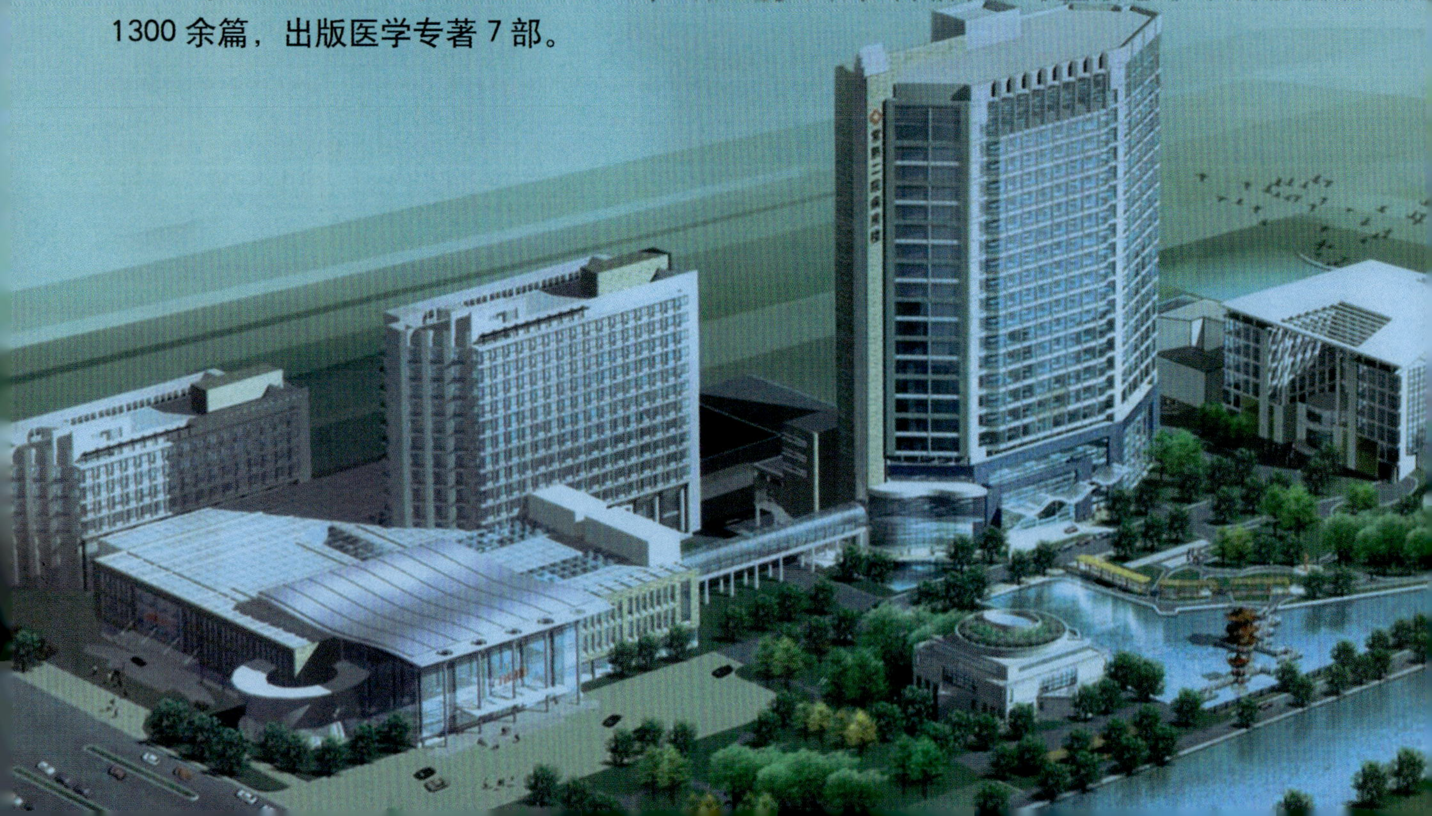

医院注重教学相长，自20世纪90年代初起承担苏州医学院的临床实习带教任务，已先后成为扬州大学医学院附属医院，苏州大学、南京医科大学、江苏大学的教学医院，苏州大学卫生事业管理研究生常熟教研基地，扬州大学第五临床医学院，同时担负着8所医学院校的实习教学任务，教学工作深受各教学医院好评。

医院设备先进。自1989年12月引进第一台360万元德国西门子CT以来，自筹巨资添置了一大批高精尖医疗设备，已拥有国际先进的GE CT、1.5TGE高配置磁共振、DSA、数字胃肠机、DR、CR、多台大型全自动化学分析系统、内生场热疗仪、准分子激光治疗仪、Vivid7彩超等百万元以上大型设备，还拥有大型C臂X光机、乳腺X光机、血球分析仪、时间分辨荧光免疫分析仪、三晶片腹腔镜等高档设备。

医院医务人员始终坚持“以人为本，科技创新，倡导健康新概念”的二院理念，以病人为中心，以满意为目标，大力弘扬“病人至上，救死扶伤”的精神，建立了适应现代医学模式的服务体系。院内实行信息化管理；门诊实行“无假日门诊”、“无午休门诊”；推行病人选择医生制；对病人实行院前、院中、院后全过程一条龙服务，建立了急诊绿色通道，实行“黄马甲”陪诊服务，满足了病人不同层次的医疗保健服务需求；病区实行主诊医师负责制、主管护师负责制，改善了服务态度，提高了服务质量；后勤服务中心实行24小时值班制，设立“1100”服务热线电话，集中统一调度，服务快捷、高效。医院发展充满活力，也使病人真正得到了实惠，同时赢得了各级领导的赞许和广大市民的好评。医院先后荣获常熟市文明单位、苏州市文明医院，苏州地区先进在层党组织，常熟市科技进步先进集体，苏州市和常熟市二级“白求恩杯”优胜单位，苏州市物价AA级示范单位、苏州市科技进步先进集体、常熟市价格诚信单位、江苏省文明单位、江苏省医疗卫生标兵示范单位、2007年度常熟市“零投诉”企业等荣誉称号。

医院正积极朝着早日实现两个“率先”的目标，按照“三甲”标准，争取早日把医院建成一家医疗环境（绿色环境）零污染、医患关系（绿色服务）零距离、医疗保障（绿色管理）零障碍的绿色医院，成为一家集临床、教学、科研、预防、现代物流、信息流为一体的智能化、信息化、国际化医院。

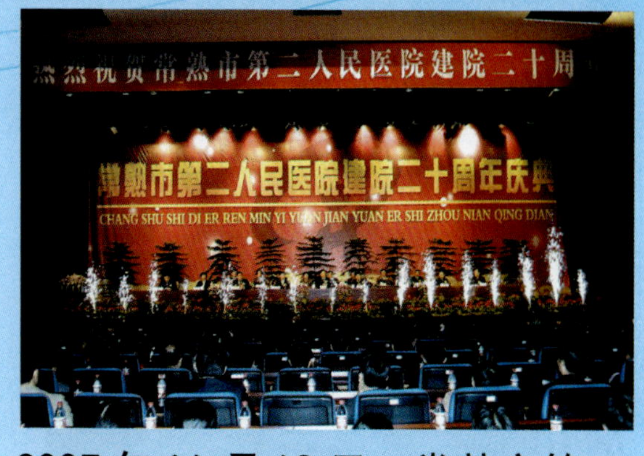

2007年11月18日，常熟市第二人民医院建院二十周年庆典在常熟国际饭店隆重举行

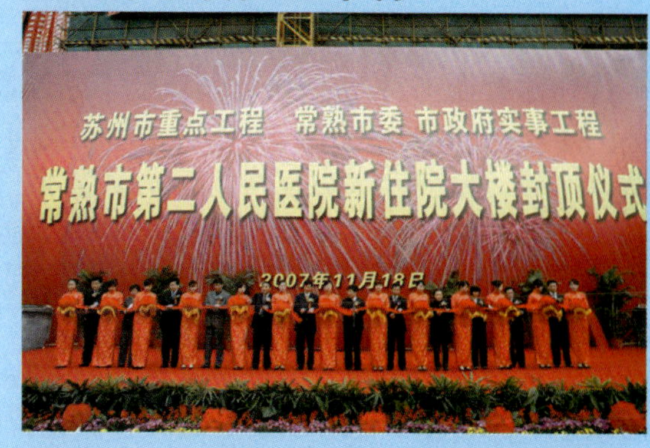

2007年11月18日，苏州市重点工程、常熟市委市政府为民办实事工程——市二院21层新住院大楼封顶仪式隆重举行

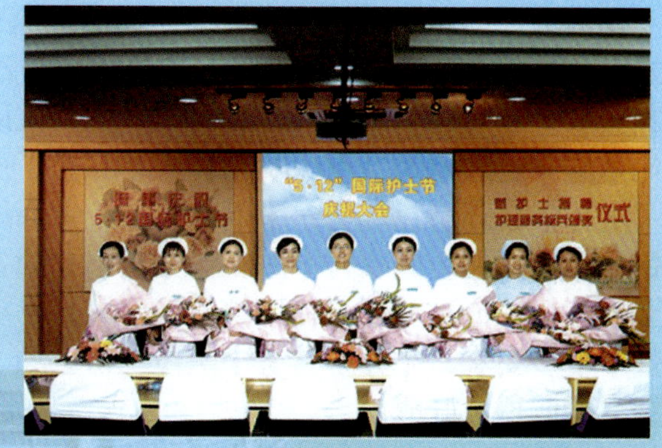

医院文化

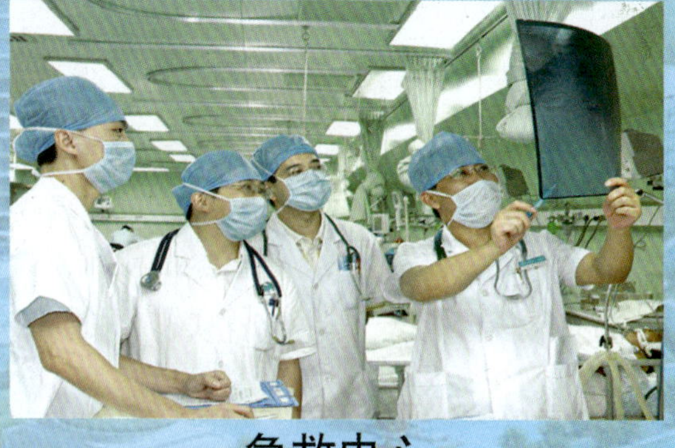

急救中心

昆山市中医医院

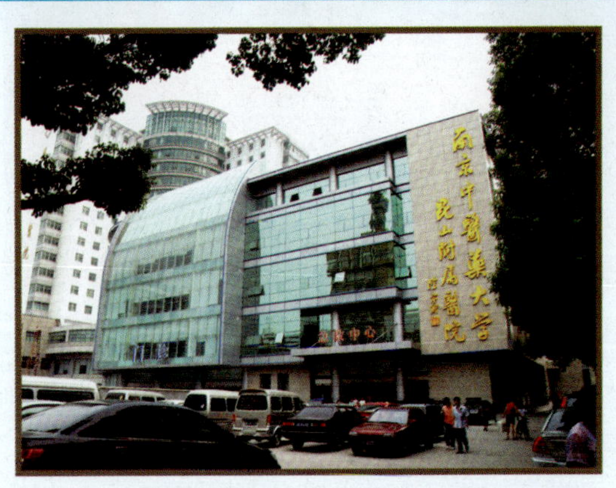

江苏省昆山市中医医院是一所以中西医结合为主要特色的综合性二级甲等中医院，医院先后获得全国文明单位、全国示范中医院、全国卫生系统先进集体、全国青年文明号、江苏省首批基本现代化中医院等荣誉称号，是南京中医药大学昆山附属医院以及上海中医药大学等多所高等院校的教学医院。

2007年，医院以医院管理年活动和创建平安医院两大载体，在精神文明建设、医疗质量建设、中医药特色建设、效率效能建设四大方面，围绕全院25项重点工作，务实创新，推进了各项事业又好又快地发展。2007年，医院门急诊130万人次，出院病人2.2万人次。

优化医疗服务环境，群众满意度不断提高。2007年医院新门急诊大楼投入使用。门急诊共18000平方米，共5层，每层均有挂号收费处，同时开放22个窗口，11个就诊区域，每个诊区均有独立的候诊空间。新门诊在全市率先启用了电子分诊叫号系统，良好的就医环境和信息化管理极大地缓解了病人“看病难”和“排长队”现象，广大市民对医疗服务的满意水平明显提高，医院荣获2007年度全省卫生行风先进集体、平安苏州先进单位等荣誉称号。

加强学科内涵建设，医疗技术水平有效提升。2007年医院组建了急救中心，实行抢救室、急诊室、急诊病房、ICU一体化管理，畅通了绿色通道，提升了急救能力，急救中心被省中管局列为省级中医药应对突发公共事件能力建设项目；为加强学科建设，医院对骨科中心进行了资源整合，实行专业细分，使人才队伍向专业化发展，骨科中心还与妇产科共同被列为省级重点专科建设周期。2007年共组织申报各类科研课题25项，5项科技项目成功结题并通过鉴定，1项科技项目获昆山市科技进步三等奖，3项科技项目获2007年度苏州市科技进步奖。

提高人才队伍素质，技术梯队结构更趋合理。目前全院794名医务人员中有博士2名、硕士47名，高级专业技术职务57名，省名中医1名，省“333工程”培养对象2名，苏州市拔尖人才3名。2007年，医院被确定为“国家中医药管理局国际交流合作基地”，这也为今后医院培养人才开拓了更广阔的平台。

发挥中医药特色优势，中医药科教研中心地位得到巩固。努力发挥龙头作用，积极参与“创建全国农村中医工作先进市”的各项工作，充分发挥“名老中医工作室”的优势，通过“师带徒”培养接班人，并举办“西学中”培训班，共有55名中医骨干下乡支农，举办了具有中医传统特色的“膏方节”等活动，大力弘扬中医药传统文化取得良好成效。

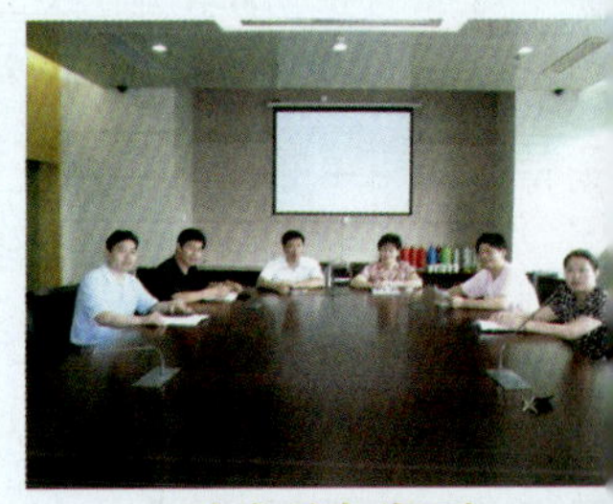

院领导班子

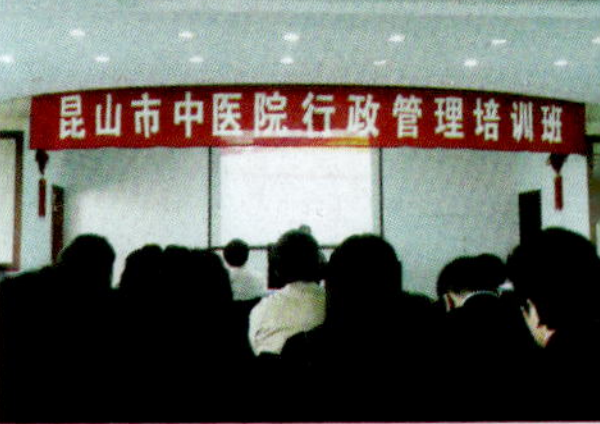

行政管理培训班，提升干部队伍素质

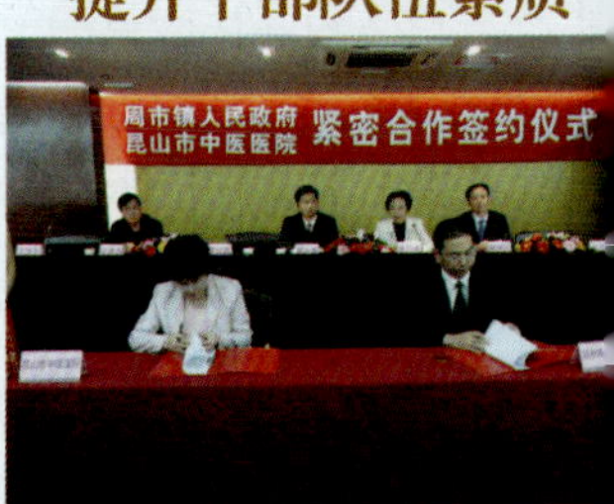

合作医院签约

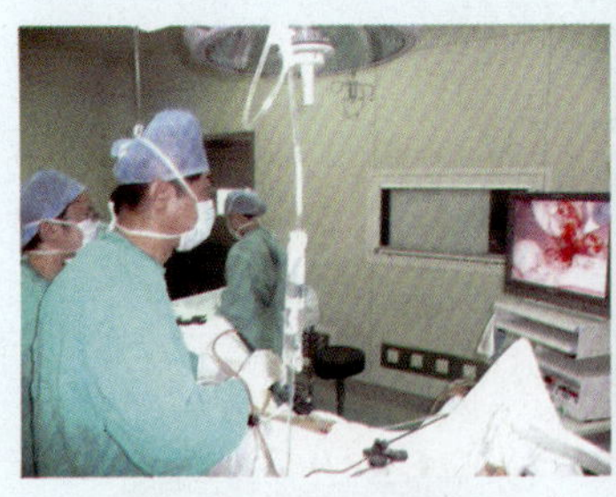

先进的诊疗技术

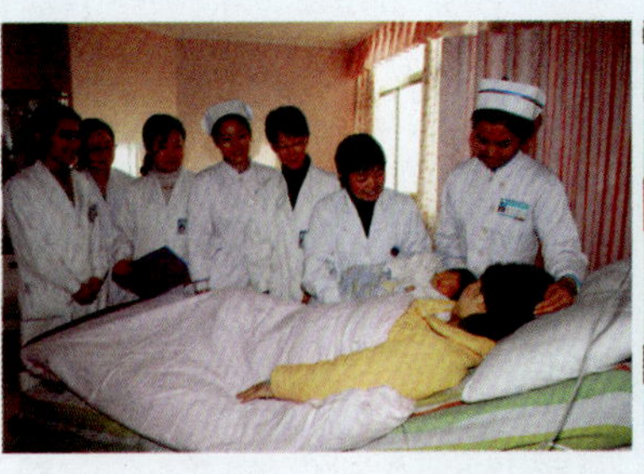

优美舒适的家庭式产房

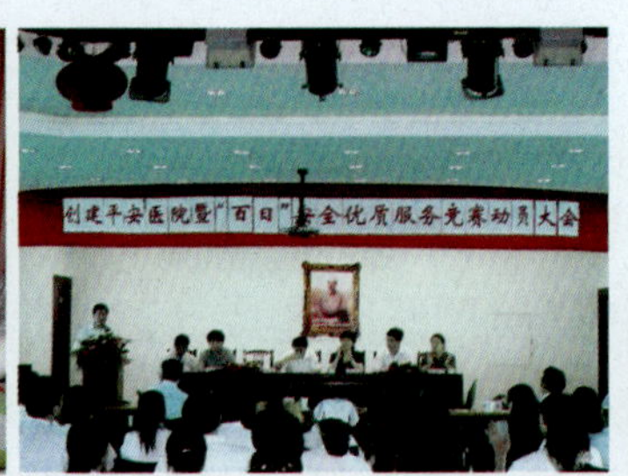

百日安全优质服务竞赛行动

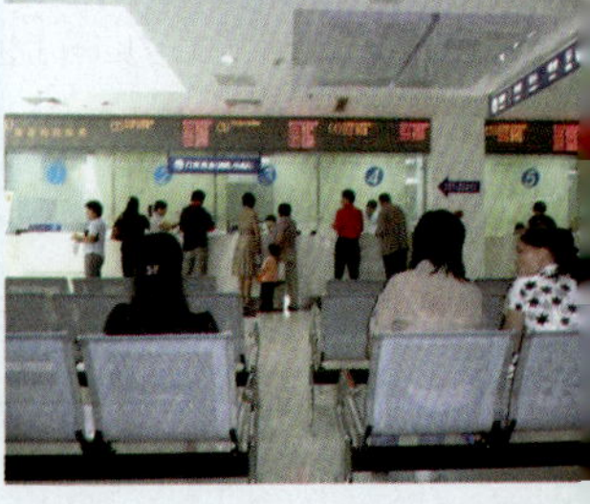

启用电子分诊、叫号系

张家港市第一人民医院

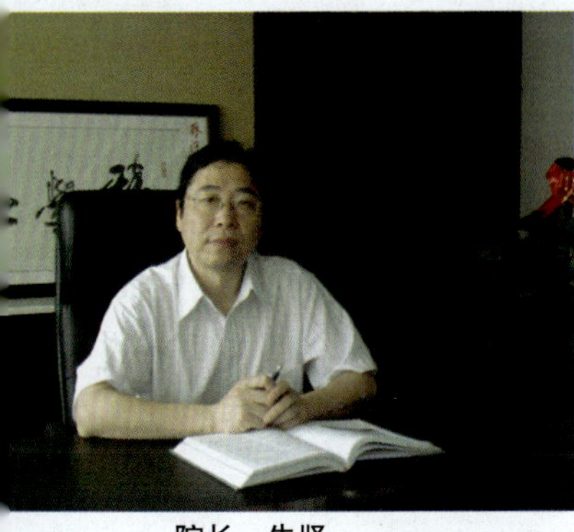
院长：朱贤

江苏省张家港市第一人民医院是张家港市最大的综合性二甲医院，是苏大附属医院，是上海中山医院、南京心血管病医院的技术合作中心，是南京医科大学、江苏大学、南通大学、徐州医学院的临床教学医院。骨科、妇科是苏州市重点专科，肿瘤科、神经外科、神经内科、骨科、妇产科、新生儿科、消化内科、内分泌科、心血管内科、口腔科、胃肠外科、眼科、ICU是张家港市重点建设专科。

医院年门急诊病人60万余人次，出院病人2.7万余人次。在职职工1140人，其中卫技人员1008人。医院人才结构合理，拥有苏州市名医1人，张家港市名医5人，市优秀学科带头人13人，高级技术职称135名，医学硕士33名，医学博士3名。

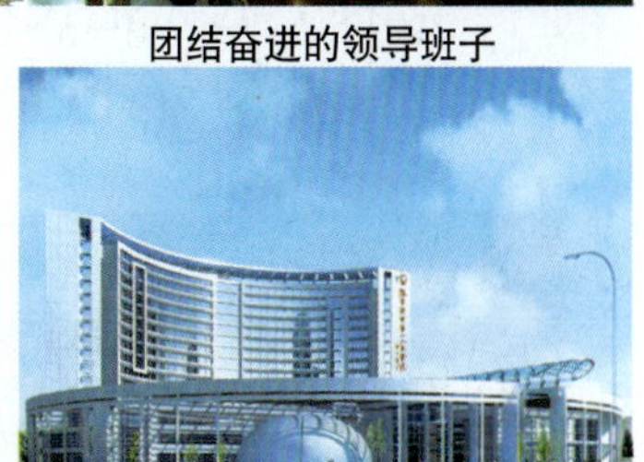
团结奋进的领导班子

医院技术水平领先，开展了颈、胸、腰椎前后路手术，关节置换术，断指再植和手指再造术，腹腔镜下普外科，妇科的多种微创手术，肺癌的全肺切除和支气管袖型切除，食段癌的根治，经尿道前列腺、膀胱肿瘤电切电汽化术，输尿管镜气压弹道碎石术，冠状动脉造影术，永久工心脏起搏器埋置术，肝肾囊肿、肿瘤的各种介入治疗，超声乳化治疗白内障，ERCP等技术项目。有多项江苏省卫生厅医学新技术引进奖、苏州市“双杯”奖、张家港市科技进步奖。

近年来，医院十分注重“以病人为中心”的服务理念。建立了公示制度、医患沟通制度、一日清单制度、外行风监督制等一系列服务内容，使医院的每一项医疗行为都置于病人的监督之下。医院开展了医患一对门诊“一站式”、专职导医服务，坚持三合理规范治疗，医院综合满意度有新的提高，连续三次在苏州市以上综合性医院的出院病人满意度调查中名列第一，在苏州市参加全省百家医院民主评议行风活动的医院议名列第一，在苏州市二级医院2007年底医疗质量考核中名列第一。并先后获得省行风建设先进集体，省系统先进集体，省级“巾帼示范岗”明星岗，苏州市、张家港市文明单位，张家港市十佳诚信建设示范窗荣誉称号。

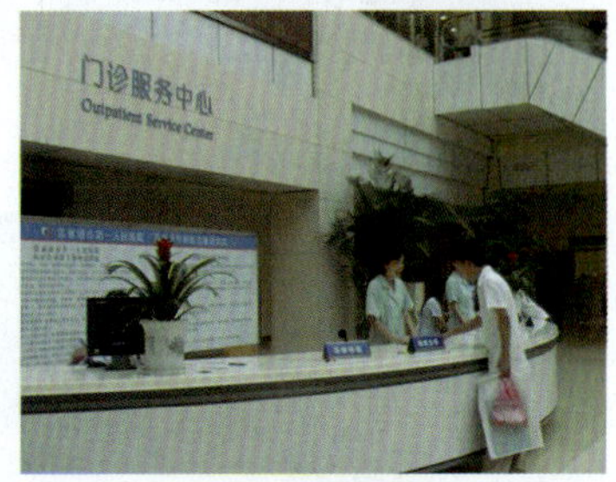
新医院大楼

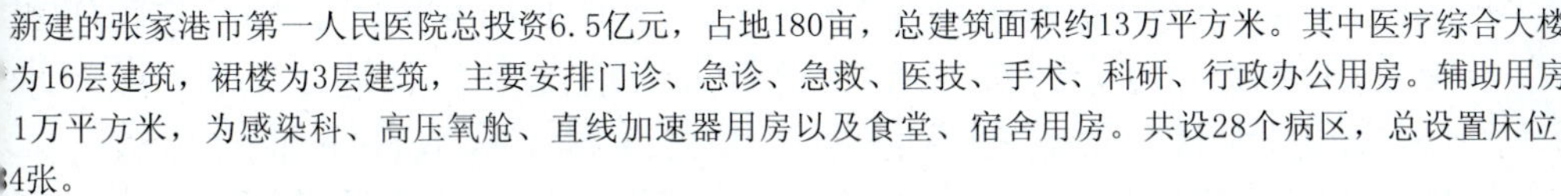
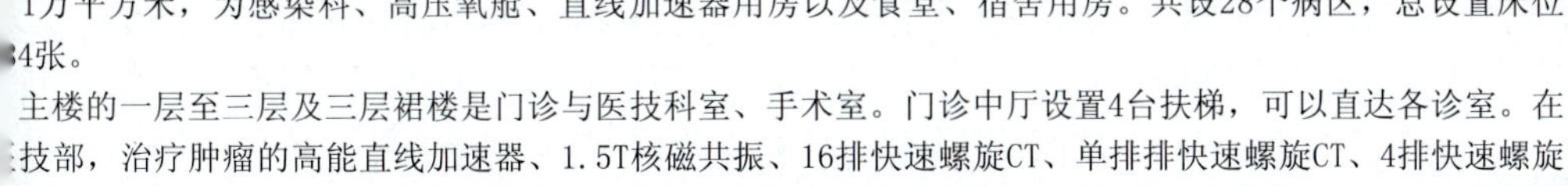
新建的张家港市第一人民医院总投资6.5亿元，占地180亩，总建筑面积约13万平方米。其中医疗综合大楼为16层建筑，裙楼为3层建筑，主要安排门诊、急诊、急救、医技、手术、科研、行政办公用房。辅助用房1万平方米，为感染科、高压氧舱、直线加速器用房以及食堂、宿舍用房。共设28个病区，总设置床位4张。

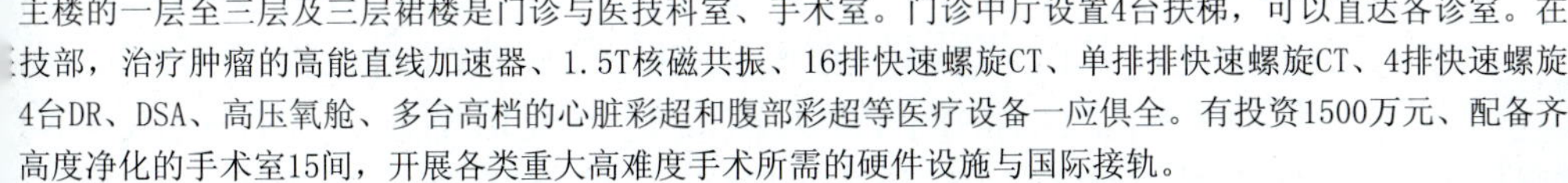
主楼的一层至三层及三层裙楼是门诊与医技科室、手术室。门诊中厅设置4台扶梯，可以直达各诊室。在技部，治疗肿瘤的高能直线加速器、1.5T核磁共振、16排快速螺旋CT、单排排快速螺旋CT、4排快速螺旋4台DR、DSA、高压氧舱、多台高档的心脏彩超和腹部彩超等医疗设备一应俱全。有投资1500万元、配备齐高度净化的手术室15间，开展各类重大高难度手术所需的硬件设施与国际接轨。

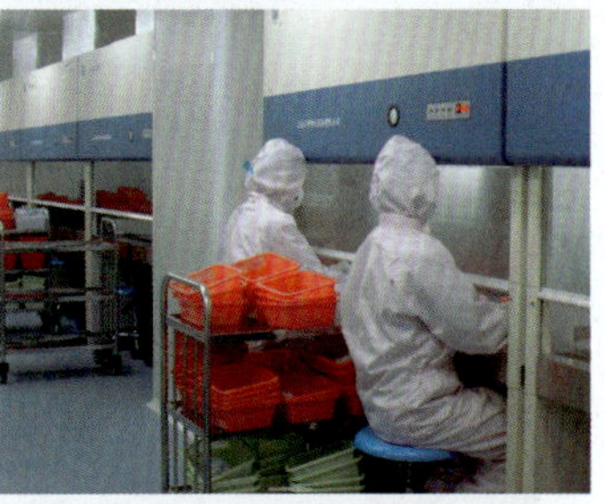
门诊服务中心

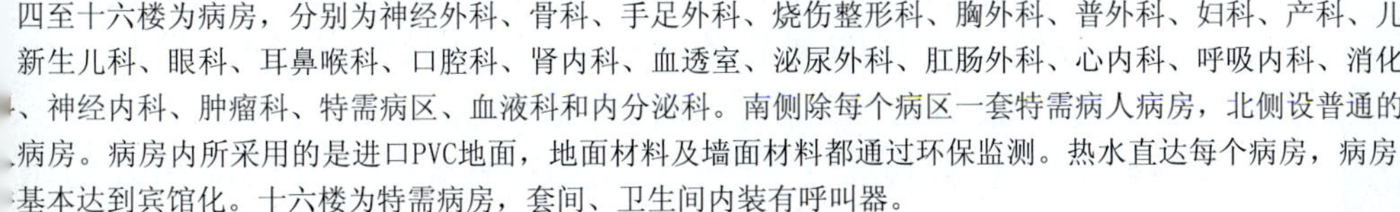
四至十六楼为病房，分别为神经外科、骨科、手足外科、烧伤整形科、胸外科、普外科、妇科、产科、儿新生儿科、眼科、耳鼻喉科、口腔科、肾内科、血透室、泌尿外科、肛肠外科、心内科、呼吸内科、消化、神经内科、肿瘤科、特需病区、血液科和内分泌科。南侧除每个病区一套特需病人病房，北侧设普通的病房。病房内所采用的是进口PVC地面，地面材料及墙面材料都通过环保监测。热水直达每个病房，病房基本达到宾馆化。十六楼为特需病房，套间、卫生间内装有呼叫器。

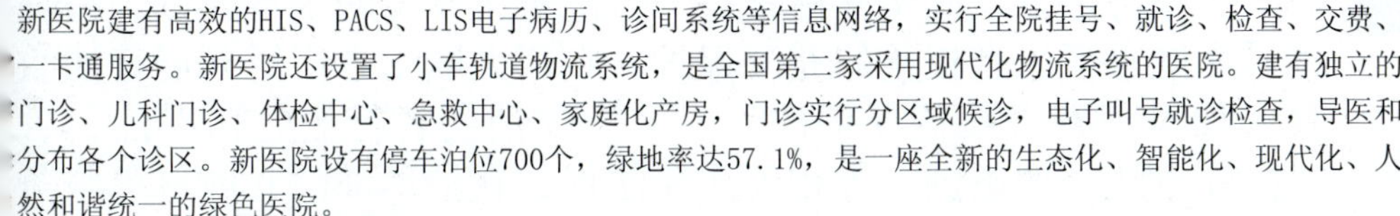
新医院建有高效的HIS、PACS、LIS电子病历、诊间系统等信息网络，实行全院挂号、就诊、检查、交费、一卡通服务。新医院还设置了小车轨道物流系统，是全国第二家采用现代化物流系统的医院。建有独立的门诊、儿科门诊、体检中心、急救中心、家庭化产房，门诊实行分区域候诊，电子叫号就诊检查，导医和分布各个诊区。新医院设有停车泊位700个，绿地率达57.1%，是一座全新的生态化、智能化、现代化、人然和谐统一的绿色医院。

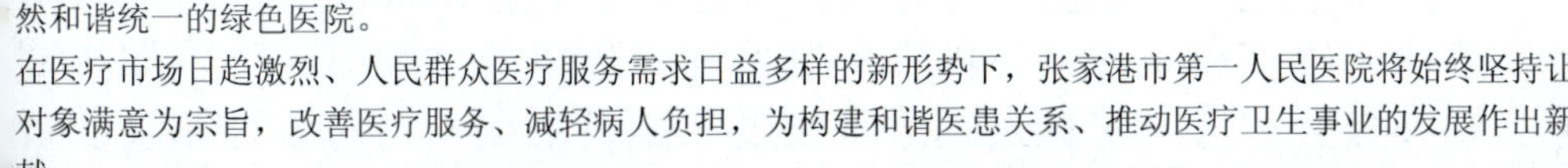
在医疗市场日趋激烈、人民群众医疗服务需求日益多样的新形势下，张家港市第一人民医院将始终坚持让对象满意为宗旨，改善医疗服务、减轻病人负担，为构建和谐医患关系、推动医疗卫生事业的发展作出新献。

静脉输液配置中心

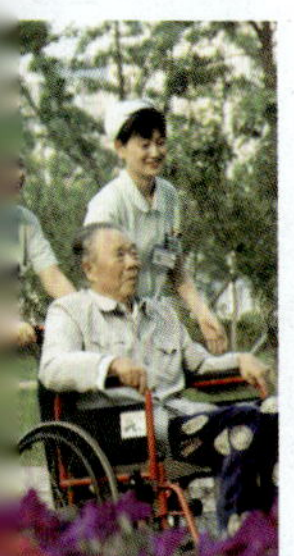
员陪病人散步

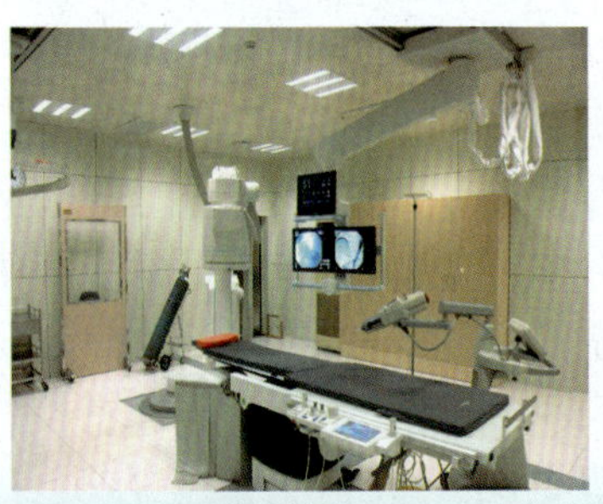
DSA（新）

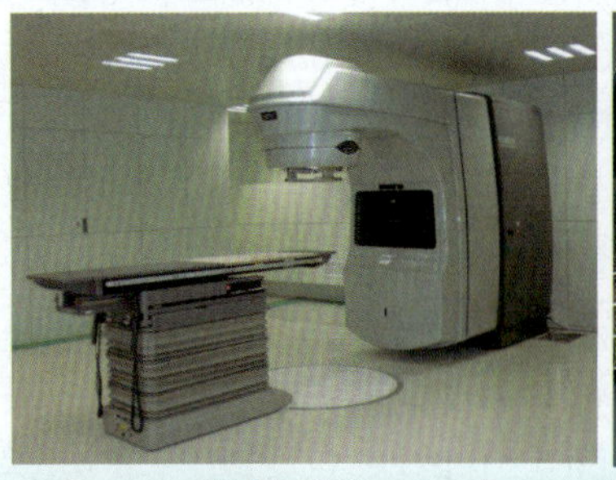
直线加速器

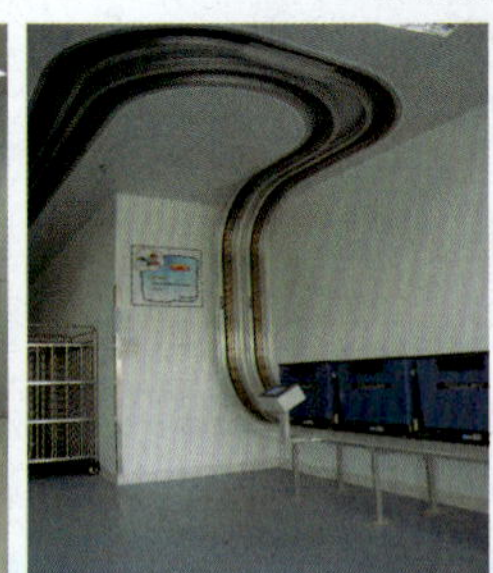
小车轨道物流系统

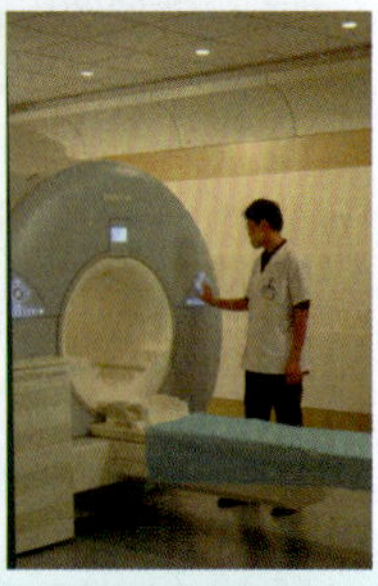
1.5T核磁共振

江苏省海安县人民医院

关注民生构建和谐　实现发展又好又快

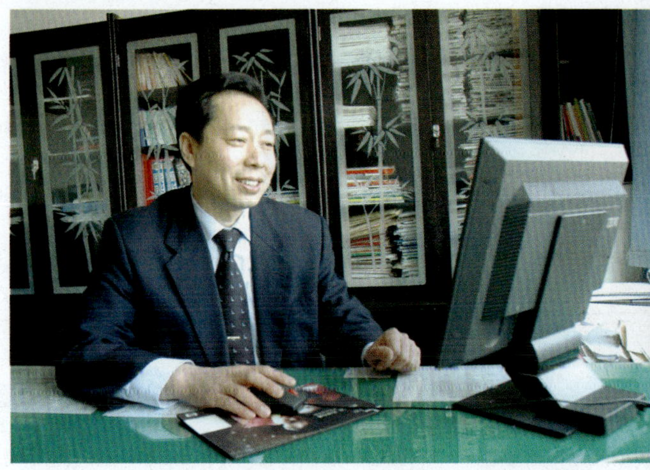
院党委书记、院长：周广鑑

江苏省海安县人民医院始建于1950年，已走过半个世纪的沧桑历程，现已发展成为技术力量雄厚、设备先进、功能齐全、管理一流、花园式的国家级二级甲等医院、爱婴医院、南通大学附属医院。医院占地面积63000平方米，总建筑面积88800平方米，现有编制床位700张，实际开放床位800张。年门诊28万人次，收治住院病人2万多人次。医院先后被评为省爱国卫生先进单位、江苏省文明医院、省十佳医院、省卫生系统先进集体、全国卫生系统先进集体。

党的十七大把民生问题列入党的施政方针。海安县人民医院在贯彻落实党的十七大精神，急百姓之所急，想百姓之所想，通过切切实实为民办实事，把维护人民健康权益放在心头，体现了改善民生、病有所医和增进健康的宗旨。

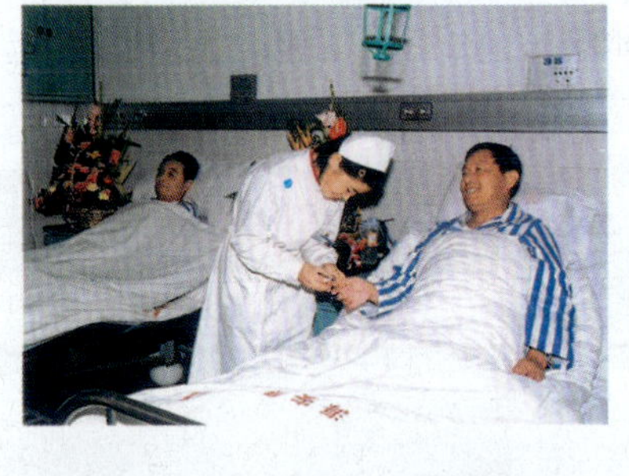

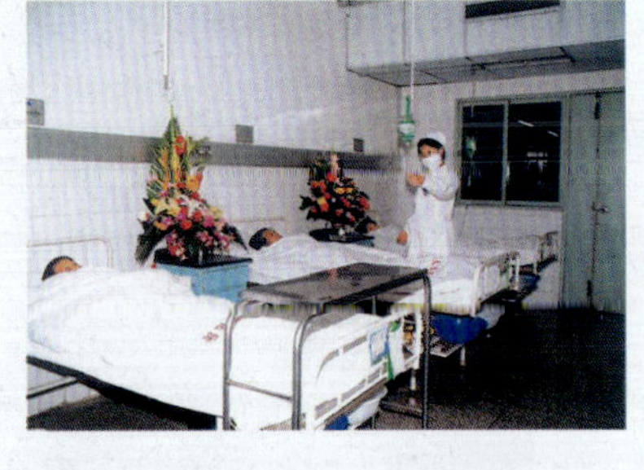

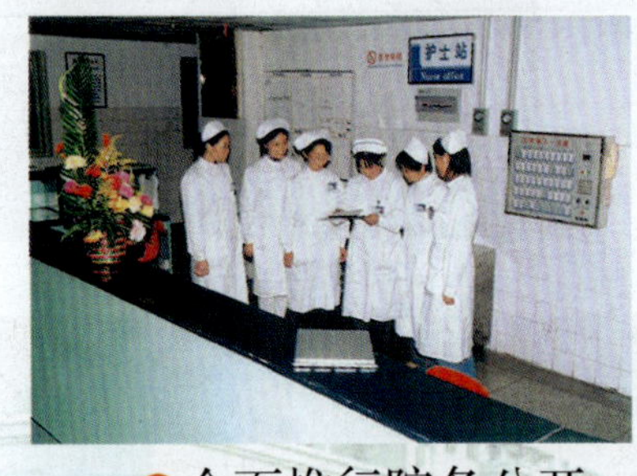

●缓解群众“看病难”、“看病贵”问题。一是优化就医环境。这几年通过努力，兴建了6000平方米医技楼、11000平方米现代化门诊楼、3800平方米地下停车场，改造了14400平方米的老病房大楼及急诊楼、传染科楼，在经费紧张的情况下，兴建了29800平方米16层病房大楼，并已投入使用，大大缓解了病人住院难的矛盾。二是加强内部管理。结合创建基本现代化医院、医院管理年活动、创建无红包医院以及医药购销领域商业贿赂专项治理工作的开展，采取了一系列举措。医院每门诊人次收费出现负增长，出院病人平均医药费用实现零增长。充分表明医院采取多项措施为患者“减负”取得了显著成效。三是增强服务意识。成立门诊、病房、急救三个服务中心，整合服务人员，确保绿色通道畅通。

●重视患者权益保护。海安县人民医院奉行“一切以病人为中心”的服务宗旨，诚实守信是每一位医务工作者的基本原则，医院领导高度重视患者权益的充分保护，在广大职工中广泛开展普法教育，如《消费者权益保护法》、《欺诈消费者行业处罚办法》、《医疗事故处理条例》等相关法律法规，在护理部门开展星级服务活动，建立和完善了各种服务制度和管理机构，编有《医院职工奖惩办法》、《海安县人民医院制度、职责汇编》，对各种制度职责和相关的法律法规进行定期、不定期的宣传培训和考核，以提高海安县人民医院的服务理念，让广大在医院进行医疗消费的人充分体会到是一个诚信医院，具有充分的知情同意权。

●全面推行院务公开。成立院务公开领导组，继续推行院务医务公开工作，下发院务公开实施方案。通过口头、书面、会议专栏、报纸、文件、橱窗、显示屏、咨询台、意见窗等多种形式进行公开。公开的主要内容包括药品、检查、治疗手术等项目的公示以及病员出院一日清单；对基建项目、仪器设备、后勤物资以及耗材严格实行招标采购；对职工考核结果、评先、职称晋升进行公示，对中层干部竞聘上岗、主诊医生竞聘、全员竞聘上岗均进行公示，在县纪委的全程参与指导下进行。

江苏省海安县人民医院

关注民生构建和谐 实现发展又好又快

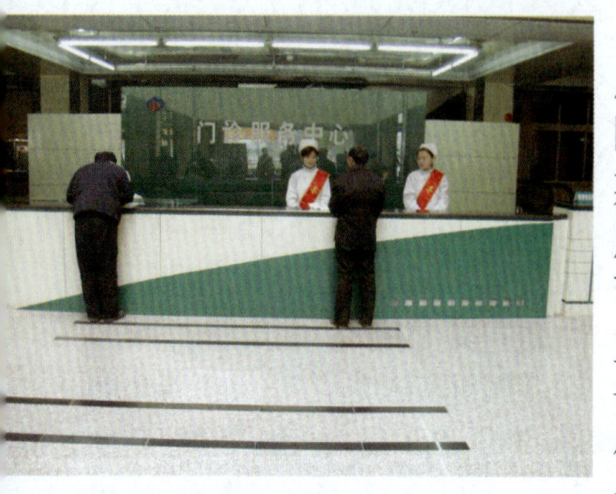

●狠抓医疗质量管理。严格执行医疗操作规程，规范有序地开展医疗活动。（1）加强督查。每周一由分管院长带队进行医疗督查，发现问题及时沟通、整改；每月进行不定期医疗质量检查；每季度全院性医疗质量综合性检查；每季度抽病历送兄弟医院评审；（2）及时反馈。每月召开临床可主任会议，每季度召开全院临床医生会议，研究解决临床工作中医疗质量问题，及时通报医疗质量检查情况，严格点评到主诊组及人；（3）落实措施。新处方管理办法落实到位；加强外出会诊管理；严格执行江苏省抗生素管理规范；临床用血科学规范，成份输血接近100%，未发生输血安全事故；依法处理医疗纠纷并及时上报，规范有序开展临床活动。

●进一步完善急救体系建立，提升医疗应急能力。组织编写了《海安县急救站服务管理规范》、《海安县人民医院突发公共事件急救体系》包括群体伤害事件、化学中毒突发事件、急性食物中毒、人感染猪链球菌、人间禽流感等应急预案，成立指挥组、办公室、医疗护理救护组、后勤保障组。实施常抓不懈，确保绿色通道畅通。在16名患者河豚鱼子中毒、21名患者氨气中毒、5.31特大交通事故等突公共发事件中，反应及时、措施得力、成效显著，树立了良好的社会形象。急救中心护理组被评为省巾帼文明示范岗。

●狠抓安全目标管理。医院按照卫生部及省厅安全目标管理的要求，结合到美国学习考察的经验，以参加省卫生厅创建安全目标试点单位为契机，制定安全目标实施方案。同时，每年坚持开展医疗安全教育月活动，通过院报、宣传栏和组织开展病案评说、医案说法等系列活动，促进医护人员法制意识的提高。针对隐患进行重点管理。抓好辅助检查的合理性、医疗文件的及时性、病人收治的规范性来消除医疗安全隐患；努力提高医疗文件的内涵质量，严格执行医疗安全奖惩措施。

●推进平安医院创建。医院坚持以邓小平理论和“三个代表”重要思想为指导，全面贯彻落实党的十七大精神，贯彻落实科学发展观，以维护人民群众根本利益为目的，以“构建和谐医患关系”为工作主线，以规范诊疗行为、提高医疗质量、改善服务态度为主要工作内容，建立执业守法、服务优良、优质安全、收费规范、医患和谐、形象良好、人民满意的和谐医院。社会满意度明显提高，收到县领导多次表扬。

●重视社区惠民医疗。一是搞好农民健康工程。积极开展健康教育工作，努力提高全民健康意识。海安县人民医院开设了社区健康教育讲座，制定了社区讲课计划，每逢单月的最后一周六下午开课。开展卫生进社区和卫生下乡活动，有100多名医务人员参加了科普送医下乡和白内障光明行动，近10000名群众得到了健康保健的实惠。二是开展“知名专家知识讲座”活动。组织知名专家分别走进电视台、电台开播健康知识讲座，同时将健康保健知识编印成册，印发到农村群众、基层卫生社区、机关、学校、工矿企业，把健康知识普及千家万户。三是开展近100名医师下基层。与基层医院签订协议，相关医生定期到指定基层医院工作，以实际行动解决农民群众看病难问题。

近年来，海安县人民医院一直坚持一切以病人为中心，努力缓解广大人民群众的“看病难、看病贵”问题，秉承医院公益性职能，更多层面地承担起社会责任。海安县人民医院不到700名工作人员承担了900多个住院病人的治疗任务，大大超过了人事部（1.5:1）的人员配备标准，医务人员的劳动强度和工作压力可想而知，但海安县人民医院全体员工一定会尽最大的努力，为海安人民的健康，为海安的经济发展作出应有的贡献。

江苏省阜宁县人民医院

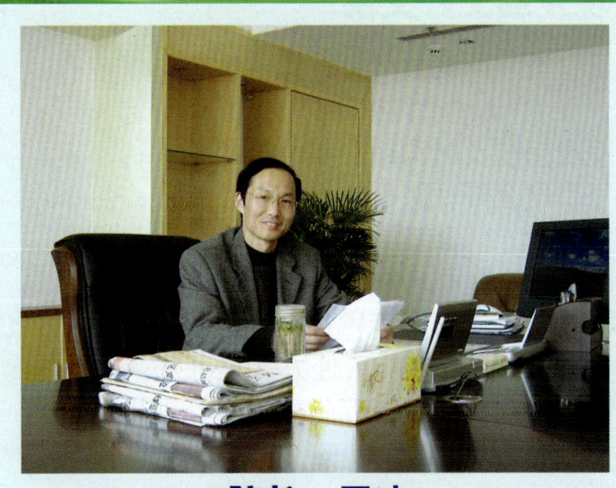
院长：王冰

江苏省阜宁县人民医院暨阜宁县红十字医院始建于1946年，是全县医疗、急救、教学、科研中心，国家二级甲等医院、爱婴医院、南通大学医学院教学医院、省级医保定点医院。

医院占地66.24亩，建筑面积达67300平方米，资产总值1.3亿。医院有高级职称117人、中级职称218人。现有硕士研究生5人。现实际开放床位500张，设24个临床科室、10多个医技科室、15个护理单元。2006年诊疗总人次26万，收治住院病人1.6万余人次，业务总收入7900多万元。医院现有磁共振成像装置、螺旋CT2台、彩色多普勒超声诊断仪、全自动生化分析仪、电子胃镜、800mA胃肠机、人工肾、体外振波碎石机、C臂机等高新诊断、治疗、监护设备150多台（件），设备总值超半亿。2004年6月新病房楼及2006年8月门急诊大楼先后投入使用，标志着医院的硬件设施再上一个新台阶。

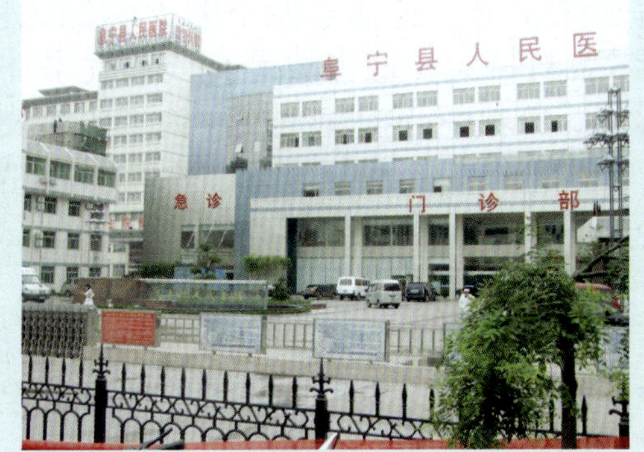

医院外景

近年来，医院紧紧围绕“以病人为中心、以质量为核心”的宗旨，坚持“科技兴院”、“人性化服务”的发展战略和创名院、建名科、出名医的目标，极大地提升了医疗技术服务水平，在专科建设方面取得长足的进步，骨科、心血管内科为盐城市临床重点专科。医院每年开展、引进新技术、新项目20多项，并有多个科研项目获得省、市级科技进步奖和引进奖。医院除具备“二甲”医院技术水平外，还开展三级医院部分技术项目：显微矫形，断肢、指再植，脑、肝、肺、胰等重要脏器肿瘤根治，人工心脏起搏器安装，放射和超声介入治疗、肿瘤动脉插管化疗、食道、气管支架置入术、椎间盘刀旋针吸、人工晶体安装、种植牙、五官整容等。

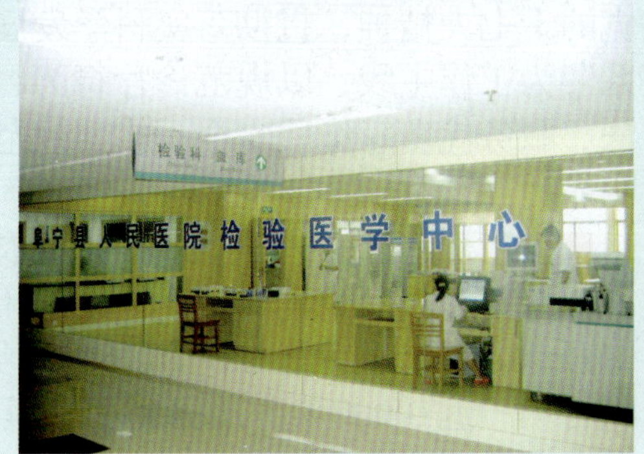

检验医学中心

医院有全国“五一”劳动奖章获得者1名、省劳模2名、县级以上拔尖人才22人。近年来医院积极开展科研项目，荣获部级科技进步奖1项、省级科技进步奖4项、市级科技进步奖9项。每年发表在省级以上刊物的论文有50多篇。阜宁县人民医院竭诚为患者提供“县级医院的收费标准，一流医院的星级服务”。

医院在改革和发展过程中，三个文明建设硕果累累，先后多次被评为省级文明医院、市县文明单位、市县优秀基层党委、市文化工作先进集体、县文明行业等。在2003年抗击“非典”战斗中，全院上下，众志成城，科学防非，成功地救治了一例“非典”确诊病人，成为江苏省率先治愈“非典”病人的县级医院，医院被江苏省委省政府表彰为抗击“非典”先进集体、盐城市总工会授予“五一”劳动奖状、盐城市妇联授予“三八”红旗集体。

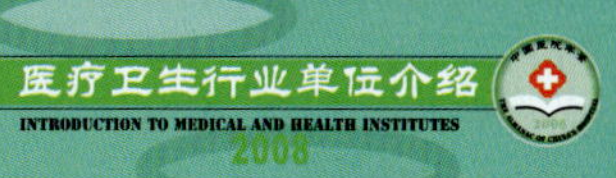

江苏省苏北人民医院

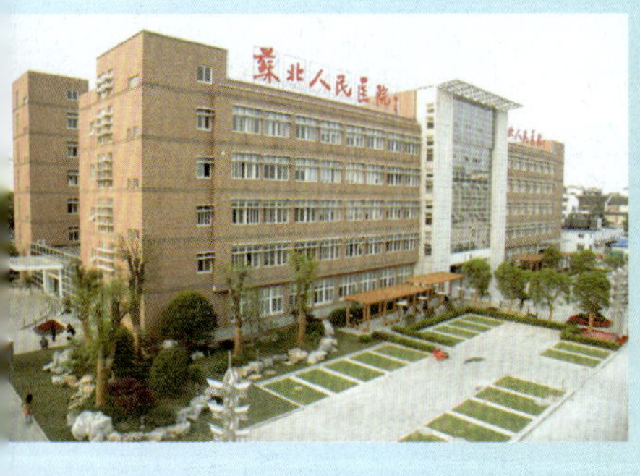

江苏省苏北人民医院又名扬州大学临床医学院、扬州市红十字中心医院，坐落在国务院首批公布的历史文化名城扬州市。它东依古城，西接新区，与扬州大学城相邻，前身为美国人于1900年创办的扬州浸会医院。1994年被卫生部评定为江苏省首批、苏北地区唯一的三级甲等综合性医院，同时也是国家级爱婴医院、卫生部国际紧急救援中心网络医院，是江苏省扬州地区历史最久、规模最大、功能最全的一所综合性医院，也是该地区医疗、教学、科研的中心，并多次获江苏省文明单位标兵、省十佳医院等荣誉称号。医院占地面积10万平方米，建筑面积12万平方米，固定资产总值6亿多元。

医院现有在职职工1673人，其中专业技术人员1492名，副高职称以上人员314名，有博士、硕士193名，先后有10人享受政府特殊津贴，17人被评为省、市中青年专家，9人入选“135工程”和“333工程”培养对象，7人被评为全国及省名中医。医院实际开放床位1500张，承担着本市及毗邻市县千万人口的医疗和保健任务。2007年门急诊病人102万人次，出院病人4万人次，手术病人近1.5万人次。

医院设有职能科室21个，一级专业学科20个，二级专业学科31个，临床教研室、研究室和专业实验室17个，设有32个专科病区，以及ICU等重症监护病房，拥有普通外科、骨科、消化内科、妇产科、血液风湿病科等省级重点专科5个，呼吸内科、心血管内科等市级重点专科16个，博士、硕士点6个，还有临床医学检测、肿瘤放射治疗、放射免疫检测等10多个诊治中心。

医院拥有大批国内外领先的诊疗设备，其中有1.5T双梯度核磁共振、16排螺旋CT、直线加速器、模拟机、DSA、ECT、全自动生化分析仪、多维彩超及超声心动图机、高能超声聚焦刀、准分子激光机、数字胃肠机、DR、乳腺钼靶机等百万元以上设备30多台（套）。

医院每年还承担扬州大学医学院等多所院校大量的临床和理论课教学任务，同时还注重对外合作和交流，与多所国外知名医院、医学中心结为友好医院和诊疗合作中心，选送了近百人到国内外著名医院或医学研究中心进修学习，培养了大批优秀医学人才。

随着医院人才队伍的迅速壮大、学科建设的快速发展和基本建设的逐步完善，开展新技术、新项目的能力得到了大大增强，综合服务的能力也得到了进一步提升，在扬州市及周边地区的影响得到进一步扩大，已成为广大患者就医的第一选择。近年来，承担省、市级科研课题100多项，取得省、市级科技进步奖40余项，在省级以上杂志发表论文数百篇；先后完成新技术、新项目50余项。

近年来，医院按照环境舒适化、设备现代化、信息数字化、诊疗人性化、安全自动化的思路，正在实施总体规划改造，新的门急诊大楼、医技大楼、综合外科病房楼、现代化手术室已建成投入使用，综合内科病房大楼已进入内部装修，不久也将投入使用，院前广场绿化改造工程已经完成，一个科学发展、和谐发展的现代化医院正以崭新的面貌呈现在世人面前。

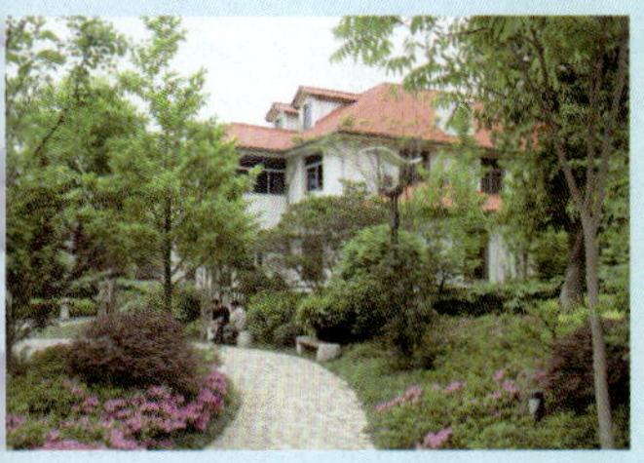

百年老院

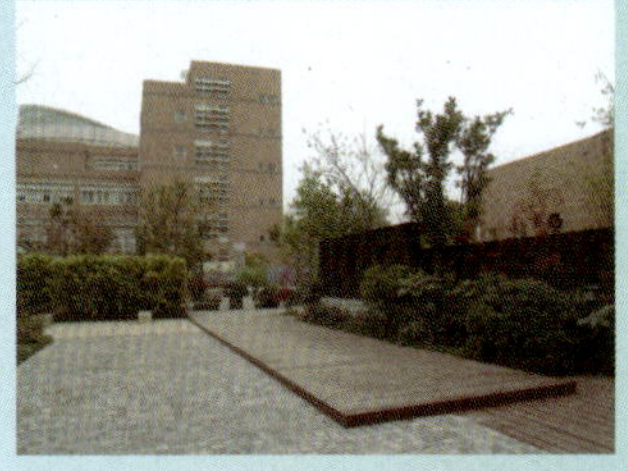

医院绿化一角

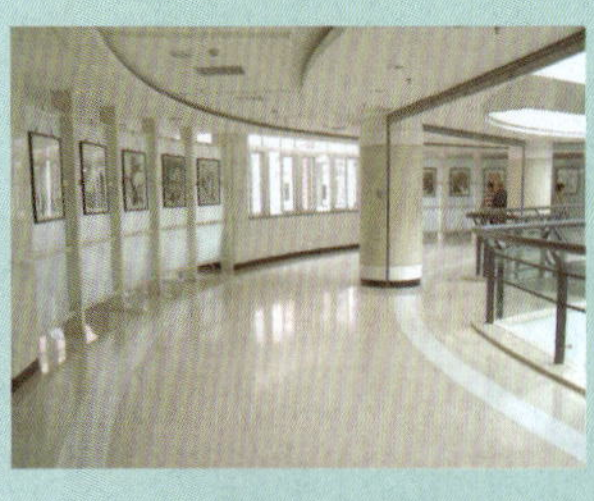

医院文化建设

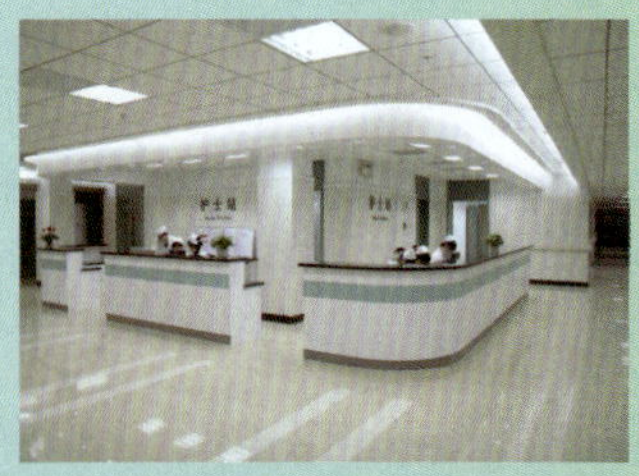

新病房护士站

中国 • 扬州　南通西路98号　　邮编：225001

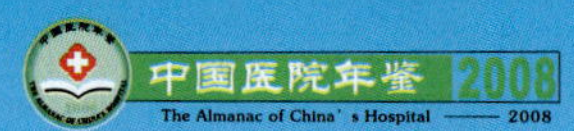

鞍山钢铁集团公司劳动卫生研究所

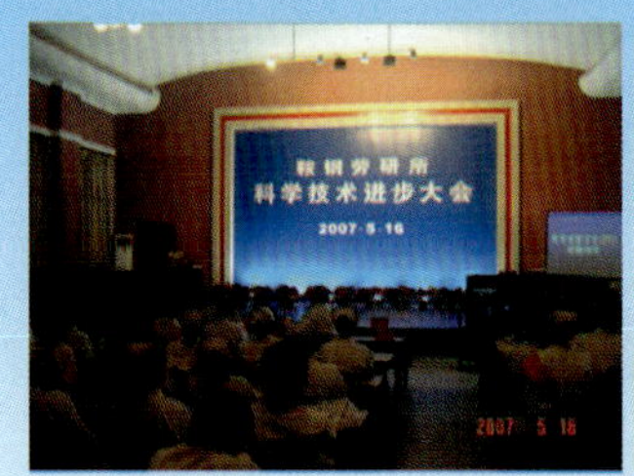

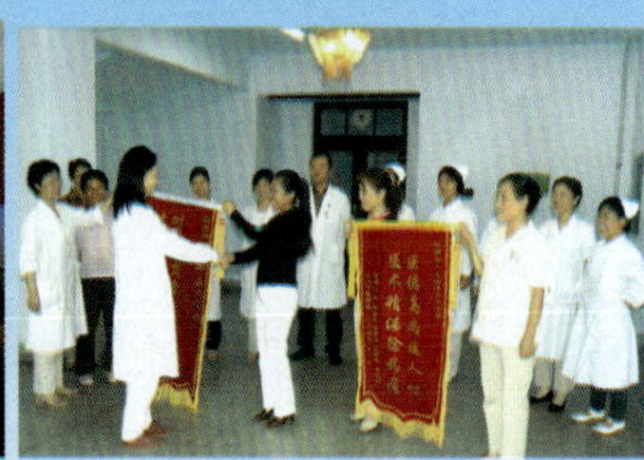
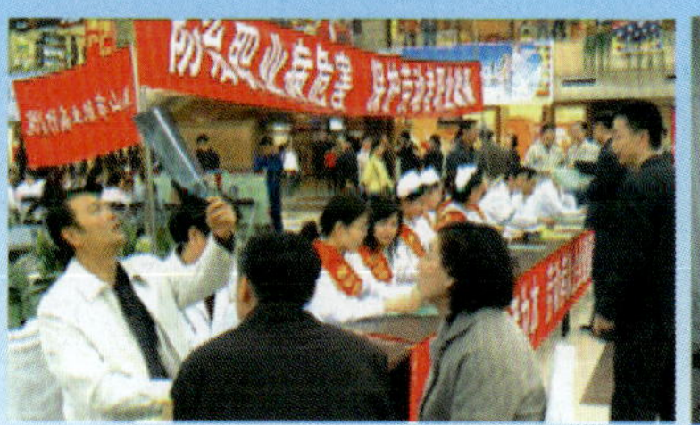
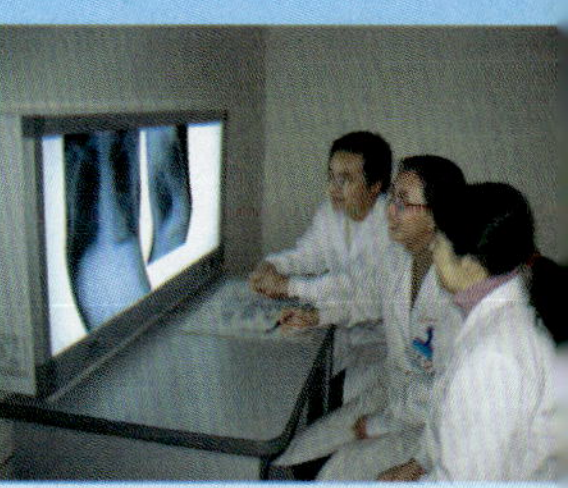

鞍山钢铁集团公司劳动卫生研究所（鞍钢职业病防治院）始建于1951年，是新中国成立后建立的第一家职业病防治专业结构，冶金行业职业卫生科技指导中心。

研究所位于辽宁省鞍山市，地处国家著名风景区千山脚下，与国内玉佛之最——鞍山玉佛山风景区相毗邻。占地面积2.8万平，固定资产原值1871万元。截至2007年在岗职工150人，其中专业技术人员118人，高级专业技术人员26人。

研究所设有职业病科（150张病床）、体检科、职业卫生科、放射卫生科等重点专业科室和国家级专业期刊《工业卫生与职业病》杂志编辑部。现具有卫生部批准颁发的“职业卫生技术服务甲级资质证书”，辽宁省卫生厅颁发的“辽宁省职业病诊断机构批准证书”、“职业健康检查医疗机构批准证书”，面向全社会提供职业卫生技术服务。

在医院管理年活动中，研究所大力推进数字化医院建设，职业病临床系统、职业健康监护体检系统、职业卫生系统、放射卫生系统已顺畅运行，鞍钢职业卫生档案管理系统已初步建成，鞍钢的职业卫生管理工作基本实现了信息化。研究所2006年、2007年被鞍山市政府和鞍钢集团公司授予精神文明单位荣誉称号；2007年在鞍山市总工会、鞍山市卫生局主办的“岗位创业立功”护理竞赛中取得优异成绩，被授予集体优胜奖，有2名护士被授予鞍山市全能护理标兵称号；研究所被集团公司授予2007年度教育培训先进单位称号；体检科获2007年度集团公司文明窗口称号。

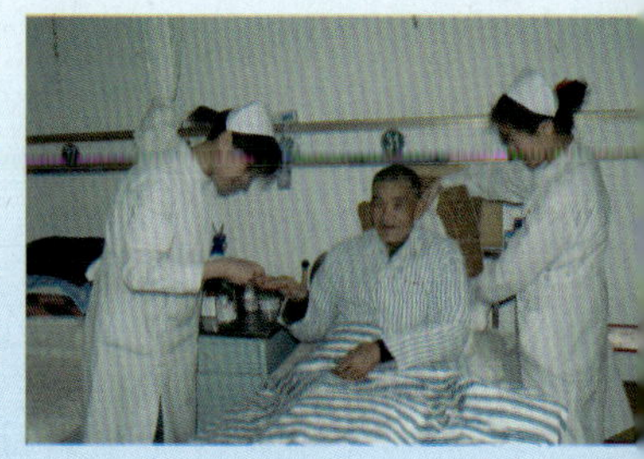
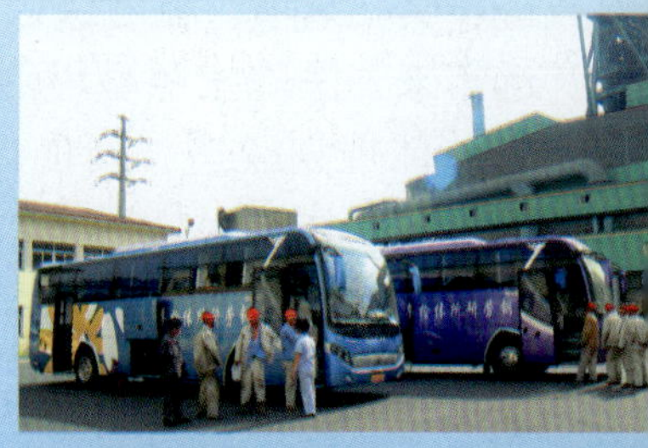

鞍钢劳动卫生研究所本着立足鞍钢、服务社会的宗旨，坚持技术创新、机制创新和管理创新，构建和谐企业，实现健康协调可持续发展。

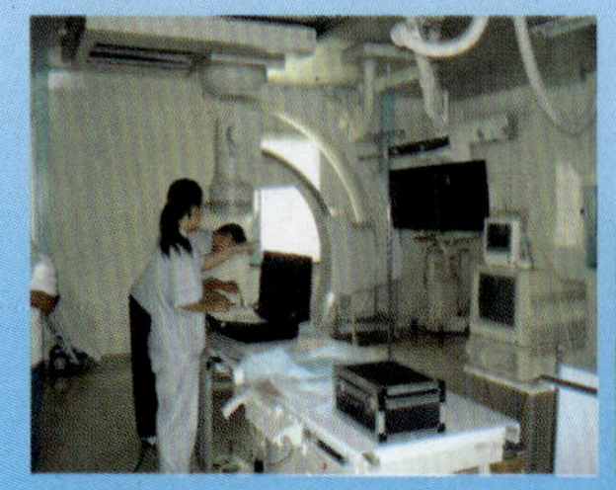
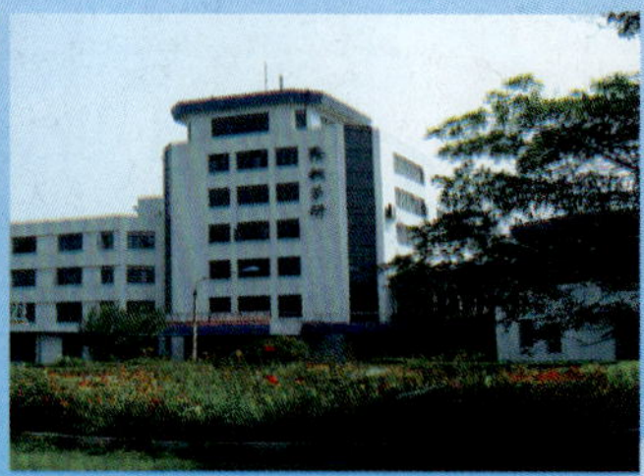
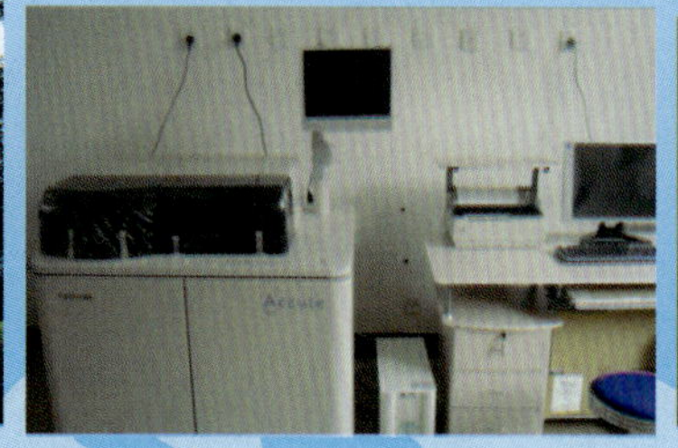
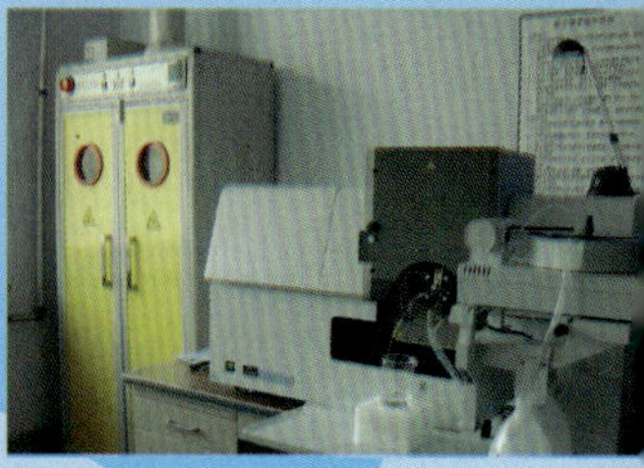

辽阳市第二人民医院

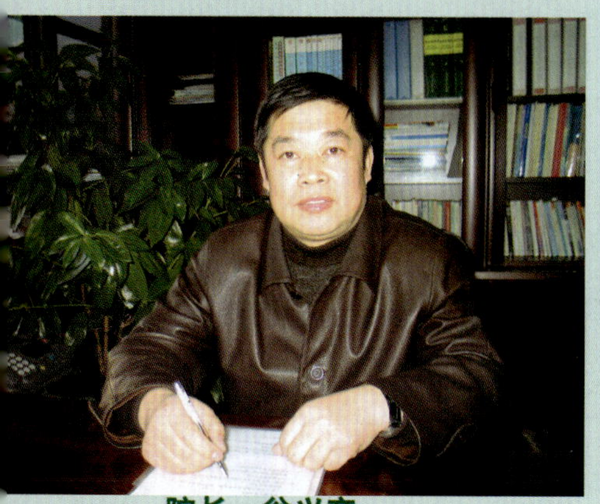

院长：翁兴彦

院长简介：

1983年毕业于中国医科大学儿科系的翁兴彦，从踏入临床医疗行业的第一天起，内心的博爱与仁和便悄然滋长，立志在医疗卫生事业中谱绘出富有自己个性的完美乐章。毕业同年，翁兴彦被分配到辽阳市第三人民医院，曾任科主任、医务科长，1996年任副院长，1998年任辽阳市卫生局局长助理，1999年任副局长，2003年6月兼任辽阳市第二人民医院院长至今。丰富的职场阅历没有让他安于现状，对于多元化医院管理知识的渴求，促使他在职期间攻读了三年学制的中国社会科学院财政学系研究生专业，2002年又成功毕业于清华大学MPA高级培训班。多年来，面对管理的压力、行业的竞争、市场的多变，翁兴彦院长始终没有动摇当初的信念，在创建和谐医院的道路上收获着累累硕果。

2003年6月翁兴彦上任院长后，对医院准确定位，本着扬长避短、优势互补、合理利用卫生资源的原则，发挥医院的整体功能，以达到实现医院快速发展的目的。翁兴彦院长首先提出了“求实、创新、 诚信、自强”的院训精神；坚持“以人为本、以仁治院、管理规范、求真务实”的医院管理理念；推广“博极医源 广洒仁爱”的医院精神；为医院设定了“以为人民健康服务为宗旨，实现一流管理、一流技术、一流服务、一流环境，使医院经济效益和社会效益同步增长，成为本地区一流名院”的宏伟发展目标。他十分重视重点专科建设，重点加强内科、耳鼻喉科、康复科和腔镜中心的建设，打造医院品牌科室，建立“优质、高效、低耗”的运行机不断提高综合院力水平，使医院成为集医疗、教学、科研为一体的综合性、多学科二级甲等医院。在本地区率先开展并通过了ISO9001国际质量认证,使医院管理水平和医疗质量大幅度提高。翁兴彦院长早在2005年就在该院开展了医院文化建设，始终倡导“人文与关爱”的文化理念，经年的不懈努力，医院于2008年4月成功的荣获了全国医院文化建设先进单位称号，他本人获得了全国医院文化建设先进个人称号。在翁兴彦院长领下，医院始终以承担社会责任为己任，多年来为城乡百姓提供高质廉价的医疗服务，对城乡弱势群体给于了人文关爱和政策倾斜，真正体现利于民，服务大众的办院宗旨。

五年来，医院年门诊量从当初的日均600多人次，增至现在日均1300多人次，住院床位使用率从最初的73%增至现在100%以上，业务收入从当初多万增至现在近一个亿。如今，辽阳市第二人民医院在翁兴彦院长的带领下，职工在变化、队伍在变化、技术在变化、服务在变化、形像在变化，的赞誉、支持和信赖随期而至，医院的社会效益和经济效益达到了历史上的最好时期。

医院简介：

辽宁省辽阳市第二人民医院，地处辽阳市中心，历史悠久，创建于上世纪50年代，是一所集医疗、教学、科研、预防、保健于一体的综合性二等医院。医院是国家爱婴医院、中国医科大学教学医院、辽阳市城镇职工基本医疗保险定点医疗机构、辽阳市残疾人定点医院、辽阳市城市特民低保定点医院、辽阳市特困职工医疗救助定点医院、辽阳市职工工伤医疗定点医院、辽阳市医疗急救网络单位、辽阳市法医司法鉴定指定单多家保险公司定点医院。

医院占地2.3万平方米，建筑面积2.65万平方米，总资产近1亿3千万，年收入近一，现有在职职工近750人，从事临床工作人员500余人，开设床位505张，设44个科室，14个病房，多个医疗服务中心及一个糖尿病专科医院。医院布局合理，环雅，达到了治疗、康复、休养一体化。

医院实施科技兴医战略，重视专科建设和医疗技术水平的提高。耳鼻喉科及呼吸内我市重点专科。医院内科系列的呼吸、神经、循环、内分泌等专业处于地区领先水腔镜诊治中心是我市科技兴医重点项目，该中心由医院的外科、妇产科、耳鼻喉消化内科等多科系组成，在本地区具有较强的实力，并具有一定的影响。

医院医疗中心发展建设迅猛，现拥有腔镜治疗中心、睡眠呼吸疾病诊治中心、健检指导中心、康复理疗中心、肿瘤微创综合治疗中心、卒中单元治疗中心等多个服务中心，技术实力在辽阳市处于领先水平。众多的特色专科，已成为辽阳市卫业不可替代的医疗服务品牌。

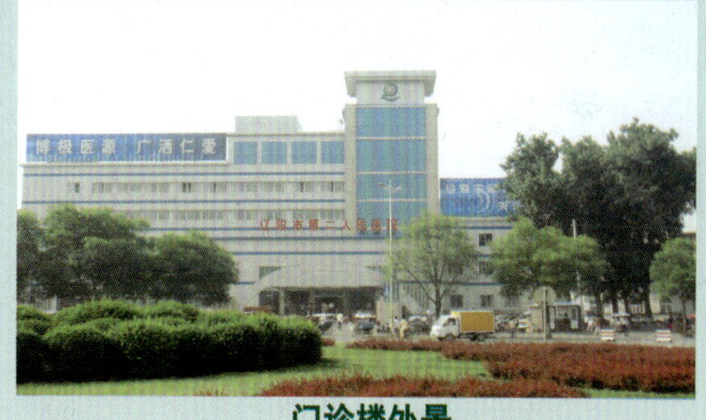

门诊楼外景

多年来，医院始终坚持以人为本，多年潜心培养出大量优秀专业技术和管理人才，如今涌现出一批批技术优秀、颇具影响力的人才队伍。医院正高级职称近30人，副高级职称50余人，中级职称260余人，初级职称170余人，有硕士研究生近20名。近几年来，医院多名卫生系统名医生、卫士、先进工作者在系统内脱影而出，他们已然成为辽阳二院的靓丽名片，逐渐扎根在辽阳市民心中。

医院医疗设备先进，先后引进了一批一流的医疗诊治设备，专业装备达到“三甲”标准。拥有西门子磁共振影像系统、GE多层螺旋CT机、飞利A数字减影血管造影系统、柯达CR影像系统、奥林帕斯生化分析系统、史赛克腔镜系统、飞利浦彩色超声影像系统、飞利浦数字化钼靶乳腺奥林帕斯电子胃肠镜、和佳肿瘤微创综合治疗系统等众多先进的大型医疗诊治设备。

医院十分注重医院文化建设和精神文明建设，提出了“博极医源、广洒仁爱”的医院精神，确立了“求实、创新、诚信、自强”的院训，树立有自己特色的医院文化品牌。医院先后荣获辽宁省二十佳医院、辽宁省文明单位、省卫生系统优质服务标兵单位等多项殊荣，连续多次被市政市卫生局评为先进单位。

辽阳二院以它的开明、它的开放、它的开拓，描绘了今日二院的动人风景。岁月之轮，滚涌向前，辽阳二院人将以更加豪迈的热情、更加坚定心，精诚团结，共同铸就新的辉煌。

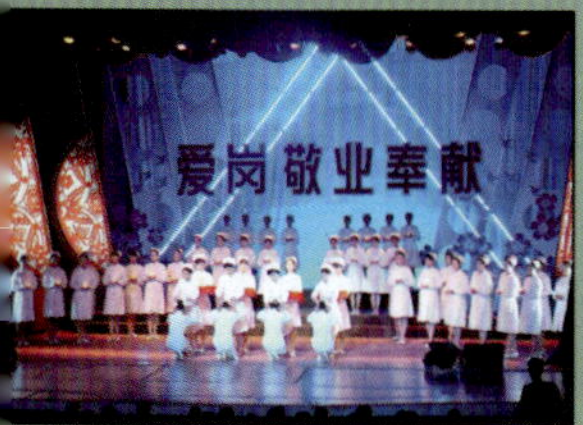

.12护士节集体授帽仪式

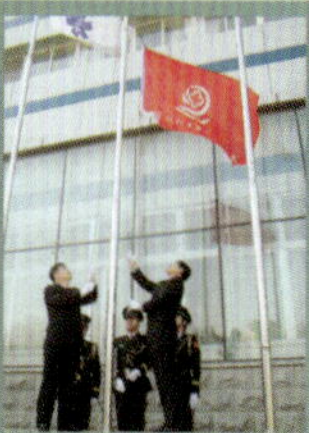

2008医院文化发展年“升院旗”

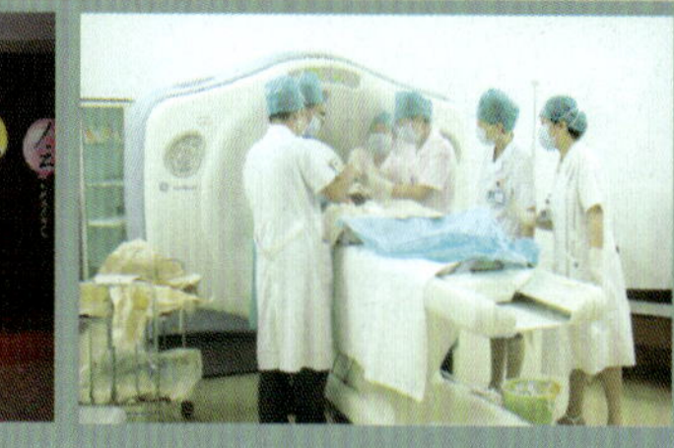

2008医院文化发展年之“和谐大家庭生日联庆会”

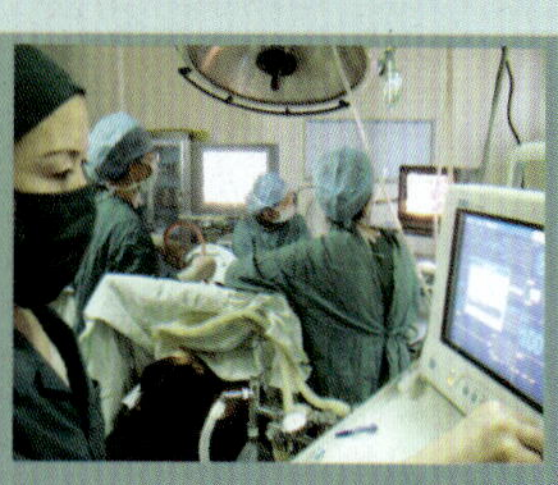

肿瘤微创综合治疗中心开展的粒子植入技术

医院被卫生局指定为“辽阳市腔镜治疗中心”

包头医学院

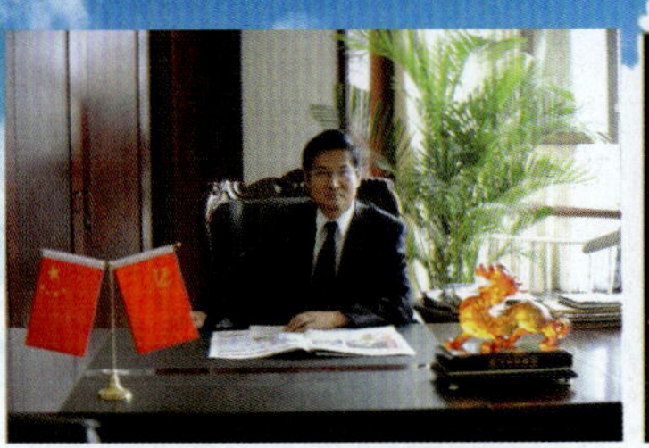

院党委书记：奇那顺达来

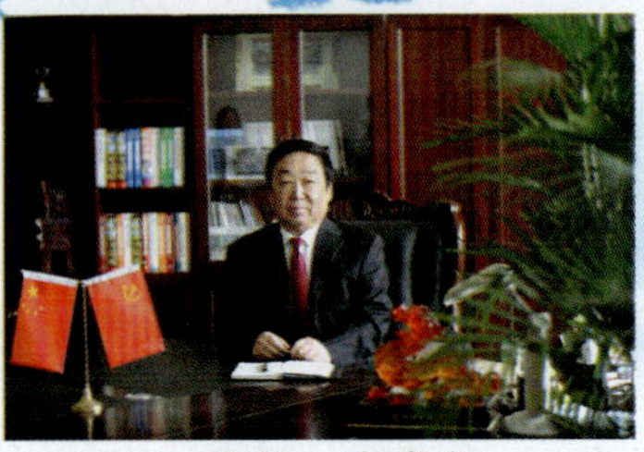

院长：李成义

包头医学院创建于1958年，是自治区直属普通高等学校院以本科教育为主体，专科教育为补充，大力发展研究生教适度发展成人教育。

现有在读硕士研究生260名，本、专科及成人教育各类9000余名。设有研究生部、临床医学部、基础医学部、公生学院、护理学院、医学技术系、口腔医学系、麻醉学系学系、社科人文学院、医学继续教育学院等院部系，开设医学、预防医学、医学检验、护理学、麻醉学、口腔医学学影像、法医、药学等22个本科专业（含专业方向）和护理学检验、眼视光技术、医药营销学等8个专科专业，形成了科为主，理、管、法、文多学科协调发展的学科专业体系。具有生物化学与分子生物学、人体解剖学与组织胚胎学、营养与食品卫生内科学、外科学、急诊医学、儿科学、生理学、神经病学、卫生统计与流行病学、遗传学、思想政治教育等12个硕士学位授权点。医学为自治区领先学科，生物化学、消化内科学、泌尿系统内科学、人体解剖学、风湿免疫病学、心血管内科学为自治区重点学科体解剖学实验室、生物化学实验室为自治区重点实验室，人体解剖学为自治区示范课程，基础医学实验中心、公共卫生实验技术中临床基础机能实验中心为自治区实验教学示范中心。人体解剖学、生理学、生物化学与分子生物学、流行病学、药理学、营养与卫生学、环境与劳动卫生为自治区精品课程，临床医学、预防医学为自治区首批品牌专业。内蒙古基因诊断研究所、内蒙古应用解剖研究所、内蒙古消化病研究所、内蒙古高血压病研究所、内蒙古自治区全科医学培训中心、内蒙古自治区学校卫生人员培训基地以及包头市环境医学研究所等设在本院。学校拥有4所附属医院、5所临床学院、31所临床教学实习医院、31所公共卫生教学基地、5所药学专业教学基地、6所法医学专业教学基地、7所自治区全科医学教育培训基地。

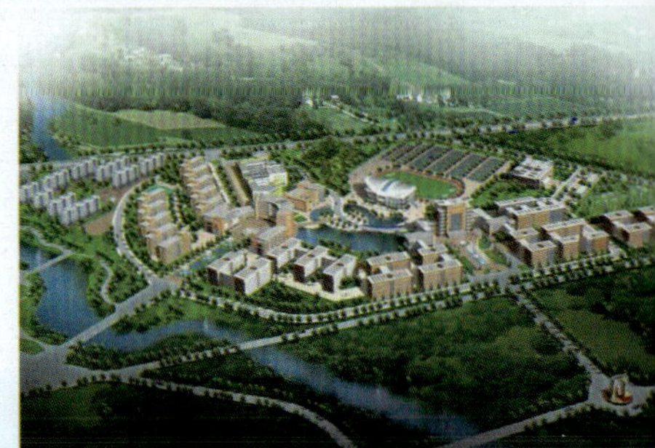

包头医学院全景

学院现有教职工（含附院）2354名，其中正高职称197名，副高职称432名。学校有硕士研究生导师143人，有6人获国家、自治区有突出贡献专家、包头市拔尖人才称号，14名专家学者享受政府特殊津贴。建校50年来培养了2万多名毕业生，遍布内蒙古自治区乃至国内外，许多人已成为医疗卫生战线的骨干力量，为自治区、国家的社会经济发展做出了应有的贡献。

学院多次获得国家、自治区和包头市的表彰奖励，先后获得抗击"非典"先进单位、先进基层党组织、文明单位标兵、无偿血先进单位、民族团结进步先进集体、综合治理工作先进单位、内蒙古百姓口碑最佳单位、大学生社会实践先进院校等荣誉称号。

包头医学院第一附属医院

包头医学院第一附属医院简介：

包头医学院第一附属医院建于1957年，是一所集医疗、教学、科研、急救、预防、保健和康复为一体的大型综合性三级甲等医院。

开放床位824张。医院现有教职工1047人，有各科、各专业知名专家、教授224人，硕士生导师39名。设有25个行政职能科室、27个教研室、47个临床科室、13个医技科室、14个临床医学研究室（所），其他业务科室4个。拥有内科学、外科学、急救医学、神经病学和儿科学5个硕士点。

医院设有现代化的医疗保健楼和外科病房楼，拥有当今世界领先水平的磁共振、64排CT、准分子激光治疗系统、全自动生化分析仪、三维彩超、全自动化学发光仪、血球计数仪、电子内窥镜、妇科宫腔镜、腹腔镜、前列腺电凝切镜等一大批高精尖设备。医院急救医学科还开通了"绿色通道"，为患者提供更为方便、快捷的医疗服务。医院与北京大学各附属医院均建立了业务协作关系，极大地提高了医院在各个学科领域的诊疗水平和救治能力。

医院始终坚持"以病人为中心，全心全意为人民服务"的服务宗旨，以改革为动力、以质量为核心、靠特色求发展、向管理要益，秉承"厚德精医，求真创新"的精神，以创建"一流管理、一流质量、一流技术、一流设备、一流环境"为目标，开展医疗、教学科研各项工作。医院先后荣获全国"五一"劳动奖状、全国先进基层党组织、全国卫生系统纪检监察先进集体、全国百姓放心示范院、全国医院文化建设先进单位、自治区文明单位标兵、自治区百佳医院、包头市先进集体等荣誉称号。

包头医学院第二附属医院简介：

包头医学院第二附属医院创建于1951年，历经几次体制改革，2005年划归包头医学院，成为其直属附院，是一所集医疗、教学科研、预防、保健、康复、急救于一体的大型三级综合医院。先后被确定为国家爱婴医院、国际SOS救援中心合作医院、全国百姓放心示范医院、包头市首家绿色通道医院、包头市城镇职工医疗保险定点医院、包头市新型农村牧区合作医疗定点医院、内蒙古自治区临床全科医师培训基地，并荣获自治区文明单位、文明医院，包头市卫生系统创建文明城市突出贡献单位、包头市防治SARS先进单位、自治区高校先进党组织等荣誉称号。

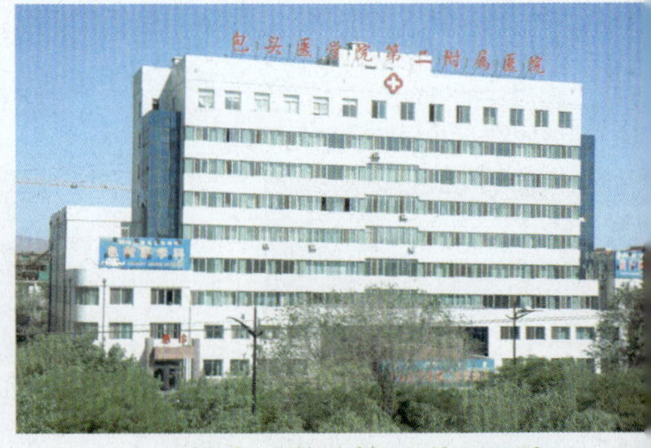

包头医学院第二附属医院

医院现有职工738名，其中专技人员占88%，副高级以上专业技术人员141名，研究生20名，博士生3名，硕士生导师13名，自治区学科带头人2名，享受国务院特殊津贴专家2名。开设床位510张、专业技术科室40余个，其中急诊科为自治区领先学科，消化科内科为自治区重点学科、包头市领先学科，心内科为自治区教育厅重点学科。先后创建了内蒙古自治区消化病研究所、内蒙古自治区高血压病研究所、内蒙古科技大学心血管病研究所、内蒙古科技大学肿瘤研究所等科研机构。

改革开放三十年 杏林春色尽开颜

——包头医学院第一附属医院

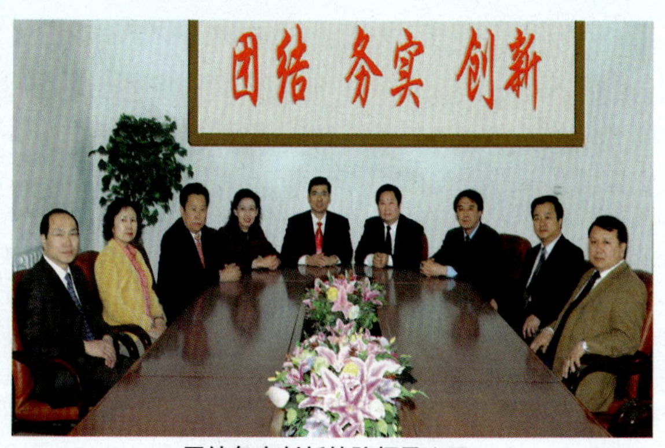

团结务实创新的院领导班子

内蒙古自治区包头医学院第一附属医院建于1957年，是一所集医疗、教学、科研、急救、预防、保健和康复为一体的大型综合性三级甲等医院。

包医一附院在党的卫生方针政策的正确指引下，在各级领导亲切关怀下，在社会各界的大力支持下，历经几代人的艰苦奋斗，励精图治，取得了骄人成绩，特别是改革开放30年来，医院各项事业更是有了突飞猛进的发展。建筑面积由1.6万平米发展到9万多平米，职工从500多名发展到现在的1000多名（其中知名专家、教授212人，硕士生导师39人），病床从400余张发展到758张，医疗设备从超声诊断仪、肝扫描仪、手术显微镜、超声简易心电图等发展到现在拥有64排CT、2.0T核磁共振等大型高精尖设备200多台（件），呈现出一个迅猛变化的发展过程。如今的包医一附院人才济济，科室设置合理，学科门类齐全，仪器设备先进，医疗技术高超，教学质量扎实，科研成果累累，服务态度上乘，环境优美怡人，效益逐年递增。医院于1995年率先跻身于国家三级甲等医院行列。

医院肾内科、风湿免疫科为内蒙古自治区重点学科、包头市领先学科，麻醉科为包头市领先学科，肾内科、麻醉科、神经内科、神经外科、血液内科、心内科、骨科、风湿免疫科为包头医学院重点学科。泌尿外科和骨科为全国内镜诊疗技术培训基地。医院急救医学科还开通了“绿色通道”，为患者提供更为方便、快捷的医疗服务。医院与北京大学各附属医院均建立了业务协作关系，极大地提高了医院在各个学科领域的诊疗水平和救治能力。

临床教学是医院的主要工作之一，医院不断加强临床教学管理，深化教学改革，提高临床教师教学能力和业务技术水平；不断健全临床教学管理机制和制度，规范临床教学工作；不断改革和探索临床教学的方法，提高学生的临床操作能力；不断加大教学与医疗的投入，改善临床教学环境。科研是促进医院医疗、教学持续、健康发展的必备条件之一。在加强医疗和教学工作的同时，医院十分注重科研工作的开展，使得医疗、教学和科研相互支撑、相得益彰。医疗和教学为科研提出了要求和方向，而科研为医疗的深入发展、教学内容的更新和质量的提高奠定了坚实的基础。近年来，随着医院的发展，临床教学质量有了明显改善，科研工作得到明显加强，医疗、教学和科研同步协调发展，医院综合实力得到进一步提升，医院从单一的医疗步入医疗、教学、科研协调发展的良性轨道。医院每年向各大医院输送了一批又一批拥有高素质、高技能的优秀医学人才；同时每年完成自治区、包头市各项科研立项及成果推广约20余项。

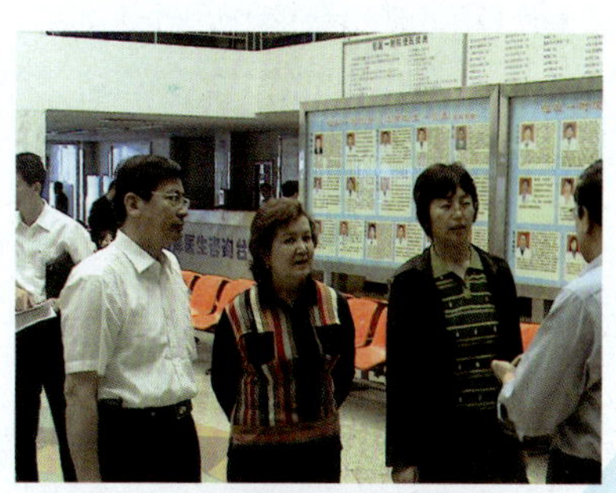

卫生部医院管理年检查

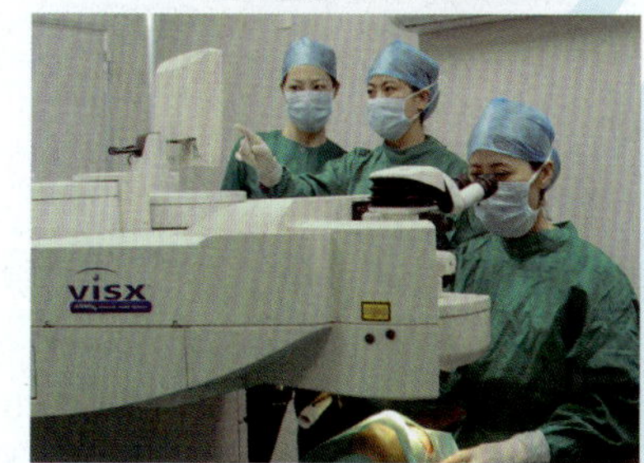

美国威视准分子激光治疗系统

医院始终坚持“以病人为中心，全心全意为人民服务”的宗旨，弘扬厚德精医、求真创新的精神，坚持医、教、研并重的原则，努力建设科学文明、和谐人道的现代化服务型医院。医院先后荣获全国“五一”劳动奖状、全国先进基层党组织、全国卫生系统纪检监察先进集体、全国抗震救灾重建家园“工人先锋号”、全国百姓放心示范医院、全国医院文化建设先进单位、全国教育系统抗震救灾先进集体、自治区文明单位标兵、自治区百佳医院、包头市先进集体等荣誉称号。

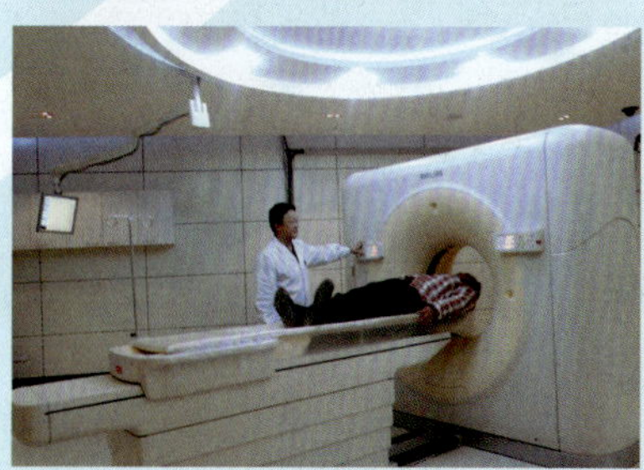

荷兰飞利浦64排CT

展望未来，包医一附院人豪情满怀信心百倍，树立更加远大的奋斗目标，以更加坚定的信念，昂扬的斗志，始终坚持以邓小平理论和“三个代表”重要思想为指导，认真落实科学发展观，坚持科技兴院、质量建院、人才立院、管理强院的发展思路，和着时代的节拍，描绘更加恢宏壮美的蓝图，阔步走在包头市乃至内蒙古自治区医疗战线的前沿。

赤峰学院附属医院

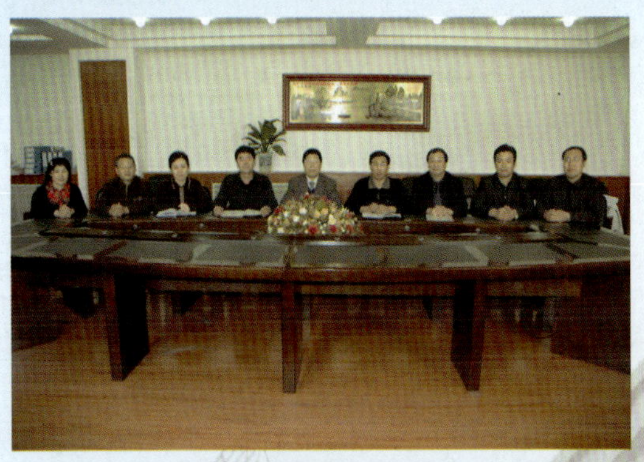
团结奋进的领导班子

内蒙古自治区赤峰学院附属医院始建于1980年，是一所集医疗、教学、科研、康复和防保健为一体的三级乙等综合性医院，是赤峰地区唯一的一所高校附属医院和红十字会院。承担着赤峰及周边地区近460万人口的医疗保健任务。

医院位于赤峰市红山区园林路中段，占地面积31亩，目前建筑面积50多万平方米，床位1000张，医院现有职工1051人，卫生技术人员965人，具有正副主任医师、正副教授相应职称的高级技术人员150余人。医院现有固定资产2.8亿元，其中设备总值1.4亿元，元以上专用医疗设备1200台件，千万元以上医疗设备3台，拥有64排螺旋CT、双梯度（1.5T）、医用直线加速器、C臂血管造影机、绿激光治疗仪、全数字化平板乳腺机、CDR等性能先进的大型医疗设备。

医院设有37个临床、医技科室（其中重点科室6个）。神经内科、心内科、泌尿外科骨外科、妇产科为院内重点学科，口腔科为自治区重点学科。口腔科作为赤峰市牙病防治心，规模和技术水平在赤峰市一直处于领先地位；现共有椅位70台，其开展的直丝弓矫治、计算机X线头影测量、高频铸造、烤瓷、牙种植、舌和复杂性颌面外科手术已进入自治区先进行列。神经内科两个病区共86张床位，对各种脑血管疾病的诊治均处于赤峰市领先水平，其中主持的“地区脑血管病危险因素分析及防治对策”获赤峰市科技进步一等奖。泌尿外科开展的同种异体肾移植术，绿激光切除增生前列腺及膀胱肿瘤手术、皮肾镜超声气压弹道混合动力碎石术、泌尿科腔镜手术均达到自治区先进水平。心内科开展的射频消融术、先心病封堵术、冠脉内支架植入术和起搏器植入术均已达到国内先进水平。神经外科开展的脑动脉瘤夹闭术、三脑室肿瘤切除术、颅内动脉瘤及复杂脑血管畸形手术、单鼻孔入路垂体切除术，不仅填补赤峰地区技术空白，而且达到国内先进水平。骨外科开展的全髋及全膝关节置换术、前路脊髓减压及锥体钉内固定术等处于赤峰先进水平。心胸外科开展的冠脉搭桥术及复杂先心病换瓣手术、电视胸腔镜手术均达赤峰市领先水平。普外科开展的半肝切除术、各种癌症的根治术填补了赤峰市技术空白。妇产科开展的乙状结肠代阴道成形术、子宫癌扩大根治术及腔镜手术等均达自治区先进水平，科室现已形成妇科肿瘤、腔镜、病理产科等优势学科组。医院的学科建设已经具备一定规模，将会在今后几年内更加趋于完善，将部分学科打造成为赤峰市的强势学科。

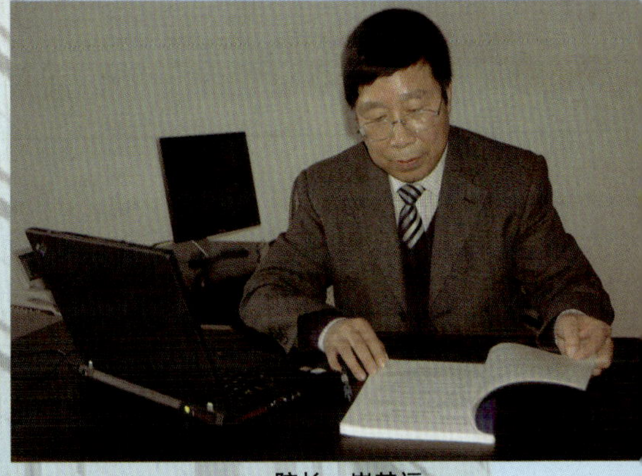
院长：崔其福

医院同北京协和医院、北大口腔医院、北京天坛医院、北京安贞医院、北京积水潭医院等知名医院建立了联系，定期邀请北京各大医院国内知名专家来院出诊和讲座，不断加强同国内知名医院的学术交流，这为医院技术水平的迅速提高提供了强有力的动力。

临床教学是医院的主要工作之一，医院每年承担赤峰学院医学院7个专业8000余学时临床理论授课任务。医院通过不断加强临床教学管理，深化教学改革，提高临床教师教学能力和业务技术水平，不断健全临床教学管理机制和制度，规范临床教学工作，不断改革和探索临床教学的方法，提高学生的临床操作能力，不断加大教学与医疗的投入，改善临床教学环境。科研是促进医院医疗、教学持续、健康发展的必备条件之一，在加强医疗和教学工作的同时，医院十分注重科研工作的开2001—2007年，全院医护人员撰写专著10部，发表学术论文650余篇，开展新技术项目100多项，获省市级科技奖11项，获卫生科技进步奖20余项。工作的发展使得医疗，教学和科研相互支撑、相得益彰，医疗和教学为科研提出了要求和方向，而科研为医疗的深入发展，教学内容的更新和质量高奠定了坚实的基础。近年来，随着医院的发展，临床教学质量有了明显的提高，科研工作得到了明显加强，医院综合实力得到进一步提升，医院一的医疗模式步入医疗、教学、科研协调发展的良性轨道。2007年10月31日，内蒙古自治区高等医学院校临床教学基地评审团对医院进行临床教学评估，医院成功被确立为内蒙古科技大学医学部的临床教学医院。医院相继同大连医科大学、内蒙古科技大学采取联合办学的方式，为以上两所高养研究生。

医院始终坚持“以病人为中心，全心全意为人民服务”的宗旨，发扬和谐、敬业、诚信、创新的精神，为医院的内涵建设和医院的文化建设了坚实的基础。医院采取多种形式减轻患者负担，开设了50张济困病床，每年为患者减免费用30余万元。医院先后获内蒙古人事厅、内蒙古自治十字会全区红十字优秀会员单位、内蒙古卫生厅赴川抗震救灾先进集体、赤峰市价格诚信单位、赤峰市博爱一日捐募捐工作先进单位、赤峰市文质服务先进集体称号，多次获得赤峰市“消费者信得过单位及诚信单位等荣誉称号，荣获全国百姓放心医院示范医院称号。

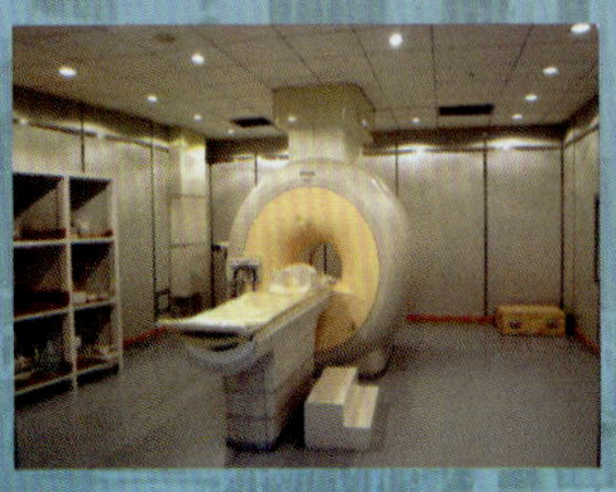
Philps1.5T双梯度核磁

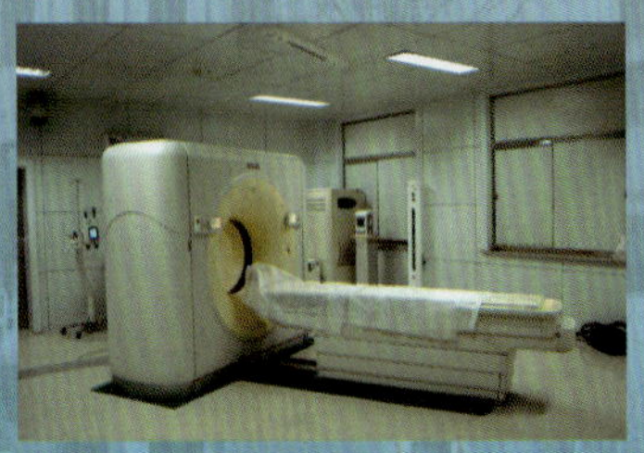
Philps64排螺旋CT扫描机

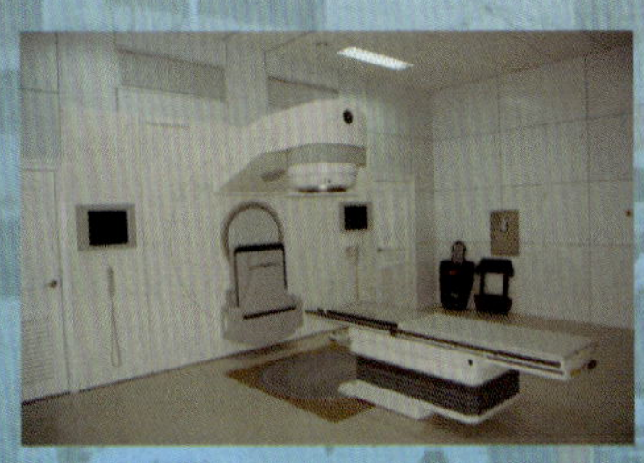
医科达直线加速器

展望未来，赤峰学院附属医将豪情满怀、信心百倍、斗志昂坚持科技兴院、人才立院、文院、质量强院的发展思路，阔步赤峰医疗卫生事业的前沿。赤峰附属医院作为赤峰地区的医疗、中心之一，将进一步担负起为本乃至周边地区的医疗保健的重任。

内蒙古宁城县医院

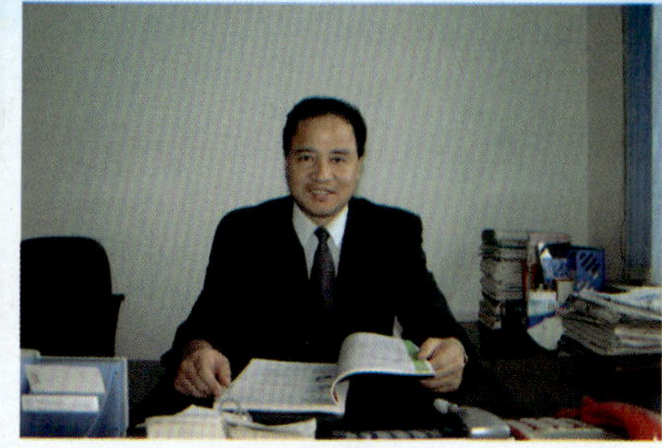
院长：周振波

周振波，1959年6月出生，蒙古族，共产党员，研究生学历，硕士学位，1979年9月参加工作，现任宁城县医院院长，主任医师。

自1993年任宁城县医院院长以来，周振波锐意进取，改革创新，使一个名不见经传的县城小医院发展为集医疗、急救、教学、保健、康复为一体，环境优美、设备齐全、技术力量雄厚的国家二级甲等医院、全国百姓放心示范医院、全国卫生系统先进集体，并跨入全区百佳医院行列。2007年完成门诊人次22万人次，比2006年同比增长38%，住院病人1.5万人次，比2006年增长40%，完成手术3384例，抢救危重病人5059人次，抢救成功率达96．2%，实现业务收入5367万元，比2006年同比增长46%。医疗的规模、环境、设备、技术水平在全区县级医院名列前茅。被自治区有关领导誉为全区县级第一医院。

一、群策群力，实施民主管理

为了充分发挥各环节干部及广大职工的积极性。1996年对医院采取了“二级模拟法人”管理模式，实行院、科两级管理。科主任有行政管理、业务决策、人事管理、工资奖金分配、行业作风奖惩等权利。在实现责、权、利统一的同时，使广大环节干部得到了管理能力的锻炼，在他的精心培养下，目前全院已有4名环节干部走上了院领导的岗位。

为了实现最广泛的民主，多年来，医院坚持重大问题院长办公会、职代会决策制度。2000年，医院拟购置CT，由职工决定最终购买厂家。为了解决住院难的问题，召开职工代表大会后，他多方筹资，考察论证，为建设高标准的病房楼夜又继日、呕心沥血。并成立基建管理委员会，下设质量检查组、核算组、监督组，从源头上参与新病房楼的建设，实行阳光操作，于2006年立项施工建成了面积为20368平方米的住院病房楼，缓解了住院难的问题。

二、强内涵，提素质，开展医、护岗位练兵

（1）狠抓三个环节，提高基础医疗质量

强化临床一线医生的素质管理。一是把好进入关，严格实行三级审核制度；二是实行定额招聘、认真进行岗前培训；三是加强医疗卫生法规教育，提高医务人员法律素质；四是加强临床医师综合素质培养，增强工作责任心、事业心和敬业精神；五是加强临床医师基本功的训练，着重提高工作能力；六是抓了业务学习，拓宽知识领域，掌握新理论、新知识、新技术，提高医护人员的科研能力和技术水平。

(2)抓好医疗缺陷多发科室的管理，保证医疗服务安全有效抓好急诊窗口，即120急诊急救工作

首先，建立健全120、122、110互动网络安装GPS定位系统，在120急救指挥调度上，做到急诊急救管理规范化，院前急救行为标准化，出诊行动军事化。其次，对所有纳入网络医院的基层卫生单位进行技术指导。第三，进一步加强急诊科室建设，力争使急救中心成为一支精干队伍。第四在急诊急救运作过程中，加强了急救队伍、应急队伍的建设与管理。

（3）抓好医疗工作的薄弱环节管理

抓主干制度的落实，把三级查房、值班制度、查对制度、危重患者抢救制度等主干医疗制度列入全面责任制管理，定期检查考评。

抓医疗文书质量管理。建立健全了病历书写管理终审制度，不但提高了医务人员的自律意识，也有利于防范和处理医疗纠纷。

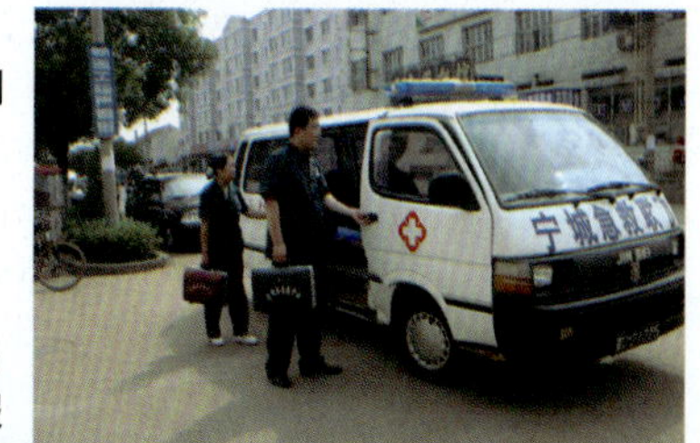

下乡义诊

三、逐步完善新农合工作，保证参合农民利益

为保证此项工作的顺利开展，医院成立了新农合工作管理组织，加强了人员培训，制定和出台了各项措施，规范了《应用自费诊疗项目及药品协议书》、《禁止开人情方、大处方、假处方、假病历、假诊断、与病人联合造假》、《医院转诊程序》，统一执行物价标准。2007年3—12月已累计偿参合病人4518人次。占全院出院病人的37．41%。住院费用1189万元，占住院病人总费用的41．43%，补偿金额为334万元，人均740元，为医院创造了良好的经济效益和社会效益。

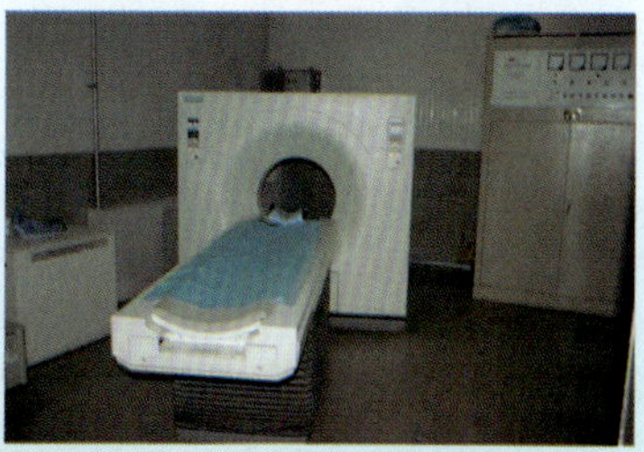
CT

四、扶贫济困，为山区百姓办实事、办好事

周振波不仅胸怀医院发展的大局，同时还装着山区百姓的疾苦。2007年开展“亲情服务”，组成义诊医疗队，带领医务人员深入边远老山区为群众治病送药，开展常见病的诊疗、健康体检咨询、健康教育、无偿献血、传染病防治工作，免费做B超2300人次，免费做心电图3200人次，妇检100人次。医院向山区499户农民发放了“医疗扶贫卡”，2005年为山区农民减免各种检查费用21670元。采取集资、捐款和向社会多方筹资等方式筹资16万元，为山区两个乡镇400余户群众解决了生产、生活、教育、医疗、通讯等方面的困难。2007年为八里罕南场子扶贫村减免医疗费用17000元，为新农村建设共建村小城子宁北村减免医疗费4000元，为天南社区共驻共建单位减免医疗费近千元，为特困户减免住院费、治疗费、CT、核磁检查费11．6万元。由于他的乐德好施，现被聘请为宁城县慈善协会理事会理事。

十几年来，周振波屡获殊荣。1997年被自治区卫生厅授予全区优秀院长称号；1999年被自治区人事厅、卫生局授予全区卫生系统先进个人称号；2002年当选自治区人大代表；2003年被中华医院管理委员会评为全国(市)县级优秀院长；2004年被自治区党委、政府评为全区优秀专业技术人员；2005年被授予赤峰市劳动模范称号；2006年获内蒙古自治区“五一”奖章。

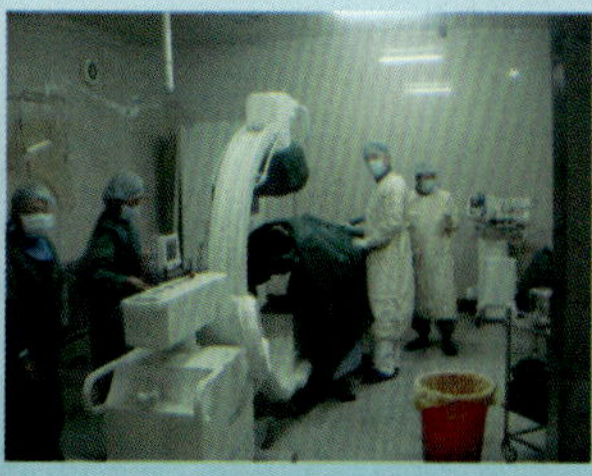
C型臂

DR机

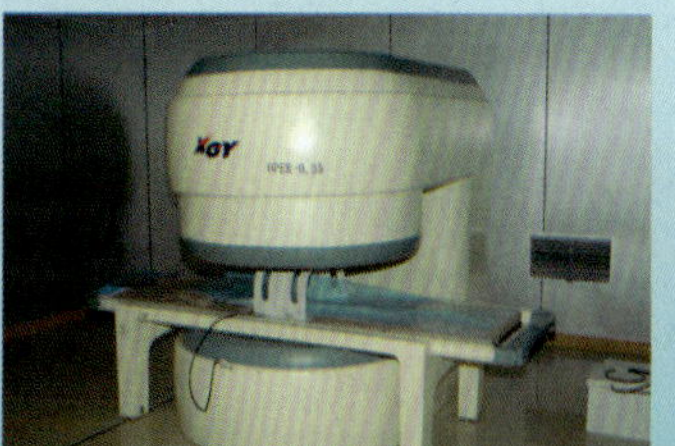
DSC_0027

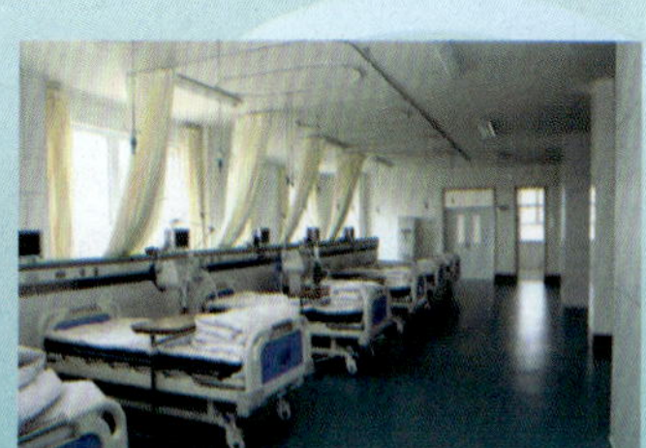
ICU病房

竖持科学发展　创建现代化品牌医院

——内蒙古自治区医院

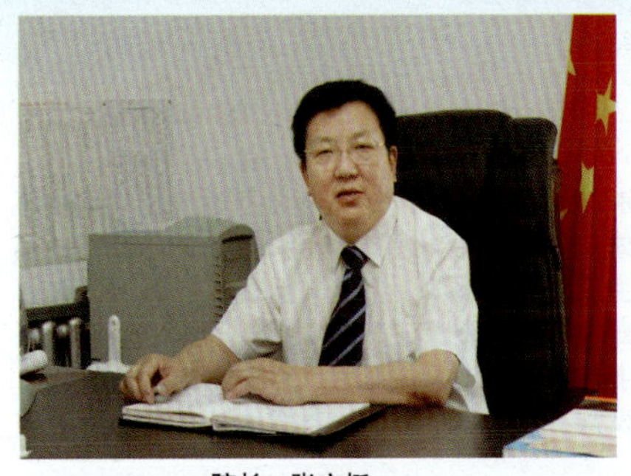
院长：张文挺

内蒙古自治区医院始建于1947年，是我国少数民族地区建院最早的一所省级医院，是一所集医疗、教学、科研、预防、保健为一体的三级甲等综合性医院。医院承担着内蒙古自治区2400万各族人民的主要医疗急救任务，承担着全区医学院校临床教学的重要任务，承担着突发公共卫生事件的主要救治任务，承担着全区医疗卫生科研工作的主要任务，承担着全区保健干部的主要医疗和保健任务，承担着全区基层医疗单位的帮扶任务。

医院为准厅级事业单位，占地面积16．6万平方米，建筑面积31.3万平方米，固定资产8.06亿元，开放床位2200张，年门急诊量70多万人次，年住院病人4万多人次，年手术2万多例，平均床位使用率为104%。拥有45个临床医技科室，34个教研室，5个临床研究室和研究中心。全院职工2400多名，在编职工1460名，其中副高以上专家479名，享受国务院政府特殊津贴专家9名，自治区突出贡献中青年专家10名，硕士生导师56名。

医院目前拥有诊疗、教学、科研的设备9000多台件，价值2亿多元。其中具有世界领先水平的核磁共振机、CT、ECT、CR、血管造影系统、大型生化设备、眼底共焦激光扫描系统、全身彩色超声扫描系统、电子内窥镜系统等大型设备300多台，以及世界最先进的数字化直线加速器、64排CT、数字X光机、荷兰后装机、微创手术系统等等。

医院临床医学领先学科有呼吸内科、介入放射科、肾内科；内蒙古自治区临床医学重点学科有眼科和麻醉科；医院重点学科有心内科、神经内科、普外科、骨科、肿瘤科、妇产科、检验科、生物医学工程科；医院的特色专科有老年病专科、蒙医专科、糖尿病专科、骨关节病专科、心脏介入专科、免疫学专科、急救医学专科。

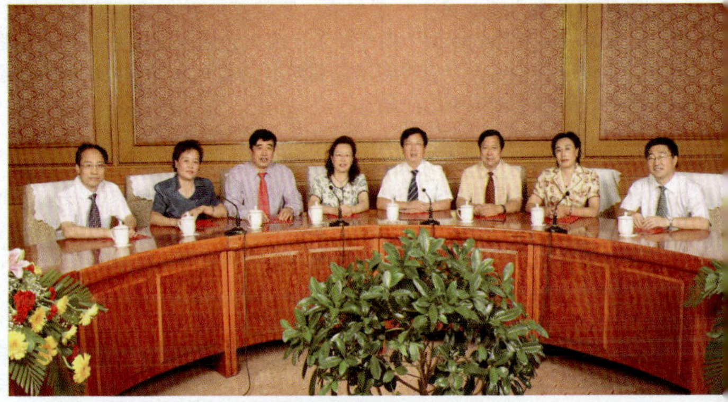
团结、务实的医院领导班子

医院综合技术实力雄厚，先后开展了异体肝移植手术、肾移植手术、心内介入技术、超声介入技术、干细胞移植技术、分子治疗技术、心脏瓣膜置换术、冠状动脉搭桥术、介入放射治疗中晚期肺癌及肝癌、CT导向下治疗血管疾病、胰岛素依赖型糖尿病、脊柱侧弯矫正术、关节置换术、心脏射频消融术、角膜移植术、人工耳蜗植入术等高新技术。

1992年以来被评为全国三级甲等医院、爱婴医院和百佳医院；2003年在抗击“非典”战斗中，被授予全国“五一”劳动奖章；2008年医院连续四年获得首府百姓最满意的品牌医院称号。先后被评为全国百姓放心示范医院，全国科技、文化、卫生三下乡先进集体，全国卫生、文化建设先进单位，首批全国明明白白看病百姓放心示范医院，全国卫生系统先进集体，全国“三八”红旗集体，全国精神文明建设先进单位，全国卫生系统思想政治工作先进单位，全国医院文化工作先进单位，全区纠风工作先进集体，全区双拥模范单位等40多项荣誉。

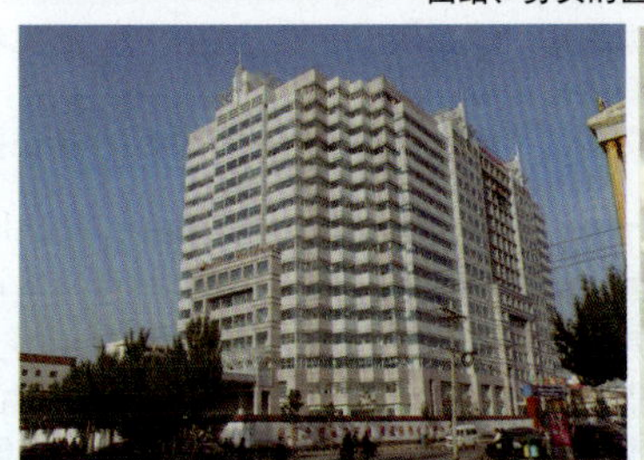
内科住院大楼

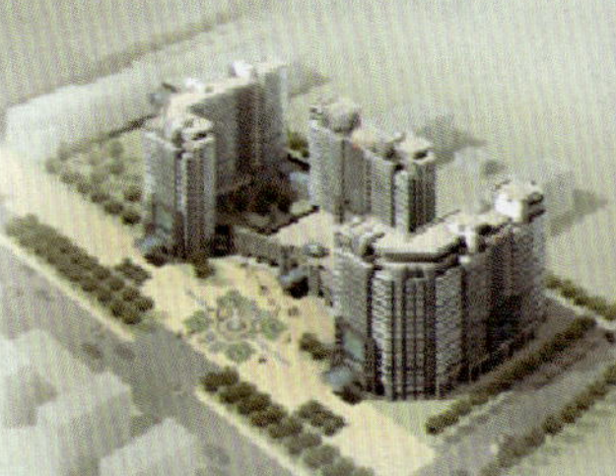
内蒙古自治区医院远景规划

2008年5月12日，四川汶川发生特大地震后，内蒙古自治区医院积极响应党和政府的召唤，第一时间安排医疗队奔赴灾区，执行抗震救灾医疗任务，为灾区人民作出了重大贡献，最后被全国总工会授予全国抗震救灾工人先锋号称号，被内蒙古自治区卫生厅评为内蒙古自治区卫生系统抗震救灾先进集体。

多年来，内蒙古自治区医院始终坚持社会效益第一的办院宗旨，坚持以全区各族人民的根本利益为出发点和落脚点，以“内蒙古人民有病不出内蒙古就医”为目标，不断提高技术水平，不断提升服务能力，不断改善就医环境，不断满足患者的需求，始终坚持实事求是，积极探索符合医院实际的发展道路，不断深化改革，创新管理体制和运行机制；不断充实现代医院管理理念，提高科学管理水平，制定并实施一系列卓有成效的措施，使医院各项工作步入科学化、规范化的轨道。医疗质量和社会效益明显提高，综合实力不断增强，社会满意度快速提升，现已成为党和政府信任，广大老百姓满意的公益性医院。2008年，建筑面积7万多平方米的现代化新大楼投入使用，为内蒙古各族人民办的又一件好事，从根本上改善了患者的就医环境。

近年来，医院在张文挺院长为首的院领导班子的正确领导下，遵循科学发展观，以进一步做强做大医院为目标，制定了《内蒙古自治区医院“十一五”发展规划》及医院整体建设规划，努力把医院建成环境一流、装备先进、政府放心、人民满意的新型品牌医院。不断实施“科技兴医、质量兴院”的方针和人才发展战略，把学科建设和人才建设作为医院可持续发展的核心竞争力，采取多项举措，大力支持学科建设和引进培养优秀人才，制定了“以名医促名科，以名科建名院”的“三名工程”。在医院管理中，引进ISO9000国际质量管理标准，实行了院务公开、民主决策管理制度，实施了具有医院特色的《综合目标考核实施方案》，使医院进入了科学化、规范化轨道。

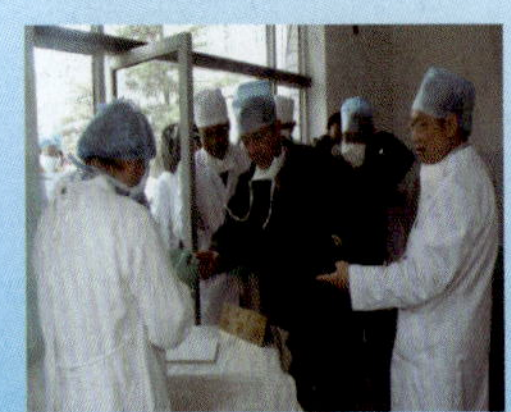
“非典”时期自治区副主席连辑看望医务人员

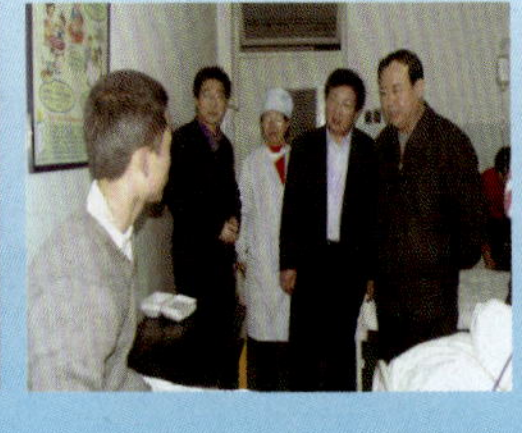
卫生厅厅长杨成旺视察医院

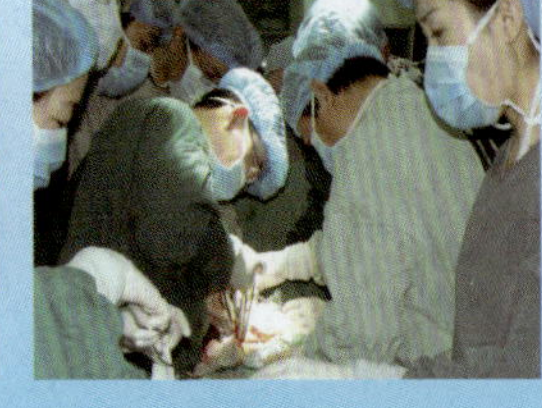
高难度肾脏移植手术

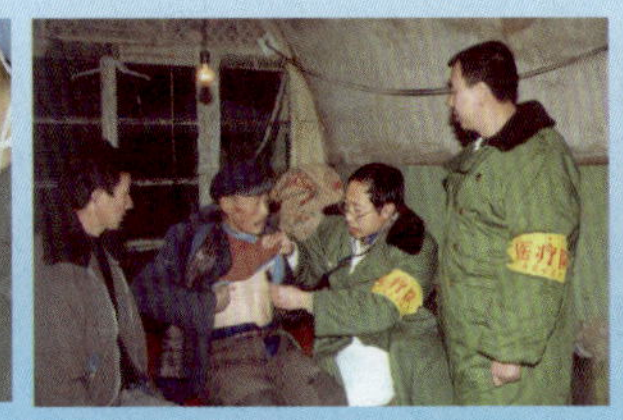
专家医疗队下乡为困难患者看病

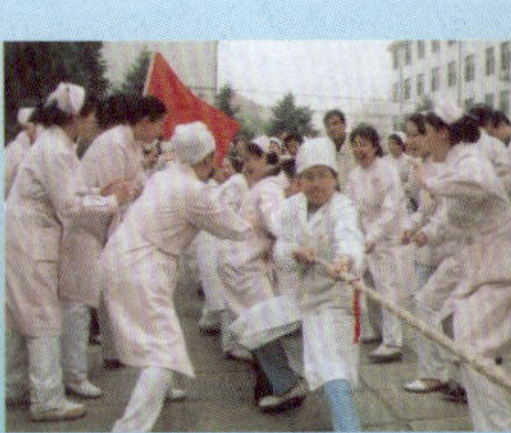
丰富多彩的医院文化活动

内蒙古乌海市海南区人民医院

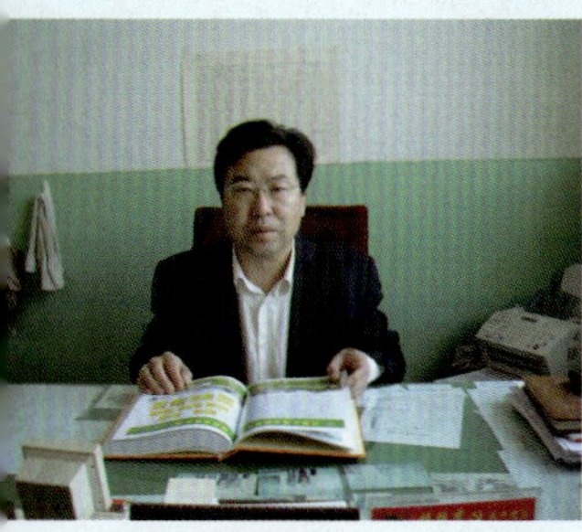
院长：杭铁虎

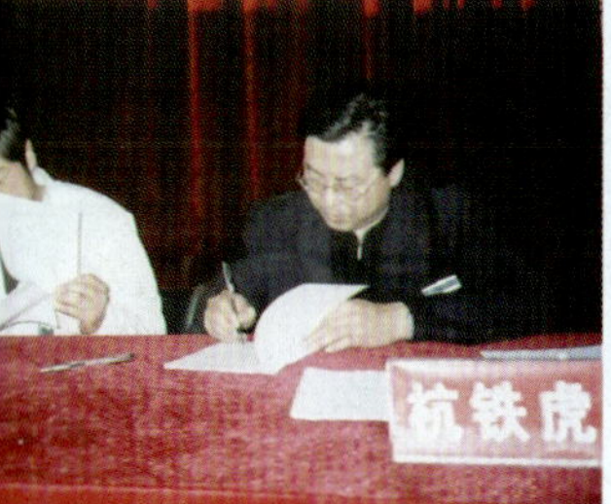

与各科室签定目标责任状

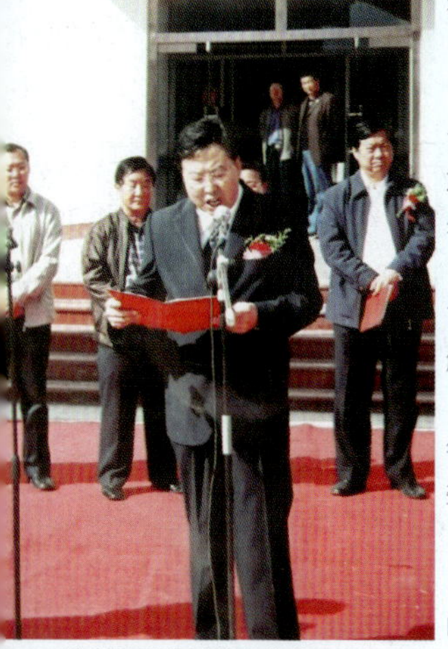
综合住院大楼落成典礼

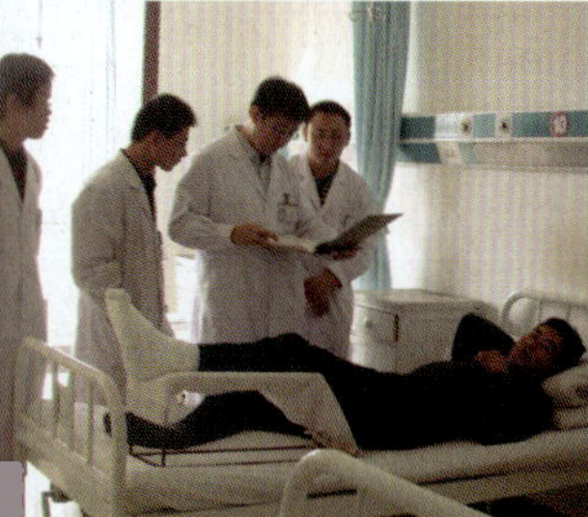
医生查房

内蒙古乌海市海南区人民医院是拉僧仲地区唯一的一所二级乙等综合性医院，肩负着海南区10万人口的预防、保健、医疗保险、农村合作医疗及教学、科研等任务。

医院设有内儿科、外科、妇产科、五官科、中医皮肤科等临床科室以及B超、放射、心电、化验等附注科室。医院拥有全身CT机一台、500MAX光机1台、彩色超声波机1台、B型超声波机1台、全自动生化分析仪1台、24小时动态心电图机（HOLTER）1台、手术显微镜1台、电子胃镜1台、宫腔镜1台、CR1台、多参数监护仪6台、除颤起搏仪2台、呼吸机2台、光疗仪1台、超声波机1台、电离子机1台、光量子血疗仪1台。

现在医院能诊断和治疗各种常见病、多发病外，还在骨科、内科、普外、妇产科、口腔、中医等专业具有一定的技术优势。骨科能开展四肢骨折及腰椎骨折的内固定手术，并且采用最新固定材料，疗效好，患者痛苦轻，治疗时间明显缩短；心内科开展溶栓治疗心肌梗塞，治愈率达100%；普外科能开展肝、胆、胰、脾、胃、肠等脏器手术；妇产科能开剖宫产术、子宫、卵巢手术及各种计划生育手术；口腔科新近开展了畸烤瓷牙等新技术；中医科开展肛肠手术及刃针小针刀治疗骨质增生、腰椎盘及关节等新技术。

院长简介：

一、迎难而上，鞠躬尽瘁

2003年抗击“非典”早期，杭院长在当时防护不到位的情况下不顾个人安危，冒着被感染的危险，数次到发热患者家中进行会诊，他坚持每日到“发热病房”亲自查房，了解掌握疫情最新情况，他的家人试图阻止他，他说：“我是共产党员，又是院领导，在这种时候我不上，还能让谁上呢？”为了让医务人员掌握正确的防护知识，避免医护人员感染，他还一次次组织医务人员学习、演练防控“非典”的知识。长期过度紧张，超负荷的劳累，杭铁虎身患重症不得不接受紧急抢救治疗但他心系全院工作终不肯等病痊愈，返回工作岗位，虚弱疲惫不堪的身体实在力不从心，可他拒绝回家休息，依然一边输液一边指挥工作。全院职工在他个人人格魅力和精神感召下，反应强烈，除坚持正常工作外，主动利用休息时间参加“抗非防非”技术培训学习，更有甚者向院领导要求赶赴巴彦高勒抗非最前线，联名签字表达自己在抗非战争中的高昂斗志。鉴于他在抗击非典时的突出表现，他被乌海市海南区委员会授予抗击“非典”优秀共产党员的称号，被乌海市人民政府评为抗击“非典”先进个人，被内蒙古自治区人民政府评为抗击“非典”先进个人。

二、廉洁奉公，身先士卒

作为一名院长，杭铁虎为办一所好人民医院呕心沥血。2006年4月15日和2008年3月23日深夜，本院分别接治了两起重大事故：15名受伤人员和一起60多名氯气中毒人员。这期间，杭铁虎得知情况后，立即启动紧急救治预案，组织指挥救治，令全院职工不计报酬不分内外、班上班下自觉参与抢救，他自己更是夜以接日的奋战在第一线，终于使15名受伤人员和60多名中毒患者全部治愈，为全院赢得了良好社会声誉。

在医院缺乏资金的情况下，他不顾家人反对，拿出自家的房产证和借朋友的房产证抵押工行银行贷款50万元购置设备，海南医院才有了今天翻天腹地的变化。他用宽厚、博爱、豁达的态度对待每一位员工，在生活和待遇上帮助他们克服各种困难，解决各种问题，让他们在海南区医院干得开心留得安心，更加积极的钻研业务，更加精心的为患者服务。

每年入冬期间有离休及老、弱、病、残的退休职工，他带领院工会、院党办、妇联、登门慰问，发放慰问金3000余元，每年资助公乌素地区5名贫困学生助学。2008年更是为四川地震灾区捐款26640元。在他许多事迹的带动下院领导班子被海南区区委、区政府连续五年评为实绩突出领导班子。

三、内强素质、外树形象

随着医疗体制改革的不断深入，医院之间的竞争也越来越激烈。由于设备和经费比较紧张，医疗技术有限，前来医院就诊的患者越来越少，这给海南区医院带来了空前的危机。为了改变这种状况，杭铁虎上任后的第一件事，就是着力进行医院的运行机制的改革，通过与上级多家医院协作，借助外力，扭转医院医疗技术水平低的局面。协作医院的专家为当地患者治疗疾病的同时，极大地促进了医院医疗技术水平的 提高，仅内蒙古医院就向海南区医院派遣专家60人次，手术328例，讲座56次，创收67万多元，同时，海南区医院向内蒙古医院派出进修人员25人次。

第二件事是改革人事制度和分配制度，使分配向临床一线、高科技含量、高风险倾斜。医院始终坚持“以病人为中心”的服务思想，注重分诊导医服务，通过增加人员，延长时间，实行免挂号制度等一系列措施优化门诊服务。他深刻的认识到，医院发展的根本是人才，只有加大人才培养力度，强化医院根本，才能实现规范化、科学化管理医院的目标。他特别注重医院的医疗质量的标准化管理，把确保医疗护理质量，保障患者的安全作为医院的头等大事.为此，医院建立并完善了一整套规章制度，例如医疗工作的八大核心制度、切实贯彻首诊负责制、三级医师查房制和手术分级管理制度。

杭铁虎担任院长7年来，医院的各项事业蓬勃兴旺，医院的固定资产额比7年前增加了10倍，现在拥有固定资产已达2000余万元；门诊量逐年翻番，从2002年的15610人次，增加到2005年45081人次；医院的业务收入从2001年的87万增加到2007年的830万。医院还引进了脊椎骨折AF钉固定术，经皮肾囊肿穿刺术，无痛人工流产术，胆总管Rox-y吻合术，心脏起搏器安置术等新项目新技术。医院的社会形象与地位得以重塑提升，经济收入每年以30%逐年递增，职工的经济收入和福利有了显著增加。院领导班子，自2002年起连续5年被区委政府评为有政绩突出优秀班子，他更是2005年被评为乌海市劳动模范。

“雄关漫道真如铁，而今迈步从头越”。新形势下，杭铁虎决心团结班子成员带领全院干部职工进一步戒骄戒躁、开拓进取，努力拼搏，不断创新，使医院时时处处保持春天的活力。

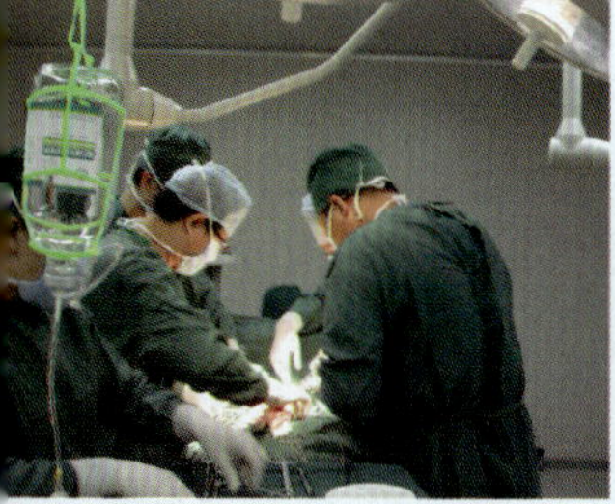
杭铁虎院长带领外科医生手术

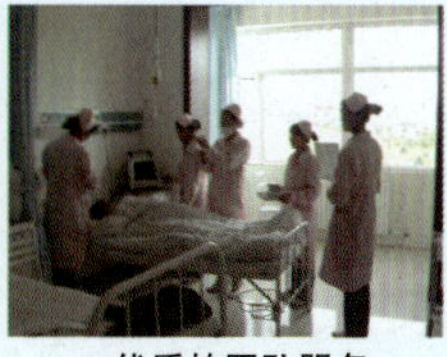
优质的团队服务

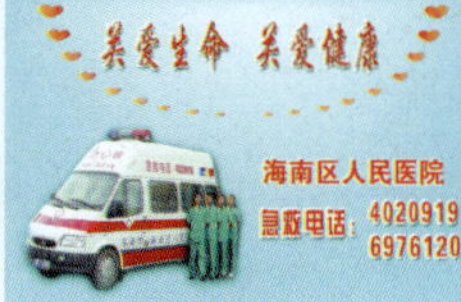

生命绿色通道

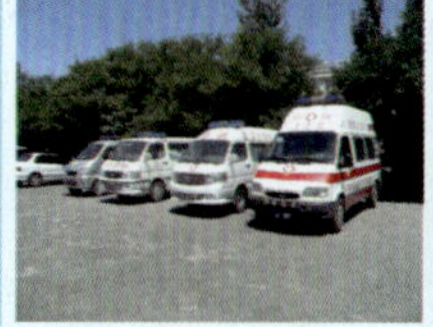
救护车

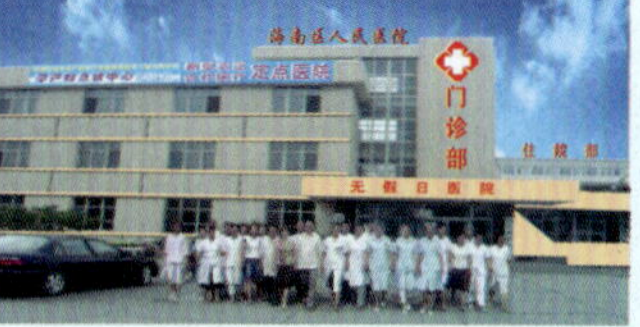

开拓拼搏、勇往直前

山西铝厂职工医院

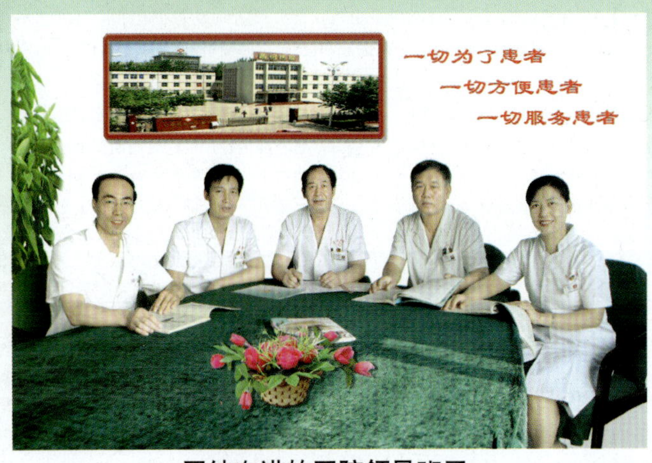

团结奋进的医院领导班子

医院简介：

山西铝厂职工医院位于山西省河津市境内，1983年建院，1994年被评为二级甲等医院，1995年评估为爱婴医院，是一所集医疗、预防、科研、教学于一体的综合性医院，是长治医学院、运城市卫校和石家庄协和医学进修学院指定教学医院；北京呼吸疾病研究所业务合作单位；中保人寿保险公司河津市分公司指定的住院医疗保险定点医院、绿色生命救助卡定点医院和农村合作医疗定点医院。

全院占地54214平方米，建筑面积17824平方米，拥有固定资产3200万元。现设床位病床266张，有职工315人，其中主任医师4人，副主任医师51人，中级职称129人。下设11个职能科室、18个临床科室、5个医技科室及1个保健站。

医院特别重视医疗技术水平的提高和先进医疗设备的引进、使用，目前拥有十万元以上医疗设备78件，主要有美国GE公司DX/I型全身螺旋CT、日本岛津万能遥控电视系统1000MAX光机、美国HDI3000型彩色多普勒诊断仪、日立7080全自动生化仪、荷兰威图全自动生化仪、美国全自动血球计数仪、菲蔓特及意大利牙科综合治疗椅、多参数心电监护仪、日本奥林巴斯系列纤维内窥镜、德国费森尤斯4008B型血液透析机、全自动洗片机、酶标仪、PCR诊断仪、电子胃镜、腹腔电切镜、宫腔电切镜、高压氧舱等先进设备。环境优雅，绿化覆盖率达72%。全院医疗、医技科室除能完成“二甲”医院规定的170项医疗技术项目外，还能达到完成“三甲”医疗技术项目23项。

根据山西省物价局、山西省卫生厅晋价行字〔2005〕135号文件要求，医院严格按照《山西省可另收取费用的医用消耗品和卫生材料管理目录》规定执行，不断建立健全各种规章制度，切实加强和完善内部价格管理机制，按照国家规定在收费地点或醒目位置公示《医疗价格》，严格执行山西省“住院患者费用清单”制度，使用省财政部门监制的《山西省医疗机构统一收费票据》，全面提升了医院医疗服务项目价格的管理水平。

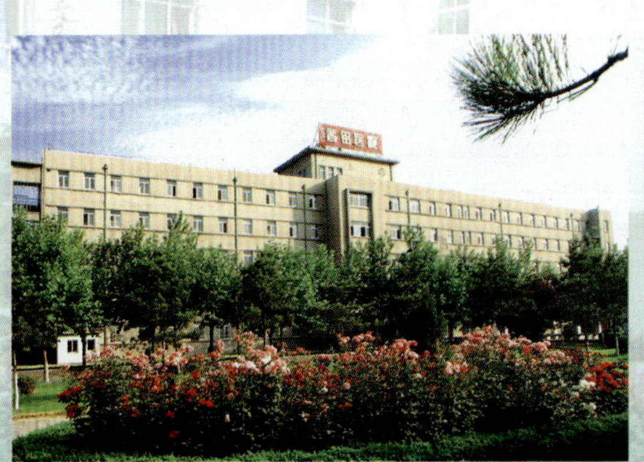

医院住院大楼

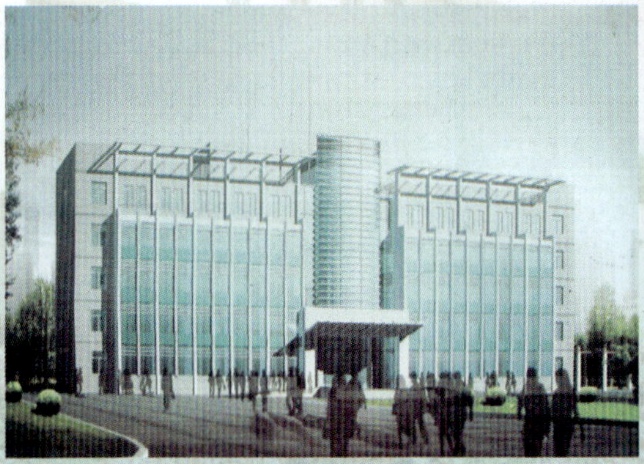

新康复大楼效果图

医院始终坚持“一切为了患者、一切方便患者、一切服务患者”的服务宗旨，弘扬“励精图治、创新求强”的企业精神，外树形象，内抓管理，以人为本，竭诚为广大就医者提供温馨的环境和优质的医疗保健服务。

医院住院大楼是医院的主体大楼，与新康复大楼形成母子楼，内、外、妇、儿、骨、手术麻醉及放

山西铝厂职工医院

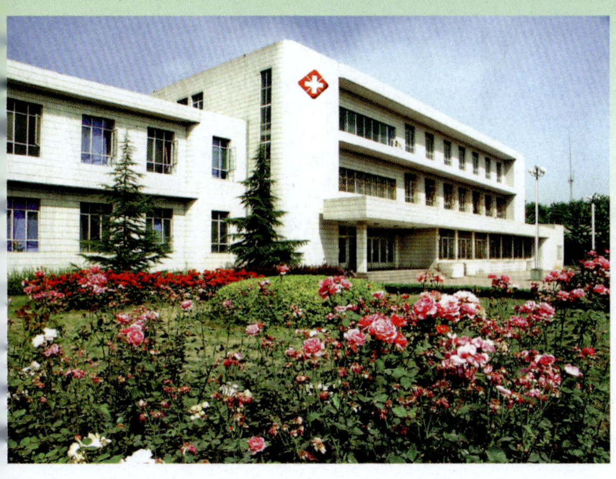

射、检验都集中于内，使患者在治疗期间享受完全便捷的辅助检查与治疗。新康复大楼是2008年总厂投资800万元建成，楼内所有病房均设计为宾馆标间样式，让患者在住院期间享受更好的医疗环境。

医院行政楼位于住院楼后，医院所有的行政、职能、后勤部门都集中在此办公。所有职能人员及后勤保障人员都始终以服务临床、提高效能为已任，尽职尽责、全力以赴的工作。

医院环境幽雅，芳草萋萋，绿树成荫，鸟语花香，幽静怡人。患者每日绕院散步，非常有助于缓解病痛，恢复健康。

医院一直致力于为患者提供最快、最简捷、最合适、最整洁的服务。一是为全厂门诊慢性病患者、独生子女及家属开辟专门的收费管理程序及窗口；二是为河津市城镇职工医疗保险、新型农村合作医疗保险参保患者提供一站式服务；三是医保窗口安装刷卡显示器，增强了收费透明度，四是实行单项检查制度，如患者需做一项血型化验，无需挂号，直接到方便门诊取《血型化验》检查卡，然后交费，就可以去化验。此项措施有效的节约了患者的时间，方便了患者就医。

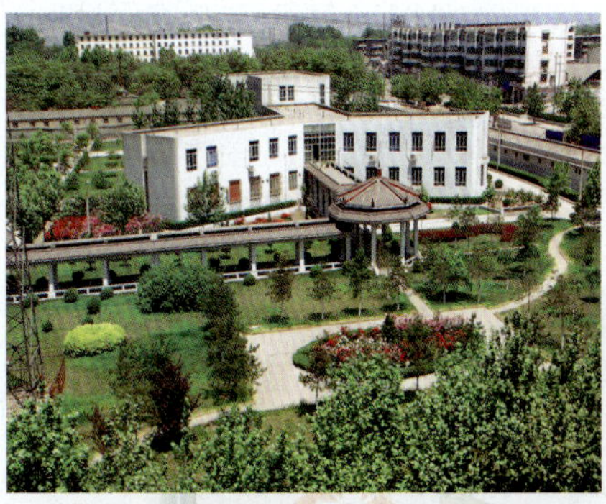

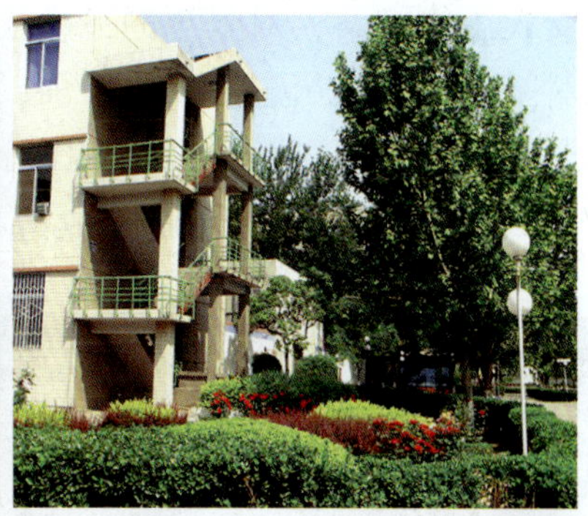

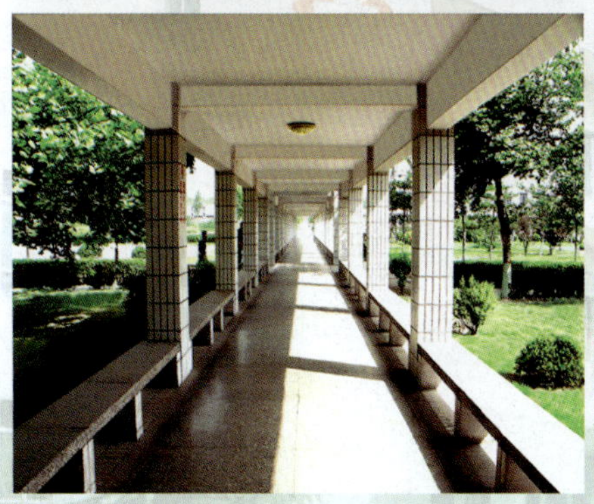

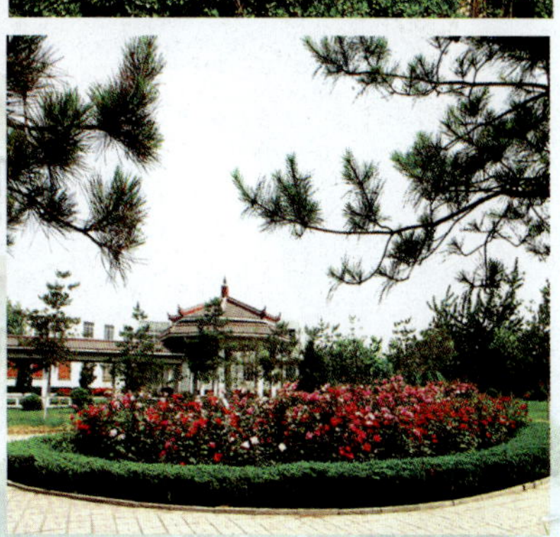

医院为了满足不同的医疗服务需求，设有普通病房、老干部病房，每张床位都设有床前呼叫系统。ICU病房是医院于2005年设置，病房配有先进及完整的抢救设备，提供给急、危、重症患者安全渡过生命危险期及手术患者术后观察使用。

血液透析，是医院的一项特色服务，目前医院拥有6台透析仪，每月透析100余人次，在整个运城地区都是独一无二，独领风骚。

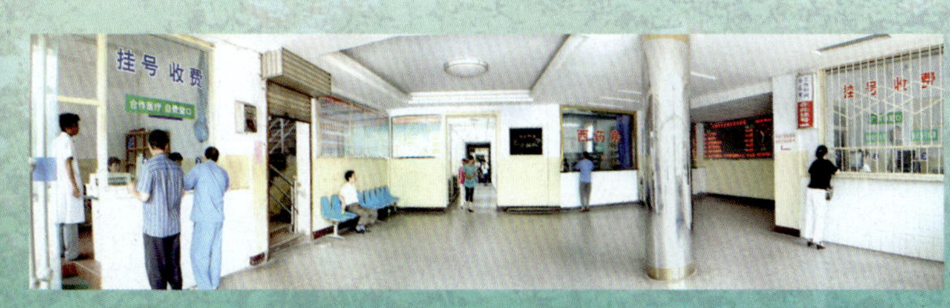

医院就诊大厅

医院是河津市内唯一一家拥有螺旋CT的医疗机构，螺旋CT在胸腹部检查方面具有一次憋气即可全部扫描完毕绝对优势，诊断结果更具有可靠性和可信性。

职工医院定期组织一些文娱活

山西铝厂职工医院

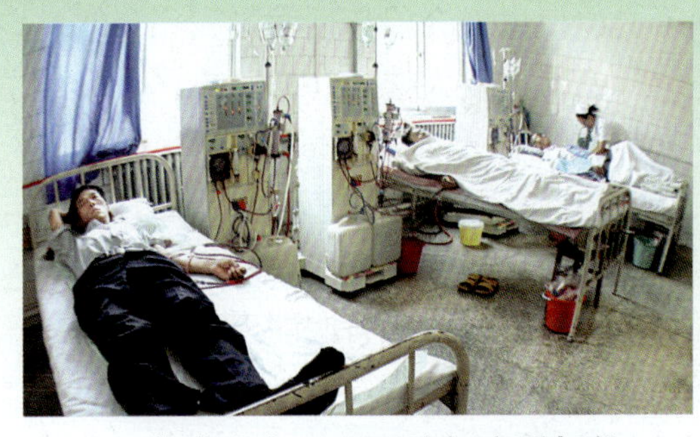

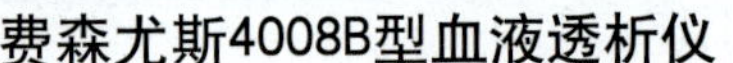
费森尤斯4008B型血液透析仪

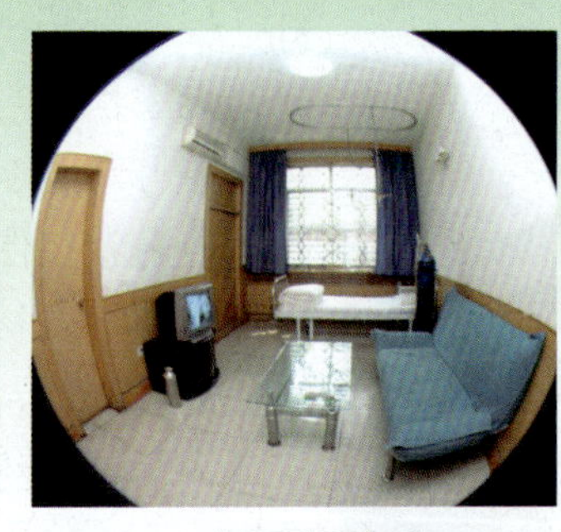
老干部病房

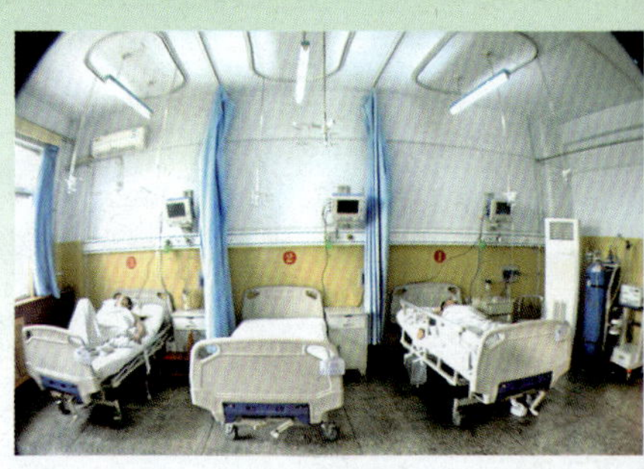
ICU病房

动，在丰富职工的业余生活的同时，加强团队的精神文化内涵建设。

职工医院在卫生支农方面作出了突出贡献，2007年，获河津市2007年度卫生支农先进单位荣誉称号。主要工作如下：一是思想重视，组织细致。2007年初，职工医院按照运城市卫生局、河津市卫生局卫生支农工作会议精神，召开了专题会议，对定点支援的清涧、张吴、曾楼、黄村等4家卫生院，制定了具体的卫生支农工作方案，对全年的卫生支农工作进行了具体细致的安排。二是无条件的慷慨的提供医疗技术服务。对基层医务人员进行技术培训，通过开展专题讲座、手术带教、护理示范、病历讨论、指导业务查房和病历书写等，促进基层医院的医疗技术水平的提高；接收基层医务人员来院免费进修，并邀请受援单位医务人员参加医院举办的学术活动。三是积极参加河津市举办的各种义诊活动。2007年全年共派出137人次，参加农村新型合作医疗卫生下乡义诊工作、“专家义诊下农村，健康教育进农家”下乡义诊活动。让群众不出村，就能享受到专家的体检、诊治，解决老百姓“看病难、看病贵”的问题。

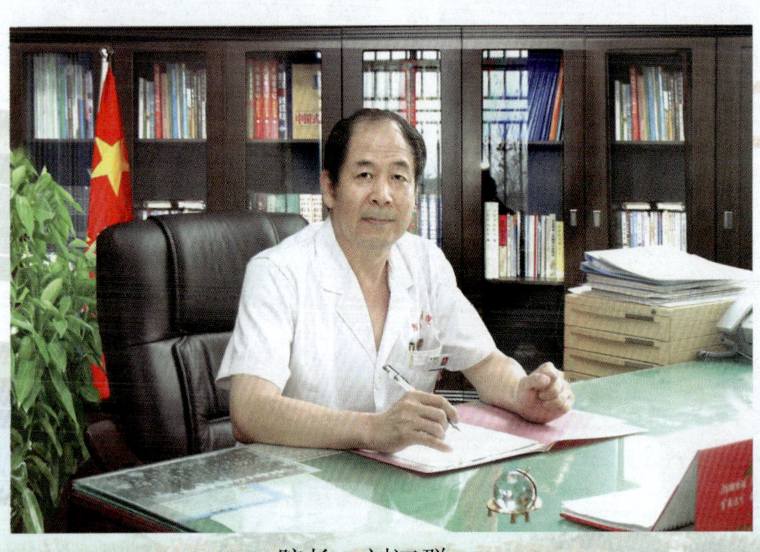
院长：刘江群

院长简介：

1977年恢复高考后，刘江群院长第一批考入晋东南医专(现长治医学院)，1980年12月毕业，1981年分配到山西铝厂职工医院，1999年晋升为主任医师。一直从事临床医学工作，历任山西铝厂职工医院内科主任，医务科主任，卫生处副处长，山西铝厂职工医院副院长、院长。担任《中国有色医学杂志》编委，中国有色金属总公司、国家有色金属工业局、有色工业协会、中国铝业公司卫生系列高级职称评审委员会评委、石家庄协和医学进修学院（原华山医专）医疗系教授、运城市医学会、河津市医学会医疗事故鉴定专家库成员。兼任河津市健康教育促进会理事，山西老年学会、保健委员会副理事、国家安全局矿山医疗救护中心晋城分中心副队长。

刘江群热爱祖国，清政廉洁，严以律己，工作扎实，出色优秀。多次获山西铝厂先进工作者称号，两次评为山西铝厂工会积极分子。获运城地区四有职工先进称号，河津市医德医风先进个人，2005年被评为运城市卫生系统先进个人。

从医以来，有扎实的医学基础理论和丰富的临床经验。他能熟练诊断和治疗临床常见病和多发病，能

山西铝厂职工医院

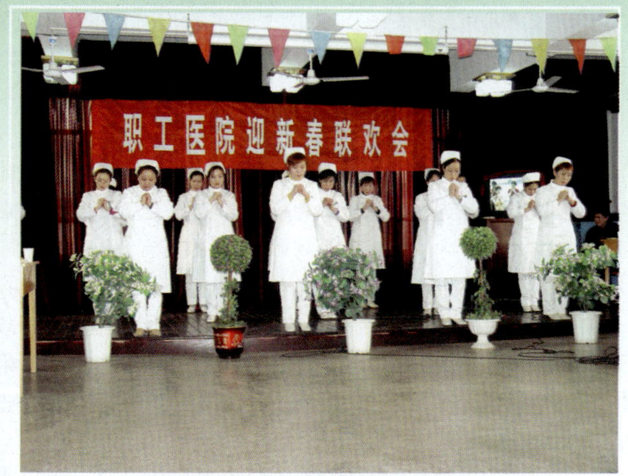

2008年迎新春联欢会上员工们自编自演的歌舞节目

正确处理临床各种疑难、急、危、重症。亲自深入生产一线，多次组织和参与地方和厂矿重大突发公共卫生事件的抢救工作。使损失降低到最低限度，多次受到地方政府的表彰和奖励。

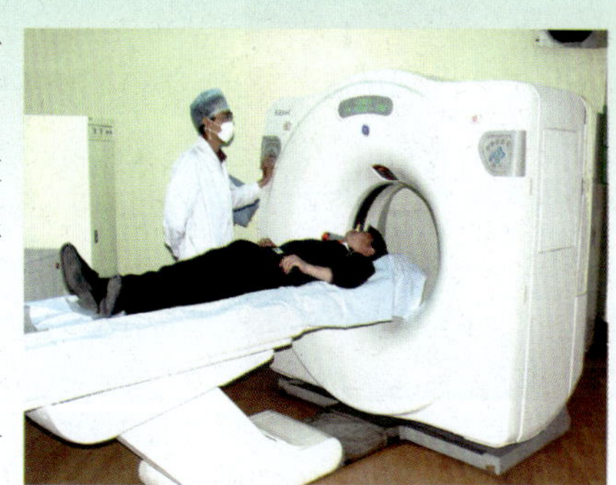

刘江群重视医疗水平的提高，在各种医学杂志和会议交流学术论文20篇，其中10余篇分别发表在《中国卫生政策》、《国际医药卫生导报》、《中国有色医学杂志》等国家级刊物上。主持和参与了《棉酚中毒致低钾软病临床研究》等科研项目，在山西省等四届神经内科年会上获奖。担任编委，参与制定了有色金属行业的《安全生产管理制度汇编》约68万字，该书作为有色行业的安全标准在全国推广使用。参加全国“恩威杯——生殖生理健康知识竞赛”获优秀奖。

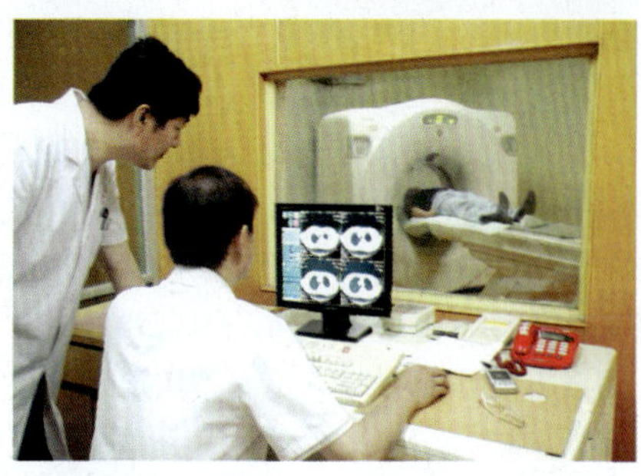
美国GE公司DX/I型全身螺旋CT

书记：张建英

党支部、书记简介：

张建英，男，1960年10月出生，大专文凭，现任山西铝厂职工医院党支部书记，主任医师，张建英从事外科临床工作20余年，对普外和神经外科专业有比较系统的见解和较深造诣。诊断治疗思路清晰，手术操作轻巧灵活。撰写了有一定学术价值的论文30余篇，先后刊登在国内外有关杂志上。近年来又同时开展微创外科手术200余例，均取得满意效果。历任山西铝厂外科副主任、主任、副院长、院总支书记。

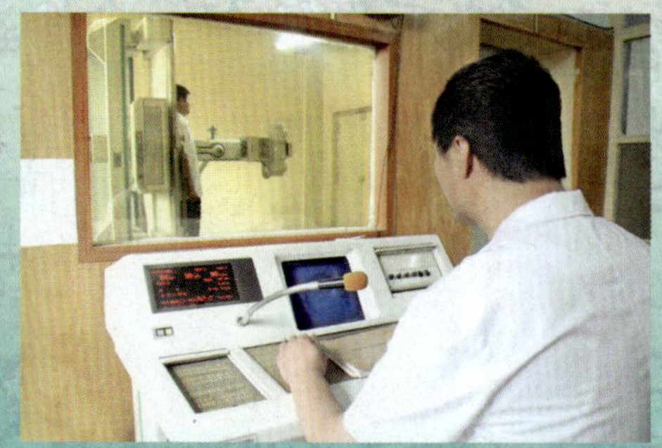

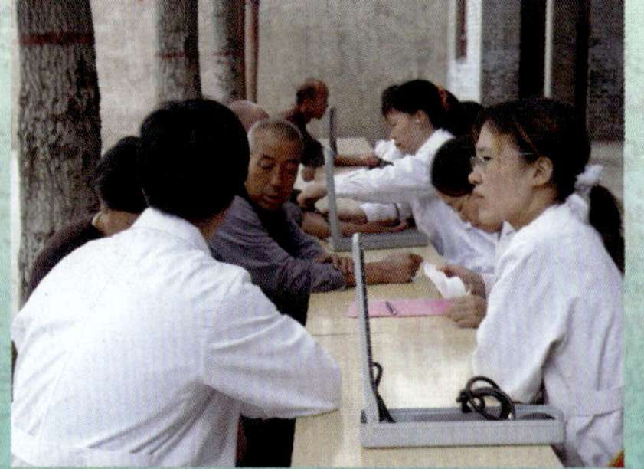

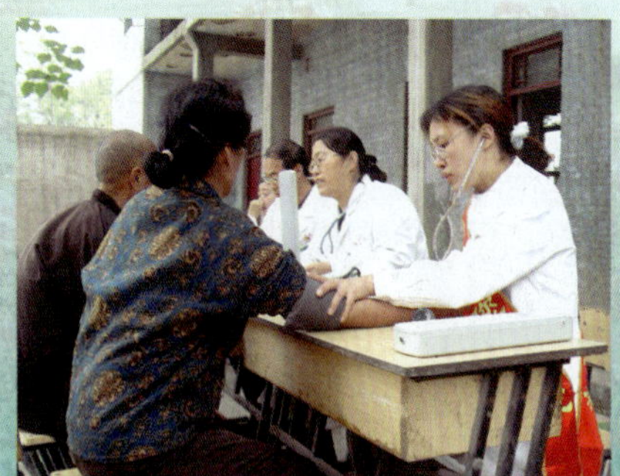

职工医院医务人员卫生支农下乡义诊

青岛市海慈医疗集团总院长吉中强

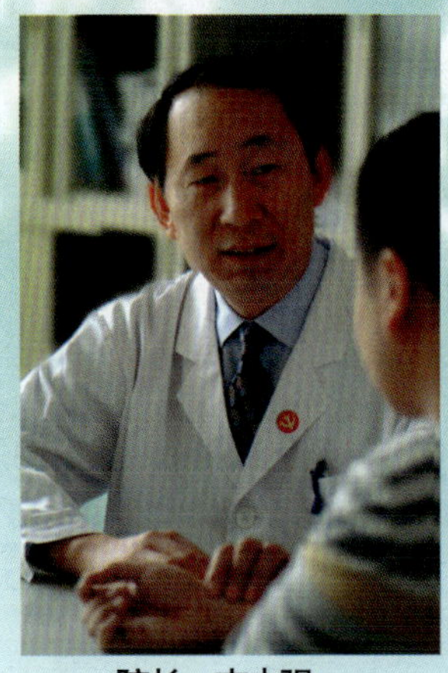
院长：吉中强

吉中强，男，1954年11月出生，中共党员，主任医师，教授，博士生导师。1982年毕业于山东中医药大学，1992年从日本广岛大学医学部留学归国，1995年任青岛市人民医院院长助理，1997-2005年任青岛市人民医院副院长、院长。2005年至今任青岛市海慈医疗集团总院长，兼青岛市海慈医院、青岛市中医医院、青岛市黄海医院院长。是青岛市专业技术拔尖人才、青岛市优秀临床医学专家，山东省名中医药专家、青岛市中医药名家、青岛市著名好医生，并获山东省三等功奖励，青岛市第十四届人大代表。

吉中强院长上任后，团结医院领导一班人，学习并运用现代优秀的医院管理理念，把医院的学科建设作为医院发展的主线，严抓医疗质量管理，提高全员的质量意识，加强制度建设，塑造品牌形象，坚持以人为本，为患者提供体现人文关怀的医疗服务，医院事业得到了快速的发展。首先制定了集团发展规划，明确了医院的发展定位。同时对重叠设置的部分临床中西医科室进行了合并，使医院的资源得到了更有效的整合，发挥了整体效益。对管理机构进行了有效的调整，优化了管理队伍结构，精简了管理层次。另外，加强人事分配制度和后勤社会化改革的管理，建立符合医疗服务特点、体现重实绩、重贡献、向临床一线倾斜的绩效奖金分配办法，制定了合同制人员工资福利管理规定，提高员工福利待遇，更好地调动了职工的积极性和创造性。同时，对后勤院容保洁服务、保安服务、绿化养护进行了社会招标，物业铁木维修等项目实行社会托管，降低了集团管理成本，成功地走出了一条后勤社会化改革的新路子。

吉中强院长在注重逐步建立健全各项规章制度的同时，注重开展综合素质教育，全面提升医护人员综合素质，深入开展医护人员医德医风素质教育和法制观教育。培养医务人员职业道德，坚持"以服务病人为中心"的原则，使管理规范化、制度化，积极倡导人性化服务的人文医疗理念。立争做到从医务人员与病人接触开始的每一句话、每一次诊断治疗和护理操作中都能体现出医务人员的高尚医德和人文关怀，为构建和谐医患关系增添了新的内容。推出"人文医疗，温馨海慈"服务品牌和"温馨门诊、病区"建设，积极开展医院管理年活动，在提高服务质量、确保医疗安全、改进服务态度、简化服务流程、降低医疗费用、加强医德医风建设方面取得了突出成绩。集团先后获得全国"五一"劳动奖状、全国青年文明号、全国巾帼文明岗、全国医院文化先进单位、山东省文明单位、山东省卫生系统文明单位、青岛市文明单位标兵、青岛市优秀服务名牌、青岛市卫生系统工作目标考核优秀等获国家、省、市级荣誉50余项。

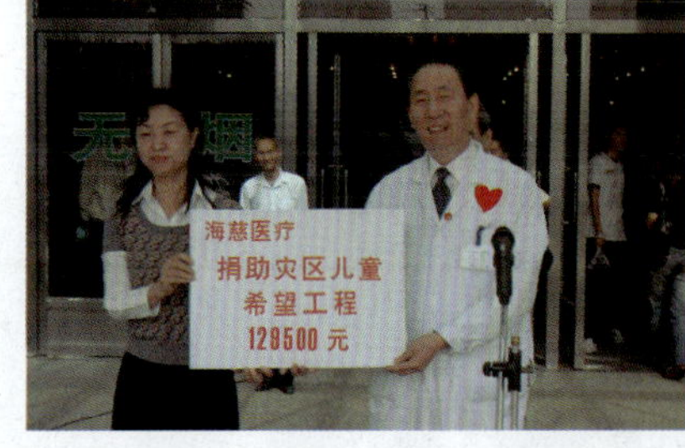

吉总院长代表员工向希望工程捐款

在他的积极呼吁和不懈努力下，2006年1月，集团扩建工程——"国医堂"项目被青岛市第十三届人民代表大会第四次会议确定为议案，市政府确定投资建设一个大体量、高标准、高水平、现代化、国内一流的建筑面积6万平方米的医疗综合大楼。12月27日，"国医堂"项目举行了隆重奠基仪式，此项目为集团提供新的发展空间和机遇，在集团发展史上具有里程碑意义。

吉院长坚持科教兴院战略，注重人才培养。近两年医院的学科建设成绩显著，已有2个学科入选国家中医"十一五"重点专科建设单位，省名中医专科1个，省级重点专科3个，市重点学科5个、特色专科5个，集团重点学科、特色专科5个。目前，医院拥有的国家、省市重点学科、特色专科达18个，形成了独树一帜的集中医、中西医结合特色优势突出的发展局面。

他坚持临床工作，深受患者信赖和好评。积极开展科研工作，2004年以来主持的科研成果先后获青岛市科技进步一等奖1项，中华中医药学会科学技术二等奖1项、三等奖1项，鉴定课题2项均达国内领先水平，获得省科技厅课题1项，市科技局课题2项，获课题经费20万元。在省级以上学术刊物上发表论文20余篇，著书5部。

不断引进和培养人才，构建合理的人才梯队，同时选派临床科室骨干去国内外进修学习。积极从事教学工作，2001年以来担任青岛大学医学院硕士生导师，2007年被评为山东中医药大学博士生导师，2004年以来已培养硕士研究生3名，目前指导在读博士研究生2名，硕士研究生3名。

2004年以来，他在学术界的地位也在不断提高，先后被选为中国中医结合学会活血化瘀专业委员会副主委、省中西医结合学会副会长兼活血化瘀专业委员会主委、省中医学会副会长、市中西医结合学会理事长、市针灸学会理事长，连任了市医学会老年医学专科分会主委，2007年当选中华中医药学会血栓病分会的主任委员，成为青岛市中医、中西医结合方面第一个担任国家级学术团体主委者。

他心系人民健康，带领全体员工共同努力，使医院的门诊量和业务收入不断提高，促进医院快速和谐发展，为岛城医疗卫生事业的可持续发展做出了突出贡献。他本人也先后获得首届中国医师奖、山东省优秀医院院长、山东省优秀中医医院院长、全国中医院优秀院长等荣誉称号。

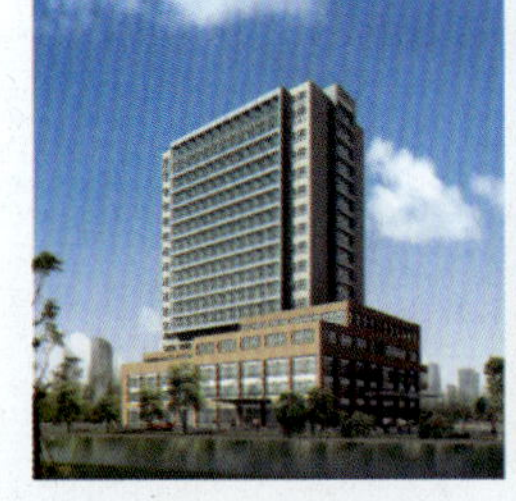
国医堂建设项目效果图

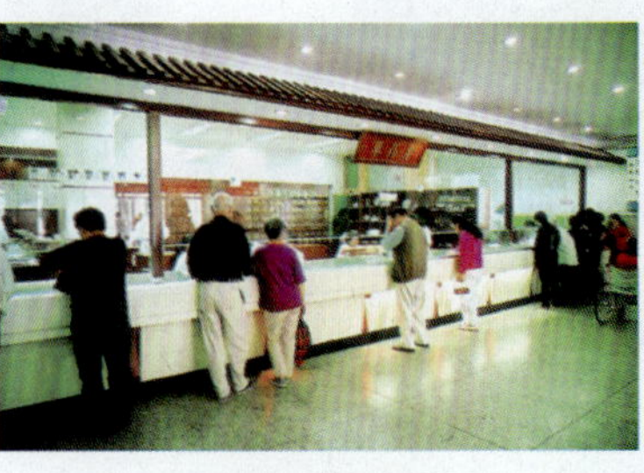
海慈草药房

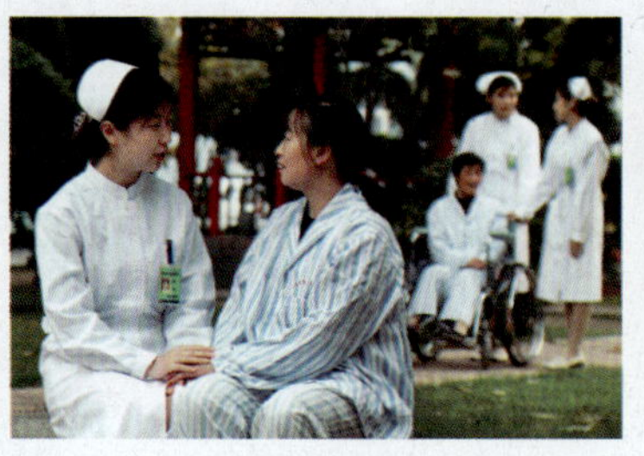
温馨服务

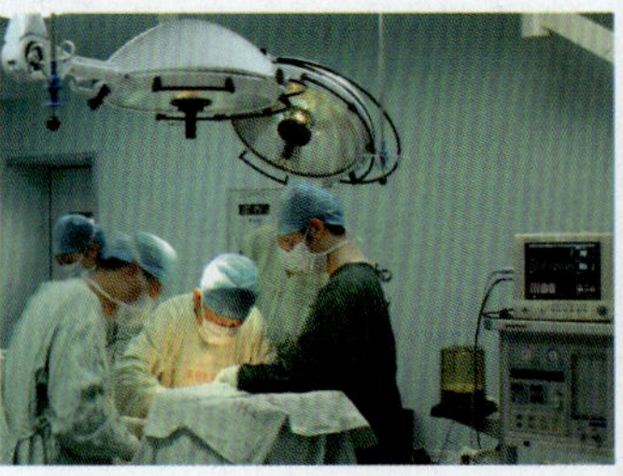
手术场景

德州人民医院

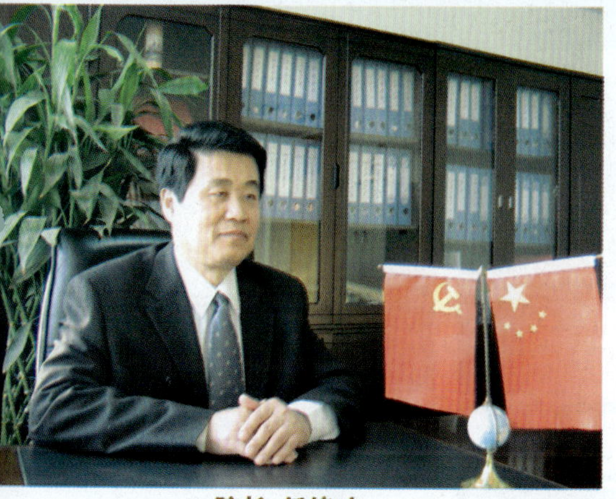

院长：任绪功

2007年，山东省德州人民医院认真贯彻“又好又快发展”的指示精神，扎实开展“健康百姓行动计划”，努力实施“建名院、树名科、育名人”战略，坚持科教惠民、政策惠民、措施惠民、服务惠民，不断提高科技创新能力、优化服务环境，实现了科学持续和谐发展。

首先，医院规模加速膨胀，发展后劲不断增强。开发区新院的筹备工作已基本就绪，完成了万名参保职工的查体工作；市南分院即人民医院社区服务中心正在规划设计中，将建成高水平的社区惠民中西医结合医院；新病房大楼正在顺利建设中，已完成了大楼的主体工程封顶。医院2007年新购置了大型的具有世界先进水平的1.5T核磁共振、16层深篮版螺旋CT、数字化平板血管造影系统DSA等设备，为医院的更快发展奠定良好基础。

其次，医院科教水平显著提高，实现了科学和谐发展。医院硕士、博士达到了108名，研究生导师19名，2007年全院共开展新技术、新项目共30余项，并承担了国家“十一五”科技规划项目2项，获省科技奖2项，市科技进步奖15项，19项科研成果通过鉴定，其中4项为国际先进，15项为国内领先。医院眼科专业、心血管专业被评为省重点专业，内分泌专业被评为全省著名专科。在“科教兴院”的旗帜下，医院以优质的服务、高精尖的技术惠及了病人，全年住院病人41万余人次，增长10.35%，门诊病人2.5万余人次，增长12.32%，床位使用率达116.66%。中央电视台报道了医院成功抢救一850克早产儿的先进事迹达两分钟，既体现了医院先进的综合技术水平，更体现了医院与全市人民和谐努力、共创美好人生的精神风貌。

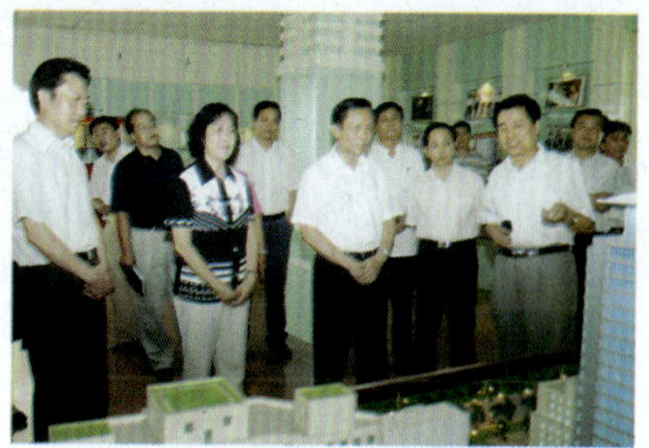

2007年7月24日，德州市委书记雷建国到医院视察工作

第三，医院积极参与健康百姓行动计划，努力建设惠民医院。医院派出16名高年资专家对口支援陵县、庆云的4个基层卫生院；高度重视“360”和“1120”工程，圆满完成了农村基层卫生院业务骨干的首批培训工作，共接收180余人进修学习。顺利完成了第一期中华慈善总会的国际微笑列车活动，为近200名贫困的唇腭裂患者实施了手术，带来福音。医院为民惠民的做法，大众日报、山东电视台在山东省第九次党代会和十一次人代会期间分别进行了6次报道，树立了医院乃至德州市的良好形象，扩大了医院在全省、全国的影响，提高了行业间的社会地位。

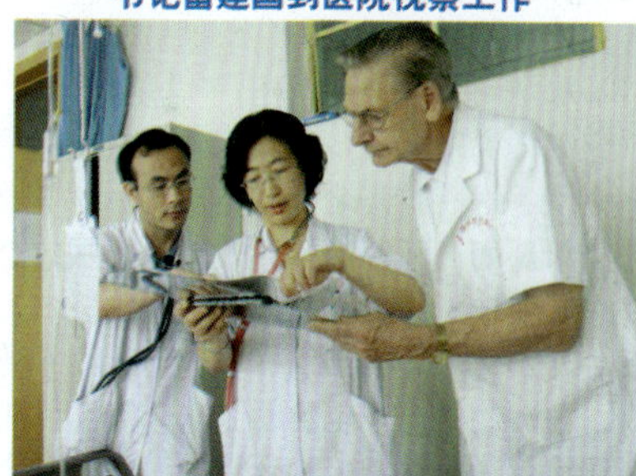

国外专家来院开展学术交流

为继续深入开展“健康百姓行动计划”活动，并力求在形式上更加创新，在内容上不断丰富，把此项活动抓出成效，落到实处，德州市人民医院在2007年后召开的2008年工作会议上，确定在新的一年里将继续坚持“科教、政策、措施、服务”8字惠民方针，并力争在今后几年中集中力量做好做好“十件实事”，惠及人民群众，促进医院加速发展。

医院确定的“十件实事”的内容包括：

1.积极开展落实“健康百姓行动计划”，以实际行动惠民、利民、便民，健康千万家，幸福你我他，促进医院、社会和谐发展、快速发展。

2.全面改造提升信息化、数字化建设，用现代化的信息策略和医院的各项制度进一步加强医院管理和提升医院档次，使医院早日实现全方位的数字化、现代化。

3.建立1个国家级重点实验室，如辅助生殖实验室和分子生物学实验室。

4.建立2-3个省级实验室或防治中心，如肿瘤防治中心，要尽快更新全部设施，实现国内最先进，以此带动医院科教水平的再提高。

5.在拥有3个省重点专业的基础上，再增加3个重点专业，以此促进医院医疗水平的再提高。

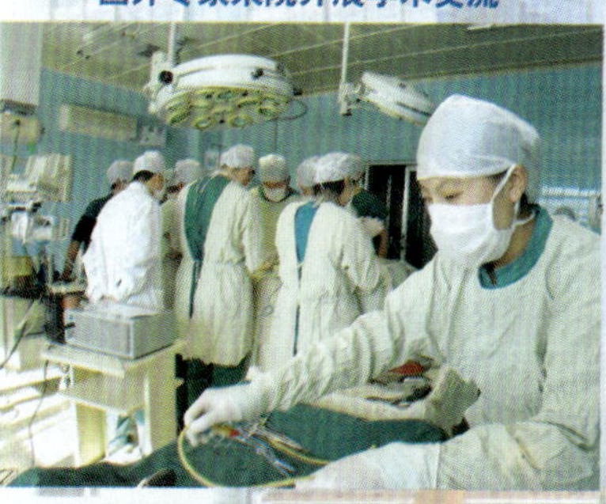

肾移植手术

6.建设好新综合大楼，力争2008年底或2009年初启用。

7.改造现病房大楼，连接所有医用楼，创建国家级花园式单位，让医院面貌再换新装，创建一个百姓、职工更加实惠、现代、美好的康乐医院。

8.启用东院（开发区分院），打造医院发展的新平台，对外开放的新窗口，百姓、职工共享的新成果，保证医院科学发展、和谐发展的新战略。

9.建好南院（原铁路医院）即为社区卫生服务中心，构建发展中西医的新途径，再创便民惠民的新举措、中西医结合的新辉煌。

10.进一步提高硕士研究生班的科教水平，积极创建博士生或博士后工作站，栽下梧桐树，吸引凤凰来。

医院确定的“十件实事”，内容涉及惠民服务、基础设施、科室建设、医疗科研多个方面，每件事又都与全市“十一五”卫生发展目标相关联，与人民和患者的日益增长的医疗需求相适应。医院也将通过落实这十件实事，力促医院实现科学和谐持续快速发展，为“和谐德州”、“平安德州”建设作出了更大的贡献。

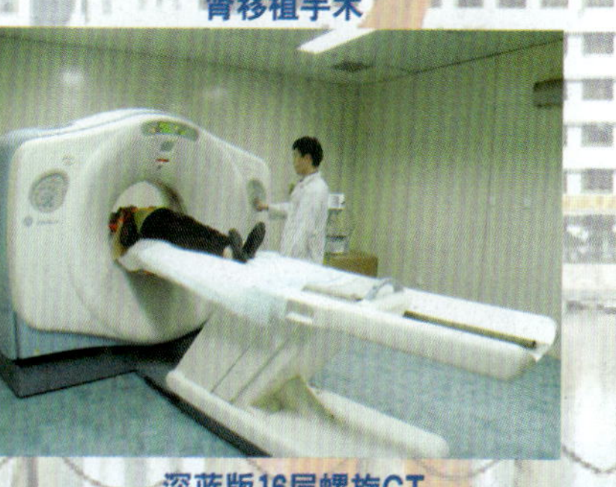

深蓝版16层螺旋CT

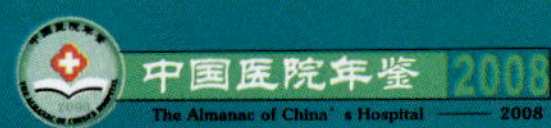

嘉祥县人民医院

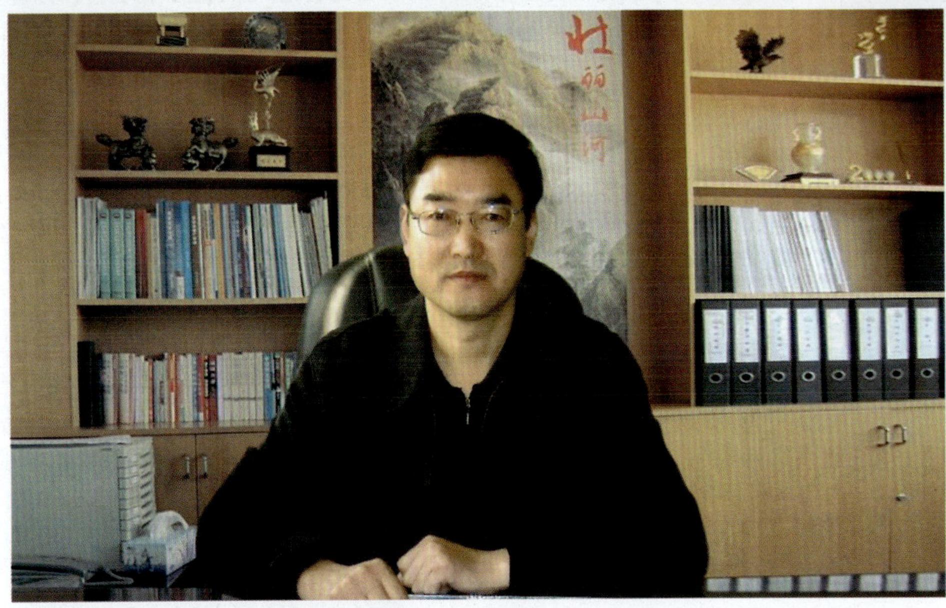

院长：孔凡瑚

孔凡瑚，男，1956年11月生，汉族，1980年毕业于济宁医学院医疗系，大学文化，中共党员。副主任医师、兼职济宁医学院副教授、济宁市医学会理事、山东省健康促进会理事、嘉祥县政协委员。曾任嘉祥县卫生局医政科长、副局长，县卫校校长，2001年6月以来任嘉祥县人民医院院长。

他担任院长后，提出了“更新观念，深化改革，开拓创新，争创一流”的发展思路，把“让病人满意，让群众满意，让社会满意”为工作目标，走“科技兴院，质量强院”之路，以一个优秀医院管理者特有的魄力，大刀阔斧地进行创新和改革，在较短的时间内开创了医院工作的新局面。医院的社会效益、技术效益和经济效益迅速提高。已发展为在职职工508名，其中高级专业技术人员83名，中级专业技术人员286名，编制床位300张。配有万元以上设备116台，其中全身螺旋CT、DR、CR系统、数字遥控胃肠X线机、彩超、麻醉监护仪、全自动血球计数仪、自动酶标仪、全自动生化分析仪、腔镜治疗系统、肺功能测量系统、经颅多普勒（TCD）、高强度聚焦超声肿瘤治疗系统等大型先进医疗设备60余台。14000平方米病房大楼，配有中心供氧、中心吸引，各病房配有空调，设施齐全，在区域内达到了县级医院的水平。

医院在2001年获得全市县级以上医院行风民主评议活动先进单位称号，在2002年全省开展的医疗质量效益年评选活动中名列前茅，2003年被县政府评为先进单位，2004年被市人事局、市卫生局评为护理工作先进集体，被县委、县政府命名为文明单位，2005年被授予济宁市厂务公开民主管理三星级单位，2006年全市15所综合医院的医疗服务质量、单病种质量与费用控制、惠民医疗服务、药品集中招标采购管理、大型医疗设备等方面的综合考评中名列前茅，2008年获全省县级医院经济管理先进单位。孔凡瑚院长曾荣立三等功五次，18次被中国红十字总会、济宁市委政府、市卫生局、嘉祥县委政府授予先进个人称号，2004年获济宁市“五一”劳动奖章，2006年被评为山东省优秀院长。

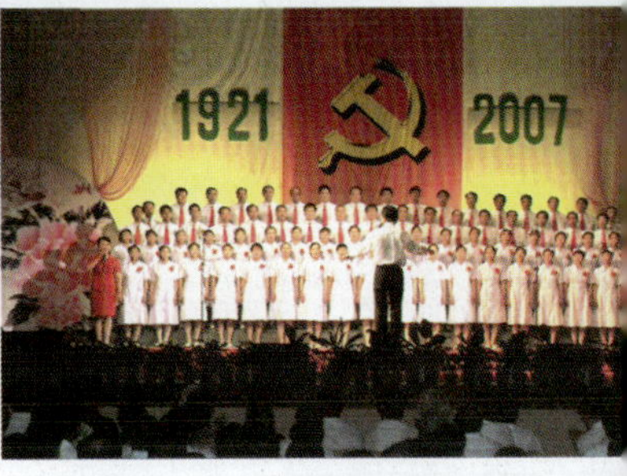

歌咏比赛

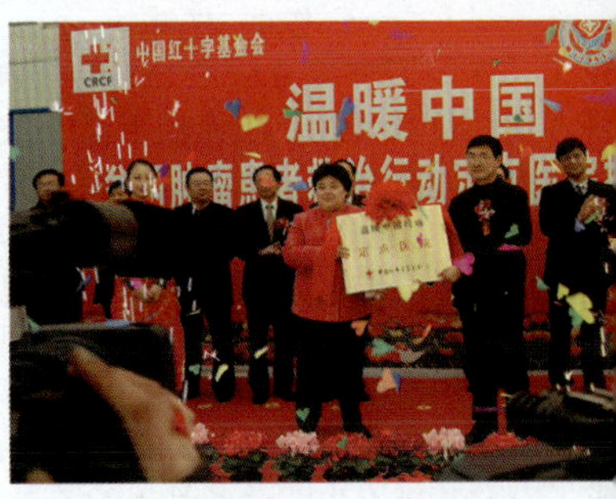

温暖中国行动定点医院授牌仪式

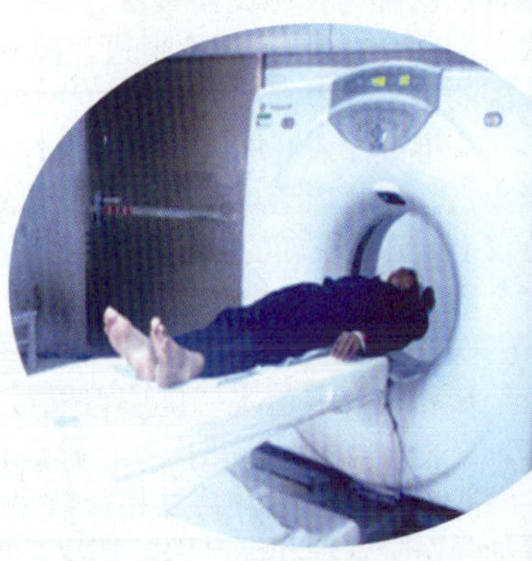

全身螺旋CT

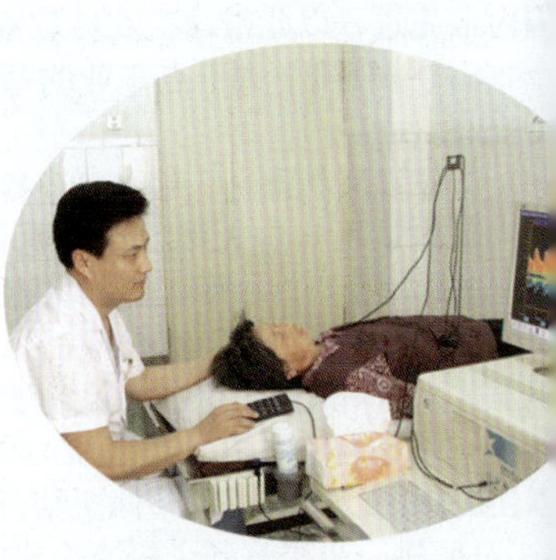

经颅多普勒（TCD）

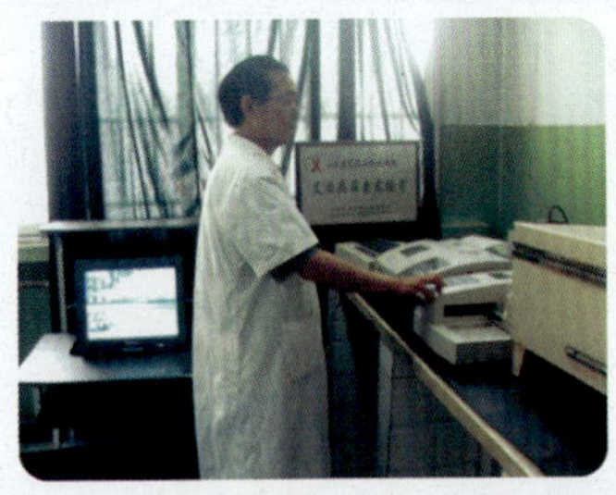

艾滋病筛查设备

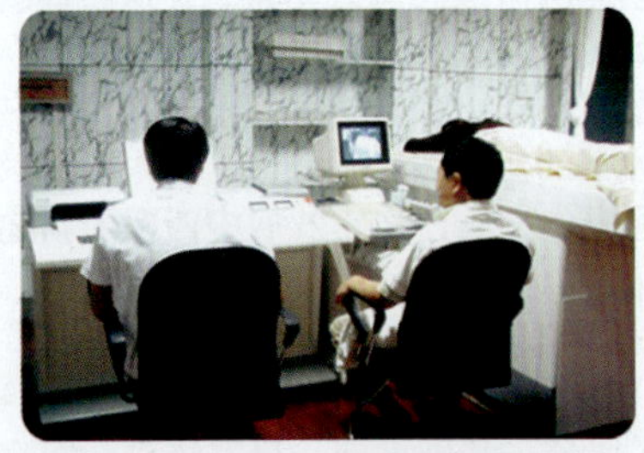

高强度聚焦超声肿瘤治疗系统

地 址：山东省嘉祥县城迎凤路2号 急救电话：0537－6825120

济世为民 奉献社会

——临沂市中医医院五年在患者中锻造金口碑

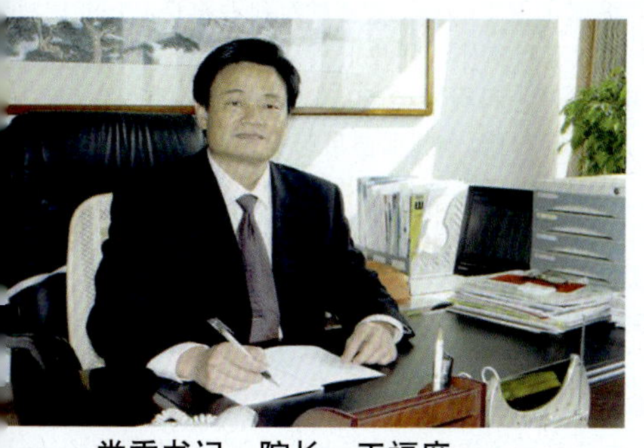

党委书记、院长：王福席

济世”、“先进”、“人才”、“火车头”，短短几个词概括了山东省临沂市中医医院近五年的发展历程。

『“济世”』

自2003年底至今，临沂市中医医院就与“悬壶济世”结下了不解之缘。从扶贫援困到“三下乡”活动；从每年举办的各类义诊到派出救灾、防病、帮扶各种医疗队；从把医疗技术送到边远贫困山区到免费为贫困地区培训临床医生；从实行惠民医疗到让利于民服务，都体现了临沂市中医医院的“悬壶济世”的路线在里面。

近年来，医院率先在全市响亮提出了“做老百姓自己的医院”的口号，切实解决老百姓“看病难、看病贵”的问题。他们率先在全市实行药品集中招标采购制度，有效减轻了患者的经济负担，医院药品收入占总收入比例始终不超过40%，远远低于全国平均水平，仅此一项每年可向社会让利1000余万元；二是严格控制开药、开大处方药，坚持不向患者推介高价药，对医院有临床促销行为的药品进行了有效治理；三是下调药品价格，每年为患节约400余万元；四是降低检查费用，每年让利患者近200万元。医院的日均住院费用仅为全国同级医院的50%左右，远低于本市级医院的收费水平，成为真正的平民医院。

为了给患者营造优美、温馨、舒适的诊疗、休养环境，医院不断加强基础设施建设，努力改善服务环境。近期投入使用的国医楼”整合了医院特色中医科室，进一步方便了患者就医。

几年来，医院始终坚持在不降低医疗质量标准的前提下，做到优质服务，低廉收费，真正成为人民群众信任的、老百姓自己医院。

『“先进”』

2003年以来，医院新一届领导班子全面落实科学发展观，逐步形成了“院有专科、科有专项、人有专长”，创名院、名科、医、名药，用规范、科学、严谨的管理手段管理医院的良好局面，全力打造“临沂市中医医院”这块品牌。

医院规模大。医院是山东省目前地市级最大的三级甲等中医医院，总建筑面积9万多方米，病床800余张，设80个临床、医、职能科室，26个特色专科和37个专病门诊，年门诊量40万人次，年住院患者2万人次。先进的制剂中心是山东省中药制剂和剂改革基地，能生产17个剂型200多个品种的中西药制剂。医院先后荣获全国百佳医院、全国卫生系统先进集体、全国百姓放心示医院、省级文明单位等荣誉称号。

仪器设备先进。配有10万元以上常规及高精尖仪器设备100余台件，总价值近亿元。

医疗技术先进。中医医院不仅继承和发展是中医活力的源泉，更在继承老一辈中医医术和医德医风的同时，对现代医学兼收蓄。充分发扬医院传统优势诊疗科目，如针灸、推拿、中医骨伤、中医痔瘘、中医妇科、中医男科、中医儿科等，同时大力吸现代医学的精髓，以达到中西并举、双管齐下。对中医传统疗法，医院进行整理创新，如中医火针治疗风湿病痛，小针刀疗，中药薰法，骨折中药止痛并促进愈合，中医外治，冬病夏治、夏病冬治等。医院的康复保健医学也在多年的实践中摸索出具特色和个性的“绿色疗法”。

特色科室鲜明。骨伤专业中骨关节病、脊柱外科、骨显微外科、创伤骨科、矫形外科及小儿骨科均居全市领先水平。以治疗湿免疫性疾病为主的风湿病专科是国家级重点专科。腔镜治疗中心自2005年3月成立以来，共完成各类腹腔镜、关节镜手术近00例，居全省同级医院领先水平。肛肠（痔瘘）专科2008年批准为国家级重点专科建设单位，医院现拥有国家级重点专科2个、级重点专科2个、市级重点专科10个。

『“人才”』

医院注重中医药人才培养，合理构建人才梯队。在挖掘名老中医学术经验的同时，以中青年医师为骨干，通过考核选拔名老医学经验继承人和优秀中医临床人才，开拓临床诊疗思路，继承、发展、创新中医特色疗法，推进医院发展。建院以来成功举了全市性的中医药、西学中、辨证施护等学习班50余期，培养医药护理人才近1000名。采取师承方式，国家级和省级名老中医带学术经验继承人10名，近年来，培养了大批高层次人才。雄厚的师资力量和综合实力，使医院成为山东中医药大学的附属医，同时也是十几所大中专院校的临床教学基地。与30多处国内外医疗、教学、科研等机构保持密切的业务联系。医院根据业务作需要，采取多种形式，培养了本院的各类技术人员，人才梯队趋于合理，医院形成了一支技术素质好、学术水平高、科研能强的技术骨干队伍。

『“火车头”』

俗话说：“火车跑得快全凭车头带。”临沂市中医医院这五年飞速的发展也离不开一个好的带头人和一个团结奋进的领导班。这个好的火车头就是以王福席为党委书记、院长的一届身体力行的领头雁。

2003年11月，王福席带着各级领导的信任和重托走马上任，面对一个人心浮动、管理滞后、效益全面滑坡的困难局面，他感到肩的重担和心中的压力。在中层以上干部参加的第一次见面会上，他没有高谈阔论，没有豪言壮语，他只作简单的表态，“我没有高的水平，只能用真诚和行为带动大家，依靠全院干部职工的智慧和力量，使我们的医院走出低谷，创造一片新的天地”。

为了尽快找到医院振兴发展之路，王福席等班子成员深入科室调查研究、制定措施。王院长会过日子，在该院有口皆碑，有同志则认为作为一个大单位的负责人，这样过于寒碜。近年来他几次带领同志们去省汇报工作，到外地联系业务，都是本着勤节约的原则，不给医院浪费一分钱。他身体力行，严于律己，用自己独特的人格魅力感动周围的人；他强化内涵建设，多措并，带领全院提高三大效益。

如今人们欣喜地看到，临沂市中医医院已经驶入了向山东品牌医院疾速发展的快车道。然而面对成就与辉煌，王院长却说：昔日之得不足以自矜，今日之成不容以自限”。如何把医院建成技术精湛、设备领先、服务优良、管理规范、特色鲜明、群众意的现代化全国名中医院将是他们奋斗的目标。

回顾总结临沂市中医医院近五年的发展历程和取得的成绩，主要得益于：有一支团结有力、富有朝气、开拓创新的领导团；能够紧扣发展主线，不断进行机制创新、管理创新、技术创新，靠创新打局面，靠创新促发展；能够始终坚持“以人为”；心系员工，充分调动员工的积极性，增强全体员工的凝聚力、向心力和战斗力。

（朱卫红 李林栋）

淄博市第一医院

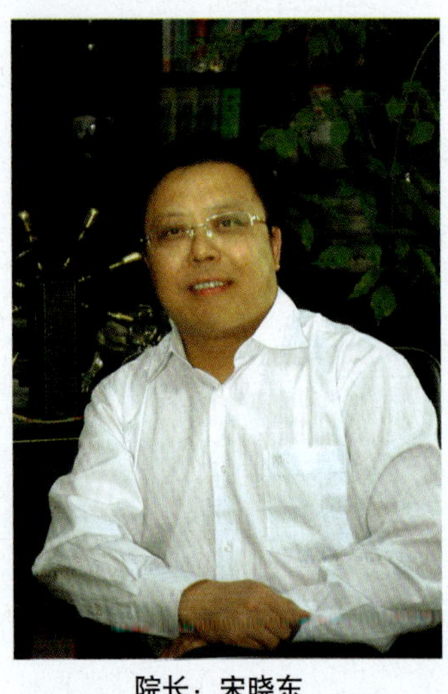

院长：宋晓东

宋晓东，1963年1月16日出生，大学学历，1986年7月任淄博市卫生防疫站健康教育科办事员；1988年3月任淄博市卫生防疫站团委副书记；1989年3月调淄博市卫生局政工科工作，任政工科科员；1992年3月任淄博市卫生局政工科副科长；1993年11月任淄博市卫生局党委组织员（正科级）；1995年2月任淄博市卫生局政工科科长；1997年1月任淄博市卫生局党委委员、工会主席；2003年7月至今任淄博市第一医院院长、党委副书记。

淄博市第一医院始建于1948年，现占地面积18万平方米，建筑面积14.9万平方米，医院在职职工1091人，开放床位950张，设有22个职能科室、43个临床医技科室，年门诊量46余万人次，年出入院病人2.6万余人次，是一所集医疗、教学、科研、保健、康复于一体的三级综合性医院，是潍坊医学院附属医院、山东省医院协会团体会员。

自2003年7月上任以来，宋晓东带领全院干部职工，求真务实，解放思想，开拓进取，使各项工作指标逐步提升，医院总体服务水平和综合竞争能力不断增强，医院三大效益显著提高，医疗水平和服务质量得到社会认可。

一、注重学习，严于律已，切实加强行业作风建设

工作中宋晓东认真学习贯彻邓小平理论和党的十六大、十七大精神，努力实践“三个代表”重要思想，坚持科学发展观和社会主义荣辱观，认真执行国家的卫生工作方针、政策，坚持正确的办院方向。他政治立场坚定，政治素养高，严格按照党员标准要求自己，树立了党员先锋模范带头作用。他作风正派，廉洁奉公，坚决制止医疗卫生服务中的不规范行为，教育干部职工自觉抵制“红包”、“回扣”等不正之风。宋晓东同志从事医院管理工作多年，善于学习和创新，积累了丰富的管理经验，已完成了《充值一卡通结合门诊电子病历简化病人就医流程的应用》等课题的研究。

二、大胆开拓，锐意进取，增强医院发展动力

1.医院管理年和医疗质量管理效益年活动扎实有效。宋晓东同志在医院管理工作中，紧紧围绕质量、安全、服务、费用等方面目标要求，通过找差距、挖成因、定措施、抓落实，着力提升医院基础管理水平和医疗服务质量。

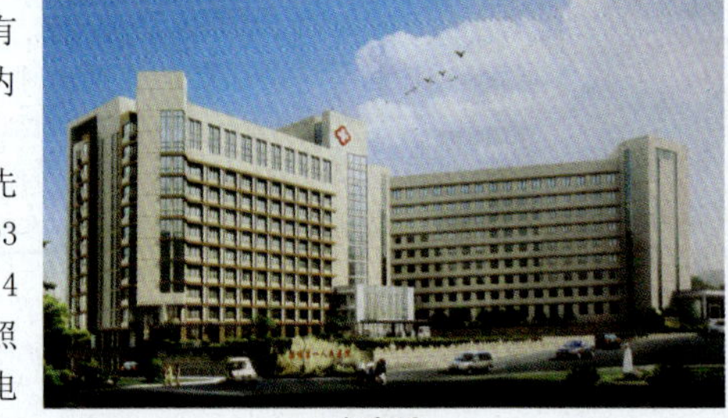

病房楼

2.人才战略稳步实施。建立了科学灵活的人才使用机制，加大用人透明度，使高年资人员有压力感，中青年人员有紧迫感，不思进取的人员有危机感。把骨科、心内科、神经内科和消化内科等4个省、市重点学科和9名市级名医的巩固和发展作为医院发展的重点，逐年发展壮大。

3.科研教学水平不断提高。为进一步深入实施“三名战略”，加强医院品牌工程建设，先后组织出台了扶持开展新技术、新业务相关政策，为各科开展新技术、新业务创造条件。2003年以来，全院共开展新技术新业务256项，立项课题30项，有15项通过市级以上鉴定，其中14项达国内领先水平；有10项成果获淄博市科技进步奖。作为潍坊医学院附属医院，宋晓东按照学校统一部署，建立了技能训练中心、模拟手术室，安装了手术直播系统，为教研室配备电话、电脑、打印机等设施，明显地改善了教学环境与条件，教学质量逐年提升，受到了相关部门、医学院和学生的一致好评。

4.管理水平再上新台阶。宋晓东院长深入实施院科两级成本责任核算，充分发挥专职责任会计职能，对全院成本核算及各科室的核算进行指导，完善成本核算微机网络管理。积极推动后勤管理改革，把后勤服务逐步推入市场，通过公开竞标，先后将医院保洁和食堂工作推向社会，更新了医院食堂运作模式，医院职工全部进行刷卡就餐；建立了“168”调度中心，24小时对全院的各项后勤工作进行统一协调处理，从而简化了工作环节，提高了工作效率；成立了社区警务工作室，对于及时处理和化解矛盾，推动平安医院的创建起到了积极作用。

三、以人为本，方便病人，积极构建和谐医患关系

1.优化服务流程。在门诊大厅设立了“一站式”服务中心，在全市率先实行“一卡通”，简化了就诊程序，避免了排队挂号、反复交钱、划价现象。2007年又引进了门诊自动叫号系统，进一步优化了就医流程，方便了患者就医。

2.改善诊疗环境。宋晓东从细微处入手，不断完善服务设施，美化绿化院内环境，增设了门诊侯诊椅、轮椅等便民措施，新建了院内小花园两处，现医院总绿化面积达49000平方米，为患者营造了舒畅、温馨的诊疗环境。

3.加强医患沟通。积极全面推行医患沟通制度，注重细节沟通，从诊疗、检查、处置、费用、预后分析等方面加强与患者的沟通，举办了医患沟通技巧培训讲座，不断丰富医患沟通内容，促进了医患互尊互信。

4.推行星级服务。为了加强护士服务意识，提高护理服务质量，宋晓东院长深入开展星级护理服务工作，星级护士佩星上岗，营造“关爱和人性化”的护理氛围，12个各有特色的护理服务品牌也在临床实施中赢得了病人的好评，取得了良好的社会效益。

5.开展惠民服务。为进一步切实有效的解决群众特别是困难群众“看病难、看病贵”的问题，提供方便、及时、快捷的基本医疗服务，将七种特殊人群作为惠民医疗的服务对象，设立了惠民社区、惠民门诊和惠民病房。同时，医院在稳步提高医疗服务质量的前提下，确定了51种限价病种和限价金额。

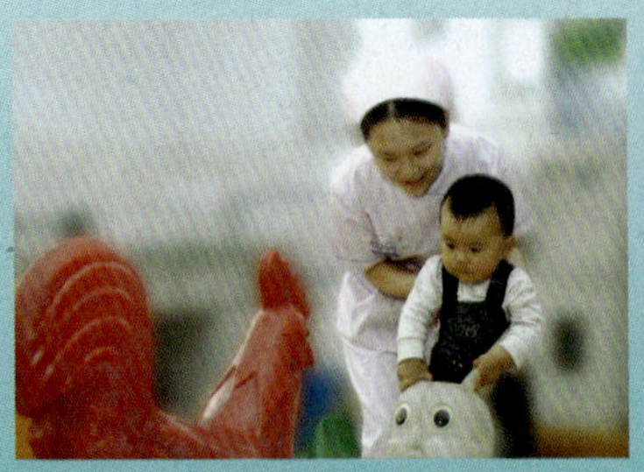

温馨服务

日本东芝产高档大C臂血管成像系统

妇产科开展的新技术——婴儿抚触

医院先后荣获了山东省文明单位、山东省医院管理先进集体、山东省医疗质量管理效益年活动先进集体、山东省医德医风示范医院、山东省惠民医疗先进单位和淄博市首批三星级医院等荣誉称号。

淄博120 快速反应 全力以赴 科学救援

4.28胶济铁路特大交通事故医学救援纪实

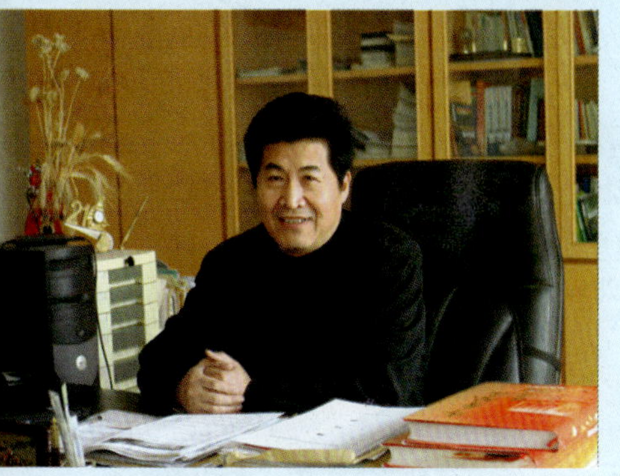
中心主任：张瑜

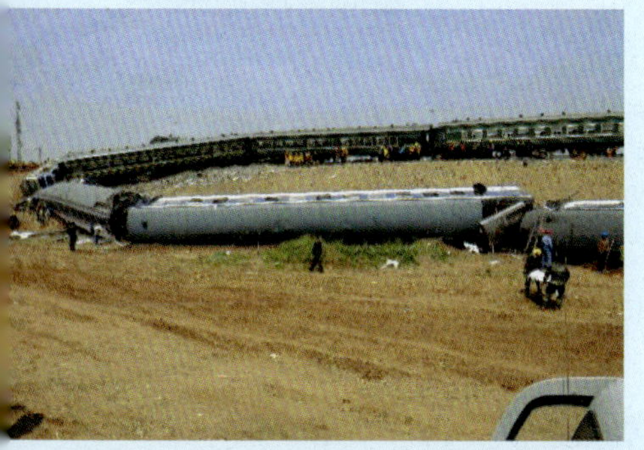
28胶济铁路特别重大交通事故现场

2008年4月28日凌晨发生的胶济铁路两辆火车相撞事故，万众瞩目。事故共造成72人死亡，416人受伤，其中重伤70名。

在市委市政府和市卫生局的领导下，4.28胶济铁路特大交通事故指挥中心急救工作紧张有序、忙而不乱。淄博市120指挥中心从接到第一个报警电话同步启动重大急救应急预案，到派出救护车辆，仅用1分18秒；从发出派车指令到第一辆救护车到达现场，仅用16分21秒。在不到两个小时的时间内，淄博市120指挥中心调动全市34家急救站，70余台救护车，720余名医疗专家参加抢救，出动132车次，入院伤员416名，手术106台次，实施重症监护80人次，特护385人次。由于救援及时，为挽救伤员生命赢得了宝贵时间！

以“五统一”、“三及时”、“全天候”为网络建设总体目标的淄博市120急救网络，坚持“快捷、高效、安全”急救理念，坚持把提高应急能力作为网络建设的核心。在“4.28事故”医疗救援工作中，全体职工在中心主任张瑜的带领下，快速反应，连续作战，经受住了重大突发事件的严峻考验，以实际行动向党和人民递交了一份合格的答卷。

国务院副总理张德江指出：“淄博在这次抢救工作中行动迅速，全力以赴，协调配合好，医护人员以优秀的工作能力和技术在第一时间抢救伤员，做出了重大贡献。”卫生部部长陈竺批示：“卫生队伍是一支对人民负责，在关键时刻拉得出，能打硬仗、胜仗的队伍。”卫生部党组书记高强批示：“卫生队伍在应急状态下表现出来的顽强拼搏、救死扶伤、不计名利、一心为民的精神，应不断发扬光大。”卫生部副部长刘谦指出：“淄博动作快，响应及时，处置得当，救援救治工作有条不紊，应给予充分肯定。”山东省委书记姜异康指出：“在危难时刻，广大医护人员迅速行动，及时施救，不怕疲劳，连续作战，表现出救死扶伤的职业素养和无私奉献精神。”

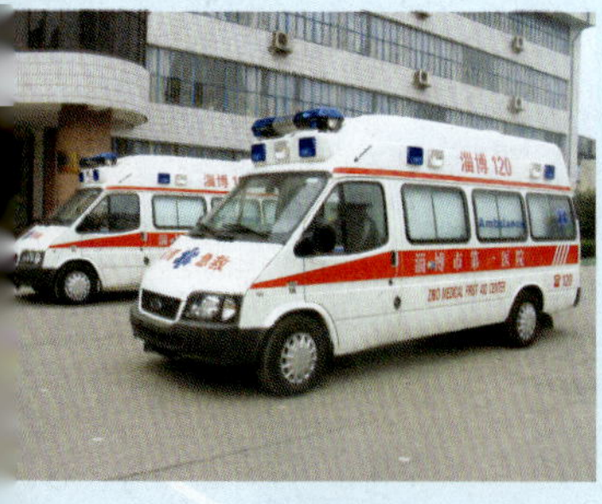

统一标识的淄博120急救车

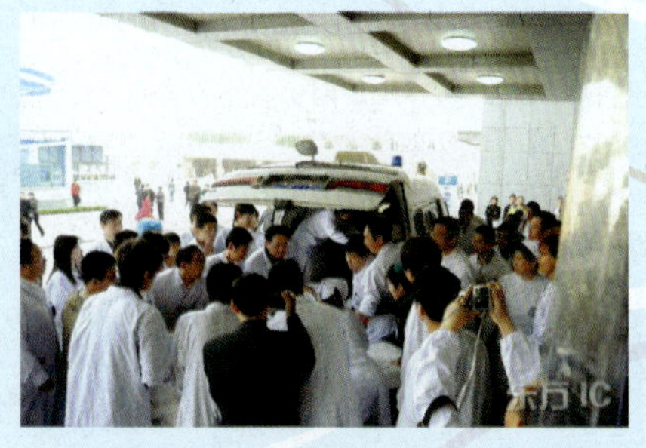
伤员被接到各急救站救治

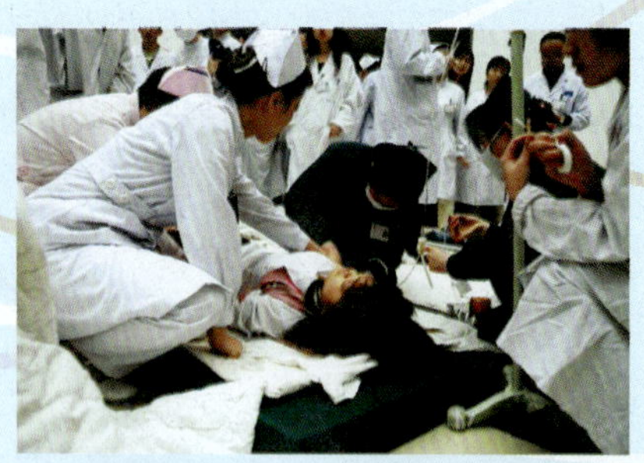
淄博120急救人员抢救伤员

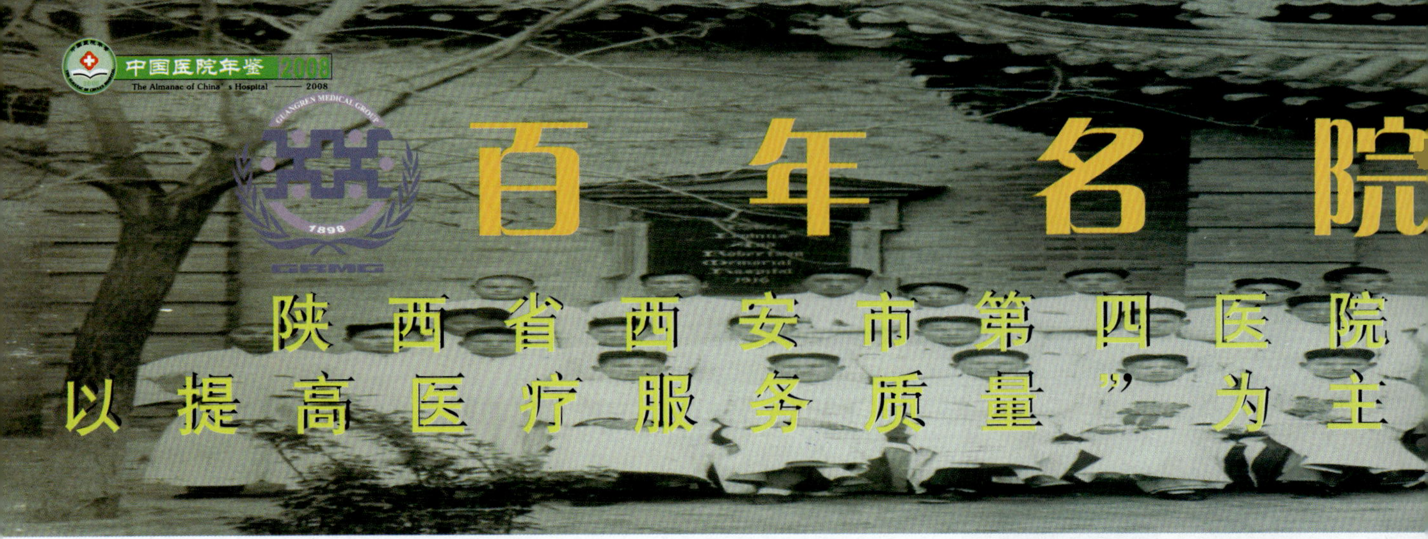

陕西省西安市第四医院创建于1898年，原名“广仁医院”，是西北地区最早的西医医院，经过百余年的发展，已成为一所集医疗、教学、科研、急救预防、保健为一体的综合性三级甲等医院。医院地处西安市中心，占地30余亩，现有员工1236人，具有副高级以上职称的医师165人，硕士、博士研究生人，享受国务院特殊津贴的专家教授4人。编制病床800张，47个医疗诊治专业组，平均年门诊病人42万余人次，住院病人18000余人次，年手术例数11000余例。

2005年卫生部决定在全国范围内开展“以病人为中心，以提高医疗服务质量为主题”的医院管理年活动，医院根据省、市卫生厅局的统一布署和安排，精心筹划、认真落实三年管理年活动的各项主题、任务、目标和要求，采取了一系列行之有效的措施，保证了管理年活动的顺利进行。医院多次在卫生部、省、市厅局管理年监督检查中获得好评，其中在2007年卫生部医院管理年督导检查中，以陕西省第一名的成绩位居全国卫生系统大中型医院第29位。

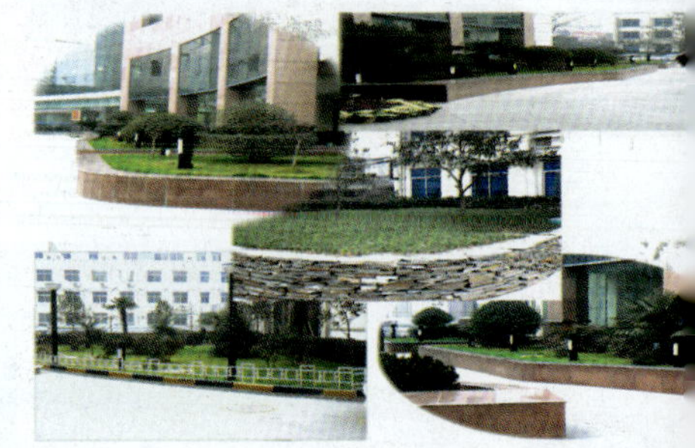
医院环境

一、医院管理年活动开展情况

（一）严格依法执业，规范执业行为

认真落实开展管理年活动的要求，及时修订和完善相关的医疗制度；2005年在全院提出在管理中讲服务、在管理中讲质量、在管理中讲效益、在管理中求发展，强化25条铁规的落实；2006年提出以质量求生存、以质量求发展、质量管理贯穿于医疗服务的各个环节，强化13项核心制度和10项科室达标的落实；2007年提出规范工作流程、明确岗位职责、制度是安全的保证，强化6项目标、45条内容和感染控制质量管理的落实。

在继续医学教育中，加大医疗法规和诊疗规范的学习；严格按照卫生部的规定，执行新技术、新业务准入制，大型医疗设备实行技术准入制，对有临床、医技和护理人员实行资格准入制度，严禁跨学科、跨专业行医。

（二）提高医疗质量，保障医疗安全

调整了医疗质量监控委员会，使医院质量控制网络更加健全，院、科二级责任更加明确。以管理年的要求为标准，深入持久地开展医疗质量管理，究、分析、设计医院运行流程、制度、职责，建立了有效地管理运行机制，使医院的医疗质量不断提高，保障了医疗安全；使医疗成本不断降低，减轻了者负担，取得了良好的社会效益，病员满意度大幅提高。2007年，由医院编辑出版的《现代医院流程管理》、《现代医院制度管理》和《医院职位说明与责管理》得到卫生部医院管理年督导组专家的高度评价，《健康报》并做了重点报道，该系列书还获得西安市档案工作科技一等奖。

（三）改善就诊环境，满意服务患者

在门诊、住院、后勤部门开展了流动红旗评比活动，从就医环境、服务态度、服务流程、医疗质量、医疗安全等方面每月进行综合考评，并对优秀科室进行表扬和奖励；积极开展“满意服务，共铸诚信”活动，提供多项便民措施，让病人感受到家的温暖；加强对急诊科的建设，从人员、设备、政策给予保障，提高了急诊抢救和突发公共卫生事件的应急能力，保障“绿色”通道的畅通，提高急、危、重患者的抢救成功率。

在病区开设了健康园地，并为患者发放健康手册，定期选择经验丰富的护士为病人及家属耐心地进行健康知识宣教、家庭护理知识示范、健康咨询指导等，增进了医患间的沟通，减少医患矛盾和医疗纠纷。医院的健康教育工作已成为代表省市医院健康教育对外宣传的窗口。

院务公开公示栏

（四）规范经济管理，降低医药费用

医院建立健全了经济活动决策机制，实行重大经济事项领导负责制和责任追究制，重大项目集体讨论后按程序报批，分清级次，责任到人。收费方面严格执行国家药品价格政策和医疗服务收费标准，对于新增或调整的医疗服务价格，均及时进行调整，不允许私立、分解、重复等收费现象发生。增大收费的透明度，在门诊、住院部设有电子价格公示牌和十余部电子查询系统及价格公示栏，坚持一日清单制度，开展价格服务进医院活动，公布价格管理投诉电话，设物价监管员，严禁乱收费现象的发生。实行医药分开核算，分别管理，控制药品收入比例，彻底改变了“以药养医”的局面，从根本上铲除大处方。

（五）狠抓医德医风建设，推行院务公开制度

根据省市卫生厅、局关于行风建设及“创佳评差”工作的总体要求，制定了医院《行风建设及创佳评差活动安排》、《党风廉政建设及反腐败纠工作安排》、《加强医院管理纠正医药购销和医疗服务中不正之风的规定》等，按照“谁主管、谁负责”的原则，医院与各科主任、支部书记签订了任书，落实责任，把各项工作落到实处。

按照卫生部的要求，2006年10月起医院推行院务公开制度，针对重大事项、财务收支及群众反映的热点问题，通过专栏、宣传册、电子屏幕、医院

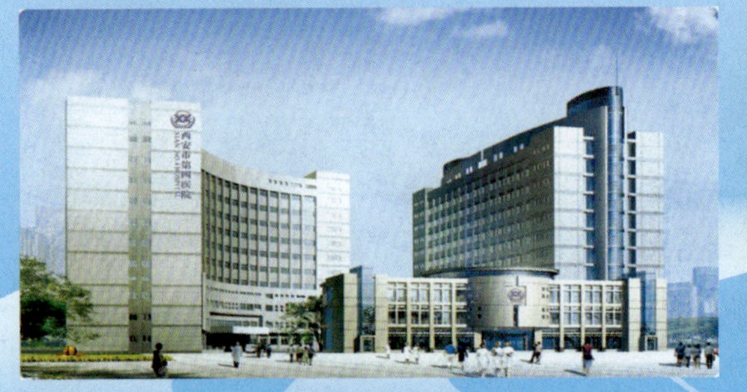
医院全貌

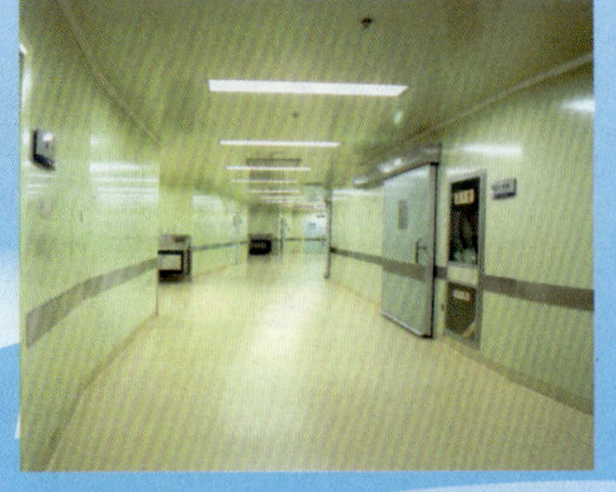
手术室回廊

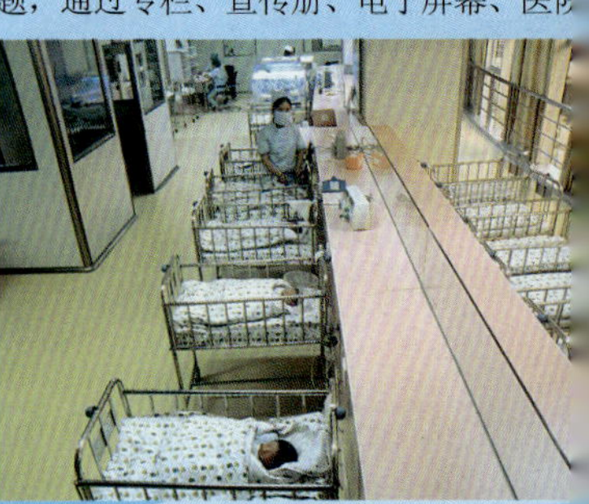
新生儿监护室

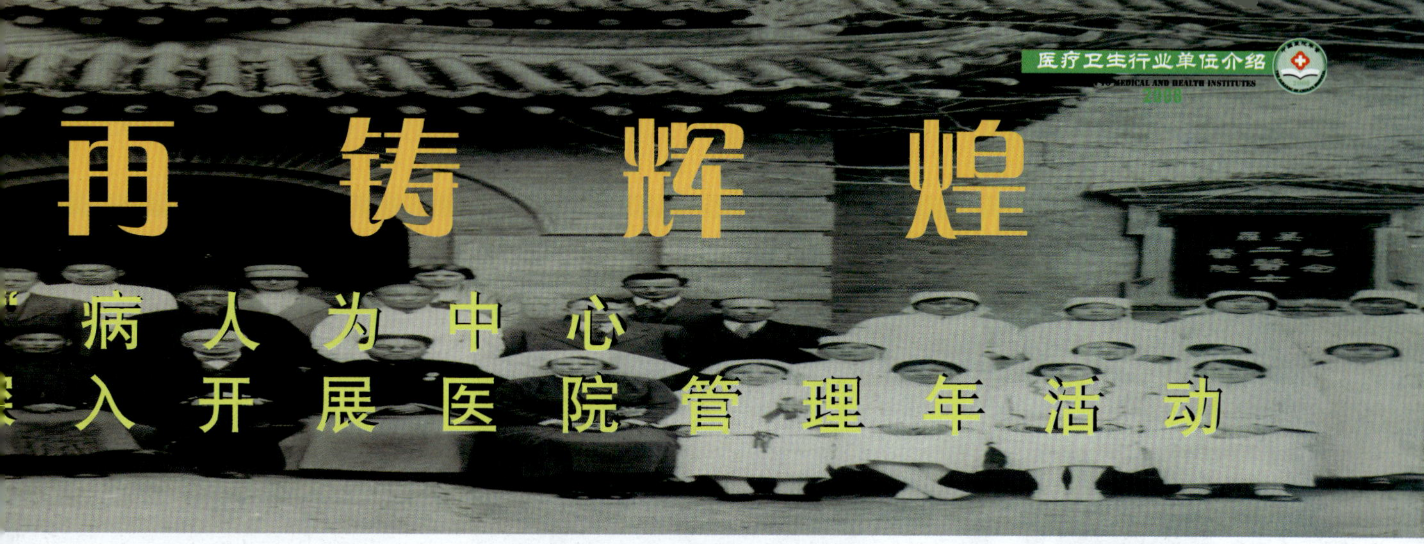

院长信箱、院务会议、报纸、电视等多种途径向广大职工和患者公开，进一步增进社会公众和职工的民主监督，提高医院管理的透明度。医院的院务公开制度已成为卫生系统管理的一个亮点。

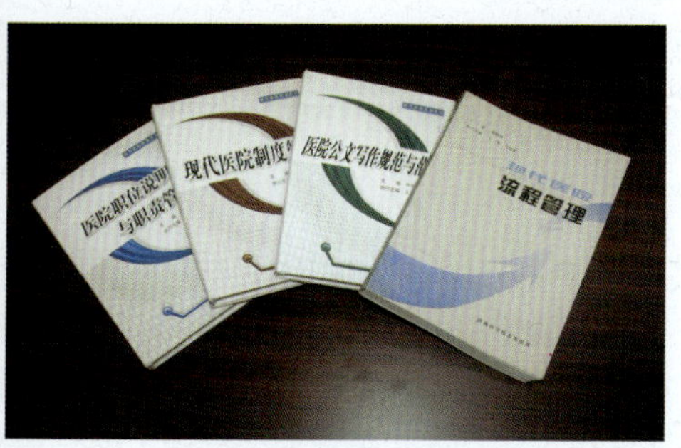

由医院编辑出版的管理书籍

（六）扶贫济困造福患者

扶贫济困是医院长期坚持的一项优良传统，为了配合管理年活动，医院推出扶贫济困措施，切实解决群众看病难、看病贵的问题，为贫困患者开辟扶贫就医的绿色通道。编写《贫困患者用药及卫生耗材使用目录》，严格把关，合理用药；医院眼科建立了人工晶体自选超市，加大了卫生耗材使用透明度；每年免费为贫困患者实施100例白内障手术。

二、狠抓落实，管理年活动初见成效

（一）提高医疗质量，降低医疗费用

通过管理年一系列有效措施的实施和开展，规范了全院的医疗行为，提高了医疗质量，大幅度降低了就医费用，惠及了广大患者。

为了切实解决城市下岗职工、低保人群、农村五保户、特困户等贫困人群“看病难、看病贵”问题，医院开设了“惠民门诊”及“惠民病房”，在每个专业病区各开设扶贫病床4张，全院共设置扶贫病床68张，2007年共收治惠民病人117人，减免费用33759.4元。

持低保证患者入院后大型设备DR、CT、彩超、荧光照影、OCT检查、治疗费用优惠20%；临床检验费用下浮10%；与部分二级以上医院间实行检查检验结果互认，截至2007年底，共互认检查检验结果12014人次，为患者节省费用77万余元。

2006年5月，推出单病种临床路径限价管理，截至2007年底，对23种单病种实施限价管理，共收治单病种患者1338例，为患者节省医疗费用72万余元。

（二）医院各项医疗指标再创历史新高

在管理年各项措施的实施和全院职工的共同努力下，医院床位数由2004年的467张发展到2007年的698张，实占床日数由150678增加到220099，总诊疗人次超过427247，固定资产总额近2.57亿元。

通过管理使药品、治疗费、检查费用大幅度降低；使社会满意度、门诊人次、手术例数、总床位数呈现出较好的增长态势，医院近3年无重大违法违纪案件，无集体上诉、上访和重大不良影响的事件发生，说明医院管理年活动已收到了良好的成效。

三年管理年基础数据统计

度	门诊人次	出院病人数	平均住院日	每千名门诊人次医疗纠纷数	每百名出院病人医疗纠纷数	近3年每年发生医疗事故数量	人均门诊费用（元）	药品收入占医院业务收入的比例	人均住院费用（元）
年	291458	12637	10.64	0.076	0.198	0	118.87	32.20%	4482.78
年	311632	16190	11.01	0.058	0.192	0	120.87	32.80%	4861.36
年	334112	16757	10.98	0.036	0.15	0	126.05	27.95%	4819.34
年	427247	18892	10.82	0.012	0.14	0	135.62	26.9%	5335.51

（三）人本意识增强，医院文化建设成绩显著

在全省医院中率先实行VI管理，塑造医院对外形象；创办了《西部医院管理》、《西部眼科》、《西部妇产科》杂志，大大提升了医院的学科品牌。通过三年管理年活动的实施，细化了医院各项工作流程，健全了管理工作制度，提高了医疗质量，确保了医疗安全。医院连续9年获得西安市卫生局综合目标考核一等奖，连年获得陕西省卫生系统行风建设先进单位称号，并荣获2006年度陕西省卫生系统白求恩精神先进集体、2007年度全国卫生系统先进集体称号。

（四）服务设施到位，医疗环境显著改善

1．完成了旧住院楼及行政办公楼的装修和改造工程，为患者和医护人员创造了较好的就医、办公环境。为改善眼科门诊地方狭小、就诊患者拥挤不堪的现象，改建、扩建眼科门诊楼，改扩建后的眼科门诊每层设收费、药房、卫生间并建有开放式的候诊厅和视力检查厅。同时，为了进一步规范各专业的医疗诊疗程序，对急诊科、超声诊断科、CT室、放射科、收费处等进行了改造扩建。

2．完成了医院大门的整体改造工程，对门诊、旧住院楼广场进行了重新铺设；院内新增绿化面积约400平方米，购置各种花卉10余种，大大改善了院容院貌，美化了医院环境。

深入开展管理年活动，是提高医疗质量、保障医疗安全、减轻群众医药负担、提升医院管理水平的重大举措，医院将继续按照卫生部关于医院管理年的要求，进一步开展各项活动，以质量管理为重点，抓住管理不放松，建立长效的医院管理机制，狠抓医疗质量、管理质量、服务质量。全面推动医院管理向科学化、规范化、标准化迈进，开创医院管理工作的崭新局。

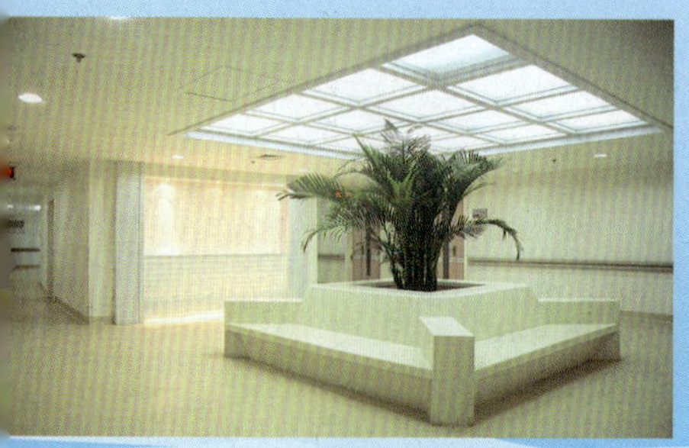

病区陪属休息岛

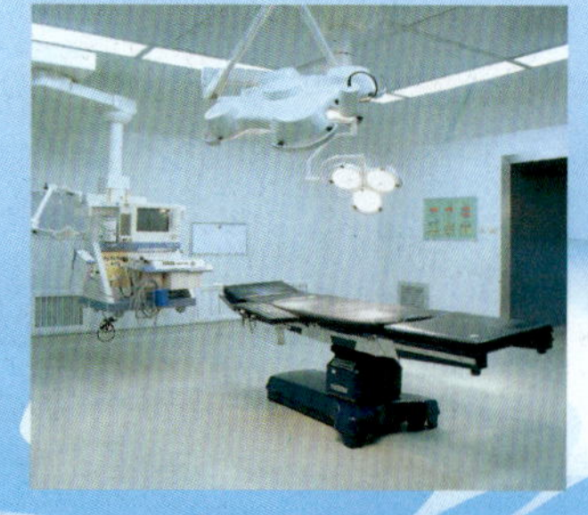

净化手术室

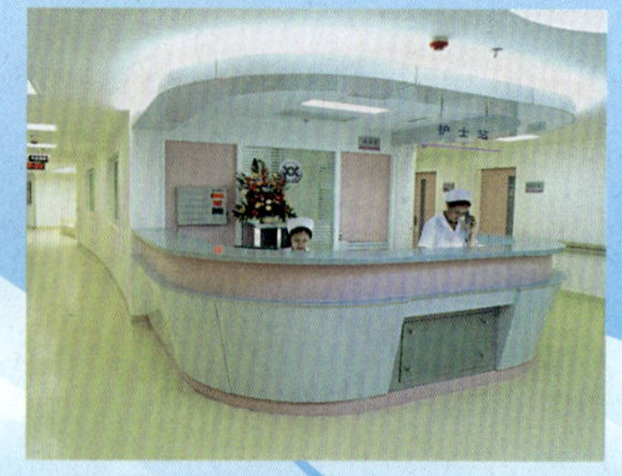

病区护士站

解放思想　深化改革　谋求发展

——商南县医院不断加快综合服务能力建设

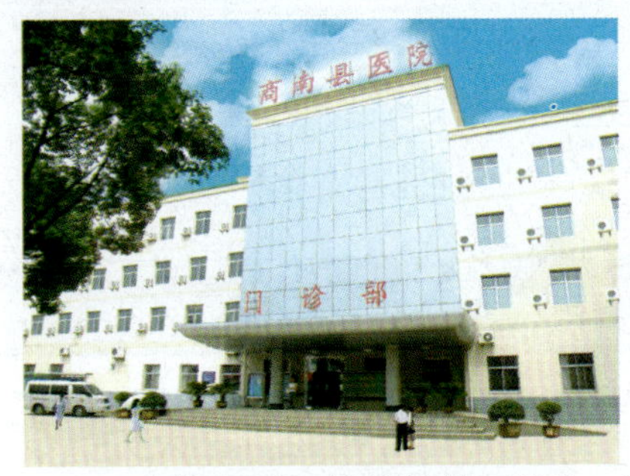

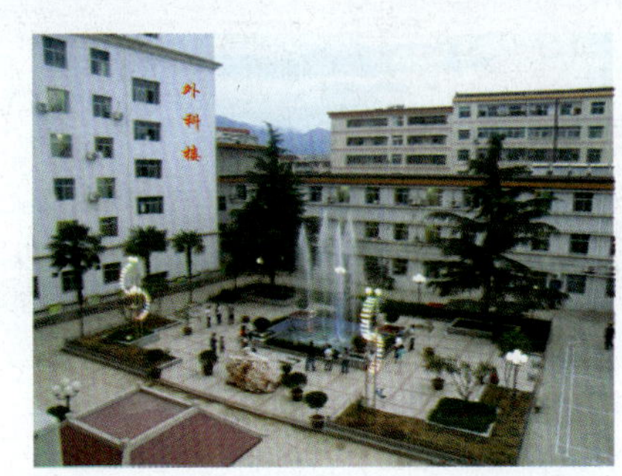

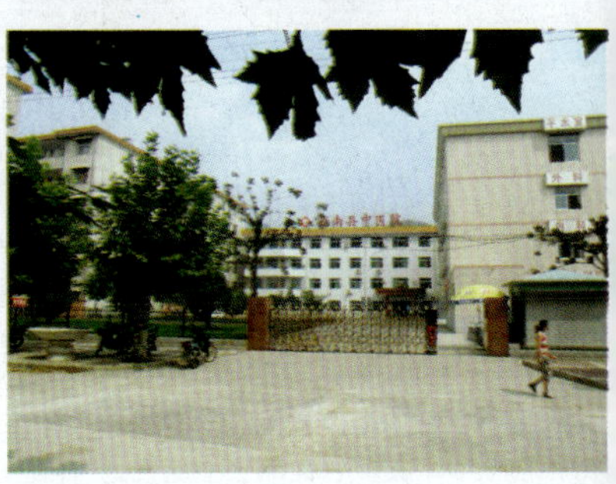

医院的主要工作就是救死扶伤，医院综合服务能力建设始终是医院各项建设工作的核心。

近年来，陕西省商南县医院领导班子在县委、县政府的领导下，在医院管理和建设中，牢记“科学技术是第一生力”，以解放思想和落实科学发展观为主线，以建设功能齐全的现代化二级综合医院为目标，坚持“以人为本，科技院”战略，使医院的各项工作年年都上新台阶。

一、不断深化医院改革，促使管理模式和分配模式更好地调动人的积极性

改革、创新是推动社会前进的动力。为了避免重复建设，充分发挥现有卫生资源的作用，于2004年9月与县中医院实了联合办院，对中医院从人力、物力、财力和分配上给予很大的倾斜，运行三年来，就使中医院的两个效益和职工收入了一番，呈现出勃勃生机。为了继续深化内部改革，医院于2007年10月召开了第五届职工代表大会，通过并实行了医院的人事分配制度改革方案，对全院各科室岗位、床位，按照部颁标准和医院的实际情况实行了定编定岗，竞聘上岗。在配上实行了岗位工资和绩效工资相结合的分配办法，根据不同岗位承担工作的复杂性、风险性、技术含量、劳动强度、易程度等，确定岗位工资级别。并实行了《综合目标考核管理办法》、《医疗纠纷、差错事故责任追究实施细则》，狠医德规范及各种规章制度的落实，强化了工作责任和医疗安全意识。

二、自力更生加快“硬件”建设，改善办院条件

面对贫困县财政投入十分有限的状况，医院不等不靠，多方筹措资金3000余万元，建起了综合病房楼、放射楼、传病区楼，扩建了门诊楼等8775平方米，建设3幢住宅楼4681平方米，建摩托车、自行车车库388 平方米，改造中医院门诊722.66平方米。购买了CT、CR、彩超、C型臂、全自动生化分析仪等一批大中型医疗设备，大大提高了诊疗水平，改善了疗条件。

三、大力培养人才

医学发展，人才是关键医院把人才培养作为关系医院兴衰的大事来抓，每年安排15%左右的职工参加中省市卫生主管门举办的各种专业长短期培训。2005年以来，共派出长期进修人员47人次，短期进修172人次，到西安、北京、上海等地级医院学习医院急需的专业，回院后立即发挥作用，带动了医院专业学科的发展，使医院的专业学科水平得到很大的高。此外，医院还与西安交大一附院、省中医药研究院、河北省糖尿病研究所、西安市兵器工业521医院建立了对口支援业务协作关系，为培养人才和学术交流，方便患者就诊、检查，提供了新的渠道。

通过以上的努力和强化制度建设，医院的管理更加规范，职工的工作积极性得到极大的调动，精神振奋，团结事，医院已走上全面、协调、可持续的发展轨道。2007年全院门诊12万余人次，入院7812人次，手术2942人次，业收入3500万元；2008年1－7月，门诊95097人次，入院5611人次，手术2069人次，业务收入2497.39万元，与2007年比，分别上升35.36%、22.00%、10.05%和26.53%，病人满意度始终达95%以上。医院先后荣获陕西省卫生系统白求恩精奖、文明示范单位、万名医师支援农村卫生工程先进集体，省市县创佳评差“最佳单位”，市文明单位标兵、五四红团支部、先进基层工会，县委先进基层党组织、精神文明建设先进集体、反腐倡廉宣传教育工作先进集体等荣誉称号。

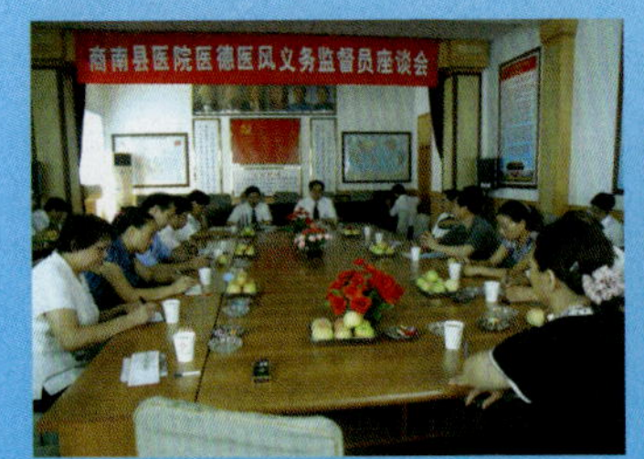

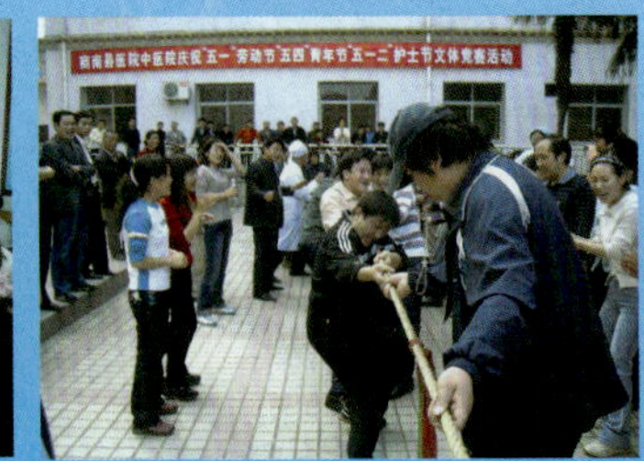

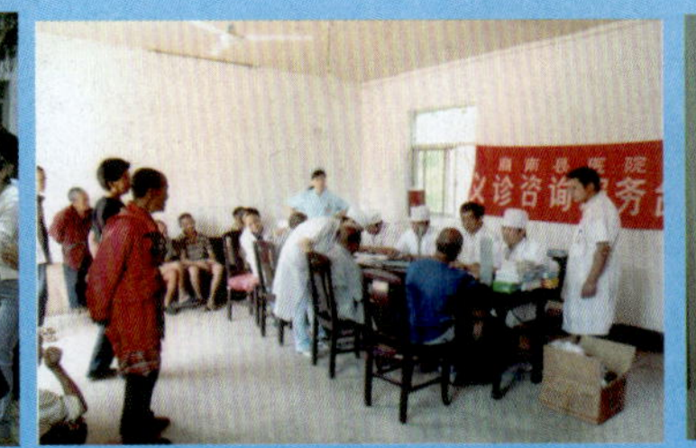

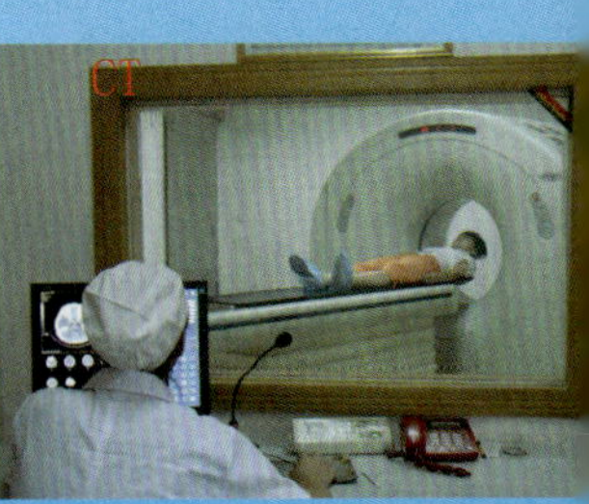

新疆布尔津县人民医院

化管理　创新发展　把医院管理年活动的要求落到实处

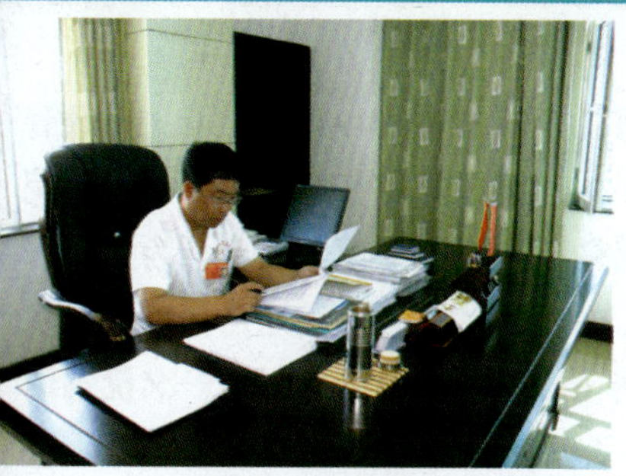

院长：邓永健

新疆布尔津县人民医院始建于1954年，经过几代人的努力，现已发展成为专业设置齐全、技术力量优良、医疗设备先进、服务设施完善，集医疗、教学、急救、预防、保健为一体的综合性二级甲等医院。医院占地面积12276平方米，业务用房18000平方米，现有编制床位140张，实际开放床位160张。全院在编职工130人，其中专业技术人员110人。医院先后荣获自治区级精神文明单位、爱婴医院、全区卫生系统先进集体、地区十佳医院、地区十佳服务窗口、地区医疗济困暨医疗救助先进集体等光荣称号，2004年被自治区卫生厅、自治区残联认定为自治区白内障复明手术定点医院，被卫生部国际紧急救援中心认定为卫生部国际紧急救援中心网络医院。2004–2007年连续4年被地区卫生局和县委、政府授予卫生工作先进单位荣誉称号。

近三年来，在上级医院专家的指导下，共开展新技术、新项目34项，其中有3项新技术填补了地区空白，在国家级刊物上发表论文18篇，省级刊物发表论文30篇。

从2005年开始，医院在卫生厅的统一领导下，开展了“以病人为中心，以提高医疗服务质量”为主题的医院管理年活动。医院以活动促发展，经过3年的努力，初步建立了领导重视、全员参与、务求实效的管理年活动机制，使医疗服务质量得到持续性改进，管理水平不断提高。

一、健全组织机构，明确职责：为加强领导，保证医院管理年活动各项要求和任务的顺利完成，医院成立了医院管理年活动领导小组，领导小组下设7个工

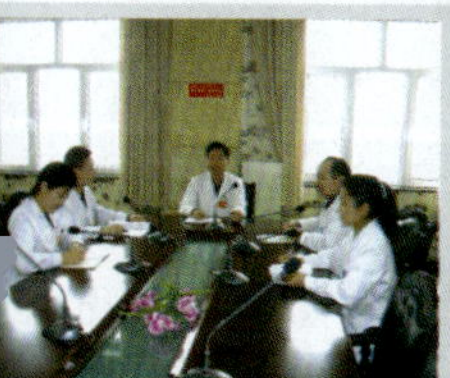

医院领导班子

医院为全县5个乡卫生院捐赠必需医疗设备

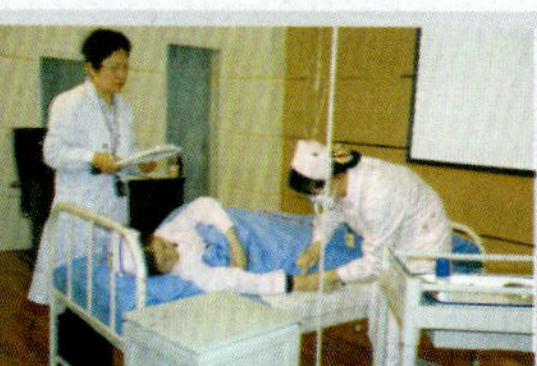

5.12护士节护理技能操作大比武

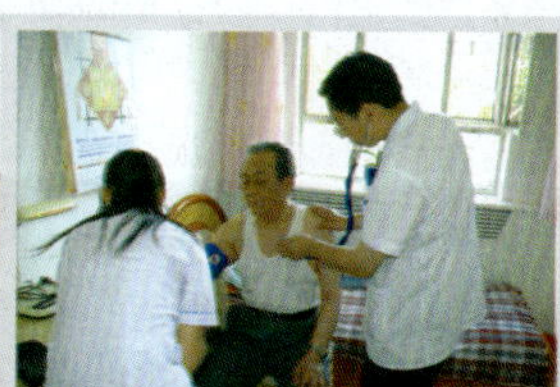

医疗小分队为社区老人义务体检

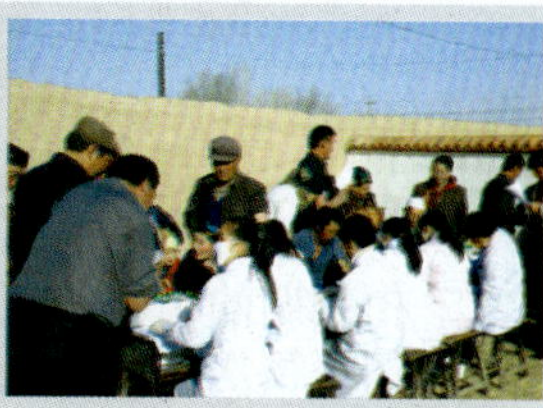

医疗小分队下乡巡回医疗

组。院长与各工作组组长签订了管理年活动目标责任状，研究制定了《布尔津县人民医院管理年活动实施方案》。

二、完善管理制度，提高职工素质：医院在巩固医院管理年活动成果的基础上，建章立制，建立健全“层次分明、职责清晰、功能到位”的必备医疗质量管组织，相继出台了《医疗质量院科两级质控制度》、《手术分级管理制度》、等规章制度。

为提高管理人员的素质，院领导多次参加医院管理培训班。为提高医务人员素质，先后举办了护士礼仪、重点传染病防治、等培训。每年还选派医务人员、理人员到自治区和内地学习、进修，通过学习和交流。

三、提高医疗质量，保障医疗安全：医院紧密结合自身实际情况，找出差距，制定相应的活动方案，采取切实有效的措施改进医疗服务质量。

1．加强医务人员的法制教育。2．加强核心制度的落实。成立了医院管理年活动考核评价组织，实行院科两级管理，与各科主任签订《院科两级目标管理责书》。3．加强院感工作。成立了院感科；修订了消毒、灭菌、隔离及医疗废物管理规定；新建了医疗废物暂存点和生活垃圾暂存点；加强了门诊传染病的管建立了传染病网络直报等。4．2加强病案管理。强化科室病历的三级质控，每月进行1—2次的病历抽查。5．加强应急能力建设。成立了急诊科，设有20”急救电话，制定了急诊绿色通道方案，制定了应急处理预案。6．加强护理管理。护理部每月组织全院护理人员开展业务学习。7．加强药事管理。规范处方权签字留样，制定了2007年执行招标药品的方案，出台了《布尔津县人民医院基本药品目录》。开展临床用药监测工作，通报使用量前10位的药物。强化三基培训。

四、以病人为中心，构建和谐医患关系：医院在2004年提出了“三高三降”的工作目标，即病人满意度提高、投诉率下降；床位使用率提高、人均住院天数降；业务收入提高、人均住院费用下降。经过积极探索，推出了一系列便民、惠民措施。

一是改进服务流程，改善就诊环境。医院新建6700平方米门急诊综合楼；更新配套设施，增设多处服务窗口；在门诊大厅设置电子滚动屏、触摸屏，设置导台、就诊流程图等便民服务。

二是实行院务公开，增进医患沟通。重点做好对社会、患者、内部职工三个层次的院务公开工作。1．对社会公开。医院对社会“四公开”，即公开医院的质信息、医疗服务信息、便民措施和行风建设情况。2．对患者公开。统一实行向患者“三公开”，即公开诊疗医生、护士情况，具体诊疗项目及价格，药品称、数量、价格等情况。3．对内部职工公开。医院对内部职工实行“五公开”，即公开医院重大决策事项、医院运营管理状况、人事管理、党务信息和职工的相关事项。

五、心系患者，扶贫帮困：积极开展医疗扶贫活动：1．在各临床科室设置扶贫病房，凡持有五保户、特困户证明或扶贫救助卡的患者，经核实给予减免住期间20%的护理费、治疗费、床位费。为参加新农合的患者减免了20%的检查治疗费用。2．2006年、2007年为解决禾木喀纳斯乡农牧民就医困难，共选派6名师到该乡卫生院工作，两年来免费培训乡村医务人员20人次。3．开展义诊咨询服务，进社区、下乡村义诊10次，派出医务人员60余人次，为群众义诊2000余人4．积极参加社会主义新农村建设活动，2006—2007年共帮扶资金3万余元，并捐赠部分办公用品。5．为贫困白内障患者免费做复明手术。6．2007年11月，院给全县5个乡的20个村卫生室，捐赠了药品柜、病床、电气两用消毒锅等价值10 万余元的必备医疗器械。

六、加强财务管理，控制医药费用：根据管理年的要求及工作需要，为规范经济行为，建立健全了《医院财务会计内部控制制度》、《欠费管理制度》等相制度。

1．是加强内部控制，扩大稽核范围。2007年医院内部稽核小组不仅定期对门诊收费处、住院结算处各收费员进行现金盘点，对收费岗位及出纳岗位的日常务工作进行稽核，而且对医院药品、卫材、后勤物资进行稽核，抽查资产是否帐实相符，对票据管理使用情况进行稽核。

2．加强资产网络化管理。为了规范医院资产管理，保证医院资产的安全性及完整性，做到帐帐相符、帐实相符、帐卡相符。重新设置了卫材、后勤物资的库、领用、调拨等操作流程。对固定资产实行了网络化管理，设置了详细的流程，健全了固定资产账卡。

3．努力做好全成本核算，促进医院发展。完善医院全成本核算，医院坚持按工作量取酬、按服务质量和绩效取酬，坚持按劳分配、效率优先、兼顾公平的则，取消收入与工作量直接挂钩。为减轻病人费用、降低医药成本、树立节约意识，提高医院管理水平。

4．加强物价管理，减轻病人负担。为了规范医院收费行为，成立了物价检查小组。2007年加大了对科室收费及病历检查的力度，及时反馈存在的问题。医通过电子滚动式屏幕、触摸屏、价格公示牌、一日清单等多种途径，将医疗收费、药品价格、耗材价格进行公示，增加了收费的透明度。

七、加强思想道德教育，推进精神文明建设：2006年，医院制定出相关职责和实施方案，完善医德医风教育各项制度。医用耗材公开招标采购，邀请县相关门参与，对招标的全过程进行全程监督。

2006年，住院病人满意率为93%，拒收红包共6600元。医院被地区文明委授予十佳服务窗口称号，医院工会、内科先后获得地区级模范职工之家、青年文明荣誉称号，2007年住院病人满意率96%，在全院树立了爱岗敬业、乐于奉献、文明行医的先进典型。医院在2006年11月地区卫生局组织的医院管理年检查中，取了第一名的好成绩。在2007年10月自治区卫生厅医院管理年活动和卫生系统护士技能竞赛考核组一行来该院督导、评价时，受到了自治区各位专家的好评。

新疆阿克苏地区第一人民医院

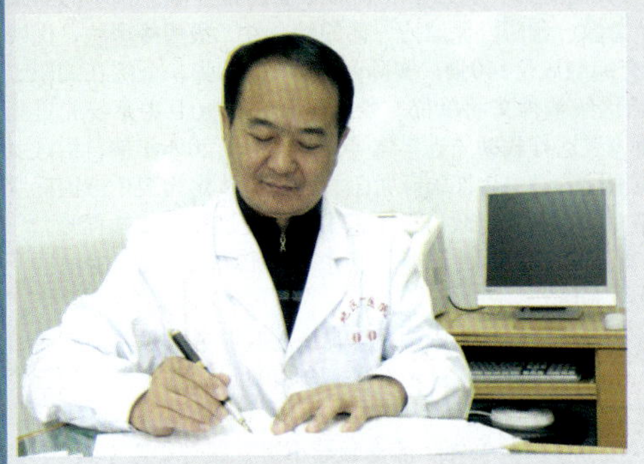
院长：宋晓平

院长简介：

宋晓平，男，汉族，中共党员，籍贯山东，出生于1956年，卫生行政管理研究生毕业，主任医师，1976年参加工作，现任阿克苏地区第一人民医院院长、党委副书记。自工作以来，他爱岗敬业，时刻牢记全心全意为人民服务的宗旨，发扬“治病救人，救死扶伤”的精神，满腔热忱地用精湛的医术为各族病患者看病治病，是一名优秀医务工作者。同时，他又是一名优秀的医院管理者。他先后担任阿瓦提县医院、地区第二人民医院、地区第一人民医院院长，坚持改革开放，坚持科学发展观，大胆探索，强化管理，带领各族医护人员同心协力,使各医院的建设迈进一个新的发展阶段。

一. 思想教育领先、严于律己垂范

在长期的工作实践中，宋晓平坚持“思想教育领先，严于律己垂范”的原则，重视加强思想教育工作，端正医护人员医德医风，做到以人为本,关爱生命，舍己奉献,为各族人民提供优质的医疗服务。在实际工作中，他重视身教胜于言教，事事处处率先垂范。他常说：“要职工做到的，我先要做好”。他对工作一丝不苟,认真对待每一项工作，求真务实，作风严谨扎实。多次被评为民族团结模范、先进工作者和优秀共产党员，2005年被授予自治区先进工作者、地区先进工作者称号，2006年被评为地区2006-2008年管理期专业技术拔尖人才。

二. 勤奋学习，勇于实践，不断提高业务素质和管理水平

多年来，宋晓平始终遵循“学习是提高素质，增长才干的源泉，立身做人的根本”原则。做为一名医学专家、医院管理者，他不论工作再忙再累，也要坚持系统地学习政治理论和业务技术知识。他十分注重学习和借鉴国内外医院管理经验，并依据本院的现状，坚持把眼光放远，把问题想全，把工作着重点选准，制定阶段性的医院发展规划和目标。在工作中，他既重视发挥院、科两级干部的管理作用，又特别强调每个医护员工各尽职能的根本作用；既力求决策正确，又坚持从细微处着眼，自觉做到“三个一线”，即：调查研究到一线，检查工作到一线，服务保障到一线，扎扎实实把做好每一项工作，创造出优异的业绩。

三. 坚持改革，开拓创新，着力提升医院诊疗护理质量和服务水平

宋晓平在各医院就职期间，始终以昂扬的精神状态，坚持改革，开拓创新，尽职尽责地干事业。1996年秋，他担任阿瓦提县医院院长时，该院是全地区较落后的医院，他从改革入手，在短时间内对医院实行全面整顿，并调动一切积极因素，按照“二甲”医院标准，全院动员实行目标责任制，经过8个月的苦战，通过了“二甲”医院的评审。同时，又用不足4个月的时间创建了全国“爱婴医院”，一跃为全地区的先进医院。1999年1月，调任地区第一人民医院党委委员、副院长。2004年初，调任地区第二人民医院院长，想方设法充分调动全院干部职工的工作积极性，强化管理，全面提升综合质量，依靠管理促发展，对当时处于全地区面临倒闭状态的医院，科学定位——“小综合大专科”，实施特色发展战略。通过14个月的辛勤努力，使医院各项工作取得了明显的提高和进步，门诊就诊病人、出院病人、业务总收入分别比上年度同期增长了19%、88.7%和71%。2005年4月调任地区第一人民医院院长、党委副书记，同年11月晋升为外科主任医师。在接任院长工作以来，不负上级的信任和全院职工的期望，群策群力，对全院实行全程医疗质量综合控制管理办法， 加强院科二级的科学经营管理，提高诊疗水平和服务，倡导内强素质外塑形象，在2006年卫生厅管理年检查中，地区第一人民医院取得全疆16地州18家地州医院第四名的成绩。2007年，地区第一人民医院开展医院管理年的工作情况得到了卫生厅管理年活动督导组的充分肯定，同时，也赢得了同级、上级卫生行政部门的赞誉。2007年地区第一人民医院门诊病人、出院病人、手术量分别比2006年度同期增长31.64%、38.32%和39.63%，业务总收入同比增长40%。

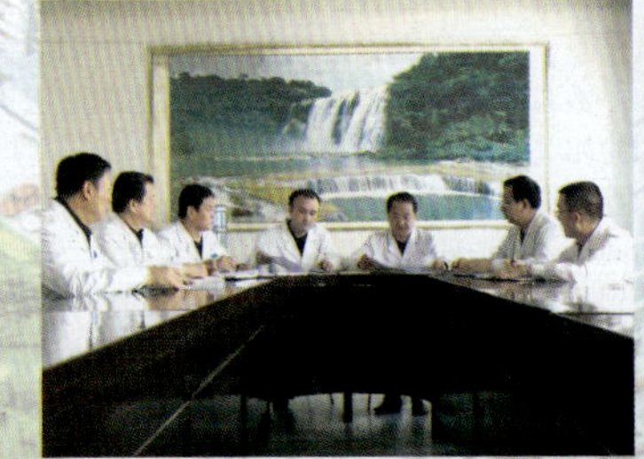
院领导班子

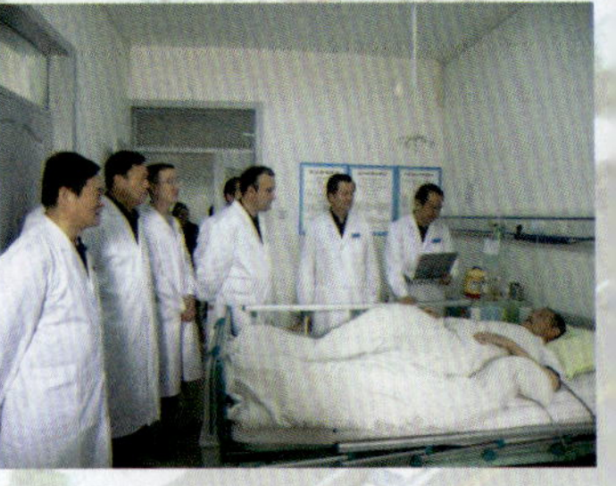
院领导行政查房

开拓创新　勇于进取　谱写辉煌

新疆阿克苏地区第一人民医院

开拓创新 勇于进取 谱写辉煌

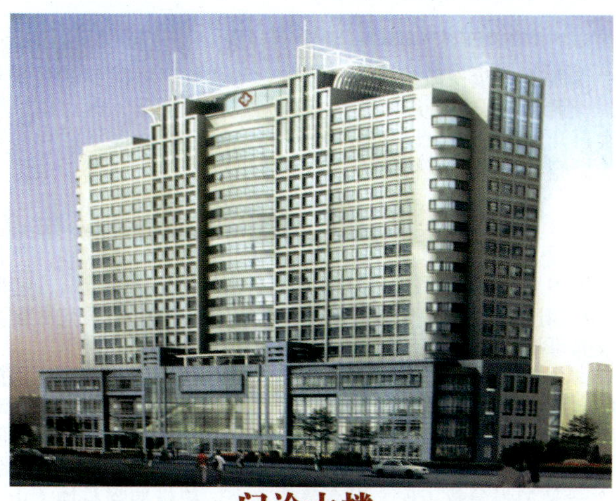
门诊大楼

新疆阿克苏地区第一人民医院位于新疆阿克苏市中心，是一所集医疗、科研、教学于一体的地州级二级甲等医院和国家爱婴医院，始建于1935年，占地面积10.38万平方米，是新疆医科大学、石河子大学医学院、阿克苏职业技术学院医学系教学实习医院，是阿克苏地区医、教、研中心,担负着阿克苏地区八县一市240余万各族人民的医疗、预防、保健任务。目前医院编制床位1158张,分院2所（南院、北院，其中南院设床位298张）。现有汉、维、回、柯等各族职工1056人，卫生专业技术人员771人，占总人数的73%，其中，高级职称90人，中级职称226人。全院共有临床科室27个、9个医技科室和8个职能科室；有心脏病介入治疗中心、影像中心、检验中心、内镜中心四个地区级中心，有急门诊、急诊内科、急诊外科、“120”救援中心为一体的应急急救系统。

为提高医疗技术水平，保障医疗安全，提高对危重、疑难病症患者的诊治水平，减轻患者因转院而带来的经济负担，医院投资建成了位居疆内领先水准的层流手术室，并先后引进了双排螺旋CT机、德国西门子1.5T磁共振成像（MRI）、数字化大型X线摄影（DR）、血管数字化减影机（DSA）、CR图像后处理机、乳腺钼靶机、德国DOMU-100激光碎石系统、GE公司C型臂X线机（大平板1000mA）、全自动生化分析仪、三维彩超等大型先进医疗设备近300台（件），医科达直线加速器肿瘤放疗设施也即将投入使用。医院把医疗技术建设作为医院发展的切入点，先后开展了人工心脏起搏器安装术，射频消融术治疗室上心动过速，PTCA+支架植入术，大脑凸面脑膜瘤切除术，广泛前颅底骨折脑脊液漏硬脑膜修补前颅底修复重建术，CT定位微创颅内血肿粉碎穿刺引流术，人工关节置换术，妇科恶性肿瘤根治术，普外科、妇产科、胸外科微创手术等技术项目、部分项目填补了地区空白，达自治区先进水平。

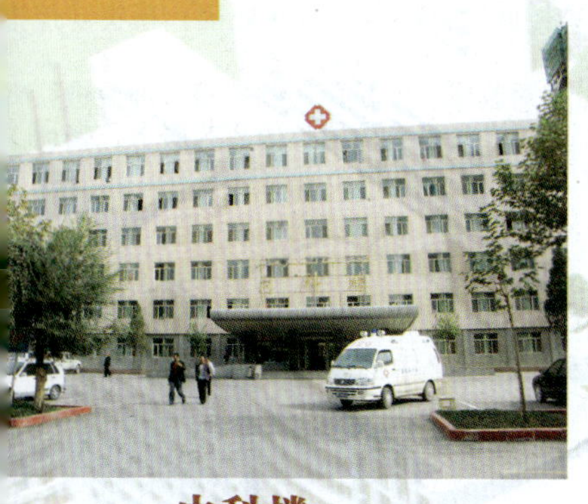
内科楼

阿克苏地区第一人民医院凭借自治区人民医院、新疆医科大学第一附属医院，上海、河南的技术援疆优势，先后与上海市瑞金医院、上海市第一人民医院、上海市第六人民医院、上海市第九人民医院、上海市肿瘤医院、上海市肺科医院、上海中医药大学附属曙光医院、河南省人民医院、郑州医科大学第一附属医院、洛阳正骨医院、自治区人民医院及自治区肿瘤医院等建立了支援协作关系，对医院提供技术支持与指导，进一步提升了医院的技术力量。

医院先后荣获全国文明卫生先进单位、全国“巾帼文明”示范岗、“全国卫生月”活动先进集体、自治区文明医院、财务工作联合检查全疆第一名、残疾人三项康复工作先进集体、自治区文明单位、地区内部审计先进单位、工会财务工作先进集体、地区科协学会工作先进集体、地区扶贫帮困先进单位、自治区药品价格定点监测单位一等奖等荣誉称号，在2005-2007年自治区卫生厅组织的“管理年活动”检查中，取得优异成绩，被阿克苏地区卫生局推荐为医院管理年活动先进集体，在2006-2007年自治区药品价格定点监测工作中先后荣获二等奖与一等奖，在2008年召开的全疆卫生工作会议上受到表彰，并被自治区卫生厅推荐为2008年《全国医院年鉴》单位。

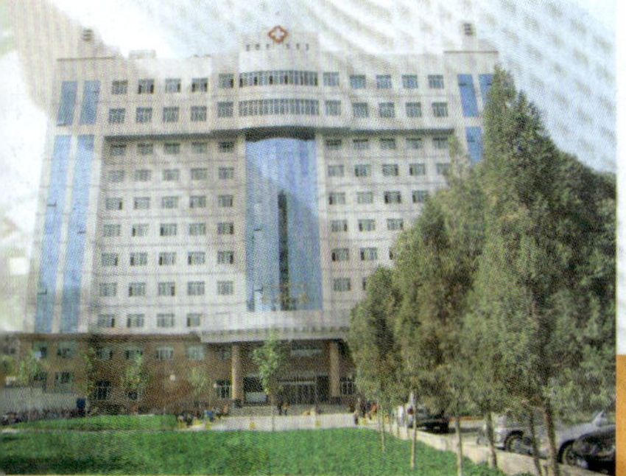
外科大楼

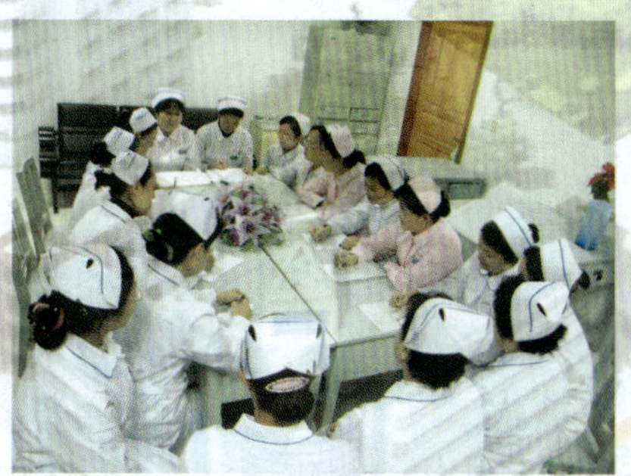
召开护理质量安全会议

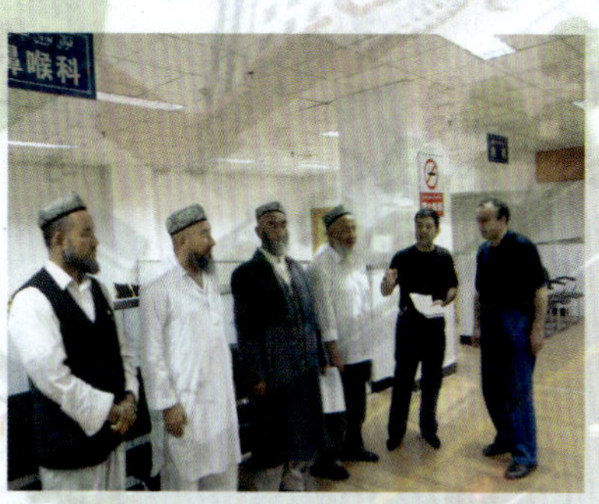

为民族宗教人士免费体检

新疆阿克苏地区第一人民医院

自2005年全面启动“医院管理年”活动以来，阿克苏地区第一人民医院积极响应号召，在地委、行署及卫生行政主管部门的正确领导及支持下，通过2005、2006、2007年三年工作的开展与医疗服务质量的持续改进，推动医院管理年活动向纵深发展，并取得了显著成效和阶段性成果。

一. 加强领导，健全组织，保证“医院管理年”活动有序开展

为加强开展医院管理年活动的领导工作，医院组建管理年活动办公室，成立了由院长任组长，院党委书记与各副院长任副组长，一名副院长任管理年活动常务副组长的管理、医疗、护理、医技、院感、药事、财务物资和行风建设等八个工作专业小组，多次召开领导小组会议和各工作小组会议，将管理年活动内容和任务分解到科室和个人，并要求各组、各科室制定出具体可行的办法措施，确保医院管理年活动有序进行。

二. 强化医院管理，规范诊疗行为，全面提升医疗质量

一是加强制度建设。医院根据2006年卫生厅专家组在“医院管理年”活动中提出的督导意见，针对医院医疗工作中存在的问题，组织专家对“首诊负责制、三级医师查房制度、疑难病例讨论制度”等14项核心制度进行修订，并组织全院职工认真学习，把核心制度的学习与落实作为医院的重点工作长抓不懈。提高广大医务人员自觉依法依规执业的意识，规范医疗行为，保证医疗质量的可持续提高。

二是加强医疗质量管理。为加强医院医疗质量管理，医院建立了系统严谨的医疗质量管理体系，为临床科室统一制定了《临床科室质量管理与持续改进登记本》，不定期由医院专家组对各临床科室的综合医疗质量进行系统检查，重点检查各科对核心制度的掌握和落实情况，把运行病历，医生交接班本，疑难病例、死亡病例讨论登记本，毒麻药品的管理，抗生素的使用管理及输血管理等作为必查项目，检查结果与科室评先及绩效工资挂钩，有利的促进了科室医疗质量的持续改进和提高。

三是加强急救工作，提高急救水平。积极加强与地（市）公安、交警等部门的合作，制定预警机制，完善突发公共卫生、灾难、车祸、中毒等事件的院前120急救流程，充分发挥医院的社会职能。为确保急救“绿色通道”的畅通，2007年全年共开展突发事件紧急救援技术演练3次，120急救车共出诊2304车次。启动紧急救援预案成功组织大型抢救4次，包括有震惊全国的“2.28”火车翻车事件”和“7.12”（314国道1070公里处）、“8.28”（314国道阿英柯乡向西两公里处）、“11.12”（314国道沙井子段）大型车祸事故，得到了上级领导、患者及社会各界的普遍赞誉。

四是加强护理质量管理,确保护理安全。建立和完善三级护理质量控制体系。成立了由分管副院长、护理部主任、片区护士长、重点科室护士长组成的护理质量管理委员会。建立并修订完善了22项护理质量检查标准。完善了“护理部主任 — 片区护士长 — 科室护士长”三级护理质量管理体系。通过每周科室自查、每月片区重点项目抽查、每季护理部全面检查，将各科质量检查结果与患者满意度调查情况结合，进行汇总排名，并反馈到各科室，促进护理质量持续改进。

五是加强院感工作，防范事故隐患。进一步细化医院感染管理各项规章制度，完善工作流程。定期与不定期检查感染管理制度执行情况，进行评价、提出改进措施。增加重点科室(ICU)的监测点，及时发现感染控制中的问题，查找原因，落实防控措施。

六是加强医院药事管理，提高临床合理用药水平。成立抗菌药物合理使用督查小组，对临床科室抗菌药物使用合理性进行督导检查。简化与改进用药服务流程，在门诊大厅设立便民药房，设立合理用药咨询台，为患者提供更为便捷的用药服务，畅通了患者与药师沟通交流的渠道。自2005年5月起，医院中心药房对临床科室采用药品完全下送的方式，以方便临床一线，使临床有更多的时间为病人服务。

三. 加强专科建设，提高核心竞争力

根据医学技术发展方向和医院各科室的实际情况，充分发挥市场调节作用，提出了“八个重点发展科室”，即妇产科、骨科、泌尿外科、中医科（中医治疗肝病）、普外肝胆专科、眼科、神经外科、肿瘤专科，“四个中心”，即检验、影像、内窥镜、心脏介入中心的战略目标。全力加强专科建设，根据医院发展规划，积极创造条件，对原有专业科室进行二级分科，先后成立了ICU病房，内镜中心，眼科，耳鼻喉科，神经外科等专业科室，为专业技术人员提供良好的发展平台，为患者提供更加优质、精细的医疗服务。

四. 加强科教工作管理，提高医院教学、科研水平

（一）加大人才培养力度。采取“引进来、送出去”的人才培养方式，并鼓励大中专学历人员参加高校学习，提高学历层次。

（二）鼓励与加强科研工作。2005年底医院共申报新疆科技奖2项，均获2006年自治区医学科技奖三等奖。2006年获浦江杯地区精神文明自然科学优秀论文奖2篇，另有10篇论文分别获得阿克苏地区第七届自然科学优秀学术论文一、二、三等奖。2007年1月，医院召开了首届科技工作总结大会，对获自治区医学科技奖、地区科技成果奖，地区自然科学优秀论文奖、院级新技术进步奖的获得者，以及医院2006年所获的各项荣誉给予表彰奖励。2007年，获上海市科技援疆项目两项。

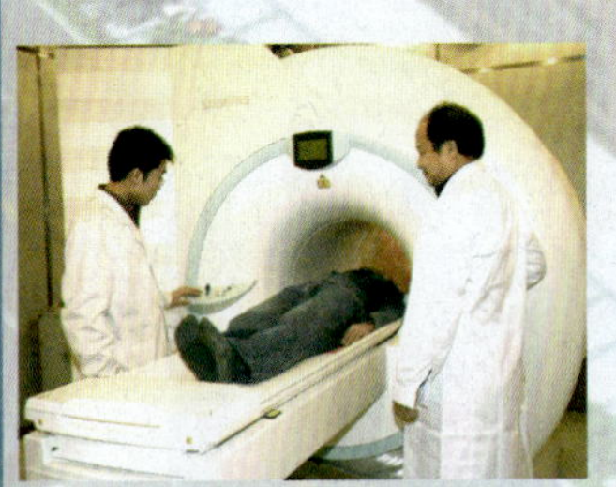
1.5t-磁共振

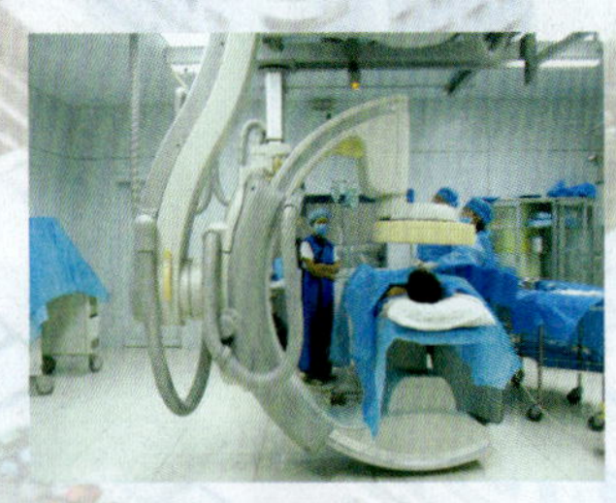
C形臂X线机

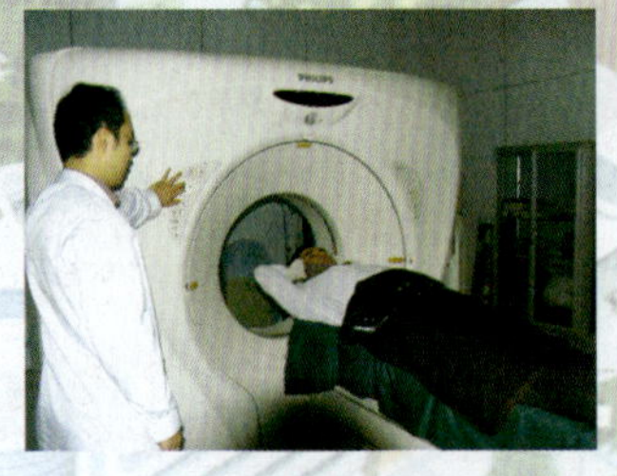

2-CT

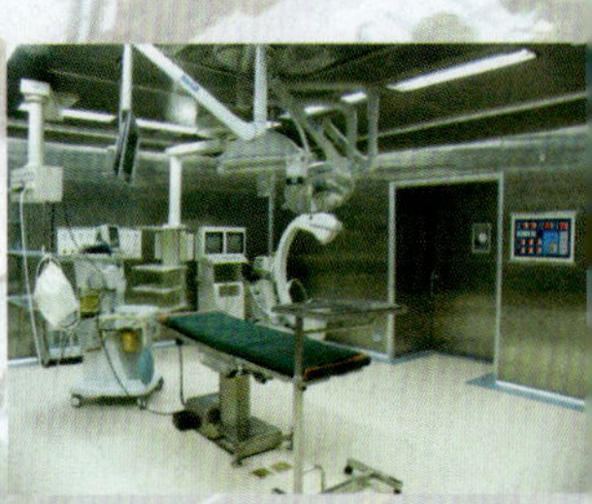
百级手术间

新疆阿克苏地区第一人民医院

五. 落实便民措施，优化服务环境，着力构建和谐的医患关系

（一）门诊便民措施

完善门诊“一站式”服务，为病人提供全程、优质、价廉的医疗服务。从2006年4月开始，医院先后实行无假日门诊、门诊预约挂号、就诊绿色通道、为门诊空腹抽血化验的患者免费提供营养早餐、为住院离休干部免费提供三餐、为全院住院患者免费提供早餐，120车城区5公里以内接患者免收救护车使用费等13项便民措施。2007年全年共为患者节约以上各项费用200余万元。

（二）采取多项措施，降低患者医疗费用

推行上级、同级医院医学检验、医学影像检查结果互认项目，避免了重复检查。因病施治，采取最基本、最经济的医疗措施，使用基本药品，使患者看得起病，治得好病。根据上级有关文件精神，将扶贫病床增加至10%，制定了《阿克苏地区第一人民医院济困医疗服务管理办法》，门诊特困病人免挂号费、诊疗费，减收50%的检查费；住院特困病人免挂号费、治疗费，材料费仅收成本费，检查费收取50%，特困产妇手术费减收50%。自2007年6月新型农牧区合作医疗开始，实行除药品和高值耗材外，按发生的其余医疗费用总额优惠10%的优惠政策。2007年全年医院共投入金额近34万元。

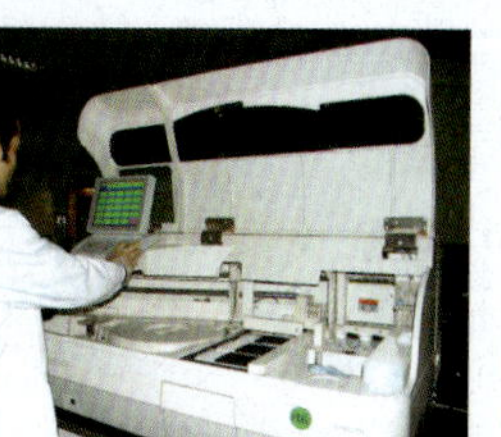

荧光免疫分析检验系统

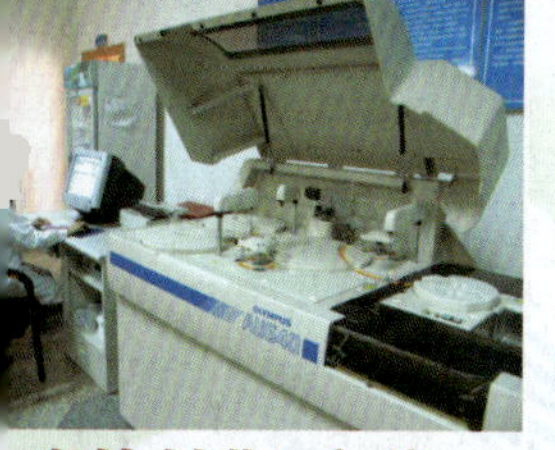

欧林帕斯系列全自动生化分析仪

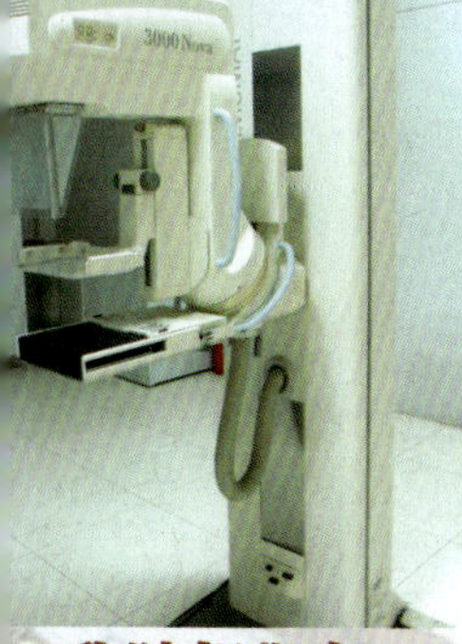

乳腺钼靶机

（三）成立外勤服务中心

医院组建了一支14人的外勤服务队，24小时服务患者。他们穿梭于院内每一个角落，接送病人检查、接送急诊检查标本等，极大地方便了患者，减轻了医护人员的服务压力、保证了医院的服务质量，受到患者及家属的好评。2007年全年共接送检查病人24890人次，接送急诊标本29201次。

（四）成立医患关系部

医院成立了医患关系部，派专人受理病人投诉、调解医疗纠纷等事宜，并在显要位置用醒目标识公布投诉电话、地点、接访时间、投诉流程图等。据统计，2007年全年共受理医疗投诉98起，其中有效投诉46起，比2006年同期下降22.58%。

（五）改善就诊环境

为营造温馨如家的就诊氛围，医院自筹资金，大力改造基础设施：1. 完成了医院大门的整体建造工程，邀请地区园林专家科学规划院内布局，新增绿地4200平方米，增设锻炼器械和休闲桌、椅。硬化道路，扩大停车场所，规范院内停车，改善了院容院貌，美化了医院环境。2. 为解决病人住院难的问题，医院自筹资金1600万元进行外科楼二期扩建工程，拟增设床位150张。投资1360万元，购进瑞典医科达三光子医用直线加速器及配套设备。3. 为拓展医疗用房，想方设法筹措资金，拟定重建门诊病房综合楼，并对临街住宅职工进行搬迁。

（六）免费为宗教人士进行健康体检

为促进民族团结，维护地区社会稳定，医院定期为地区八县一市知名民族宗教人士免费提供健康检查，近三年来体检117人次，费用共达7万余元。

（七）温馨服务患者

医院积极倡导医生、护士对病人做到“四多四少”：多一份微笑、少一点冷淡；多一些耐心，少一点急躁；多一些解释，少一点抱怨；多一份关爱，少一点冷漠。为让住院病人感受到家的温馨，各临床科室积极开展健康宣教，并为患者发放健康手册，定期选择经验丰富的医护人员为病人及家属耐心地进行健康知识宣教、家庭护理知识示范、健康咨询指导等，增进了医患及护患间的有效沟通。

六. 加强财务监管，规范收费行为

坚持“统一领导，集中管理，重大项目集体讨论决定”的财务管理原则，加大医院财务监管力度，加强科室成本核算，强化 “收支两条线”管理。一是促使临床科室多收快治，缩短平均住院日，加快床位周转，提高床位使用率；二是增强医院物资管理和经费使用的透明度，强化科学性和效益评价机制，严格流向管理；三是落实集中招标采购制度，明确职责，规范采购程序，加强审计、核算，防止“暗箱操作”，加强监督检查；四是进一步完善物资采购、验收、登记制度，防止积压，堵塞漏洞，减少损失和浪费；五是严格实行收支两条线，坚持先收后支，量入为出，严禁自收自支、收不入账和私设“小金库”等违法违纪现象的发生。

七. 加强医德医风建设，纠正行业不正之风，专项治理商业贿赂工作

（一）院党委严格执行纠风工作责任制，层层签订《纠风目标责任书》，建立了层层有人抓，层层抓落实的工作机制和三级责任承诺制。为加强行风建设工作的监督力度，医院积极聘请了来自社会各界的监督员12名，定期召开行风监督会议，广泛征求意见和建议，持续改进医院的各项工作。

（二）开展病人满意度调查，广泛征求住院和出院患者对医院的医疗质量、服务质量、医德医风等方面的意见和建议，及时进行整改。2007年全年共发放调查表2743份，走访五家单位，病人满意度达91.98%。

（三）建立了医德考评制度，定期开展全院范围的医德医风和治理商业贿赂教育培训。建立了治理商业贿赂长效机制，有计划地开展工作。公布医德医风、商业贿赂投诉电话，做到社会监督、上级督查与自查自纠相结合，全方位监控，有效预防和遏制了医药购销领域的不正之风。

（四）进一步推动和规范医院院务公开工作。制定了《院务公开实施方案》，按要求对医院收支费用进行公示。除“三重一大” （重大决策、重要干部任免、重要项目安排和大额度资金使用）事项严格按照程序进行决策以外，每年还定期向职工公布基建、修建项目、购买的医疗设备、仪器及价格，设立电子触摸屏、公告栏，并在门诊大厅电子显示屏公开各类药品价格、检查、治疗、手术、住院收费项目和标准，以接受社会、患者、职工的监督。

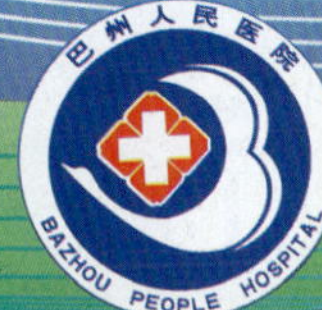

新疆巴音郭楞蒙古自治州人民医院

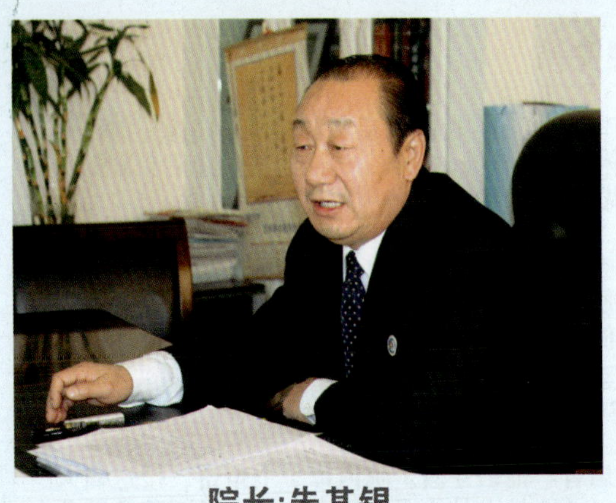
院长:朱其银

院长简介：

朱其银院长，主任医师，本科学历。

朱其银院长团结和带领全院各族干部、职工团结协作、大胆改革、勇于创新，狠抓“以医疗质量为核心，以病人为中心”医疗业务建设，有利地促进了医院建设历史性的跨跃，使医院在全疆地州区级医院处于领先地位。。

朱其银院长潜心钻研医疗专业知识，不断夯实理论功底，先后在省级以上核心期刊上发表学术论文和专著14篇。科研成果先后荣获自治州科技进步二、三等奖，自治区科技进步四等奖，在吴执中教授职业医学奖第二次评奖活动中获三等奖。

朱其银院长大胆尝试人事分配体制的改革，搞活了医院内部运行及管理机制，极大地调动了全体职工的积极性。被自治区卫生厅评为卫生系统先进个人，被州党委授予“建设开发巴州”金质奖章。

朱其银院长团结院领导班子，带领全院各族职工牢固树立科学发展观，端正办院方向，加强制度建设，强化内部管理，规范执业行为，努力构建和谐医患关系，2008年被自治区卫生厅评为医院管理年活动先进个人。

医院简介：

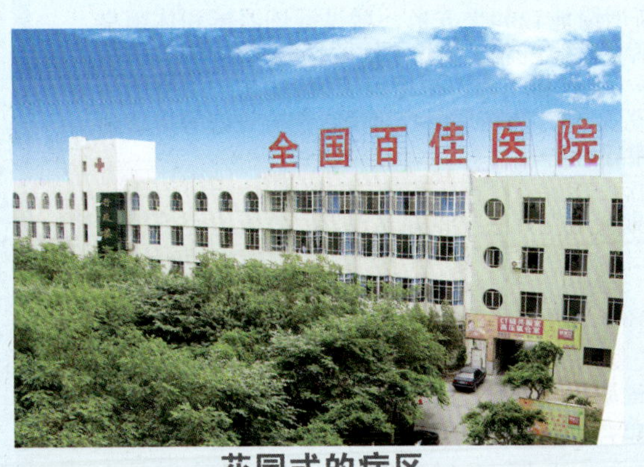

花园式的病区

巴音郭楞蒙古自治州人民医院（简称巴州人民医院）是新疆维吾尔自治区巴音郭楞蒙古自治州境内规模较大、水平相对较高的一所综合性医疗机构。是国家二级甲等医院、全国百佳医院，始建于1954年，其前身是新疆省立第八医院。承担着全州八县一市、石油、兵团、铁路及南疆各族群众的医疗、预防、保健、康复任务。是新疆医科大学、石河子大学医学院、湖北省郧阳医学院、巴州卫校等院校的教学实习医院，也是继续医学教育项目定点医院。先后与北京协和医院、新疆医科大学第一附属医院建立了医疗协作关系。同时与北京中日友好医院、北大医院、■■医院、积水潭医院、阜外医院、宣武医院、上海东方肝胆医院、华西医科大、解放军301医院、新疆维吾尔自治区人民医院建立了业务指导关系。

经过近半个世纪的发展，医院由小到大，由弱到强，发展至今，已成为一所集医疗、教学、科研、康复、保健于一体的综合性医院，锻造了一支具有较高思想水平和医疗技术水平的专家队伍，凝炼了“团结奉献、科技强院、与时俱进、创新发展”的医院精神，医院各项建设快速、稳步发展。

医院拥有职工1312人，高级职称165人，中级职称310余人，在职研究生110人，取得硕士学位11人，聘专家17人。具有硕士学位、本、专科毕业学历的医师占总人数的85%以上。编制床位820张，实际开放床位数1100张。全院设有58个科室，其中：临床科室27个（门诊部、社区服务中心、预防保健科、体检中心、消化科、肾病风湿科、呼吸科、神经血液康复医学科、内分泌干部保健科、心血管科、儿科、感染科、中医科、皮肤科、骨科、普外烧伤整形科、神经外科、泌尿科、肿瘤治疗中心、妇科、产科、耳鼻喉科、病防治中心、口腔科、手麻科、急救中心、ICU室），医技科室11个（核磁、CT室，普放科、介入中心、超声科、检验中心、输血科、特检科、药学部、制剂中心、病理科、供应室），行政职能科室20个，先后成立了18个中心。年门诊量31万人次，出院病人2.59万人次，完成各类手术例数6300余例。

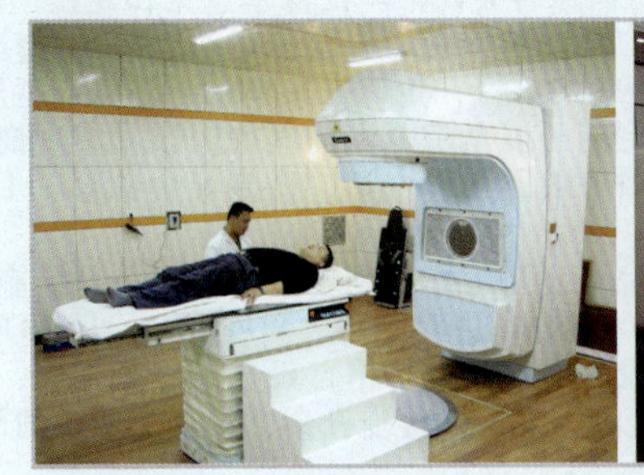
放疗机

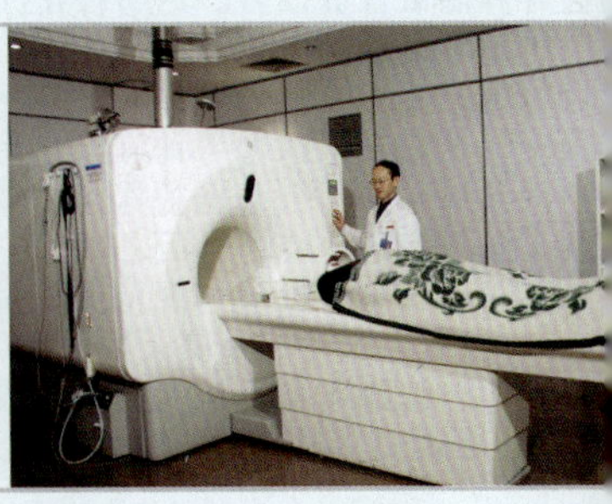
MR

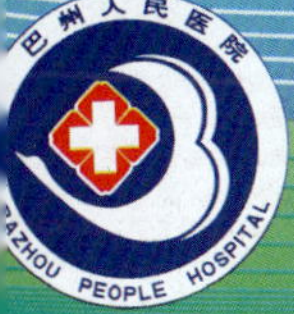

新疆巴音郭楞蒙古自治州人民医院

[医疗建筑]

新疆巴音郭楞蒙古自治州人民医院院占地面积7.76万平方米（合116.42亩），建筑面积约8.9万平方，其中医疗建筑面积5.28万平方米，主要医疗建筑有：内科综合大楼、外科综合大楼、急救中心大楼、门楼、特检综合楼、行政综合楼等。

[仪器设备]

多年来，医院根据医疗业务发展的需要，立足于各族患者的保健需求，瞄准科技前沿，先后引进核磁共、螺旋CT、大C型臂、三维彩超、DR、CR、数字摄影成像系统、罗氏全自动生化免疫电发光检验系统、线加速器、SRI全身热疗系统、激光手术刀（头颅脑垂体定向系统）、电子关节镜、腹腔镜、输尿管镜、激光碎石机、宫腔镜、结肠镜、DDN远程会诊系统等万元以上先进设备616余件套，这些先进设备的应，极大地促进了医院临床医学的快速发展。以上设备的购置，为科室开展新技术、新项目，不断占领医疗场的制高点提供了先进平台。

[技术成果]

科技进步是立院之本。医院重视加强智力投资和人才培养，不断向高、难、新技术领域发起冲击，绝大分科室的技术领域代表了本地区的实力和水平。神经外科、神经内科、伤外科和脊柱关节外科颇具优势，开展的纤维镜下颅内动脉瘤夹闭术和底肿瘤切除术、超选择动脉内接触性溶栓治疗急性心梗、数字减影全脑管造影术在脑血管病变中的应用、膝关节结核继发关节伸直骨性强直畸的人工全膝关节置换术；经皮椎体成形术治疗椎体骨质疏松性骨折、椎血管瘤；颈椎前后联合入路脊髓减压内固定植骨融和术；颈椎结核经前全椎体切除脊髓减压病灶清除植骨、前路颈椎钢板内固定、各术式胰十指肠切除术、高位食道癌三切口根治术、中心性肺癌切除加纵膈淋巴清、胶原酶溶解术治疗腰椎间盘突出症、微创定向置管吸引术治疗高血压出血、宫腔镜下行粘膜下子宫肌瘤和子宫内膜息肉切除术等技术项目，南疆地区具有公认的能力与水平。其中经颈椎后路C2—6全椎板切除脊减压、C2－4脊髓前方蛛网膜囊肿切除、C2—6侧块螺钉钢板内固定术、续血液滤过、经皮微创气管切开术、急性心梗急诊经皮冠状动脉介入治（PCI）的临床应用等项目在自治区处于领先水平。

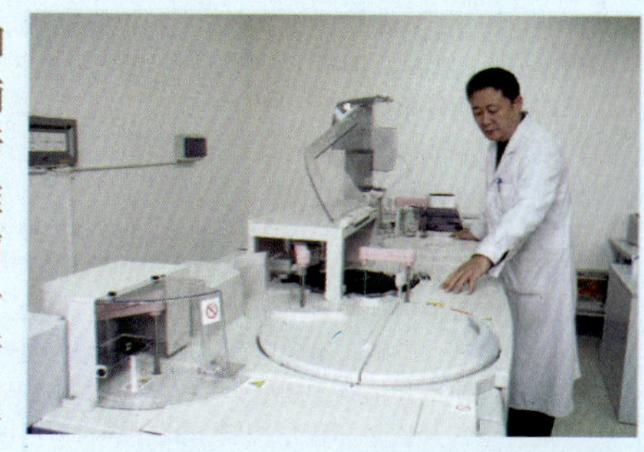

罗氏生化电发光仪

医院先后取得科研成果34项。其中国家科技进步三等奖1项，国家发专利2项，自治区科技进步奖2项，自治州科技进步奖30项。省级以上杂上发表论文2100余篇。享受国务院政府特殊津贴1人，自治区优秀科技作者2人，自治州科技拔尖人才7人，自治州优秀科技工作者8人。

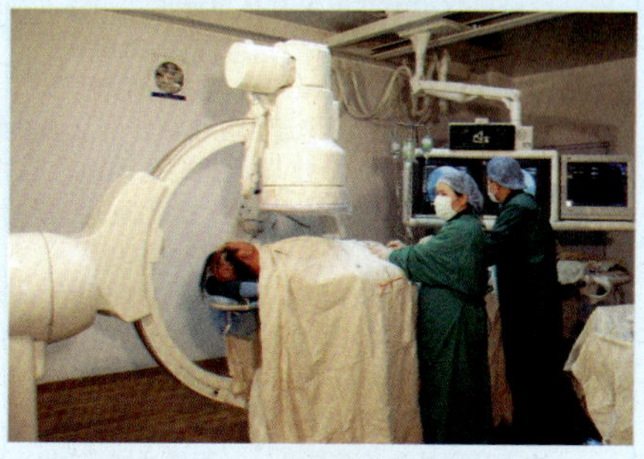

大C臂

[文明建设]

近年来，医院在州委、州人民政府和上级主管部门的正确领导下，和医院发展这个主题，坚持以人为本、以病人为中心，解放思想，深医院各项改革，不断加强医院管理，不断提高医疗护理质量，不断加精神文明建设和纠风工作力度。开展“塑形工程”，美化服务环境，善服务态度，简化服务流程，改革服务模式，努力为病人提供“安优质、高效、价廉”的医疗服务。医疗设施日臻完善，医院内涵建成效明显，服务功能、服务半径逐年扩大，业务技术管理进一步科学规范化，经济效益和社会效益显著提高。在支援基层医疗机构、支扶贫、重大灾害事故医疗救护以及日常医疗、保健、科研、教学工作都出色地完成了任务，多次受到州委、州人民政府的表彰。1994年被生部评定为国家二级甲等医院以来，先后荣获全国百佳医院、全国模职工之家、全国卫生系统先进集体、自治区十佳医院、自治区文明单爱婴医院、“自治区卫生行业作风建设先进集体、自治区“AAA”诚信单位、自治州“纠风工作先进立”等诸多荣誉称号。

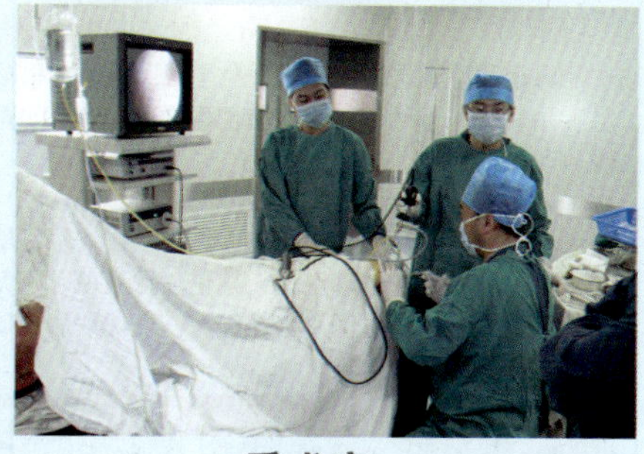

手术室

面临前所未有的发展机遇和挑战，巴州人民医院将竭尽全力地担负起时代赋予的责任，牢固树立“以病为中心”的服务理念，提高服务质量，转变服务态度，简化服务流程，优化就医环境，改善医患关系，力把医院建设成为一座现代化、高水平、百姓信赖的医院！

中国医院年鉴 2008

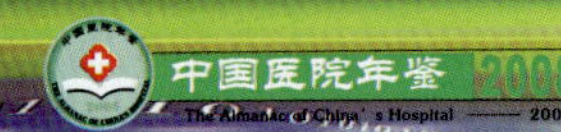

青海省海南藏族自治州人民医院

关于方便病人减轻群众就医费用负担的十三项规定

加强民族团结 发展卫生事业

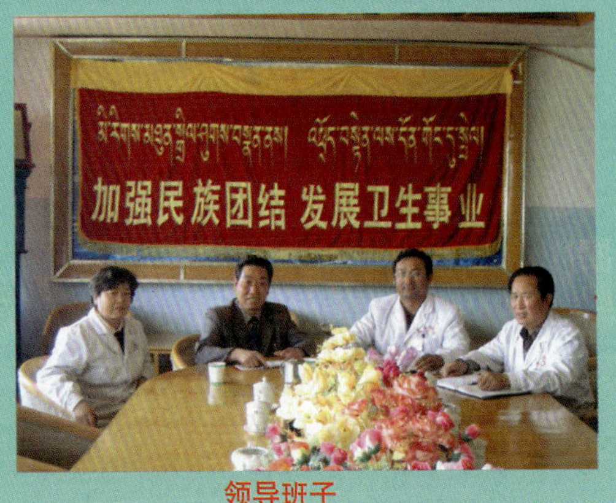

领导班子

为了认真贯彻落实党的“十七”大精神，充分体现公立医疗机构公益性质，解决群众“看病难、看病贵”的问题，现就医院进一步方便病人，减轻群众就医医疗费用负担，作如下十三项规定：

严格控制医药费用增长幅度。要在增强服务意识、提高医疗水平、降低运行成本上下功夫，真正通过廉价、优质的医疗服务来吸引更多的病人，2008年全省人均门诊费用和住院费用实现零增长。

急诊救治一站式，畅通危重病人急救绿色通道。发扬救死扶伤的社会主义人道主义，开展医疗救助，坚持先救治再收费。做到常规检查不出科，大型设备检查专人陪同，专科医生床旁会诊，首诊医师全程跟踪，为急诊病人提供快捷准确的急救服务。

提高疗效，缩短平均住院日。要进一步规范疾病诊断、检查和治疗行为，提高医疗质量和治疗效果，有效缩短平均住院日，减轻病人医疗费用支出，病人入院后，主管医师1天内，科主任3天内完成首次查房，常规会诊2天内完成，对疑难危重病人院内会诊仍未确诊的，及时请上级医院专家会诊，对高难度手术病人原则上一般不转院，及时向院领导汇报后请上级医院专家来院进行手术。要合理安排手术人员，弹性调配手术间，手术设备和手术间专管共用，增加节假日、双休日、夜间手术量，平均术前住院日不超过3天，平均住院日≤10天。

实行检查、检验报告互认制。对符合疾病发生发展变化规律，在不影响疾病诊断治疗的前提下，二级以上医院对患者提供的规范完整的检验、检查报告和相应影像资料（包括提供按规定可以复制的检查报告和相应影像资料的），遵照互认项目和使用范围予以认可，不再进行重复检查；门诊所做检查、检验报告无特殊情况住院部不得重做。

加强药品使用管理，控制药品费用。要在控制业务总收入合理增长的基础上，严格控制药品收入占业务收入比例，药品收入占业务收入比例＜50%。坚持合理用药，廉顾价廉，要制定和推行临床各类药物使用规范，做到能单用不联用，能用普通不用贵重，能用口服不用静滴，能用一线不用二线，能用国产不用进口。350种常用药品坚持零差价销售。

实行药物使用问责制。要建立并落实临床药师制和药物使用问责制，科主任对科内病人的合理用药负责，特殊用药临床药师必须参加会诊，监督和指导合理用药；职能部门定期对使用前十位的药品进行合理用药分析，对存在滥用药物、开大处方等违规行为的科室和个人进行处罚，情节严重的给予当事医师暂停或吊销处方权处理。

实行大型仪器检查审批讲评制。严格掌握各种大型设备检查适应症，提高检查阳性率，杜绝滥检查行为。大型仪器检查由科主任审批，职能部门进行抽查，并根据合理检查有关要求，按照能用一般检查项目代替的不用大型仪器检查的原则，定期对科室大型仪器检查申请情况进行检查讲评，结果与目标考评挂钩。

实行高值医用耗材使用审批和告知制。加强高值医用耗材使用的管理，所用耗材必须通过统一招标，禁止科室或个人私自采购。要对进口人工关节、血管内支架、进口心脏起博装置等高值医用耗材的使用进行监督。临床需要使用高值医用耗材时，由科室提出申请，报主管领导审批同意后方可使用；严格落实高值耗材使用知情同意制度，在坚持合理医疗基础上，做到耗材使用能用价格低不用价格高，能用一般不用特殊，能用国产不用进口。

推行单病种质量和费用控制，试行单病种费用核算。认真开展单病种质量和费用控制工作，推行22种单病种费用核算制度，规范常见病和多发病诊疗流程，降低患者医疗费用。

严格执行济困助困免减优惠规定。门诊专家诊疗减免50%；医院设200张廉价病床，对城市（镇）低保人群和参加新型农牧区合作医疗的人群实行“一免十减”，其中床位按成本收费；对恰卜恰社区卫生服务协议户实行优惠政策收费项目，即“一免十八减”；全面落实城镇居民医疗保险和新型农牧区合作医疗费用垫付制度和一卡通，切实减轻群众的医药费用负担。

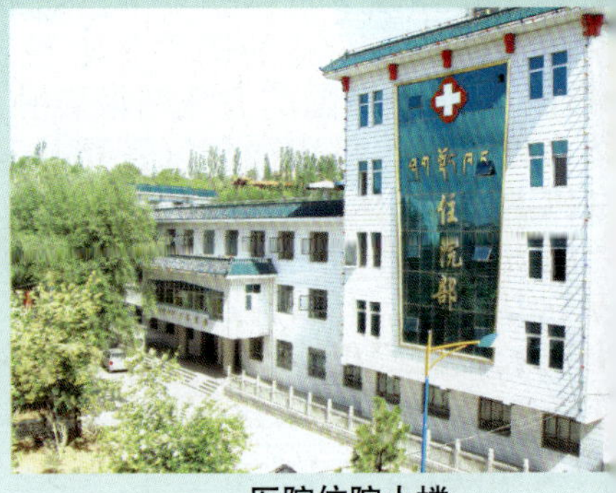

医院住院大楼

加强方便简易门诊建设，开展便民医疗服务。医院除开放济困门诊外，要加强医院方便简易门诊（免收挂号费）管理，充分发挥方便简易门诊的作用。在门诊大厅设立简易门诊，选派有经验的医生坐诊，为复诊和开药的病人提供方便。

优化服务，方便病人。继续坚持以往便民服务各项措施，为患者提供优质服务。做到候诊时间小于10分钟；一般检验和检查出报告时间，门诊＜2小时，住院部＜6小时，急诊＜30分钟；核磁、CT检查当天开单当天检查，24小时内出报告，特殊检查48小时内出报告；病理标本随接随做，小标本3天内出报告，大标本5天内出报告。

认真开展社会公益性活动。积极开展巡回医疗送医送药到边远农牧区和社区卫生到家庭服务活动，认真完成卫生下乡、支农、对口支援贫困地区和帮扶工作。

附：《海南州医院济困助困“一免十减”规定》和《对恰卜恰社区卫生服务协议户“一免十八减”规定》

海南州医院济困助困“一免十减”规定：根据卫生厅和省民政厅、省发展和改革委《关于进一步做好全省城市（镇）低保人群和农牧区特困人口医疗服务费用减免工作的通知》（青卫医[2006]15号）精神，对济困助困对象医疗服务费用实行“一免十减”，切实减轻全州贫弱人群的医药费用负担。具体减免项目及标准为：

（一）门诊病人：免收普通门诊挂号费。

（二）住院病人：药费、诊查费、检查费（X线、B超、心电图检查）、检验费、麻醉费、手术费、住院床位费减免10%。

（三）在以上基础上扩大减免项目三项，即大型检查CT、电子胃镜、重症监护病房（ICU）监护费各减免10%。

减免对象持《五保户供养证》、《城镇居民最低生活保障证》、《农村牧区特困人口医疗救助证》、《重点优抚对象优待抚恤补助证》或凭县、乡、村证明任何一证。

（田尖参　赵得成）

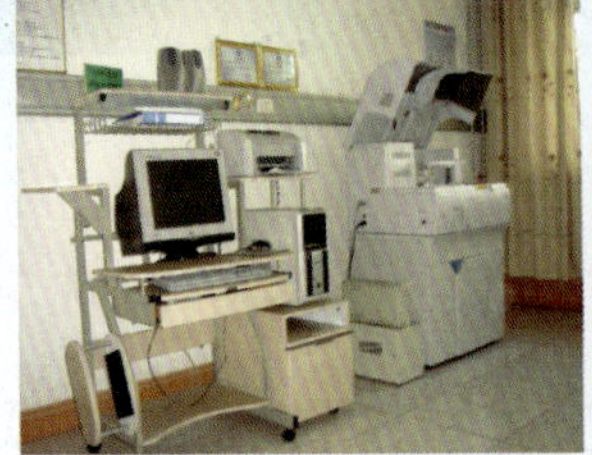

日本东芝TBA-40FR
全自动生化分析仪

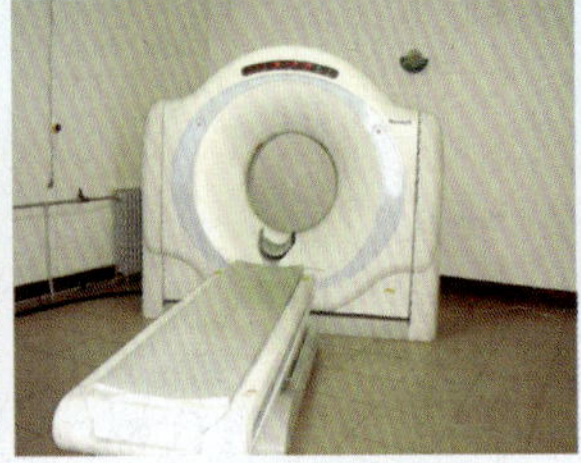

飞利浦双排螺旋CT

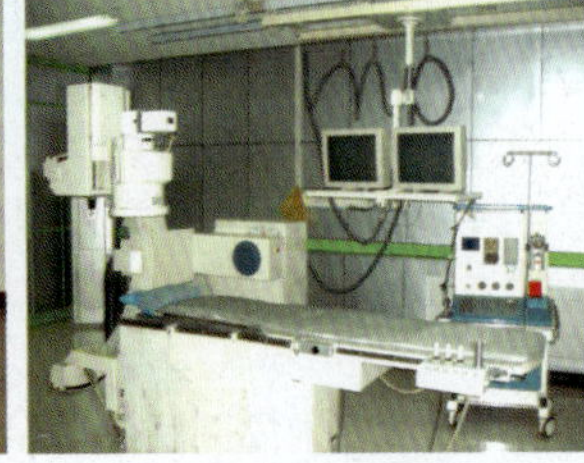

大型血管造影机

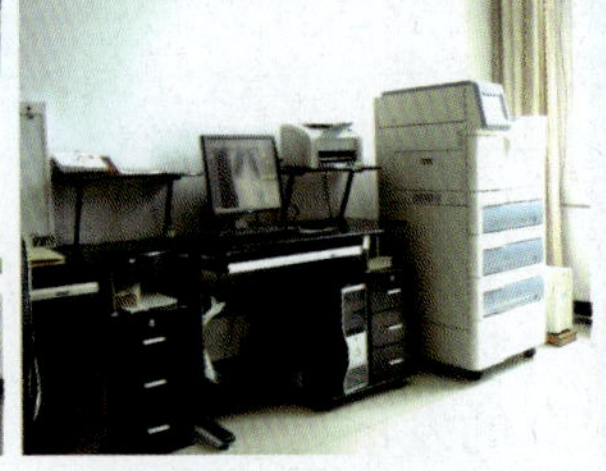

日本柯尼卡CR数字成像仪

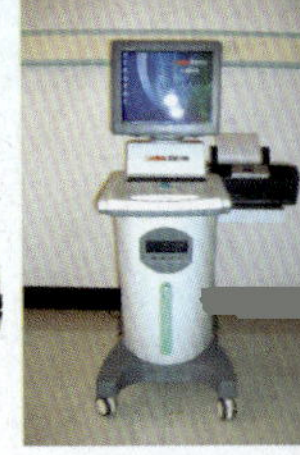

胶囊内镜

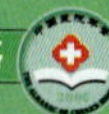

云南省安宁市人民医院

医院简介：

云南省安宁市人民医院始建于1941年，经过几代人的努力，现已发展成为一所集医疗、预防、保健、急救、教学、科研、康复等为一体的综合性二级甲等医院。承担着全市30万人口及邻县人民的医疗保健服务和医疗卫生机构技术人才的培训任务。是昆明市城镇和居民基本医疗保险定点医院、昆明市惠民定点医院、昆明市医疗机构药品、医疗器械质量管理规范单位，安宁市企业职工工伤保险定点医院、安宁市新型农村合作医疗定点医院，昆明医学院、大理学院、云南省高等医学专科学院、昆明市卫校和楚雄州卫校等院校的教学实习基地。近年来，医院先后荣获国家“爱婴医院”，省、市级文明医院、花园式单位等荣誉称号。

医院现占地面积13065.4平方米，固定资产2800万元，在职人员中卫生技术人员190人，占88.8%，其中正高级职称1人，副高级职称18人，中级职称76人。目前开放病床300张，2007年门(急)诊病人121869人次，住院病人6393人次，病床使用率达99.7%。医院拥有美国GE永磁型核磁共振扫描仪、美国E1600型CT机、小C臂、东芝6000型数字化胃肠机、腹腔镜、钬激光治疗机、等离子电切镜等大中型医疗设备。

医院将深入学习贯彻党的十七大精神，一如既往地坚持“以病人为中心”的服务宗旨，内强素质，外树形象，团结协作，无私奉献，以精湛的技术、优质的服务，崭新的风貌，竭诚地为安宁市及邻县人民服务。

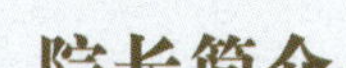

院长：向志敏

院长简介：

向志敏，男，1962年5月生，汉族，云南省昆明市人，1985年毕业于昆明医学院医疗系，同年参加工作。历任昆钢医院外二科（骨科）主任，副院长。2007年至今任安宁市卫生局副局长、安宁市人民医院院长，兼任安宁市政协常委、政协提案组委员、云南省医学会骨科专业委员会委员。多次荣获昆钢科技进步奖、管理类论文奖、先进工作者等荣誉。有多篇学术论文发表在国家级、省级医学刊物。

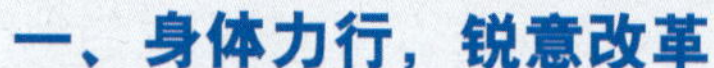

一、身体力行，锐意改革

2007年4月向志敏任医院院长伊始，针对医院历史遗留欠款较多，临床医务人员紧缺，医疗技术单薄，职工人心不齐，工作积极性不高等问题，他充分发扬“务实、创新、团结、协作”的精神，团结医院领导班子，对医院的管理和发展做出了初步规划，大胆地提出了2007年完成业务收入3000万元，大力提倡在合理检查、合理用药、合理治疗、合理收费的前提下，通过增加工作量、增加治疗方法和手段来增加医院收入，以提高职工福利待遇，调动职工的积极性和工作热情。

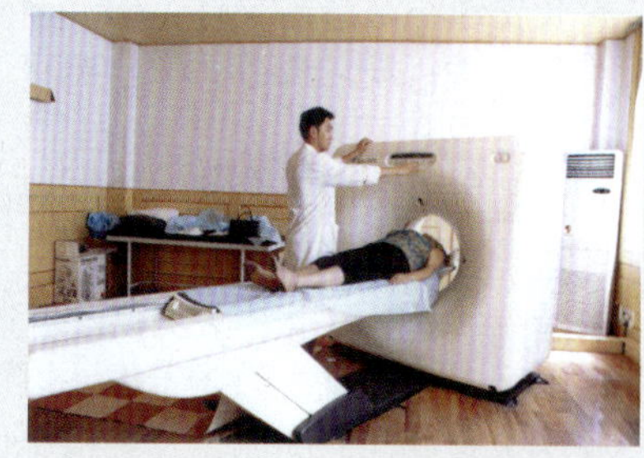

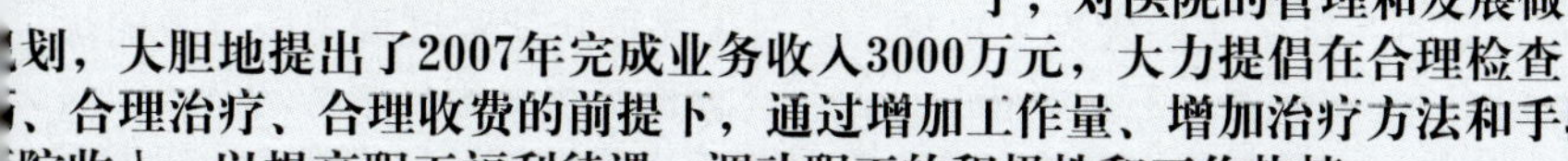

一是他身体力行并且要求所有行政副职和职能部门每天深入科室调查了解帮助科室解决问题。二是加强职工思想道德教育，坚持公立医院的公益性质。三是进一步制定完善各项规章制度。四是加强专科建设，突出专科特色。五是引进外力快速培养医院技术力量，提高技术水平。六是提高职工的服务意识，优化就医环境，简化就医流程。七是规范科室布局，合理、有效利用现有房屋资源。

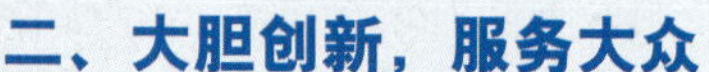

二、大胆创新，服务大众

医院承担安宁市公卫应急和各种急救任务，以往由于管理存在不规范性以及资金、车辆、人员配置等问题，一直存在出诊速度较慢，空跑次数较多，留下了较大的医疗安全隐患。为了更好地服务于人民群众，提供优质的应急救治工作，提高医院整体急救水平，向院长积极寻找解决问题的办法，在没有额外的人员、装备、资金支持的情况下，通过院内统筹安排，成立了院前急救领导小组和院前急救小组，急救小组投入运行之后，保证了接到出诊电话后5分钟内出动，改变了过去出诊速度慢、出诊空跑率高的情况，受到患者和群众的普遍好评，收到了较好的社会效益。

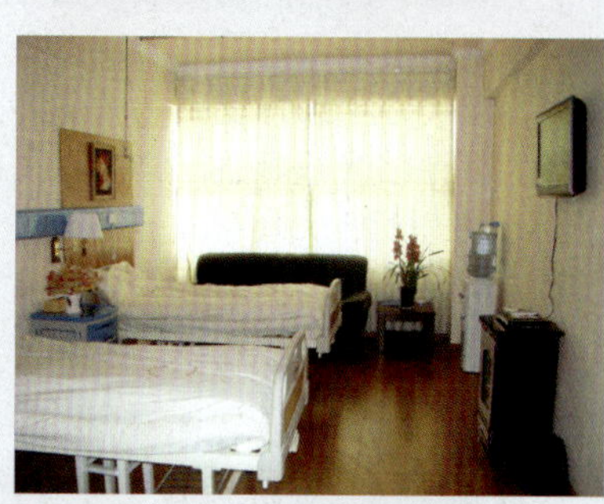

医院在向院长的带动下，职工团结协作，工作积极，形成了奋发向上的工作氛围。2007年全院出院人数比2006年同期增加22.7%，门诊人数比2006年同期增加11.3%，完成住院手术比2006年同期增加30.7 %，全年业务较2006年增长00万元，增加了40.8%，实现了扭亏增盈。

作为一名医生，向院长在做好医院管理工作的同时，对技术刻苦钻研，精益求精，时刻时刻以病人为中心，把无限的激情倾注到医学事业中，治病救人，医德高尚，从一名医学院毕业生成长为安宁、昆钢地区受群众欢迎的骨伤科专家，做到业务和管理两不误，为安宁市卫生工作作出了积极的贡献。

心系社会 博采众长

——记昆明医学院第一附属医院院长陈明清

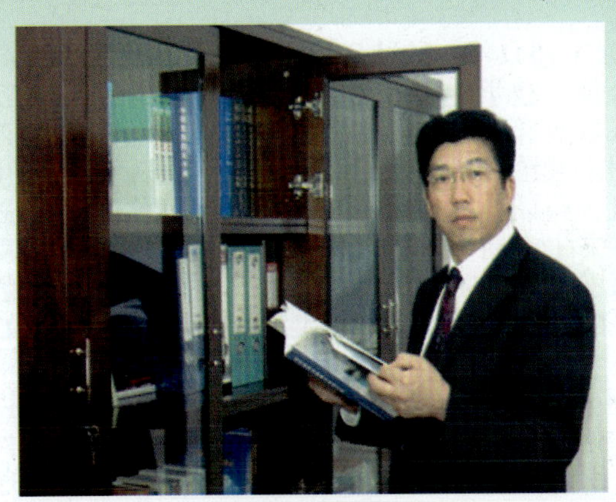
院长：陈明清

院长简介：

陈明清，1956年出生，汉族，现任昆明医学院第一附属医院（第一临床医学院）院长、党委副书记，中国共产党云南省第八届委员会候补委员，医学博士、医院管理硕士、教授、博士研究生导师，国内知名腹部肿瘤外科专家，享受云南省政府特殊津贴。先后任昆明医学院第三附属肿瘤医院院长、党委书记，2004年6月任昆明医学院第一附属医院医院院长、党委副书记至今。

自2004年任昆明医学院第一附属医院院长以来，陈明清始终把“生命之托，重于泰山”作为自己的座右铭，以其超前的改革意识、真挚的情愫理念、执着的敬业精神和丰富的领导艺术，团结医院党政领导班子，廉洁自律，扎实工作，积极推进医院改革与发展，不断提高医疗服务质量和服务水平。医院在册职工2009人，开放病床1900张，年门诊量160万人次，出院病人4.5万人次，2007年业务总收入6亿元。医院先后获得全国卫生系统先进集体、全国创建文明行业工作先进单位、全国优秀职工之家、云南省先进性教育典型事迹、云南省精神文明建设先进单位等称号。在医院改革发展的各项领导工作中，主要业绩有：

1.注重医院文化建设。创新性提出了“家园意识”的理念，强调“爱岗敬业是职业精神的灵魂，责任是职业精神的核心，忠诚是职业精神的本质，服从是职业精神的精髓”的观点，出台《医院文化建设要点》。2006年被中华医院管理学会评为全国医院文化建设先进集体。

2.努力解决群众“看病贵、看病难”问题。领导全院职工树立诚信医疗价值观，建立和完善价格监督约束机制，通过降低门诊、住院人均费用，充分让利于患者。如2006年比2005年医院仅人均门诊、住院费用两项收入就让利患者2989万元，实现了医院对患者最真实的承诺。积极响应卫生部“万名医师支援农村卫生工作”，组建四批医疗队到国家级、省级贫困县支援农村卫生工作，提高了当地医疗技术水平，帮助群众解决了“看病难”的问题。2007年4月被卫生部、国家中医药管理局评为“万名医师支援农村卫生工程”先进集体。

3.在开展“以病人为中心，以提高医疗服务质量为主题”的医院管理年活动中，他亲自挂帅领导组织机构，负责组织、督导整体工作，全院围绕医院管理年活动指导思想有条不紊的进行。陈明清院长还积极带头深入基层科室进行现场调研。亲自撰写了医院管理年辅导材料，领导编写了医院管理年读本，带领医院中层干部学习医管年重点和要求，坚持督查整改，责任到人。同时，结合医院管理年要求，针对人民群众就医过程中所反映的热点、难点问题，陈明清院长提出了“便捷就医、温馨服务”三项举措：一是优化就医流程，简化服务环节；二是进一步明晰指示标示系统，公示服务信息，加强门急诊导医、导诊工作；三是为病人提供便民利民服务，努力营造温馨就医环境。医院被云南省卫生厅评为2005-2007年度云南省医院管理年活动先进集体。

4.高度重视教学工作，以优异成绩完成本科教学评建工作。根据医院临床教学特点，陈明清院长积极组织班子成员共同研究制定相关措施保障教学工作顺利开展。加大了教学投入力度，开展领导督察、专家督导、同行评议、学生评教等教学质量监控活动。2007年11月教育部组织对昆明医学院教学评建工作检查考核时，医院的教学工作、办学条件受到教育部专家的一致好评，以优异成绩通过了评估。医院荣获昆明医学院2007年本科教学工作水平评估先进集体一等奖，由于近年来对教育工作所做出的努力，陈明清院长获得了云南省优秀教育工作者表彰。

5.心系社会，服务群众，努力构建平安和谐医院。残疾孤儿手术康复“明天计划”是民政部、云南省政府、民政厅开展的医疗救助福利性活动。陈明清院长亲自安排、组织医院精兵强将，并要求在保证医疗质量与安全的基础上，尽可能地提供人文关怀。在计划实施期间，他每周多次综合查房，就医疗、后勤保障等问题现场指挥。

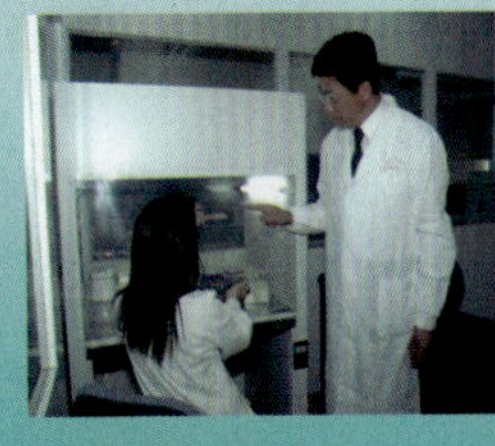
陈院长在指导工作

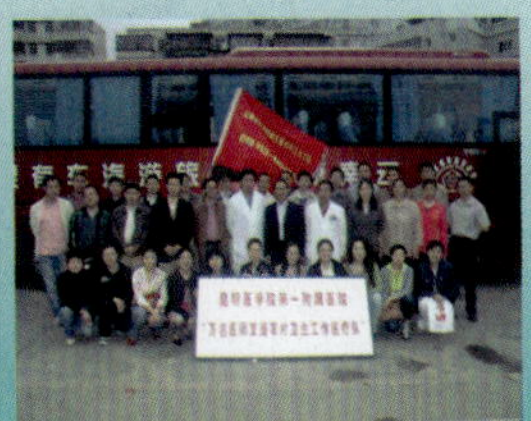
万名医师支援农村卫生工作医疗队

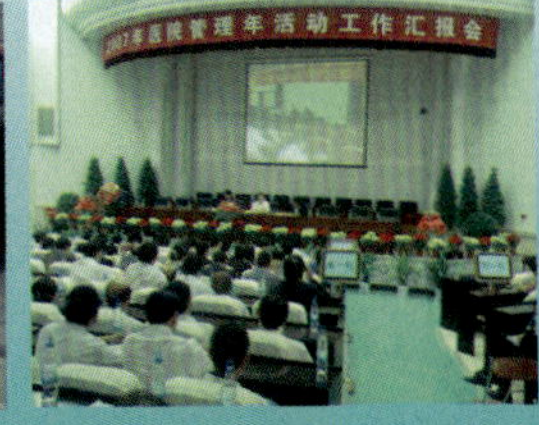
医院管理年活动工作汇报会

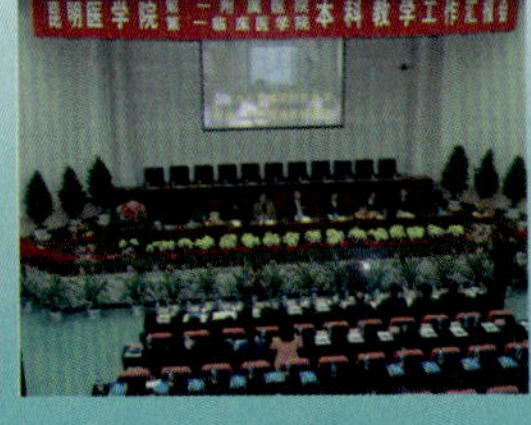
本科教学工作汇报会

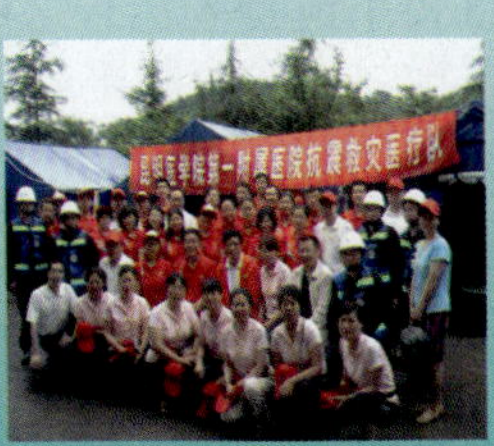
抗震救灾医疗队

心系社会　博采众长

——记昆明医学院第一附属医院院长陈明清

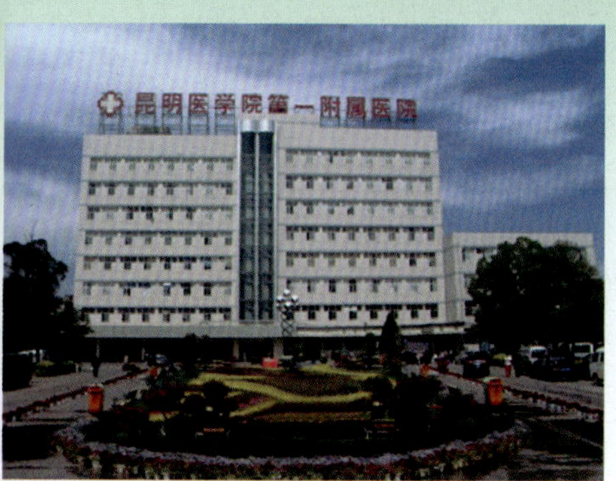

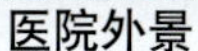
医院外景

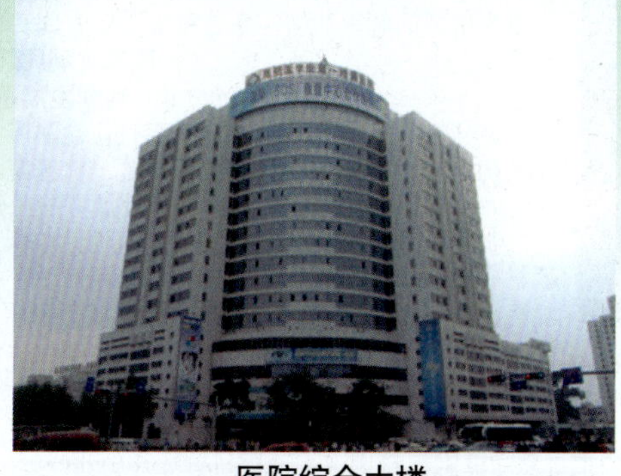
医院综合大楼

2006年医院累计接收先心病患儿197人，手术成功率百分之百，患儿全部治愈出院，医院被民政部评为全国先进单位。

6.加大科研投入，重视学科建设，增强医院竞争力。陈明清院长充分认识到科教兴院的重要意义，积极促成和参与科研工作的规划、组织、协调、经费投入及协助科室广泛建立院外学术关系。几年来科研成果获奖数在省内医疗机构保持领先势头，获资助项目数和经费屡创历史新纪录。积极支持开展学术讲座，提高学术氛围。从2006年开始陈明清院长积极倡导医院每周定期举办博士教授论坛、医学系列讲座、医学影像学进展系列讲座。陈明清院长还率先以《SCI相关知识》为题在首次博士教授论坛作报告，提高了医院的学术氛围。

7.积极承担社会公共责任，加强迎奥运维稳返恐工作。在奥运会、残运会期间，医院出台了奥运期间维稳安全措施、工作机制、干部离昆管理办法、督查机制等安全稳定体系。

四川汶川抗震救灾工作中，陈明清院长亲自主持成立医院抗震救灾领导小组及办公室，制定了抗震救灾相关应急、工作方案；医院建立爱心病区接收灾区伤员16人，进行了7台次手术；共派出三批69名医疗队员，配置近百万元的医疗器械、药品及后勤保障物资配合省卫生厅赴四川抗震救灾工作；拨出专款数10万元用于伤员救治及生活保障；全院职工为灾区捐款34万余元。

在陈明清院长的组织领导下，医院“食用含三聚氰胺奶粉婴幼儿泌尿系统结石”诊疗工作成绩突出：1.成立了医院“食用含三聚氰胺奶粉婴幼儿泌尿系统结石”诊疗工作领导小组及诊疗专家小组；2.制定并下发了《昆明医学院第一附属医院关于婴幼儿泌尿系统结石诊疗工作的管理规定》；3.成立云南省婴幼儿泌尿系统结石定点诊疗病区。截至2008年10月5日，医院投入医疗费用39万多元；各种医用耗材74234元；调拨彩色B超6台，抽调医护人员73人,对确诊患儿均进行了有效的治疗。

履现职以来，陈明清个人先后被云南省教科研工会评为支持工会财务工作先进工作者；主编著作《现代肿瘤临床实用治疗学》荣获第十三届中国西部地区优秀科技图书二等奖；2005年被评为昆明医学院优秀共产党员；2005年、2006年连续两年获昆明医学院第一附属医院职业道德先进个人称号；2006年被云南省防火安全委员会、云南省消防总队授予热心支持云南消防公益事业企业家荣誉称号；2007年获民政部支持“明天计划”工作先进个人表彰，被云南省教育厅、人事厅授予云南省优秀教育工作者称号。

医院简介：

昆明医学院第一附属医院是云南省设备先进、科室齐全、人才济济，集医疗、教学、科研、保健于一体的大型综合医院。1993年1月被卫生部评定为首批三级甲等医院。

医院现有在编职工2009人，其中高级职称392名，设有临床、医技科室55个：其中外科21个，内科17个，医技科室17个。医院实际开放床位1800余张，年出院4万余人次，年门诊病人近160万人次。

医院自“七五”以来，建设6个省级重点学科；设立了4个省级研究所、16个省级研究中心、1个省级研究室、12个省级重点专科；获昆明医学院重点建设学科3个。先后荣获卫生部及省、厅级科技进步奖180多项，科研成果连续六年名列全省卫生系统榜首。开展新技术、新项目600多项；获得国家级、省级自然科学基金100余项。

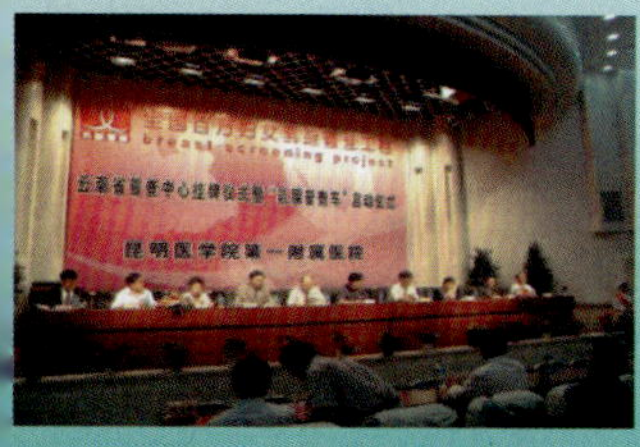
云南省普查中心挂牌仪式

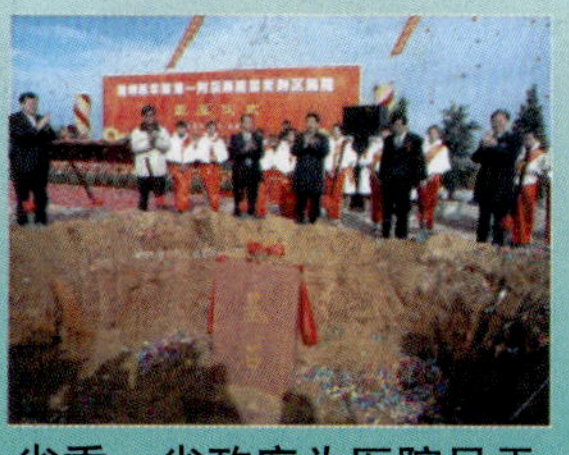
省委、省政府为医院呈贡新区医院奠基培土

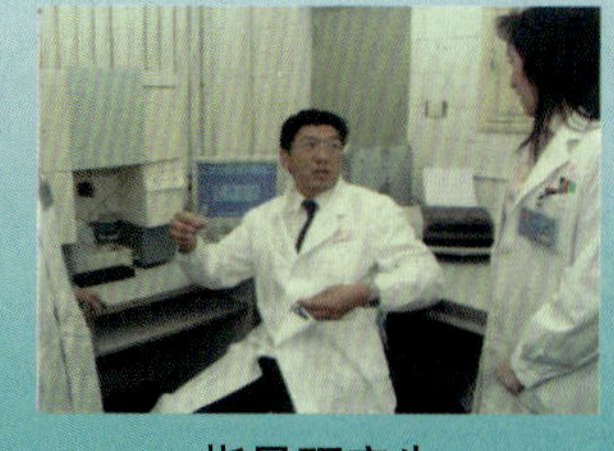
指导研究生

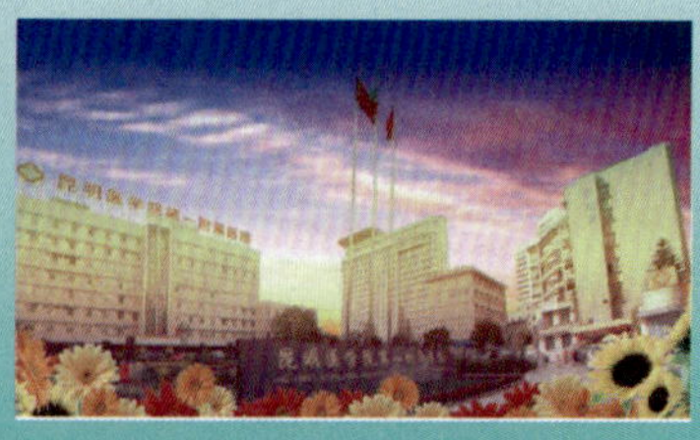
医院广场一角

跻身改革开放大潮　高扬军事医学风帆

——第三军医大学大坪医院·野战外科研究所科学发展启示录

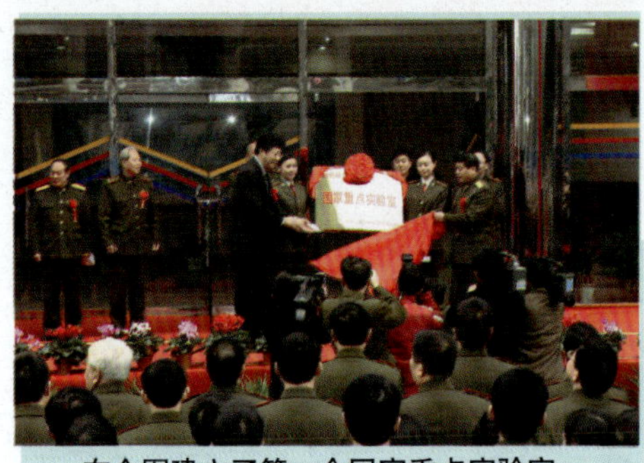
在全军建立了第一个国家重点实验室

沐浴改革开放春风，高扬军事医学风帆。第三军医大学大坪医院野战外科研究所——全军唯一的集综合性教学医院和专职军事医学研究所为一体的建制单位，在国家改革开放三十周年之际，迎来了合并三十周年的喜庆日子。院所30年建设发展日新月异、翻天覆地的变化，令人惊叹不已，她是几代人艰苦拼搏的辉煌业绩，她是科学发展的真实写照，更是中国改革开放的一个缩影。

改革大潮风起云涌，是机遇更是挑战
科学发展是扬帆远航的"罗盘"

30年前，伴随改革开放潮头奔涌，全军唯一集综合性教学医院和科研所为一体的院所成立了。创立之初，他们立下雄心壮志——"建一流医院和知名研究所"。合并后的首届党委凝炼了"以军事医学为龙头，牵引特色学科创新"的发展方向，确定了"高起点、超常规、跨跃式"的发展思路。

抓住军事斗争准备日趋深入的机遇，院所创建了现代武器及特殊环境战伤研究基地、战伤救治和器材研发基地，一批军事医学课题应运而生；抓住国家医疗制度改革的机遇，重新配置医疗资源，增加医疗网点，拓展医疗市场，医疗年收入从"八五"期间3648余万元增至现在的9亿余元；抓住国家金融体制改革的机遇，适时将引进社会资金"借鸡下蛋"，改为依托国家资金"鸟枪换炮"，医疗设备总值从"八五"期间3610余万元增至现在的5.8亿元；抓住重庆直辖、构建西部科研高地的机遇，调整科研布局，拓宽科研经费引入、课题申报等渠道，形成军地接轨的科研运行机制……

在先后攻克肾移植、肝移植等基础上，他们把目光瞄准国内首例上，突破口就选择小儿心脏移植。1998年9月，福建山区一名男孩因患扩张性心肌病住进医院，存活希望就是心脏移植。院所3次组织126名专家教授和骨干参加了手术方案讨论，研究制定了4套手术方案。由蒋耀光教授领衔，范士志教授等主刀，国内首例同种异体小儿心脏移植获圆满成功。紧接着，小儿异基因骨髓移植、同种异体单肺移植也填补了国内空白。

科学发展导航，院所完成了由弱到强的沧桑巨变：拥有国家重点学科8个，国家重点实验室、军队"2110"重点学科、全军重中之重建设实验室各一个，全军中心8个，获包括国家科技进步一等奖、军队科技进步和医疗成果一等奖在内的成果366项。

军事医学与民用医学孰重孰轻
水涨方能船高，科学发展趟出"双赢"之路

军事医学与民用医学孰重孰轻？这个看似简单的问题院所合并初却争论不休。正是在这样的争论中，院所探索到了科研与临床实现融合的发展之路。对此，黄旭东院所长深有体会地说："军事医学为龙头并非民用医学当尾巴，院所合一的优势就是，研究成果直接实践于临床，临床运用又为科研提供发展平台，任何一方'水涨'都能促进对方'船高'，实现'双赢'是科学发展的应有之义。"

"打赢需要就是使命，部队需要就是课题"。院所党委工作重点始终围绕这样的理念展开，从而使军事医学"五优先"落到实处——课题优先讨论、人才优先选配、经费优先到位、待遇优先考虑、设施优先建设。院所先后投入4000多万元，建成了我军先进的军事医学实验基地，打造了冲击伤、撞击伤、火器伤等战伤技术平台，创建了高水平的军事医学学科群，为军事医学研究打下了坚实基础。院所每年还从医疗收入中拿出1000多万元用于专项资助，加强冲击伤、战伤休克、神经损伤等战创伤救治研究。

国运昌则百业兴，让患者享受到改革开放成果
是科学发展出发点与归属点

汶川特大地震降临以后，院所领导全部奔向手术室、重症监护中心，手术和危重病人监护一刻也没有停止；当晚，第一支医疗救援队紧急出动，随后5支医疗救援队陆续出动，在第一时间挺进震中展开生死大救援；在地震灾区废墟间，院所野战创伤救治新设备、新技术大显身手，战创伤救治手段、规范和机制立即转化为拯救灾区人民生命的"绿色通道"。

为了让更多患者享受到改革开放的成果，院所在构建高水平医疗平台的同时，着力打造托举这个平台的三个支撑点。

人才支撑。形成工程院院士、国家求是奖获得者、首届军队杰出专业技术人才奖获得者、"长江学者奖励计划"特聘教授、"973项目"首席科学家、"百千万人才工程"国家级人才等领军人才领衔的人才方阵；科室领导平均年龄仅43岁，且全部达到研究生学历。

技术支撑。率先在国内开展脑立体定向术、胸腔镜手术、中子刀治疗肿瘤等新技术，每年开展新业务、新技术达40余项；以国家级、军队级实验室为基地，形成以创伤、胸外、普外、眼科、代谢性疾病等为代表的优势学科，推出一批特色优势医疗项目。

设备支撑。"十五"以来，院所瞄准世界医学发展前沿，在国内第一批引进了PET、全身伽玛刀、肿瘤适形调强、64排CT等大型高精尖设备；以此为依托，构建了基因多肽性、神经组织工程等高技术平台，为疑难重症诊治创造了条件。

姓军为兵，是军队医院发展必须始终坚持的方向。在院所，抢救军人患者花去上百万元已不是新闻，每年补贴军队患者医疗经费达上千万元，大型医疗设备军人优先免费使用。在合并三十周年之际，院所组织了32名专家教授和业务骨干赴川藏线开展"健康军营行"活动，他们携带综合体检车及先进医疗设备上山，为数千官兵开展了含心电图、腹部超声以及肝功等12大项检查项目，并为每名官兵建立了健康档案，是川藏线历年来设立项目最多、覆盖面最广和指标最全面的医疗服务活动。

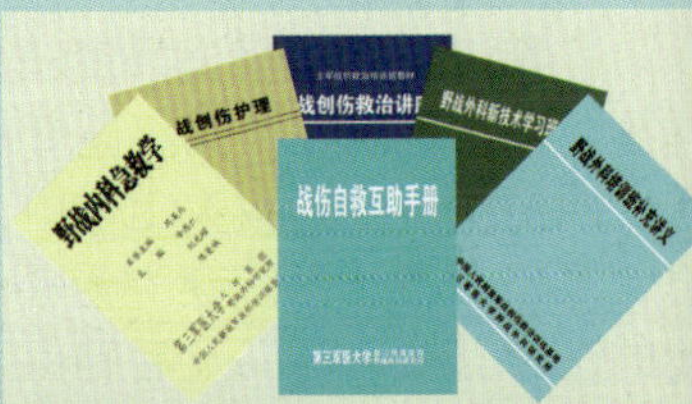

外科学及野战外科学被评为国家精品课

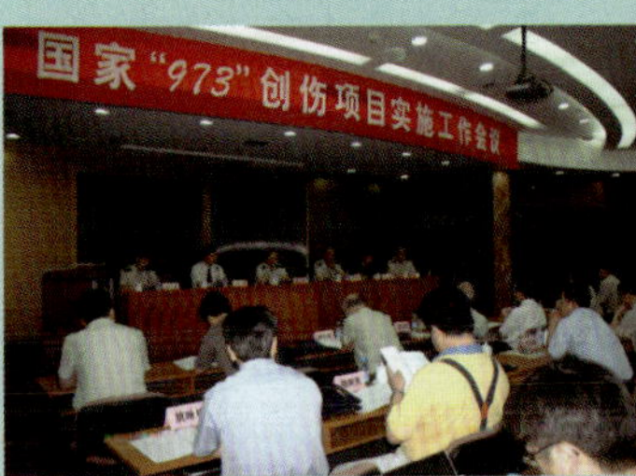
在全军第一个获得国家"973"重大项

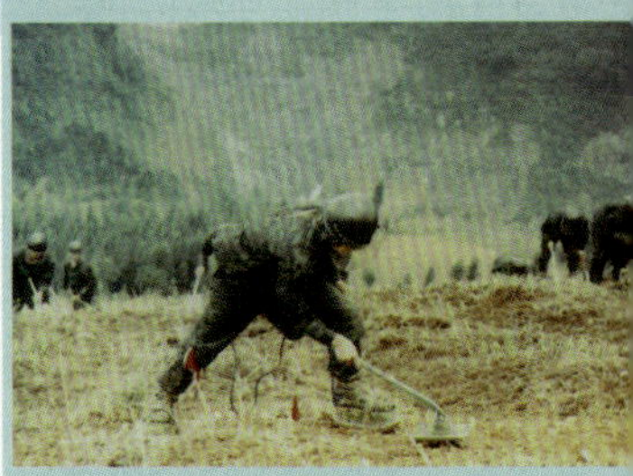
研制的扫雷防护装具达到世界先进水平，被联合国指定为维和部队装备

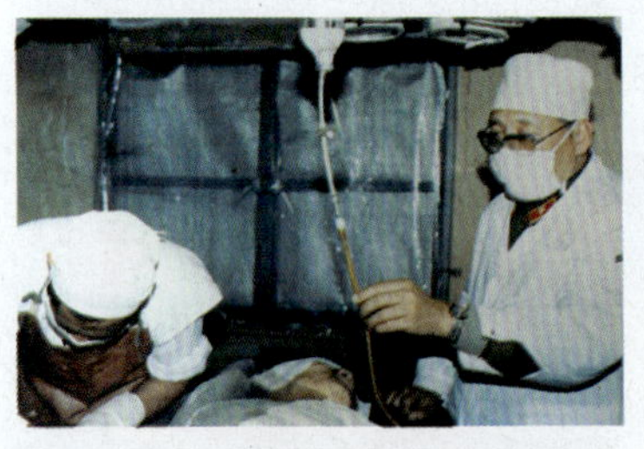
在世界上第一个把人造血用于临床救治

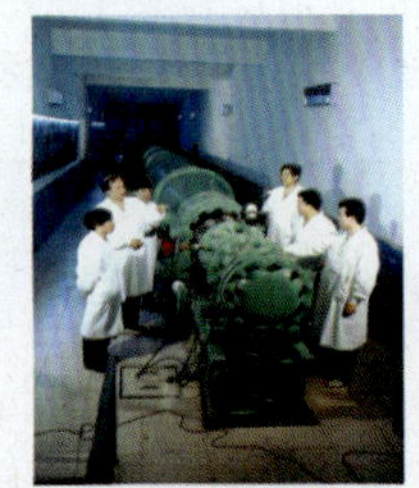
系列生物激波管获国家科技进步一等奖

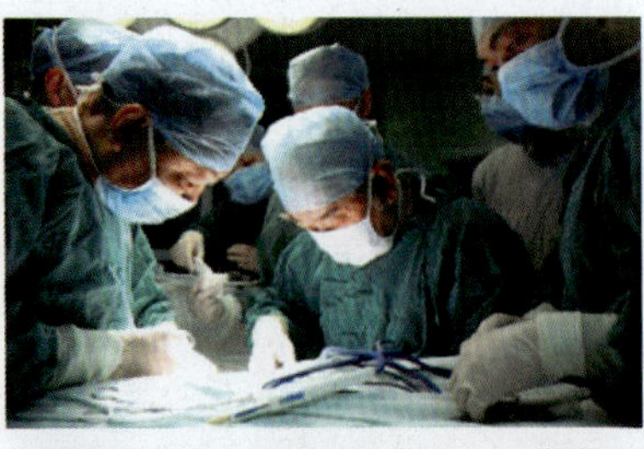
食管烧伤后瘢痕狭窄防治获军队医疗成果一等奖

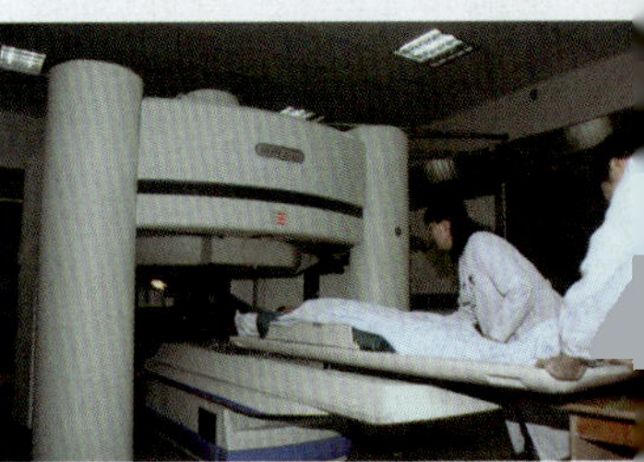
在国内第一批引进全身伽马刀、中子
肿瘤适形高强治疗系统等大型高精尖设

改革创新 力创三甲

——重庆市黔江中心医院院长张翼林工作业绩展示

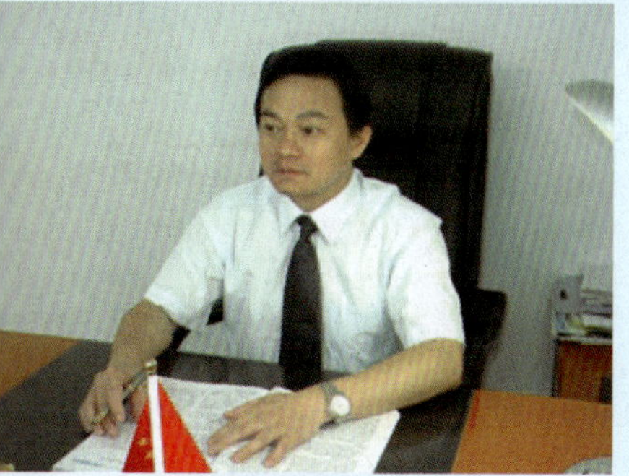

院长：张翼林

一、个人简介

张翼林，男，1962年5月出生于重庆市石柱县，汉族，无党派，MBA硕士，1983年8月参加工作，心血管内科主任医师，现任重庆市黔江区人大常委会副主任、重庆市黔江中心医院院长。1983年7月四川医学院医学系毕业，获医学学士；1983年8月在石柱县人民医院工作，历任内科副主任、内科主任、大内科主任、医务科科长、副院长、院长；1995年6月任重庆市石柱县卫生局副局长；1997年12月任重庆市石柱县人大副主任兼石柱县人民医院院长；1998年任重庆市黔江中心医院院长，其中1996年10月—1999年6月西南师范大学区域经济专业研究生学习结业；2000年10月任重庆市黔江区人大常务会副主任兼黔江中心医院院长，其中2003年10月—2005年6月中国人民大学MBA研究生班学习毕业，获硕士学位；2003年10月—2006年6月加拿大皇家大学MBA硕士研究生班学习毕业，获硕士学位。

在学术上，张翼林在工作中先后组织开展5个临床科研项目，近几年撰写了5篇论文在国家级、省市级刊物上发表，获区级科技进步二等奖1项，成为黔江区心内科专业的学科带头人，在片区享有较高威望。并在他的带领下，使心内科成为中心医院的重点专科，享誉渝东南。

二、工作概况

(一)整合资源，聚合人心

为优化卫生资源配置，1998年6月，当时的黔江开发区党工委、管委会决定将原地区人民医院、康复中心、黔江县人民医院合并，组建黔江中心医院，张翼林经过公开选拔（面向全国）担任重庆市黔江中心医院院长。他克服重重困难，带领筹备组人员3人，在短短3个月就使中心医院挂牌成立。合并时医院有职工较多，场地分散，有债务1500余万元，职工思想混乱，社会形象较差。大量病人流到湖北恩施或者重庆主城区，医院几近瘫痪。他带领班子成员把握院情，深入调研，科学决策，重组、充分利用现有资源，盘活了医院的人力、房屋、物资、设备等资源；循序渐进地解决原“三家医院”存在的遗留问题，加强职工思想的“融合”、思想引导和观念开发，逐渐引导职工思想，转变职工的思维，从人性化管理逐步向制度化管理迈进，使全院职工逐步树立起“我与医院共命运，医院与我共发展”的主人翁思想，使每一个职工都以“中心医院人”的身份去维护、塑造中心医院形象。

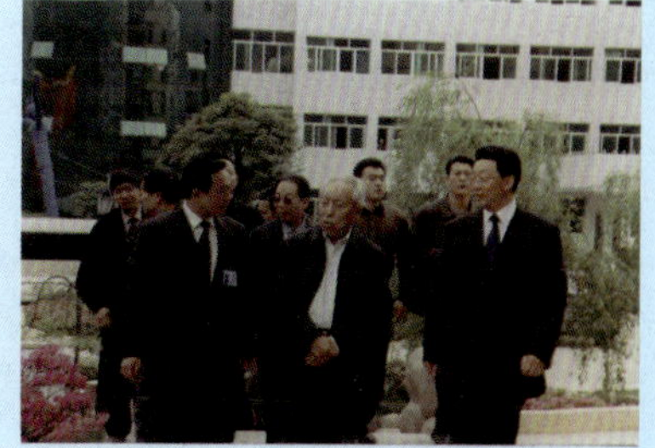

原政协副主席杨汝岱来院视察

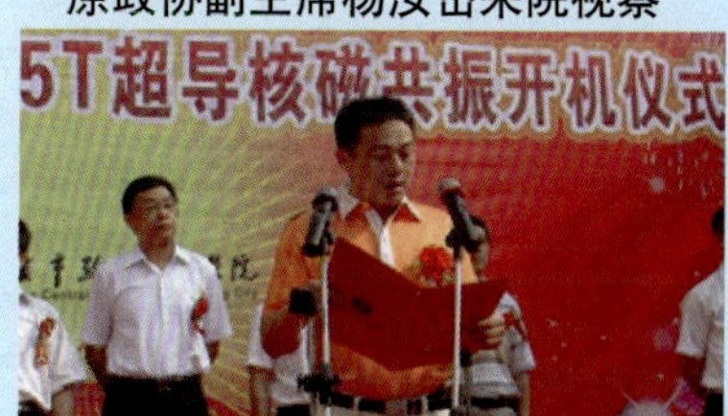

张翼林在核磁共振开机仪式上讲话

（二）强化管理，规范运行

在医院工作初步理顺后，及时出台了一系列规章制度，强化执行力建设。在2005年初通过ISO9001:2000国际质量体系认证后，带领全院大力开展医院管理年活动，强化程序管理、细节管理，做到持续改进各项工作。2003年，他参加人民大学MBA学习后，利用休息时间向中层干部、职工讲授MBA课程，引导全院职工都用MBA的思想观念、经营管理理念开展工作。这一系列措施，促进了医院管理的规范化、制度化、科学化、程序化建设。

（三）狠抓基建，美化环境

10年来，在他的带领下，医院通过多方集资，新建了住院大楼、医技大楼和门急诊楼以及传染病医院；外科大楼正在建设中；经过充分论证引进了GE16排全身螺旋CT、飞利浦1.5T超导MRI、GE平板数字X光减影机(DSA)、GE四维高档彩超、GE心电生理系统、德国贝朗血液透析仪、日本东芝全自动生化分析仪、化学发光免疫分析系统、基因扩增仪(PCR)、徕伟全自动组织脱水机、全自动包埋机、爱尔博冰冻切片机、电外科手术系统、钬激光治疗仪、白内障超声乳化治疗系统等先进医疗设备。医院的业务用房得到规范，医疗设备档次明显提高，病人就医环境有效改善，基本建成了花园式医院。

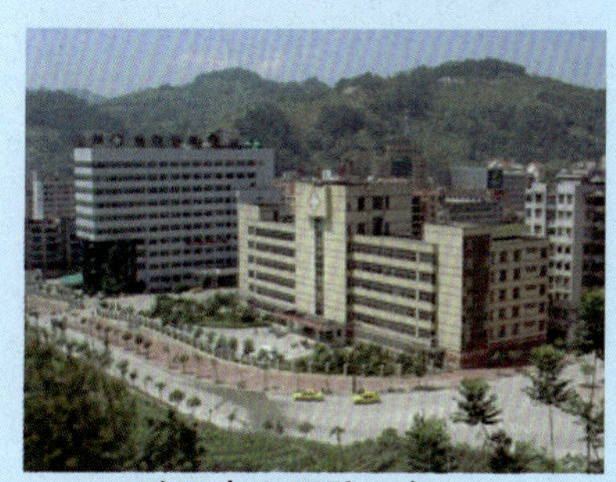

黔江中心医院一角

(四)改革活院，科技兴院

在医院工作基本步入正轨后，适时推行了人事、分配制度改革。在1999年即实行院科两级分配核算，2001年在全市率先推行中层干部竞争上岗、职工双向选择，打破了干部职工的“铁交椅、铁饭碗”，一批中青年业务技术骨干走上管理岗位；2003年又推行全员聘用合同制、职工岗位工资制，彻底打破了档案工资，建立了“重实绩、重贡献、向优秀人才和关键岗位倾斜”的分配机制；2004年按照卫生部“八不准”要求，调整优化了多元化立体考核分配方案，解决了科室和个人的分配不与收入直接挂钩的“焦点”问题，进一步活化了考核分配机制；2005年又加大了向优秀人才和关键岗位的倾斜力度，实行综合风险岗位工资，进一步调动了医院优秀人才的积极性，提高了行后科室主动关心服务临床的积极性，发挥了分配制度的激励、调控杠杆作用。

科技兴院是他提出并始终贯彻的医院的发展战略和竞争生存的核心。在合并的第一年就不惜血本派出40多名医护人员到各三甲医院长期进修，10年来共派出300余人外出进修学习；建立起了一套激励医务人员的创造性和新项目、新技术开展、论文发表的奖励制度。几年来医院开展新技术项目200余项，均填补渝东南片区空白，其中110余项达到三甲医院技术标准，获区级科技进步二等奖3项、三等奖2项。

经过10年的建设，黔江中心医院得到了长足发展，整体水平一年上一个台阶，取得了显著的社会效益和经济效益。目前医院实际开放病床463张，设置临床、医技科室26个，二级专业学科齐全，其中心血管内科、神经外科是区级重点学科，骨科、超声科是区级亚重点专科。医院的固定资产增值到合并初的8倍多，门诊人次、住院病人和业务收入是合并初上升了4.9倍、4.2倍和6倍；转往上级医院的疑难病人大幅度减少，业务辐射渝东南片区各县和毗邻的湖北、湖南、贵州等十余个边区县市。医院综合实力在渝东南处于领先地位，已初步形成渝东南片区医疗服务中心、医疗急救中心、突发公共卫生事件医疗救治中心。按照市政府、市卫生局和黔江区政府的要求，目前正在开展三级甲等医院创建，在2009年要通过三级甲等医院评审验收。

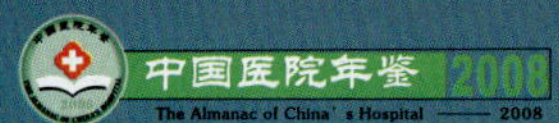

河北北方学院附属第一医院

紧抓质量生命线，诠释内涵促管理

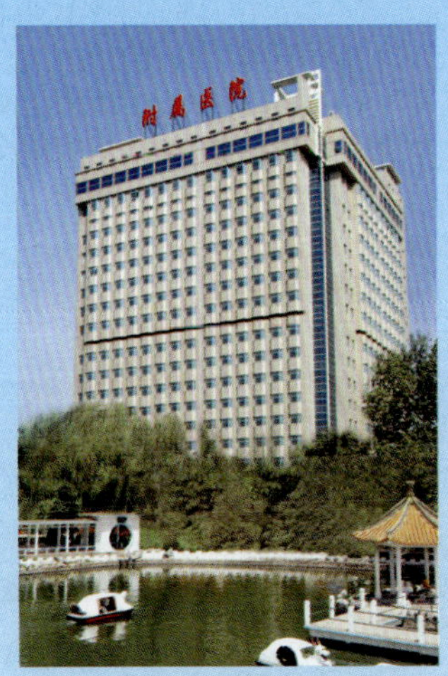

河北北方学院附属第一医院是张家口市唯一一所省属三级甲等综合医院。多年来，医院坚持以“大医精诚，仁术为民”的办院理念呵护着张家口市乃至周边地区人民的身体健康。自2005年开展“以病人为中心，以提高医疗服务质量为主题”，以创建“诚信医院”为载体的医院管理年活动以来，医院认真贯彻卫生部、河北省卫生厅关于开展“医院管理年”活动的文件精神，把医院管理年活动的目标和要求作为医院服务工作的主线，加强组织领导，狠抓管理，以病人为中心，在提供人性化服务方面做了不懈努力。在院党委领导下，通过全院广大干部职工的共同努力，创建活动取得了明显成果。社会效益、经济效益取得双丰收。2007年门急诊量较去年增长13.64%，各类手术较去年增长19.74%，病床使用率103%，三日确诊率100%，危重病人抢救成功率91.7%。

一、加强组织引导，推进行风建设

（一）结合实际，严把责任关

开展医院管理年活动，是通过加强医院管理，提高医疗质量和服务水平，使医疗服务更加贴近群众，贴近社会，着力解决群众“看病难”、“看病贵”的问题，具有非常重要的现实意义。医院党政领导班子对医院管理年工作高度重视，多次召开联席会。在认真总结近几年创建“诚信医院”经验的基础上，结合自身实际，制定了《继续深入开展医院管理年创建诚信医院活动实施方案》。明确提出了领导干部要将主要精力放在抓管理上，同时按党政领导分工负责制的原则，严格把好责任关，为医院管理年活动的扎实推进打下坚实的基础。

（二）加强行业作风建设，巩固专项治理工作

为了解决服务、作风、管理、环境与新的医疗设施不适应问题，医院党委在党员干部中认真开展“为民、务实、清廉”主题教育活动，并制定《医院加强党风廉政建设和行业作风建设责任书》、《规范医疗行为科室承诺书和个人承诺书》。分别通过《河北日报》、《张家口日报》、医院的固定橱窗向社会公开了医院政风行风建设承诺内容，主动接受社会监督。还分别召开了院外监督员和民主参评员征求意见座谈会，向本院干部、职工群众发放征求意见函，定期开展病人满意度调查，参加张家口电视台行风热线节目，将热心听众的意见和建议进行收集归纳，并制定出相应的整改措施。

（三）以全成本核算为基础，加强医院财务管理

医院成立了“药品整治”和“医疗器材整治”领导小组，召开了“杜绝药品、器械回扣，纠风专项治理情况通报会”。实施收支分类改革，顺利完成新旧科目衔接，完成清产核资工作，摸清了家底。合理安排收支预算，严格预算管理，加强内部管理，规范医院经济活动，积极探索以全成本核算为基础的经济运营管理，以医院全成本核算为切入点，重点降低医疗费用。严格执行国家收费标准，加强收费管理，杜绝私收费、乱收费现象。

二、狠抓管理，确保质量

（一）加强科学管理，完善管理制度

医院管理年的核心目标就是通过加强医院的科学管理，保证医疗质量的持续改进和不断提高。河北北方学院附属第一医院始终把医疗质量与医疗安全作为生命线牢牢抓住不放，建立、健全了多项确保医疗安全，改善服务态度，提高医疗质量的措施。2005年以来，医院进一步加强了医疗管理各项规章制度的落实，健全完善全院各项管理制度537项，人员岗位责任制度287项，重新修订了诊疗常规16册，辑印卫生相关法律法规一册，使医院管理有章可循。

（二）践行核心制度，稳步推进工作

通过每月不定期的医疗质量检查，对存在的问题限期整改，有计划、有步骤、有组织地推进医疗质量管理工作，严格执行医疗质量和医疗安全的13项核心制度。医院领导和职能部门负责人通过经常性地参加临床、医技科室早晨交接班及召开医疗质量讨论会等方式使广大医护人员深入了解核心制度的内容。

（三）积极探索临床路径管理

2006年医院党委适时提出了切实把工作重心转移到内涵建设上来的要求，强调要抓以医疗服务为中心的专业学科建设，以病例分型管理和病种临床路径管理为切入点，重点提高医疗服务质量。为实现医疗过程更加标准化和规范化，医院派出人员到北京参加相关知识的培训，并组织部分临床科室主任与医院领导一同赴外地先进医院就临床路径管理进行了实地考察，并通过定期召开医院管理及医疗质量管理专题会议，切实实现了医院管理从规模效益型向质量效益型的转变。

（四）加强院务公开

为了让医院各项工作得到群众监督，医院成立院务公开工作领导小组，特别对门诊楼、病房楼设置电子大屏幕和对外公开栏，对医疗服务信息、医疗收费标准、医德医风满意率等情况进行公示，收费处和病区设置电子触摸查询装置，为患者提供查询服务。凡涉及广大职工切身利益的事项和院内重大事项通过院例会和对内公开栏进行公示。还充分利用门户网站、院内局域网等信息网络平台进行医院对外宣传。

三、以病人为中心，加强人性化服务

随着新病房楼的投入使用，河北北方学院附属第一医院提高护理服务水平，开展感动服务，进行《优质服务制度》培训，规范护理操作用语和护

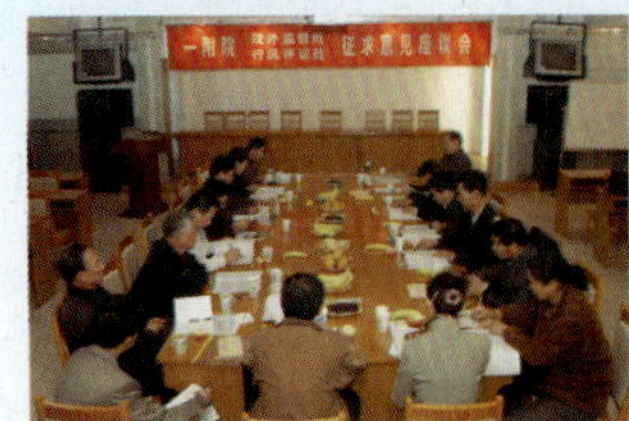

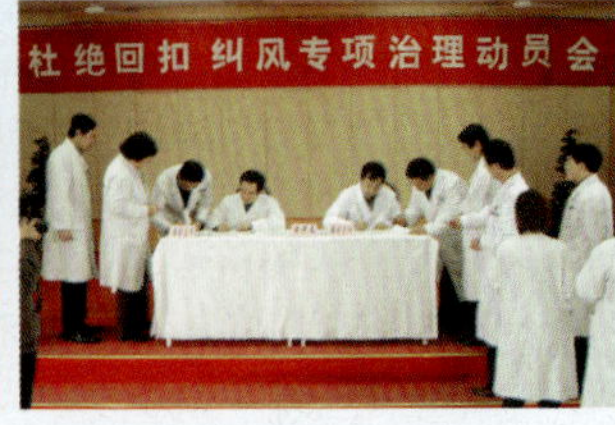

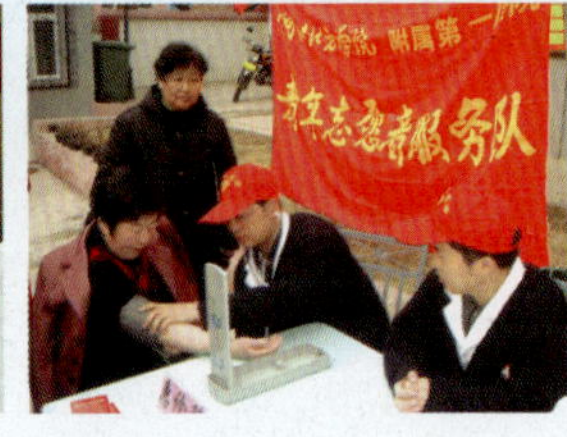

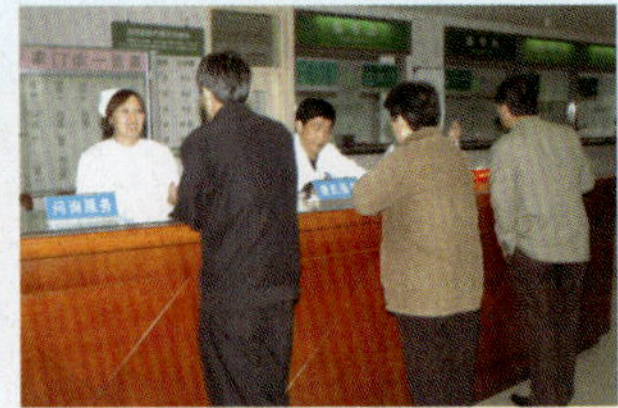

河北北方学院附属第一医院

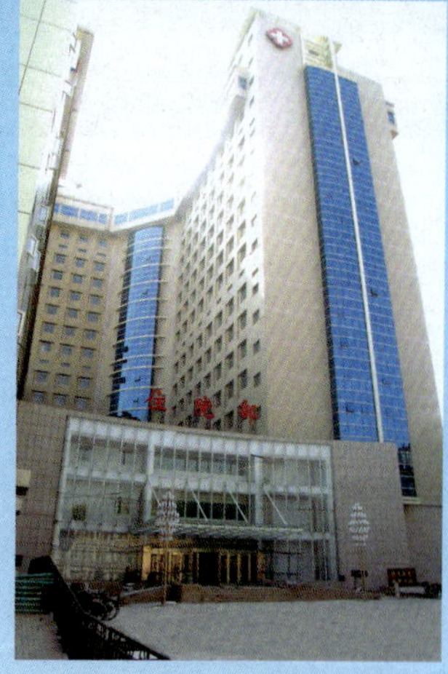

理沟通技巧，达到良好的护患沟通，使病人满意度提高，护患纠纷减少。坚持每月开展病人满意度调查，针对问题进行整改并反馈意见。各科室坚持从我做起、从点滴小事做起，开展了丰富多样的服务活动：为病人制定营养食谱、为术后患者提供暖水袋、发放健康宣教卡、张贴卡通画等人性化服务，转变了服务意识和服务模式，变被动服务为主动服务；按照醒目、明晰、美观、规范的要求，健全工作区域的标识，确保患者就医、办事方便快捷；使用文明用语，服务主动、热情，采取多项措施，减少病人等候时间，积极开展优质服务竞赛活动，提升门诊各窗口整体服务水平，增加便民轮椅的数量，各大诊区配齐了屏风，开展了诊前与患者沟通模式及预约挂号登记，把急救绿色通道延伸到患者之中，专门设立护理人员全程陪同行动不便的老年患者、危重伤病员就医等，设立清晰的指示标记，畅通服务环节，为病人就诊提供了方便。

设立医疗"惠民病房"，使病人看病不再难。为切实解决贫困患者"看病难"的问题，医院采取多种措施，实施"医疗惠民工程"。同时，医院严格执行国家收费标准，执行了单病种费用综合管理和医疗机构临床辅助检查结果互认制度。此外，组织实施"万名医师支持农村卫生工程"，落实对口支援工作。先后与桥西区明德北地质医院、明德南交通医院等13家社区卫生服务中心签订"惠民"双向转诊合作协议。

四、加强医疗环节管理，狠抓医疗质量安全

（一）规范医疗文书书写，提高病历书写质量

由院长牵头，多次组织全院病案管理及评审专家探讨如何更好地提高病历书写的内涵质量；实施电子病历，进一步推进了病历书写的无纸化、规范化；调整了病案管理委员会和病案评审专家委员会成员，壮大了评审队伍；坚持每月定期评审病历，有力地促进了病历书写质量的提高。

（二）认真执行《处方管理办法》

处方通用名使用率达到93%以上，加强对毒、麻、精神药品的管理，设专人负责；制定《抗菌药物临床应用指导原则》，合理使用抗生素；印发了《临床药品目录》和《药师的关爱》，设立了门诊药师咨询，坚持药师查房、药品检测，保证临床用药合理、安全、高质量；定期在院例会上点评处方质量及合理用药情况。

（三）严格准入管理

加大对医务人员执业行为的监督管理，严格遵守《执业医师法》，杜绝超范围执业和违法违规诊疗活动，做到依法行医；加强对新技术、新项目的审批管理，确保应用临床的医疗技术适宜、安全；加强手术分级管理，严格手术适应证，对重大手术、疑难手术、高风险手术严格把关，对术前准备不充分的暂停手术。

（四）加强会诊管理

医院多次修订会诊相关规定，明确了外请专家会诊的范围、申请程序、会诊程序等，完善了《医师外出会诊暂行规定》，规范了医院医师外出会诊行为。积极做好院内会诊工作，对于急危重症患者，及时组织全院性会诊，2007年全年共组织全院性会诊50余次，确保了危重抢救成功率。

（五）强化医护人员"三基三严"训练

2007年共举办各级各类学术讲座20次，医疗、护理培训32次，大大提高了医护人员的知识水平和业务能力。先后选送60名医护人员到北京、上海等地医院进修学习。

（六）改善急诊工作模式，优化门诊就医流程

为了缩短患者的留观时间，提高急危重症患者抢救成功率，同时，为了提高医院的急救能力，加强对手术室和重症监护病房的制度化、规范化管理，增加了固定的医护人员，配齐了必要的急救设备，提高病人抢救成功率。

（七）加强院内感染管理

加强院内感染管理，严格执行消毒、隔离制度，对重点科室、重点部位进行重点管理，重点考核，加大监测力度，最大限度控制院内感染。加强对医疗垃圾的管理，严格执行《医疗废物处理条例》。加强临床检验、医学影像、病理和临床用血管理，提高医疗服务质量。

（八）加强对急危重症患者的管理

医务处、护理部每日掌握急危重症患者的病情并向院领导汇报，及时做好会诊、抢救工作，使抢救工作有序进行，使急危重症患者得到了及时的救治，有效避免了医患矛盾的发生。

（九）完善医疗纠纷机制，健全排查化解机制

为了使医患关系更加和谐，医院相继完善了医疗纠纷预警机制、重大医疗纠纷预警机制及应急处理预案，健全医患纠纷排查化解机制，建立完善医患沟通制度和病人投诉处理制度；定期对广大医护人员进行医患沟通培训、医疗安全培训，每月开展一次医疗纠纷排查化解活动，对排查出来的问题和隐患进行登记、核实，会同有关人员做好解释、处理工作。

2008年，医院将进一步深化管理年的各项措施，继续坚持"全心全意为病人服务"的宗旨，坚持"仁爱、明德、砺志、修业"的院训，不断深化医院管理年活动的文件精神，坚持"算大账、走正路、造顺势"的医院信条，为构建和谐、可持续发展的综合性医院再创佳绩。

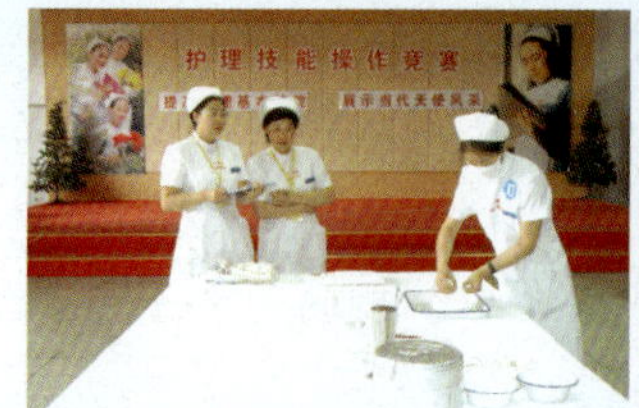

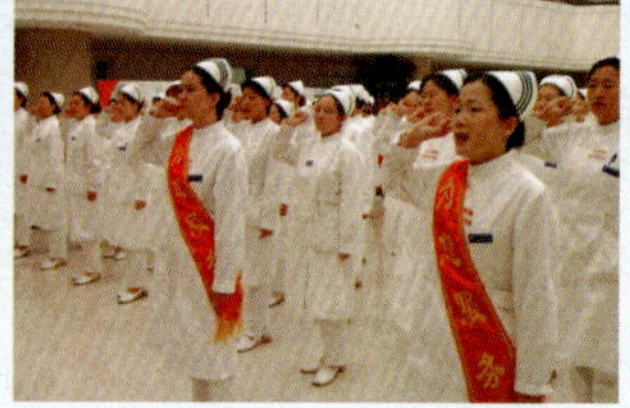

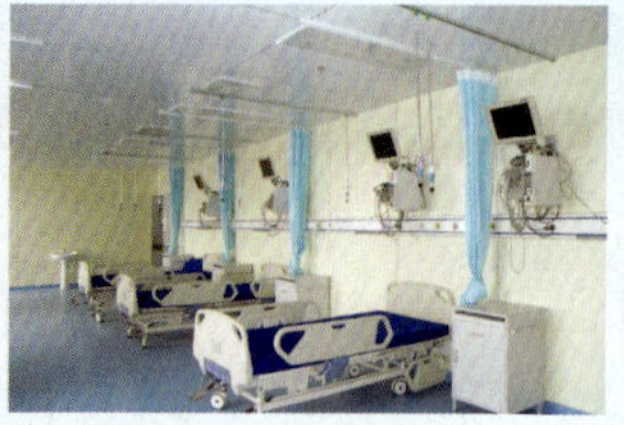

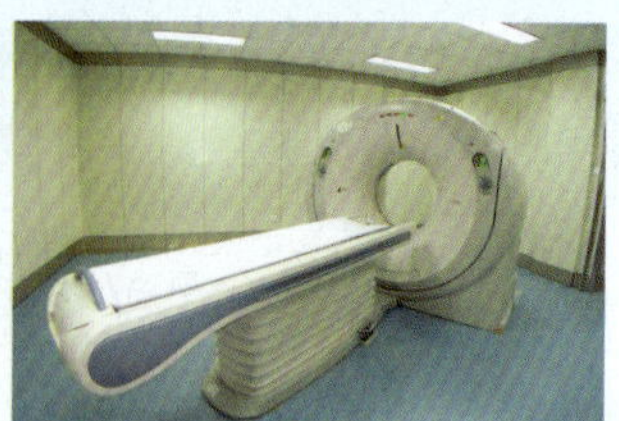

华中科技大学同济医学院附属梨园医院

梨园医院是华中科技大学同济医学院的附属医院，是一所集医疗、教学、科研、康复、预防保健为一体的具有老年医学特色的卫生部直管综合医院，国家三级甲等医院，也是武汉市医保定点医院、武汉市新型农村合作医疗定点医院、生育保险定点医院和武汉地区高校定点医院。

医院始建于1979年，是湖北省委、省政府为解决副厅级以上老红军、老干部、高级知识分子的医疗、住院、保健问题而专门筹资兴建的一所医院。1997年5月，医院成建制移交原同济医科大学，作为第三所附属医院和第三临床学院。2000年5月，根据中央和教育部的要求，完成管理体制改革和布局结构调整后，医院成为了新组建的华中科技大学的附属医院。2004年2月，湖北省卫生厅将医院命名为“湖北省老年病医院”。

医院地处东湖之滨，环境优美，风景秀丽。占地15.34公顷，现有总建筑面积8.45万平方米。绿化率达70%，常年绿树成荫，鸟语花香，堪称湖北省独有的花园式医院。拥有病床500张，病房均设置为单人间、双人间和三人间，全部配置多功能床，内设中央空调，配备了呼叫和对讲系统，每间病房配有彩电、直拨电话和独立卫生间，还设有近百平方米的病员娱乐室，为患者创造了优良的治疗康复环境。

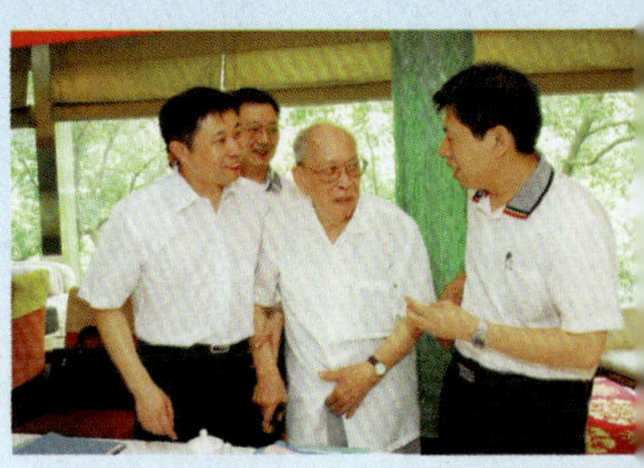

裘法祖院士、卫生部规财司副司长于德志、原省卫生厅厅长朱忠华参加梨园医院发展建设评审会

医院学科门类齐全、实力雄厚，具有临床医学一级学科博士学位授权点和临床医学博士后科研流动站。拥有高级职称者68人，中级职称216人，其中博士导师5名，硕士导师29名。在长期的临床医疗、科研、教学中医院逐步形成了以老年疾病的预防和诊疗为特色和优势的医疗格局，对老年心脑血管、呼吸、消化、内分泌及其并发症、血液、普外、骨外（手外）、泌外、胸外疾病的治疗康复积累了丰富的经验。

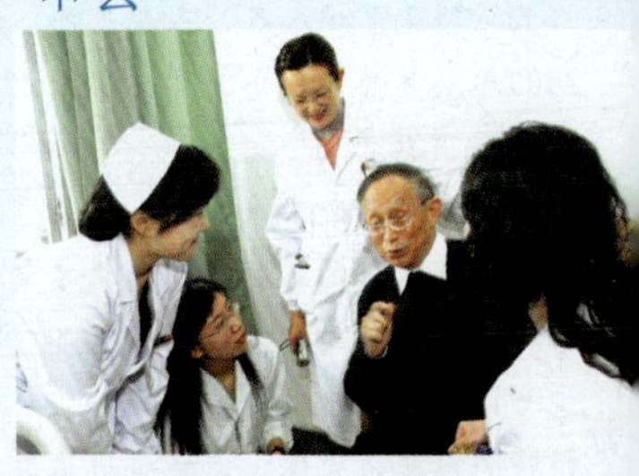

杨叔子院士为医护人员传授人文知识

医疗设备先进，拥有全身螺旋CT机、多维成像的核磁共振仪、无创伤治疗的肿瘤深部热疗机、奥林巴斯全自动生化分析仪、电子内窥镜全套、1250血管造影机、动态血糖检测仪、超声骨密度分析仪、血气分析仪、电视遥控X光机、心脏监护仪、心脏彩超、全自控呼吸机、血细胞分离及血浆置换仪、动态心电图、肺功能、微量元素分析仪等300余台（套件）高科技检查和治疗设备，为准确诊断提供了可靠的依据。湖北省老年医学研究所设在院内，其科研成果显著。20余年来，完成了百余项科研课题研究，其中8项获省科技进步二等奖。开发了一个二类和两个三类新药，获得了多项专利，“7805烟草添加剂”获得巴黎国际博览会金狮奖。

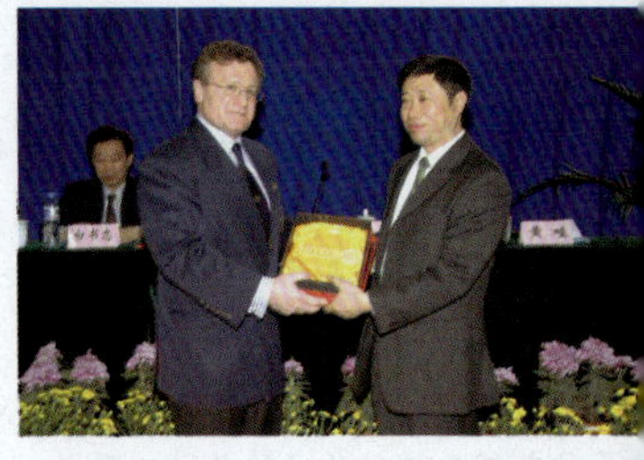

世界抗衰老医学会主席罗伯特·高德曼博士受聘为梨园医院客座教授

梨园医院以一流的技术、良好的医德、合理的收费和优质的服务在群众中拥有良好的口碑。先后多次被卫生部、省市有关部门评为老年医疗保健先进单位、精神文明先进集体、全省医疗系统巾帼文明示范岗、青年文明号、省物价诚信单位和全国医院文化建设先进单位。

中国医科大学附属盛京医院

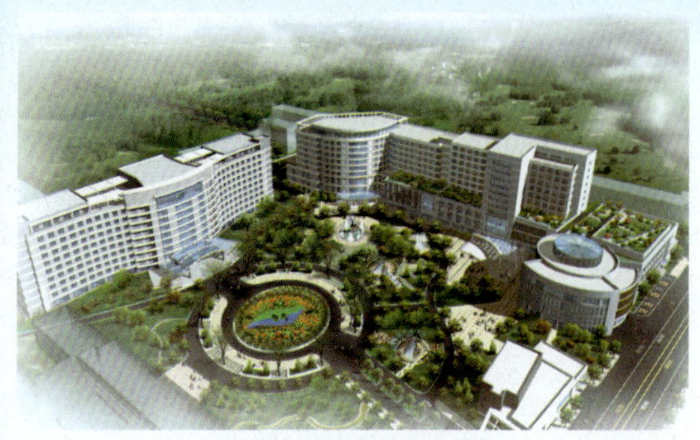
盛京医院滑翔院区

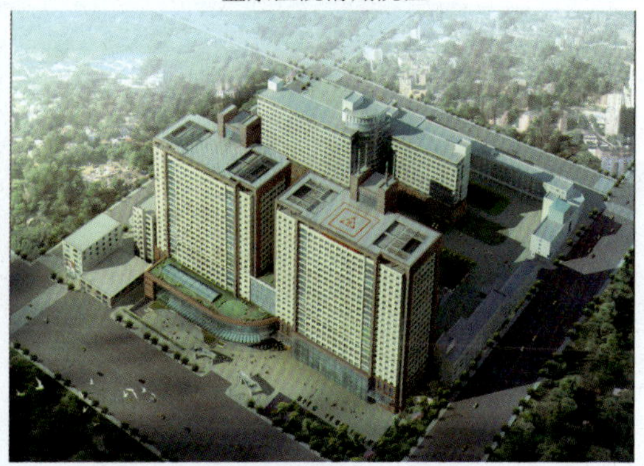
盛京医院南湖院区鸟瞰图

辽宁省中国医科大学附属盛京医院是一所的大型综合性教学医院。现有南湖院区、滑翔院区（沈北320亩院区规划待建），总占地面积12万平方米，总建筑面积32.8万平方米。

医院前身是由英国苏格兰教会于1883年在沈阳兴建的东北第一家西医院，即盛京施医院；1948年被中国医科大学接管，更名为中国医科大学附属第二医院；1969年迁至辽宁西部朝阳地区；1983年医院重返沈阳；2002年医院全面接管中国医科大学附属第三医院，成立滑翔院区；2003年医院恢复盛京医院名称。

医院现有职工3500余人，其中教授、副教授491人；设医疗、医技科室74个；开放病床3000张；年门急诊量240万余人次，年住院人数9万余人次，年手术量4.5万余例；病人平均住院日11天。医院资产总额超过22亿元，拥有各种先进的诊治设备5000余台（套），包括全国首台256排CT、东北地区首台3.0T核磁共振、双原64排全身CT、派特-CT、X线刀、直线加速器、3D-4D彩超、伽玛刀和共聚焦纤维电子内镜等。

盛京医院素以精湛高超的医疗技术和齐全完善的学科特色闻名于东北地区。医学影像与核医学专业为国家重点（培育）学科；外科学、消化内科等14个省级重点学科；辽宁省嗓音喉病诊治中心、辽宁省产前诊断中心、辽宁省内镜诊治中心、辽宁省肝病诊治中心、辽宁省医学影像质量控制中心、辽宁省妇科疾病质量控制中心等十余个省级诊治中心和中国医科大学康复医学中心设在院内；新生儿急救中心为全国四大急救中心之一；小儿外科为东北地区最大的疾病诊治中心；感染科为东北地区感染病专业唯一博士学位授权学科。近年来，许多学科或专业已跻身辽宁省乃至东北地区的优势学科行列，尤其是肝胆胰腺、微创、泌尿、心脏、脊柱和手足外科，消化、心血管内科，血液病治疗中心等优势凸显。肿瘤治疗中心、康复医学中心、疼痛科、医疗美容整形科和心理、宁养（临终关怀）等学科亦呈现良好的发展态势。医院每年开展医疗高新技术百余项，其中成功开展了中国医科大学首例原位心脏移植、省内首例断臂再植、东北首例联体婴儿分离术、全国首例高危孕妇心脏二次换瓣手术、世界首创肺组织瓣代气管、食管等高新医疗技术。

医院拥有39个博士学位授予学科，每年承担着300余名博士研究生和500余名硕士研究生的培养任务；承担着中国医科大学印度留学生班、七年制临床医学专业及儿科方向、五年制临床医学专业及病理方向、医学影像专业、法医学专业等1500余名学生的临床课、课间实习及毕业实习教学任务。

医院设有卫生部小儿先天畸形重点实验室及4个省级重点实验室，13个国家级新药临床试验研究基地，14个临床医学研究室、中心实验室和动物试验中心。近年来，先后承担了国家级和部、省、市级科技攻关课题共500余项，有150余项科研成果获得了国家、部、省、市级科技进步奖。医院还编辑出版了《国际儿科学》、《中国小儿急救医学》、《中国临床医学影像》、《实用药物与临床》、《现代医院管理》等重要期刊杂志，均在全国发行。

目前，医院已与美国、日本、英国、加拿大等20多个国家和地区建立了友好关系，每年接待到院讲学交流的专家百余人次，并选派优秀技术骨干出国学习深造。同时医院已全面完成了医疗、管理和网络服务为一体的综合性信息化、数字化医院建设，被卫生部授予数字化建设示范医院称号。

盛京医院经过百余年的发展历程，如今已经发展成为中国东北地区规模最大、专业学科最全、服务数量最多的区域性大医院，不仅为辽宁乃至东北地区广大人民提供高水平的医疗服务，而且积极承担着社会责任和义务。近年来，在抗击“非典”，“5.12”汶川大地震、三聚氰胺奶粉事件以及担当08年北京奥运会沈阳赛区唯一定点医院数项关系国计民生的重大任务前，盛京人承继了先辈以“天下为己任，生民为至亲”的人道精神，全员上阵，不计私利，前赴后继，续写了百年史诗的光荣新篇。

“面向世界、争创一流”是盛京医院教职员工共同的信念；“团结敬业，严谨求实，仁爱守信，技精图强”是每个教职员工恪守的医院精神。具有鲜明特色的医院文化，使盛京人焕发出极大的凝聚力、创造力和战斗力。医院率先进入全国三级甲等医院、全国百佳医院行列，先后40余次荣获国家、省、市各级各类荣誉称号，成为辽宁省卫生系统优质服务的一面旗帜。

2007年2月17日，医院荣幸的代表全国医务人员接受了中共中央政治局常委、国务院总理温家宝的慰问和视察，并得到温总理的好评。温总理深情地说：“过年了，我专程看望医护人员，这实际表明党和政府对从事医疗工作的广大医生、护理人员高度的重视。你们从事的事业是直接关系民生的事业，关系着老百姓生命健康。这样的大事，你们应该得到人民的尊重。在这里我向大家表示慰问，也向大家表示敬意！”温总理亲切的话语，使盛京人得到极大的鼓舞与鞭策。盛京医院满院春风，春风吹过必将是发展的大潮与和谐的交响曲。

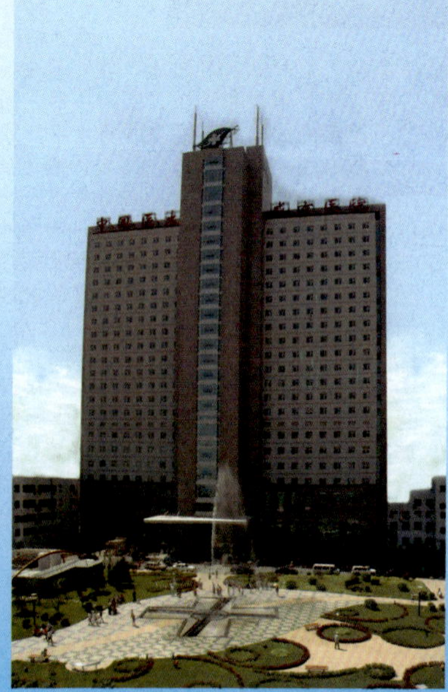
庭院及门诊病房楼

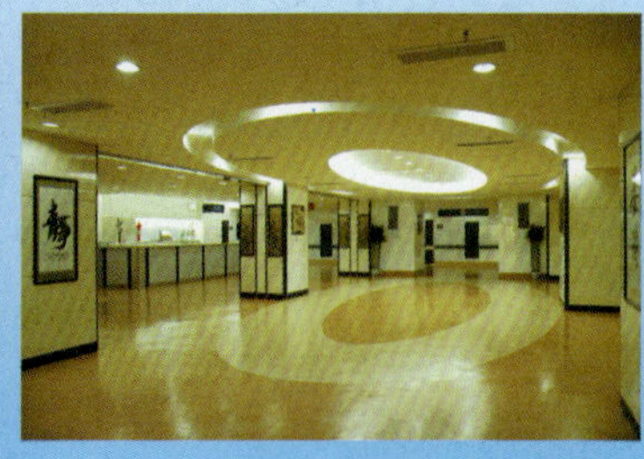
病房大厅

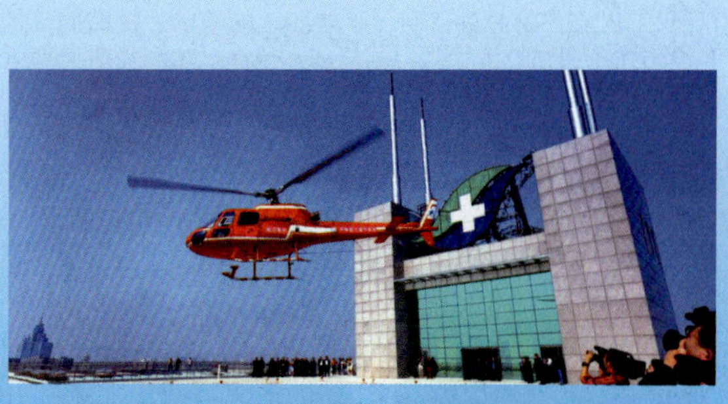
空中急救演练

科学发展成就未来 优质服务回报社会

——海南省人民医院开展“医院管理年”活动

党委书记吕传柱与海南省卫生厅领导深入病房检查医疗服务情况

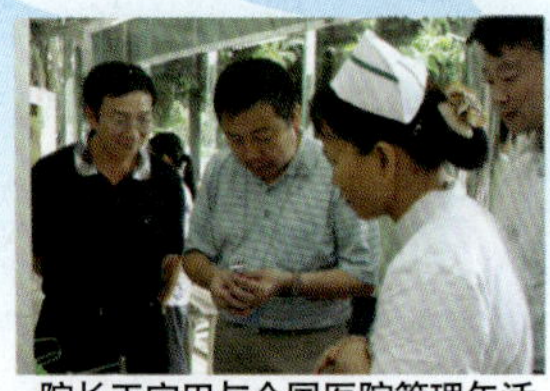

院长王宇田与全国医院管理年活动督导检查组领导在检查工作

海南省人民医院在开展医院管理年活动中坚持“以人为本”的科学发展观，着力解决人民群众反映强烈的热点和难点问题，进一步提高医院管理质量和管理水平，被卫生部授予2005—2007年度全国医院管理年活动先进单位称号。

一、统一思想认识，着力科学发展

医院自2005年4月开展“以病人为中心，以提高医疗服务质量为主题”的医院管理年活动以来，坚持以科学发展观统领医院工作全局，内强素质、外树形象，先后举办医院党建工作与理论培训会议、“民主评议医院”暨“质量加微笑、创建平安医院”管理培训班，从思想上、组织上、作风上牢固树立为人民服务的服务宗旨和“以病人为中心”的服务理念，使全院员工在思想上与时俱进，在工作上勤奋敬业，在作风上廉洁高效，有效地推动了医院各项工作的科学发展。

二、规范医疗行为，保障医疗安全

一是不断完善科主任负责制和医疗质量管理制度及严重差错、医疗事故责任追究制度，加强基础质量、环节质量和终末质量管理，保证和巩固基础医疗质量；二是组织全院医务人员进行培训和考核，采取知识讲座、自学、定期分批考试等形式学习有关医疗法律法规，增强医务人员的法制观念和医疗安全防范意识；三是坚持医院党政领导查房制度，每月坚持进行处方评价，抽查运行病历及出院病历中的用药和检查情况；四是向社会公开收费项目和标准，定期对医疗收费行为进行检查，切实落实医疗设备招标采购制度，严把卫生材料采购关和使用关，杜绝浪费现象，降低医疗成本。

三、改革服务模式，完善服务措施

开展特色医疗，提供个性化、人性化、多样化的服务。一是对医疗服务管理工作实行电脑化管理，实行开放式电脑划价、收费、取药一条龙服务，设立门诊导诊中心，实行首问负责制，及时引导病人就诊，畅通“绿色通道”，提高服务效率。二是全面推行并不断完善门诊病人选择医生、住院病人选择医疗小组、治疗方案、药品的制度，推行主诊医师负责制和医患沟通制，实行一日清单制，充分尊重病人的知情权和选择权。先后开展微创外科治疗、无痛人流、音乐分娩、特需出诊服务等，方便病人求医就诊。三是积极开展人性化服务，对岗位人员的仪表举止进行训练，同时完善公用电话、候诊椅、免费供应饮水等设施，开展电话预约挂号，为外地病人邮寄化验、检查结果，组建家庭护理服务队伍，设立家庭病床，开展出院病人电话回访服务和护理家访服务。

医院领导班子始终牢固树立为人民服务的服务宗旨和“以病人为中心”的服务理念，坚持“欢迎揭短、决不护短”的原则和态度，对存在的突出问题进行整改，以加强医院管理，端正办院方向，规范医疗行为，改善服务态度，提高医疗质量，尽全力提供精神、文化、生活的优质医疗服务，自觉担当维护人民群众健康的忠诚卫士，努力实现创建“群众满意的一流省级医院”的目标，为推动海南省医疗卫生事业的发展作出更大的贡献。

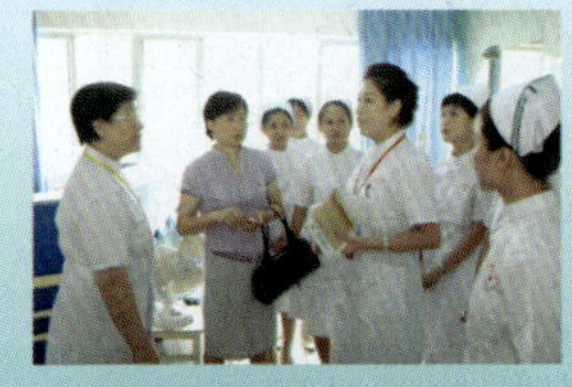

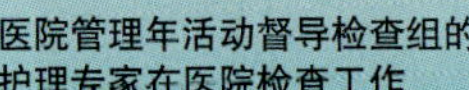

医院管理年活动督导检查组的护理专家在医院检查工作

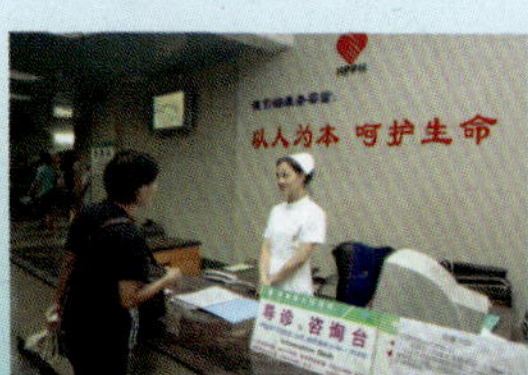

认真接待

更新观念 开拓进取 开创医院改革发展新局面

——广西壮族自治区人民医院

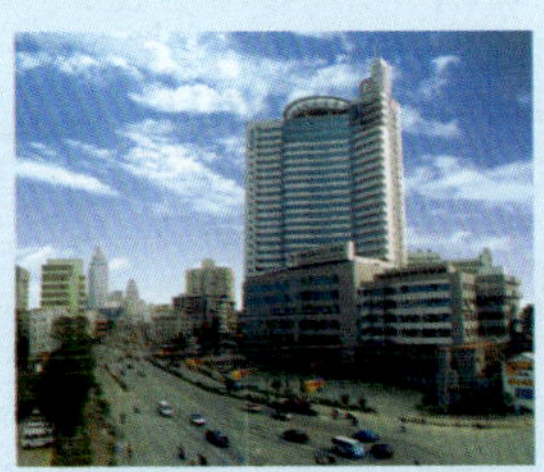

广西壮族自治区人民医院是一所以医疗为中心，兼有科研、教学、预防和保健等重要任务的大型综合性省级医院。在岗职工2456人，现有编制床位1322张，年门诊量130多万人次，住院病人3万多人次。医院还是广西壮族自治区红十字会医院、卫生部国际紧急救援中心网络医院、亚洲国际紧急救援中心协作医院。医院拥有2个门诊部、1个分院、1个附属卫校、26个党群行政职能科室、56个临床、医技科室，1个广西重点学科、2个广西重点建设学科、14个省级医疗中心、10个院级科研所（室）、检查治疗中心。

近年来，新一届医院领导班子团结协作，坚持以病人为中心，以改革求发展，以管理增效益，以质量创优势，着力加强学科建设和人才培养、科技创新、优质服务，使医院医疗质量、科研技术水平和服务水平都上了一个新台阶。

一、科技兴院，以特色带全面，提高医疗质量

通过制订完善《区医院科技兴院奖励办法》，大力开展科技创新，设立科研成果奖、新技术新项目奖等七个奖项，激励职工积极开展科研和新技术、撰写论文；设立了人才培养基金，制定优惠政策吸引人才；抓重点学科建设，带动医疗质量提高，大力鼓励争创重点科室、争取重点项目和积极开展新技术、新疗法，使医院一些学科及项目步入国内先进行列。

二、以病人为中心，提高服务水平，双效益同步发展

加强职业道德教育和行风建设，满足病人多样化需求，定期进行病人满意度调查及行风讲评制度，实行党委行风查房制度；为优化就诊环节，医院建立信息网络系统，实行门诊诊疗过程一卡通，加强医患沟通，陆续开设急诊绿色通道、高速公路急救绿色通道、冠心病急救绿色通道；合作开办星湖体检中心、激光整形美容中心，服务不同群体的需求；杜绝开单提成，制定控制药品占收入比例的指标，严格执行药品公招标后的价格，缩短平均住院日，对收费项目进行审计监察及实行住院费用清单制。

三、以人为本，坚持两手抓，改革管理出成效

加强领导班子的建设，必须坚持党委中心组学习、坚持民主生活会制度、坚持民主集中制，落实“三重一大”集体讨论制度，实行职工民主管理、民主监督。以医院文化建设为重心，引导职工树立正确的价值观，了解职工的需求，提高职工的凝聚力；引入竞争机制，深入开展思想政治工作，实行三级谈话制度，激发了工作积极性和能动性；加强经济管理，强化成本核算，达到优质、高效、低耗；加大宣传力度，扩大医院知名度。

四、着眼未来，加强基础建设，保持医院的可持续发展

加大基础设施投入，增添先进医疗设备，近几年间，医院斥资9000多万元，引进目前国际最先进的医疗设备，包括日本东芝多层螺旋CT、美国分子激光治疗仪等一批设备，加上先进齐全的检验设备、监护抢救设备和诊疗设备，总价值1.3亿多元。

医院先后荣获了全国卫生系统先进集体、全国民族团结进步先进集体、全国首批百姓放心示范医院、广西卫生系统行风建设先进单位、广西区直机关党风廉政建设先进集体、广西区直机关第一批文明单位、广西边境乡镇卫生院对口支援先进单位（特等奖）等20多项荣誉称号。

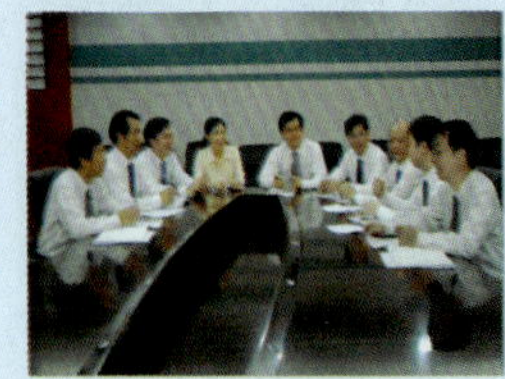

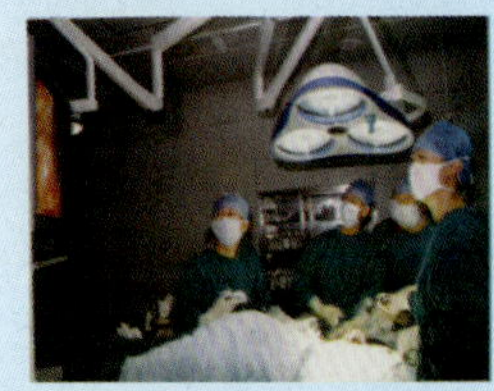

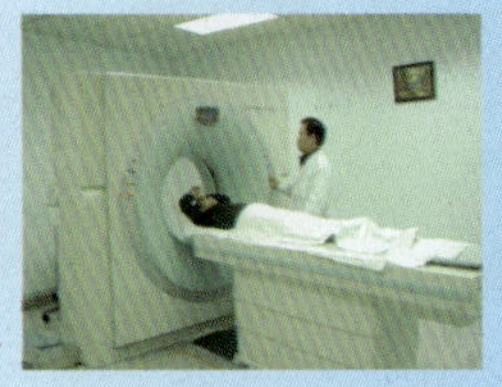

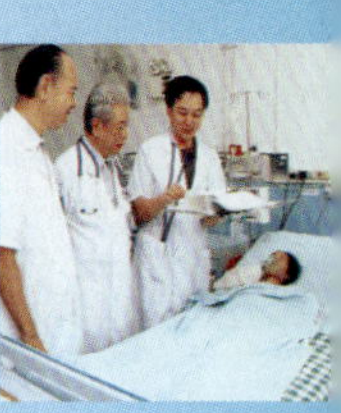

瑞昌市人民医院

改革创新　推进医院科学发展

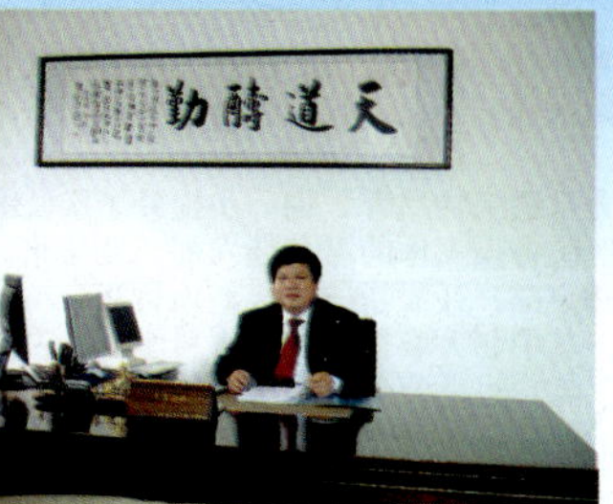

院长：刘成

江西省瑞昌市人民医院是一家集医疗、预防保健、教学、科研、急救于一体的综合性二级甲等医院，是瑞昌市医疗急救中心、血库，是爱婴医院和国际紧急救援中心网络医院。

医院领导坚持与时俱进，创新创业，坚持用科学发展观统领发展，强化设施建设、医术创新、科技兴院和人才立院，确立了医院有品牌、专科有特色、人才有优势的目标。加强科室功能建设，既突出特色专科建设，又注重小专科建设，以双重并举促发展。

医院设有内科、儿科、外科、妇科、中医科、伤科、肝病科、肛肠科、理疗科、疼痛科及彩超室、B超室、心电图室、电子胃镜室、红外乳腺科、碎石室、病理室等功能检查科；分设耳鼻喉科、眼科、口腔科。骨伤科、心内科、儿科等重点专科继续保持原有的领先地位，并不断扩大优势。同时，医院还发挥血液透析室等重点专科的龙头引领作用，高水平的诊疗和周到的护理服务，不但提高了医院在同行业的竞争力，还提高了社会知名度和影响力，提高了患者的满意度。

医院将解决常见病、多发病作为重点，把方便患者就诊检查，作为群众服务的出发点和立足点。医院压缩各种非业务性开支，把资金用在刀刃上，为每个科室配备常用的检查、诊断设备，仅2007年，就投入500余万元购置双排螺旋CT、电子胃肠镜、电子纤支镜、血液分析仪、麻醉机、血透机、骨科C形臂等先进医疗设备。目前万元以上的设备就有80余台，能够满足目前医疗辅助检查的需要。

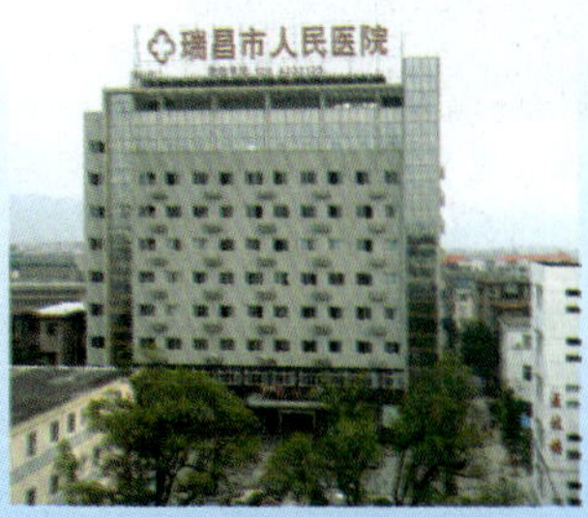

住院大楼

医院始终实施“人才兴院战略”，在不断引进专业人才的同时，加强内部培训，并根据各个专业人才的需要，先后选送80余名医务人员到上级医院进修学习，请上级医院专家来院讲学，提高了医院的整体水平。现有主任医师2名，副主任医师34名，一批具有本科学历、学士学位中青年医师已成为医院的中坚力量，在保证医疗质量和医疗安全中担负起了重任。8个临床科室负责人和学科带头人都具有大专以上学历，大专毕业的护士占护理人员总数的18.3%。

医院始终坚持以改革促发展，在发展中不断提高和完善。2007年投资1500余万元新建高9层、占地面积1300平方米、建筑面积11681平方米的住院大楼投入使用，不仅让医院建设惠泽百姓，更使医院发展上了一个新台阶，真正实现了社会和经济效益双赢。近年来，社会对医院满意率一直保持在95%以上。在四川汶川特大地震后医院及时派出医务人员赴灾区进行医疗救援，职工自发向灾区捐款近4万元和1500余件衣被。医院先后获江西省第八、九、十一届省级文明单位，2004-2005年九江市级文明单位，2005年、2007年九江市群众满意医院，2006年九江市第一届（AA）价格诚信单位等荣誉。

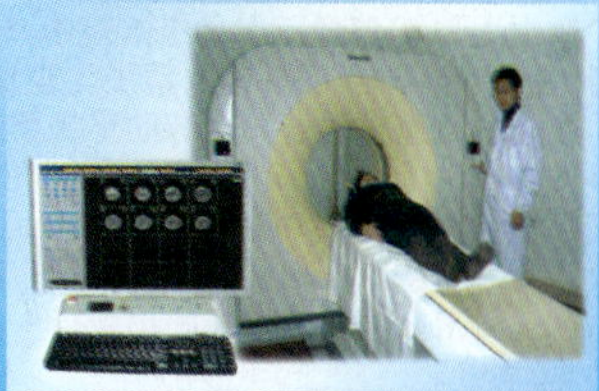

螺旋CT

昆山市第一人民医院

院长：陈健

院长简介：

陈健，男，1965年出生，本科学历，1990年6月毕业于镇江医学院（现江苏大学医学院），中共党员，市政协委员，副主任医师，医院肝胆外科学术带头人，硕士生导师，苏州市普外专业委员会委员。1998年任昆山市第一人民医院院长助理；2000年任昆山市第一人民医院副院长、分院友谊医院执行院长；2005年任昆山市第一人民医院党委书记兼副院长；2007年任昆山市第一人民医院院长兼党委副书记。曾获得江苏省青年岗位能手、昆山市首届科教启明星、新长征突击手、昆山市十大杰出青年、昆山市优秀技术拔尖人才等称号。2004年4月被评为第二届“昆山名医”。

医院简介：

昆山市第一人民医院成立于1925年，当时为地方集资、红十字会主办的广仁医院。1995年医院顺利通过全国二级甲等医院评审，先后荣获了江苏省级文明单位、苏州市级白求恩杯金杯奖等荣誉称号，2003年顺利通过ISO9001:2000质量管理体系认证，2004年成为江苏省基本现代化医院和全国爱婴医院，以及卫生部指定的国际紧急救援中心网络医院，是江苏大学附属医院，以及苏州大学、扬州大学、江苏职工医科大学等多所高校的教学医院。2007年与上海中山医院成立技术合作中心，与法国巴黎FRANCILIER南方中心医院缔结为友好医院。随着昆山经济建设的腾飞，医疗事业得到快速发展，2008年上半年度，医院门急诊量超过74.4万人次，出院病人数为14386人次。

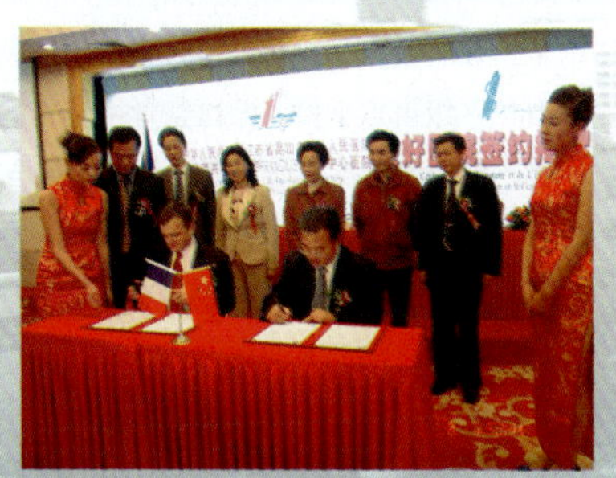

中法友好医院签约

现有规模：呈现一体两翼的发展架势，医院本部建筑面积5.6万平方米，开放床位900张。将于2008年12月启用的广仁分院（为传染病医院），建筑面积1.57万平方米，开放床位150张。医院拥有员工1230名，其中包括专业技术人员1114名，高级职称人员98名，博士5名，硕士71名。

学科建设：医院成立专科22个，其中心血管内科、妇产科、呼吸科3个专科为苏州市重点专科，肝胆外科、普外科、脑外科、手外科、肾内科、消化内科、烧伤整形科、小儿外科、口腔科、病理科、检验科12个专科为昆山市重点专科。内分泌科为昆山市特色专科。其中，2007年与昆山市三院联手建立的肾内科（昆山市肾脏病诊疗中心）成为苏州地区规模最大的肾脏病诊疗中心。医院还拥有核磁共振、CT、DR、DSA、准分子激光、超声胃镜等先进设备，总设备资产为1.5亿。

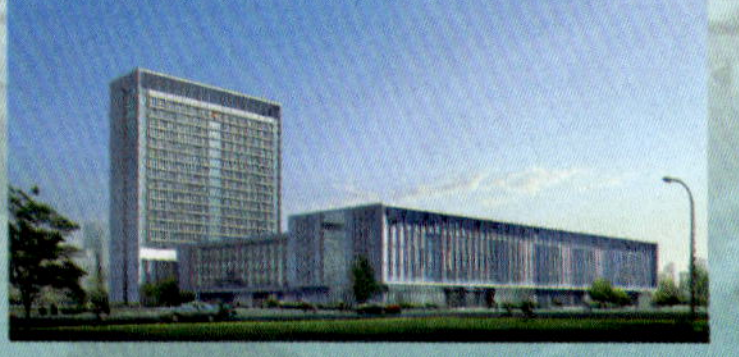

友谊分院

内涵建设：2000年开设的“健康俱乐部”，为社会百姓提供免费健康咨询服务，受到社会一致好评，前卫生部部长张文康亲临健康俱乐部视察，给予充分肯定。2003年在呼吸科开展的全国首创“空姐式”服务护理模式，以及2006年在心内科开展的“免陪护”护理示范病区，开创护理新局面。2007年，医院克服自身困难，坚持延长服务时间，开设“夜门诊”服务及便民护理站，缓解百姓“看病难、排长队”问题，得到百姓好评。2008年，医院成为全国院务公开示范点医院。

创新管理展新貌 硕果累累铸辉煌
——前进中的清丰县人民医院

院长简介：

张利军，男，1960年12月出生，大学文化，现任清丰县人民医院党委书记、院长，副主任医师。2001年荣获濮阳市"五一"劳动奖章，2004年荣获全国优秀院长、全国百姓放心示范医院优秀管理者称号，2006年荣获河南省优秀院长称号。他先后参加北京大学EMBA高级研修班、清华大学EMBA高级研修班学习，2005年美国技术管理大学MBA研究生班毕业，使管理水平、领导艺术和驾驭全局的能力不断提升。他撰写的《医院文化建设的实践与成效》、《浅谈学习型医院建设》等2篇论文在中国医院文化论坛（2005）交流，并荣获二等奖，《围绕中心抓党建，抓好党建促工作》一文在《濮阳组工信息》上发表。

院长、党委书记：张利年

河南省清丰县人民医院始建于1949年，为集医疗、预防、教学、科研为一体的农村二级甲综合性医院。

近年来，清丰县人民医院从强化科学管理入手，按照ISO9000质量认证标准，建立现代化管体系，努力做到管理思想现代化，管理体制系统化，管理方式科学化，管理效能高效化，管理行法制化，以获得社会效益和经济效益的最佳结合。

近年来，清丰县人民医院还积极采取有力措施，鼎力打造医院品牌，进一步提升了医院的良形象，社会效益逐年提高，经济效益连年增长，实现了医院各项工作的可持续发展。几年来，全发表有学术价值的专业学术论文30余篇，出版转业论著10余部，开展新技术、新项目30余项；6人被郑州大学、河南中医学院、新乡医学院本科班录取，其中49人取得了大学本科学历，占全院技人员总数的22.2%；选送30余名业务骨干赴北京医院、西安医科大学附属医院、省人民医院、州大学一附院、解放军89医院进修神经内科、心脑血管、脑外、胸外、显微外科、糖尿病等专科使知识结构、学科建设进一步提高；开展开颅、开胸、胰及十二指肠切除、手术治疗肝癌等新术、新项目30余项，其中多项填补了濮阳市县级的空白，为广大人民群众提供了高质量的医疗务。

同时，为了进一步促进医疗质量的提高，配合医疗技术研究和创新，医院先后购置了核磁振、CT、CR、全身彩色B超、电子胃镜、数字胃肠X光机等先进的医疗设备，大大提高了疾病的断率，最大满足了广大人民群众的医疗需求。与此同时，医院始终关注群众"看病难、看病贵"题，率先在濮阳市五县二区县级医院中与郑州大学一附院建立协作关系，并开通远程会诊网络，广大患者不出远门就能享受到省内知名专家的就诊指导，受到社会各界一致好评。

通过近几年科学管理的强化以及品牌建设的加强，使医院的各项工作得到了突飞猛进的发展年业务收入、门诊量、住院病人、手术例数均在10%以上，有的增幅高达39.7%。医院被授予全国生系统先进集体、全国百姓放心示范医院、省级文明单位、省抗击"非典"先进基层党组织、省级卫生先进单位、省"三八"红旗集体等荣誉多项，在医院管理年活动中因成绩突出受到省厅通报表彰。在濮阳市县级医院中一举创下了多个"唯一"和多个"第一"：唯一的国家二级甲等医院，唯一的全国卫生系统先进集体，唯一的全国百姓放心示范医院，唯一的省级文明单位，唯一的河南省"五一"劳动奖状获得者， 唯一的省级卫生先进单位，唯一郑州大学一附院建立协作关系，唯一与郑州大学一附院开通远程会诊网络；第一家购置核磁共振、CT、彩超等大型医疗设备；第一家成功开展开颅手术、开胸手术、胰及十二指肠切除术、乳腺癌根治术、锥颅碎吸术、白内障超声乳化 复明术等先进手术；第一家推行"病人选择医生"制度。并多次被《医院报》、《河南日报》、《新闻出版报》、河南电视台《法制频道》等多家新闻媒体广泛报道。

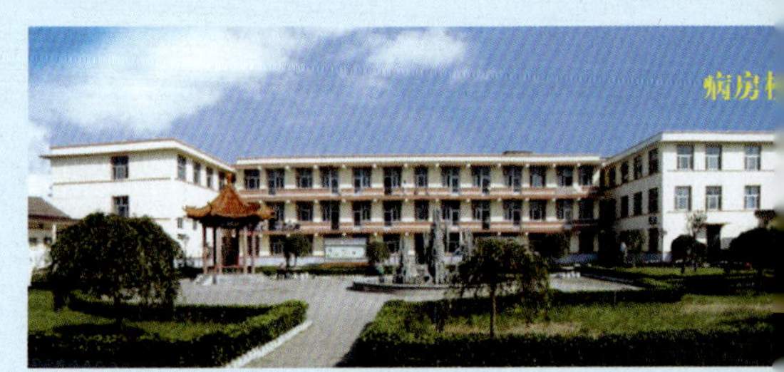

发展中的通辽市蒙医整骨医院

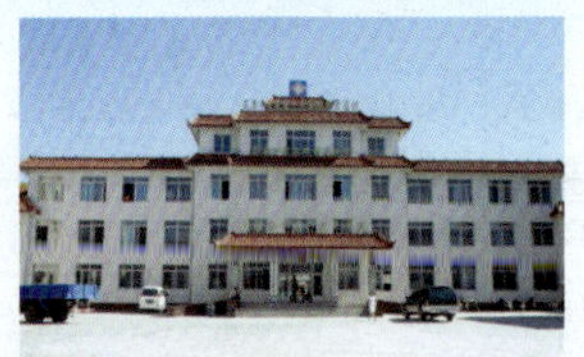
医院外景一角

内蒙古通辽市科左后旗地处内蒙古自治区东部，通辽市蒙医整骨医院座落在美丽的新型草原小镇一科左后旗甘旗卡镇。医院始建于1976年5月，是以科尔沁整骨术为品派的蒙医整骨特色医院。医院经过30多年的励精图治，已发展成为集医疗、康复、教学为一体的初具规模的蒙医整骨特色医院。医院的环境优美、技术力量雄厚，在岗职工10人，其中卫生技术人员86人，占总人数的80%，具有副高级以上职称的专业技术人员10人，中级职称的30人。

医院设有蒙医科、蒙医整骨科等10个一级临床科室和4个医技科室。住院床位100张，每年住院治疗2000多例患者，年门诊量达3万余人次,医院医疗设备齐全，如直接数字化x射线机（DR）、计算机X线成像系统（CR）、C型臂、彩超、全自动生化分析仪、血流分析仪、尿液分析仪、电子胃镜、24小时动态心电图、经颅多普勒等。

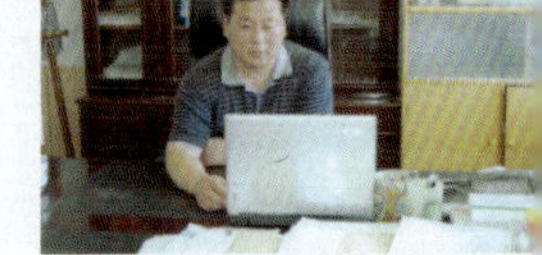
院长：胡达来

蒙医整骨是医院支柱科室，也是重点特色科室，2008年7月蒙医整骨科被评为市级重点学科，并被通辽市卫生局推荐申报自治区级重点学科。蒙医整骨术的精髓：采取以手法复位和夹板固定、喷酒按摩、服用蒙药、饮食调整和功能锻炼为一体的综合性治疗方法。蒙医整骨术具有操作易行安全、患者痛苦小（避免手术之苦）、疗程短、愈合快、功能恢复好、不留后遗症等优点。

医院自行研制生产的骨伤专用蒙药"旭日图乌日勒（接骨丹）"对各种新鲜及陈旧性骨折，跌打损伤，各类关节及软组织损伤具有奇特的疗效。新蒙药"义德沁淖力布（如意珍珠丸）"在治疗高血压、冠心病、脑血栓、动脉硬化、风湿特别是坐骨神经痛的治疗上具有特殊的效果。

医院组织编写了250余篇论文（论著）分别发表在国际、国家级和省（区）级医学刊物上。其中自行开发研制的祖传秘方"旭日图乌日乐（接骨丹）临床疗效"荣获自治区科技进步三等奖。《股骨干粉碎性骨折皮牵引治疗研究》获世界传统医学优秀科技成果奖。《中蒙医药异同之初探》获世界华佗杯金奖。

物质文明与精神文明一起抓的方针指导下，医院坚持"病人第一，质量第一，全心全意为人民服务"的办院宗旨，加强职业道德建设，开展创建"文明医院"活动，取得了显著效果。先后被卫生部、卫生厅、卫生局分别命名为全国卫生文明建设先进集体、自治区民族团结进步先进集体、自治区文明中蒙医院、全国百家名牌特色医院、全国首批改革与创新示范单位、自治区级文明单位。2006年国家中医药管理局把医院蒙医整骨技术定为全国11个农村卫生适宜技术推广项目之一。200年医院工会被评为全国教科文卫体系统模范职工之家。

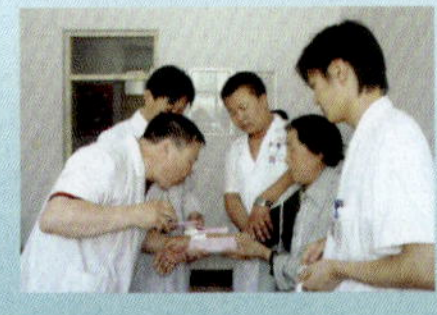
副院长蒙医整骨专家呼日乐在诊治患者

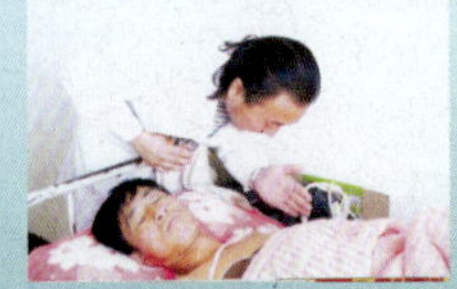
副院长蒙医传统整骨专家包占宏在治疗患者

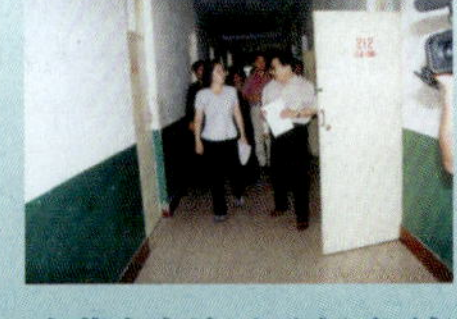
内蒙古自治区卫生厅厅长乌兰来医院视察工作

奉节县人民医院

重庆市奉节县人民医院位于三峡库区渝东门户奉节县境内，坐落在举世闻名的长江三峡西首、雄冠下的夔门之畔，是奉节县内唯一一所集医疗、教学、预防、保健、康复、急救等为一体的二级乙等综医院，是奉节县基本医疗保险定点医院。辖两个门诊部、一个住院部和一所分院，设29个临床科室。负着全县和邻近的云阳、巫山、巫溪以及湖北恩施等县市部分人民的医疗救护任务，医疗服务辐射总人约150万。是原湖北民族学院医学院、万县卫生学校、万县中医学校、奉节卫生学校实习基地之一。是县医疗救护和医疗人才培训中心。

医院现有员工504人，其中医技人员438人，具有高级技术职称42名，中级技术职称155名，初级技术称241名。编制床位450张，总资产1.8亿元。乘全国改革开放的东风，尤其是近十年以来，医院发展较

医院拥有国外进口多排螺旋CT、全身CT、彩色多普勒超声、全自动生化分析仪、日本东芝500mA多功能机、血液透析仪、动态心电图机、电子结肠镜、电子胃镜、系列腔镜成套设备、前列腺气化电切镜、婴高压氧舱、全能麻醉机等先进设备，使医院诊疗水平不断提高，也使贫困山区人民逐渐享受到了现代高技医疗技术带来的关爱。

医院去年完成门诊量22万多人次，收治住院伤病员13000多人次，占全县收治病人总数的68%，医保住病员的80%由医院经治。内科能开展心脑血管、神经、内分泌、消化、呼吸等各种疾病的诊治业务；外能开展普外、脑外、胸外、烧伤、泌尿、骨科、小儿外科、妇产科、五官科等各种手术，每年完成手术次总数是5000余人次。

奉节县人民医院党政一班人团结求实，与时俱进，率领全院职工奋力拼搏，抢抓三峡库区移民建设遇，使医院又有了飞跃发展。整体搬迁完成后，两个门诊部大楼位于新县城城市中轴线的东西两端，的住院大楼是一幢高规格、高起点、人性化、宾馆式的现代化建筑，位于新县城的东大门，依山傍风景秀美，内设中央空调，层流手术间，按照星级宾馆设备种置标准病房以及老干部病房，环境馨，加上医院医务人员精湛的诊疗技术和精心的护理，让患者在医院住院的能够享受到人文关有一种宾至如归的感觉。是奉节县患者疗伤和康复的最佳选择。

淮北市人民医院

勇攀高峰　永争一流

院长：张辉

安徽省淮北市人民医院是淮北市唯一一家市级综合性医院，淮北地区医疗、科研、预防、保健、康复、急救的中心。建院30多年来现已发展成为省内及淮海经济区内一流的现代化综合医院。近年来，医院狠抓内部管理，不断改善就医条件，努力提高服务质量，大力实施“名医、名科、名院”发展战略，着力缓解群众“看病难、看病贵”的问题，不断提升医疗服务水平和医院美誉度，能满足不同层次患者的就医需求，医院整体水平有了较大的提高。医院先后被授予国家三级甲等医院、爱婴医院、淮海经济区十佳医院、市级诚信医院和文明单位称号。医院临床、医技科室设置门类齐全，现有编制床位700张，开放病床668张。在职职工中中级以上技术人员占76%，其中拥有副主任医师以上技术职称的医学专家128名。此外，医院还是蚌埠医学院、安徽理工大学和安徽中医学院等医学院校的教学医院。

医院设备齐全、先进，拥有红外线乳腺诊断仪、24小时动态心电监护仪、全身彩超、数字化胃肠机、全自动呼吸机、心肺体外循环机、多导睡眠监测仪、全自动生化分析仪、800MAX光机、螺旋式CT机、血液透析机、加速器、模拟定位机、核磁共振仪、全套进口内窥镜系统、等离子手术系统、大型C臂等具有当代国内外先进水平的医疗设备，不仅提高了为广大病员的能力，而且提高了诊治水平，促进了医院业务技术的提高。

医院从北京、上海、广州等地医学院校聘请知名专家为医院技术顾问，常年来院进行坐诊、带教、查房等指导工作，大大提医院的诊疗水平。率先在皖北地区成功开展了肝脏移植术、肾脏移植术、眼角膜移植术、冠状动脉搭桥术、先天性心脏房室修补术、肺动脉狭窄球囊扩张术、心律失常射频消融介入治疗术、介入放疗造影术、造血干细胞移植治疗急性心肌梗塞、造细胞移植治疗恶性淋巴瘤、脑垂体腺肿瘤微创切除术、化学消融介入治疗肥厚性心肌梗阻术、睡眠呼吸障碍治疗术、皮瓣移疗创伤溃疡术等高难度技术项目，填补了多项省内及淮海经济区域内的空白。医院的妇产科、心内科、神经内科、小儿科、移植中心在皖北地区享有盛誉。2007年医院神经内科被列为省临床医学特色专科，在淮北市尚属首次。

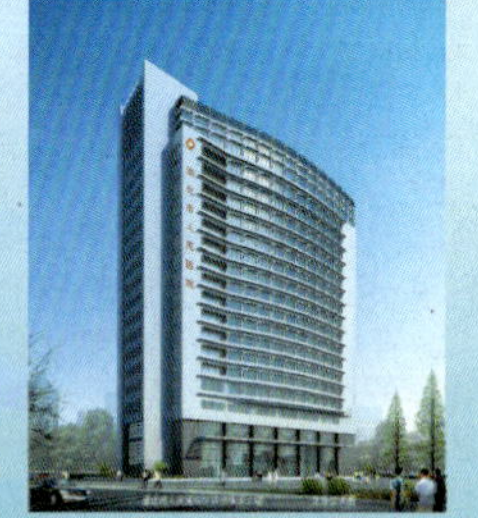
在建医院病房大楼效果图

医院始终坚持科教兴院的方针，重点发展特色专科和特色项目，医院拥有的电视示教室和学术报告厅设备齐全，基本满足了次教学和学术活动需要。经市科委审批成立了骨科新技术研究所、皮肤病学研究所、神经病学研究所。建立了器官移植中肿瘤治疗中心、心脑血管血栓病防治中心、整形美容中心、血液透析中心、内窥镜治疗中心、口腔疾病治疗中心等重点科与上海心血管疾病研究所、广州中山大学附属第一医院、南京军区总院、安徽武警总院等建立良好的业务协作关系。近两年医院在国内外医学杂志上发表各类学术论文近159篇，完成省级科研课题4项，市科学技术奖5项，开展新技术项目117项。有2评为省级学科带头人，8人被评为市级学科带头人，7人被评为院级学科带头人。

1999年，为满足应对突发公共卫生事件和急救医疗的需求，淮北市市政府在医院设置了市急救中心（120）。为适应现代急救的需要，2007年，在市委、市政府和市卫生局的大力支持下，医院多方筹集资金改建了120紧急救援中心。该中心现拥有新配急救调度指挥系统，具有呼叫位置定位、车辆定位和三方对讲功能，实现了全程急救信息化、指挥调度网络化。2008年，为病人的住院环境，医院对新建病房大楼申请立项，新病房大楼建筑面积30000平方米，设置床位814张，目前正在施工中。

淮北市人民医院正以医疗卫生体制改革为动力，以深化医院内部改革、加强内涵建设为重点，以提高医疗质量为核心，内强、外树形象，更新观念，创新思路，以改革创新的姿态与时俱进，为淮北市的经济腾飞和人民群众的身心健康保驾护航。

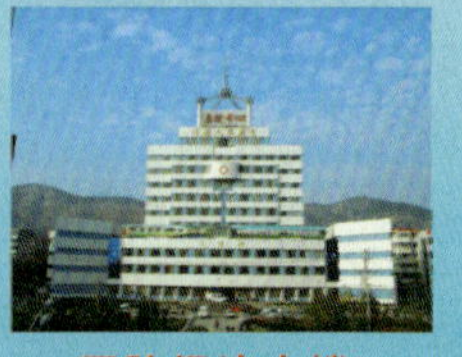
医院门诊大楼

大庆眼科医院（大庆眼病研究所）

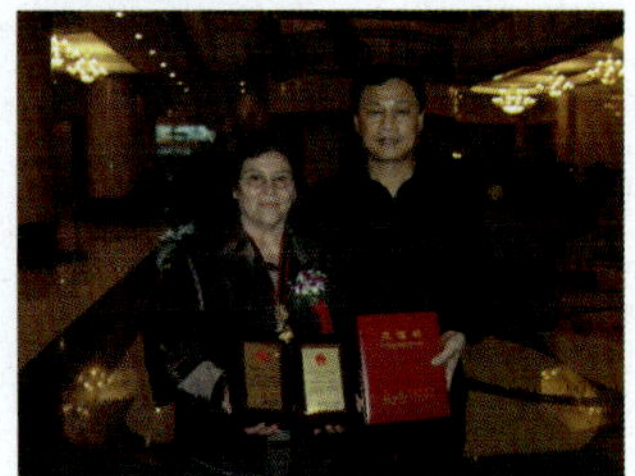

院长于耀光和俄籍专家波波娃·莉莉娅合影

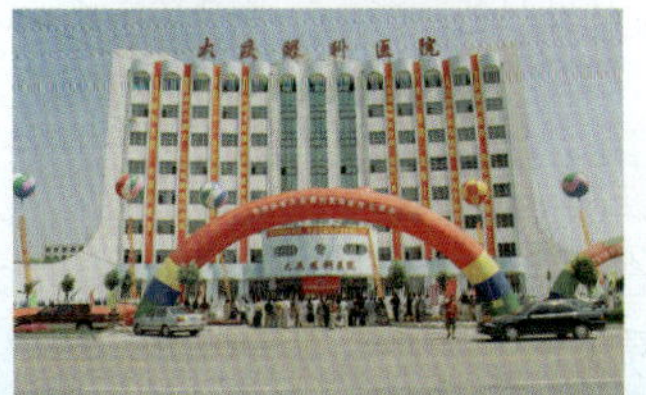

医院大楼

大庆眼科医院（大庆眼病研究所）是东北地区规模最大的集医疗、科研为一体的非营利性、中外合作的高科技眼病专科医院。

医院坐落于国家级高新技术开发区——大庆高新技术产业开发区科技园，总投资超过2700万元。设有医技科室20个，床位100张，从1998年建院开始与俄罗斯人民友谊大学眼病教研室开展了医疗技术合作，邀请俄罗斯著名的眼病专家、教授常年来院工作，合作开展了眼角膜移植术、后巩膜加固术、眼底血管接通术等国际前沿眼科技术。为表彰俄罗斯专家对中国眼科医疗技术作出的贡献，俄罗斯医疗专家组组长波波娃·莉莉娅因此获得了2005年国务院颁发的外国专家"友谊奖"，并受到了温家宝总理的亲切接见。医院与美国犹它大学眼病研究中心合资组建了眼底病治疗中心，引进了世界最先进的治疗玻璃体视网膜疾病方面的设备Accurus玻璃体切割仪及蔡司显微镜等，世界著名的美国眼底病专家和国内著名的眼底病专家定期或不定期的出诊讲学。

医院设立的大庆眼库，拥有庞大的眼角膜捐献志愿者队伍以及丰富的眼角膜资源。开展角膜移植术已有多年的历史，有着成熟的技术和经验。引进了我国目前最先进的DV—100诱发电位视觉诊治系统及"套餐式"弱视治疗仪等成套设备，开设了全省第一家专业治疗斜视、弱视和小儿眼病的矫治中心。

医院设立了在国内外处于领先地位的准分子激光治疗中心。引进了全省首台当今世界上最先进的美国鹰视世纪波准分子激光系统。中心具有一流的就医环境，通过开放式手术室，患者家属可以直击手术全过程。最新引进了具有国际领先水平的日本拓普康公司生产的3DOCT光学相干断层扫描仪、对复杂眼病的诊断和治疗提供了更加科学和准确的依据。十年来，医院中外专家共为来自全国23个省市自治区的30多万眼疾患者进行了诊治。特别是"光明万里行"活动，走进西藏、走进老、少、边、穷地区，为困难群众和弱势群体进行义诊义治，赢得了广大患者及家属的好评，被誉为"光明使者"。

和风吹起事业兴

——黑龙江省鸡西市人民医院

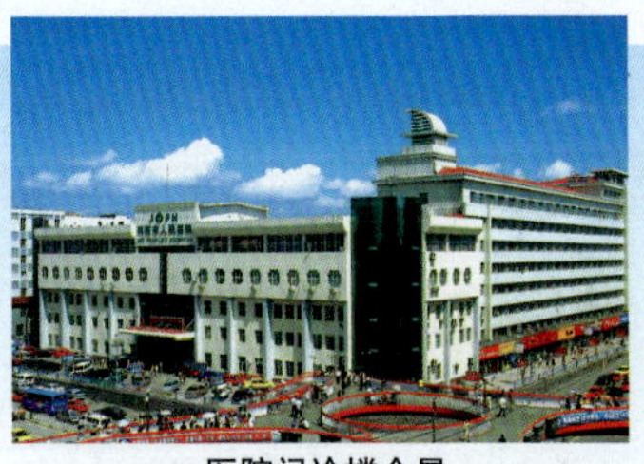

医院门诊楼全景

和风吹起之时，事业呈现出勃勃生机。黑龙江省鸡西市人民医院在院长杨博与班子成员的带领下，用科发展辩证法，构建起了和谐的医患关系，走出了一条经济欠发达地区医院的科学、持续发展之路。医院在九实现了总收入、固定资产翻三番的跨越式发展，而病人费用低于全国同级医院的10%。医院先后荣获全国一"劳动奖状、全国卫生系统先进集体、全国医院文化建设先进单位、黑龙江省文明单位标兵、黑龙江省价信单位、黑龙江省政风行风建设最佳单位标兵、全省卫生文化建设先进单位、全省卫生系统抗震救灾先进集百余项荣誉称号，被卫生部认定为国际紧急救援中心网络医院；被人事部评定为国家博士后科研工作站。

花钱请病人参与和谐医院建设

2000年，医院科学决策，投入全年总收入的10%用于医院信息化建设，并于同年在全省率先推出了"病日清单"，使住院患者每天在九点前就会收到一日清单，各项收费都有详细的名称、规格、单价和数量，使不仅清晰明白每天费用情况，而且对医院收费给予监督。

提升"核心竞争力"，推动和谐医院建设

以人为本，建立全面的绩效考核与评价管理机制，全面引入实施医院ISO9001质量管理体系。坚持民主管理、院务公开，医院网页开辟公示栏通院长信箱，使员工在参与医院管理的过程中增加认同感和归属感。2004年以来，医院投入3000万元进行改扩建工程，新建1000平方米门诊阳光大其内部科室、功能设置齐全，各种便民设施齐备，专家门诊到位，流程导向合理，划价、收费一次性完成，减少了排队现象，极大方便了病人。与接轨的手术室投资328万元，为员工创建优越的工作环境，保持舒畅的工作心情，但绝不多收患者一分钱。

亲情服务，营造和谐医患关系

在为患者提供精神、文化、情感服务的过程中，鸡西市人民医院注入了新的服务理念——"您入院是我们的亲人，出院我们成为知心朋友"。把过去将病人定位为"上帝"，亲切地改称为"亲人"、"朋友"，增进沟通，拉近了医患距离。在首届全国医院文化建设经验交流大会上，杨博将医院在医院文化建设方面的成功经验和先进理念进行了介绍，得到了参会人员的高度赞扬，取得了较为轰动的效果。文化上的先行使亲情服务很为了员工的自觉行动。

在全国医院首家创造性地开展了病人忠诚度调查，以全新的理念"1个忠诚病人可以赢得10个、100个忠诚顾客"换取了大量病人的信任，促进质服务的提升。将暂时的卫生下乡活动变为永久的卫生服务。他们在周边乡村建立70家鸡西市人民医院医疗集团卫生下乡服务站，义务培训乡村医生，为农民提供长久性医疗服务，并成立扶贫门诊，为贫困农民减免医疗费，带动农村卫生水平不断提升。

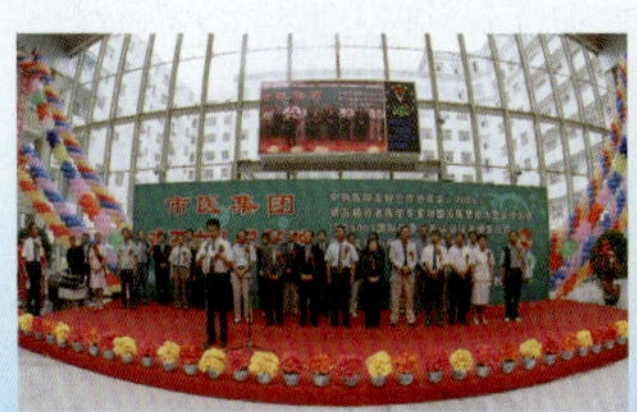

中韩医院友好合作洽谈会、第五届百名医学专家加盟市医集团大型义诊活动、ISO9001国际质量体系认证证书颁发、医院文化VI形象识别系统发布等庆典仪式

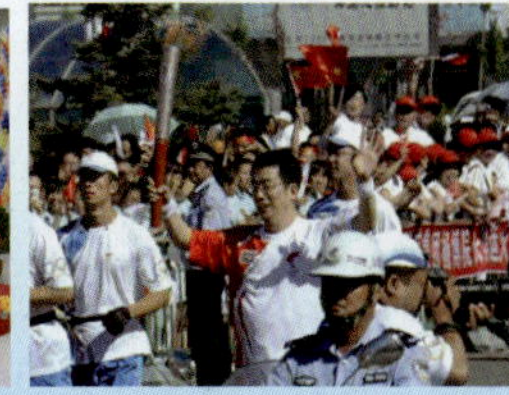

2008年7月13日，院医疗集团总裁、医院院长杨博高举圣火在齐齐哈尔进行火炬接力传递

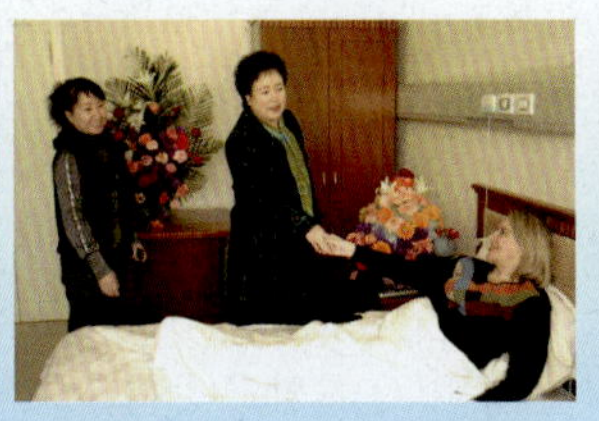

市委常委、副市长马淑华到医院亲切慰问接受"海扶刀治疗子宫肌瘤"的阿尔谢耶夫市副市长欧丽娅女士

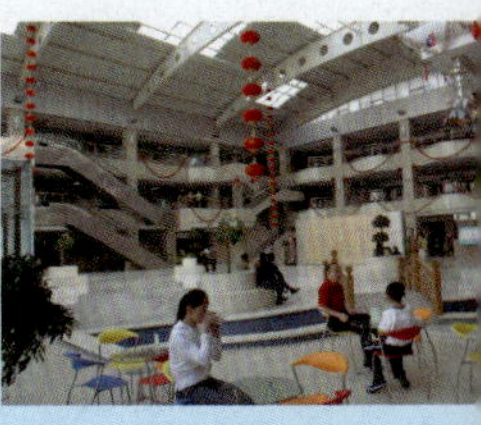

医院阳光大厅

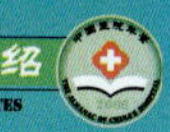

广东省惠州市惠阳区人民医院

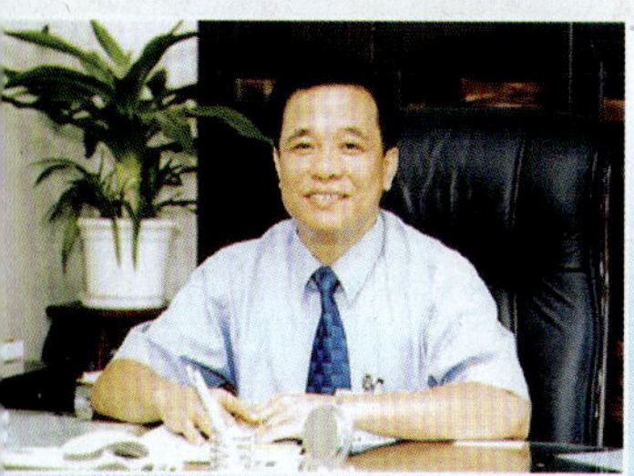

院长简介：

陈浩，1953年出生，1977年11月毕业于广省汕头大学医学院临床系，2006年毕业于亚（澳门）国际公开大学工商管理系，获硕士立。现任惠州市惠阳区人民医院党支部书院长，外科主任医师。先后荣获省白球恩医务工作者、惠州市名医、抗“非典”获省二等功、惠州市劳动模范等荣誉称号。曾在家级杂志发表论文8篇，省级杂志发表论文6有3个项目及论文分别获惠州市科技进步等奖和三等奖。2006年主持立项《惠阳——亚湾地区肿瘤普查十年规划》项目获省卫生批准立项，为科研经费资助课题。

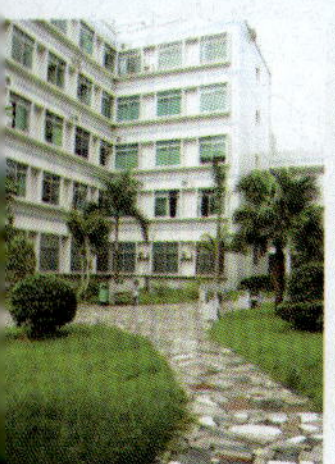

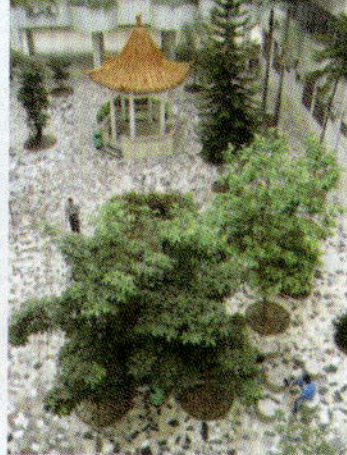

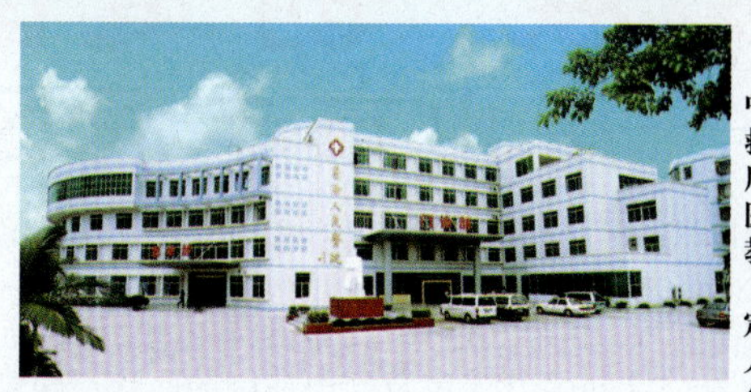

医院简介：

广东省惠州市惠阳区人民医院始建于1949年9月，前身是中国人民解放军粤赣湘边纵队健康医院。是一家集医疗、急救、预防保健、科研与教学于一体的国家二级甲等医院，先后荣获全国爱婴医院、全国百姓放心医院、广东省百家文明医院、广东省抗击“非典”模范集体、广东省高等医学院校教学医院等荣誉称号。

医院占地面积43387平方米，建筑面积68176平方米，固定资产1.5亿元。医院年门诊人次80万人次，收治病人2万人，手术5000多台次。全院开放病床550张，有住院病区15个，临床及医技科室41个，70个专业组，其中设中心ICU、NICU各1个。有工作人员927人，其中卫生专业技术人员723人。卫生专业技术人员中有主任医师和教授8人，副主任医师和副教授52人，主治（管）医（药、护、技）师122人，硕士生导师1人，博士2人，硕士18人。先后与首都儿科研究所、中国烧伤创疡科技中心等著名的科研和医疗单位进行技术合作，并邀请国内、省内多间著名医院的名教授担任专家顾问，参与并指导医疗业务工作。近年引进有美国GE64排容积CT（VCT）、美国GE双排螺旋CT、西门子核磁共振、影像增强血管造影机（大C臂）等大型医疗设备336台（套），并使用医学影像图片传输与归档系统（PACS）及检验报告计算机管理系统（LIS）。医院“120”急救中心在全省县级单位率先使用了GPS卫星定位跟踪监控系统。在2003年抗击“非典”时为定点医院，取得了收治“非典”病人零死亡的成绩，受到了省委、省政府的表彰，6人立功受奖，内三区被授予省模范集体。

医疗科研不断进步，近几年来，科研项目省、市级立项28项，在国家级、省级、市级杂志发表论文215篇，其中优秀论文7篇。

医院重视环境建设，投入300余万元改造的层流净化手术室在全省同级医院位居前列，全部病房设有中心负压和中心供氧，有独立卫生间，有冷暖空调、电视设备，有太阳能热水、自动饮水机供应开水等设施，极大地方便病人。

医院自觉接受社会监督，服务水平不断提高。2003年9月，推出了四项服务承诺：1.实行无假日医院（全院临床医技科室节假日照常工作）；2.接到“120”急救电话后不分日夜均在5分钟内出车；3.举报收取现金以一奖十；4.免费接送淡水镇内孕产妇入出院。同时，还开通了24小时服务的院长热线电话：3667771。通过不断开展行业作风建设，完善了各项管理制度，临床各科开展了人性化关怀服务，医院的诚信受到了上级和社会的肯定。医院科学构建内部管理模式，做到病区管理职业化、诊疗管理人性化、医护管理层次化、后勤服务主动化、经济管理透明化、人力资源管理系统化、运营管理简捷化，努力构建和谐医院。

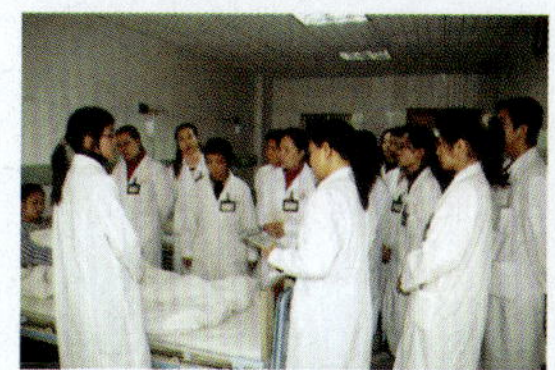

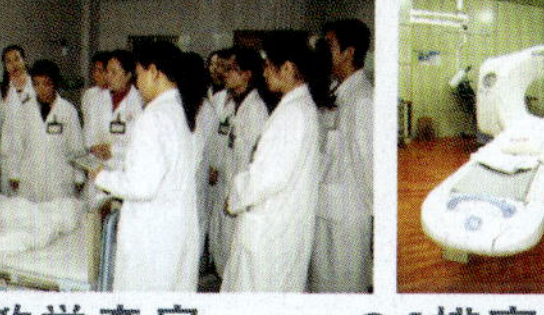

教学查房

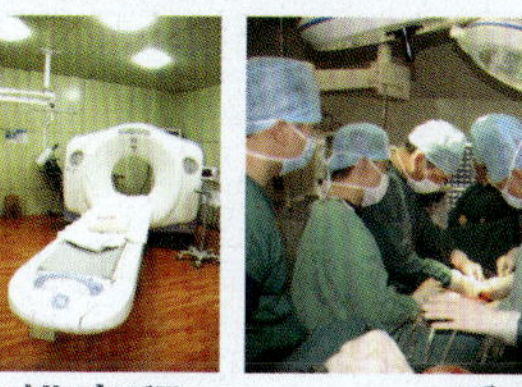

64排容积CT

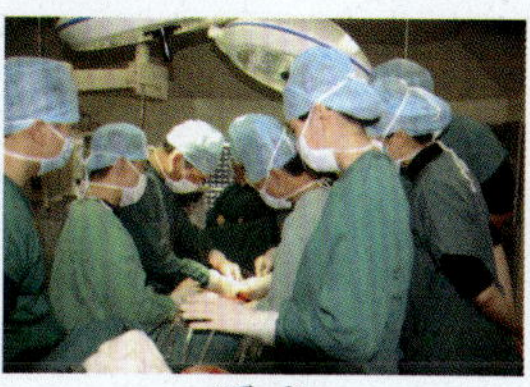

手术

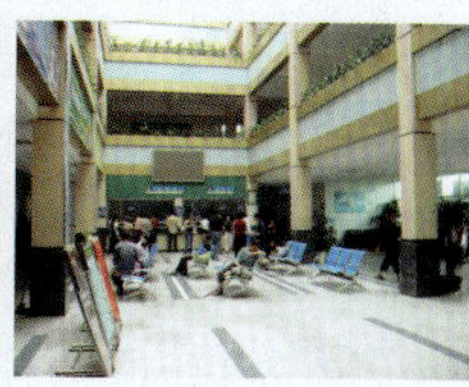

医院大厅

三河市妇幼保健院

河北省三河市妇幼保健院占地8.5亩，业务用房7200平米，设有妇科、产科、儿科、新生儿科、内科、体检科、妇女保健科、儿童保健科、计划生育科、医技科室等20余个科室，开设病床91张。现有专职妇幼保健人员45名，其中妇幼保健院有20名，乡级妇幼保健人员25名。目前拥有美国GE彩超、骨密度仪、胎心监护仪、新生儿抢救台、全自动生化仪、输液泵、开放式蓝光治疗仪、心电监护仪、新生儿暖箱等医疗仪器，为临床诊断提供了可靠的保障。

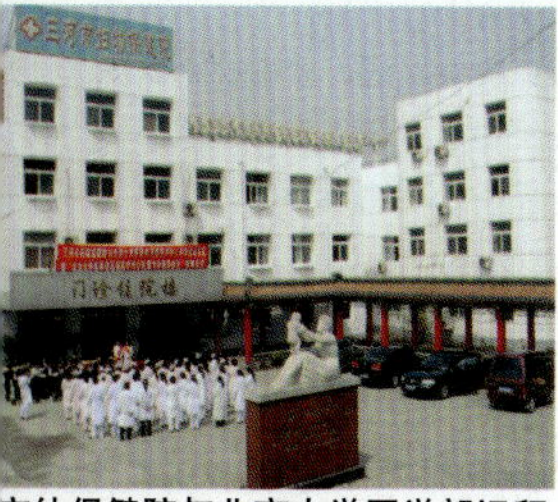

市幼保健院与北京大学医学部远程中心合作启动仪式

一、开展妇女病普查工作，实现了保健与临床有机结合

每年年初，医院都会组织妇产科医生进行妇科常见病、多发病知识讲座，采取现场咨询等方式解决妇女心中的疑惑，并发动乡、村级妇女都到医院进行体检。为搞好普查普治工作，医院特聘请了北京妇产医院、北京阜外医院的专家前来坐诊并带教，从而使普查中发现的各种妇科疾病、内科疾病均得到了相应的治疗，治愈率达98%，不仅带动了乳腺科、妇产科业务的开展，而且促进了临床和保健的共同发展。

二、实行免费婚检，带动了孕产妇系统管理

自2007年5月决定由政府投入经费，成立了三河市免费婚检服务中心，责成医院承担婚检工作，很快扭转了自愿婚检导致婚检率下降的不良局面，使全市婚检率迅速上升到95%以上，通过宣传动员，孕产妇入保率达到100%。借助免费婚检，医院还积极宣传孕前准备的重要性及孕期保健知识，为准夫妻提供免费咨询和答疑。

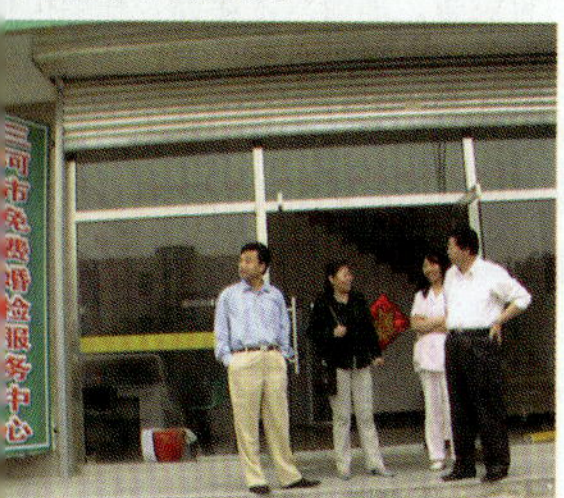

三河市免费婚检服务中心

三、开展新生儿疾病及听力筛查,有效预防新生儿出生缺陷

2003年，医院成立新生儿疾病和听力筛查指导小组，负责全市新生儿疾病筛血片收集、听力复筛、信息反馈等相关工作，并利用多种形式向社会广泛宣传新生儿疾病和听力筛查的好处，使群众了解开展“新筛”和“听筛”工作的重要性和必要性，使新生儿疾病及听力筛查出的患儿能得到及时治疗，有效保障了儿童的健康成长。

四、加强集体儿童保健，促进儿童健康成长

几年来，医院一直负责对入托儿童、在园儿童及托幼机构的工作人员进行体检，并做好卫生保健指导。医院引进了儿童营养测评软件，内容包括：婴幼儿心理测定、婴幼儿气质问卷、婴幼儿行为、能力测定等二十多种测评内容。最近又分批派出多名儿保医生学习0－3岁儿童早期教育，开展婴幼儿抚触和婴幼儿操项目，创立了儿童早教科，为提高儿童智力打造了良好的基础。

五、充分发挥基层保健机构的职能作用，不断提高服务能力和水平

三河市政府非常重视妇幼保健工作，为各乡级妇幼医生以每万人口年补贴1万元经费，为村级妇幼医生每人每月补贴100元。在市政府的大力支持下，医院狠抓基层保健业务指导，每月4号都会召开基层妇幼保健人员上站例会，讲解妇幼卫生知识、疾病的预防和诊治，每年还组织三级妇幼卫生工作人员参加2—3期的“三河市妇女儿童保健系统培训班”，进一步提高从事妇幼保健人员的理论水平和技术水平。同时，医院还免费接纳基层保健人员及其他业务人员轮流进修学习半年至一年，为基层卫生院危重症孕产妇开通二十四小时绿色通道。

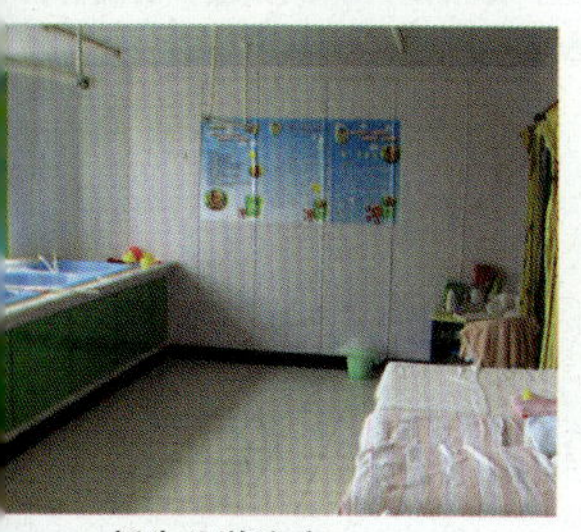

新生儿游泳室

医院通过加大对基层保健工作的检查考核与技术指导，不断做大做强妇幼特色的临床保健业务，为全市妇幼保健工作的深入发展起到了龙头作用，也促进全市妇幼卫生事业日益兴旺。

坚持科学发展 创造国医辉煌

——唐山市丰润区中医院

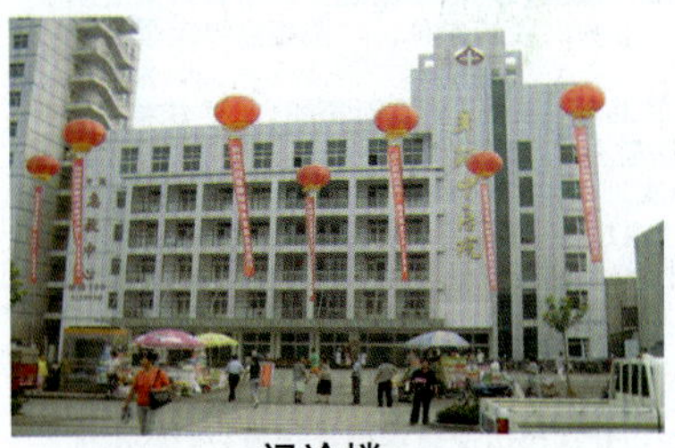
门诊楼

河北省唐山市丰润区中医院是国家中医药管理局评定的二级甲等医院、全国示范中医院，1979年建院以来先后被唐山市委、市政府、河北省卫生厅、河北省文明委、河北省委、省政府命为文明服务示范医院、放心药房单位、河北省百佳医院、河北省文明单位。

医院承担着全区90多万人民及周边地区的医疗、急救、预防保健任务，是河北医科大学、德医学院教学医院，建筑面积27000平方米。设床位328张，工作人员585名，其中主任医师、副任医师38名，副主任护师3名，主治医师138名、主管护师56名。医院拥有核磁共振、螺旋CT、声碎石、三维立体彩超、意大利产全自动生化分析仪、CR、眼底荧光造影、发光免疫、电子镜、钼靶照相等设备138台（套）。设中风病区、心血管病区、糖尿病病区、儿科病区、妇产科区、创伤科病区、外科病区、综合内科病区、痔瘘病区等。重点专科是中风病专科、疼痛科、糖尿病专科。各专科均以中医特色、病专药、疗效独特而著称。

医院是全国中医脑病急症协作组成员，并成立了全国中医脑病丰润诊治中心，中风专科被确定为省级重点专科。该中心拥有实的技术群体，治疗脑溢血、脑梗塞、小儿痴呆、脑瘫、脑萎缩有独到之处，专科专病专药。骨病骨伤治疗无菌性股骨头坏死、椎间突出和各种骨病骨伤达到先进水平，并能开展颈椎手术、腰椎手术、颅脑损伤开颅手术等难度较大的手术。

医院坚持以科学发展观统领工作全局，创新医疗服务工作的新思路，打造科学发展示范医院，以全新的管理理念，实施外塑形象、内强素质、科研带动、制剂推动的整体发展战略，实现了以科研带专科、以专科促临床、以临床推动制剂生产的具有现代化中医特色的一条龙体系。坚持走“院有专科、科有专病、病有专药、人有专长”的科技兴院人才发展道路，使中医院各项建设实现了跨越式发展。2007年完成门诊量237328次，收住院病人11000人次，完成手术2489例，业务收入达到6100多万元。

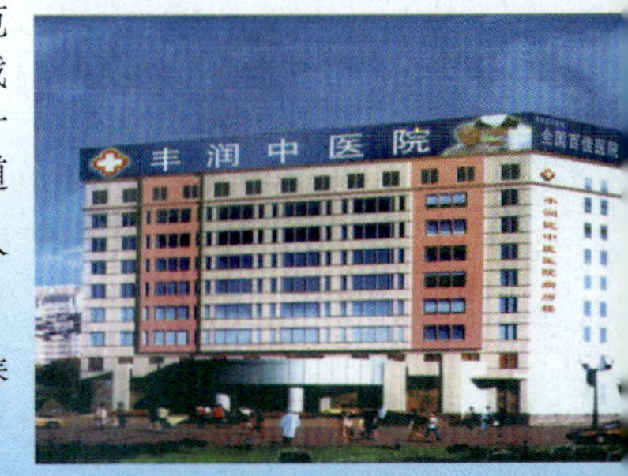

病房楼

现在，医院正以精益求精的医疗技术水平和现代中医特色医疗服务，乘科学发展的春风，使丰润中医药事业得以薪火相传、发扬光大，创国医辉煌。

唐山市人民医院

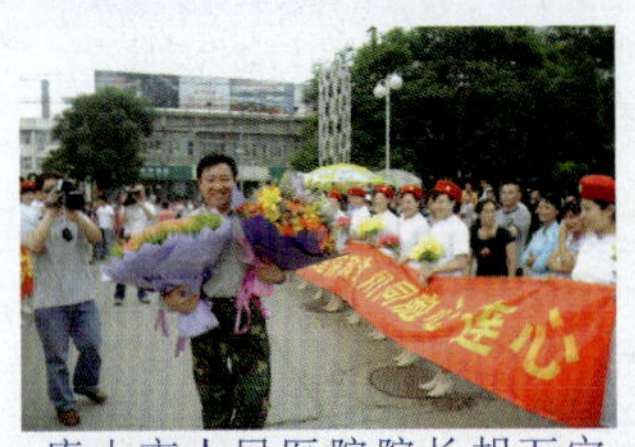
唐山市人民医院院长胡万宁从抗灾一线汶川载誉归来，受到市委、市政府领导的亲切接见和医院全体职工的热烈欢迎

河北省唐山市人民医院始建于1943年，是唐山市历史最悠久的医院之一。近年来，医院坚持以病人为中心，以提高医疗质量为重点，加强基础设施建设和人才培养，深化以人性化服务为特色的医院文化建设，不断提高医疗技术水平和服务能力，现已成为一所集医疗、教学、科研、预防保健、社区卫生服务为一体，以肿瘤诊治为特色的综合医院，在唐山市医疗服务领域发挥着重要的作用。

医院占地面积41226平方米，建筑面积34588平方米，编制床位740张，其中肿瘤床位占总床位的40%。设有42个临床、医技科室、1个肿瘤研究所和唐山市放射治疗中心、唐山市肿瘤治疗中心、唐山市乳腺治疗中心、唐山市法医鉴定中心等6个医学中心、19个专业病区。医院现有在职职工1142人，其中卫生技术人员877人；医院拥有高级技术职称人员182人，中级技术职称人员、博士7人，硕士52人，教授4人，硕士研究生导师9人，形成了科学、完善、合理，符合医院长远发展的人才梯队。

医院在不断提高综合能力的同时，致力于肿瘤专业的建设与发展，医院投入大量资金购置设备，加速人才培养，在唐山市开展了胸腔镜、骨关节镜、腹腔镜、胆道镜、十二指肠镜等一系列微创技术。肿瘤的手术治疗也积极与国际先进技术接轨，放射性粒子植入技术、早期乳腺癌保乳和保腋手术、低位直肠癌的保肛手术达国内领先水平。此外，肿瘤的介入治疗、热疗等技术丰富了肿瘤的治疗手段，实现了肿瘤疾病的手术、放疗、化疗、热疗、生物治疗、中医中药治疗的整合，构筑了比较完善的肿瘤诊疗框架。2005年医院投资加盟“全国百万妇女乳腺普查工程”，成为该项目在唐山地区唯一一家定点医院，为突出肿瘤特色起到了推动作用。

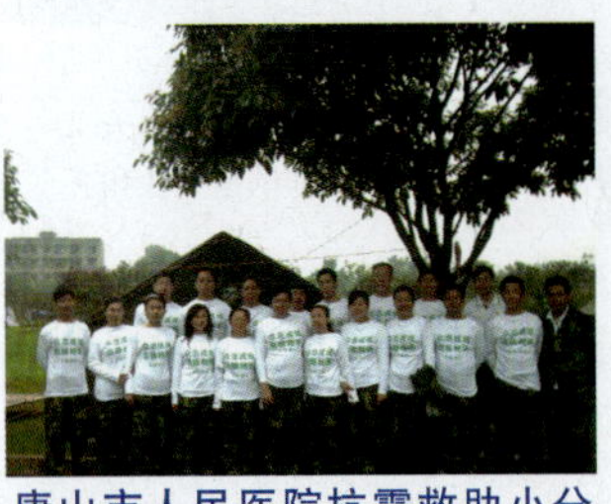
唐山市人民医院抗震救助小分队在灾区

2008年5月12日四川发生地震时，院长胡万宁一边与市卫生局和市委、市政府联系，一边让医院密切关注灾情，5月13日医院，在半小时之内就成立了以骨科、神经外科、胸外科为主的医疗队，他亲任队长并于14日作为第一支地方医疗队到达成都机场。下午5点多队员们到达成都市新都区47医院，马上投入到紧张的医疗救助中。在接下来的18天里，队员们冒着一次又一次余震，以毫不畏惧的斗志夜以继日地在抗震救灾中与死神抢夺生命，做复杂、重大手术106例，诊治病人2431人次，医院骨科李任一人就做了60余套手术。当手术工作告一段落，医院医疗队又组成“流动医院”，免费为灾区人民发放价值9000余元的药品，院长还代表人民医院向新都区医院捐款3万元。

在这次赴汶川抗震救灾工作中，唐山市人民医院上下反应迅速，多科合作，前方、后方紧密配合，显示出医院极强的战斗力和凝聚力，医疗队员以自己的实际行动展示了这所老医院规范的制度管理、扎实的技术基础和深厚的人文精神底蕴。他们与四川灾区人民同呼吸、共命运，危急关头表现出了临危不惧的勇敢和坚韧，赢得灾区人民和全国人民充分肯定。唐山市人民医院抗震救灾医疗队被授予省级先进集体荣誉称号，李长江等8人分别荣获市优秀共产党员、市支援四川灾区抗震救灾先进个人、市“三八”红旗手称号，院长胡万宁被授予支援四川抗震救灾突出贡献奖称号。

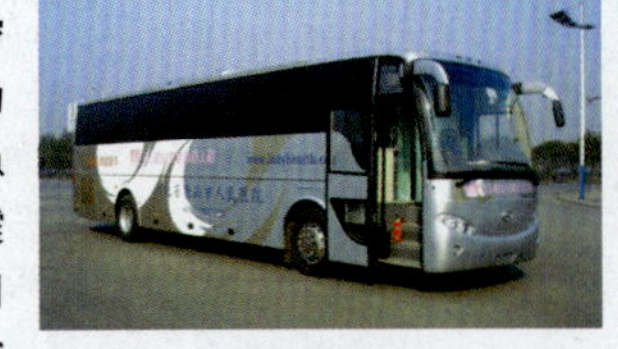
乳腺普查车

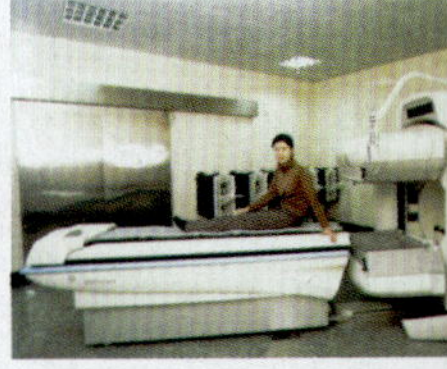
ECT

晋中市第二人民医院

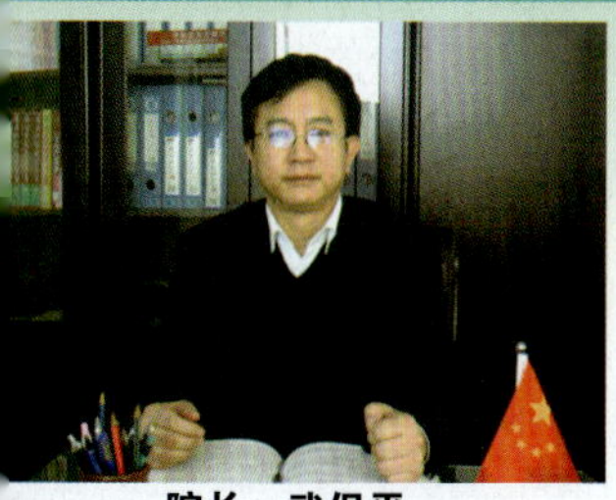
院长：武保平

山西省晋中市第二人民医院创建于1951年，是一所集医疗、教学、科研、预防、保健和康复为一体的综合性医院，承担着山西省中医学院、长治医学院、山西医科大晋中学院的教学任务。是晋中地区防盲、治盲和口腔病防治中心。1994年被定为国际爱婴医院，1998年被卫生部授予全国百佳医院称号，2004年被评为首批全国百姓放心示范医院,2006年顺利通过了三级乙等医院的评审。

医院占地9万余平方米，建筑面积5.9万平方米。新建的现代化的门诊、外科住院楼、影像楼已投入使用，编制床位502张。在编职工513名，其中高级技术职称90名，中级技术职称232名，初级46名，硕士研究生9名。设置临床科室29个，医技科室10个，11个临床教研室。医院拥有现代化大型先进设备120余台（套），其中有全市首家日立磁共振成像系统、六排螺旋CT、百胜DU4–B超、飞利浦彩影B超、富士电子胃镜、西门子数字化摄影机（DR）、车软800毫安数字胃肠机、西门子数字减影血管造影系统、腹腔镜、体外振波碎石机、血液净化仪、全自动生化分析仪等高技术设备。医院为适应不同层次患者的需求，病房设置了高、中、低三个档次，功能齐全、设备先进、环境优美、现代化程度较高，病房内配备有中央空调，负压吸引自动吸氧装置，内设卫生间、床头柜、电视机、医用呼叫器和坐卧两用陪侍椅、半自动升降床。设置有手术室10间，净化手术室5间，配备有配置较高的监护系统ICU病房和母婴同室休养室。

在学科建设方面医院已形成了以骨科、妇科、神经内科、急诊科等为重点的14个一级科室和其余科室全面发展的专业特色。腹腔镜、体外碎石、全髋关节置换术等30多项技术达到省级水平。

医院特别注重人才培养和人才梯队的建设，坚持科技兴院战略。近年来，先后派出80余人到上级医院进修学习，取得省科技进步奖7项，引进新技术20余项，在省级以上刊物发表学术论文110多篇。

医院坚持“以病人为中心，以提高医疗质量”为重点的办院方针，发扬“带着感情下病房，想着农民开处方”的优良传统，竭力以全新的面貌，优美的环境，优质的服务和高超的技术为全市人民提供优质的、全方位的医疗保健服务。

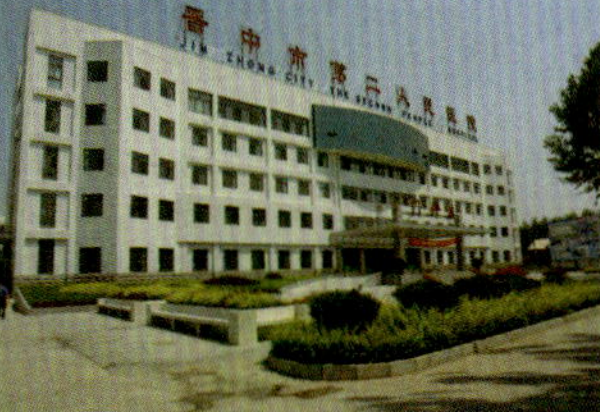
医院门诊部

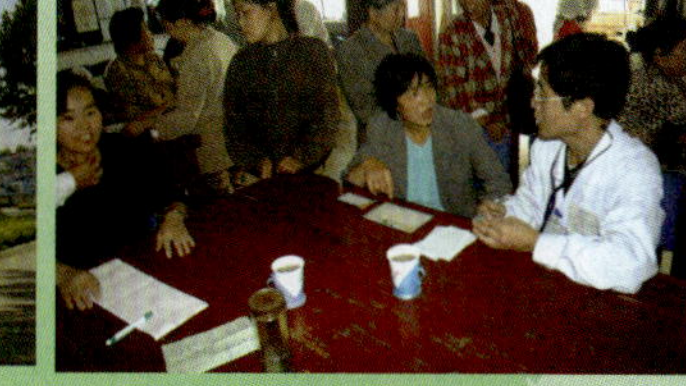
下乡义诊

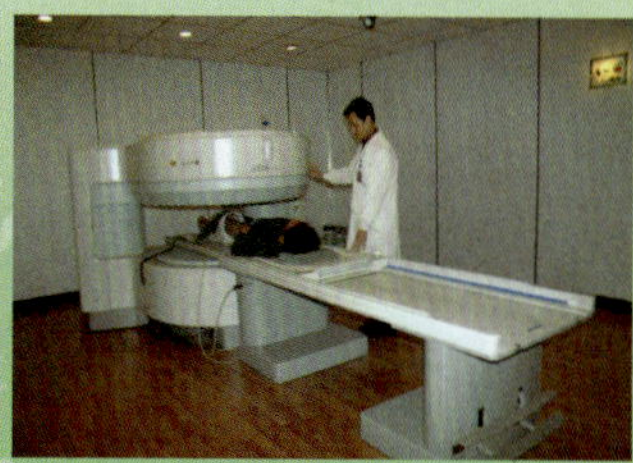
核磁共振

奋进中的山西省妇幼保健院、儿童医院

山西省妇幼保健院、儿童医院建于1947年，是山西医科大学、内蒙医学院、长治医学院等院校的教学医院。

医院现编制床位800张，有6万余平米的业务用房。2008年底将动工兴建，一所占地五十亩、设置床位800张，各项指标均达国内领先水平的大型现代化医院漪汾院区，届时医院床位总数将达到1600张。医院现有职工1100余名，其中高级职称卫技人员300余名，博、硕士学位人员110余名，省优专家40名，享受国务院颁发的政府特殊津贴者9人。2007年医院门（急）诊565370人次，出院人数26285人次，手术例数6064人次，平均病床使用率99.2%。

医院拥有1.5T核磁、16排螺旋CT、钼偌靶乳腺机、心血管造影机、数字胃肠机、数字化X线拍片系统、电子胃镜、肠镜、支气管镜、全自动系生化分析仪、流式细胞仪、PCR扩增仪、全自动血凝分析仪、五分类血细胞分析仪、全自动血培养仪、微量元素测定仪、准分子激光治疗仪等价值一亿元的大型医疗设备，为患者服务。

医院坚持“专业品质、专家呵护、专注健康”的医院文化和“高举人道主义大旗，心系苍生，铭记使命和责任，遵循市场经济法则，医院一切管理活动都围绕以病人满意而展开；以优秀的团队合作、先进的医疗技术、领先的设备仪器、舒适的就医环境、一流的管理水平，呵护健康，解除病痛，提供最佳品质的医疗保健和增值服务”的办院理念，扶持发展了急救中心、新生儿科、小儿心脏外科、神经内科、妇产科、儿保科、康复科、皮肤科、检验科等优势学科及分子微生物室（省级重点实验室）、山西省辅助生殖中心和山西省产前诊断中心等技术中心。在儿童急危重症的救治管理、高危新生儿诊治、小儿神经内科疾病诊治、儿童皮肤病诊治、脑瘫综合康复治疗、围产期母婴管理、儿童、妇女保健等方面形成特色，并且步入国内先进的行列。

从2007年下半年开始，院长白继庚率先引入知名企业做法，开创我国医院内部大规模、全方位、长时间培训先河，对全体员工进行培训，制定“三年战略规划”及落实措施，秉承“厚德、博学、自强、至爱”的医院精神，迅速有效的提升医院的竞争力，提高员工素质。

2008年上半年医院对门诊进行流程再造，建立了医生工作站，实行了电子病历，并步实现全院网络化、信息化管理。医院在建立三级质控网络体系的基础上，又建立了一系列的质量分析会、信息发布会、经营分析会、科研论证会、院领导质询会等，使医疗院质量和安全得到了有效的保障。

2008年4月白继庚院长主持成立了全省妇幼保健协作体系，至今已有中国健康扶贫基金等多家机构给予基层妇幼保健机构资金扶持一千余万元、医疗设备贴息贷款六千余万元、人才培训近百人次。

医院获卫生部三级甲等医院、爱婴医院、全国百姓放心示范医院、全国纠风工作先进集体等称号，获山西省文明和谐单位、山西省卫生系统先进集体、山西省卫生系统职业道德建设先进集体、山西省科技创新示范医院等称号。

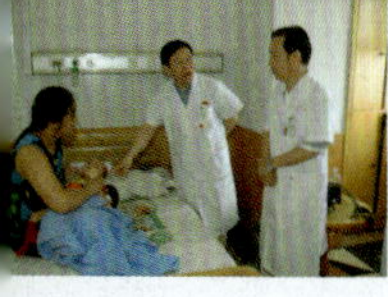
院长白继庚、书记胡建国看望医院免费手术的贫困先心病患儿

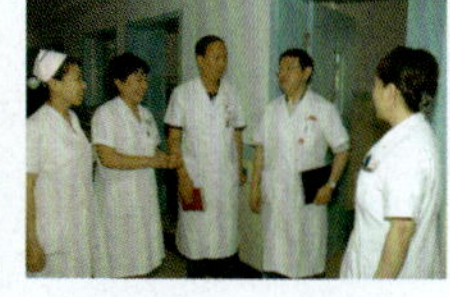
院长白继庚、副院长邱运树指导科室工作

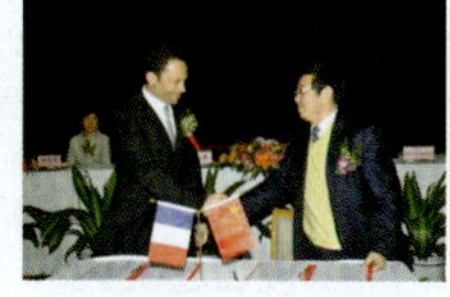
院长白继庚会见法国专家

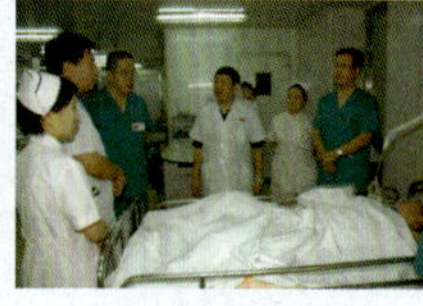
院长白继庚在小儿急救中心查房

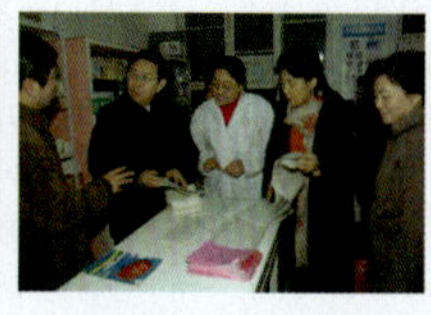
院长白继庚、副院长陆素琴在基层村妇幼院指导

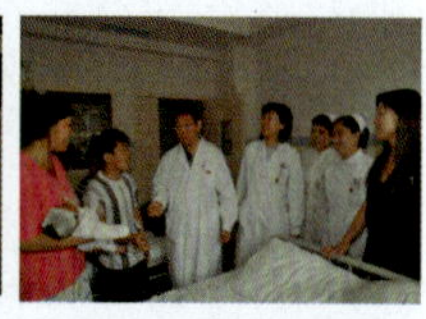
院长白继庚看望免费救治的四川灾区患儿

平遥县人民医院

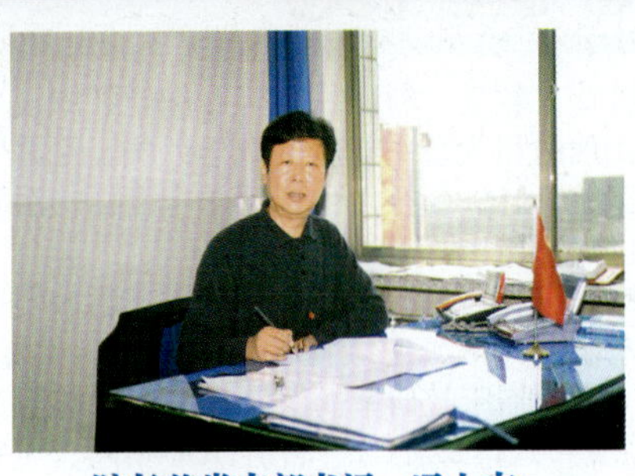
院长兼党支部书记：冯人杰

山西省平遥县人民医院创建于1948年，是目前全县整体实力雄厚，集医疗、教学、科研、预为一体的二级综合医院，担负着全县近50万人民和邻近县（市）部分群众的就医需求。1998年月，被卫生部直接验收为爱婴医院；同年，被省卫生厅验收为二级乙等医院；2000年被晋中市政府予市级文明单位称号；2001年，医院被中国保护消费者基金会授予国内市场首批服务信誉保证优秀范单位；2003年2月，妇产科被全国妇联授予全国巾帼文明示范岗；2005年3月，被中华医院管理学县（市）级分会推荐为全国百姓放心示范医院；2005年8月，被山西省卫生厅验收为二级甲等医院。

全院占地面积2.47万平方米，建筑面积1.5万平方米，固定资产2294万元，其中，医疗设备1300万。全院床位编制220张（不含急诊观察床15张），现有职工347人，卫技人员290人，占全院职工总数的83%。其中，高级职称24人，中级职称127人。医院现有研究生3人，医学本科生101人。

全院共设30个科室，其中，临床科室11个，医技科室7个，职能科室12个。职能科室：院办公室、医务科、护理部、医院感染管理科、防保科、财务科、人事科、审计科（医疗收费管理办公室）、门诊部、总务科、保卫科、特种设备安全管理科。

医院现有各种大、中、小型设备400余台件，美国GE双排螺旋CT、东软飞利浦800MA数字遥控X线诊断仪、美国柯达CR、日本东芝340B超、日本奥林巴斯光电胃镜、美国贝克曼全自动生化分析仪、高压氧舱等设备。医院开展自制医用氧，实现了集中供氧。开通了"120"院前急救。医院还引进信息化管理系统，启动了护理工作站，对行政办公、财务、药品、后勤实现了计算机管理。

医院不断开展新技术、新项目，填补了县内多项医疗空白，使广大患者在本县即可享受到高科技的医疗技术，可开展断肢再植术、人工股骨头置换术、肝叶切除术、肺叶切除术、直视微创胆囊切除术、甲状腺全切术、子宫广泛切除术、白内障人工晶体置换术、喉癌垂直半喉切除术、肥腺肿瘤切除术等高难度手术。开设了CCU病房、并参与了英国牛津大学、北京阜外医院协作开展的CCS—2心肌梗塞临床协作研究课题；"脑出血颅内血肿微创清除术"的开展使医院获得了国家卫生部医药卫生科技发展中心授予的颅内出血微创清除术临床应用及推广全国先进单位称号；2000年，医院参加了卫生部推广的农村高血压防治百年计划，高血压防治实现了全国联网；现在，医院是全国脑防办确定的"颅内出血微创清除术"协作单位，卫生部十年百项计划"中国糖尿病综合防治计划推广单位"。同时，在全院各临床科室实行了整体护理，实现了与国际护理模式的接轨，护理水平的不断提高，吸引了日本爱知县国立看护大学护理专家的考察和众多兄弟医院的参观学习。

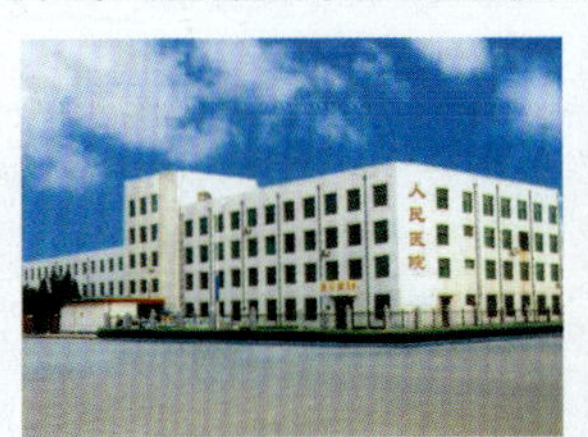
医院大楼

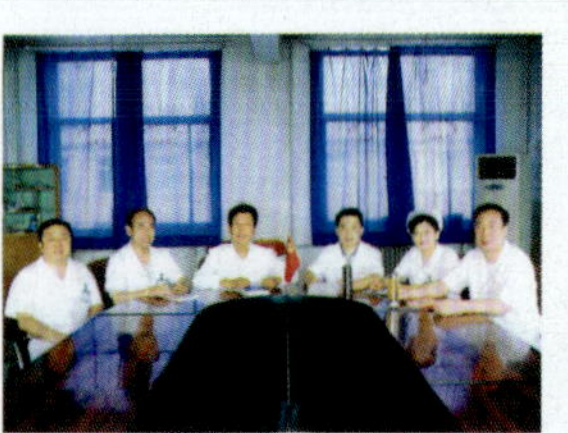
院领导班子

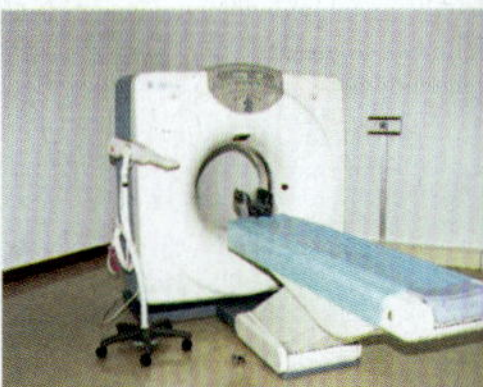
双排螺旋CT

联系电话：0354-56241

太原市第四人民医院

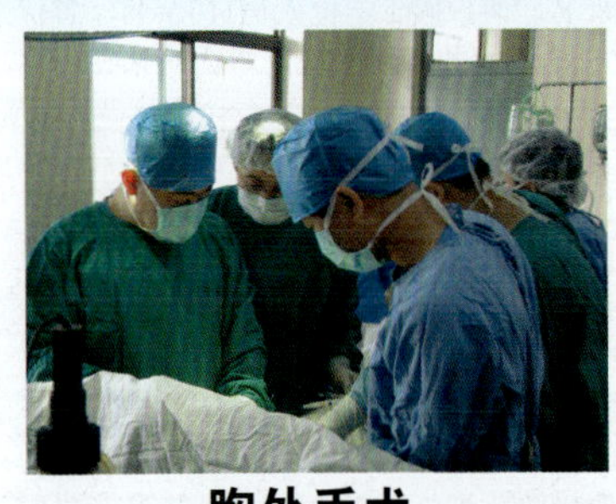
胸外手术

山西省太原市第四人民（结核病）医院始建于1952年，占地面积13.2万平方米，固定资产8800万元，集医疗、教学、科研为一体，主要诊疗范围包括结核病、呼吸系统疾病、胸部外科疾病、艾滋病、SARS、人禽流感等突发公共卫生疾病，是山西省医保定点医院、太原市医保定点医院、省级科技创新示范医院。建院56年来，门诊接诊结核病患者118万人次，收治住院结核病人12万人次。2003年抗击"非典"的战斗中做出巨大贡献，被卫生部授予全国抗击"非典"英雄集体。2006年经山西省卫生厅批准成立山西省结核医学中心，注册床位500张。现有在职职工360人，其中卫技人员299人，高级职称46人，中级职称92人。拥有健全的人才梯队，一流的信息化系统，先进的公共卫生应急管理体系，优雅舒适的就医环境。

近年来，医院创新医院发展模式：建立立足太原、放眼全省、辐射三北的战略框架；建立山西省结核医学医疗、教学、科研基地与人才技术输出基地；建立覆盖全省的危重症结核病病人就诊网络。在全省医疗机构首先推行医师硕士化，目前医师硕士化培训率已突破56%。胸部外科与危重症学科的学科地位得到迅速提升，达到了省内一流水平，结核外科与公共卫生应急救治能力达到国内先进水平。积极开展科研课题的研究，人均科研立项密度处于市级医院首列。医院设备主要有数字X光机（DR）、徕卡RM－2016病理切片机、病理图像分析系统、结核菌蛋白生物芯片检测仪、结核噬菌体检测仪、结核菌快速判读仪、BacT/ALERT3D60微生物检测系统、血培养仪、生物安全柜、血气分析仪、全自动生化分析仪、五分类血球仪、全身CT、纤维支气管镜、肺功能仪、有创呼吸机、无创呼吸机、多功能B超、除颤仪、心脏起搏器、人工心肺机、低温离心机、多功能监护仪、动态心电图监测仪（Hoter）、超声清洗机、麻醉机、快速消毒器、床单位消毒机等医疗设备。医院紧紧围绕重点学科建设，构建以结核科为中心向结核外科、菌阴肺结核科、肺外结核科、菌阳耐药肺结核科、浆膜腔结核科、鉴别诊断科辐射的多元化体系；在结核内科的基础上逐步发展为以呼吸科、胸部外科、骨科、胸部肿瘤、感染科、中医科为支撑，免疫室、细菌室、病理科、肺功能、纤维支气管镜检查等为辅助的治疗体系。在推动我省结核病治疗学科形成呼吸、中医、肿瘤、手术、分子生物学检测、实验、教学等多学科支撑的结核病治疗体系方面做出了积极贡献。建立SARS、猪链球菌感染、人禽流感等公共卫生应急长效机制，成功应对了近年来的多次公共卫生应急工作，并从战略的高度考虑到艾滋病与结核病为一对伴行疾病，主动申请建立了艾滋病科，在防艾与防痨的结合上走在全国及国际前列。

医院多年来始终把社会责任放在首位，历经几代人，艰苦创业、无私奉献，为山西省的防痨抗痨事业作出了巨大贡献。不仅救治了近百万结核病患者，还培养出大批专业技术人才，并拥有过硬的结核病诊治技术，如对各种难治性结核病的外科治疗技术、结核性脑膜炎、耐药结核病的治疗方法等堪称国内一流。特别是近5年来医院在范梦柏院长和党政班子带领下，在科研、教学、专业技术方面取得了跨越式的发展。特别是2007年由范梦柏院长主持的《结核病DOTS项目在实际操作中的盲区研究》课题顺利完成，并在人民卫生出版社出版论著一部。本书较系统地对DOTS覆盖人群、病人转诊方式、人力资源、设备配置、专业人员培训、督导管理、涂阳结核的隔离、私密性与失访等肺结核管理层面存在的盲区，以及对肺结核耐药、菌阴肺结核、肿瘤、艾滋病、非结核分枝杆菌肺病等肺结核诊疗层面存在的盲区进行阐述并提出对策，也论述了DOTS项目中的其他一些问题如心理护理、肺外结核病、法律问题等。该书的出版发行得到了同行的认同，认为书中的许多观点对国家下一步制定结核病防治政策有参考和借鉴之处。

展望未来，太原市第四人民医院全体职工将牢记"全心全意为人民服务"的宗旨，认真实践"三个代表"重要思想，严格履行白衣战士的神圣职责，为山西省防痨事业作出更大的贡献。

安丘市人民医院

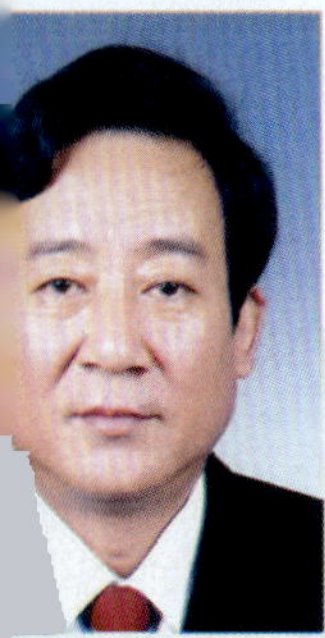

、党委书记：
孙建德

山东省安丘市人民医院是山东省首批二级甲等医院之一，始建于1950年，总占地面积5.1万平方米，建筑面积8.9万平方米，职工1069人，其中专业技术人员858人，设置科室72个，开放床位700张，拥有核磁共振、螺旋CT、彩超等万元以上先进医疗设备450余台（套），是潍坊市文明单位、山东省职业道德建设先进集体、山东省捐资助学先进单位、全国爱婴医院、首批全国百姓放心示范医院。2003年完成ISO9001：2000质量管理体系认证。

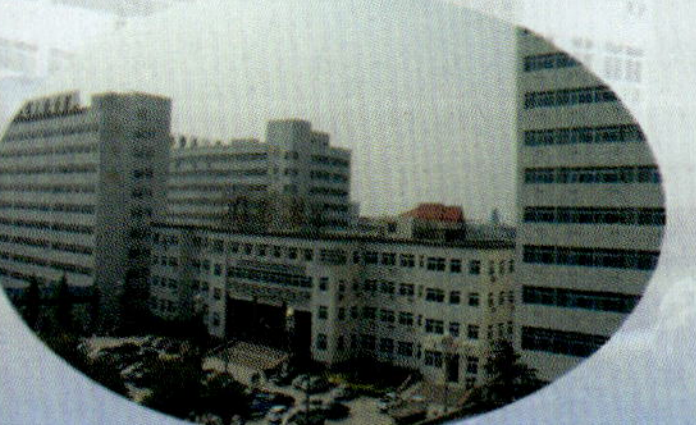

医院外景

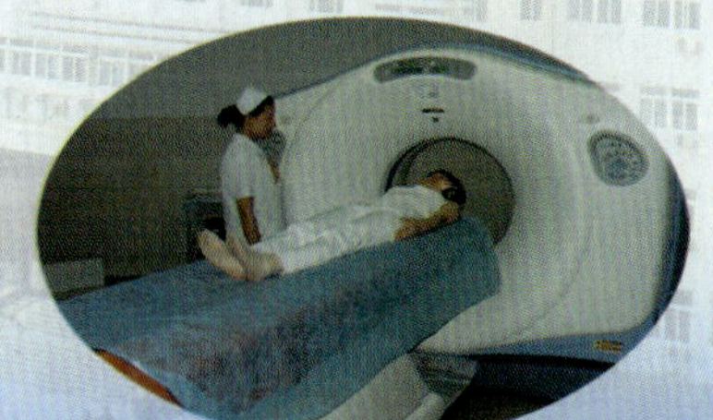

螺旋CT机

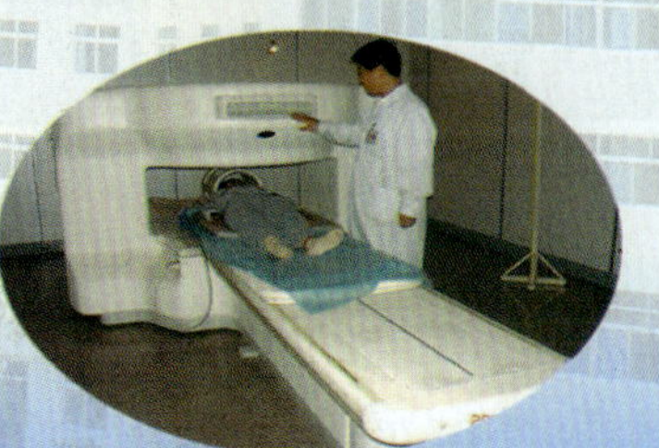

核磁共振

话：0536-4261703　地址：山东省安丘市健康路246号　邮编：262100

莒县人民医院
青岛大学医疗集团莒县医院

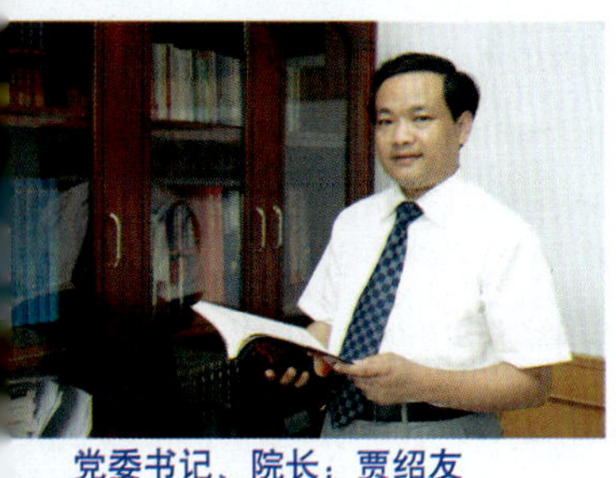

党委书记、院长：贾绍友

山东省莒县人民医院是一家集医疗、教学、科研、急救、康复、预防等为一体的二级甲等综合性医院、国家爱婴医院、青岛大学医学院教学医院。

全院干部职工在党委书记、院长贾绍友的带领下，勇于开拓、努力进取，坚持“以病人为中心，以质量为核心”的服务理念和“全心全意为人民服务”的宗旨意识，坚持走大综合特色专科集团化运营的发展之路，相继设立了城阳分院、莒县骨科医院等10处分院、5处专科医院。2004年6月加盟青岛大学医疗集团，设立了青岛大学医疗集团莒县医院，集团分期分批派专家在医院各临床科室指导工作，参与疾病的临床诊断和治疗，使患者不出家门就能享受到县级医院的收费、省级医院专家的优质服务，医院走在了全市同级医院的发展前列。

目前，医院占地面积52000平方米，建筑面积84000平方米，固定资产2.3亿元。有干部职工750人，其中硕士研究生9人、本科320人，高级职称86人，中称257人，床位600张，门诊诊疗199569人次，出院29543人次，床位使用率107.2%，平均住院日8天，诊断符合率99.8%，治愈好转率97.9%。医院拥有万元大型设备如美国GE磁共振、GE全身螺旋CT、C型臂X光机、DR、CR、高压疗舱、全自动生化分析仪、热疗治疗系统、彩色超声诊断仪等300余台）。医院大力开展新技术、新项目，许多技术已达到省、市级水平。如系统对心脏介入治疗、微创颅内血肿清除术等，外科系统开展的纤维胆取石术、断指（肢）再植、腹腔镜、近视眼激光治疗等。医院先后被中学会、省总工会等上级领导部门授予为全国第三届卫生产业企业先进单全国百姓放心示范医院、山东省富民兴鲁劳动奖状先进班组、消费者满位、日照市防治非典型肺炎工作先进基层党组织等荣誉称号。

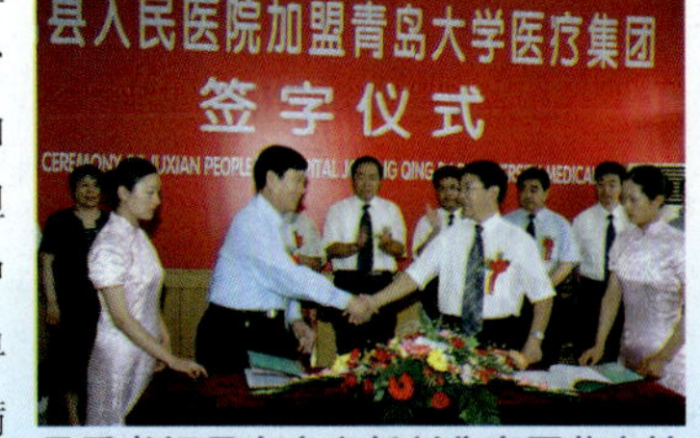

县委书记县人大主任刘兆亮同苗志敏院长在签字仪式上亲切握手

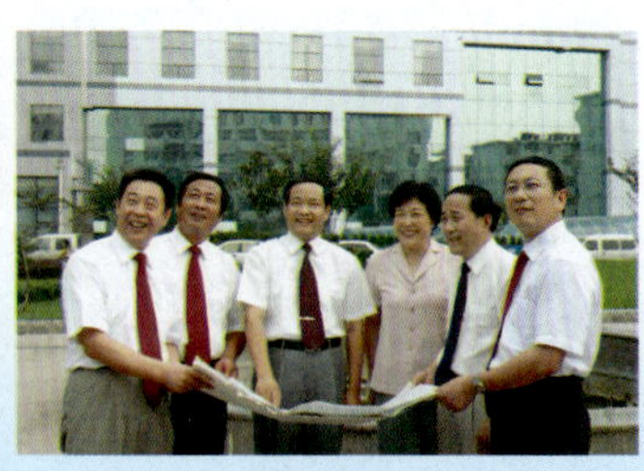

领导班子成员

狠抓服务措施 促进和谐医患
——平度市第三人民医院创建百姓放心示范医院纪实

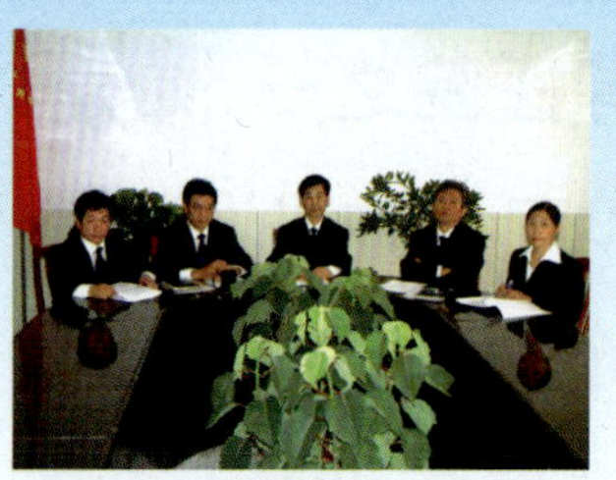
领导班子

2001-2003年，医院连续三年分别参加了中华医院管理学会组织的“明明白白看病”、“医疗优质高效”、“绿色医疗环境”的创建工作，2004年被中华医院管理学会评选为全国百姓放心示范医院，2005-2008年连续参加动态管理活动。创建始终按照学会的统一部署和要求，认真组织开展各项工作，促进和推动了医院各项事业的健康发展。

1. 加强宣传，形成氛围。广大职工熟记并有义务和责任向患者宣传，解释病人“五个明白、五个知道”的内容，在门诊楼前悬挂“让百姓明明白白看病，争创全国百姓放心医院”横幅，门诊大厅、各科门前、住院楼走廊张贴此活动的宣传画和标示。将患者“五个明白，五个知道”及医生的“六项权利”印刷成宣传单，向每一位门诊、住院患者发放。医护人员利用公休座谈会、健康教育等，广泛向患者及家属宣传，并使每一位患者了解“五个明白，五个知道”的内容。

2. 抓好服务质量，使患者享受到放心、满意的优质服务。除继续深化和推行就医服务规范和服务承诺制度外，抓好“诚信为本，亲情服务”人性化服务制度的落实工作，“从挂好每一个号、诊好每一个病人、做好每一项检查、开好每一张处方、办好每一项收费、发好每一种药品、打好每一次针、做好每一台手术、追踪诊疗好每一个出院病人”抓起，让每一位病人从入院到出院都享受到全方位、全过程的文明优质服务。

3. 抓好“让患者明明白白的消费”工作，提高各种收费的透明度。改进住院病人“一日清单”制度，力求使诊治、检查、医药费的合理性在清单上体现出来。药品价格、检查费、治疗费等医疗收费，严格执行物价政策，主要收费项目明码标价，张贴上墙，并做到调价及时、公布及时、执行及时，确保患者在医院花的每一分钱都清清楚楚、明明白白。

4. 抓好医德医风建设。以“二保三改四不准”服务工作准则为指针，进一步加大教育和治理力度。推行医德医风全程监督卡制度，把医德医风置于患者的监督之下。对在“活动”中收受药品商开单提成，不因病施治，乱用贵重药品造成病人额外负担的；对向病人索吃索贿的；对因服务不周到，态度不热情或对患者不负责任等影响医院整体形象的人和事，按照医院有关规定严肃处理。

5. 抓好技术创新和医疗科研工作。在巩固原有技术成果的前提下，不断完善科研和人才培养工作制度，建立激励机制，充分调动专业技术人员的积极性，使其转变思想观念，树立开拓进取、创新超前的意识，在技术上大胆创新，大胆尝试。并鼓励医务人员善于读书学习，善于交流信息，丰富自己，在科研项目上选好课题，多出成果。特别加强特色专科建设和专病的研究，不断提高技术创新能力，用精湛的医疗技术为老百姓看明白病。

6. 改变服务模式。由单一的坐门待客转变为送医到村，送形象到户，走出医院深入社区、农村，广泛征求群众意见，为广大群众进行义诊，发放印有“五个明白、五个知道”和《中华全国医院自律公约》的宣传品，向广大群众宣传开展此项活动的目的、内容和意义，在拉近与患者距离的同时，不但为患者送去实惠，也使这项活动达到了家喻户晓。

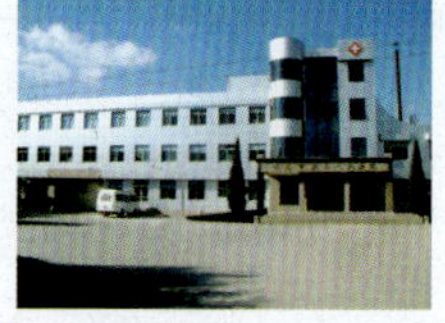
门诊楼

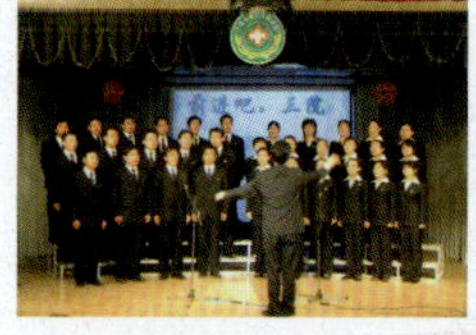
院歌比赛

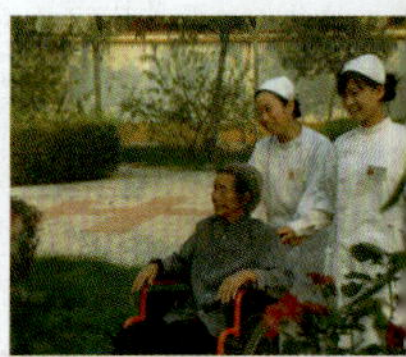
温馨护理

山东省沾化县人民医院

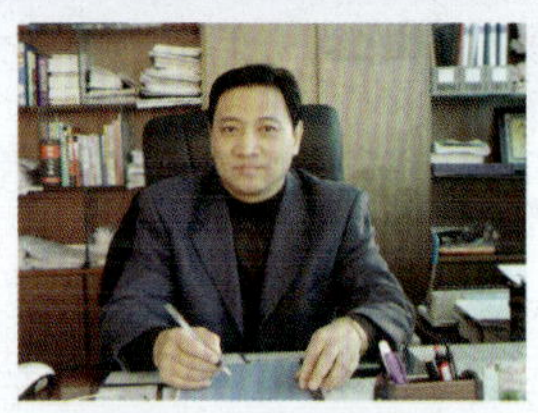
院长：侯月智

院长简介：

侯月智，男，1961年6月出生，山东沾化人，外科主任医师，本科学历，中共党员。1983年在沾化县人民医院参加工作至今，历任外科主任、工会主席、副院长，现任党总支书记、院长。

侯月智率先在全县开展了胃癌根治术、全结肠切除回肠肛管吻合术治疗溃疡性结肠炎及家族性结肠息肉病、胰十二指肠切除术等新颖、复杂、高难度手术，其中胃癌手术效果良好。多年来，侯月智潜心研究专业科学，先后在国家级等医学刊物发表论文15篇。

侯月智高度重视惠民医疗和廉政建设。2004年提出了大病种限价收费政策，并在全市推广。为规范医院的价格行为，提高药品、医用材料和医疗服务价格的透明度，向社会公开各种检查、药品、手术等服务项目收费标准，品种达3000多个。为了节省资金，大到设备投资，小到办公用品，医院都要实行招标采购。2003年被省总会评为全省优秀工会工作者，2004年被省人事厅、卫生厅记全省卫生工作三等功，2006年被滨州市委授予滨州市优秀共产党员，同年被市政府记全市公共卫生“两个体系”建设二等功，2007年被省卫生厅授予全省医院管理工作先进个人。

医院简介：

多年来，山东省沾化县人民医院始终坚持“以病人为中心，以质量为核心”的服务宗旨，以制度建设促服务规范，以质量管理促效益提高，在历年组织的全市医疗质量考核中均名列前茅，并先后获得了全省百佳医院、全省卫生系统“诚信建设先进单位”等荣誉称号，自1998年以来连续十年被评为省级文明单位。

一、强化制度管理，保障医疗安全

医院结合实际制定了详细的《管理规定》，同时制定了临床、医技、职能科室的岗位职责。医院始终把解决好群众关心的热点难点问题作为抓好行风建设的出发点。为加强药品管理，医院通过严把药品质量、用药比例、销售价格“三关”很好的控制住院病人的药品比例。对高价新特药实行“首位淘汰制”，哪种药品在一定时期内使用比例超出正常范围，医院一律拿下，对违反规定、重复大量开具高价药品的人员给予严肃处理。

医院采取“送出去、请进来”的模式，实行全员培训，聘请专家或学者来院手术示教、查房、业务讲座等102人次，使医务人员理念有了创新，技术有了提高，新技术、新项目不断应用于临床，仅仅2007年就开展了有影响力的新技术12项。

二、改善就诊条件，加强服务管理

为给患者提供更加便捷的服务，医院充分整合现有空间和设施资源，科学布局每个窗口和诊室，门诊挂号、收费、取药、入院等窗口服务流程便捷快速，门诊导医可以为患者提供就诊指导、代办手续、电话预约等服务。

医院积极推行办事透明和信息公开，将医院的基本情况、收费标准、监督电话等向患者公示。为进一步规范收费，开展“价格服务进医院”活动，设立了价格监督科。同时，配置了触摸屏、电子大屏幕和院务公开栏，住院患者可以通过“费用清单”查询自己在医院期间的医疗费用，使患者在医院“看病放心，花钱明白”。

医院拿出专项资金开展惠民服务，自2006年以来每年坚持免费为白内障患者实施复明手术，2008年医院抽调专职人员，专门车辆，历时一个月在全县开展白内障普查惠民治疗工作。医院建立了病人随访中心，对门诊和住院患者进行医后访问。

三、加强内涵建设，塑造优秀文化

2003年创办《医院简报》，2005年创办《沾化县人民医院报》。同时，与当地电视台和报社联合主办了“电视医院”、“健康科普”等栏目。

医院把文化建设融入医院管理是近年来医院加强管理的重点。每年利用“三八”妇女节、5.12护士节等各种节日开展文体活动。

一所现代化的医院应该无处不透射出细致入微的人文关怀，让每一个生命蒙惠现代科学的成就，感受人世间最博大无私的爱。百舸争流，千帆竞发。面向未来，沾化县人民医院正以对患者永恒的关爱情结，以对科学不懈的至上追求，用曾经铸就的品牌谱写新的和谐篇章。

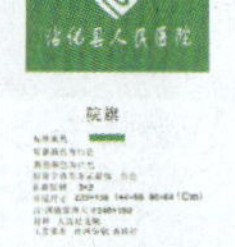
院旗

奥林巴斯全自动大型生化分析仪

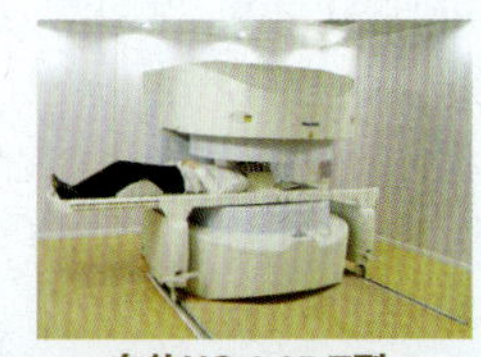
东软HQ 0.35 T型永磁型核磁共振

阔步前进的商都县医院

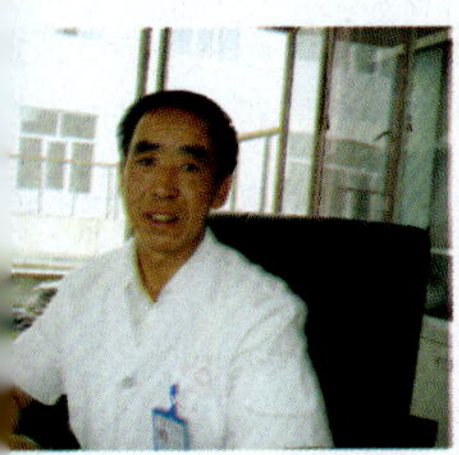
院长：徐中山

河北省商都县医院始建于1952年，历经半个世纪几代人的不懈努力，现已发展成为一个集医疗、教学、预防、保健、康复、急救于一体的综合性医疗机构，承担着全县34万人口的医疗保健任务。1991年医院被评为自治区文明单位，1998年又被授予爱婴医院称号，2001年商都县医院成为北京阜外医院与英国牛津大学急性心肌梗塞治疗研究项目的定点协作医院。2005年和内蒙古医学院第一附属医院建立医疗协作关系，从2005年以来，先后成为内蒙古第二附属医院和内蒙古自治区医院的“农村牧区卫生工程”对口支援医院。

历经50多年的风雨历程，商都县医院在各级党委、政府的正确领导下，在上级主管部门的大力支持下，得到了很大的发展，尤其是近年来，医院的发展更是一年一变样，年年上台阶。目前，商都县医院有楼房4栋，建筑面积10009平方米；职工179人，其中高级职称9人，中级职称62人，技术职称人数占全院职工的83%；开放床位180张，年门诊量9万余人次，年住院病人5000余人次，年手术达1500余台。

医院科室齐全，设有内科、外科、妇科、儿科、骨科、急诊科、手麻科、五官科、口腔科、皮肤科、理疗科等临床科室和CT室、放射科、检验科、B超室、心电图室、胃镜室、脑彩超室、血磁疗科、病理科等医技科室共28个。医院开设了“120”绿色急救通道，询服务台并全部实行微机化管理。

疗设备是提高医疗质量的必备条件，商都医院有CT、胃镜、便携式多参数监护仪、全自动生化分析仪，500mAX光机、B超、血气分析仪、三通道心电图机、无创呼进口除颤机、制氧机、洗胃机、微量元素分析仪、心电监护仪、放免仪、十二导联心电图机等万元以上的医疗设备60余台（件）。先进的医疗设备为商都县医疗水高奠定了基础。

随着人民生活水平的不断提高，对医疗的需求也日益加大。为了满足人民群众不断增长的医疗需求，医院除了在完善管理制度、加大硬件建设，改善医疗设备、提升务等方面努力外，更重要的是在提高医疗质量上下足了功夫。从2005年以来 ，医院以开展“一切以病人为中心，以提高医疗服务质量为主题”的医院管理年活动为不断改革，大胆创新，取得了经济效益与社会效益的双丰收，尤其是近年来，医院投资大量资金，选派医务人员50多人（次）到上级医院进修、培训，为商都县医了技术力量，拓宽了服务范围。

目前，商都县医院已成为一所管理科学、设备先进、技术一流的综合医院。她正以高超的技术、良好的医德为人民群众的健康保驾护航；以昂扬的姿态、崭新的面貌阔步前不断创新、勇于拼搏的精神为商都县的社会经济发展服务。商都县医院的明天会更辉煌。

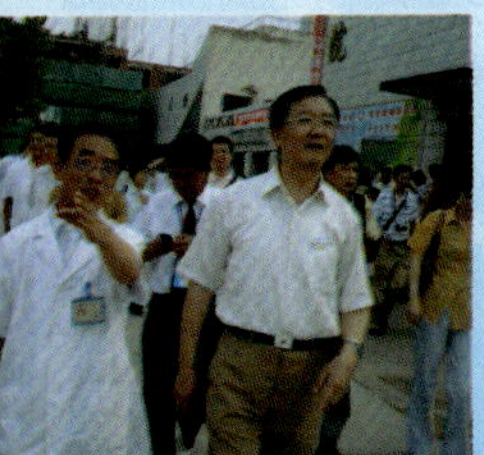
主部部长张文康在商都县医院调研，徐中山汇报医院发展情况

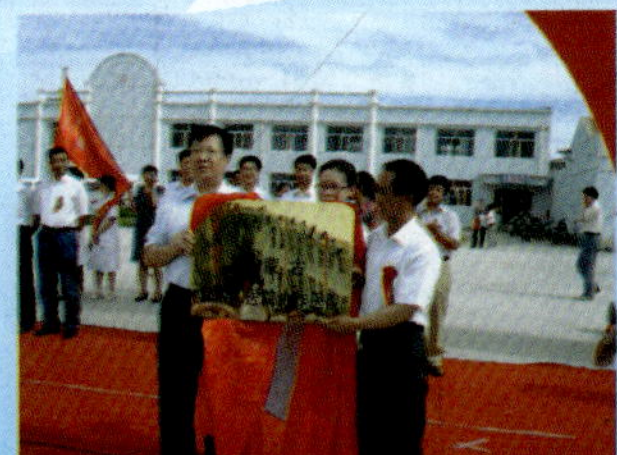
内蒙古自治区医院院长张文挺与商都县医院院长徐中山共同为两家医院的合作揭牌

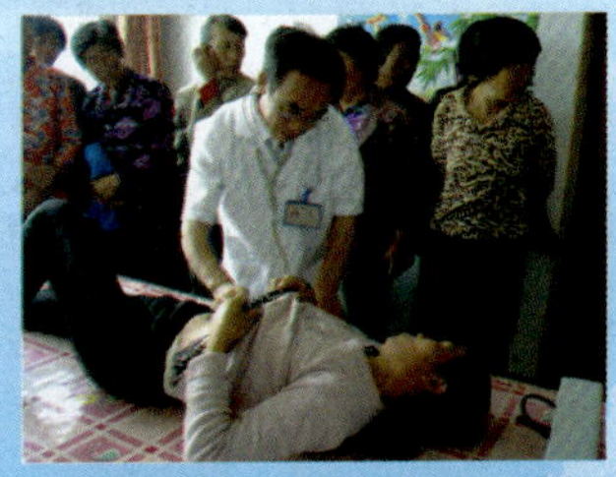
商都县医院每年都要组织多次下乡义诊活动，极大地缓解了看病难，看病贵的问题，赢得了社会各界的高度评价

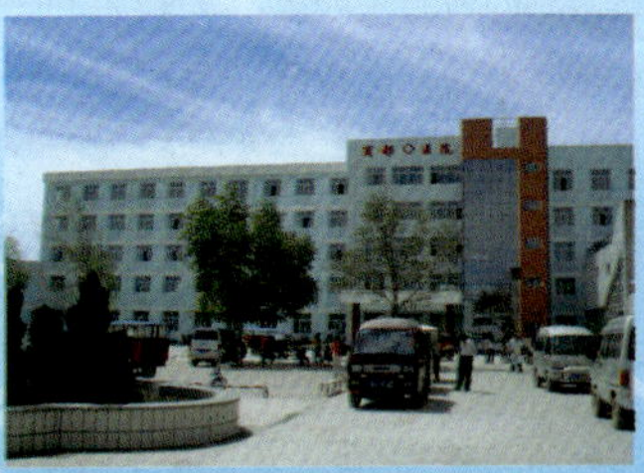
2008年建成的综合病房楼极大地改善了商都县的医疗条件

兰察布市中心医院兴和分院

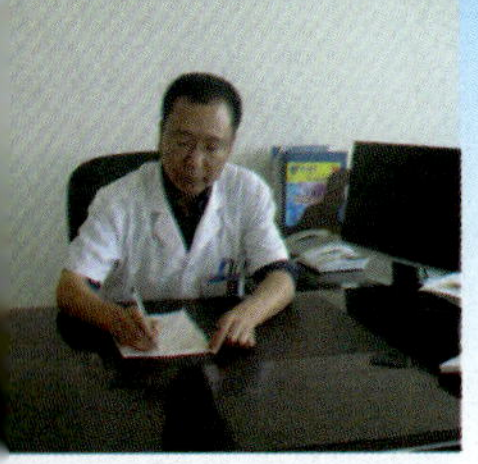
院长：任玺

内蒙古乌兰察布市中心医院兴和分院、兴和县医院是全县唯一一所综合性医院，属县级文明单位。1998年通过了爱婴医院的验收，是职工医疗保险和新型农村合作医疗定点机构。

医院前身是兴和县卫生院，于1949年成立，设有医疗、防疫、妇幼、总务四个股。1958年扩建成立兴和县人民医院，设病床32张。1968年将县医院改为兴和县防治院（即卫生科、县医院、防疫站、保健所的总称）。1971年又恢复为兴和县医院。1977年新建病房，病床增至60张。1983年新建门诊楼，建筑面积1824平方米，极大的满足了全县人民就诊的需求。近几年来，兴和县县委政府十分重视展，2005年以来，通过多方争取项目，多渠道筹集基金，已经投入1300多万元完成总建筑面积11344平门诊楼、病房楼、传染病楼基础建设，并于2006年底整体搬迁至新院。为有利于医院的长远发展，有利人民健康水平的提高，有利于医院职工收入的增加，2008年8月兴和县人民政府正式委托乌兰察布市中心理兴和县医院，取名为乌兰察布市中心医院兴和分院、兴和县医院，（挂两块牌子，接受双重领导），为展掀开了光辉的一页。

院有正式职工119人，其中专业技术人员106名，主任医师2名，副主任医师5名，中级职称39名，初级各技术人员60名。院内科室设置齐全，设10个临床科室：内科、儿科、外一科、外二科、妇产科、五官科、肛肠科、针灸按摩科、麻醉科；5个辅助科室：检验科、放射科、CT室、药剂科、功能科；4个护门诊护理单元、内儿病房护理单元、外妇病房护理单元、手术室护理单元；5个行政职能科室：办公务科、护理部、财务科、后勤科。

编制床位150张，实际开放110张，病房内安装有紧急呼叫系统，中心供氧系统，负压吸引系统，垂直电设备。

诊疗设备较为先进，有日本东芝CT机、进口彩超、黑白B超、全自动生化分析仪、血球计数仪、CR、光机、500mAX光机、全自动麻醉机、腹腔镜等大中型设备，同时医院计算机管理系统也正式启用。

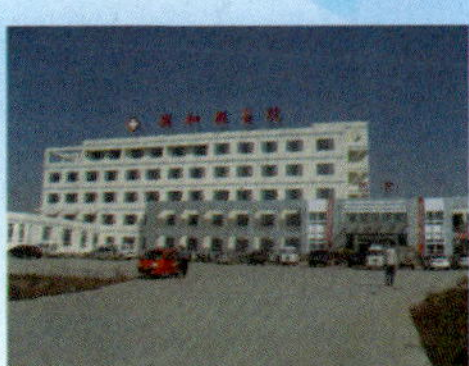
门诊大楼全景

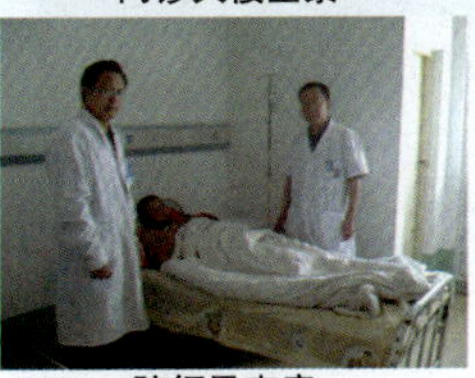
院领导查房

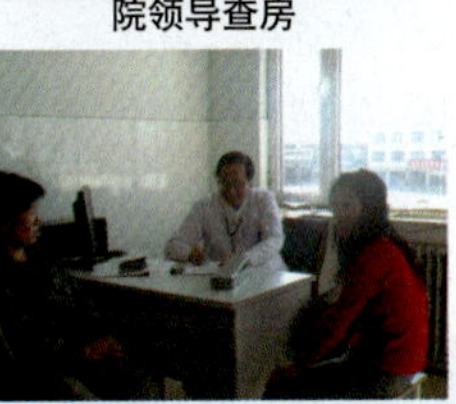
认真为患者诊病

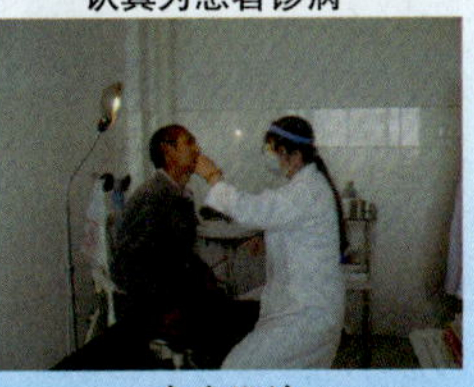
专家巡诊

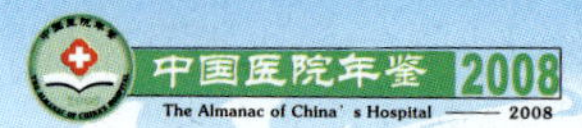

与时俱进创辉煌

——察右后旗医院改革开放30年巡礼

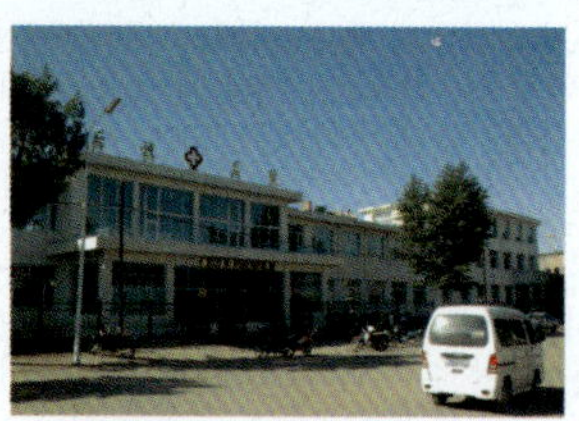

内蒙古乌兰察布市察右后旗医院始建于1954年，是全旗最大的综合性医疗服务机构。1986年跨入自治区文明院行列。经过建院50多年的建设，特别是1995年以来，医院的规模、装备及综合医疗服务水平都有长足的发展1998年通过爱婴医院评估，1999年通过二级乙等医院验收。无论从环境设施到医疗设备、从技术水平到服务品质都得到了全面的改善和提升，成为一所名副其实的集医疗、预防和保健于一体的综合性医院。

医院领导班子把提高服务质量、优化发展环境作为工作重点，分别在软硬件建设上做了扎实有效的工作。争项目资金新建了设施较完善的病房楼、急诊楼、手术楼、传染病楼；增加了科室的设置，开展了新的诊疗项目；院内外环境进行了维修改造。从1997年起先后完成基础建设项目5170平方米；配置大中型设备30多件；全院安装了医院信息系统管理软件（HIS、LIS）。目前医院的设备总值近400多万元，是1995年的10倍多；技术力量得到大幅提升，从1995年的13个科室发展到目前的32个科室，许多新开展项填补了本地区医疗空白；病床数由1995年的40张增加到115张；业务收入由1994年前的24万元增加到2007年的450万元，增长近20倍；固定资产由199前的92万元增加到673万元；目前全医院建筑总面积6690平方米。

医院新的医疗园区建设已进入实施阶段，届时医院的建筑面积将达到17000平方米。按照国家二级综合医院科室设置标准，察右后旗医院到2010年规划开设8个以上护理单元，设置床位数200张以上。

在不断提高优质服务水平的同时，坚持强化医德建设，在管理制度和分配制度改革方面进行了有益的尝试。按照卫生部《医院管理评价指南》及卫生行政部门的有关要求，全面认真地开展医院管理年活动工作，在医疗质量管理、服务态度、医德医风、反商业贿赂等方面做了大量卓有成效的工作，取得了良好的社会效益。如今的察右后旗医院技术装备不断改善，医疗质量不断提高，医德建设不断强化，优质服务不断攀升。未来的察右后旗医院更加美好！

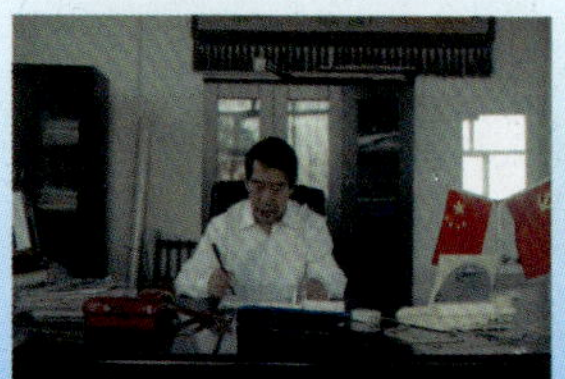
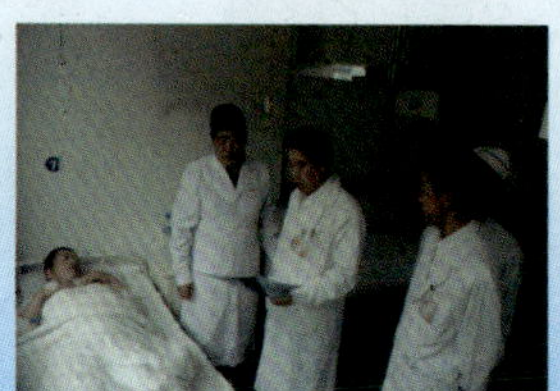
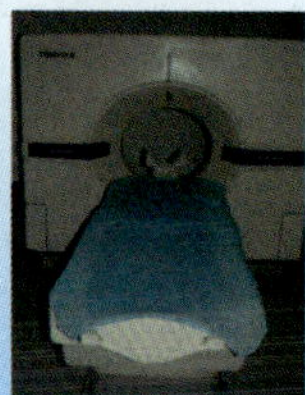
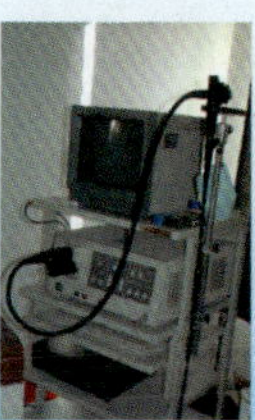
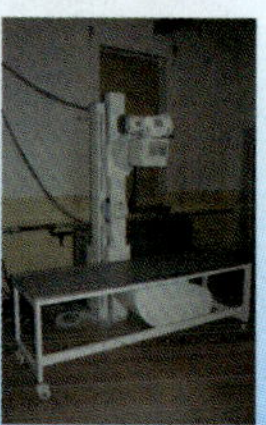
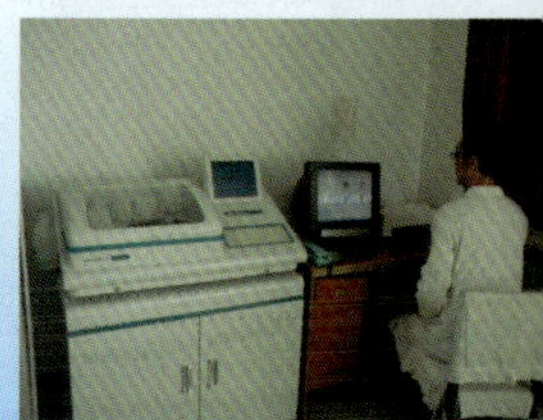

内蒙古化德县医院

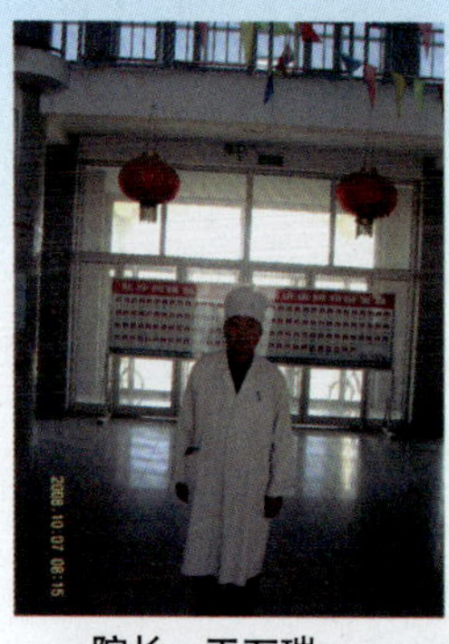
院长：王万瑞

内蒙古化德县医院是政府创办的国有非营利性二级乙等医院，目前已成为集临床医疗、护理、医学影响、检验、预保健、药学、急诊医学、社区卫生服务、临床教学等多功能为一体的综合性医院。担负着全县15.6万人民群众及周边地大农牧民群众的主要临床医疗、预防保健、疑难杂症、急诊急救、突发事故现场抢救、新型农村合作医疗、基层卫技人训等任务，也是化德县农村“三级医疗网络”的龙头，承担着多项社会公益事业，积极开展农村巡回医疗服务活动，全展“三下乡”义诊服务，开展支援和帮扶乡镇卫生院，村卫生室的工作。

化德县医院占地面积35000平方米，建筑面积8555平方米，门诊大楼为四层框架结构，建筑面积3120平方米；住院为三层砖混结构，建筑面积3300平方米；传染病病房楼为二层砖混结构，建筑面积670平方米；综合服务楼为二层砖混结构，面积1400平方米；开放床位120张。

台糖设有22个科室，现有职工135人，其中医务人员118人，包括副主任医师5名，中级职称38名。

拥有CT、500mAX光机、24小时动态心电图机（HOLTER）、彩色多谱勒超声诊断仪、半自动生化分析仪、全自动尿十析仪、酶标仪、经颅多普勒、多功能齿科综合治疗椅、电子子宫阴道镜、糖化血红蛋白仪、放射科胶片管理工作站、全自动中药煎药机、全自动熏疗床、微波治疗仪、心电监护仪、血凝仪、除颤仪、肛肠综合治疗仪等中小型医疗设备。

医院紧紧围绕化德县的总体发展目标，坚持以人为本，强化人性化服务；坚持科学发展观，不断深化医院内部改革；加强管理，提高服务能力，优化梯队，努力实现优质、高效、低耗的经营机制，全面推进名医、名科、名院战略的有效实施。医院积极创建高质量的服务平台，为构建和谐医院继续努力

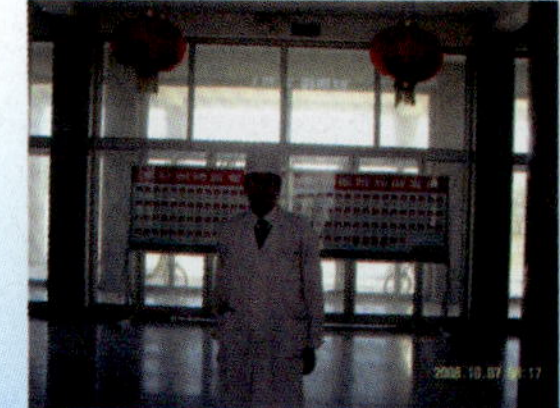
业务副院长：刘贵祥

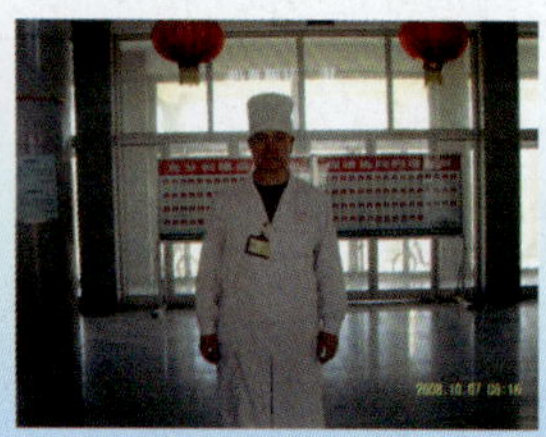
业务副院长：李有

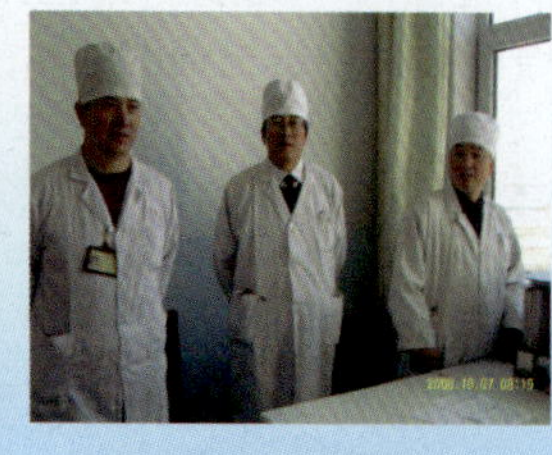
团结奋进的领导班子

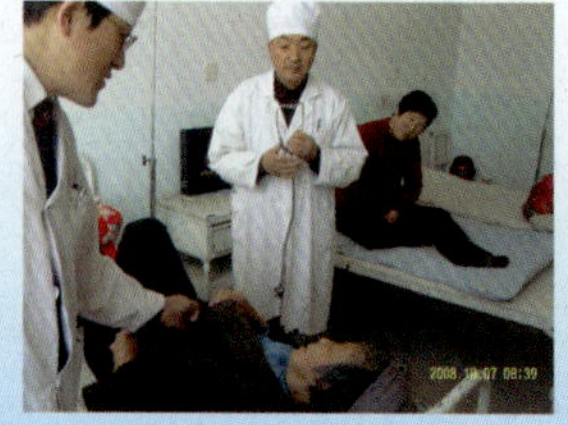
院长会诊

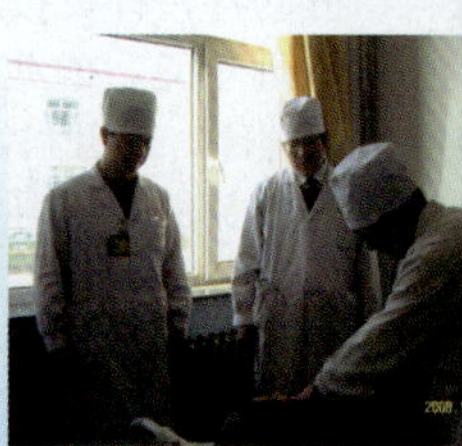
院领导查房

山东中医药大学附属医院

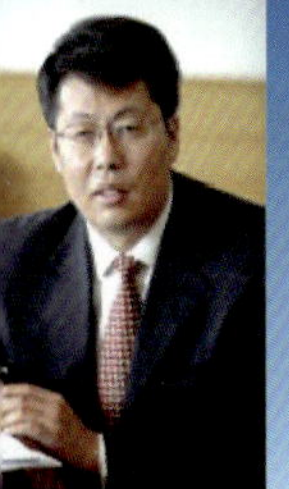
院长：杨传华

院长简介：

杨传华，中共党员，医学博士，主任医师、教授、博士研究生导师。现任山东中医药大学附属医院、山东省中医院、山东中医药大学临床学院院长、党委副书记。荣获全国医院优秀院长、全国优秀中医医院院长等称号。兼任山东省中医药学会副会长，中国中西医结合影像学杂志社社长，山东省医师学会副会长，中国医院协会理事，山东省医院协会常务理事，山东省医学会常务理事，山东省医院感染管理专家咨询委员会副主任委员，《山东经济纵横》理事会常务理事，中国中西医结合学会中青年专业委员会委员，中华中医药学会会员，山东省医院感染管理专家委员会委员，中华医学会山东分会会员，山东省人民对外友好协会第三届理事会理事，山东省药品不良反应专家咨询委员会委员，国家中医药管理局医师资格考试题库专家委员会委员，《中华现代中西医结合杂志》编委，《中西医结合心脑血管病杂志》编委。

医院简介：

山东省中医院成立于1955年，为三级甲等中医院，全国卫生系统先进集体，全国示范中医医院，全国首批“明明白白看病百姓放心医院”，国家新药研究基地，国家中医药考试工作基地，山东省中医药继续教育中心，济南市医疗保险定点单位。经过50多年的发展，医院坚持中西医结合发展的道走上了“院有专科、科有专病、人有专长、病有专药”的发展道路。现已成为省内规模大、科室设置全、业务水平高、教学实力强的，集医疗、教科研、预防、保健、康复于一体的现代化综合性中医医院。

医院始终坚持“以病人为中心，以质量为核心”，以一流的服务、一流的医技、一流的设施、全心全意为广大人民群众的健康服务。

医院名医云集，现有全国名老中医30余人；山东省名中医药专家25人；博士生导师27人；高级卫生技术人员310余人；设有37个临床级科室和6医技，专病门诊40个，拥有国家中医药管理局重点专科2个，国家中医药管理局“十一五”重点专科建设单位4个，国家教育部重点学科1个，山东省卫生点学科3个，山东省卫生厅重点专科3个，山东省教育厅重点学科5个，国家中医药管理局三级实验室1个，山东省卫生厅重点实验室1个，山东省教育点实验室1个；医院设备精良，先进的设备有多层螺旋CT、核磁共振、数字胃肠机、影像CR处理系统、C型臂、彩色多普勒等，设备总值达亿元。

医院主编有国家级的《中国肛肠病杂志》和《中国中西医结合影像学杂志》，协编《山东中医药杂志》和《山东中医药大学学报》，30个省级专业委员会挂靠医院。

址：济南市文化西路42号
电话：0531-2950416转各科
址：www.sdzydfy.com

重点专科手术

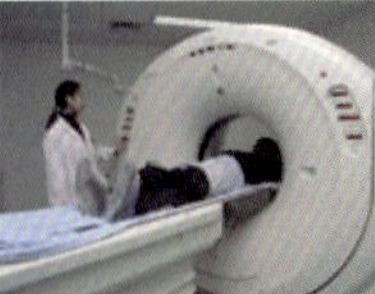
大型医疗设备

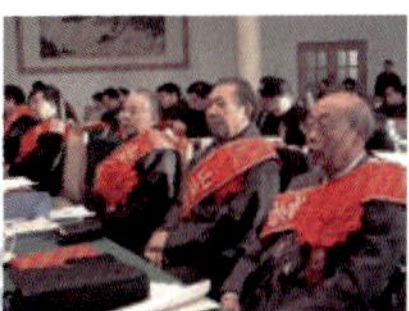
知名老专家表彰大会

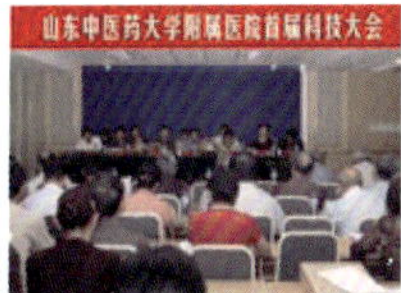

科技大会

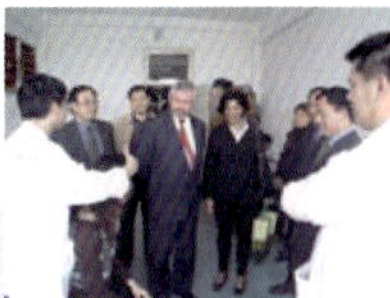
塞舌尔卫生副部长来中医院参观

和谐发展中的河北省儿童医院

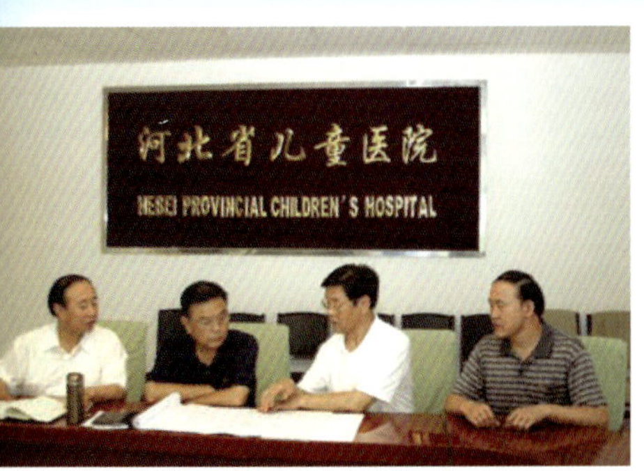

河北省儿童医院是一所集医疗、教学、科研、保健、康复、急救为一体的大型三级甲等综合性医院，是全国百姓放心示范医院、国家爱婴医院、河北省百佳医院、河北省卫生系统文明服务三星级单位。医院坐落在省会石家庄建华南大街与裕华路交叉路口，交通便利，环境宜人。设床位365张，年门诊量近22万人次，年住院病人2万多人次，有职工719人，高级职称人员135人，其中正高52人，中级职称233人，技术力量雄厚。

医院拥有六排螺旋CT，C型臂数字减影血管造影机，多功能遥控X光机，Vivid7彩超，全自动生化分析仪，化学发光、电子计算机摄影仪，拥有适用于新生儿、儿童抢救治疗的中高档呼吸机近30台，重症病房监护系统、血液净化系统等一批国际、国内现代医疗设备。

医院注重科技创新，以特色求发展，以诚信树品牌，巩固河北省儿科医疗保健的龙头地。新生儿科为河北省医学重点学科，省有突出贡献的中青年专家为学科带头人，成功救治650克超极低体重早产儿和数百名极低体重早产儿，开展了NO吸入治疗早产儿低氧性呼吸衰竭，NCPAP治疗早产儿呼吸窘迫综合症等多项国内和国外医疗项目，成为河北省新生儿疾病治疗心。小儿心脏外科为全省重点发展学科，有一支过硬的技术队伍和国内一流的医疗监护设备，开展小儿先天性心脏病手术5000余例，成功率为%，在河北省率先开展了几十例应用同种异体血管片技术治疗复杂型先心病和开展完全大动脉调转术等高难手术，手术例数、成功率达全省之。河北省医学重点发展学科小儿神经内科曾承担国家“八五”重点医学项目“全国脑瘫流行病学调查”，采用立体综合疗法等国际先进技术，全位、系统化、一步到位、标本兼治治疗小儿脑瘫、癫痫、脑炎效果好、康复快；小儿呼吸心内科为河北省医学重点发展学科，抢救小儿喘息性疾成功率高，治疗毛细管炎哮喘、先心病肺炎、休克无一例死亡。重症监护科配有先进的急救、监护备，由全国知名儿科专家胡皓夫教授为学科带头人，抢救4000多名危、重患儿，成功率达91%；普科手术治疗先天性巨结肠、肛门闭锁是拿手绝活；胸外科为双头婴儿实施手术，获得成功，为全省例。医院还设有呼吸心内、感染消化、血液肾脏、骨外、泌尿外、妇产科、五官科、成人内科等临科室和耳鼻喉科、眼科、口腔科、皮肤科、中医理疗科、儿童保健科、整形外科等河北省知名学。

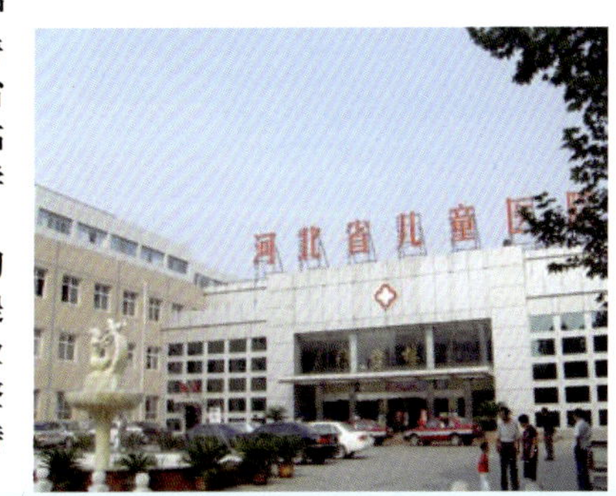

近年来，医院紧紧围绕加快医院发展这个中心，坚持科学发展观，扎实推进医院管理年活动，切加强医院管理，改善服务态度，规范医疗行为，提高医疗质量，医疗技术水平和医疗质量不断提，经济效益和社会效益实现了新的突破。认真解决群众反映强烈的热点和难点问题，扎实开展商业贿专项治理工作，改善形象，纯洁行风。在“大、严、实”三个字上做文章，收到了较好的专项整效果，推进了诚信服务，社会满意度大幅度提高。全院职工决心以科学的创新精神，突出的务实特，为河北省儿童健康事业作出新的贡献。

邮编：050031　院前急救电话：0311-5911120　联系电话：0311-5911000

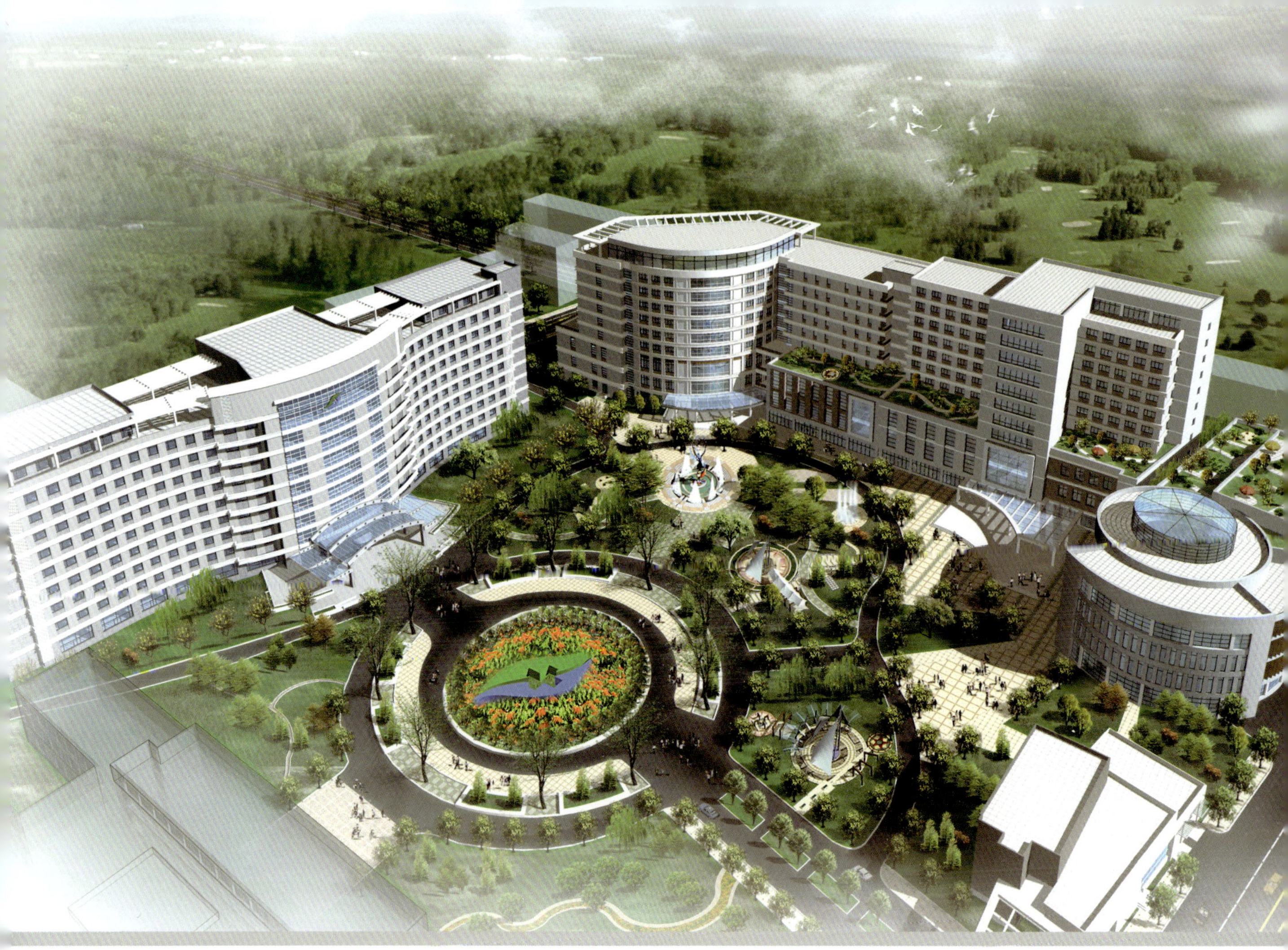

盛京医院滑翔院区鸟瞰图

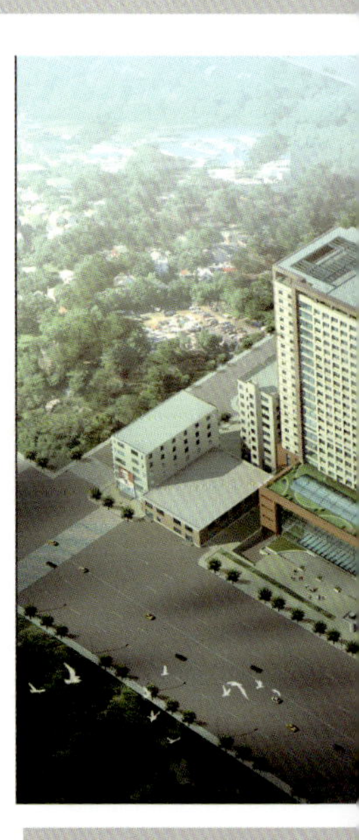

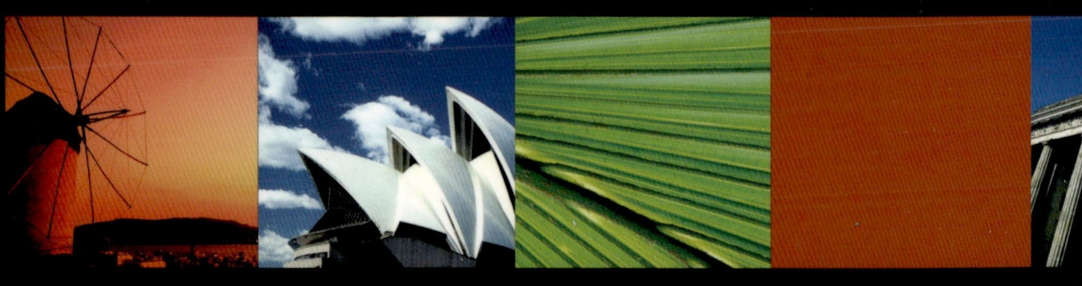

THE GOOD

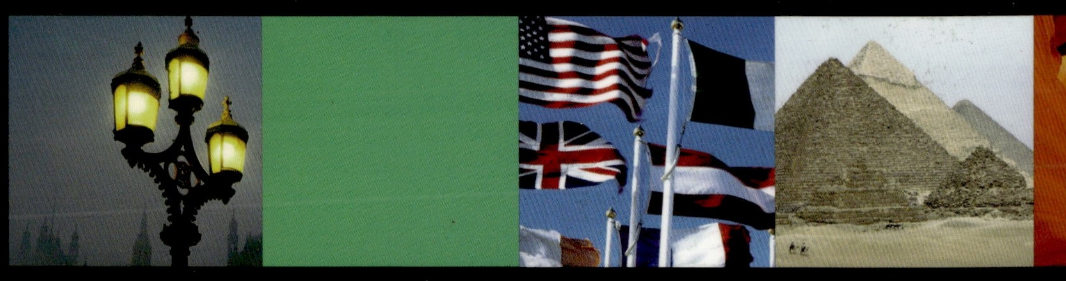